脳のMRI

編集 **細矢 貴亮** 山形大学医学部画像医学講座 教授
興梠 征典 産業医科大学放射線科学教室 教授
三木 幸雄 大阪市立大学大学院医学研究科放射線診断学・IVR学教室 教授
山田　惠 京都府立医科大学大学院医学研究科放射線診断治療学講座 教授

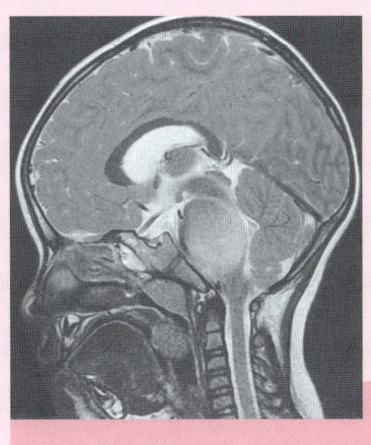

MRI of the Brain

メディカル・サイエンス・インターナショナル

MRI of the Brain
First Edition
Edited by Takaaki Hosoya, Yukunori Korogi, Yukio Miki, Kei Yamada

©2015 by Medical Sciences International, Ltd., Tokyo
All rights reserved.
ISBN 978-4-89592-812-0

Printed and Bound in Japan

序

　奇跡かもしれない．「脳のMRI」が上梓されることになった．本書のお話をいただいたのは，2013年春のことであった．脳に特化した新しいMRIの本をお願いしたいというのである．当時，脳や脊髄のすばらしい成書が相次いで出版されていた．私にはそれらを超える成書など夢想だにできず，しばらく沈思黙考の日々を送ることになった．ある時，ふと「定期的に改訂できる成書にすれば，存在価値があるのではないか」と思い至った．というわけで，次回以降の改訂版の編集者代表になることを前提に，3名の方に編集をお引き受けいただいた．興梠征典先生，三木幸雄先生，山田惠先生である．本書は5～6年に一度，少なくとも3回は改訂が行われることになるであろう．

　さて，本書である．どうせ本を作るなら読んでもらえる本にしたい，とかねがね思っていた．医学書などの科学的な成書では難しいことだとはわかっていたが，昔は，胸部と言えばFelsonの教科書だったし，脳であればTaverasやNewton and Pottsの書であった．わからないなりに通読した（させられた？）記憶がある．そこで，本書では執筆者に蘊蓄（うんちく）を披露してもらうことにした．まだ証明されてはいなくても，「私はこうして診断している」といったことをそのまま記載していただいた．単なる絵合わせにとどまらず，読影の原理原則をお伝えしたいと思ったからである．初学者から専門家まで，是非各項目の最初，疾患の始めの部分だけでも通して読むことをお勧めしたい．まだまだ不十分なところがあるし，もしかすると後日誤った記載であることが判明するかもしれない．医学の発展に免じてお許しいただきたい．もう一つの特徴は，わかりやすい記述を心がけたことである．内容を理解しやすくするために，項目ごとに関連する解剖学的事項を記載することにした．また，執筆者にはシェーマの活用をお願いし，MRIで何がわかり，MRIに何が求められているのかをわかりやすくまとめていただいた．

　執筆者の方々には，編集代表者のわがままに快く応じていただいた．今，本書を読み返してみて，少しは読んで楽しい書に仕上がったのではないかと自負している．執筆者に恵まれたことに感謝するとともに，編集者を代表して執筆者各位に心より御礼申し上げる．予想をこえる大著になってしまったが，内容的に脳血管障害，脱髄性疾患，代謝性疾患，変性・精神疾患などの解説は類をみないほど充実している．本書が，放射線科医だけでなく実際に脳の診療に携わる脳神経外科医や神経内科医，精神科医，そしてこれから脳を勉強しようという研修医や臨床実習生，実際にMRIを撮像する放射線技師のお役に立てることを心より願う．はじめに述べたように，本書は今後定期的に改訂される予定である．より良い書とするためにも是非読者の方々からご批判，ご意見をお願いしたい．最後に，メディカル・サイエンス・インターナショナルの正路修氏に心より感謝申し上げる．

2015年3月

編集者代表　細矢 貴亮

執筆者一覧 （執筆順）

細矢　貴亮	Takaaki Hosoya	山形大学医学部画像医学講座 教授
栂尾　　理	Osamu Togao	九州大学大学院医学研究院臨床放射線科学分野 助教
吉浦　　敬	Takashi Yoshiura	鹿児島大学大学院医歯学総合研究科放射線診断治療学分野 教授
鹿戸　将史	Masafumi Kanoto	山形大学医学部放射線診断科 講師
岡本浩一郎	Kouichirou Okamoto	新潟大学脳研究所脳神経外科学分野 准教授
金柿　光憲	Mitsunori Kanagaki	兵庫県立尼崎病院放射線センター放射線診断科 科長
前田　正幸	Masayuki Maeda	三重大学大学院医学系研究科先進画像診断学講座 教授
北原　　均	Hitoshi Kitahara	滋賀医科大学放射線科 助教
井藤　隆太	Ryuta Ito	滋賀医科大学医学部附属病院放射線部 講師
山田　　惠	Kei Yamada	京都府立医科大学大学院医学研究科放射線診断治療学講座 教授
遠藤　健二	Kengi Endo	荏原病院放射線科
井田　正博	Masahiro Ida	荏原病院放射線科 部長
北島　美香	Mika Kitajima	熊本大学医学部附属病院中央放射線部 准教授
森田奈緒美	Naomi Morita	国立循環器病研究センター放射線部
戸村　則昭	Noriaki Tomura	脳神経疾患研究所附属総合南東北病院神経放射線診断 所長
三木　幸雄	Yukio Miki	大阪市立大学大学院医学研究科放射線診断学・IVR学教室 教授
土屋　一洋	Kazuhiro Tsuchiya	東京逓信病院放射線科 部長
田岡　俊昭	Toshiaki Taoka	名古屋大学医学部附属病院放射線科 病院准教授
松木　　充	Mitsuru Matsuki	近畿大学医学部放射線医学教室 准教授
酒井　美緒	Mio Sakai	大阪府立成人病センター放射線診断科 副部長
岡田　　務	Tsutomu Okada	京都大学医学部附属病院放射線診断科 助教
本田　茉也	Maya Honda	倉敷中央病院放射線診断科
安藤久美子	Kumiko Ando	兵庫医科大学病院放射線医療センター 准教授
石蔵　礼一	Reiichi Ishikura	兵庫医科大学放射線医学教室 准教授
松島　理士	Satoshi Matsushima	東京慈恵会医科大学放射線医学講座 助教
森本　笑子	Emiko Morimoto	大阪赤十字病院放射線診断科
神田　知紀	Tomonori Kanda	帝京大学医学部放射線科学講座 講師

執筆者一覧

大場　洋	Hiroshi Oba	帝京大学医学部放射線科学講座 教授
塚本　太朗	Taro Tsukamoto	大阪市立大学大学院医学研究科放射線診断学・IVR学教室
立川　裕之	Hiroyuki Tatekawa	大阪市立大学大学院医学研究科放射線診断学・IVR学教室
土井下　怜	Satoshi Doishita	大阪市立大学大学院医学研究科放射線診断学・IVR学教室
下野　太郎	Taro Shimono	大阪市立大学大学院医学研究科放射線診断学・IVR学教室 准教授
森谷　淳二	Junji Moriya	産業医科大学放射線科学教室 助教
興梠　征典	Yukunori Korogi	産業医科大学放射線科学教室 教授
井手　智	Satoru Ide	産業医科大学放射線科学教室 助教
渡邉　啓太	Keita Watanabe	産業医科大学放射線科学教室 助教
掛田　伸吾	Shingo Kakeda	産業医科大学放射線科学教室 講師
内山　雄介	Yusuke Uchiyama	久留米大学医学部放射線医学講座 講師
安陪　等思	Toshi Abe	久留米大学医学部放射線医学講座 教授
北垣　一	Hajime Kitagaki	島根大学医学部放射線医学講座 教授
平井　俊範	Toshinori Hirai	宮崎大学医学部放射線医学分野 教授
高野　浩一	Koichi Takano	福岡大学医学部放射線医学教室 准教授
石井　一成	Kazunari Ishii	近畿大学医学部放射線医学教室放射線診断学部門 教授
櫻井　圭太	Keita Sakurai	名古屋市立大学医学部放射線医学分野 講師
小西　淳也	Junya Konishi	神戸大学大学院医学研究科医療システム学分野 特命准教授
宇都宮英綱	Hidetuna Utsunomiya	国際医療福祉大学大学院放射線情報科学分野 教授
宮坂実木子	Mikiko Miyasaka	国立成育医療研究センター放射線診療部診断科 医長
野坂　俊介	Shunsuke Nosaka	国立成育医療研究センター放射線診療部 部長
早川　克己	Katsumi Hayakawa	岩手県立釜石病院放射線診断科 科長
堤　義之	Yoshiyuki Tsutsumi	国立成育医療研究センター放射線診療部
飯塚　有応	Yuo IIZUKA	東邦大学医療センター大橋病院放射線科 准教授
田中　靖彦	Yasuhiko Tanaka	兵庫医科大学小児科 助教
湯浅真裕美	Mayumi Yuasa	兵庫医科大学病院看護部
曽根　大地	Daichi Sone	国立精神・神経医療研究センター病院放射線診療部
佐藤　典子	Noriko Sato	国立精神・神経医療研究センター病院放射線診療部 部長
徳丸　阿耶	Aya M. Tokumaru	東京都健康長寿医療センター放射線診断科 部長
森川　実	Minoru Morikawa	長崎大学病院放射線科 准教授
中島　一彰	Kazuaki Nakashima	国立病院機構長崎医療センター放射線科
井手口怜子	Reiko Ideguchi	長崎大学原爆後障害医療研究所アイソトープ診断治療学 助教
石丸　英樹	Hideki Ishimaru	長崎大学医歯薬学総合研究科展開医療科学講座放射線診断治療学 助教

目次

Chapter 1　脳のMRI診断法 （細矢貴亮） ... 1

1.1 脳MRIの基準面 ... 1
- a. CTの基準線 ... 1
- b. MRIの基準線 ... 2
- c. 基準線と基準面 ... 3

1.2 MRIにおける異常所見 ... 4
- a. 信号強度の異常 ... 4
- b. 正常構造の変形 ... 6
- c. 造影増強効果の異常 ... 6

1.3 病変の局在 ... 8
- a. 脳内病変と脳外病変 ... 8
- b. 灰白質と白質 ... 8
- c. 病変の局在分布 ... 8
- d. 局所病変 ... 8

1.4 臨床症状とMRI検査法 ... 10
- a. 頭痛　headache ... 10
- b. 下垂体ホルモン異常　pituitary hormone abnormality ... 12
- c. 視力・視野障害　visual disturvance ... 13
- d. 眼球運動障害　ocular motility disorders ... 14
- e. 難聴，めまい　difficulty in hearing, dizziness ... 15
- f. neurovascular compression syndrome ... 16

Chapter 2　脳のMRI撮像法 （栂尾 理, 吉浦 敬） ... 17

2.1 撮像法の基礎 ... 17
- a. スピンエコー法　spin echo：SE ... 17
- b. グラジエントエコー法　gradient recalled echo：GRE ... 20
- c. 反転回復法　inversion recovery：IR ... 21
- d. エコープラナー法　echo planar imaging：EPI ... 24

2.2 基本的撮像法 ... 26
- a. T1強調像 ... 26

b. T2強調像 ……………………………………………………………… 27
　　　c. FLAIR(fluid-attenuated inversion recovery) ………………………… 27
　　　d. 拡散強調画像　diffusion-weighted imaging：DWI ………………… 29
　　　e. T2*強調像 ……………………………………………………………… 32
2.3　造影剤と造影MRI ……………………………………………………………… 33
　　　a. ガドリニウム造影剤 …………………………………………………… 33
　　　b. 脳における造影MRI …………………………………………………… 33
　　　c. Gd造影剤による増強効果 …………………………………………… 34
2.4　MR angiography(MRA) ……………………………………………………… 36
　　　a. time-of-flight(TOF)MRA ……………………………………………… 36
　　　b. 造影MRA ……………………………………………………………… 38
2.5　特殊撮像法 ……………………………………………………………………… 40
　　　a. MR灌流画像 …………………………………………………………… 40
　　　b. 磁化率強調画像　susceptibility-weighted image：SWI ……………… 44
　　　c. 拡散テンソル画像とトラクトグラフィ ……………………………… 44
　　　d. functional MRI(fMRI) ………………………………………………… 47
　　　e. ^{1}H-MRスペクトロスコピー　MR spectroscopy：MRS …………… 49

Chapter 3　脳腫瘍　　　　　　　　　　　　　　　　　　　　　　　　　55

3.1　総論　(細矢貴亮) ……………………………………………………………… 55
　　　a. 脳腫瘍の分類 …………………………………………………………… 55
　　　b. 画像診断の目的 ………………………………………………………… 55
　　　c. 基本的MRI診断法 ……………………………………………………… 56
3.2　大脳半球腫瘍　(鹿戸将史) …………………………………………………… 64
　　　a. 大脳のMRI解剖 ………………………………………………………… 64
　　　b. 星細胞系腫瘍 …………………………………………………………… 73
　　　c. 大脳膠腫症　gliomatosis cerebri(WHO grade III) ………………… 81
　　　d. 毛様細胞性星細胞腫　pilocytic astrocytoma(WHO grade I) …… 81
　　　e. 上衣下巨細胞性星細胞腫　subependymal giant cell astrocytoma … 83
　　　f. 多形黄色星細胞腫　pleomorphic xanthoastrocytoma(WHO grade II) … 83
　　　g. 乏突起膠細胞系腫瘍 …………………………………………………… 84
　　　h. 上衣系腫瘍 ……………………………………………………………… 86
　　　i. その他の神経上皮性腫瘍 ……………………………………………… 87
　　　j. 神経細胞系および混合神経細胞・膠細胞腫 ………………………… 89
　　　k. 胎児性腫瘍 ……………………………………………………………… 92
　　　l. 悪性リンパ腫 …………………………………………………………… 95
3.3　小脳・脳幹腫瘍　(岡本浩一郎) ……………………………………………… 101
　　　a. 小脳・脳幹のMRI解剖 ………………………………………………… 101

- b. 小脳星細胞系腫瘍　cerebellar astrocytic tumors ……………… 108
- c. 脳幹神経膠腫　brainstem gliomas：BG ……………………… 110
- d. 胎児性腫瘍　embryonal tumors ………………………………… 113
- e. 血管芽腫　hemangioblastoma：HB …………………………… 120
- f. Lhermitte-Duclos disease(LDD) ………………………………… 122
- g. 転移性小脳腫瘍　metastatic cerebellar tumors ……………… 123

3.4　天幕上脳実質外腫瘍　（鹿戸将史） 125
- a. 髄膜のMRI解剖 …………………………………………………… 125
- b. 髄膜腫　meningioma ……………………………………………… 125
- c. 間葉系腫瘍 ………………………………………………………… 131
- d. 嚢胞性病変 ………………………………………………………… 135
- e. 髄膜播種と髄膜転移　meningeal carcinomatosis and meningeal metastasis …………………………………………………………… 137
- f. 頭蓋骨腫瘍 ………………………………………………………… 139

3.5　天幕下脳実質外腫瘍　（岡本浩一郎） 140
- a. 頭蓋底のMRI解剖 ………………………………………………… 140
- b. 神経鞘腫　schwannoma ………………………………………… 148
- c. 神経線維腫　neurofibroma ……………………………………… 153
- d. 傍神経節腫　paraganglioma …………………………………… 154
- e. 髄膜腫　meningioma ……………………………………………… 155
- f. 後頭蓋窩嚢胞性病変　cystic lesions in the posterior cranial fossa … 157
- g. 頭蓋底骨腫瘍　skull base bone tumors ……………………… 166

3.6　脳室および脳室近傍腫瘍　（岡本浩一郎） 174
- a. 脳室のMRI解剖 …………………………………………………… 174
- b. 脳室近傍腫瘍 ……………………………………………………… 179
- c. 脈絡叢由来の腫瘍 ………………………………………………… 186
- d. 嚢胞性病変 ………………………………………………………… 188

3.7　松果体部腫瘍　（岡本浩一郎） 193
- a. 松果体のMRI解剖 ………………………………………………… 194
- b. 胚細胞腫瘍　germ cell tumors(GCTs) ………………………… 194
- c. 松果体実質細胞腫瘍　pineal parenchymal tumors ………… 198

3.8　トルコ鞍近傍腫瘍と腫瘤性病変　（金柿光憲） 203
- a. トルコ鞍のMRI解剖 ……………………………………………… 203
- b. 臨床症状と検査法 ………………………………………………… 206
- c. 下垂体由来の腫瘍 ………………………………………………… 208
- d. 神経組織由来の腫瘍 ……………………………………………… 219
- e. 髄膜，海綿静脈洞由来の腫瘍 …………………………………… 221
- f. その他の腫瘍 ……………………………………………………… 224
- g. 腫瘍以外の腫瘤性病変 …………………………………………… 226

Chapter 4 脳血管障害 243

4.1 脳血管の MRI 解剖と血流支配 （前田正幸） 243
  a. 脳血管の MRI 解剖 243
  b. 脳の動脈支配 259
  c. 脳の静脈還流域 259

4.2 脳血管障害の分類と MRI・MRA の役割 （前田正幸） 264
  a. 脳血管障害の定義 264
  b. 脳血管障害の分類 264
  c. MRI/MRA の役割 265

4.3 脳内出血 （北原 均, 井藤隆太） 266
  a. 非外傷性脳出血 266
  b. 脳出血の画像診断法 267
  c. 脳出血と CT 267
  d. 脳出血の画像評価 269
  e. 脳出血と MRI 272
  f. 血腫の MRI 所見 272
  g. 非高血圧性脳出血の原因 275
  h. 微小脳出血 microbleeds 288

4.4 くも膜下出血 （山田 惠） 289
  a. 頭痛の救急画像診断 289
  b. MRI による画像診断 289
  c. MRA による画像診断 292
  d. 原因別の画像診断の要点 296
  e. くも膜下出血の合併症 303

4.5 脳梗塞 （遠藤健二, 井田正博） 306
  a. 脳梗塞の疫学と分類 306
  b. 脳虚血急性期の MRI・MRA 診断 312
  c. 脳梗塞の経時的画像変化 318
  d. 脳梗塞の原因診断 321

4.6 若年性血管障害 （北島美香） 335
  a. 脳動脈解離 arterial dissection 335
  b. 脳血管奇形 vascular malformation 339
  c. もやもや病 moyamoya disease 345

4.7 静脈性梗塞と静脈性出血 （森田奈緒美） 349
  a 静脈洞血栓症 sinus thrombosis 349
  b. 硬膜動静脈瘻 dural arteriovenous fistula：dAVF 352

4.8 病巣遠隔部の二次変性 （戸村則昭） 356
  a. 錐体路の Waller 変性 357

		b. 橋小脳路の Waller 変性	361
		c. 黒質変性	363
		d. 大脳皮質梗塞に伴う視床の変性	365
		e. 小脳萎縮	365
		f. 上小脳脚萎縮，赤核萎縮，下オリーブ核変性	365
4.9	加齢に伴う脳小血管病 （三木幸雄）		368
	a.	加齢性白質病変　leukoaraiosis	368
	b.	Binswanger 病	370
	c.	無症候性脳梗塞	372
	d.	無症候性微小脳出血	372
	e.	CADASIL（cerebral autosomal dominant arteriopathy with subcortical infarcts and leukoencephalopathy：皮質下梗塞と白質脳症を伴う常染色体優性遺伝性脳動脈症）	373

Chapter 5　感染症　　381

5.1	感染症の MRI 診断 （土屋一洋）		381
	a.	脳実質内の感染症	381
	b.	脳実質外感染症	384
5.2	髄膜炎 （土屋一洋）		385
	a.	軟髄膜炎　leptomeningitis	385
	b.	肥厚性硬膜炎　hypertrophic pachymeningitis	391
5.3	脳膿瘍 （田岡俊昭）		392
	a.	脳膿瘍の病態と臨床症状	392
	b.	脳膿瘍の病理像と画像所見	393
	c.	特殊な形の脳膿瘍	396
	d.	鑑別診断	398
	e.	治療方針	400
5.4	ウイルス性脳炎 （松木　充）		401
	a.	単純ヘルペス1型　herpes simplex virus-1：HSV-1	401
	b.	ヒトヘルペスウイルス6型　human herpesvirus-6：HHV-6	402
	c.	水痘・帯状疱疹ウイルス　varicella zoster virus：VZV	402
	d.	日本脳炎　Japanese encephalitis virus	406
	e.	エンテロウイルス71脳炎　enterovirus 71	407
	f.	麻疹ウイルス感染症　measles virus	408
5.5	プリオン病 （田岡俊昭）		410
	a.	プリオン病の病理と臨床像	410
	b.	プリオン病の画像所見	413
	c.	鑑別診断	415

- 5.6 AIDS関連脳症 （酒井美緒） ……………………………………………… 422
  - a. HIV関連神経認知障害　HIV-associated neurocognitive dysfunction：HAND …………………………………………………………………… 423
  - b. 進行性多巣性白質脳症　progressive multifocal leukoencephalopathy：PML …………………………………………………………………… 426
  - c. 脳トキソプラズマ症　CNS toxoplasmosis ……………………………… 427
  - d. 脳原発悪性リンパ腫　primary CNS lymphoma ………………………… 430
  - e. 脳クリプトコッカス症　CNS cryptococcosis …………………………… 430
- 5.7 感染後脳炎 （土屋一洋） ………………………………………………… 433
  - a. 病態と臨床 ……………………………………………………………… 433
  - b. 画像所見 ………………………………………………………………… 433
  - c. 診断プロセス …………………………………………………………… 433
- 5.8 寄生虫感染症 （土屋一洋） ……………………………………………… 435
  - a. 嚢虫症　cysticercosis …………………………………………………… 435
  - b. トキソプラズマ症　toxoplasmosis ……………………………………… 437
  - c. このほかのおもな寄生虫感染症 ………………………………………… 438

Chapter 6　脱髄性疾患　443

- 6.1 脱髄性疾患のMRI診断 （三木幸雄） …………………………………… 443
- 6.2 炎症性脱髄疾患 （岡田　務，本田茉也，三木幸雄） ………………… 444
  - a. 多発性硬化症　multiple sclerosis：MS ………………………………… 444
  - b. 視神経脊髄炎　neuromyelitis optica：NMO …………………………… 452
  - c. 急性散在性脳脊髄炎　acute disseminated encephalomyelitis：ADEM … 454
- 6.3 可逆性白質病変 （安藤久美子） ………………………………………… 456
  - a. posterior reversible encephalopathy syndrome（PRES），または reversible posterior leukoencephalopathy syndrome（RPLS） ………………………… 456
  - b. 一過性脳梁膨大部病変　transient splenial lesion，または可逆性脳梁膨大部病変　reversible splenial lesion ………………………………………… 461
- 6.4 代謝性脱髄疾患 （安藤久美子，石藏礼一） …………………………… 465
  - a. 浸透圧性脱髄症候群　osmotic demyelination syndrome ……………… 465
  - b. Wernicke脳症 …………………………………………………………… 467
  - c. Marchiafava Bignami病 ………………………………………………… 468
  - d. 糖代謝異常に伴う脳症 ………………………………………………… 469
  - e. 肝性脳症　hepatic encephalopathy ……………………………………… 471
  - f. 副甲状腺機能低下症，甲状腺機能低下症 ……………………………… 474
  - g. 橋本脳症　Hashimoto's encephalopathy（steroid-responsive encephalopathy associated with autoimmune thyroiditis：SREAT） ………………… 476

6.5 全身疾患に伴う病変 （松島理士） ... 478
- a. 神経サルコイドーシス neurosarcoidosis ... 478
- b. 神経 Behçet 病 neuro-Behçet disease ... 479
- c. 神経 Sweet 病 neuro-Sweet disease ... 481
- d. 全身性エリテマトーデス systemic lupus erythematosus：SLE ... 483
- e. 抗リン脂質抗体症候群 antiphospholipid syndrome：APS ... 485
- f. 結節性多発動脈炎 polyarteritis nodosa：PAN ... 486
- g. 神経梅毒 neurosyphilis ... 486
- h. Sjögren 症候群 Sjögren syndrome ... 486
- i. 傍腫瘍性神経症候群 paraneoplastic syndrome ... 488

6.6 中毒性疾患 （鹿戸将史） ... 491
- a. 有機物中毒 ... 491
- b. 重金属中毒 ... 495
- c. アルコール中毒 ... 496
- d. 薬物中毒 ... 497

6.7 化学療法・放射線治療に伴う変化 （森本笑子） ... 498
- a. 5-FU 脳症 5-fluolouracil-induced leukoencephalopathy ... 498
- b. メトトレキサート脳症 methotrexate-induced leukoencephalopathy ... 499
- c. 播種性壊死性脳症 disseminated necrotizing encephalopathy ... 501
- d. 進行性多巣性白質脳症 progressive multifocal leukoencephalopathy：PML ... 502
- e. タクロリムス・シクロスポリン脳症 ... 504
- f. メトロニダゾール脳症 ... 505
- g. 副腎皮質ステロイドによる脳萎縮 ... 505
- h. 放射線壊死 ... 506
- i. 免疫抑制状態に伴う病変 ... 508

Chapter 7 代謝性疾患 515

7.1 代謝性疾患の MRI 診断 （安藤久美子，石藏礼一） ... 515
7.2 アミノ酸代謝異常 （安藤久美子，石藏礼一） ... 520
- a. メープルシロップ尿症 maple syrup urine disease：MSUD ... 520
- b. フェニルケトン尿症 phenylketon uria：PKU（高フェニルアラニン血症） ... 521
- c. ホモシスチン尿症 homocystinuria（高ホモシステイン血症） ... 523
- d. Lowe 症候群（目脳腎症候群 oculocerebrorenal syndrome, Lowe-Terry-MacLachlan syndrome） ... 524

7.3 尿素サイクル異常 （神田知紀，大場 洋） ... 526
- a. OTC 欠損症 ornithine transcarbamylase deficiency ... 526
- b. シトリン欠損症 citrin deficiency ... 526

xiv 目次

- **7.4 有機酸代謝異常症**（神田知紀，大場 洋） ……… 527
  - a. プロピオン血症　propionic acidemia ……… 528
  - b. メチルマロン酸血症　methylmalonic acidemia ……… 528
  - c. グルタール酸尿症1型　glutaric aciduria type 1 ……… 529
  - d. グルタール酸尿症2型　glutaric aciduria type 2 ……… 530
  - e. L2ヒドロキシグルタール酸尿症　L-2-hydroxyglutaric aciduria ……… 531
- **7.5 糖炭水化物代謝異常症**（神田知紀，大場 洋） ……… 531
  - a. ガラクトース血症　galactosemia ……… 531
  - b. 糖原病　glycogen storage disease ……… 532
  - c. 先天性ピルビン酸異常症　congenital metabolic disease of pyruvic acid, congenital lactic acidosis ……… 532
  - d. 先天性グルコシル化異常症　congenital disorders of glycosylation：CDG ……… 534
- **7.6 先天性脂質代謝異常症**（神田知紀，大場 洋） ……… 535
  - a. 脳腱黄色腫症　cerebrotendinous xanthomatosis：CTX ……… 535
  - b. Smith-Lemli-Opitz症候群 ……… 535
- **7.7 ライソゾーム病**（塚本太朗，立川裕之，土井下怜，下野太郎） ……… 537
  - a. スフィンゴリピドーシス　sphingolipidosis ……… 537
  - b. 神経セロイドリポフスチン症　neuronal ceroid lipofuscinosis：NCL ……… 545
  - c. ムコ多糖症　mucopolysaccharidosis：MPS ……… 546
- **7.8 ペルオキシソーム病**（神田知紀，大場 洋） ……… 553
  - a. ペルオキシソーム形成異常症　peroxisome biogenesis disorders ……… 553
  - b. 単独酵素欠損症 ……… 555
  - c. 隣接遺伝子症候群　contiguous ABCD1 DXS1357E deletion syndrome：CADDS ……… 559
- **7.9 ミトコンドリア病**（大場 洋） ……… 560
  - a. MELAS（mitochondrial myopathy, encephalopathy, lactic acidosis and stroke-like episodes） ……… 560
  - b. 赤色そぼろ線維・ミオクローヌスてんかん症候群　myoclonus epilepsy associated with ragged red fibers：MERRF（福原病） ……… 561
  - c. 慢性進行性外眼筋麻痺　chronic progressive external ophthalmoplegia：CPEO/Kearns-Sayre症候群（KSS） ……… 562
  - d. Leigh症候群　subacute necrotizing encephalomyelopathy ……… 564
  - e. Leber病　Leber's hereditary optic neuropathy ……… 565
- **7.10 金属代謝異常**（大場 洋） ……… 566
  - a. Wilson病（肝レンズ核変性症　progressive hepatolenticular degeneration） ……… 566
  - b. Menkes病（trichopoliodystrophy） ……… 566
  - c. 脳鉄沈着を伴う神経変性症　neurodegeneration with brain iron accumulation：NBIA ……… 568
  - d. パントテン酸キナーゼ関連神経変性症　pantothenate kinase-associated neurodegeneration：PKAN（Hallervorden-Spatz病）（NBIA1） ……… 568

e. 無セルロプラスミン血症　aceruloplasminemia(セルロプラスミン欠損症)　569

f. βプロペラ蛋白関連神経変性症　beta-propeller protein-associated neurodegeneration：BPAN, static encephalopathy of childhood with neurodegeneration in adulthood：SENDA(NBIA5)　571

7.11 脳内異常石灰化を示す代謝疾患（大場　洋）　572

a. Cockayne 症候群　Cockayne syndrome：CS　572

b. Aicardi-Goutieres 症候群　572

c. leukoencephalopathy, brain calcifications, and cysts：LCC, Labrune 症候群 Labrune syndrome, cerebroretinal microangiopathy with calcifications and cysts：CRMCC　574

d. Fahr 病(特発性両側性大脳基底核・小脳歯状核石灰化症)　576

7.12 尿酸代謝異常（大場　洋）　577

a. Lesch-Nyhan 症候群，プリンサルベージ酵素(hypoxanthine-guanine phosphoribosyltransferase：HPRT・ヒポキサンチングアニンホスホリボシルトランスフェラーゼ)欠損症　577

7.13 Sjögren-Larsson 症候群（大場　洋）　578

7.14 その他の遺伝性白質変性症（大場　洋）　579

a. Canavan 病(別名：海綿状変性型白質ジストロフィ　spongiform leukodystrophy)　579

b. Alexander 病　579

c. leukoencephalopathy with vanishing white matter：VWM(vanishing white matter disease)　582

d. megalencephalic leukoencephalopathy with subcortical cysts：MLC　583

e. 那須-Hakola 病　polycystic lipomembranous osteodysplasia with sclerosing leukoencephalopathy(膜性脂質ジストロフィ　membranous lipodystrophy)　584

f. hereditary diffuse leukoencephalopathy with axonal spheroids：HDLS　585

g. 低髄鞘化(hypomyelination)を呈する疾患　586

Chapter 8　脳神経疾患　597

8.1 脳神経の MRI 解剖（森谷淳二，興梠征典）　597

a. 嗅神経　olfactory nerve(第Ⅰ脳神経 cranial nerve Ⅰ：CN Ⅰ)　597

b. 視神経　optic nerve(第Ⅱ脳神経：CN Ⅱ)　598

c. 動眼神経　oculomotor nerve(第Ⅲ脳神経：CN Ⅲ)　600

d. 滑車神経　trochlear nerve(第Ⅳ脳神経：CN Ⅳ)　601

e. 三叉神経　trigeminal nerve(第Ⅴ脳神経：CN Ⅴ)　602

f. 外転神経　abducens nerve(第Ⅵ脳神経：CN Ⅵ)　604

g. 顔面神経　facial nerve(第Ⅶ脳神経：CN Ⅶ)　605

h. 内耳神経(前庭蝸牛神経) vestibulocochlear nerve(第Ⅷ脳神経：CN Ⅷ) 606
　　　i. 舌咽神経　glossopharyngeal nerve(第Ⅸ脳神経：CN Ⅸ)，迷走神経　vagus nerve(第Ⅹ脳神経：CN Ⅹ)，副神経　accessory nerve(第Ⅺ脳神経：CN Ⅺ) 607
　　　j. 舌下神経　hypoglossal nerve(第Ⅻ脳神経：CN Ⅻ) 609
8.2 **神経血管圧迫症候群**（井手　智，興梠征典）......... 610
　　　a. 神経血管圧迫症候群の診断 610
　　　b. 三叉神経痛 612
　　　c. 片側顔面痙攣 614
　　　d. 舌咽神経痛 615
8.3 **自己免疫性疾患**（森谷淳二，興梠征典）......... 618
　　　a. Fisher 症候群 618
　　　b. 急性外眼筋麻痺　acute ophthalmoplegia 619
8.4 **腫瘍に関連する病態**（渡邉啓太，興梠征典）......... 620
　　　a. 診断プロセス(確定診断法) 620
　　　b. MRI 診断 620
　　　c. 病態別での画像診断 621
　　　d. 部位別にみた脳神経を圧迫・伸展する腫瘍 623

Chapter 9　外傷と関連疾患　　629

9.1 **MRI の役割と適応**（掛田伸吾，興梠征典）......... 629
　　　a. 頭部外傷とは 629
　　　b. 頭部外傷における画像診断 631
9.2 **外傷の MRI 診断法**（掛田伸吾，興梠征典）......... 633
　　　a. 標準的な撮像法 633
　　　b. 特殊な病態で有用な撮像法 637
　　　c. 動きの補正技術 639
9.3 **頭部外傷の急性期**（内山雄介，安陪等思）......... 640
　　　a. 脳実質外病変 640
　　　b. 脳実質内病変 644
9.4 **随伴性病態**（掛田伸吾，興梠征典）......... 651
　　　a. 脳ヘルニア　cerebral herniation 651
　　　b. 脳脂肪塞栓症　cerebral fat embolization 656
　　　c. 血管性病変 657
　　　d. 脳脊髄液減少症(低髄液圧症候群)　cerebrospinal fluid hypovolemia 659
9.5 **続発性病変**（内山雄介，安陪等思）......... 662
　　　a. 外傷性硬膜下水腫　traumatic subdural hygroma 662
　　　b. 慢性硬膜下血腫　chronic subdural hematoma 662

Chapter 10　変性・精神疾患　667

10.1　海馬・辺縁系の MRI 解剖　(北垣　一) ……… 667
- a. 海馬と Alzheimer 病 ……… 667
- b. 海馬の位置関係 ……… 667
- c. 海馬と海馬傍回の構成 ……… 669
- d. 海馬・辺縁系と他の脳構造の連絡回路 ……… 670

10.2　変性性認知症　(北垣　一) ……… 674
- a. 認知症の鑑別診断と MRI の実際 ……… 674
- b. 軽度認知障害　mild cognitive impairment：MCI ……… 678
- c. Alzheimer 病　Alzheimer's disease：AD ……… 679
- d. Lewy 小体型認知症　dementia with Lewy body：DLB ……… 694
- e. 前頭側頭葉変性症　frontotemporal lobar degeneration：FTLD ……… 697

10.3　脳血管障害性認知症と補遺　(北垣　一) ……… 704
- a. 脳血管障害性認知症　vascular dementia：Vad ……… 704
- b. 補遺：認知症診断における MRI 体積測定，代謝機能診断について ……… 709

10.4　Parkinson 症候群　(平井俊範) ……… 716
- a. Parkinson 病　Parkinson's disease：PD ……… 716
- b. 進行性核上性麻痺　progressive supranuclear palsy：PSP ……… 720
- c. 多系統萎縮症　multiple system atrophy：MSA ……… 722
- d. 大脳皮質基底核変性症　corticobasal degeneration：CBD ……… 724

10.5　脊髄小脳変性症　(高野浩一) ……… 726
- a. 非遺伝性脊髄小脳変性症 ……… 726
- b. 遺伝性脊髄小脳変性症) ……… 729
- c. 脊髄小脳変性症の診断に有用なチェックポイント ……… 736

10.6　その他の神経変性症　(高野浩一) ……… 740
- a. Huntington 病　Huntington's disease ……… 740
- b. 有棘赤血球舞踏病　chorea-acanthocytosis ……… 740
- c. 筋萎縮性側索硬化症　amyotrophic lateral sclerosis：ALS ……… 742

Chapter 11　脳脊髄液関連疾患　749

11.1　脳脊髄液の循環動態と MRI　(石井一成) ……… 749
- a. 脳脊髄液の産生と吸収 ……… 749
- b. 脳脊髄液循環の観察法 ……… 751
- c. 脳脊髄液の循環動態と水頭症 ……… 752

11.2　水頭症　(石井一成) ……… 753
- a. 水頭症と脳室拡大 ……… 753

- b. 非交通性水頭症　non-communicating hydrocephalus ... 753
- c. 交通性水頭症 ... 754
- d. 小児水頭症 ... 761

11.3 低髄液圧症と脳脊髄液漏出症（櫻井圭太） ... 762
- a. 疾患概念および病態 ... 762
- b. 髄液漏出の画像所見 ... 766
- c. 鑑別診断とそのポイント ... 775

Chapter 12　新生児・小児疾患　777

12.1 脳の正常発育（小西淳也） ... 777
- a. 胎児脳のMRI ... 777
- b. 小児脳の発育 ... 782

12.2 脳奇形（宇都宮英綱） ... 787
- a. 神経管閉鎖障害 ... 787
- b. 前脳分割不全　disorder of prosencephalic cleavage／全前脳胞症スペクトラム　holoprosencephaly spectrum ... 791
- c. 交連線維形成不全　dysgenesis of the commissural fibers ... 794
- d. 神経芽細胞移動障害　neuronal migration disorders ... 801
- e. 脳破壊性病変 ... 808
- f. 小脳・後頭蓋窩奇形 ... 810

12.3 胎児・新生児の感染症（宮坂実木子，野坂俊介） ... 817
- a. サイトメガロウイルス感染症　cytomegalovirus（CMV）infection ... 817
- b. ヘルペス脳炎　herpes simplex encephalitis ... 820
- c. 先天性風疹症候群　congenital rubella syndrome ... 822
- d. 先天性トキソプラズマ症 ... 824

12.4 周産期異常（早川克己） ... 826
- a. 低酸素性虚血性脳症 ... 826
- b. 分娩外傷 ... 844

12.5 小児脳血管奇形（堤　義之，飯塚有応） ... 845
- a. Galen大静脈瘤　vein of Galen malformation ... 845
- b. 軟膜動静脈瘻　pial arteriovenous fistula ... 850
- c. 硬膜動静脈瘻　dural arteriovenous fistula ... 851

12.6 小児虐待（安藤久美子，田中靖彦，湯浅真裕美） ... 852
- a. 虐待の定義と歴史 ... 852
- b. 身体的虐待の特徴と画像所見 ... 853
- c. 虐待の兆候 ... 857
- d. 小児虐待への対処法 ... 859

Chapter 13　てんかん　867

13.1　てんかんの臨床と画像検査　（曽根大地，佐藤典子）　867
　　a.　てんかんの定義と分類　867
　　b.　てんかんの臨床　868
　　c.　てんかん臨床における画像検査の役割　869
13.2　側頭葉てんかん　（田岡俊昭）　873
　　a.　側頭葉てんかんの病理　873
　　b.　臨床所見　873
　　c.　画像診断　875
　　d.　側頭葉てんかんと機能画像　878
　　e.　画像上の鑑別診断　880
　　f.　治療　881
13.3　症候性てんかん　（德丸阿耶）　881
　　a.　症候性てんかん：構造的/代謝性の疾患または病態が存在するてんかん　881
　　b.　MRIによる症候性てんかん（構造的/代謝性てんかん）の診断　882
　　c.　急性症候性発作　886
　　d.　痙攣後脳症　889
　　e.　年齢による病因の相違　891

Chapter 14　神経皮膚症候群　895

14.1　神経線維腫症　（森川　実）　895
　　a.　神経線維腫症1型　neurofibromatosis 1：NF1　895
　　b.　神経線維腫症2型　neurofibromatosis 2：NF2　904
　　c.　schwannomatosis　906
14.2　結節性硬化症　（中島一彰）　907
14.3　von Hippel-Lindau病　（井手口怜子）　912
14.4　Sturge-Weber症候群　（石丸英樹）　916
14.5　神経皮膚黒色症　（井手口怜子）　918
14.6　その他の神経皮膚症候群　（井手口怜子，森川　実）　919
　　a.　血管拡張性運動失調症　ataxia-telangiectasia, Louis-Bar症候群　919
　　b.　色素失調症　incontinentia pigmenti, Bloch-Sulzberger症候群　919
　　c.　基底細胞母斑症候群　basal cell nevus syndrome, Gorlin-Goltz症候群　921
　　d.　伊藤白斑　hypomelanosis of Ito　921
　　e.　PHACE(S)症候群　PHACES association　922
　　f.　Parry-Romberg症候群　progressive facial atrophy　922

索 引

和文索引 ……………………………………………………………… 927
欧文索引 ……………………………………………………………… 936

Chapter 1

脳の MRI 診断法

1.1 脳 MRI の基準面[1]

　正常解剖を基にした異常所見の検出が，画像診断の基本であることに異論はないと思う．ところが，脳 MRI には基準となる面がいくつもある．施設により画像のスタンダードが異なっており，誤差の範疇に収まらない相違がある．

a. CT の基準線

　初期の CT は寝台に寝た状態に対して垂直な画像しか撮影できず，軸位断像（axial image）とよばれた．脳の撮影では，頭部の固定角度によって撮影断面は大きく異なることになる．立位では水平位または横位に近く，水平断像や横断像ともよばれる．

　当初は，位置決めビームを用いて頭部の角度を調整していた．外眼角（目尻）と外耳孔を結ぶ canthomeatal line（CML：外眼角外耳孔線）を目安にしていたのである．骨によるアーチファクトが比較的少なく，脳全体を少ないスライス数で撮影することができる．

　位置決め像が撮影可能となりガントリーが傾けられるようになると，眼窩中心と外耳孔の中心を結ぶ orbitomeatal line（OML：眼窩外耳孔線）が普及した．CML（外眼角外耳孔線）とほぼ同じ角度であり，現在でも多くの施設で採用されている（図 1-1 ①）．

　最も基本的な基準線として，Reid's base line（RBL：Reid 基準線）がある（図 1-1 ②）．眼窩下縁と外耳孔上縁を結ぶ線で，人類学的基準線，ドイツ水平線，フランクフルト線ともいう．単純 X 線写真の基準線として重要であるが，骨によるアーチファクトが多いため CT の基準線として採用されることは少ない．

　supraorbitomeatal line（SML：眼窩上外耳孔線）は，眼窩上縁と外耳孔中心を結ぶ線である（図 1-1 ③）．水晶体の被曝を回避して脳全体を撮影できるので，小児の頭部撮影に推奨されている．

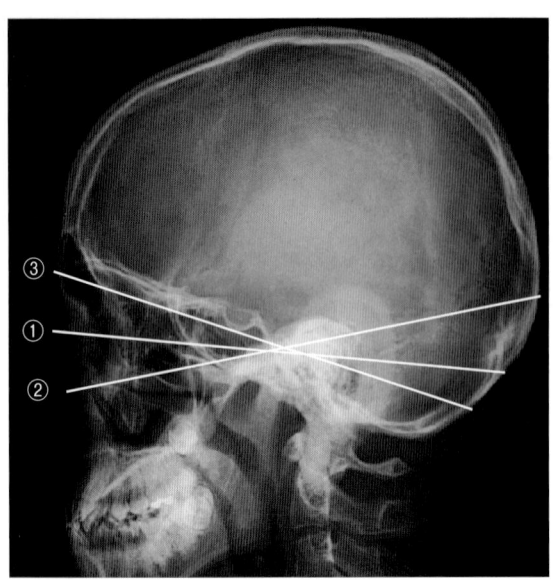

図1-1 CTの基準線
①：orbitomeatal line（眼窩外耳孔線），②：Reid's base line（Reid基準線，人類学的基準線，ドイツ水平線，フランクフルト線），③ supraorbitomeatal line（眼窩上外耳孔線）

b. MRIの基準線

　初期のMRIでは，CTと同様，位置決め像が撮像できなかったし，断面に角度がつけられなかった．現在では，短時間で参照画像が得られるようになり，撮像断面の設定も容易である．しかし，MRIの位置決め像にはCTと異なり眼窩や外耳孔は含まれず，CTで基準にしている眼窩や外耳孔は使えない．そこで，各施設での対応が分かれることになった．できるだけCTに近い断面を採用する施設がある一方で，解剖に忠実な断面を採用する施設が出てきた．

　CTに近い断面を採用すれば，見慣れた断面で観察できるだけでなく，CTとの照合も容易である．nasion-pontomedullary junction line（鼻根部と橋延髄移行部を結ぶ線）は，おおむねOML（眼窩外耳孔線）に一致する[2]（図1-2 ①）．脳梁膝部の下縁と脳梁膨大部の下縁を結ぶsubcallosal lineもOMLに近い基準面である（図1-2 ⑤）．nasion-pontomesencephalic junction line（鼻根部と中脳橋移行部を結ぶ線）は，RBL（Reid基準線）にほぼ一致するだけでなく，視神経の走行にも一致している（図1-2 ②）．

　一方，解剖に合わせるとCTとの照合は難しいものの，解剖図譜との照合が可能で細かな脳構造の同定が容易になる．前交連中央と後交連中央とを結ぶanterior commissure-posterior commissure line（AC-PC線）が一般的で，定位脳手術の座標軸になっている（図1-2 ③）．

　後頭蓋窩の解剖は，脳幹の軸が基準となっている．脳幹や小脳を観察する場合は，第四脳室底に垂直あるいは平行な面を基準とする（図1-2 ④）．気脳撮影の時代には斜台に平行なbasiparallel cut[3]で観察していた（図1-2 ＊）．第四脳室底に平行な断層像は，海馬の観察にも適している．

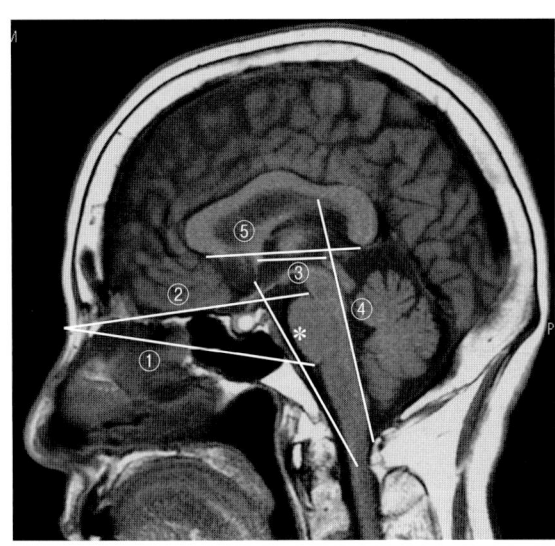

図 1-2　MRI の基準線
①：nasion-pontomedullary junction line（鼻根部と橋延髄移行部を結ぶ線），②：nasion-pontomesencephalic junction line（鼻根部と中脳橋移行部を結ぶ線），③：anterior commissure-posterior commissure line（前交連中心と後交連中心を結ぶ線），④：第四脳室底に平行な線，⑤：subcallosal line（脳梁膝部の下縁と脳梁膨大部の下縁を結ぶ線），＊：basiparallel cut

c. 基準線と基準面

　基準線に合わせて CT や MRI を施行しても，左右のレベルが一致していなければ画像が歪んでしまう．基準面というからには，基準線に平行なことに加えて正中矢状面に垂直なことが必要である．MRI で考えてみよう．最初から矢状断の位置決め像を撮ったのでは，左右のずれは補正できない．軸位断像（横断像）で頭部の回転（ねじれ）を補正し，冠状断像で頭部の傾きを補正することにより，はじめて位置決め画像としての正確な矢状断像が撮像できる．

　賢明な読者はすでにお気づきと思う．CT や MRI の基準面は施設により異なっている．同じ施設でも，CT と MRI の基準面は同じでない．MRI にいたっては，基準面の数だけ異なる軸位断像と冠状断像が存在する．加えて，基準線は決まっていても，正確な基準面にはなっていないかもしれない．軸位断像といっても，実にさまざまな断面で撮像されていることがおわかりいただけると思う．MRI を読影する場合には，どのような基準面で撮像された画像を見ているのか把握することが重要である．

　どの基準線が最も適しているかという議論はさておき，脳の画像は常に一定の断面で観察すべきであろう．少なくとも，経過観察には同じ断面で比較できるのが望ましい．CT と MRI の断面が同じであれば，なおよい．CT を volume で撮像して，MRI の断面に合わせて再構成すれば，問題は解決する（**図 1-3**）．

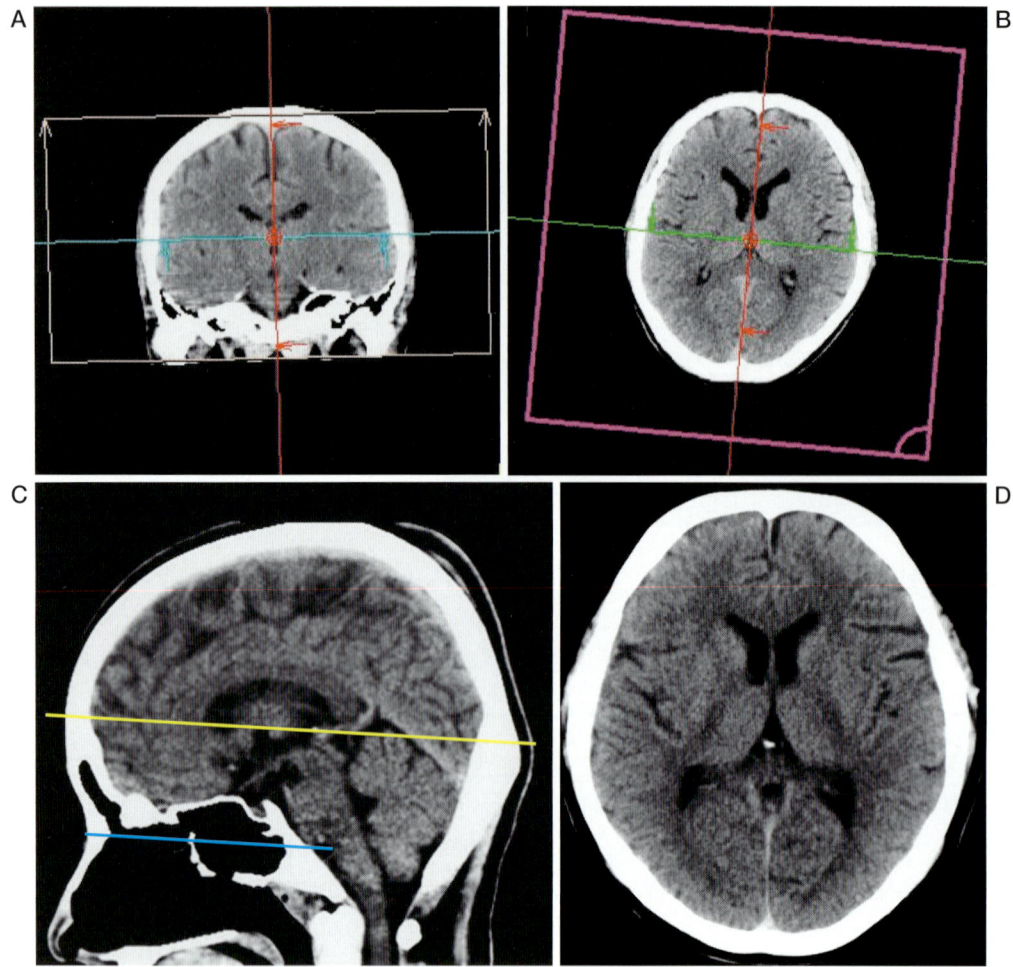

図 1-3　volume CT を用いた脳 CT
冠状断像で頭部の傾きを補正し(**A**)，軸位断(横断)像で頭部の回転を補正(**B**)後の正中矢状断像を用いて，nasion-pontomedullary junction line(青線)を設定する(**C**). 連続 5 mm 厚で再構成した画像(**C** の黄線レベル)は，十分な白質と灰白質のコントラストを有する(**D**).

1.2　MRI における異常所見

　適切な検査が行われていることを前提にすると，MRI における異常所見は 3 点に集約される．異常な信号強度，正常構造の変形，異常な造影増強効果である．

a. 信号強度の異常

　脳 MRI の信号強度は，脳実質である白質あるいは灰白質の信号強度と比較して，高信

BOX 1-1　T1強調像における高信号病変

1）常磁性体
- 亜急性期血腫（メトヘモグロビン）
- メラニン
- 他のイオン（マンガン，鉄，銅）

2）その他
- 脂肪
- 石灰化
- 高濃度蛋白（凝固壊死など）
- 血流（flow-related enhancement）

(p.26, BOX 2-1 参照)

BOX 1-2　T2強調像における低信号病変

1）常磁性体
- 急性期血腫（デオキシヘモグロビン）
- 亜急性期血腫（細胞内メトヘモグロビン）
- 慢性期血腫（ヘモジデリン，フェリチン）
- メラニン
- free radical

2）低水素密度
- 石灰化
- 線維性基質
- 高細胞密度，少ない細胞質

3）その他
- 高濃度蛋白（凝固壊死など）
- 血流（flow void）

(p.28, BOX 2-2 参照)

号，等信号，低信号と表現される．白質の容積が多く比較の対照にされやすいが，灰白質が比較対照の場合もある．白質と灰白質は信号強度が異なるので注意しておく必要がある．等信号病変といった場合には，特に断りがない限り白質と灰白質の間の信号強度と理解すればよい．脳槽に病変の主座があり脳脊髄液と近い信号を呈する場合には，脳脊髄液の信号強度と比較して表現されることもある．

　脳病変の多くは，T2強調像で高信号，T1強調像で低信号の領域として認められる．T1強調像で高信号を呈したり，T2強調像で低信号を呈する病変は，診断上，有力な情報となる（**BOX1-1,1-2**）．T1強調像で高信号を呈し，かつT2強調像で低信号を呈するのは，亜急性期の血腫，高濃度の蛋白を含む囊胞性病変，メラニンを多く含むmelanomaなどである（**図1-4**）．

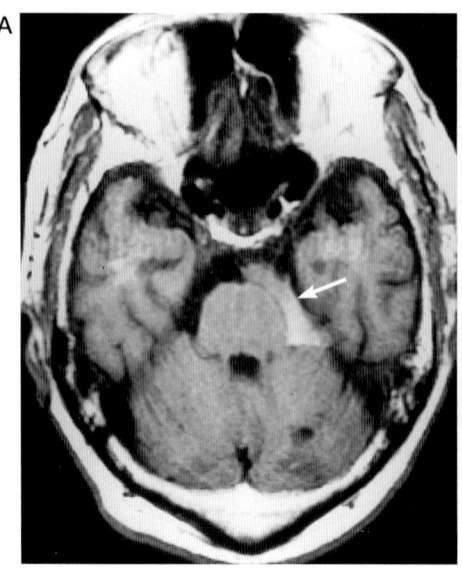
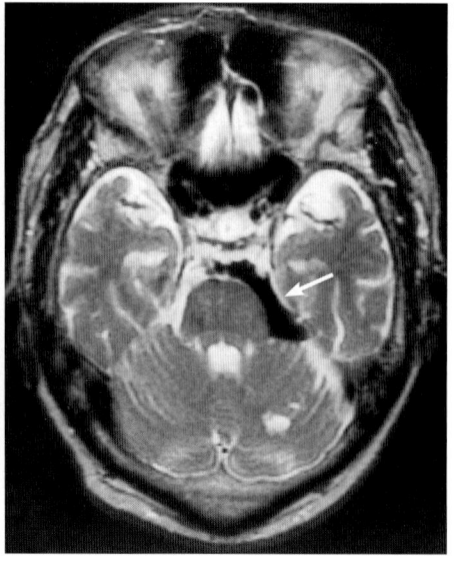

図1-4 類表皮嚢胞(80歳台男性)
A：T1強調像，B：T2強調像　左顔面，特に口角周囲のしびれ，舌左側の味覚低下で発症した．腫瘍は橋前槽から左迂回槽に存在し(→)，T1強調像で等～高信号(A)，T2強調像で低信号(B)を呈している．腫瘍内出血による変化と考えられる．

b. 正常構造の変形

　脳は，頭蓋という一定の大きさの器の中に規則正しく納まっている．何か余分なものが生じると，正常な構造物に変形が生じる．一般的に最もわかりやすい変形は，正中偏位(midline shift)であろう．これは脳の正中構造物が頭蓋の正中に対して偏位する現象で，通常，Monro孔の部分の偏位が最も顕著である．急激に発生した10 mm以上の正中偏位に対しては，迅速に対応しないと生命予後に影響する．片側脳に萎縮が生じても，正中偏位が起こりうる．基底核の胚腫は，同側の脳萎縮を生じることで知られている．脳血管障害などとの鑑別上覚えておかねばならない特徴である(図1-5)．

c. 造影増強効果の異常

　正常の脳実質には，**血液脳関門(blood brain barrier：BBB)**が存在し，造影剤による増強効果はみられない．一方，脳血管障害，脳腫瘍，炎症，脱髄など，頭蓋内病変の多くには増強効果が観察される．脳病変の質的診断に造影剤投与は欠かすことができない．腫瘍の播種，脳実質内への浸潤などでは，臨床症状と画像の間に乖離が認められることがあり，このような場合，造影剤投与により初めて病変が明らかになる(図1-6)．

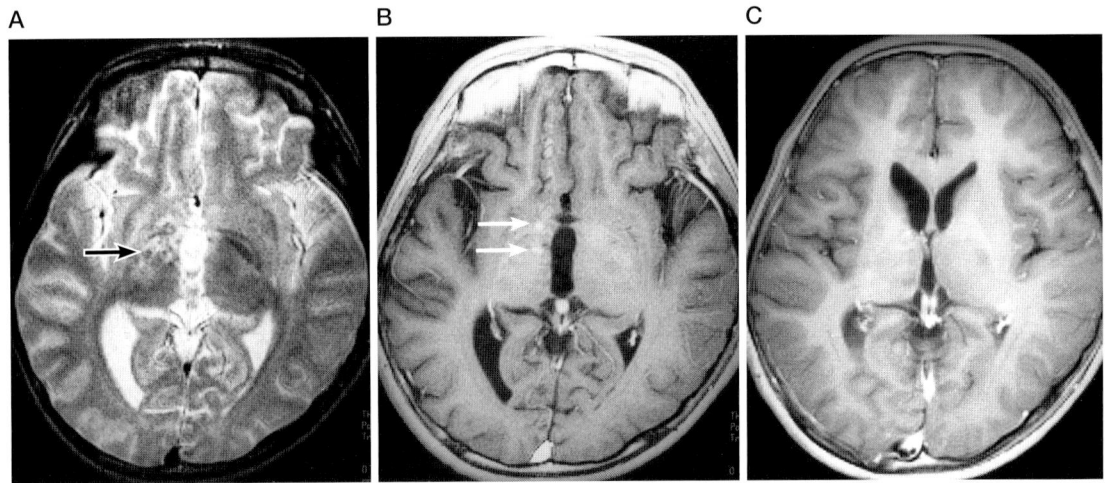

図 1-5　胚腫(10 歳男児)
A：T2 強調像，B,C：造影 T1 強調像　右側顔面神経麻痺，性早熟で発症し，その後，左側半身麻痺，意識障害が徐々に増悪した．T2 強調像(A)で右側視床，内包後脚，淡蒼球，被殻の信号強度が不均一に上昇し(→)，造影 T1 強調像(B)で一部に点状の増強効果が認められる(→)．右側脳室の軽度拡大が認められる(C)．右側視床の生検により胚腫の診断を得た．

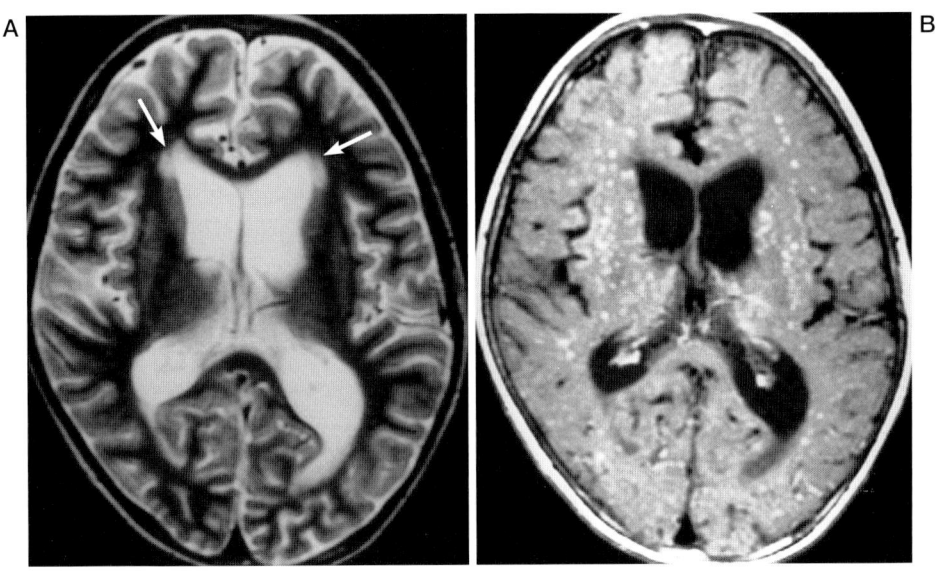

図 1-6　白血病の脳浸潤(8 歳男児)
A：T2 強調像，B：造影 T1 強調像　3 歳時に発症した急性リンパ性白血病で経過観察中，意識レベルの低下がみられ MRI 検査を施行した．T2 強調像(A)では全体的な脳萎縮と側脳室前角周囲白質の高信号域(→)を認めるにすぎないが，造影剤投与により無数の小結節病変が明らかになった(B)．

1.3 病変の局在

異常所見の局在を明確にすることは，画像診断上きわめて大きな意味をもつ．病変の局在によって，その後の検査や治療の方針が決まる場合が多いからである．局在によっては，それだけで確定診断が可能な場合もある．

a. 脳内病変と脳外病変

頭蓋内には，脳実質に加えて3葉の膜構造(硬膜，くも膜，軟膜)と脳脊髄液が存在する．どこに存在する病変であるかを，できるだけ正確に診断する．脳MRIではCTに比べて脳の灰白質が明瞭に観察される．病変と脳灰白質の位置関係に注目すると，脳外か脳内かの診断は比較的容易である．CTだけで判定していた時代には，灰白質と白質の境界部分を観察することにより，間接的に病変の主座を判定していた．皮髄境界が内側に偏位している場合，髄外病変の可能性が高いという所見で，"white matter buckling sign"とよばれる．

b. 灰白質と白質

脳実質は灰白質と白質から構成されており，白質の占める割合が大きい．灰白質は，一般的に浮腫に対して抵抗性である反面，虚血に対しては弱い．灰白質が保たれている場合は，虚血性脳病変より脳腫瘍や脱髄性疾患を考える．白質が保たれ主として脳皮質が広範に障害される病変は限られる．脳炎，Creutzfeldt-Jakob病(図1-7)，大脳皮質層状壊死(cortical laminar necrosis)などが鑑別の対象となる．

c. 病変の局在分布

特徴的な病変分布を示す疾患がある．単純ヘルペス脳炎は，側頭葉，島皮質，前頭葉の眼窩回，帯状回に病変が広がる．Wernicke脳症では，病変が第三脳室周囲の視床下部，視床，中脳水道周囲灰白質にみられる．病変分布を解析することにより診断可能な疾患であり，画像診断が早期治療に貢献できる．

d. 局所病変

トルコ鞍のように解剖学的に複雑な部位，脳幹や脳神経など微細な構造を有する領域では，局所を丁寧に観察する必要がある．鞍結節部髄膜腫は，下垂体腺腫や頭蓋咽頭腫と異なり視交叉を背方に圧迫する(図1-8)．Fisher症候群を診断するには，脳神経の造影効果を判定できる画像が必要である(図1-9)．読影に耐えるだけの画像が要求されるのは当然であり，適切な画像があってはじめて正しい診断が可能となる．

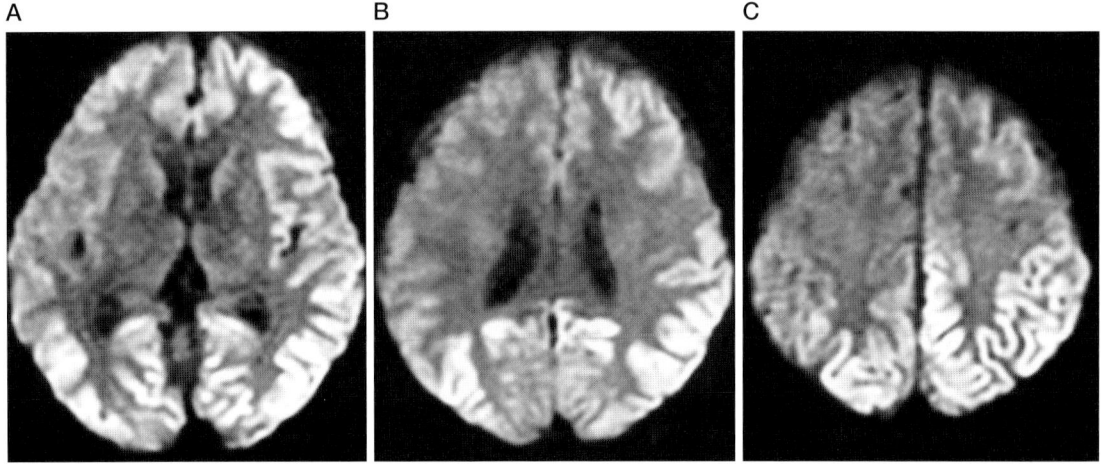

図 1-7　Creutzfeldt-Jakob 病（50 歳台男性）
A〜C：拡散強調画像　Alzheimer 病の診断で経過観察されていたが，症状が急激に進行したため MRI を施行した．拡散強調画像で，主として後頭葉から頭頂葉の脳皮質に沿って著明な高信号域が広がっている．

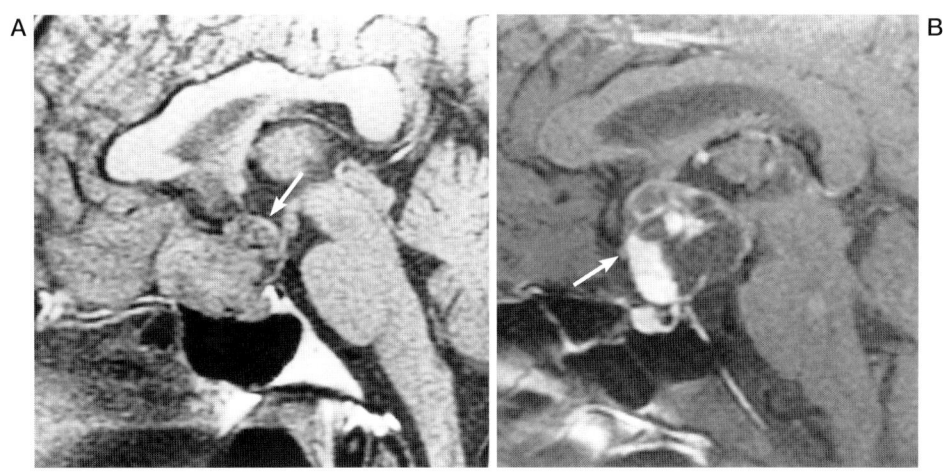

図 1-8　腫瘍による視交叉の偏位
A：鞍結節部髄膜腫（30 歳台女性）　T1 強調矢状断像，B：頭蓋咽頭腫（40 歳台男性）　造影 T1 強調矢状断像　視交叉（→）は，鞍上部髄膜腫では後上方へ，頭蓋咽頭腫では前方に偏位している．

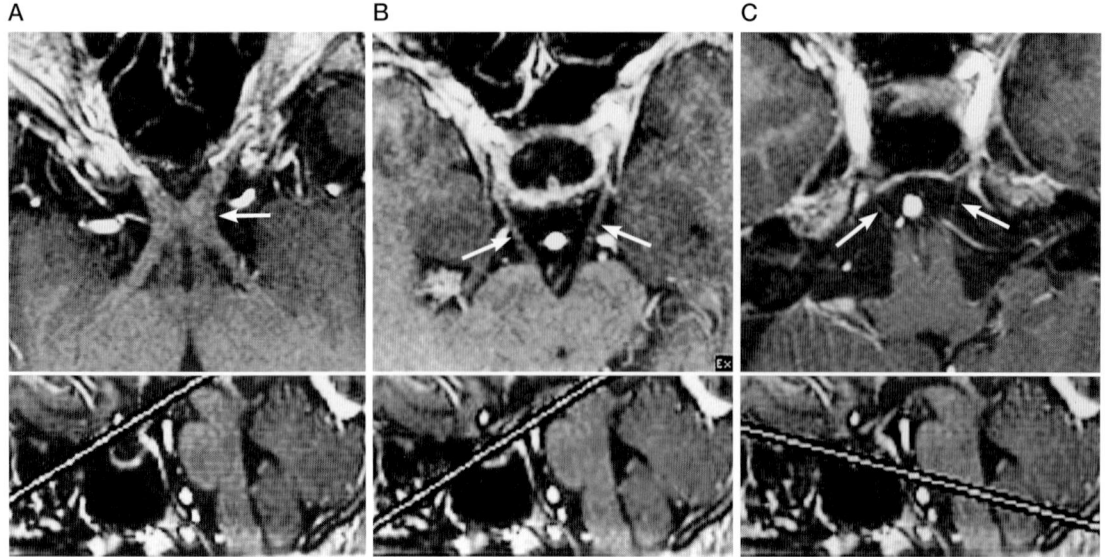

図1-9 脳神経の走行
造影3D MRI reformation画像　A：視神経・視交叉・視索，B：動眼神経，C：外転神経　脳神経の走行に合わせて画像を作成すると，脳槽内の神経が観察できる(→)．

1.4 臨床症状とMRI検査法

　脳MRIはすべての神経疾患が適応になる．通常の検査だけでは病変を検出できないこともある．臨床症状に応じて，効率よく，しかも診断のために十分な検査を行う必要がある．

a. 頭　痛　headache

　頭痛はありふれた主訴であり，脳MRIの適応は限られる．しかし，MRIを行わなければ診断できない病態があることも事実である．

1) 脳動脈解離　cerebral artery dissection

　突発する強度の頭痛を訴える患者で，くも膜下出血が否定された場合には，脳動脈解離を考慮する必要がある．日本人では椎骨脳底動脈解離の頻度が高く，頭痛に加えて脳幹部神経症状を伴うことが多い．脳動脈解離は，MRIのT1強調像で偽腔(pseudo-lumen)の亜急性期血腫が描出できるようになってから，診断率が向上した．動脈の解離では，動脈壁に血腫や偽腔ができ，内腔(真腔)が狭小化するとともに外径が拡大する．外径を簡便に評価できれば，MR angiography (MRA)による内腔の評価と合わせることで診断率の向上が期待できる．椎骨・脳底動脈領域では，basi-parallel anatomical scanning (BPAS)法

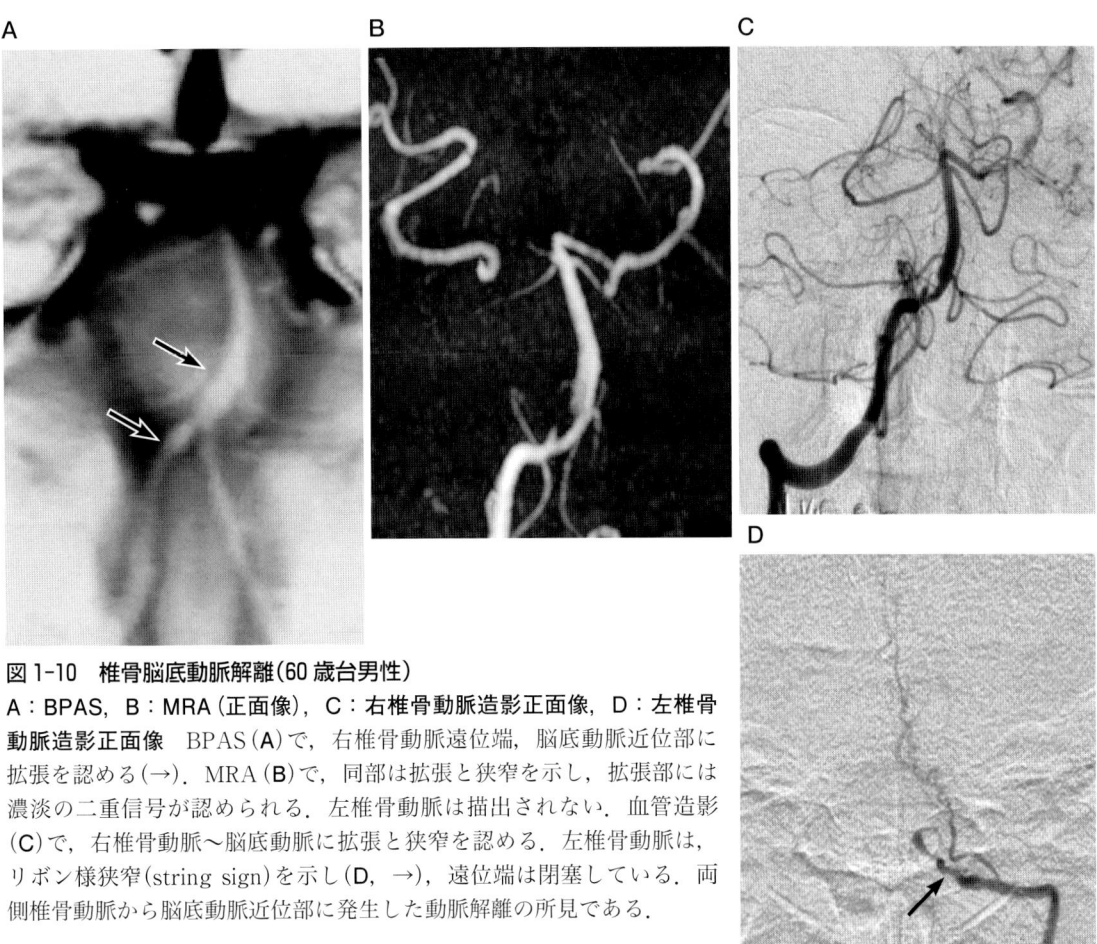

図1-10 椎骨脳底動脈解離(60歳台男性)
A：BPAS，B：MRA（正面像），C：右椎骨動脈造影正面像，D：左椎骨動脈造影正面像　BPAS(A)で，右椎骨動脈遠位端，脳底動脈近位部に拡張を認める(→)．MRA(B)で，同部は拡張と狭窄を示し，拡張部には濃淡の二重信号が認められる．左椎骨動脈は描出されない．血管造影(C)で，右椎骨動脈〜脳底動脈に拡張と狭窄を認める．左椎骨動脈は，リボン様狭窄(string sign)を示し(D, →)，遠位端は閉塞している．両側椎骨動脈から脳底動脈近位部に発生した動脈解離の所見である．

で簡便に動脈外径を評価可能である．斜台に平行に20 mm厚のheavily T2強調像を撮像する[4]．MRAで血管内腔が狭小化し，BPASで外径が拡大している場合には，解離の可能性が高い(図1-10)．造影3D MRIを行うと，さらに多くの症例で椎骨・脳底動脈に解離を疑わせる所見が観察される．真腔と偽腔の流速の違いや血栓，隔壁構造を表している．

2) 低髄液圧症　intracranial hypotension

起立すると激しい頭痛を訴えるが，横になると頭痛が軽減するという特徴的臨床像を呈する．低髄液圧(60 mmH$_2$O以下)が証明されれば診断が確定するが，必須ではない．MRIでは，硬膜がびまん性に肥厚し，造影剤の投与により証明される(図1-11)．脳が下垂することにより，側脳室の狭小化，橋の扁平化，小脳扁桃の下垂などの所見もみられる．脊髄のMRIでは，T2強調軸位断(横断)像で高頻度に硬膜外液体貯留が観察される．脳脊髄液の硬膜外漏出を示す所見で，"floating dural sac sign"とよばれる[5]．

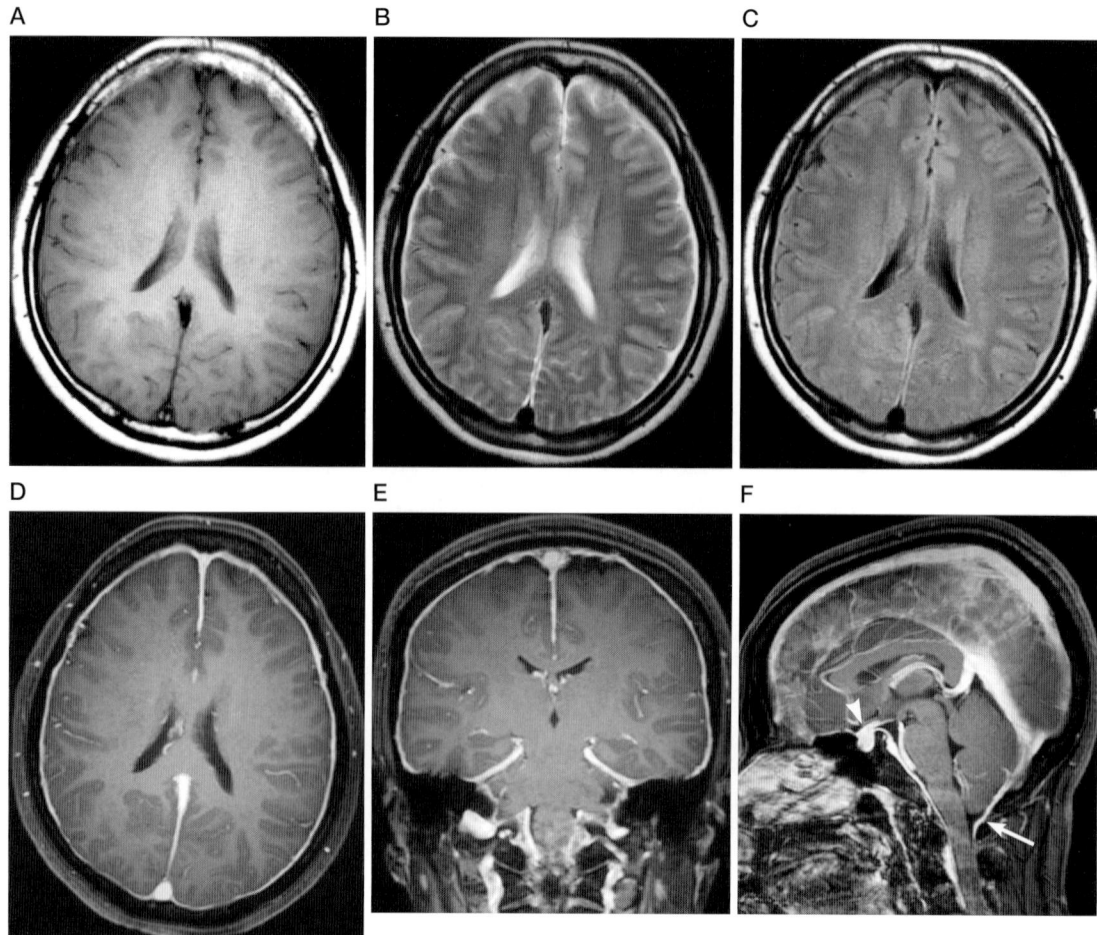

図1-11 特発性低髄液圧症(30歳台女性)
A：T1強調像，B：T2強調像，C：FLAIR像，D：造影T1強調像，E：造影T1強調冠状断像，F：造影T1強調矢状断像　T1強調像(A)，T2強調像(B)，FLAIR像(C)で，硬膜下水腫様の所見を認めるが，いずれの撮像でも髄液とは若干信号が異なる．造影後，硬膜はびまん性に増強される(D〜F)．矢状断像(F)で，下垂体の腫大(▶)，橋底部の平坦化，小脳扁桃の軽度下垂(→)がみられる．

b. 下垂体ホルモン異常　pituitary hormone abnormality

　月経不順あるいは無月経と異常乳汁分泌などで発症するプロラクチン産生腺腫，巨人症や末端肥大症を示す成長ホルモン産生腺腫，Cushing病の原因である副腎皮質刺激ホルモン産生腺腫，などが対象となる．

　微小下垂体腺腫の存在診断には，ダイナミック撮像と冠状断造影T1強調像が欠かせない(**図1-12**)．3mm以下の薄いスライス厚を用いて，T2強調およびT1強調の冠状断像を撮像後，ダイナミック撮像を行い，冠状断および矢状断で造影T1強調像を観察する．

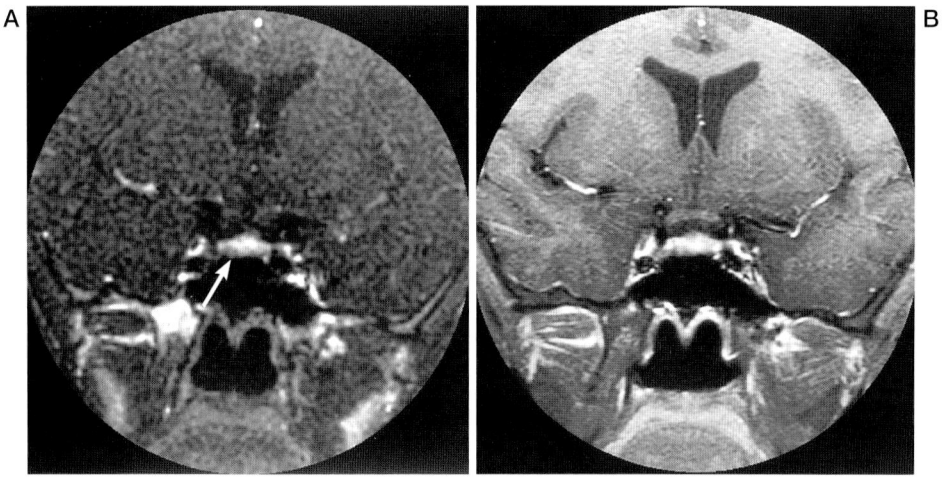

図1-12　microadenoma（20歳台女性）
A：造影T1強調冠状断像（ダイナミック撮像），B：造影T1強調冠状断像　右下方に存在する微小下垂体腺腫（→）は，ダイナミック撮像でのみ指摘可能である．

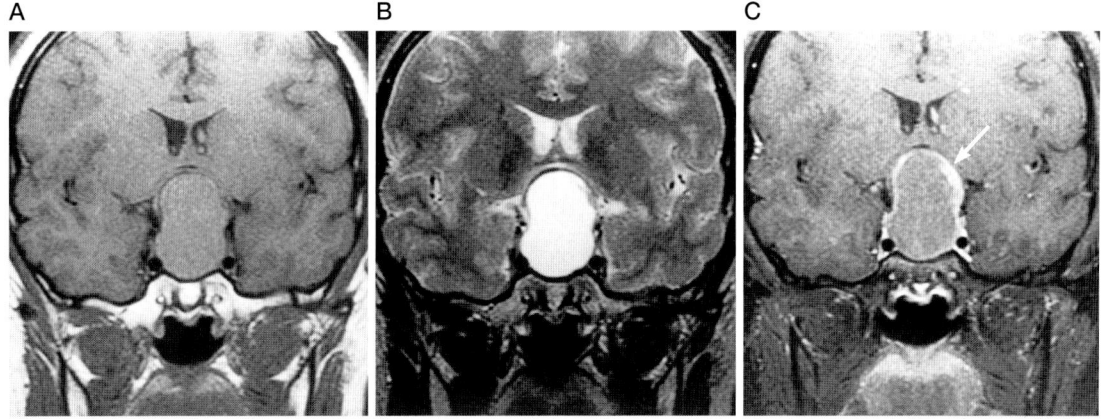

図1-13　下垂体腺腫（腫瘍内出血）（10歳台女性）
A：T1強調冠状断像，B：T2強調冠状断像，C：造影T1強調冠状断像　鞍内から鞍上部にT2強調像（B）で高信号，T1強調像（A）で等信号を示す腫瘍が存在し，左上壁に実質成分を示唆する増強効果（C，→）を認める．腫瘍上縁に沿って，視交叉が認められる．

c. 視力・視野障害　visual disturvance

　視力・視野障害は眼球あるいは視覚路の障害で発生する．画像診断の対象は眼球を除く視覚路である．後頭葉の病変を除外するための脳のスクリーニング，視神経の病変を検索するための眼窩部STIR冠状断像，さらには鞍上部腫瘍検索のための撮像が必要である．
　頭蓋内視神経から視索を連続的に観察するには，冠状断のT1強調像とT2強調像が必要である．T1強調冠状断像は圧迫され菲薄化した視神経を同定しやすく，これを基にT2強調像で視神経の信号異常を判定する（図1-13）．

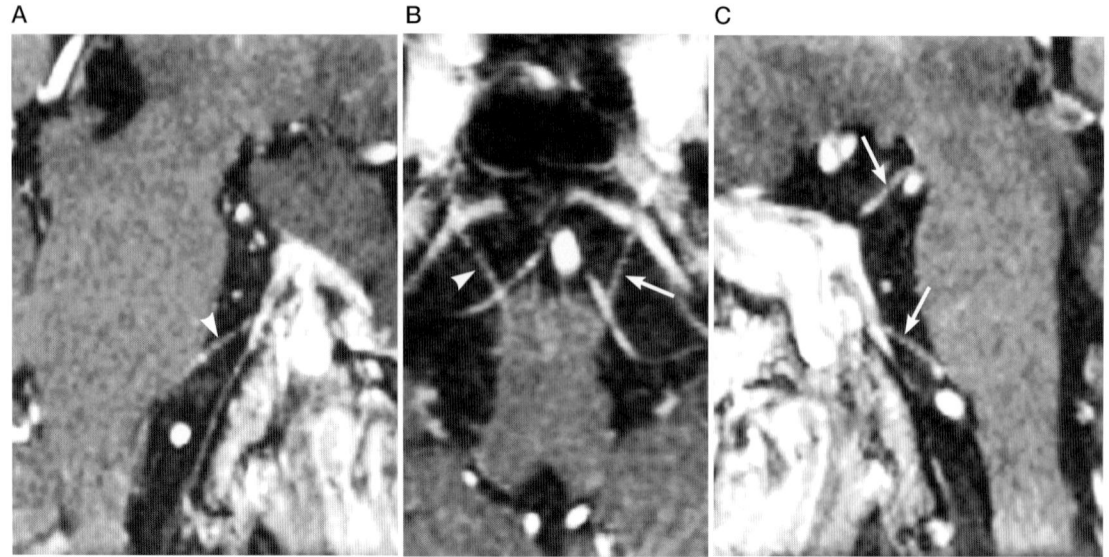

図 1-14　頭部外傷による眼球運動障害（10 歳台男性）
A〜C：造影 3D MRI（A：右外転神経に合わせた斜矢状断像，B：両側外転神経に合わせた斜横断像，C：左外転神経に合わせた斜矢状断像）　スノーボードで転倒し，半日後に左動眼神経麻痺，左外転神経麻痺を発症した．発症当日の MRI では異常を指摘できなかったが，10 日目，17 日目，25 日目の造影 3D MRI で左動眼神経，両側外転神経に増強効果を認めた．最も増強効果が明瞭であった 17 日目の画像を呈示している．麻痺のある左動眼神経と左外転神経（→）に加えて，麻痺のない右外転神経（►）に明瞭な増強効果を認める．3 か月後の経過観察で増強効果は認められなくなった．

d. 眼球運動障害　ocular motility disorders

　動眼神経，滑車神経，外転神経の障害により発生する．脳幹部における脳神経核，脳槽内脳神経，海綿静脈洞部脳神経，眼窩部脳神経を評価する必要がある．

　脳神経には，脳における血液脳関門（BBB）と同様に，血液神経関門（blood nerve barrier：BNB）がある．脳槽内脳神経に造影効果がみられれば，異常と判定できる．原因としては，腫瘍や炎症のほかに，Fisher 症候群などの自己免疫性疾患，外傷（図 1-14），虚血などがある[6]．

　海綿静脈洞に炎症や動静脈短絡が生じると，眼球運動障害を起こす．Tolosa-Hunt 症候群は，海綿静脈洞の炎症性閉塞を原因として発症する．海綿静脈洞が腫大して，海綿静脈洞の造影効果が不良となる．微小下垂体腺腫の場合と同様の検査を行うと診断できる．内頸動脈海綿静脈洞瘻（carotid cavernous fistula：CCF）は，動脈血が海綿静脈洞に短絡する病態である．海綿静脈洞の圧が上昇することにより，症状が発現する．拍動性眼球突出と結膜浮腫が特徴とされているが，眼球運動障害のみを訴える症例も多い．3D TOF による MRA を行って元画像を観察すると，海綿静脈洞内に短絡血流が証明される（図 1-15）．

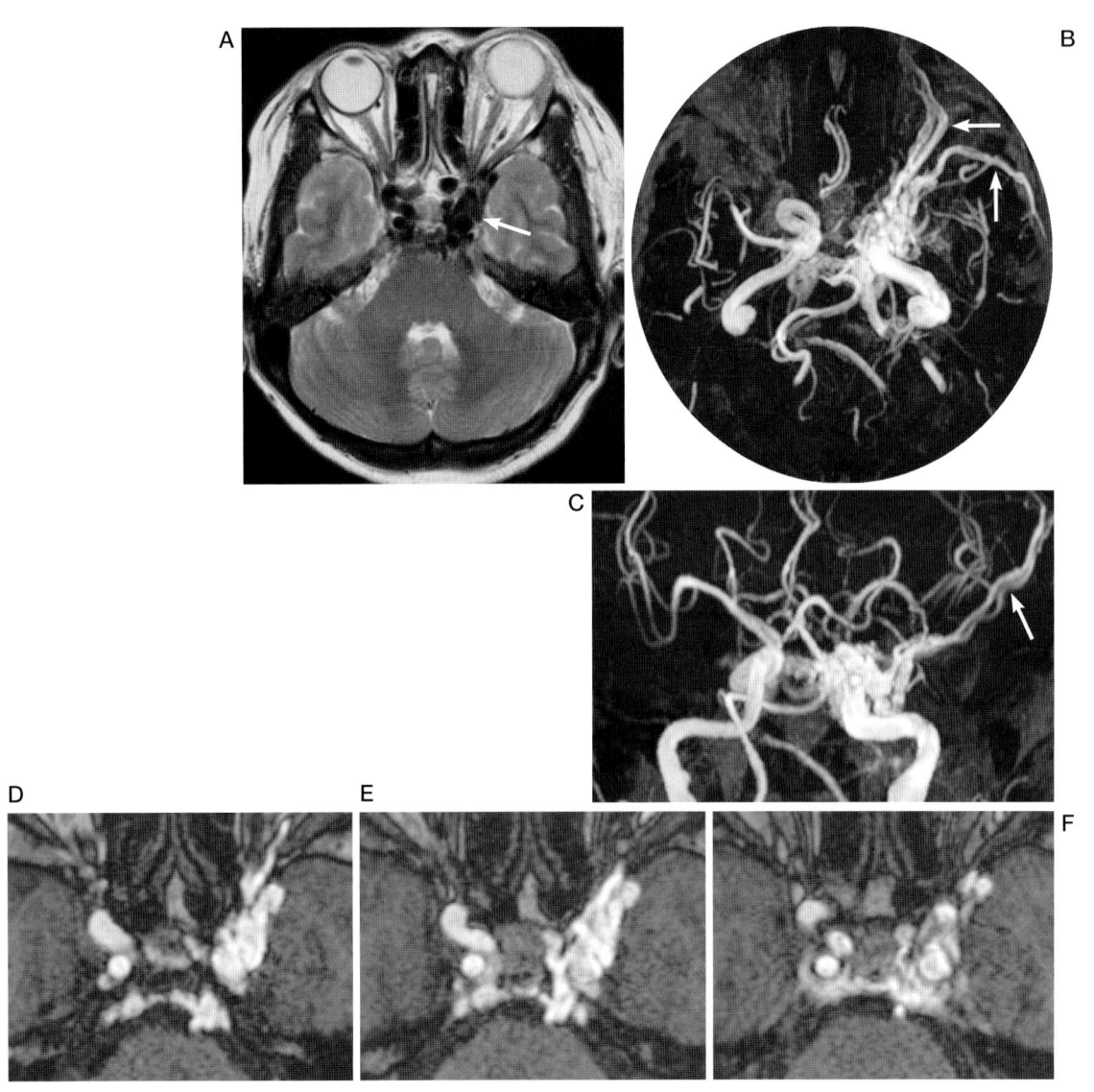

図 1-15　内頸動脈海綿静脈洞瘻（40 歳台女性）
A：T2 強調像，B：MRA（軸位像），C：MRA（正面像），D～F：MRA 元画像　急激に発症した左眼球突出，結膜充血，血管雑音を主訴に来院した．T2 強調像で左海綿静脈洞部に不整な flow void を認める（A，→）．MRA で同部に異常な血流が観察される（B, C）．左中大脳動脈の描出は不良で，左上眼静脈や蝶形頭頂静脈洞への短絡血流が明瞭に描出されている（B, C，→）．海綿静脈洞部の異常な短絡血流は，元画像でさらに明瞭となる（D～F）．

e. 難聴，めまい　difficulty in hearing, dizziness

　難聴やめまいがあり，耳鼻科的に聴神経腫瘍が疑われる場合には，スクリーニング検査法に 3D MR 脳槽撮像を加える．1.5 T 以上の超伝導 MRI 装置であれば，内耳道内にある小腫瘍を確実にスクリーニングできる．

　通常の撮像法で診断する場合には，造影剤を投与後 3 mm 程度の薄いスライス厚で連続的な T1 強調像を得る．この場合，錐体骨骨髄の脂肪信号が腫瘍と紛らわしいことがあるので，脂肪抑制法を併用するほうがよい．

f. neurovascular compression syndrome

　神経を血管が圧迫することにより症状が発現する疾患群であり，片側顔面痙攣と三叉神経痛が代表的である．MR 脳槽撮像や造影 3D MRI を行い，神経の走行にあわせて観察すると，確実に責任血管と圧迫部位の診断ができる[7]．

■ 文　献

1) 細矢貴亮：知っていると得する神経画像診断ワンポイント 1．撮影断面の怪．Modern Physician 2010；30：335-338．
2) 岡本浩一郎：頭部 MRI 検査における基準線の決め方．小塚隆弘・編集：臨床放射線科のコツと落とし穴，検査・診断 Part 1．中山書店，1999：6-7．
3) Kuru Y, Sumie H, Kondo T, et al：Basiparallel cut by pneumoencephalotomography and cerebellar atrophy. Neuroradiology 1978；16：116-119.
4) 長畑守雄，細矢貴亮，安達真人・他：Basi-parallel anatomical scanning (BPAS) MRI による椎骨動脈の外観表示．日本医放会誌 2003；63：582-584．
5) Hosoya T, Hatazawa J, Sato S, et al：Floating dural sac sign is a sensitive magnetic resonance imaging finding of spinal cerebrospinal fluid leakage. Neurol Med Chir (Tokyo) 2013；53：207-212.
6) Hosoya T, Adachi M, Yamaguchi K, et al：Abducens nerve enhancement demonstrated by multi-planar reconstruction with contrast-enhanced three-dimensional MR imaging. Neuroradiology 2001；43：295-301.
7) Hosoya T, Watanabe N, Yamaguchi K, et al：Three-dimensional-MRI of neurovascular compression in patients with hemifacial spasm. Neuroradiology 1995；37：350-352.

Chapter 2

脳のMRI撮像法

2.1 撮像法の基礎

a. スピンエコー法　spin echo：SE

　スピンエコー(SE)法は，脳のMRIを撮像するための最も基本的なパルスシーケンスであり，90°-180°パルスの組み合わせを一定時間間隔で繰り返す手法である[1]．スピンエコーのシーケンスチャートを図2-1に示す．まず，静磁場(B_0)方向(z軸方向)の巨視的磁化に対して90° RFパルスを印加し，巨視的磁化ベクトルをz軸と直交する平面(xy平面)上に倒す．RFパルス照射の終了時点から，核スピンが定常状態に戻る緩和過程において，xy平面上では巨視的磁化ベクトルは位相分散に伴い，$T2^*$の時定数で減衰する自由誘導減衰(free induction decay：FID)信号を放出する．90°パルス印加後から一定時間(τ)後に180°パルスを照射すると，各核スピンの位相分散がキャンセルされ，2τ後に位相が再収束し，エコー信号が観察される．この90°パルスからエコー信号発生までの時間2τをエコー時間(TE)とよぶ．この信号はT2を時定数として指数関数的に減少する(横緩和)．90°パルスから次の90°パルスまでの間隔を繰り返し時間(repetition time：TR)とよび，この間にz軸方向の信号の回復が起こる．これはT1を時定数として指数関数的に信号が回復する(縦緩和)．T1，T2緩和時間は組織の種類により異なり，T1，T2ともに白質が灰白質よりもやや短く，脳脊髄液(cerebrospinal fluid：CSF)では長い(図2-2)．

　T1，T2緩和過程を経て得られる信号強度Sは以下の式により表される．

$$S = M_0 \cdot [1-\exp(-TR/T1)] \cdot \exp(-TE/T2)$$

　M_0は組織のプロトン密度，2つめの項はT1緩和，最後の項はT2緩和を表している．スピンエコーにおける信号強度はこれらの複合したものとなり，組織間のコントラストは

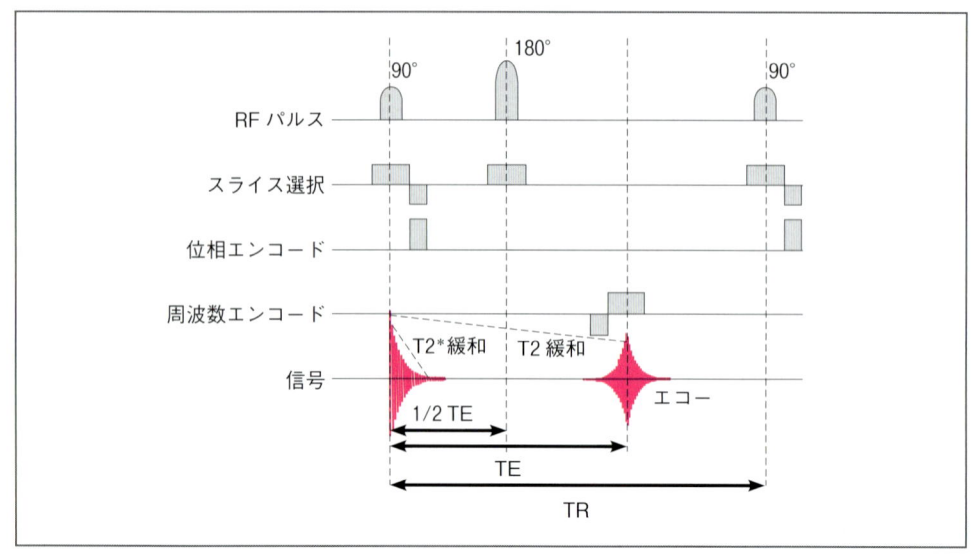

図 2-1　spin echo (SE) のパルスシーケンス
静磁場方向のプロトンの巨視的磁化に対して 90°RF パルスを印加し，巨視的磁化ベクトルを z 軸と直交する平面 (xy 平面) 上に倒す．xy 平面上では巨視的磁化ベクトルは位相分散に伴い，T2* の時定数で減衰する自由誘導減衰 (free induction decay：FID) 信号を放出する．90°パルス印加後から一定時間 (1/2 TE) 後に 180°パルスを照射すると，各核スピンの位相分散がキャンセルされ，TE 後に位相が再収束し，エコー信号が観察される．この信号は T2 を時定数として指数関数的に減少する (横緩和)．90°パルスから次の 90°パルスまでの間隔を繰り返し時間 (repetition time：TR) とよび，この間に z 軸方向の信号の回復が起こる．これは T1 を時定数として指数関数的に信号が回復する (縦緩和)．3 次元での位置を同定するため，スライス選択，位相エンコード，周波数エンコード (読み取り) 傾斜磁場が印加される．

TR および TE により決定される．TR が比較的短いと組織間の T1 の違いが強調され，TE が比較的長いと組織間の T2 の違いが強調される．TR が長く，TE が短いと T1 も T2 も強調されない．そのため，T1 強調像では短い TR と短い TE，T2 強調像では長い TR と長い TE，プロトン密度強調像では長い TR と短い TE が用いられる (**図 2-3**)．一般的には T1 強調像では TR＝300〜800 ms，TE＝10 ms 程度，T2 強調像では TR＝2000〜3000 ms 以上，TE＝80〜120 ms 程度が用いられる．対象とする組織や磁場強度によって最適な TR，TE が変化しうることに注意する必要がある．

　高速スピンエコー法 (fast spin echo：FSE) 法は SE 法を発展させた高速撮像法である[2]．通常の SE 法では 90°パルスにより励起した後に 1 回の位相エンコードを行い，信号を得る．そのため 1 枚の画像を作成するためには位相エンコードのマトリックスの数だけ，90°パルスを繰り返す必要があり，時間がかかる．FSE 法では 1 回の 90°パルスに引き続いて 180°パルスを複数回繰り返し印加し，それぞれ位相エンコードを変化させながら信号収集する (**図 2-4**)．この繰り返しの回数を echo train length (ETL) とよび，その分 (1/ETL) だけ撮像時間を短縮することができる．たとえば ETL＝4 であれば撮像時間を 1/4，ETL＝64 であれば 1/64 にすることができる．1 回の励起で，すべての位相エンコードを行う single shot FSE も可能である．異なる TE で得られた信号が k 空間の異なる位相エンコードの列を埋めていくが，k 空間の中心を埋める TE (実効 TE) によりコン

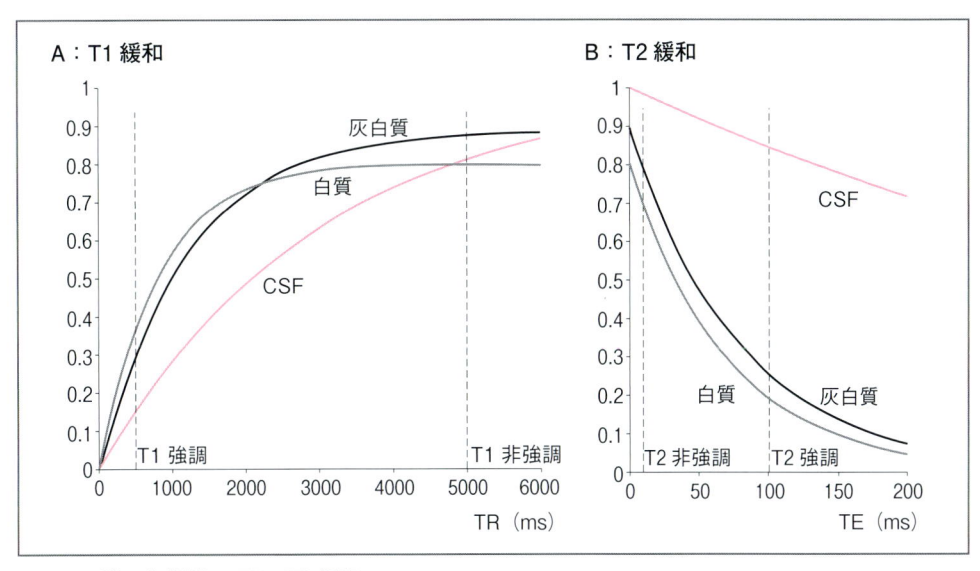

図 2-2　脳の各組織の T1, T2 緩和
A：T1 緩和　横軸に TR, 縦軸に灰白質, 白質, 脳脊髄液(CSF)の3種類の信号強度を示す. 白質の T1 は灰白質の T1 よりもやや短いため, 信号は白質のほうが灰白質よりもやや早く回復する. CSF の T1 値は長いため信号は最も遅く回復する. TR を比較的短く(500 ms 程度)設定することで, 組織間の T1 コントラストを強調した画像が得られる. TR を長く(5000 ms 程度)すると T1 コントラストは強調されない. **B：T2 緩和**　横軸に TE, 縦軸に灰白質, 白質, CSF の3種類の信号強度を示す. 白質の T2 は灰白質の T2 よりもやや短いため, 信号は白質のほうが灰白質よりもやや早く減衰する. CSF の T2 値は長いため信号は最も遅く減衰する. TE を比較的長く(80 〜 120 ms 程度)に設定することで, 組織間の T2 コントラストを強調した画像が得られる. TE を短くすると T2 コントラストは強調されない.

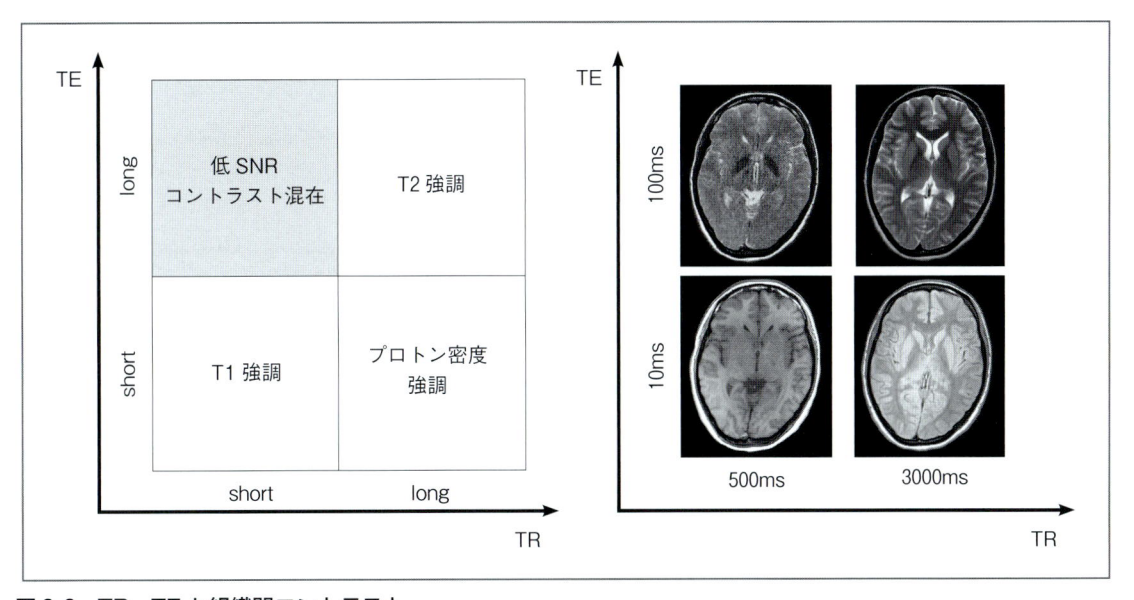

図 2-3　TR, TE と組織間コントラスト
TR, TE ともに短い場合には T1 強調, TR, TE ともに長い場合には T2 強調, TR が長く TE が短い場合にはプロトン密度強調となる. TR が短く, TE が長い場合には SNR が低く, コントラストの混在した画像となる.

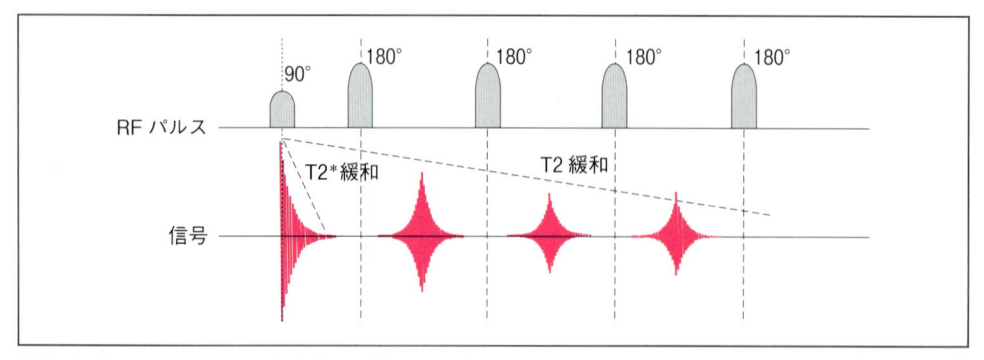

図 2-4 fast spin echo (FSE) のパルスシーケンス
FSE法では1回の90°パルスに引き続いて180°パルスを複数回繰り返し印加し，それぞれ位相エンコードを変化させながら信号収集する．この繰り返しの回数を echo train length (ETL) とよび，その分 (1/ETL) だけ撮像時間を短縮することができる．

トラストが決定される．FSE法は通常のSE法より撮像時間を大幅に短縮できる一方で，その代償の少ない優れた撮像法である．通常，TR，TEともに長いT2強調像はFSE法を用いられて撮像されているが，通常のSE法と比べて画像のコントラストや画質に大きな劣化はみられない．

FSEの長所は，1) 撮像時間を短縮できる，2) SNR (S/N, 信号雑音比) は保たれる，3) 時間分解能を空間分解能に割り振ることによって高分解能画像を撮像できる，4) 動きや金属アーチファクトを低減できる，などがあげられる．一方，FSEの短所は，1) 撮像可能スライス数が制限される：ETLが大きくなればTRのなかで撮像される枚数が制限されるため，2) 画像のボケ (blurring) が生じる：位相エンコード毎に横磁化の大きさが変化するため，3) 磁化移動 (magnetization transfer：MT) 効果により組織間のコントラストが変化する：数多く印加される180°パルスに共鳴周波数外成分が含まれているため，4) 脂肪が高信号化する：連続する180°パルスにより脂肪のプロトン間のJカップリングによる信号低下が弱まることや脂肪組織のMT効果は小さく，MT効果の高い脳実質などに比べて高信号になる，などがあげられる[3,4]．

b. グラジエントエコー法　gradient recalled echo：GRE

グラジエントエコー (GRE) 法は短いTRと小さいフリップ角 (flip angle) を用いる高速撮像法である．図 2-5 にGRE法の基本的なシーケンスチャートを示す．$a°$のフリップ角の照射後，傾斜磁場を負から正に反転するとTE後にFID (free induction decay, 自由誘導減衰) 信号がエコーとして呼び戻される．非常に短いTRを用いることにより撮像時間の大幅な短縮を図れる．この方法は，90°よりも小さいフリップ角を用いることで，短いTRでもある程度の信号を得られることを利用している．短いTRにおいて90°パルスを使用すると，縦磁化の回復が不十分となり，得られる信号は小さくなる．90°パルスの代わりに小さなフリップ角$a°$を用いることで，横磁化は小さくなるが，縦磁化は残存する．短いTRを繰り返した場合，結果として90°パルスよりも大きな信号が得られる．

図2-5 gradient recalled echo(GRE)のパルスシーケンス
α°のフリップ角の照射後，周波数エンコード(読み取り)傾斜磁場を負から正に反転するとTE後にFID信号がエコーとして呼び戻される．spin echo法と比べ短いTRを用いることにより撮像時間の大幅な短縮を図れる．短いTRでも，90°より小さいフリップ角を用いることで，ある程度の信号を得ることができる．

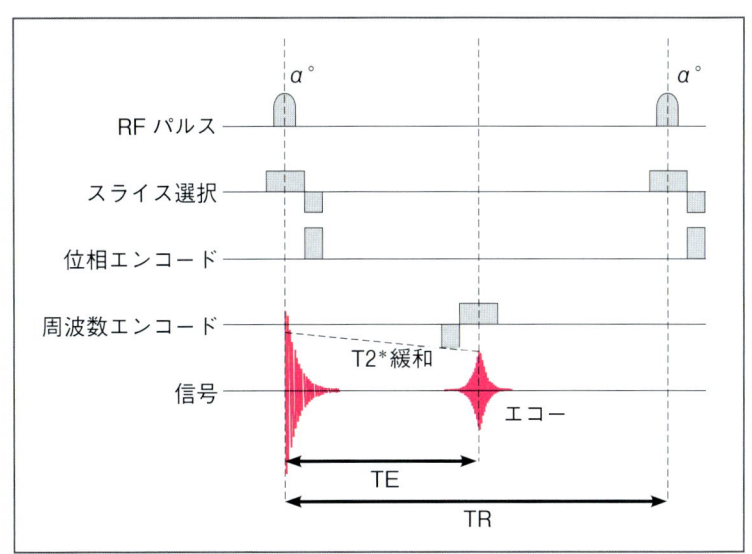

GRE法で得られる信号強度は以下の式で表される．

$$S = M_0 \cdot [1 - \exp(-TR/T1)] \cdot \sin \alpha \exp(-TE/T2^*) / [1 - \cos \alpha \exp(-TR/T1)]$$

TRと組織のT1値に対応して信号が最大となるフリップ角(flip angle)が存在する．これはErnst角とよばれ，以下の式のαで表される．

$$\cos \alpha = \exp(-TR/T1)$$

GRE法の大きな特徴は180°再収束パルスを使用しないことである．静磁場の不均一性による位相分散が取り除かれないため，信号減衰はT2よりも短いT2*を時定数として起こる．

GRE法のSE法に対する利点は，まず撮像時間を短縮できることであり，3次元(3D)撮像も容易となる．またGRE法によるT2*強調像は磁化率の変化に鋭敏であるため，微量の出血などの検出に優れている．欠点としては短いTRと小さなフリップ角のため，SNRが低下すること，磁化率の変化に鋭敏であることにより，特に副鼻腔や側頭骨などの空気と組織が接する境界面では磁化率アーチファクトによる画像の歪みが生じることがあげられる．エコー収集後に強制的に残存する横磁化成分を除去するためのスポイラーパルスを印加するタイプ[5]と自由歳差の定常状態を保つタイプに分けられる．前者はT1強調を目的とする．後者はパラメータ設定によりT2*をより強調した画像となる．GRE法における組織間のコントラストはTR，フリップ角，TEに依存する．一般的には，TRが十分長い状態で，フリップ角が大きく，かつTEが短いとT1強調像になり，フリップ角が小さく，TEが長いとT2*強調像となる．

c. 反転回復法　inversion recovery：IR

通常のパルスシーケンスの先行パルスとして180°反転パルスを印加する．反転時間(in-

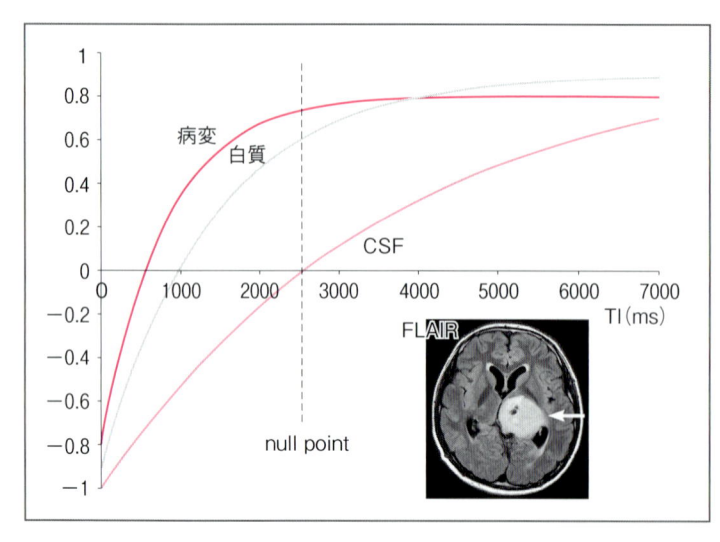

図 2-6　180°反転パルス印加後の縦緩和：CSF 信号の抑制
180°反転パルス印加後の CSF の信号がゼロとなる時間(inversion time：TI)には，CSF より短い T1 の組織の信号は回復している．この TI を用いることで，CSF の信号を抑制した FLAIR 像を得ることができる．通常，T2 を強調するために TE を長くして撮像する．右下の T2 FLAIR では正常脳組織に比べて膠芽腫の病変(矢印)が高信号，CSF が低信号として認められる．

version time：TI)の後に画像を撮像することで，特定の T1 をもつ組織の信号を抑制した画像を撮像することができる．また 180°パルスにより縦磁化が変化するため，組織間の T1 コントラストを向上させることができる．脳の MRI で最も多用されている IR 法は後述の FLAIR であり，脳脊髄液(CSF)の信号がゼロ(null)となる反転時間を設定した後に FSE 画像を撮像することで，CSF の信号を抑制した画像が得られる(図 2-6)．それ以外の IR 法には以下のようなものがある．

1) STIR (short tau inversion recovery)

脂肪の信号がゼロ(null)となる短い TI (130〜190 ms)を用いて脂肪の信号を抑制し，FSE 法を撮像する(図 2-7)．T1 緩和と T2 緩和の両者がコントラストに寄与する画像となる．眼窩など脂肪内に存在する病変や骨髄の浮腫などを検出する際に有用である．STIR は非選択的脂肪抑制であり，脂肪と同等の T1 の組織(亜急性期血腫など)の信号も抑制される．つまり，抑制されても脂肪とは断定できないことに注意する必要がある．脳の MRI では髄鞘染色標本に似たコントラストを得ることができ，さらに白黒反転することで肉眼標本のような画像が得られる(図 2-8)[6]．

2) double IR

2 回の反転パルスをそれぞれ異なる TI で印加することにより，CSF と白質の信号を抑制し，灰白質を強調した画像が得られる(図 2-9)．多発性硬化症などの皮質病変の検出に優れている[7]．

3) MPRAGE (magnetization prepared rapid acquired gradient echo)/IR-SPGR (inversion recovery spoiled gradient recalled acquisition in steady state)

inversion recovery 法により T1 コントラストを高めた 3 次元 GRE 法による高分解能 T1 強調像である[8]．反転時間は 900〜1100 ms 程度が用いられる[9]．脳の灰白質と白質の

図 2-7　180°反転パルス印加後の縦緩和：脂肪信号の抑制

180°反転パルス印加後の脂肪の信号がゼロとなる時間(inversion time : TI)には，脂肪より長い T1 の組織の信号は負の信号である．負の信号も強度画像では正の信号として表される．この TI を用いることで，脂肪と同等の短い T1 をもつ組織の信号を抑制した画像である STIR 像を得ることができる．右下は眼窩を含む冠状断像である．眼窩内脂肪，皮下脂肪が低信号として描出されている．非選択的脂肪抑制法であり，脂肪と同じ T1 値の組織が抑制されることに注意が必要である．

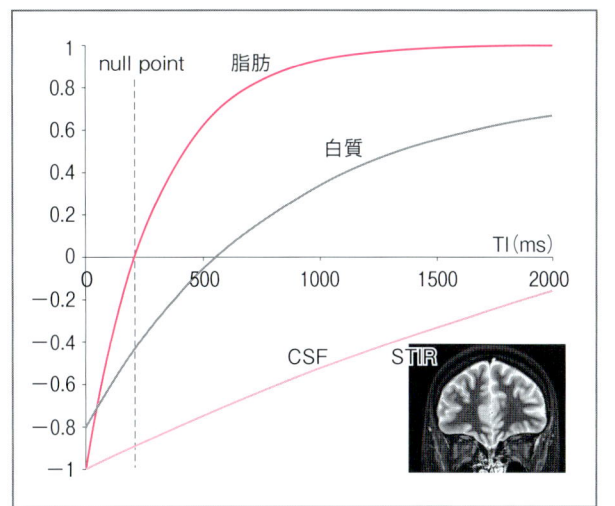

図 2-8　脳の STIR

A：正常脳の STIR (TR 5000 ms, TE 25 ms, TI 140 ms)　髄鞘染色標本に似たコントラストを示す．B：A の白黒反転画像　肉眼標本に類似したコントラストを示す．

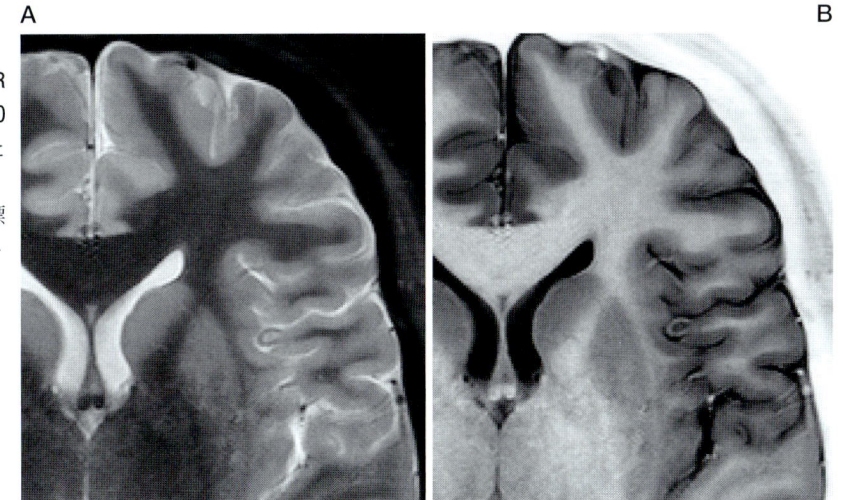

図 2-9　正常脳の double IR 像 (TR 11000 ms, TE 29 ms, TI1 3400 ms, TI2 325 ms)

A：基底核レベル，B：側脳室体部レベル　2回の 180°反転パルスを異なる TI で印加することにより，CSF と白質の信号を抑制し，灰白質を強調した画像が得られる．多発性硬化症などの皮質病変の評価に有用である．

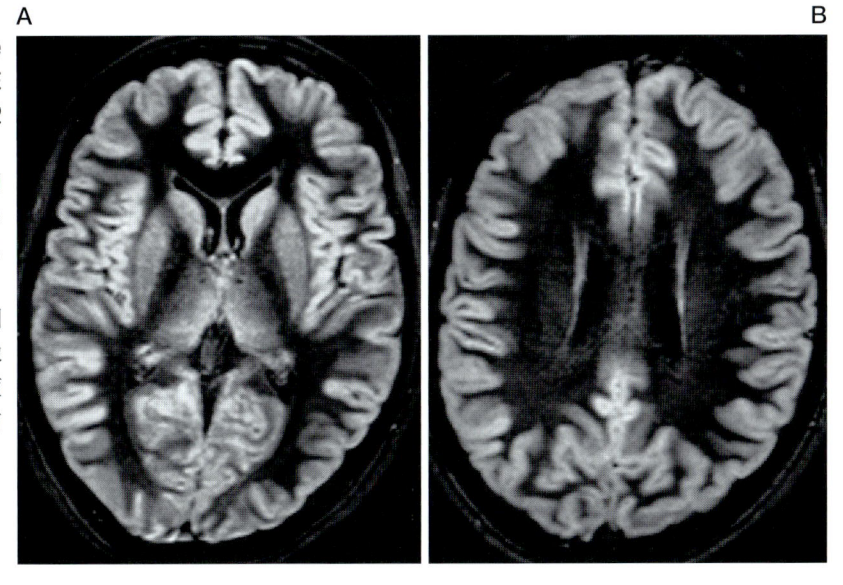

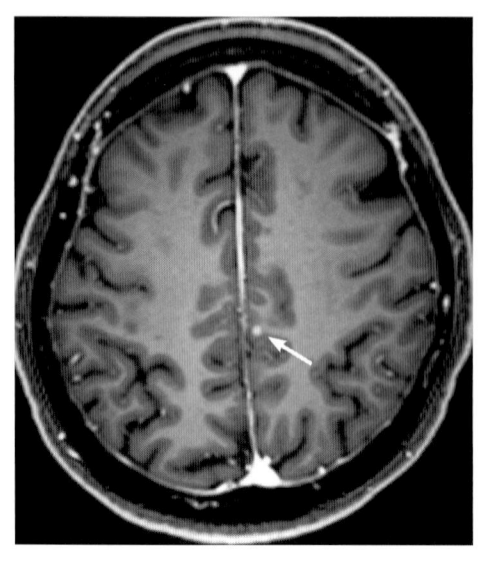

図2-10 転移性脳腫瘍（70歳台男性）
造影後 MPRAGE（TR 8.2 ms, TE 3.8 ms, TI 1028 ms, FA 8°） 皮質下の微小な転移性脳腫瘍が認められる（→）.

コントラストの良好な画像であり，voxel based morphometry などの統計学的な解析にもよく用いられる[10]．造影後に撮像することで転移性脳腫瘍の検出（図2-10）や静脈洞血栓症の評価にも用いることができる[11, 12]．

d. エコープラナー法　echo planar imaging：EPI

EPI は最も高速な MRI 撮像技術である[13, 14]．ハードウェアとして傾斜磁場の急速なオン・オフが可能な高性能の傾斜磁場が必要であるが，現在では臨床用 MRI 装置の多くで行うことができる．EPI の基本的な概念は，1回の RF 励起の後の信号収集時に，周波数エンコード（読み取り）傾斜磁場を正と負方向に高速に反転させて多数のグラジエントエコーをつくり，k 空間上のすべてあるいは部分的にラインを埋めることである（図2-11）．1回の励起でk空間のラインをすべて埋める，すなわち1回の励起で1スライスの画像を得る手法を single shot EPI，1回の励起で部分的に k 空間のラインを収集し，複数回の励起で1スライスの画像を得る手法を multi shot EPI とよぶ．

single shot EPI はあらゆる撮像法のなかで最も高速な手法である．single shot EPI では傾斜磁場強度が高く，傾斜磁場立ち上がり時間が短い，すなわちスルーレートが高いことが求められる．また，アナログ-デジタル変換の要求も高くなる．位相エンコードはデータ収集時にコンスタントに印加されるかエコー収束時にパルス状に加えられる．すべての信号は横磁化が消失していく過程（T2*緩和過程）で収集されるため，画像は強い T2* の情報を含んでいる．EPI の読み取りには再収束パルスを使用していないため，静磁場不均一性に非常に鋭敏である．空気と組織の境界部分では強い磁化率アーチファクトと画像の歪みが生じる（図2-12）．multi shot EPI やパラレルイメージング（parallel imaging）を用いることで，これらを低減することができる．

multi shot EPI では読み取りは複数のセグメントに分割され，k 空間は複数回に分けて収集される．そのため single shot EPI に比べて傾斜磁場の負担が少なく，位相誤差が蓄

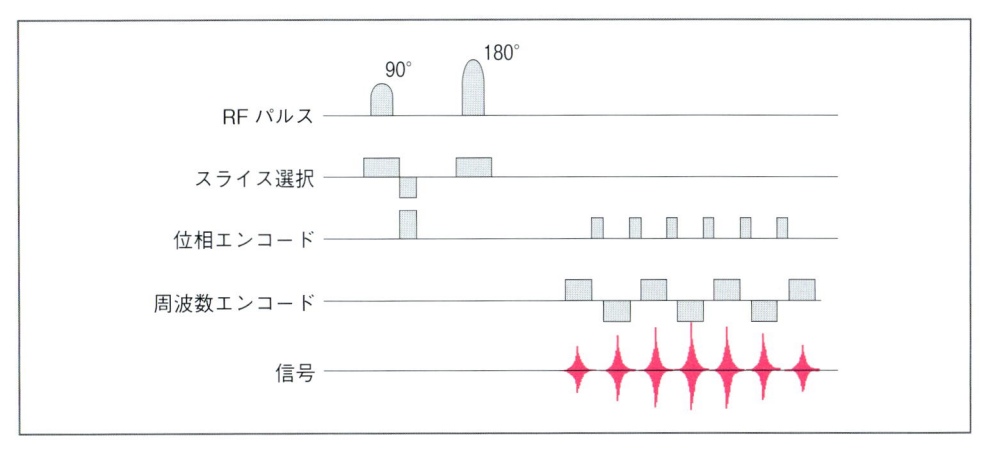

図 2-11　EPI のパルスシーケンス
1回の RF 励起の後の信号収集時に，周波数エンコード(読み取り)傾斜磁場を正と負方向に高速に反転させて多数のグラジエントエコーをつくり，k 空間上のすべて(single shot EPI)あるいは部分的(multi shot EPI)にラインを埋める超高速撮像法である．

図 2-12　single shot EPI を使用した拡散強調画像における磁化率アーチファクト
前頭蓋底部には副鼻腔(黒矢印)，両側側頭骨には乳突蜂巣の空気との境界面(白矢印)に由来する磁化率アーチファクトが認められる．

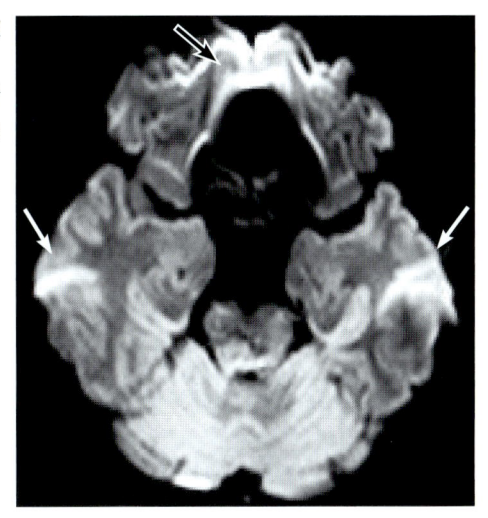

積する時間が短いため，磁化率アーチファクトも低減する．ただし，セグメントの数だけ撮像時間が延長する．そのほか，EPI におけるアーチファクトにはエヌハーフゴースト(N/2 ghost)アーチファクトがあり，k 空間の正と負の領域を反転する際に，磁場不均一性や奇数と偶数のエコーのタイミングのずれなどによって，位相の誤りが生じうることによる．この結果，位相エンコード方向に強いゴーストが生じる．また，脂肪による化学シフトアーチファクトが位相方向に現れるため，効果的な脂肪抑制が必要である．EPI は読み取りの方法であり，エコーの発生には SE(SE-EPI)と GRE(GRE-EPI)のどちらも用いることができる．GRE-EPI は SE-EPI に比べて，より T2*コントラストの強い画像となる．EPI は超高速撮像である利点を活かして，脳機能画像に多く用いられている．EPI を用いた脳機能画像として，後述の拡散強調画像，拡散テンソル画像，functional MRI，灌流画像などがある．

2.2 基本的撮像法

a. T1強調像

　T1強調像とは組織のT1の違いによるコントラストを強調した画像である．T1とは，RFパルス照射により倒れたプロトンの縦磁化が，元の定常状態(静磁場方向)に戻るときの速さを表す時定数であり，元の信号の63％に回復するまでの時間に相当する．たとえばCSF(脳脊髄液)，灰白質，白質，脂肪の4種類の組織がある場合，脂肪組織のT1は短いため縦磁化は最も早く回復する．次いで白質と灰白質であるが，白質のほうが灰白質よりも少しだけ早い．最も遅く回復する組織はCSFである(図2-2参照)．SE法において，TRが比較的短い場合，縦磁化の回復の度合いを強調したT1強調像となる．脂肪組織が最も高信号，白質が灰白質に比べて軽度高信号，CSFが最も低信号となる．その際にT2は強調しないようにTEを最短にしておく必要がある．SEではTRが短く，TEも短い画像がT1強調像となる．GRE法では一般的にTRがある程度長く，フリップ角が大きい状態でT1コントラストが強調される．TRが短い場合には，定常状態の横磁化をスポイリングによって消すことでT2*強調の影響を排除しT1強調を強くすることができる．

　脳に生じる多くの病変はT1強調像では正常脳組織よりも低信号となるが，高信号となるものは特異的である(BOX 2-1)[15]．図2-13にT1強調像で高信号となる病変の例を示す．さらに選択的脂肪抑制法を用いることで，T1強調像で高信号の構造が脂肪組織か否かを特定することが可能である．

BOX 2-1　T1強調像で高信号を示すもの

- 脂肪：皮下脂肪，骨髄内脂肪，脂肪腫，類皮嚢胞(dermoid cyst)，奇形腫，脂肪性腫瘍
- 亜急性期出血(細胞内，細胞外メトヘモグロビン)
- 高蛋白濃度の液体成分：Rathke嚢胞，コロイド嚢胞，頭蓋咽頭腫
- 下垂体後葉(バゾプレッシン)
- 皮質(層状)壊死
- メラニン：黒色腫，メラノーシス
- 疎なカルシウム(表面効果)：Fahr病，甲状腺機能低下症，腫瘍石灰化
- 常磁性体金属の存在する組織
　　銅：Wilson病
　　マンガン：慢性肝障害
　　ガドリニウム造影剤

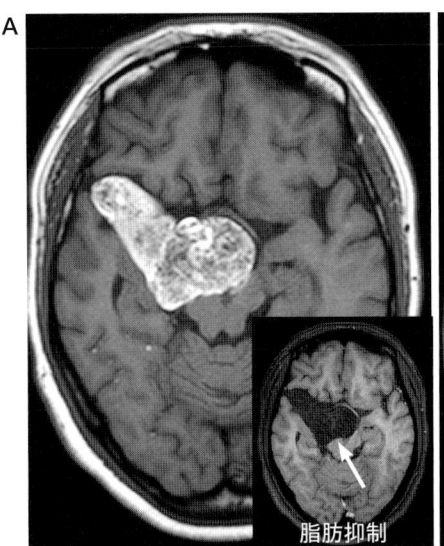

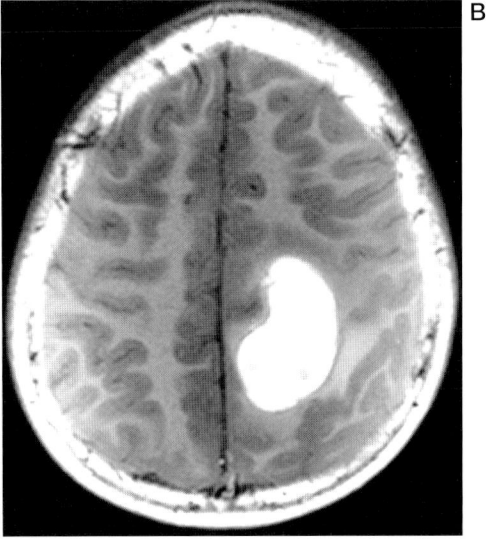

図 2-13 T1 強調像で高信号を示す病変
A：類皮嚢胞（30 歳台女性） T1 強調像 腫瘍に含まれる脂肪信号が T1 強調像で高信号を示す．脂肪抑制 T1 強調像（右下）では病変の信号が抑制され，脂肪組織であることがわかる（→）．破裂による小さな脂肪滴も認められる．B：亜急性期脳出血（7 歳男児） T1 強調像 亜急性期血腫に含まれるメトヘモグロビンは T1 強調像で高信号を示す．

b. T2 強調像

T2 強調像とは組織の T2 の違いによるコントラストを強調した画像である．T2 とは，RF パルス照射により倒れたプロトンの水平方向の横磁化が減衰していく速さを表す時定数であり，元の信号の 37％に減衰するまでの時間に相当する．T2 緩和による信号減衰はプロトンのスピンとスピンの間の相互作用にのみ起因し，静磁場の不均一性による影響は 180°再収束パルスにより取り除かれる．CSF，灰白質，白質の 3 種類の組織の場合，白質の T2 は比較的短いため横磁化は早く減衰する．灰白質はそれよりも少しだけ遅く減衰する．最も遅く減衰する組織は CSF である（図 2-2 参照）．SE 法において，TE が比較的長い場合，横磁化の減衰の度合いを強調した画像，すなわち T2 強調像となる．T2 強調像では灰白質が白質よりもやや高信号を示し，CSF の信号が最も高くなる．

急性期出血など脳組織よりも T2 の短い組織は低信号となる（図 2-14）．脳の MRI において T2 強調像は病変の検出や信号強度に基づく質的診断に用いられる．多くの病変は組織内の浮腫などを反映して正常脳組織よりも高信号となるが，低信号となるものは特異的である（BOX 2-2）．

c. FLAIR（fluid-attenuated inversion recovery）

FLAIR は CSF の信号を抑制するための IR 法を用いた画像である[16, 17]．180°反転パルスの後，脳脊髄液の信号がゼロとなる TI（2500 ms 程度）の後に FSE を撮像する（図 2-6

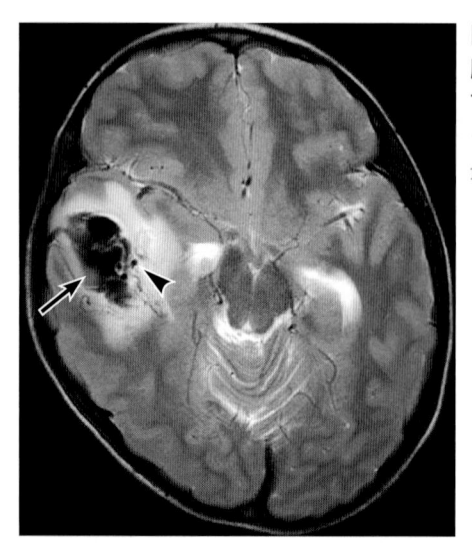

図 2-14　T2 強調像で低信号を示す病変：脳動静脈奇形破裂による急性期脳出血(7 歳男児)
T2 強調像　急性期出血(→)は組織内デオキシヘモグロビンを反映して低信号を示す．nidus の flow void(▶)も低信号として認められる．

BOX 2-2　T2 強調像で低信号を示すもの

- 出血(急性期：デオキシヘモグロビン，亜急性期：細胞内メトメトヘモグロビン，慢性期：ヘモジデリン)
- 高蛋白濃度の液体成分
- 線維成分の豊富な組織
- 細胞密度が高い腫瘍
- 密な石灰化，骨皮質
- 鉄(フェリチン)の多い部位(淡蒼球，黒質，赤核，小脳歯状核)
- 変性疾患による病的鉄沈着
- メラニン
- flow void

参照)．FLAIR では TI が長く撮像時間が長くなるため，FSE の使用は必須である．時間を有効に撮像するために 10000 ms 程度の長い TR を用い，2 つのスライスのグループに分けて，前半で最初のスライスグループの反転，撮像を行い，後半でもう一つのスライスグループの反転，撮像を行うことが多い．これにより，1 つのスライスグループの反転，撮像を行っている間に，もう 1 つのスライスグループの縦磁化の回復が得られる．FLAIR は通常，T2 強調を目的とした画像(T2-FLAIR)であるため，長い TE を用いる．

　FLAIR では CSF の信号を抑制しているため，脳表や脳室周囲などの CSF に隣接した T2 延長病変の検出が容易である．たとえば多発性硬化症患者の脳室周囲白質や脳梁，皮質病変の評価において有用である[18] (図 2-15)．また腫瘍や梗塞，浮腫などの T2 延長を示す病変の広がりの把握が視覚的に容易である．くも膜下腔や脳室内などの CSF の中に存在する異常信号の検出にも有用であり，微量のくも膜下出血を検出することもできる[19]．IR を使用しているため，必然的に T1 も強調した画像となる．造影後 FLAIR は髄膜炎，髄膜播種など髄膜病変に対する感度が高い[20, 21]．T1 強調を目的とした T1-FLAIR もあ

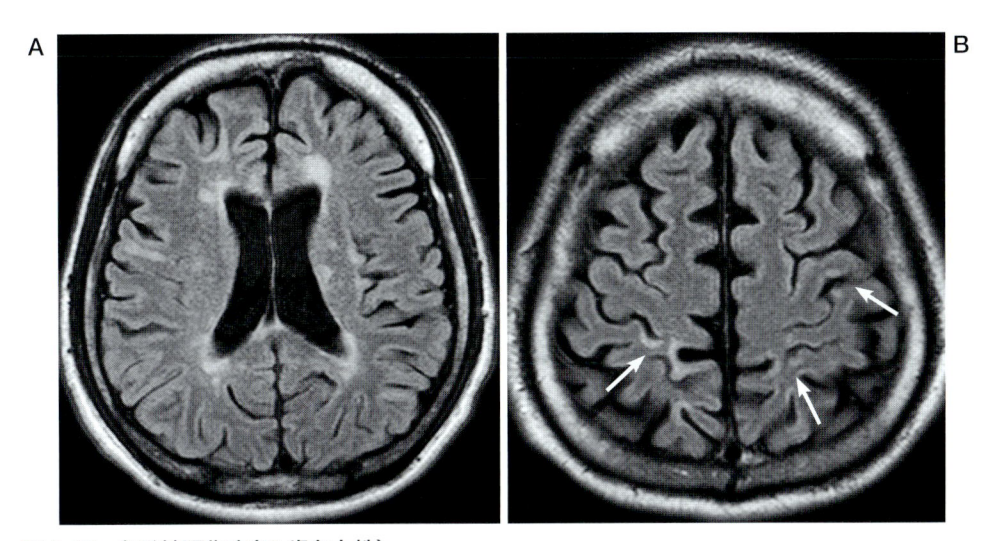

図 2-15 多発性硬化症（30 歳台女性）
A, B：FLAIR 像　FLAIR は CSF に隣接する部位の病変の検出に優れる．側脳室周囲の白質病変（A）や，皮質あるいは皮質下の病変（B，→）の評価が可能である．

図 2-16 拡散強調画像のパルスシーケンス
スピンエコーシーケンスのなかで 180°パルスの前後に，強さと時間の等しい 2 つの傾斜磁場（motion probing gradient：MPG）を印加する．2 つの MPG の間に水分子が静止していれば，2 つの傾斜磁場で位相変化が相殺され，全体として位相変化が起こらず信号も変化しない．しかし，2 つの傾斜磁場の間隔に傾斜磁場の方向に水分子が動いた場合には位相変化が残り，信号が低下する．MPG の効果を表す b 値は，G：MPG の強さ，δ：MPG の印加時間，Δ：2 つの MPG の始まりから始まりの間隔，により決定される．

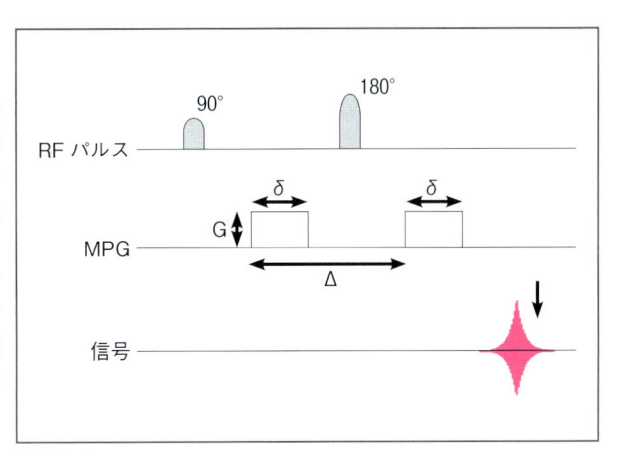

り，T2-FLAIR に比べ，TR，TE，TI いずれも短い値を使用する．通常の SE T1 強調像よりもコントラストを高めることができる[22]．

d. 拡散強調画像　diffusion-weighted imaging：DWI

　拡散とは水分子のミクロレベルでのランダムな熱運動，すなわちブラウン運動のことを指す[23, 24]．拡散強調画像（DWI）の撮像では，SE シーケンスの中で 180°パルスの前後に，強さと時間の等しい傾斜磁場（motion probing gradient：MPG）を印加する（**図 2-16**）．2 つの MPG の間に水分子が静止していれば，2 つの傾斜磁場で位相変化が相殺され，全体として位相変化が起こらず信号も変化しない．しかし，2 つの傾斜磁場の間隔に傾斜磁場の方向に水分子が動いた場合には位相変化が残り，信号が低下する．この信号低下の程度から拡散の程度を推定することができる．b 値は MPG の効果，すなわち，どの程度拡

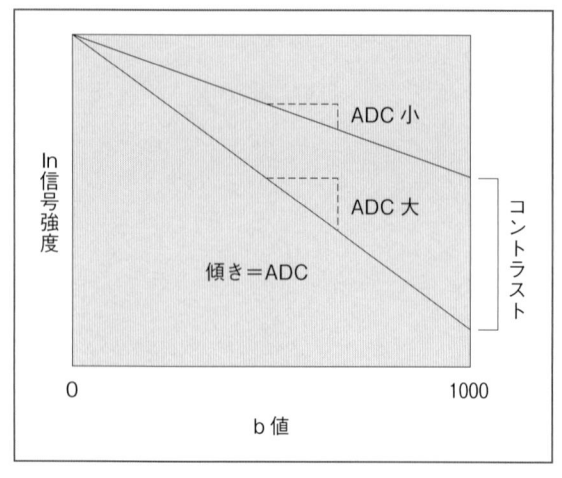

図 2-17　拡散強調画像における b 値と信号強度低下
b 値を上げていった場合，組織の水分子の拡散の大きさに応じて信号が低下する．b 値に対する組織の信号強度(対数)の低下の傾きがその組織の ADC となる．b0 での信号が等しい場合，ADC の小さな組織は ADC の大きな組織に比べて拡散強調画像(b = 1000)で高信号を示す．

散を強調したかを表す値であり，

$$b = \gamma^2 G^2 \delta^2 (\Delta - 3/\delta) \; 単位 \; s/mm^2$$

γ：磁気回転比，G：MPG の強さ，δ：MPG の印加時間，Δ：2 つの MPG の始まりから始まりの間隔．

で表される．拡散強調画像の信号強度 S は以下の式で表される．

$$S = M_0 \cdot [1 - \exp(-TR/T1)] \cdot \exp(-TE/T2) \cdot \exp(-b \cdot D)$$

最初の 3 つの項までは SE の式であり，最後の項が拡散強調(D：拡散係数)を表す．T1 の影響は TR を T1 に対して十分に長くすることで除去することができる．T2 の影響を小さくするためには TE を短くする必要があるが，TE の中に 2 つの MPG を挿入しなければならないので，必然的に比較的長い TE となってしまう．そのため T2 の影響は残存する．b 値が小さければ T2 強調像であり，b 値を大きくすることで拡散を強調した画像となる．

実際には生体内でのプロトンの動きには，拡散のほかにも毛細血管内の流れである灌流がある[25]．毛細血管の径はボクセルサイズに比べて小さいため，MPG を用いた拡散強調画像では，拡散しているプロトンと毛細血管内を灌流しているプロトンを区別することができない．すなわち，測定される拡散係数は真の拡散係数 D ではなく，毛細血管灌流の割合 f の影響を含んだ見かけの拡散係数(apparent diffusion coefficient：ADC)である．

$$ADC = D + f/b$$

b 値が小さい場合には，ADC は拡散と毛細血管灌流の両者の影響を含んだものとなり，b 値が大きい場合には ADC は拡散を反映する．

ADC は，b 値を上げていった場合における信号強度(対数)の低下の傾きを表す(図 2-17)．

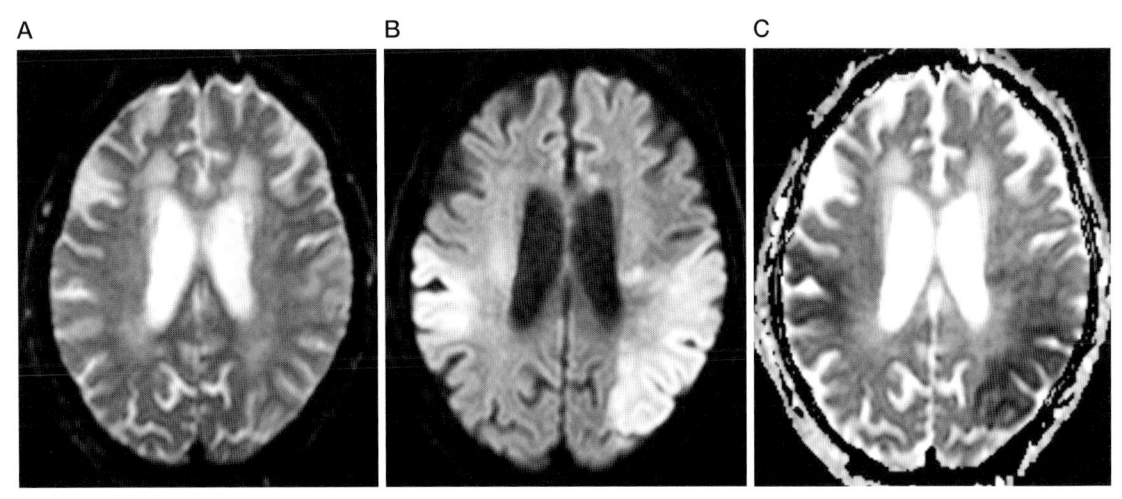

図2-18 急性期脳梗塞(90歳台女性)
A：拡散非強調画像(b = 0)，B：拡散強調画像(b = 1000)，C：ADCマップ　拡散強調画像(B)では両側大脳半球に高信号域を認める．ADCマップ(C)では病変部のADCは低値を示し，急性期梗塞の組織において水分子の拡散が制限されていることを表している．

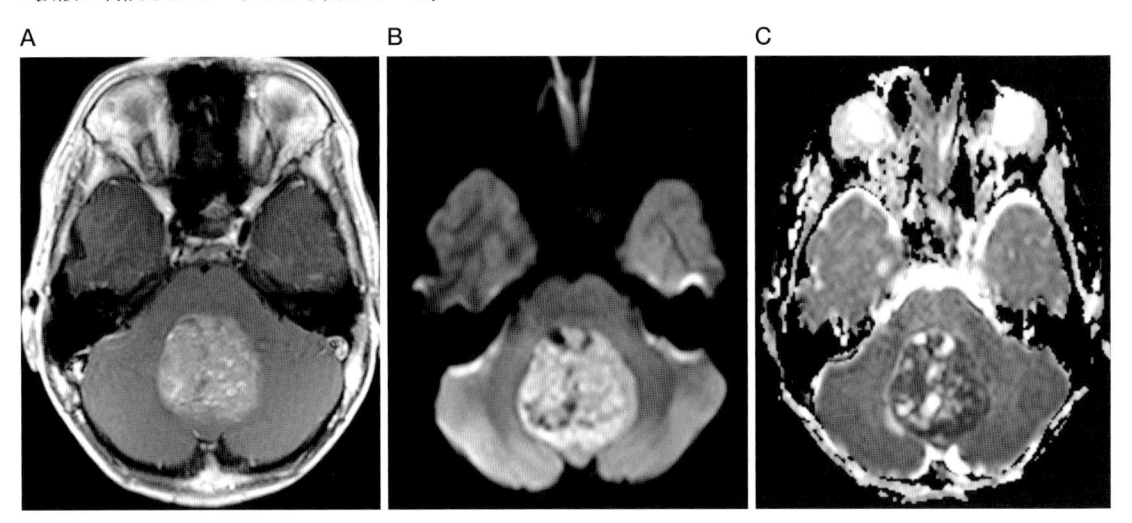

図2-19 髄芽腫(3歳男児)
A：造影T1強調像，B：拡散強調画像，C：ADCマップ　造影後T1強調像(A)では小脳虫部から第四脳室に増強される腫瘍を認める．腫瘍は拡散強調画像(B)にて高信号，ADCマップ(C)ではADC低値を示し，細胞密度の高い腫瘍であると推定ができる．

$$ADC = -[\ln(SI_2/SI_1)]/(b_2 - b_1)$$

ここで b_1, b_2 は2つの異なるb値，SI_1 と SI_2 はそれぞれ b_1 と b_2 における信号強度を示す．

CSFのように拡散の大きな部位ではADCは大きくなるが，生体内組織では細胞膜などにより水分子の拡散は制限されるため，ADCは相対的に小さくなる．急性期脳梗塞では細胞毒性浮腫による細胞の膨化が起こり，これにより細胞内スペースが増加，細胞外スペースが減少することで，水分子の拡散が抑制されるためと推定されている(図2-18)．そのほかには細胞密度の高い腫瘍(図2-19)や，粘稠度の高い液体を含む膿瘍などの病変

BOX 2-3　拡散強調画像で高信号を示す脳病変

- 急性期脳梗塞
- 脳膿瘍
- 細胞密度の高い腫瘍：髄芽腫，悪性リンパ腫，膠芽腫，胚腫など
- ウイルス性脳炎
- プリオン病：Creutzfeldt-Jakob 病，Gerstmann-Sträussler-Scheinker disease
- 痙攣後脳症，痙攣重積型急性脳症
- 可逆性脳梁膨大部病変を有する軽症脳炎・脳症
- 活動性脱髄の一部
- 低血糖
- 低酸素性虚血性脳症
- 外傷：びまん性軸索損傷
- ミトコンドリア病
- 遺伝性・代謝性白質脳症の一部（副腎白質ジストロフィ，フェニルケトン尿症，hereditary diffuse leukoencephalopathy with spheroids，神経核内封入体病など）

では，拡散が抑制され，拡散強調画像で高信号，ADC 低値となる．拡散強調画像は T2 強調像を基本としているため，T2 強調像で高信号を示す病変は，ADC が低値でない場合でも拡散強調画像で高信号となりうる．これを T2 shine-through という．拡散強調画像で高信号の病変を見た場合，実際の拡散の程度の評価は ADC マップ上で行う（**BOX 2-3**）．

e. T2*強調像

T2*緩和とは T2 と同様に横磁化の減衰を示すが，T2 による信号減衰がプロトンのスピンとスピンとの間の相互作用のみによるのに対し，T2*による信号減衰はそれに静磁場の不均一性の影響が加わっている．そのため T2 緩和に比べて T2*緩和では横磁化の減衰は早い（T2* < T2）．T2*緩和は 180°再収束パルスを用いない GRE 法にて観察されるため，TE の長い GRE 法が T2*強調像となる．

T2*強調像の脳の MRI における臨床応用としては出血，石灰化，鉄沈着の検出があげられ，T2 強調像よりも鋭敏である（**図 2-20**）．特に SE 法では指摘できないような微小な出血（microbleeds）の検出に優れる．出血のうち急性期のデオキシヘモグロビン，慢性期のヘモジデリンは常磁性体であり，磁化率効果が強いため T2*強調像で著明な低信号を示す．後述の磁化率強調画像，DSC 灌流画像，fMRI はいずれも T2*に基づくコントラストの画像であり，磁化率の変化を鋭敏に反映することを利用した撮像法である．

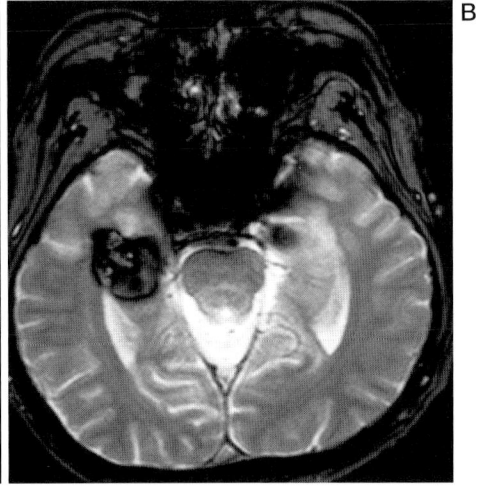

図 2-20　海綿状血管腫(奇形)(30 歳台男性)
A：T2 強調像，B：T2*強調像　右側頭葉内側に海綿状血管腫(奇形)が存在する．T2 強調像(A)よりも T2*強調像(B)のほうが出血性病変をより明瞭に描出する．

2.3　造影剤と造影 MRI

a. ガドリニウム造影剤

　ガドリニウム(Gd)は 7 つの不対電子を有する常磁性体金属である．イオンの状態では毒性が強いため，キレート化されたものが造影剤として使用される．ガドリニウム造影剤は静脈内投与後，組織の毛細血管から速やかに血管外細胞外腔に移行し平衡状態に達する．その後，静脈に吸収され腎臓から排泄される．注入から 24 時間後には大部分が体外に排泄される．ガドリニウムは組織の T1 および T2 の両者を短縮させる．ガドリニウムの T1 緩和度と T2 緩和度は同程度であるが，生体内組織の 1/T2 は 1/T1 に比べて約 10 倍大きいため，造影剤濃度が上昇すると 1/T1 の変化率のほうが大きい．そのため，ガドリニウム造影剤は T1 短縮造影剤として利用されている．しかし，造影剤濃度が高くなると T2 短縮効果が大きくなり，T2 強調系の画像では信号が低下する．特に EPI のように磁化率効果の影響に鋭敏な撮像では T2*短縮による信号低下も加わり，濃度の高いガドリニウムの検出が容易となる．

b. 脳における造影 MRI

　中枢神経領域において造影剤の使用は，特に脳腫瘍，炎症性 / 感染性疾患，活動性脱髄

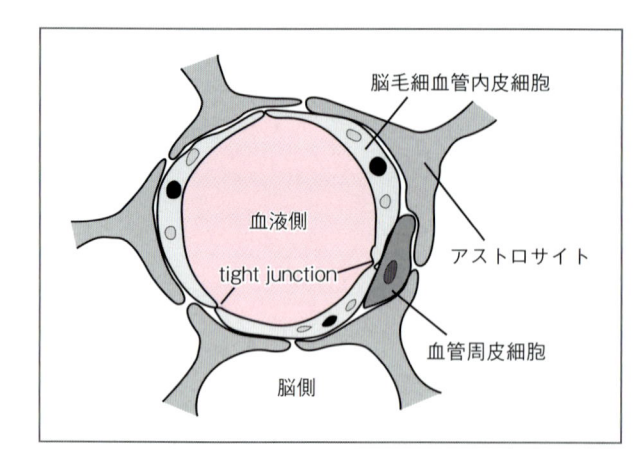

図 2-21　血液脳関門

血液と中枢神経系の間の関所の役割をする境界面．脳内毛細血管では内皮細胞の間隙が狭く（tight junction），物質が通過しにくい．さらにアストロサイトの足突起や血管周皮細胞が毛細血管周囲を覆うことで，血液脳関門を支持している．一般に分子量が小さいほど，あるいは脂溶性であるほど血液脳関門は通過しやすいが，グルコースやアミノ酸などの生理的に必要な物質は，各種トランスポーターが輸送していると考えられている．ガドリニウムは親水性であるため，血液脳関門を通過しない．

性疾患において有用である．中枢神経には血液脳関門の存在という他の臓器と大きく異なる特性があり，ガドリニウム造影剤による増強効果には血液脳関門の破綻が大きく影響している．血液脳関門（図 2-21）は血液と中枢神経系の間の関所の役割をする境界面であり，血液中の物質を簡単には脳内に通さない仕組みとなっている．脳以外の組織では毛細血管の内皮細胞の間隙を通って血中の物質が組織に移行するが，脳内の毛細血管では内皮細胞の間隙が狭く（tight junction），物質が通過しにくい．さらにアストロサイトの足突起が毛細血管周囲を覆うことで，血液脳関門を維持している．一般に分子量が小さいほど，あるいは脂溶性であるほど血液脳関門は通過しやすい．ガドリニウムは親水性であるため，血液脳関門を通過しない．腫瘍や炎症，脱髄のみならず，梗塞，出血などでも血液脳関門が破綻する病態であれば増強効果を示しうる．下垂体，脈絡叢，松果体，延髄最後野などでは生理的に血液脳関門が存在しないため増強される．

造影剤の投与方法には通常，ワンショットの静注が行われるが，急速静注を行った後に経時的に MRI を撮像することで，血行動態を反映した画像を得ることができる．たとえば，下垂体ダイナミック造影 MRI は頭部造影 MRI において比較的早い時期に確立された手法であり[26]，1 cm 以下の微小腺腫の検出を目的としたものである．正常下垂体は血液脳関門がなく，血流が豊富であるため，早期より強く増強されるのに対し，腺腫では相対的に血流は低い．そのため，造影後早期相で腺腫は下垂体よりも低信号を示す領域として検出することができる（図 2-22）．また，急速静注後の造影剤の初回通過による信号低下を T2*強調像で経時的に観察することで，後述のような灌流画像を行うことができる．

c. Gd 造影剤による増強効果

脳でも他の臓器と同様に 0.1 mmol/kg のガドリニウム造影剤が通常投与量として使用されるが，一般にガドリニウム投与量は多いほど病変の増強効果は強くなる．転移性腫瘍においては小さな病変が多く，その検出が治療方針に大きく影響するため，高用量投与が特に有効である（図 2-23）．ガドテリドールは他の MRI 造影剤に比べ低浸透圧で安定性が高いという特徴があり，本邦では脳転移の疑われる症例において追加投与（2 倍量）が保険適用となっている．3T では 1.5T に比べて病変は強い増強効果を示す．磁場強度が高くな

図 2-22　下垂体腺腫(40 歳台女性)
下垂体ダイナミック造影 MRI (60 秒後)　正常下垂体は血液脳関門がなく，血流が豊富であるため，造影後早期より強く増強されるのに対し，腺腫では相対的に血流は低い．造影後早期相にて，下垂体腺腫は正常下垂体よりも低信号を示す領域(→)として検出することができる．

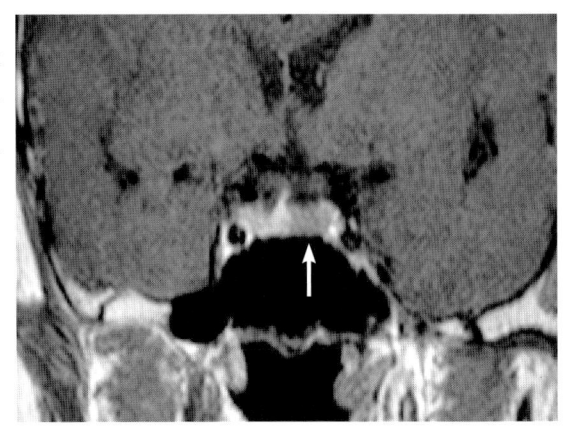

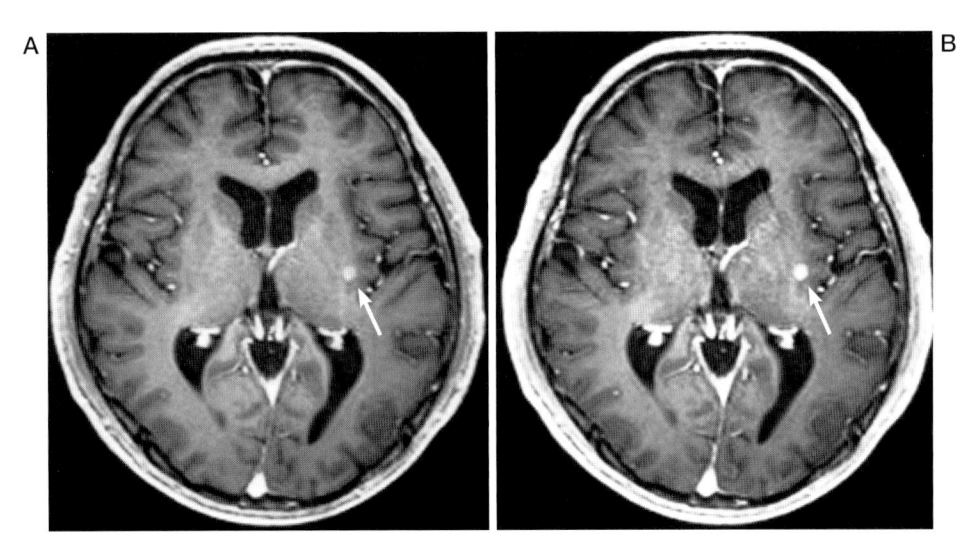

図 2-23　転移性脳腫瘍(60 歳台男性)
A：造影 T1 強調像(造影剤通常量投与後)，B：造影後 T1 強調像(造影剤 2 倍量投与後)　2 倍量の造影剤投与後(B)では通常量投与後(A)に比べ，増強病変のコントラストが高く，検出が容易である．

ると，生体内の T1 値が延長するのに対し，ガドリニウムの T1 緩和能には大きな変化はないため，同一の条件で撮像した場合，高磁場において正常組織と増強病変との間のコントラストが増加するためと考えられている．

2.4 MR angiography(MRA)

　MRAはMRIを用いた血管の画像化である．血管内腔を流れる血液のプロトンには，静止している組織と異なる特性があり，この違いによるコントラストを利用することによって血管を描出する．MRAには，time-of-flight(TOF)効果を利用したTOF法と，位相差を利用した位相コントラスト法(phase contrast：PC法)がある．また，造影剤を用いることによって血管内腔の信号を上昇させる造影MRAも行われる．それぞれに長所，短所があるが，ここでは日常臨床でよく用いられる3D TOF法を中心に概説する．

a. time-of-flight(TOF) MRA

　3D TOF MRAは造影剤を用いることなく，高いコントラスト，高い空間分解能で動脈を描出できる非侵襲的な脳血管撮像法である．動脈性疾患のスクリーニングや診断において広く臨床で用いられている．この手法はMRAの撮像スライス外から流れ込む血液のプロトンが撮像スライス内の静止したプロトンよりも高信号を示す現象であるin-flow効果を利用しており，これは飛行時間効果(TOF効果)のうちのflow related enhancementともよばれる(図2-24)．撮像スライス内で組織のT1よりもかなり短いTRの励起パルスを連続的に照射される組織の静止したプロトンは，縦緩和の回復する時間が不十分であるため，飽和された状態で信号を出さない．一方，撮像スライス外から流れ込む血液は，励起パルスの影響を受けておらず飽和されていないため高信号を示す．結果として流れている血液と静止している組織の間に強いコントラストが生じる．

　頭部の非造影TOFの撮像は3D GRE法を用いて行う．SE法ではhigh-velocity signal lossにより高速度の血流の信号は低下するのに対し，GRE法ではflow related enhancementにより，流入する血流の信号上昇が生じるためである．TRは20〜50 ms，TEは最短あるいは最短のopposed phase(out-of-phase)に設定する．撮像スラブは頭蓋底からWillis動脈輪より上方まで十分入るような範囲で設定されるが，必要に応じて全脳の撮像も行われる．面内分解能0.3〜0.8 mm，スライス厚0.8〜1 mmの高分解能撮像を行う．厚いスラブではスラブ内を通過するうちにプロトンが飽和されて信号が低下してしまうため，複数のスラブに分割するなどの工夫が行われる．通常，スラブの下部では血流信号が高く，上部になるほど信号が低くなるため，下部でフリップ角を小さく，上部でフリップ角を大きくしたり，各スラブに重なりをもたせたりするなどの工夫も行われることがある．背景組織の信号を抑制するためにmagnetization transfer contrast(MTC)法や脂肪抑制法を用いることもある．上方から下方に流れている静脈血流を抑制するために撮像スラブの上方に飽和パルスを印加することで，動脈のみを描出することができる．TOF MRAは高磁場の恩恵を大きく受ける撮像法である．3Tでは1.5Tに比べて，信号雑音比の向上による高解像度化，脳実質のT1延長による背景の静止組織の信号抑制，血液のT1延長によるin-flow効果の増強のため，TOF MRAの画質は向上し，末梢の細小動脈の描出能が改善する．

図 2-24　TOF の in-flow 効果
撮像面が縦方向にあり，それに垂直な方向で血流が存在すると仮定する．撮像スライス内で組織の T1 よりもかなり短い TR の励起パルスを連続的に照射される組織の静止したプロトンは，縦緩和の回復する時間が不十分であるため，飽和された状態で信号を出さない．一方，撮像スライス外から流れ込む血液は，励起パルスの影響を受けておらず飽和されていないため高信号を示す（in-flow 効果）．結果として，流れている血液と静止している組織の間に強いコントラストが生じる．

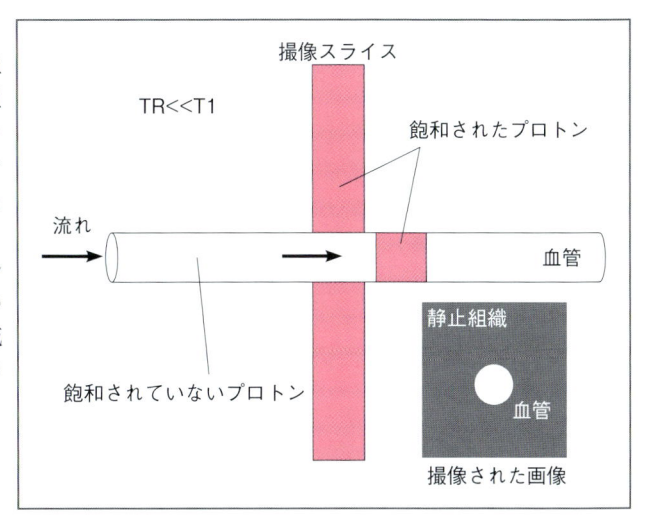

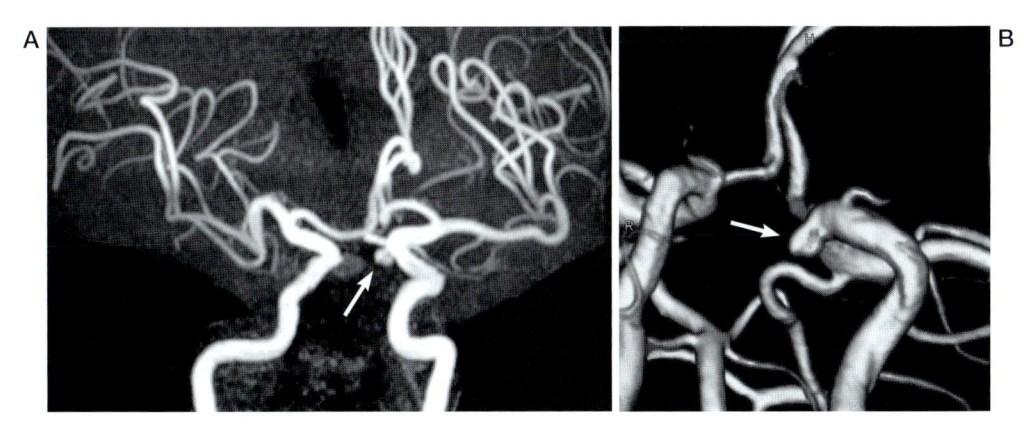

図 2-25　脳動脈瘤（60 歳台男性）
A：3D TOF MIP 像（斜位像），B：volume rendering 像（斜位像）　MIP 画像（A）では左内頸動脈後交通動脈分岐部の嚢状動脈瘤が認められる（→）．volume rendering 像（B）ではより詳細な三次元的な評価ができる．

　得られた 3D データは最大値投影法（maximum intensity projection：MIP）にて表示し（**図 2-25**），多方向から観察する．MIP のみの観察では病変の見落とし，あるいは偽病変の検出につながるため，必ず元画像を見る習慣をつけておく必要がある．必要に応じて volume rendering 法による再構成が行われることもある．非造影 MRA の利点と欠点を **BOX 2-4** に示す．おもな利点は造影剤を用いずに動脈の高分解画像を簡便に得られる点にある．欠点は，動脈狭窄部では遅い血流や乱流のため信号が低下し，狭窄の程度を実際よりも過大評価してしまうことがあげられる．そのため，脳血管の狭窄・閉塞性病変の検出には向いているが，狭窄の程度や末梢血管の状態についての情報は不十分である．
　3D TOF MRA は動脈瘤の検出能，診断能は高く，スクリーニング，精密検査のどちらにも適している．非侵襲的であるため，これらの血管病変の経過観察にも用いられることが多い．ただし，屈曲部や起始部の漏斗状拡張と小動脈瘤との区別が困難であることも多

> **BOX 2-4** 3D TOF MRA の利点と欠点
>
> 1) 利　点
> - 造影剤が不必要であり非侵襲的.
> - 3次元のボリュームデータであり，任意の再構成が可能.
> - 空間分解能が高い.
> - 動脈のみを選択的に描出できる.
> - 血流信号の変化に鋭敏であるため，狭窄性病変の検出率が高い.
> - スクリーニングや経過観察に向いている.
>
> 2) 欠　点
> - 狭窄の程度を実際よりも過大評価してしまう.
> - 閉塞と高度狭窄の区別が困難である.
> - 撮像面に水平あるいは下向きの血流の信号が不十分になりやすい.
> - 複雑な血流(乱流，層流)による信号低下が生じる.
> - 遅い血流の描出は不良.
> - T1の短い静止組織(亜急性期出血など)は高信号となり，血流信号と間違えやすい.

く，偽病変として検出されやすい．また，巨大動脈瘤の内腔の遅い血流の描出は不良となるため，正確な内腔の評価は不十分となりやすい(**BOX 2-4**)．これらの精査が必要な場合には造影 MRA，CT angiography (CTA) や DSA を行う．実際の臨床では，非造影 TOF MRA で病変を疑った場合あるいは検出した場合，次に行う検査としては，診断能，侵襲性の観点から CTA が選択されることが多い．

b. 造影 MRA

　造影剤を投与することにより血管内腔の信号強度が上昇することで，TOF MRA の欠点である血流の乱れや方向などによる信号低下を防ぐことができる．これによって血管の狭窄の程度や動脈瘤内腔の正確な評価が行うことができる．動脈のみを描出する場合には造影剤を急速静注し，動脈相のタイミングで撮像を行う必要があり，時間分解能が優先されるぶん，空間分解能が制限される．通常，造影 MRA では 3D GRE 法が用いられる．動静脈奇形においては，TOF MRA では遅い血流や血流の乱れにより nidus (ナイダス) の描出が不良となることが多く，造影 MRA を撮像することが望ましい．

　最近では MDCT (マルチスライス CT) の普及により，造影 CTA にて血管病変の精査が行われることが多いが，造影 MRA には被曝なしに繰り返しできるという利点がある．急速静注を行わずに通常の造影後に高分解能の 3D TOF MRA を撮像することもある．脳腫瘍の場合，腫瘍の増強部位が T1 短縮のため高信号に描出され，動脈と腫瘍の位置関係を把握しやすい．静脈もある程度描出されるため，流出静脈や周囲の静脈との位置関係についても把握しやすい．ただし，静脈系の描出によって動脈の評価が視覚的に不十分となりうるため注意が必要である．

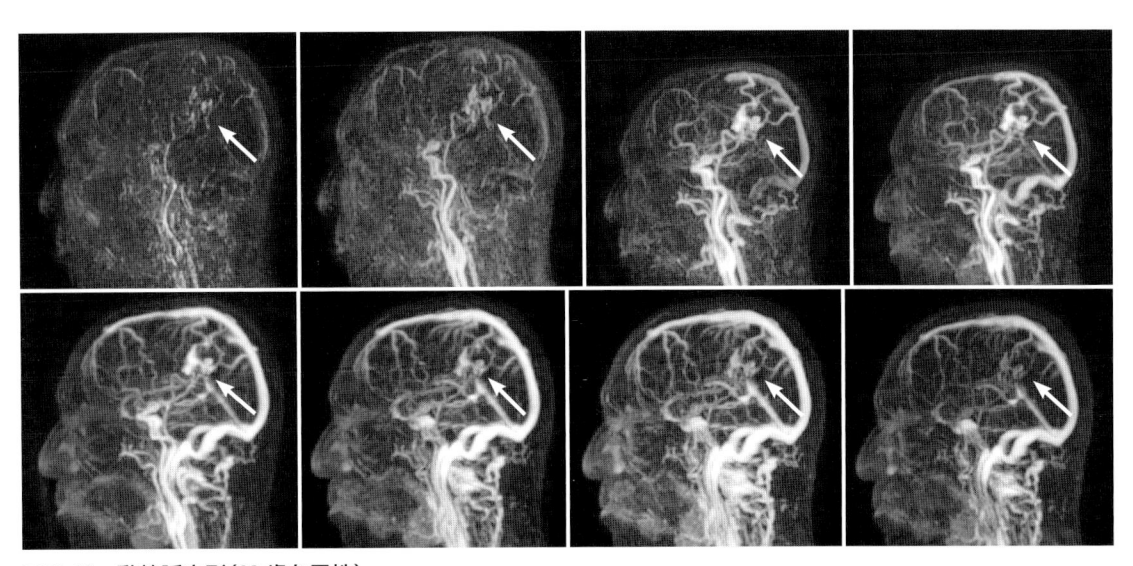

図 2-26　動静脈奇形（20 歳台男性）
MR DSA　右頭頂葉に nidus があり（→），右中大脳動脈の分枝が流入動脈となっている．拡張した皮質静脈を介して上矢状静脈洞が早期に描出される．

　時間分解能をさらに高め，血行動態を詳細に評価する方法として MR DSA がある．造影剤の急速注入後に厚いスライス／スラブで 2D/3D GRE 画像を数秒以下の時間分解能で撮像する．造影前後の画像のサブトラクションを行うことで，DSA に類似した高時間分解能画像を得ることができる．動静脈奇形や動静脈瘻，脳腫瘍などの血行動態の評価に有用である（**図 2-26**）．最近ではパラレルイメージングと k 空間の効率的な埋め方によって，3D の MR DSA であっても 1 画像あたり 2 〜 3 秒以下の時間分解能が可能となっている．この手法には侵襲的な血管造影検査を行わなくとも血行動態を把握できる，被曝がないため繰り返し行えるという利点があり，動静脈奇形や動静脈瘻の診断，治療効果の判定，経過観察に有用である．欠点としては空間分解能，時間分解能ともに DSA には及ばないため，詳細な血管解剖についての情報が不十分となりうることがあげられる．

2.5 特殊撮像法

a. MR 灌流画像

1) dynamic susceptibility contrast (DSC) 法

　MRI による灌流画像は，造影剤を用いる手法と用いない手法の二者に大別されるが，造影剤を使用する DSC 法は短時間で高い SNR の画像を多スライス撮像することができ，臨床的に広く用いられてきた．DSC 法ではガドリニウム造影剤を急速静注して，それが組織内を通過する際に生じる T2・T2*短縮効果を経時的に観察することで，灌流を評価することができる．造影剤をボーラス注入することで血管内に満たされた高濃度のガドリニウムにより，血管内とその周囲の組織との間に磁化率の差を生じる．これを磁化率に鋭敏な EPI 法で撮像すると，信号低下として観察される(図 2-27)．この造影剤ボーラスの初回通過時に伴う信号低下のカーブから局所の脳血液量を測定することができる．造影剤の初回通過時間は 20 秒前後と短いため，正確な時間信号曲線を得るためには 1.5 秒程度の高い時間分解能の画像が求められる．

　造影剤投与後の時間信号曲線は以下の式により，時間濃度曲線に変換される．

$$C(t) = k \cdot \Delta R2^* = -k \cdot \ln[S(t)/S(0)] / TE$$

　ここで，C(t) は時刻 t における造影剤濃度，ΔR2* は造影前後の T2*緩和速度(= 1/T2*)の変化，S(t) は時刻 t における信号強度，k は定数である．

　時間濃度曲線の下の面積を計算することで相対的脳血液量が求められる．時間濃度曲線はボーラスの幅や形状によって左右されるため，定量値の測定のためには動脈入力関数を用いてデコンボリューションを行う必要がある．ただし，DSC 法による灌流指標の絶対的な定量は困難であると考えられており，動脈入力関数の測定法や撮像条件，解析ソフトウェアなどにより大きなばらつきがある[27]．

　MR 灌流画像は虚血性脳疾患における血流評価法として有用であり，急性期脳梗塞における最終梗塞巣の予測や penumbra (ペナンブラ) の評価に有用とされる．ただし，造影剤の使用および急速静注が必要なこと，一刻を争う状態において検査時間や解析に時間がかかるという問題点がある．最近の臨床では脳腫瘍の血流評価法としての有用性が確立した感がある．神経膠腫では悪性度が高くなるにつれ，より多くの新生血管の増生がみられるため，高悪性度神経膠腫は低悪性度のものに比べ脳血液量は高い(図 2-28)[28〜30]．治療後では，放射線壊死と腫瘍再発の鑑別に有用である[31]．灌流画像は vascularity に基づく脳腫瘍の鑑別にも有用である．たとえば髄膜腫は聴神経腫瘍よりも高い血液量を有する．脳実質内の増強病変では，悪性リンパ腫の血液量は高悪性度神経膠腫のそれに比べて低いとされている[32]．また，血管芽腫は豊富な血流を反映して高い腫瘍血液量を示すことが特徴的であり，後頭蓋窩の転移性脳腫瘍や毛様細胞性星細胞腫などとの鑑別のポイントになる[33]．DSC 灌流画像は短時間で撮像することができ，特に侵襲性が高い方法ではない．

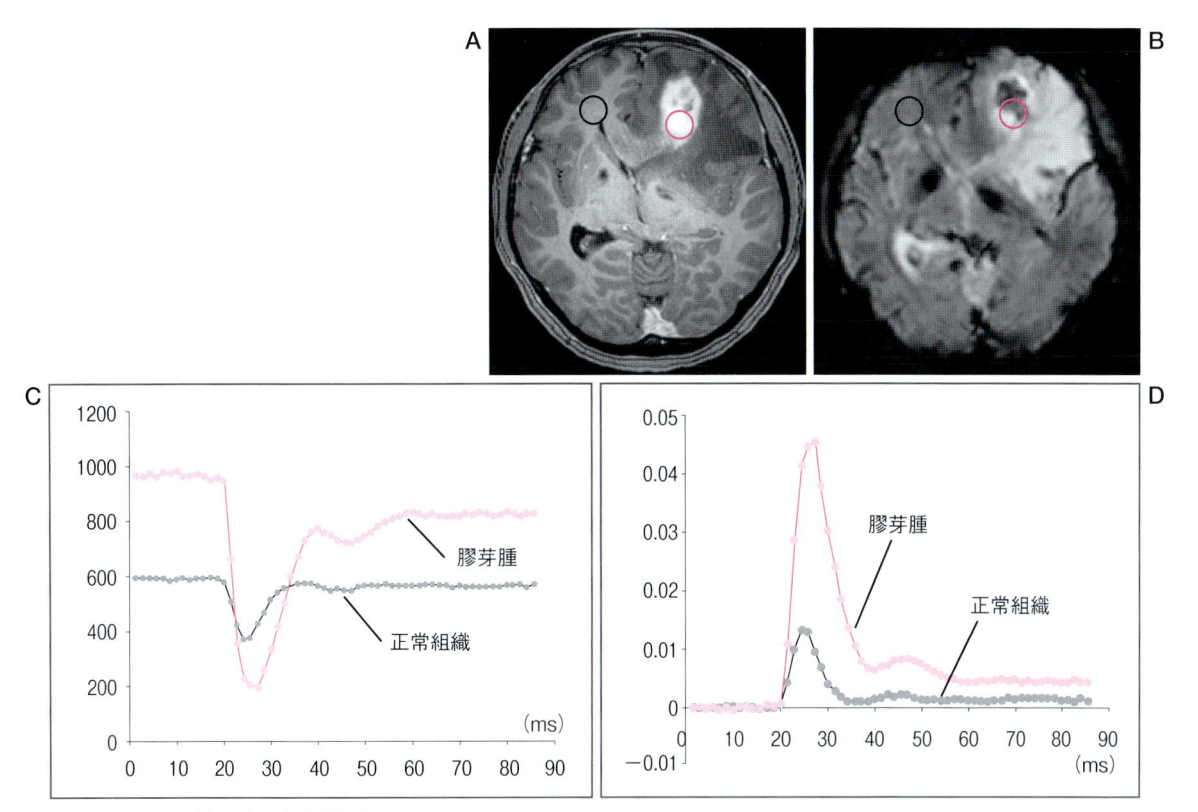

図2-27 DSC法による灌流画像
A：造影T1強調像，B：DSC灌流画像の元画像（GRE-EPI），C：時間信号曲線，D：時間濃度曲線　急速静注された造影剤が組織内を通過する際に，T2*短縮効果により信号低下を生じる．この信号変化（C）をR2*すなわち濃度の変化（D）に変換し，first passの曲線下面積を計算することで血液量を推定する．膠芽腫では，豊富な血管増生，すなわち高い血液量を反映して，正常白質に比べ，大きな信号変化を認める．

他の脳血流画像法と比較すると空間分解能は高く，SNRは高いといえる．しかし，造影剤の急速注入（〜5 mL/s）が必要で，造影剤の皮下への漏出の危険がある．また，小児では造影剤の急速静注を行うことが難しい場合も多い．また，増強される脳腫瘍内で造影剤の血管外への漏出を認めるが，これによるT1短縮やT2*短縮の効果を補正しないと正確な脳血液量の評価ができない[34]．

2）arterial spin labeling（ASL）法

　ASL法はラベルされた血液を内因性のトレーサーとして用いる灌流画像であり，造影剤を用いない非侵襲的な手法である．撮像面の上流（脳の場合は撮像面の下方）にて血管内血液のプロトンスピンの磁化を反転させた状態で脳のラベル画像を撮像する（図2-29 A）．ラベルを行わないコントロール画像も撮像し，コントロール画像からラベル画像をサブトラクションすることで，静止組織の信号は除去され，ラベルされた血液のスピンのみの信号を反映した画像を得ることができる（図2-29 B）．血液をラベルすることによる信号変

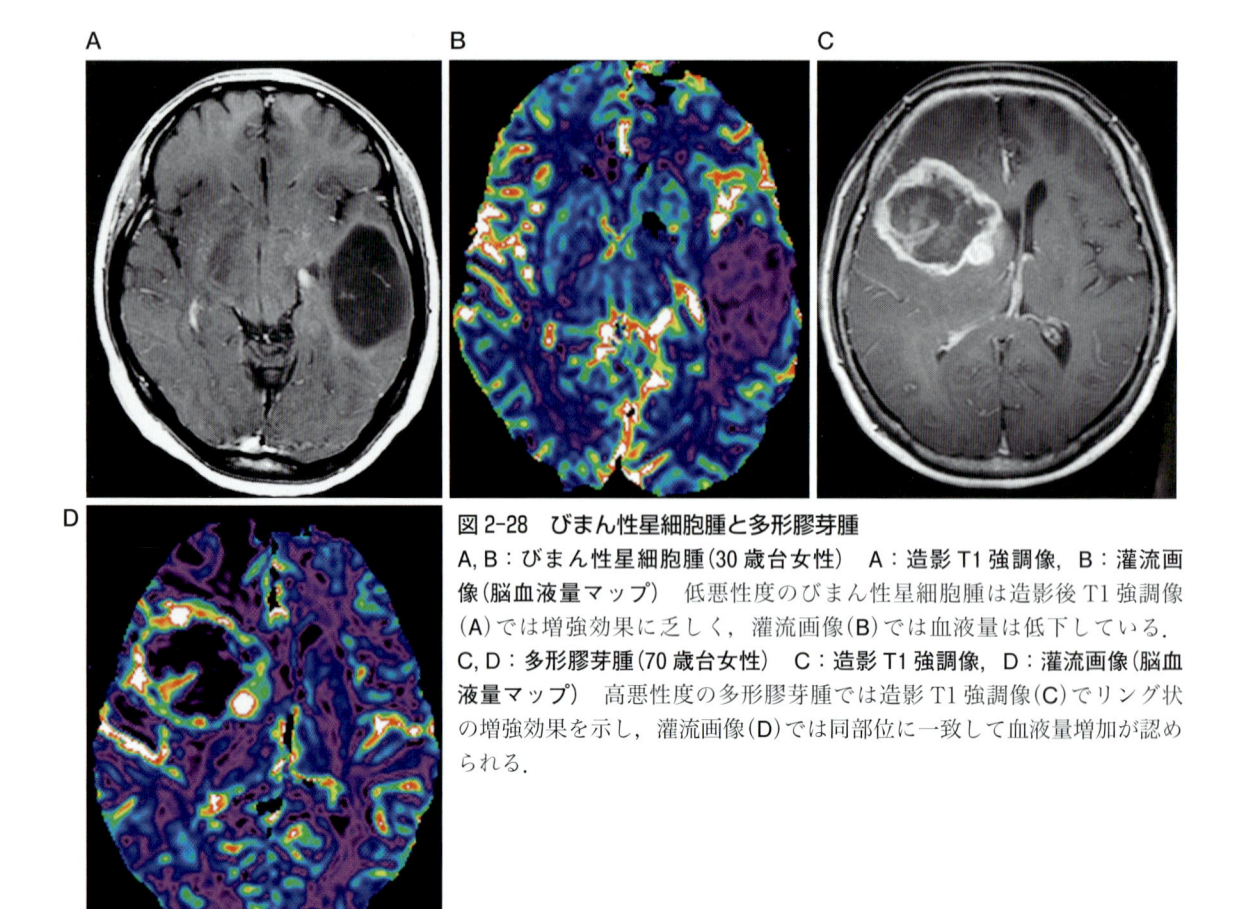

図2-28 びまん性星細胞腫と多形膠芽腫
A,B：びまん性星細胞腫(30歳台女性)　A：造影T1強調像，B：灌流画像(脳血液量マップ)　低悪性度のびまん性星細胞腫は造影後T1強調像(A)では増強効果に乏しく，灌流画像(B)では血液量は低下している．
C,D：多形膠芽腫(70歳台女性)　C：造影T1強調像，D：灌流画像(脳血液量マップ)　高悪性度の多形膠芽腫では造影T1強調像(C)でリング状の増強効果を示し，灌流画像(D)では同部位に一致して血液量増加が認められる．

化はわずかであるため，多数の撮像による加算が必要である．低いSNRを補うことのできる3T MRI装置の普及と多チャンネルコイルの使用によって臨床での使用が普及しつつある．

　RFパルスの種類や照射部位，タイミング，コイルの選択などによりさまざまな方法が考案されているが，おもにラベリングのためのRFパルスを1回照射し血液のスピンを反転するpulsed ASL (PASL)と，連続的に照射しスピンを反転するcontinuous ASL (CASL)に大別される．最近では非常に短いRFパルスと正と負の傾斜磁場を間欠的に印加するpseudo-continuous ASL (pCASL)が開発され，specific absorption rate (SAR)をCASLに比べて大幅に低減することができ，PASLよりもSNRの高い画像が得られるようになった．

　ASL法は脳血管障害における虚血やぜいたく灌流の評価，脳腫瘍のvascularityの評価(図2-30)，感染や炎症性疾患の診断に有用である．一方，動脈に狭窄や閉塞があると，ラベルされた血液の脳への到達に遅延が生じることがあり，ラベルから撮像時間までの時間設定(post labeling delay)の設定によっては，脳血流は保たれているにも関わらずASLでは低信号になったり，組織に到達できず，動脈内に留まるラベル血液が高信号となってしまったりするなどの欠点があり，評価の際には注意が必要である．

A：ラベル画像の撮像

ラベリング　　　　　　　　delay　　　　　　　　画像取得

B：ラベル画像のサブトラクション

コントロール画像　　　−　　　ラベル画像　　　=　　　灌流画像

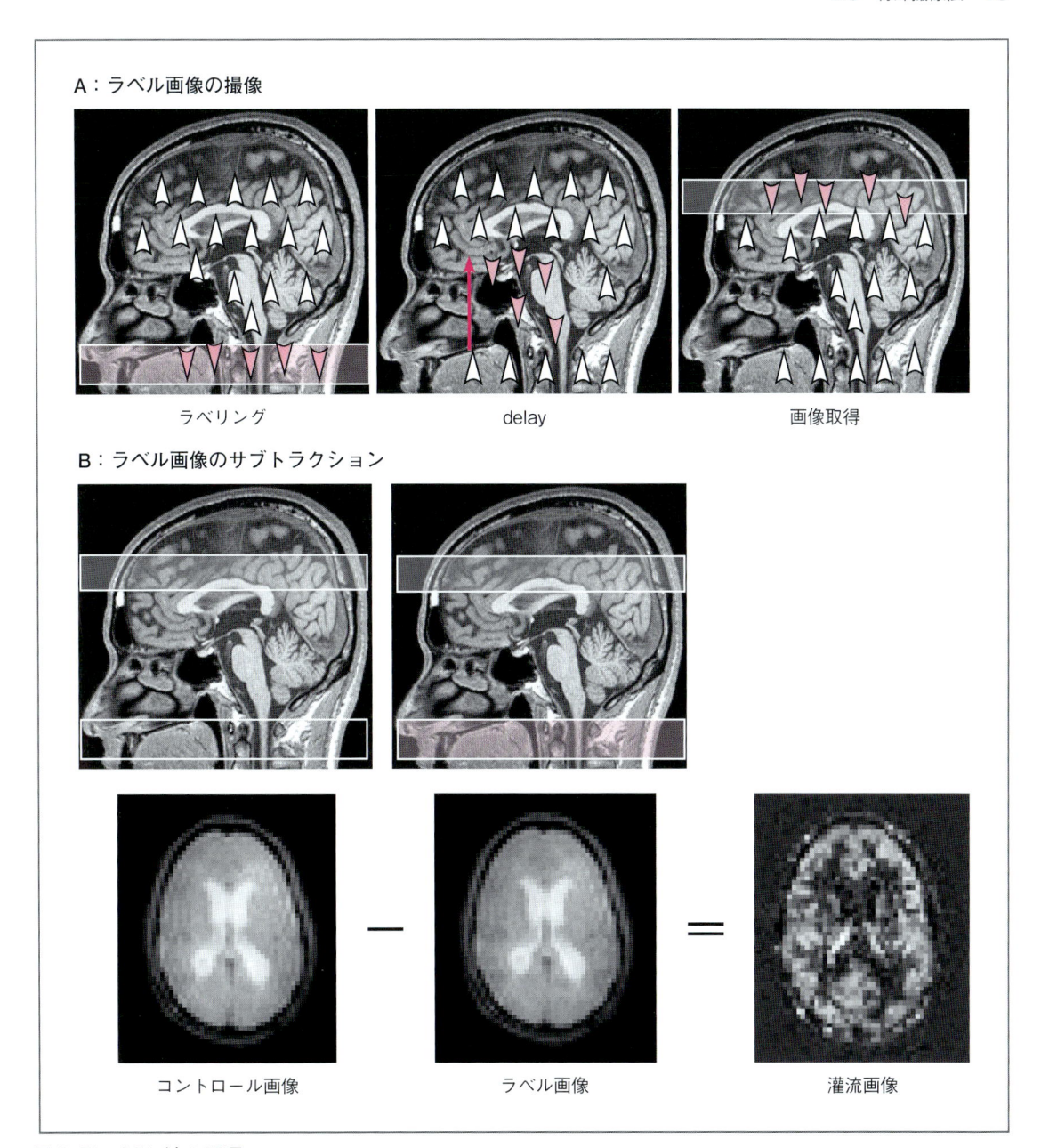

図 2-29　ASL 法の原理

A：撮像面の上流（脳の場合は撮像面の下方）で，血管内の血液中のプロトンスピンの磁化を反転させ，血液のラベリングを行う．ラベルされた血液が脳の撮像面に到達するために待ち時間（post labeling delay）を設け，その後に脳の撮像を行う．B：血液をラベルしたラベル画像とラベルを行わないコントロール画像を撮像し，コントロール画像からラベル画像をサブトラクションすることで，静止組織の信号は除去され，ラベルされた血液のスピンのみの信号を反映した画像を得ることができる

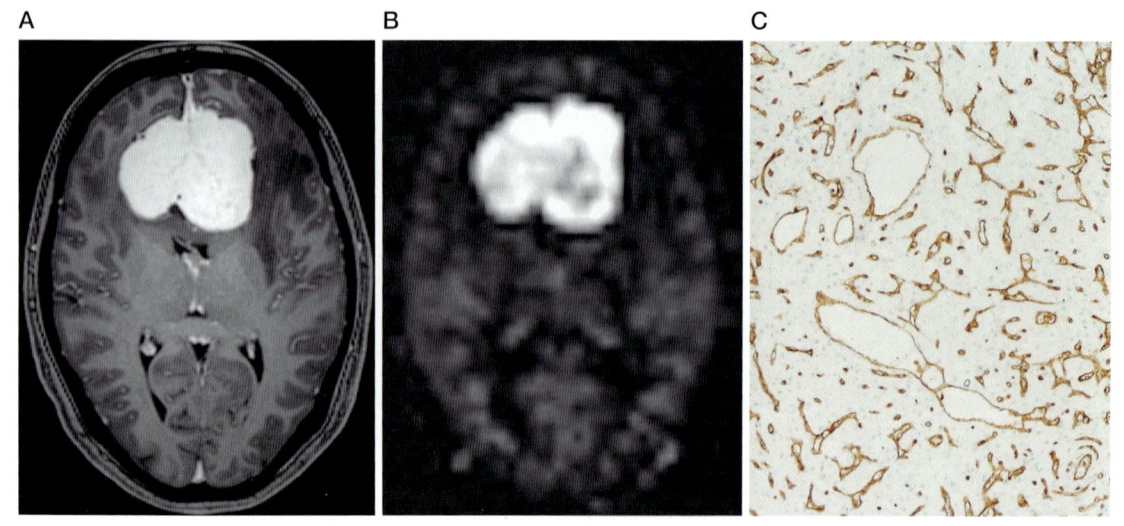

図 2-30　血管腫性髄膜腫（40 歳台女性）
A：造影 T1 強調像，B：ASL 灌流画像，C：CD31 免疫染色　造影 T1 強調像（A）では大脳鎌に接した増強腫瘤を認める．ASL 灌流画像（B）では病変部は正常組織と比べて著明な高信号を示し，血流に富む腫瘍であると考えられる．CD31 免疫染色（C）では腫瘍内に豊富な毛細血管（血管内皮細胞は茶色を示す）が認められる．

b. 磁化率強調画像　susceptibility-weighted image：SWI

　磁化率強調画像（SWI）は高分解能 T2*強調像であるが，強度画像（magnitude image）と位相画像（phase image）の両者の情報を利用することで磁化率をより強調した画像である．GRE 法における位相シフトはボクセル内のプロトンの磁場を表すが，組織の局所磁化率により変化する．デオキシヘモグロビンやヘモジデリン，フェリチンなどの常磁性体は脳実質に比べて正の位相を示し，カルシウムなどの反磁性体では負の位相となる．磁化率強調画像の撮像には 3D GRE 法を用いる．3 軸方向に flow compensation を印加することで動脈血流の影響が軽減される．得られた位相画像は high pass filter を通すことで低周波成分が除去され，その後に位相マスク画像を作成，これを強度画像と複数回掛け合わされることで磁化率強調画像が作成される（図 2-31）．すなわち，位相画像を用いて常磁性体成分による磁化率効果をさらに強調している．静脈を評価する場合にはある程度のスライス厚情報をもって画像化することが有用であるため，最小値投影法（minimum intensity projection：MinIP）による再構成画像が作成される．磁化率強調画像が有用な疾患，病態を BOX 2-5 に示す．

c. 拡散テンソル画像とトラクトグラフィ

　水分子の拡散現象は，本来，3 次元的にどの方向にも等しい大きさで生じる（等方性）が，生体内では水分子の動きはさまざまな構造物により制限され，3 次元的に不均等に生じることがある（図 2-32）．これを拡散異方性とよぶ．神経線維束は方向性をもった構造物であり，この中の水分子の拡散は軸索の髄鞘などによって制限されるため，拡散異方性をもつ（図 2-32 B）．すなわち，水分子は線維束の方向には拡散しやすいが，それに直交

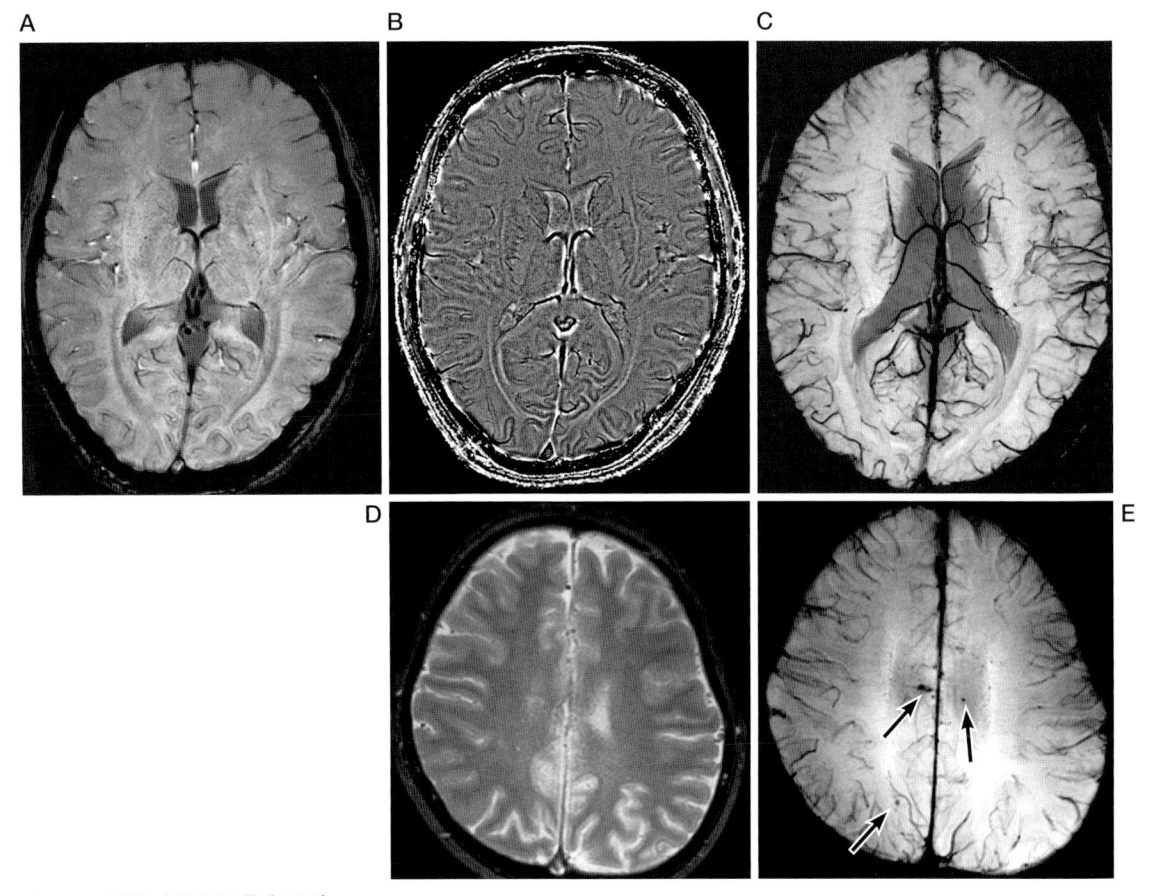

図 2-31　磁化率強調画像(SWI)
A〜C：健常成人(20歳台女性)　A：強度画像，B：位相画像，C：磁化率強調画像　得られた位相画像(B)を high pass filter を通すことで低周波成分を除去し，位相マスク画像を作成，これを強度画像(A)と複数回掛け合わされることで磁化率強調画像が作成される．磁化率強調画像の最小値投影法(C)は静脈の評価に有用である．
D,E：びまん性軸索損傷(14歳男性)　D：T2*強調像，E：磁化率強調画像　T2*強調像(D)では異常信号は指摘しがたい．磁化率強調画像(E)では微小出血(→)を鋭敏に検出することができる．

BOX 2-5　磁化率強調画像の臨床応用

- 高分解脳 MR venography：動静脈奇形，静脈奇形
- 微小出血の検出
- 出血成分の診断：腫瘍内出血
- 急性期動脈塞栓子の検出
- 出血性梗塞の早期診断
- 急性期梗塞における misery perfusion の評価：静脈内のデオキシヘモグロビンの濃度上昇の検出

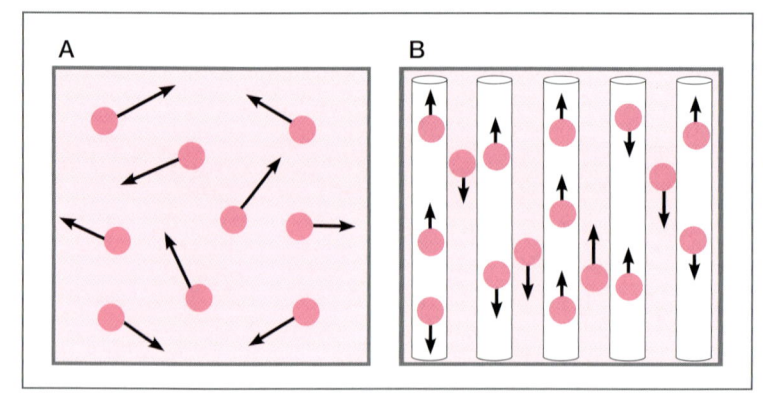

図 2-32　水分子の拡散
A：水分子の拡散，B：神経線維の中の水分子　水分子の拡散現象は，CSF（脳脊髄液）などのように障害となりうる構造がない場合（A）には3次元的にどの方向にも等しい大きさで生じる（等方性）．神経線維などのように方向性をもった構造の場合（B）には，拡散は軸索の髄鞘などによって制限され長軸方向に大きくなる．拡散の方向に偏りがあることを拡散異方性とよぶ．

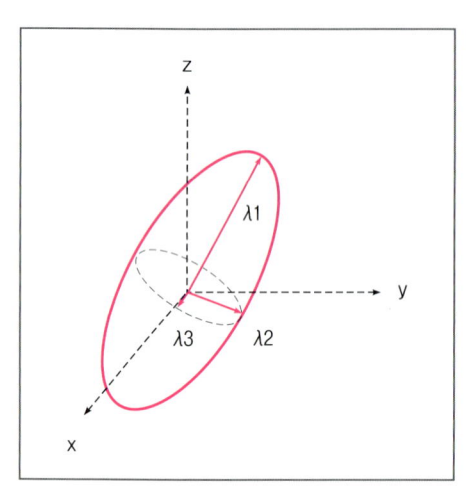

図 2-33　拡散テンソルの楕円体モデル
拡散テンソル画像ではMPGを多方向から印加することによるボクセルの信号変化を測定し，ボクセルごとの水分子の拡散の方向性や大きさを楕円体（ellipsoid）モデルに当てはめる．楕円体モデルは，その3つの主軸の固有ベクトル（eigenvector ε1,2,3）とそれらの長さである固有値（eigenvalue, λ1,2,3）により規定される．一番長い方向の固有ベクトルがε1であり，ε2，ε3はこれに直交する方向である．

　する方向では拡散が制限される．テンソル（tensor）とはベクトルに作用してその方向や大きさを規定する定数であり，水分子の拡散は2階のテンソルとよばれる3×3の行列で表すことができる．拡散テンソル画像ではMPGを多方向から印加することによるボクセルの信号変化を測定し，ボクセルごとの水分子の拡散の方向性や大きさを楕円体（ellipsoid）モデルに当てはめる（図2-33）．

　楕円体モデルを決定するためには，その3つの主軸とそれらの長さの計6つの未知の因子を求める必要があり，そのため，最低6方向のMPGが必要である．MPGの方向が多いほど楕円体の形状を正確に推定できる．テンソルに対角化という変換を行うことで測定の観察座標とは無関係な固有ベクトル（eigenvector ε1,2,3）と固有値（eigenvalue, λ1,2,3）を求める．一番長い方向の固有ベクトルがε1であり，ε2，ε3はこれに直交する方向である．これらの値からボクセルごとに拡散に関するパラメータが得られる．

　図2-34に拡散テンソル解析から得られる各種パラメータの画像を示す．等方性拡散強調画像はすべてのMPG方向で得られた拡散強調画像の平均である（図2-34 A）．平均拡散能（mean diffusivity）は各方向の拡散能の平均であり，水分子の拡散しやすさの度合いである（図2-34 C）．異方性を表す指標として最も広く用いられているのは異方率（fractional anisotropy：FA）である．これは拡散が等方性からどのくらいずれているのかを0から1

図2-34 拡散テンソル解析から得られる画像
A：等方性拡散強調画像，B：fractional anisotropy (FA)マップ，C：拡散平均能(mean diffusivity)マップ，D：ベクトルカラーマップ　等方性拡散強調画像(A)はすべてのMPG方向で得られた拡散強調画像の平均である．FA(B)は拡散が等方性からどのくらいずれているのかを0から1までの絶対値で指標化したもので，等方性の場合FA=0，異方性が大きいほど1に近づく．拡散平均能(C)は各方向の拡散能の平均であり，水分子の平均的な拡散しやすさの度合いである．ベクトルカラーマップ(D)は固有ベクトルに関する方向を取り入れカラーで表示した画像である．前後方向が緑，上下方向が青，左右方向が赤により表されている．

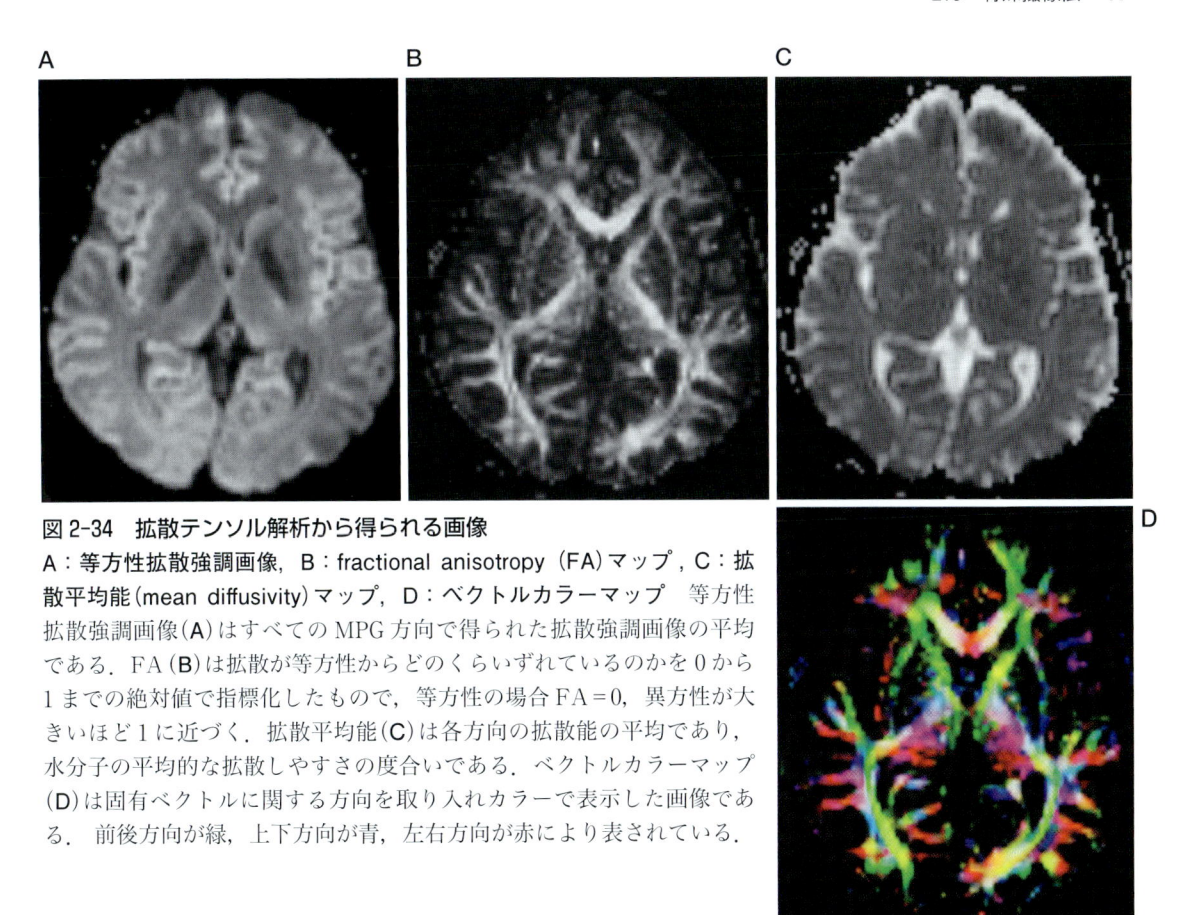

までの絶対値で指標化したもので，等方性の場合FA=0，異方性が大きいほど1に近づく．FA画像は異方性の大きさを表した画像であるが，方向に関する情報はない(図2-34B)．固有ベクトルに関する方向を取り入れカラーで表示した画像がベクトルカラーマップである(図2-34D)．

　拡散テンソルトラクトグラフィ(diffusion tensor tractography：DTT)は，拡散テンソル画像を利用して神経線維束を視覚的に描出する手法である．拡散テンソル画像で得られた最大の固有値λ1に対応する固有ベクトルε1の方向が神経線維束の方向に合致していると仮定し，そのベクトルの方向を連続的に追跡することで神経線維のラインが得られるというものである(図2-35)．始点となる関心領域を設定し，そこから追跡を開始していく．そこを通過する神経線維が複数描出されることも多いため，求めたい神経線維束のみを描出したい場合には終点も設定し，両者を通過する神経線維のみ描出する手法もある．

　臨床では，脳腫瘍の術前評価として腫瘍と皮質脊髄路(錐体路，図2-36)，視放線，弓状束などの神経線維束との位置関係を視覚的に評価するために利用されている．

d. functional MRI(fMRI)

　fMRIとは，MRIを用いて脳活動を局所脳血流分布やヘモグロビンの磁性の変化を介し

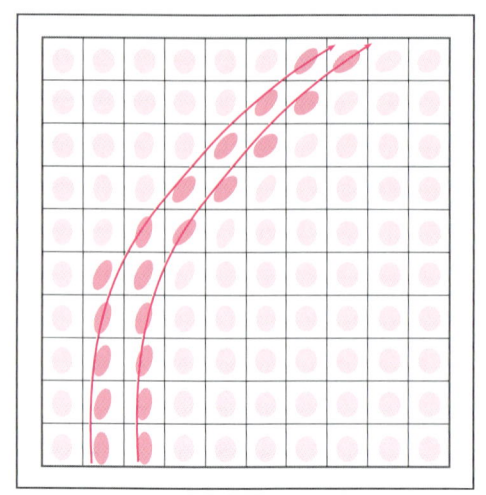

図 2-35 拡散テンソルトラクトグラフィの概念
拡散テンソル画像で得られた最大の固有値 λ1 に対応する固有ベクトル ε1 の方向が神経線維束の方向に合致していると仮定し，そのベクトルの方向を連続的に追跡することで神経線維のラインが得られる．

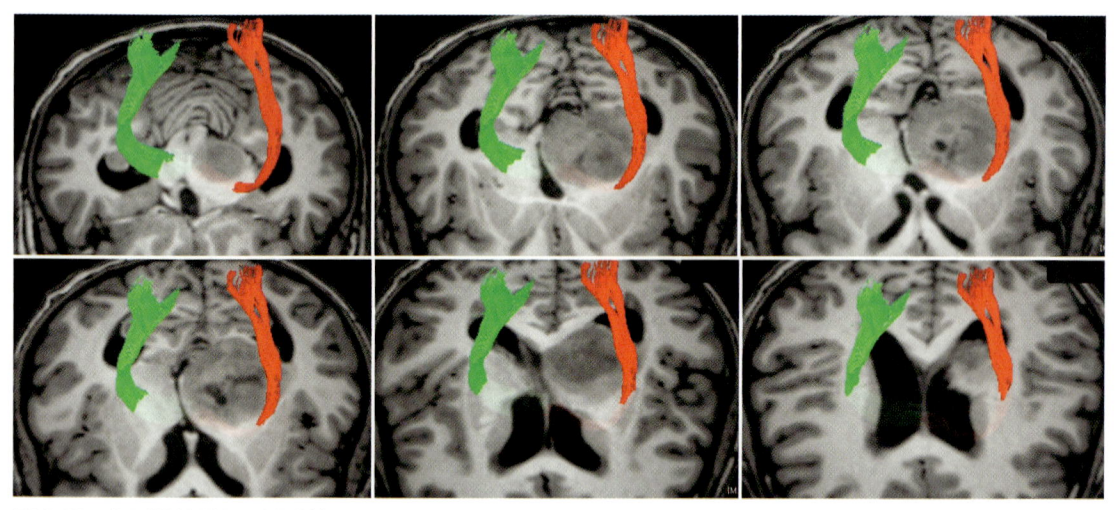

図 2-36 多形膠芽腫(14 歳男性)
拡散テンソルトラクトグラフィ　左皮質脊髄路(赤のライン)は左視床に存在する腫瘍の前方に近接して走行している．

て間接的に観察する方法であり，脳の賦活野を非侵襲的にマッピングするための脳機能イメージング法である．現在最も広く用いられているのは blood oxygen level dependent (BOLD)効果とよばれる原理に基づく方法である．神経活動は局所の脳血管を拡張させ，脳血流量を増加させる．同時に酸素代謝量も増加し，組織内のヘモグロビンの脱酸素化が促進される．脳賦活時には安静時に比べて賦活領域の局所脳血流量が 30〜50％も増加するのに対し，酸素消費量の増加は 5％程度であり，脳血流量の増加が酸素代謝量の増加を大きく上回るため，結果として酸素と結合しないデオキシヘモグロビンの濃度は減少する．デオキシヘモグロビンは磁化率の大きい常磁性物質であるため，その存在は磁場の不均一性を増加させ $T2^*$ を短縮し，MRI の信号を低下させる．脳活動によりデオキシヘモグロビンの濃度が減少することで，活動部位に一致した MRI 信号の上昇を生じ，脳活動を画像として捉えることができる．その信号変化は数％と小さく，解析には多くのデータ

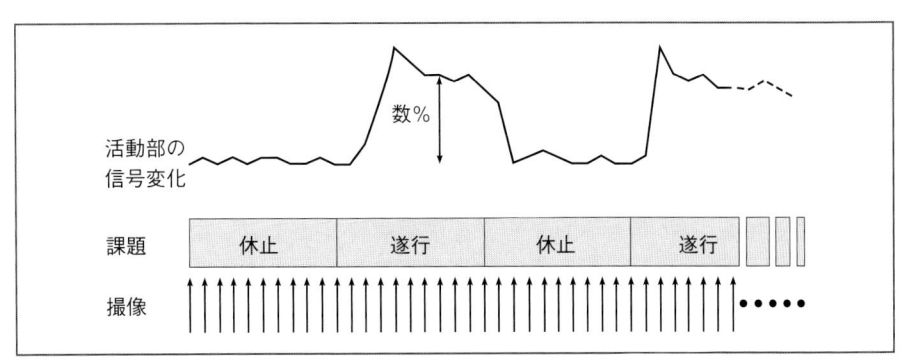

図 2-37 典型的な functional MRI の検査法と脳内活動部における信号変化
典型的なブロックデザインでは，頭部を連続的に撮像しながら被験者に課題遂行と休止を繰り返させる．脳内の活動部では，課題の遂行に同期して数％の信号上昇がみられる．

を要する．そのため，磁場の不均一性に鋭敏でかつ高速に連続的に撮像できる GRE-EPI 法が一般的に用いられる．

fMRI では連続的に撮像を行いながら被験者に課題を行わせる．代表的な課題モデルはブロックデザインである（**図 2-37**）．fMRI の連続撮像中に 20～30 秒間程度の間隔で休止状態と課題遂行を交互に繰り返す．安静時ブロックと課題遂行時ブロックを合わせて 1 サイクルとし，通常 4～5 サイクル繰り返して行う．課題遂行時ブロックと安静時ブロックの信号差分から課題遂行による脳賦活領域の同定が可能となる．わずか数％の信号変化を検出するために，多数回の撮像を行うことで測定画像数を増やし，その多くの画像データに対して統計的処理を行うことが必要である．頭部の動き補正，スムージングを行った後，統計的処理を行い有意な信号上昇領域を抽出し，解剖画像と重ね合わせることで表示する．

臨床では，脳術前検査における運動感覚野や言語野のマッピングに用いられる．運動感覚野のマッピングには，検査課題として，単純な手指の運動課題がよく用いられる（**図 2-38**）．健常人が一側の単純な finger tapping を行った場合の賦活領域は対側の一次運動感覚野や補足運動野，同側小脳半球などにみられる．必要に応じて足趾や舌の運動課題を行うこともある．腫瘍と一次運動感覚野との位置関係の把握に用いられるが，腫瘍の占拠効果により脳の変形が強い場合に特に有用である．言語野のマッピングは側頭葉てんかんや言語野近傍の脳腫瘍，血管奇形などの術前に行われる．課題には名詞生成，動詞生成，しりとり課題などが用いられる（**図 2-39**）．fMRI による言語野の優位半球の同定は血管造影下に内頸動脈からの麻酔薬の動注によって行ういわゆる Wada テストとほぼ一致し，非侵襲的に言語の優位半球の同定が可能であるとされている．

e. ^{1}H-MR スペクトロスコピー　MR spectroscopy：MRS

通常の MRI で画像化するプロトンの信号はほとんどが水と脂肪に由来するが，MRS では水と脂肪以外の微量の化合物に含まれるプロトンの検出を目的とする．プロトンはその化合物の化学的環境によって共鳴周波数の違い（化学シフト）を生じるため，各周波数のスペクトルから化合物の量を推定することができる．互いに周波数の近い微量のプロトン

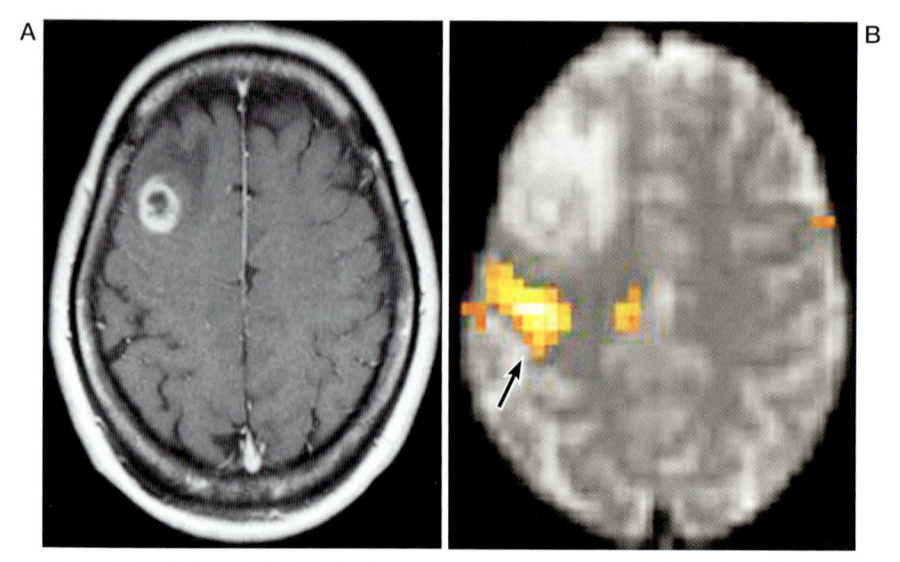

図 2-38 functional MRI による一次運動感覚野の術前マッピング：転移性脳腫瘍（50 歳台男性）
A：造影 T1 強調像，B：functional MRI　造影 T1 強調像（A）では右前頭葉に脳腫瘍を認める．左手指の単純運動課題による functional MRI の結果（B），脳腫瘍の後方に運動感覚野が同定されている（→）．

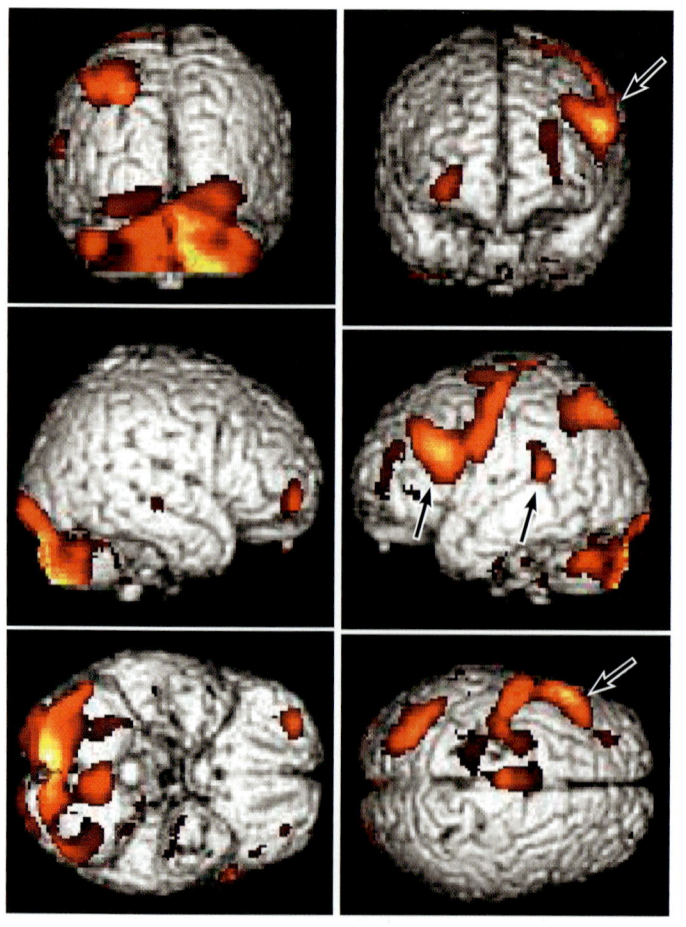

図 2-39 functional MRI による言語野の術前マッピング（30 歳台右利きの男性）
しりとり課題による functional MRI の結果，左大脳半球優位に分布する言語野が同定されている（→）．

BOX 2-6　MRスペクトロスコピー(MRS)検査の流れ

- MRI画像の撮像：位置決めのための3方向の画像を撮像.
- 関心領域の設定
- シミング
- 水抑制パルスの設定
- データ取得
- ソフトウェアによるデータ解析

ピークを検出するためには，関心領域内の磁場の高精度のシミングを行うことが重要である．また，巨大な水の信号を正確に抑制する必要がある．これらの作業を臨床用MRIでは自動的に行うことが可能となっており，臨床の現場で用いやすい環境となっている（BOX 2-6）.

取得された信号の位置情報を得るために，データ収集時に3次元空間における関心領域を同定する必要がある．一般的に用いられている方法はPRESS (point resolved spectroscopy) 法あるいはSTEAM (stimulated echo acquisition mode) 法である．いずれも直交する3スライスを励起する．PRESS法は90°パルスと2回の180°パルスによって，STEAM法は3回の90°パルスによって関心領域を選択する．STEAM法はPRESS法よりも領域選択性が優れていること，TEを短くできるという利点があるが，得られる信号強度はPRESS法のほうが高い．データ収集には1つの関心領域を設定するsingle-voxel MRS，多数の関心領域を設定するmulti-voxel MRSがある．得られた信号は横軸に周波数（ppm），縦軸に信号強度のスペクトルとして表す．臨床のMRSにおいては各代謝物の濃度を定量的に測定することは容易ではないため，各ピークの相対値を用いて簡易的に評価することが多い.

通常は，病態において変化の比較的少ないクレアチン（Cr）が基準として用いられる．長いTE（288 ms）ではコリン（Cho），クレアチン（Cr），NAAの3つのピークが認められる．短いTE（35 ms）を用いることで，ミオイノシトール（myoinositol：mIn）やglutamate/glutamine（Glx）などのT2の短い代謝物も検出することができる（図2-40）．細胞膜代謝の活発な脳腫瘍（図2-41）ではコリンの増加が認められる.

脳で測定される代謝物には以下のものがある.

1) コリン（Cho）：3.2 ppm．細胞膜代謝の指標であり，細胞膜代謝や髄鞘の代謝の亢進する腫瘍，活動性の脱髄性疾患，小児期の正常脳などで上昇する.
2) クレアチン（Cr）：3.0 ppm．エネルギー代謝の指標．さまざまな病変において比較的安定しており，基準として用いられることが多い．Cr deficiency syndromeではCrが欠失するため，診断的価値が高い.
3) N-acetyl aspartate（NAA）：2.0 ppm．神経細胞の指標．神経細胞や軸索機能を反映する．神経細胞が障害される多くの病変で低下する．Canavan病ではNAAが蓄積し，上昇する．NAAの欠損する疾患もある.
4) ラクテート（Lac）：1.3 ppm．嫌気性代謝の指標．壊死組織，虚血，ミトコンドリア障

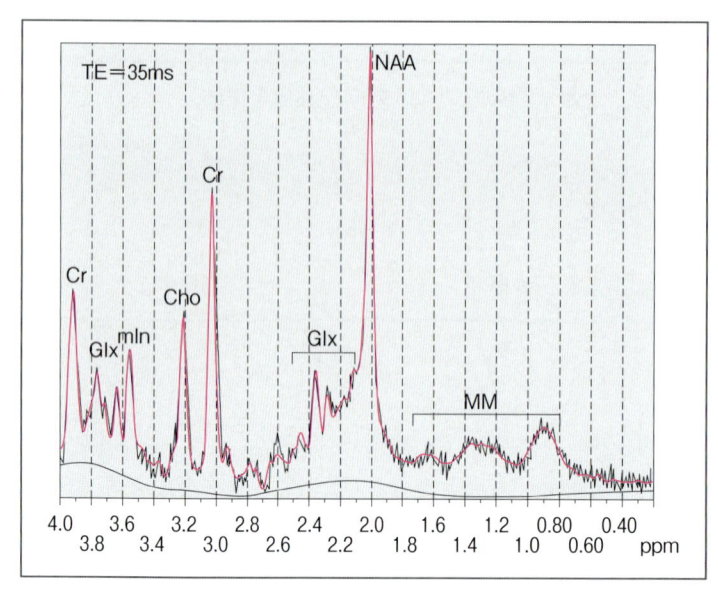

図 2-40　健常成人男性(40 歳台)の脳の MR スペクトロスコピー(MRS)

PRESS 法(TE = 35 ms)で取得された正常脳実質のスペクトル．short TE では mIn, Glx, MM などの T2 の短い代謝物のピークも認められる．Cho：コリン，Cr：クレアチン，NAA：N-acetyl aspartate，Glx：glutamate/glutamine，mIn：ミオイノシトール，MM：macromolecule

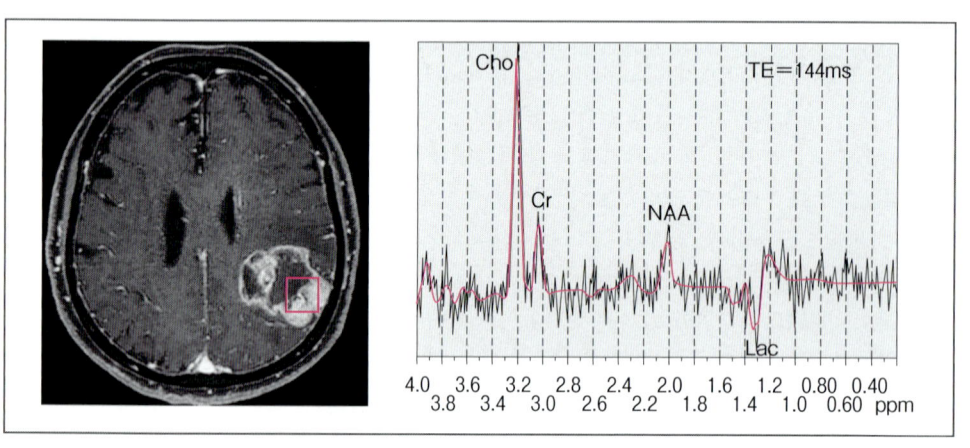

図 2-41　多形膠芽腫(70 歳台男性)の MRS

PRESS 法(TE = 144 ms)で取得された腫瘍部のスペクトルは相対的なコリン(Cho)の増加と NAA の低下を示す．ラクテート(Lac)のピークは TE = 144 ms では負の値として認められる．Cr：クレアチン，NAA：N-acetyl aspartate，Lac：ラクテート

害などにて上昇する．正常脳組織では認められない．

5) ミオイノシトール(mIn)：3.5 ppm．神経膠細胞の指標．グリオーシス，Alzheimer 病などで増加する．

6) glutamate/glutamine (Glx)：2.1〜2.5 ppm．glutamate と glutamine は化学シフトが近く分離が難しいため，2 つを合わせて Glx と表されることもある．glutamate は興奮性神経伝達物質であり，glutamine は浸透圧調整物質である．Glx は高アンモニア血症などで上昇する．

■ 文 献

1) Hahn EL : Spin echoes. Physical Review 1950 ; 80 : 580-594.
2) Hennig J, Nauerth A, Friedburg H : RARE imaging : a fast imaging method for clinical MR. Magn Reson Med 1986 ; 3 : 823-833.
3) Constable RT, Anderson AW, et al : Factors influencing contrast in fast spin-echo MR imaging. Magn Reson Imaging 1992 ; 10 : 497-511.
4) Henkelman RM, Hardy PA, Bishop JE, et al : Why fat is bright in RARE and fast spin-echo imaging. J Magn Reson Imaging 1992 ; 2 : 533-540.
5) Frahm J, Haase A, Matthaei D : Rapid NMR imaging of dynamic processes using the FLASH technique. Magn Reson Med 1986 ; 3 : 321-327.
6) Sasaki M, Inoue T, Tohyama K, et al : High-field MRI of the central nervous system : current approaches to clinical and microscopic imaging. Magn Reson Med Sci 2003 ; 2 : 133-139.
7) Geurts JJ, Pouwels PJ, Uitdehaag BM, et al : Intracortical lesions in multiple sclerosis : improved detection with 3D double inversion-recovery MR imaging. Radiology 2005 ; 236 : 254-260.
8) Mugler JP, 3rd, Brookeman JR : Three-dimensional magnetization-prepared rapid gradient-echo imaging (3D MP RAGE). Magn Reson Med 1990 ; 15 : 152-157.
9) Wang J, He L, Zheng H, Lu ZL : Optimizing the magnetization-prepared rapid gradient-echo (MP-RAGE) sequence. PLoS One 2014 ; 9 : e96899.
10) Ashburner J, Friston KJ : Voxel-based morphometry : the methods. Neuroimage 2000 ; 11 : 805-821.
11) Nagao E, Yoshiura T, Hiwatashi A, et al : 3D turbo spin-echo sequence with motion-sensitized driven-equilibrium preparation for detection of brain metastases on 3T MR imaging. AJNR Am J Neuroradiol 2011 ; 32 : 664-670.
12) Liang L, Korogi Y, Sugahara T, et al : Evaluation of the intracranial dural sinuses with a 3D contrast-enhanced MP-RAGE sequence : prospective comparison with 2D-TOF MR venography and digital subtraction angiography. AJNR 2001 ; 22 : 481-492.
13) Edelman RR, Wielopolski P, Schmitt F : Echo-planar MR imaging. Radiology 1994 ; 192 : 600-612.
14) Poustchi-Amin M, Mirowitz SA, Brown JJ, McKinstry RC, Li T : Principles and applications of echo-planar imaging : a review for the general radiologist. RadioGraphics 2001 ; 21 : 767-779.
15) Ginat DT, Meyers SP : Intracranial lesions with high signal intensity on T1-weighted MR images : differential diagnosis. RadioGraphics 2012 ; 32 : 499-516.
16) De Coene B, Hajnal JV, Gatehouse P, et al : MR of the brain using fluid-attenuated inversion recovery(FLAIR) pulse sequences. AJNR 1992 ; 13 : 1555-1564.
17) Hajnal JV, Bryant DJ, Kasuboski L, et al : Use of fluid attenuated inversion recovery(FLAIR) pulse sequences in MRI of the brain. J Comput Assist Tomogr 1992 ; 16 : 841-844.
18) Bakshi R, Ariyaratana S, Benedict RH, Jacobs L : Fluid-attenuated inversion recovery magnetic resonance imaging detects cortical and juxtacortical multiple sclerosis lesions. Arch Neurol 2001 ; 58 : 742-748.
19) Noguchi K, Ogawa T, Inugami A, et al : Acute subarachnoid hemorrhage : MR imaging with fluid-attenuated inversion recovery pulse sequences. Radiology 1995 ; 196 : 773-777.
20) Tsuchiya K, Katase S, Yoshino A, Hachiya J : FLAIR MR imaging for diagnosing intracranial meningeal carcinomatosis. AJR Am J Roentgenol 2001 ; 176 : 1585-1588.
21) Mathews VP, Caldemeyer KS, Lowe MJ, et al : Brain : gadolinium-enhanced fast fluid-attenuated inversion-recovery MR imaging. Radiology 1999 ; 211 : 257-263.
22) Bydder GM, Young IR : MR imaging : clinical use of the inversion recovery sequence. J Comput Assist Tomogr 1985 ; 9 : 659-675.
23) Le Bihan D, Breton E, Lallemand D, et al : MR imaging of intravoxel incoherent motions : application to diffusion and perfusion in neurologic disorders. Radiology 1986 ; 161 : 401-407.
24) 荒木 力：MRI「再入門」臨床からみた基本原理．南江堂，1999.
25) Le Bihan D, Breton E, Lallemand D, et al : Separation of diffusion and perfusion in intravoxel incoherent motion MR imaging. Radiology 1988 ; 168 : 497-505.
26) Miki Y, Matsuo M, Nishizawa S, et al : Pituitary adenomas and normal pituitary tissue : en-

hancement patterns on gadopentetate-enhanced MR imaging. Radiology 1990 ; 177 : 35-38.
27) Knutsson L, Stahlberg F, Wirestam R : Absolute quantification of perfusion using dynamic susceptibility contrast MRI : pitfalls and possibilities. MAGMA 2010 ; 23 : 1-21.
28) Knopp EA, Cha S, Johnson G, et al : Glial neoplasms : dynamic contrast-enhanced T2*-weighted MR imaging. Radiology 1999 ; 211 : 791-798.
29) Shin JH, Lee HK, Kwun BD, et al : Using relative cerebral blood flow and volume to evaluate the histopathologic grade of cerebral gliomas : preliminary results. AJR 2002 ; 179 : 783-789.
30) Aronen HJ, Gazit IE, Louis DN, et al : Cerebral blood volume maps of gliomas : comparison with tumor grade and histologic findings. Radiology 1994 ; 191 : 41-51.
31) Barajas RF, Jr, Chang JS, Segal MR, et al : Differentiation of recurrent glioblastoma multiforme from radiation necrosis after external beam radiation therapy with dynamic susceptibility-weighted contrast-enhanced perfusion MR imaging. Radiology 2009 ; 253 : 486-496.
32) Sugahara T, Korogi Y, Shigematsu Y, et al : Value of dynamic susceptibility contrast magnetic resonance imaging in the evaluation of intracranial tumors. Top Magn Reson Imaging 1999 ; 10 : 114-124.
33) Kumar VA, Knopp EA, Zagzag D : Magnetic resonance dynamic susceptibility-weighted contrast-enhanced perfusion imaging in the diagnosis of posterior fossa hemangioblastomas and pilocytic astrocytomas: initial results. J Comput Assist Tomogr 2010 ; 34 : 825-829.
34) Uematsu H, Maeda M, Sadato N, et al : Blood volume of gliomas determined by double-echo dynamic perfusion-weighted MR imaging : a preliminary study. AJNR 2001 ; 22 : 1915-1919.

Chapter 3

脳腫瘍

3.1 総 論

　脳腫瘍は決してまれな病態ではない．にもかかわらず，脳腫瘍の画像診断は一部の専門家に任せておけばよいという傾向がある．分類が細かく複雑であることが，その原因と考えられる．しかしながら，専門家といえども病理組織をいつも正確に診断できるわけではないし，画像診断を行っていくうえで本当に専門家を必要とする場面というのはそれほど多くない．ここでは，MRI で脳腫瘍を診断する際の基本的事項について述べる．

a. 脳腫瘍の分類

　脳腫瘍の分類としては，WHO の分類[1]が広く用いられている．1979 年に公開され，1993 年，2000 年，2007 年に改訂されている．日本脳神経外科学会および日本病理学会による脳腫瘍取扱い規約も WHO 分類に基づき改訂されており，最新版は 2010 年に刊行された[2]．WHO 分類は中枢神経系組織の腫瘍に限定されるようになり，嚢胞性病変や腫瘍様病変，下垂体腺腫，頭蓋底腫瘍などが脳腫瘍の項目から外された．日本脳神経外科学会および日本病理学会による脳腫瘍取扱い規約は，これらの腫瘍をうまく取り込んで臨床的に使いやすいよう考慮されている．画像診断はこの分類に従って行われる．本書での日本名表記もできるだけこの分類に従うことにする．

b. 画像診断の目的

　脳腫瘍における画像診断の目的は何なのだろう．画像のみで常に正しい病理診断をすることであろうか．現実には，画像のみから常に正しく病理診断できるとは限らない．もしかすると，病理組織診断という意味では，診断できないことのほうが多いかもしれない．

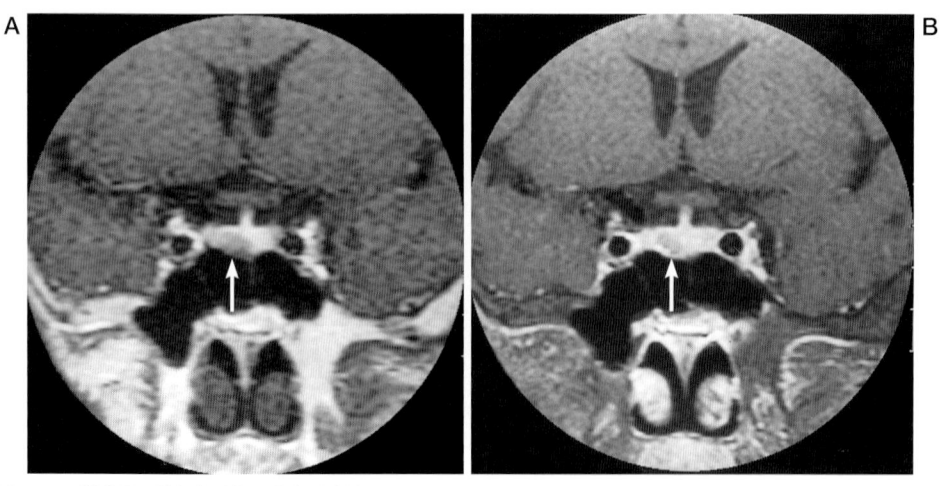

図 3-1 微小下垂体腺腫(40歳台女性)
A：ダイナミック造影冠状断像，B：造影 T1 強調冠状断像　Cushing 症候群の精査で MRI を施行した．ダイナミック撮像(A)で，下垂体右下部の腫瘍が明瞭である(→)．同一断面の造影 T1 強調像(B)では，腫瘍径が小さくみえる．

　ほとんどの腫瘍性病変は病理学的に診断され，画像所見がどうであろうと病理診断に従って治療が行われる．画像診断上「何という腫瘍なのか？」はそれほど重要なことではないようにも思える．

　MRI による画像診断の目的は，CT や血管造影など他の画像診断法と変わらない．「**異常があるのか**」，「**異常があるとすれば，どこに異常があるのか**」，「**どういう性質の異常か**」，ということを明らかにし，治療に必要な情報をできる限り正確に脳神経外科医に提供することだと思う．すなわち，存在診断，局在診断，質的診断に加え，治療支援情報を提供することであり，それには脳神経外科医が知りたいことを把握して，目的に合った適切な検査を施行することが必要になる．

c. 基本的 MRI 診断法

1) 存在診断

　脳腫瘍の治療は，画像でその存在が確認されてからはじめて開始される．CT や MRI がなかった時代には，この存在診断がきわめて難しい作業であった．現在でも，等信号を示し mass effect や造影効果に乏しい腫瘍では，存在診断そのものが問題となる．微小下垂体腺腫(図 3-1)や小さな聴神経腫瘍(図 3-2)などのように，小さくても明確な臨床症状を呈する腫瘍の場合には，適切な検査を行い，その有無を的確に判定することが求められる．

2) 局在・進展範囲の診断

　局在診断の基本は，**脳実質内腫瘍か実質外腫瘍かの鑑別**である．腫瘍性病変を見ると，ついその本体に目を奪われがちになるが，局在診断を行う場合には本体よりも周辺部の観察がより重要である．また，実質内に発生した腫瘍の進展範囲を正確に診断することは，

図 3-2 小聴神経腫瘍（40歳台男性）
造影 3D MRI 右難聴で受診し，造影 3D MRI でのスクリーニング検査を受けた．右内耳道深部に，極めてよく造影される小腫瘍が発見された（→）．

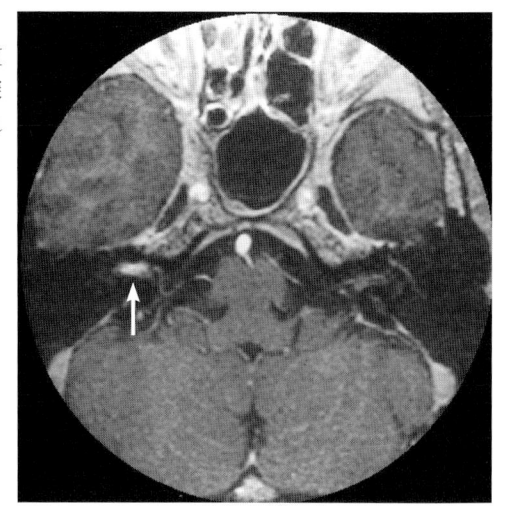

腫瘍の質的診断よりもはるかに大事なことである．手術範囲や放射線治療の照射野は，腫瘍の進展範囲が決まらなければ決定できないからである．しかしながら，浸潤性の脳腫瘍では造影される範囲ばかりでなく周囲の浮腫様領域にまで，さらにはMRIで異常の認められない部位にまで腫瘍細胞が認められることが知られている．

① 灰白質と脳表血管の偏位

脳腫瘍の診断において，実質内か実質外かの診断は最も基本的かつ重要な事項である．はじめに，**腫瘍と灰白質の位置関係**に注目する．髄外性の腫瘍では腫瘍と白質の間に灰白質があり（**図 3-3**），髄内性の腫瘍では腫瘍と硬膜の間に灰白質がある（**図 3-4**）．灰白質は浮腫になりにくいので，腫瘍の辺縁部で灰白質を同定することにより，腫瘍の主座を推定することができる．灰白質がわかりにくい場合には，脳表を走行する動静脈の偏位方向を参考にするとよい．

② 脳浮腫

脳腫瘍に伴い発生する脳浮腫は，**血管透過性の亢進による浮腫**（vasogenic edema）である．主として白質線維に沿って進展するという性質を有し，white matter pathway edemaとして知られている．T2強調像で著明な高信号域として認められるので，観察は容易である．white matter pathway edemaのなかで，内包後脚と視放線に進展する浮腫は特徴的所見を示すので紹介する．

内包後脚（posterior limb of internal capsule）や視放線（optic radiation）は投射線維であり，実験的には浮腫に抵抗性であることが確かめられていた．ところが，CTでは内包後脚にまれならず浮腫が観察されていた．MRIを用いて観察すると，CTで内包後脚の浮腫と思われていた部分は，淡蒼球自体，あるいは被殻と淡蒼球を分けている外側髄板，淡蒼球の外節と内節を分けている内側髄板に進展した浮腫であった．**内包後脚は浮腫に抵抗性であり，浮腫が進展した場合には櫛の歯状に認められる**（comb appearance）．この所見は非常に特徴的であり，T2強調像で内包後脚の位置を知るよい指標となる[3]．内包後脚の位置を参考にすることにより，腫瘍の局在を明らかにできる（**図 3-5**）．

視放線においても，特徴的な浮腫がみられる．側脳室三角部周囲の白質は層状構造を示

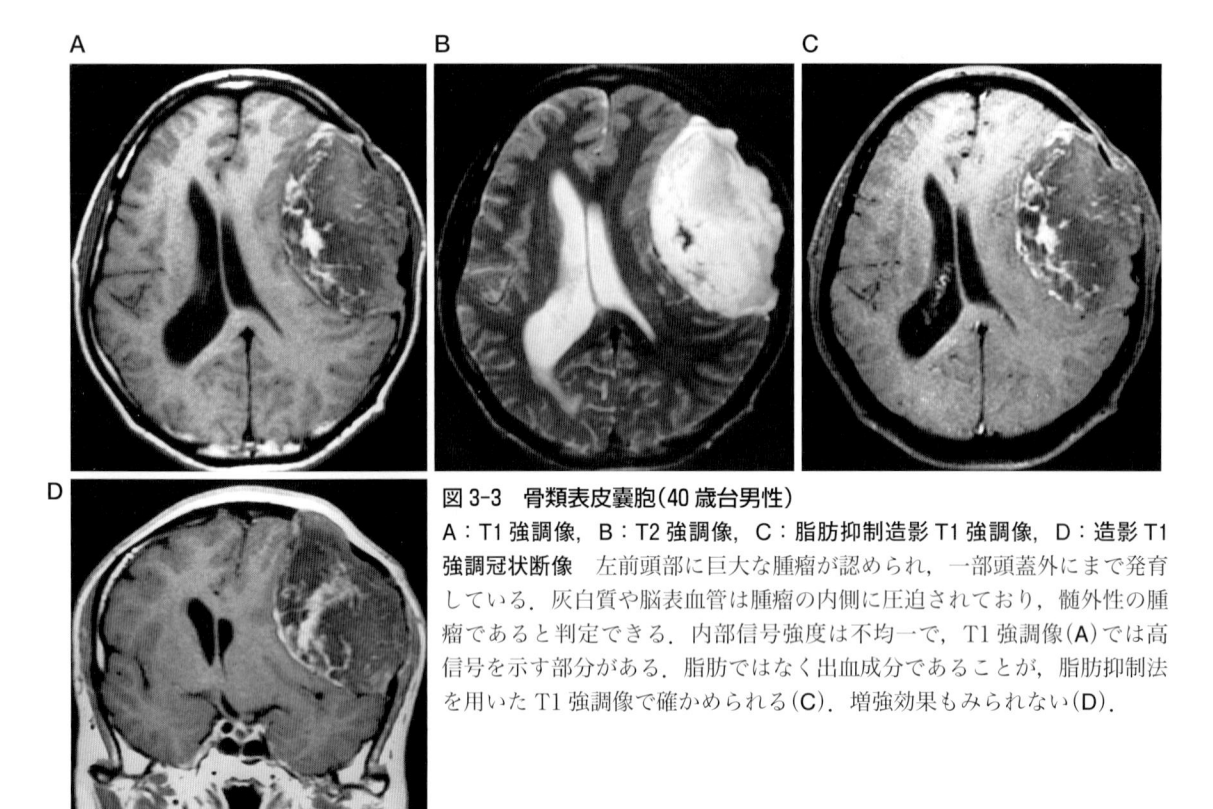

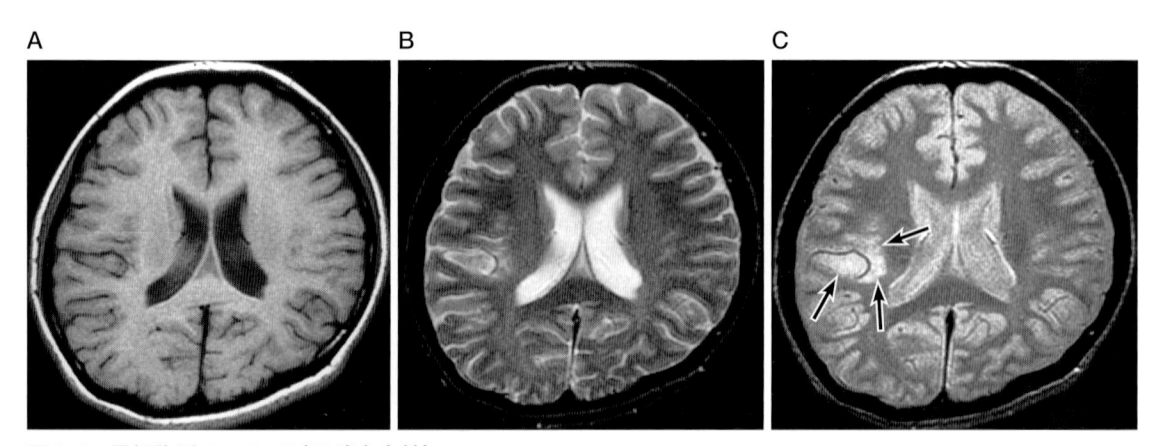

図 3-3 骨類表皮嚢胞(40 歳台男性)
A：T1 強調像，B：T2 強調像，C：脂肪抑制造影 T1 強調像，D：造影 T1 強調冠状断像　左前頭部に巨大な腫瘤が認められ，一部頭蓋外にまで発育している．灰白質や脳表血管は腫瘤の内側に圧迫されており，髄外性の腫瘤であると判定できる．内部信号強度は不均一で，T1 強調像(A)では高信号を示す部分がある．脂肪ではなく出血成分であることが，脂肪抑制法を用いた T1 強調像で確かめられる(C)．増強効果もみられない(D)．

図 3-4 星細胞腫 Grade Ⅱ(20 歳台女性)
A：T1 強調像，B：T2 強調像，C：プロトン密度強調像　左足尖にはじまる異常知覚発作で発症した．T1 強調像(A)や T2 強調像(B)では，異常がわかりにくいが，プロトン密度強調像(C)で右頭頂弁蓋部を主とする軽度高信号域(→)が認められる．灰白質や血管に明らかな偏位を認めない．

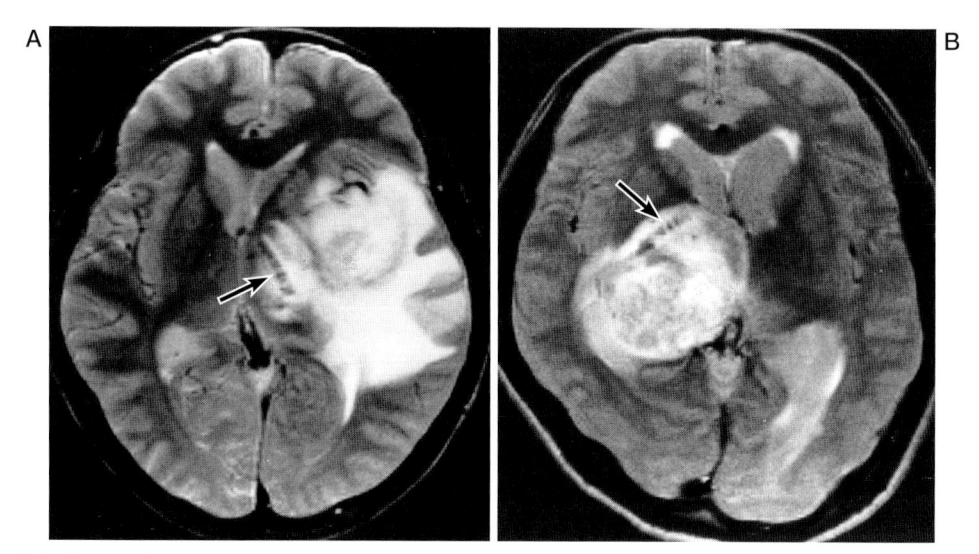

図 3-5　comb appearance
A：左側頭葉神経膠腫 (60 歳台女性)，B：右視床神経膠腫 (40 歳台男性)　T2 強調像　浮腫が進展しにくい内包後脚は，T2 強調像で櫛の歯状に認められる (→)．側頭葉腫瘍 (A) では内方へ，視床腫瘍 (B) では外方へ偏位しており，腫瘍の主座が明瞭である．

しており，内側から脳梁の延長である壁板，求心性の視覚路である内矢状層，視放線が通る外矢状層に分かれている．その外方は，連合線維が通る深部白質の層である．内矢状層と外矢状層は浮腫に抵抗性で，この領域に浮腫が広がると T2 強調像で相対的に帯状の低信号を示す．しかしながら，その境界部分には浮腫が進展しやすく，しばしば低信号帯を 2 層に分けるような線状高信号が認められる (**図 3-6**)．その解剖学的構造は明らかになっていないが，視放線の位置を知るためのよい指標となる[4]．

3) 質的診断

　脳腫瘍の質的診断は，腫瘍本体の信号強度や辺縁の形状，造影パターンなどの観察結果をもとに行われる．各論に丁寧に記載されているので重複は避ける．ここでは，腫瘍と腫瘍以外の疾患の鑑別について触れておく．腫瘍と紛らわしい画像所見を呈する疾患としては，脳血管障害，炎症，脱髄性疾患，放射線壊死などがあげられる．

① 脳血管障害

　脳血管障害は，臨床的特徴と画像所見から通常は脳腫瘍と間違われることは少ない．画像上でのおもな鑑別点は，灰白質が含まれるか否か，病変の範囲が血管支配に一致しているかどうか，造影効果の形状が腫瘤状で局所的なのか皮質に沿っているのかという点である．しかし，最もありふれた病態ゆえに，脳腫瘍との鑑別が問題になることがある (**BOX 3-1**)．白質に限局する脳梗塞や白質に限局してみえる時期の脳梗塞は，脳腫瘍と間違われやすい．逆に皮質を主体に浸潤し造影効果に乏しい神経膠腫や gliomatosis cerebri は，脳梗塞との鑑別が問題になる．いずれの場合にも，経過を観察することにより鑑別することができる．

　脳出血では，原因のひとつに脳腫瘍があることを念頭に置いておく．

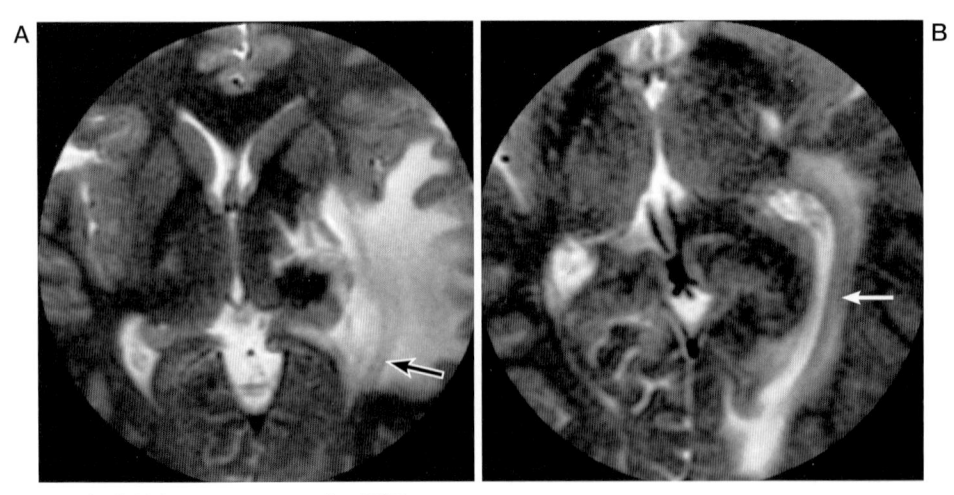

図 3-6　視放線（optic radiation）の浮腫
A：左側頭葉の転移性脳腫瘍（40 歳台男性），B：左頭頂葉の転移性脳腫瘍（60 歳台男性）　T2 強調像　側脳室三角部周囲に浮腫が広がっており，浮腫が進展しにくい矢状層は T2 強調像で相対的に低信号を呈している．矢状層を 2 層に分けるような線状高信号（→）が認められ，外矢状層（optic radiation）と内矢状層の境界を示すと考えられる．

BOX 3-1　脳梗塞と脳腫瘍

1) 脳梗塞
   - 突然の発症
   - 白質のみならず灰白質を含む．
   - 脳の血管支配に一致する．
   - 皮質に沿った造影増強効果（リボン状）

2) 脳腫瘍
   - 徐々に発症．
   - 白質主体の浮腫（灰白質は保たれる）
   - 脳の血管支配と一致しない．
   - 腫瘤状あるいは限局性の造影増強効果

　MRI が普及しておらず CT だけで診断していた時代，忘れていけない鑑別疾患のひとつとして巨大動脈瘤があった．MRI では容易に診断できる．

② 炎　症

　頭蓋内炎症性疾患の画像所見は，脳腫瘍のそれと類似することが多く，常に鑑別の対象になる．脳内に発生する炎症としては，脳炎，脳膿瘍，肉芽腫などがあり，腫瘤形成と脳浮腫が認められる．いずれの場合にも髄内に発生する転移性脳腫瘍や神経膠腫との鑑別が問題になる．脳膿瘍の被膜には，T2 強調像で低信号を呈する層，T1 強調像で高信号を呈する層が認められ，特徴的である（**図 3-7**）．脳炎や脳膿瘍は，拡散強調画像で著明な高信号を呈することが多い．脳腫瘍との鑑別に有用である．

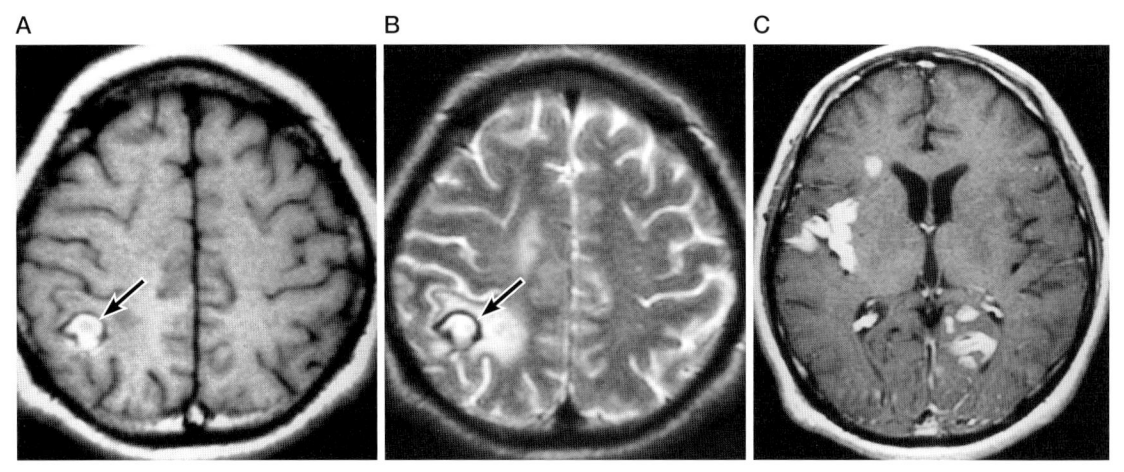

図3-7 脳膿瘍(30歳台男性)
A：T1強調像，B：T2強調像，C：造影T1強調像　2か月前に発熱と頭痛があり，1か月前から軽度の意識障害が出現した．本例では，両大脳半球，左小脳半球に多発性の髄内病変が認められた．右頭頂葉の病巣は，T1強調像(A)，T2強調像(B)ともに高信号を示し，T2強調像で脳実質より明らかに信号の低い層に囲まれている．出血を混じた脳膿瘍の所見である．右頭頂弁蓋および島には，びまん性の増強効果が認められる(C)．脳炎の所見である．

BOX 3-2　髄膜の造影増強効果

鑑別疾患	dural-/pial-enhancement
脳腫瘍の髄膜播種	＋／＋＋
髄膜転移・リンパ腫	＋／＋＋
髄膜炎	＋／＋＋
サルコイドーシス	＋／＋＋
低髄液圧症	＋＋／－
硬膜炎	＋＋／－
静脈洞血栓症	＋＋／－
手術後	＋＋／－

　脳外に発生する炎症には，髄膜炎，肥厚性硬膜炎，硬膜下あるいは硬膜外蓄膿などがある．髄膜炎や肥厚性硬膜炎は従来，画像診断の難しい疾患であったが，造影MRIにより比較的容易に診断可能となってきた．髄膜の造影所見は，軟膜の増強効果であるpial enhancementと硬膜(くも膜を含む)の増強効果であるdural enhancementの2つに分けられる(BOX 3-2)．この場合，2つの造影所見は病変の主座とは一対一で対応しないことに注意する必要がある[5]．くも膜と軟膜，すなわち軟髄膜(leptomeninx)を病変の主座とする場合には，両者の増強効果を呈する可能性がある．炎症の場合には全体的に均一な増強効果を示し，腫瘍ではどこかに結節状の増強効果がみられることが多い．

③ 脱髄性疾患

　多発性硬化症では，mass effectを示すことがあり脳腫瘍と間違われる．活動期にみら

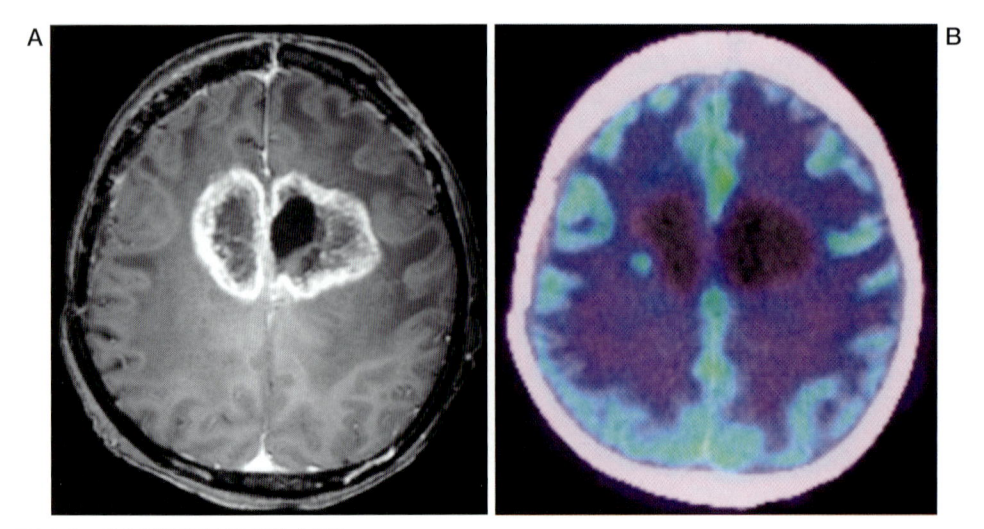

figure 3-8 放射線壊死(60歳台女性)
A：造影 T1 強調像，B：メチオニン PET/CT　神経膠芽腫の摘出術後，術後放射線 60Gy/30fr 施行．1 年後に再増大があり再手術施行．両側脳梁に定位放射線治療(stereotactic radiotherapy：SRT)を追加．MRI で死腔周囲から脳梁の造影病変が経時的に増大した(**A**)．メチオニン PET/CT(**B**)で集積がみられず，放射線壊死と判断した．

れるリング状の造影効果は，脳表側でとぎれることが多く，特徴的である．"open ring sign"として知られている．

④ 放射線壊死

脳腫瘍の放射線治療後では，腫瘍の再発か放射線壊死なのかが治療上，重大な問題になることが多い．MRI の診断には限界があり，^{11}C-メチオニンを用いた positron emission tomography(PET)/CT の信頼性が高い(図 3-8)．

4) 脳腫瘍の治療支援情報

脳腫瘍という診断がつけば，迅速に治療を始める必要がある．手術や放射線治療のシミュレーションには，ミリメートル単位の精度が求められることが多く，頭部固定装置を装着して術前検査が行われる．

手術のシミュレーションとしては，腫瘍と脳回，脳表静脈，その他の正常構造物との位置関係を立体的に表示することが役に立つ．MRI の拡散強調画像を利用して，脳白質線維を可視化する技術(MR トラクトグラフィ)が発達してきた(図 3-9)．手術を計画するうえで術前に錐体路の走行を確かめることは，神経症状の悪化を防止する意味で有用性が高い．

カーナビゲーションと同様の手法を用いた術中画像誘導システムが開発されている．手術中に CT や MRI を行うことにより，安全かつ確実に目的部位に到達することができる．腫瘍の摘出程度をモニターしながら手術を行えるので，手術の精度が格段に向上した．

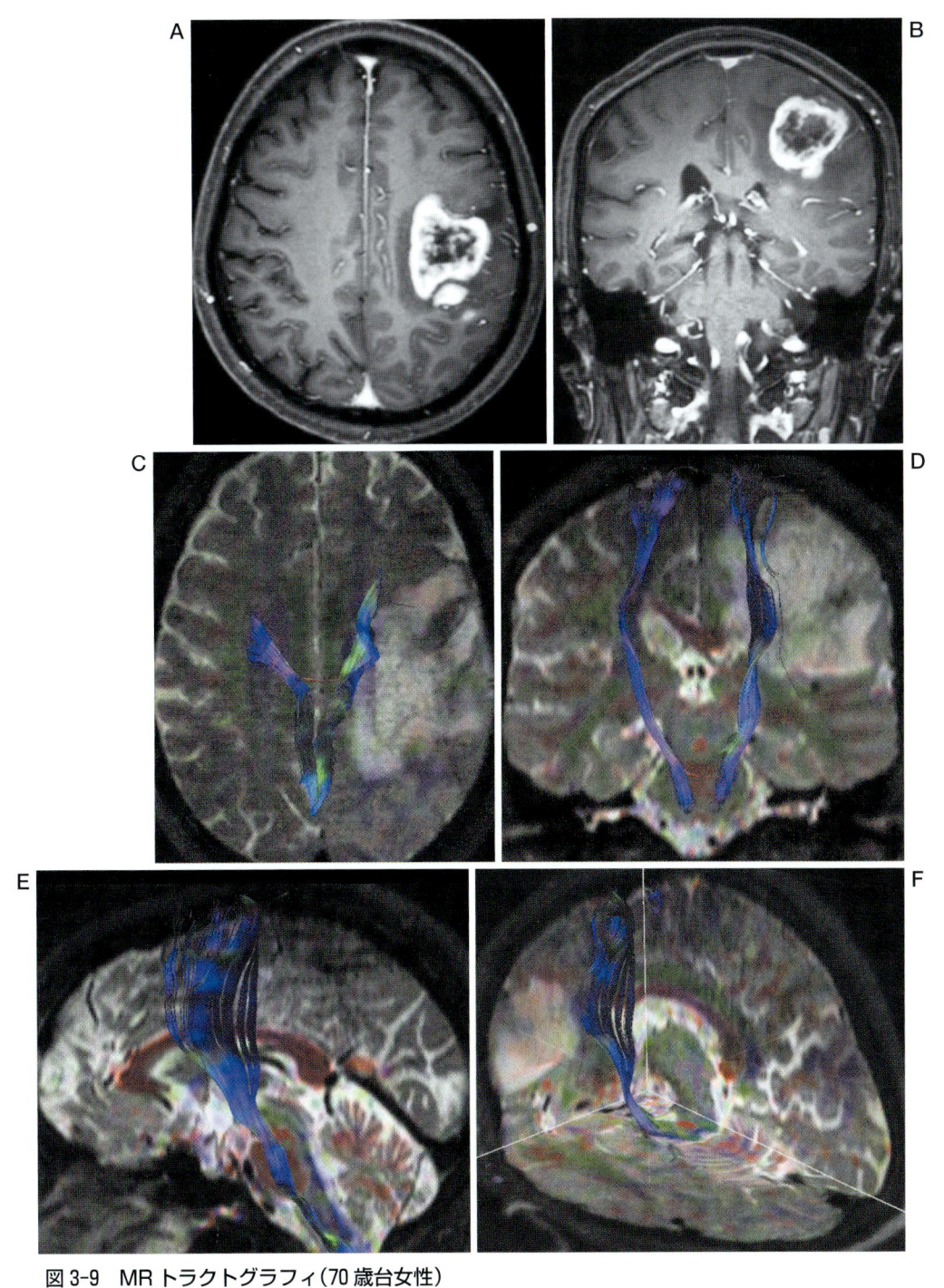

図3-9 MRトラクトグラフィ(70歳台女性)
A：造影T1強調像，B：造影T1強調冠状断像，C〜F：MRトラクトグラフィ　軽度の右上下肢麻痺を呈した，左頭頂部の神経膠芽腫の症例である．腫瘍は運動野に進展してみえる(A, B)．錐体路はトラクトグラフィ(C〜F)で青線の束として示されており，内側前方に圧排され腫瘍の辺縁部を走行している．

3.2 大脳半球腫瘍

a. 大脳のMRI解剖[6,7]

大脳半球腫瘍の局在診断には，大脳の解剖知識が必須である．

1) 脳表解剖

大脳は灰白質と白質からなり，大脳表面は灰白質で覆われている．大脳は脳表の皺により，4つの脳葉(前頭葉，頭頂葉，後頭葉，側頭葉)に分けられる(図3-10)．

① 中心溝

中心溝(図3-11 ①)は前頭葉と頭頂葉との境界である(図3-11)．中心溝を同定するには横断(水平断)(AC-PC線あるいはOM線)の頭頂部を観察する．頭頂部の横断(水平断)像では，横走する3本の脳溝がみられる．前より中心前溝(図3-11 ②)，中心溝，中心後溝(図3-11 ③)となっており，中心前溝は縦走する上前頭溝(図3-11 ⑦)へ，中心後溝は頭頂間溝(図3-11 ⑧)へ連続する．どこへも連続せず最も深い切れ込みをつくる真ん中の溝が中心溝であり，同定は容易である．中心溝の前が中心前回(一次運動野)(図3-11 ④，⑨)，後ろが中心後回(一次感覚野)(図3-11 ⑤，⑩)になる．

② 外側溝

外側溝はSylvius裂(図3-11 ⑱)ともよばれ，前水平枝(前枝)，前上行枝(上行枝)および後枝からなる．前水平枝と前上行枝により下前頭回は眼窩部(図3-11 ⑮)，三角部(図3-11 ⑯)および弁蓋部(図3-11 ⑰)に分けられる．言語優位半球の三角部および弁蓋部は運動性言語野(Broca野)である．前上行枝と後枝の後端部との間には中心前溝，中心溝，および中心後溝があり，中心溝下端部には味覚野(図3-11 ⑳)が存在する．後枝後端部にまたがるように縁上回(supramarginal gyrus)があり，上側頭溝の後端部にまたがるように角回(angular gyrus)が存在する．言語優位半球では上側頭回後部から角回の一部が感覚性言語野(Wernicke野)(図3-11 ⑲)となっており，重要である．

③ 帯状溝および頭頂後頭溝

帯状溝(singulate sulcus)は帯状回(図3-11 ㉑)の前部2/3と上前頭回・中心傍小葉を境界する．帯状溝の後端部は縁部とよばれ，上行し中心溝のすぐ後ろに位置する．頭頂後頭溝(図3-11 ⑭)は頭頂葉と後頭葉を境界する．帯状溝後端から水平に頭頂下溝(図3-11 ㉖)があり，帯状回後部と楔前部(図3-11 ⑬)を境界している．鳥距溝(図3-11 ㉕)は頭頂後頭溝から後背側に伸び，楔部と舌状回(図3-11 ㉗)を境界している．鳥距溝周囲には一次視覚野(図3-11 ㉘)が存在する．

3.2 大脳半球腫瘍　65

A：脳葉の解剖

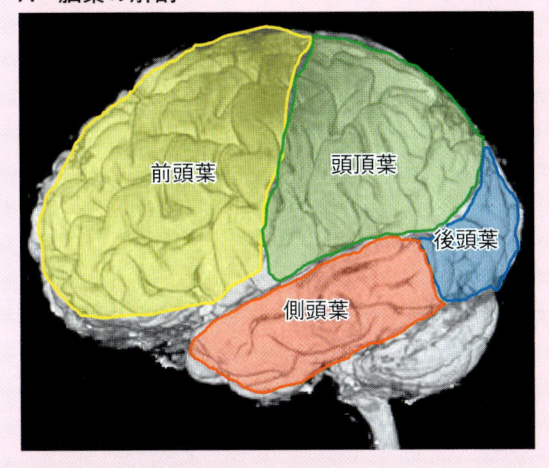

前頭葉
頭頂葉
後頭葉
側頭葉

B：脳表解剖：最上部レベル

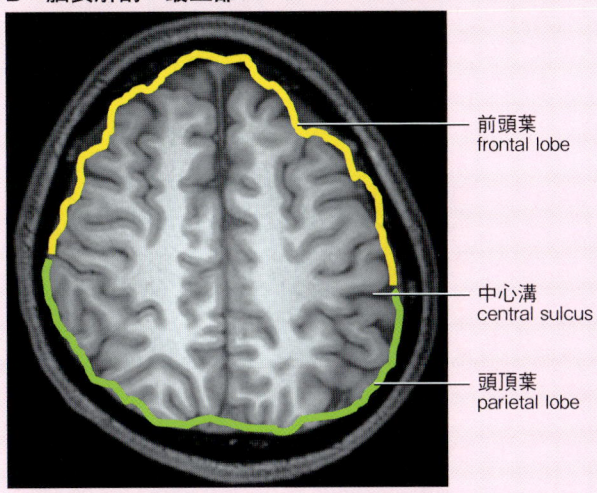

前頭葉
frontal lobe

中心溝
central sulcus

頭頂葉
parietal lobe

C：側脳室体上部レベル

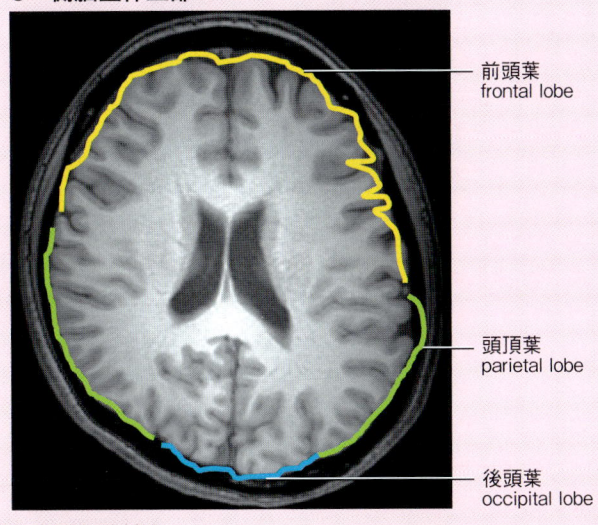

前頭葉
frontal lobe

頭頂葉
parietal lobe

後頭葉
occipital lobe

図 3-10　脳葉の解剖・脳表解剖(1)
A：脳葉の解剖　3D FLAIR volume rendering 像，B～E：脳表解剖　3D T1 TFE 横断（軸位断）像

66 Chapter 3 脳腫瘍

D：Monro 孔部レベル

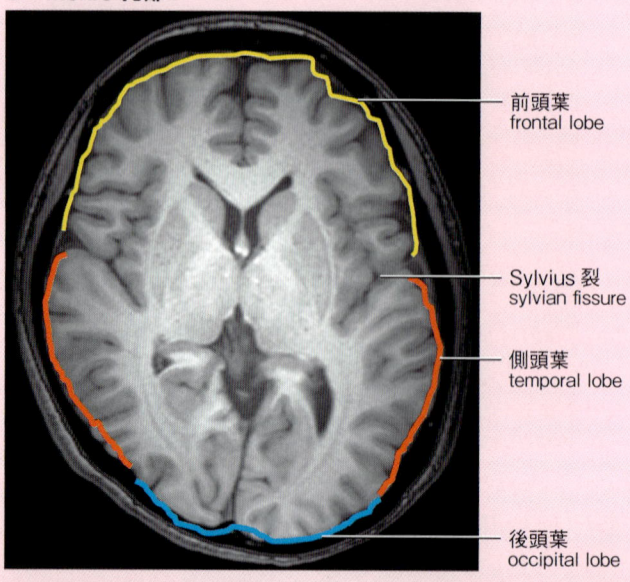

- 前頭葉 frontal lobe
- Sylvius 裂 sylvian fissure
- 側頭葉 temporal lobe
- 後頭葉 occipital lobe

E：Sylvius 裂レベル

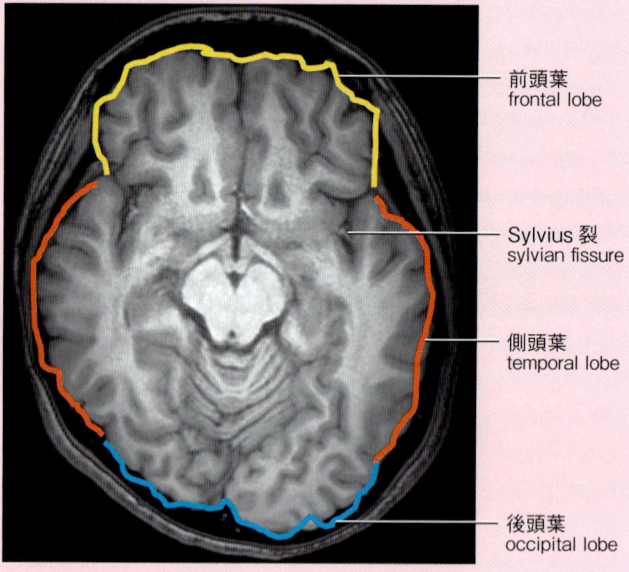

- 前頭葉 frontal lobe
- Sylvius 裂 sylvian fissure
- 側頭葉 temporal lobe
- 後頭葉 occipital lobe

図 3-10（続き）

3.2 大脳半球腫瘍 67

A：VR像（上から見た図）

- 上前頭回⑥ superior frontal gyrus
- 上前頭溝⑦ superior frontal sulcus
- 中心前溝② precentral sulcus
- 中心溝① central sulcus
- 中心後溝③ postcentral sulcus
- 頭頂間溝⑧ intraparietal sulcus
- 中心前回④ precentral gyrus（一次運動野）
- 中心後回⑤ postcentral gyrus（一次感覚野）

B：VR像（側面から見た図）

- 中心溝① central sulcus
- 中心前回⑨ precentral gyrus
- 上前頭回⑥ superior frontal gyrus
- 中前頭回⑪ middle frontal gyrus
- 下前頭回⑫ inferior frontal gyrus
- 三角部⑯ pars triangularis of inferior frontal gyrus
- 眼窩部⑮ pars orbitalis
- 外側溝 lateral sulcus（Sylvius裂 sylvian fissure）⑱
- 中心後回⑩ postcentral gyrus
- 楔前部⑬ precuneus
- 頭頂後頭溝⑭ parietooccipital sulcus
- Wernicke野⑲
- 味覚野⑳ gustatory area
- Broca野（弁蓋部）⑰ Broca（pars opercularis）

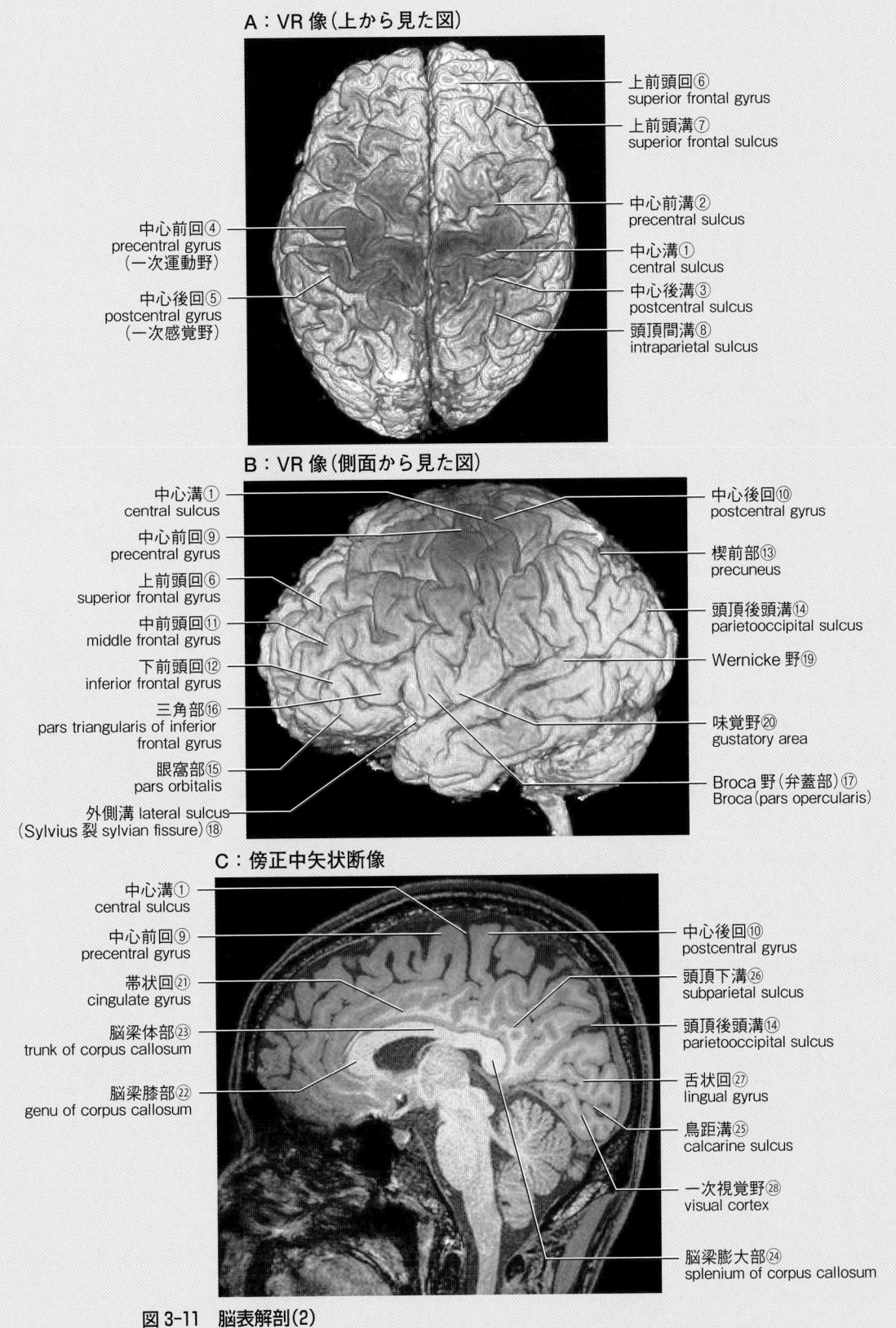

C：傍正中矢状断像

- 中心溝① central sulcus
- 中心前回⑨ precentral gyrus
- 帯状回㉑ cingulate gyrus
- 脳梁体部㉓ trunk of corpus callosum
- 脳梁膝部㉒ genu of corpus callosum
- 中心後回⑩ postcentral gyrus
- 頭頂下溝㉖ subparietal sulcus
- 頭頂後頭溝⑭ parietooccipital sulcus
- 舌状回㉗ lingual gyrus
- 鳥距溝㉕ calcarine sulcus
- 一次視覚野㉘ visual cortex
- 脳梁膨大部㉔ splenium of corpus callosum

図3-11　脳表解剖(2)
A, B：3D FLAIR volume rendering (VR)像，C：T1強調傍正中矢状断像

2) 大脳白質

大脳白質を走る線維には投射線維，交連線維および連合線維がある．

① 投射線維

投射線維の多くは内包を通る．下行性投射線維の代表的なものには皮質脊髄路と皮質延髄路からなる錐体路（図3-12 ①）がある．錐体路は一次運動野から放線冠（corona radiata）（図3-12 ②）に束ねられ，内包後脚のほぼ中央やや後方を走行する．錐体路は太い有髄線維のため，T1強調像で軽度低信号，T2強調像で軽度高信号を示す．

視覚路は視神経，視交叉，視索（図3-13 B ⑮）を経て，視床後部の外側膝状体（図3-13 B ⑯）でニューロンを交代した後，側頭葉前部で前方に凸のMeyer's loopを形成した後，側頭葉後部から後頭葉白質で視放線（図3-12 B ④）となり，後頭葉の一次視覚野に投射する．視床放線は前視床放線（図3-12 E ⑭）と上視床放線（図3-12 C ⑥）がある．前視床放線は内包前脚（図3-13 A ⑥）を，上視床放線は脳梁膝部から外包後脚を通る．内包を通過しない投射線維には脳弓（図3-12 H ⑯）と乳頭視床路（Vicq d'Azyr束）があり，どちらも辺縁系に属する．

② 交連線維

交連線維は左右の大脳半球をつなぐ線維である．神経膠腫や悪性リンパ腫などの悪性脳腫瘍では反対側半球への進展経路として交連線維は重要な役割を果たす．脳梁，前交連（図3-12 H ⑤），視床間橋（図3-12 G ⑳），後交連（図3-12 H ㉔）および手綱交連（図3-12 G ㉑）がある．脳梁は交連線維のなかで最大のものである．前から膝部（図3-12 H ⑬），体部（図3-12 ㉓）および膨大部（図3-12 ⑱）の3部位に分けられ，特にMRIでは矢状断像や冠状断像で観察が容易である．前交連は脳弓体の下端部で第三脳室底に位置する．後交連は中脳水道に移行する部位の第三脳室後方に位置する．視床間橋は左右の視床中央部内側で連続している．後交連の上部には松果体，下部には上丘がある．手綱は視床髄条の延長部である．左右の手綱は索状構造で松果体（図3-12 H ㉒）に連続する．手綱の一部は松果体の前部で交叉し，手綱交連となる．

③ 連合線維

連合線維は同一大脳半球内の皮質野の連絡を行う，短い，あるいは長い線維である．短いものは同一半球内の隣接した脳回間を弓状に連絡する弓状線維（U fiber）があり，皮質直下に存在する．長い連合線維は同一半球内の異なった脳回間を結んでいる．代表的なものには帯状束がある．これは帯状回（図3-11 C ㉑，図3-12 E, F ⑫）の髄質を走る線維で，脳梁周囲を前頭葉から側頭葉の嗅内皮質まで弓状に走行しており，Papez回路の一部となっている．上縦束（図3-12 C ⑦，F ⑲）は前頭葉，側頭葉，頭頂葉および後頭葉の各脳葉を半卵円中心を介して，それぞれ連絡している．そのほか，鉤状束（前頭葉−側頭葉前端部）（図3-12 D ⑨），下縦束（後頭葉−側頭葉）（図3-12 E, F ⑰），垂直束（下頭頂小葉−紡錘状回），前頭後頭束（後頭葉−前頭葉）（図3-12 D ⑧，E ⑮），脳弓（海馬−乳頭体）（図3-12 E, F ⑯）などがある．

A：大脳白質路（冠状断像）

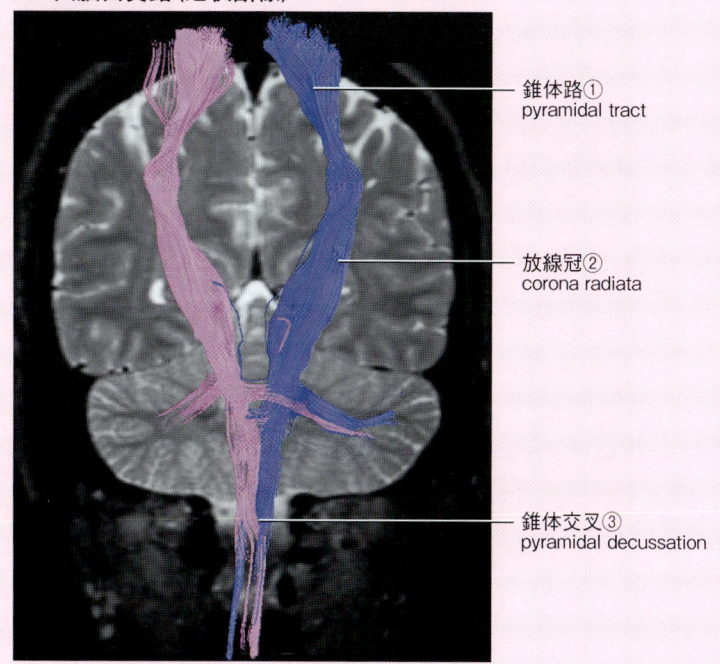

錐体路① pyramidal tract

放線冠② corona radiata

錐体交叉③ pyramidal decussation

B：大脳白質路（横断像）

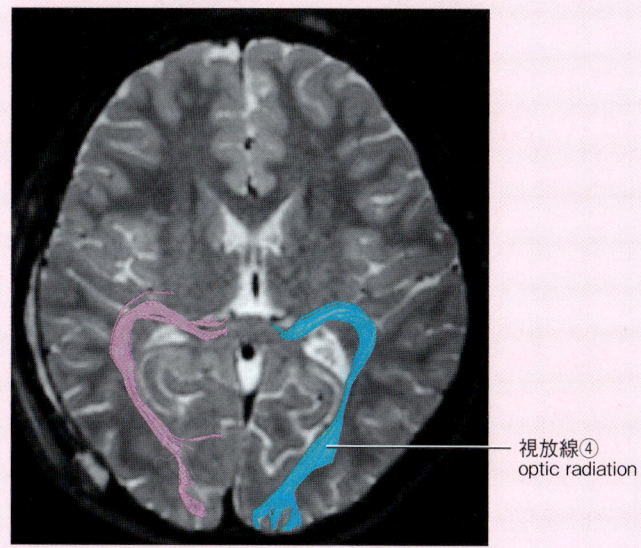

視放線④ optic radiation

図 3-12　大脳白質の解剖
A, B：MR トラクトグラフィ（tractography）

C：大脳白質路（基底核下部レベル）

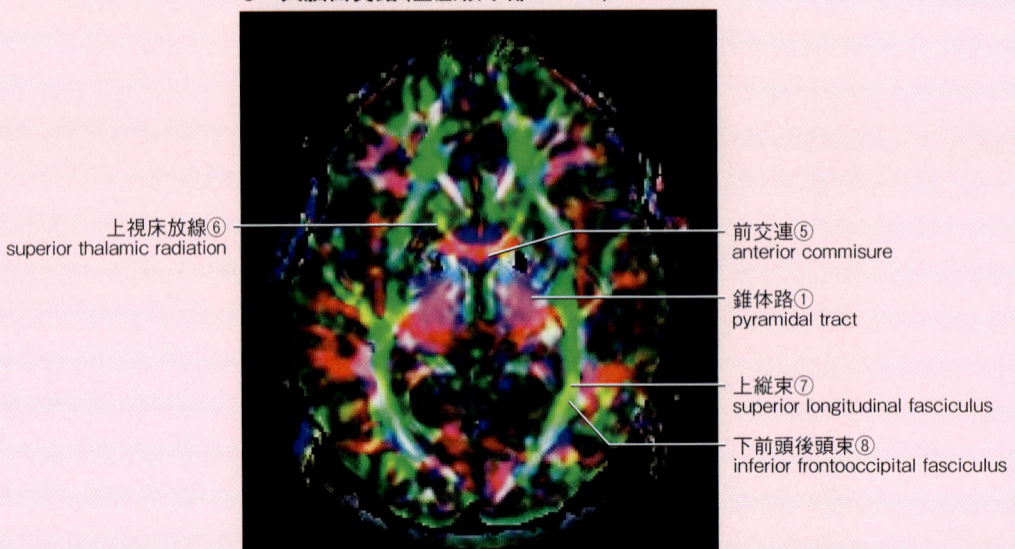

- 上視床放線⑥ superior thalamic radiation
- 前交連⑤ anterior commisure
- 錐体路① pyramidal tract
- 上縦束⑦ superior longitudinal fasciculus
- 下前頭後頭束⑧ inferior frontooccipital fasciculus

D：大脳白質路（基底核レベル）

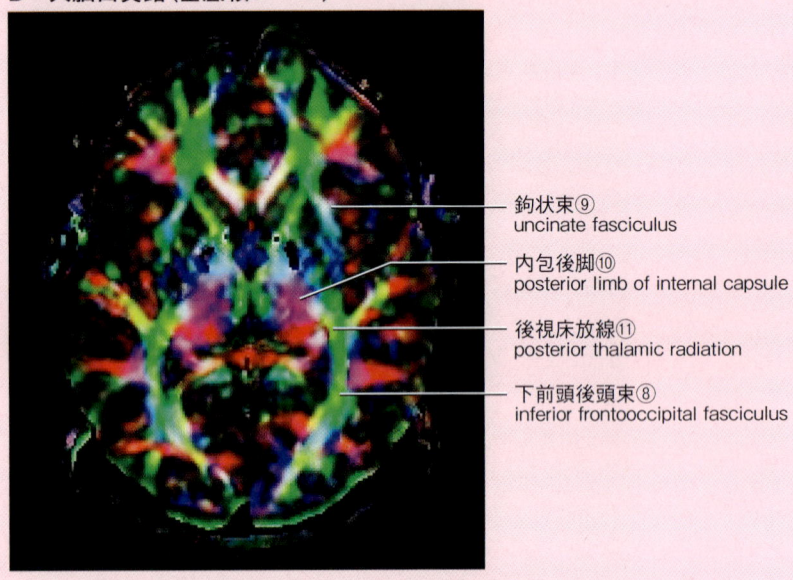

- 鉤状束⑨ uncinate fasciculus
- 内包後脚⑩ posterior limb of internal capsule
- 後視床放線⑪ posterior thalamic radiation
- 下前頭後頭束⑧ inferior frontooccipital fasciculus

図3-12（続き）
C～F：拡散テンソル画像（diffusion tensor imaging）（color map）

E：大脳白質路（側脳室体部レベル）

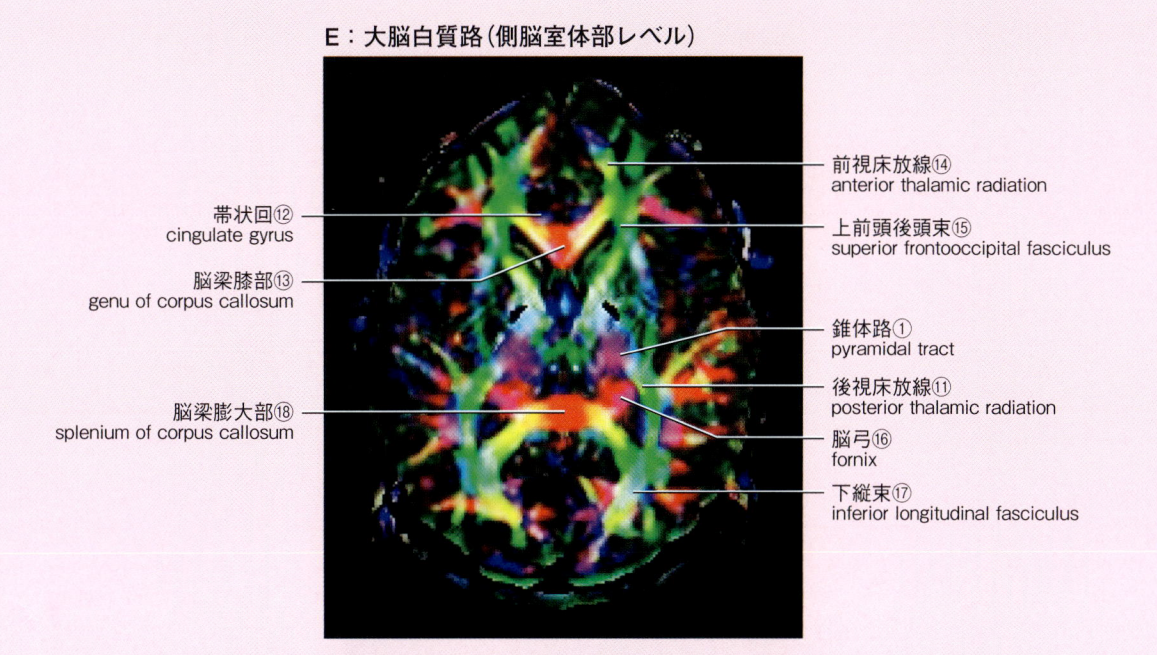

- 帯状回⑫ cingulate gyrus
- 脳梁膝部⑬ genu of corpus callosum
- 脳梁膨大部⑱ splenium of corpus callosum
- 前視床放線⑭ anterior thalamic radiation
- 上前頭後頭束⑮ superior frontooccipital fasciculus
- 錐体路① pyramidal tract
- 後視床放線⑪ posterior thalamic radiation
- 脳弓⑯ fornix
- 下縦束⑰ inferior longitudinal fasciculus

F：大脳白質路（側脳室体上部レベル）

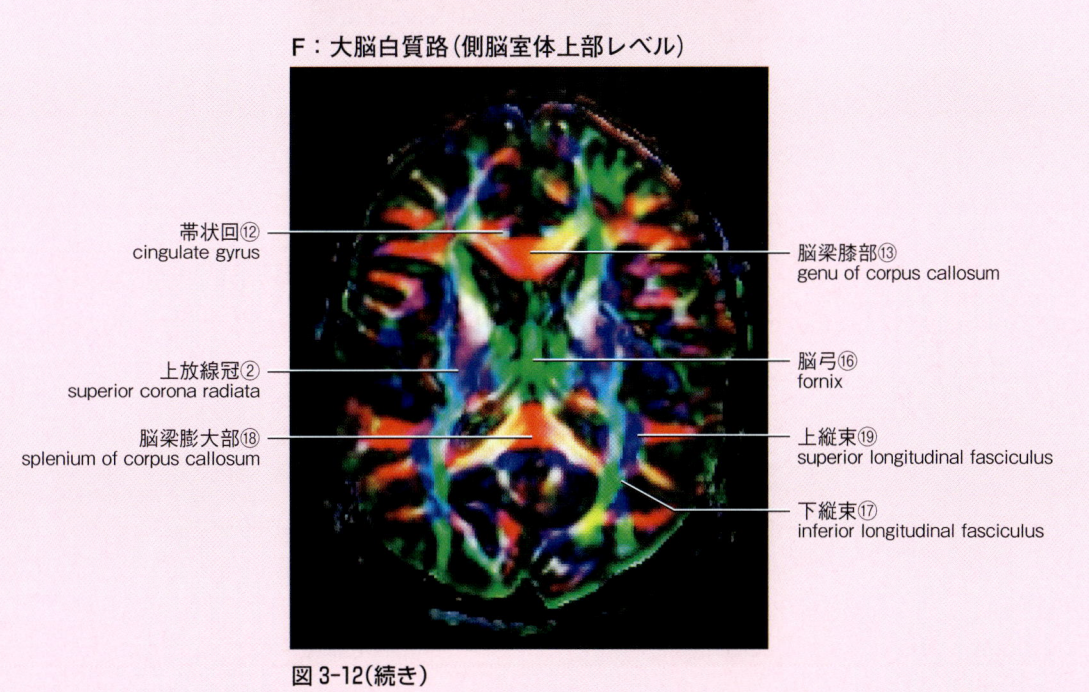

- 帯状回⑫ cingulate gyrus
- 上放線冠② superior corona radiata
- 脳梁膨大部⑱ splenium of corpus callosum
- 脳梁膝部⑬ genu of corpus callosum
- 脳弓⑯ fornix
- 上縦束⑲ superior longitudinal fasciculus
- 下縦束⑰ inferior longitudinal fasciculus

図 3-12（続き）

G：交連線維の解剖（横断像）

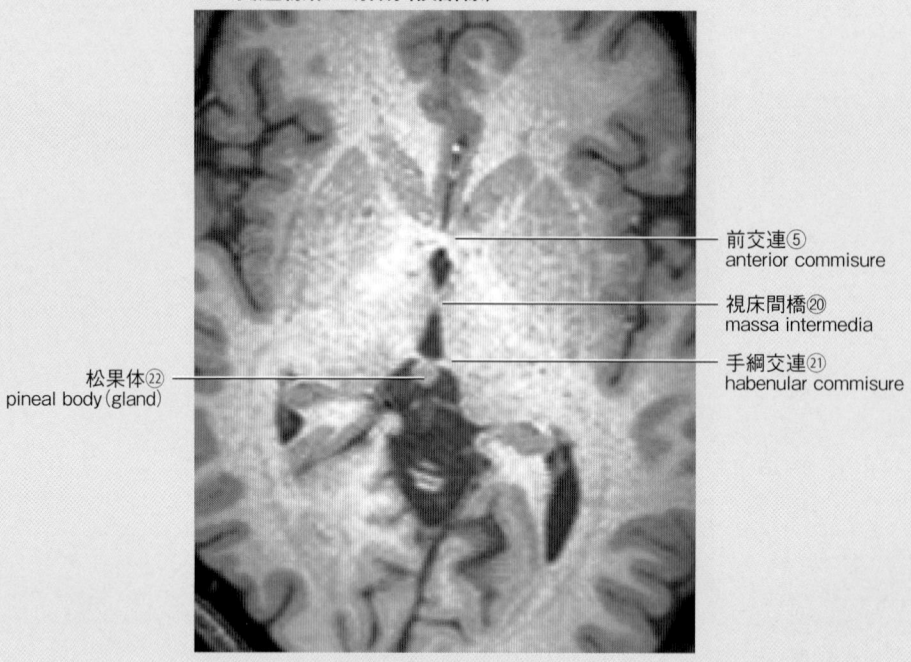

- 前交連⑤ anterior commisure
- 視床間橋⑳ massa intermedia
- 手綱交連㉑ habenular commisure
- 松果体㉒ pineal body（gland）

H：交連線維の解剖（正中矢状断像）

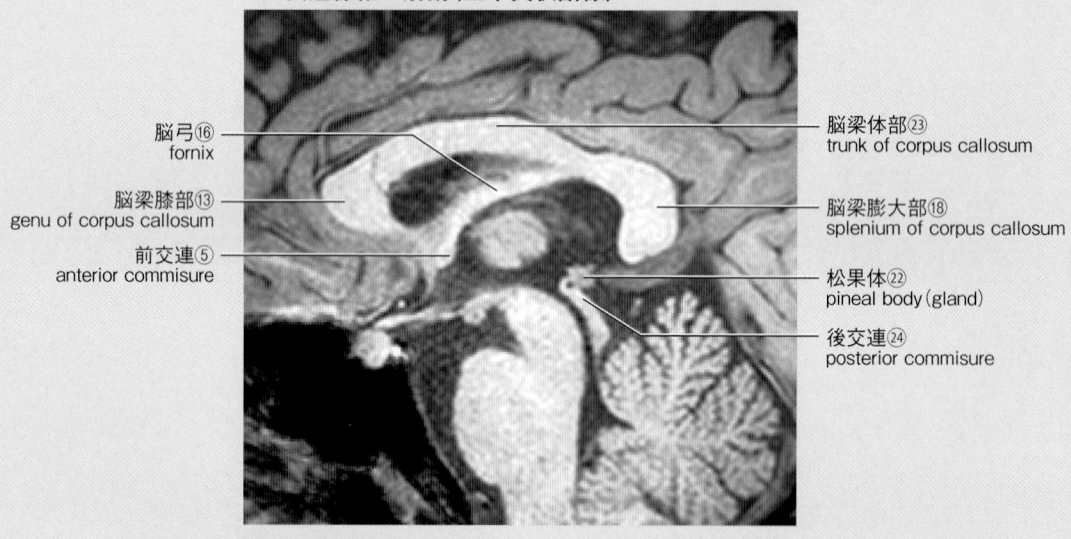

- 脳弓⑯ fornix
- 脳梁膝部⑬ genu of corpus callosum
- 前交連⑤ anterior commisure
- 脳梁体部㉓ trunk of corpus callosum
- 脳梁膨大部⑱ splenium of corpus callosum
- 松果体㉒ pineal body（gland）
- 後交連㉔ posterior commisure

図3-12（続き）
G, H：T1強調像

3）基底核，視床
① 基底核

錐体外路系に属する被殻(図 3-13 ③)，淡蒼球(図 3-13 ⑦)，尾状核(図 3-13 ①)，前障(図 3-13 ②)，および側坐核(尾状核頭部と被殻腹側が融合した部位)からなる終脳の深部白質と，視床下核および黒質(図 3-13 ㉕)からなる間脳・中脳の神経核の一部の総称である．基底核に扁桃体(図 3-14 ①)や嗅結節まで含めることもある．大脳皮質と視床，脳幹をつなぐ線維の神経核の集まりである．

被殻(図 3-13 ③)と淡蒼球(図 3-13 ⑦)の内外節は MRI の横断(水平断)像，冠状断像では外側に凸の構造を示し，両者を合わせてレンズ核といわれる．尾状核(図 3-13 ①，⑪)は頭部，体部および尾部からなるオタマジャクシ状の形態である．尾状核頭部は側脳室前角に接し，側脳室体部〜三角部〜下角の外側壁に接して存在する．尾状核と被殻を合わせて線条体とよばれる．

② 視 床

視床は卵円形をした多くの亜核群の集合体である(図 3-13 ④，⑤，⑧，⑩)．視床の内側面は第三脳室と接し，視床間橋で左右の視床がつながっている．外側には内包後脚(図 3-13 ⑨)が位置している．視床背側には視床枕(図 3-13 ⑤)がある．視床は多くの中継核を有し，定位脳手術の指標になる．視床外側腹側核は第 4 野と連絡しており，腹側は淡蒼球内節から，背側は小脳からの求心線維を受け取っている．後外側腹側核は前側索系および内側毛帯系の中継核である．後外側腹側核の近傍には後内側腹側核があり，三叉神経の中継核である．

4）海 馬

海馬体は記憶や情動に関与する．側頭葉内側に位置し，側脳室下角に接している．海馬(Ammon 角，歯状回)(図 3-14 ⑧，⑩〜⑫)，海馬台(図 3-14 ④)，および海馬采(図 3-14 ⑦)からなる．海馬体は海馬の下内側にある嗅内皮質を含むこともある．海馬は側脳室下角に張り出す前後に細長い構造で，頭部，体部および尾部からなる．斜冠状断像では海馬体部レベルは海馬から Ammon 角(cornu Ammonis：CA1 〜 4)と歯状回がロールケーキ状に巻かれた構造を認める(「10.1 海馬・辺縁系の MRI 解剖」，p.667 参照)．

b. 星細胞系腫瘍

中枢神経系腫瘍のうち神経上皮性腫瘍は，神経細胞とグリア細胞，およびそれらと同じ起源を有する細胞からなる腫瘍のことである．神経上皮性腫瘍の多くはグリア系腫瘍であり"glioma(グリオーマ)"と称される．組織学的悪性度を示すものとして 4 段階の WHO grading がある．グリア系腫瘍のうち，Grade I あるいは II はびまん性星細胞腫といわれ，良性腫瘍の部類に入る．しかし，数年の経過で悪性転化するといわれている．一方，Grade III(退形成性星細胞腫)，Grade IV(膠芽腫)と grade が上昇するにつれ，悪性度が増し，特に膠芽腫はいまだ最も制御困難な悪性腫瘍のひとつである．悪性神経膠腫はリング状造影効果を示すことが多く，転移性脳腫瘍や脳膿瘍との鑑別が重要となる．転移性脳腫瘍の場合は原発巣が不明な場合は鑑別困難な場合がある．また，脳膿瘍は膿汁が高粘稠性

74　Chapter 3　脳腫瘍

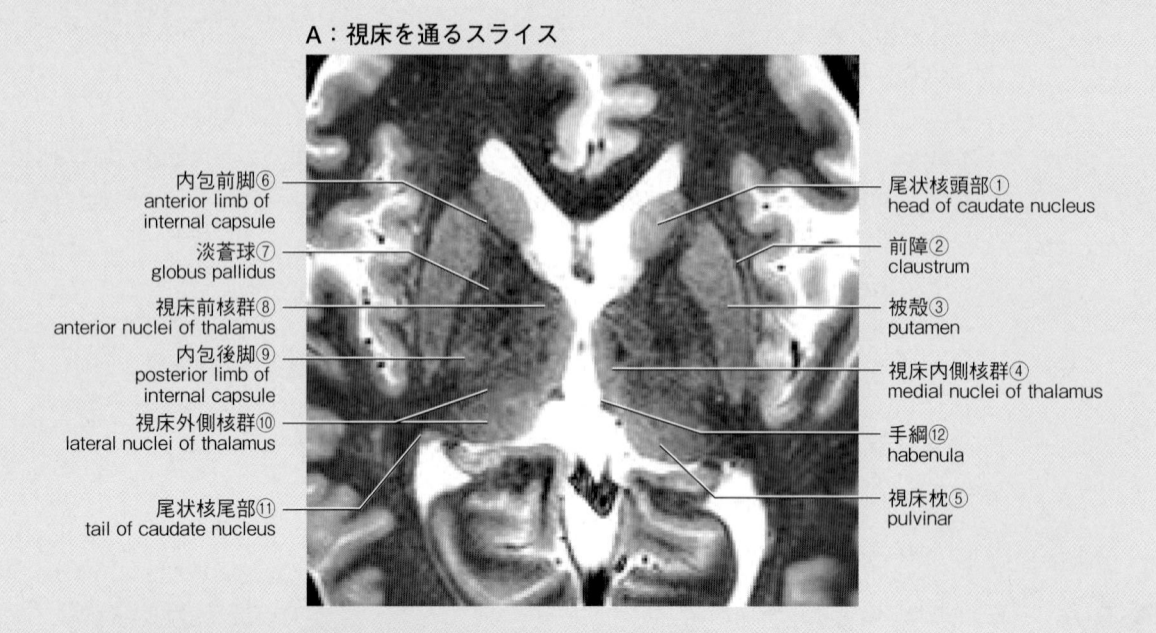

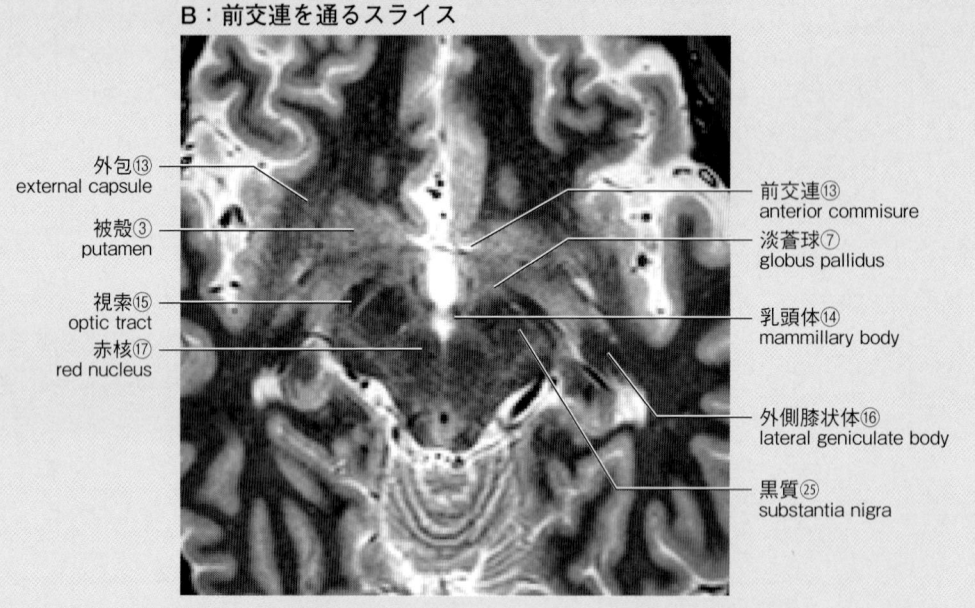

A：視床を通るスライス

内包前脚⑥ anterior limb of internal capsule
淡蒼球⑦ globus pallidus
視床前核群⑧ anterior nuclei of thalamus
内包後脚⑨ posterior limb of internal capsule
視床外側核群⑩ lateral nuclei of thalamus
尾状核尾部⑪ tail of caudate nucleus

尾状核頭部① head of caudate nucleus
前障② claustrum
被殻③ putamen
視床内側核群④ medial nuclei of thalamus
手綱⑫ habenula
視床枕⑤ pulvinar

B：前交連を通るスライス

外包⑬ external capsule
被殻③ putamen
視索⑮ optic tract
赤核⑰ red nucleus

前交連⑬ anterior commisure
淡蒼球⑦ globus pallidus
乳頭体⑭ mammillary body
外側膝状体⑯ lateral geniculate body
黒質㉕ substantia nigra

図 3-13　基底核・視床の解剖
STIR 横断（軸位断）像

A：海馬頭部

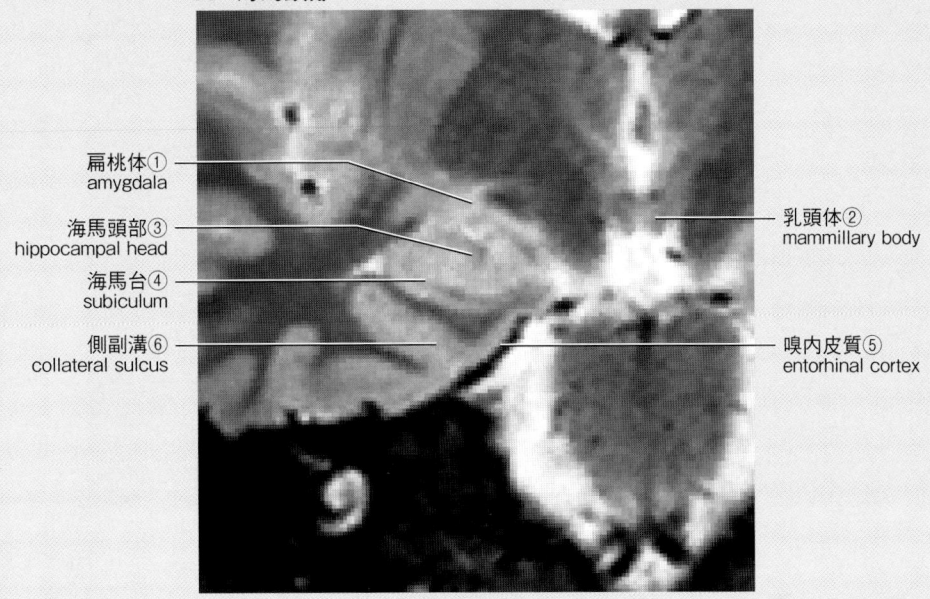

- 扁桃体① amygdala
- 海馬頭部③ hippocampal head
- 海馬台④ subiculum
- 側副溝⑥ collateral sulcus
- 乳頭体② mammillary body
- 嗅内皮質⑤ entorhinal cortex

B：海馬体部

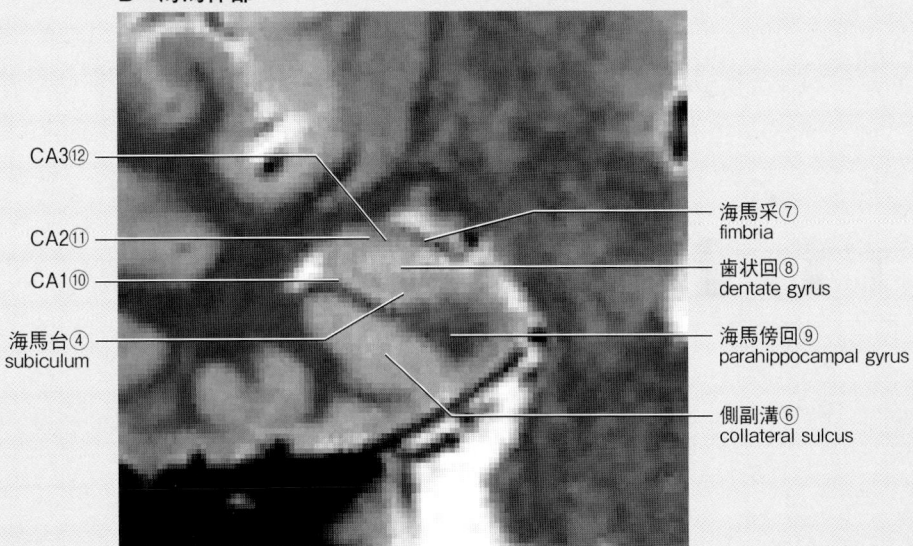

- CA3⑫
- CA2⑪
- CA1⑩
- 海馬台④ subiculum
- 海馬采⑦ fimbria
- 歯状回⑧ dentate gyrus
- 海馬傍回⑨ parahippocampal gyrus
- 側副溝⑥ collateral sulcus

図 3-14 海馬の解剖
STIR 冠状断像

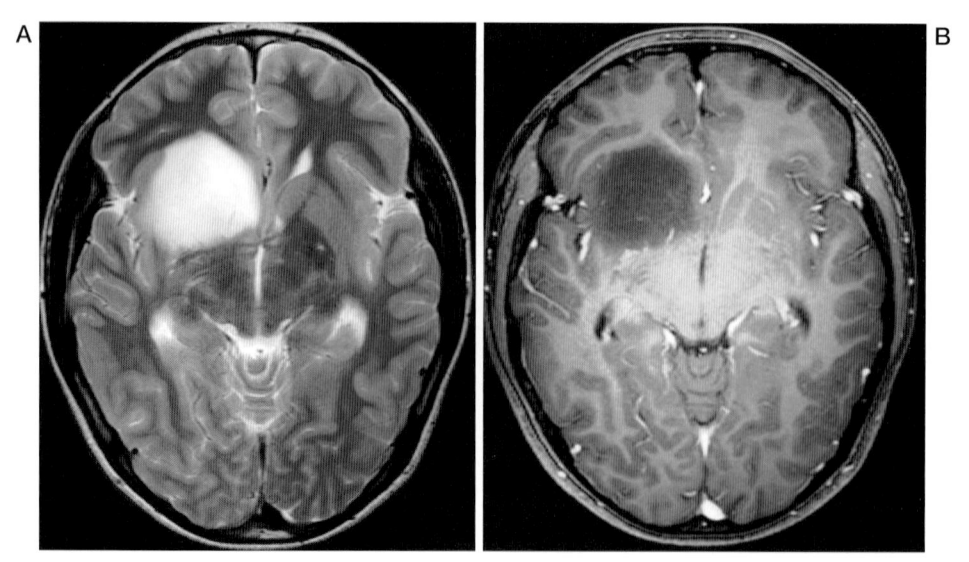

図 3-15　びまん性星細胞腫(10 歳台男性)
A：T2 強調像, B：造影 T1 強調像　右基底核領域を中心に mass effect を有する高信号病変を認める(A). 病変内の増強効果は認めない(B).

であるため，拡散強調画像での内部高信号が鑑別の手助けとなる．

1) びまん性星細胞腫　diffuse astrocytoma(WHO grade II)
① 病態と臨床
　びまん性星細胞腫は，脳腫瘍全国集計によると原発性脳腫瘍の 7.1% を占め，成人の大脳半球および小児の脳幹，小脳に好発する[8]．平均 4〜5 年で悪性化し，退形成性星細胞腫(anaplastic astrocytoma)や多形膠芽腫(glioblastoma multiforme)に変化するといわれている[9]．WHO の組織分類では Grade II に相当する．治療後の 5 年生存率は 50〜70% である．病理学的には類円形の核と好酸性の細胞質をもち，微細な突起を有する腫瘍細胞がびまん性に増殖する．腫瘍細胞の形態により，線維性(fibrillary)，原形質性(protoplasmic)，肥胖細胞性(gemistocytic)の 3 つの組織亜型に分類され，線維性が最も高頻度である．

② MRI 所見
　T2 強調像および FLAIR 像で辺縁不明瞭な地図状の比較的均一な高信号を示し，腫大する(図 3-15)．後述する退形成性星細胞腫や多形膠芽腫に比べると腫瘍の細胞密度が低く，拡散強調画像で低信号を示すことが多い．見かけの拡散係数(apparent diffusion coefficiency：ADC)も高値を示す．造影剤による腫瘍内の増強効果はみられない．増強効果を認めた場合は組織破壊が考えられ，high grade glioma が示唆される．脳梁，前交連など交連線維を介して対側半球への浸潤を認めることがある．緩徐な増大を示すため，接する頭蓋骨に菲薄化を認めることがある(図 3-16)．MR スペクトロスコピー(MR spectroscopy：MRS)ではコリン/クレアチン比の軽度上昇，NAA/クレアチン比の低下が認められる．多くの場合，乳酸ピークはみられない[10]．

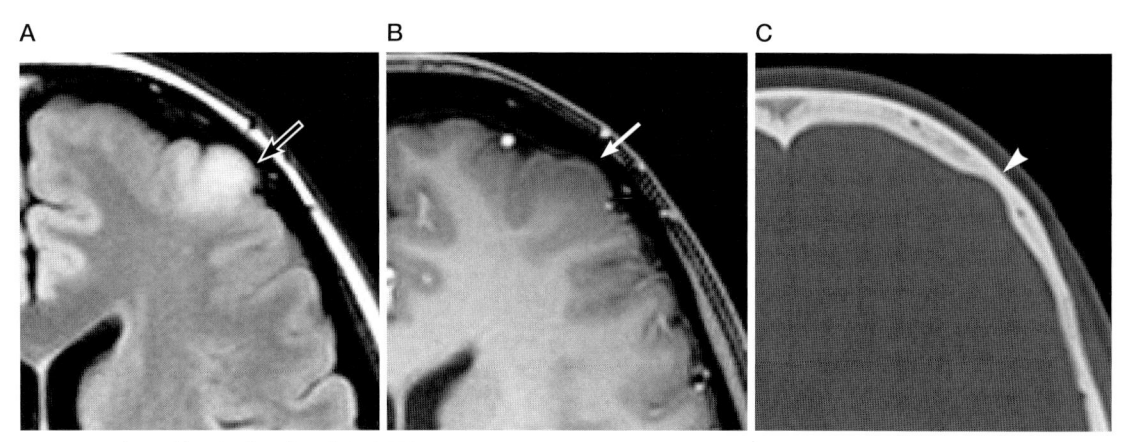

図 3-16 びまん性星細胞腫(30 歳台女性)
A：FLAIR 像，B：造影 T1 強調像，C：CT（骨条件）　左前頭葉皮質に高信号腫瘍を認め，造影効果は認めない（A, B，→）．CT（C）では腫瘍に接する骨が菲薄化し（▶），緩徐な増大を示す腫瘍が示唆される．

2) 退形成性星細胞腫　anaplastic astrocytoma（WHO grade Ⅲ）
① 病態と臨床

びまん性星細胞腫と膠芽腫との中間の悪性度である．びまん性星細胞腫が脱分化して生じることが多いが，まれに母地にまったくびまん性星細胞腫の所見がなく，突然生じること（de novo 発生）もある．退形成性星細胞腫は術後再発を繰り返し，約 2 年で多形膠芽腫に転化する[12]．病理学的には WHO grade Ⅲである．びまん性星細胞腫の所見に退形成変化として細胞密度の増加，細胞の多型性，核分裂像の増加，および間質の血管内皮細胞の増殖などが加わる．

原発性脳腫瘍の 4.7％を占める．小児では小脳・脳幹部，成人ではテント上の大脳半球に好発する．小児を含めて全年齢に発生しうるが，20〜70 歳台に広く好発する[8]．

② MRI 所見

T2 強調像，FLAIR 像で大脳白質に地図状の高信号域を認める．びまん性星細胞腫に比べ組織破壊が強い．そのため，血液脳関門（blood brain barrier：BBB）の破綻を反映し，高信号病変内に造影効果が出現する．膠芽腫でみられるような不均一なリング状増強効果というより，比較的均一な造影効果を示すことが多い（図 3-17）．脳梁など交連線維を介して対側半球への浸潤を認めることがある[12]．MR スペクトロスコピー（MRS）ではコリン（Cho）/クレアチン（Cr）比の軽度上昇，NAA/クレアチン比の低下が認められ，嫌気性代謝を反映する乳酸ピークが出現する[11]．

びまん性星細胞腫の術後経過観察で，高信号域の拡大や造影病変の出現が認められた場合，退形成性星細胞腫への転化を考慮する必要がある．

3) 多形膠芽腫　glioblastoma multiforme（WHO grade Ⅳ）
① 病態と臨床

退形成性星細胞腫よりさらに悪性度の高い腫瘍で，星細胞腫のなかで最も悪性で予後不良である．原発性脳腫瘍の 9.1％を占める．小児を含め全年齢に発生するが，特に 40 〜

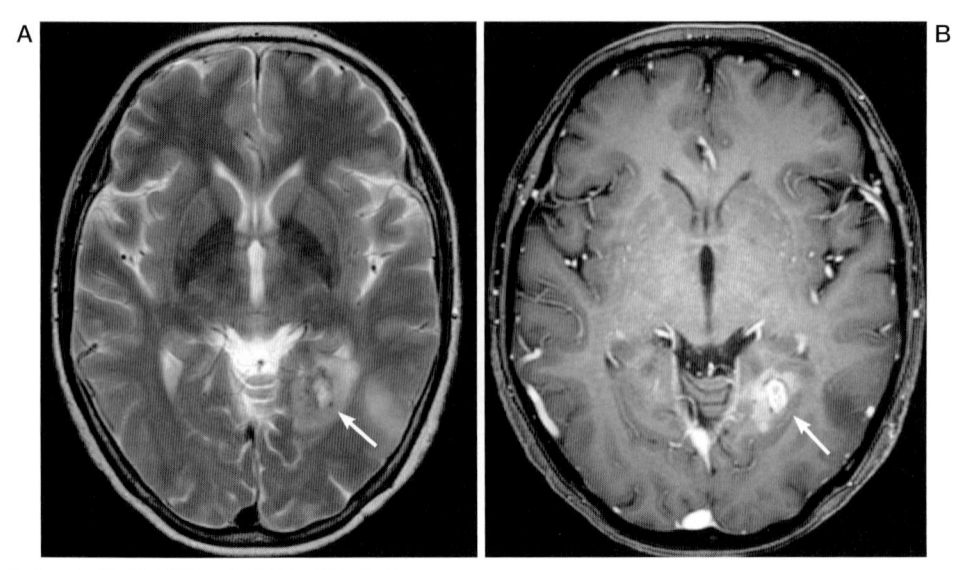

図3-17 退形成性星細胞腫（60歳台女性）
A：T2強調像, B：造影T1強調像　左側頭葉内側に不均一な混合信号を示す腫瘍(→)を認める (A)．同部位の増強効果を認める(B)．

70歳台に好発する．組織学的にはWHO grade IVである．肉眼的にも組織学的にも多彩な像を示す．細胞密度が高く，多角形，紡錘形，円形など種々の細胞がみられる．腫瘍細胞の核はクロマチンの増量，大小不同，多核，巨核がみられ，核分裂像も多くみられる．大小の壊死巣があり，壊死巣周囲の核の柵状配列が特徴的所見である．血管の増加や血管内皮細胞の増殖も著明で，腫瘍細胞増殖マーカーであるMIB-1陽性細胞が高い（平均18％）[5]．脳組織の中を腫瘍細胞が広範に浸潤していくため，主病巣から遠く離れた部位にも病変を認めることがある[13]．

近年，膠芽腫の遺伝子研究から，二次性膠芽腫と原発性膠芽腫があることがわかってきた．二次性膠芽腫は低悪性度腫瘍が数年を経て悪性転化し，膠芽腫になるものである．*p53*遺伝子変異が高率にみられる．化学療法や放射線治療に感受性があり，原発性膠芽腫に比較して予後がよい．一方，原発性膠芽腫はde novo発生である．*LOH10q*, *p16*, *EGFR*, *NF1*, *MDM1*, *MDM2*などの種々の遺伝子変異がある．化学療法や放射線治療に抵抗性であり，予後不良である．

治療は手術，化学療法および放射線治療を組み合わせた集学的治療になる．特に手術切除率が予後因子として重要なため，画像による進展範囲の診断は重要である[15]．

膠芽腫の亜型として奇怪な巨細胞からなる巨細胞性膠芽腫（giant cell glioblastoma）や，間葉系の腫瘍細胞が混在する膠肉腫（gliosarcoma）があるが，画像的な鑑別は難しい[8]．

② MRI所見

T2強調像やFLAIR像などで，大脳白質に広範な高信号を示す．高信号病変内に粗大かつ不整なリング状造影効果を認める（図3-18, 20, BOX 3-3）[14]．転移性脳腫瘍に比べると，膠芽腫で認められるリングの壁はより不整である．腫瘤内部で拡張した髄質静脈が索状の造影効果を示し，髄質静脈周囲に壊死像が認められれば膠芽腫の可能性が高い．腫瘍

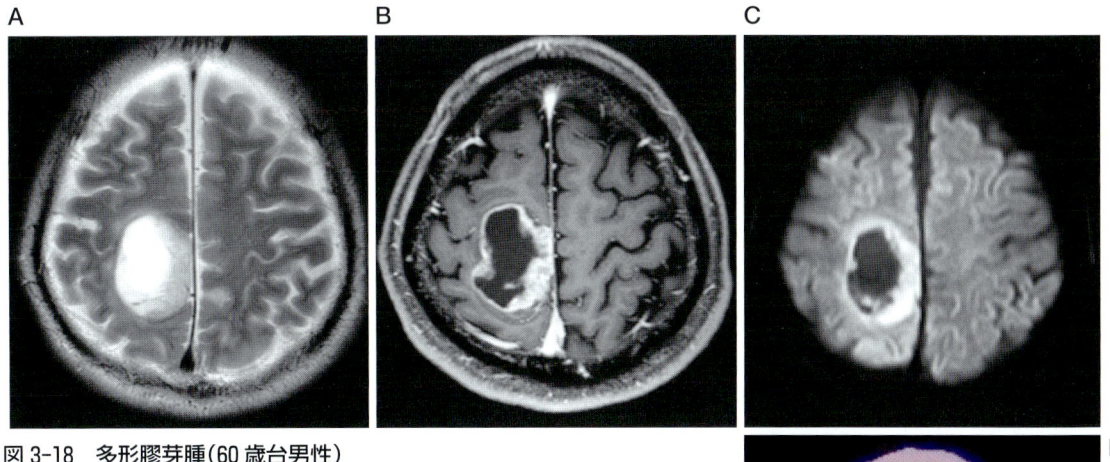

図3-18 多形膠芽腫(60歳台男性)
A：T2強調像，B：造影T1強調像，C：拡散強調画像，D：メチオニンPET（CTとの融合画像） T2強調像(A)で右頭頂葉に高信号を示す腫瘍を認める．造影(B)では不整なリング状増強効果を認める．腫瘍内に索状の造影効果を認め，膠芽腫で認める頻度が高い．拡散強調画像(C)では腫瘍辺縁が高信号を示し，高い細胞密度が示唆される．メチオニンPET/CT(D)でも造影される部分には強い集積を認める．

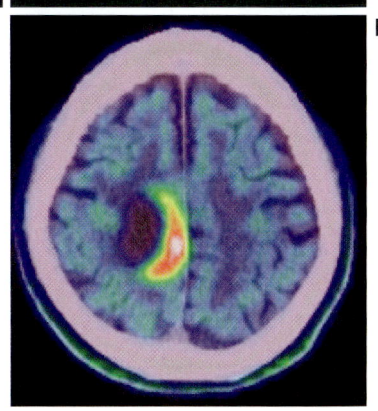

BOX 3-3　リング状造影効果を示す天幕（テント）上腫瘍の鑑別診断

- 多形膠芽腫
- 転移性脳腫瘍
- 悪性リンパ腫（免疫不全者）
- 毛様細胞性星細胞腫

　細胞密度の高い部分は拡散強調画像で軽度高信号を示す．腫瘍内は微細な出血性変化を認めることが多く，T2*強調像や磁化率強調画像で点状の低信号を認める(図3-19)．MRスペクトロスコピーではコリン(Cho)/クレアチン(Cr)比の上昇，NAA/クレアチン(Cr)比の低下および嫌気性代謝を反映した乳酸ピークを認める[11](図3-19 C)．MRIを用いた脳灌流画像では腫瘍による血管増生を反映して局所脳血流量(regional cerebral blood flow：rCBF)，局所脳血液量(regional cerebral blood volume：rCBV)が増加し，診断の一助になる．

　Bevacizmabなどの抗血管新生薬が化学療法として用いられると，実際にはviable cellが残存しているにも関わらず，経過観察のMRIで造影病変が不明瞭化することがある．これは"pseudoresponse"とよばれ，治療効果判定で注意を要する[16]．

　亜型である膠肉腫なども上記に膠芽腫と同様の画像所見を呈するため，画像上の鑑別が困難なことが多い(図3-21)．

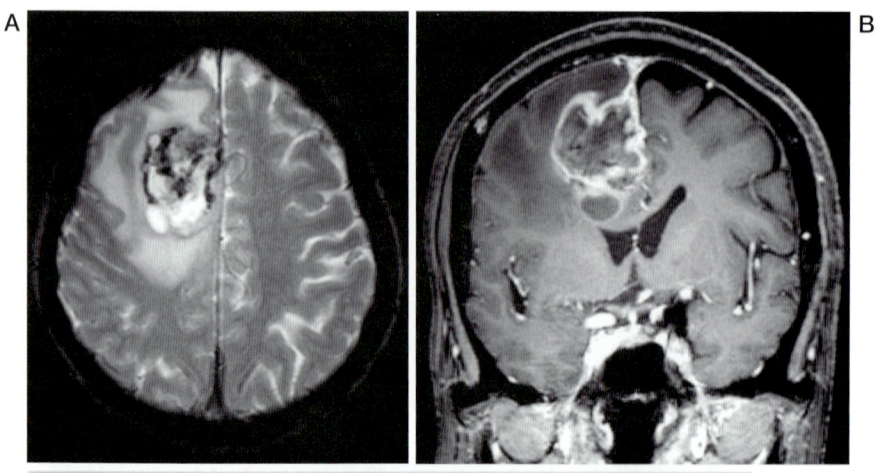

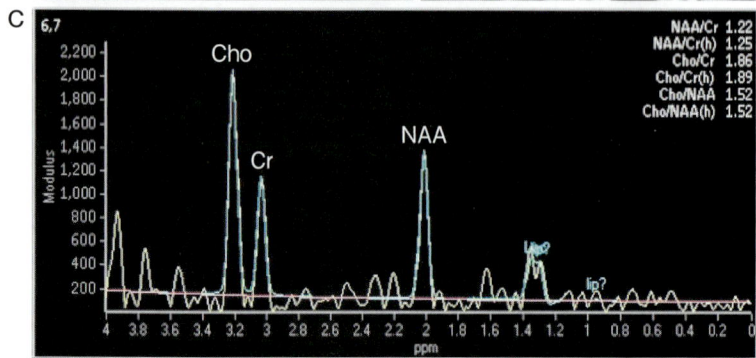

図3-19 多形膠芽腫(70歳台女性)
A：T2*強調像，B：造影T1強調冠状断像，C：MRスペクトロスコピー(MRS) 右前頭葉に腫瘍を認める．T2*強調像(A)では内部に不均一な低信号域を含む，腫瘍内出血が示唆される．造影T1強調像(B)では不整なリング状増強効果を呈する(B)．MRS(C)ではCho/Cr比の上昇，NAA/Cr比の低下および乳酸ピークを認める．悪性所見である．

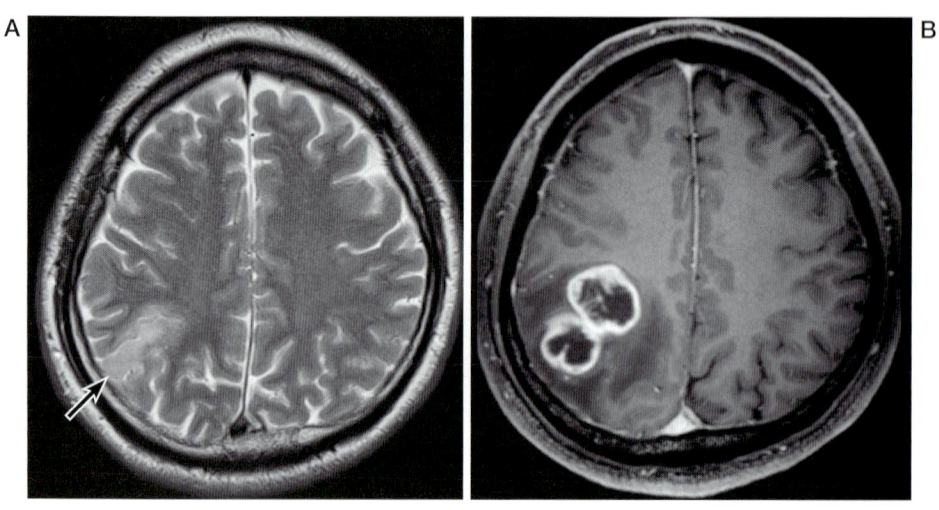

図3-20 原発性膠芽腫(50歳台男性)
A：T2強調像，B：造影T1強調像(3か月後) 右頭頂葉に淡い高信号病変(→)を認める．3か月後(B)には急速に増大し，リング状造影腫瘍を呈する．

図3-21 膠肉腫（60歳台男性）
造影T1強調像 左前頭葉に出血を伴う不正な造影腫瘤を認める．

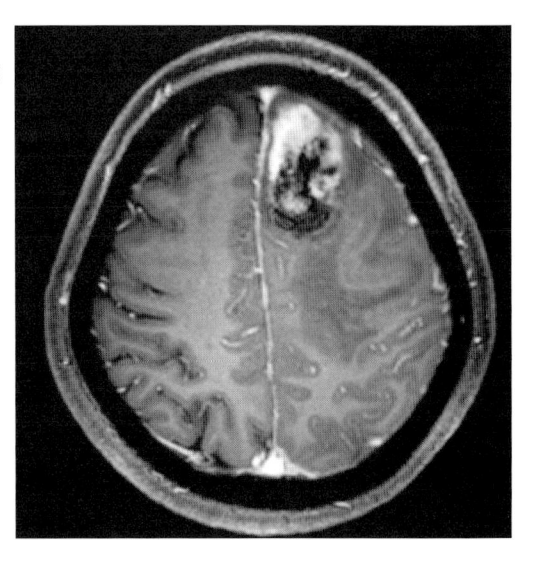

c. 大脳膠腫症　gliomatosis cerebri（WHO grade Ⅲ）

① 病態と臨床

　神経膠腫細胞が2葉以上にわたりびまん性に浸潤する腫瘍と定義される．40～50歳台に好発する．組織学的には大部分がWHO grade Ⅲであり，一部にWHO grade Ⅱの部分が含まれる．腫瘍細胞が広範に浸潤するため外科的切除は不可能であり，放射線治療や化学療法が選択される．予後不良で1年生存率は50％程度である[8]．

② MRI所見

　大脳半球が主体で，少なくとも2葉以上にわたり病変が広範に認められる．基底核，橋および小脳に病変が及ぶことがある．T2強調像，FLAIR像での高信号域がびまん性に広がり，腫脹する（**図3-22**）．拡散強調画像で高信号を示すことは少なく，拡散の低下も認めない．造影効果を示すことはほとんどないが，経過を見ていくと悪性度が進行し，造影病変が出現する．MRSではミオイノシトール（myoinositol）が上昇する[11]．明らかな高信号域は病変部であるのは当然だが，周囲に正常とは異なるごく淡い高信号が広がっていることがある．これも腫瘍浸潤を見ている可能性が高く，経過観察上注意を要する．FLAIR像が観察しやすい．鑑別は脳梗塞や各種の脳炎などが考えられる．

d. 毛様細胞性星細胞腫　pilocytic astrocytoma（WHO grade Ⅰ）

① 病態と臨床

　小児～若年成人の小脳，脳幹，視床，視床下部および視神経に好発する．まれに大脳半球に発生する．80％は小児発症で，40歳以上の発症はまれである．病理学的には，毛髪様の細長い突起をもつ双極性細胞が束状に増生する充実性部分と，微小嚢胞性基質に星芒状の腫瘍細胞が疎に配列する海綿状部分からなる二相性構築が特徴的である[8]．最近，*BRAF*遺伝子に特有の異常が同定され，浸潤性星細胞腫と遺伝学的にも異なることが明

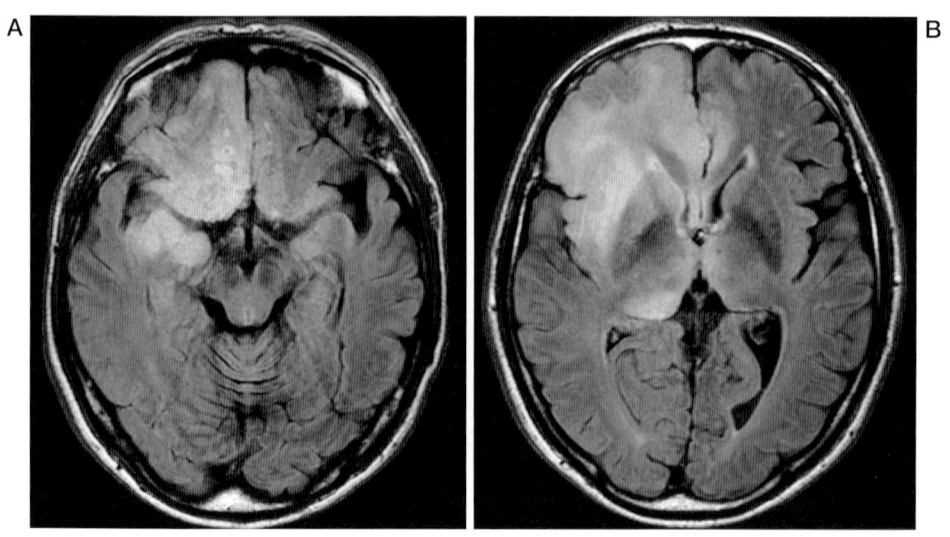

図 3-22　大脳膠腫症(gliomatosis cerebri)(60 歳台男性)
FLAIR 像　右前頭葉から右側頭葉，基底核，視床に及ぶ広範な高信号域を認め，腫脹している．

BOX 3-4　囊胞を伴う天幕(テント)上腫瘍の鑑別診断

- 毛様細胞性星細胞腫
- 神経節膠腫
- 多形黄色星細胞腫
- 上衣腫
- 星芽腫

らかとなった．

WHO grade I で基本的に予後良好であるが，約 5％に脳表，硬膜や脊髄などに播種を認め，予後不良な症例もある．神経線維腫症 1 型(neurofibromatosis type 1：NF1)との関連があり，NF1 症例では視神経前部に本腫瘍が発生する．視神経後部に発生した場合は予後不良である．

② MRI 所見

囊胞と不均一な造影効果を示す部分とからなる．10％に石灰化を認める．MRI では T1 強調像で低信号，T2 強調像で高信号を示す．造影効果が特徴的で，線状・隔壁状の造影効果を認め，造影域から外方に染み出すようなグラデーションのある造影効果を認める(図 3-23, 24)．良性であるが 5％に播種を認めるため，脳表や脳室壁，硬膜の播種結節にも注意を払う必要がある[17]．鑑別診断には，囊胞を形成するという点で神経節膠腫や多形黄色星細胞腫があがる(BOX 3-4)．視交叉に病変を認めた場合は pilomyxoid astrocytoma を考慮する必要がある．

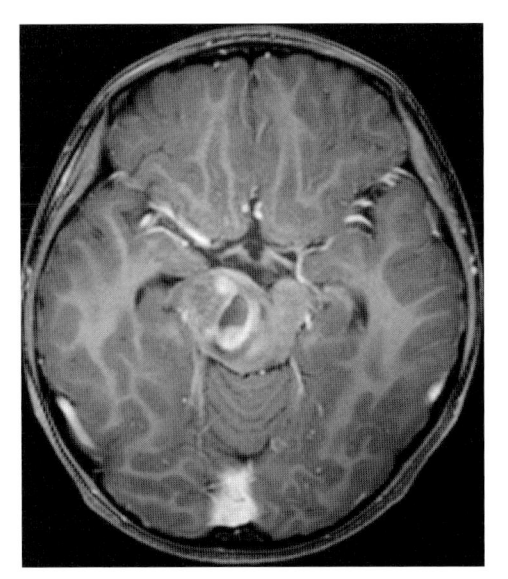

図 3-23 毛様細胞性星細胞腫(7歳女児)
造影 T1 強調像　右大脳脚に均一なリング状増強効果と周囲の小斑状増強効果を有する腫瘍を認める．わずかに周囲に染み出すような増強効果を認める．

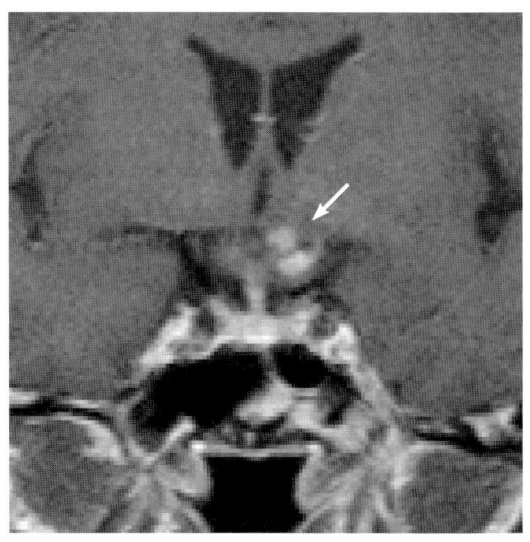

図 3-24 毛様細胞性星細胞腫(40歳台女性)
造影 T1 強調冠状断像　視交叉に斑状の増強効果を認める(→)．

e. 上衣下巨細胞性星細胞腫　subependymal giant cell astrocytoma

① 病態と臨床

　結節性硬化症に関連して発生する．腫瘍を抑制する働きをもつ *TSC1* あるいは *TSC2* 遺伝子のいずれかに異常があり，多臓器に腫瘍性病変を認める．頭蓋内では上衣下巨細胞性星細胞腫が発生し，結節性硬化症の10～15％にみられる．10～20歳台の Monro 孔付近の脳室内に好発する．doubling time は1～3年といわれ緩徐な発育を示すが，まれに急速な増大を示し脳実質内に進展することがある．組織学的には gemistocytic astrocytoma 様の大型細胞が主体となり，細線維性基質を伴って増殖する．小さな腫瘍の場合は外科的切除によりほぼ治癒する．腫瘍が大きい場合，約1/3の症例で腫瘍の全摘出が困難であり，約1/3の症例で術後1年以内の腫瘍再発を認める[18]．

② MRI所見

　Monro 孔付近の脳室内に良好に造影される充実性腫瘤を認める(**図 3-25**)．結節性硬化症があれば診断は容易である．

f. 多形黄色星細胞腫　pleomorphic xanthoastrocytoma(WHO gradeⅡ)

① 病態と臨床

　元来，この腫瘍は，肉腫の中に GFAP(glial fibrillary acidic protein，神経膠線維酸性蛋白)が陽性で，予後良好の群があるとして分離されたものである．組織学的には紡錘形

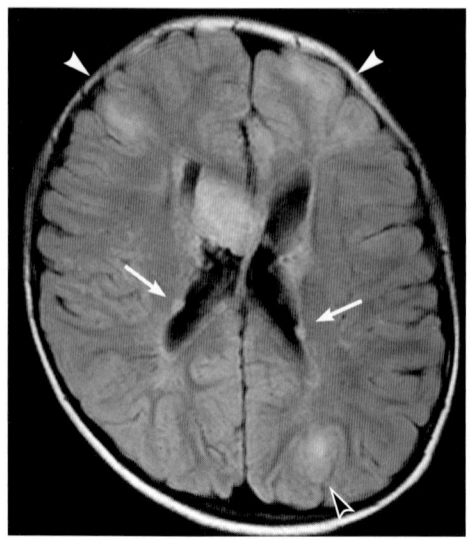

図 3-25　上衣下巨細胞性星細胞腫（4 歳男児）
FLAIR 像　Monro 孔付近の右側脳室内に腫瘍を認める．両側側脳室壁には上衣下結節を認める（→）．両側大脳半球には皮質結節を認め，結節性硬化症に特徴的な所見を呈する（▶）．

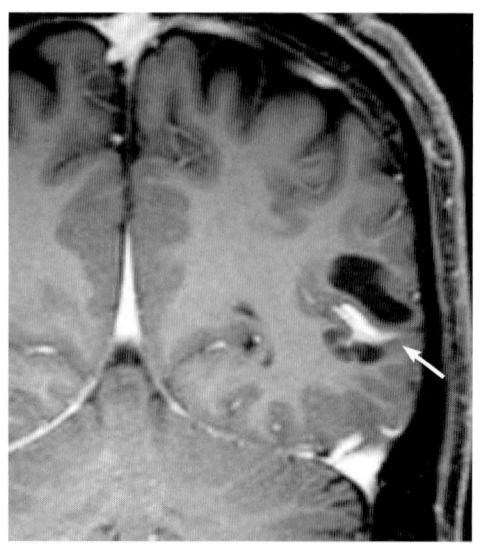

図 3-26　多形黄色星細胞腫（60 歳台男性）
造影 T1 強調冠状断像　囊胞と造影成分とからなる腫瘍を認める（→）．

　細胞が束状あるいは花筵状に増生する細胞密度の高い腫瘍で，一部に脂肪滴を入れた大型で多形性と異型性の強い腫瘍細胞（xanthomatous cells）の混在が特徴的である．細胞密度が高いが分裂像は少なく，Ki-67 は一般に 1% 以下である[8]．10〜20 歳台に好発し，性差は認めない．本腫瘍は WHO grade II であるが，全摘出できないと再発率が高い．予後は 5 年生存率が約 80%，10 年生存率が約 70% である[19]．

② MRI 所見
　側頭葉や脳表に好発する．囊胞と強く造影される充実成分とからなる．充実成分は脳表にあり，髄膜に接するように存在する．囊胞は充実成分から深部に認められる（図 3-26）．鑑別診断として毛様細胞性星細胞腫，神経節細胞腫，退形成性星細胞腫があげられる．

g. 乏突起膠細胞系腫瘍

1）乏突起膠細胞腫　oligodendroglioma（WHO grade II）
① 病態と臨床
　突起の乏しい小型の細胞であるオリゴデンドロサイト（oligodendrocyte）が腫瘍性に増殖したものである．WHO grade II で，原発性脳腫瘍の 0.9% である．40〜50 歳台に好発し，てんかん発作や頭痛などを契機に発見される．ほぼ 100% 天幕（テント）上の大脳半球に発生し，特に前頭葉に多い（約 60%）．腫瘍細胞の皮質への浸潤傾向が強い．5 年生存率は約 80% と良好である[8]．特に，*1p/19q* 遺伝子欠損を認める症例があり，化学療法に反応性があり，予後がよい[20]．

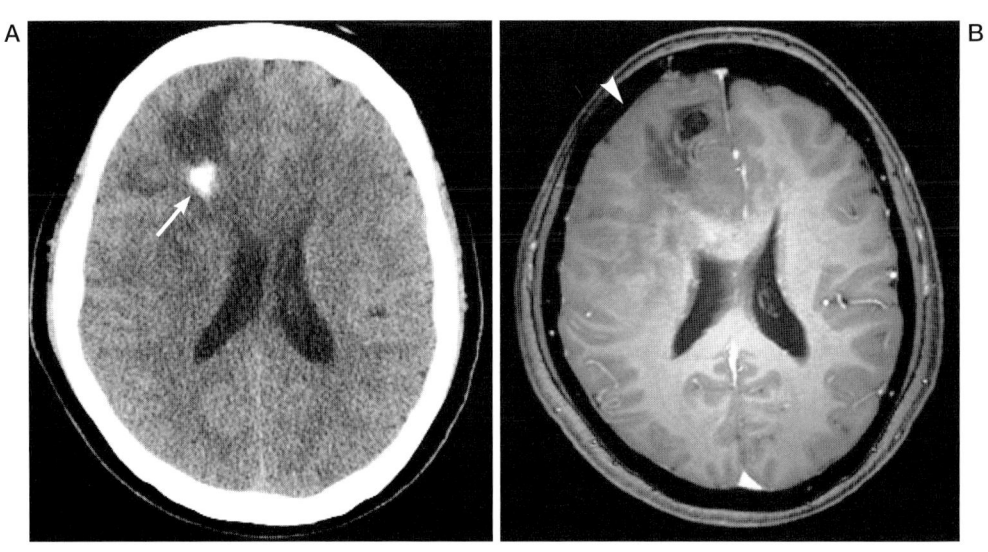

図 3-27 乏突起膠細胞腫(60歳台女性)
A：単純 CT, B：造影 T1 強調像 CT(A)では右前頭葉腫瘍を認め，内部に粗大な石灰化を伴う(→). 造影 T1 強調像(B)では，右前頭葉腫瘍は増強効果が乏しく，一部皮質の膨化を認める(▶).

BOX 3-5 石灰化を伴う腫瘍

- 乏突起膠細胞腫
- 乏突起膠星細胞腫
- びまん性星細胞腫
- 中枢性神経細胞腫
- 神経節膠腫
- 上衣腫
- PNET
- 転移性脳腫瘍(原発巣による)

乏突起膠細胞腫の病理像に退形成性変化が加わった anaplastic oligodendroglioma (WHO grade III)もあり，oligodendroglioma の約20%程度である．

② MRI 所見

MRI では T2 強調像や FLAIR 像で高信号を示すため，びまん性星細胞腫の所見に似る．しかし，乏突起膠細胞腫は皮質への浸潤傾向が強く，びまん性星細胞腫より皮質の腫脹が強い(図 3-27)．石灰化を示す場合が多く，CT における棍棒状の石灰化は，本腫瘍に特徴的である(BOX 3-5)．微細な石灰化を検出するには，磁化率強調画像が有用との報告がある[21]．造影効果を示す場合は悪性が示唆される．

2) 乏突起膠星細胞腫　oligoastrocytoma(WHO grade II)

① 病態と臨床

乏突起膠細胞腫と星細胞腫が腫瘍内に混在した腫瘍である．WHO grade II で，30～40歳台の大脳半球(前頭葉と側頭葉発生で全体の約80%を占める)に好発する[22]．

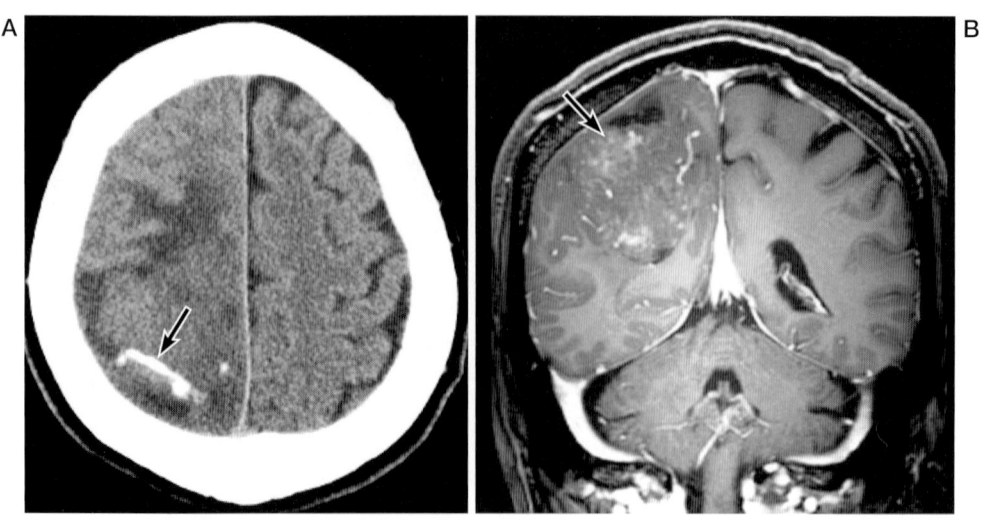

図 3-28 退形成性乏突起膠星細胞腫(50 歳台男性)
A：単純 CT，B：造影 T1 強調冠状断像　右頭頂葉腫瘍を認め，棒状の石灰化を伴う(A，→)．造影 T1 強調像(B)では，腫瘍に不均一な増強効果を認める(→)．

② MRI 所見

びまん性星細胞腫の画像所見に似るため，鑑別が難しいことが多い．約 50％に造影効果を認める(図 3-28)．退形成性変化がある場合には，不整な造影効果により，退形成性星細胞腫や膠芽腫などとの鑑別を要する場合がある．

h. 上衣系腫瘍

1) 上衣腫(大脳半球発生)　supratentrial ependymoma(WHO grade II)

① 病態と臨床

脳室壁にある上衣細胞に由来する腫瘍で，WHO grade II である．原発性脳腫瘍の 0.8％を占める．全年齢に発生するが，特に 5～20 歳台前半に好発する．60％は第四脳室や脊髄などの天幕(テント)下に発生する．天幕上では大脳実質に発生することが多く，天幕上発生の上衣腫の約 80％を占める．脳実質発生の上衣腫は大脳半球の発生過程で遺残した上衣組織から発生するといわれている．次いで第三脳室や側脳室に発生する(頭蓋内発生の上衣腫中の約 15％)．上衣腫の組織像に退形成性変化が加わった anaplastic ependymoma(WHO grade III)は Ki-67 が 10％以上を示し，上衣腫より予後不良である[23]．

② MRI 所見

MRI では出血や石灰化，嚢胞変性などにより不均一な信号を示す．造影効果は必発で，不均一な造影効果を示す(図 3-29)．脳実質内の上衣腫では造影病変としては周囲の浮腫が弱いという特徴がある．

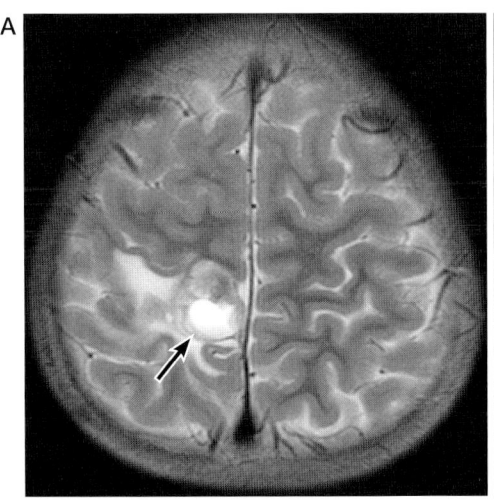

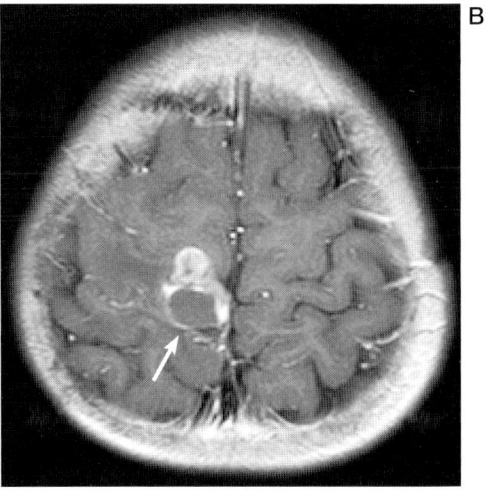

図 3-29 天幕(テント)上発生の上衣腫(10 歳台男性)
A：T2 強調像　B：造影 T1 強調像　右頭頂葉に造影される充実部分と囊胞成分とからなる腫瘍を認める(→).

2) 上衣下腫　subependymoma(WHO grade Ⅰ)
① 病態と臨床
　原発性脳腫瘍の 0.4〜0.7％と非常にまれな腫瘍である．40〜50 歳台に好発し，男性に多い．50〜60％は第四脳室に好発し，30〜40％は側脳室に発生する．第三脳室発生はまれである．多くが無症候性であるが，時に閉塞性水頭症を発症して発見される．組織学的には細胞密度は低く，核分裂像も認めない．GFAP 強陽性で，細胞増殖の指標である MIB-1 index は非常に低いのが特徴とされる．WHO grade Ⅰ である．高齢発症では予後不良との報告もあるが，完全切除された場合には非常に予後良好である[24]．

② MRI 所見
　脳室内にある辺縁明瞭な分葉状の形態を示す腫瘤として認められる．CT では低吸収〜等吸収を示す．MRI では T1 強調像では低信号，T2 強調像で高信号を示し，均一な内部性状である．造影効果はほとんどみられず，あってもごく軽度である(図 3-30)[25]．鑑別診断としては脈絡叢乳頭腫や中枢性神経細胞腫，脳室内髄膜腫などがあげられる．脈絡叢乳頭腫と中枢性神経細胞腫はいずれも強く造影され，石灰化や囊胞変性など不均一な内部性状を示し，容易に鑑別できる．また，髄膜腫はよく造影され，側脳室三角部に好発することが鑑別のポイントである．

i. その他の神経上皮性腫瘍

　グリア細胞由来の腫瘍と考えられているが，その起源が不明確なためこの群に入れられている．星芽腫(astroblastoma)，第三脳室脊索腫様膠腫(chordoid glioma of the third ventricle)，および血管中心性膠腫(angiocentric glioma)がある．

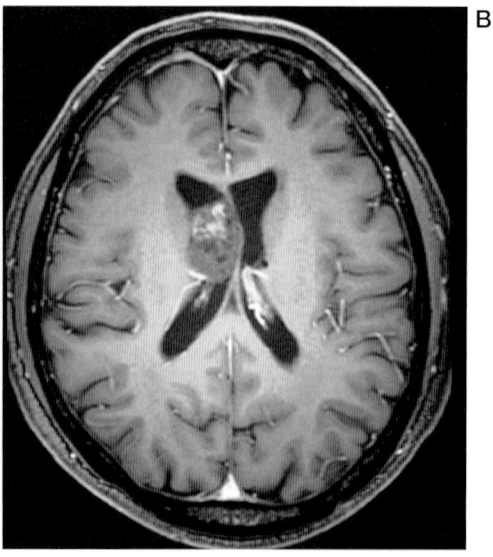

図 3-30　上衣下腫(60 歳台男性)
A：T2 強調像，B：造影 T1 強調像　T2 強調像(A)で右側脳室内に不均一な高信号腫瘍を認める(→)．腫瘍の造影増強効果は乏しい(B)．

1) 星芽腫　astroblastoma
① 病態と臨床
　GFAP を発現する細胞が腫瘍組織全体に血管周囲性偽ロゼットを形成して増殖する．浸潤性グリオーマの成分を含む腫瘍は本腫瘍には含めない．細胞異型，核分裂像などの変化がある場合，退形成性星芽腫とよばれる．大脳半球に発生し，若年女性に多い[26]．
② MRI 所見
　大脳半球に囊胞とよく造影される充実成分とからなる腫瘍として認められる[36]．毛様細胞性星細胞腫，神経節膠腫や多形黄色星細胞腫などの囊胞を形成する腫瘍との鑑別を要する．

2) 第三脳室脊索腫様膠腫　chordoid glioma of the third ventricle(WHO grade II)
① 病態と臨床
　中年成人に発生するまれな腫瘍である．特に女性に多い傾向がある．第三脳室前方の壁から発生し，脳室内腫瘍として認められる．好酸性の腫瘍細胞がシート状に増殖し，間質には豊富な粘液基質がみられる．リンパ球や形質細胞の浸潤も特徴的である．核異型に乏しく，核分裂像はみられない．Ki-67 陽性率も 5％以下と低値を示す[8]．
② MRI 所見
　T2 強調像では低信号を主体とする不均一な混合信号を呈する．高信号部分は粘液基質を反映していると思われる．囊胞を形成する場合もある．造影では充実部分は良好に造影され，時に均一な増強効果を示す場合もある(図 3-31)[27]．

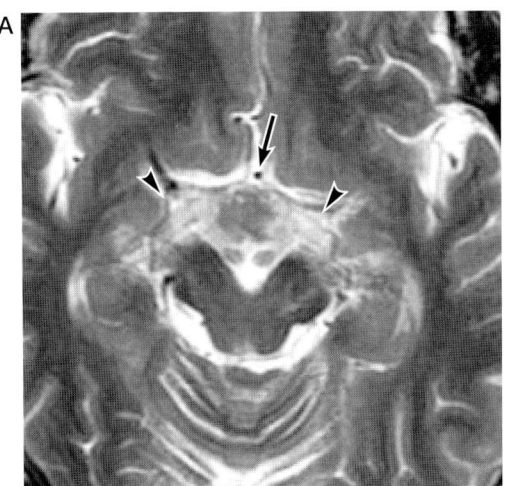

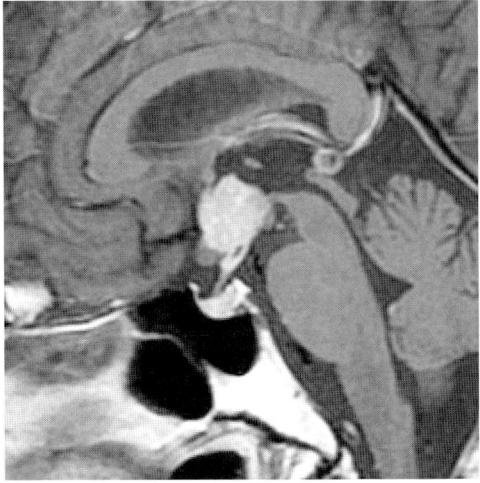

図 3-31　第三脳室脊索腫様膠腫（50歳台男性）
A：T2強調像，B：造影T1強調矢状断像　第三脳室底部に腫瘍を認める（→）．T2強調像（A）では不均一な低信号腫瘍を呈し，両側視索に浮腫（▶）を認める．造影（B）では均一な増強効果を呈する．

3）血管中心性膠腫　angiocentric glioma（WHO grade I）

① 病態と臨床

てんかん症状を有する若年者の大脳腫瘍である．性差はなく，脳表に発生する．組織学的には上衣性分化を示す均一な紡錘形細胞が血管周囲に増殖する．核異型に乏しく，核分裂像はほとんど認められない．Ki-67陽性率も1～5％と低値である[8]．

② MRI所見

脳表にT2強調像やFLAIR像で高信号を示す腫脹があり，造影効果は認めない[28]．びまん性星細胞腫との区別が難しい．また，小病変では限局性皮質異形成との鑑別も要する．

j. 神経細胞系および混合神経細胞・膠細胞腫

1）中枢性神経細胞腫　central neurocytoma（WHO grade II）

① 病態と臨床

1982年にフランスのHassounらが提唱した腫瘍である．頭蓋内脳腫瘍の0.5％とまれな腫瘍である．若年成人（20～40歳台）の側脳室前半部に生じ，男性に多い．neurocyteとよばれる小型円形細胞が敷石状に均一に増殖する．WHO grade IIで，完全摘出すると再発することはなく，予後良好である（5年生存率約80％）[29]．

② MRI所見

50％以上は側脳室前半部にあり，透明中隔と接することが多い．第三脳室や第四脳室発生は3％以下とまれである．MRIではT1強調像で低信号，T2強調像で高信号を示し，腫瘍内部は不均一な性状を呈し，強く造影される．50～70％に石灰化を認める．出血はまれである．髄膜播種は10例程度の報告がある[30]が，極めてまれである．若年成人の側脳

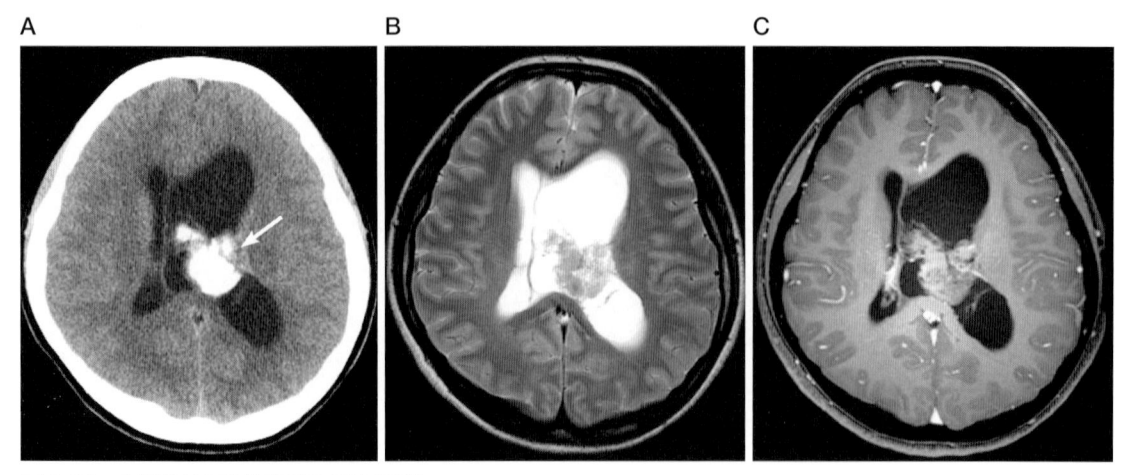

図 3-32 中枢性神経細胞腫（20歳台男性）
A：単純 CT，B：T2 強調像，C：造影 T1 強調像　右側脳室内に粗大な石灰化を伴う腫瘍を認める（A，→）．T2 強調像（B）では不均一な信号を示し，造影増強効果は乏しい（C）．

室内腫瘍では，第一に考えるべき腫瘍である（図 3-32）．鑑別診断としては，上衣下腫，上衣腫，上衣下巨細胞性星細胞腫，脈絡叢乳頭腫，髄膜腫，乏突起膠腫，および転移性腫瘍などの脳室内腫瘍があげられる．

2）神経節細胞腫　gangliocytoma（WHO grade Ⅰ）
① 病態と臨床
　中枢神経系腫瘍のうちの約 1% とまれな腫瘍である．小児と 30 歳以下の若年成人に好発する．約 70% は側頭葉の皮質および皮質下に発生する．てんかん発作の原因となり，発作を契機に発見されることが多い．病理学的には後述する神経節膠腫は神経細胞と膠細胞が混在するのに対して，神経節細胞腫は神経細胞のみからなる．細胞分裂像は乏しく，予後良好である[31]（WHO grade Ⅰ）．また，若年成人（診断時の平均年齢 34 歳）の小脳半球に異形成神経節細胞腫（dysplastic gangliocytoma）が生じることがあり，Lhermitte-Duclos 病とよばれる．Cowden 病の部分症と考えられている．

② MRI 所見
　石灰化を特徴とするため，MRI では T1, T2 強調像ともに低信号を示す．囊胞成分を伴うことも特徴である．造影では均一な増強効果を示し，周囲に浮腫を伴う[32]．後述する神経節膠腫との画像上の鑑別は難しい．鑑別は毛様細胞性星細胞腫や多形黄色星細胞腫があげられる．ちなみに Lhermitte-Duclos 病の場合は小脳半球に T2 強調像で高信号を示す病変を認め，内部に縞状の構造を認めることが特徴的であり，診断は容易であると思われる．

3）神経節膠腫　ganglioglioma（WHO grade Ⅰ）
① 病態と臨床
　神経節膠腫は原発性脳腫瘍の 0.4% にみられる[8]．全年齢にみられるが，本邦では 10～20 歳台に好発する．性差はみられない．神経細胞と膠細胞が混在するため，mixed neu-

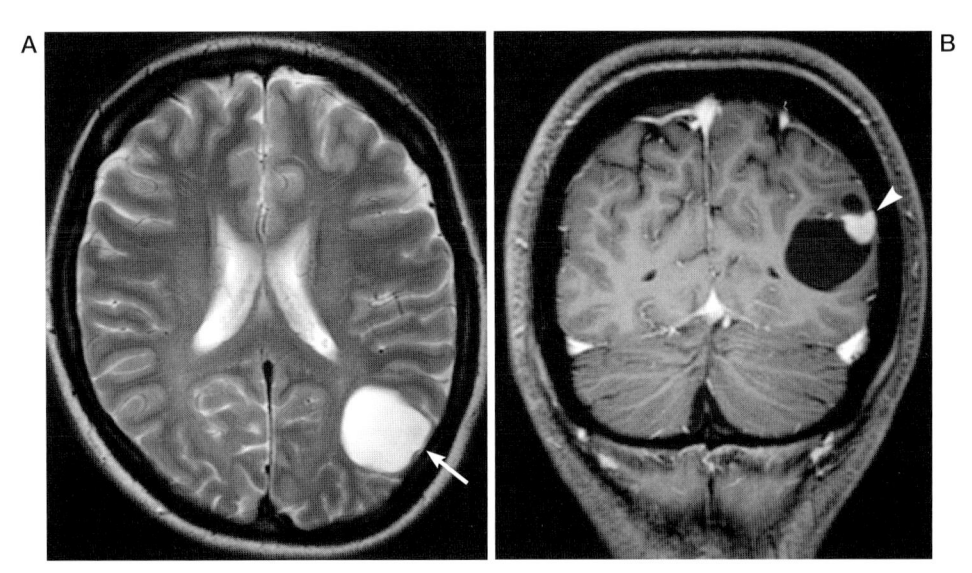

図 3-33　神経節膠腫（30 歳台女性）
A：T2 強調像，B：造影 T1 強調冠状断像　左頭頂葉に囊胞（A，→）と造影される結節（B，▶）とからなる腫瘍を認める．

ronal-glial tumor とよばれることがある．本腫瘍はてんかん原性が強い．脳腫瘍が原因のてんかんのうち 37〜51％の症例でみられ，てんかん発作を制御するために手術の対象となる[33]．緩徐に発育する腫瘍で，予後良好である．しかしながら，ごくまれに細胞分裂像の増加や壊死巣，異常血管などがみられ，退形成性変化をきたした悪性の anaplastic ganglioglioma があり，こちらは予後不良である[34]．

② MRI 所見

中枢神経系のどの部位にも発生しうるが，約半数は側頭葉に発生する．皮質および皮質下に造影結節（約 60％）と囊胞（約 40％）を伴う腫瘍性病変として認められる（**図 3-33**）．囊胞のみのものや造影結節のみのものもある．石灰化を伴うものもある（16％）[35]．anaplastic ganglioglioma は不整なリング状造影効果を示し，膠芽腫と鑑別困難である[42]．鑑別診断は大脳半球の囊胞を伴う腫瘍として毛様細胞性星細胞腫と多形黄色星細胞腫をあげる．

4）線維形成性乳児星細胞腫・神経節膠腫　desmoplastic infantile astrocytoma and ganglioglioma：DIA/DIG（WHO grade I）

① 病態と臨床

線維形成性乳児星細胞腫・神経節膠腫は 1987 年に VandenBerg らにより提唱された腫瘍である．2 歳以下の小児に好発するまれな腫瘍であり，全脳腫瘍の 0.5〜1％にみられる．男児に多く，1 歳未満の乳児の場合は急速な頭囲拡大により発見されることが多い．その他の年齢ではてんかん発作が初発症状で発見される．前頭葉から頭頂葉に発生する．腫瘍は表在性の充実成分と深部に張り出す囊胞成分とからなる[35]．病理学的には腫瘍細胞の間に豊富な膠原線維があるのが特徴である．核分裂像や壊死，出血などを認めることはまれである．WHO grade I で，切除された場合には予後良好である．部分切除に留まっ

た場合でも，発育が緩徐で長期生存が期待できる[36]．

② MRI 所見

　天幕（テント）上の大脳半球に，表在性の充実成分と深部の単房性あるいは多房性の囊胞成分からなる粗大な腫瘍である．充実成分は T1, T2 強調像で等信号を示し，強く造影される．充実部分の形状は不整形である．囊胞内容は均一で，脳脊髄液とほぼ等信号を呈する．鑑別診断として毛様細胞性星細胞腫，多形黄色星細胞腫，天幕上発生の上衣腫，PNET (primitive neuroectodermal tumor)，AT/RT (atypical teratoid/rhabdoid tumor) などがあげられる．特に，PNET や AT/RT（いずれも WHO grade IV）は好発年齢や画像的特徴が類似するため，鑑別が重要である[35,36]．

5）胚芽異形成性神経上皮腫瘍　dysembryoplastic neuroepithelial tumors：DNT（WHO grade I）

① 病態と臨床

　小児〜若年成人の大脳皮質に発生する神経上皮性腫瘍である．難治性てんかんの原因となり，てんかんの精査のために発見されることがある．皮質に発生し，特に側頭葉に好発する．限局性皮質異形成 (focal cortical dysplasia：FCD) を伴うことも多い．乏突起膠細胞に似た oligodendroglia like cell (OLC) からなる．OLC は粘液様器質が含まれる乏突起膠細胞に類似した淡明な細胞である．この細胞が毛細血管や神経突起に沿って配列する．細胞異形はなく，Ki-67 標識率は 1％以下で，予後良好である．WHO grade I の腫瘍である[37]．

② MRI 所見

　小児から若年成人の脳皮質に mass effect を有さない境界明瞭な腫瘍として認められる．側頭葉に好発する．通常，周囲の浮腫は認めない．腫瘍内部は豊富な粘液器質を反映して，T2 強調像で明瞭かつ均一な高信号，T1 強調像で低信号を呈する．造影効果は通常認めない（図 3-34）．鑑別診断としては low grade astrocytoma があげられる．傍正中部に発生した場合は rosette forming neuroglional tumor があげられる[37]．

k. 胎児性腫瘍

1）原始神経外胚葉性腫瘍　primitive neuroectodermal tumor：PNET（WHO grade IV）

① 病態と臨床

　原始神経外胚葉性腫瘍 (PNET) は，若年小児に好発し，診断時の中央値は 35 か月である．やや男児に多い．大脳皮質／皮質下白質，視床，松果体，鞍上部などに発生する．小脳虫部に発生した場合には髄芽腫 (medulloblastoma，PNET-MB) とよばれて区別される．組織学的には未分化な神経上皮細胞が著しく増殖し，細胞密度が非常に高い[38]．WHO grade IV である．PNET-MB は治療方法の向上により，5 年生存率が約 80％であるが，天幕上発生の PNET は 5 年生存率が約 30％と依然として予後不良である．中枢神経系以外の他臓器転移の報告もある[39]．

② MRI 所見

　本腫瘍の特徴は細胞密度が高いことであり，拡散強調画像で特徴的な所見を示す．腫瘍

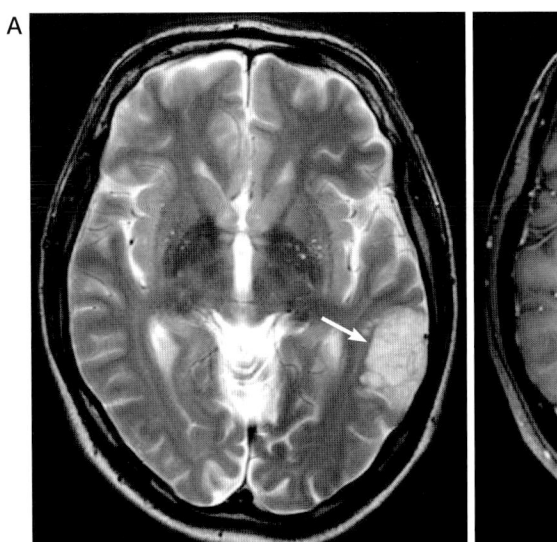

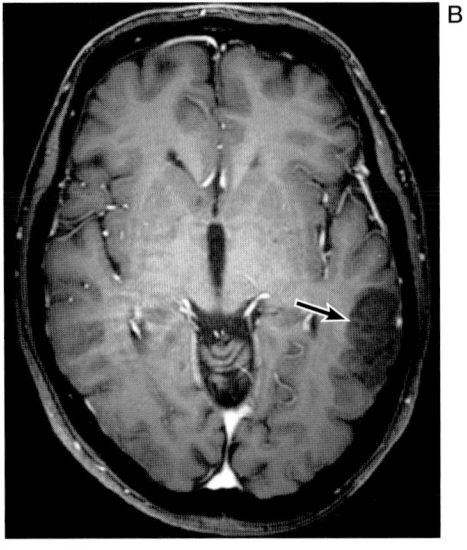

図 3-34 胚芽異形成性神経上皮腫瘍(DNT)(40歳台男性)
A：T2強調像，B：造影T1強調像　左側頭葉皮質に充実性腫瘍を認める(→)．T2強調像(A)では脳脊髄液に近い高信号を示し，造影増強効果は認めない(B)．

> **BOX 3-6** 拡散強調画像で高信号(高細胞密度)の腫瘍
>
> - 悪性リンパ腫
> - PNET
> - AT/RT
> - 多形膠芽腫
> - 転移性脳腫瘍(原発巣による)

の充実性部分がADC値の低下による高信号を示し診断価値が高い[38](BOX 3-6)．CTでもやや高吸収を示し，診断価値が高い．約半数の症例で石灰化を認める．出血を伴うこともある．MRIでは充実性腫瘤として認められ，壊死性変化や囊胞変性を伴うことがある．T1強調像で低信号，T2強調像やFLAIR像では出血や石灰化などを反映し，高信号と低信号域が混在する不均一信号を示す．腫瘍周囲の浮腫は星細胞系の腫瘍に比べ，範囲が狭い．造影では不均一な増強効果を示す．鑑別診断としては膠芽腫，乏突起膠腫，中枢神経系悪性リンパ腫，上衣腫，胚腫，atypical teratoid/rhabdoid tumor (AT/RT)などがあげられる．

2) AT/RT (atypical teratoid/rhabdoid tumor) (WHO grade IV)
① 病態と臨床

atypical teratoid/rhabdoid tumor (AT/RT)は当初，小児の悪性腎腫瘍として報告された．その後，頭蓋内に発生した同様組織を示す腫瘍が報告され，病理学的にPNETとは異なる未分化腫瘍として確立された．3歳未満の小児に発症し，3歳以上はまれである．

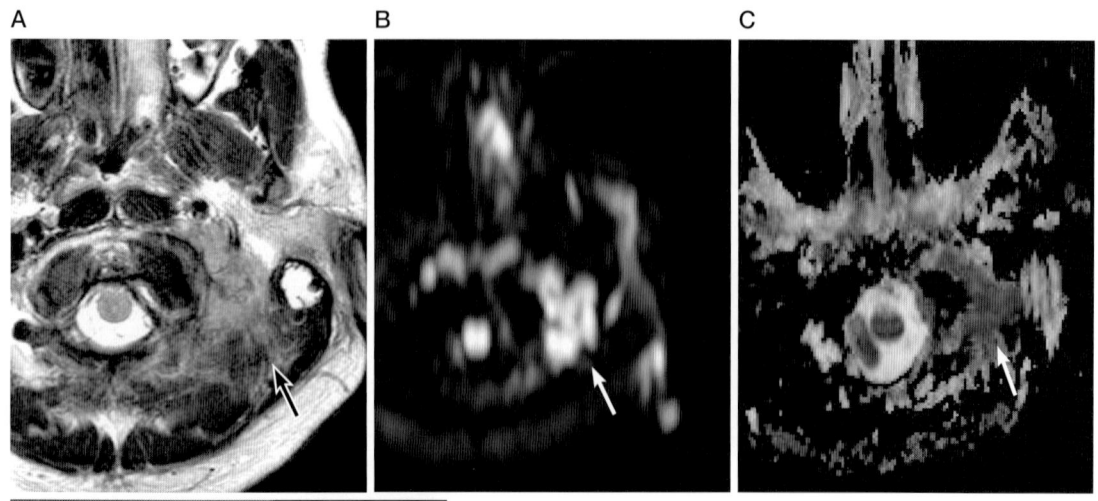

図3-35 AT/RT(20歳台男性)
A：T2強調像, B：拡散強調画像, C：ADC map, D：7か月後の体幹部単純CT　T2強調像(A)で，左頸静脈孔から下方に進展する腫瘍(→)を認める．拡散強調画像(B)では高信号を示し，ADC(C)も低下しており，高い細胞密度が示唆される．その後，骨転移(▶)など中枢神経系外への多発転移を認めた(D)．

今まで40例ほどと極めてまれではあるが，成人発症もありうる．性差はなく，発症後の平均余命は約6か月と極めて予後不良である．病理学的には細胞密度が高く，核小体の腫大した核とすりガラス状の好酸性細胞質をもつ特徴的なラブドイド細胞(rhabdoid cell)の増殖がある．vimentin，EMA，GFAP，SMA，S-100などの多系統のマーカーが陽性になる．特に22番染色体(22q11)にある *hSNF5/INI-1* 遺伝子の変異や欠損が約70％の症例にみられ，本疾患の特異的所見とされる．WHO grade IVである．急速な増大を示す腫瘍で，高率に播種を伴い，中枢神経系以外の他臓器に転移を認める場合がある．

② MRI所見

原始神経外胚葉性腫瘍(PNET)と同様に，腫瘍の細胞密度が高い．CTで軽度高吸収を示すとともに，拡散強調画像で高信号を示し，ADCの低下を認める．ADCの値はPNETより低いとの報告もある．約1/3の症例に石灰化を認める．T1強調像で脳灰白質と等信号，T2強調像で不均一信号(低信号と高信号の混在)を示し，造影効果を認める．約半数の症例で出血を認め，囊胞変性をきたす．発見時に髄膜播種を認めることが多く，週単位で急速に増大することがある．まれに肺，肝，骨などの中枢神経系以外の臓器に転移を認めることがあり，全身的な精査が必要である(図3-35)．異常な増大速度や他臓器への転移など非常に奇異な臨床像を示すため，そのような症例を見たら本疾患を疑う必要がある[40,41]．鑑別診断としては，細胞密度の高い所見を示すPNET，中枢神経系悪性リン

図 3-36 neuroectodermal cyst(60 歳台女性)
T2 強調像 単房状嚢胞を認める．病理の結果は neuroectodermal cyst であった．

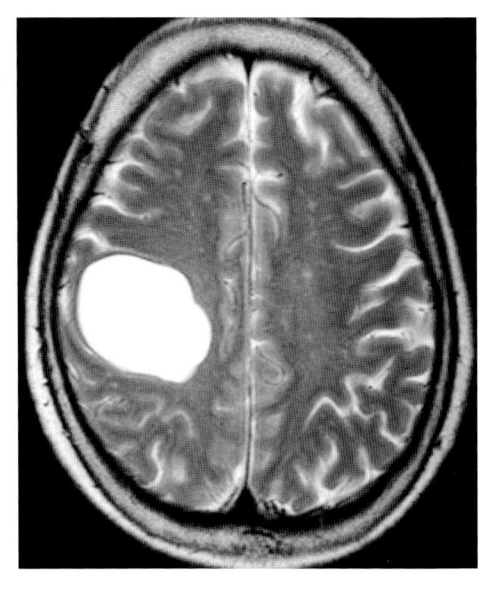

パ腫，胚腫，膠芽腫などがあげられる．

3) 嚢胞性病変

　天幕上の大脳半球実質に生じる嚢胞性病変として，上衣(グリア)嚢胞〔ependymal (or glioependymal) cyst〕と内胚葉性嚢胞(endodermal cyst)があげられる．いずれも非腫瘍性病変であるが，他の嚢胞性脳腫瘍との鑑別を要する．上衣嚢胞は上衣細胞で覆われた嚢胞で，脳室近傍にみられる．内胚葉性嚢胞は内胚葉由来の円柱上皮(異所性の気道上皮や腸上皮)で覆われた嚢胞である．いずれも嚢胞壁の造影効果がみられず充実性結節を有さない．中枢神経のいずれの部位でもみられ，両者の区別は困難である．内容は均一な脳脊髄液と同等の信号を示す場合が多い[8]（図 3-36）．

I. 悪性リンパ腫

1) 中枢神経系原発悪性リンパ腫　malignant lymphoma in central nervous system
① 病態と臨床

　中枢神経組織にはリンパ系組織が存在しないにも関わらず，原発性の悪性リンパ腫が発生する．その原因はわかっていない．非 Hodgkin リンパ腫の 1%以下が頭蓋内発生である．中枢神経系原発の場合，98%とほとんどが B 細胞性リンパ腫で(Brain の "B" と覚える)，T 細胞性リンパ腫は非常にまれである．50 歳以上の高齢者に多い．AIDS などの免疫不全者に発生しやすい[42]．腫瘍内の細胞密度が高く，周囲脳組織への浸潤傾向が強い．特に血管周囲腔(Virchow-Robin 腔)に沿う浸潤は本疾患に特徴的である．

② MRI 所見

　体幹部の悪性リンパ腫と同様，中枢神経系のいかなる部位にも生じうる．天幕上では脳梁を中心として両側大脳半球にまたがる腫瘍として認められるのが特徴的である．細胞密

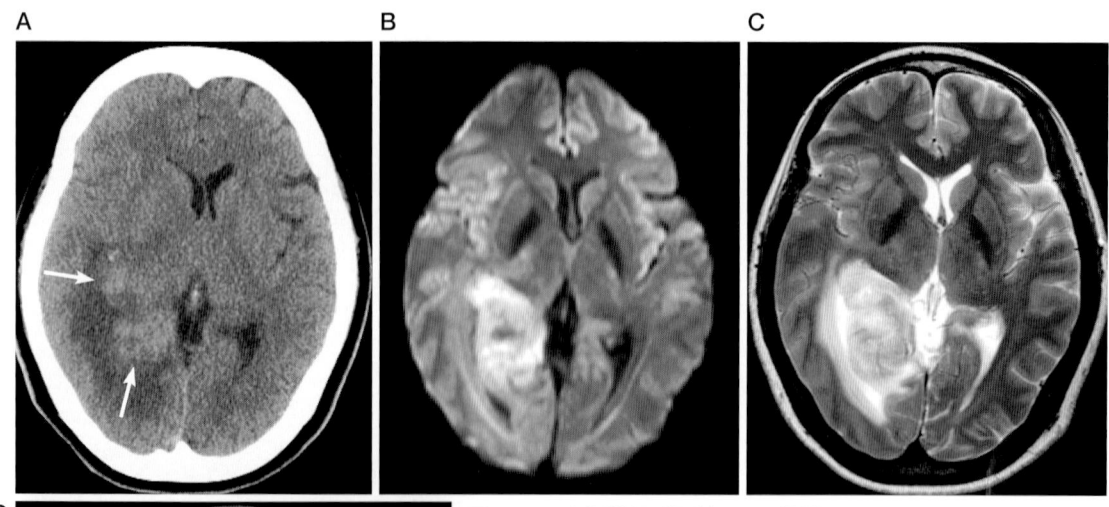

図 3-37　中枢神経系悪性リンパ腫(B cell lymphoma)(50歳台女性)
A：単純 CT，B：拡散強調画像，C：T2 強調像，D：造影 T1 強調像冠状断像　右側頭葉内側に CT(A)で皮質とほぼ等吸収の腫瘍を認める(→)．拡散強調画像(B)では高信号を示し，細胞密度の高さが示唆される．T2 強調像(C)ではやや不均一であるが，造影(D)では均一に強く造影されるのが特徴である．

度が高い腫瘍で，単純 CT では浮腫の中に脳皮質とほぼ等吸収病変として認められる．単純 CT の濃度は，脱髄病変(tumefactive demyelinating lesion)との鑑別に有用である[43]．
　MRI では細胞密度の高さを反映し，拡散強調画像で皮質と同程度の軽度高信号を示す所見が重要である[44]．T2 強調像では浮腫の中に軽度低信号腫瘍を認める．造影では均一で明瞭な増強効果を認める(図 3-37)．血管周囲腔に沿った進展を反映し，白質の髄質静脈に沿って刷毛で描いたような放射状の線状増強効果を認めることがある(図 3-38)．なかには，増強効果を伴わずに広範な白質病変をきたす場合があり，"lymphomatosis cerebri"とよばれる．これはリンパ腫細胞の浸潤があるが血液脳関門が保たれているためと考えられている[45]．免疫不全者では，リング状造影効果を呈することがある．膠芽腫との鑑別が必要である[42]．悪性リンパ腫で腫瘍内出血を見ることはほとんどない．膠芽腫との大きな相違で，T2*強調像や磁化率強調画像が鑑別に役立つ．鑑別診断としては膠芽腫，基底核胚腫，PNET，AT/RT，転移性脳腫瘍(特に小細胞癌)など細胞密度の高い悪性腫瘍があげられる．

図 3-38 中枢神経系悪性リンパ腫（B cell lymphoma）（40 歳台女性）
造影 T1 強調矢状断像 深部白質にあたかも刷毛で描いたような放射状の線状増強効果を認め，血管周囲腔に沿った進展が示唆される．

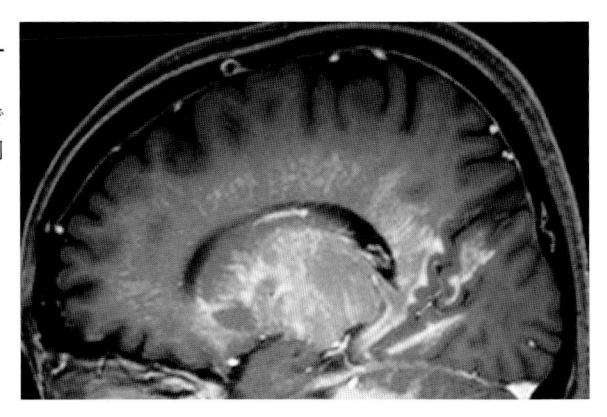

2）血管内悪性リンパ腫　intravascular lymphomatosis：IVL
① 病態と臨床

血管内悪性リンパ腫（IVL）は大血管を除いた血管内に生じる悪性リンパ腫である．悪性リンパ腫の 3％ とまれである．欧米人には少なく，比較的日本人に多い．全身臓器（肺，肝，脾，副腎，皮膚など）に浸潤するが，特に中枢神経系へは約 80％ と高率に浸潤する．

古典的 IVL（Western form）と Asian variant とに分けられる．古典的 IVL は，中枢神経浸潤と皮膚浸潤を特徴とする．一方，Asian variant は中枢神経浸潤と皮膚浸潤は少ないものの，血球貪食症候群による汎血球減少や肝脾腫を特徴とする．典型的には 60 歳以上の高齢者に発熱，認知症や緩徐な意欲低下などの症状がみられる[46]．免疫組織学的には CD5，MUM1/IRF，Bcl-2 などが陽性になる．骨髄浸潤がみられるため，骨髄生検によって診断される．体幹部に皮疹が生じることがあり，皮疹部を生検することにより診断される場合がある．また，皮疹部以外からの生検でも診断されることが報告されており，骨髄生検よりも簡便なランダム皮膚生検が勧められている[47]．予後不良である．

② MRI 所見

血管内でのリンパ腫細胞増殖のため，典型的には血流の遅い分水嶺領域や深部白質などに多発脳梗塞の所見がみられる（**図 3-39**）．T2 強調像や FLAIR 像で大脳白質がびまん性に高信号を示すこともある．橋中心部に osmolytic myelinolytis 様の T2 高信号病変を認めることがあり，静脈うっ血と考えられている．通常，造影効果はみられないが，まれに脳実質内の腫瘤様の造影病変を示したり，軟髄膜の造影効果を認めることがある．造影効果を示す場合は腫瘍細胞の血管外浸潤が想定され，治療抵抗性で予後不良のことが多い[48]．

3）リンパ腫様肉芽腫症　lymphomatoid glanuromatosis
① 病態と臨床

Liebow らが 1972 年に提唱した疾患である．Epstein-Barr virus（EBV）による B 細胞性リンパ増殖性疾患である．30 歳台～50 歳台の男性に多く，小児ではまれである．肺や中枢神経系に好発する．WHO grade Ⅰ～Ⅲ であり，良性のリンパ増殖性疾患からほぼ悪性リンパ腫に近い像を呈するものまで幅がある．

② MRI 所見

血管周囲腔に沿う粒状あるいは線状の造影効果を示す場合や，周囲に染み出すようなリ

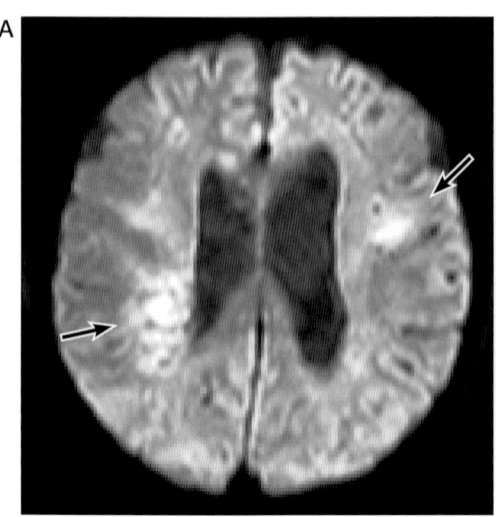

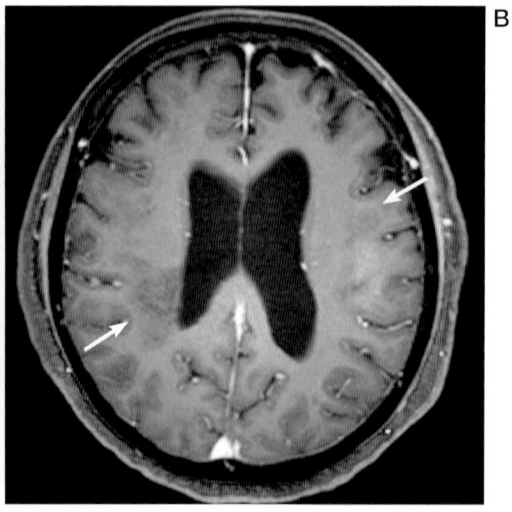

図 3-39　血管内悪性リンパ腫(B cell lymphoma)(60 歳台女性)
A：拡散強調画像，B：造影 T1 強調像　拡散強調画像(A)では両側大脳白質に脳梗塞様の高信号域が多発している(→)．病変部は造影されない(B，→)．

ング状造影効果を特徴とする(**図 3-40**)．そのほか，リンパ腫様の均一な造影をきたすものや多発の点状造影病変を認めるものなどさまざまな所見を呈する[49]．中枢神経系悪性リンパ腫や膠芽腫との鑑別が問題となる．

4）転移性脳腫瘍　metastatic brain tumor
① 病態と臨床
　転移性脳腫瘍は全脳腫瘍のなかで最も遭遇頻度が高い腫瘍である．全脳腫瘍の 1/4～1/5 が本疾患である．悪性腫瘍の発生数増加や CT，MRI などの診断機器の発達により，転移性脳腫瘍の発見頻度は増加傾向にある．悪性腫瘍の発生頻度が上昇する 50 歳台以降に好発し，男性に多い傾向にある．担癌患者の剖検例の 25％に脳転移が認められたという報告がある．どの悪性腫瘍も脳転移をきたす可能性があるが，原発巣としては肺癌が最も多く約 50％を占める．次いで乳癌(約 10％)，胃癌，結腸癌および直腸癌(それぞれ約 5％)が続く．原発巣の組織型では，腺癌(59％)，扁平上皮癌(13％)，未分化癌および小細胞癌(7％)の順である．特に小細胞癌は脳転移を起こす危険性が高く，画像上，脳転移を認めない症例でも予防のための全脳照射が勧められている．発症形式としては，多発のものに比べ単発で発見されるものが約 60％と多い．そのため，画像上類似する膠芽腫などの原発性悪性脳腫瘍との鑑別が大切となる．逆に原発性脳腫瘍の場合でも単発性転移性脳腫瘍の可能性を考慮し，全身検索を行うべきである．小さく，個数が少ないうちは定位放射線治療やガンマナイフが施行されることが多くなった．小さな転移巣まで見つけられるように，3D 造影シーケンスを用いて詳細に検索することが重要である[8,50]．
② MRI 所見（図 3-41〜45）
　転移性脳腫瘍は中枢神経系のいずれの部位でも生じうるが，2/3 は天幕上に発生する．特に皮質髄質境界に好発することが知られている．これは髄質動脈が皮質髄質境界部で急

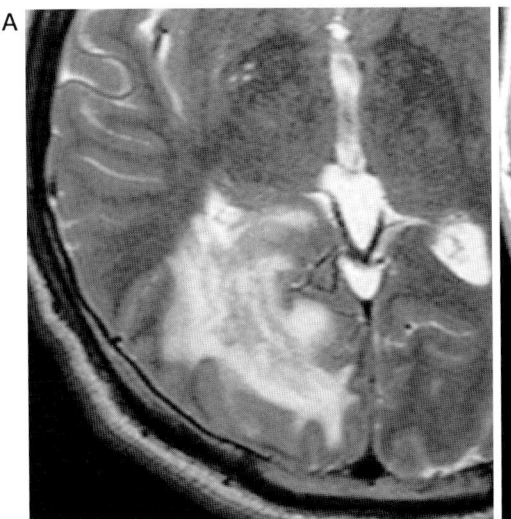

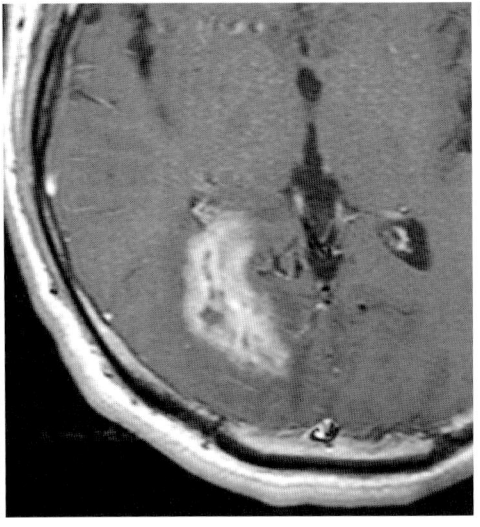

図 3-40 リンパ腫様肉芽腫症(30歳台男性)
A：T2 強調像，B：造影 T1 強調像　右後頭葉深部白質に T2 強調像(A)で不均一な高信号を示す病変を認める．造影(B)では同病変は周囲に染み出すような不均一な増強効果を示す．(東京逓信病院／杏林大学放射線科　土屋一洋先生のご厚意による)

図 3-41 脳転移(肺癌)(80歳台女性)
造影 T1 強調冠状断像　右基底核にリング状増強効果を示す腫瘍を認める．

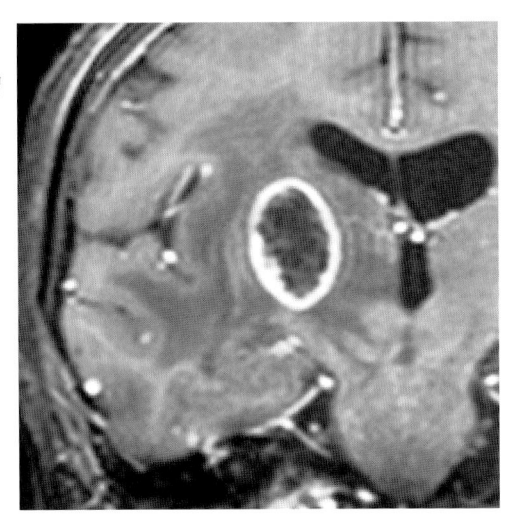

激に細くなり，腫瘍細胞がそこでトラップされやすくなるためと考えられている．

　転移巣の検出には造影 T1 強調像が重要で，CT では検出が難しい小さな造影結節を見つけることができる．小さな転移巣はほぼ均一に造影される結節として描出される．増大すると内部不均一なリング状造影効果を呈する．脳転移の 60％は単発性で，悪性神経膠腫との鑑別が問題となる．脳転移は悪性神経膠腫に比べて辺縁が比較的均一である．小さな転移巣であっても周囲の浮腫が目立つ場合があり，検出の手掛かりになる．

　脳転移巣は原発巣の性状を反映することが知られている．腎細胞癌や絨毛性腫瘍，肝細胞癌などの多血性腫瘍では腫瘍内出血で見つかることがある．T1 強調像で軽度高信号を示す場合には，甲状腺癌や悪性黒色腫(メラノーマ)を考慮する．甲状腺癌ではコロイド

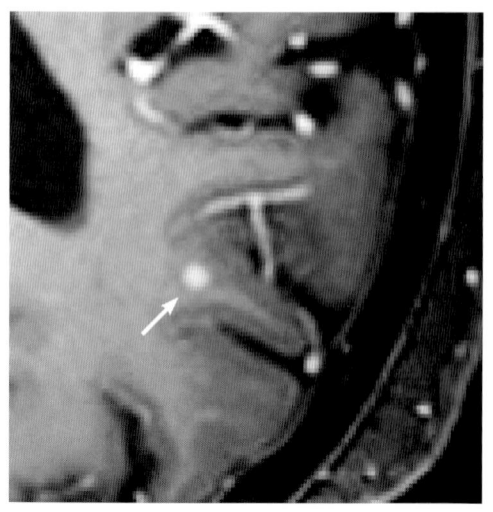

図 3-42 脳転移(肺癌)(80歳台女性)
造影 T1 強調像　皮質髄質境界に点状の造影結節を認め(→), 微小脳転移の所見である.

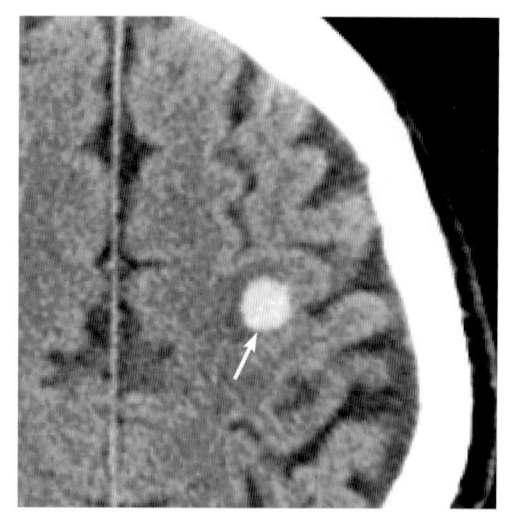

図 3-43 脳転移(腎細胞癌)(80歳台男性)
単純 CT　左前頭葉に皮質下出血を認め(→), のちに腎癌の脳転移と判明した. 腎癌や肝癌などの多血性腫瘍では出血を契機に発見されることがある.

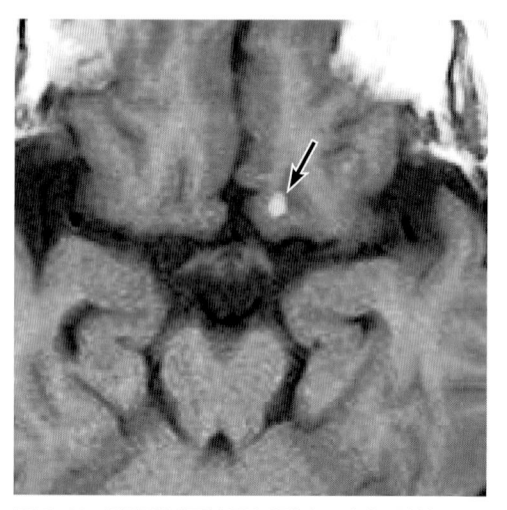

図 3-44 脳転移(悪性黒色腫)(60歳台男性)
T1 強調像　左前頭葉底部に点状高信号結節を認める(→). メラニンを反映し, T1 強調像で高信号を示す.

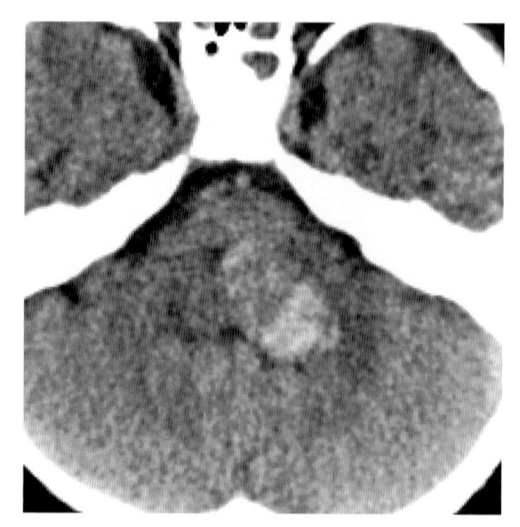

図 3-45 脳転移(神経芽細胞腫)(5歳男児)
単純 CT　脳幹部に石灰化腫瘍が出現. 神経芽細胞腫の石灰化を反映していると考えられる.

を, 悪性黒色腫(メラノーマ)ではメラニンを反映している. 脳転移の検出感度は, カドリニウム(Gd)造影剤の倍量投与により上昇することが知られている. 全脳照射, 定位放射線治療, ガンマナイフや手術など, さまざまな治療法の選択に画像診断が重要な役割を果たすため, 小さな脳転移巣も見落としがないように, 3D 造影 T1 強調像などを用いて, 詳細に観察する必要がある[8,50].

3.3 小脳・脳幹腫瘍

a. 小脳・脳幹の MRI 解剖

1) 小脳の解剖

　後頭蓋窩の後部を広く占める小脳(図3-46 A, B)は，両側半球とそれを中央で結合する虫部からなる(図3-46 E)．3対の小脳脚(図3-46 D)により脳幹と結合しており(BOX 3-7)，小脳への求心性伝導路や小脳からの遠心性伝導路が走行する(BOX 3-8)．

　小脳は水平裂(図3-46 F)で上面と下面に分けられ，虫部は上虫部と下虫部に区分される．上虫部は上面で低い隆起として認められるが，下虫部は両側半球間に覆われ，小脳谷の奥に認められる(図3-46 E)．小脳表面には水平に走行する小脳裂があり，複数の小葉に分けられる(図3-46 G〜N, 表3-1)．小葉は浅い小脳溝により小脳回に分けられる．

　小脳内部は白質の髄体で構成され，中心部には室頂核・球状核・栓状核がある．両側の小脳歯状核は大きく，MRIで同定できる(図3-46 H)．加齢に伴う石灰化がCTで認められることもある．U字形をした波板状の歯状核の開口部(歯状核口)から出た多数の線維が小脳赤核路・同側上小脳脚の主要部分になる(図3-46 D, I)．

　髄体は小脳回に白質突起を出す(小脳活樹)．一部の線維は同側半球間の連合線維であるが，ほかは対側半球の同様の部位と結合する交連線維と，上・中・下小脳脚を構成する投射性線維である．

2) 脳幹の解剖

　脳幹は中脳・橋・延髄で構成される(図3-46 A)．中脳は前部の左右大脳脚(図3-46 C)，後部(中脳水道より後方)の中脳蓋と，その間の中脳被蓋からなる(図3-46 B)．両側大脳脚の間が脚間窩である(図3-46 C)．中脳被蓋と大脳脚の境界が黒質である(図3-46 K)．中脳蓋は左右一対の上丘・下丘(四丘体)からなり，上丘の直上に松果体が位置する(図3-46 B)．橋は両側三叉神経が脳幹から出る部分の間であり，その外側は中小脳脚である(図3-46 H)．橋は内側毛帯・外側毛帯・三叉神経毛帯により，橋腹側部(橋底部)と橋背側部(橋被蓋)に分けられる(図3-46 B, H)が，橋(橋背側部)と延髄の後面が第四脳室底部である(図3-46 B)．延髄後外側部に下小脳脚がある(図3-46 D, G)．

BOX 3-7　小脳脚と脳幹の結合

- 上小脳脚—中脳
- 中小脳脚—橋
- 下小脳脚—延髄

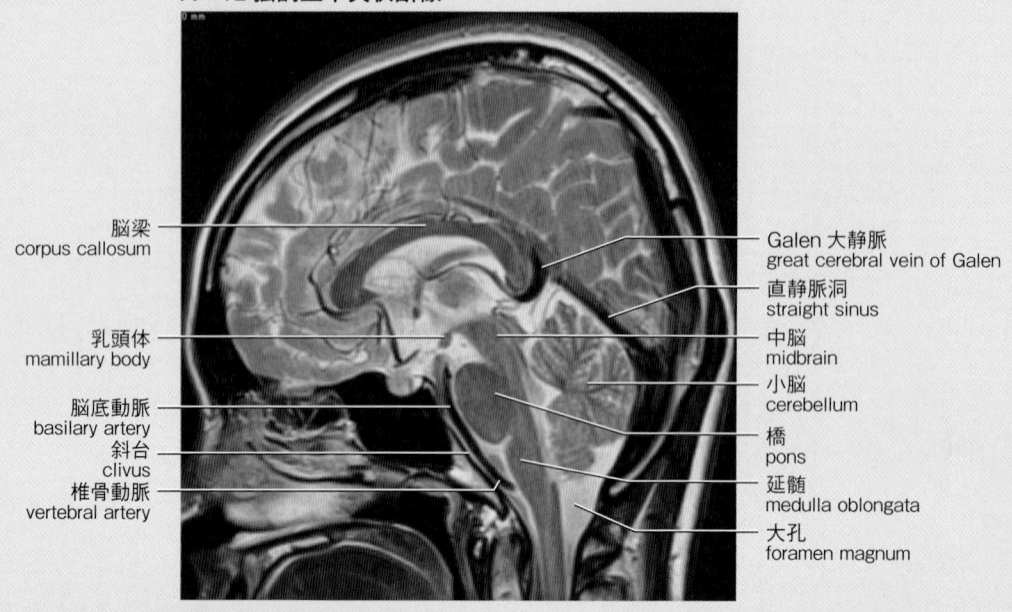

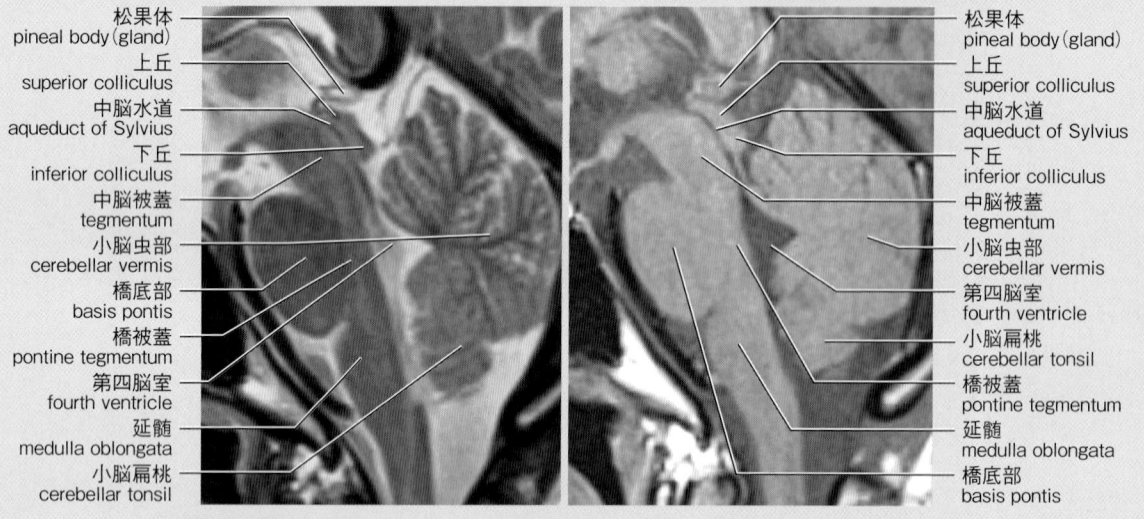

図 3-46　正常脳幹・小脳(18 歳女性)
T2 強調正中矢状断像(図 A の一部拡大, B1)　中脳水道は, 脳脊髄液の流れにより flow void による低信号になっている.

C：T2強調冠状断像（脚間窩レベル）

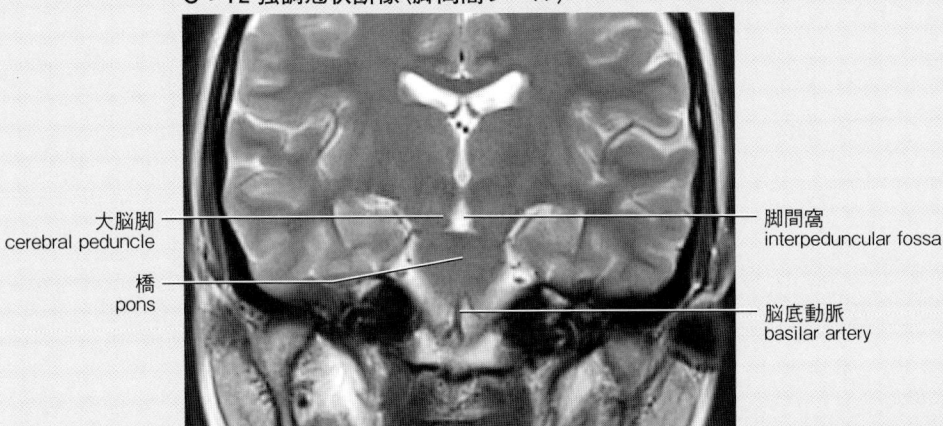

- 大脳脚 cerebral peduncle
- 橋 pons
- 脚間窩 interpeduncular fossa
- 脳底動脈 basilar artery

D：T2強調冠状断像（第四脳室・小脳脚レベル）

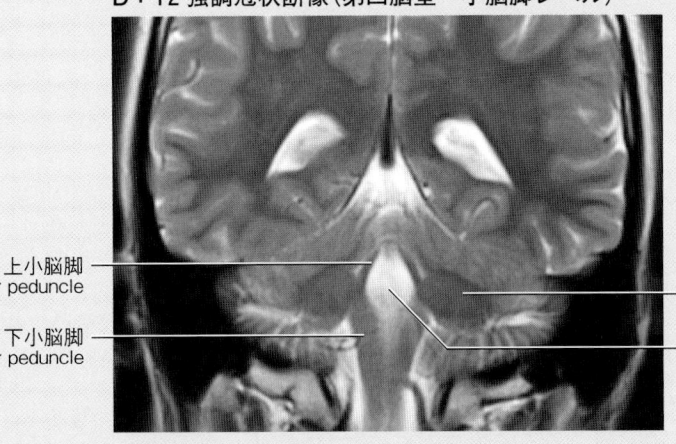

- 上小脳脚 superior cerebellar peduncle
- 下小脳脚 inferior cerebellar peduncle
- 中小脳脚 middle cerebellar peduncle
- 第四脳室 fouth ventricle

E：T2強調冠状断像（小脳虫部・小脳半球レベル）

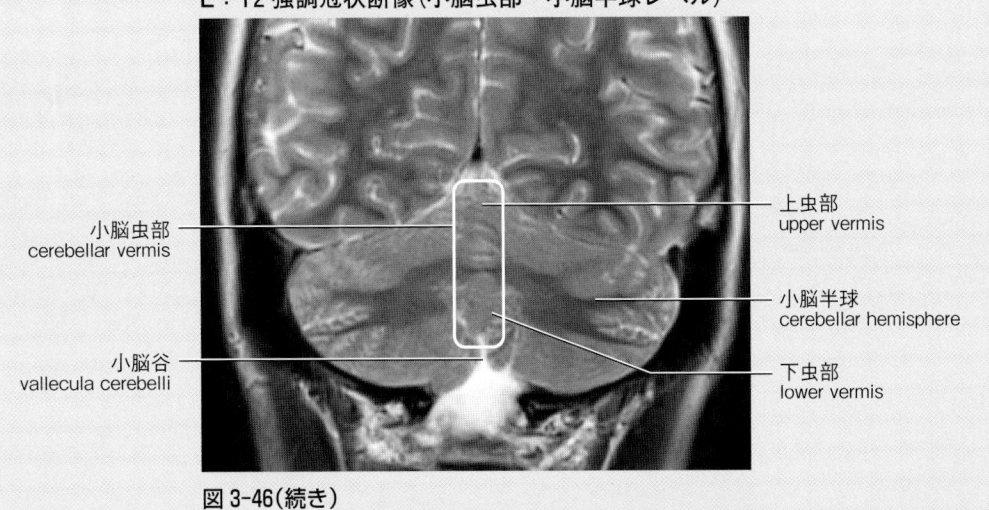

- 小脳虫部 cerebellar vermis
- 小脳谷 vallecula cerebelli
- 上虫部 upper vermis
- 小脳半球 cerebellar hemisphere
- 下虫部 lower vermis

図3-46（続き）

F：T2強調正中矢状断像

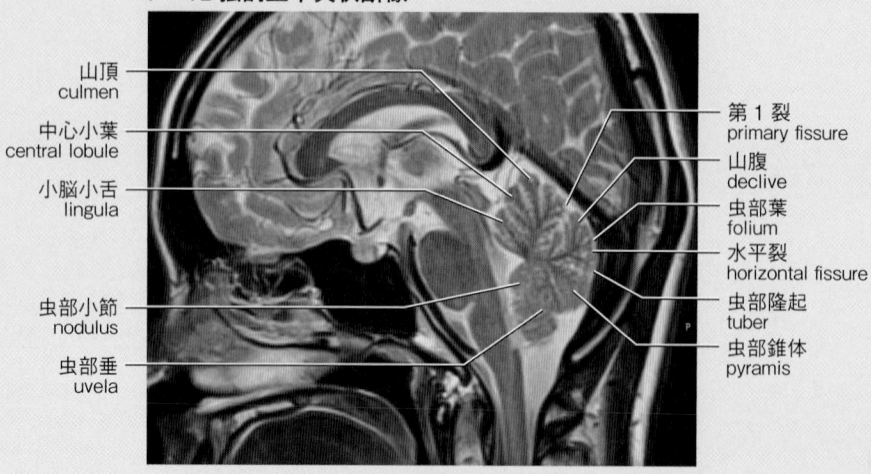

- 山頂 culmen
- 中心小葉 central lobule
- 小脳小舌 lingula
- 虫部小節 nodulus
- 虫部垂 uvela
- 第1裂 primary fissure
- 山腹 declive
- 虫部葉 folium
- 水平裂 horizontal fissure
- 虫部隆起 tuber
- 虫部錐体 pyramis

G：T2強調横断像（延髄・下小脳脚レベル）

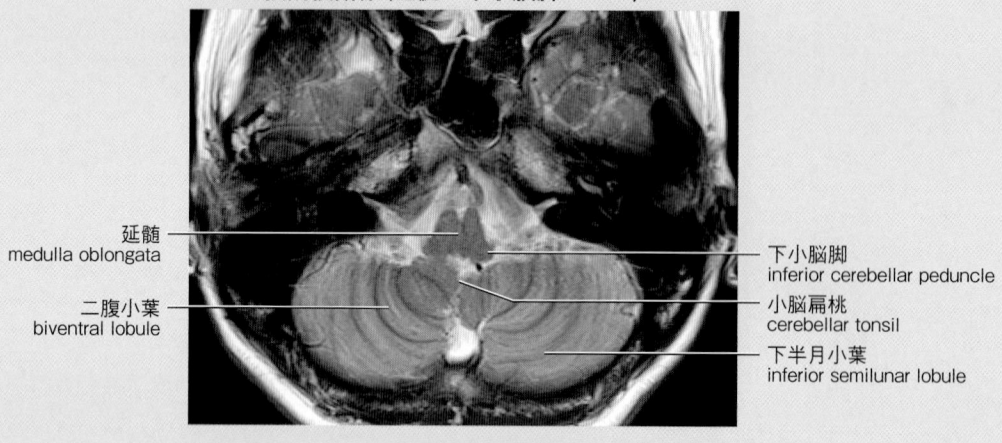

- 延髄 medulla oblongata
- 二腹小葉 biventral lobule
- 下小脳脚 inferior cerebellar peduncle
- 小脳扁桃 cerebellar tonsil
- 下半月小葉 inferior semilunar lobule

H：T2強調横断像（橋・中小脳脚レベル）

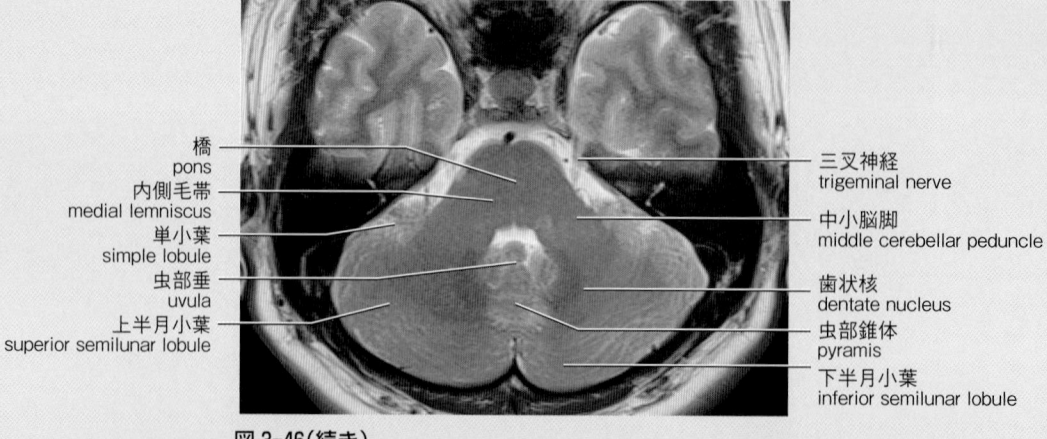

- 橋 pons
- 内側毛帯 medial lemniscus
- 単小葉 simple lobule
- 虫部垂 uvula
- 上半月小葉 superior semilunar lobule
- 三叉神経 trigeminal nerve
- 中小脳脚 middle cerebellar peduncle
- 歯状核 dentate nucleus
- 虫部錐体 pyramis
- 下半月小葉 inferior semilunar lobule

図3-46（続き）

I：T2強調横断像（橋・上小脳脚レベル）

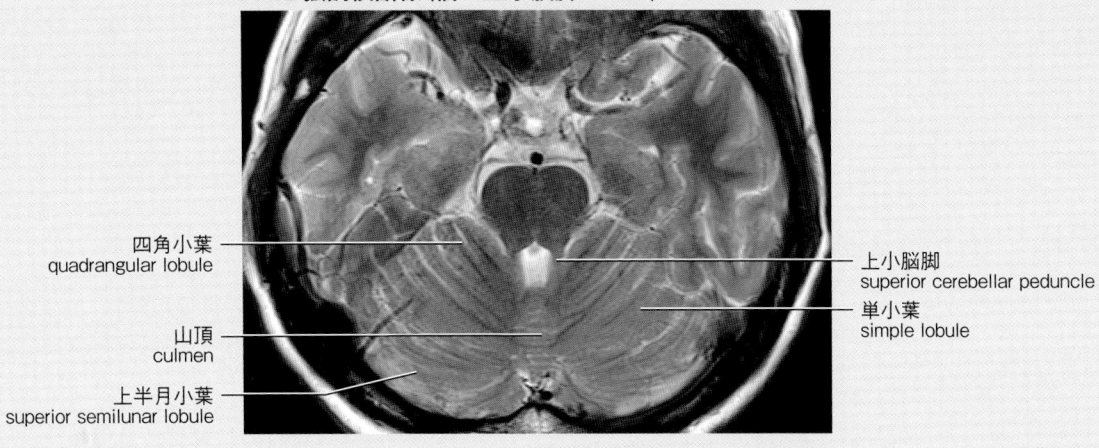

- 四角小葉 quadrangular lobule
- 山頂 culmen
- 上半月小葉 superior semilunar lobule
- 上小脳脚 superior cerebellar peduncle
- 単小葉 simple lobule

J：T2強調横断像（中脳・下丘レベル）

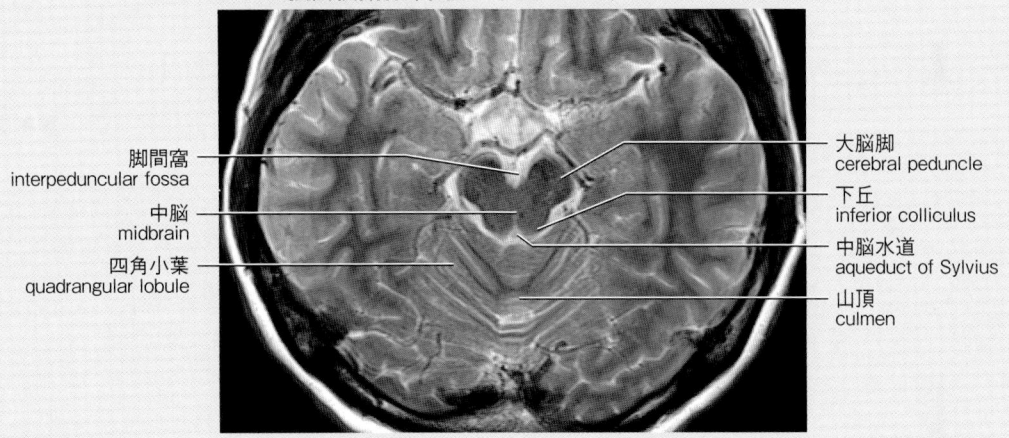

- 脚間窩 interpeduncular fossa
- 中脳 midbrain
- 四角小葉 quadrangular lobule
- 大脳脚 cerebral peduncle
- 下丘 inferior colliculus
- 中脳水道 aqueduct of Sylvius
- 山頂 culmen

K：T2強調横断像（中脳・上丘レベル）

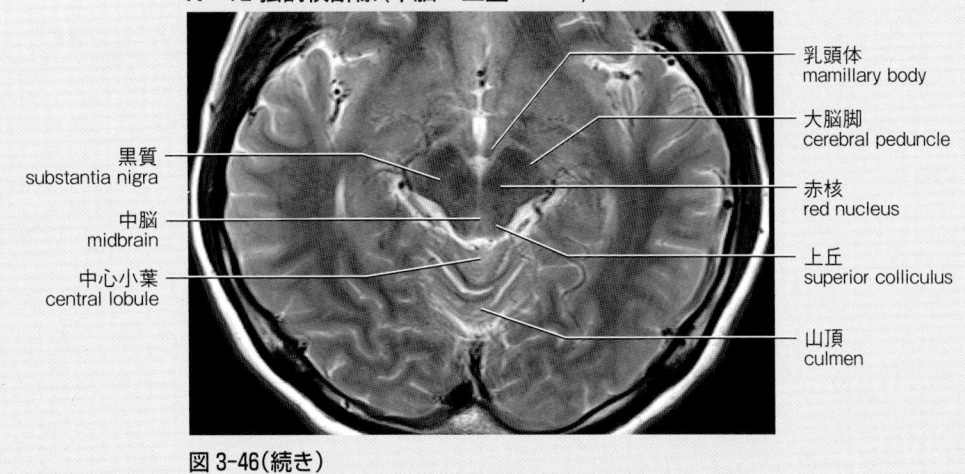

- 黒質 substantia nigra
- 中脳 midbrain
- 中心小葉 central lobule
- 乳頭体 mamillary body
- 大脳脚 cerebral peduncle
- 赤核 red nucleus
- 上丘 superior colliculus
- 山頂 culmen

図 3-46（続き）

L：T2強調冠状断像（小脳片葉レベル）

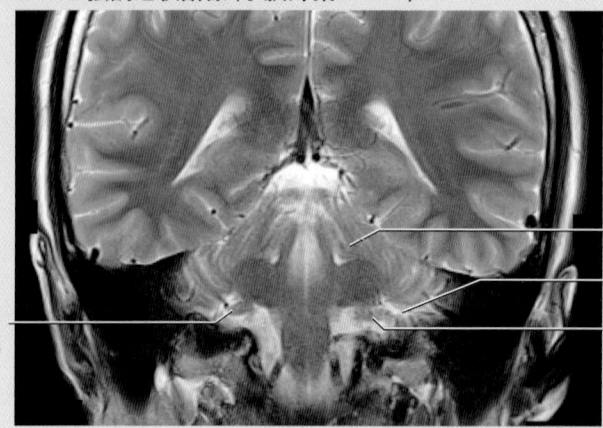

四角小葉 quadrangular lobule
水平裂 horizontal fissure
小脳片葉 flocculus
小脳片葉 flocculus

M：T2強調冠状断像（小脳半球レベル）

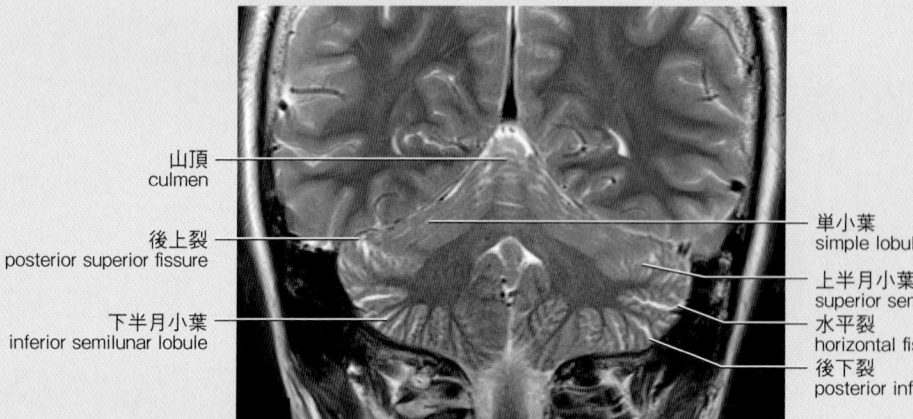

山頂 culmen
後上裂 posterior superior fissure
下半月小葉 inferior semilunar lobule
単小葉 simple lobule
上半月小葉 superior semilunar lobule
水平裂 horizontal fissure
後下裂 posterior inferior fissure

N：T2強調冠状断像（小脳半球後部レベル）

単小葉 simple lobule
虫部垂 uvula
水平裂 horizontal fissure
二腹小葉 biventral lobule

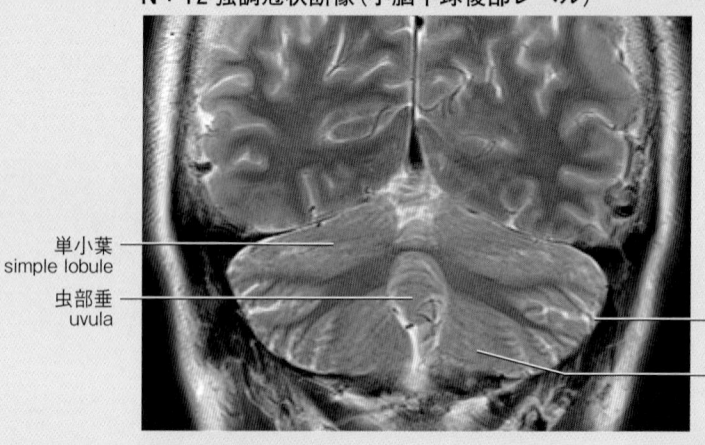

図3-46（続き）

BOX 3-8　小脳脚の伝導路

- 上小脳脚：主として小脳から出る伝導路（歯状核赤核視床路：歯状核→上小脳脚・上小脳脚交叉で交叉→対側赤核・視床など）が中脳や間脳などに向かう．
- 中小脳脚：おもに大脳皮質などの新しい部分からの興奮を小脳に伝える入力線維の橋小脳路が通る．橋核から出た神経線維は橋で交叉して対側の中小脳脚を通り，対側小脳半球皮質に連絡する．
- 下小脳脚：おもに脊髄，延髄など系統発生学的に古い部分から小脳に入る伝導路（オリーブ小脳路・後脊髄小脳路・前庭小脳路）が通る．

表 3-1　小脳虫部，小脳半球，小脳裂の関係

小脳虫部	小脳半球
①小脳小舌	小脳小舌紐
②小脳中心小葉	中心小脳翼
③山頂	四角小葉
	（第1裂）
④山腹	単小葉
	（後上裂）
⑤虫部葉	上半月小葉
	（水平裂）
⑥虫部隆起	下半月小葉
	（後下裂）
⑦虫部錐体	二腹小葉
	（第2裂）
⑧虫部垂	小脳扁桃
	（後外側裂）
⑨（虫部）小節＋下髄帆	片葉＋片葉脚

前葉：①〜③，後葉：④〜⑧，片葉小節葉：⑨

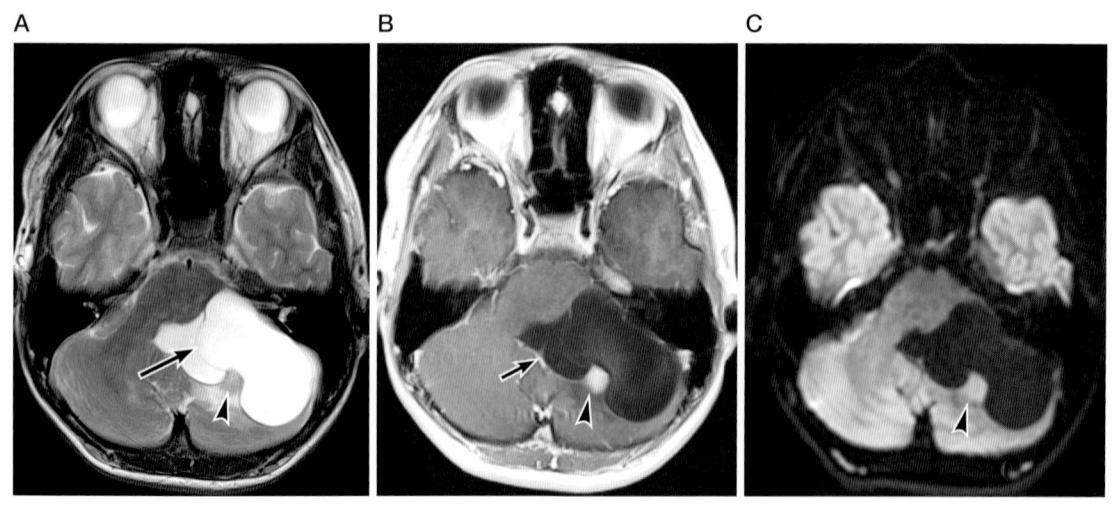

図 3-47　毛様細胞性星細胞腫（11 歳男児，神経線維腫症 1 型）
A：T2 強調像，B：造影 T1 強調像，C：拡散強調画像　頭部打撲で受診した前医で小脳腫瘍を指摘された．T2 強調像（A）では左中小脳脚から小脳半球に大きな囊胞性腫瘍が認められる．囊胞内は脳脊髄液と等信号で隔壁構造（大矢印）を示す．囊胞性部分の内側部は第四脳室内に突出するように認められ，囊胞後壁には，内部に突出する結節状部分（▶）が認められる．結節状部分は灰白質と等信号である．結節状部分の後方には軽度の浮腫性高信号が認められる．造影 T1 強調像（B）で，囊胞後壁の結節状部分は均一な増強効果を示すが，囊胞壁に増強効果は認められない．第四脳室脈絡叢左側部分は，腫瘍の内側囊胞性部分により，後方へ圧排されて変位している（小矢印）．拡散強調画像（C）で囊胞後壁の結節状部分は灰白質と等信号である．

b. 小脳星細胞系腫瘍　cerebellar astrocytic tumors

　天幕（テント）下神経膠腫は小児に多く[51]，小児脳腫瘍の 45〜60％が天幕下腫瘍である[52]．小脳星細胞系腫瘍は小児後頭蓋窩脳腫瘍の 30％を占め，その 85％が若年性毛様細胞性星細胞腫（juvenile pilocytic astrocytoma：JPA），WHO grade I である．若年性毛様細胞性星細胞腫の 60％が小脳発生で，性差はなく，20 歳までに 75％が発生する[52,53]．神経線維腫瘍 I 型（neurofibromatosis type 1：NF1）患者では視神経・視交叉に毛様細胞性星細胞腫（pilocytic astrocytoma：PA）が好発するが，5％では小脳に若年性毛様細胞性星細胞腫が発生する[52]．

　若年性毛様細胞性星細胞腫の 30〜60％では，画像上，小脳半球に大きな囊胞性で囊胞壁に実質性の結節（mural nodule）を示す（図 3-47）．実質性部分が主体の腫瘍（図 3-48）や，実質性で囊胞の認められないこともある．腫瘍周囲の浮腫性変化は認められても軽微なことが多い．

　囊胞性部分は T1 強調像で低信号，T2 強調像では高信号であり，拡散強調画像では拡散制限はみられない．毛様細胞性星細胞腫の画像所見は，実質成分の形態と囊胞の有無，囊胞壁のガドリニウム（Gd）増強効果の相違により 4 型に分けられる（BOX 3-9）[52〜54]．そのほかに，多数の小囊胞と小結節・小輪状増強効果を示す場合もある[54]．

　治療は腫瘍全摘が望ましく，60〜80％の例で可能である．10 年生存率は 94％以上，20 年生存率は 79％である[52,53]．

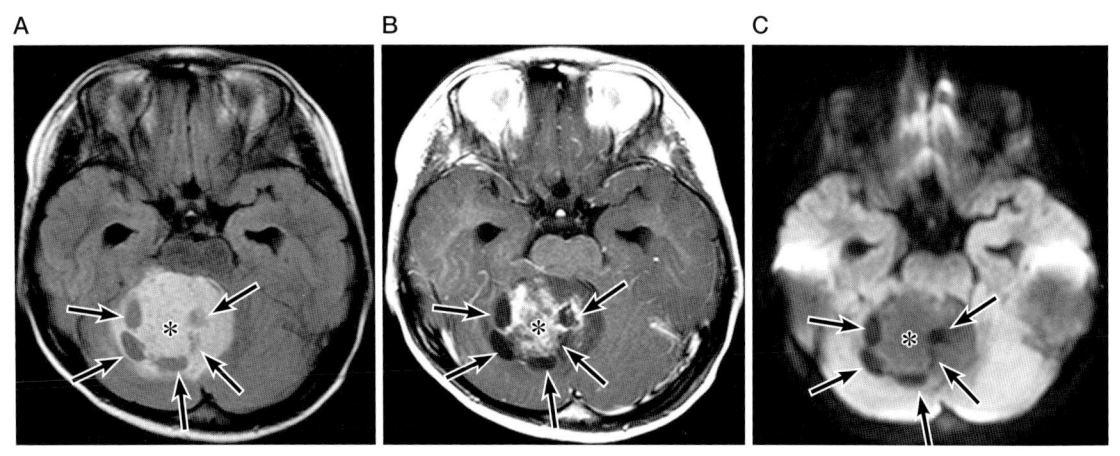

図 3-48 毛様細胞性星細胞腫（5歳女児）

A：FLAIR像，B：造影T1強調像，C：拡散強調画像　転倒しやすいことを主訴に来院した．FLAIR像（A）では，小脳虫部から右小脳半球，第四脳室内に後方から進展する高信号の腫瘍（∗）が認められ，内部に灰白質～白質と等信号を示す大小の囊胞性部分（→）が認められる．周囲の小脳に浮腫性高信号はほとんど認められない．造影T1強調像（B）では実質性部分（∗）に不均一な増強効果が認められる．拡散強調画像（C）では，囊胞性部分（→）は脳脊髄液様の低信号，実質性部分は小脳や脳幹と比べ低信号である．

BOX 3-9　毛様細胞性星細胞腫（PA）の画像パターンとGd増強効果

- 46％：壁在結節（Gd造影＋）と囊胞（囊胞壁Gd造影＋）
- 21％：壁在結節（Gd造影＋）と囊胞（囊胞壁Gd造影－）（図3-47 B）
- 16％：実質性腫瘍（Gd造影＋）で内部に囊胞・壊死（Gd造影－）（図3-48 B）
- 17％：実質性腫瘍（Gd造影＋）

BOX 3-10　毛様細胞性星細胞腫（PA）以外の小脳星細胞系腫瘍（まれ）

- びまん性星細胞腫（diffuse astrocytoma：DA）である原線維性星細胞腫（fibrillary astrocytoma）[57]
- 退形成性星細胞腫（anaplastic astrocytoma, WHO grade III）や膠芽腫（glioblastoma, WHO grade IV）[55, 58]（図3-49）：膠芽腫のうち小脳発生は＜1％．

BOX 3-11　分子解析（molecular analysis）による毛様細胞性星細胞腫（PA, WHO grade I）とびまん性星細胞腫（DA, WHO grade II）の鑑別[59]

- PAの70％で *BRAF* fusionを認めるが，DAでは陰性．
- DAの82％で *IDH1* mutationを認めるが，PAでは陰性．

組織学的に細胞分裂像が多く（＞ 4/10 HPF），細胞密度が高く，細胞異型が中等度〜高度の PA with anaplastic features/anaplastic PA では予後が悪い．壊死の認められない場合は WHO grade II，壊死の認められる場合は WHO grade III に相当する[55]．

鑑別診断：壁在結節を有する嚢胞性の小脳腫瘍では血管芽腫（hemangioblastoma：HB）との鑑別が必要である．血管芽腫では拡散強調画像で低信号を示し，vascular flow voids が認められる[56]．小脳橋角部では，前庭神経鞘腫との鑑別も必要になる[53]（BOX 3-10，11）．

c. 脳幹神経膠腫　brainstem gliomas：BG

脳幹神経膠腫は脳幹に発生する神経膠腫の総称である．神経膠腫の 4.2％が脳幹に発生する．小児に多く，原発性小児脳腫瘍の 20％以上を占める．小児発生か成人発生か，発生部位と発育形式により腫瘍の組織型が異なり，予後も変わってくる[60,61]（BOX 3-12）．

1）小児脳幹神経膠腫
① びまん性橋神経膠腫　diffuse intrinsic pontine glioma：DIPG

びまん性橋神経膠腫は全年齢に生じ性差はないが，小児（5〜10 歳）に多い．小児脳幹神経膠腫の 60〜80％を占める．橋発生が多く，脳幹症状（三徴：脳神経麻痺，特に外転神経・顔面神経麻痺，錐体路症状，失調）の発症から診断まで 1〜2 か月と経過が短い．浸潤性発育のため外科的治療が困難で，生検を行っても治療方針は変わらない．生存期間は多くの例で 1 年未満であり，予後不良である．剖検時の組織型は，膠芽腫（glioblastoma：GB）が 84％，退形成性星細胞腫が 13％，びまん性星細胞腫が 3％である[60,61]（BOX 3-13）．

腫瘍は脳底動脈を取り囲むように浸潤性に発育し，T2 強調像，FLAIR 像での高信号域が橋 2/3 以上に広がる（図 3-49）．小脳脚から小脳半球，中脳や延髄へ進展する．初期には Gd 増強効果が認められないが，経過中に出現・拡大し，壊死も加わる．1/3 の例では髄膜播種を生じる．Gd 増強効果の有無と予後との関連はない．壊死を認めることもあるが，嚢胞形成はまれである．通常，拡散強調画像で高信号を示すことはなく，血流増加を認めない．

BOX 3-12　神経線維腫症 1 型（neurofibromatosis type 1）にみられる脳幹神経膠腫（BG）と髄鞘形成不全（dysmyelination）

- NF1 に合併する BG は増大傾向に乏しく，他の BG より予後がよい．（5 年生存率は約 90％）
- Gd 増強効果を示す腫瘍は増大しやすい．
- dysmyelination による T2 強調像での高信号との区別が重要．
- dysmyalination は小児期に自然縮小・消失，Gd 増強効果，mass effect なし．

図3-49 びまん性橋神経膠腫（4歳女児）
A：T2強調矢状断像，B：T2強調像，C：造影T1強調像，D：拡散強調画像　機嫌が悪くなり，頭痛を訴え，左眼球内転が認められるようになり受診した．T2強調矢状断像(A)，T2強調像(B)で，橋の腫大と比較的均一な高信号が認められる(＊)．造影T1強調像(C)で増強効果は認められない．拡散強調画像(D)では，腫大した橋は白質より軽度高信号，灰白質よりやや低信号である．

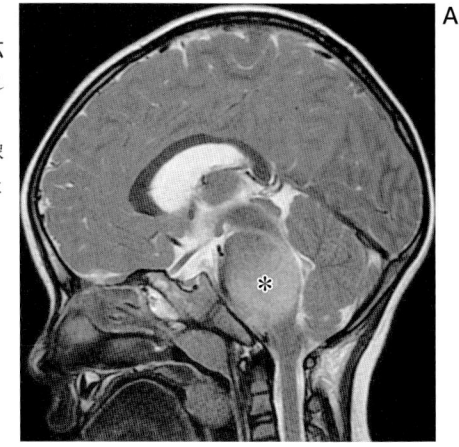

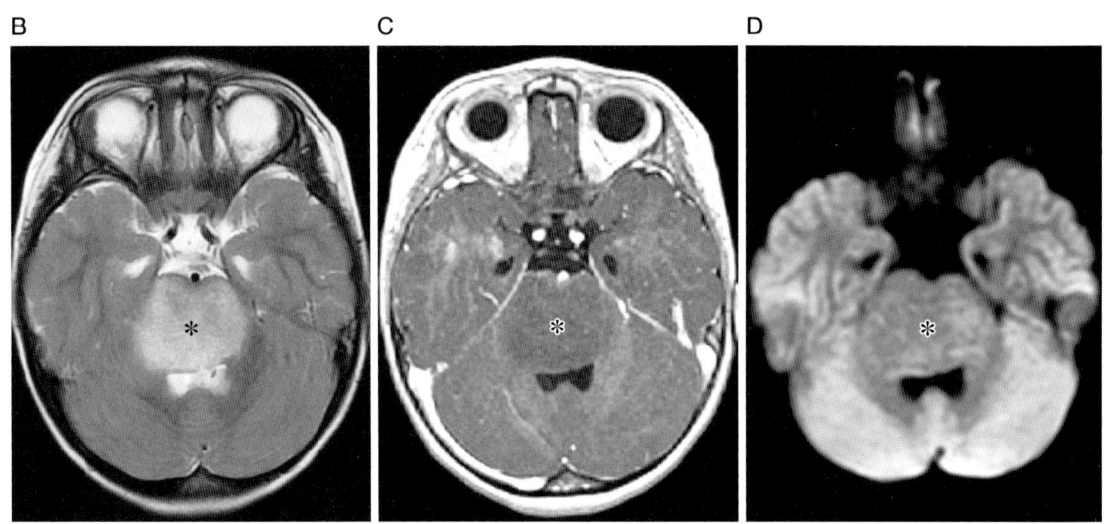

BOX 3-13　びまん性橋神経膠腫(DIPG)の分子解析(molecular analysis)による遺伝子異常[60,62)]

- platelet-derived growth factor receptor alpha(PDGFR-α)発現(100%)
- receptor tyrosine kinase-Ras-phosphoinositide 3-kinase signaling pathway 内の遺伝子局所増幅(47%)
- retinoblastoma protein phosphorylation を制御する細胞回転制御遺伝子の局所増幅(30%)
- histone H3.3 のアミノ酸 K27 と G34 に影響する H3F3A 変異(33%)
  (視床神経膠腫と共通で，これらの腫瘍では ventral telencephalic marker である FOXG1 が他の神経膠腫より発現が少ない)
- 成人 glioblastoma(GB) の 24〜67% で認められる epidermal growth factor receptor(EGFR) variant III 変異(55%)

② **中脳蓋神経膠腫** midbrain tectal glioma

　成人にみられることもあるが，多くは小児期に発症し，診断時の平均年齢は7〜10歳である．閉塞性水頭症で発症することが多く，Parinaud症候群を示すこともある．腫瘍と直接の関連性のない頭痛あるいは外傷などで偶然発見されることもある．発生頻度は小児脳幹神経膠腫の5%以下と，橋に比べて圧倒的に少ない．

　組織学的には低悪性星細胞系腫瘍(WHO grade I, II)が多く，年余にわたり(時に＞10年)増大せず，生命予後は比較的よい．まれには悪性星細胞腫(high-grade astrocytoma)，乏突起細胞腫(oligodendroglioma)，上衣腫(ependymoma)，神経節膠腫(ganglioglioma)や，その他の脳腫瘍(髄芽腫 medulloblastoma，原始神経外胚葉性腫瘍 primitive neuroectodermal tumor，転移性腫瘍 metastatic tumors)のこともある．

　MRIでは比較的境界明瞭な腫瘍で，T1強調像で低信号，T2強調像で高信号を示す．Gd造影を認める例は少ない．後方へ隆起性発育を示すこともある[60,61]．腫瘍が中脳水道周囲灰白質に沿って細長く認められることから"pencil" gliomaともいわれる[60]．大きな腫瘍やGd造影を示す場合は，腫瘍に対する治療が必要になる[61]．

③ **外側発育性延髄神経膠腫** exophytic medullary glioma

　上衣下神経膠組織(subependymal glial tissue)から発生し，典型例では後方の第四脳室や周囲の脳槽内に進展する．MRIで限局性にT1強調像で低信号，T2強調像で高信号を示し，しばしば囊胞性部分を伴う．実質性部分はGd増強効果を示す．小児脳幹神経膠腫の30〜35%を占める[61]．低年齢小児では発育不良で発症することが多いが，年長者では頭蓋内圧亢進症状を示す[60]．

　無症状の場合は経過を観察することになるが，症状を有する場合には機能温存を目指した可及的外科的腫瘍摘出や，閉塞性水頭症に対する治療が行われる．

　組織学的には毛様細胞性星細胞腫(PA, WHO grade I)＞びまん性星細胞腫(DA, WHO grade II)で，小児で認められる外側発育性延髄神経膠腫の多くは毛様細胞性星細胞腫(PA)である．5年生存率は100%との報告もあり，成人ではほとんど認められない．まれにびまん性発育のこともあるが，その場合，びまん性橋神経膠腫(DIPG)と同様，予後不良である．

2) **成人脳幹神経膠腫** adult brainstem glioma

　成人の脳幹神経膠腫(BG)は脳腫瘍の2%以下である．発生部位は橋60〜70%，中脳蓋10〜15%，延髄頸髄移行部20〜25%で，30〜40歳に好発(平均年齢は34歳)する．平均余命は54か月(3〜98か月)，中央値5.4年，5年生存率45%で，小児より予後がよい．予後良好因子は年齢＜40，発症から診断までの期間＞3か月，Karnofsky performance status＞70%，MRIでのGd増強効果・壊死がなく，組織学的低悪性である．

① adult diffuse intrinsic low-grade BG

　20歳台に発症し，成人脳幹神経膠腫の46%を占める．発症から診断までの期間が3か月以上で時に数年間のこともある．小児と異なり，生存期間の中央値は6〜7年，平均7.3年と長い．大部分の例ではGd増強効果のない橋延髄移行部の腫瘍として認められ，境界不明瞭なびまん性発育を示す．中小脳脚から小脳半球へ，上方では中脳から内包に浸潤することもある(図3-50)．放射線治療により症状は改善するが，再発時にはGd増強効果

図 3-50 成人脳幹神経膠腫(50 歳台女性,毛様細胞性星細胞腫)
A:造影 T1 強調矢状断像,B:造影 T1 強調像,C:T2 強調像,D:拡散強調画像　めまい,動悸,耳鳴で受診した.造影 T1 強調矢状断像(A)では橋から延髄のびまん性腫大が認められ(＊),延髄後部にはやや不均一な増強効果が認められる(→).造影 T1 強調像(B)では,腫大した延髄(＊)の後部に加え,右前外側部にも増強効果が認められる(→).T2 強調像(C)では,腫大した延髄(＊)はやや不均一な軽度高信号を示す.拡散強調画像(D)では,延髄の腫瘍は等信号強度(＊)である.

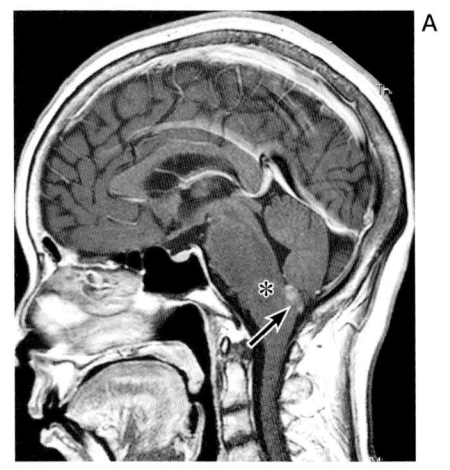

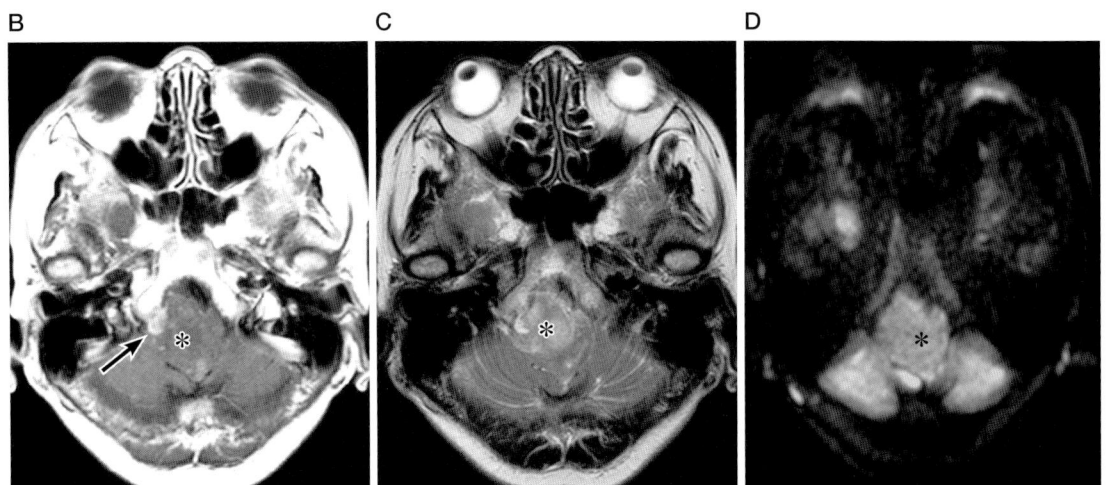

を示し悪性転化を示す.

② adult malignant BG

成人脳幹神経膠腫の 31％を占める.2/3 は 40 歳以降で,身体機能が急激に障害され発症することが多い.組織学的には WHO grade III あるいは IV で,放射線治療の効果も少ない.平均生存期間は 11.2 か月である.MRI では輪状あるいは不整な Gd 増強効果が認められ,2/3 の例で壊死がみられる(図 3-51).

③ 限局性中脳蓋神経膠腫

成人脳幹神経膠腫の 8％を占める.小児と同様,発育は緩徐であり,水頭症が唯一の症状のことが多い.5～8 年以上の生存が確認されている.

d. 胎児性腫瘍　embryonal tumors

胎児性腫瘍には,髄芽腫(medulloblastoma),中枢神経系原始神経外胚葉性腫瘍(central nervous system primitive neuroectodermal tumors：CNS PNET),非定型奇形腫/ラブドイド腫瘍(atypical teratoid/rhabdoid tumor：AT/RT)が含まれる.いずれも

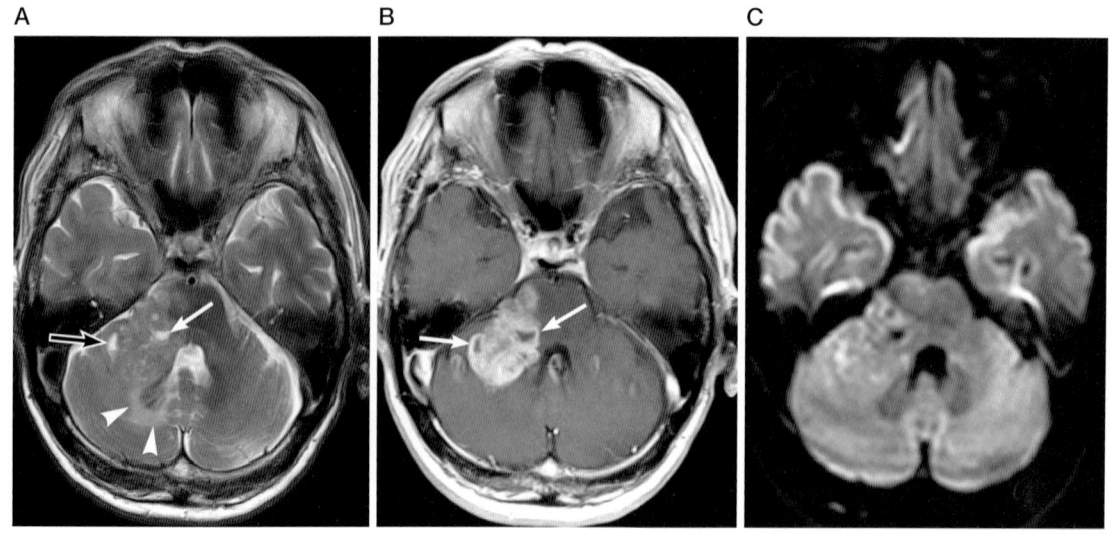

図 3-51　脳幹・小脳膠芽腫(60歳台男性)
A：T2強調像，B：造影T1強調像，C：拡散強調画像　書字困難，歩行時のふらつきで発症した．T2強調像(A)では橋右側－右中小脳脚から小脳半球を中心に不均一な高信号病変が認められ，内部には壊死と考えられる部分も認められる(→)．右小脳歯状核周囲の髄球白質には浮腫性高信号域が認められる(▶)．造影T1強調像(B)では不均一な増強効果を示し，壊死と考えられる部分は造影されない(→)．拡散強調画像(C)では不均一な低～軽度高信号を示す．

WHO grade IV の悪性腫瘍である．成人(～高齢者)にも発生しうるが，おもに小児～思春期に発生する[63]．

PNETは胎児性腫瘍のひとつで，未分化あるいは低分化神経上皮細胞からなる．腫瘍細胞は神経・星細胞・筋・melanocyte系へ異分化する可能性を有する．神経系へのみ分化する傾向を示す場合は大脳神経芽腫(cerebral neuroblastoma)に，神経節細胞も認められる場合は大脳神経節神経芽細胞腫(cerebral ganglioneuroblastoma)に分類される．髄上皮腫(medulloepithelioma)，上衣芽腫(ependymoblastoma)もPNETに含まれる．

1) 髄芽腫　medulloblastoma：MB

小児脳腫瘍で最も多く，小児天幕下(後頭蓋窩)腫瘍で最も多い浸潤性悪性腫瘍(WHO grade IV)である．小児(7歳にピーク)に多く，70％以上が16歳までに発症する．成人髄芽腫の80％は21～40歳である．男：女＝65：35と男性に多い．

75％が小脳虫部発生で第四脳室内に発育する．年齢が上昇するに従い，小脳半球発生が増える．小脳半球発生例の多くは 線維形成性/結節性亜型(desmoplastic/nodular subtype)である．MRIで"ぶどうの房状 grapelike nodularity"が認められる場合，組織学的亜型である MB with extensive nodularity が示唆される(BOX 3-14)．成人の小脳半球辺縁部発生では，画像所見が髄膜腫や前庭神経鞘腫などの脳実質外腫瘍に類似する(BOX 3-15)[64]．

MRIでは比較的境界明瞭な腫瘍として認められる(図 3-52)．CTと比べ不均一な信号強度を示す．T1強調像で低～等信号，T2強調像では相対的に低信号で，灰白質と等～軽度高信号，拡散強調画像では ADC の低下を反映して高信号を示す．囊胞・壊死は約60％に認められる．大部分の例で周囲に浮腫を伴い，Gd増強効果を示す[65,66]．

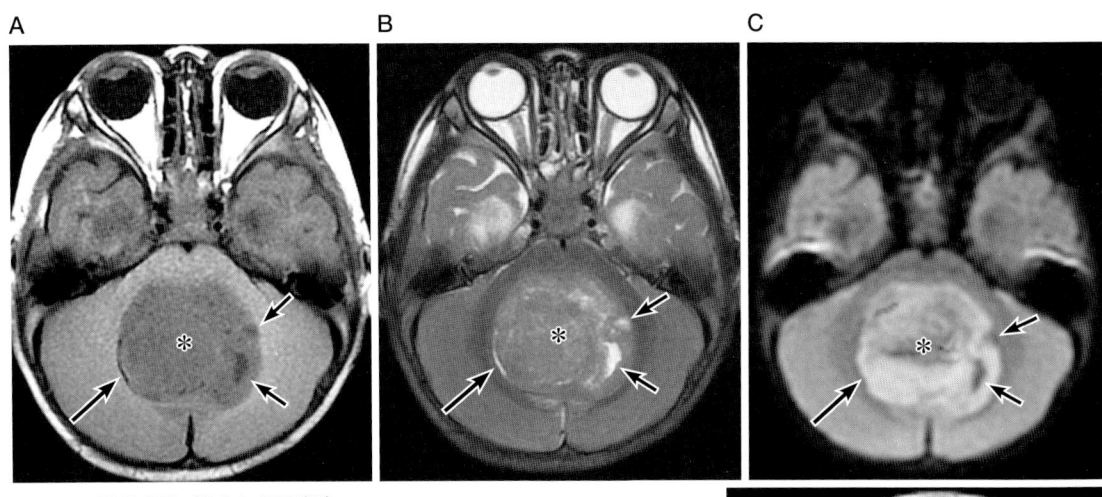

図 3-52 髄芽腫(1歳9か月男児)

A：T1強調像，B：T2強調像，C：拡散強調画像，D：造影T1強調矢状断像　咳込みと頻回の嘔吐で発症した．T1強調像(A)では第四脳室(大矢印)を占拠，拡大させるような比較的均一な低信号の腫瘍(＊)が認められる．腫瘍内に囊胞様部分も数か所認められる(小矢印)．T2強調像(B)では，腫瘍(＊)は灰白質とほぼ等信号であり，囊胞様部分は脳脊髄液と同様の高信号を示す(小矢印)．周囲に浮腫性変化は認められない．拡散強調画像(C)では，腫瘍(＊)は高信号を示すが，囊胞様部分(小矢印)に加え，腫瘍の中心部にも低信号域(＊)が認められる．造影T1強調矢状断像(D)では，腫瘍は不均一な増強効果を示し(＊)，鞍上部にも播種性病変が認められる(大矢印)．水頭症による脳室拡大も認められる．

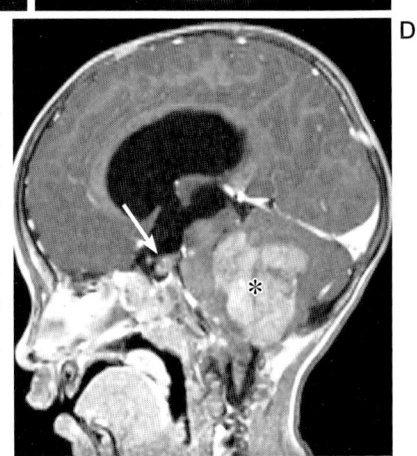

BOX 3-14　medulloblastoma(MB) with extensive nodularity[64]

- MBの組織亜型のひとつ．
- 組織学的に広いreticulin-free zoneと豊富なneuropil様組織からなる葉状構造を示す．
- 以前，小脳神経芽腫(cerebellar neuroblastoma)とよばれた．
- 乳児〜3歳に発生．
- 放射線化学療法により腫瘍細胞が神経節細胞(ganglion cell)に分化することあり．
- 予後は通常のMBよりよい．

　第四脳室から小脳橋角部や大孔などの脳槽，まれには内耳道に進展することもある[65]．ほとんどの症例に水頭症がみられる．診断時に髄膜播種が1/3の例で認められ，髄膜播種のない例より予後不良である．脊髄では前面＜後面に播種によるGd増強効果が認められる[65] (BOX 3-16)．

　小児髄芽腫の5年生存率は60〜70%であるが，臨床的にhigh-risk group(3歳未満，術後腫瘍残存>1.5 cm^2，初診時に転移あり)とstandard risk groupに分けられ[63]，治療が異なる．

BOX 3-15　髄芽腫(MB)の鑑別診断

- 上衣腫(ependymoma, 第四脳室内腫瘍)：石灰化がMBより強い．Luschka孔を介して小脳橋角部に進展．拡散強調画像で等信号．
- 毛様細胞性星細胞腫(pilocytic astrocytoma, 小脳半球腫瘍)：拡散強調画像で低〜等信号．
- 転移性小脳腫瘍(metastatic cerebellar tumor)：中高齢者，多発傾向(天幕上にも)．
- 血管芽腫(hemangioblastoma：HB)：成人の原発性小脳腫瘍として最多．60%のHBは壁在結節を有する嚢胞性腫瘍．腫瘍血管によるflow voidsがみられ，拡散強調画像で実質性部分が低信号．
- 悪性リンパ腫：成人の第四脳室周囲発生，T2強調像でより低信号．
- Lhermitte-Duclos disease (dysplastic cerebellar gangliocytoma)：小脳半球発生，"laminated"あるいは"tiger-striped" structureが特徴的画像所見．

BOX 3-16　髄芽腫(MB)の中枢神経系以外への転移[65]

- 膠芽腫(glioblastoma：GB)，髄膜腫(meningioma)に次いで3番目に多い．
- 若年者，男性，髄膜播種例に多く，化学療法例は少ない．
- MB患者の7.1%に認められる．
- 初期治療〜数年(12〜32か月)で発生．
- 骨(77%：硬化性65%，溶骨性35%，混合性5%)，リンパ節(33%)
    小児：肝(15%)，肺(11%)，筋(2%)
    成人：肺(17%)，筋(13%)，肝(10%)
- その他，膵(4%)，腎(2%)，睾丸(2%)，子宮・卵巣・乳腺(1%)に転移する．副腎転移はみられない．

2) 髄上皮腫　medulloepithelioma

組織学的に胎児神経管に類似する像を示す．2007年のWHO分類では上衣芽腫とともに広義のCNS PNETに含まれる．まれな高度悪性の胎児性腫瘍で若年小児(6か月〜5歳，50%は2歳まで)に発生する．まれに10〜23歳に発生する．性差はない[63]．

天幕上・下に発生し，脳室周囲に好発するが，脳室内発生，トルコ鞍・傍鞍部，小脳橋角部発生例もある[63,67]．視神経・眼窩内発生，馬尾，仙骨前部や骨盤内発生もある[63]．腫瘍は大きく，複数の脳葉や両側に進展していることがある．

MRIでは比較的境界明瞭な腫瘍で，T1強調像で低〜等信号，T2強調像で高信号を示す．嚢胞形成を認めることがあり，実質性部分は拡散強調画像で高信号を示す．Gd増強効果は認められない．播種性病変も拡散強調画像で高信号を示す．小脳橋角部発生では類表皮嚢胞(epidermoid cyst)に類似する[70]．

BOX 3-17　**上衣芽腫（ependymoblastoma）**[67,70]

- 胎児性腫瘍のひとつ．
- 組織学的には多層性の ependymoblastomatous rosette が特徴的．
- 乳児や若年小児に好発する（診断時年齢 0.3〜3.4 歳，平均 2.1 歳）．
- 男女比　1〜1.75：1
- 天幕上脳室周囲に好発，天幕下・脊髄発生もある．
- 画像所見は CNS PNET に類似．
    境界明瞭な大きな腫瘍
    周囲の浮腫（軽度）9％
    囊胞 50％（そのうちの 55％は腫瘍辺縁部，大部分が小さな囊胞）
    腫瘍内出血 77％
    MRI 信号の不均一 77％
    T1 強調像で低信号（41％）＞等信号（27％）
    T2 強調像で等信号（55％）＞高信号（45％）
    拡散強調画像で高信号（ADC 値低下）（100％）
    Gd 増強効果
        なし（23％）＜軽度（27％）＜中等度（36％），強い増強効果（14％）
        均一（82％）＞不均一（18％）
        播種（頭蓋内，脊髄）＜ 1/4
    石灰化 60％

3）上衣芽腫　ependymoblastoma

　組織学的に特徴的な多層性の ependymoblastomatous rosette を認めるまれな胎児性腫瘍である．2007 年の WHO 分類では広義の CNS PNET に含まれる．乳児や若年小児に好発し（診断時年齢 0.3〜3.4 歳，平均 2.1 歳），男女比は 1〜1.75：1 である．天幕上脳室周囲に好発するが，天幕下・脊髄発生もある[63,68]（BOX 3-17）．

　画像所見は CNS PNET に類似する．診断時には大きな境界明瞭な腫瘍として認められる．腫瘍周囲に強い浮腫を認める[63]，あるいは 9％で軽度の浮腫を認めると報告されている[68]．T1 強調像で低信号（41％）〜等信号（27％），T2 強調像では等信号（55％）〜高信号（45％）で，拡散強調画像では全例高信号（ADC 値低下）を示す．Gd 増強効果は 23％の例では認められず，軽度（27％）〜中等度（36％）〜高度（14％）とさまざまである．Gd 増強効果は多くの例（82％）で均一であるが，不均一なこともある（18％）．

　囊胞は 50％の例で認められるが，大部分が小さな囊胞であり，55％は腫瘍辺縁部に認められる．壊死や腫瘍内出は 77％の例で認められる[68]．石灰化は 60％の例で認められる．

　診断時に播種を認めることは 1/4 以下である．

4）中枢神経系原始神経外胚葉性腫瘍　central nervous system primitive neuroectodermal tumors : CNS PNET

　CNS PNET は supratentorial PNET と同義で，小脳以外の中枢神経系に発生する未分

> **BOX 3-18** 脳実質外 PNET [71〜73]
>
> - 脳実質外の小脳天幕や硬膜，頸静脈孔部，頭蓋骨にも PNET は発生するが，peripheral type PNET (pPNET) であり，CNS PNET とは異なる．
> - pPNET は組織学的に Ewing 肉腫に類似し，細胞遺伝学的転座 cytogenetic translocation t(11 ; 22)(q24 ; q12) が両者に共通に認められる．
> - 比較的小さな pPNET が出血で発症することがある．
> - 予後は CNS PNET よりよい．
> - pPNET の診断に有用な検査
>   pPNET で表出される CD99（*MIC2* 遺伝子により産生される膜貫通糖タンパク質）の免疫組織学的な検出
>   FISH (fluorescence in situ hybridization) 法での t(11 ; 22) 転座の検出

化あるいは低分化胎児性腫瘍に用いる．悪性度の高い腫瘍で，大脳半球や鞍上部に好発し，脊髄にも発生する[63]．小児（生後 4 週間〜20 歳，平均年齢 5.5 歳．男女比 1.2：1）に好発するが，成人発生（〜66 歳．男女比 約 3：2）もある[69]（BOX 3-18）．

症状は発生部位により異なり，大脳発生では痙攣，意識障害，頭蓋内圧亢進や運動麻痺をきたす．鞍上部では視力障害や内分泌障害を生じる．小児では頭囲拡大をきたす[63]．

2 歳以下では予後が悪く，5 年生存率は髄芽腫より低い．予後に関連する組織学的な所見は知られていない[63]．

診断時に腫瘍は大きいことが多く，40% の症例では脳脊髄液播種を認める．播種例の生存期間は短い[70]．

MRI 所見は組織学的な特徴を反映して髄芽腫に類似するが，多様で囊胞や壊死，出血を伴う．T1 強調像では皮質より低〜等信号，T2 強調像では不均一な等〜高信号を示し，腫瘍血管が flow void として認められることもある．拡散強調画像では実質性部分は高信号を示し，Gd 増強効果を示す[69]．石灰化は 50〜70% の例に認められる[63]．

5）非定型奇形腫様ラブドイド腫瘍　atypical teratoid/rhabdoid tumor：AT/RT

組織学的にラブドイド細胞（rhabdoid cells）からなる腫瘍で，しばしば原始神経上皮細胞や，上皮系・間葉系・神経系・神経膠系への異分化を認める（BOX 3-19）．*INI1/hSNF5* 遺伝子の不活性化がほぼ全例で認められる．

天幕上・下ともに発生するが，その比率は 1.3：1 で比較的天幕下に多い．天幕下では，小脳半球，小脳橋角部，脳幹，まれには脊髄に発生する．そのほか脳室内，鞍上部，松果体部にもみられる．ほとんどが，2 歳までに発生する．診断時に 20〜25% の例で髄膜播腫を認める[74,75]．

画像所見は PNET/髄芽腫（MB）に類似する（図 3-53）．FLAIR 像では等〜高信号で，拡散制限（拡散強調画像で高信号）を示すが，辺縁部の囊胞，壊死性変化により信号は不均一である．腫瘍出血・腫瘍周囲の浮腫は 63% の例で認められる．Gd 増強効果は種々の程度で，ほぼ全例で認められる[74,75]．

術後の平均生存期間は 11〜24 か月であるが，3 歳以上の患者では，強力な治療により

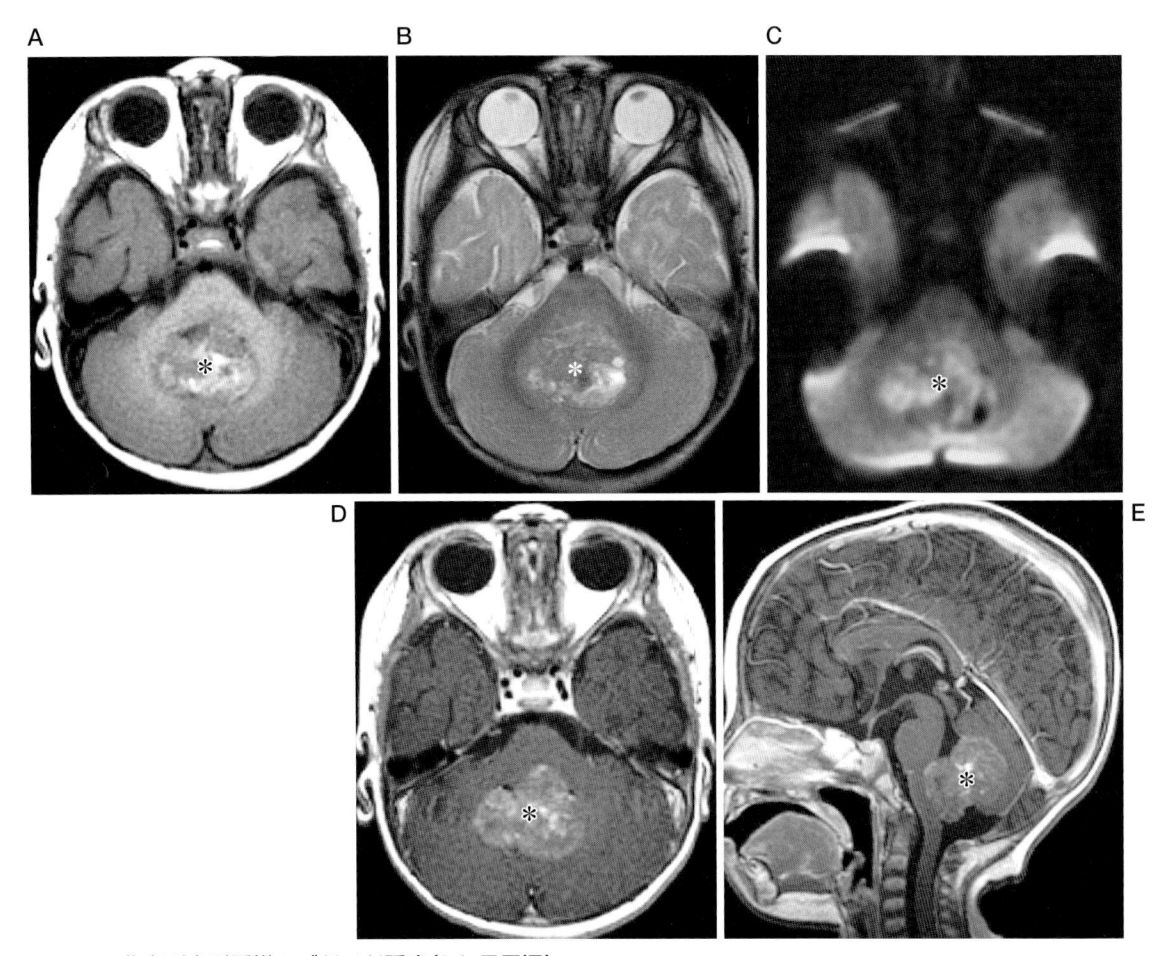

図3-53 非定型奇形腫様ラブドイド腫瘍(9か月男児)

A：T1強調像，B：T2強調像，C：拡散強調画像，D：造影T1強調像，E：造影T1強調矢状断像　嘔吐で発症した．T1強調像(A)では第四脳室を占拠して拡大するような不均一な信号の腫瘍(＊)内に，出血を示唆する不整形の高信号が認められる．T2強調像(B)で腫瘍(＊)は不均一な低〜高信号を示す．周囲の小脳に浮腫性高信号は認められない．拡散強調画像(C)では腫瘍(＊)は不均一な信号で，囊胞・壊死と考えられる低信号や比較的高信号を示す実質性部分の混在として認められる．造影T1強調像(D)で腫瘍(＊)は不均一な増強効果を示す．造影T1強調矢状断像(E)では前後に分葉状で不均一な増強効果を示す腫瘍(＊)が，拡大した第四脳室内に認められる．延髄は腫瘍(＊)により前方に圧排されている．

BOX 3-19　非定型奇形腫様ラブドイド腫瘍(AT/RT)の組織学的特徴

1) AT/RTは当初，腎，軟部組織で診断された腫瘍．
2) 組織学的に複雑：ラブドイド細胞のほかに原始神経上皮や間葉系細胞
3) 組織学的鑑別診断
   - CNS PNET/髄芽腫(MB)
   - 脈絡叢癌(choroid plexus papilloma)
   - 胚細胞系腫瘍(germ cell tumors)
   - 悪性神経膠腫(malignant glioma)

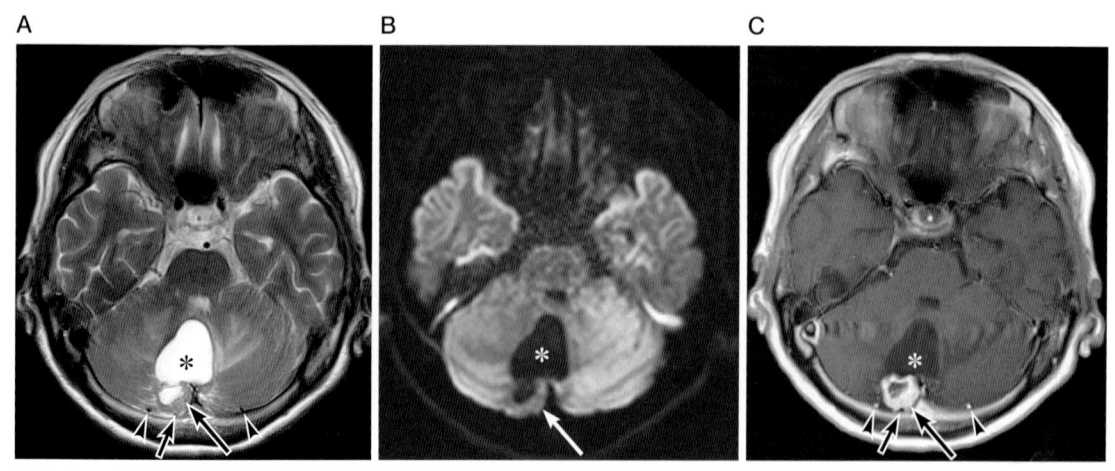

図 3-54　血管芽腫（60 歳台女性）
A：T2 強調像，B：拡散強調画像，C：造影 T1 強調像　後頭部の違和感とめまいで発症した．T2 強調像（A）では，小脳虫部から右小脳半球に脳脊髄液よりも高信号を示す囊胞性腫瘍が認められ（＊），囊胞の後方には内部に小さな囊胞を伴う実質性部分が認められる（大矢印）．両側の小脳半球には浮腫による高信号域が認められる．実質性部分（大矢印）の後縁部に，腫瘍血管による flow void（小矢印）が認められる．両側小脳半球の後縁には inferior hemispheric vein が flow voids として認められる（▶）．拡散強調画像（B）では，囊胞性部分（＊）は脳脊髄液と同様の低信号であるが，実質性部分（大矢印）は等信号である．造影 T1 強調像（C）では実質性部分（大矢印）は強い増強効果を示すが，囊胞性部分（＊）や囊胞壁に増強効果は認められない．腫瘍の実質性部分（大矢印）の後縁の腫瘍血管は動脈性のため flow void として認められる（小矢印）が，両側小脳半球後縁を走行する inferior hemispheric veins は増強効果を示す（▶）．

生存期間が延長する．
　髄芽腫（MB）との鑑別は，年齢（AT/RT <3 歳），腫瘍局在（AT/RT は小脳半球辺縁部に好発），腫瘍出血（AT/RT で高頻度），拡散強調画像（AT/RT はより不均一）などによる[75]．

e. 血管芽腫　hemangioblastoma：HB

　血管芽腫は中枢神経の血管系腫瘍で，小脳や脊髄，脳幹に好発する．成人の小脳原発性腫瘍では最も多い[76]．組織学的に WHO grade I である[77]．
　単発の血管芽腫は孤発例で 40〜59 歳に多く認められるが，多発性では von Hippel-Lindau 病（VHL）に合併し，20〜39 歳で発症する．小脳血管芽腫の 34％は VHL である．VHL では多発性のことが多く，Gd 造影検査を行うとしばしば無症候性の血管芽腫が発見される[76]（BOX 3-20）．
　組織学的・神経放射線学的に血管芽腫は 4 型に分類される．① 囊胞性（後頭蓋窩血管芽腫の 5％），② 壁在結節を有する囊胞性（60％，図 3-54），③ 実質性（26％，図 3-55），④ 内部に小囊胞性部分を有する実質性（9％）．脊髄血管芽腫では ④ が多い．実質性部分は Gd 増強効果を示す．① は実際には非常に少ない．Gd 造影を行わないと小さな実質性部分が検出されていない可能性がある．

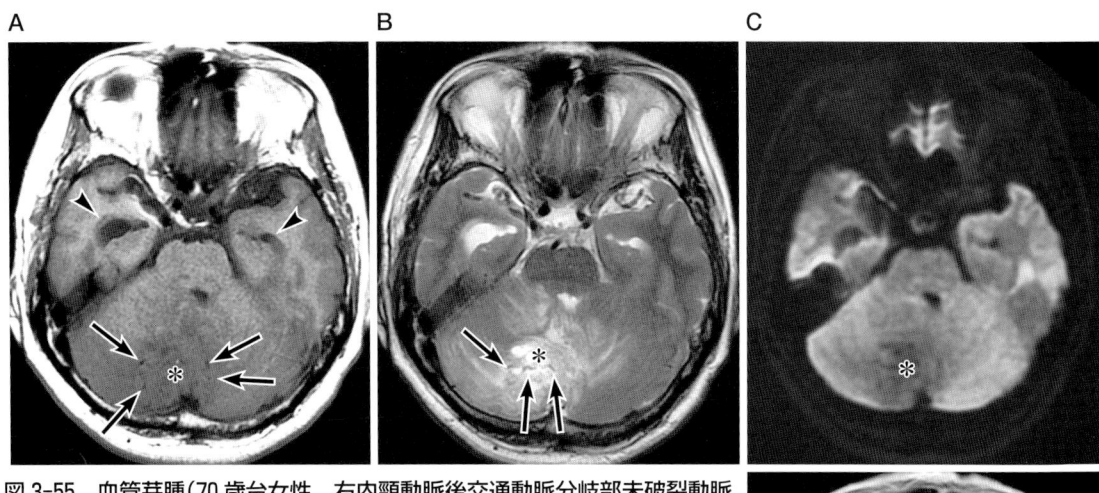

図 3-55 血管芽腫(70 歳台女性，右内頸動脈後交通動脈分岐部未破裂動脈瘤術後)
A：T1 強調像，B：T2 強調像，C：拡散強調画像，D：造影 T1 強調像
ふらつきで発症した．T1 強調像(A)では，小脳虫部の後部から右小脳半球後内側部に境界不明瞭なほぼ等信号の腫瘍が認められる．腫瘍(*)の周辺部などに腫瘍血管による flow voids が多数認められる(→)．第四脳室は右後方から圧排され変形している．側脳室下角は両側とも拡大している(▶)．T2 強調像(B)では，腫瘍(*)は内部に小さな囊胞性の高信号と，蛇行する腫瘍血管による flow voids (→)を有する軽度高信号の腫瘍として認められ，周囲の小脳に浮腫性高信号域が認められる．拡散強調画像(C)で腫瘍(*)は低信号を示す．造影 T1 強調像(D)で腫瘍(*)は境界明瞭でやや不均一な強い増強効果を示す．内部に増強効果を示さない小さな低信号が混在する．腫瘍の左前方には腫瘍血管による点状・線状増強効果が認められる(→)．

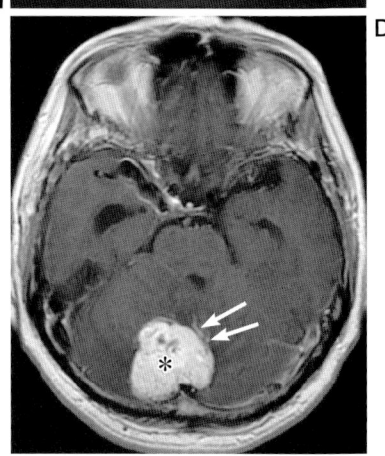

BOX 3-20　von Hippel-Lindau 病(VHL)で生じる中枢神経系以外の腫瘍性病変[77]

- 網膜血管芽腫：40〜68％(しばしば多発，両側性)
- 内リンパ囊腫瘍：1〜11％
- 膵囊胞・膵腫瘍：60〜80％(膵島細胞腫瘍 islet cell tumor 12％)
- 褐色細胞腫：7〜20％
- 腎囊胞・腎癌：30〜75％(腎癌 20〜30 歳台に好発，3 歳〜小児発生も．両側性，多発性．実質＋囊胞性)
- 精巣上体囊胞腺腫：〜60％
- 子宮広間膜囊胞腺腫は非常にまれ．

> **BOX 3-21** 小脳血管芽腫の鑑別診断[56,78]
>
> - 毛様細胞性星細胞腫(PA)などの(囊胞性)小脳星細胞腫
> - 膠芽腫などの悪性神経膠腫
> - 悪性リンパ腫
> - 神経鞘腫
> - 髄膜腫
> - 転移性脳腫瘍

血管芽腫は実質性腫瘍として発生するが，1～2年の経過で囊胞を形成しながら増大し，症状を出すことが多い[76]．血管芽腫の実質性部分は拡散強調画像で低信号を示し，vascular flow voids を伴うことが多い[56]．比較的特徴的な所見である(BOX 3-21)．

f. Lhermitte-Duclos disease(LDD)

Cowden 病は常染色体優性遺伝性疾患で，3胚葉の多発過誤腫を特徴とする．生殖細胞系 *PTEN*(phosphatase and TENsin homologue deleted on chromosome TEN)遺伝子変異により生じる．発生頻度は1/250,000人である[79]．古典的過誤腫は皮膚の毛根鞘腫(trichilemmoma)で，成人に発生する小脳の Lhermitte-Duclos disease/dysplastic gangliocytoma of the cerebellum も特異的である．乳癌，甲状腺非髄様癌，子宮内膜癌を発生する[80]．

Lhermitte-Duclos 病は奇形・過誤腫的，良性腫瘍的な両面性を有するまれな小脳腫瘍(WHO grade I)である．中年成人に好発し(3歳～70歳台)，ほぼ全例に *PTEN* 遺伝子変異が認められる．*PTEN* 遺伝子変異は小児発生では認められず，別な発生機序が考えられる[79]．まれに経過中増大したり術後に再発したりする[79]．時に，他の脳腫瘍(髄膜腫，悪性星細胞腫・膠芽腫)を合併する．Cowden 病の他の腫瘍が発見される前に Lhermitte-Duclos 病が発見された場合には，女性の乳癌など他の腫瘍発生に注意する[79]．巨脳症(megalencephaly)が 20～70％の患者でみられ，異所性灰白質(heterotopic gray matter)，精神発達遅滞，痙攣を認めることもある[79,80]．Chiari I malformation を認めることもある[81]．

MRI では小脳半球腫瘍として認められ，T1強調像で低信号，T2強調像では高信号を示す(図 3-56)．小脳回の腫大や，特徴的な小脳回・小脳溝に水平な線状構造を示す病変"laminar" lesion あるいは "tiger-striped" lesion として認められる[80,81]．T2*強調像では石灰化が小低信号として認められる．拡散制限(ADC の低下)はないが，T2 shine-through により拡散強調画像で数条の線状高信号が認められる．Gd 増強効果は認められない．囊胞形成を認め[79]，多発することもあるが，一側小脳半球に限局する[79]．

Gd 増強効果が認められる場合には，血管芽腫(hemangioblastoma)など別な疾患を考える．静脈洞血栓症では "tiger-striped" appearance を示すことがあり，鑑別が必要である[82]．

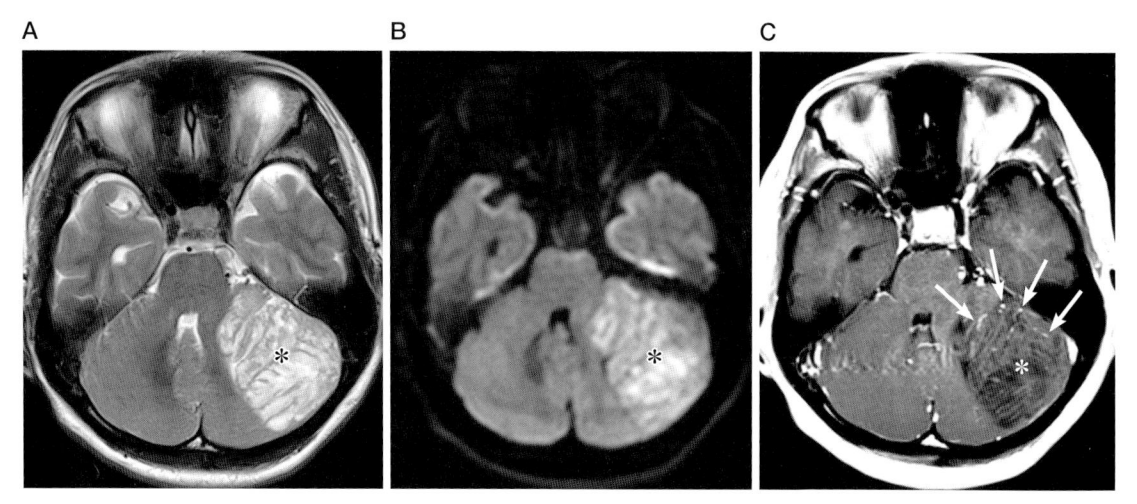

図 3-56　Lhermitte-Duclos disease(LDD)(40 歳台女性)
A：T2 強調像，B：拡散強調画像，C：造影 T1 強調像　手指のしびれで受診し，頭部 MRI で発見された．T2 強調像(A)では，左小脳半球に小脳回構造を内部に示す境界明瞭な高信号の腫瘍が認められる(＊)．第四脳室は軽度右側に圧排されている．腫瘍周囲には浮腫による高信号域は認められない．拡散強調画像(B)では高信号と等信号が混在するが，高信号は T2 強調像での高信号にほぼ一致する．造影 T1 強調像(C)では，腫瘍自体は増強効果を示さないが，腫瘍内の小脳溝内を走行する血管に一致する線状あるいは点状増強効果を認める(→)．

g. 転移性小脳腫瘍　metastatic cerebellar tumors

　転移性脳腫瘍は中枢神経系で最も多い腫瘍で，成人担癌患者の 20〜40％に生じる．近年，小さな転移性腫瘍の検出が Gd 造影 MRI などにより増加している[83]．原発巣としては肺癌が最も多く，女性では乳癌も多い[51]．

　転移性脳腫瘍は血行性で，腫瘍塞栓が灰白質・白質の境界部や分水嶺領域で発育することにより生じる．転移性脳実質内腫瘍の発生部位は天幕上 67％，天幕下 33％である．天幕下の 98％が小脳で，脳幹が 2％である[83]．

　転移性脳実質内腫瘍の発生部位は原発腫瘍により異なる．後頭蓋窩の単発性転移性腫瘍は骨盤内腫瘍や消化管腫瘍の半数で認められる(図 3-57)が，他の癌では 10％と少ない．boxel-wised statistics での解析では，転移性脳腫瘍は多発性の場合，前頭葉など大脳前部より後頭・頭頂葉など後部に多く，単発では後頭・頭頂葉に多い．乳癌や非小細胞性肺癌では後頭葉と小脳に多い(BOX 3-22)[83]．

　硬膜転移では髄膜腫に類似し，小脳橋角部では前庭神経鞘腫に類似する．転移性腫瘍では急速に症状が進行し，腫瘍の増大が認められる点で髄膜腫や神経鞘腫などの良性腫瘍と異なる[84,85]．

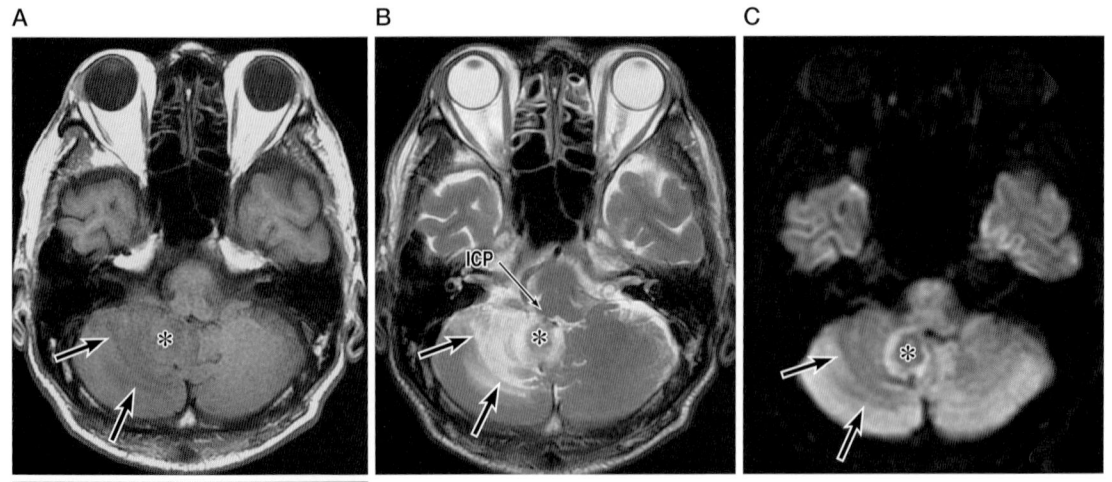

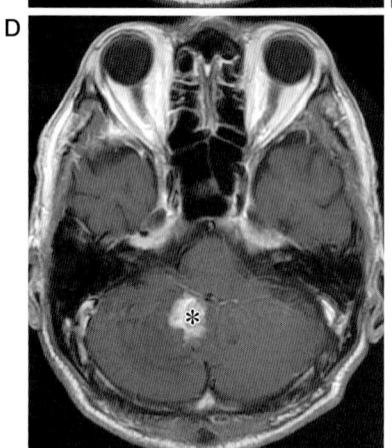

図 3-57　転移性小脳腫瘍(50 歳台男性，胃癌・腺癌)
A：T1 強調像，B：T2 強調像，C：拡散強調画像，D：造影 T1 強調像　2年前に胃癌(腺癌)で手術を受けた．ふらつきで発症．T1 強調像(A)では右小脳扁桃部の腫瘍(＊)は不明瞭であるが，右小脳半球に浮腫による軽度低信号が認められる(→)．T2 強調像(B)では，小脳扁桃部の腫瘍(＊)はやや不均一な小脳と等信号を示し，周囲の右小脳半球に浮腫性高信号域が認められる(→)．右下小脳脚(ICP)は軽度前方に圧排されている．拡散強調画像(C)では腫瘍(＊)の辺縁部は軽度高信号であるが，内部は低信号である．周囲の右小脳半球に浮腫性低信号域が認められる(→)．造影 T1 強調像(D)で腫瘍(＊)は不均一な増強効果を示し，辺縁は不整である．

BOX 3-22　転移性脳腫瘍が小脳などに好発する理由[85]

- 小脳回でのグリア密度が大脳半球よりも高い．
- 小脳は血液量が多く，灌流時間が長い(大脳前部より後部で血流が多い)．
- 局所での血管反応性が異なる(コリン作動性／アドレナリン作動性神経支配が異なり，小脳や後頭・頭頂葉での血管拡張が強い)．

3.4 天幕上脳実質外腫瘍

a. 髄膜のMRI解剖[86]

髄膜(meninges)は脳と脊髄を覆う膜である．髄膜は骨に付着する硬膜(dura mater)，くも膜(arachnoid mater)，および脳表を覆うように存在する軟膜(pia mater)の3層構造からなる(図3-58)．

硬膜は大きく分けて硬膜外層と硬膜内層の2層からなる(図3-58 A)．ただし，硬膜内層直下にはごく薄い硬膜境界細胞層も存在する．外層は頭蓋骨と付着し，硬膜内層と癒着している．硬膜静脈洞では硬膜内層は離開して静脈腔になる．ちなみに静脈腔はくも膜顆粒(別名 Pacchioni小体)を介してくも膜下腔から脳脊髄液が流入する．大脳鎌や小脳テントでは硬膜内層は骨から離れ，脳組織の支持をしている．硬膜は強靱な膜で，脳組織を外力や感染などから守る．

くも膜は硬膜内層および硬膜境界細胞層の直下にあり，外くも膜，くも膜小柱，および内くも膜よりなる(図3-58 B)．外くも膜と内くも膜との間はくも膜下腔といわれ，脳脊髄液で満たされている．その中には多数のくも膜小柱とよばれる索状構造を認める．

内くも膜直下に軟膜が存在する．軟膜は外軟膜と内軟膜よりなり，直下は軟膜を裏打ちするグリア境界膜で覆われる．

髄膜は正常では1mm程度の膜である．非造影のMRIシーケンスでは観察することが難しいため，造影T1強調像が必要である．造影T1強調像では硬膜は頭蓋骨内板に接する造影される均一な膜として認められる．炎症や腫瘍，脳脊髄液減少症などでは局所的にあるいはびまん性に硬膜肥厚が認められる(dural pattern)．一方，正常ではくも膜や軟膜の観察は困難であるが，髄膜炎やびまん性の播種病変がある場合には脳表に沿って脳溝に入り込むような造影病変が認められる(pial pattern)．

b. 髄膜腫　meningioma

1) 病態と臨床

髄膜腫は髄膜皮細胞(meningothelial cell)から発生する髄外腫瘍である．髄膜に強く付着する．本邦では原発性脳腫瘍の約1/4を占める．40〜60歳台の中高年者に好発し，男女比は1：2で女性に多い[87,88]．多くはWHO grade Iの良性腫瘍であるが，atypical meningioma(WHO grade II)やanaplastic meningioma(WHO grade III)は予後不良である．通常，単発発生であるが，神経線維腫症2型などでは通常より若く発症し多発する傾向がある[89]．髄膜血管腫症(meningoangiomatosis)とよばれる．また，小児期に白血病などで放射線の全脳照射歴がある症例では，後年に多発髄膜腫が発生することがある．その場合WHO grade IIあるいはIIIの髄膜腫が発生する可能性がある[90]．また，治療後再発の場合も当初の髄膜腫のWHO gradeよりもWHO gradeが上がる可能性がある．

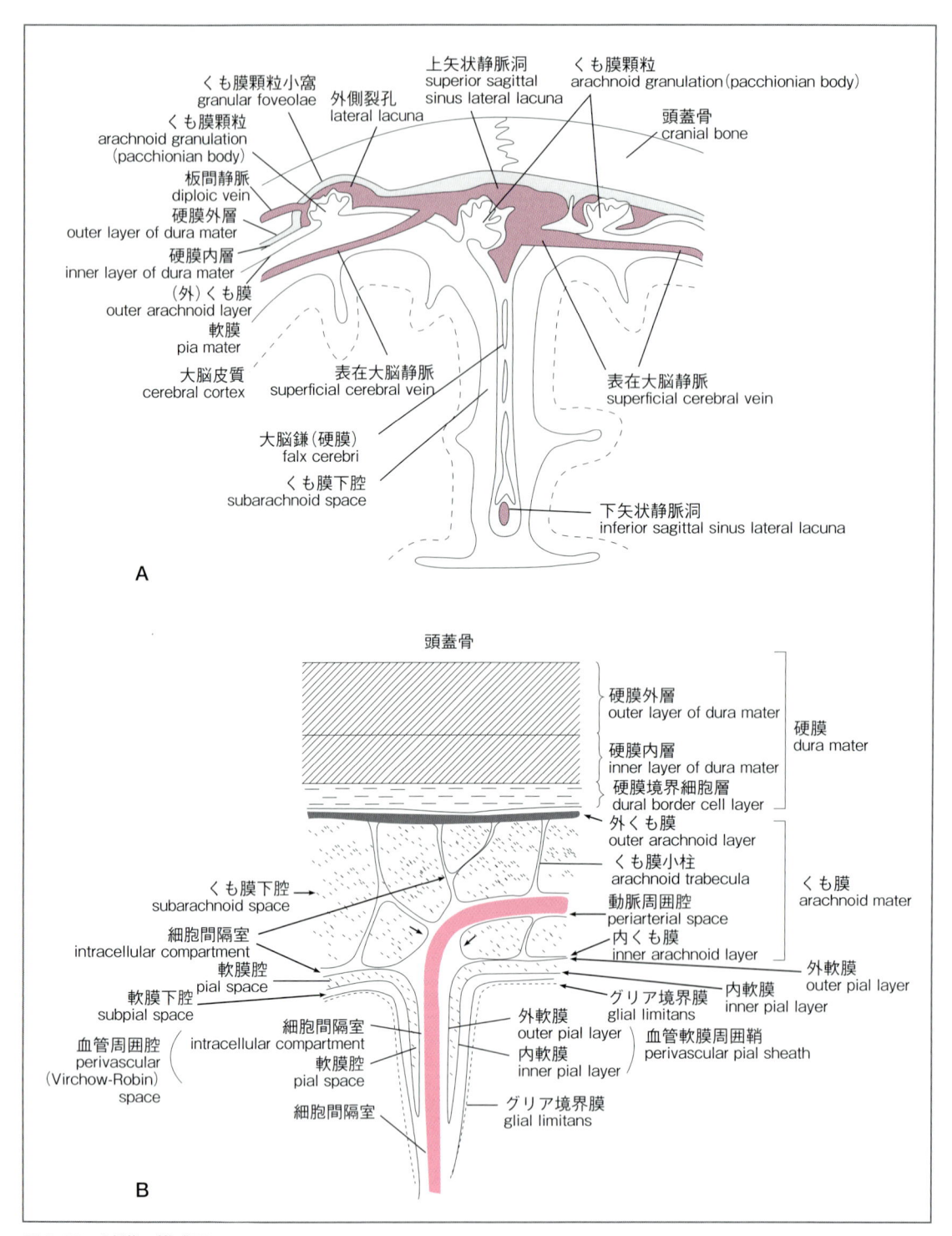

図 3-58 髄膜の模式図

A：髄膜の構造，B：くも膜・軟膜の構造(図 A は，新見嘉兵衛：神経解剖学．朝倉書店，1976：192-194，および Haines DE, Harkey HL, Al-Mefty O : The subdual space : a new look at an outdated concept. Neurosurgery 1993 ; 32 : 111-120 より改変．図 B は，高橋昭喜・編著：脳 MRI ①正常解剖．学研メディカル秀潤社，2005：93 より改変)

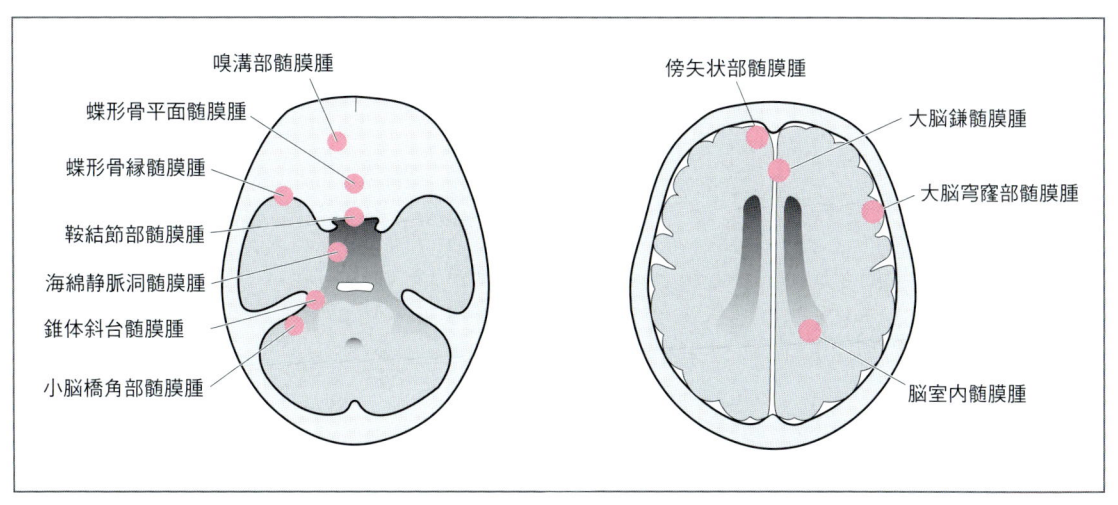

図 3-59 髄膜腫の発生部位
(百島祐貴：3.2 髄膜由来腫瘍．細矢貴亮・他編：脳脊髄のMRI 第2版．メディカル・サイエンス・インターナショナル，2009：71-85，より許可を得て転載)

組織型は髄膜皮性髄膜腫(meningothelial meningioma, WHO grade Ⅰ)，線維性髄膜腫(fibrous meningioma, WHO grade Ⅰ)，および移行性髄膜腫(transitional meningioma, WHO grade Ⅰ)が大部分を占める．このほかに，砂粒腫性髄膜腫(psammomatous meningioma, WHO grade Ⅰ)，血管腫性髄膜腫(angiomatous meningioma, WHO grade Ⅰ)，微小囊胞性髄膜腫(microcystic meningioma, WHO grade Ⅰ)，分泌性髄膜腫(secretory meningioma, WHO grade Ⅰ)，リンパ球形質細胞に富む髄膜腫(lymphoplasmacyte-rich meningioma, WHO grade Ⅰ)，化生性髄膜腫(metaplastic meningioma, WHO grade Ⅰ)，脊索腫様髄膜腫(chordoid meningioma, WHO grade Ⅱ)，明細胞髄膜腫(clear cell meningioma WHO grade Ⅱ)，異型性髄膜腫(atypical meningioma, WHO grade Ⅱ)，乳頭状髄膜腫(papillary meningioma, WHO grade Ⅲ)，ラブドイド髄膜腫(rhabdoid meningioma, WHO grade Ⅲ)，退形成性髄膜腫(anaplastic meningioma, WHO grade Ⅲ)がある[88]．

2) 発生部位による分類

髄膜腫は発生部位により手術法が変わってくる．発生部位をできるだけ正確に診断する必要がある．好発部位としては，円蓋部，傍矢状部，大脳鎌，小脳橋角部，嗅球部，蝶形骨穹窿部，鞍結節部，傍海綿静脈洞部などがある(図 3-59)．傍矢状部では上矢状洞を閉塞している場合があり，傍海綿静脈洞部では内頸動脈を取り囲んでいる場合がある．

3) MRI 所見

典型的には硬膜に広く接する充実性の髄外腫瘍である．MRIで髄外腫瘍と診断できれば，その多くは髄膜腫である(BOX 3-23)．T2強調像で腫瘍と脳実質との間に脳脊髄液の高信号(peritumoral band)や脳表動静脈のflow voidを確認することが重要である[91](図3-60～66)．腫瘍が大きく，脳実質との癒着が高度の場合は，3Dシーケンスではじめて診断できることもある．腫瘍内部は比較的均一な充実性で，基本的な撮像では脳灰白質と

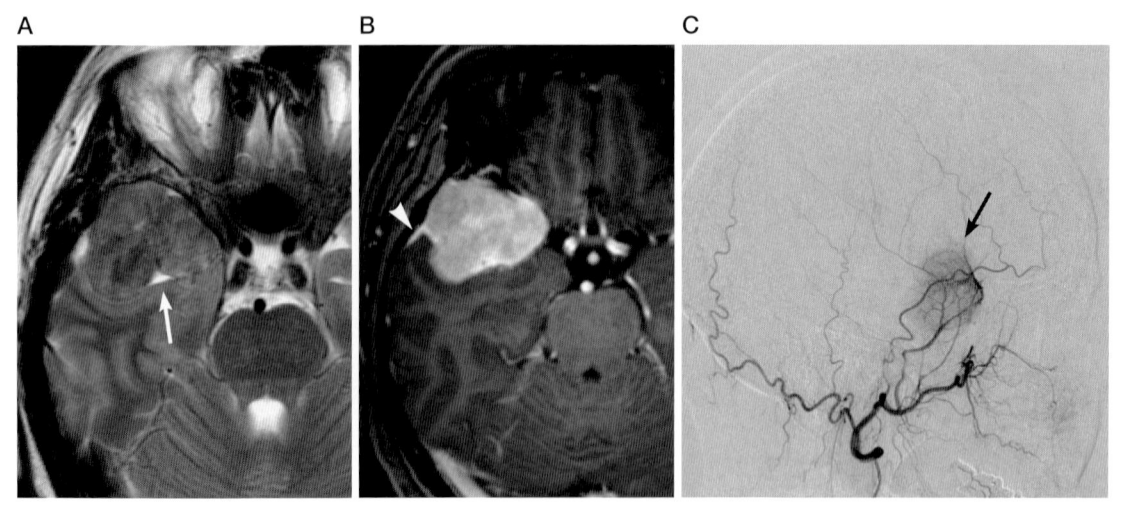

図 3-60 右蝶形骨縁髄膜腫(60 歳台男性)
A：T2 強調像，B：造影 T1 強調像，C：右外頸動脈造影　T2 強調像(A)では腫瘍と側頭葉実質との間に脳脊髄液が入り込み(→)，典型的な髄外腫瘍の所見．造影 T1 強調像(B)では均一かつ明瞭な増強効果を認め，周囲硬膜に dural tail sign を認める(▶)．右外頸動脈造影(C)では中硬膜動脈を栄養血管とする腫瘍濃染(sunburst appearance)を認める(→)．

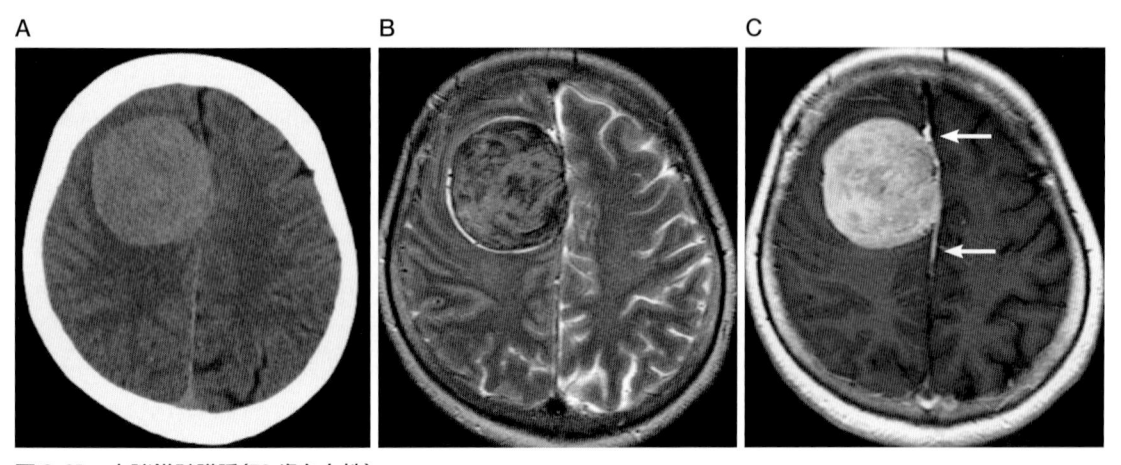

図 3-61 大脳鎌髄膜腫(50 歳台女性)
A：単純 CT，B：T2 強調像，C：造影 T1 強調像　単純 CT(A)では大脳鎌に付着する軽度高吸収腫瘍を認める．T2 強調像(B)では腫瘍周囲に脳脊髄液や血管の flow void を認め，髄外腫瘍の所見である．造影 T1 強調像(C)では腫瘍内は均一な増強効果を認め，周囲硬膜に dural tail sign を認める(→)．

ほぼ等信号を示す．均一で明瞭な造影効果を示すことが多く，硬膜付着部から放射状の造影効果(血管造影の sunburst appearance に似る)を認める場合がある．また，腫瘍周囲の硬膜に肥厚がみられる．"dural tail sign"とよばれ，本腫瘍に比較的特徴的である[91]．石灰化が約 20%でみられ，囊胞変性は約 5%にみられ，その際は不均一な内部性状をとる．細胞密度の高さを反映し，拡散強調画像で軽度高信号(CT では軽度高吸収)を示す．

　腫瘍が大きくなると，脳実質への圧迫が強くなったり，腫瘍と脳実質との癒着が現れたり，浸潤したり(悪性の場合)することがあるため，周囲実質の浮腫が強くなる．髄膜腫は概して多血性であるため，栄養血管の術前塞栓が有用である．

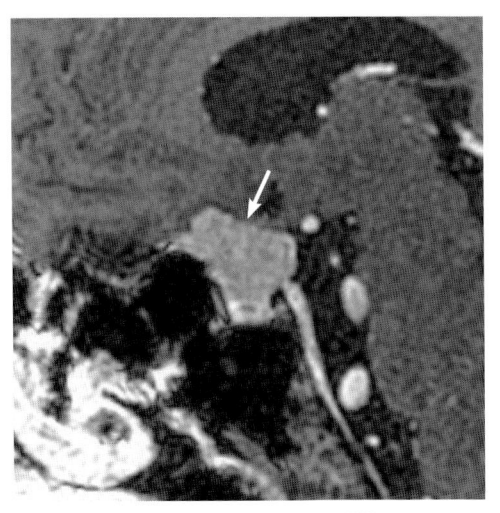

図 3-62 鞍結節髄膜腫（50歳台男性）
造影 T1 強調矢状断像　鞍結節に付着し，トルコ鞍内から上部に充実性腫瘍を認める．下垂体は鞍底部に圧排されている（→）．

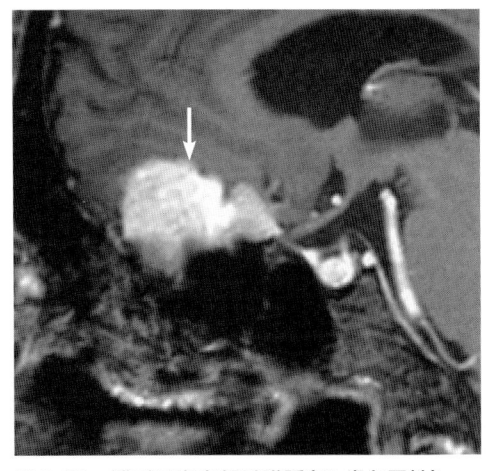

図 3-63 蝶形骨穹窿部髄膜腫（70歳台男性）
造影 T1 強調矢状断像　前頭蓋底に接する造影腫瘍を認める．

図 3-64 嗅窩髄膜腫（70歳台女性）
T2 強調像　嗅窩に円形の充実性腫瘍を認める（→）．

BOX 3-23　髄膜腫の鑑別診断

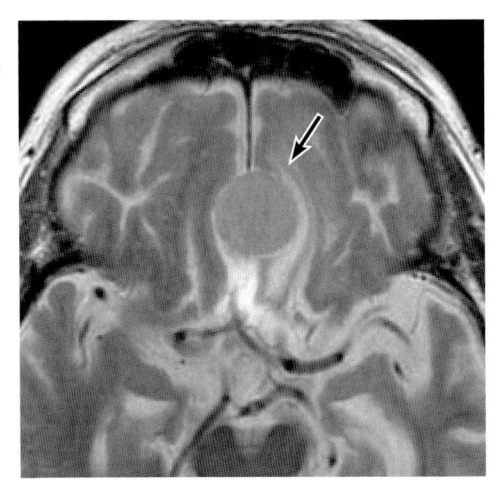

- 血管外皮腫
- 類上皮性血管内皮腫
- 悪性黒色腫
- 間葉系軟骨肉腫
- Rosai-Dorfman 病
- Erdheim-Chester 病
- 転移性腫瘍

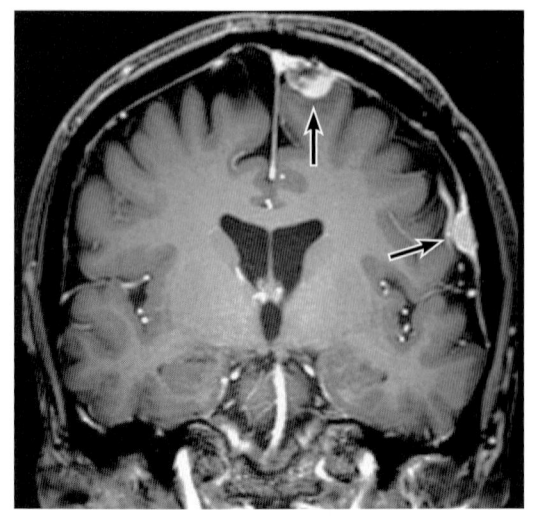

図 3-65 傍矢状洞髄膜腫, 円蓋部髄膜腫(40 歳台女性)
造影 T1 強調冠状断像　上矢状洞に接する腫瘍および左側頭円蓋部に接する腫瘍を認める(→).

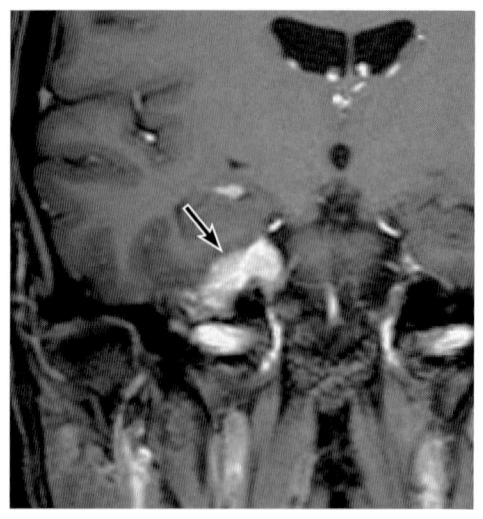

図 3-66 小脳天幕髄膜腫(50 歳台女性)
造影 T1 強調冠状断像　右小脳天幕の肥厚と造影される腫瘍を認める(→).

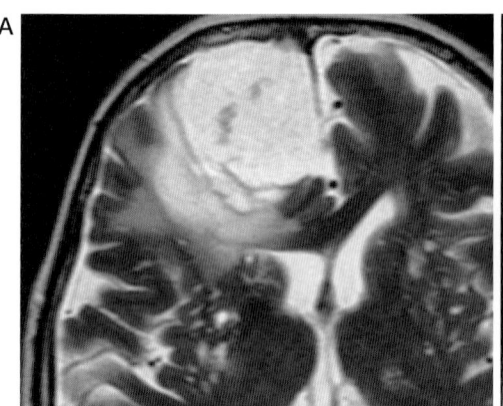

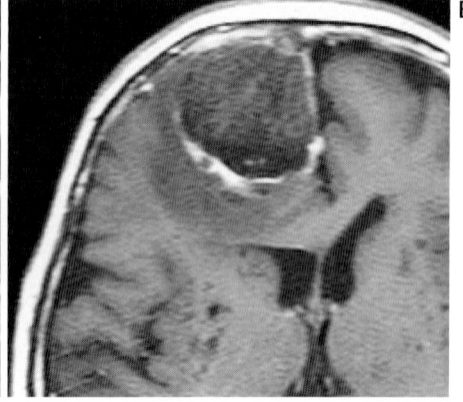

図 3-67 微小囊胞性髄膜腫(50 歳台女性)
A：T2 強調像, B：造影 T1 強調像　T2 強調像(A)では右前頭部に著明な高信号腫瘍を認める. 腫瘍内は造影効果に乏しく, 網目状の造影効果がわずかに認められる(B).

4）特徴的な画像所見を示す特殊型

① 微小囊胞性髄膜腫　microcystic meningioma

WHO grade I の良性腫瘍である. CT で低吸収, T1 強調像で低信号, T2 強調像で著明な高信号を示す(図 3-67). 造影剤による増強効果は一般的な髄膜腫より乏しく, 内部に網目状の造影効果を認める[92].

② 脊索腫様髄膜腫　chordoid meningioma

WHO grade II で中間悪性を示す. 天幕(テント)上に好発するが, 脳室内発生もありうる. 脊索腫様の粘液器質構造を含むので, 脊索腫の性状に類似するため, CT で低吸収, T2 強調像で高信号を示し, 造影効果を認める[92](図 3-68).

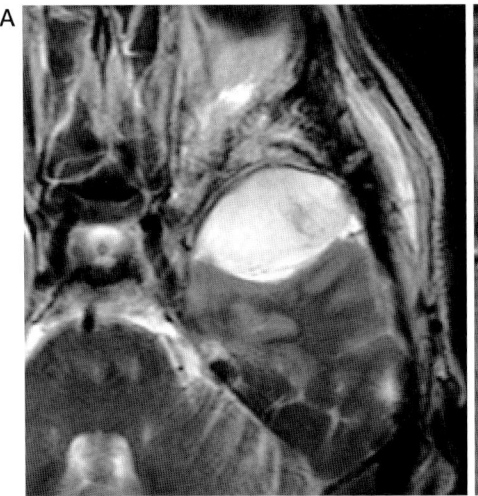

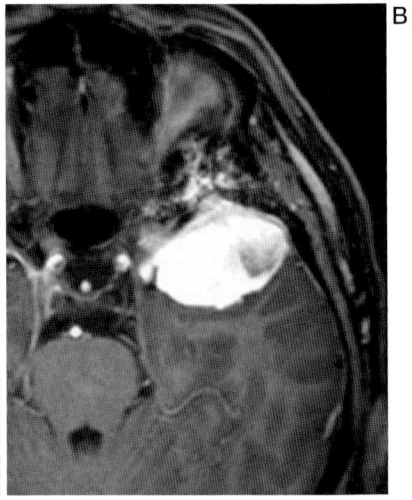

図 3-68　脊索腫様髄膜腫(40歳台男性)
A：T2 強調像，B：造影 T1 強調像　左蝶形骨縁に接して腫瘍を認める．T2 強調像(A)では著明な高信号を示し，かつ著明な造影効果を認める(B)．

図 3-69　退形成性髄膜腫(40歳台女性)
造影 T1 強調冠状断像　前頭蓋底から蝶形骨洞に進展する造影腫瘍を認める．

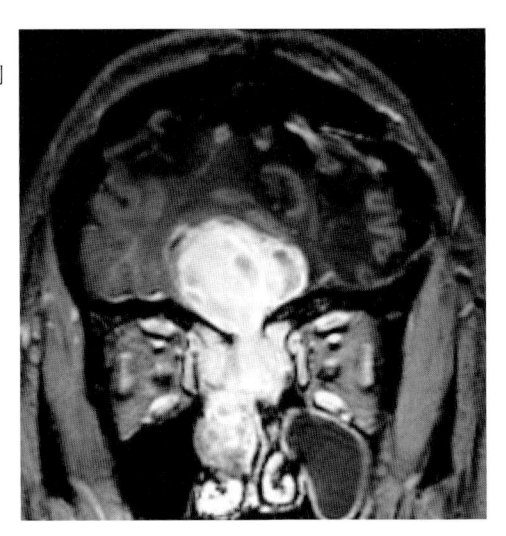

③ 退形成性髄膜腫　anaplastic meningioma

WHO grade Ⅲの悪性腫瘍で，予後不良である．再発率が高く，周囲への浸潤所見や多臓器への転移がみられる(図 3-69)．

c. 間葉系腫瘍

1) 血管外皮腫　hemangiopericytoma，孤立性線維性腫瘍　solitary fibrous tumor
① 病態と臨床
　血管外皮腫と孤立性線維性腫瘍は，病理学的に同一のものと考えられている．血管外皮腫は 1979 年の WHO 分類では髄膜腫の一亜型で "hemangiopericytic variant" として記載

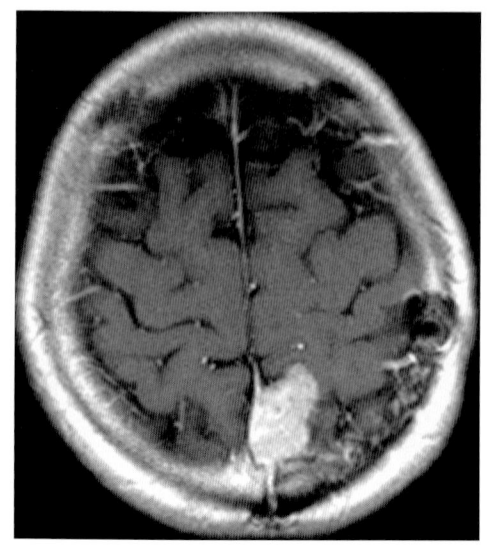

図 3-70 血管外皮腫(60 歳台女性)
造影 T1 強調像　頭頂部に造影される充実性腫瘍を認める．

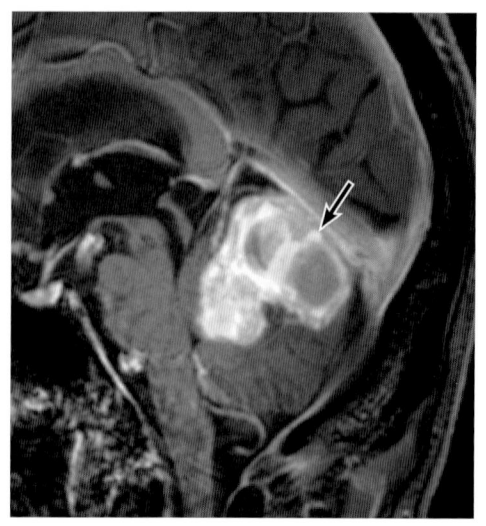

図 3-71 血管外皮腫(80 歳台男性)
造影 T1 強調矢状断像　小脳天幕に付着する腫瘍を認める．髄膜腫に比べると内部はやや不均一で，付着部は狭い(→)．

されたが，現在では病理学的に髄膜腫とは明らかに異なるものとして認識されている．好発年齢は 20～30 歳台で髄膜腫よりやや低く，男性に多い．頭蓋内および脊髄硬膜に発生する．頭蓋内では後頭部にやや多く，約 10％は脊髄領域に発生する．病理学的には高密度に紡錘状細胞の細胞が増殖し，その中を拡張した"雄鹿様血管(staghorn-type vessels)"が多数みられることが特徴である．手術が第一選択の治療である[88]が，肉眼的に完全切除がなされても 80～90％の症例で局所再発がみられる．また，20～30％に中枢神経系以外の臓器への転移もみられ，予後不良である．

② MRI 所見

硬膜由来の境界明瞭な髄外腫瘍であり，画像所見は髄膜腫に類似する．髄膜腫との鑑別点は，①接する頭蓋骨に溶骨性変化をきたす，②髄膜腫に比べて硬膜との接地面が狭い，③髄膜腫に比べ多血性である，などである．造影が不均一で出血を伴うこともある[93]．髄膜腫に比べれば，まれな疾患であるが，髄膜腫として非典型的な所見を認めたら本疾患を考慮すべきである(図 3-70, 71)．髄膜腫以外の鑑別疾患としては，癌腫の硬膜や頭蓋骨への転移，Rosai-Dorfman 病，Erdoheim-Chester 病などがあげられる．

2) 類上皮性血管内皮腫　epithelioid hemangioendothelioma

① 病態と臨床

血管腫と血管肉腫の間に位置する中間悪性型腫瘍と考えられており，腫瘍細胞が CD31，CD34 などの血管内皮マーカーが陽性を示す．全身に発生しうるが非常にまれに硬膜に発生する．外科的に切除され，予後は良好である．

② MRI 所見

不均一な造影効果を示す硬膜腫瘍として認められる[94] (図 3-72)．

図 3-72　類上皮性血管内皮腫（60 歳台男性）
脊髄造影 T1 強調矢状断像　胸髄レベルに発生した腫瘍．著明な増強効果を示し，周囲に拡張した静脈が連続している（→）．多血性腫瘍が示唆される．

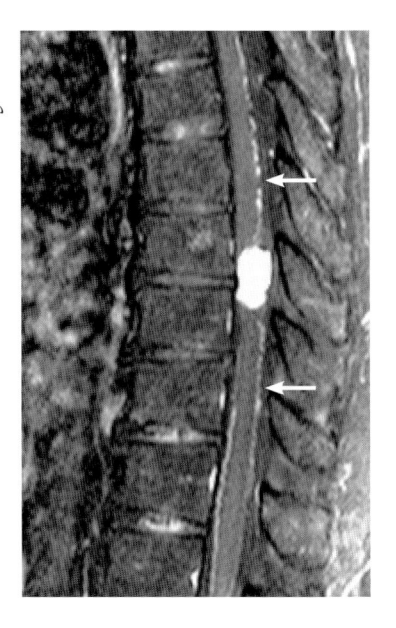

3）悪性黒色腫　malignant melanoma
① 病態と臨床
　硬膜および軟膜由来のメラノサイト（leptomenigeal melanocyte）がびまん性に，あるいは腫瘤状に異常増殖するものである．全脳腫瘍の 0.1％以下と非常にまれである．40〜50歳台に好発し，性差はない．非常に予後不良である[87]．

② MRI 所見
　悪性黒色腫はメラニンの含有量により，非造影の T1 強調像で高信号を示すことがある．腫瘤状のものは，T1 強調像で不均一高信号を示す硬膜腫瘤として認められる．T1信号が硬膜や軟膜の分布に沿ってびまん性に上昇する所見は，びまん性増殖を示す悪性黒色腫に特異的である[95]．造影効果も認められ，癌性髄膜腫症が鑑別疾患となる．メラニン含有量が乏しい悪性黒色腫は非特異的所見を呈し，鑑別が難しくなる．

4）横紋筋肉腫　rhabdomyosarcoma
① 病態と臨床
　硬膜や脳実質内に非常にまれに横紋筋肉腫が発生する．約 70％が小児発症である．組織学的には未熟な円形細胞と好酸性細胞質をもつ横紋筋芽細胞が増殖する．

② MRI 所見
　硬膜に接する腫瘍で，髄膜腫に類似する所見を示す．T1 強調像で低信号，T2 強調像で高信号を示し，明瞭な造影効果を認める．囊胞変性や出血を認めたり[96]，dural tail sign を認めることがある．

5）軟骨肉腫　chondrosarcoma
① 病態と臨床
　頭蓋底や硬膜から低悪性度の軟骨肉腫が発生することがある．一方，髄膜や脳実質内に

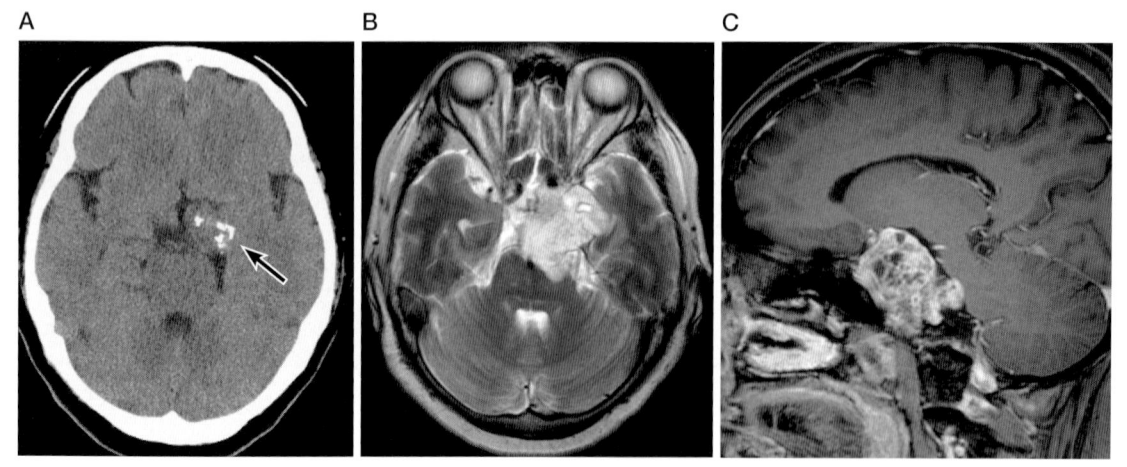

図 3-73　軟骨肉腫(60歳台女性)
A：単純CT，B：T2強調像，C：造影T1強調矢状断像　単純CT(A)では頭蓋底に石灰化を有する腫瘍を認める(→)．T2強調像(B)で高信号を示し，造影(C)では不均一な増強効果を認める．

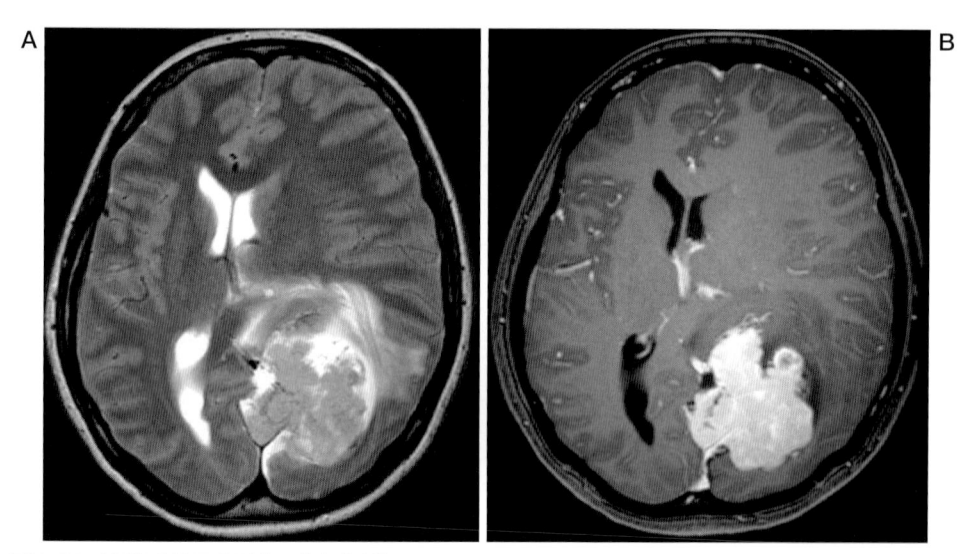

図 3-74　間葉系軟骨肉腫(30歳台女性)
A：T2強調像，B：造影T1強調像　後部大脳鎌に接する腫瘍を認める．T2強調像(A)で脳灰白質と等信号を示す分葉状の腫瘍としてみられる．造影T1強調像(B)では均一な増強効果を認める．
(文献98)より許可を得て転載)

血管周皮腫様成分と硝子様軟骨成分とからなる間葉系軟骨肉腫(mesenchymal chondrosarcoma)が発生することがある．全頭蓋内腫瘍の0.1%以下と極めてまれである．全摘出できても40%に再発が起こり，転移をきたすこともある[87]．

② MRI所見

低悪性度の軟骨肉腫は石灰化を認めることが多い．MRIではT2強調像で軟骨成分を反映した高信号が特徴的で(**図 3-73**)，比較的造影効果は乏しい[97]．間葉系軟骨肉腫の場合は髄膜腫に類似する所見を呈し，硬膜に付着する著明な造影腫瘍として認められる．80%に石灰化があり，70%に囊胞変性を認める[98](**図 3-74**)．

6）Rosai-Dorfman 病
① 病態と臨床
　Rosai-Dorfman 病は，小児や若年成人のリンパ節に生じる非 Langerhans 細胞性組織球症である．頭蓋内にも生じ，この場合は成人に多くみられる．臨床的には発熱と体重減少で発症し，頭蓋内腫瘤や多発するリンパ節腫脹が特徴である．組織学的には空胞やエオジン好性細胞質をもつ組織球がシート状あるいは結節状に増殖する．外科的に切除された場合の予後は良好である．
② MRI 所見
　頭蓋内腫瘤は硬膜にみられる造影腫瘤である（図 3-75）．したがって，髄膜腫の画像所見に酷似し，鑑別を要する[99]．そのほか，hemangiopericytoma や Erdoheim-Chester 病（これも組織球症の一種）も鑑別にあげられる．

d. 囊胞性病変

1）くも膜囊胞　arachnoid cyst
① 病態と臨床
　くも膜囊胞はくも膜に覆われた囊胞腔である．くも膜を構成する2層間に発生するもの（intraarachnoid cyst）と，くも膜と脳表との間に発生するもの（subarachnoid cyst）の2種類あるといわれている．ほとんどが無症状であるが，大きなものではまれに頭蓋内圧亢進症や神経巣症状などの原因となる．くも膜下腔のどの部位でも発生しうるが，特に中頭蓋窩前部によくみられる．このほか，鞍上槽，大槽，後頭蓋窩背側，小脳橋角槽，大脳穹窿部などに発生する．
② MRI 所見
　単房性の囊胞で，壁は均一かつ辺縁平滑で極めて薄い．囊胞壁としてはほとんど認められないため，脳実質を圧排する脳脊髄液の構造として認められる．囊胞内容は均一で，脳脊髄液と等信号を呈する．造影効果は認めない（図 3-76）．

2）類表皮囊胞　epidermoid cyst
① 病態と臨床
　類表皮囊胞は胎生期皮膚上皮遺残組織から発生する．角化を伴う重層扁平上皮からなる．囊胞内にはケラチンやコレステリンを不均一に含む液状内容物を認める．約40％は小脳橋角部に発生する．このほか，錐体尖部，Meckel 腔，トルコ鞍上部，松果体部，脳室内などに発生する．慢性中耳炎により発生する中耳真珠腫と組織学的に同一である．まれに悪性化し，扁平上皮癌が発生する[100]．
② MRI 所見
　腫瘤内部は脳脊髄液とほぼ同等の信号を示し，T1 強調像で低信号，T2 強調像で高信号である．通常，造影効果は認めない．FLAIR 像では脳脊髄液よりやや高信号を示す．内容物の粘稠性次第では T1 強調像で高信号を示し，white epidermoid とよばれる．25％に石灰化を認めることがある．類表皮囊胞は拡散強調画像で著明な高信号を示す（図 3-77）[101]．内容物の T2 shine-through 現象のためといわれており，ほぼ全例にみられる

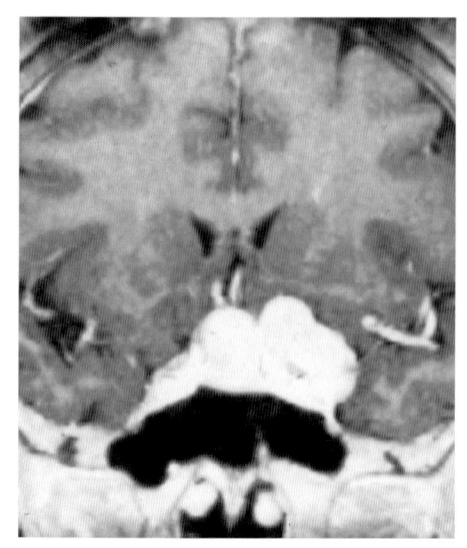

図 3-75 Rosai-Dorfman 病(50 歳台女性)
造影 T1 強調冠状断像　蝶形骨穹窿部に均一に造影される髄外腫瘍を認める．髄膜腫に酷似する．

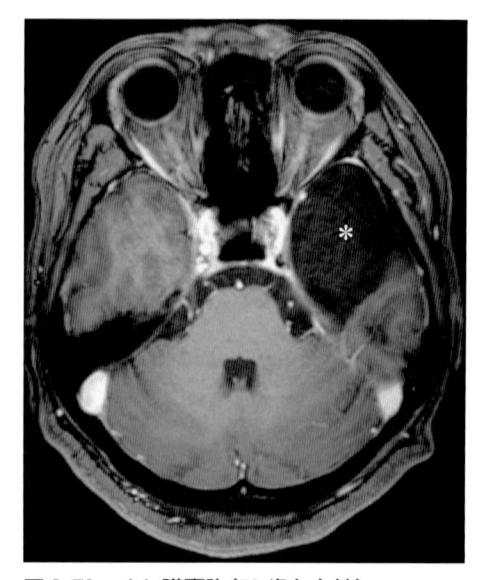

図 3-76 くも膜嚢胞(50 歳台女性)
造影 T1 強調像　偶発的に発見された．左中頭蓋窩に脳脊髄液と等信号の嚢胞(*)を認め，造影効果はない．

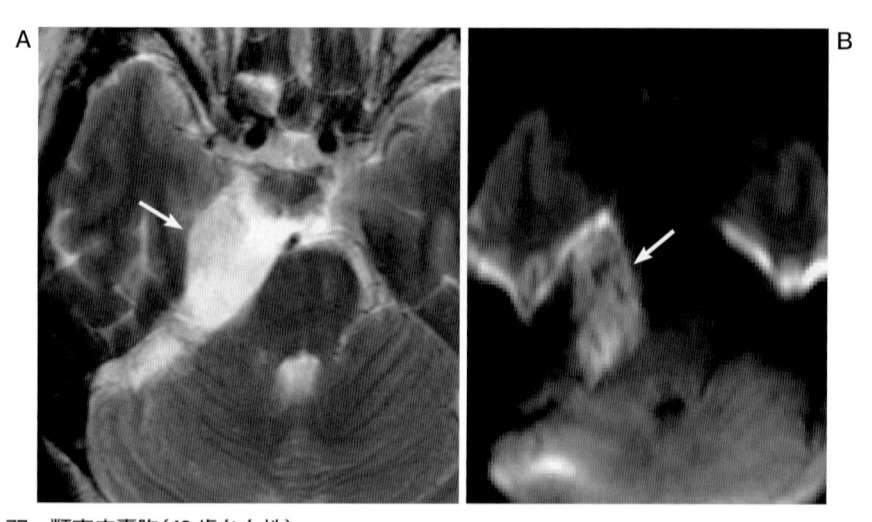

図 3-77 類表皮嚢胞(40 歳台女性)
A：T2 強調像，B：拡散強調画像　T2 強調像(A)で右小脳橋角部に高信号を示す嚢胞状腫瘍を認める．拡散強調画像(B)では高信号を示す(→)．

特徴的所見である．類表皮嚢胞は自然破裂をしたり，内部に出血したりすることがある．また，まれに悪性化し扁平上皮癌が発生することがある．腫瘍辺縁に結節状の造影効果がみられたときは，悪性化の可能性を考慮すべきである．類皮嚢胞との鑑別が問題になるが，類皮嚢胞が正中に発生するのに対し，類表皮嚢胞は類皮嚢胞と比べて外側に発生する．

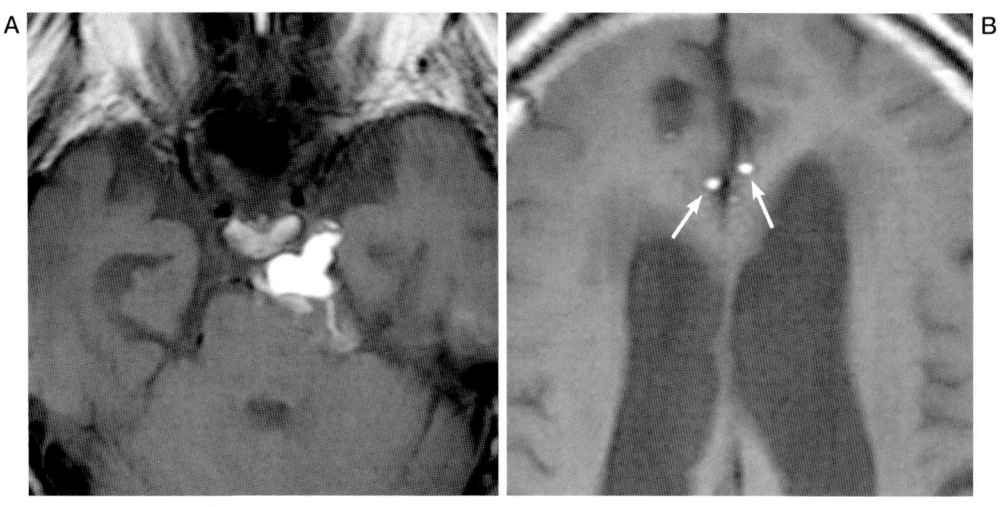

図 3-78 類皮嚢胞(60歳台男性)
A, B：T1強調像　T1強調像で高信号を示す脂肪性腫瘍を認める．破裂し，くも膜下腔に脂肪滴を認める(→)．

3) 類皮嚢胞　dermoid cyst
① 病態と臨床
　類表皮嚢胞と同様に胎生期皮膚遺残組織より発生する腫瘍である．皮膚や皮膚付属器，脂肪組織を含む．脳槽や脳室内(特に第四脳室付近)の正中や傍正中部に発生する．嚢胞内容が破裂することがあり，くも膜下腔や脳室内などに脂肪滴を認める[102]．
② MRI所見
　CTやMRIで嚢胞内に脂肪成分や石灰化が検出できれば，容易に診断できる．明らかな脂肪成分を含まないものもある(図3-78)．鑑別疾患には，類表皮嚢胞，神経腸管嚢胞があげられる．

e. 髄膜播種と髄膜転移　meningeal carcinomatosis and meningeal metastasis
① 病態と臨床
　癌腫による髄膜播種はすべての悪性腫瘍の中の5〜8%に生じるといわれており，非常に予後不良である．髄膜転移は悪性固形腫瘍の4〜15%に生じ，悪性黒色腫では20%，小細胞肺癌では11%，乳癌では5%，白血病や悪性リンパ腫では5〜15%にみられる[103]．おもに体幹部の癌腫が脳脊髄液中に移行し，硬膜や脳表に着床し増殖する．悪性神経膠腫，髄芽腫，胚腫などの悪性原発性脳腫瘍細胞も脳脊髄液中に移行し，播種巣を形成する．特に脳室壁に進展する腫瘍では髄膜播種の可能性が高い．WHO grade分類Ⅰ，Ⅱであっても播種する可能性があり，毛様星細胞腫や上衣腫などでも播種の報告がある[104]．
② MRI所見
　担癌患者や原発性悪性脳腫瘍を有する患者において，硬膜や脳表にびまん性造影効果や多発結節状造影効果を認めた場合にはまず本疾患を考える(図3-79, 80)．硬膜や脳表のみ

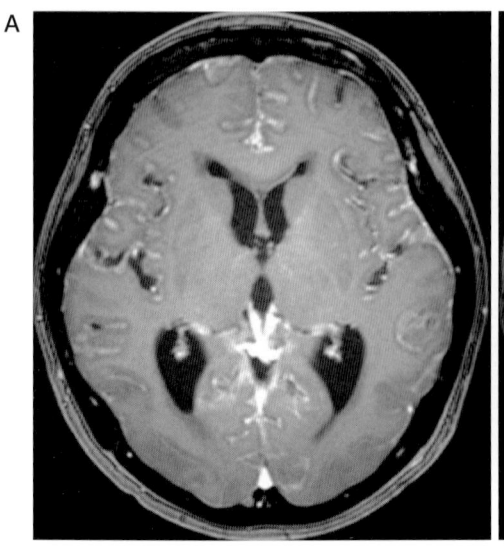

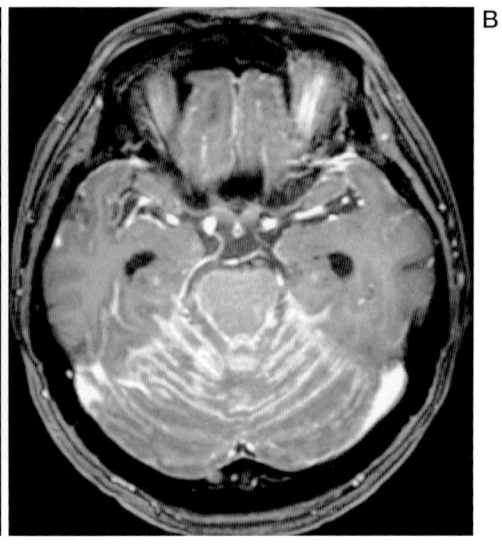

図 3-79 乳癌による癌性髄膜炎(50 歳台女性)
A, B：造影 T1 強調像　大脳，小脳半球および脳幹の表面にびまん性の増強効果を認める．

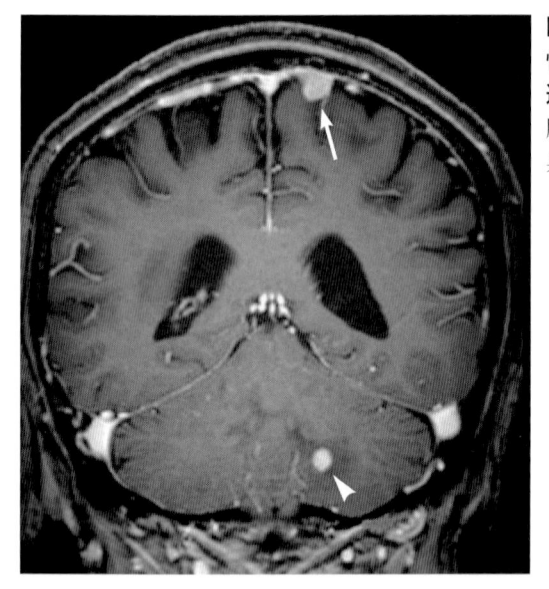

図 3-80 硬膜転移(＋脳転移)(80 歳台男性)
造影 T1 強調冠状断像　左頭頂円蓋部に硬膜転移巣を認める(→)．左小脳には脳転移巣もある(▶)．

ならず脳神経に沿った播種巣を認める場合がある．微細な播種巣を見逃さないためには，3D の造影 T1 強調系シーケンスを用いて詳細に観察する必要がある．その際，脳表の動静脈と微細な播種巣とが紛らわしく，見落とされる可能性があるので注意を要する．血液系腫瘍や髄芽腫などの細胞密度の高い腫瘍では播種巣が拡散強調画像で高信号をきたすため，診断に有用なことがある[105]．

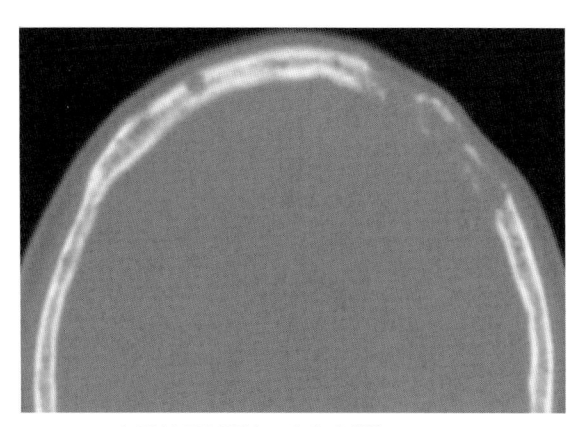

図 3-81　多発性骨髄腫（60 歳台女性）
単純 CT（骨条件）　頭蓋骨に溶骨性変化が多発する．病変部の硬化縁は乏しい．

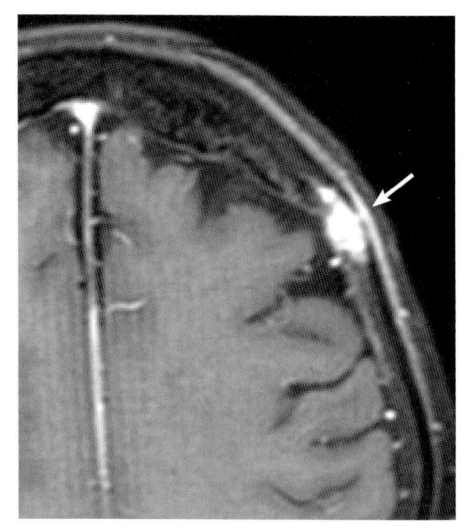

図 3-82　肺癌からの頭蓋骨転移（80 歳台女性）
造影 T1 強調像　左前頭骨に造影される腫瘍を認める（→）．

f. 頭蓋骨腫瘍

1）多発性骨髄腫　multiple myeloma

① 病態と臨床

　多発性骨髄腫は骨髄内の形質細胞が腫瘍化したものである．50 歳以上の高齢者に多い．全身骨に破壊性変化をきたす腫瘍を形成し，病的骨折の原因となる．頭蓋骨では punched out lesion とよばれる抜き打ち像を呈する腫瘍を形成する．骨髄内に留まる多発病変を形成するものもあれば，骨外に大きな腫瘍を形成するものもある．

② MRI 所見

　CT では骨髄内から骨外に均一な軟部濃度の腫瘤を形成し，破壊された骨辺縁には硬化縁を伴わないことが特徴的である（図 3-81）．MRI では T1, T2 強調像で脳灰白質とほぼ等信号を示し，均一な造影効果を認める[106]．骨外に大きな腫瘍を形成した場合，髄膜腫との鑑別を要する．

2）頭蓋骨転移　skull metastasis

　頭蓋骨転移は頭蓋骨骨腫瘍のなかで最も頻度が高い．あらゆる悪性腫瘍が頭蓋骨転移を起こしうるが，乳癌が全体の半数以上を占め最も多い．次いで肺癌，前立腺癌，悪性リンパ腫，胃癌，食道癌が多い[107]．一般的には頭蓋骨骨内に腫瘍を形成し，T1, T2 強調像で低〜等信号を示し，比較的均一な増強効果を認める（図 3-82）．びまん性の骨腫瘤をきたすものや，骨外に進展し頭部皮下や硬膜に浸潤するものもある[107]．

3.5 天幕下脳実質外腫瘍

a. 頭蓋底のMRI解剖

頭蓋底は前頭蓋底(前頭蓋窩)，中頭蓋底(中頭蓋窩)，後頭蓋底(後頭蓋窩)からなり，前頭蓋窩には前頭葉，中頭蓋窩には側頭葉，後頭蓋窩には脳幹・小脳が入る(図3-83)．

1) 前頭蓋窩　anterior cranial fossa

おもに前頭骨で構成される(図3-83 A)．正中では篩骨の鶏冠が上方に突出し，その両側に多数の篩孔を有する篩板がある．篩板は外側の前頭骨眼窩面より正中側に向かって傾斜するように深くなっており，嗅窩とよばれる．前頭蓋窩後縁部の中央から外側は蝶形骨小翼が構成し，蝶形骨平面を形成する．蝶形骨縁の内側部から左右の前床突起がトルコ鞍前外側で後方に突出する．

① 盲孔　foramen cecum

鶏冠直前(前頭骨・篩骨間)に認められるprenasal space遺残による小孔である．盲端のことが多いが，導出静脈が走行することもある．

② 鶏冠　crista galli

大脳鎌が付着．下方は鼻中隔に連続．内部は脂肪髄で含気のこともある．

③ 篩孔　foramina of cribriform plate（olfactory foramina）

嗅神経(第Ⅰ脳神経CN Ⅰ)と篩骨動脈が走行する．多数の嗅神経が集合して篩板の上方で嗅球を形成，嗅索となり前頭葉底面を後方に走行する．

2) 中頭蓋窩　middle cranial fossa

正中のトルコ鞍の両側が中頭蓋窩である(図3-83 B〜D)．前内側部は蝶形骨大翼が構成し，後外側部は側頭骨(外側は鱗部，後内側は錐体部上面)からなる．

① 視神経管　optic canal

前床突起の前内下側で，視神経，眼動脈が走行(図3-83 I)．視神経管間は視交叉陥凹(視交叉溝)で，正中の小さな隆起が鞍結節である．

② トルコ鞍　sella turcica

蝶形骨体部後上面は下垂体窩を形成，下垂体が入る(図3-83 C, I)．後縁は鞍背で外側は後床突起が前方に突出．下方は蝶形骨体後縁に連続し，軟骨結合した後頭骨底部と斜台を形成する．

③ 斜台　clivus

蝶形骨体と後頭骨底部の蝶後頭軟骨結合により形成．下縁は大孔前縁を構成(「3.3 小脳・脳幹腫瘍」，図3-46 A参照)．成人では内部は脂肪髄で，髄蝶形骨洞が発達すると斜台部骨髄は菲薄化する．

BOX 3-24 海綿静脈洞を構成する硬膜[108]

海綿静脈洞の壁は，3つの硬膜成分により構成．
- **anterior petroclinoidal fold**：前床突起から小脳天幕（テント）切痕縁に連続する硬膜で，海綿静脈洞上壁・外側壁を構成．外側壁下縁は正円孔と卵円孔を結ぶ線上．
  左右の海綿静脈洞上壁は連続し，トルコ鞍の上部では鞍隔膜を形成．正中に円形～楕円形の孔（鞍隔膜孔 diaphragmatic foramen）があり，下垂体茎と上下垂体動脈（superior hypophyseal artery）が通過する．
- **dural bag**：下垂体を入れる袋状の硬膜．鞍隔膜下面から連続するようにトルコ鞍内に入り，外側は海綿静脈洞内側壁，下面はトルコ鞍底部の硬膜．
- **posterior petroclinoidal fold**：後床突起と錐体尖部から錐体縁部の小脳天幕に連続する硬膜．Meckel 腔（Meckel's cave）と三叉神経の上方で上錐体静脈洞を包含する．

BOX 3-25 下垂体動脈[108]

- **上下垂体動脈**：内頸動脈床上部の眼動脈近傍から分岐．鞍上槽を内側に走行，下垂体茎に沿って鞍隔膜孔を通り，下垂体前部（前葉）を栄養．
- **下下垂体動脈**：海綿静脈洞内の内頸動脈（C4）の上壁から分岐して下垂体後部（後葉）を栄養．斜台内側・外側動脈（medial and lateral arteries of clivus）としばしば共通幹として分岐する．

④ **海綿静脈洞 cavernous sinus**

トルコ鞍の両外側に認められる静脈洞である（図 3-83 C）．内部は多数の線維性結合組織により海綿状を呈し，周囲に交感神経叢を伴う内頸動脈が海綿静脈洞内を貫通する．内頸動脈の下外方を外転神経が走行し，海綿静脈洞外側壁に接するように，上方から動眼神経（CN III），滑車神経（CN IV），三叉神経第 1 枝（CN V1），海綿静脈洞底部付近を三叉神経第 2 枝（CN V2）が走行する．海綿静脈洞の前方は上眼窩裂，後方は側頭骨錐体尖となる（BOX 3-24, 25）．

⑤ **Meckel 腔 Meckel's cave**

海綿静脈洞の後外側，錐体尖部に位置（図 3-83 D）．小脳天幕（テント）の 2 層の硬膜からなるくも膜下腔の前方への陥凹．三叉神経が入り，三叉神経節を形成する．

⑥ **上眼窩裂 superior orbital fissure**

蝶形骨小翼と大翼間の裂隙で眼窩へ交通．内部を動眼神経（CN III），滑車神経（CN IV），三叉神経第 1 枝である眼神経（CN V1），外転神経（CN VI）と，上眼静脈が走行．MRI では眼窩脂肪による信号が連続する．

⑦ **正円孔 foramen rotundum**

上眼窩裂の内側下方で，前方の翼口蓋窩と交通する長さ数 mm の管状構造（図 3-83 B）．

> **BOX 3-26** 翼突管神経(nerve of pterygoid canal, vidian nerve)
>
> 内頸動脈周囲の交感神経叢からの深錐体神経(交感神経系)と，顔面神経からの大錐体神経(副交感系)が翼突管内で合流する自律神経．破裂孔から翼突管内を走行して翼口蓋窩に入り，翼口蓋神経節に入る．副交感系線維は翼口蓋神経節でシナプスを形成し，血管，粘膜，唾液腺，涙腺に分布する．

> **BOX 3-27** 下眼窩裂(inferior orbital fissure)
>
> - 眼窩と翼口蓋窩を連絡する．蝶形骨大翼下縁と上顎骨間の裂隙．
> - 中頭蓋窩の裂隙ではない．
> - 頰骨神経(上顎神経の枝)，翼口蓋神経節からの上行枝，眼窩下動静脈が走行．

三叉神経第2枝である上顎神経(CN V2)，正円孔静脈が走行する．

⑧ **卵円孔 foramen ovale**

トルコ鞍の外側，正円孔の後外側，蝶形骨体と大翼移行部付近の大翼に位置(図3-83 D)．大翼に認められる2つの孔のひとつ．三叉神経第3枝の下顎神経(CN V3)が咀嚼筋間隙へ走行．舌咽神経の枝である小錐体神経，副硬膜動脈(accessory meningeal artery)，翼突静脈叢(pterygoid plexus)への導出静脈も走行．

⑨ **棘孔 foramen spinosum**

卵円孔の後外側，蝶形骨大翼に認められる2つの孔のひとつ．成人で1〜2 mmの小孔．中硬膜動脈・静脈，下顎神経の硬膜枝が走行する．

⑩ **破裂孔 foramen lacerum**

蝶形骨・錐体尖・後頭骨底部間の三角形の裂隙，軟骨組織で閉鎖．内頸動脈管の開口部の下方に位置し，内頸動脈管から出た内頸動脈が破裂孔部で上方に走行を変え，トルコ鞍の外側後方に到達．翼突管動脈，翼突管神経(BOX 3-26)が破裂孔上面を通過．上行咽頭動脈終末枝の1本が破裂孔を通過．海綿静脈洞から翼突静脈叢への導出静脈が走行する．

⑪ **翼突管 pterygoid canal (vidian canal)**

破裂孔の前方で，破裂孔と翼口蓋窩後壁を結ぶ管(図3-83 C)．翼突管神経(BOX 3-26)，翼突管動静脈が走行する．

⑫ **蝶形導出静脈孔 sphenoidal emissary foramen (Vesalius 孔 foramen Vesalius)**

蝶形骨大翼で卵円孔の前内側に認められることのある小孔．導出静脈が走行．翼突窩の上部にある舟状窩(scaphoid fossa，口蓋帆張筋の起始部)に開口する．

参考：下眼窩裂(BOX 3-27)．

3) 後頭蓋窩　posterior cranial fossa

正中前面は斜台，前外側面上部は側頭骨錐体部後面である(図3-83 E〜I)．斜台と側頭

骨錐体部は軟骨結合(錐体斜台軟骨結合)している．前外側面下部は後頭骨外側部，外側部は側頭骨乳様突起部で後頭骨との間の縫合が後頭乳突縫合，後部は後頭骨後頭鱗で構成される．上縁は小脳天幕，下縁は大孔である．

① Dorello 管　Dorello's canal

錐体尖部で，外転神経が脳槽内から海綿静脈洞まで走行する間の硬膜性管状構造である(図 3-83 G)．海綿静脈洞後部の上錐体蝶形骨靱帯(superior petrosphenoidal ligament)までの Dorello 管内では，外転神経周囲にくも膜とくも膜下腔が認められる．外転神経は Dorello 管先端部で内頸動脈周囲交感神経叢と吻合する[109]．

② 内耳孔　internal acoustic meatus

側頭骨錐体部後面ほぼ中央にあり，外側へ内耳に向かう約長さ 1 cm の管状構造である(図 3-83 G)．顔面神経(CN VII)と内耳神経(CN VIII)，迷路動脈が走行する．内耳道内で内耳神経は蝸牛神経と前庭神経に分離する．内耳道底付近の横稜(transverse crest：鎌状稜 falciform crest)で内耳道は上下に区分され，前上部の顔面神経は内耳道底部で垂直性骨構造の Bill's bar の前を走行して顔面神経管内に入り，前外側へ向かう．後上方部を上前庭神経が，前下部を蝸牛神経が，後下部を下前庭神経が走行する[110]．

③ 頸静脈孔　jugular foramen

内頸動脈管の後方に位置する(図 3-83 F)．前縁部は側頭骨錐体部で，後縁部は後頭骨で構成される．通常，左側よりも右側が大きい．骨性の jugular spine で，前内側の小さな pars nervosa(舌咽神経 CN IX，舌咽神経の鼓室枝である Jacobson 神経，下錐体静脈洞)と，後外側の大きな pars vasculosa(迷走神経 CN X，副神経 CN XI，迷走神経耳介枝である Arnold 神経，頸静脈球，上行咽頭動脈の髄膜枝)に分けられる．前部(anterior portion：下錐体静脈洞)，中部(intermediate portion：舌咽神経 CN IX，迷走神経 CN X，副神経 CN XI)，後部(posterior portion：S 状静脈洞，後頭動脈・上行咽頭動脈の髄膜枝)の 3 分類法もある．

④ 舌下神経管　hypoglossal canal

舌下神経(CN XII)が走行する小孔である(図 3-83 E)．頸静脈孔付近の内側(大孔側)で後頭骨底部と頸静脈突起(jugular process)間の骨端部に位置する．

⑤ 大(後頭)孔　foramen magnum

後頭骨の正中に認められる最大の頭蓋孔で，斜台の下端が前縁を形成する(図 3-83 E)．延髄と頸髄の移行部のほか，椎骨動脈，前脊髄動脈・後脊髄動脈，蓋膜(membrana tectoria：歯状突起と歯状横靱帯の後方で，軸椎後縁から大孔前縁部に達して後縦靱帯とともに頭蓋内硬膜に移行)，翼状靱帯(歯状突起外側と後頭顆内側間の靱帯)，脊髄副神経(胸鎖乳突筋，僧帽筋を支配)が通過する．

⑥ 顆管　condylar canal

後頭骨外側の後頭顆窩内の孔である(図 3-83 E)．後頭顆の後方で，椎骨動脈が環椎後弓上方で大孔へ向かい，弧状に走行する部分の直上に位置し，後頭導出静脈(後頭下静脈叢，後頭静脈洞，S 状静脈洞に流出)が貫通する．単孔あるいは多数の小孔のことや欠損することもある．

A：冠状断像（前頭蓋底レベル）

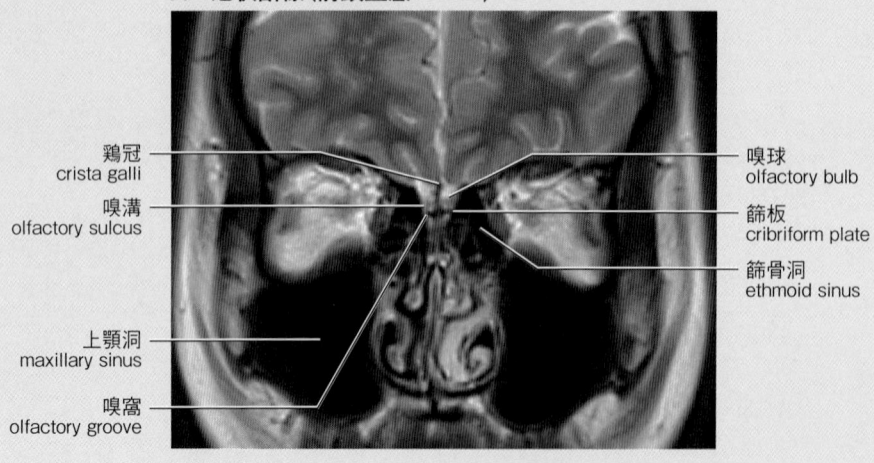

- 鶏冠 crista galli
- 嗅溝 olfactory sulcus
- 上顎洞 maxillary sinus
- 嗅窩 olfactory groove
- 嗅球 olfactory bulb
- 篩板 cribriform plate
- 篩骨洞 ethmoid sinus

B：冠状断像（中頭蓋底前部レベル）

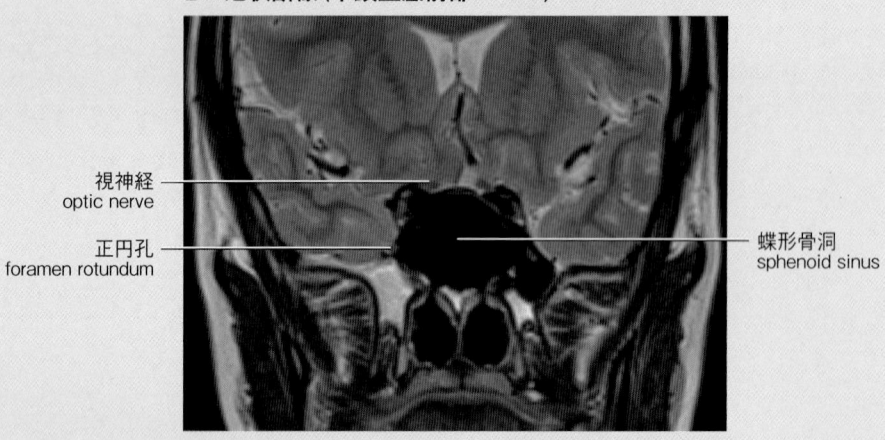

- 視神経 optic nerve
- 正円孔 foramen rotundum
- 蝶形骨洞 sphenoid sinus

C：冠状断像（トルコ鞍部レベル）

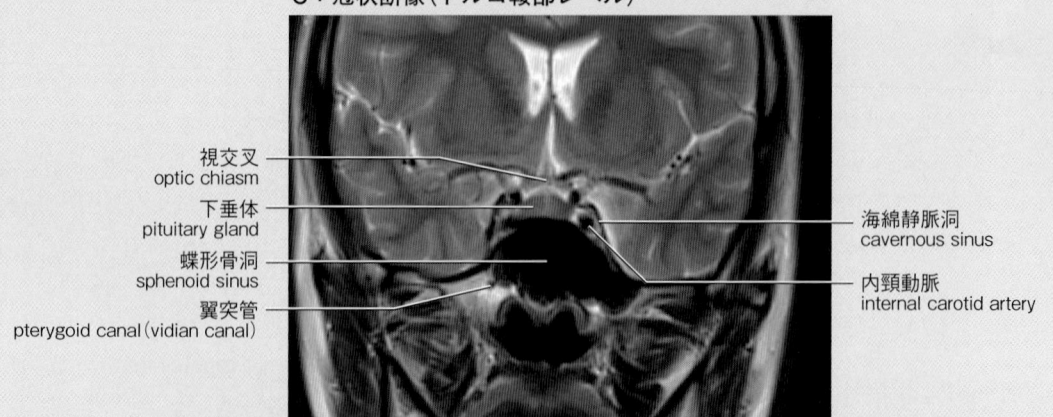

- 視交叉 optic chiasm
- 下垂体 pituitary gland
- 蝶形骨洞 sphenoid sinus
- 翼突管 pterygoid canal（vidian canal）
- 海綿静脈洞 cavernous sinus
- 内頸動脈 internal carotid artery

図3-83　頭蓋底のMRI解剖（18歳女性）
T2強調像　A〜D：冠状断像，E〜I：横断（軸位断）像

3.5 天幕下脳実質外腫瘍 **145**

D：冠状断像（Meckel 腔レベル）

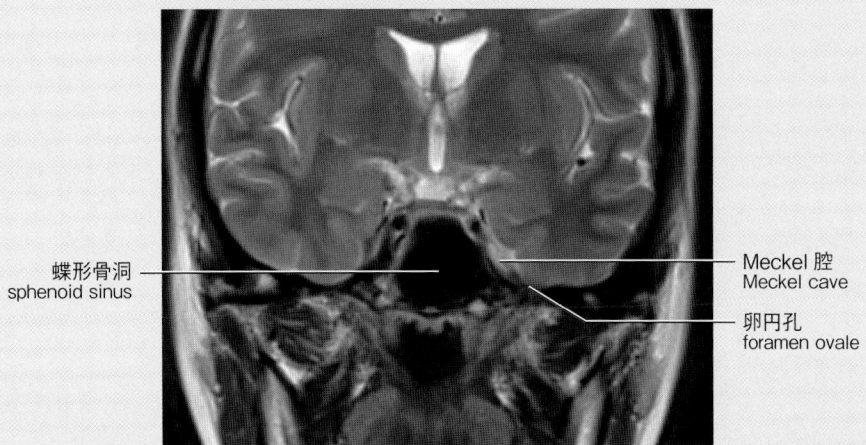

蝶形骨洞
sphenoid sinus

Meckel 腔
Meckel cave

卵円孔
foramen ovale

E：横断（軸位断）像（後頭蓋底，舌下神経管レベル）

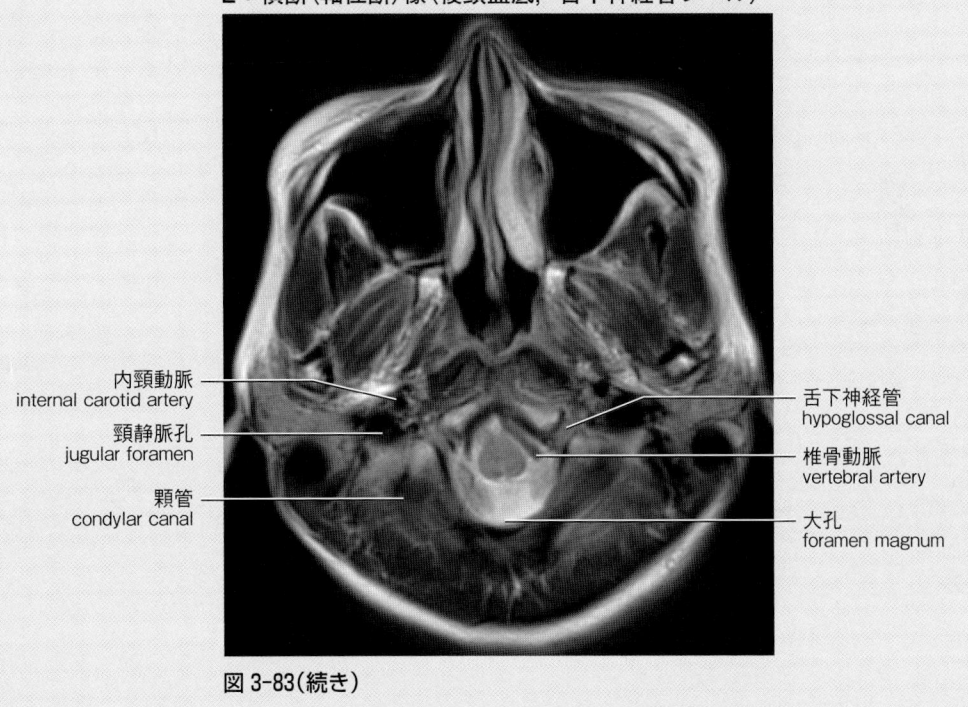

内頸動脈
internal carotid artery

頸静脈孔
jugular foramen

顆管
condylar canal

舌下神経管
hypoglossal canal

椎骨動脈
vertebral artery

大孔
foramen magnum

図 3-83（続き）

F：横断（軸位断）像（後頭蓋底，頸静脈孔レベル）

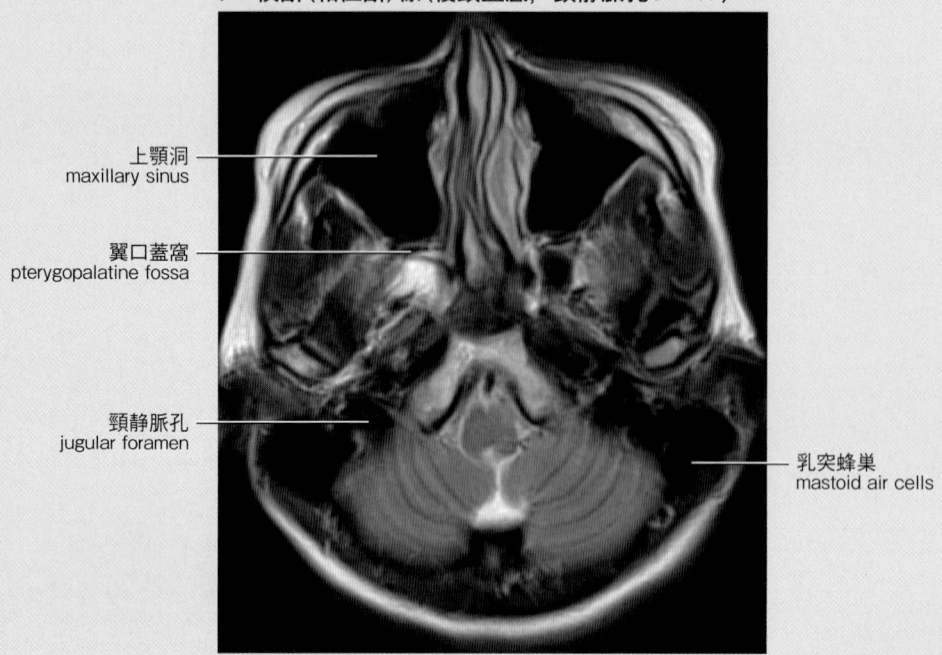

上顎洞
maxillary sinus

翼口蓋窩
pterygopalatine fossa

頸静脈孔
jugular foramen

乳突蜂巣
mastoid air cells

G：横断（軸位断）像（後頭蓋底・中頭蓋底，内耳道レベル）

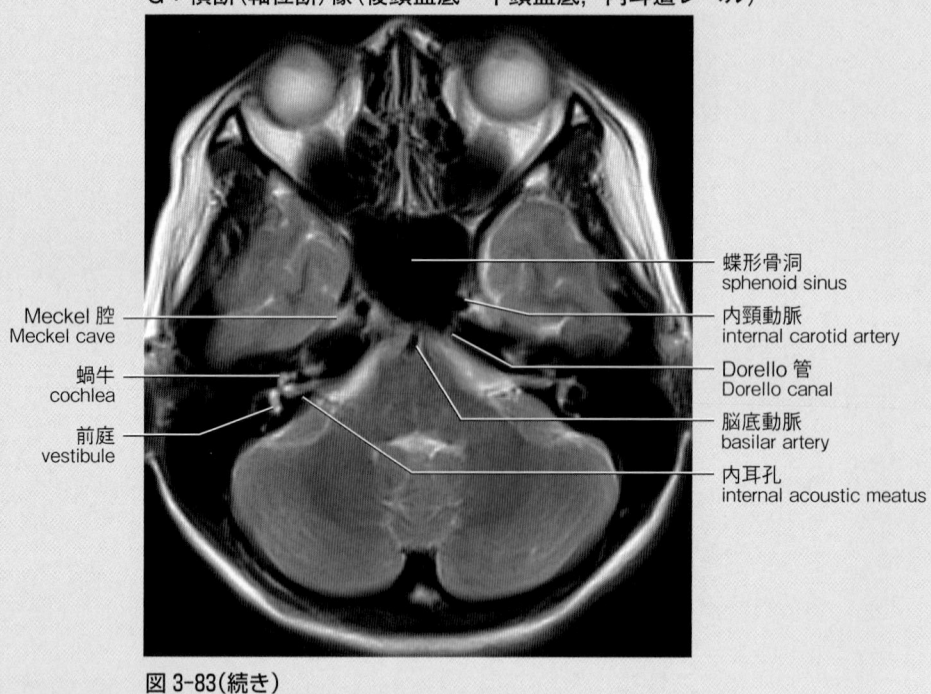

Meckel 腔
Meckel cave

蝸牛
cochlea

前庭
vestibule

蝶形骨洞
sphenoid sinus

内頸動脈
internal carotid artery

Dorello 管
Dorello canal

脳底動脈
basilar artery

内耳孔
internal acoustic meatus

図 3-83（続き）

3.5 天幕下脳実質外腫瘍 147

H：横断(軸位断)像(後頭蓋底・中頭蓋底，海綿静脈洞レベル)

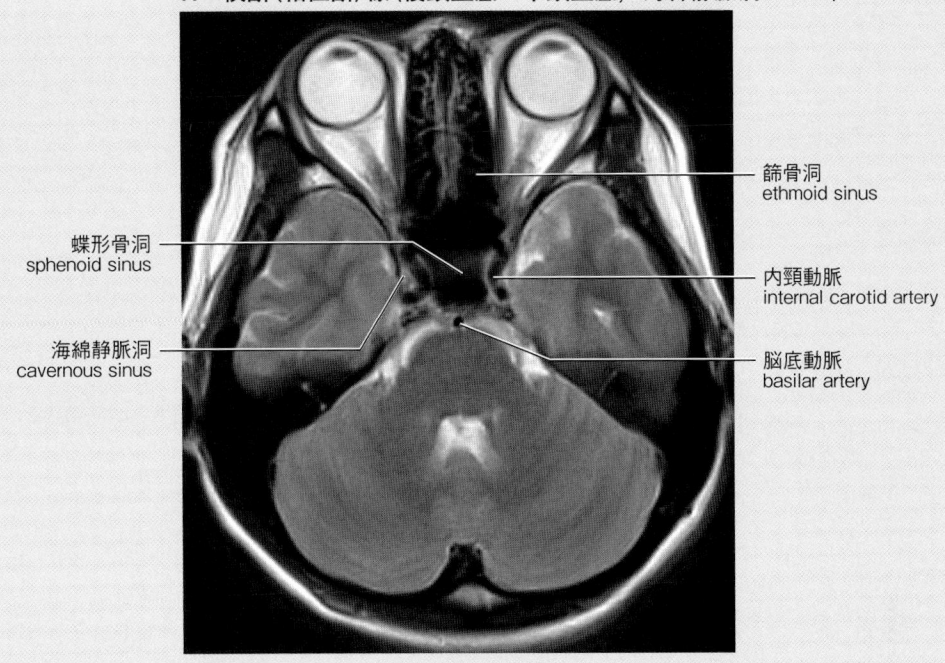

- 篩骨洞 ethmoid sinus
- 蝶形骨洞 sphenoid sinus
- 海綿静脈洞 cavernous sinus
- 内頸動脈 internal carotid artery
- 脳底動脈 basilar artery

I：横断(軸位断)像(頭蓋底，トルコ鞍レベル)

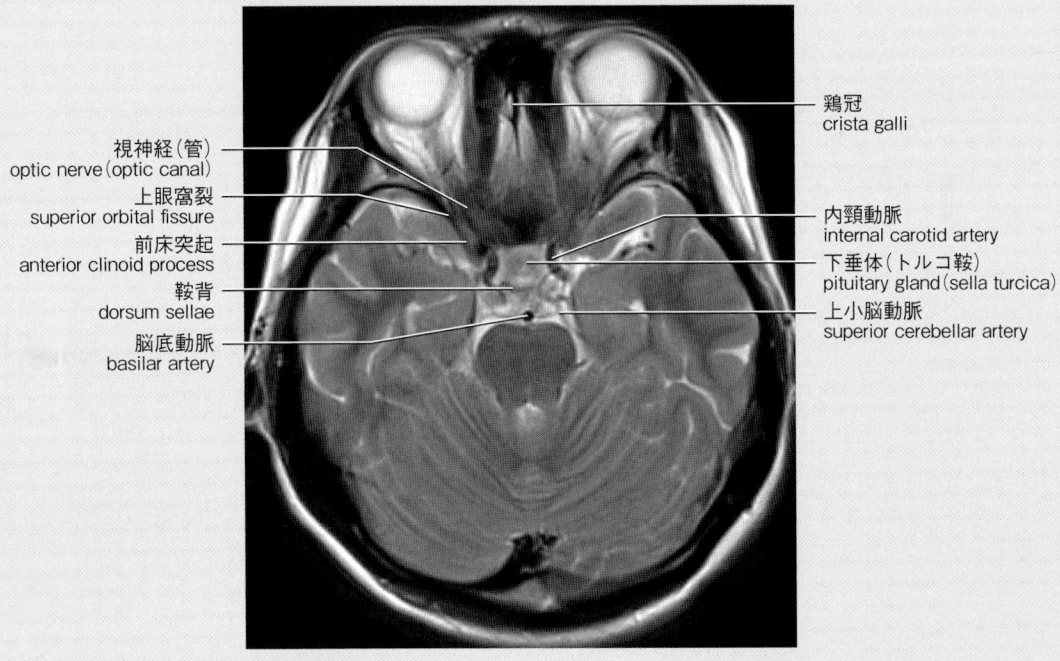

- 鶏冠 crista galli
- 視神経(管) optic nerve (optic canal)
- 上眼窩裂 superior orbital fissure
- 前床突起 anterior clinoid process
- 鞍背 dorsum sellae
- 脳底動脈 basilar artery
- 内頸動脈 internal carotid artery
- 下垂体(トルコ鞍) pituitary gland (sella turcica)
- 上小脳動脈 superior cerebellar artery

図 3-83(続き)

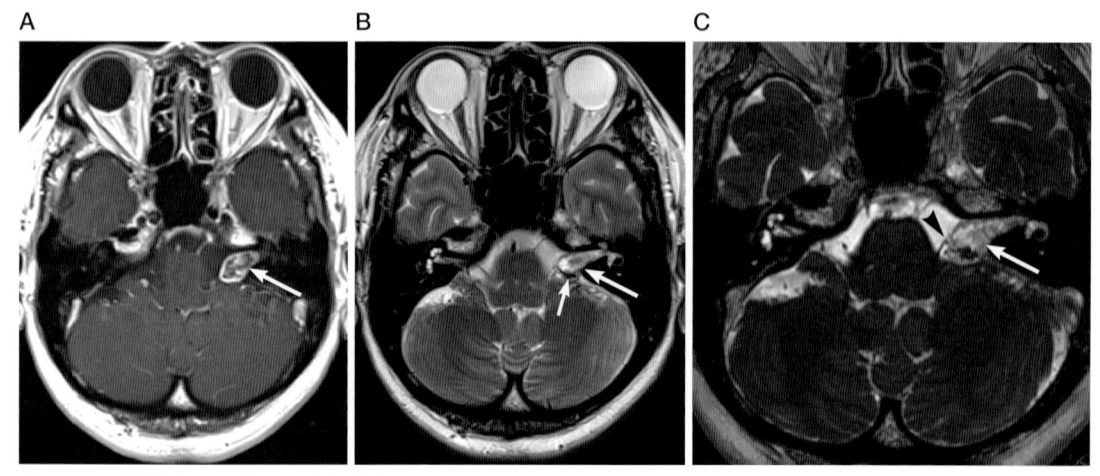

図 3-84　前庭神経鞘腫(50 歳台女性)
A：造影 T1 強調像，B：T2 強調像，C：MR 脳槽撮像（constructive interference in steady state：CISS 法）
頭痛，めまい感，ふらつきで発症した．造影 T1 強調像(A)では左内耳道内から小脳橋角部に，内部が不均一に造影される腫瘍を認める(大矢印)．T2 強調像(B)では腫瘍(大矢印)は高信号であるが，中心部に脳と等信号部分が認められる．正常な右内耳道と比べ，腫瘍側の左内耳道は軽度拡張している．腫瘍後内側縁部は左小脳半球前内側縁に接するが，ヘモジデリン沈着による低信号が認められる(小矢印)．MR 脳槽撮像(C)では，不均一な内部信号を示す腫瘍(大矢印)が左小脳半球前内側縁に接することが明瞭に把握でき，腫瘍の前内側を脳幹から出て左内耳道入口部の前縁に向かって走行する顔面神経(▶)が確認できる．

b. 神経鞘腫　schwannoma

　神経鞘腫は分化した Schwann 細胞からなり，被膜を有する良性腫瘍(WHO grade I)である．多発する場合は 神経線維腫症 2 型(neurofibromatosis type 2：NF2)あるいはシュワン細胞腫症(schwannomatosis)による．neurilemmoma や neuroma と同義である[111]．

　脳神経の神経鞘腫は，頭蓋内腫瘍の 5～10% を占め[112]，中枢性と末梢性の髄鞘移行部に発生する(図 3-84)．好発部位は小脳橋角部で，95% は前庭蝸牛神経(CN VIII)発生である．三叉神経，顔面神経，下位脳神経(舌下神経を含む)にも発生し[116]，特に神経線維腫症 2 型ではその傾向が強い(図 3-86)．30～59 歳の女性に好発し，小児ではまれである．脳や脊髄実質内に発生する場合は，若年男性のことが多い[111]．小脳天幕発生例では髄膜腫に類似する[113,114]．内頸動脈周囲の神経叢を形成する深錐体神経由来では，内頸動脈管内など骨内発生もある[115]．

　脳神経発生の神経鞘腫は，脳神経に沿う境界明瞭，辺縁整な腫瘍で，嚢胞形成や出血性変化を伴うことが多い．MRI の T1 強調像では低～等信号，T2 強調像では高信号で，ガドリニウム(Gd)増強効果を示す．嚢胞内の液面形成は神経鞘腫を示唆する[115]．血管の豊富な神経鞘腫では腫瘍辺縁部に腫瘍血管が認められるが，腫瘍内には腫瘍血管による flow voids は認められない[112]．

　神経鞘腫では腫瘍の進展により神経孔や神経管が拡大する．支配筋の脂肪変性を伴う萎縮を認めることもある[116]．腫瘍と神経・血管の解剖学的関係を把握するためには，MR 脳槽撮像法(MR cisternography)が有用であり，神経鞘腫由来神経が特定できることもある[110]．

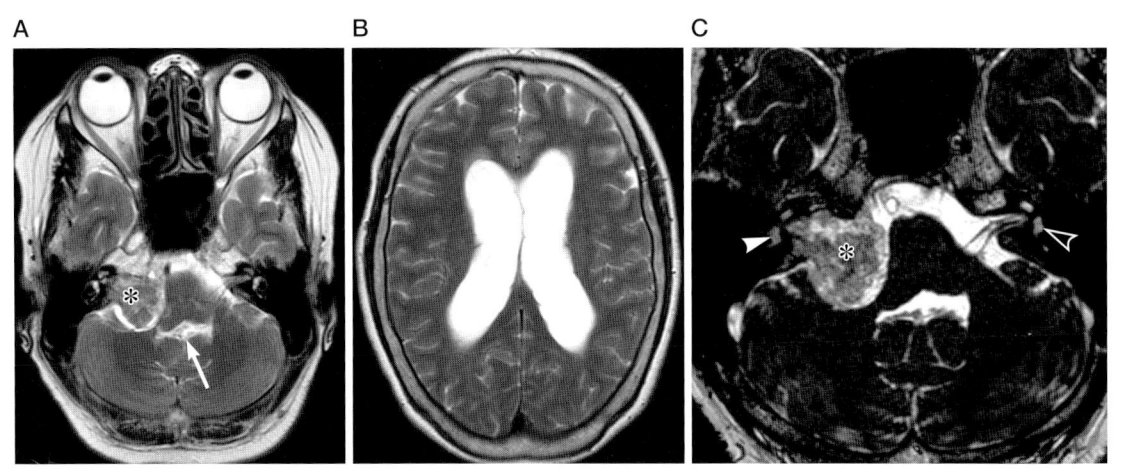

図 3-85 前庭神経鞘腫（50 歳台女性）
A：T2 強調像（内耳道レベル），B：T2 強調像（側脳室体部レベル），C：MR 脳槽撮像（balanced fast field echo：bFFE 法）　聴力低下と歩行時のふらつきで発症した．T2 強調像（A）では，右小脳橋角部から拡大した右内耳道に進展する脳実質外腫瘍が認められる（＊）．第四脳室は軽度拡大しており（A，→），両側の側脳室も拡大している（B）．MR 脳槽撮像（C）では腫瘍（＊）は不均一な高信号を示す．腫瘍側の右前庭（白矢頭）の信号は，健常側の左前庭（黒矢頭）より低い．

BOX 3-28　**前庭神経鞘腫の発生神経**[118, 119]

・下前庭神経	139 例（91.4％）
・上前庭神経	9 例（6 ％）
・顔面神経	2 例（1.3％）
・蝸牛神経	2 例（1.3％）

1）前庭神経鞘腫

　前庭蝸牛神経は，脳神経のなかで例外的に長い中枢性髄鞘（傍突起膠細胞由来）を有するため，末梢性（Schwann 細胞性）髄鞘との移行部である Obersteiner-Redlich zone は内耳孔底部の前庭神経節近傍にある．前庭神経鞘腫は前庭神経節部から発生し（BOX 3-28），内耳孔を占拠するように発育し，内耳孔の拡大をきたして小脳橋角部に進展する（図3-84〜86）．まれには迷路内や中耳に進展する[110, 115]．神経鞘腫では腫瘍内の出血性変化がT2*強調像で低信号として認められる．脳脊髄液の蛋白濃度上昇による水頭症（図 3-85）やMR 脳槽撮像法での前庭信号の変化（低下）が特徴的で，髄膜腫との鑑別に有用である（図 3-85）[117]．

2）三叉神経鞘腫

　Meckel 腔あるいは三叉神経脳槽部から発生し，三叉神経やその分枝に沿って前後に進展する（図 3-87）．それぞれの神経が通過する神経孔や錐体尖部の三叉神経圧痕を拡大し，中・後頭蓋窩に発育する[115]．

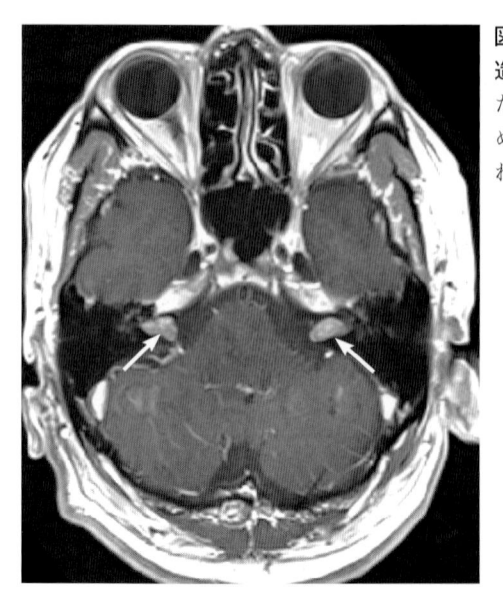

図3-86　両側前庭神経鞘腫(60歳台男性,神経線維腫症2型)
造影T1強調像　以前からの両側耳鳴と聴力低下が悪化したため受診した.両側内耳道内に増強効果を示す腫瘍が認められ(→),両側前庭神経鞘腫,神経線維腫2型と診断された.

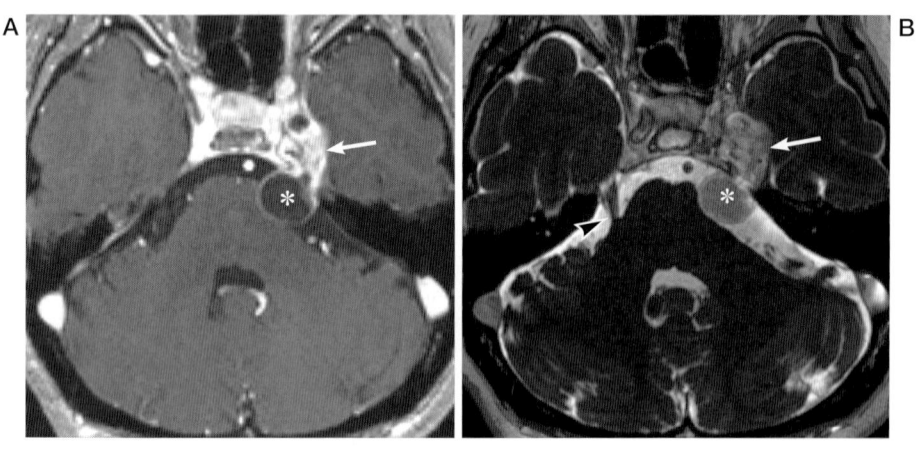

図3-87　三叉神経鞘腫(50歳台女性)
A：造影T1強調像,B：造影MR脳槽撮像(CISS法)　左顔面から口腔内に違和感と感覚障害で発症した.造影T1強調像(A)では,左海綿静脈洞後外側で,外側に膨隆するように不均一な増強効果を示す腫瘍が認められ(→),三叉神経圧痕部を介して後頭蓋窩には囊胞性部分が進展している(＊).造影MR脳槽撮像(CISS法,B)では,三叉神経の走行に一致するように左海綿静脈洞の後外側に腫瘍があり(→),後頭蓋窩に進展している(＊)のが理解できる.▶：右三叉神経.

3) 顔面神経鞘腫

　まれな神経鞘腫で,83%は膝神経節部に認められる.顔面神経の中枢側・末梢側に進展し,膝神経節窩や顔面神経管が拡大する(図3-88).53%では迷路部と鼓室部に腫瘍を認める.迷路部では内耳道内と膝神経節部でdumbbell状になり,鼓室部では中耳に発育する.乳様突起部では乳突蜂巣内に不整・破壊性に発育する.大錐体神経 greater (superficial) petrosal nerveに沿う場合は,中頭蓋窩に球状に発育する[120].

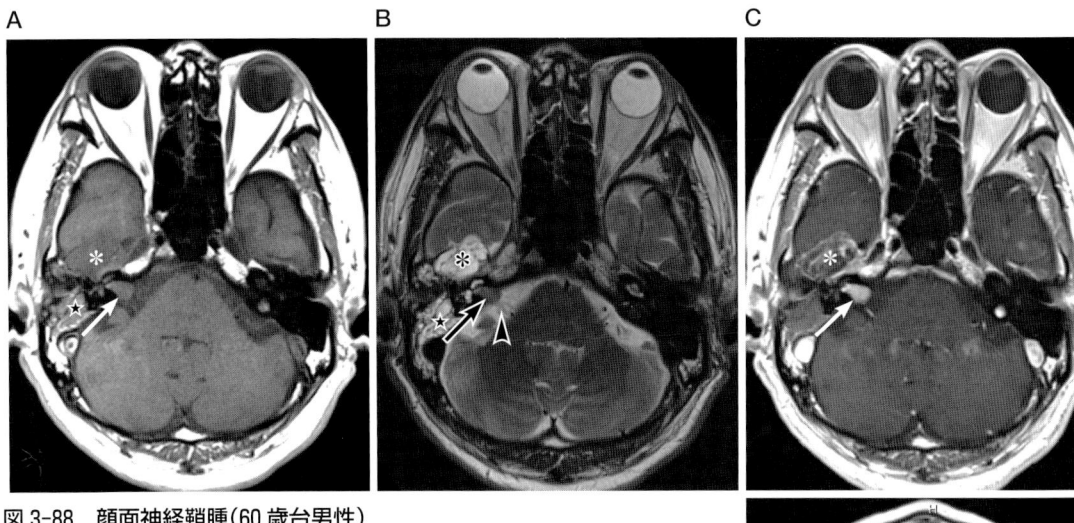

図 3-88　顔面神経鞘腫（60 歳台男性）
A：T1 強調像，B：T2 強調像，C：造影 T1 強調像，D：造影 T1 強調冠状断像　右耳閉感で発症した．T1 強調像（A）では，右内耳道内に等信号の腫瘍が認められる（→）．膝神経節部から右側頭骨錐体部前方にも灰白質と等信号の腫瘍（＊）が認められるが，不明瞭である．右乳突蜂巣内には軽度高信号の液体貯留（★）がみられる．T2 強調像（B）では，右内耳道内の腫瘍は等信号であるが（→），右側頭骨錐体部前方の腫瘍（＊）は脳脊髄液より軽度高信号であり，内部に等信号が混在している．右乳突蜂巣内には高信号の液体貯留（★）がみられる．右前庭神経は腫瘍の後縁を内耳道入口部後縁に向かって走行する（▶）．造影 T1 強調像（C）で，右内耳道内の腫瘍は均一な増強効果を示すが（→），右側頭骨錐体部前方の腫瘍（＊）は辺縁部に増強効果を認めるが，内部は嚢胞性変化により増強効果の認められない部分が多い．内耳道内と膝神経節部に腫瘍が認められ dumbbell 状になっている．造影 T1 強調冠状断像（D）では増強効果を示す内耳道内の腫瘍（→）と，膝神経節部から中頭蓋窩内に隆起する腫瘍（＊）が認められる．

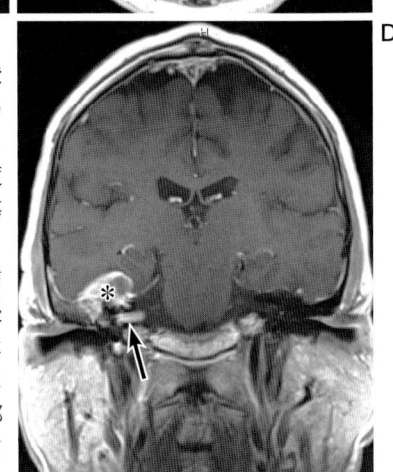

4）頸静脈孔神経鞘腫

大部分は舌咽神経由来である[112]．後頭蓋窩内や後頭蓋底から下方に発育し，頸静脈孔が拡大する（図 3-89）．骨内発育もみられる[112]（BOX 3-29）．

5）悪性末梢神経鞘腫瘍　malignant peripheral nerve sheath tumor：MPNST

悪性軟部組織腫瘍の 5％とまれな腫瘍で，半数以上は神経線維腫症 1 型患者に生じる[122]．脳神経発生はまれで，脳実質内発生もある[122]．脳神経の悪性末梢神経鞘腫瘍は 60 例報告されている[123]．男女比は 3：2，年齢 3～75 歳（平均 39 歳），de novo 発生 47％，神経鞘腫の悪性転化 40％，神経線維腫からの発生 8％，組織型未特定の神経腫瘍からの発生 6％である．良性腫瘍からの発生例のうち 17 例（61％）は放射線治療後で，11 例は stereotactic radiosurgery 後である．

画像所見では良性神経鞘腫と区別できないこともあるが，5 cm 以上の大きさ，不整な形状，周囲への圧排・浸潤，不均一な造影増強効果が悪性末梢神経鞘腫瘍を示唆する（図 3-90）．肉腫に準じて WHO grade II（細胞密度上昇，大きな核，過染色性），WHO grade

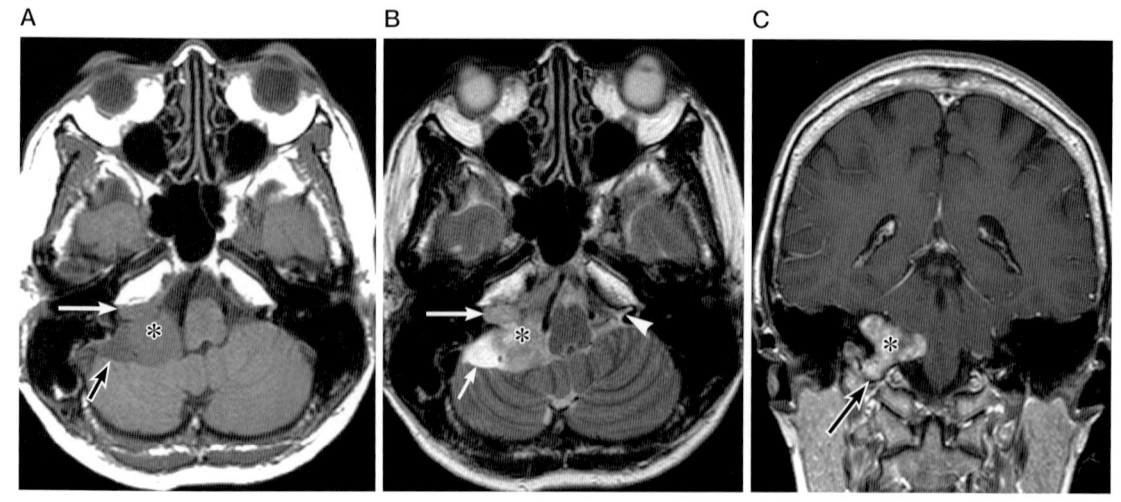

図 3-89 頸静脈孔神経鞘腫（50 歳台女性）

A：T1 強調像，B：T2 強調像，C：造影 T1 強調冠状断像 右聴力低下と歩行障害で発症した．T1 強調像（**A**）では軽度低信号を示す比較的均一な信号の実質性腫瘍が延髄右側，左小脳半球前面を後方に圧排するように認められ（＊），前外側部は右頸静脈孔に進展している（大矢印）．実質性腫瘍の外側に低信号域（小矢印）が認められる．T2 強調像（**B**）では軽度高信号を示す実質性腫瘍が延髄と右椎骨動脈の外側にあり（＊），右頸静脈孔に進展している（大矢印）．実質性腫瘍（＊）の外側には腫瘍周囲嚢胞（くも膜嚢胞）が認められる（小矢印）．▶：左頸静脈孔．造影 T1 強調冠状断像（**C**）では，不均一な増強効果を示す延髄右外側の腫瘍（＊）が，下方では右頸静脈孔内に進展しているのが認められる（大矢印）．

BOX 3-29　前庭神経鞘腫と頸静脈孔神経鞘腫[112]

- 症状はいずれも聴力低下，小脳や脳幹圧迫症状．
- 大きな前庭神経鞘腫では頸静脈孔内への発育あり．
- 前庭神経鞘腫手術例では 23％に舌咽・迷走神経障害．
- 前庭神経鞘腫ではまれに内耳道の拡大を認めない．
- 大きな頸静脈孔神経鞘腫では内耳道内に進展して拡大させることもある．
- 頸静脈孔神経鞘腫では全例で病側頸静脈孔が拡大．

→鑑別診断には MR 脳槽撮像，冠状断像，脂肪抑制併用 Gd 造影や CT 骨条件表示が有用（BOX 3-31 参照）．

III（細胞分裂＞4/HPF），WHO grade IV（壊死あり）に分類されるが，組織学的悪性度と生存期間に明らかな関連性はない．MIB-1 index が 20～25％以上では予後不良である[122,123]（BOX 3-30）．

19％の例では経過中に脊髄などに播種をきたす[123]．1 年生存率は 33％，術後放射線治療を受けない場合は 12％，受けた場合は 65％である[123]．

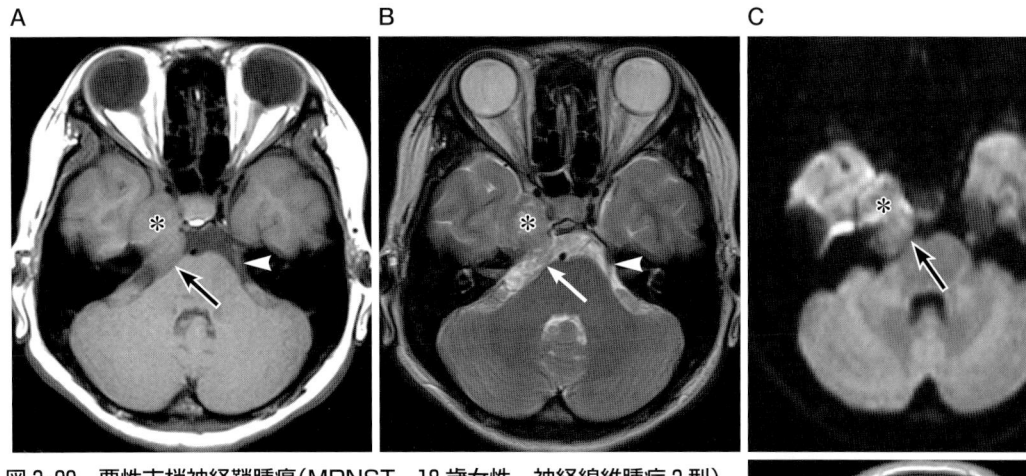

図 3-90　悪性末梢神経鞘腫瘍（MPNST，18 歳女性，神経線維腫症 2 型）
A：T1 強調像，B：T2 強調像，C：拡散強調画像，D：造影 T1 強調冠状断像　右側頭部痛と右顔面痛で初診した．T1 強調像（A）では，右三叉神経の走行に一致するように，右 Meckel 腔（＊）から側頭骨錐体部先端付近の三叉神経圧痕を介して後頭蓋窩（→）に進展する等信号の腫瘍が認められる．▶：左三叉神経．T2 強調像（B）で，右 Meckel 腔（＊）から後頭蓋窩（→）に進展する腫瘍が認められる．腫瘍（＊）は不均一な灰白質と等信号で，内部に不整な軽度高信号域が認められる．▶：左三叉神経．拡散強調画像（C）では，腫瘍はやや不均一な白質～灰白質と等信号を示す．造影T1 強調冠状断像（D）では，右 Meckel 腔内の腫瘍は強い増強効果を示すが，軽度不均一である（＊）．左動眼神経部にも小さな腫瘍が認められる（→）．右側の腫瘍が摘出され組織学的に MPNST と診断された．左動眼神経にも腫瘍が認められ（D，→），神経線維腫症 2 型（NF2）と診断された．術後 3 か月で再発し，定位放射線治療が行われたが，腫瘍は再増大し，脊髄腫瘍も多発した．

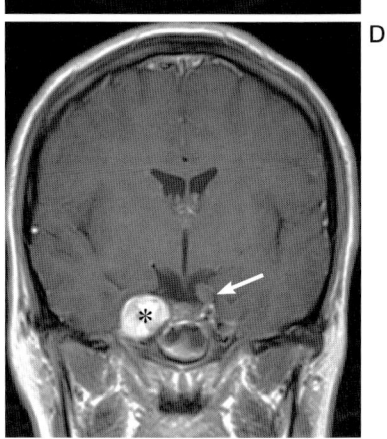

BOX 3-30　**MIB-1 index（Ki-67 labelling index）**

Ki-67 は細胞周期関連核蛋白質で，増殖期にある細胞核に発現する抗原である．MIB-1 はモノクローナル抗体で，Ki-67 陽性核の検出に用いられる．MIB-1 index（Ki-67 labelling index）は Ki-67 陽性核を示す細胞の割合で，腫瘍では腫瘍細胞増殖能と悪性度の指標になる．

c. 神経線維腫　neurofibroma

境界明瞭な良性腫瘍（WHO grade I）であるが，神経内や神経周囲にびまん浸潤性に発育する（図 3-91）．組織学的には Schwann 細胞，神経周囲様細胞（perineural-like cells）や線維芽細胞（fibroblasts）など複数の細胞成分からなる．神経線維腫症 1 型では，多発性や蔓状神経線維腫を認める．

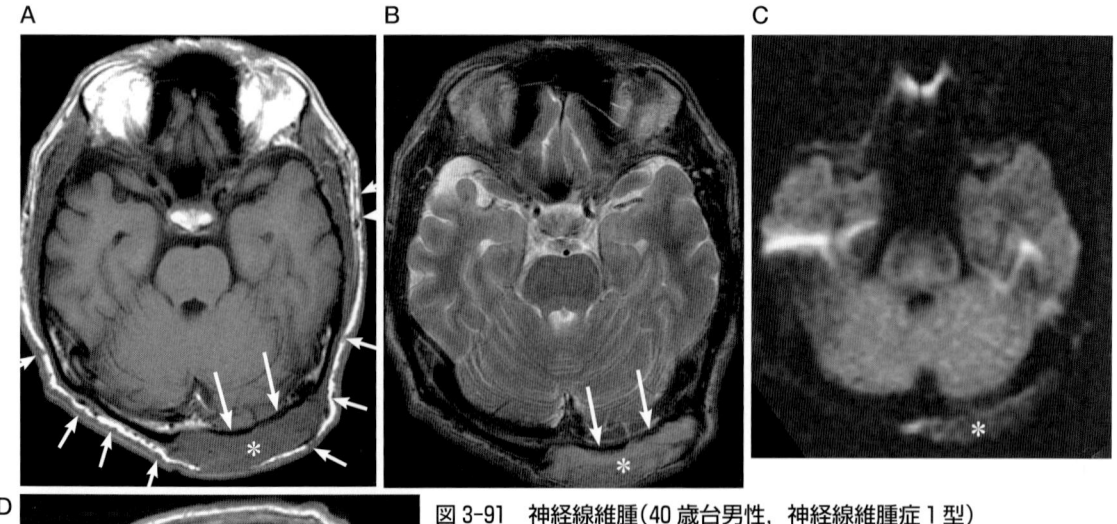

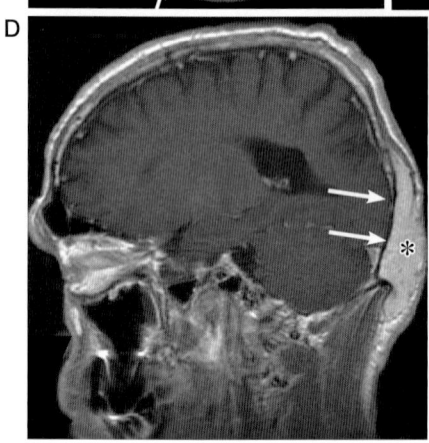

図 3-91　神経線維腫（40 歳台男性，神経線維腫症 1 型）
A：T1 強調像，B：T2 強調像，C：拡散強調画像，D：造影 T1 強調矢状断像　中学生の頃から全身皮膚の色素沈着，皮下腫瘍が多発しており，神経線維腫症 1 型と診断されていた．今回，左後頭部の皮下腫瘍が増大したため受診した．T1 強調像（A）では，灰白質と等信号の比較的均一な信号強度の皮下腫瘍（＊）が後頭骨に広く接して認められる．腫瘍に接する後頭骨はやや不整で菲薄化している（大矢印）．皮膚や皮下に等信号の小さな腫瘍が多発している（小矢印）．T2 強調像（B）でも皮下腫瘍はほぼ灰白質と等信号で（＊），腫瘍に接する後頭骨はやや不整で菲薄化している（大矢印）．拡散強調画像（C）で皮下腫瘍は軽度低信号を示す（＊）．造影 T1 強調矢状断像（D）では後頭部の皮下腫瘍が比較的均一な増強効果を示す（＊）．腫瘍に接する後頭骨は，板間層が消失し菲薄化している（大矢印）．

皮膚に好発し，末梢神経，神経叢や神経幹に発生し，軟部組織にも広範囲に認められるが，脳神経での発生はほとんどない[124]．

d. 傍神経節腫　paraganglioma

　glomus tumor ともいわれる[116]．半数以上が頸静脈孔内発生で，約 1/4 が鼓室岬（岬角）（promontory of tympanum：promontory of middle ear）部発生である．頸静脈孔内発生は頸静脈小体（グロムス）腫瘍（glomus jugulare tumor）に加え，迷走神経耳介枝である Arnold 神経，舌咽神経の鼓室枝である Jacobson 神経関連で，鼓室岬部の glomus tympanicum tumor は Jacobson 神経由来である[125]．

　良性腫瘍で MRI では境界明瞭である（図 3-92）．著明な多血性腫瘍で，1 cm 以上の腫瘍では低信号成分と高信号成分が混在する（salt and pepper appearance）[116]．低信号成分は腫瘍血管による flow voids で，高信号成分は出血による．強い Gd 増強効果を示し，頸静脈孔や側頭骨中耳岬部から側頭骨錐体部の局所破壊性腫瘍として認められる（BOX 3-31 参照）．

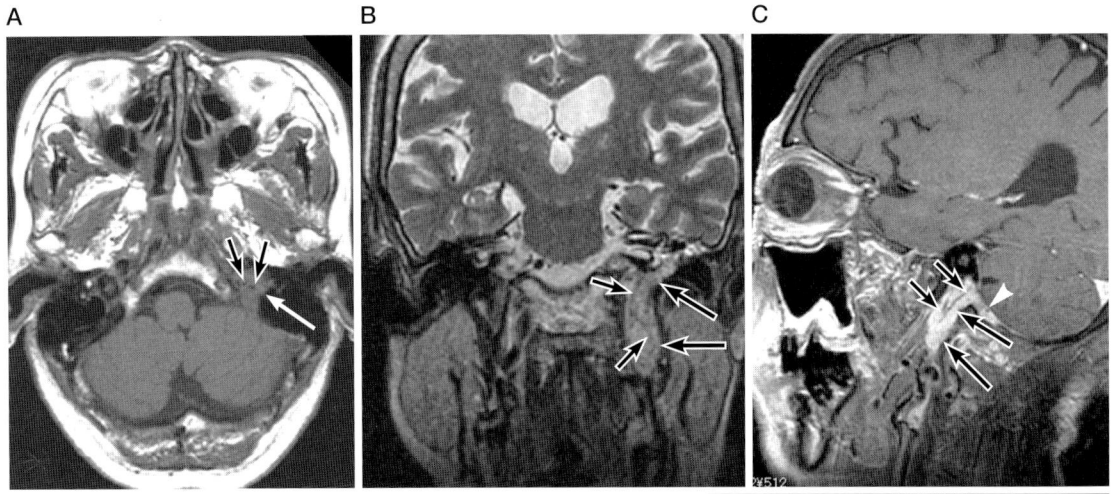

図 3-92 傍神経節腫（70 歳台女性）
A：T1 強調像，B：T2 強調冠状断像，C：造影 T1 強調矢状断像，D：CT 骨表示（左頸静脈孔部） 左拍動性耳鳴で受診した．T1 強調像（A）では左頸静脈孔に等信号の腫瘍が認められ（大矢印），内部に腫瘍血管による flow voids が認められる（小矢印）．T2 強調冠状断像（B）では，軽度高信号を示す腫瘍は左頸静脈孔から下方に鍾乳石のように頸静脈内を下垂して進展し（大矢印），内部に多数の flow voids が認められる（小矢印）．造影 T1 強調矢状断像（C）で，S 状静脈洞（▶）と同様に強く造影される腫瘍が頸静脈孔から頸静脈内を下方に進展する（大矢印）．腫瘍内部には数本の flow voids が上下に走行している（小矢印）．CT 骨表示（左頸静脈孔部，D）では，拡大した左頸静脈孔の外側縁部で，骨の微細破壊像がみられる（小矢印）．moth-eaten pattern といわれ，傍神経節腫に特徴的で，髄膜腫や神経鞘腫との鑑別に有用な所見である（岡本浩一郎，五十嵐博中，松澤 等・他：知っていると得をする CT・MRI のサイン．中枢神経［2］，臨床画像 2006：22：226-230. より許可を得て転載）

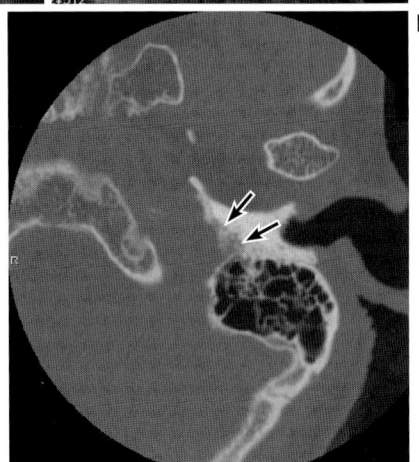

e. 髄膜腫　meningioma

頭蓋内髄膜腫の 7 ～ 12％が後頭蓋窩に発生する．小脳橋角部 28％，斜台部 26％，小脳天幕部 23％，錐体斜台部 18％，錐体部 4％である[126]．

小脳橋角部髄膜腫では内頸動脈管内に進展することがあり，錐体斜台部髄膜腫では，外転神経の海綿静脈洞への入口部である Dorello 管内に進展・閉塞することがある[115]．

基本的な画像所見は天幕上の髄膜腫と同様である（図 3-93）．ただし，後頭蓋窩では腫瘍に近接して血管や脳幹，脳神経などが存在する．画像診断では，治療方針を決定するためにも腫瘍と重要構造物との関係を明確にする必要がある．

BOX 3-31　頸静脈孔神経鞘腫の鑑別診断

頸静脈孔部には以下のような正常変異(バリエーション)や多種類の原発性，転移性腫瘍が発生する[122]．（○：鑑別すべきおもな病態や腫瘍：要点[112]）

1) 正常変異(バリエーション)
○正常な頸静脈孔の左右差
○高位頸静脈孔(high jugular bulb)
・頸静脈憩室(jugular diverticulum)

2) 腫瘍性病変
・髄膜腫
○傍神経節腫瘍(paraganglioma, glomus jugulare tumor)：著明な多血性腫瘍
　　腫瘍内に腫瘍血管による flow voids
　　出血による低信号と高信号の混在 "salt and pepper appearance"
　　頸静脈孔の骨粗糙化を伴う不整な拡張(moth-eaten erosion)[115]．
・chondrosarcoma
・chordoma
・chondroblastoma
・giant cell tumor
・endolymphatic sac tumor
・cholesterol granuloma, cholesterol cyst
・reactive myofibroblastic tumor
・temporal bone carcinoma
○悪性リンパ腫：頸静脈孔の破壊性拡張
○転移性腫瘍：頸静脈孔の破壊性拡張

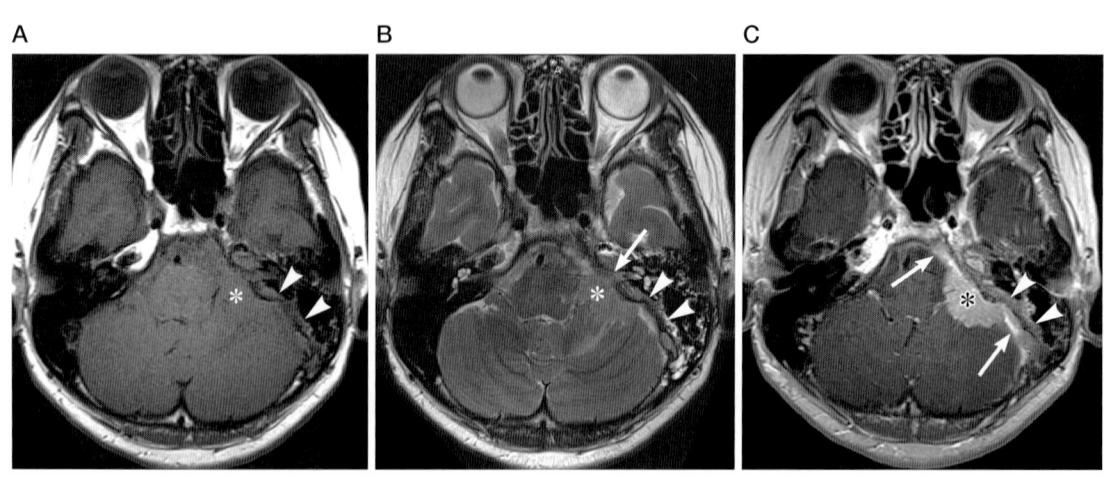

図 3-93　髄膜腫(70 歳台女性)
A：T1 強調像，B：T2 強調像，C：造影 T1 強調像　左耳鳴で受診した．T1 強調像(A)では左小脳橋角部に認められる腫瘍(*)の存在と進展範囲は不明瞭である．後頭蓋窩近傍の左側頭骨乳突蜂巣内にも等信号病変が認められる(▶)．T2 強調像(B)では灰白質と等信号の腫瘍が左小脳橋角部に認められ(*)，左内耳道入口部(→)，Meckel 腔入口部や Dorello 管入口部に進展している．後頭蓋窩近傍の左側頭骨乳突蜂巣内にも等～高信号病変が認められる(▶)．造影 T1 強調像(C)では，左小脳橋角部の腫瘍(*)はほぼ均一な増強効果を示し，側頭骨錐体部後面に広く接している．周囲の硬膜に肥厚がみられる(→，dural tail sign)．腫瘍は接する左側頭骨錐体部内にも浸潤している(▶)．

BOX 3-32　Dandy-Walker variant[127,128]

用語として厳密に定義されておらず，使用を避けるべきである．以下の所見を認めた場合に使用される．
- 上衣で覆われた囊胞の第四脳室からの膨隆
- 小脳虫部の異形成あるいは低形成
- 後頭蓋窩の大きさは正常．

多くの場合，組織学的には persistent Blake's pouch cyst (Dandy-Walker malformation と Dandy-Walker variant を合わせて，Dandy-Walker spectrum あるいは Dandy-Walker continuum とよぶことがある)

BOX 3-33　巨大大槽 (megacisterna magna)[127,128]

- 最初，小脳萎縮による後頭蓋窩くも膜下腔の全体的な拡大を示す成人例で使用された用語．
- その後，小脳虫部や小脳半球に異常を認めない後頭蓋窩くも膜下腔の拡大例に対して拡大使用 (図 3-97).
- 水頭症は伴わず，無症状．
- 組織学的に多くの例は persistent Blake's pouch cyst あるいは intra-arachnid cyst.

f. 後頭蓋窩囊胞性病変　cystic lesions in the posterior cranial fossa

小脳半球間で小脳虫部下方のくも膜下腔が小脳谷 (cerebellar vallecula)，小脳下方，延髄後方の広いくも膜下腔が大槽 (cisterna magna) である．大槽の下端は大孔，後上方のくも膜は小脳水平裂部で小脳に付着する．広さ (大きさ) には個人差がある．通常，上方は虫部錐体上縁までのことが多い (図 3-46 F 参照)．大孔後縁から 2.5 cm 上方まで，深さ (小脳と後頭骨間距離) 5 mm までは正常範囲である．左右の進展はさまざまである[127]．

1) 脳脊髄液腔の拡大・後頭蓋窩囊胞

後頭蓋窩での脳脊髄液腔の拡大は，病理学的には① Dandy-Walker 奇形，② persistent Blake's pouch cyst，③ くも膜囊胞 (arachnoid cyst)，④ ムコ多糖症に伴うくも膜囊胞，⑤ くも膜下出血や髄膜炎などによるくも膜囊胞に分類される[127] (Chapter 12,「12.2 脳奇形」, p.810 参照)．典型的な所見を呈する①以外は，MRI で互いに類似した画像所見を示し区別が難しい．そのような場合，定義が不明確あるいは統一されていない用語，たとえば Dandy-Waker variant や megacisterna magna などの使用はできるだけ避けたほうがよい[127] (BOX 3-32, 33).

① Dandy-Walker 奇形　Dandy-Walker malformation

菱形脳天蓋部の形成異常による．遺伝子異常が考えられている[128]が，異常遺伝子は特定されていない．MRI では，1) 第四脳室の囊胞状拡張，2) 小脳虫部・半球の無〜低形成

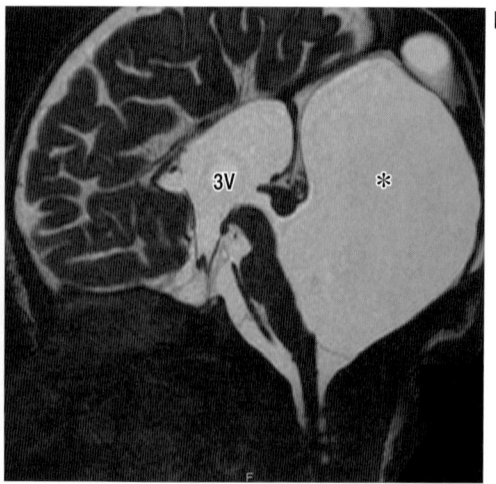

図 3-94　Dandy-Walker 奇形
A：T1 強調像，B：MR 脳槽撮像矢状断像　妊娠 27 週の妊婦検診で胎児小脳の低形成，第四脳室の囊胞状拡大，脳梁欠損を指摘された．頭囲拡大が進行性のため 38 週 0 日，帝王切開で出生した．T1 強調像(A)では，小脳虫部は認められず，低形成で前上方に変位している小脳半球間に認められる第四脳室(4V)が，後方に囊胞状に拡大している(＊)．後頭蓋窩は拡大している．両側の側脳室下角(IF)は軽度拡大している．MR 脳槽撮像矢状断像(B)では囊胞状に拡大した第四脳室が，拡大した後頭蓋窩に広がっている(＊)．静脈洞交会は高位になっている．脳梁は欠損し，帯状回の形成はみられない．第三脳室(3V)も拡大している．

と前上方への回転性変位(シャント後も認められる)，3) 横(静脈)洞や直(静脈)洞・静脈洞交会の高位を伴う拡大した後頭蓋窩を認める[127,128](**図 3-94**)．

　Dandy-Walker 奇形は単独で，あるいは他の症候群に合併して認められる(**BOX 3-34**)[128]．70％の例では他の脳奇形や発生異常(脳梁無形成，異所性灰白質など)を伴う．本奇形に必須ではないが，80％で水頭症を認める．後頭蓋窩で拡大する囊胞壁には，くも膜，グリア，上衣と神経細胞を認めるが，第四脳室脈絡叢や小脳鎌は含まない．

② persistent Blake's pouch cyst

　胎生期に第四脳室正中天蓋が後上方に隆起後，開口して Magendi 孔を形成する．開口しない場合，persistent Blake's pouch cyst になる(**図 3-95**)．小脳虫部下方から小脳後方に脳脊髄液腔が進展する．囊胞は通常，第四脳室と連続しており，囊胞壁は第四脳室壁と同様，くも膜，グリア，上衣，脈絡組織からなる．小脳虫部は正常に形成されており，囊胞が大きい場合は小脳谷が拡大し，小脳が上方に圧排・変位する．第四脳室脈絡叢が，囊胞上壁で小脳虫部下縁に接して認められる所見が，画像診断上重要である．他の中枢神経系の合併奇形は認められない[127,128]．

　同様の囊胞性変化が Luschka 孔部に認められることもある[127]．

③ くも膜囊胞　arachnoid cyst

　くも膜の重複によるくも膜下腔内の囊胞で，囊胞壁はくも膜で構成される．小脳の上・後・下方に進展する．大孔を介して脊柱管内を下方に進展し，頸髄を圧排することもある．小脳虫部は圧排され，低～無形成のこともある．第四脳室との交通はない．家族性のこともあり，まれには第四脳室内発生もあるが，Dandy-Walker 奇形と異なり，他の脳

3.5 天幕下脳実質外腫瘍　159

BOX 3-34　**Dandy-Walker 奇形を伴う症候群など**

- **Walker-Warburg 症候群**：脳（II 型滑脳症，水頭症，小脳奇形）・眼球奇形を伴う常染色体劣性筋ジストロフィのひとつ．3 歳までに死亡[129]．
- **Meckel-Gruber 症候群**：後頭部脳瘤，両側性囊胞腎，軸後小指側多指症（postaxial polydactyly）を三徴とする，まれな致死性常染色体劣性遺伝性疾患[130]．
- **Coffin-Siris 症候群**：知的発達遅延，顔貌異常（coarse facial appearance），乳児摂食障害，繰り返す感染症，小指（趾）爪・小指（趾）末節骨無～低形成などを伴うまれな先天異常[131]．
- **Aicardi 症候群**：知的発達遅延，痙攣，脳梁・松果体欠損を認める症候群で女児に発生．異所性灰白質，椎体異常，網脈絡膜症などの眼球異常を認める[132]．
- **hydrolethalus 症候群**：水頭症，多指症，小顎症，頭蓋正中奇形，臓器異常を伴い，出生時に死亡する[133]．
- **Ritscher-Schnizel cranio-cerebello-cardiac 症候群（3C 症候群）**：心奇形（単独の大動脈管遺残を除く），Dandy-Walker 奇形，口蓋裂あるいはぶどう膜欠損（coloboma）あるいは以下のうちひとつ（後頭部隆起，前頭部隆起，両眼隔離，小顎症，垂れ目，鞍鼻，耳介低位）を示す常染色体劣性遺伝性の多発先天奇形症候群．まだ遺伝子異常は特定されていない[134]．
- **トリソミー 9, 13, 18**
- **neurocutaneous melanosis**：まれな先天的な母斑症*（phakomatosis）である．大きなあるいは多数の先天性色素細胞性母斑（melanocytic nevi）と，中枢神経系の良性あるいは悪性の色素細胞性髄膜腫瘍を認める．交通性水頭症による頭蓋内圧亢進症状で発症する場合が多い．発症後の予後は極めて不良であり，Gd 増強効果を示す悪性病変を認める場合は特に悪い[135]．
- **PHACE 症候群**（Posterior fossa malformation, Hemangiomas, Arterial, Cardiac, and Eye abnormalities）[136]：神経皮膚症候群*のひとつで，後頭蓋窩奇形，顔面頸部血管腫，動脈奇形・大血管縮窄症，心奇形，眼球異常をきたす．

***母斑症**（phakomatosis）：先天性の奇形や異常が皮膚や神経系のみならず，他の種々の器官に生じ，ひとつのまとまった病像を呈する症候群．神経皮膚症候群の中核をなす[137]．責任遺伝子が発見され，病体が解明されてきているが，治療法は多く対症療法にとどまり，治療に苦慮する．

***神経皮膚症候群**（neurocutaneous syndrome）：皮膚と中枢神経・末梢神経系に病変をもつ疾患群．多くの母斑症，代謝異常のフェニルケトン尿症，感染症のハンセン（Hansen）病も含まれる[137]．

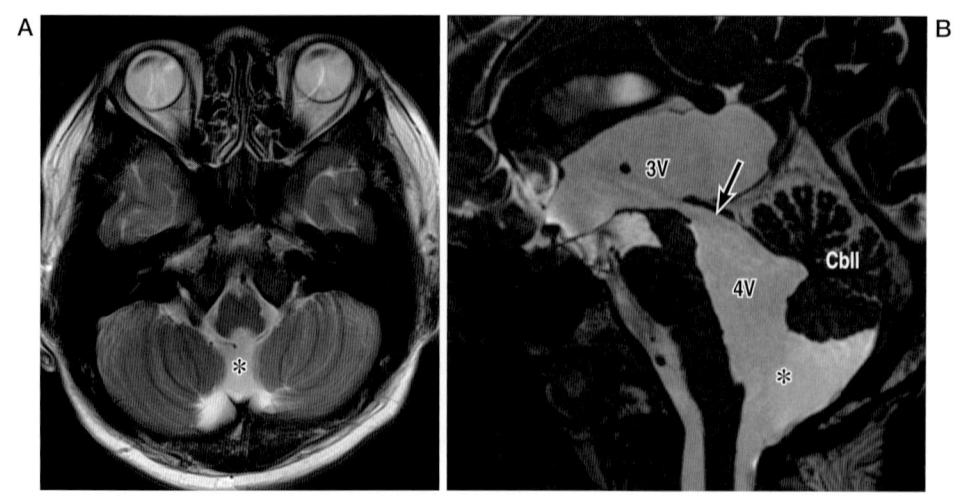

図 3-95　Blake's pouch cyst(20 歳台女性)
A：T2 強調像，B：MR 脳槽撮像矢状断像　記銘力低下と尿失禁で受診．T2 強調像(A)では大槽と小脳谷(＊)の拡大がみられる．MR 脳槽撮像矢状断像(B)では第三脳室(3V)や中脳水道下部(→)から第四脳室(4V)が拡大し，小脳下方に拡張した脳脊髄液腔(＊)が認められる．小脳(CbII)は軽度上方に変位しているが，形成異常はみられない．

奇形を伴うことはない[127,128]．くも膜嚢胞の壁は，MR 脳槽撮像法で同定可能である[138](図 3-96)．

④ **ムコ多糖症に伴うくも膜嚢胞**
嚢胞壁は肥厚したくも膜からなり，ムコ多糖が貯留する．

⑤ **くも膜下出血や髄膜炎などによる嚢胞**
嚢胞壁が線維組織，くも膜線維化で構成される．

2）類表皮嚢胞　epidermoid cyst

先天的な非腫瘍性嚢胞性病変で，類皮嚢胞と同様に外胚葉性細胞が神経管閉鎖の過程で神経管内に遺残するために発生する．頭蓋内腫瘤性病変の約 1％とまれである．嚢胞壁は平滑で表皮成分(重層扁平上皮)で構成され，外層は光沢のある膠原組織からなり真珠腫ともよばれる．嚢胞内容は軟らかいワックス様の表皮の脱落物で，ケラチンとコレステロールを多く含む[116,139]．嚢胞壁は神経，血管，周囲の脳実質に癒着する．

後頭蓋窩では小脳橋角部など，正中より外側に発生する．内容物の増加により徐々に周囲の神経や血管を巻き込むように増大する．多くは成人発症で，小脳橋角部腫瘍として 3 番目に多い[116]．

T1 強調像，T2 強調像では脳脊髄液の信号強度に類似するが，不均一でわずかに信号強度が異なる(図 3-98)．FLAIR 像では脳脊髄液より高信号として認識されるが，境界は不明瞭なことが多い．constructive interference in steady state(CISS)法や fast imaging employing steady-state acquisition(FIESTA)法などによる MR 脳槽撮像では，脳脊髄液より低信号の不均一な分葉状の病変として認められる．拡散強調画像では著明な高信号を示す[116]．

3.5 天幕下脳実質外腫瘍　161

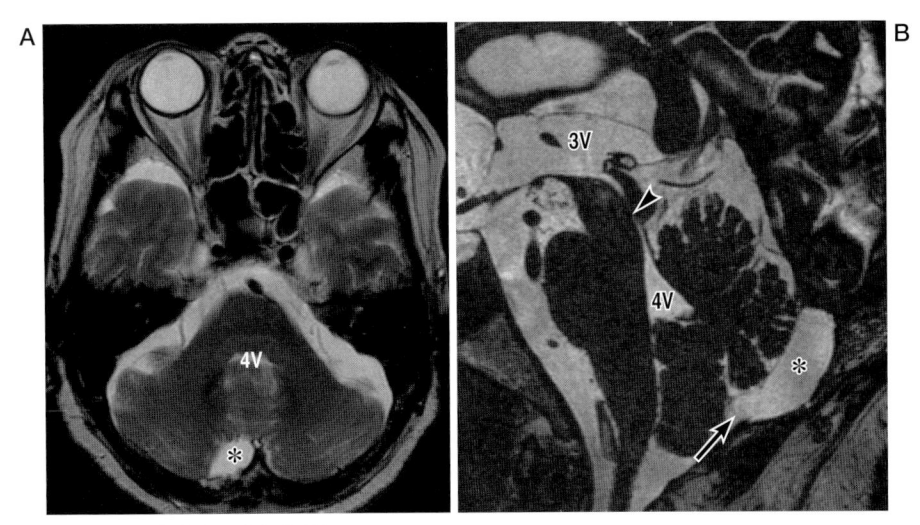

図 3-96　くも膜嚢胞(70 歳台女性)
A：T2 強調像，B：MR 脳槽撮像矢状断像　偶然発見された，右小脳半球後内側の脳脊髄液腔の局所的拡大(*)．T2 強調像(A)では，右小脳半球後内側に脳脊髄液と等信号の，局所的に拡大した腔が認められる(*)．第 4 脳室(4V)の拡大は認められない．MR 脳槽撮像矢状断像(B)では，小脳虫部後下方に脳脊髄液と等信号の局所的に拡大した腔が認められ(*)，同部の後頭骨は軽度菲薄化している．局所的に拡大した脳脊髄液と等信号の腔(*)の下縁には，薄いくも膜と考えられる構造が認められる(→)．第三脳室(3V)や中脳水道(▶)の拡大は認められない．

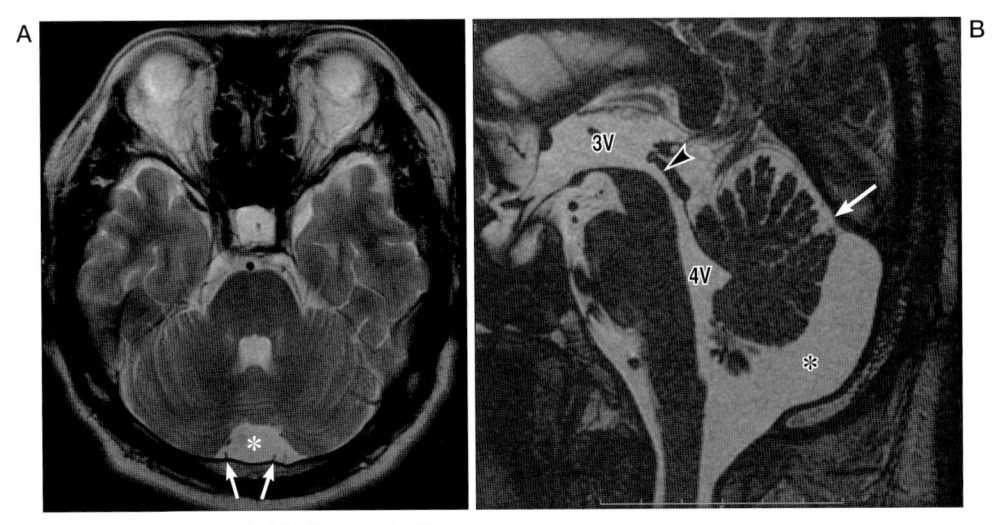

図 3-97　いわゆる 巨大大槽(40 歳台男性)
A：T2 強調像，B：MR 脳槽撮像矢状断像　偶然発見された．T2 強調像(A)では，小脳虫部後方に拡大した脳脊髄液腔が認められ(*)，小脳鎌(小矢印)が両側性に認められる．MR 脳槽撮像矢状断像(B)では，大槽(*)が小脳虫部隆起上縁(水平裂，大矢印)まで認められる．小脳虫部の形成異常は認められないが，下虫部は軽度前方に圧排されている．第三脳室(3V)，中脳水道(▶)や第四脳室(4V)の拡大は認められない．

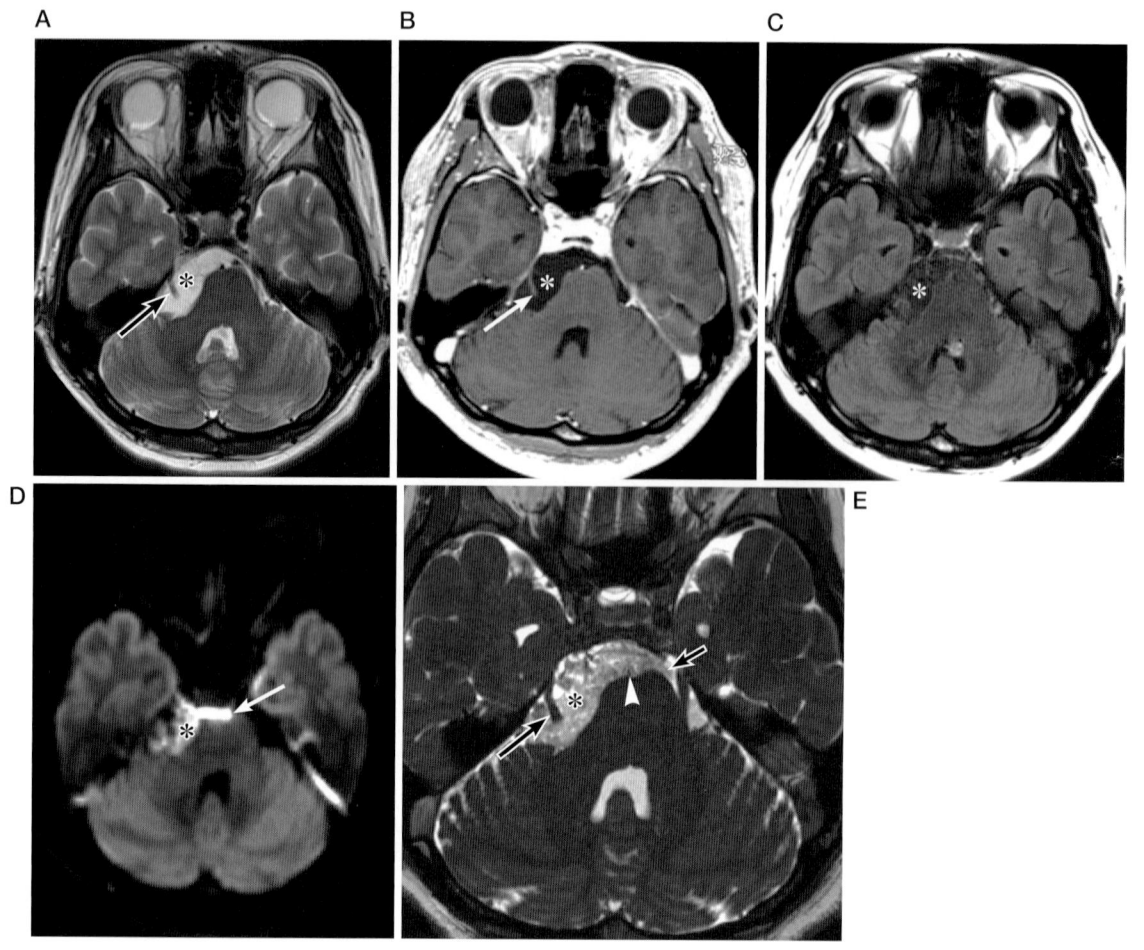

図 3-98　類表皮嚢胞(30歳台女性)
A：T2強調像，B：造影T1強調像，C：FLAIR像，D：拡散強調画像，E：MR脳槽撮像(CISS法)　右顔面の突っ張り感で発症した．T2強調像(A)では橋右側の脳脊髄液腔の拡大がみられ(＊)，右三叉神経が軽度挙上されている(大矢印)．造影T1強調像(B)でも橋右側は脳脊髄液と等信号であり(＊)，増強効果は認められない．大矢印：右三叉神経．FLAIR像(C)では橋右側の病変(＊)は，やや不均一な脳脊髄液より軽度高信号を示す．拡散強調画像(D)では病変(＊)は不均一で著明な高信号を示し，橋の前方を正中を越えて左方へ進展する(大矢印)．MR脳槽撮像(CISS)法(E)では病変(＊)は不均一な高信号で，脳底動脈(▶)の前方を越えて左三叉神経の内側まで進展する(小矢印)．

　一部の類表皮嚢胞では，嚢胞内容物の性状や成分の違いによりT1強調像，T2強調像とも低～高信号とさまざまな信号強度を示す．T1強調像で脳脊髄液よりも高信号な場合"white epidermoid"，低信号の場合"black epidermoid"とよぶ[140,141]．

　Meckel腔や内耳道などの脳脊髄液腔内にも進展するが，通常，くも膜嚢胞と異なり骨変化を示さない．

3）類皮嚢胞　dermoid cyst

　類表皮嚢腫と同様，先天的な非腫瘍性の嚢胞性病変で，外胚葉性細胞が神経管閉鎖の過程で神経管内に遺残するために発生する．嚢胞壁は類表皮嚢胞より厚く，表皮組織に加え

> **BOX 3-35** 類表皮嚢胞・類皮嚢胞の合併症[139,140]

1) しばしば認められる合併症（破裂によるものを含む）
   - 感染
   - 非感染性髄膜炎（化学的髄膜炎）
   - 水頭症
   - 頭蓋内圧亢進
2) まれな合併症
   - 扁平上皮癌の発生[142]

> **BOX 3-36** 内胚葉由来の頭蓋内嚢胞性病変[143]

- 神経腸嚢胞（neurenteric cyst）：脳幹前面
- Rathke 嚢胞（Rathke cleft cyst）：トルコ鞍内から鞍上部
- コロイド嚢胞（colloid cyst）：第三脳室 Monro 孔部

毛嚢，皮脂腺，汗腺などの皮膚組織が認められる．内容物は粘性の高いバター状で，脂肪や毛髪を含む[116,139]．

類皮嚢腫は小児に多く，発生頻度は類表皮嚢胞の 1/10～1/4 であるが，小児期には類表皮嚢胞より多い．2/3 では後頭部などに皮膚洞（dermal sinus）を伴うため，類表皮嚢胞より早期に発見される．正中線上に好発し，15.8%の例では水頭症を伴う（**BOX 3-35**）[139]．

脂肪成分により，T1 強調像では高信号を示す（**図 3-99**）．脂肪/液体面形成と内部の石灰化は類皮嚢胞を強く示唆する[116]．嚢胞内容成分によっては，類表皮嚢腫様の信号強度を示すこともある[140]．

4）神経腸嚢胞　neurenteric cyst

発生過程で一過性に出現する神経腸管の認められる時期に，脊索（notochord）と前腸（foregut）が分離せず，原始内胚葉細胞が脊索内に遺残することにより発生する．内胚葉由来の嚢胞性病変である[143]．enterogenous cyst, enteric cyst, endodermal cyst, gastroenterogenous cyst, gastrocytoma, intestinoma, archenteric cyst などともいわれる（**BOX 3-36**）[143]．

椎体の異常を伴い脊髄前面に発生することが多い．頭蓋内発生はまれだが，時に後頭蓋窩で脳幹（延髄）前面の正中や小脳橋角部に認められる．通常，頭蓋骨の異常は伴わない．全年齢で発見され，男女差はない．

卵円形～分葉状の小さな嚢胞のことが多い（<2 cm）．嚢胞内の信号強度はタンパク濃度に影響される．脳脊髄液と比べ，T1 強調像で等～高信号，T2 強調像で高信号，拡散は軽度制限されること（拡散強調画像では軽度高信号）が多い（**図 3-100**）．Gd 増強効果は認められないが，嚢胞壁が造影されることもある（～35.7%）．通常，石灰化はみられない[143]．

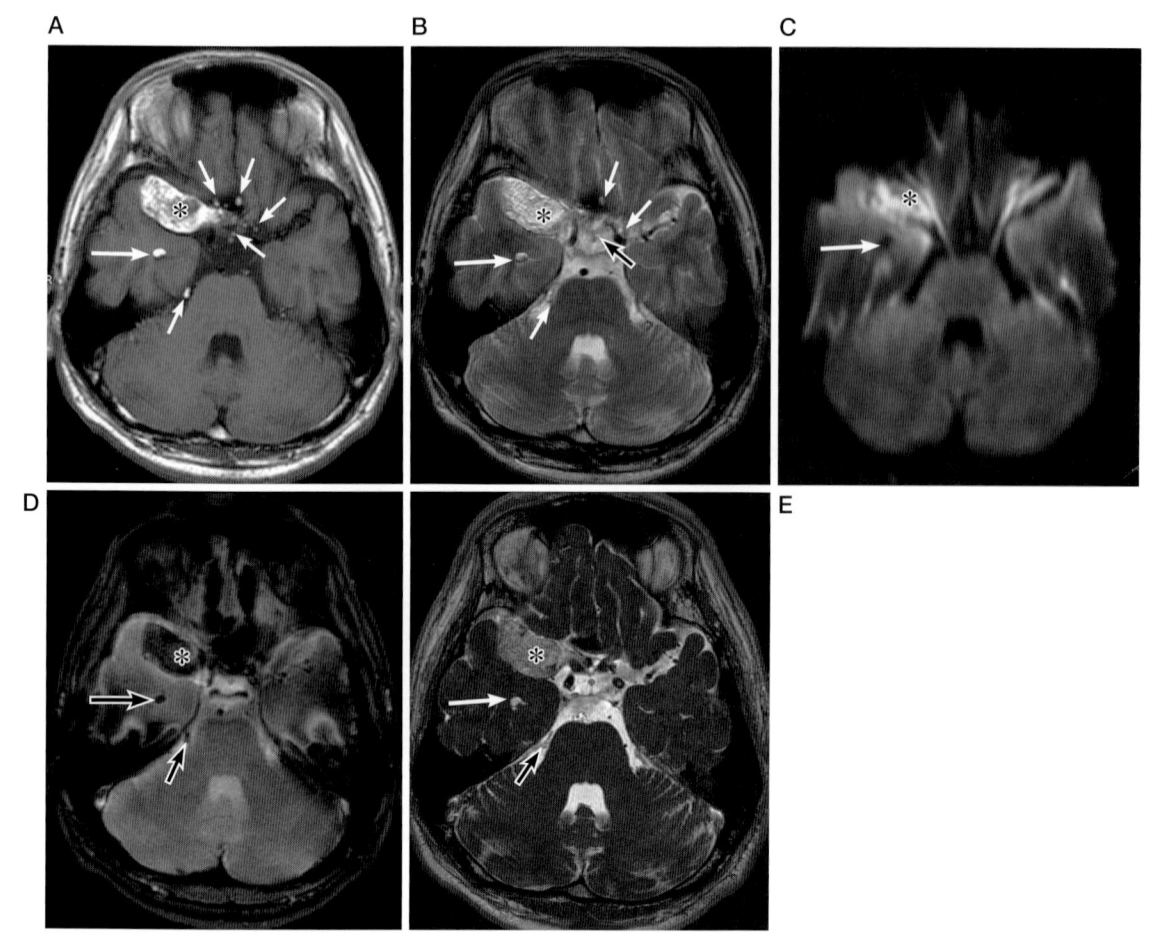

図 3-99 類皮嚢胞(20 歳台男性)

A：T1 強調像，B：T2 強調像，C：拡散強調画像，D：T2*強調像，E：MR 脳槽撮像(CISS 法)　昼食後に急に眠気を感じ，夕方，立ち上がろうとして転倒したため受診した．T1 強調像(A)では，右 Sylvius 谷に不均一な等〜高信号の境界明瞭な病変が認められる(*)．類皮嚢胞の破裂による小さな高信号病変が，右側脳室下角(大矢印)，右橋外側槽，鞍上槽などに多数認められる(小矢印)．T2 強調像(B)では，右 Sylvius 谷の病変は不均一な高信号で，辺縁部は一層の低信号を示す(*)．右下角の病変(大矢印)や右橋外側層，鞍上槽の病変の一部が同様の高信号として認められる(→)．右下角の病変(大矢印)では，病変の後縁部に低信号(脂肪成分による化学シフト)が認められる．拡散強調画像(C)では，磁化率アーチファクトの影響を受けているが，右 Sylvius 谷の病変(*)は不均一な高信号として認められる．右下角の病変(大矢印)は脂肪成分が多く，低信号である．T2*強調像(D)では，右 Sylvius 谷の病変(*)は不均一な低信号，右下角の病変(大矢印)と右橋外側槽の病変(小矢印)は低信号である．MR 脳槽撮像(CISS)法(E)では，右 Sylvius 谷の病変(*)は不均一な軽度高信号の境界明瞭な病変として認められるが，右下角の病変(大矢印)と右橋外側槽の病変(小矢印)などは指摘困難である．

5) コレステロール肉芽腫　cholesterol granuloma

側頭骨錐体尖部で最も頻度の高い病変である．上皮成分のない厚い線維性被膜による嚢胞性病変で，長期間の中耳炎の既往を有し，乳突洞の発達した患者に生じる．内容液は粘度の高い茶褐色の液体で，肉芽組織・コレステリン結晶を含む．

乳突蜂巣が錐体尖部まで発達すると，骨髄が露出して出血する．錐体尖部乳突蜂巣の交

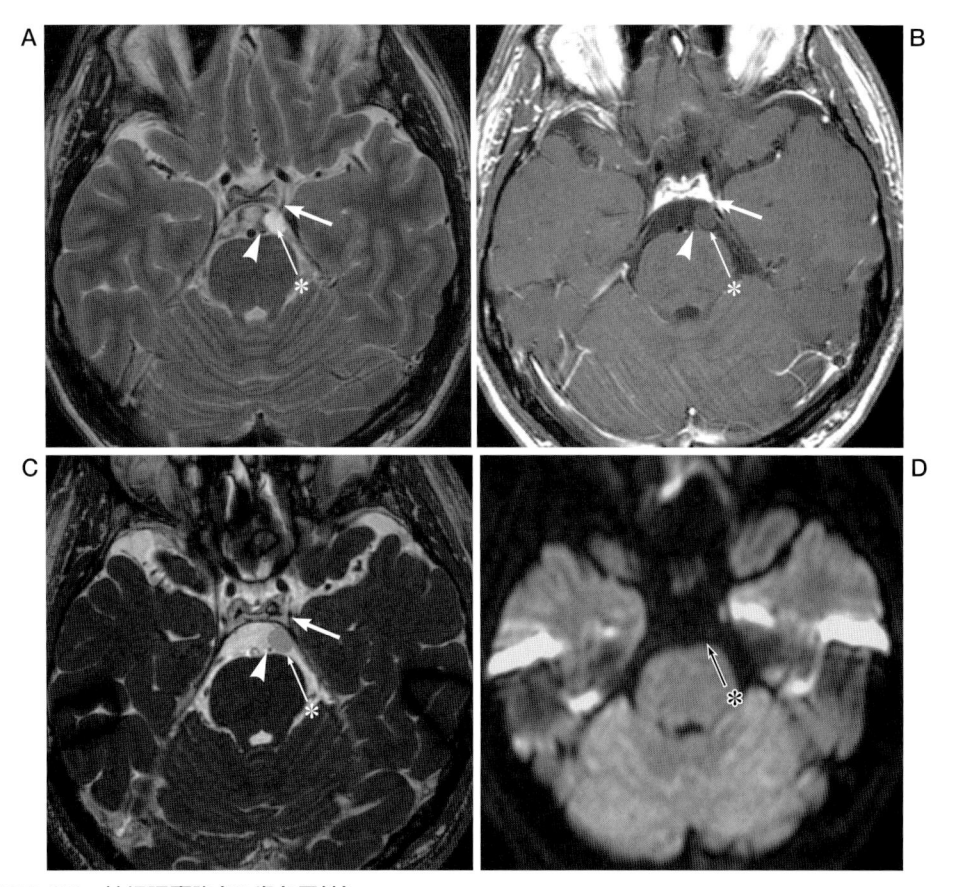

図 3-100 神経腸嚢胞(20 歳台男性)

A：T2 強調像，B：造影 T1 強調像，C：造影後 MR 脳槽撮像(CISS 法)，D：拡散強調画像　頭重感で受診した．T2 強調像(A)では左橋前槽で左動眼神経(→)下方，左上小脳動脈(▶)前外側部に，脳脊髄液より軽度高信号を示す壁の薄い嚢胞性病変が認められる(＊)．造影 T1 強調像(B)で嚢胞性病変(＊)は増強効果を示さない．→：左動眼神経，▶：左上小脳動脈．造影後 MR 脳槽撮像(CISS 法，C)で嚢胞(＊)は壁の非常に薄い，脳脊髄液より軽度低信号域として認められる．→：左動眼神経，▶：左上小脳動脈．拡散強調画像(D)では嚢胞(＊)は脳脊髄液と等信号である．

通が遮断され，血液成分の崩壊産物が異物反応を生じる．嚢胞性病変が形成されて増大し，錐体尖部が膨張する．

T1 強調像，T2 強調像とも著明な高信号のことが多い(図 3-101)．Gd 造影剤による増強効果は認められない(増強効果が認められる場合には，他の病態を考慮する)．

一側のみ錐体尖部に乳突蜂巣が進展せず，骨髄が認められる場合，T1 強調像では高信号でコレステロール肉芽腫に類似する．骨髄は脂肪抑制で信号が低下するが，コレステロール肉芽腫では高信号のままであり，鑑別が可能である．小さく無症候性の場合，治療は不要である[144, 145]．

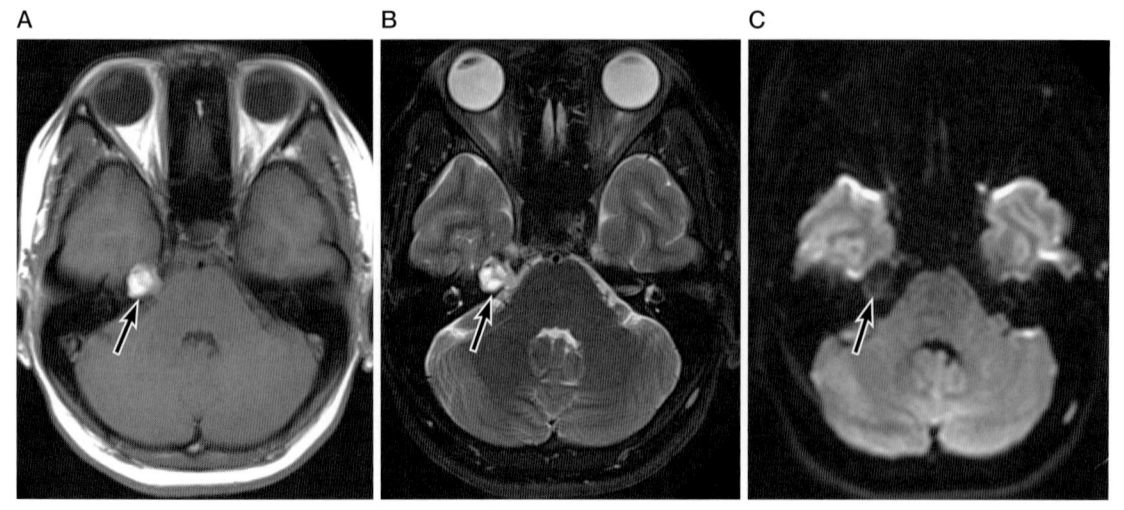

図 3-101　コレステロール肉芽腫(15歳女性)
A：T1強調像，B：脂肪抑制T2強調像，C：拡散強調画像　交通事故で頭部打撲し，受診したときに指摘された．T1強調像(A)で，右錐体尖部に境界明瞭なやや不均一な高信号病変が認められる(→)．脂肪抑制T2強調像(B)でも病変はやや不均一な高信号(→)で，内部に小さな低信号もみられる．拡散強調画像(C)で病変は低信号である．

g. 頭蓋底骨腫瘍　skull base bone tumors

1) 脊索腫　chordoma

　脊索の胎生期遺残組織から発生するまれな腫瘍で，頭蓋底から仙骨に発生する[146]．頭蓋底部の原発性骨腫瘍では脊索腫，軟骨肉腫が最も多い[147]．頭蓋内では斜台内の正中から錐体尖部に発生する．頭蓋底部の骨破壊を示すが，硬膜内に発生し骨破壊を伴わないこともある[148]．全年齢で認められるが，40歳未満の男性に好発する[146]．

　組織学的に担空胞細胞(physaliferous cells)が粘液様基質内に索状配列を示す．小児の頭蓋底脊索腫は低分化で破壊性変化が強く，症状が多彩で遠隔転移も多い．軟骨肉腫より再発率が高く，予後不良である[147]．脊索型(chondroid variant)では腫瘍内石灰化が認められる．破壊された骨の残存骨梁が腫瘍内に認められることがある．

　T1強調像では低信号，T2強調像では高信号を示す(図 3-102)．Gd造影での蜂巣状の増強効果が特徴的である[146]．組織学的に低分化度のものはT2強調像で低信号を示し，ADC値も低い[147](BOX 3-37)．

2) 軟骨腫・軟骨肉腫　chondroma・chondrosarcoma
① 軟骨腫

　発育速度の遅い間葉系の良性軟骨性腫瘍で，単発性・多発性に認められる．頭蓋骨の軟骨結合部(蝶錐体 petrosphenoidal，錐体斜台部 petroclival，蝶後頭軟骨結合 spheno-occipital synchondrosis)に好発し，周囲構造を圧排して症状を出す．

　骨破壊性腫瘍で，腫瘍内に弓状，輪状の軟骨基質石灰化が認められるが，画像で捉えられないこともある．T1強調像では低信号，T2強調像では高信号，軟骨基質の石灰化は

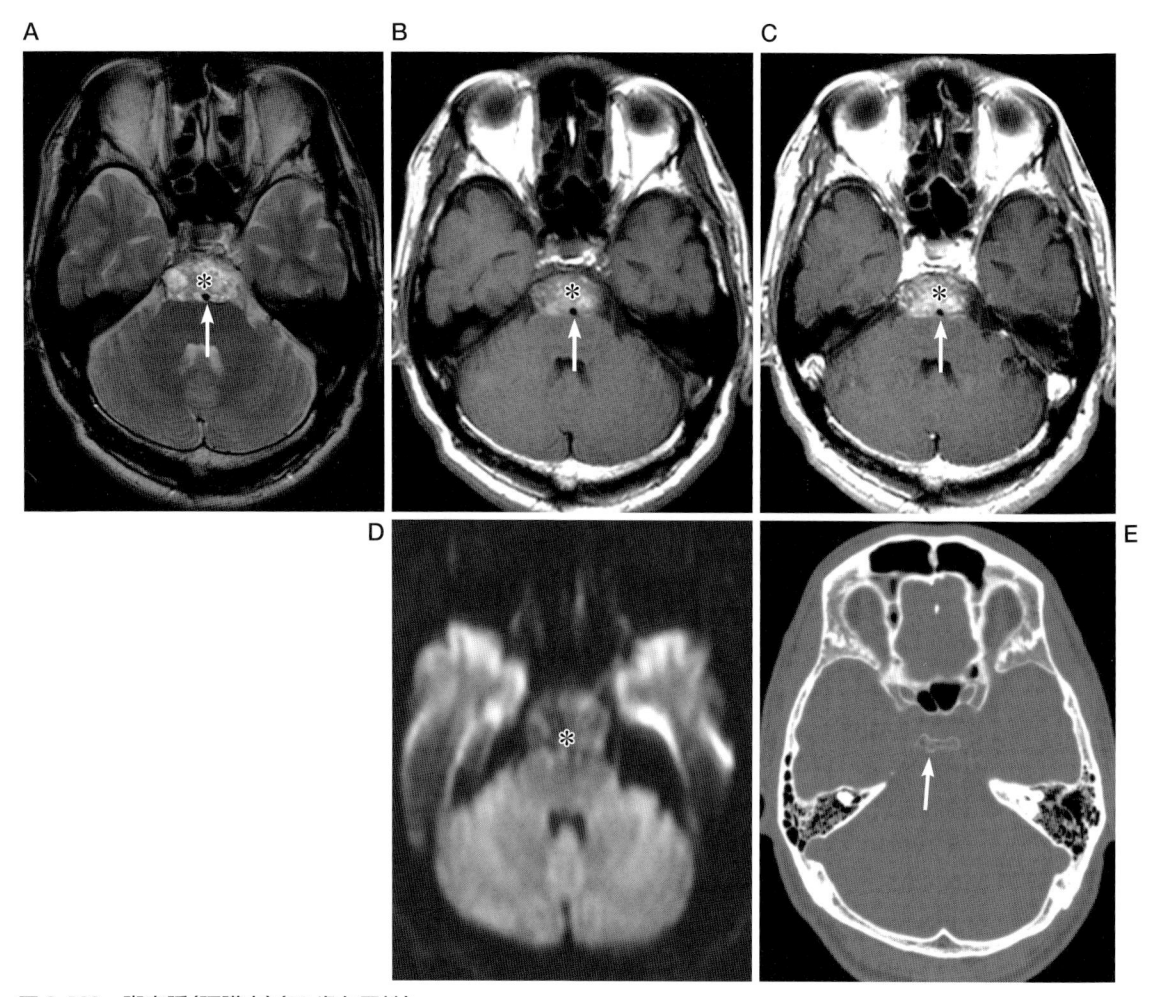

図 3-102　脊索腫(硬膜内)(50歳台男性)
A：T2強調像，B：T1強調像，C：造影T1強調像，D：拡散強調画像，E：CT(骨表示)　頭痛で発見された．T2強調像(A)では橋前槽に不均一な高信号の腫瘍が認められる(＊)．腫瘍(＊)は脳底動脈(→)を取り囲み，腫瘍内には不整形な等信号がみられる．T1強調像(B)で腫瘍(＊)は等信号を混在する高信号として認められる．造影T1強調像(C)では腫瘍(＊)は不均一な増強効果を示す．拡散強調画像(D)では腫瘍(＊)の信号は低〜軽度高信号の混在である．CT(骨表示，E)では，腫瘍の接する鞍背後面に軽度の骨突出と硬化を認める(→)．本例のような硬膜内脊索腫では骨破壊性変化を認めないこともある．

BOX 3-37　脊索腫の鑑別診断

- 頭蓋底部骨破壊性脊索腫：軟骨腫・軟骨肉腫，副鼻腔悪性腫瘍，転移性腫瘍，髄膜腫，形質細胞腫，リンパ腫
- 硬膜内脊索腫：泡状外脊索症(ecchordosis physaliphora)，類表皮嚢胞，神経鞘腫，髄膜腫，頭蓋咽頭腫

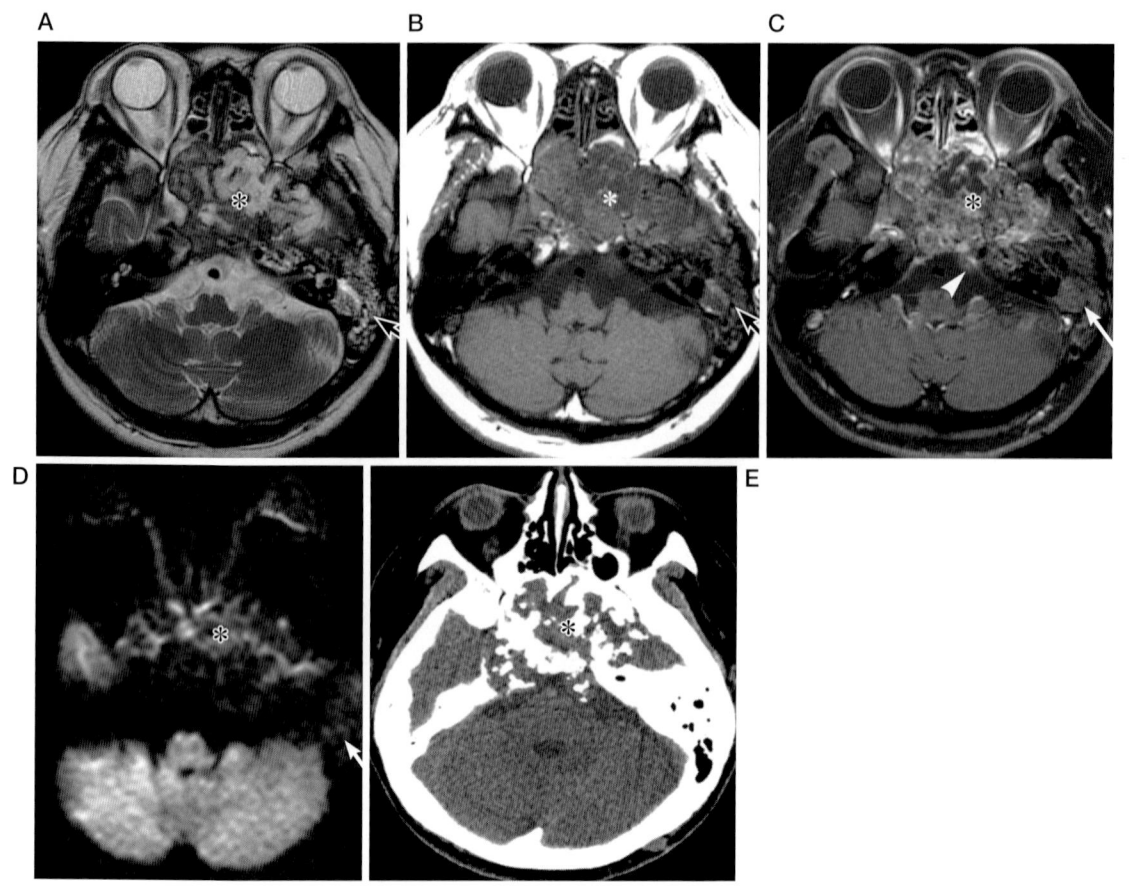

図 3-103　軟骨肉腫(40 歳台女性)
A：T2 強調像，B：T1 強調像，C：造影 T1 強調像，D：拡散強調画像，E：CT (骨表示)　複視で発症した．T2 強調像(A)では，蝶形骨洞，斜台から左中頭蓋窩に膨張性発育を示す不均一な低〜高信号の混在する腫瘍が認められる(＊)．左乳突蜂巣に液体貯留による高信号が認められる(→)．T1 強調像(B)で腫瘍(＊)は不均一な低〜等信号を示す．左乳突蜂巣内の液体貯留は低信号である(→)．造影 T1 強調像(C)で腫瘍(＊)は不均一な増強効果を示す．腫瘍後部では一部左後頭蓋窩内に突出している(▶)．左乳突蜂巣内に増強効果は認められない(→)．拡散強調画像(D)では腫瘍(＊)は無・低信号〜軽度高信号の混在として認められる．左乳突蜂巣の液体貯留は低信号である(→)．CT(骨表示)(E)で等吸収域の腫瘍(＊)内に多数の石灰化が認められる．

低信号として認められる．Gd 増強効果はさまざまである．

② 軟骨肉腫
　10〜20 歳台に多く認められる悪性軟骨性腫瘍である．頭蓋底では，軟骨腫より多いが脊索腫より少ない．画像所見は軟骨腫に類似し，鑑別は困難である[146](図 3-103，BOX 3-38)．ADC 値は脊索腫より高い[147]．

3) 線維性骨異形成　fibrous dysplasia
　間葉組織系の疾患で，未熟な線維性骨組織の成熟層状骨化への障害による．骨梁が線維性組織や囊胞と混在する[146]．単骨性と多骨性があり，多骨性では顔面頭蓋病変が約半数の例で認められる．縫合を越えることもある．神経管や血管孔などの狭小化による神経障

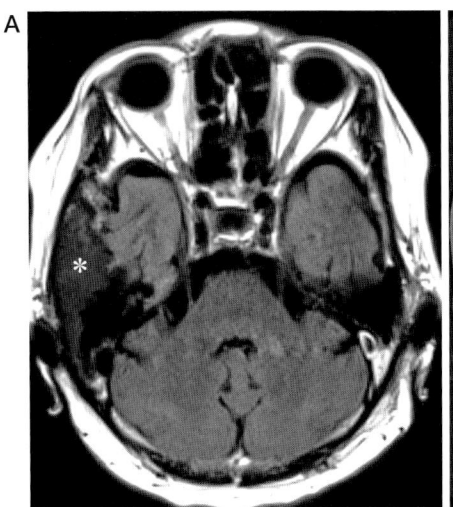

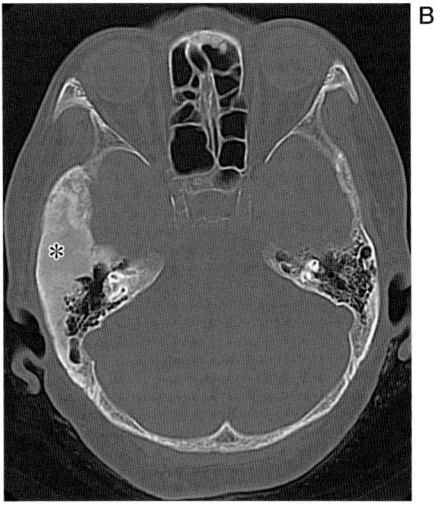

図 3-104　線維性骨異形成（70 歳台女性）
A：FLAIR 像，B：CT（骨表示）　自宅階段で転落して受診したときに指摘された．FLAIR 像（A）で，右側頭骨鱗部の膨張性変化（＊）は比較的均一な低信号を示す．CT（骨表示，B）では，肥厚した右側頭骨鱗部の板間層はすりガラス様の高吸収域として認められる（＊）．外板の連続性は保たれている．（白河厚生総合病院脳外科 永山 徹先生のご厚意による）

BOX 3-38　軟骨腫＊・軟骨肉腫＊＊を合併する疾患・症候群 [146, 149, 150]

- diffuse encondromatosis（Ollier 病）[＊, ＊＊]：非遺伝性，非左右対称性，多発軟骨腫により早期から骨の変形と短縮をきたす．軟骨肉腫への悪性転化が高頻度．
- Maffucci 症候群[＊, ＊＊]：非遺伝性，片側性あるいは非左右対称性の内軟骨腫症．四肢に好発し，軟部組織の毛細血管腫，海綿状血管腫を伴う．
- Paget 病（osteitis deformans）[＊＊]：40 歳以降で，頭蓋骨，四肢に好発する原因不明の骨疾患．易骨変形性・易骨折性で，合併症として関節炎や肉腫形成（軟骨肉腫，骨肉腫，悪性線維性組織球症，線維肉腫）がある．欧米では多いが，日本などのアジアやアフリカではまれ．

害，循環障害を生じることがある．

CTでは病変骨は膨張する．皮質骨の連続性は保たれるが，骨はすりガラス状になる．軟部組織が主体の場合，骨破壊性にみえる．MRIではT1強調像，T2強調像とも低信号の膨張性病変として認められるが，さまざまな信号強度やGd増強効果を示す（図3-104）．

4）骨髄腫　myeloma・形質細胞腫　plasmacytoma

骨の孤発性骨髄腫の半数は胸椎などの脊椎に発生する．頭蓋骨では頭蓋冠に多く頭蓋底はまれであるが，後頭骨や側頭骨錐体部などの後頭蓋窩発生もある[146, 151]．

CTでは骨硬化を伴わない溶骨性腫瘍である．T1強調像やT2強調像では比較的均一な

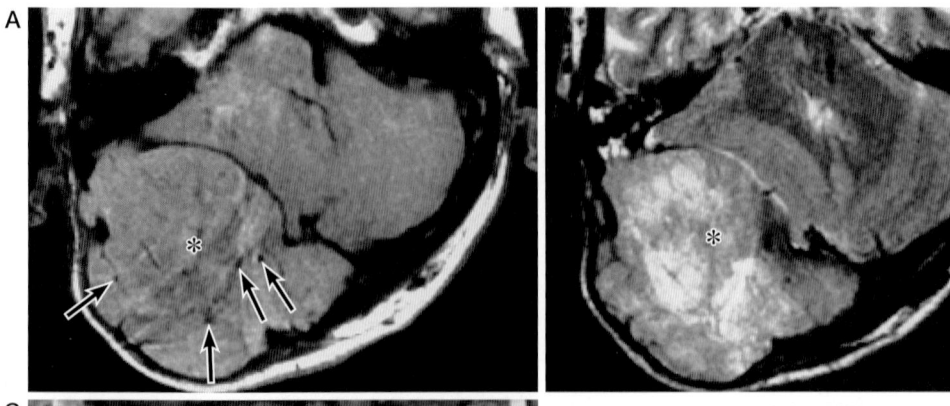

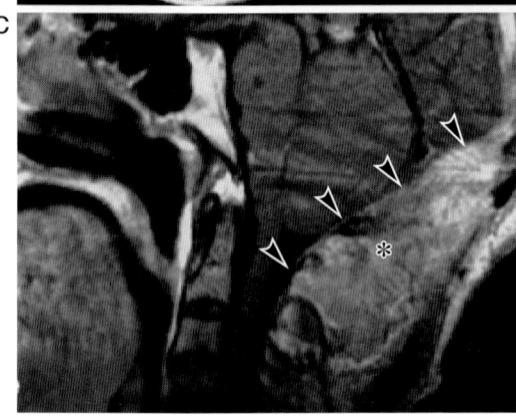

図3-105 骨髄腫(50歳台 男性)
A：T1強調像，B：T2強調像，C：造影T1強調矢状断像 複視と歩行障害で発症した．T1強調像(A)では，後頭骨鱗部右側を中心に等信号の分葉状の腫瘍(＊)が認められる．内部に腫瘍血管によるflow voidsが多数認められる(→)．T2強調像(B)では腫瘍(＊)は不均一な灰白質と等～高信号を示す．造影T1強調矢状断像(C)では凸レンズ状に造影される硬膜外腫瘍として認められる(＊)．▶：硬膜．(文献151)，©Georg Thieme Verlag KG，より許可を得て転載)．

等信号で，大きな腫瘍では内部に腫瘍血管によるflow voidsを認める(図3-105)．細胞密度が高くADC値は低下，拡散強調画像では高信号である．強いGd増強効果を示す[146,151]．

5) 頭蓋底部転移性腫瘍　metastatic skull base tumors

頭蓋底の転移性腫瘍は担癌患者の4％に生じる．多くは他部位に多発転移を認めるが，癌として最初に発見されることもある[152,153]．原発巣は前立腺癌，乳癌，肺癌が多く約60％を占める[152]．斜台部の転移性腫瘍では前立腺癌(18.1％)＞肝癌(10.6％)＞甲状腺癌(8.5％)の順に多い．62％が外転神経麻痺などの脳神経症状で発症し，36％では癌発見の契機になる[153]．

前立腺癌の転移では骨硬化像を示し，髄膜腫に類似する[154]．他の腫瘍では溶骨性変化を示すが，斜台部では脊索腫などとの鑑別が必要である[153](図3-106)．

6) 頭頸部腫瘍の頭蓋内進展　extension of head and neck tumors to the skull base

頭蓋骨と硬膜は，腫瘍進展の障壁となる解剖学的構造ではあるが，腫瘍は頭蓋骨や硬膜を越えて頭蓋内外に進展しうる．頭蓋内腫瘍(髄膜腫，下垂体腺腫)の頭蓋外への進展が，頭蓋外腫瘍(鼻副鼻腔腫瘍，皮膚腫瘍，中耳・側頭骨腫瘍，眼窩腫瘍)の頭蓋内への進展より多い[155]．

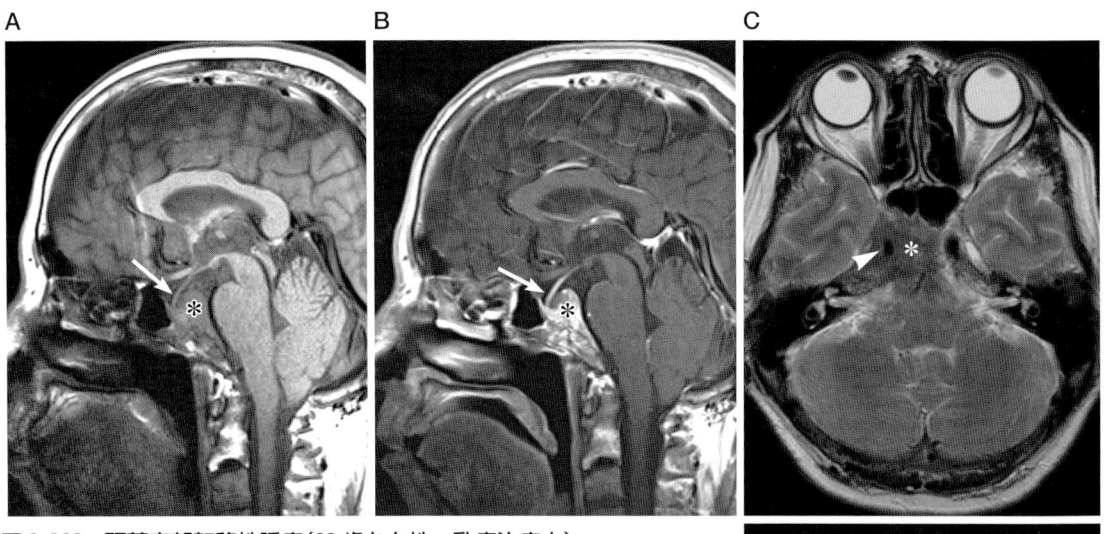

図 3-106 頭蓋底部転移性腫瘍（60 歳台女性，乳癌治療中）
A：T1 強調矢状断像，B：造影 T1 強調矢状断像，C：T2 強調像，D：拡散強調画像　複視で発症した．T1 強調矢状断像（A）では，腫大した斜台部に軽度低信号の腫瘍（＊）が認められる．下垂体茎（→）は腫瘍（＊）により軽度，前方弧状に圧排されている．造影 T1 強調矢状断像（B）で腫瘍（＊）は不均一に造影される．→：下垂体茎．T2 強調像（C）で腫瘍（＊）は軽度低信号を示し，右内頸動脈（▶）は腫瘍内を走行する．拡散強調画像（D）で腫瘍（＊）は白質と等信号を示す．▶：右内頸動脈．

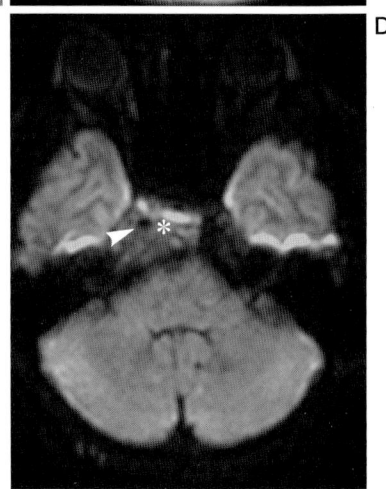

7）鼻副鼻腔腫瘍

① 嗅神経芽腫　olfactory neuroblastoma（esthesioneuroblastoma）

　鼻腔上部にある嗅粘膜上皮から発生する悪性腫瘍で，神経内分泌細胞由来である．悪性鼻副鼻腔腫瘍の 3〜5％ を占め，Cushing 症候群や syndrome of inappropriate antidiuretic hormone secretion（SIADH）を示すことがある．全年齢で発生するが，40〜60 歳に多い．局所破壊性に増大し，副鼻腔，眼窩，前頭蓋底に進展する．発見時には副鼻腔や頭蓋内に進展していることが多い．

　CT では石灰化を認めることもある．T1 強調像では低信号，T2 強調像では不均一な高信号を示す（**図 3-107**）．頭蓋内腫瘍辺縁部の囊胞が特徴的である．Gd 造影により不均一で強い増強効果を示す．頸部リンパ節転移が 25％ の例で認められ，10〜30％ の例では遠隔転移も生じる[156]（**BOX 3-39**）．

② その他の鼻副鼻腔腫瘍

　扁平上皮癌（**図 3-108**）・腺様囊胞癌＞未分化癌・腺癌，そのほか，血管周皮腫，孤立性線維性腫瘍（solitary fibrous tumor），悪性黒色腫，奇形癌（teratocarcioma）が頭蓋内への

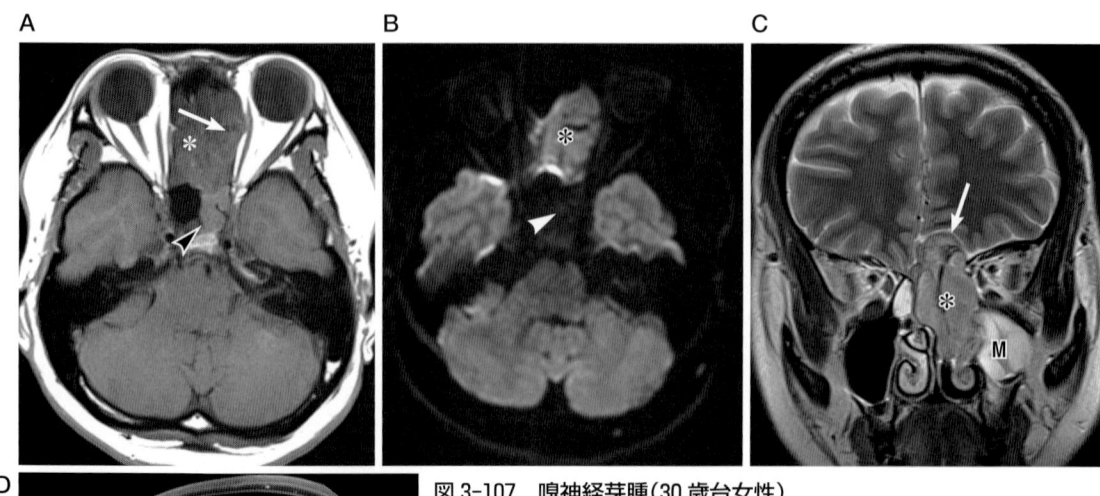

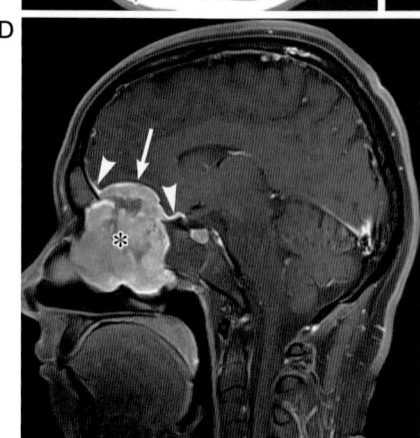

図3-107 嗅神経芽腫（30歳台女性）
A：T1強調像, B：拡散強調画像, C：T2強調冠状断像, D：造影T1強調矢状断像 嗅覚低下と鼻出血で発症した．T1強調像(A)では，左上鼻道と篩骨洞内に軽度低信号を示す腫瘍(*)が認められる．腫瘍の外側部は一部，左眼窩内側へ進展し(→)，左内直筋は外側に軽度圧排されて左側に変位している．左蝶形骨洞内には粘液が認められる(▶)．拡散強調画像(B)では，腫瘍(*)は白質・灰白質と等信号で，内部に低信号が認められる．左蝶形骨洞内の粘液(▶)は脳脊髄液と同様の低信号である．T2強調冠状断像(C)で，左上鼻道・篩骨洞内の腫瘍(*)は左前頭蓋底(嗅窩)を越え，頭蓋内に膨隆している．前頭葉底面と腫瘍の間に一層の脳脊髄液腔が認められる(→)．左上顎洞(M)の開口部は腫瘍により閉塞され，副鼻腔炎による粘膜肥厚と少量の粘液が認められる．造影T1強調矢状断像(D)で，腫瘍(*)は前頭蓋底を越えて頭蓋内に膨隆するが，前頭蓋底部の硬膜は保たれている(→)．前頭蓋底部で膨隆している腫瘍(*)の前後にはdural tail sign様の硬膜の軽度肥厚がみられる(▶)．

BOX 3-39　嗅神経芽腫の鑑別診断

- 嗅窩髄膜腫（olfactory groove meningioma）：4〜75歳，平均55歳，男女比1：2.3[157]
- 前頭下神経鞘腫（subfrontal schwannoma）：14〜63歳，平均33歳，男女比2：1[158]
- 悪性ラブドイド腫瘍（malignant rhabdoid tumor）：乳児などの小児[159]

進展を示す．

腫瘍ではないが粘液腫（mucocele）の頭蓋内進展もある[155]．

8）皮膚腫瘍

大部分は扁平上皮癌であるが，基底細胞癌も頭蓋内浸潤を示す[155]．

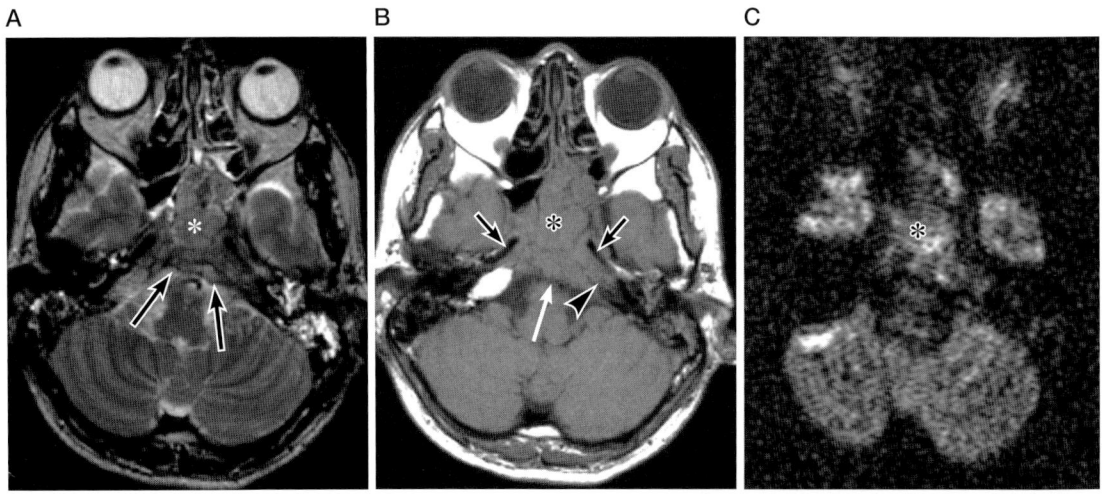

図 3-108 蝶形骨洞扁平上皮癌(40 歳台男性)
A：T2 強調像，B：T1 強調像，C：拡散強調画像，D：造影 T1 強調矢状断像　副鼻腔炎として治療されていたが，複視をきたして発見された．T2 強調像(A)では，蝶形骨洞内に灰白質と等信号の腫瘍(*)が認められ，内部に一部，低信号部分もみられる．腫瘍(*)は後方では斜台を越えて後頭蓋に進展している(大矢印)．T1 強調像(B)で，腫瘍(*)は等信号で，両側内頸動脈(小矢印)を取り囲みながら，斜台を越えて後頭蓋窩に進展している(大矢印)．左錐体尖部にも腫瘍(*)が浸潤している(▶)．拡散強調画像(C)では腫瘍(*)はほぼ等信号である．造影 T1 強調矢状断像(D)で，蝶形骨洞から斜台を越えて後頭蓋窩に進展する腫瘍(*)は，比較的均一な増強効果を示す．斜台後面の硬膜は，斜台下部では保たれているが(小矢印)，下垂体(P)後方の鞍背から斜台上部では不明瞭化している(大矢印)．

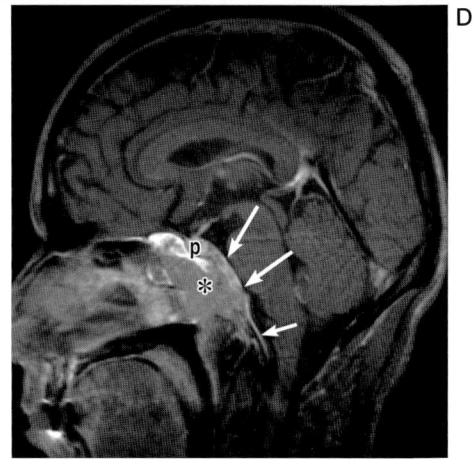

9) 中耳・側頭骨腫瘍
① 内リンパ嚢腫瘍 endolymphatic sac tumor

内リンパ嚢の基部から発生する局所破壊性腫瘍である．内頸動脈と頸静脈孔の間の側頭骨後面から，錐体尖部，乳突洞内や後頭蓋内などに進展する．von Hippel-Lindau 病では両側性に発生する[146]．CT では側頭骨錐体部後面を破壊し，腫瘍内に著明な石灰化が認められる．T1 強調像，T2 強調像では不均一な信号で，88％の例では T1 強調像で出血性の高信号を認める．

② その他

基底細胞癌が耳管から発生して中耳腫瘍として頭蓋内進展することがある．

10) 眼窩腫瘍

涙腺の悪性上皮性腫瘍では腺様嚢胞癌(adenoid cystic carcinoma)が最も多く，頭蓋内進展をきたす．腺様嚢胞癌は頭頸部悪性腫瘍の 1％を占める．唾液腺に好発するが，涙腺にも発生する．緩徐に増大進展するが，頭蓋内へは直接浸潤，神経周囲浸潤，血行性転移により進展する．dural tail sign を示し，髄膜腫に類似することがある[155]．

3.6 脳室および脳室近傍腫瘍

a. 脳室の MRI 解剖[160,161]

　神経管の発生過程で脳胞から大脳，間脳，脳幹，小脳が形成されるときに，脳室は上衣で裏打ちされた神経管の膨隆として形成される．原始軟膜・くも膜と血管が脈絡裂から脳室内に入り，脈絡叢が形成される．

　両側大脳半球にはそれぞれ側脳室があり，Monro 孔を介して第三脳室へ移行し，中脳水道を介して第四脳室となる(図3-109)．

1) 側脳室　lateral ventricle

　側脳室は前角(anterior horn)，体部(body)，三角部(trigone)，下角(inferior horn：側角 temporal horn)，後角(posterior horn)に分けられる．Monro 孔より前方が前角，Monro 孔後端から視床後縁までが体部(trunk：body)，体部・後角・下角が合流して広くなった部分が三角部，三角部から側頭葉内へ前下方に細く伸びた部分が下角，三角部から後頭葉に伸びる部分が後角である．側脳室の前角と体部は，脳梁と脳弓体の間に張っている透明中隔(septum pellucidum)により左右に隔てられる．透明中隔には神経細胞と神経膠細胞の両方へ分化する前駆細胞が遺残する．前角や体部が上衣層の癒合により小さくなったり，くびれたりしていることがある(coaptation or coarctatoin)．同様に三角部から後角にかけて脳室壁が癒合し，後角後端部が分離してみえることがある(副後頭室 accessory occipital ventricle，後角分離)．

2) 第三脳室　third ventricle

　第三脳室は両側の間脳の間にあり，前上方は Monro 孔，尾側は中脳水道(cerebral aqueduct of Sylvius)に続く．前下方では，膜状の終板(lamina terminalis)の下端と視交叉(optic chiasm)の境界部の間隙による視交叉陥凹(optic recess)と下垂体柄に入り込む漏斗部陥凹(infundibular recess)が，後壁には松果体上陥凹(suprapineal recess)，松果体陥凹(pineal recess)が突出する脳脊髄液として認められる．

3) 第四脳室　fourth ventricle

　第四脳室は脳幹(橋・延髄)と小脳の間にあるが，脳幹側が第四脳室底(floor)，小脳側が第四脳室蓋(roof)であり，後方に向かう頂点が室頂(fastigium)である．室頂の少し尾側で両側後外側に突出する一対の第四脳室後上陥凹(posterior superior recess of fourth ventricle：上外側陥凹 superolateral recess)が認められる．第四脳室の尾側の正中では Magendie 孔を介して大槽(cisterna magna)へ，第四脳室外側陥凹(lateral recess of fourth ventricle)の外側端にある Luschka 孔を介して小脳橋角槽(cerebellopontine cistern)に交通する．

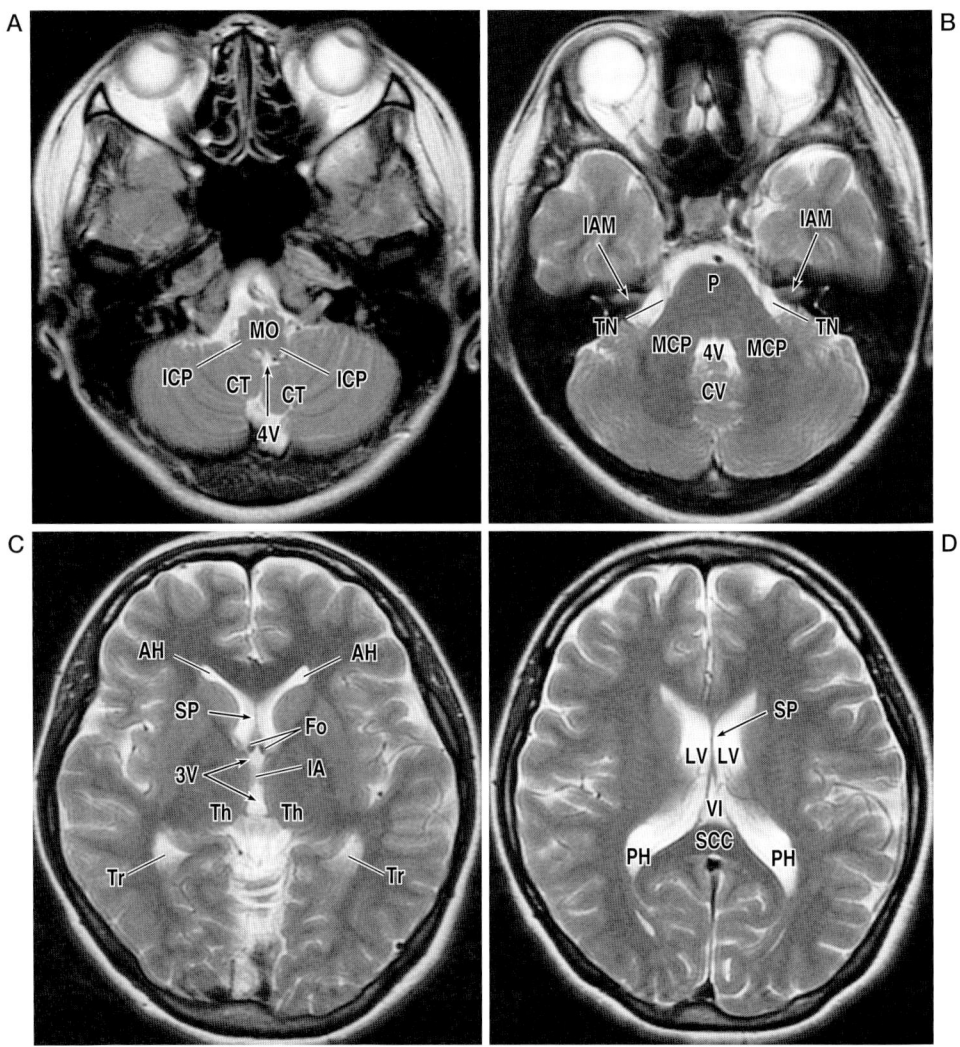

3.6 脳室および脳室近傍腫瘍　175

図 3-109　正常脳室（30 歳台女性）
A：T2 強調像　4V：第四脳室（下端部付近），MO：延髄，ICP：下小脳脚，CT：小脳扁桃．B：T2 強調像　4V：第四脳室（室頂下），P：橋，MCP：中小脳脚，CV：小脳虫部，TN：三叉神経，IAM：内耳道．C：T2 強調像　3V：第三脳室，IA：視床間橋，AH：側脳室前角，Tr：側脳室三角部，Th：視床，Fo：脳弓，SP：透明中隔．D：T2 強調像　LV：側脳室　PH：側脳室後角，SP：透明中隔，VI：中間帆，SCC：脳梁膨大．E：T2 強調矢状断像　OC：視交叉，CC：脳梁，Fo：脳弓，IA：視床間橋，PG：松果体，PC：後交連，AC：前交連，Ro：脳梁吻，LT：終板，Mb：乳頭体，Co：四丘体，SM：上髄帆，CR：視交叉陥凹，IR：漏斗陥凹，3V：第三脳室，AqS：中脳水道，4V：第四脳室，Fa：室頂．

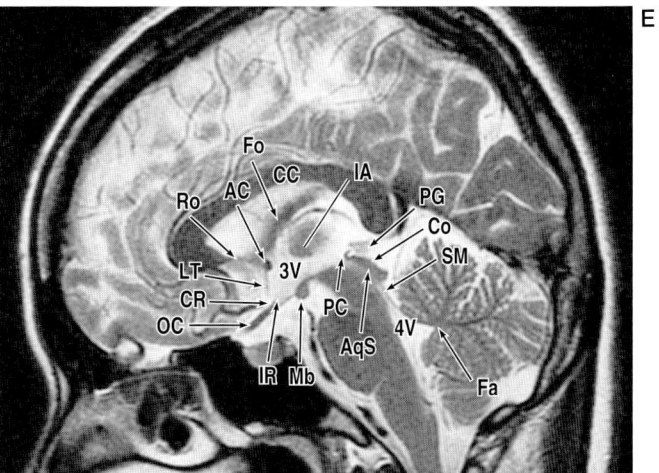

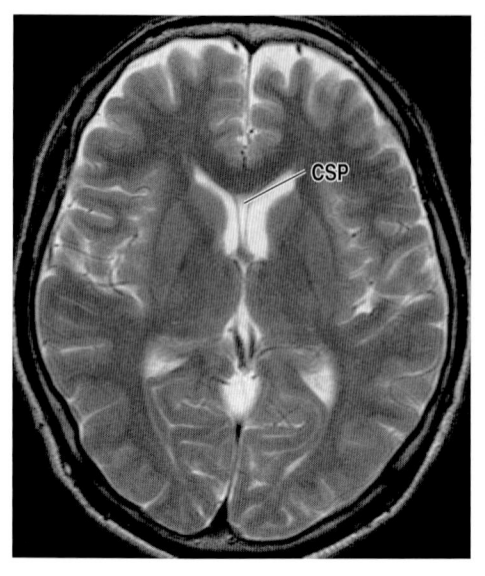

図3-110 正常過剰腔，透明中隔腔（20歳台男性）
T2強調像 両側の側脳室前角の間に，脳脊髄と等信号の過剰腔（CSP）が前方に底面を向ける逆三角形として認められる．

4）脈絡叢 choroid plexus

側脳室（体部・三角部・下角）では，脳弓と視床の間の脈絡裂から脈絡叢が脳室内に突出するように認められる．側脳室の脈絡叢はMonro孔を介して第三脳室上壁の脈絡叢と連続しているが，三角部では特に大きな房状となっており，脈絡糸球（glomus choroideum）とよばれる．第四脳室蓋の下部を構成する下髄帆（inferior medullary velum）は尾側で第四脳室脈絡組織に移行するが，外方では脈絡叢はLuschka孔に，内側では下方に向かい正中のMagendie孔に向かう．

5）正常過剰腔

透明中隔は，両側の側脳室を分ける2枚の並列するグリアによる薄い膜様構造で，脳弓（fornix）と脳梁間で逆三角形を示す．辺縁系の一部で，視床下部，海馬，扁桃体，手綱交連，脳幹網様体と連絡する．2枚の透明中隔が癒合しないと，透明中隔腔（cavum septi pellucidi）とVerga腔（cavum Vergae）とよばれる間隙が形成される．両者は脳弓の前縁により，前方の透明中隔腔と後方のVerga腔に分けられる．脳弓が正常に形成されれば2つの腔はそれぞれ独立して形成されるが，脳弓が形成されない，あるいは脳弓が脳梁に付着しない場合には両者が1つの大きな腔を形成する．透明中隔は後方から前方に癒合していくため，Verga腔は透明中隔腔より先に消失する．透明中隔腔はしばしばVerga腔を伴わず単独で認められ，ごくまれに透明中隔腔を伴わないVerga腔もある[162, 163]．

① 透明中隔腔 cavum septi pellucidi

前縁は脳梁膝，上縁は脳梁体，後縁は脳弓の前脚と柱部，下縁は脳梁吻からなる（図3-110, 111）．

正常発生過程で認められ，出生時には全例で認められる．15％は生後1か月以内に，85％は半年以内に消失し，成人で認められるのは10％である．剖検脳ではほぼ全例に，透明中隔の前上部，脳梁との間に点状や小さな三角形の腔が認められる．第五脳室とよばれたこともあるが，透明中隔腔に上衣組織はなく脳室とは異なる．

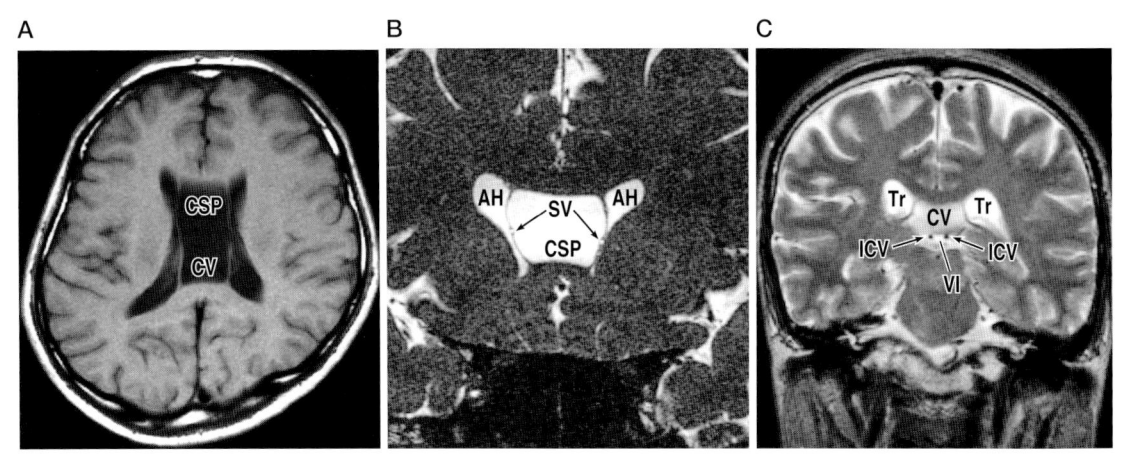

図 3-111　正常過剰腔，透明中隔腔と Verga 腔（40 歳台男性）
A：T1 強調像，B：CISS 冠状断像，C：T2 強調冠状断像　T1 強調像（A）では，両側脳室体部の間に脳脊髄液と等信号の透明中隔腔（CSP）と Verga 腔（CV）が認められる．CISS 像（B）では，脳弓より前の透明中隔腔（CSP）が両側脳室前角の間に認められる．SV：中隔静脈，AH：側脳室前角．T2 強調像（C）では，両側内大脳静脈（ICV）が走行する中間帆（VI）の上方に Verga 腔（CV）が認められる．Tr：側脳室三角部．（注：CISS：constructive interference in steady state の略）

通常，脳室と交通のない独立腔で無症状であるが，側脳室と交通する場合がある．独立腔ではごくまれに拡大して Monro 孔を閉塞し，水頭症をきたす（expanding cyst of septum pellucidum）．大部分は先天性で，側脳室の上衣細胞が入り込み，腔内に産生された液体が貯留して囊胞状に拡大する．透明中隔が外側へ膨隆する．

生後に生じた水頭症や，ボクサーなどで反復性の頭部外傷により生じた透明中隔腔では多数の孔を認めることがある．頭部外傷が繰り返されると，透明中隔の上方の付着部に亀裂が生じる．脳室が拡大すると透明中隔が牽引されて孔が拡大し，透明中隔腔が生じる[163]（BOX 3-39）．

② **Verga 腔　cavum Vergae**

前縁は脳弓前脚，上縁は脳梁体，後縁は脳梁膨大，下縁は海馬交連であり，両側脳弓柱後部間に認められる（図 3-111）．脳弓柱部間が狭い場合 aqueduct septi といわれる．脳室体部の下部を外側に圧排する．第六脳室とよばれたこともあるが，透明中隔腔と同様，上衣組織をもたず脳室ではない．ごくまれに Monro 孔を閉塞して水頭症をきたすことがある．

小児の 3％では透明中隔腔と Verga 腔が認められるが，Verga 腔単独は 0.4％とまれである．

③ **脳室間腔・中間帆腔　cavum veli interpositi**

発生過程で，間脳と脳梁間に横に広がる間隙〔cerebral fissure（choroidal fissure）〕が認められる．脳室間腔・中間帆腔（cavum veli interpositi）は，cerebral fissure に認められる軟膜組織（piamater，脈絡組織 tela choroidea）の入り込み fold で，底辺を後方に向ける三角形をしている．Monro 孔の後方，視床上縁・第三脳室上壁の脈絡組織の上方，脳梁膨大・海馬交連（hippocampal commissure）の下方，両側脳弓脚間に認められるくも膜下腔である（図 3-112）．松果体部に認められ，後方は Galen 大静脈部の脳槽・四丘体槽（quadrigeminal cistern）と交通する．脳弓脚の異常開大の結果として生じる．脳室間腔・

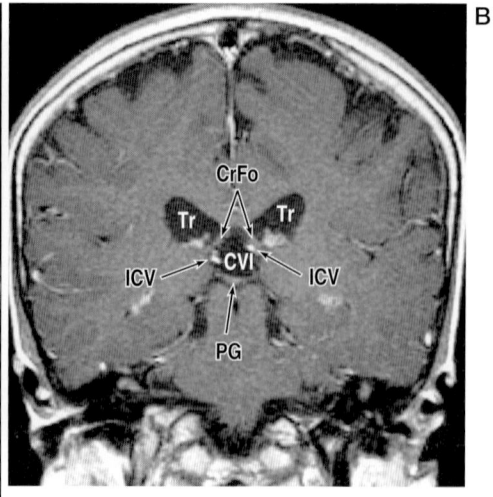

図 3-112　中間帆腔(12 歳男児)
A：T2 強調像，B：造影 T1 強調冠状断像　T2 強調像(A)では，中間帆腔(CVI)は側脳室体部後部の脳弓脚(CrFo)間に脳脊髄液と等信号の腔として認められる．Tr：側脳室三角部．造影 T1 強調像(B)では，中間帆腔は開大した脳弓脚間下方，松果体(PG)上方に位置し，内大脳静脈(ICV)は外側に圧排されて偏位している．

BOX 3-39　透明中隔腔・Verga 腔の病的意義[163]

1) 透明中隔腔
① 慢性統合失調症：43.7％に透明中隔腔(＞6 mm)を認める．症状の重症度とは相関せず，認知機能と関連する．
② 先天性疾患との合併
 ・ 胎児性アルコール中毒(fetal alcoholic syndrome)
 ・ Sotos syndrome：胎生期・小児期に顕著な過成長，特徴的な顔貌，学習障害を三徴とする常染色体優性遺伝性疾患．
 ・ Apert syndrome：頭蓋縫合早期癒合，顔面異常，合指症・合趾症を特徴とする *FGFR2* 遺伝子異常による常染色体優性遺伝，第一鰓弓症候群のひとつ．

2) Verga 腔
① 小児期発症の統合失調症：正常児より高頻度に認める．
② Sotos syndrome に合併．

中間帆を走行する内大脳静脈が左右に開大する．生後次第に縮小する．小児では高頻度に認められ，成人では 7.24％ に認められる[163]．

内部には脳脊髄液と内大脳静脈が走行している．しばしば Verga 腔と誤認される[162]が，内大脳静脈の同定は，脳室間腔・中間帆腔と松果体部の嚢胞性疾患との鑑別に有用である．

正中構造発生異常(奇形)や，精神疾患や辺縁系障害との関連はない[163](BOX 3-39)．

b. 脳室近傍腫瘍

1) 上衣腫系腫瘍 ependymal tumors
1-a) 上衣下腫 subependymoma (WHO grade I)

上衣下腫(WHO grade I)は脳室を取り囲む subependymal glial layer から発生する．高度に分化した上衣腫の亜型と考えられるまれな腫瘍である．組織学的に星細胞と脳室上衣細胞からなる良性の混合性腫瘍である[164]．線維性基質に富んだ腫瘍で微小嚢胞形成(microcystic change)を認める．10％では上衣腫成分を有し mixed ependymoma/subependymoma とよばれ，予後は上衣腫成分の多寡による[165, 167]．

① 病態と臨床

脳腫瘍の 0.2～0.7％といわれる．偶然，MRI で描出されても指摘されないことも多く，実際の頻度はより高いと考えられている．多くの上衣下腫は 2 cm 以下で無症状であり，剖検で偶然発見される(剖検での頻度 0.4％)．多発例もある[161]．全年齢で発生するが，報告されている上衣下腫は 15 歳以上が 82％であり中高年に多い．男女比は 2.3 倍男性に多い[165, 166]．50～60％が第四脳室内発生で，残りの大部分が側脳室発生である．第三脳室発生はまれであり，透明中隔壁発生の報告もある[166]．脳室壁と細い茎で付着し膨張性に発育し，浸潤性発育は示さない．症状(多くは水頭症，まれには腫瘍内出血)を出す上衣下腫は 3～5 cm と大きい．

② MRI 所見

充実性で比較的均一であり，境界明瞭な分葉状の脳室内腫瘍として認められる．悪性化や髄液播種を生じることはない．大きなものでは組織学的に小嚢胞(18％)や小さな石灰化(31.8％)，出血を認めることがあるが，壊死を認めることはない．Monro 孔付近，中脳水道などに発生した場合には閉塞性水頭症をきたす．

小さな上衣下腫では相対的に均一で T1 強調像では低～等信号強度，T2 強調像では高信号強度を示す．造影されないことが多い(図 3-113)が，局所的に増強効果が認められることもある．大きな腫瘍では不均一であり，上衣腫(WHO grade II)と類似する．上衣腫(WHO grade II)は脳室周囲の脳実質への浸潤傾向がみられ，嚢胞形成や石灰化の頻度も高く造影効果も認められるが，上衣下腫(WHO grade I)との絶対的な鑑別点はない[165]．CT での高吸収は上衣下腫より上衣腫を示唆する．

③ 鑑別診断

小さな上衣下腫(WHO grade I)では，脳室に突出するような異所性灰白質との鑑別が必要であるが，大きな上衣下腫(WHO grade I)では，側脳室発生の中枢性神経細胞腫(WHO grade II)との鑑別が問題となる．いずれも石灰化，嚢胞，出血を示すことがあり，鑑別の困難なことがある(BOX 3-40)．

1-b) 上衣腫 ependymoma (WHO grade II)
① 病態と臨床

上衣腫は脳室壁や脊髄中心管の上衣細胞から発生する．脳腫瘍の 3～5％を占める．上衣腫はあらゆる年齢に発生するが，若年者に多い．小児脳腫瘍では，上衣腫は髄芽腫・原始神経外胚葉性腫瘍(PNET)，星細胞腫に次いで 3 番目に多い．40％が天幕(テント)上，

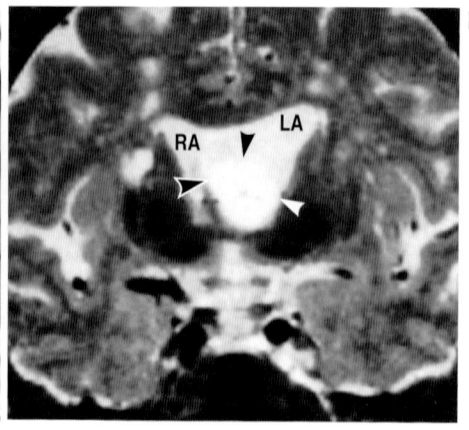

図 3-113　上衣下腫，WHO grade I（70 歳台女性）
A：造影 T1 強調冠状断像，B：T2 強調冠状断像　拡大した左側脳室前角内（LA）に T1 強調像（A）では低信号，T2 強調像（B）では高信号を示す腫瘍を認める（▶）．造影剤を投与しても，造影される部分はわずかで軽度である（A，→）．腫瘍が透明中隔に接しており，ほとんど造影されないのが本腫瘍の特徴である．CC：脳梁，RA：右前角

BOX 3-40　上衣下腫（WHO grade I）の鑑別診断

1) 神経膠腫
   - びまん性星細胞腫（WHO grade II）
   - 上衣下巨細胞性星細胞腫（WHO grade I）
   - 乏突起膠腫（WHO grade II）
   - 上衣腫（WHO grade II）
   - 脈絡叢乳頭腫（WHO grade I）
   - 中枢性神経細胞腫（WHO grade II）
   - 脳室内髄膜腫（WHO grade I）

2) 非腫瘍性病変
   - 異所性灰白質

60％が天幕下（後頭蓋窩）に発生する．天幕上上衣腫の平均年齢は 18〜24 歳，後頭蓋窩は小児に多く平均年齢 6 歳である[161]．天幕上上衣腫（WHO gade II）の多くは脳実質発生であり（図 3-29 参照），小児ではその傾向が強い[165]．

　小児上衣腫の 5 年生存率は 50〜75％で成人より悪い．第四脳室内発生で退形成性のことが多いのがその理由である．全摘が望まれるが，周囲脳実質との癒着や浸潤で残存した場合は再発しやすく，再発時の死亡率は 90％と高い．

② MRI 所見
　上衣腫は境界明瞭な腫瘍で軟らかい．第四脳室内上衣腫では脳室を埋めて Luschka 孔を介して小脳橋角部へ，Magendie 孔から大槽や脊柱管内に進展する特徴がある（plastic ependymoma，図 3-114）．しかし，髄芽腫でも大孔を介する進展を示すことがある．腫瘍内に囊胞性部分や小さな硬い石灰化を認めることが多い．T1 強調像では等信号，T2

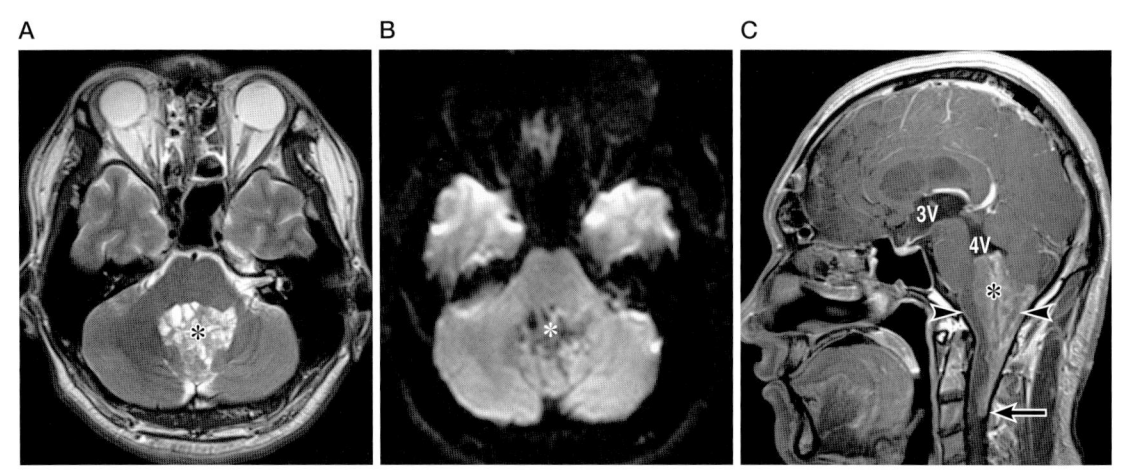

図3-114 上衣腫, WHO grade II(20歳台男性)
A：T2強調像, B：拡散強調画像, C：造影T1強調矢状断像 起床時の頭痛で発症した．T2強調像(A)では，拡大した第四脳室内に腫瘍(＊)が認められ，灰白質と等信号部分と，脳脊髄液と同様の高信号を示す多数の囊胞性部分の混在として認められる．拡散強調画像(B)で，腫瘍(＊)は低信号と灰白質と等信号の混在である．低信号はT2強調像での高信号に一致する．造影T1強調矢状断像(C)で，不均一に造影される腫瘍(＊)は拡大した第四脳室(4V)の下部からMagendie孔を越えて，大槽，さらに大孔(▶)を越えて脊柱管内まで下方に進展する(→)．延髄と上部頸髄は腫瘍により前方に圧排されている．3V：第三脳室．

強調像では高信号であるが，石灰化や出血，囊胞変性などにより不均一な信号強度・Gd増強効果を示す．T2*強調像では石灰化や出血による低信号がT2強調像などより大きく認められる(blooming effect)．拡散強調画像では等信号を示し，髄芽腫との鑑別に有用である．上衣腫における不均一な拡散強調画像での高信号は細胞密度が高いことを反映し，退形成性上衣腫(WHO grade III)を示唆する．

脳室内上衣腫は，周囲の脳実質へ浸潤して浮腫を伴うこともある．頻度は高くないが脳脊髄液播種をきたす．播種の評価には，中枢神経系全体の画像検査が必要である[161]．

③ 鑑別診断

側脳室では中枢性神経細胞腫や髄膜腫などの脳室内腫瘍(**BOX 3-41, 42**)と，第四脳室では上衣下腫，髄芽腫，毛様細胞性星細胞腫や脳幹神経膠腫で後方に限局性に発育するもの，脈絡叢腫瘍，類表皮囊胞・類皮囊胞があげられる．

2) 中枢性神経細胞腫　central neurocytoma(WHO grade II)

組織学的に乏突起膠腫に類似するが，乏突起膠腫では認められない松果体細胞腫様ロゼット(pineocytomatous rosettes)が認められる[161]．免疫組織学的にシナプトフィジン(synaptophysin)，ニューロン特異的エノラーゼ(neuron-specific enolase)陽性で神経系への分化を示し，電顕所見により乏突起膠腫とは区別される脳室内腫瘍である．

① 病態と臨床

中枢性神経細胞腫は，神経細胞と神経膠細胞へ分化する前駆細胞由来と考えられ，脳室発生のものをいうが，大脳，小脳，脊髄実質内発生の脳室外神経細胞腫(extraventricular neurocytoma)もある．新生児〜67歳まで報告があるが，50％は20歳台，75％は20〜40歳に認められ，平均年齢は29歳，原発性脳腫瘍の0.25〜0.5％と考えられる．性差はな

> **BOX 3-41** 第四脳室腫瘍の鑑別診断

- 上衣下腫
- 上衣腫
- 髄芽腫
- atypical teratoid/rhabdoid tumor(AT/RT)
- 毛様細胞性星細胞腫
- 脳幹神経膠腫(後方へ発育するもの)
- 髄膜腫
- 孤発性線維性腫瘍
- 脈絡叢腫瘍
- 血管芽腫
- rosette-forming glioneuronal tumor of the fourth ventricle
- 神経鞘腫
- 悪性リンパ腫
- 胚細胞性腫瘍
- 転移性腫瘍
- 類表皮嚢胞・類皮嚢胞
- コロイド嚢胞
- くも膜嚢胞
- 血管腫
- 嚢虫症

い．大部分の症例は水頭症で発症する．透明中隔や側脳室壁由来と考えられる境界明瞭な腫瘍であり，Monro 孔付近の側脳室に好発し，15％は側脳室から第三脳室に進展するが，第三脳室内に限局する例は3％のみである．13％は両側脳室に進展する．多くの症例では外科的切除により治癒可能であるが，proliferation index(Ki-67/MIB-1 labeling index)が高い(＞2～3％)腫瘍では再発しやすく，atypical central neurocytoma といわれることがある[165,167]．全摘されれば治癒するが，再発や脳脊髄液播種例もある[161]．

② MRI 所見

　Monro 孔近傍の脳室内腫瘍である．境界明瞭な分葉状の腫瘍で，MRI ではほぼ灰白質と等信号で不均一な信号を示す．内部に嚢胞様部分が認められ，多数の場合，T2 強調像で "bubbly appearance" となる(図 3-115)．拡散強調画像では低～高信号とさまざまである[165,167]．腫瘍血管が豊富でしばしば腫瘍内や近傍に vascular flow void が認められる．造影剤による増強効果はさまざまであるが，通常，よく造影される．半数以上の症例で石灰化が認められ，特徴的である．単純 CT では軽度高吸収域を示す．水頭症あるいは片側(腫瘍側)脳室拡大がみられる．腫瘍内，脳室内，脳実質内出血を伴うこともある[165]．脳実質浸潤を示す腫瘍は悪性転化を示す．

③ 鑑別診断

　上衣腫(WHO grade II)や上衣下腫(WHO grade I)，乏突起膠腫(WHO grade II)などの脳室内腫瘍のほか，脳室に突出するような異所性灰白質とも鑑別を要する(BOX 3-40, 42)．

3) 脊索腫様膠腫　chordoid glioma(WHO grade II)

　第三脳室前部・視床下部に発生するまれな成人の神経膠腫である．組織学的に脊索腫に類似し，ムチンの豊富な基質内に空胞化が認められる．非浸潤性腫瘍で，細胞分裂，壊死，血管増生はまれである．神経膠細胞(グリア)のマーカーである glial fibrillary acidic protein(GFAP)陽性で，終板(lamina terminalis)に認められる上衣細胞性の伸長上衣細胞

BOX 3-42 側脳室内腫瘍

A. 側脳室体部
1) 神経膠腫(全年齢)
2) 胎児性腫瘍(0〜5歳, WHO grade Ⅳ)
   - 原始神経外胚葉性腫瘍(primitive neuroectodermal tumor：PNET)
   - 非定形奇形腫様/ラブドイド腫瘍(atypical teratoid/rhabdoid tumor：AT/RT)
3) 奇形腫(0〜5歳)
4) 脈絡叢乳頭腫(WHO grade Ⅰ, 0〜5歳)
5) 上衣腫(WHO grade Ⅱ, ＞6歳)
6) 中枢性神経細胞腫(WHO grade Ⅱ, 10〜30歳)
7) 転移性脳腫瘍(＞30歳)
8) 悪性リンパ腫(＞30歳)

B. 側脳室三角部
1) 脈絡叢乳頭腫(WHO grade Ⅰ, 0〜10歳)
2) 神経膠腫(6〜30歳)
   - 上衣腫(WHO grade Ⅱ), 乏突起膠腫(WHO grade Ⅱ)
3) 髄膜腫(WHO grade Ⅰ, ＞30歳)
4) 転移性腫瘍(＞30歳)

C. 第三脳室腫瘍, Monro孔
1) 神経膠腫(6〜30歳)
   - 乏突起膠腫(WHO grade Ⅱ)
   - 上衣下巨細胞性星細胞腫(WHO grade Ⅰ, 6〜30歳)
   - 毛様細胞性星細胞腫(WHO grade Ⅰ, 6〜30歳)
   - 第三脳室脊索腫様膠腫(WHO grade Ⅱ, 35〜60歳)
   - 脈絡叢乳頭腫(WHO grade Ⅰ, 6〜30歳)
   - 中枢性神経細胞腫(WHO grade Ⅱ, 10〜30歳)
   - 神経節細胞腫(WHO grade Ⅰ, 10〜40歳)
2) コロイド囊胞(10〜30歳)
3) 髄膜腫(WHO grade Ⅰ, ＞30歳)
4) 転移性脳腫瘍(＞30歳)

(tanycyte)由来と考えられる.

　発生部位による視床下部障害, 同名性半盲, 水頭症や頭蓋内圧亢進症状が生じる. 35〜60歳に好発する(平均年齢46歳). 小児例は数例のみであり, 男：女＝1：2〜3と女性に多い. 境界明瞭で発育緩徐な腫瘍であるが, 視交叉浸潤例もある. 全摘で治癒可能であるが, 部位的に困難であることが多い. 残存腫瘍の再発率は高い.

　MRIでは, 第三脳室前部・視床下部の境界明瞭な2〜4 cmで, 卵円形の腫瘍として認められる. T1強調像で灰白質と等信号, T2強調像では高信号で, 腫瘍内に囊胞形成, 周囲に浮腫を認めることがある. CTでは高吸収域であるが, 石灰化はまれである[161,168].

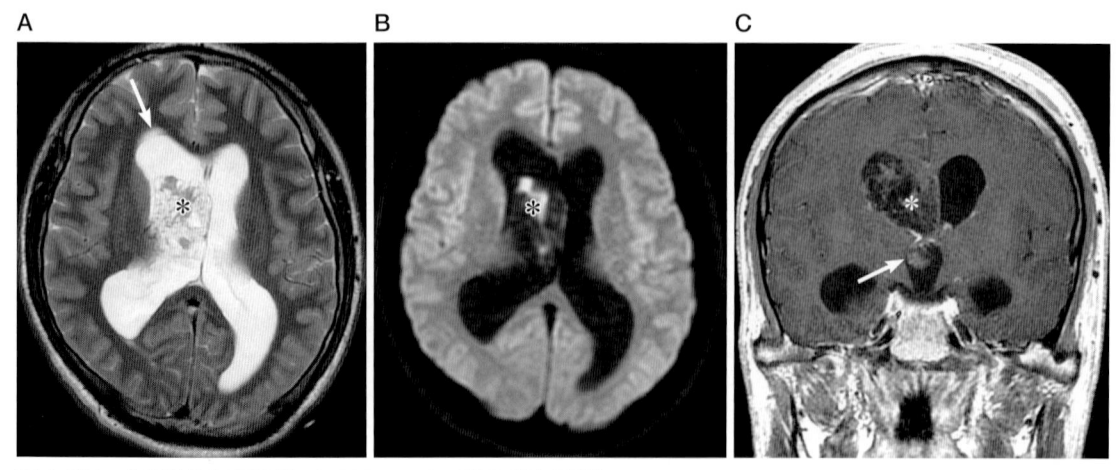

図 3-115　中枢性神経細胞腫，WHO grade II(20歳台男性)
A：T2強調像，B：拡散強調画像，C：造影T1強調冠状断像　食欲低下と頭痛で発症した．T2強調像(A)では，拡大した右側脳室のMonro孔付近に，内部に嚢胞性と考えられる脳脊髄液と同様の高信号部分を多数有する腫瘍(＊)が認められ，いわゆるbubbly appearanceである．実質性部分は灰白質と等信号である．拡大した右側脳室前角の前方にはperiventricular hyperintensity (PVHI)が認められる(→)．左側脳室も軽度拡大している．拡散強調画像(B)では，腫瘍(＊)の実質性部分は高信号であり，嚢胞性部分は低信号である．造影T1強調矢状断像(C)で，拡大した右側脳室内の腫瘍は不均一な低〜等信号であり，右Monro孔を介して第三脳室内に進展する(→)．左側脳室，両側下角も拡大している．

4) 髄膜腫　meningioma (WHO grade I)

　脳室内髄膜腫は，脈絡叢内に取り込まれたarachnoid cap cellあるいは第三脳室脈絡組織(tela choroidea)から発生する．脳室内と他の部位の髄膜腫で組織学的な差異はない[161]．

　脳室内に発生する髄膜腫は髄膜腫全体のわずか0.5〜3.7％であるが，成人の脳室内腫瘍としては相対的に頻度が高い．側脳室三角部腫瘍では最多の腫瘍である[161,165]．脳室内髄膜腫は30〜60歳に好発し，平均は42歳である．男女比は1：2で女性に多い．小児髄膜腫の1/5が脳室内発生であり，小児では神経線維腫症2型を考慮する．側脳室三角部(左＞右)に好発し，第三脳室，特に第四脳室発生は少ない．脳室発生の髄膜腫の大部分は組織学的に良性であるが，小児脳室内髄膜腫では肉腫化傾向が知られている．

　MRI所見は，T1強調像で低〜等信号，T2強調像では等〜高信号である．細胞密度上昇による拡散強調画像での高信号が一部の髄膜腫で認められるが，必ずしも組織型や悪性度と関連しない．造影剤による強い増強効果が認められる(図3-116)．時に嚢胞・壊死が認められ，小児では嚢胞形成が多い．CTでの石灰化は50％の例で認められる[165]．腫瘍による局所的脳室拡大あるいは脳脊髄液循環障害による脳室拡大や，脳室周囲の浮腫を認める．脳脊髄液の脳実質への移行，あるいは腫瘍によるvascular endothelial growth factor (VEGF)産生によると考えられる．

5) 脂肪腫　lipoma

　頭蓋内脂肪腫はまれであり，脳腫瘍の0.1％以下といわれる．脂肪腫は腫瘍ではなく，

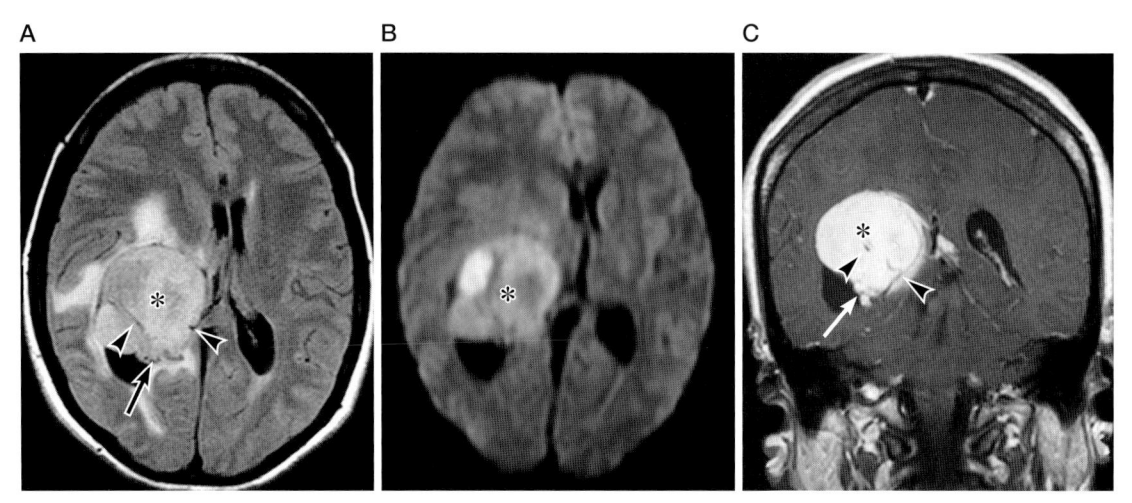

図 3-116　髄膜腫 meningioma（30 歳台女性）
A：FLAIR 像，B：拡散強調画像，C：造影 T1 強調冠状断像　頭痛で発症した．FLAIR 像(A)では，拡大した右側脳室三角部に灰白質と等〜軽度高信号を示す腫瘍(＊)が認められる．腫瘍の内部や内側辺縁部には血管による線状あるいは点状の flow void がみられる(▶)．腫瘍の後縁には，脈絡叢が付着し(→)，内部には軽度拡張した血管による flow void が認められる．拡大した右側脳室三角部周囲には浮腫性高信号域が認められる．拡散強調画像(B)では，腫瘍(＊)は軽度高信号を示し，内側部に白質と等信号部分が，外側部には高信号部分が認められる．造影 T1 強調冠状断像(C)では，腫瘍内には腫瘍血管による線状などの flow void が認められる(▶)．腫瘍の下縁には，腫瘍と連続する脈絡叢が認められる(→)．

髄膜を形成する meninx primitiva（原始髄膜）がくも膜下腔の形成過程で遺残・異分化した発生異常である．増大傾向や mass effect は示さない[169]．多くは無症状で偶然発見されるが，持続する頭痛や痙攣，精神発達遅延，脳神経麻痺などを示すこともある．

① 病態と臨床

脂肪腫は，脳梁周囲の大脳縦裂（45％）や四丘体槽・上小脳槽（25％），鞍上部・脚間槽（14％）などの正中あるいは傍正中部に好発する．半数以上の脂肪腫はさまざまな程度の脳梁形成異常，透明中隔の異常など，脳の正中構造やその他の部位に発生異常を認める．脳梁前部の脂肪腫は管状・結節状のことが多く，顔面や前頭葉の奇形を伴うが，脳梁後部の周囲では曲線状のことが多く，通常，無症状である．

脂肪腫は小脳橋角部（9％），Sylvius 裂（5％）にも発生する．Sylvius 裂の脂肪腫では高頻度に痙攣を伴う．脂肪腫内を神経や血管が走行し，紡錘状・嚢状動脈瘤や動静脈奇形など血管の異常を伴うことがある．

② MRI 所見

大脳半球間の脂肪腫などではしばしば曲線状などの石灰化を伴い（17％），脚間槽の脂肪腫では半数に骨化を認める．

MRI では脂肪と同様の信号強度を示す．T1 強調像では著明な高信号で，脂肪抑制を行うと信号が抑制される（図 3-117）．Gd 増強効果は認められない．

③ 鑑別診断

類皮嚢胞（dermoic cyst）は脂肪様の信号を示し，正中近傍に発生するため脂肪腫に類似する．しかし，円形や分葉状であり，mass effect を伴う．T2 強調像では不均一な信号で

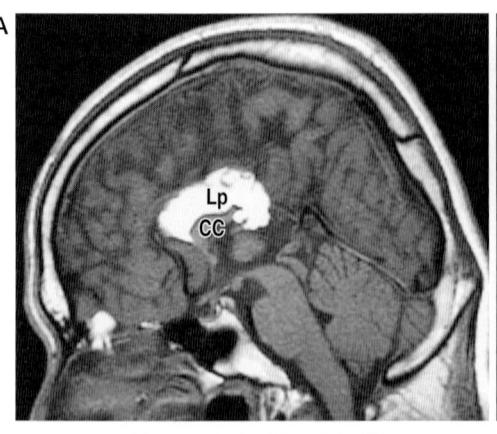

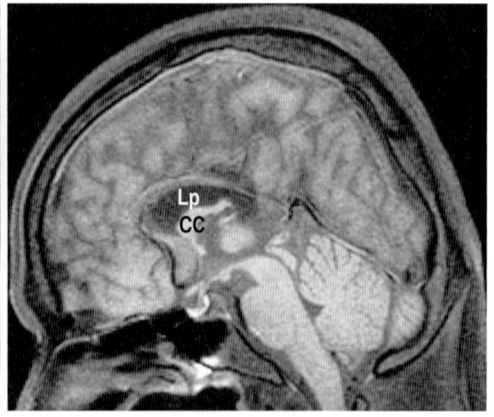

図3-117 脳梁周囲脂肪腫(17歳男性)
A：T1強調矢状断像，B：脂肪抑制T1強調矢状断像　T1強調像(A)では，低形成により小さく認められる脳梁(CC)の上縁から後縁に沿うように，辺縁が波状～分葉状の脂肪様の高信号域(脂肪腫Lp)を認める．脳梁以外に，脳の形成異常は認められない．脂肪抑制T1強調像(B)では，脳梁周囲の高信号域(Lp)は完全に抑制され，脳や脳梁(CC)より低信号となっている．

ある．類表皮嚢胞(epidermoid cyst)がT1強調像で高信号を示すことがあるが，脂肪抑制にて信号低下が認められない．石灰化や骨化を伴う脂肪腫では骨脂肪腫(osteolipoma)との鑑別が必要である．骨脂肪腫は脚間槽に好発し，辺縁部が骨組織であり内部が脂肪成分である．

c. 脈絡叢由来の腫瘍

1) 脈絡叢乳頭腫　choroid plexus papilloma(WHO grade I)，異型脈絡叢乳頭腫 atypical choroid plexus papilloma(WHO grade II)と脈絡叢癌　choroid plexus carcinoma(WHO grade III)

脈絡叢腫瘍(choroid plexus tumors)は，脳脊髄液を産生する脈絡叢から発生する腫瘍である．脈絡叢癌は組織学的悪性所見〔5個を超える細胞分裂/HPF(高倍率視野)，細胞密度増加，細胞核多型性，乳頭構造不明瞭化，壊死〕のうち4項目以上を認めると診断される．異型脈絡叢乳頭腫は10HPFで2以上の細胞分裂が認められる場合に診断されるが，組織学的悪性所見を1～2項目認める[161]．

① 病態と臨床

脈絡叢腫瘍は全脳腫瘍の約0.4～0.6%，神経膠腫の1.4%と少ない．Aicardi症候群，Li-Fraumeni症候群での発生が知られている．脈絡叢乳頭腫と異型脈絡叢乳頭腫は広い年齢層で生じるが，小児脳腫瘍の2～4%，1歳未満の脳腫瘍の10～20%を占める．小児，特に乳幼児に多いが，中年の成人にも認められる．脈絡叢癌は小児に発生する[161]．

全体としての発生頻度に男女差はないが，第四脳室発生は男：女 = 3：2と男性に多い．好発部位は側脳室(三角部，左＞右)(50%)と第四脳室(40%)である．第三脳室(10%)，小脳橋角部にも発生する．5%では多発する[161]．小児(10歳未満)では側脳室発生が多く(80%)，小児の側脳室(三角部)腫瘍では最も多い腫瘍である．第四脳室発生は小児

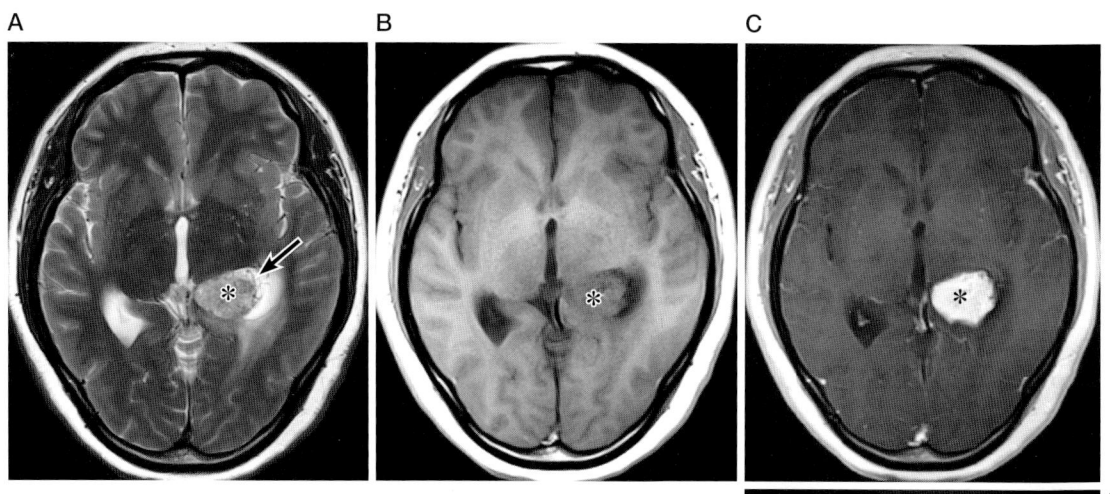

図 3-118　脈絡叢乳頭腫，WHO grade I (30 歳台女性)
A：T2 強調像，B：T1 強調像，C：造影 T1 強調像，D：拡散強調画像
うつ状態になり，撮像された頭部 MRI で腫瘍を指摘された．T2 強調像(A)では，拡大した左側脳室三角部に軽度高信号の腫瘍(＊)が認められる．腫瘍の内部に多数の点状低信号が認められる．腫瘍の外側には，拡張した脈絡叢の血管が認められる(→)．T1 強調像(B)で，腫瘍(＊)は灰白質とほぼ等信号であるが，内部に血管と考えられる低信号(flow void)が認められる．造影 T1 強調像(C)では，腫瘍(＊)は全体に強い増強効果を示し，前から外側辺縁部には腫瘍血管と考えられる低信号が認められる．拡散強調画像(D)で，腫瘍(＊)は著明な低信号として認められる．

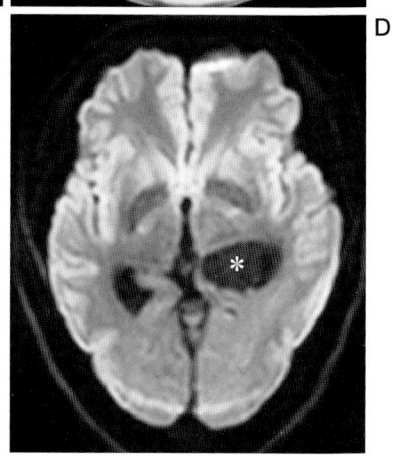

から中年までみられる[161,165]．大部分の症例では，発見時すでに腫瘍が大きくなっていることが多い．脳脊髄液の通過障害または過剰産生，出血により水頭症をきたして発見される．

80％は良性の脈絡叢乳頭腫(WHO grade I)で，5 年生存率は 97〜100％である．20％は悪性の脈絡叢癌(WHO grade III)であり，5 年生存率は 26〜50％である．

② MRI 所見

脈絡叢腫瘍は境界明瞭な分葉したカリフラワー状の腫瘍として認められ，血管茎で脈絡叢と連続する．第三脳室では上壁に，第四脳室では下髄帆に付着する．水頭症を認めることが多い．重力に従って脳室内で移動することがある．内部に出血や囊胞を認めることがある．造影剤による増強効果は中程度から高度である．腫瘍血管が豊富で，時に腫瘍内や近傍に vascular flow void を認める(図 3-118)．24％の症例で石灰化を認める[165,170]．脳脊髄液腔への播種を生じることもある．腫瘍内に壊死を認め，脳室外の脳実質に浸潤して周囲に著明な変化を伴うような場合には脈絡叢癌(WHO grade III)を考える(図 3-119)が，画像所見から WHO grade を推定することは困難で，周囲脳実質への浸潤や腫瘍周囲の浮腫，脳脊髄液播種はいずれの脈絡叢腫瘍でも認められる[161]．

③ 鑑別診断

髄膜腫(WHO grade I)，上衣下巨細胞性星細胞腫(WHO grade I)，上衣腫(WHO

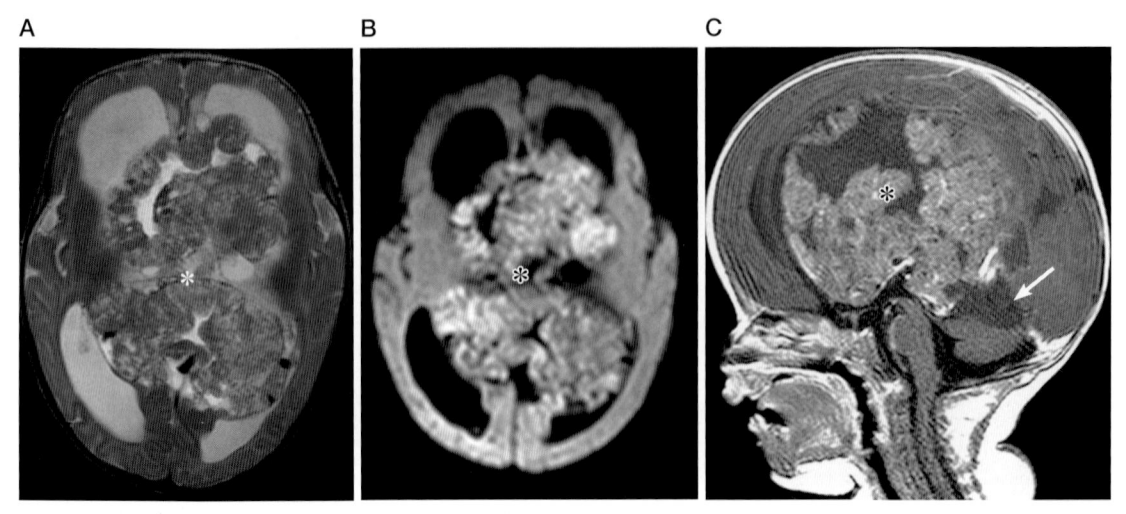

図3-119 脈絡叢癌，WHO grade III（3か月男児）
A：T2強調像，B：拡散強調画像，C：造影T1強調矢状断像　妊娠中は妊婦検診などで異常を指摘されず，40週0日で吸引分娩により出生．生後1か月から頭囲拡大が進行し，生後2か月で嘔吐が出現した．T2強調像（A）では，拡大した両側脳室内に，大きな分葉状の腫瘍（＊）が認められる．内部は不整形な高信号域や低信号の混じた不均一な信号を示す．拡散強調画像（B）では，腫瘍（＊）は脳脊髄液と同様の低〜高信号域の混在した不均一な信号である．造影T1強調矢状断像（C）では，頭囲の拡大がみられ，脳室内の腫瘍（＊）は不均一な増強効果を示す．腫瘍の後下方には，小脳上面を下方に圧排する囊胞性部分も認められる（→）．

grade II）など他の脳室内腫瘍との鑑別が必要である（BOX 3-42 参照）．画像所見のみからでは，腫瘍血管に富む髄膜腫（WHO grade I）や上衣腫（WHO grade II）との鑑別は困難なことがある[171〜173]．

2）脈絡叢転移　metastasis to the choroid plexus

　成人では腎癌（47％），肺癌（11.8％），大腸癌（11.8％）からの転移が多く，ほかに悪性黒色腫，膀胱癌，食道癌，胃癌，乳癌，悪性リンパ腫の転移がある[174]．小児ではWilms腫瘍，網膜芽腫，神経芽腫から転移する[175]．脈絡糸球に認められることが多い（図3-120）．画像上の特徴はない．成人では新たな腫瘍が脈絡叢に出現したり，急速に増大する場合に転移性腫瘍を考える．

d. 囊胞性病変

　囊胞壁が神経上皮で覆われている囊胞を神経上皮性囊胞（neuroepithelial cyst）と総称する．神経管の原始神経上皮が起源である．脳室のいずれの部位にも発生するが，部位により囊胞壁を構成する細胞や細胞器官の違い（線毛の有無など）があり，さまざまな名前でよばれる（BOX 3-43）．

　コロイド囊胞（colloid cyst）は内胚葉性と考えられ，神経上皮性囊胞と区別される．脳室内くも膜囊胞は極めてまれである．囊胞壁は薄い髄膜細胞（meningothelial cells）からなる繊細な線維性結合組織で構成される．免疫組織学的にGFAPやS-100蛋白が陰性で，神経上皮囊胞とは区別される[176]．

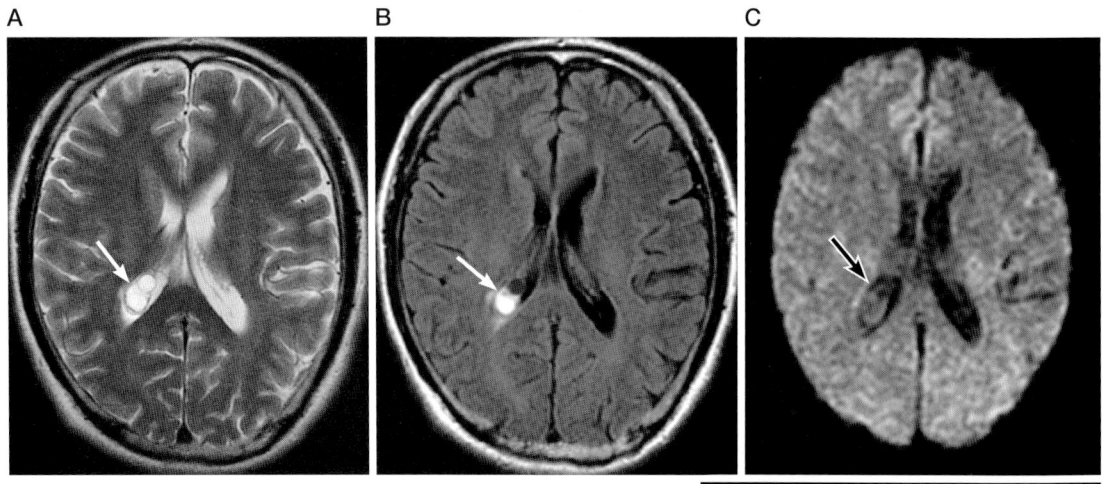

図 3-120　脈絡叢転移(50 歳台男性)
A：T2 強調像，B：FLAIR 像，C：拡散強調画像，D：造影 T1 強調冠状断像　ふらつきとめまいで発症した．T2 強調像(**A**)では，右側脳室三角部付近の脈絡叢に囊胞性病変が認められる(→)．囊胞壁はやや厚く不整で，囊胞内は脳脊髄液より軽度高信号である．FLAIR 像(**B**)で，囊胞の前部は脳脊髄液様の低信号，後部は高信号である(→)．囊胞性病変の近傍の脳実質にはわずかな高信号域が認められる．拡散強調画像(**C**)では，囊胞壁は等信号，内部は低信号である(→)．造影 T1 強調冠状断像(**D**)では，囊胞性病変の壁は増強効果を示し，右側脳室壁は全周性に増強効果を示す(▶)．左側脳室三角部の壁も一層の増強効果を示す(▶)．

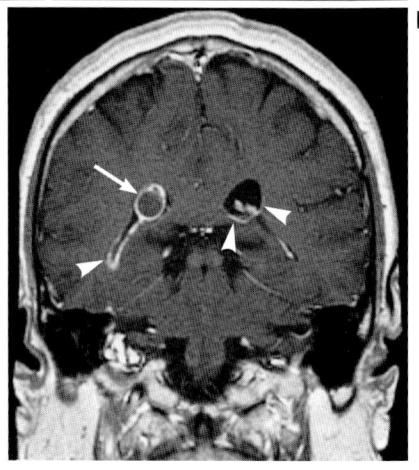

BOX 3-43　脳室内の囊胞性病変

- コロイド囊胞 (colloid cyst)
- くも膜囊胞 (arachnoid cyst)
- 脈絡叢囊胞 (choroid plexus cyst)
- 上衣囊胞 (ependymal cyst)

1) 第三脳室コロイド囊胞　colloid cyst of the third ventricle

　第三脳室のコロイド囊胞は，組織学的に Rathke 囊胞(Rathke cleft cyst)や神経腸囊胞(neurenteric cyst)に類似するまれな良性の囊胞性病変である．免疫組織学的に cytokeratin，epithelial membrane antigen (EMA)陽性であるが，神経上皮で認められるグリア系の S-100 蛋白や GFAP は陰性で，内胚葉性と考えられる．

　家族内発生があるが，悪性化の報告はない[177]．第三脳室上前部，脳弓柱部間に発生する円形〜楕円形の病変で，小児例もあるが 20〜40 歳台で認められることが多い．まれに側脳室，第四脳室発生もある[178]．特徴的な発生部位と画像所見から診断は容易である．通常は無症状であるが，約 1 cm 以上の大きさになると頭痛，嘔気・嘔吐，意識障害をき

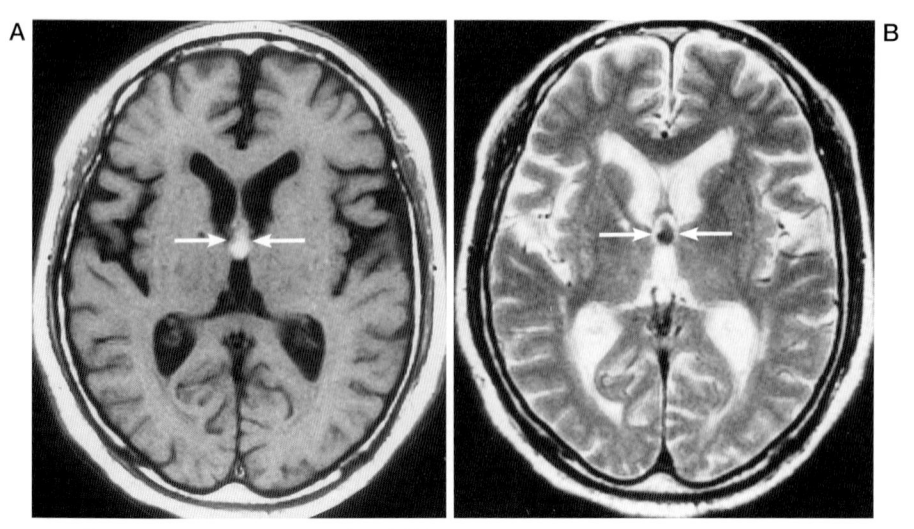

図 3-121　第三脳室コロイド嚢胞(40歳台女性)
A：T1強調像，B：T2強調像　第三脳室の Monro 孔付近に T1 強調像(A)で高信号の嚢胞を認める(→)．明らかな側脳室の拡大は認められない(A)．T2強調像(B)では，嚢胞壁は高信号であるが，嚢胞内は低信号である．

たすことがあり，突然死の原因にもなる[178]．咳などによる脳圧上昇や体位変換などにより間欠的に Monro 孔が閉塞して水頭症をきたすためである．コロイド嚢胞内は濃い粘稠な粘液様物質で満たされており，血液やマクロファージに取り込まれたヘモジデリン，コレステロール結晶，脳脊髄液や多種のイオンが含まれている．このためコロイド嚢胞の信号強度はさまざまであり，T1強調像で低〜高信号，T2強調像で著明な低〜高信号まで呈しうる[179,180]（図 3-121）．中心部と辺縁部で信号強度が異なることや，液面形成を示すこともある[178]．コロイド嚢胞は嚢胞壁が造影されるが，充実部分が認められる場合には他の病変を考える必要がある．

2) 脈絡叢嚢胞　choroid plexus cyst

脈絡叢を構成する上皮が，発生過程で間質に埋まるように入り込むことにより形成される．脳室内の脈絡叢のいずれの部位にも認められるが，脈絡糸球が好発部位である．免疫組織学的に GFAP は陰性であるが，prealbumin (transthyretin)，cytokeratin は陽性である．

最も頻度の高い神経上皮性嚢胞で，剖検例の半数以上に認められる．小児や若年成人（＜40歳）に多く認められる．通常，大きさは 1 cm 以下であり無症状である．嚢胞内には液体が貯留しており，組織学的には第三脳室のコロイド嚢胞と同様の上皮からなる．嚢胞内の出血や嚢胞の縮小もみられる[181]．

MRI では脳脊髄液と同様の信号強度を示すが，T1 および T2 強調像で軽度高信号，拡散強調画像で著明な高信号を示すことが多い[182]（図 3-122）．

3) 上衣嚢胞　ependymal cyst

神経上皮性嚢胞のひとつで，嚢胞壁の細胞には線毛を認めることがある．嚢胞壁は上衣

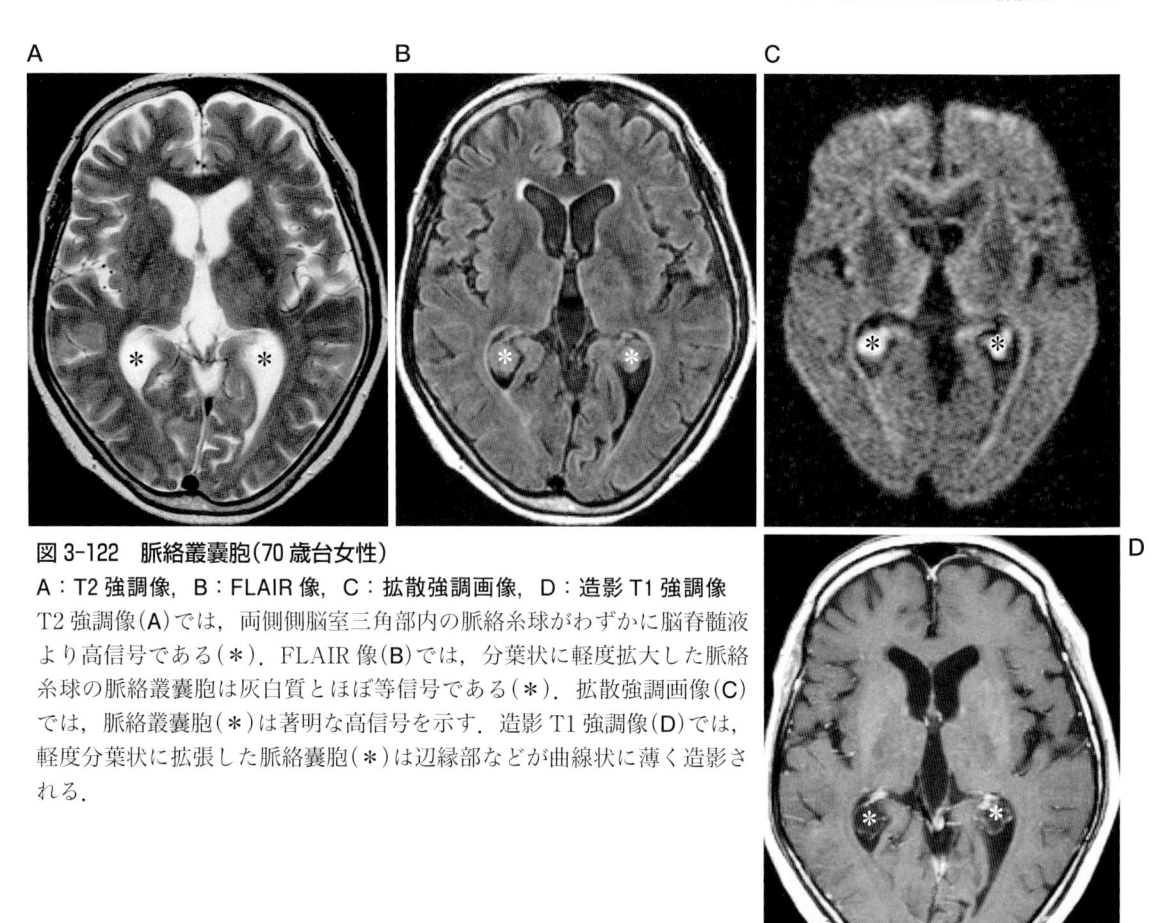

図 3-122 脈絡叢嚢胞(70歳台女性)
A：T2強調像，B：FLAIR像，C：拡散強調画像，D：造影T1強調像
T2強調像(A)では，両側側脳室三角部内の脈絡糸球がわずかに脳脊髄液より高信号である(*)．FLAIR像(B)では，分葉状に軽度拡大した脈絡糸球の脈絡叢嚢胞は灰白質とほぼ等信号である(*)．拡散強調画像(C)では，脈絡叢嚢胞(*)は著明な高信号を示す．造影T1強調像(D)では，軽度分葉状に拡張した脈絡嚢胞(*)は辺縁部などが曲線状に薄く造影される．

組織と同様，GFAP，S-100蛋白陽性である．

通常，側頭・頭頂葉や前頭葉の白質内や脳室近傍の脳実質内に好発するが，中脳にも発生し[183]，拡張した血管周囲腔に類似する[184]．嚢胞内溶液はタンパク濃度の高い脳脊髄液で，脂肪やmucicarmineを含む．

まれに側脳室内に発生する．多くは無症状で，増大することはないが，頭痛や痙攣をきたすことがある．

MRIでは一側の側脳室三角部から体部の局所的な拡大を伴う嚢胞で，薄い嚢胞壁が描出される(**図3-123**)[176]．

4) 脈絡裂嚢胞　choroidal fissure cyst

側頭葉内側の脈絡裂に，脳脊髄液と同じ信号を示す嚢胞性病変が認められることがあり，choroidal fissure cystとよばれる(**図3-124**)．嚢胞壁は病理組織学的にくも膜組織である[185]．海馬などの周囲の脳に浮腫やグリオーシス(gliosis)を示唆するような異常信号は認められず，Gd造影剤による増強効果も認められない．矢状断像では脈絡裂に沿い，紡錘型を示すのが特徴である．偶然発見されるが，病的意義はないと考えられる[186]．ごくまれには嚢胞が増大し，外科的治療が行われる．

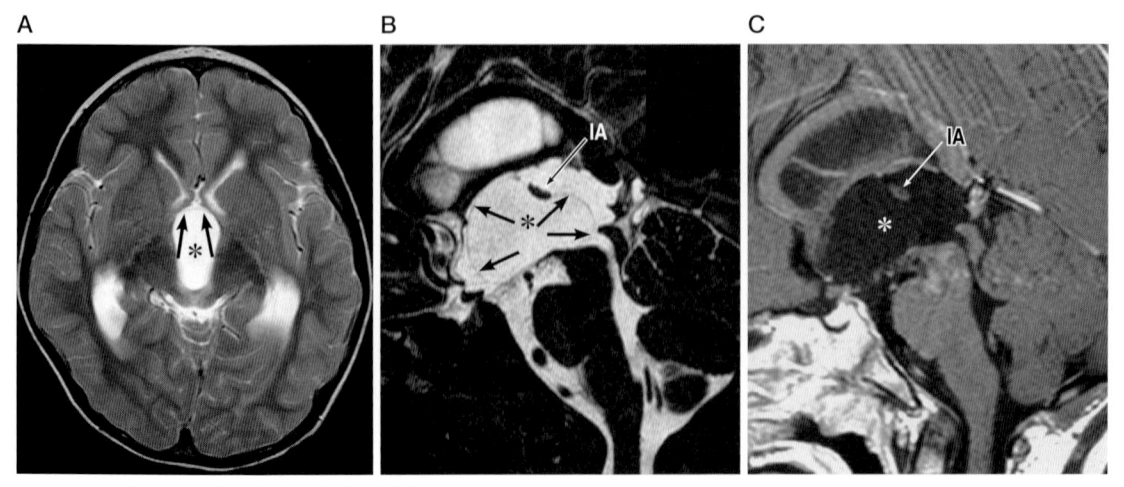

図 3-123　第三脳室内上衣囊胞(3 歳男児)
A：T2 強調像，B：MR 脳槽撮像矢状断像，C：造影 T1 強調矢状断像　次第に増強する頭痛と嘔吐で発症した．T2 強調像(A)では第三脳室の拡大(∗)がみられ，前部には前方に凸の薄い膜様構造が認められる(→)．側脳室三角部は両側とも拡大している．MR 脳槽撮像矢状断像(B)では，拡大した第三脳室内前部に囊胞(∗)が認められ，薄い囊胞壁が同定できる(→)．囊胞の後上縁部に接して視床間橋(IA)が認められる．中脳水道や第四脳室の拡大はみられない．造影 T1 強調矢状断像(C)では第三脳室の拡大が認められ，中脳水道や第四脳室の拡大はみられず，第三脳室内の囊胞性病変(∗)の存在が疑われるが，囊胞壁は増強効果を示さず，囊胞の同定は困難である．

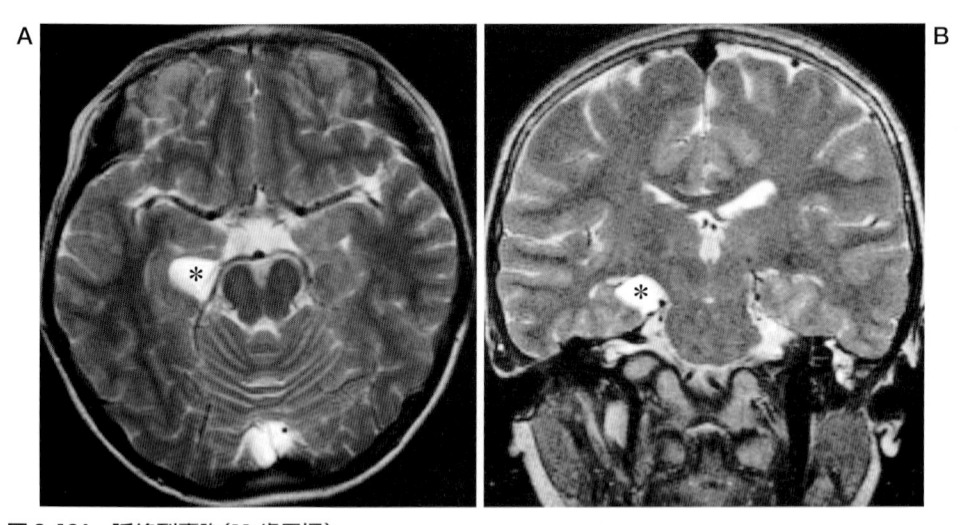

図 3-124　脈絡裂囊胞(11 歳男児)
A：T2 強調像，B：T2 強調冠状断像　横断像(A)では，右側頭葉内側の脈絡裂部に，境界明瞭で均一な脳脊髄液と等信号を示す領域が認められる(∗)．周囲の脳に浮腫性変化は認められない．冠状断像(B)では，右側頭葉内側の脈絡裂にはまり込むように脳脊髄液と等信号を示す囊胞性部分が認められる(∗)．

3.7 松果体部腫瘍 pineal region tumors

　松果体から発生する腫瘍は，全脳腫瘍の1%以下と比較的まれである[187]．多くの場合，中脳水道狭窄による水頭症，四丘体圧迫によるParinaud徴候(上方注視麻痺，輻輳不全と対光反射輻輳反射乖離)，思春期早発(男児の胚細胞腫瘍でみられる)などで発症する．松果体から発生する腫瘍は，通常は大きく，胚細胞腫瘍(germ cell tumors)と松果体実質細胞腫瘍(pineal parenchymal tumors)の2種類に分けられるが，pineal interstitial tumor and other types of neuroectodermal tumor として，星細胞系腫瘍やその他，種々の組織型の腫瘍が発生しうる[188,189]．松果体から発生する腫瘍の鑑別では，患者の年齢や性別，思春期早発の有無，血液や髄液の腫瘍マーカーなどの臨床情報が有用である．一般に松果体部腫瘍といった場合には，松果体から発生する腫瘍(pineal gland tumors)に加え，周囲の構造から松果体部に進展してきた腫瘍や，血管性病変であるGalen大静脈瘤も含まれる(BOX 3-44, 45)．

BOX 3-44 松果体から発生する腫瘍

1) 胚細胞腫瘍
    - 胚腫(PLAP ↑)
    - 奇形腫(CEA ↑)・未熟奇形腫
    - 胎児性癌(AFP，HCG ↑)
    - 卵黄嚢腫瘍(内胚葉洞腫瘍)(AFP ↑)
    - 絨毛癌(HCG ↑)
    - 上記の混合性腫瘍

2) 松果体実質細胞性腫瘍
    - 松果体芽腫(WHO grade Ⅳ)
    - 松果体細胞腫(WHO grade Ⅰ)
    - 中等度分化型松果体実質腫瘍(WHO grade Ⅱ or Ⅲ)
    - 松果体部乳頭状腫瘍(WHO grade Ⅱ or Ⅲ)

3) 松果体間質腫瘍・他の神経上皮性腫瘍
    - 星細胞系腫瘍
    - その他の神経膠腫
    - 黒色腫

4) 松果体嚢胞(非腫瘍性病変)

PLAP：placental alkaline phosphatase，CEA：carcinoembryonic antigen，AFP：α-fetoprotein，HCG：human chorionic gonadotropin

BOX 3-45　松果体部腫瘍（松果体から発生する腫瘍を除く）

- 神経膠腫（脳幹，視床，脳梁）
- 転移性脳腫瘍（脳幹，視床，脳梁）
- 乏突起膠腫（第三脳室）
- 悪性リンパ腫（視床，脳梁）
- 髄膜腫（第三脳室，大脳鎌・小脳テント）
- 類皮嚢胞（四丘体槽）
- 類表皮嚢胞（四丘体槽）
- 脂肪腫（四丘体槽）
- 奇形腫（四丘体槽）
- くも膜嚢胞（四丘体槽）
- 松果体部血管病変
- Galen大静脈瘤

a. 松果体のMRI解剖

　松果体は第三脳室の後縁正中に位置し，大きさは10〜14 mmで，メラトニンmelatoninを分泌する（図3-125）．組織学的に松果体は松果体細胞（pineocyte, 95％）と星細胞（5％）で構成され，線維血管性間質を有する．松果体細胞は網膜杆状細胞（rods）や錐体（cones）と関連する特殊な神経細胞（neuron）である．松果体には血液脳関門はなく，造影剤による増強効果が認められる[190]．

　松果体の上方には第三脳室の松果体上陥凹がある．さらにその上方の中間帆槽内を左右の内大脳静脈や内側後脈絡動脈が走行する．左右の内大脳静脈は脳梁膨大下方で合してGalen大静脈（great vein of Galen：GVG）となり，脳梁膨大後縁を走行して直（静脈）洞に入る．中間帆槽は後方で四丘体槽に移行する．

　松果体の前上方には手綱交連が，前下方には後交連があり，前外側には視床枕が位置する．下方には四丘体があり，松果体周囲には四丘体槽が広がっている．四丘体槽は天幕切痕後方部にあり天幕上下に広がる脳槽である．四丘体の後下方には小脳上前部が位置する[191]．

　松果体部に腫瘍が存在する場合には，腫瘍発生部位を明確にすることが重要である．正常松果体が同定できるか，腫瘍周囲の構造が腫瘍とどのような関係にあり，どの方向に変位しているか，などを参考に松果体腫瘍とその他の病変を区別する．

b. 胚細胞腫瘍　germ cell tumors（GCTs）

　胚細胞腫瘍（GCTs）は，遺残原始外胚葉・中胚葉・内胚葉から発生し，10〜30歳に好発する．欧米では小児脳腫瘍の0.4〜3.4％と少ないが，日本やアジアの国では11％を占め[190]，松果体から発生する腫瘍の多くを占める．WHO分類では，胚腫（germinoma）と

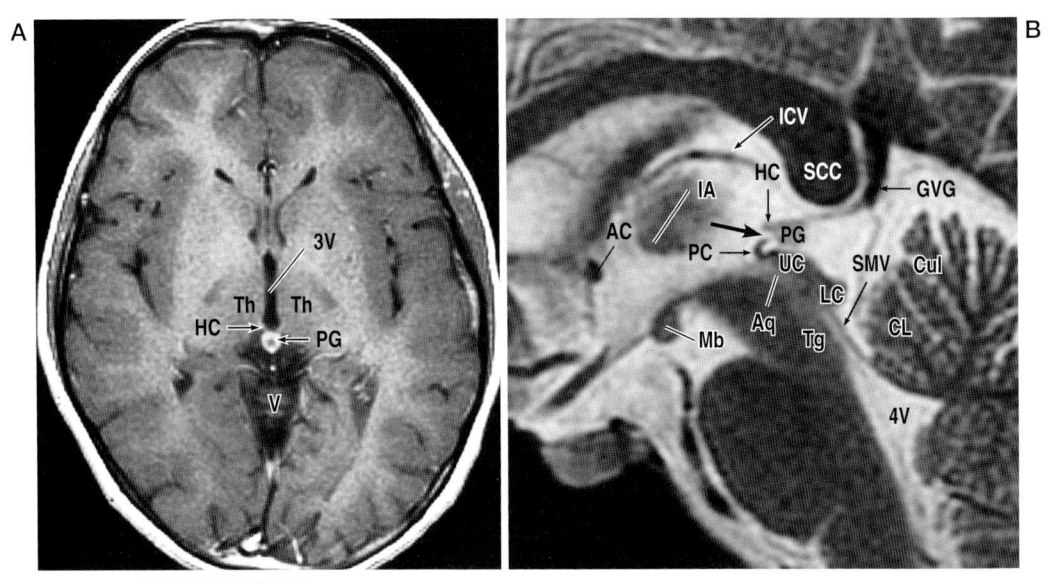

図3-125 松果体部正常解剖

A：12歳女児　造影T1強調像　第三脳室(3V)後方に造影される松果体(PG)を認める．Th：視床，V：小脳虫部(山頂)，HC：手綱交連．B：30歳台女性　T2強調矢状断像　松果体(PG)前部には第三脳室の松果体陥凹が入り込む(→)．HC：手綱交連，AC：前交連，PC：後交連，UC：上丘，LC：下丘，SMV：上髄帆，ICV：内大脳静脈，GVG：Galen大静脈，Aq：中脳水道，IA：視床間橋，CL：小脳虫部・中心小葉，Cul：小脳虫部・山頂，SCC：脳梁膨大，Tg：中脳被蓋，Mb：乳頭体，4V：第四脳室．

非胚腫(non-germinoma)に分け，非胚腫は胎児性癌(embryonal carcinoma)，卵黄嚢腫瘍(yolk sac tumor：内胚葉洞腫瘍 endodermal sinustumor)，絨毛癌(choriocarcinoma)，奇形腫(teratoma)とそれらの混合性腫瘍に分類される．松果体部に最も好発し，頭蓋内胚細胞腫瘍の33～63％を占める[189]が(図3-126)，鞍上部，第四脳室の順に正中線上に発生することが多い．診断時に松果体部と鞍上部に同時に腫瘍が認められることや，播種をすでに生じていることもある．頻度は低いが基底核部にも発生し，数か月から年余にわたり病変が徐々に進行して病側に萎縮性変化を認めることがある[189](図3-127)．

1）胚　腫　germinoma

胚細胞腫瘍のなかでは最も多く，松果体から発生する腫瘍の約2/3を占める[187]．約80％が松果体に，約20％が第三脳室内を含めた鞍上部に生じる．日本などの極東アジアでは諸外国より高頻度である．松果体胚腫は思春期の男子に好発し，90％以上は男性，約90％が30歳未満である．10歳以下の男児では思春期早発を伴うことがある[192]．基底核部胚腫も男性に多い．組織学的に pure gernimona と germinoma with syncytiotrophoblastic cells の2つの亜型に分けられる．後者は再発率が高く，予後不良で脳脊髄液のHCG(human chorionic gonadotropin)が上昇する．

松果体胚腫は，境界明瞭で比較的均一な信号強度を示す腫瘍であり，T1強調像やT2強調像で灰白質と同様の信号強度を呈し，拡散強調画像で腫瘍組織内の多数のリンパ球により高信号を示すのが特徴である(図3-126)．腫瘍内に出血を認めることもあり[187]，T2*

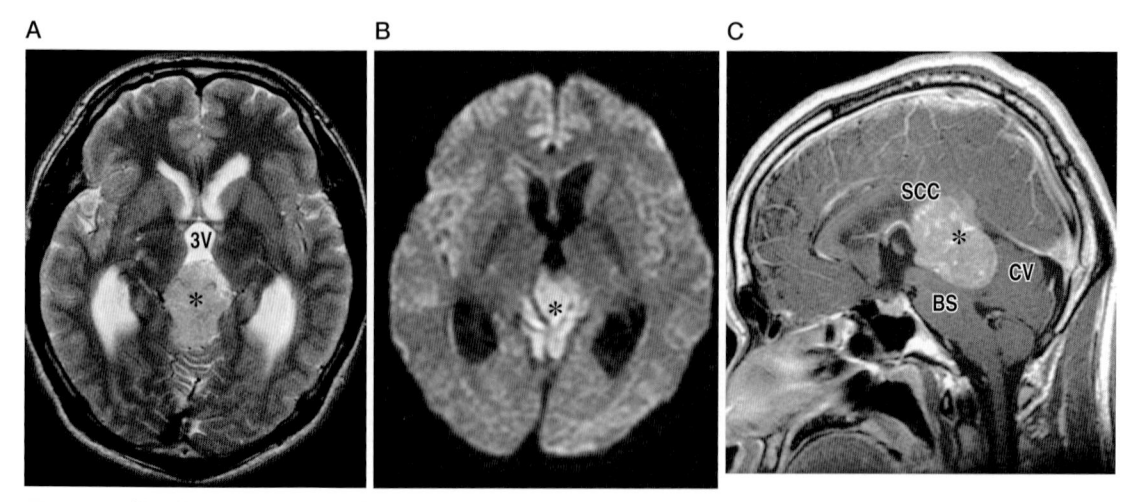

図 3-126　松果体胚腫（20 歳台男性）
A：T2 強調像，B：拡散強調画像，C：造影 T1 強調矢状断像　T2 強調像（A）では，第三脳室（3V）後方の松果体部に，灰白質よりわずかに高信号を示す腫瘍が認められる（*）．比較的均一な信号強度である．軽度水頭症が認められる．拡散強調画像（B）では，腫瘍はほぼ均一な高信号を示す．造影 T1 強調像（C）では，増強効果を示す腫瘍（*）は脳幹（BS）を前下方へ，小脳虫部（CV）を後方へ圧排し，脳梁膨大（SCC）を挙上している．

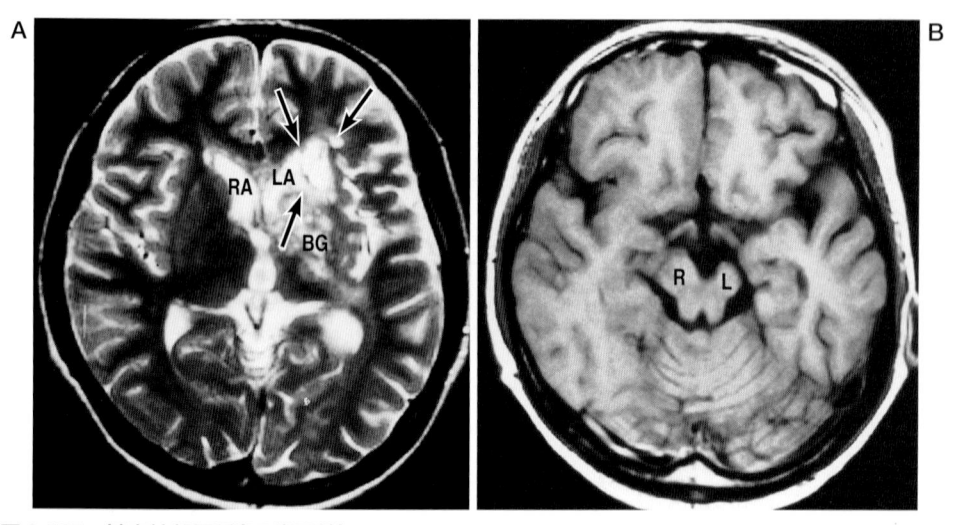

図 3-127　基底核部胚腫（15 歳男性）
A：T2 強調像（基底核レベル），B：T1 強調像（大脳脚レベル）　T2 強調像（A）で，左基底核部（BG）に不均一な信号強度を示す病変が認められ，左側脳室前角（LA）は軽度圧排されている．左前角外側に脳脊髄液と同様の信号強度を示す囊胞性部分も認められる（→）．T1 強調像（B）で，健側の右大脳脚（R）と比べ，患側の左大脳脚（L）が明らかに萎縮している．RA：右前角．
　数年前から軽い右麻痺に気づき，他院で行われた MRI では左基底核に小さな淡い病変が指摘されていた．しかし，腫瘍とは考えられず，経過観察されていた．錐体路に沿った萎縮性病変も年余の間に徐々に進行していた．

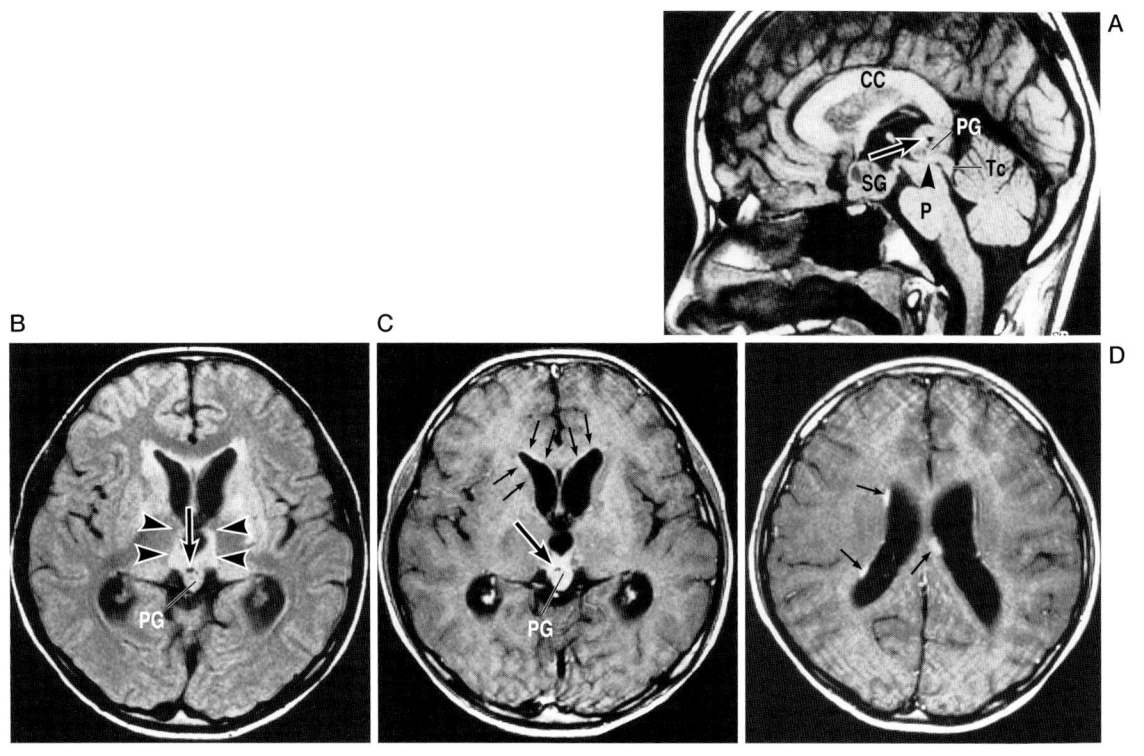

3.7 松果体部腫瘍 pineal region tumors 197

図 3-128 胚腫(14歳男児)
A：T1 強調矢状断像，B：松果体部プロトン密度強調像，C：松果体部造影 T1 強調像，D：側脳室体部造影 T1 強調像　T1 強調矢状断像(A)で，松果体部と鞍上部にほぼ同じ大きさの等信号強度の腫瘍を認める．中脳蓋(Tc)と中脳水道(▶)は松果体の腫瘍(PG)による圧排偏位を示す．側脳室，第三脳室ともに拡張しており，松果体の腫瘍内には取り込まれた松果体の石灰化が無信号として正中に認められる(A〜C，大矢印)．松果体の腫瘍(PG)はプロトン密度強調像(B)では軽度高信号であり，第三脳室外側に進展している(▶)．造影 T1 強調像(C)では，松果体の腫瘍(PG)はほぼ均一に造影され，播種性病変が側脳室の前角や体部の壁に，やや不整な線状または小結節状に造影される病変として認められる(C, D，小矢印)．鞍上部腫瘍(A, SG)内には小囊胞による低信号域が認められる．P：橋

強調像で低信号として認められる．基底核部胚腫では石灰化や囊胞化がしばしば認められるのに対し(図 3-127)，松果体では少ない．視床など周囲へ浸潤して浮腫を生じ，くも膜下腔へ播種する傾向がある．播種性病変は強く造影されるため，造影 MRI が必須である(図 3-128)．視床など周囲への浸潤や播腫が認められても，治療による 5 年生存率は 90% 以上である[190]．

2) 奇形腫　tematoma

胚腫に次いで多い．3 胚葉成分からなり，分化度により成熟奇形腫(mature teratoma)，未熟奇形腫(immature teratoma)，悪性転化を伴う奇形腫(teratoma with malignant transformation)の 3 型に分けられる．成熟奇形腫は 3 胚葉成分とも完全に分化した組織からなり，外胚葉成分として皮膚や皮膚の付属組織，中胚葉成分として軟骨・骨・脂肪・平滑筋や骨格筋，内胚葉成分として呼吸器・消化器上皮を認める．未熟奇形腫は，3 胚葉成分の胎児組織と成熟した組織の混在を示す．組織の一部が未熟の場合は未熟奇形腫に分

類される．悪性転化を伴う奇形腫は，成熟した組織が悪性化したもので最も少ない[190]．臨床的予後は組織学的分化度による．多くの例で発症は10歳未満であり，男児は女児の2〜8倍多い[192]．ほぼ全例で囊胞を伴い，腫瘍内に出血を伴うことも多い[187]．頭蓋内奇形腫では脂肪成分をMRIで認めることは少ない[193]．自然に破裂し，化学的髄膜炎を生じることもある．まれには髄膜に沿った播種をきたす[192]．

MRIでは非常に不均一な信号強度を示す．造影剤による増強効果は充実性部分と囊胞壁に限られる．

3）胎児性癌　embryonal carcinoma

胎児性癌，卵黄囊腫瘍（内胚葉洞腫瘍）と絨毛癌は前二者と比べると頻度は低く，他の組織型と混在していることが多い．胎児性癌は胚細胞腫瘍のなかで最も悪性であり，唯一全身転移を生じうる．

組織学的に出血，壊死をしばしば認める[192]．画像上の特徴はないが，血清や髄液中のα-fetoprotein（AFP）とHCGがともに上昇する．

4）卵黄囊腫瘍　yolk sac tumor（内胚葉洞腫瘍 endodermal sinus tumor）

胎児性癌よりも頻度は高いが，半数以上で他の胚細胞腫瘍の成分と混在している．血清や髄液中のAFPが上昇する[192]．

5）絨毛癌　choriocarcinoma

松果体に発生する腫瘍の5％以下であり，男性に多い．血清や髄液のHCGが上昇する．悪性度が高く予後も不良であり，しばしば易出血性である．

腫瘍内出血があれば，胚腫よりも絨毛癌を考えやすい．MRIで腫瘍内出血は脂肪の信号強度と類似し，奇形腫との鑑別が必要であるが，脂肪抑制画像が出血と脂肪の鑑別に役立つ．絨毛癌は腫瘍血管に富み強く造影される（図3-129）．腫瘍内や腫瘍辺縁部にvascular flow voidを認めることがある．

c. 松果体実質細胞腫瘍　pineal parenchymal tumors

2007年に改定されたWHO分類（第4版）ではtumors of the pineal regionとして松果体細胞腫（pineocytoma, WHO grade I），中間分化型松果体実質細胞腫瘍（pineal parenchymal tumor of intermediate differentiation, WHO grade II or III），松果体芽腫（pineoblastoma, WHO grade IV）に加え，松果体乳頭状腫瘍（papillary tumor of pineal region, WHO grade II or III）が収載された．松果体部腫瘍の14〜27％を松果体実質細胞腫瘍が占める[194]．

1）松果体細胞腫　pineocytoma（WHO grade I）

緩徐増大を示す境界明瞭なまれな腫瘍で，分化した松果体細胞からなる[194]．おもに成人に認められ（平均年齢38歳），性差はない．松果体実質細胞腫瘍の14〜60％を占める．大きさは3cm以下でしばしば第三脳室後部に突出する[193]．まれに脳脊髄液播種を生じ

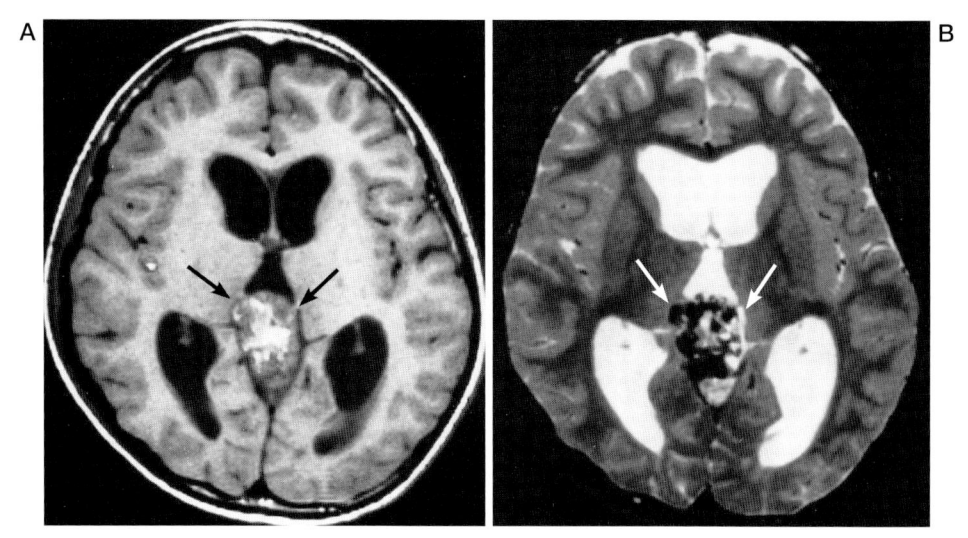

図 3-129　松果体絨毛癌(11歳女児)
A：T1 強調像，B：T2 強調像　側脳室，第三脳室は拡大している．松果体の腫瘍(→)内に繰り返して生じたと考えられる出血が認められ，T1 強調像(A)では不整な等〜高信号，T2 強調像(B)では一部高信号を混じた著明な低信号となっている．出血部を除き腫瘍は強く造影され，出血部は造影される腫瘍より相対的に低信号となる(非呈示)．

る．肉眼的全摘後の再発はなく，5年生存率は 86〜100％である．
　MRI では松果体石灰化を偏在させる境界明瞭な腫瘍で，均一な信号強度を示す．T1 強調像では低〜等信号，T2 強調像では高信号である(図 3-130)．Gd 造影剤で均一な増強効果を示す．嚢胞を形成し，松果体嚢胞と鑑別の困難な例もあるが，嚢胞内部の増強効果や，壁の結節状の増強効果は松果体細胞腫を示唆する[190]．

2) 中間分化型松果体実質細胞腫瘍　pineal parenchymal tumor of intermediate differentiation：PPTID(WHO grade II or III)

　松果体実質細胞腫瘍で，組織学的に中等度細胞密度，軽度〜中等度の核異型と核分裂像を示す腫瘍であり，WHO grade II あるいは III に相当する．松果体細胞腫と松果体芽腫は同一腫瘍内に併存したり移行型を認めたりすることがあり，中間分化型松果体実質細胞腫瘍(PPTID)に分類されることがある[195]．全年齢層に発生するが，若年成人に多く，やや女性に多い．平均年齢は 38 歳である．松果体実質細胞腫瘍の 20％以上を占める．5年生存率は 39〜74％である．まれに中枢神経系内・外に転移する[190]．
　T2 強調像では高信号で，松果体細胞腫様の境界明瞭な腫瘍である．壊死は認めないが，嚢胞を認めることがある[190]．組織像を反映し，松果体腫と松果体芽腫の中間的な所見になると考えられる(図 3-131)[196]．

3) 松果体芽腫　pineoblastoma(WHO grade IV)

　松果体実質細胞腫瘍の 40％を占める．全年齢層に発生しうるが，小児に多い松果体部高度悪性の未分化胎児性腫瘍であり(平均年齢 18.5 歳)，しばしば播種を示し死因となる．性差は認められない．5年生存率は 58％である．細胞成分に富み，細胞質の少ない未分化

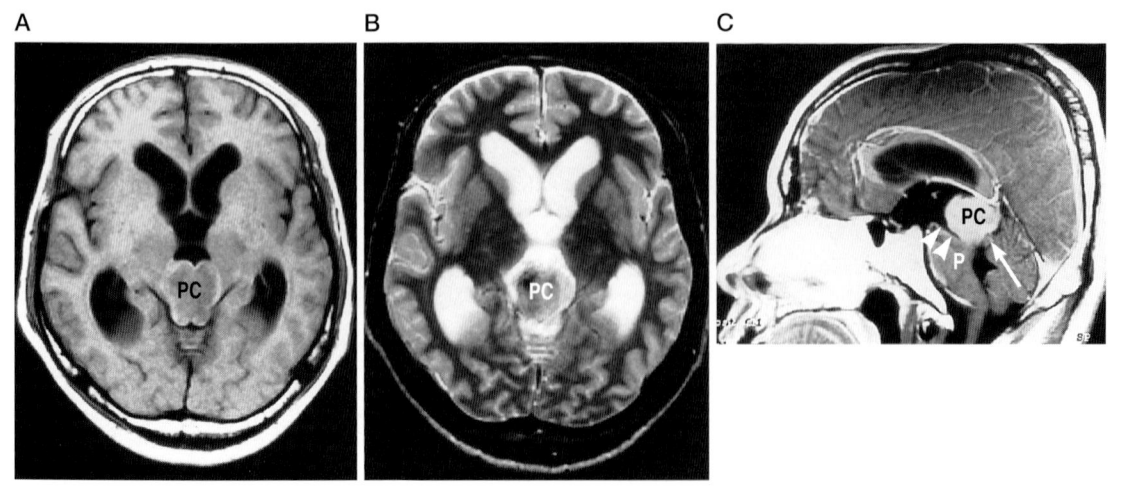

図 3-130　松果体細胞腫(40 歳台男性)
A：T1 強調像，B：T2 強調像，C：造影 T1 強調矢状断像　松果体細胞腫(PC)は，T1 強調像(A)では辺縁部がやや高信号であるが，大部分が均一な灰白質と等信号として認められ，T2 強調像(B)では灰白質～白質と同様の信号強度を示している．造影を行うと，腫瘍全体が均一に造影される(C)．中脳蓋(→)は後方へ偏位し，中脳水道(▶)は下方へ圧排され，狭窄している(C)．このため側脳室，第三脳室は拡大している．本例は40歳と松果体に発生する腫瘍としては比較的年齢が高い．腫瘍は比較的均一な等信号強度を示し，境界は明瞭で第三脳室周囲方向への進展も認められない点が松果体細胞腫に特徴的である．P：橋．

な細胞で構成されており，中枢神経系の primitive neuroectodermal tumors (PNET) に類似している．しばしば局所的な出血や顕微鏡的な壊死を伴い，周囲脳組織へ浸潤する．予後は一般的には不良である．まれな亜型として，trilateral retinoblastoma syndrome がある．これは家族性(両側性)網膜芽腫と松果体芽腫，あるいは鞍上部などの頭蓋正中に発生する small cell tumor が認められるもので，孤発例の網膜芽腫より早期に発症し，平均生存期間は 19 か月以下である[190]．

松果体芽腫は分葉状で境界不明瞭な大きな腫瘍として認められる．一般的には広義の PNET に含まれる腫瘍と同様，細胞質が少なく細胞密度が高い腫瘍細胞からなる．T1 強調像では低～等信号，T2 強調像では灰白質と等～軽度高信号強度であり，信号強度や Gd 造影剤による増強効果はより不均一な傾向が認められる．しかし，MRI 所見のみでは松果体細胞腫との鑑別は困難なことが多い．拡散強調画像で高信号であれば松果体芽腫が示唆されるが，胚腫も拡散強調画像で高信号になり，両者の鑑別が必要である．

松果体芽腫と松果体細胞腫はいずれも腫瘍内に石灰化を生じ(松果体細胞腫＞松果体芽腫)，松果体の石灰化を偏位させる．腫瘍内に石灰化を生ぜず，松果体の石灰化を取り込む胚腫とは異なる[190,192]．

4) 松果体乳頭状腫瘍　papillary tumor of pineal region

交連下の上衣細胞(specialized ependymal cells of subcommissural origin)から発生する腫瘍と考えられている．2003 年に 1 つの腫瘍型として報告され，2007 年に改定された WHO 脳腫瘍分類(第 4 版)に収載された．従来，乳頭状松果体細胞腫や松果体実質細胞腫瘍，脈絡叢乳頭腫，上衣腫，乳頭状髄膜腫として報告されていた．現在まで 74 例の報告

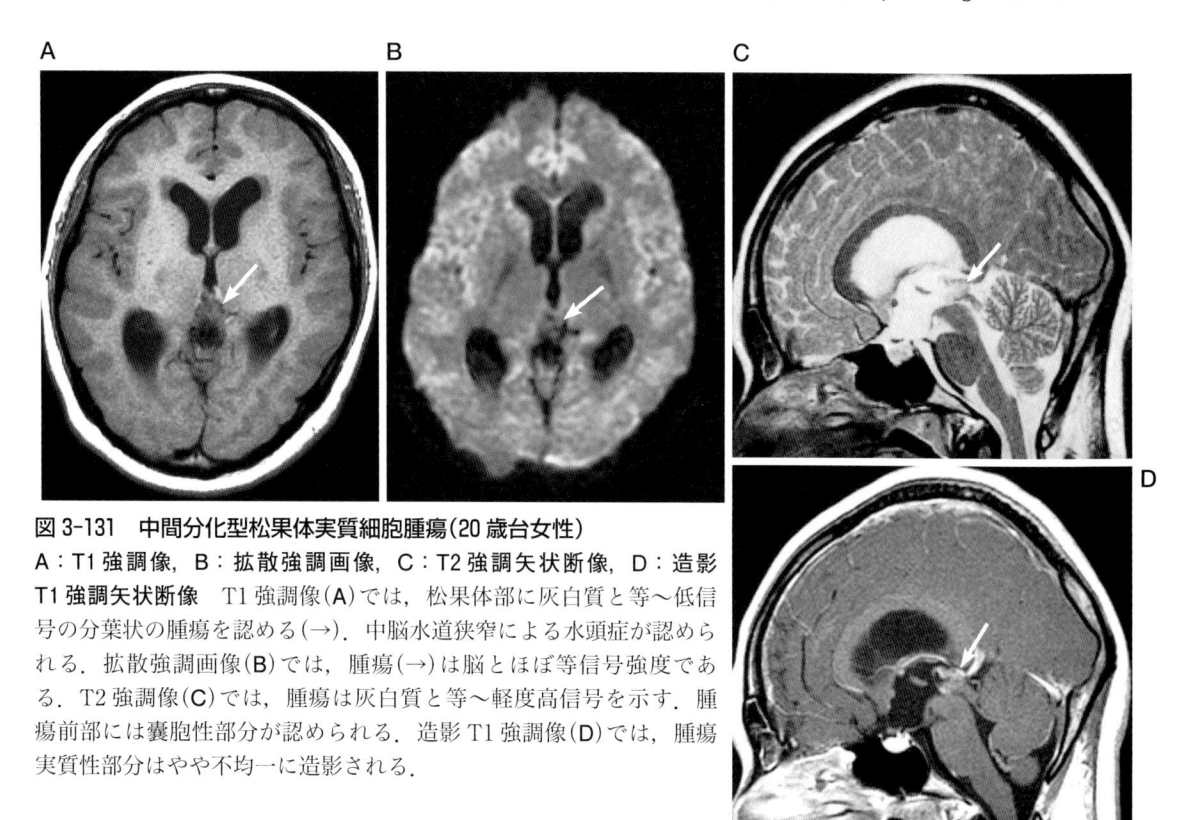

図 3-131　中間分化型松果体実質細胞腫瘍(20歳台女性)
A：T1強調像，B：拡散強調画像，C：T2強調矢状断像，D：造影T1強調矢状断像　T1強調像(A)では，松果体部に灰白質と等～低信号の分葉状の腫瘍を認める(→)．中脳水道狭窄による水頭症が認められる．拡散強調画像(B)では，腫瘍(→)は脳とほぼ等信号強度である．T2強調像(C)では，腫瘍は灰白質と等～軽度高信号を示す．腫瘍前部には嚢胞性部分が認められる．造影T1強調像(D)では，腫瘍実質性部分はやや不均一に造影される．

があり，年齢は5～67歳(平均年齢34歳，中央値30歳)，やや女性に多い(男女比35：39)．WHO grade ⅡまたはⅢに相当し，5年・10年生存率は73.8%，61.5%である．全摘出されない場合には局所再発，播種が生じうる．

　肉眼的には松果体細胞腫(WHO grade Ⅰ)と区別できない境界明瞭な腫瘍として認められる．壊死を認めることもある．大きさは5～50 mm(平均28 mm，中央値29 mm)で，44%に水頭症を認める．CTでは低吸収域，T1強調像では低～等信号，T2強調像では等～高信号で，Gd造影剤による不均一な増強効果が認められる．画像上，松果体細胞腫との鑑別は困難である[197, 198]．

5) 松果体嚢胞　pineal cyst

　松果体嚢胞は，MRIで矢状断像が直接得られるようになってからよく指摘されるようになった非腫瘍性の glial cyst である[189]．剖検では25～40%の例で認める頻度の高いものである．女性に多い．すべての年齢で認められ，小児～成人で同様の頻度である[189]．15 mm以下の大きさであれば，中脳蓋を圧迫していても，通常は無症状である．しかし，まれには嚢胞内に出血を生じて中脳水道狭窄・水頭症をきたしたり，眼球運動障害，突然死を生じたりすることもある[200, 201]．臨床的，神経放射線学的には他の松果体部腫瘍と鑑別することが重要である．

　松果体嚢胞は円～楕円形で境界明瞭であり，軟らかい感じのする特徴的な形態を示す．小さな場合には松果体内部の小嚢胞として認められるが，大きい場合には松果体自体が嚢

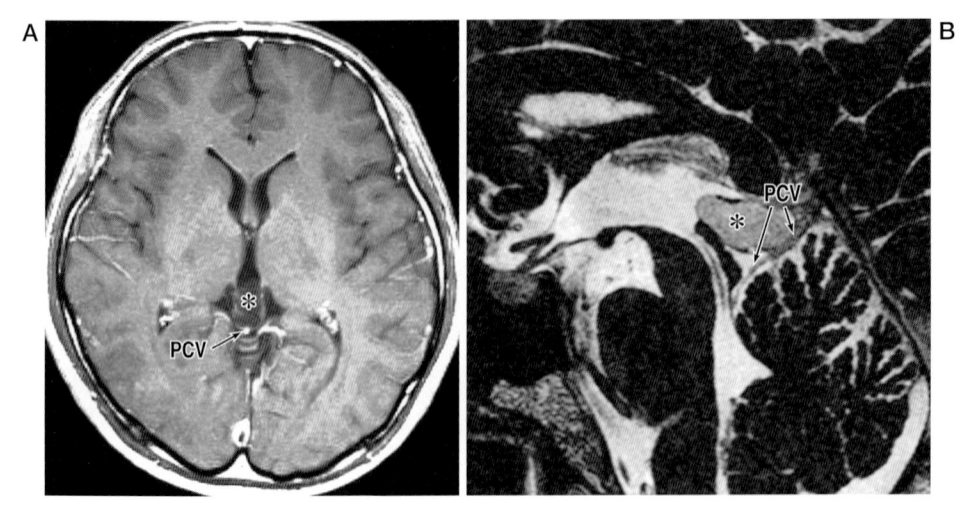

図 3-132　松果体嚢胞(30 歳台男性)
A：造影 T1 強調像，B：造影 CISS 矢状断像　造影 T1 強調像(A)では，松果体内には嚢胞が認められ(＊)，周囲に圧排された松果体組織が増強効果を示す．嚢胞内容液は脳脊髄液より軽度高信号である．造影後 CISS 像(B)では，松果体嚢胞(＊)は前後に長く軟らかい嚢胞であり，中脳水道狭窄などの mass effect は認められない．嚢胞壁は薄く明らかな実質性部分は認められない．嚢胞内容液は T2 強調像では脳脊髄液より軽度高信号であるが，蛋白濃度が高いことを反映して CISS では脳脊髄液より軽度低信号として認められる．PCV：中心前小脳静脈(precentral cerebellar vein)．

胞状に認められる(図 3-132)．内容液は均一で，多くの場合いずれのパルスシーケンスでも脳脊髄液と比べ等〜高信号である．脳脊髄液と交通性がなく蛋白濃度が高いこと，時には出血の要素が加わっていることなどがその理由として考えられている．内部に隔壁を認めることもある．多くの松果体嚢胞では大きさの変化はみられないが，(破裂)縮小したり軽度増大したりすることがある[199,201]．

　松果体嚢胞自体が造影されることはないが，周囲の松果体組織(下垂体とともに松果体組織の毛細血管には血液脳関門がない)が全周性または一部造影される(図 3-125 A 参照)．嚢胞壁は薄く均一であるが，松果体実質が一部結節状を呈することがある．周囲を走行する血管が造影され，嚢胞壁の造影のようにみえることもある．

3.8 トルコ鞍近傍腫瘍と腫瘤性病変

a. トルコ鞍の MRI 解剖

1) 下垂体

下垂体は，発生学的，組織学的に異なる2種類の器官，腺性下垂体と神経下垂体から成り立っている．

① 腺性下垂体 adenohypophysis

下垂体は発生学的には咽頭上壁の続きで，Rathke 囊から形成される．前葉(anterior lobe, pars anterior もしくは末端部 pars distalis)，隆起葉(pars tuberalis)，そして中間葉(pars intermedia)から構成される．前葉は後葉を前方から取り囲むように存在する．隆起葉は前葉から連続して，下垂体柄の下部を取り囲むように存在する[202]．中間葉は前葉と後葉の間に存在する．

② 神経下垂体 neurohypophysis

発生学的には間脳底部が Rathke 囊の背面に沿って突出することで生じる．下垂体の後方正中部に位置する後葉(pars posterior)，下垂体柄(infundibulum)，正中隆起(median eminence)からなる．なお，腺性下垂体原基と神経下垂体原基が離れた場所から出現して，発生の途中で融合するとの記載もあるが，実際には腺性下垂体原基と神経下垂体原基は発生の初期から密着した形で出現し，その関係を維持したまま発生が進行する[203]．下垂体後葉から分泌されるバソプレシン(vasopressin)とオキシトシン(oxitocin)は視床下部の室傍核と視索上核で産生され，軸索により後葉まで運ばれる．

③ 下垂体の血流支配

下垂体には，内頸動脈，後交通動脈，まれに眼動脈からの枝が分布する．内頸動脈からは，上下垂体動脈(superior hypophyseal artery)，下下垂体動脈(inferior hypophyseal artery)が分岐する．これらの血管は，下垂体柄周囲および下垂体底部で血管叢を形成し，下垂体柄に沿って静脈洞を形成する．前葉は上下垂体動脈，下下垂体動脈からの直接の血流分布は少なく，この静脈洞からおもな血流を受けている．これらを下垂体門脈系と呼称する．前葉で分泌された下垂体ホルモンを含んだ下垂体の血流は海綿静脈洞へと直接流入する．

④ 海綿静脈洞 cavernous sinus

動眼神経(oculomotor nerve：第Ⅲ神経)，滑車神経(trochlear nerve：第Ⅳ神経)，三叉神経第1枝(眼神経 ophthalmic nerve：第 V_1 神経)，三叉神経第2枝(上顎神経 maxillary nerve：第 V_2 神経)，外転神経(abducens nerve：第Ⅵ神経)などの各種脳神経が存在する．また，海綿静脈洞部の内頸動脈を取り囲むように交感神経(sympathetic plexus)が存在する．

⑤ Liliequist 膜 Liliequist's membrane

鞍上槽・脚間槽・橋前槽を境する微細くも膜構造であり，高分解能3次元T2強調像で

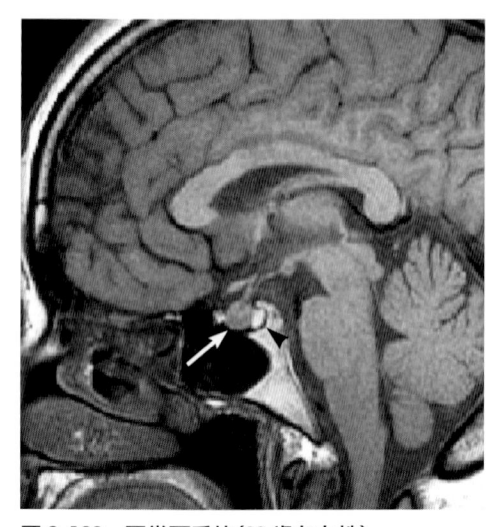

図 3-133　正常下垂体（20 歳台女性）
T1 強調矢状断像　下垂体前葉（→）と下垂体後葉（▶）が明瞭に分離される．若年女性では下垂体はしばしば上方に凸の形態をとる．下垂体後葉は正常では T1 強調像で高信号を示す（▶）．

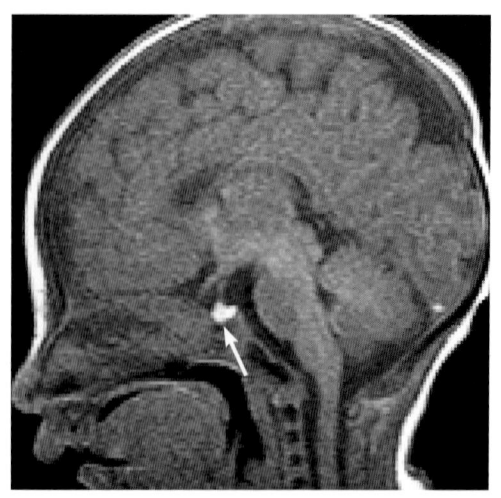

図 3-134　正常下垂体（新生児男児）
T1 強調矢状断像　下垂体前葉（→）が後葉と同程度に高信号を示す．

高率に描出される[204]．トルコ鞍から鞍上部のくも膜嚢胞の成因に関係するといわれている．

2）下垂体の正常 MRI
① 成長に伴う変化
　下垂体は個体の成長に伴い，大きさや形態，MRI での信号強度がさまざまに変化する．読影に際して，生理的な変動の範囲を理解しておく必要がある．正常下垂体の高さは男性や閉経後の女性では 3〜8 mm のことが多い．若年女性では 10 mm ほどになることがあり，上方に凸となることもしばしばである（図 3-133）．妊娠期・産褥期には 12 mm ほどまで腫大する．女性の場合は更年期に軽度肥大することがある．
② 下垂体過形成　pituitary hyperplasia
　慢性原発性甲状腺機能低下症では，甲状腺ホルモンによる negative feedback が消失し，視床下部からの甲状腺刺激ホルモン放出ホルモン（thyrotrophin releasing hormone：TRH）放出が亢進する．TSH 産生細胞の二次性過形成を生じ，下垂体が腫大する[205]．脳脊髄液減少症や内頸動脈海綿静脈洞瘻ではうっ血により下垂体が腫大することがある[206]．
③ 下垂体の MR 信号変化
　下垂体前葉は，妊娠後期・産褥期や，新生児期から生後 2 か月頃（満期産の場合）に T1 強調像で高信号を呈する[207,208]（図 3-134）．また，長期間の中心静脈栄養投与や慢性肝不全の患者では，前葉へのマンガン沈着により高信号を呈することがある．
　下垂体後葉は正常では T1 強調像で高信号を示す．後葉に貯留された分泌顆粒内のホルモンや蛋白に由来するものであり，中枢性尿崩症ではこの高信号が消失する[209,210]（図 3-135）．

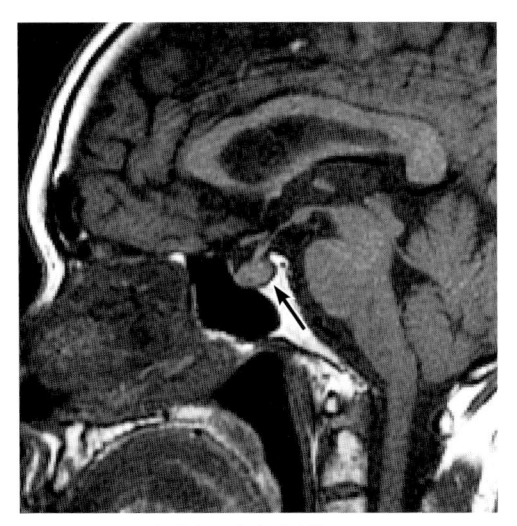

図 3-135 尿崩症(30歳台女性)
T1強調矢状断像　下垂体後葉の高信号が消失しており(→)，尿崩症に合致する．

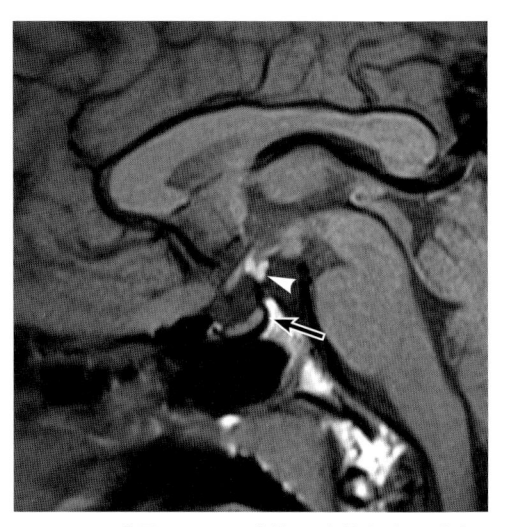

図 3-136 成長ホルモン分泌不全性低身長症(13歳女児)
T1強調矢状断像　低身長(−3.5SD)にて受診．前葉が小さく，下垂体後葉の高信号が確認できない(→)．下垂体柄が同定されず，正中隆起に異所性後葉と考えられる高信号域を認める(▶)．

④ 成長ホルモン分泌不全性低身長症

　下垂体からの成長ホルモン分泌低下によって成長障害をきたした状態である．頭蓋咽頭腫などの占拠性病変や下垂体柄断裂，遺伝子異常など原因の明らかな続発性のものと，家族歴や画像での異常がなく原因がはっきりしない特発性に分類される．下垂体柄が外力により切断されると，切断部の中枢側に異所性後葉が形成される[211](図 3-136)．前葉の栄養血管と下垂体門脈も同時に切断されるため，下垂体や下垂体柄は萎縮し，前葉機能不全がみられる．骨盤位分娩歴や胎児仮死などの出産時の障害との関連が指摘されているが，帝王切開や周産期管理の発達により，典型的な画像を呈する症例を見る機会は減少している．

　現在までにさまざまな遺伝子異常(*PIT1*, *PROP1*, *LHX3*, *HESX1*)による下垂体機能低下症が知られている．MRIではおよそ50%に下垂体の低形成が，20%に異所性後葉がみられる．*LHX3*遺伝子異常では頸椎強直，*HESX1*遺伝子異常では septo-optic dysplasia(視神経低形成，脳梁欠損，透明中隔欠損)を合併する場合がある．

⑤ トルコ鞍空洞症　empty sella

　手術後や放射線治療後に生じる続発性のものと，特別な原因のみられない特発性に分類される．特発性では，くも膜のトルコ鞍方向への突出により脳脊髄液がトルコ鞍内に進入し，下垂体がトルコ鞍底部に圧排され扁平化することで発生する．トルコ鞍空洞症は，通常，臨床症状を伴わず，治療の対象とはならない．まれに内分泌異常や頭痛，視力・視野障害などがみられる場合があり，トルコ鞍空洞症候群(empty sella syndrome)とよばれる．

　MRIではトルコ鞍内に脳脊髄液の貯留がみられ，下垂体はトルコ鞍底部に菲薄化して存在する．画像上，くも膜嚢胞や Rathke 嚢胞との鑑別が問題となるが，トルコ鞍空洞症

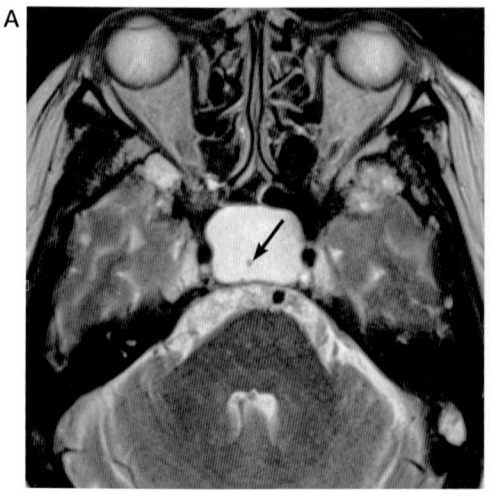

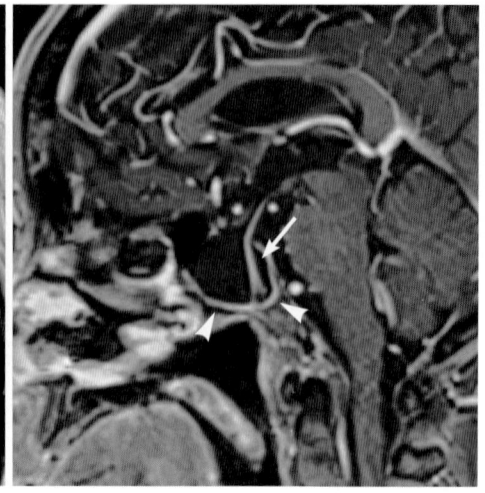

図3-137 トルコ鞍空洞症(70歳台女性)
A:T2強調像,B:造影T1強調矢状断像　肺癌の脳転移検査目的でMRIが撮像された.トルコ鞍は著しく拡大し,脳脊髄液(CSF)で占められている.明らかなmass lesionは認められず,拡大したトルコ鞍内を下垂体柄が偏位を受けることなく通過している(A, B, →).下垂体前葉は鞍底部に圧排されている(B, ▶)

では拡大したトルコ鞍内の脳脊髄液中を下垂体柄が偏位せずに通過する(図3-137).

b. 臨床症状と検査法

1) 臨床症状

　トルコ鞍および周辺の病変では,下垂体自体の機能異常に加えて,海綿静脈洞を通る神経,トルコ鞍上部に位置する視路や視床下部に障害が発生し,多彩な臨床症状を呈する.
　臨床症状のなかでは尿崩症の有無が重要である.尿崩症の存在は,視床下部から下垂体柄,下垂体後葉に至る神経下垂体の障害が示唆される.臨床的に最も頻度の高い下垂体腺腫では,いかに大きなものでも治療前から尿崩症を呈することは少ない.

① 前葉機能低下症　hypopituitarism

　下垂体あるいは下垂体柄や視床下部の病変により,前葉ホルモンのひとつまたはいくつかが分泌低下をきたした病態である.下垂体前葉ホルモンには,プロラクチン(prolactin:PRL),成長ホルモン(growth hormone:GH),副腎皮質刺激ホルモン(adrenocorticotropin:ACTH),甲状腺刺激ホルモン(thyroid-stimulating hormone:TSH),黄体化刺激ホルモン(luteinizing hormone:LH),および卵胞刺激ホルモン(follicle stimulating hormone:FSH)の6種類がある.すべてのホルモンが低下した状態を汎下垂体機能低下症とよぶが,実際にはそれぞれのホルモン障害の程度はさまざまである.
　前葉機能低下症の原因として,下垂体腺腫,頭蓋咽頭腫,胚腫などの腫瘍性病変,下垂体・視床下部の手術や放射線照射後,Sheehan症候群,下垂体炎,Langerhans細胞組織球症,サルコイドーシス,先天的異常などがある.前葉機能の評価には,各種分泌刺激試験を含む前葉ホルモンの血中濃度を測定する.器質的病変の検索にはMRIやCTなどの

画像診断が必要となる.

② 前葉機能亢進症　hyperpituitarism

下垂体が腫瘍もしくは上位中枢の刺激により過形成になった結果,各種下垂体ホルモンが過剰に分泌される病態である.おもに機能性下垂体腺腫によるものであり,産生するホルモンの種類に応じた臨床症状を呈する.ただし,巨大な下垂体腺腫などでは,非機能性であるにもかかわらずしばしばプロラクチン(PRL)値が上昇する.PRLの分泌は,通常,視床下部によって抑制的に支配されているためである.巨大な非機能性下垂体腺腫のほか,頭蓋咽頭腫やRathke嚢胞などの腫瘤性病変が下垂体柄や視床下部を圧迫することにより,視床下部からのプロラクチン分泌抑制因子(dopamine)の輸送障害を起こす.PRL値の上昇はプロラクチノーマに比べると軽度で,通常100 ng/mLを超えることはない.

③ 中枢性尿崩症　central diabetes insipidus

下垂体後葉からの抗利尿ホルモン(antidiuretic hormone：ADH)であるバソプレシンの分泌が低下し,多飲・多尿をきたした状態である.中枢性尿崩症は,視床下部でのADH産生障害,あるいは下垂体柄・下垂体後葉系の異常による輸送・貯留・分泌障害によって起こる.視床下部・下垂体周囲の腫瘍,炎症性疾患,外傷などにより発生する続発性中枢性尿崩症と,画像診断で明らかな原因を確定できない特発性中枢性尿崩症,遺伝性に発生する家族性中枢性尿崩症に分類される.

MRIのT1強調矢状断像で,正常下垂体の後葉は高信号を呈し,中枢性尿崩症では後葉の高信号が消失する.家族性などの特殊な例や心因性多飲症では一般に後葉の高信号は保たれる.また老人やコントロール不良の糖尿病患者では,脱水により持続的にADHが放出されることで,下垂体後葉のT1高信号が確認できないことがある(涸渇後葉：depleted posterior lobe)[212].

④ 視床下部機能障害

鞍上部腫瘍による視床下部の圧排・浸潤や,視床下部の腫瘍・脱髄性病変などにより,思春期早発症,睡眠障害・摂食障害などの症状をきたすことがある.

⑤ 視野欠損・眼球運動障害

腫瘍による視路(視神経・視交叉・視索)や脳神経への圧迫などにより生じる.片側性の強い視力障害は,鞍結節部の髄膜腫を示唆する.視神経管に近接して発生し,同側の視神経を強く障害するためである.

2) 検査法

下垂体・傍鞍部領域ではMRIが第一選択の検査法である.MDCT(マルチスライスCT)の出現により,CTでも下垂体周囲の骨変化を3次元的に容易に把握できるようになった.病変の石灰化の有無や単純CTでの濃度は,腫瘍の鑑別に有用である[213].

① 撮像シーケンス

トルコ鞍・傍鞍部では,対象とする構造物が小さく,病変も小さいことが多いので,3 mm以下の薄いスライス厚で撮像すべきである.また,近傍の骨(鞍背・蝶形骨)内の脂肪髄が下垂体に重ならないように,読み取り傾斜磁場の方向に留意する必要がある.

3T MRIの普及に伴い,高解像度の3D撮像が短時間で撮像可能となっている.3Dグラジエントエコー法や3D高速スピンエコー法を用いて等方性ボリューム撮像を行うこと

で，撮像後に任意の断面で再構成画像をつくることが可能であり，下垂体病変の境界評価や脳神経の同定に優れている[214]．

② T1強調矢状断像

下垂体前葉・後葉および下垂体柄が同一スライスで描出されるため，下垂体の形態，大きさを確認しやすい．下垂体病変の評価には必須である．正常下垂体後葉は，ADHを含んだ分泌顆粒のため高信号を呈し，中間信号強度を呈する前葉と区別される（図3-133参照）．

③ T1強調冠状断像・T2強調冠状断像

海綿静脈洞・内頸動脈・視交叉との関係など，病変の左右方向および頭尾方向への広がりや，下垂体柄の左右への偏位の有無・程度を把握しやすい．

④ 造影T1強調像

下垂体腺腫の存在・部位診断や，腫瘍の鑑別などに有用である．下垂体，下垂体柄，正中隆起は血液脳関門（blood-brain barrier：BBB）が存在しないため，正常でも造影剤投与により強く造影される．

⑤ ダイナミックMRI

正常下垂体は造影剤により良好に増強される．下垂体腺腫は正常下垂体と同等の増強効果を示すことも多いが，正常下垂体に比べて造影のタイミングが遅れる．経静脈性造影剤（ガドリニウム：Gd製剤）を用いてダイナミック撮像を行うと，両者のコントラストが明瞭となり，下垂体腺腫の診断精度が向上する[215]．ダイナミックMRIにおいて腺腫と正常下垂体の良好なコントラストを得るためには，少なくとも4 mL/秒のスピードで静注することが望ましい[213]．

c. 下垂体由来の腫瘍

腫瘍の局在と鑑別診断：発生頻度からは下垂体腺腫と頭蓋咽頭腫が多いが，胚腫や悪性リンパ腫など治療方針が大きく異なる腫瘍もしばしば発生する（表3-2）．またこの領域には巨大動脈瘤や囊胞性病変，肉芽腫性病変など腫瘍と鑑別を要する疾患も好発するため，疾患の頻度や画像の特徴，臨床症状や好発年齢などを熟知しておく必要がある．画像では病変の局在と周囲構造との関係に注目する．小さな腫瘍では，局在のみからかなり正確に診断可能である．大きな場合には，下垂体や下垂体柄，視交叉，海綿静脈洞などの周囲構造との関係を評価する．トルコ鞍・鞍上部病変の鑑別診断（BOX 3-46），海綿静脈洞病変の鑑別診断（BOX3-47），おもなトルコ鞍上部腫瘍の鑑別のポイント（表3-3）を示す．

1）下垂体偶発腫　pituitary incidentaloma

MRIなどの画像診断の発達に伴い，下垂体とは無関係な理由で撮影されたCTやMRIで下垂体病変が偶然発見される機会が増加しており，これを下垂体偶発腫とよぶ．剖検例での検討によると，成人のおよそ10％に下垂体病変が見つかるが，その大部分はRathke囊胞と非機能性下垂体腺腫であり，機能性下垂体腺腫やそれ以外の腫瘍であることはまれである[216]．MRIでトルコ鞍に囊胞性病変を認めた場合にはRathke囊胞を，充実性病変を認めた場合は下垂体腺腫の可能性をまず考える．正常下垂体との位置関係を確認するこ

表3-2 下垂体部腫瘍の発生頻度(脳腫瘍全国集計調査報告第12版より)

下垂体腺腫(pituitary adenoma)	68.2%
頭蓋咽頭腫(craniopharyngioma)	14.0%
傍鞍部髄膜腫(meningioma)	10.7%
胚腫(germinoma)	2.5%
星状細胞腫(astrocytoma)	0.9%
類表皮囊胞(epidermoid) / 類皮囊胞 dermoid)	0.5%
奇形腫(teratoma)	0.2%
脊索腫(chordoma)	0.2%
その他(others)	2.7%

とも大切である．病変がトルコ鞍の正中に位置している場合はRathke囊胞，外側に位置している場合は，腺腫の可能性が高い．

MRIにて視神経を圧迫する実質性腫瘍には，経蝶形骨手術が勧められている[217]．これに対し，臨床症候の乏しい小さな実質性腫瘤や囊胞性腫瘤では治療対象とならない可能性が高い．下垂体機能を確認したうえで経過観察が勧められる．経過観察を行う場合には，当初は半年毎，以後1年毎にMRIと血中下垂体前葉ホルモン測定を実施する．

2) 下垂体腺腫　pituitary adenoma

下垂体腺腫は下垂体前葉から発生する腫瘍で，機能性腺腫(functioning adenoma)と非機能性腺腫(non-functioning adenoma)に分類される．また，腫瘍の大きさによって，直径1cm未満の微小腺腫(microadenoma)と直径1cm以上の巨大腺腫(macroadenoma)に分類される．

3) 非機能性腺腫　non-functioning adenoma
① 病態と臨床

明らかなホルモン分泌を示さない下垂体腺腫を非機能性腺腫とよぶ．ただし，免疫組織学的にもまったくホルモン産生を示さないnull cell adenomaはきわめてまれである．非機能性腺腫の大部分は巨大腺腫であり，視野欠損・視力低下や頭痛，前葉機能低下などで発症する．両耳側半盲は，鞍上部に進展した下垂体腺腫の典型的視野欠損である．前葉機能は負荷試験を行うとほぼ全例で障害されているが，巨大下垂体腺腫でも術前に尿崩症を呈することはきわめてまれであり[218]，尿崩症を呈する下垂体腫瘤を見た場合には，下垂体腺腫以外の可能性を考慮すべきである．

② MRI所見

MRIにおける下垂体腺腫の信号強度は一般に脳灰白質に近く，白質に比べるとT1強調像で等〜低信号(図3-138 A)，T2強調像で軽度高信号を呈する．造影剤により強く増強される(図3-138 B)が，正常の下垂体に比べると相対的に弱い場合が多い．腺腫が大きくなると内部性状が不均一になり，増強効果も均一ではなくなる．しばしば囊胞形成や小出血を伴い，種々の信号変化を示す．石灰化はまれである．

下垂体腺腫と他のトルコ鞍部腫瘍との鑑別に，正常下垂体の観察は欠かせない．下垂体

表 3-3 主なトルコ鞍上部腫瘍の鑑別

	下垂体巨大腺腫	エナメル上皮型頭蓋咽頭腫 (adamantinomatous type)	乳頭型頭蓋咽頭腫 (papillary type)
好発年齢	成人	小児〜成人	成人
内分泌障害	前葉機能障害がみられる．後葉機能障害(尿崩症)はまれ	腫瘍が鞍内に進展している場合は，前葉機能障害を認める．しばしば後葉機能障害(尿崩症)がみられる	下垂体柄の圧排により後葉機能障害(尿崩症)がみられる
MRIの信号強度	T1強調像 低〜等信号 T2強調像 低〜高信号	T1強調像 低〜等信号 T2強調像 等〜高信号 嚢胞は内容成分により，さまざまな信号(低〜高信号)	T1強調像 低〜等信号 T2強調像 等〜高信号
造影効果	不均一に強く造影	充実成分，嚢胞壁が造影される	＋
嚢胞の有無	＋	＋＋	−〜＋
正常下垂体の位置	トルコ鞍の左右どちらかに偏位している場合が多い	腫瘍が鞍内に進展している場合は，鞍底部に菲薄化して存在する場合が多い	正常下垂体の形態は一般に保たれる
CT	トルコ鞍の拡大(ballooning)，鞍底部の破壊・erosionがみられる 腫瘍の石灰化はまれ	高頻度に石灰化を伴う(90％以上)	＋
腫瘤の形態	鞍上部に進展すると，ダルマ状・分葉状 しばしば側方進展(海綿静脈洞浸潤)	分葉状	球状

腺腫では正常下垂体が左右に偏在するのに対し，他のトルコ鞍部腫瘍では下垂体の形態が保たれる．圧迫されている場合でも，鞍底部に菲薄化して認められる．術後の下垂体機能温存のためにも正常下垂体の位置を正確に把握することが重要である．巨大腺腫で正常下垂体がわかりにくい場合には，ダイナミックMRIが有用である．ダイナミックMRIでは，正常下垂体柄および後葉は造影剤注入20秒後で増強され，前葉は注入後60秒前後で強く増強される．増強効果が遅れる下垂体腺腫とは明瞭に区別できる．まれにダイナミックMRIで正常下垂体よりも急速に増強される腺腫もあるが，その場合でも，造影パターンの違いにより区別できる．

表 3-3　主なトルコ鞍上部腫瘍の鑑別（続き）

	鞍結節髄膜腫	視神経・視床下部神経膠腫	神経下垂体胚腫
好発年齢	成人	小児	小児
内分泌障害	まれ	まれ	ほぼ全例に後葉機能障害（尿崩症）
MRIの信号強度	T1強調像 低〜等信号 T2強調像 低〜高信号	T1強調像 低信号 T2強調像 著明な高信号	T1強調像 低〜等信号 T2強調像 等〜軽度高信号
造影効果	＋	＋	＋
嚢胞の有無	まれ	＋	＋
正常下垂体の位置	正常下垂体の形態は一般に保たれる	正常下垂体の形態は一般に保たれる	腫瘍が鞍内に進展している場合は，トルコ鞍の腹側底部に菲薄化して存在する場合が多い
CT	しばしば石灰化 反応性骨硬化（hyperostosis） 水疱状骨変化（blistering）	石灰化はきわめてまれ	充実成分は単純CTで高吸収 石灰化は極めてまれ
腫瘤の形態	鞍結節部に広く付着し，しばしばdural-tail signを伴う	視神経に沿うように進展	下垂体柄の腫大

　下垂体腺腫は，しばしば側方すなわち海綿静脈洞内に浸潤する．下垂体腺腫の手術では，海綿静脈洞浸潤の有無が最も問題になる．画像で正確に評価することは難しいが，おもに造影T1強調冠状断像を用いて推測されている[219,220]（**図 3-138 B**）．腫瘍が内頸動脈の中心線を越えない場合は，海綿静脈洞浸潤はないと考えてよい（陽性適中率：PPV 54％，陰性適中率：NPV 98％）．腫瘍が内頸動脈の外側の接線を越える場合には，多くの例で浸潤がみられる（PPV 85％，NPV 95％）．内頸動脈と接する割合で評価すると，動脈全周の25％以下の場合には浸潤はみられず（PPV 34％，NPV 100％），動脈全周の67％以上に接する場合には全例で浸潤がみられる（PPV 100％，NPV 85％）[220]．海綿静脈洞への浸潤評

BOX 3-46 トルコ鞍・鞍上部病変の鑑別診断

1) 高頻度
   - 正常過形成 (hyperplasia)
   - 下垂体腺腫 (pituitary adenoma)
   - Rathke 囊胞 (Rathke's cleft cyst)
   - 頭蓋咽頭腫 (craniopharyngioma)
   - 髄膜腫 〔meningioma (鞍結節部 tuberculum sellae, 鞍隔膜部 diaphragm sella)〕
   - 視神経・視床下部神経膠腫 (optic/hypothalamic glioma)
   - 胚腫 (胚細胞腫瘍)*〔germinoma (germ cell tumor)〕

2) まれ
   - 転移性腫瘍*(metastasis)
   - 悪性リンパ腫*(malignant lymphoma)
   - 鞍上部くも膜囊胞 (suprasellar arachnoid cyst)
   - 類表皮囊胞 (epidermoid cyst)
   - 脂肪腫 (lipoma)
   - 視床下部過誤腫 (hypothalamic hamartoma)
   - 神経下垂体顆粒細胞腫 (granular cell tumor of the neurohypophysis)
   - 下垂体細胞腫 (pituicytoma)
   - 腺性下垂体の紡錘形膨大細胞腫 (spindle cell oncocytoma of the adenohypophysis)

3) 腫瘍以外
   - 自己免疫性 (視床下部) 下垂体炎*〔autoimmune (infundibulo-) hypophysitis〕
   - 結核などの肉芽腫性疾患*(granulomatous disease)
   - 下垂体膿瘍*(pituitary abscess)
   - Langerhans 細胞組織球症*〔Langerhans cell histiocytosis (LCH)〕
   - サルコイドーシス*(sarcoidosis)
   - 動脈瘤 (aneurysm)
   - ヘモクロマトーシス (hemochromatosis)

＊神経下垂体を侵しやすい病態

価には，MDCT も有用である．MDCT はトルコ鞍底部の骨構造の状況を判断可能なだけでなく，腫瘍境界の描出にも優れている[221]．

　下垂体腺腫が鞍上部に進展すると，鞍隔膜の部分でくびれができ，"雪だるま"あるいは"8の字"状を呈する．視交叉は通常，前上～上方に圧排され菲薄化する．視神経は引き延ばされ，腫瘍の前側壁に沿って走行する．時に，視神経が短く視交叉が腫瘍の前面を覆うことがある．prefixed chiasm とよばれ，開頭時の手術操作を困難にする．

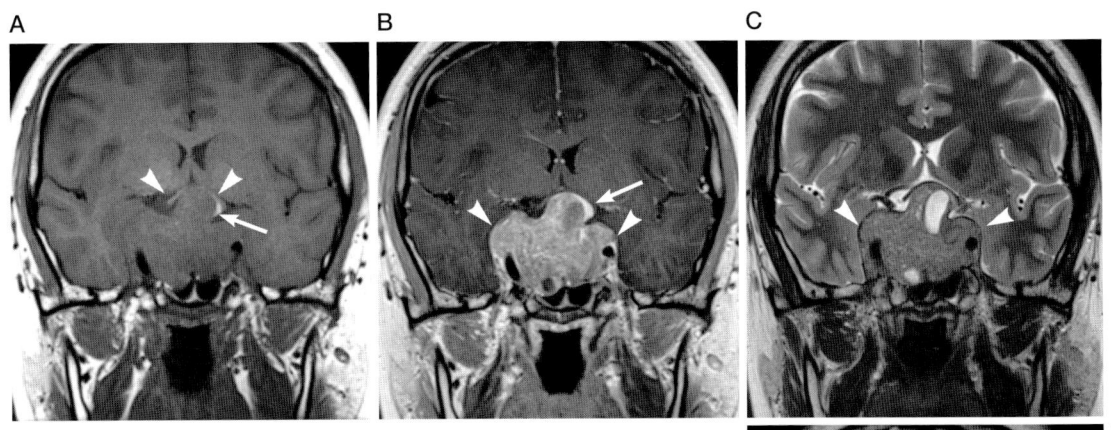

図 3-138 下垂体巨大腺腫(30 歳台男性)

A：T1 強調冠状断像，B：造影 T1 強調冠状断像，C：T2 強調冠状断像，D：T2 強調冠状断像(治療後)　頭痛，視力・視野障害，PRL 著明高値を認めた．鞍上部に進展した腫瘍により，視交叉が頭側に圧排され，偏位している(▶)．腫瘍の左上部には T1 強調像で高信号がみられる(A，→)．同部位は造影剤投与により強く増強されており，異所性後葉と判断される(B，→)．腫瘍は両側海綿静脈洞内にも進展している(B, C，▶)．内分泌療法(カバサールを使用)により，腫瘍は著明に縮小し，低信号化している(D，→)

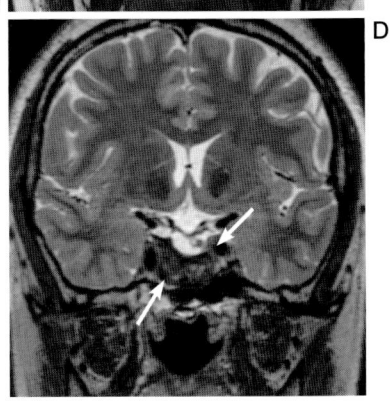

BOX 3-47　海綿静脈洞病変(cavernous sinus lesion)の鑑別診断

1) 腫瘍性病変
    - 下垂体腺腫(pituitary adenoma)の海綿静脈洞浸潤
    - 髄膜腫(meningioma)
    - 神経鞘腫(neurinoma)
    - 転移性腫瘍(metastatic tumor)
    - 鼻咽頭癌(nasopharyngeal carcinoma)の頭蓋底浸潤
    - 悪性リンパ腫(malignant lymphoma)
    - 脊索腫(chordoma)
    - 軟骨腫(chondroma)
    - 軟骨肉腫(chondrosarcoma)
    - 海綿状血管腫(cavernous angioma of the cavernous sinus)
    - 形質細胞腫(plasmacytoma)

2) 炎症性病変
    - Tolosa-Hunt 症候群

3) 血管性病変
    - 内頸動脈海綿静脈洞瘻(carotid-cavernous fistula)
    - 海綿静脈洞部動脈瘤(cavernous carotid aneurysm)

4）機能性腺腫　functioning adenoma
① 病態と臨床

　機能性腺腫は臨床症状が早期にみられ，微小腺腫の段階で発見されることが多い．機能性下垂体腺腫の約40〜50％がプロラクチノーマであり，GH産生腺腫が20％，ACTH産生腺腫が20％を占める．GH産生腺腫は男性に多く，巨人症や末端肥大症を起こす．ACTH産生腺腫は女性に多い腺腫で，Cushing症候群やNelson症候群を発症するが，無症状のものもある．TSH産生腺腫やFSH/LH産生腺腫は比較的まれである．正常PRLレベルは20〜25 ng/mL以下であり，100 ng/mL以上の値を示す多くの例，200 ng/mL以上ではほとんどがプロラクチノーマである．

② MRI所見

　微小腺腫の検出にはダイナミックMRIが有用である．微小腺腫はT1強調像では低信号，T2強調像では等〜高信号を呈することが多いが，正常下垂体前葉とのコントラストは不十分である．ダイナミックMRIで造影早期相を撮像することにより病変の検出が容易となり[215]，下垂体微小腺腫の20〜30％はダイナミックMRIのみで検出可能である（図3-139 C）．GH産生腺腫ではT2強調像で低信号を示しやすい[222]．前葉のホルモン分泌細胞は前葉の外側部にGHおよびPRL分泌細胞が，内側部にTSH，ACTH，FSH/LH分泌細胞が分布するため，特定の機能性腺腫が疑われている場合には微小腺腫の局在診断の参考となる．

5）異所性下垂体腺腫　ectopic pituitary adenoma

　まれにトルコ鞍外のみに下垂体腺腫がみられることがある．蝶形骨洞，斜台，海綿静脈洞での報告があり，腺性下垂体の原基であるRathke囊が原始口腔から上行する際に遺残した細胞に由来する．鞍上部に限局した下垂体腺腫がみられることがあるが，これは下垂体漏斗の前面に存在する腺性下垂体の隆起葉（pars tuberalis）に由来する下垂体腺腫である（図3-140）．

6）下垂体卒中　pituitary apoplexy

　下垂体腺腫内に出血や梗塞が起こると，腺腫の容積が急激に増大する．周囲構造物の圧迫と急性副腎不全を呈し，下垂体卒中とよばれる[223]．突然の激烈な頭痛や意識障害・ショック，視力・視野障害，眼球運動障害などで発症する．副腎皮質ステロイドの投与を要し，緊急手術が必要な場合もある．発症1週間以内に減圧すれば，視力の回復は良好である．MRIの発達により，臨床症状を示さない出血性下垂体腺腫（subclinical pituitary apoplexy）もしばしば発見される．ブロモクリプチンやエストロゲンの投与中，ホルモン負荷テスト中に発症する例もある．

　MRIでは出血の時期によりさまざまな信号を示す（図3-141）．亜急性期の血腫はT1強調像で高信号を呈することが多く，囊胞や壊死性変化との鑑別が容易である．急性期の下垂体卒中では，トルコ鞍に接する蝶形骨洞粘膜にしばしば肥厚がみられる（図3-141 B）[224]．急性期の出血はCTで高吸収として検出されることがある．

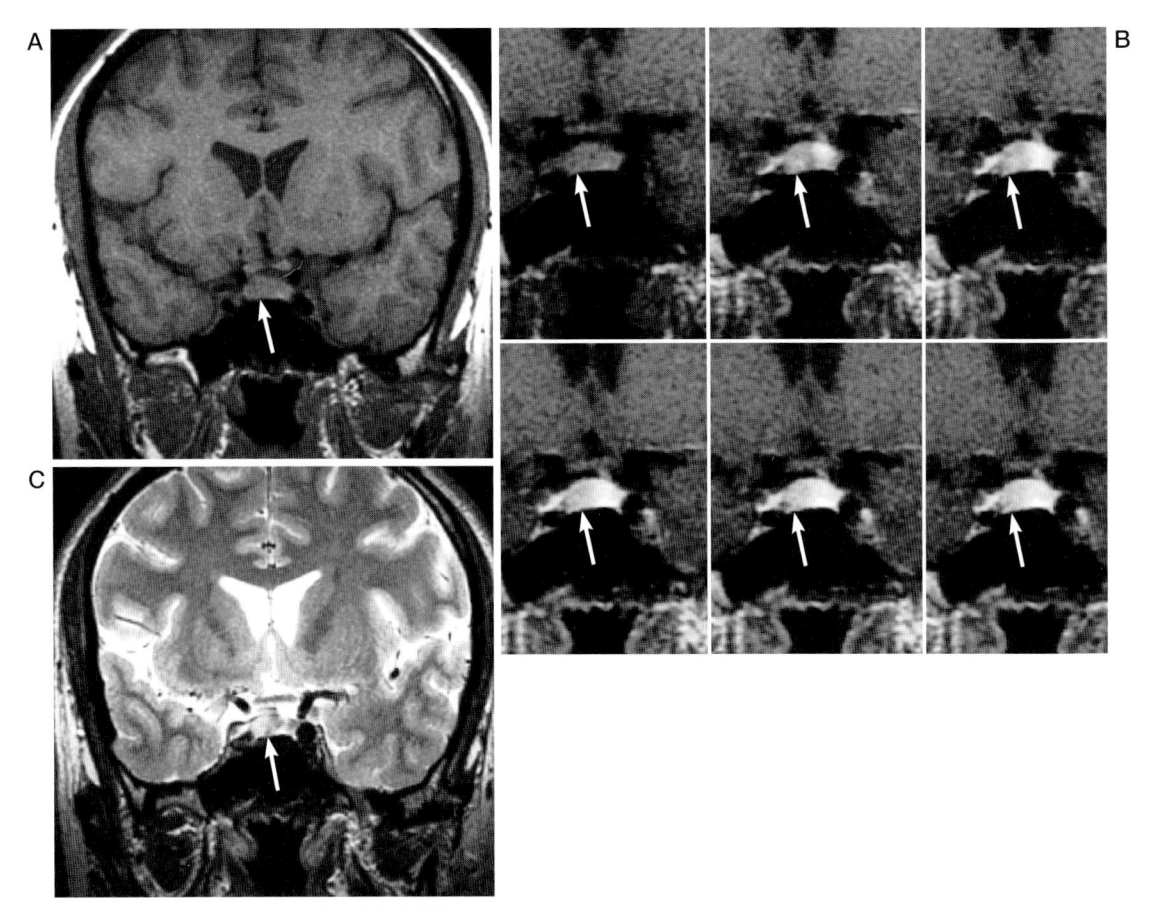

図3-139 下垂体微小腺腫(20歳台女性)
A：T1強調冠状断像，B：T2強調冠状断像，C：ダイナミックMRI　乳汁分泌・PRL高値を示した．T1強調冠状断像(A)およびT2強調冠状断像(B)では病変の指摘が困難である(→)．ダイナミックMRI(C)を行うことにより，比較的早期に造影を受ける正常下垂体と，造影が遅れる微小腺腫(→)との間に明瞭なコントラスト差が描出される．

図3-140 隆起葉(pars tuberalis)発生の下垂体腺腫(20歳台男性)
T1強調矢状断像　頭部外傷で撮影されたCTで異常を指摘された．PRL高値あり．T1強調矢状断像でトルコ鞍上部に下垂体腺腫を認める(▶)．腫瘍の下方に正常な形態を保つ下垂体前葉がみられる(→)．

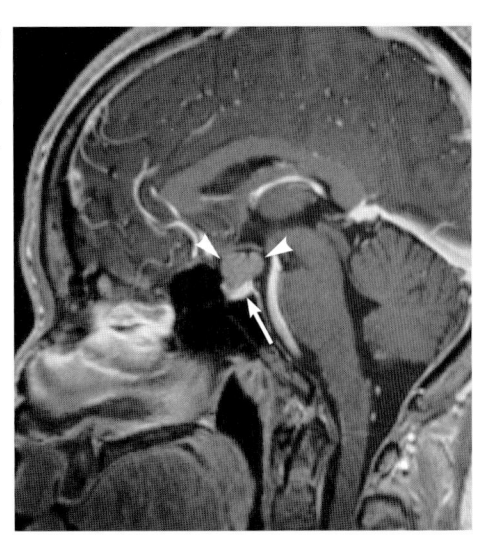

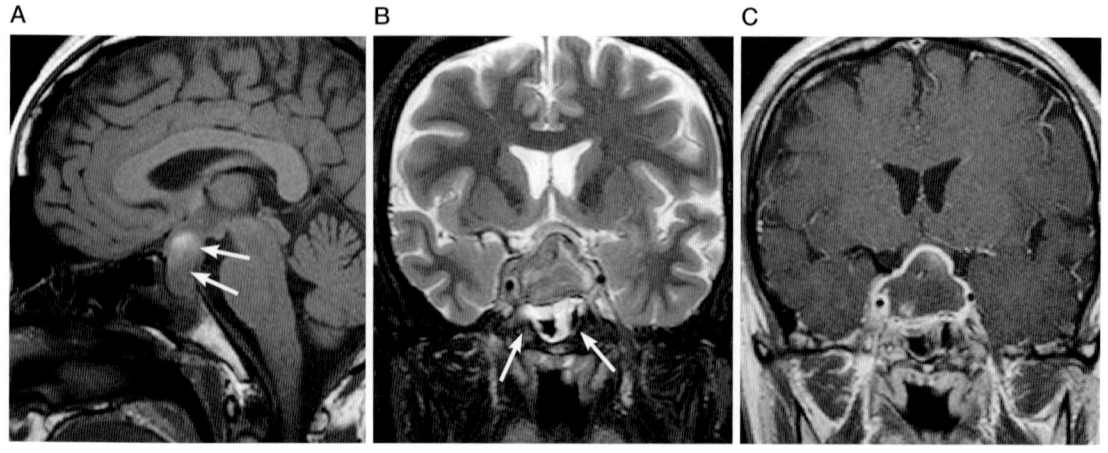

図 3-141　下垂体卒中(40 歳台女性)
A：T1 強調矢状断像，B：T2 強調冠状断像，C：造影 T1 強調冠状断像　突然の頭痛・吐き気，眼球運動障害で発症した．T1 強調矢状断像(A)では，鞍内から鞍上部に進展する占拠性病変がみられ，内部に高信号を伴っている(A，→)．T2 強調冠状断像(B)では，蝶形骨洞粘膜の肥厚がみられる(→)．造影剤投与(C)では辺縁部のみが増強される．

7) Rathke 囊胞　Rathke's cleft cyst
① 病態と臨床
　胎生期 Rathke 囊上皮遺残から生じる先天性の良性囊胞性病変である．剖検例の 2〜26％に認められ，多くは無症候性で治療は不要である．まれに視交叉圧排による視力障害や，下垂体柄への圧迫による軽度の高プロラクチン血症などをきたす．
　典型的には下垂体前葉と後葉の間，ほぼ正中に造影されない囊胞として認識される．症候性のものでは，トルコ鞍内に限局するものもみられるが，鞍内から鞍上部にかけてみられる場合が最も多い．まれに，鞍上部のみの囊胞として認められることがある．

② MRI 所見
　囊胞内容の信号強度はムチン含有の多寡によりさまざまである．T1 強調像で等〜高信号，T2 強調像で等〜低信号を呈する．脳脊髄液と同様の信号を呈する場合もあり，くも膜囊胞との鑑別が問題となる．囊胞内容の信号強度は頭蓋咽頭腫など他の腫瘍性囊胞との鑑別点にならない．Rathke 囊胞内には，しばしばコレステロールと蛋白を多く含んだ小結節がみられる．T1 強調像で高信号，T2 強調像で低信号を呈し，造影されない小結節として認められ，診断に有用である[225](**図 3-142**)．Rathke 囊胞には造影剤による増強効果はみられない．辺縁が薄く造影されることがあるが，圧迫された正常下垂体である．ダイナミック MRI で早期濃染を示し，頭蓋咽頭腫や囊胞変性をきたした腺腫などとの鑑別に有効である[226]．充実成分や囊胞壁の石灰化は通常みられない．

8) 頭蓋咽頭腫　craniopharyngioma
① 病態と臨床
　胎生期 Rathke 囊上皮遺残から生じる腫瘍で，全頭蓋内腫瘍の 1.2〜4.6％を占める．頭痛や，視交叉圧排による視力障害，下垂体・視床下部の圧迫に伴う内分泌障害をきたす．

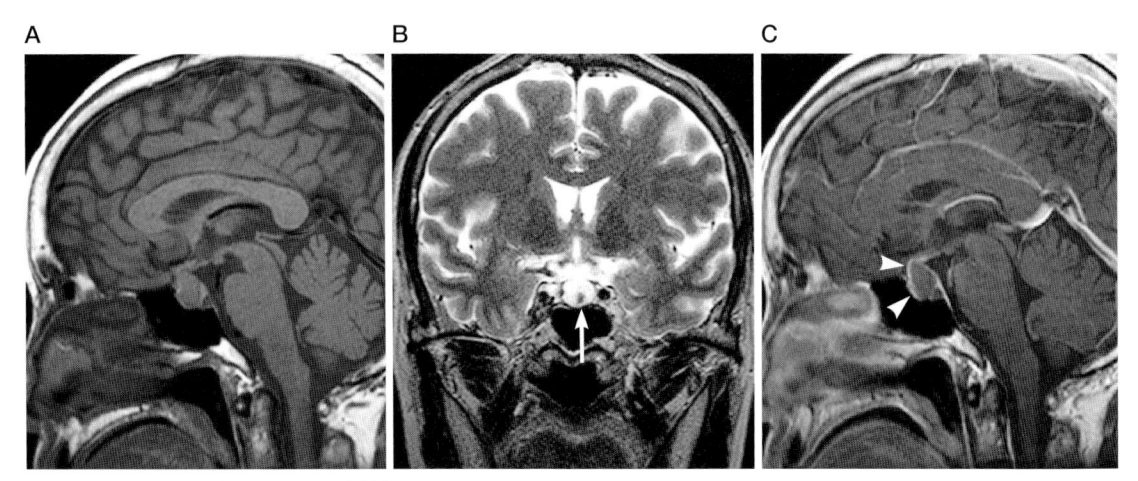

図 3-142　Rathke 嚢胞(60 歳台女性)
A：T1 強調矢状断像，B：T2 強調冠状断像，C：造影 T1 強調矢状断像　多飲・多尿，頭痛のため，精査を行った．T1 強調矢状断像(A)ではトルコ鞍内から一部鞍上部に突出する，脳脊髄液より軽度高信号を示す病変がみられる．T2 強調冠状断像(B)において，嚢胞構造内に 5 mm 弱の低信号結節がみられ(→)，intracystic nodule に対応する所見と考えられる．内部に造影効果は認めない(C)．下垂体前葉は腹側に圧排され，菲薄化している (C，▶)．

しばしば尿崩症を伴う．組織学的には WHO grade I の良性腫瘍である．明らかな性差は認められない．

　組織学的にはエナメル上皮型(adamantinomatous type)と乳頭型(papillary type)に分類される．いずれの年齢層においてもエナメル上皮型の頻度が高く[227]，20 歳未満では，ほとんどがエナメル上皮型である．エナメル上皮型は 10 歳前後と 50 歳前後に二峰性のピークがみられ，乳頭型は 50 歳前後に小さなピークがみられる．

② MRI 所見

　典型的には，石灰化を伴う鞍内から鞍上部腫瘍として認められる．鞍内に限局することは少なく，蝶形骨洞進展などの鞍下進展はきわめてまれである．エナメル上皮型は，嚢胞成分優位で石灰化を伴い，分葉状形態を呈する．嚢胞内容はコレステロールやトリグリセリド，メトヘモグロビンなどを反映して，T1 強調像で高信号を呈する(図 3-143)．乳頭型は，充実成分優位で石灰化を伴わず，球形を呈する[228](図 3-144)．嚢胞成分が存在する場合，嚢胞内容は壊死を反映して T1 強調像で低信号を呈する．石灰化はいずれの組織型でも認められるが，エナメル上皮型でより頻度が高い(約 90％)．組織型によらず嚢胞壁や充実成分は造影剤により増強され，Rathke 嚢胞との鑑別点となる．腫瘍と接する視索の浮腫が約半数に認められ，髄膜腫や下垂体腺腫との鑑別に役立つ[229](図 3-144 B)．

9) 胚　腫　germinoma
① 病態と臨床

　胚細胞腫瘍(germ cell tumor)は生殖器原発のきわめて多彩な組織を呈する腫瘍群の総称であり，primordial germ cells(原生殖細胞)と考えられている．中枢神経原発胚細胞腫瘍も，病理組織学的，生物学的に生殖器あるいは他臓器に発生する胚細胞腫瘍とほぼ同様

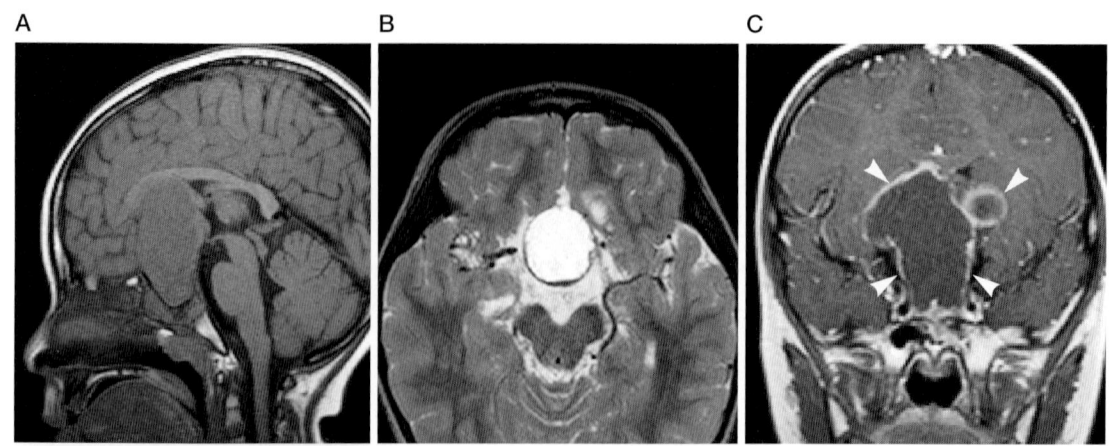

図 3-143 エナメル上皮型頭蓋咽頭腫(7 歳女児)
A：T1 強調矢状断像，B：T2 強調像，C：造影 T1 強調冠状断像，D：造影 CT　視力障害のために来院した．トルコ鞍内から鞍上部に分葉状に進展する巨大な囊胞性病変を認める．辺縁に充実性成分を伴い，増強効果が認められる(C，▶)．CT(D)では辺縁部に石灰化が認められる(▶)．

の性質を示す．

　思春期に多いが，10 歳以下の小児にも発生する．約 50% が松果体，30% が鞍上部に発生し，そのほか基底核などにも好発する．鞍上部および基底核発生例では胚腫が多く，それ以外の組織型はおもに松果体にみられる．松果体や基底核発生例はほぼ全例が男性であるのに対し，鞍上部ではほぼ男女同率である．鞍上部の胚腫は神経下垂体と総称される視床下部・下垂体柄・下垂体後葉に病変の主座があり，神経下垂体胚腫(neurohypophyseal germinoma)とよばれる．高率に尿崩症を伴い，松果体や脊髄などに同時性(synchronous tumor)，異時性(metachronous tumor)に病変を認める場合がある．松果体や視床下部発生例では思春期早発症を伴うことがある．

　胚細胞腫瘍では，脳脊髄液や血液の腫瘍マーカーが診断の助けになる．絨毛癌ではヒト絨毛性性腺刺激ホルモン(HCG)が著明な高値(10,000 ng/mL 前後)となり，胎児性癌でも上昇する．胚腫でも精度の高い検査法を用いればほとんどの例で陽性となる．卵黄囊癌では α-フェトプロテイン(AFP)が高値を示す．胎児性癌では AFP や HCG が高値を示す場合がある．胚腫では髄液中の胎盤型アルカリホスファターゼ(placental alkaline phosphatase：PLAP)が高率に陽性となる．これらの腫瘍マーカーは治療効果の判定や再発の推定にも有用である．

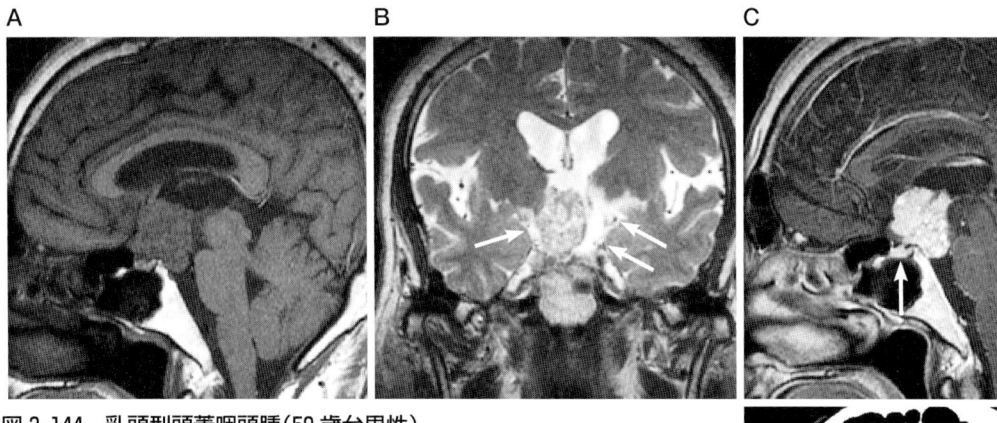

3.8 トルコ鞍近傍腫瘍と腫瘤性病変　219

図 3-144　乳頭型頭蓋咽頭腫（50歳台男性）
A：T1強調矢状断像，B：T2強調冠状断像，C：造影T1強調矢状断像，
D：単純CT　頭痛を主訴に来院した．トルコ鞍上部から橋前面にかけて T1強調像（A）で軽度低信号，T2強調像（B）で高信号，造影剤で比較的均一に増強される3 cm大の鞍上部腫瘤を認める．正常下垂体はトルコ鞍内に存在し，下垂体柄も描出される（C，→）．T2強調冠状断像では，腫瘍と接する脳実質内の視路に沿って，浮腫性変化と考えられる高信号域が認められる（B，→）．石灰化はみられない（D）．

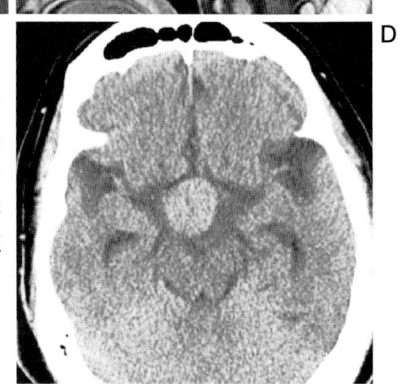

② MRI所見

　神経下垂体胚腫では単純CTで灰白質に比べ高吸収を呈し[230]，石灰化はきわめてまれである（図3-145 D）．全体に均一である場合が多いが，鞍上部に大きく進展した例や脳実質への浸潤がみられる例ではしばしば囊胞形成を伴う（図3-145 B）．MRIではT1強調像で灰白質と等信号，T2強調像で等～高信号を呈する例が多く，一般に均一で強い造影効果を示す．高率に尿崩症を合併し，T1強調像で後葉の高信号が消失する[230]（図3-145 A）．腫瘍が鞍内へ進展すると，下垂体前葉は前方あるいは下方に偏位する（図3-145 C）．

d. 神経組織由来の腫瘍

1）視神経・視床下部神経膠腫　optico-hypothalamic glioma
① 病態と臨床

　視神経交叉や視床下部付近から発生する神経膠腫は，小児における天幕（テント）上腫瘍の10～15％を占める．視床下部に発生する神経膠腫はしばしば前下方に進展し，視交叉から発生する視神経膠腫と区別がつきにくい．約2/3は組織学的に良性の毛様細胞性星細胞腫（pilocytic astrocytoma, WHO grade I）であり，長い経過をたどることが多い．外側膝状体や視放線など視交叉より後方に腫瘍進展が認められる症例では，病理学的には良性でも臨床的に予後不良となる．

　臨床症状としては視力障害が最も多い．ほかに，GH分泌不全から低身長をきたしたり，視床下部に関連した羸痩（るいそう），多動，多幸感，性早熟などを生じたりする．大

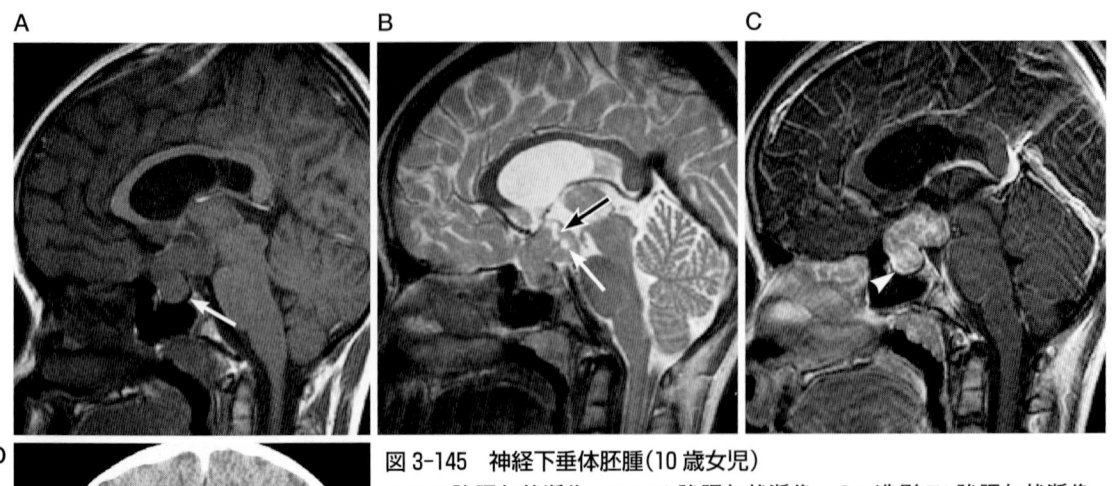

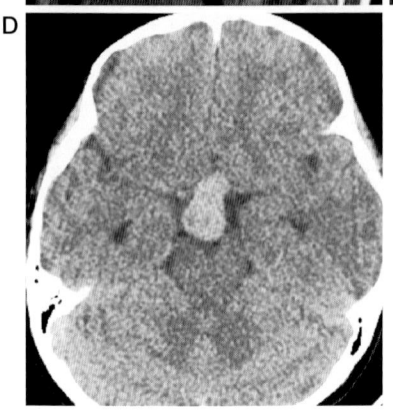

図3-145 神経下垂体胚腫(10歳女児)
A：T1強調矢状断像，B：T2強調矢状断像，C：造影T1強調矢状断像，D：単純CT 低身長，尿崩症を示した．トルコ鞍から鞍上部にかけて腫瘍性病変を認める．充実性部分はほぼ均一な信号強度を呈し，T1強調像(A)ではやや低信号，T2強調像(B)では灰白質とほぼ等信号を呈する．鞍上部に突出した部分の内部に小囊胞が複数みられる(B，→)．下垂体柄が著明に肥厚しており，後葉の高信号は消失している(A，→)．尿崩症に合致する所見である．造影により腫瘍は不均一に強く造影され(C)，下垂体前葉はトルコ鞍の腹側底部に圧排され菲薄化している(▶)．単純CT(D)で脳実質に比べ高吸収を示す(D)．石灰化はみられない．

きな腫瘍では第三脳室やMonro孔圧迫などによる閉塞性水頭症をきたす．

神経線維腫症1型(neurofibromatosis type 1：NF1)の家族歴を有する症例が約20〜50%で認められ，NF1をもつ患者では15〜20%の頻度で視神経膠腫が認められる．7歳未満が圧倒的多数を占め，平均4〜5歳である．NF1に伴って発生した神経膠腫のほうが，孤発例より臨床経過がよい．

② MRI所見

大半はT1強調像で低信号，T2強調像で著明な高信号を呈する(図3-146 A)．大きな腫瘍は充実部分と囊胞部分からなり，充実部分は通常，著明な造影効果を示す(図3-146 B)．出血や石灰化はまれである．

おもに2歳未満の乳幼児の視床下部・視交叉部にみられる毛様細胞性星細胞腫類似の腫瘍として，毛様粘液性星細胞腫(pilomyxoid astrocytoma)があり，画像所見も類似する[231]．病理学的には腫瘍細胞が豊富な粘液性基質を伴って増殖することが特徴であり，MRIではT2強調像で著明な高信号を呈し，強く造影を受ける．術後再発や脳脊髄播種による死亡例がみられる．

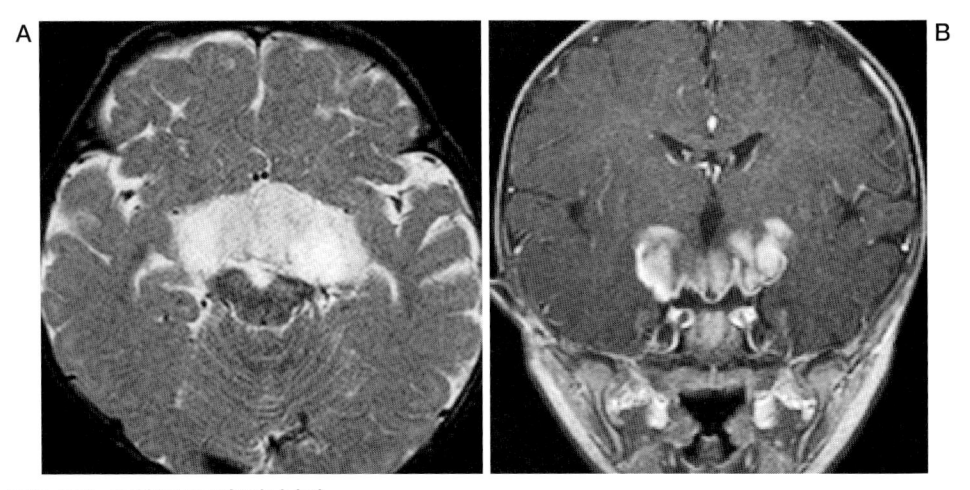

図 3-146　視神経膠腫(7 歳女児)
A：T2 強調像，B：造影 T1 強調冠状断像　視力低下のために来院した．鞍上部の視路に沿って広がる腫瘤性病変を認める．T2 強調像(A)で強い高信号を呈し，不均一な造影効果を伴う(B)．CT で石灰化はみられなかった．

2) 視床下部過誤腫　hypothalamic hamartoma
① 病態と臨床

　先天性の形成異常であり，病理学的には灰白質と類似する．真の意味での腫瘍性病変ではない．視床下部に限局する無茎性のタイプ(sessile type)と，灰白隆起から鞍上槽に突出する有茎性のタイプ(pedunculated type)がある[232]．無茎性のタイプは部分てんかん(笑い発作など)で発症し，薬物に抵抗性である．手術はてんかんのコントロールに有効である．有茎性のタイプはゴナドトロピン放出ホルモン(GnRH)を分泌し，思春期早発症で発症する．手術で比較的安全に摘出されるが，しばしば内分泌異常が残存し，ホルモン療法が試みられる．いずれのタイプも小児期に発症することが多い．合併奇形として脳梁無形成，眼奇形，異所性灰白質などがみられる．

② MRI 所見

　典型例ではすべての撮像法で灰白質と等信号を示し，増強効果はみられない(図3-147)．T2 強調像では軽度高信号を示すこともある．サイズの大きなものは変性や出血などにより不均一な信号を示すことがあり，神経膠腫との鑑別が難しくなる．病変が比較的小さな場合には，通常の検査で検出できないことがある．特徴的な症候(笑い発作，思春期早発症)がみられる場合には，視床下部付近を丁寧に検索する必要がある．

e. 髄膜，海綿静脈洞由来の腫瘍

1) 傍鞍部髄膜腫　parasellar meningioma
① 病態と臨床

　傍鞍部髄膜腫は全髄膜腫の 5～10％程度を占め，蝶形骨縁，鞍結節，鞍背，鞍隔膜，海綿静脈洞から発生するものを含む．解剖学的に視神経や視交叉，内頸動脈，海綿静脈洞と

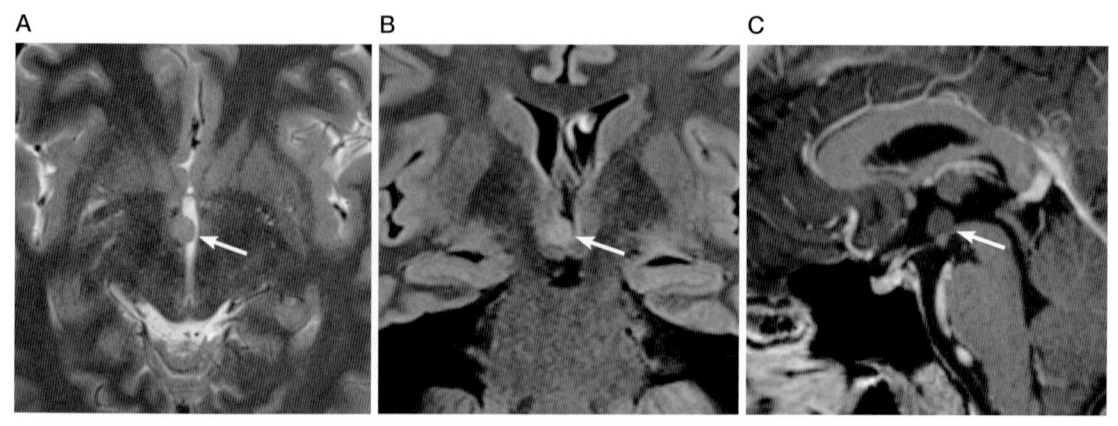

図 3-147　視床下部過誤腫（20 歳台男性）
A：T2 強調像，B：FLAIR 冠状断像，C：造影 T1 強調矢状断像　幼少期より笑い発作がみられた．右視床下部から半球状に突出する結節を認める．T2 強調像（A）および FLAIR 像（B）では皮質に比べて軽度高信号を示す（A, B，→）．増強効果は認められない（C，→）．

いった重要な構造に近接するため，術前診断の際には周囲の神経や動静脈との関係を明らかにすることが重要である．鞍結節部の髄膜腫は視神経に近接して発生するため，片側性の強い視力障害をきたしやすい．

② MRI 所見

髄膜腫本体の画像所見は，他の部位の髄膜腫と同様である．典型的には，硬膜に広く付着する腫瘍として認められ，均一で強い増強効果を示す．硬膜に近接する部分では硬膜の線状の造影効果（dural tail sign）が認められ，診断に有用である（図 3-148 C）．周囲脳実質の浮腫は一般に乏しい．

トルコ鞍内に進展する場合であっても，通常は正常下垂体が同定可能であり，特徴的な画像所見と合わせて診断は比較的容易である．内頚動脈を取り囲んで全周性の狭小化をきたすことがあり，海綿静脈洞浸潤をきたした下垂体腺腫との鑑別ポイントのひとつとなる（図 3-148 D）．腫瘍付着部では，しばしば反応性骨硬化（hyperostosis）を伴う．鞍結節部髄膜腫や蝶形骨縁髄膜腫では，腫瘍の接する副鼻腔の含気部が火傷の水ぶくれのように頭蓋内腔方向に膨隆する場合があり，これを水疱状骨変化（blistering）とよぶ．

2）三叉神経鞘腫　trigeminal neurinoma

三叉神経の髄鞘を形成する Schwann 細胞を起源とした良性腫瘍である．頭蓋内神経鞘腫としては聴神経鞘腫に次いで多い．Meckel 洞内の Gasser（ガッセル）神経節近傍から発生し，三叉神経痛や三叉神経支配域の感覚障害で発症する．

MRI では，三叉神経の走行に沿って Meckel 洞から脳底槽に突出する類円形，分葉状の腫瘍として描出される．T1 強調像で低〜等信号，T2 強調像で高信号を示し，造影剤により強く増強される（図 3-149）．しばしば嚢胞形成がみられる．石灰化はまれである．脳神経に神経鞘腫が多発した例では，神経線維腫症 2 型（NF2）を考慮する．

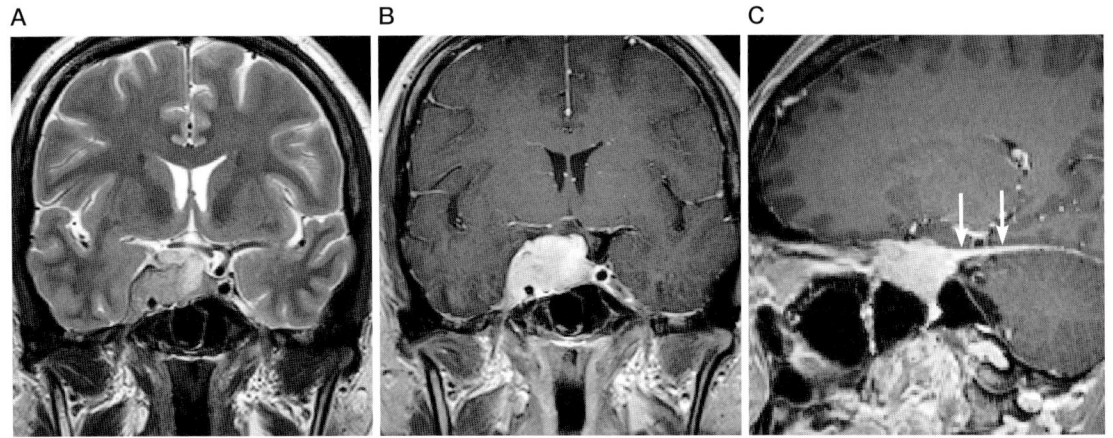

3.8 トルコ鞍近傍腫瘍と腫瘤性病変 223

図 3-148 傍鞍部髄膜腫(40 歳台女性)
A：T2 強調冠状断像，B：造影 T1 強調冠状断像，C：造影 T1 強調矢状断像，D：MRA　右眼瞼下垂で発症した．右海綿静脈洞を主座としてトルコ鞍内に進展する腫瘤性病変を認める．T2 強調像(A)では相対的に低信号で，強く造影される(B, C)．造影 T1 強調矢状断像(C)において，小脳天幕(テント)に沿った増強効果(dural tail sign)がみられる(C →)．右内頸動脈には encasement による狭窄がみられる(D, →)．

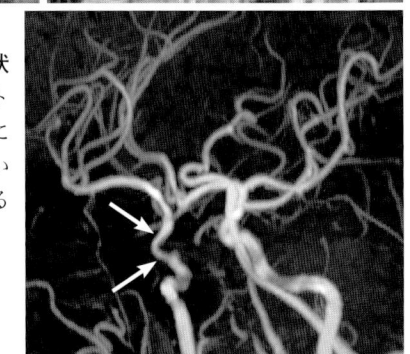

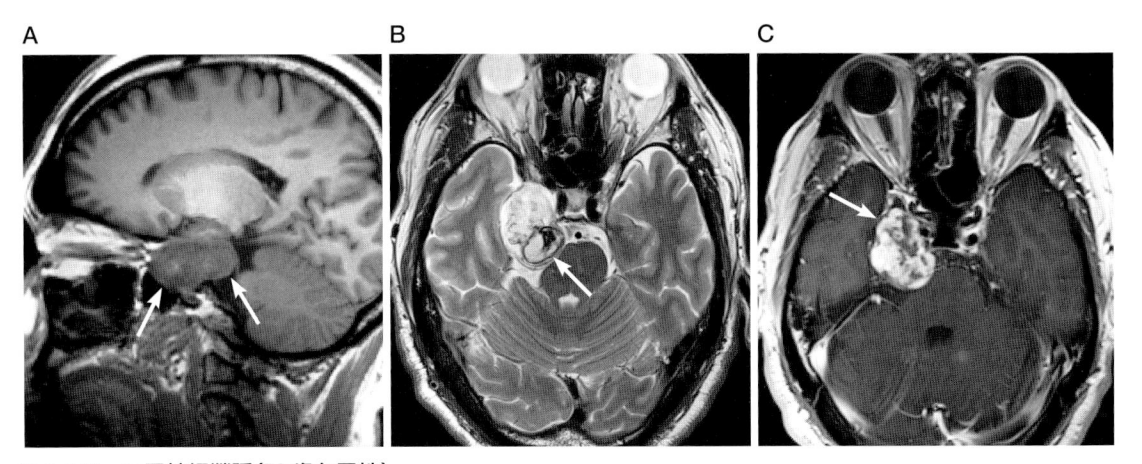

図 3-149 三叉神経鞘腫(50 歳台男性)
A：T1 強調矢状断像，B：T2 強調像，C：造影 T1 強調像　三叉神経痛で発症した．Meckel 腔に沿って進展する腫瘤性病変を認める(A, →)．T2 強調像(B)では，腫瘍内に出血を示唆する不均一な低信号域を認める(→)．辺縁部優位の不均一な増強効果がみられる(C, →)．

3）海綿状血管腫　cavernous angioma of the cavernous sinus

中年女性に好発し，海綿静脈洞に接して中頭蓋窩に広がる腫瘤を形成する．MRI では，T1 強調像で低〜等信号，T2 強調像では著明な高信号を呈する．造影剤投与により強く増強されるが，肝の海綿状血管腫のように徐々に造影効果が広がる(filling in)[233]．

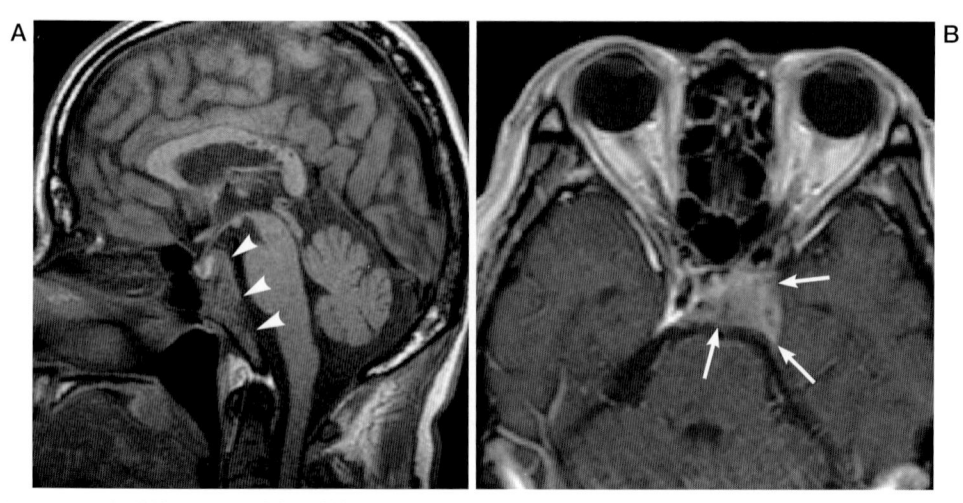

図 3-150　転移性腫瘍（60 歳台男性）
A：T1 強調矢状断像，B：造影 T1 強調像　複視が出現し来院した．前立腺癌の既往がある．骨転移により斜台はびまん性に信号異常を呈する（A，▶）．腫瘍は斜台から左海綿静脈洞へ進展しており（B，→），外転神経麻痺の原因と考えられる．

f. その他の腫瘍

1）転移性腫瘍　metastasis

担癌患者の剖検例では 1～10% で下垂体部への転移が発見されるが，臨床症状を呈するものはまれである．鞍背や斜台などに生じた近傍の骨転移巣が下垂体に進展することもある（図 3-150）．後葉を侵しやすい傾向があり，しばしば尿崩症を呈する．前葉機能不全や海綿静脈洞進展による脳神経症状，視神経の圧排による視力・視野障害をきたす場合もある．男性では肺癌，女性では乳癌の頻度が高い．

MRI では下垂体後葉，下垂体柄や視床下部周囲に造影剤による増強効果を示す腫瘤を形成する．神経下垂体を侵した場合は，中枢性尿崩症を反映して T1 強調矢状断像で後葉の高信号が消失する[234]．

2）悪性リンパ腫　malignant lymphoma

中枢神経原発の悪性リンパ腫は，ほぼ全例が非 Hodgkin リンパ腫であり，その多くは diffuse type の B 細胞リンパ腫である．60 歳以上の高齢者に好発する．

単純 CT では細胞密度の高さを反映して，等～高吸収を呈し，MRI では T2 強調像でやや低～等信号を示す．均一に造影され，壊死が少ない．石灰化や出血は極めてまれである．髄膜病変はおよそ 3 割に認められる．視床下部や下垂体柄近傍に病変がみられる場合には尿崩症を呈することがある．この場合，T1 強調像で後葉の高信号が消失する（図 3-151）．

3）神経下垂体顆粒細胞腫　granular cell tumor of the neurohypophysis

神経下垂体に存在する pituicyte（後葉細胞）から発生する極めてまれな良性腫瘍であり，WHO grade I に分類される[227]．好酸性顆粒状の豊富な原形質を有する大型卵円形の細胞

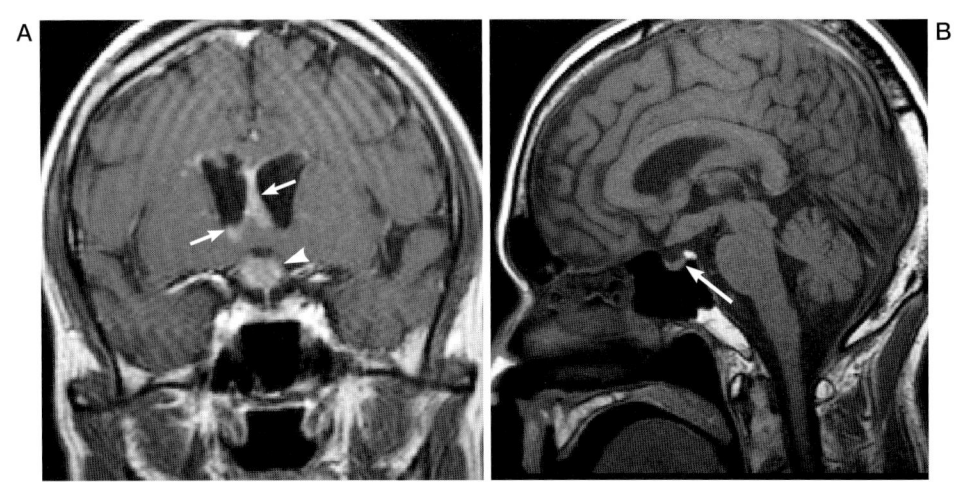

図 3-151　悪性リンパ腫(60 歳台男性)
A：造影 T1 強調冠状断像，B：T1 強調矢状断像　頭痛，尿崩症で発症した．鞍上部に腫瘤性病変が認められ，均一に強く造影されている(A，▶)．T1 強調矢状断像(B)では，尿崩症を反映して下垂体後葉の高信号が消失している(→)．拡大した側脳室壁に播種性病変を示す増強効果が散見される(A，→)．

からなり，グリア線維性酸性蛋白(GFAP)は陰性である．40〜50 代の成人に好発し，やや女性に多い．後葉細胞から発生するが，尿崩症の頻度は低い(5%)．

画像所見の報告は少ないが，境界明瞭な分葉状腫瘤で，MRI 造影剤により強く増強される．壊死や囊胞変性，石灰化はまれである．増大はゆっくりで，浸潤傾向に乏しい．単純 CT で高吸収を示す[235]．下垂体を巻き込む場合は下垂体腺腫，鞍上部主体の場合は，乳頭型頭蓋咽頭腫や髄膜腫などが鑑別の対象となるが，術前の診断は困難である．

4) 下垂体細胞腫　pituicytoma

WHO grade Ⅰ に分類される良性腫瘍であり，low-grade glial tumor と定義され，GFAP は陽性である[227]．神経下垂体顆粒細胞腫と同様，神経下垂体に存在する pituicyte から発生するが，尿崩症を呈することはまれである(3%)．40〜60 代の成人に好発する．性差はみられない．

境界明瞭な分葉状腫瘤で，MRI 造影剤により均一に造影される．壊死や囊胞変性，石灰化はまれである[235]．画像所見も神経下垂体顆粒細胞腫と類似しており，術前診断は困難なことが多い．

5) 腺性下垂体の紡錘形細胞オンコサイトーマ　spindle cell oncocytoma of the adenohypophysis

2002 年に独立した腫瘍として提唱された下垂体前葉から発生する非内分泌腫瘍であり，WHO grade Ⅰ に分類される[227]．発症年齢は平均 60 歳である．MRI では境界明瞭な鞍内・鞍上部腫瘤としてみられるが，海綿静脈洞やトルコ鞍底への浸潤例もみられる[235]．造影剤により良好に増強され，臨床的にも画像的にも下垂体腺腫と区別困難である．

g. 腫瘍以外の腫瘤性病変

1）自己免疫性（視床下部）下垂体炎　autoimmune (infundibulo) hypophysitis
① 病態と臨床

　下垂体領域へのリンパ球の浸潤により組織破壊をきたし，さまざまな程度の下垂体機能異常をきたす自己免疫性疾患である．慢性甲状腺炎などの自己免疫性疾患の合併や抗下垂体抗体陽性例がしばしばみられる．病変の部位により，リンパ球性下垂体前葉炎(lymphocytic adenohypophysitis)，リンパ球性漏斗下垂体後葉炎(lymphocytic infundibulo-neurohypophysitis)に大別される．病変が両者に及ぶ場合にはリンパ球性汎下垂体炎(lymphocytic panhypophysitis)とよぶ．リンパ球性下垂体前葉炎は，炎症の主座が前葉に存在し，前葉機能低下がみられる．80〜90%前後は女性で，多くは閉経前，特に妊娠後期から産褥期に発症する．ステロイド投与により縮小し，自然寛解もしばしばみられる．リンパ球性漏斗下垂体後葉炎は，尿崩症で発症し，炎症の主座は下垂体柄・後葉に存在する[236]．男女ほぼ同程度に発症する．40代前後に好発するが，小児から高齢者まで幅広く報告されている．ステロイドによく反応するが，尿崩症は炎症の消退後も持続する．

　生検でリンパ球浸潤が主体のものは，リンパ球性下垂体炎(lymphocytic hypophysitis)とよぶが，肉芽腫病変や泡沫化組織球の細胞浸潤を認める場合は，肉芽腫性下垂体炎(granulomatous hypophysitis)，黄色腫性下垂体炎(xanthomatous hypophysitis)とよばれる．下垂体炎の確定診断には組織診が必要だが，典型的な臨床経過，画像所見を呈する場合には侵襲的な生検を行わずにしばしば臨床的に診断される．

② MRI所見

　リンパ球性下垂体前葉炎ではMRIにて下垂体の腫大がみられ，強く造影を受ける．鞍上部への進展も半数以上で認める．リンパ球性漏斗下垂体後葉炎ではびまん性の下垂体柄腫大が特徴的であり，下垂体柄は強く造影を受けるとともに，尿崩症を反映してT1強調像での後葉高信号が消失する（図3-152）．下垂体炎では炎症細胞の浸潤を反映して，dynamic studyを行うと下垂体の造影がしばしば遷延する[237]．慢性期では線維化により病変の周囲がT2強調像で低信号を示すことがある(parasellar T2 dark sign)[238]．下垂体炎の1/3程度にしかみられないが，特異性の高い所見であり，他疾患との鑑別に有用である．

2）IgG4関連下垂体炎　IgG4-related hypophysitis

　IgG4関連疾患はさまざまな臓器にIgG4陽性形質細胞の浸潤を認め，血清IgG4高値を特徴とする全身疾患である．自己免疫性膵炎や唾液腺のMikulicz病など多くの既存疾患の一部がIgG4関連疾患に含まれると考えられている．頭蓋内では肥厚性硬膜炎のほかに，下垂体にもIgG4陽性形質細胞の浸潤がみられることがあり，下垂体炎のおよそ30%程度がIgG4関連下垂体炎と報告されている[239]．発症時の平均年齢は60歳前後である．

　MRIでは下垂体の腫瘤形成や下垂体柄の肥厚がみられる．確定診断には下垂体病変から直接組織を採取してIgG4陽性細胞を確認するほかに，MRIでの下垂体炎を支持する画像所見（下垂体腫瘤や下垂体柄の肥厚）に加えて（図3-153），血清IgG4高値(135 mg/dL以上)かつステロイドへの良好な反応から臨床的に診断される場合もある[240]．

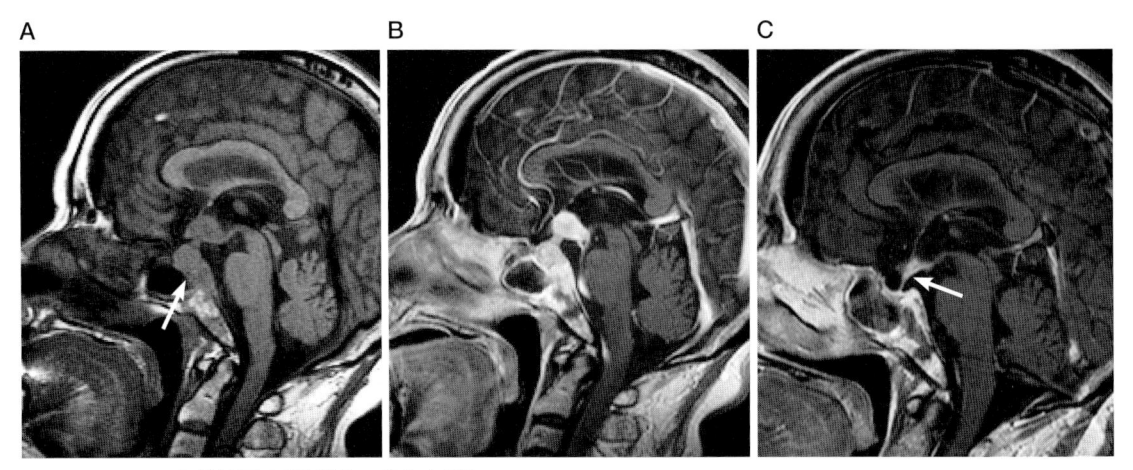

図 3-152　リンパ球性汎下垂体炎(70 歳台女性)
A：T1 強調矢状断像，B：造影 T1 強調矢状断像，C：造影 T1 強調矢状断像(加療後)　頭痛，眼瞼下垂，複視を主訴に来院した．トルコ鞍内から鞍上部に連続性に進展する腫瘤性病変を認める．T1 強調矢状断像(A)では後葉の高信号が消失し，斜台の硬膜に沿った進展も認められる(→)．造影により強く造影される(B)．ステロイド加療により，著明に縮小した(C, →)．

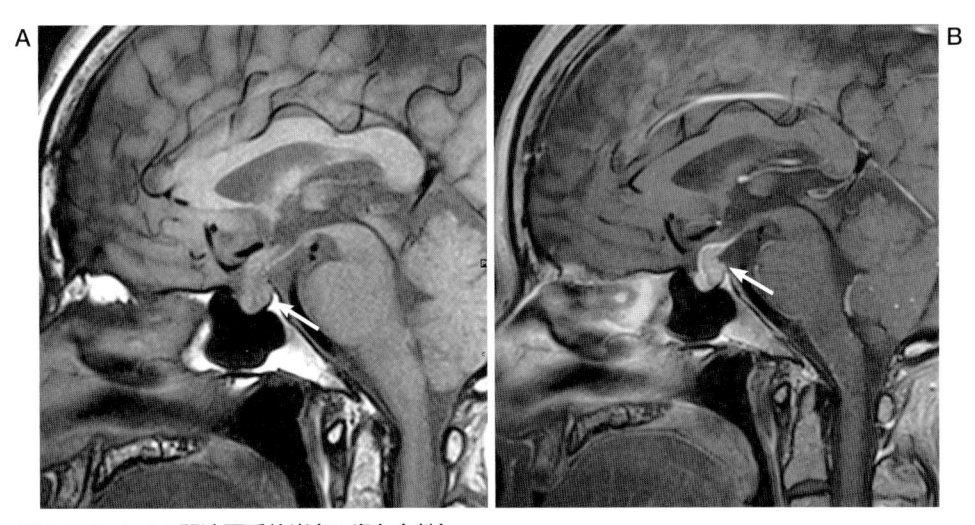

図 3-153　IgG4 関連下垂体炎(50 歳台女性)
A：T1 強調矢状断像，B：造影 T1 強調矢状断像　尿崩症で発症した．自己免疫性膵炎の既往があり，血清 IgG4 高値を認める．下垂体後葉の高信号が消失している(A, →)．造影にて下垂体後部から下垂体柄に増強効果の弱い軟部腫瘤を認める(B, →)．

3) 下垂体膿瘍　pituitary abscess

　正常腺組織に感染する原発性と，腺腫や Rathke 囊胞に感染する二次性の場合がある．感染経路として，血行性や髄膜炎からの波及，蝶形骨洞の炎症巣からの直接波及などがある．頭痛，発熱，尿崩症，下垂体前葉機能低下などを呈する．

　MRI では，T1 強調像で脳実質と等信号，T2 強調像で不均一な高信号を示し，造影剤

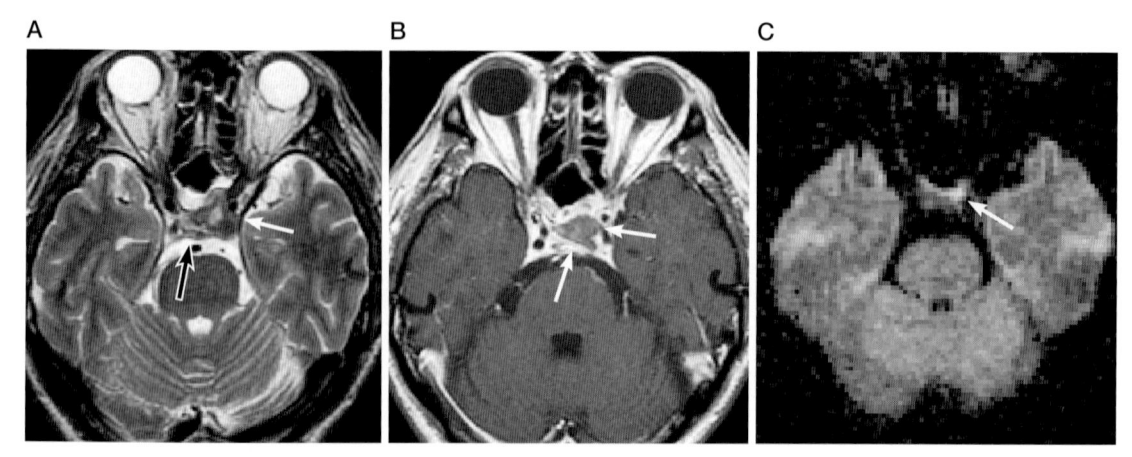

図 3-154 下垂体膿瘍(50 歳台男性)
A：T2 強調像，B：造影 T1 強調像，C：拡散強調画像　左眼瞼下垂，複視で発症した．T2 強調像(A)でトルコ鞍内左側寄りに下垂体全体を置換するように，不均一な低〜高信号を示す占拠性病変を認める(→)．病変は辺縁主体に不整な造影を受け，中心部は増強効果を受けない(B, →)．磁化率アーチファクト(susceptibility artifact)の影響で局所の歪みがみられるが，拡散強調画像(C)で中心部は高信号を呈している(→)．手術で Rathke 嚢胞への感染による膿瘍と診断された．

投与により病変の辺縁や内部が不均一に増強される(**図 3-154**)．脳膿瘍と同様に，拡散強調画像で著明な高信号を呈する[241]．炎症の波及により下垂体柄の腫大や周辺の髄膜増強がみられる．

4）Langerhans 細胞組織球症　Langerhans cell histiocytosis

　細網内皮系で Langerhans 細胞が増殖浸潤する疾患である．原因は不明であるが，免疫異常の関与が示唆されている．腫瘍類似の増殖をきたすが，肉芽腫性炎症疾患と考えられている．臨床的には単一臓器型(孤発あるいは多発)か多臓器型に分けられる．多臓器型では化学療法が行われ，限局性の場合は経過観察やステロイド局注，掻爬術，放射線治療などが施行される．

　中枢神経病変には，髄膜や脈絡叢の限局性腫瘤や浸潤性病変としてみられる脳結合組織領域の肉芽腫性占拠性病変と，ミクログリアの活性化やグリオーシスを主体としておもに小脳や脳幹，大脳白質を障害する神経変性病変とがみられる．視床下部から下垂体柄は好発部位であり，MRI では非特異的な下垂体柄の腫大や異常増強効果として描出される[244] (**図 3-155**)．尿崩症は Langerhans 細胞組織球症のおよそ 25％に認められ，下垂体後葉の高信号が消失する．小児〜若年者で尿崩症や MRI での漏斗部浸潤を見たときには，胚腫に加えて Langerhans 細胞組織球症を考慮すべきである．

5）サルコイドーシス　sarcoidosis

　サルコイドーシスは原因不明の全身疾患であり，病理学的には非乾酪性類上皮細胞肉芽腫の形成がみられる．主として肺や縦隔リンパ節に病変を認めるが，およそ 5％前後の頻度で中枢神経を侵す．サルコイドーシスが中枢神経のみに限局してみられることは比較的まれであり，本疾患が疑われる場合には，胸部を中心とした画像の確認と，血中および髄

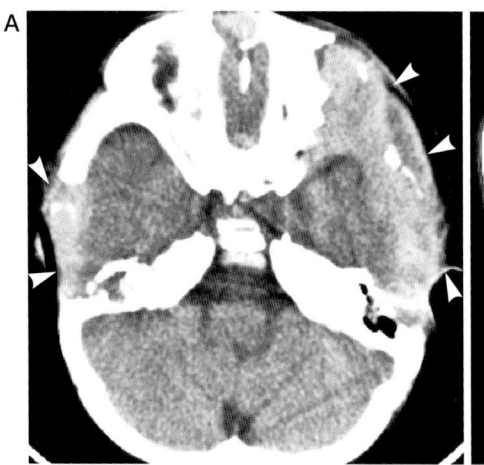

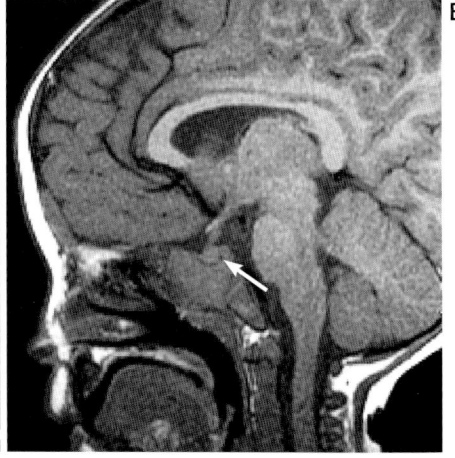

図 3-155　Langerhans 細胞組織球症(2 歳男児)
A：単純 CT，B：T1 強調矢状断像　発熱，眼球突出，側頭部腫瘤を認めた．両側側頭骨に溶骨性，膨隆性の腫瘤を認める(A, ▶)．下垂体柄の軽度腫大と下垂体後葉の高信号消失を認める(B, →)．

図 3-156　神経サルコイドーシス(30 歳台男性)
造影 T1 強調冠状断像　複視で発症した．右視床下部から下垂体柄に沿って造影される腫瘤を認める(→)．

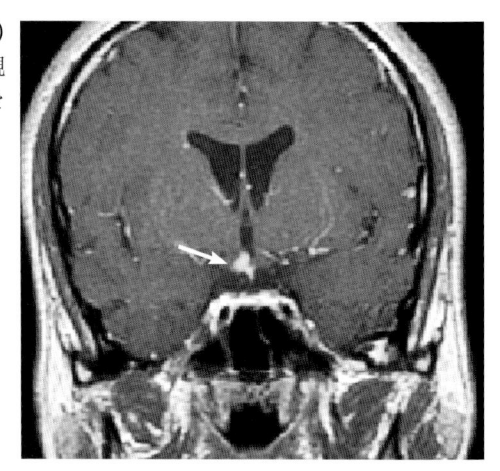

液中 ACE の測定を行う．

　中枢神経病変の MRI 所見は多彩であり，多発性硬化症類似の白質多発性病変，孤発性もしくは多発性腫瘤，脳底槽の髄膜や脳神経の増強効果などがみられる[243]．しばしば視床下部から下垂体柄を侵し，尿崩症を呈する．MRI では下垂体柄が腫大し，T1 強調像での下垂体後葉の高信号が消失する(図 3-156)．

6) Tolosa-Hunt 症候群　Tolosa-Hunt syndrome

　Tolosa-Hunt 症候群は海綿静脈洞から眼窩先端部にみられる原因不明の炎症性肉芽腫性病変である．臨床的には，眼痛(特に眼窩後部痛)と動眼・滑車・外転・三叉神経第一枝の麻痺を特徴とする．症状は数日〜数週間持続し，その後，寛解する．ステロイドが著効し，疼痛および神経障害は 48 時間以内に改善する．いったん寛解しても数か月，数年後

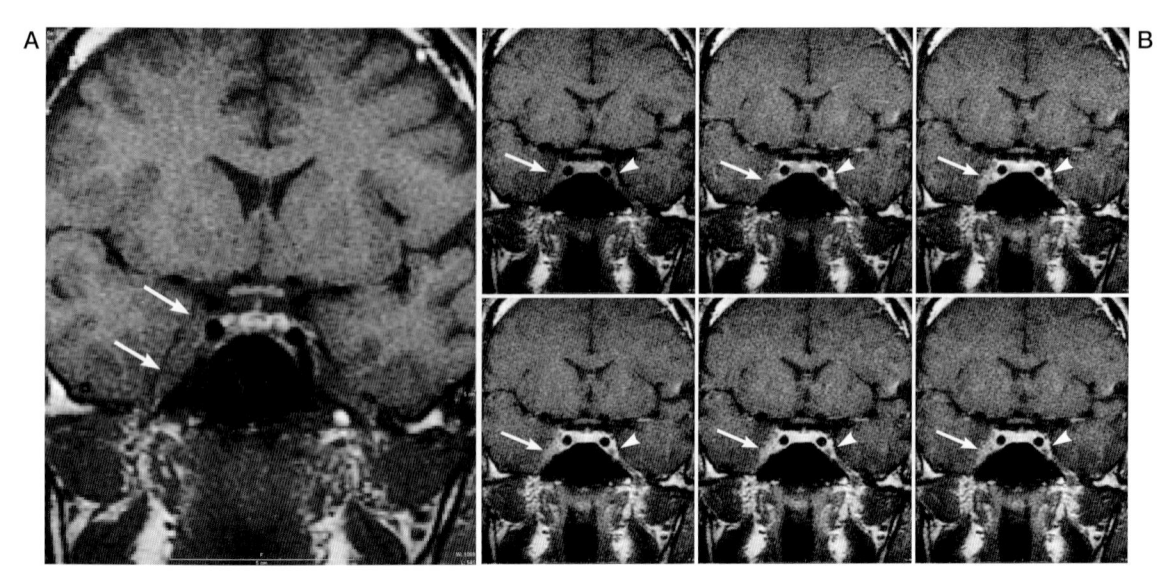

図 3-157　Tolosa-Hunt 症候群（20 歳台男性）
A：T1 強調冠状断像，B：ダイナミック MRI　右動眼神経麻痺，右眼痛で発症した．右海綿静脈洞が腫大しており（A，→），ダイナミック MRI では正常の左海綿静脈洞（B，▶）に比べ，増強効果の遷延，低下がみられる（B，→）．

に再発をみることもある．

　MRI では海綿静脈洞内や眼窩先端部に膨隆する腫瘤が描出されることがあり，造影剤にて遅延性に増強される（図 3-157）．海綿静脈洞内に病変が限局するときにはダイナミック MRI が有用である．正常の海綿静脈洞が増強される早期相で，病変の増強がみられず filling defect を示す[244]．

7）動脈瘤　aneurysm

　海綿静脈洞から遠位部で後交通動脈分岐部までの部分にできた動脈瘤は傍前床突起部動脈瘤（paraclinoid aneurysm）と総称され，上下垂体動脈分岐部動脈瘤，眼動脈分岐部動脈瘤，carotid cave aneurysm（内頸動脈窩動脈瘤）などが含まれる．海綿静脈洞内の動脈瘤は硬膜外にあり，直接型内頸動脈海綿静脈洞瘻（direct CCF）の原因となる．破裂してもくも膜下出血にはならない．動脈瘤が硬膜内に位置する場合はくも膜下出血をきたすため，直達手術や血管内治療が行われる．

　MRI における flow void の異常や MRA 所見から，診断は比較的容易である．大きな動脈瘤では，乱流や血栓の影響により信号が複雑になる（図 3-158）．治療方針を決定するうえで，硬膜内か硬膜外かの位置診断が重要であるが，確実な方法は確立されていない．MDCT や MRI による評価が試みられている[245,246]．

8）内頸動脈海綿静脈洞瘻　carotid-cavernous fistula：CCF

　特発性と外傷性に分けられる．特発性には，内頸動脈と海綿静脈洞間の直接短絡（high flow）と硬膜動静脈瘻（low flow）とがある．硬膜動静脈瘻には，内頸動脈と外頸動脈の硬

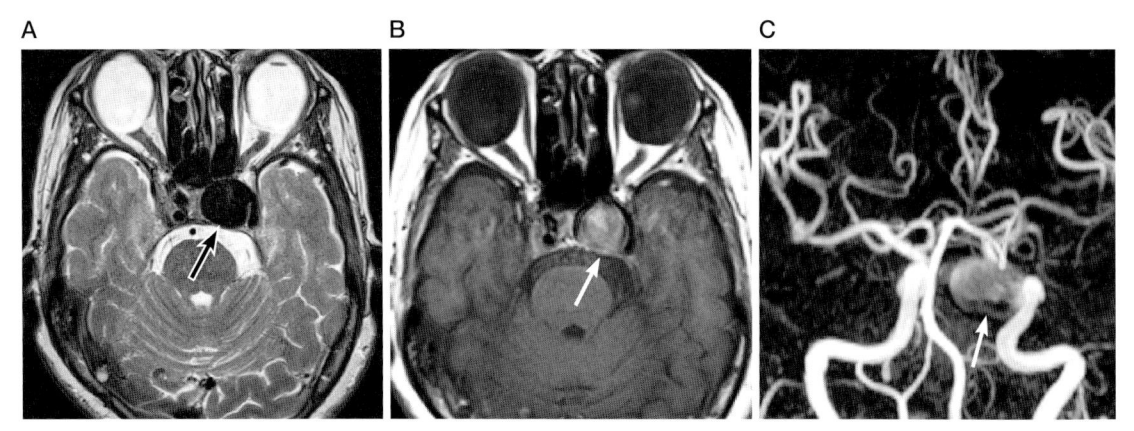

図 3-158 海綿静脈洞部動脈瘤（70 歳台女性）
A：T2 強調像，B：T1 強調像，C：頭部 MRA（正面像）　動眼神経麻痺で発症した．左海綿静脈洞レベルの左内頸動脈に，内側に膨隆する境界明瞭な 2 cm ほどの動脈瘤を認める（→）．T2 強調像（A）では低信号を示し，T1 強調像（B）では不均一な高信号を呈する．内部の乱流や層流の影響であり，MRA では大きな動脈瘤はしばしば信号が低下する（C，→）．非造影 MRI での信号強度からは血栓化の評価は難しい．

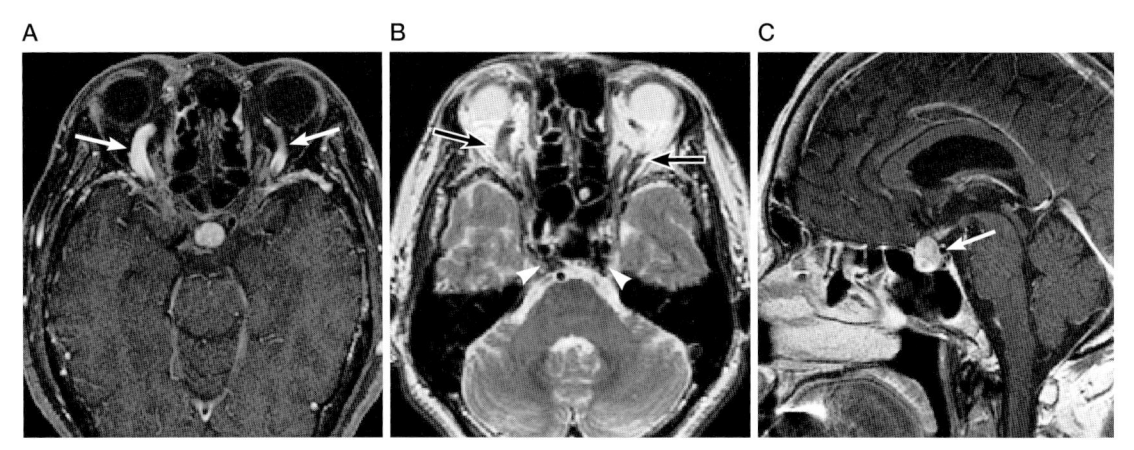

図 3-159 内頸動脈海綿静脈洞瘻（60 歳台女性）
A：造影 T1 強調像，B：T2 強調像，C：造影 T1 強調矢状断像　右眼球突出と眼痛を主訴として来院した．両側の上眼静脈の拡張を認め（A, B，→），海綿静脈洞内に異常な flow void が認められる（B，▶）．静脈のうっ滞により下垂体が腫大している（C，→）．下垂体の腫大は治療後に改善した．

膜枝が関与する．拍動性眼球突出，眼球後部痛や結膜充血，頭蓋雑音，視力障害などの症状がみられる．high flow CCF や視力障害例は，血管内治療の適応となる．low flow CCF の約半数には自然閉鎖がみられ，視力が安定していれば経過観察が選択される．

　MRI では，海綿静脈洞が拡大し，内部に異常な flow void が認められる．CCF は眼静脈への逆流が多い前方型と上下錐体静脈洞への逆流が多い後方型に分類されるが，前者では上眼静脈が拡張する（図 3-159）．

9) ヘモクロマトーシス　hemochromatosis
　全身性の鉄沈着症であり，肝をはじめ膵，下垂体など体内のさまざまな臓器の実質細胞

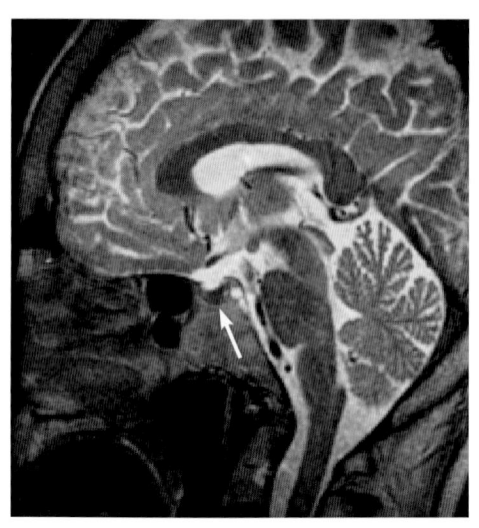

図 3-160　ヘモクロマトーシス（40 歳台男性）
T2 強調矢状断像　溶血性貧血による二次性ヘモクロマトーシスの症例である．下垂体機能は低下していた．下垂体前葉は全体に著明な低信号を呈している（→）．ヘモクロマトーシスに伴う前葉への鉄沈着と考えられる．

に過剰の鉄が沈着して機能障害をきたす．中枢神経では下垂体前葉にヘモジデリンが沈着し，前葉機能不全を起こすことがある．

MRI ではヘモジデリン沈着により，T2 強調像で下垂体前葉の信号が低下する[247]（図 3-160）．下垂体後葉には鉄が沈着しないため，T1 強調像における下垂体後葉の高信号は保たれる．

■ 文　献

1) World health organization classification of tumors. (In Louis DN, Ohgaki H, Wiestler OD, Cavenee WK (eds)) : WHO classification of tumors of the central nervous system. Lyon : IARC, 2007 : 8-11.
2) 日本脳神経外科学会・日本病理学会・編：臨床・病理　脳腫瘍取扱い規約—臨床と病理カラーアトラス．金原出版，2010：2-7.
3) 細矢貴亮，山口昂一，渡邉奈美・他：内包後脚に進展した脳浮腫の MR imaging．日本医放会誌 1993；53：775-780.
4) Hosoya T, Adachi M, Yamaguchi K, et al : MRI anatomy of white matter layers around the trigone of the lateral ventricle. Neuroradiology 1998 ; 40 : 477-482.
5) Kioumehr F, Dadseta M, Feldman N, et al : Postcontrast MRI of cranial meningitis : leptomeningitis versus pachymeningitis. J Compt Assist Tomogr 1995 ; 19 : 713-720.
6) 佐々木真理，藤原俊朗：1．脳の正常 MRI 解剖．細矢貴亮，宮坂和男，佐々木真理，百島祐貴・編：脳脊髄の MRI 第 2 版，メディカル・サイエンス・インターナショナル，2009：3-51.
7) 高橋昭喜・編：脳 MRI．1．正常解剖，秀潤社，2005：14-89.
8) 日本脳神経外科学会・日本病理学会・編：脳腫瘍取扱い規約　第 3 版．金原出版，2010：96-98.
9) 増本智彦：びまん性星細胞腫．青木茂樹，相田典子，井田正博，大場　洋・編：よくわかる脳 MRI 第 3 版，秀潤社，2012：54-55
10) Lara AB : MR spectroscopy of the brain. Philadelphia : Lippincott Williams & Wilkins, 2004 : 129-167.
11) Perry A, Louis DN, Scheithauer BW, et al : Anaplastic astrocytoma. In Louis DN, Ohgaki H, Wiestler OD, et al, ed : WHO classification of tumors of the central nervous system, 4th ed, Lyon : IARC, 2007 : 30-32.
12) See SJ, Gilbert MR : Anaplastic astrocytoma : diagnosis, prognosis, and management. Semin Oncol 2004 ; 31 : 618-634.

13) Kanoto M, Toyoguchi Y, Hosoya T, Oda A : Delineation of malignant glioma by turbo spin echo multislice motion-sensitized driven-equilibrium (TSE-MSDE) with gadolinium-based contrast media : a case report. Magn Reson Imaging 2013 ; 31 : 1251-1253.
14) 森谷聡男：膠芽腫の脱分化と遺伝子．青木茂樹，相田典子，井田正博，大場洋編：よくわかる脳MRI 第3版．学研メディカル秀潤社，2012 : 58-59.
15) Kayama T, Kumabe T, Tominaga T, Yoshimoto T : Prognostic value of complete response after the initial treatment for malignant astrocytoma. Neurol Res 1996 ; 18 : 321-324.
16) Kothari PD, White NS, Farid N, et al : Longitudinal restriction spectrum imaging is resistant to pseudoresponse in patients with high-grade gliomas treated with bevacizumab. AJNR Am J Neuroradiol 2013 ; 34 : 1752-1757.
17) Shelly XB, Mary FM, Tribhawan SV, et al : Pilocytic astrocytoma with leptomeningeal dissemination. Childs Nerv Syst 2013 ; 29 : 441-450.
18) Perry A, Louis DN, Scheithauer BW, et al : Tuberous sclerosis complex and subependymal giant cell astrocytoma. In Louis DN, Ohgaki H, Wiestler OD et al, ed : WHO classification of tumors of the central nervous system, 4th ed, Lyon : IARC, 2007 : 218-221.
19) Perry A, Louis DN, Scheithauer BW, et al : Plepmorphic xanthoastrocytoma. In Louis DN, Ohgaki H, Wiestler OD, et al, ed : WHO classification of tumors of the central nervous system, 4th ed, Lyon : IARC, 2007 : 218-221.
20) Fellah S, Caudal D, De Paula AM, et al : Multimodal MR imaging (diffusion, perfusion, and spectroscopy) : is it possible to distinguish oligodendroglial tumor grade and 1p/19q codeletion in the pretherapeutic diagnosis? AJNR 2013 ; 34 : 1326-1333.
21) Wu Z, Mittal S, Kish K, et al : Identification of calcification with MRI using susceptibility-weighted imaging : a case study. J Magn Reson Imaging 2009 ; 29 : 177-182.
22) David KN, Timothy DD, Guerard PG : Oligoastrocytoma. RadioGraphics 2004 ; 24 : 598-600.
23) Liu Z, Li J, Liu Z, et al : Supratentorial cortical ependymoma : case series and review of the literature. Neuropathology 2014 ; 34 : 243-252.
24) Perry A, Louis DN, Scheithauer BW, et al : Subependymoma. In Louis DN, Ohgaki H, Wiestler OD, et al, ed : WHO classification of tumors of the central nervous system, 4th ed, Lyon : IARC, 2007 : 70-71.
25) Sawsan T, Hunaina AK, Renjan V : A case of septum pellucidum subependymoma with a subtle imaging appearance simulating a cavum septum pellucidum. Radiology Case 2013 ; 7 : 7-16.
26) Singh DK, Singh N, Singh R, et al : Cerebral astroblastoma : a radiopathological diagnosis. J Pediatr Neurosci 2014 ; 9 : 45-47.
27) Joachim MB, Serguei B : Chordoid glioma of the third ventricle. J Neurooncol 2006 ; 76 : 269.
28) Koral K, Koral KM, Sklar F, et al : Angiocentric glioma in a 4-year-old boy : imaging characteristics and review of the literature. Clin Imaging 2012 ; 36 : 61-64.
29) Perry A, Louis DN, Scheithauer BW, et al : Central neurocytoma and extraventricular neurocytoma. In Louis DN, Ohgaki H, Wiestler OD, et al, ed : WHO classification of tumors of the central nervous system, 4th ed, Lyon : IARC, 2007 : 106-109.
30) Tomura N, Hirano H, Watanabe O, et al : Central neurocytoma with clinical malignant behavior. AJNR 1997 ; 18 : 1175-1178.
31) Türeyen K, Senol N, Sav A : Gangliocytoma associated with focal cortical dysplasia in a young-adult : a case report. Turk Neurosurg 2008 ; 18 : 259-263.
32) Wallace D, Ruban D, Kanner A, et al : Temporal lobe gangliogliomas associated with chronic epilepsy : long-term surgical outcomes. Clin Neurol Neurosurg 2013 ; 115 : 472-476.
33) Wen H, Ming G, Kai Z, et al : Seizure outcome with surgical management of epileptogenic ganglioglioma : a study of 55 patients. Acta Neurochir 2012 ; 154 : 855-861.
34) DeMarchi R, Abu-Abed S, Munoz D, et al : Malignant ganglioglioma : case report and review of literature. J Neurooncol 2011 ; 101 : 311-318.
35) Lönnrot K, Terho M, Kähärä V, et al : Desmoplastic infantile ganglioglioma : novel aspects in clinical presentation and genetics. Surg Neurol 2007 ; 68 : 304-308.
36) Gelabert-Gonzalez M, Serramito-García R, Arcos-Algaba A : Desmoplastic infantile and non-infantile ganglioglioma. Review of the literature. Neurosurg Rev 2010 ; 34 : 151-158.
37) Chassoux F, Daumas-Duport C : Dysembryoplastic neuroepithelial tumors: where are we now?

Epilepsia 2013 ; 54 Suppl 9 : 129-134.
38) Nishio S, Morioka T, Suzuki S, et al : Supratentorial primitive neuroectodermal tumours: a report of four cases with an unusual clinical course in one patient. Acta Neurochir (Wien) 1998 ; 140 : 207-213.
39) Han SR, Sohn MJ, Yoon SW, et al : Extracranial metastases of a supratentorial primitive neuroectodermal tumour. J Clin Neurosci 2007 ; 14 : 55-58.
40) Warmuth-Metz M, Bison B, Dannemann-Stern E, et al : CT and MR imaging in atypical teratoid/rhabdoid tumors of the central nervous system. Neuroradiology 2008 ; 50 : 447-452.
41) Kanoto M, Toyoguchi Y, Hosoya T, et al : Radiological image features of the atypical teratoid/rhabdoid tumor in adults : a systematic review. Clin Neuroradiol 2014 Jan 30. [Epub ahead of print]
42) Senocak E, Oğuz KK, Ozgen B, et al : Imaging features of CNS involvement in AIDS. Diagn Interv Radiol 2010 ; 16 : 193-200.
43) Kim DS, Na DG, Kim KH, et al : Distinguishing tumefactive demyelinating lesions from glioma or central nervous system lymphoma : added value of unenhanced CT compared with conventional contrast-enhanced MR imaging. Radiology 2009 ; 251 : 467-475.
44) Fischer L, Koch A, Schlegel U, et al : Non-enhancing relapse of a primary CNS lymphoma with multiple diffusion-restricted lesions. J Neurooncol 2011 ; 102 : 163-166.
45) Kitai R, Hashimoto N, Yamate K, et al : Lymphomatosis cerebri: clinical characteristics, neuroimaging, and pathological findings. Brain Tumor Pathol 2012 ; 29 : 47-53.
46) Kanno M : Intravascular lymphoma (IVL) : overview for the diagnosis and treatment of a unique B-cell lymphoma. J Nara Med Assoc 2006 ; 57 : 95-103.
47) Matsue K, Asada N, Takeuchi M, et al : A clinicopathological study of 13 cases intravascular lymphoma : experience in a single institution over a 9-yr period. Eur J Haematol 2007 ; 80 : 236-244.
48) Yamamoto A, Kikuchi Y, Homma K, et al : Characteristics of intravascular large B-cell lymphoma on cerebral MR imaging. AJNR 2012 ; 33 : 292-296.
49) Patsalides AD, Atac G, Hedge U, et al : Lymphomatoid granulomatosis : abnormalities of the brain at MR imaging. Radiology 2005 ; 237 : 265-273.
50) Perry A, Louis DN, Scheithauer BW, et al : Metastatic tumours of the CNS. In Louis DN, Ohgaki H, Wiestler OD, et al, ed : WHO classification of tumors of the central nervous system, 4th ed, Lyon : IARC, 2007 : 248-251.
51) 日本脳神経外科学会 脳腫瘍全国統計委員会：2009 年版脳腫瘍全国集計調査報告. Neurol Med Chir (Tokyo) 2009 ; 49 suppl.
52) Plaza MJ, Borja MJ, Altman N, et al : Conventional and advanced MRI features of pediatric intracranial tumors : posterior fossa and suprasellar tumors. AJR Am J Roentgenol 2013 ; 200 : 1115-1124.
53) Koeller KK, Rushing EJ : From the archives of the AFIP. Pilocytic astrocytoma : radiologic-pathologic correlation. RadioGraphics 2004 ; 24 : 1693-1708.
54) Murray RD, Penar P, Filippi CG, et al : Radiographically distinct variant of pilocytic astrocytoma : a case series. J Comput Asssit Tomogr 2011 ; 35 : 495-497.
55) Sasaki T, Saito R, Kumabe T, et al : Transformation of adult cerebellar pilocytic astrocytoma to glioblastoma. Brain Tumor Pathol 2014 ; 31 : 108-112.
56) Quadery FA, Okamoto K : Diffusion-weighted MRI of haemangioblastomas and other cerebellar tumors. Neuroradiology 2003 ; 45 : 212-219.
57) Due-Tonnessen BJ, Lundar T, Egge A, et al : Neurosurgical treatment of low-grade cerebellar astrocytoma in children and adolescents : a single consecutive institutional series of 100 patients. J Neurosurg Pediatrics 2013 ; 11 : 245-249.
58) Reddy GD, Sen AN, Patel AJ, et al : Glioblastoma of the cerebellum : report of five cases and review of the literature. Childs Nerv Syst 2013 ; 29 : 821-832.
59) Korshunov A, Meyer J, Capper D, et al : Combined molecular analysis of BRAF and IDH1 distinguishes pilocytic astrocytoma from diffuse astrocytoma. Acta Neuropathol 2009 ; 118 : 401-405.
60) Grimm SA, Chamberlain MC : Brainstem glioma : a review. Curr Neurol Neurosci Rep 2013 ; 13

: 346.
61) Ramos A, Hilario A, Lagares A, et al : Brainstem gliomas. Semin Ultrasound CT MRI 2013 ; 34 : 104-112.
62) Sturm D Witt H, Hovestadt V, et al : Hotspot mutations in H3F3A and IDH1 define distinct epigenetic and biological subgroups of glioblastoma. Cancer Cell 2012 ; 22 : 425-437.
63) McLendon RE, Judkins AR, Eberhart CG, et al : Central nervous system primitive neuroectodermal tumours. Central nervous system primitive neuroectodermal tumours. In Louis DN, Ohgaki H, Wiestler OD, eds ; WHO classification of tumours of the central nervous system. Lyon : IARC, 2007 : 141-146.
64) Giangaspero F, Eberhart CG, Haapasalo H, et al: Medulloblastoma. In Louis DN, Ohgaki H, Wiestler OD, eds ; WHO classification of tumours of the central nervous system. Lyon : IARC, 2007 : 132-140.
65) Koeller KK, Rushing EJ : From the archives of the AFIP. Medulloblastoma : a comprehensive review with radiologic-pathologic correlation. RadioGrahics 2003 ; 23 : 1613-1637.
66) Koral K, Zhang S, Gargan L, et al : Diffusion MRI improves the accuracy of preoperative diagnosis of common pediatric cerebellar tumors among reviewers with different experience levels. AJNR 2013 ; 34 : 2360-2365.
67) Syal R, Jaypal Reddy S, Kumar R, et al : Unusual clinical and MRI features of a cerebellopontine angle medulloepithelioma. Pediatr Neurosurg 2006 ; 42 : 299-303.
68) Nowak J, Seidel C, Berg F, et al : MRI characteristics of ependymoblastoma : results from 22 centrally reviewed cases. AJNR 2014 ; 35 : 1996-2001.
69) Ohba S, Yoshida K, Hirose Y, et al : A supratentorial primitive neuroectodermal tumor in an adult : a case report and review of the literature. J Neurooncol 2008 ; 86 : 217-224.
70) Chawla A, Emmanuel JV, Seow WT, et al : Paediatric PNET : pre-surgical MRI features. Clin Radiol 2007 ; 62 : 43-52.
71) Furuno Y, Nishimura S, Kamiyama H, et al : Intracranial peripheral-type primitive neuroectodermal tumor. Neurol Med Chir(Tokyo) 2008 ; 48 : 72-78.
72) Burkhardt J-H, Kockro RA, Dohmen-Scheufler H, et al : Small supratentorial, extraaxial primitive neuroectodermal tumor causing large intracerebral hematoma. Neurol Med Chir (Tokyo) 2011 ; 51 : 441-444.
73) Mellai M, Caldera V, Cmino A, et al : PNET/ESFT of the cranial vault : a case report. Clin Neuropathol 2010 ; 29 : 372-377.
74) Judkins AR, Eberhart CG, Wesseling P : Atypical teratoid/rhabdodid tumour. In Louis DN, Ohgaki H, Wiestler OD, eds ; WHO classification of tumours of the central nervous system. Lyon : IARC, 2007 : 147-149.
75) Jin B, Feng XY : MRI features of atypical teratoid/rhabdoid tumors in children. Pediatr Radiol 2013 ; 43 : 1001-1008.
76) Slater A, Moore NR, Huson SM : The natural history of cerebellar hemangioblastomas in von Hippel-Lindau disease. AJNR 2003 ; 24 : 1570-1574.
77) Plate KH, Vortmeyer AO, ZagZag D, et al : von Hippel-Lindau disease and hemangioblastoma. In Louis DN, Ohgaki H, Wiestler OD, eds ; WHO classification of tumours of the central nervous system. Lyon: IARC, 2007 : 215-217.
78) Monsalve J Kapur J, Malkin D, et al : Imaging of cancer predisposition syndromes in child. RadioGraphics 2011 ; 31 : 263-280.
79) Eberhart CG, Wiestler OD, Eng C : Cowden disease and dysplastic gangliocytoma of the cerebellum/Lhermitte-Duclos disease. In Louis DN, Ohgaki H, Wiestler OD, eds ; WHO classification of tumours of the central nervous system. Lyon : IARC, 2007 : 226-228.
80) Klish J, Juengling F, Spreet J, et al : Lhermitte-Duclos disease : assessment with MR imaging, positron emission tomography, single-photon emission CT, and MR spectroscopy. AJNR 2001 ; 22 : 824-830.
81) Wei G, Liu S, Wu Y, et al : Teaching neuroimages : MRI appearances of Lhermitte-Duclos disease. Neurology 2013 ; 80 : e67-e68.
82) Pragarah HN, Singh MK, Garg RK, et al : Intracranial venous sinus thrombosis mimicking Lhermitte-Duclos disease. BMJ Case Rep, 2012. pii : bcr2012007058. doi : 10.1136/dcr2012-

007058.
83) Quattrocchi CC, Errante Y, Gaudino C, et al : Spatial brain distribution of intra-axial metastatic lesions in breast and lung cancer patients. J Neurooncol 2012 ; 110 : 79-87.
84) Buis DR, Peerdeman SM, AVAandertop WP : Metastatic adenocarcinoma in the cerebellopontine angle, presenting as a meningioma: a case report of rare occurence. Acta Neurochir (Wien) 2004 ; 146 : 1369-1372.
85) Hariharan S, Zhu J, Nadkarni MA, et al : Metastatic lung cancer in the cerebellopontine angles mimicking bilateral acoustic neuroma. J Clin Neurosci 2005 ; 12 : 184-186.
86) 高橋昭喜・編：脳 MRI，1. 正常解剖，髄膜・脳室系．秀潤社，2005：92-95.
87) Perry A, Louis DN, Scheithauer BW, et al : Meningiomas. In Louis DN, Ohgaki H, Wiestler OD et al, ed ; WHO classification of tumors of the central nervous system. 4th ed, Lyon : IARC, 2007 : 164-177.
88) 日本脳神経外科学会・日本病理学会・編：脳腫瘍取扱い規約 第 3 版．金原出版，2010：136-141.
89) Matsuo M, Ohno K, Ohtsuka F : Characterization of early onset neurofibromatosis type 2. Brain Dev 2014 ; 36 : 148-152.
90) Goto Y, Yamada S, Yamada SM, et al : Radiation-induced meningiomas in multiple regions, showing rapid recurrence and a high MIB 1 labeling index: a case report and review of the literature. World J Surg Oncol 2014 ; 26 ; 12 : 123. [Epub ahead of print]
91) Osborn AG : Meningioma. In Osborn AG, ed ; Diagnostic Neuroradiology. Salt Lake City : Amirsys, 2004 : II-4-56-59.
92) Watts J, Box G, Galvin A, et al : Magnetic resonance imaging of meningiomas : a pictorial review. Insights Imaging 2014 ; 5 : 113-122.
93) Zhou JL, Liu JL, Zhang J, et al : Thirty-nine cases of intracranial hemangiopericytoma and anaplastic hemangiopericytoma : a retrospective review of MRI features and pathological findings. Eur J Radiol 2012 ; 81 : 3504-3510.
94) Parajón A, Vaquero J : Meningel intracranial epithelioid hemangioendothelioma : case report and literature review. J Neurooncol 2008 ; 88 : 169-173.
95) Painter TJ, Chaljub G, Sethi R, et al : Intracranial and intraspinal meningeal melanocytosis. AJNR 2000 ; 21 : 1349-1353.
96) Mitsuhashi T, Mori K, Wada R, et al : Primary rhabdomyosarcoma associated with tumor hemorrhage. Neurol Med Chir(Tokyo) 2002 ; 42 : 73-77.
97) Tosaka M, Furusawa Y, Takahashi, A et al : Incidentally detected parafalcine chondrosarcoma. Acta Neurochir(Wien) 2005 ; 147 : 795-799.
98) Saito Y, Takemura S, Sakurada K, et al : Intracranial extraskeletal mesenchymal chondrosarcoma arising from falx : a case report and literature review. No Shinkei Geka 2010 ; 38 : 441-448.
99) Abdel-Razek M, Matter GA, Azab WA, et al : Isolated intracranial Rosai-Dorfman disease : report of two cases and a review of the literature. Turk Neurosurg 2013 ; 23 : 509-513.
100) Chon KH, Lee JM, Koh EJ, et al : Malignant transformation of an epidermoid cyst in the cerebellopontine angle. J Korean Neurosurg Soc 2012 ; 52 : 148-151.
101) Murat A : Epidermoid cyst causing hemifacial spasm epidermoid cyst in cerebellopontine angle presenting with hemifacial spasm. J Neurosci Rural Pract 2012 ; 3 : 344-346.
102) Jennifer NK, Pinakpani R, Ryan M : Ruptured intracranial dermoid cyst manifesting as new onset seizure : a case report. J Radiol Case Rep 2011 ; 5 : 10-18.
103) Watanabe T, Hirono H, Hasegawa K, et al : Advanced gastric cancer patient with peritonitis carcinomatosa successfully treated with a combination therapy of paclitaxel and TS-1, but relapsed with multiple bone metastasis and died from rapidly progressive meningitis carcinomatosa—advanced gastric cancer with metachronous peritonitis carcinomatosa and meningitis carcinomatosa. Intern Med 2009 ; 48 : 151-156.
104) Bian SX, McAleer MF, Vats TS, et al : Pilocytic astrocytoma with leptomeningeal dissemination. Childs Nerv Syst 2013 ; 29 : 441-450.
105) Eran A, Ozturk A, Aygun N, et al : Medulloblastoma : atypical CT and MRI findings in children. Pediatr Radiol 2010 ; 40 : 1254-1262.
106) Alfonso C, Annachiara T, Alessandro G, et al : Intracranial involvement in plasmacytomas and

multiple myeloma : a pictorial essay. Neuroradiology 2008 ; 50 : 665-674.
107) Mitsuya K, Nakasu Y, Horiguchi S, et al : Metastatic skull tumors: MRI features and a new conventional classification. J Neurooncol 2011 ; 104 : 239-245.
108) Destrieux C, Kakou MK, Velut S, et al : Microanatomy of the hypophyseal fossa boundaries. J Neurosurg 1998 ; 88 : 743-752.
109) Oezveren MF, Erol FS, Alkan A, et al : Microanatomical architecture of Dorello's canal and its clinical implications. J Neurosurg 2007 ; 60［ONS Suppl 1］: OS-1-ONS-8.
110) 岡本浩一郎，淡路正則，石川和宏・他：内耳神経・顔面神経疾患．黒崎喜久，山下　孝・編：頭頸部の診断と治療 update. 臨床放射線 2008 ; 53 : 1334-1341.
111) Scheithauer BW, Louis DN, Hunter S, et al : Schwannoma. In Louis DN, Ohgaki H, Wiestler OD, Cavenee WK（eds）: WHO classification of tumours of the central nervous system. Lyon : IARC, 2007 : 152-155.
112) Petter Eldevik O, Gabrielsen TO, Jacobsen EA : Imaging findings in schwannomas of the jugular foramen. AJNR 2000 ; 21 : 1139-1144.
113) Nagata T, Goto T, Ichinose T, et al : Tentorial schwannoma mimicking meningioma : case report. Neurol Med Chir（Tokyo）2011 ; 51 : 382-385.
114) D'Urso PI, Marino M, Di Blasi A, et al : Pontine extension of a tentorial schwannoma without cranial nerve involvement : a case report. J Med Case Report 2011 ; 5 : 597.
115) Razek AA, Huang BY : Lesions of the petrous apex : classification and findings at CT and MR imaging. RadioGraphics 2012 ; 32 : 151-173.
116) Bonneville F, Sarrazin F-L, Marsot-Dupuch K, et al : Unusual lesions of the cerebellopontine angle : a segmental approach. RadioGraphics 2001 ; 21 : 419-438.
117) Ishikawa K, Haneda J, Okamoto K : Decreased vestibular signal intensity on 3D-FIESTA in vestibular schwannomas differentiating from meningioma. Neuroradiology 2013 ; 55 : 261-270.
118) Khurana VG, Link MJ, Driscoll CLW, et al : Evolution of a cochlear scwannoma on clinical and neuroimaging studies. J Neurosurg 2003 ; 99 : 779-782.
119) Khrais T, Romano G, Sanna M : Nerve origin of vestibular schawannoma : a prospective study. J Laryngol Otol 2008 ; 122 : 128-131.
120) Wiggins III RH, Harnsberger HR, Salzman KL, et al : The many faces of facial nerve schwannoma. AJNR 2006 ; 27 : 694-699.
121) Löwenheim, H, Koerbel A, Ebner FH, et al : Differentiating imaging findings in primary and secondary tumors of the jugular foramen. Neurosurg Rev 2006 ; 29 : 1-11.
122) Scheithauer BW, Louis DN, Hunter S, et al : Malignant peripheral nerve sheath tumour（MPNST）. In Ohgaki H, Wiestler OD, Cavenee WK（eds）: WHO classification of tumours of the central nervous system. Lyon : IARC, 2007 : 160-162.
123) L'Heureux-Lebeau B, Saliba I : Updates on the diagnosis and treatment of intracranial nerve malignant peripheral nerve sheath tumors. Onco Targets Therapy 2013 ; 6 : 459-470.
124) Scheithauer BW, Louis DN, Hunter S, et al : Neurofibroma. In Ohgaki H, Wiestler OD, Cavenee WK（eds）: WHO classification of tumours of the central nervous system. Lyon : IARC, 2007 : 156-157.
125) Rao AB, Koeller KK, Adair CF : From the archives of the AFIP. Paragangliomas of the head and neck : radiologic-pathologic correlation. RadioGraphics 1999 ; 19 : 1605-1632.
126) Starke RM, Ngyuen JH, Rainey J, et al : Gamma knife surgery of meningiomas located in the posterior fossa : factors predictive of outcome and remission. J Neurosurg 2011 ; 114 : 1399-1409.
127) Nelson Jr MD, Maher K, Gilles FH : A dfferent approach to cysts of the posterior fossa. Pediatr Radiol 2004 ; 34 : 720-732.
128) Shekdar K : Posterior fossa malformations. Semin Ultrasound CT MRI 2011 ; 32 : 228-241.
129) Vajsar Hm SchachterH : Walker-Walburg syndrome. Orphanet J Rare Dis 2006 ; 1 : 29.
130) Parelkar SV, Kapadnis SP, Sanghvi BV, et al : Meckel-Gruber syndrome, a rare and lethal anomaly with review of literature. J Pediatr Neurosci 2013 ; 8 : 154-157.
131) Kosho T, Okamoto N, Ohashi H, et al : Clnincal correlations of mutations affecting six components of the SWI/SNF complex : detailed cescription of 21 patients and a review of the literature. Am J Med Genet Part A 2013 ; 161 : 1221-1237.

132) Gardner WJ : Aicardi's syndrome : a result of overdistention of the neural tube. The absent pineal gland. Childs Brain 1982 ; 9 : 419-423.
133) Morava E, Adamovich K, Czeizel AE : Dandy-Walker malformation and polydactyly : a possible expression of hydrolethalus syndrome. Clin Gnet 1996 ; 49 : 211-215.
134) Seidahmed MZ, Alkuraya FS, Shaheed M, et al : Ritsher-Schinzel (cranio-cerebello-cardiac, 3C) syndrome : report of four new cases with renal involvement. Am J Med Genet 2011 ; 155 : 1393-1397.
135) Fu Y-J, Morita N, Nakagawa A, et al : Neurocutaneoous melanosis : surgical pathological features of an apparently hamartmatous lesions in the amygdala. J Neurosurg Pediatr 2010 ; 6 : 82-86.
136) Bhattacharya JJ, Luo CB, Alvarez H, et al : PHACE syndrome : a review of eight previously unreported cases with late arterial occlusion. Neuroradiolgy 2004 ; 46 : 227-233.
137) 大塚藤男：3. その他の神経皮膚症候群．日皮会誌 2008；118：911-917.
138) Awaji M, Okamoto K, Nishiyama K : Mangnetic resonance cisternography for preoperative evaluation of arachnoid cysts. Neuroradiology 2007 ; 49 : 721-726.
139) Caldarelli M, Massimi L, Kondageski C, et al : Intracranial midline dermoid and epidermoid cysts in children. J Neurosurg(Pediatrics 5) 2004 ; 100 : 473-480.
140) Orakcioglu B, Halatsch M-E, Fortunati M, et al : Intracranial dermoid cysts : variations of radiological and clinical features. Acta Neurochir 2008 ; 150 : 1227-1234.
141) Horowitz BL, Chari MV, James R, et al : MR of intracranial epidermid tumors : correlation of in vivo imaging with in vitro ^{13}C spectroscopy. AJNR 1990 ; 11 : 299-302.
142) Agarwal S, Rishi A, Suri V, et al : Primary intracranial squamous cell carcinoma arising in an epidermoid cyst, a case report and review of lieterature. Clin Neurol Neurosurg 2007 ; 199 : 888-891.
143) Preece MT, Osborn AG, Chin SS et al : Intracranial neurenteric cysts : imaging and pathology spectrum. AJNR 2006 ; 27 : 1211-1216.
144) 岡本浩一郎：側頭骨の画像診断 'Leave me alone' lesions と錐体尖部破壊性病変．日耳鼻 2012；115：887-893.
145) Razek AA, Huang BY : Lesions of the petrous apex : classification and findings at CT and MR imaging. RadioGraphics 2012 ; 32 : 151-173.
146) Razek AA, Huang BY : Lesions of the petrous apex : classification and findings at CT and MR imaging. RadioGraphics 2012 ; 32 : 151-173.
147) Yeom KW, Lober RM, Mobley BC, et al : Diffusion-weighted MRI : distinction of skull base chordoma from chondrosarcoma. AJNR 2013 ; 34 : 1056-1061.
148) Ciarpaglini R, Pasquini E, Mazzatenta D, et al : Intradural clival chordoma and ecchordosis physaliphora : a challenging differential diagnosis: case report. Neurosurgery 2009 ; 64 : E387-388.
149) Larbi A, Viala P, Omoumi P, et al : Cartiginous tumours and calcified lesions of the hand : a pictorial review. Diagn Interv Imaging 2013 ; 94 : 395-409.
150) Smith SE, Murphey MD, Motamedi K, et al : From the AFIP : radiologic spectrum of Paget disease bone and its complications with pathologic correlation. RadioGraphics 2002 ; 22 : 1191-1216.
151) Okamoto K, Ito J, Furusawa T, et al : Solitary plasmacytomas of the occipital bone : a report of two cases. Eur Radiol 1997 ; 7 : 503-506.
152) Chamoun RB, Suki D, DeMonte F : Surgical management of cranial base metastases. Neurosurgery 2012 ; 70 : 802-810.
153) Decounde AS, Sanaiha Y, Suh JD, et al : Metastatic disease to the clivus mimicking clival chordomas. J Neurol Surg B Skull Base 2013 ; 74 : 292-299.
154) Laine FJ, Nadel L, Braun IF : CT and MR imaging of the central skull base. RadioGraphics 1990 ; 10 : 797-821.
155) Serracino HS, Kleinschmidt-DeMasters BK : Skull invaders : when surgical pathology and neuropathology world collids. J Neuropathol Exp Neurol 2013 ; 72 : 600-613.
156) Yu T, Xu Y-K, Li L, et al : Esthesioneuroblastoma methods of intracranial extension : CT and MR imaging findings. Neuroradiology 2009 ; 51 : 841-850.

157) Hentschel SJ, DeMonte F : Olfactory groove meningiomas. Neurosurg Focus 2003 ; 14 : e4.
158) Yamahata H, Hirahara K, Tomosugi T, et al : Subfrontal schwannoma mimicking neuroblastoma : case report. Skull Base Report 2011 ; 1 : 59-64.
159) Muñoz A, Carrasco A, Muñoz MJ, et al : Cranial rhabdoid tumor with marginal cystic component and extraaxial extension. AJNR 1995 ; 16 : 1727-1728.
160) 高橋昭喜：脳 MRI 1．正常解剖，第 2 版．学研メディカル秀潤社，2005；102-135.
161) Smith AB, Smirniotopoulos JG, Horkanyne-Szakaly I : From the radiologic pathology archives. Intraventricular neoplasms : radiologic pathologic correlation. RadioGraphics 2013 ; 33 : 21-43.
162) Born CM, Meisenzahl EM, Frodl T, et al : The septum pellucidum and its variants : an MRI study. Eur Arch Psychiatr Clin Neurosci 2004 ; 254 : 295-302.
163) Saba L, Anzidei M, Raz E, et al : MR and CT of Brain's cava. J Neuroimaging 2013 ; 23 : 326-335.
164) Burger PC, Scheithauer BW : Tumors of the central nervous system. Washington DC : Armed Forces Institute of Pathology, 1994.
165) Koeller KK, Sandberg GD : From the archives of the AFIP. Cerebral intraventricular neoplasms : radiologic-pathologic correlation. RadioGraphics 2002 ; 22 : 1473-1505.
166) McLendon RE, Schiffer D, Rosenblum MK, et al : Subependymoma. In Louis DN, Ohgaki H, Wiestler OD, et al (eds) : WHO classification of tumours of the central nervous system. Lyon ; IARC, 2007 ; 70-71.
167) Figarella-Branger D, Soylemezoglu F, Burger PC : Central neurocytoma and extraventricular neurocytoma. In Louis DN, Ohgaki H, Wiestler OD, et al (eds) : WHO classification of tumours of the central nervous system. Lyon ; IARC, 2007 ; 106-109.
168) Brat DJ, Scheithauer BW : Chordoid glioma of the third ventricle. In Louis DN, Ohgaki H, Wiestler OD, et al (eds) : WHO classification of tumours of the central nervous system. Lyon : IARC, 2007 ; 90-91.
169) Yildiz H, Hakyemez B, Koroglu M, et al : Intracranial lipomas : importance of localization. Neuroradiology 2006 ; 48 : 1-7.
170) Coates TL, Hinshaw DB Jr, Peckman N, et al : Pediatric choroid plexus neoplasms : MR, CT and pathologic correlation. Radiology 1989 ; 173 : 81-88.
171) Koeller KK, Henry JM : From the archives of the AFIP. Superficial gliomas : radiologic-pathologic correlation. RadioGraphics 2001 ; 21 : 1533-1556.
172) Price AC, Babigian GV : MRI of intraventricular tumors. MRI Decisions 1991 ; 5 : 2-18.
173) Jelinek J, Smirniotopoulos JG, Parisi JE, et al : Lateral ventricular neoplasms of the brain : differential diagnosis based on clinical, CT, and MR findings. AJNR 1990 ; 11 : 567-574.
174) Wasita B, Sakamoto M, Mizushima M, et al : Choroid plexus metastasis from papillary thyroid carcinoma presenting with intraventricular hemorrhage : case report. Neurosurgery 2010 ; 66 : E1213-E1214.
175) Guermazi A, DeKerviler E, Zagdanski AM, et al : Diagnostic imaging of choroid plexus disease. Clin Radiol 2000 ; 55 : 503-516.
176) Boockvar JA, Shafa RBA, Forman MS, et al : Symptomatic lateral ventricular ependymal cysts : criteria for distinguishing these rare cysts from other symptomatic cysts of the ventricles : case report. Neurosurgery 2000 ; 46 : 1229-1233.
177) Ahmed SK, Stanworth PA : Colloid cysts of the third ventricle in identical twins. Br J Neurosurg 2002 ; 16 : 303-307.
178) Armao D, Castillo M, Chen H, et al : Colloid cyst of the third ventricle : imaging-pathologic correlation. AJNR 2000 ; 21 : 1470-1477.
179) Waggenspack GA, Guinto FC Jr : MR and CT of masses of the anterosuperior third ventricle. AJNR 1989 ; 10 : 105-110.
180) Scotti G, Scialfa G, Colombo N, et al : MR in the diagnosis of colloid cysts of the third ventricle. AJNR 1987 ; 8 : 370-372.
181) Guermazi A, De Kerviler E, Zagdanski A-M, et al : Diagnostic imaging of choroid plexus disease. Clin Radiol 2000 ; 55 : 503-516.
182) 岡本浩一郎：囊胞性病変の鑑別への応用．青木茂樹，阿部　修，増谷佳孝・編：新版これでわかる拡散 MRI．学研メディカル秀潤社，2005；256-259.

183) Conrad J, Welschehold S, Charalampaki P, et al : Mesencephalic ependymal cysts : treatment under pure endoscopic or endoscopy-assisted keyhole conditions. J Neurosurg 2008 ; 109 : 723-728.
184) Salzman KL, Osborn AG, House P, et al : Giant tumefactive perivascular spaces. AJNR 2005 ; 26 : 298-305.
185) Tubbs RS, Muhleman M, McClugage SG, et al : Progressive symptomatic increase in the size of choroidal fissure cysts. Report of 4 cases. J Neurosurg Pediatr 2012 ; 10 : 306-309.
186) Sherman JL, Camponovo E, Citrin CM : Imaging of CSF-like choroidal fissure and parenchymal cysts of the brain. AJNR 1990 ; 11 : 939-945.
187) Russell DS, Rubinstein LJ : Pathology of tumours of the nervous system. 5th ed, London : Edward Arnold, 1989.
188) 岡本浩一郎, 伊藤寿介, 吉村宣彦・他：松果体部海綿状血管腫の1例. 臨床放射線 1994 ; 39 : 737-740.
189) Hirato J, Nakazato Y : Pathology of pineal region tumors. J Neuro Oncol 2001 ; 54 : 239-249.
190) Smith AB, Rushing EJ, Smirniotopoulos JG : From the archives of the AFIP. Lesions of the pineal region : radiologic-pathologic correlation. RadioGraphics 2010 ; 30 : 2001-2020.
191) Yamamoto I : Pineal region tumor : surgical anatomy and approach. J Neuro Oncol 2001 ; 54 : 263-275.
192) Smirniotopoulos JG, Rushing EJ, Mena H : Pineal region masses : differential diagnosis. RadioGraphics 1992 ; 12 : 577-596.
193) Korogi Y, Takahashi M, Ushio Y : MRI of pineal region tumors. J Neuro Oncol 2001 ; 54 : 251-261.
194) Nakazato Y, Jouvet A, Sheithauer BW : Pineocytoma. In Louis DN, Ohgaki H, Wiestler OD, et al (eds) : WHO classification of tumours of the central nervous system. Lyon : IARC, 2007 ; 122-123.
195) Nakazato Y, Jouvet A, Sheithauer BW : Pineal parenchymal tumour of intermediate differetntiation. In Louis DN, Ohgaki H, Wiestler OD, et al (eds) : WHO classification of tumours of the central nervous system. Lyon : IARC, 2007 ; 124-125.
196) 石川和宏, 岡本浩一郎, 古澤哲哉・他：神経系. 臨床放射線 2005；50：1609-1615.
197) Jouvet A, Nakazato Y, Sheithauer BW, et al : Papillary tumour of the pineal region. In Louis DN, Ohgaki H, Wiestler OD, et al (eds) : WHO classification of tumours of the central nervous system. Lyon ; IARC, 2007 ; 128-129.
198) Poulgrain K, Gurgo R, Winter C, et al : Papillary tumour of the pineal region. J Clin Neurosci 2011 ; 18 : 1007-1017.
199) Kahilogullari G, Massimi L, DiRocco C : Pineal cyst in children : case-based update. Childs Nerv Syst 2013 ; 29 : 753-760.
200) Patel AJ, Fuller GN, WIldrick DM, et al : Pineal cyst apoplexy : case report and review of the literature. Neurosurgery 2005 ; 57 : E1066.
201) Pu Y, Mahankali S, Hou J, et al : High prevalence of pineal cysts in healthy adults demonsrated by high-resolution, noncontrast brain MR imaging. AJNR 2007 ; 28 : 1706-1709.
202) Satogami N, Miki Y, Koyama T, et al : Normal pituitary stalk : high-resolution MR imaging at 3T. AJNR 2010 ; 31 : 355-359.
203) Fujisawa I : Pathogenesis of an ectopic posterior lobe in patients of short stature with growth hormone deficiency. AJNR 1998 ; 19 : 193-195.
204) Fushimi Y, Miki Y, Ueba T, et al : Liliequist membrane : three-dimensional constructive interference in steady state MR imaging. Radiology 2003 ; 229 : 360-365 ; discussion 365.
205) Shimono T, Hatabu H, Kasagi K, et al : Rapid progression of pituitary hyperplasia in humans with primary hypothyroidism : demonstration with MR imaging. Radiology 1999 ; 213 : 383-388.
206) Sato N, Putman CM, Chaloupka JC, et al : Pituitary gland enlargement secondary to dural arteriovenous fistula in the cavernous sinus : appearance at MR imaging. Radiology 1997 ; 203 : 263-267.
207) Miki Y, Asato R, Okumura R, et al : Anterior pituitary gland in pregnancy : hyperintensity at MR. Radiology 1993 ; 187 : 229-231.
208) Kitamura E, Miki Y, Kawai M, et al : T1 signal intensity and height of the anterior pituitary in

neonates : correlation with postnatal time. AJNR 2008 ; 29 : 1257-1260.
209) Fujisawa I, Nishimura K, Asato R, et al : Posterior lobe of the pituitary in diabetes insipidus : MR findings. J Comput Assist Tomogr 1987 ; 11 : 221-225.
210) Sato N, Tanaka S, Tateno M, et al : Origin of posterior pituitary high intensity on T1-weighted magnetic resonance imaging : immunohistochemical, electron microscopic, and magnetic resonance studies of posterior pituitary lobe of dehydrated rabbits. Invest Radiol 1995 ; 30 : 567-571.
211) Ioachimescu AG, Hamrahian AH, Stevens M, et al : The pituitary stalk transection syndrome : multifaceted presentation in adulthood. Pituitary 2012 ; 15 : 405-411.
212) Fujisawa I, Murakami N, Furuto-Kato S, et al : Plasma and neurohypophyseal content of vasopressin in diabetes mellitus. J Clin Endocrinol Metab 1996 ; 81 : 2805-2809.
213) Kanagaki M, Sato N, Miki Y : Pituitary gland and parasellar region. In Reiser MS W, Hricak H (ed) : Magnetic resonance tomography, Heiderberg : Springer-Verlag, 2007 ; 399-432.
214) Kakite S, Fujii S, Kurosaki M, et al : Three-dimensional gradient echo versus spin echo sequence in contrast-enhanced imaging of the pituitary gland at 3T. Eur J Radiol 2011 ; 79 : 108-112.
215) Miki Y, Matsuo M, Nishizawa S, et al : Pituitary adenomas and normal pituitary tissue : enhancement patterns on gadopentetate-enhanced MR imaging. Radiology 1990 ; 177 : 35-38.
216) Teramoto A, Hirakawa K, Sanno N, et al : Incidental pituitary lesions in 1,000 unselected autopsy specimens. Radiology 1994 ; 193 : 161-164.
217) 厚生労働省：間脳下垂体機能障害に関する調査研究班：偶発的下垂体腫瘍（インシデンタローマ）の診断と治療の手引き．2002.
218) Takahashi T, Miki Y, Takahashi JA, et al : Ectopic posterior pituitary high signal in preoperative and postoperative macroadenomas : dynamic MR imaging. Eur J Radiol 2005 ; 55 : 84-91.
219) Knosp E, Steiner E, Kitz K, et al : Pituitary adenomas with invasion of the cavernous sinus space : a magnetic resonance imaging classification compared with surgical findings. Neurosurgery 1993 ; 33 : 610-617 ; discussion 617-618.
220) Cottier JP, Destrieux C, Brunereau L, et al : Cavernous sinus invasion by pituitary adenoma : MR imaging. Radiology 2000 ; 215 : 463-469.
221) Miki Y, Kanagaki M, Takahashi JA, et al : Evaluation of pituitary macroadenomas with multi-detector-row CT (MDCT) : comparison with MR imaging. Neuroradiology 2007 ; 49 : 327-333.
222) Hagiwara A, Inoue Y, Wakasa K, et al : Comparison of growth hormone-producing and non-growth hormone-producing pituitary adenomas : imaging characteristics and pathologic correlation. Radiology 2003 ; 228 : 533-538.
223) Semple PL, Webb MK, de Villiers JC, et al : Pituitary apoplexy. Neurosurgery 2005 ; 56 : 65-72 ; discussion 72-63.
224) Arita K, Kurisu K, Tominaga A, et al : Thickening of sphenoid sinus mucosa during the acute stage of pituitary apoplexy. J Neurosurg 2001 ; 95 : 897-901.
225) Byun WM, Kim OL, Kim D : MR imaging findings of Rathke's cleft cysts : significance of intracystic nodules. AJNR 2000 ; 21 : 485-488.
226) Hua F, Asato R, Miki Y, et al : Differentiation of suprasellar nonneoplastic cysts from cystic neoplasms by Gd-DTPA MRI. J Comput Assist Tomogr 1992 ; 16 : 744-749.
227) Rushing EJ, Giangaspero F, Paulus W, et al : Craniopharyngioma. In Louis DN, Ohgaki H, Wiestler OD (eds) : WHO classification of tumours of the nervous system. Lyon : IARC Press, 2007 ; 238-240.
228) Sartoretti-Schefer S, Wichmann W, Aguzzi A, et al : MR differentiation of adamantinous and squamous-papillary craniopharyngiomas. AJNR 1997 ; 18 : 77-87.
229) Nagahata M, Hosoya T, Kayama T, et al : Edema along the optic tract: a useful MR finding for the diagnosis of craniopharyngiomas. AJNR 1998 ; 19 : 1753-1757.
230) Kanagaki M, Miki Y, Takahashi JA, et al : MRI and CT findings of neurohypophyseal germinoma. Eur J Radiol 2004 ; 49 : 204-211.
231) Linscott LL, Osborn AG, Blaser S, et al : Pilomyxoid astrocytoma : expanding the imaging spectrum. AJNR 2008 ; 29 : 1861-1866.
232) Arita K, Ikawa F, Kurisu K, et al : The relationship between magnetic resonance imaging find-

ings and clinical manifestations of hypothalamic hamartoma. J Neurosurg 1999 ; 91 : 212-220.
233) Jinhu Y, Jianping D, Xin L, et al : Dynamic enhancement features of cavernous sinus cavernous hemangiomas on conventional contrast-enhanced MR imaging. AJNR 2008 ; 29 : 577-581.
234) Koshimoto Y, Maeda M, Naiki H, et al : MR of pituitary metastasis in a patient with diabetes insipidus. AJNR 1995 ; 16(4 Suppl): 971-974.
235) Covington MF, Chin SS, Osborn AG : Pituicytoma, spindle cell oncocytoma, and granular cell tumor : clarification and meta-analysis of the world literature since 1893. AJNR 2011 ; 32 : 2067-2072.
236) Imura H, Nakao K, Shimatsu A, et al : Lymphocytic infundibuloneurohypophysitis as a cause of central diabetes insipidus. N Engl J Med 1993 ; 329 : 683-689.
237) Sato N, Sze G, Endo K : Hypophysitis : endocrinologic and dynamic MR findings. AJNR 1998 ; 19 : 439-444.
238) Nakata Y, Sato N, Masumoto T, et al : Parasellar T2 dark sign on MR imaging in patients with lymphocytic hypophysitis. AJNR 2010 ; 31 : 1944-1950.
239) Bando H, Iguchi G, Fukuoka H, et al : The prevalence of IgG4-related hypophysitis in 170 consecutive patients with hypopituitarism and/or central diabetes insipidus and review of the literature. Eur J Endocrinol 2014 ; 170 : 161-172.
240) Leporati P, Landek-Salgado MA, Lupi I, et al : IgG4-related hypophysitis : a new addition to the hypophysitis spectrum. J Clin Endocrinol Metab 2011 ; 96 : 1971-1980.
241) Takao H, Doi I, Watanabe T : Diffusion-weighted magnetic resonance imaging in pituitary abscess. J Comput Assist Tomogr 2006 ; 30 : 514-516.
242) Prayer D, Grois N, Prosch H, et al : MR imaging presentation of intracranial disease associated with Langerhans cell histiocytosis. AJNR 2004 ; 25 : 880-891.
243) Dumas JL, Valeyre D, Chapelon-Abric C, et al : Central nervous system sarcoidosis : follow-up at MR imaging during steroid therapy. Radiology 2000 ; 214 : 411-420.
244) Haque TL, Miki Y, Kashii S, et al : Dynamic MR imaging in Tolosa-Hunt syndrome. Eur J Radiol 2004 ; 51 : 209-217.
245) Gonzalez LF, Walker MT, Zabramski JM, et al : Distinction between paraclinoid and cavernous sinus aneurysms with computed tomographic angiography. Neurosurgery 2003 ; 52 : 1131-1137 ; discussion 1138-1139.
246) Hirai T, Kai Y, Morioka M, et al : Differentiation between paraclinoid and cavernous sinus aneurysms with contrast-enhanced 3D constructive interference in steady- state MR imaging. AJNR 2008 ; 29 : 130-133.
247) Fujisawa I, Morikawa M, Nakano Y, et al : Hemochromatosis of the pituitary gland : MR imaging. Radiology 1988 ; 168 : 213-214.

Chapter 4

脳血管障害

4.1 脳血管のMRI解剖と血流支配

a. 脳血管のMRI解剖

　脳血管の詳細な解剖と正常破格は他書に譲り[1,2]，日常診療に直結する基本的事項についてのみ簡潔に解説する．3T MRI装置にて撮像された3D time-of-flight(TOF) MRA (MR angiography)，3D phase contrast(PC) MRV(MR venography)，造影3D T1強調グラジエントエコー(GRE)像での画像を図説する．

1) 動脈（図4-1 A〜F）
　総頸動脈(common carotid artery)からは外頸動脈(external carotid artery)と内頸動脈(internal carotid artery)が分岐する．

① 外頸動脈
　外頸動脈は内頸動脈に対して前内側に位置し，頭頸部の軟部組織に加えて天幕（テント）上硬膜の大部分を栄養している．外頸動脈は上甲状腺動脈(superior thyroid artery)，上行咽頭動脈(ascending pharyngeal artery)など多くの血管群を分岐し，浅側頭動脈(superficial temporal artery)と内上顎動脈(internal maxillary artery)に終わる．

② 内頸動脈
　内頸動脈は頸部(cervical segment)から錐体部(petrous segment)を経て，傍鞍部(juxtasellar segment)に至り，床上部(supraclinoid segment)に終わる．側面像で傍鞍部から床上部にかけての部分はS状のカーブを描くので頸動脈サイフォン(carotid siphon)とよばれる．

　頭蓋内内頸動脈のおもな分岐としては，近位側から遠位側にかけて眼動脈(ophthalmic artery)，後交通動脈(posterior communicating artery)，前脈絡動脈(anterior choroidal artery)の3つがある．内頸動脈および主幹動脈は脳底部で前交通動脈(anterior communicating artery)，後交通動脈によって吻合し，Willis動脈輪(circle of Willis)とよばれる．頭蓋内内頸動脈についてはその走行と区分を遠位側からC1，C2，C3，C4，C5というように区分することがある(図4-1F)．C1は後交通動脈，前脈絡動脈の分岐から内頸動脈遠位端までの部分，C2は眼動脈から後交通動脈分岐までの部分，C3は頸動脈サイフォン部のうち前床突起内側で後上方に屈曲する硬膜外の部分，C4は海綿静脈洞の内側部を前走する部分，C5は頸動脈管を通って頭蓋内に入り，Meckel腔の内側を海綿静脈洞に向かう部分である．

③ 前大脳動脈

前大脳動脈(anterior cerebral artery)は内頸動脈遠位端から分岐した後，前内側の半球縦裂に至り(水平部：A1)，前交通動脈を介して反対側の前大脳動脈と吻合する(図4-1C, E)．ここより遠位では本幹は傍脳梁動脈(pericallosal artery)として脳梁に沿って走る．水平部から分岐する分枝として内側線条体動脈(medial striate arteries)とHeubnerの反回動脈(recurrent artery of Heubner)がある．

④ 中大脳動脈

中大脳動脈(middle cerebral artery)は内頸動脈遠位端から分岐した後，Sylvius谷内を外側へ向かい(水平部：M1)，Sylvius裂内を島に沿って上行しながら多数の皮質枝を分枝している(図4-1 A, E)．Sylvius裂内を島表面に沿って上行する部分をM2，島表面から弁蓋部を縁取るように外走する部分をM3，Sylvius裂を出た後に大脳半球外表の皮質に分布する部分をM4という(図4-1 B)．M1より数本の外側線条体動脈(lateral striate arteries)が分岐し，脳内に穿通して尾状核，被殻，淡蒼球の一部などを栄養する(図4-1 C)．線条体動脈群で内側から起始するものは前方に，外側から起始するものは後方に分布する．

⑤ 椎骨・脳底動脈とその分岐

椎骨動脈(vertebral artery)は，右は右総頸動脈の起始部遠位部で右鎖骨下動脈から，左は左鎖骨下動脈の第1枝として分岐し，6番目の横突孔に入る．通常，左椎骨動脈のほうが右椎骨動脈よりも大きい．脳底動脈(basilar artery)は橋延髄正中部で両側の椎骨動脈が癒合して形成され，橋前槽内を上行し終枝として後大脳動脈(posterior cerebral artery)を分枝する(図4-1 B, D, E)．椎骨動脈，脳底動脈からのおもな分枝として，椎骨動脈の遠位で椎骨動脈から分岐する前脊髄動脈(anterior spinal artery)と後下小脳動脈(posterior inferior cerebellar artery)，脳底動脈の中央部または近位から分岐する前下小脳動脈(anterior inferior cerebellar artery)，脳底動脈遠位から分岐する上小脳動脈(superior cerebellar artery)がある(図4-1 D, E)．脳底動脈から起始して橋に分布する多数の小動脈は橋動脈(pontine arteries)とよばれる．

⑥ 後大脳動脈

後大脳動脈は脳底動脈の遠位端から分岐し，中脳周囲を囲むようにして後方へ走り，後頭葉，側頭葉下面に分布する(図4-1 B, D, E)．後大脳動脈，後交通動脈から起始する穿通動脈として視床動脈群(thalamic arterial groups)があり，視床，視床下部，視交叉，視索，膝状体などに血流を送る．

2) 静脈 (図 4-2 A〜D, 図 4-3 A〜D, 図 4-4 A〜G, 図 4-5 A〜F)

脳の静脈は，脳表面を走る皮質静脈系，実質内を走る髄質静脈系，脳室上衣下を走る上衣下静脈系，硬膜内にあり最終的な静脈還流を行う硬膜静脈洞に分けられる．

① 皮質静脈系

大脳表面を還流する皮質静脈系は大きく上大脳静脈(superior cerebral vein)，浅中大脳静脈(superficial middle cerebral vein)，下大脳静脈(inferior cerebral vein)の3群に分けられる．上大脳静脈は大脳半球内側面の大部分と大脳半球外側面の上部からの血流を還流し，それぞれ大脳表面を上行して上矢状静脈洞(superior sagittal sinus)に流入する(図4-2, 3)．浅中大脳静脈は外側大脳裂近傍，前頭，頭頂，側頭弁蓋部の血流を受け，数本の大きな静脈として蝶形頭頂静脈洞(sphenoparietal sinus)を介して海綿静脈洞(cavernous sinus)に流入する(図4-4 D)．下大脳静脈は後頭葉，側頭葉の外側と下面の血流を受け，横静脈洞(transverse sinus)に流入する．

② 上衣下静脈系

側脳室上衣下を走行する上衣下静脈は，深部髄質静脈からの血流を受け，内大脳静脈(internal cerebral vein)あるいは脳底静脈(basal vein of Rosenthal)に注ぐ(図4-2 A, B)．脳底静脈は深中大脳静脈，前大脳静脈(anterior cerebral vein)，下線条体静脈(inferior striate vein)が合流して始まり，大脳脚の周囲を後方へ走り，内大脳静脈またはGalen大静脈(great vein of Galen)へ流入する(図4-2, 4, 5)．

③ 硬膜静脈洞

最も長い硬膜静脈洞である上矢状静脈洞は，鶏冠近傍にある盲孔に始まり後方に走行し，静脈洞交会(venous confluence)に流入する(図4-5 A)．下矢状静脈洞(inferior sagittal sinus)は脳梁体部の前端近傍で始まって後方に向かい，Galen大静脈とともに直静脈洞(straight sinus)へ流入する(図4-5 A)．

直静脈洞は，天幕切痕の後縁正中部で下矢状静脈洞とGalen大静脈とが合流して形成され，後下方へと走り静脈洞交会に流入する．静脈洞交会からは側方へは横静脈洞が，下方へは後頭静脈洞(occipital sinus)が出ている(図4-5 E)．

横静脈洞は静脈洞交会から前外側に走り，側頭骨錐体部に至りS状静脈洞(sigmoid sinus)となる(図4-2, 3)．S状静脈洞は側頭骨錐体部の後方を前下方に走り頸静脈窩(jugular fossa)で内頸静脈(internal jugular vein)となる(図4-3, 4-4 A)．

246　Chapter 4　脳血管障害

A：頭部・頸部正面像

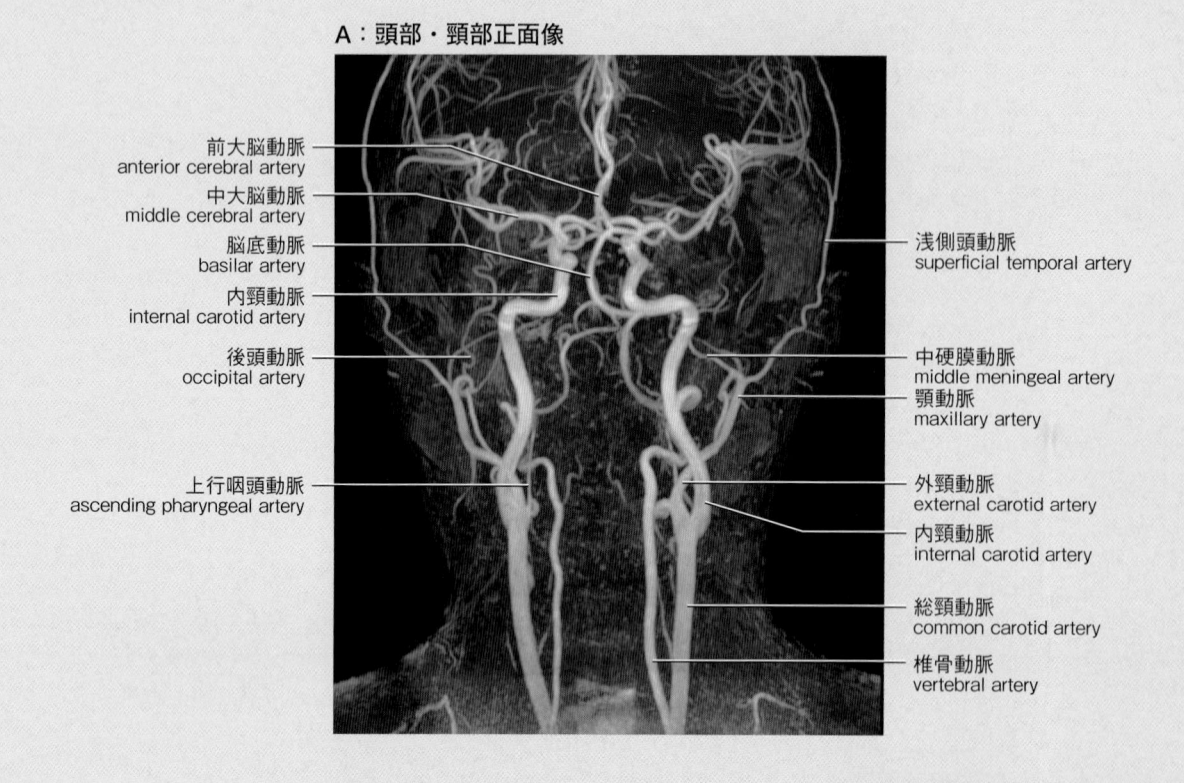

- 前大脳動脈 anterior cerebral artery
- 中大脳動脈 middle cerebral artery
- 脳底動脈 basilar artery
- 内頸動脈 internal carotid artery
- 後頭動脈 occipital artery
- 上行咽頭動脈 ascending pharyngeal artery
- 浅側頭動脈 superficial temporal artery
- 中硬膜動脈 middle meningeal artery
- 顎動脈 maxillary artery
- 外頸動脈 external carotid artery
- 内頸動脈 internal carotid artery
- 総頸動脈 common carotid artery
- 椎骨動脈 vertebral artery

B：頭部正面像

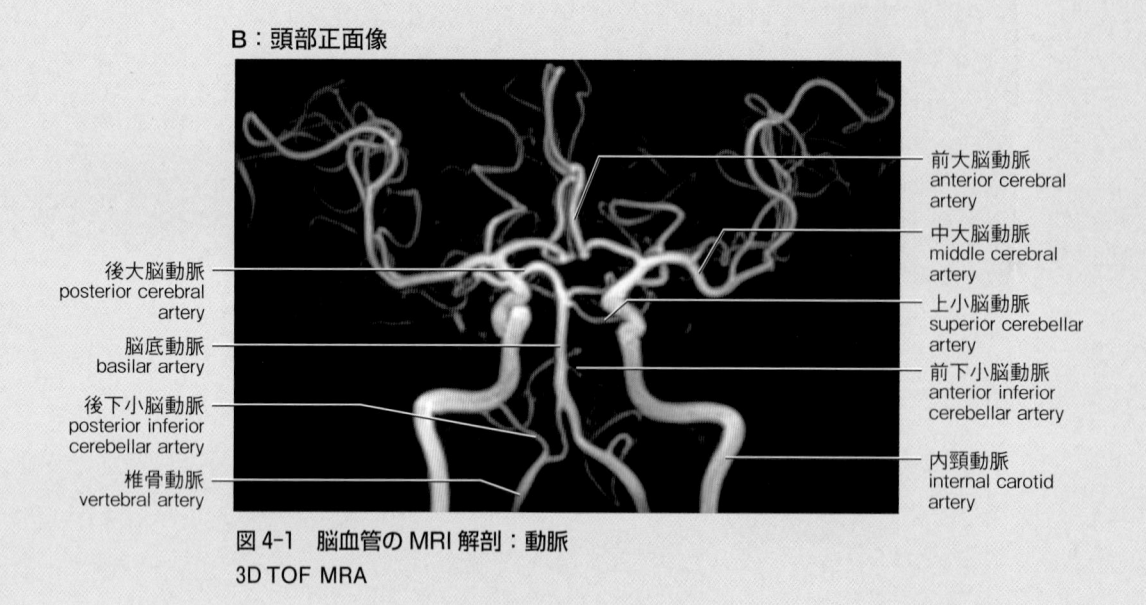

- 後大脳動脈 posterior cerebral artery
- 脳底動脈 basilar artery
- 後下小脳動脈 posterior inferior cerebellar artery
- 椎骨動脈 vertebral artery
- 前大脳動脈 anterior cerebral artery
- 中大脳動脈 middle cerebral artery
- 上小脳動脈 superior cerebellar artery
- 前下小脳動脈 anterior inferior cerebellar artery
- 内頸動脈 internal carotid artery

図4-1　脳血管のMRI解剖：動脈
3D TOF MRA

C：内頸動脈系正面像

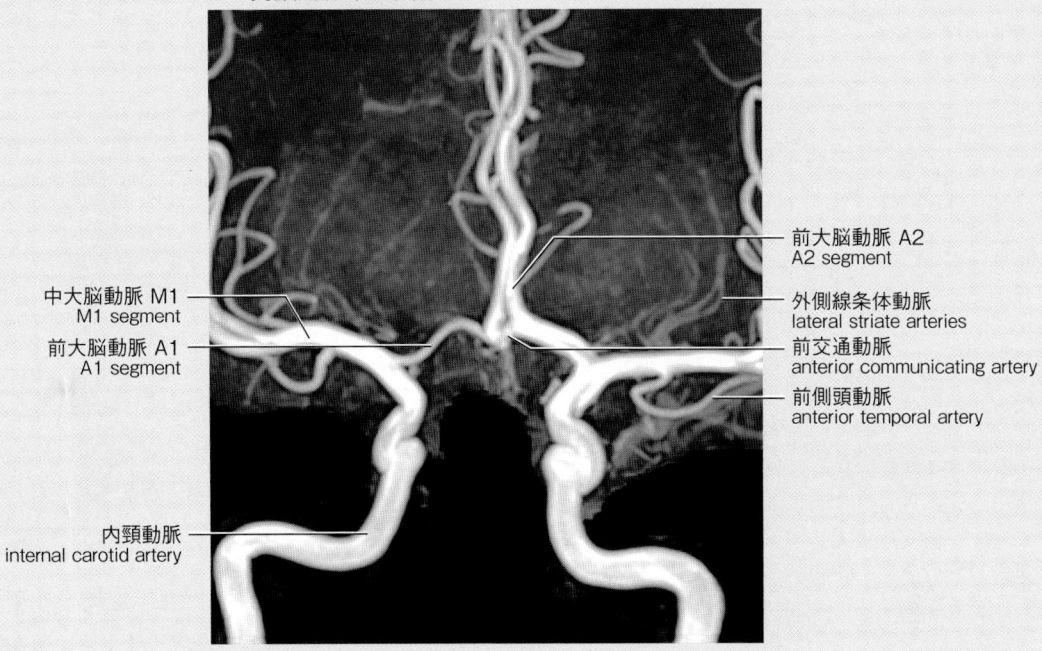

- 中大脳動脈 M1　M1 segment
- 前大脳動脈 A1　A1 segment
- 前大脳動脈 A2　A2 segment
- 外側線条体動脈　lateral striate arteries
- 前交通動脈　anterior communicating artery
- 前側頭動脈　anterior temporal artery
- 内頸動脈　internal carotid artery

D：椎骨・脳底動脈系正面像

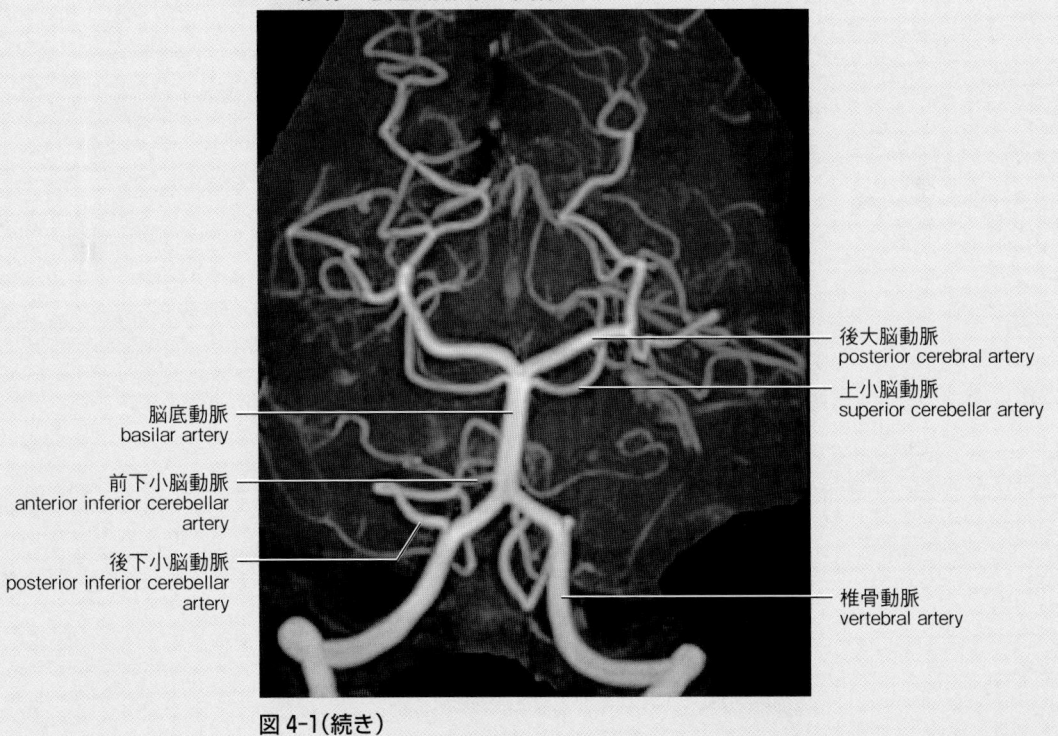

- 脳底動脈　basilar artery
- 前下小脳動脈　anterior inferior cerebellar artery
- 後下小脳動脈　posterior inferior cerebellar artery
- 後大脳動脈　posterior cerebral artery
- 上小脳動脈　superior cerebellar artery
- 椎骨動脈　vertebral artery

図 4-1（続き）

E：頭部軸位像

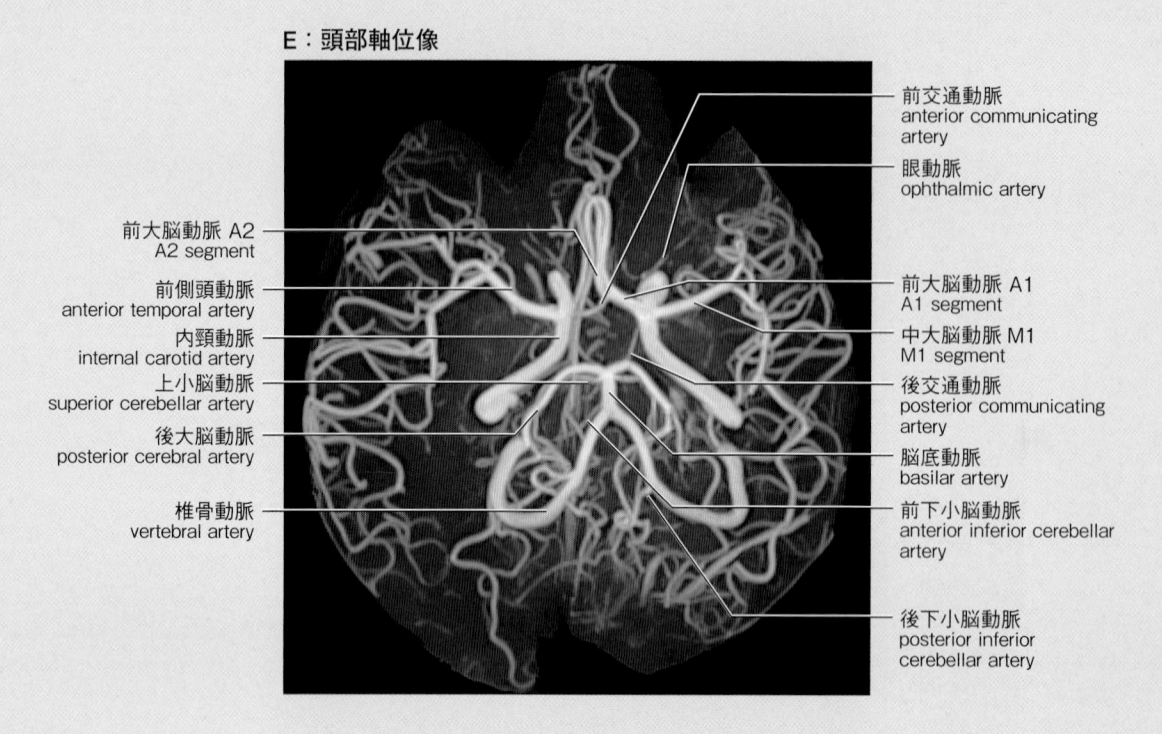

- 前大脳動脈 A2 / A2 segment
- 前側頭動脈 / anterior temporal artery
- 内頸動脈 / internal carotid artery
- 上小脳動脈 / superior cerebellar artery
- 後大脳動脈 / posterior cerebral artery
- 椎骨動脈 / vertebral artery
- 前交通動脈 / anterior communicating artery
- 眼動脈 / ophthalmic artery
- 前大脳動脈 A1 / A1 segment
- 中大脳動脈 M1 / M1 segment
- 後交通動脈 / posterior communicating artery
- 脳底動脈 / basilar artery
- 前下小脳動脈 / anterior inferior cerebellar artery
- 後下小脳動脈 / posterior inferior cerebellar artery

F：内頸動脈の走行と区分（側面像）

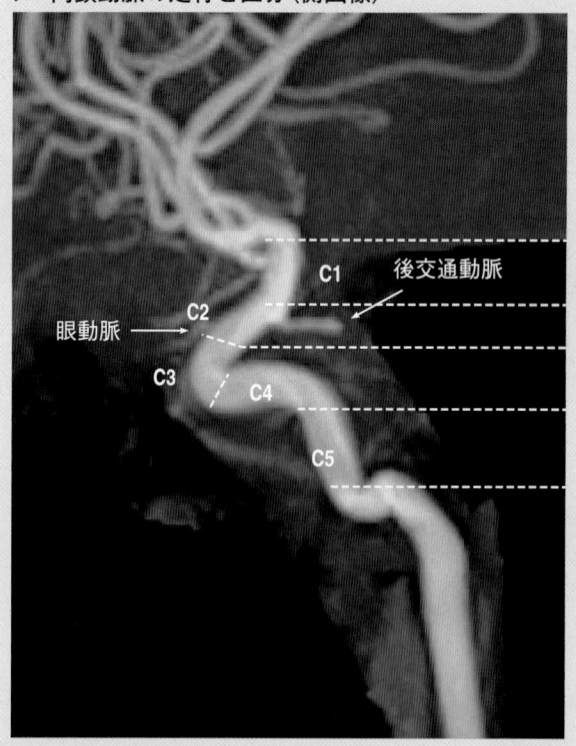

C1, C2, C3, C4, C5
眼動脈
後交通動脈

図4-1（続き）

4.1 脳血管のMRI解剖と血流支配 249

A：頭蓋内静脈系側面像

- 上矢状静脈洞 superior sagittal sinus
- 内大脳静脈 internal cerebral vein
- 脳底静脈 basal vein of Rosenthal
- 直静脈洞 straight sinus
- Galen（ガレン）大静脈 great vein of Galen
- 横静脈洞 transverse sinus
- S状静脈洞 sigmoid sinus

B：頭蓋内静脈系斜位像

- 上矢状静脈洞 superior sagittal sinus
- 内大脳静脈 internal cerebral vein
- 脳底静脈 basal vein of Rosenthal
- Galen大静脈 great vein of Galen
- 直静脈洞 straight sinus
- 横静脈洞 transverse sinus
- S状静脈洞 sigmoid sinus

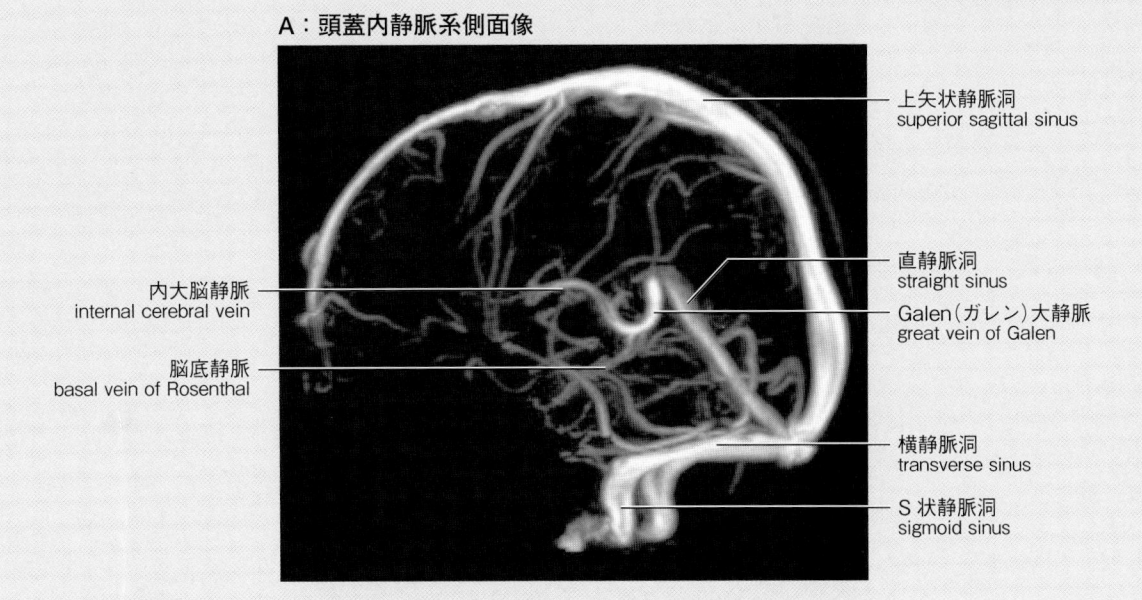

図4-2　脳血管のMRI解剖：静脈(1)
3D PC MRV

250 Chapter 4 脳血管障害

C：頭蓋内静脈系正面像

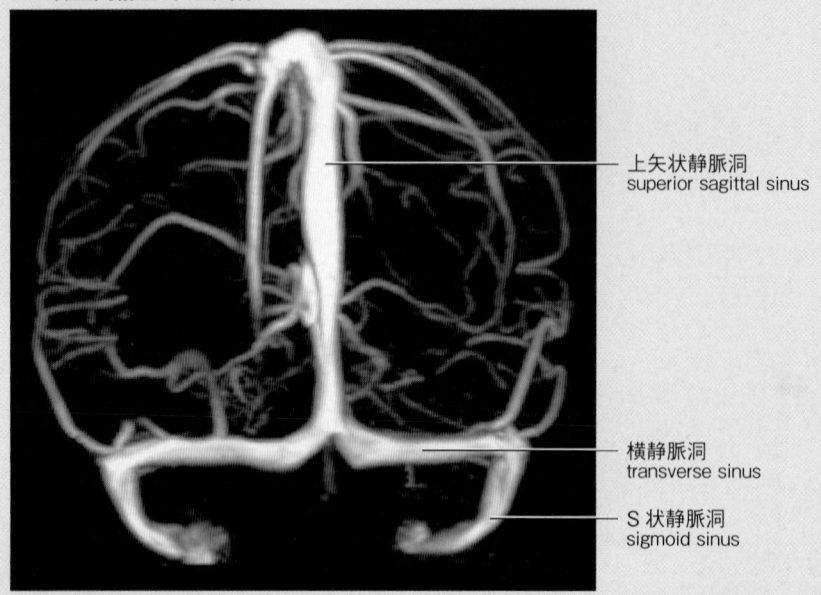

上矢状静脈洞
superior sagittal sinus

横静脈洞
transverse sinus

S状静脈洞
sigmoid sinus

D：頭蓋内静脈系軸位像

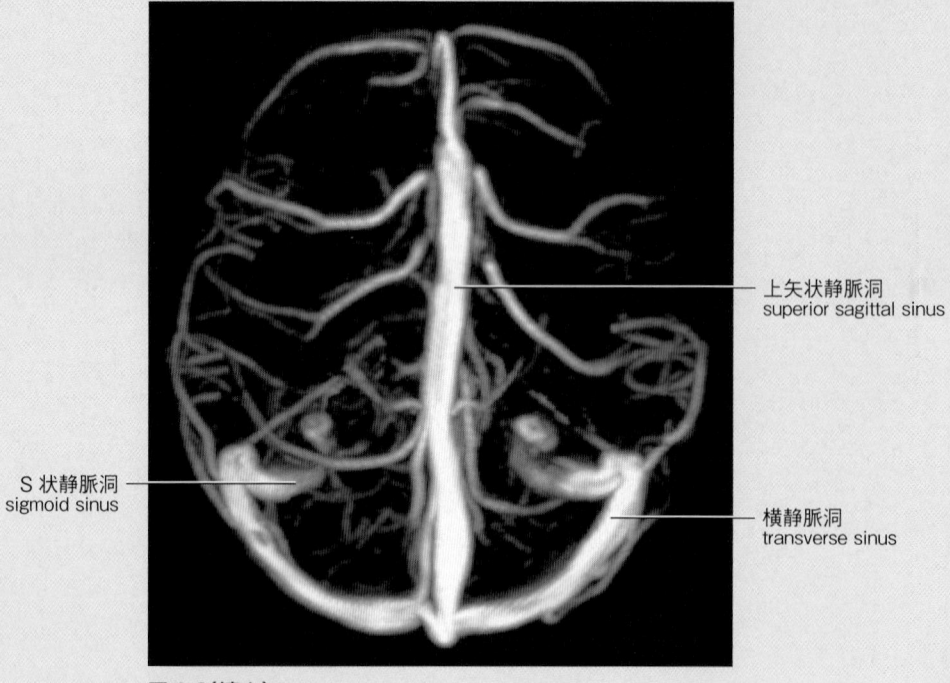

上矢状静脈洞
superior sagittal sinus

S状静脈洞
sigmoid sinus

横静脈洞
transverse sinus

図4-2（続き）

4.1 脳血管のMRI解剖と血流支配　251

A：頭蓋内静脈系側面像

- Trolard（トロラール）静脈　vein of Trolard
- Labbe（ラベ）静脈　vein of Labbe
- 内頸静脈　internal jugular vein
- 上矢状静脈洞　superior sagittal sinus
- 横静脈洞　transverse sinus
- S状静脈洞　sigmoid sinus

B：頭蓋内静脈系背面像

- 内頸静脈　internal jugular vein
- 上矢状静脈洞　superior sagittal sinus
- 横静脈洞　transverse sinus
- S状静脈洞　sigmoid sinus

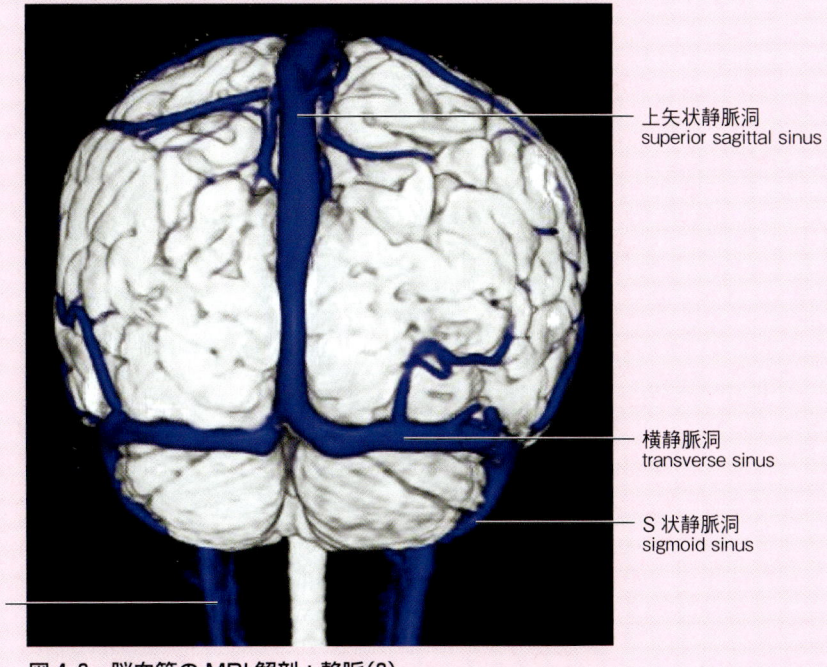

図4-3　脳血管のMRI解剖：静脈(2)
3D PC MRV volume rendering（脳表画像）

C：頭蓋内静脈系斜位像

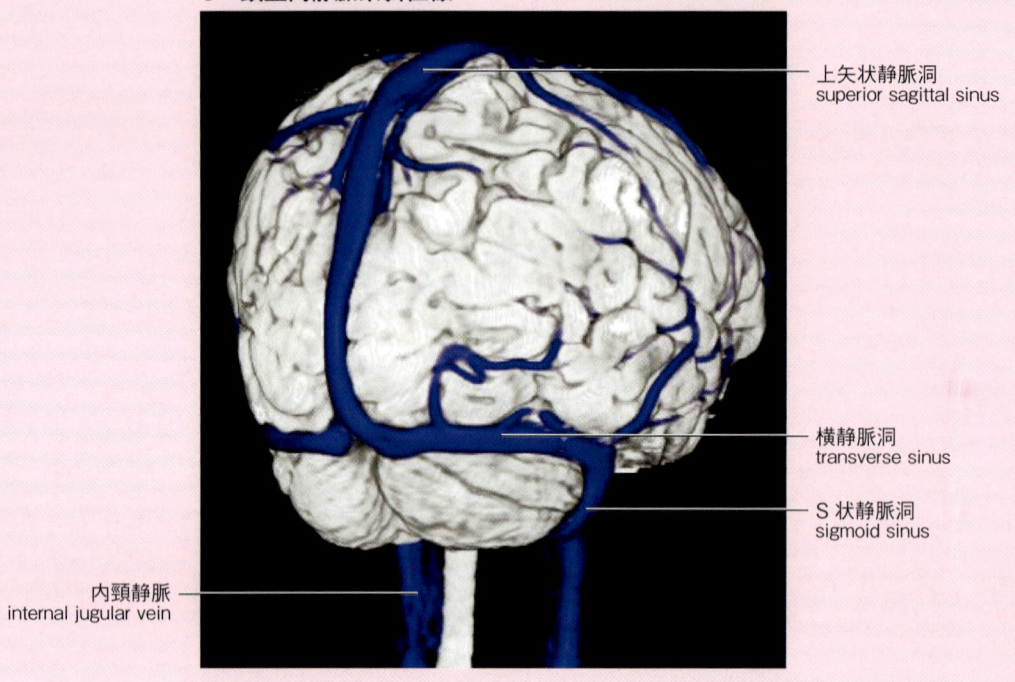

- 上矢状静脈洞 superior sagittal sinus
- 横静脈洞 transverse sinus
- S状静脈洞 sigmoid sinus
- 内頸静脈 internal jugular vein

D：頭蓋内静脈系軸位像

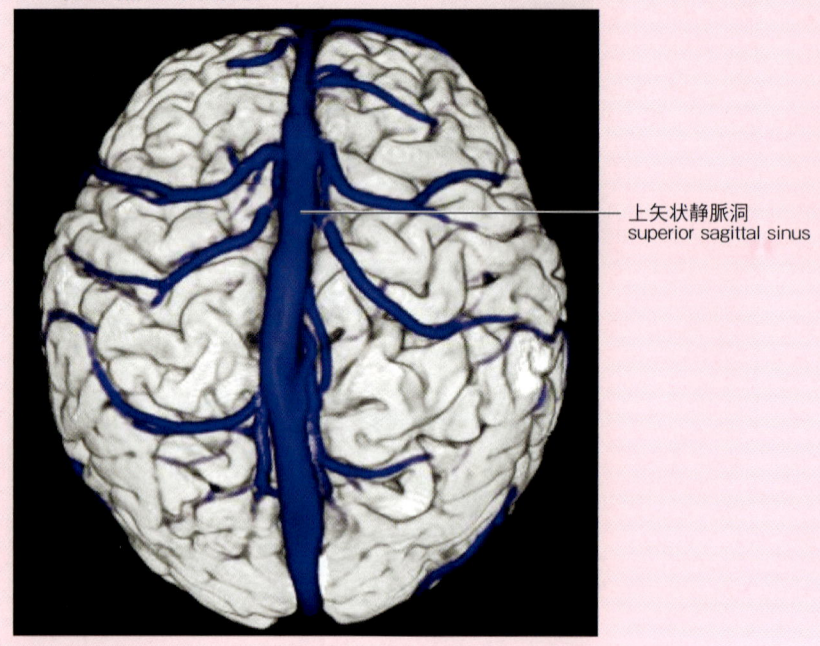

- 上矢状静脈洞 superior sagittal sinus

図 4-3（続き）

4.1 脳血管のMRI解剖と血流支配 253

A：延髄レベル

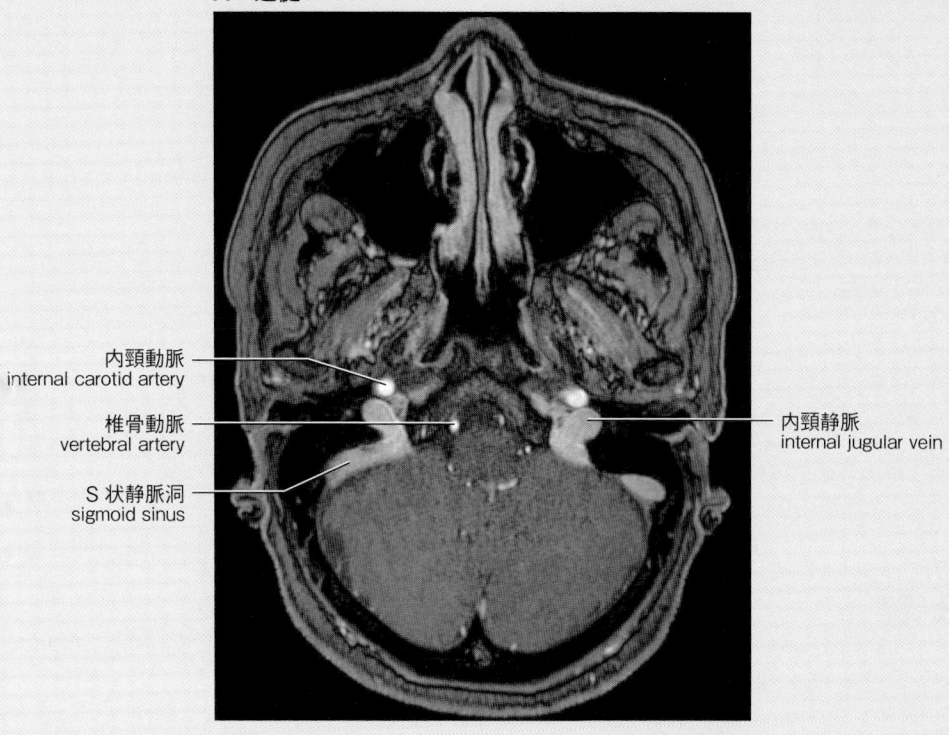

- 内頸動脈 internal carotid artery
- 椎骨動脈 vertebral artery
- S状静脈洞 sigmoid sinus
- 内頸静脈 internal jugular vein

B：橋レベル

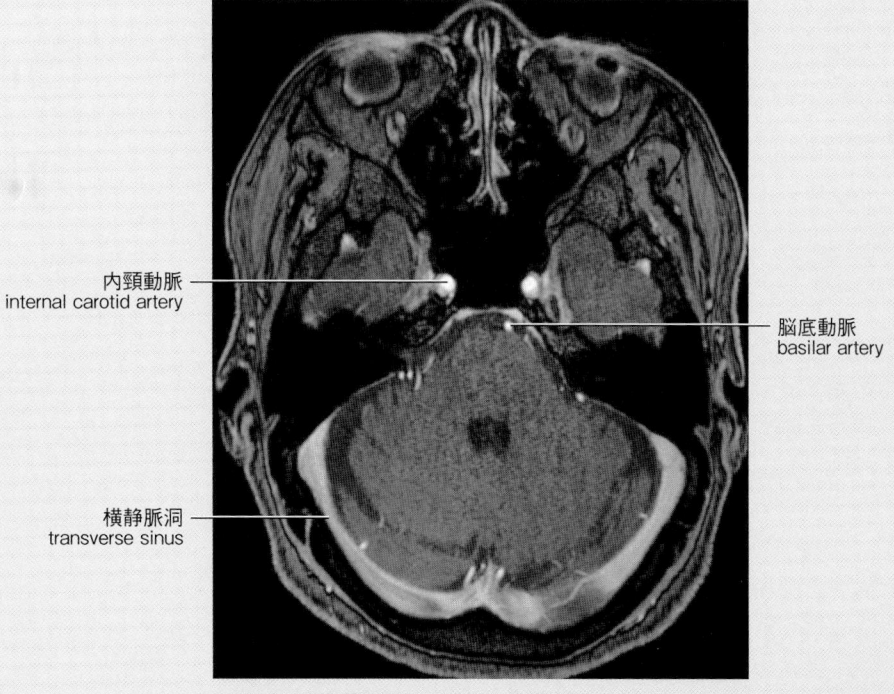

- 内頸動脈 internal carotid artery
- 脳底動脈 basilar artery
- 横静脈洞 transverse sinus

図 4-4 脳血管の MRI 解剖：静脈(3)
造影 3D TOF MRA 元画像：横断（軸位断）

254　Chapter 4　脳血管障害

C：橋レベル

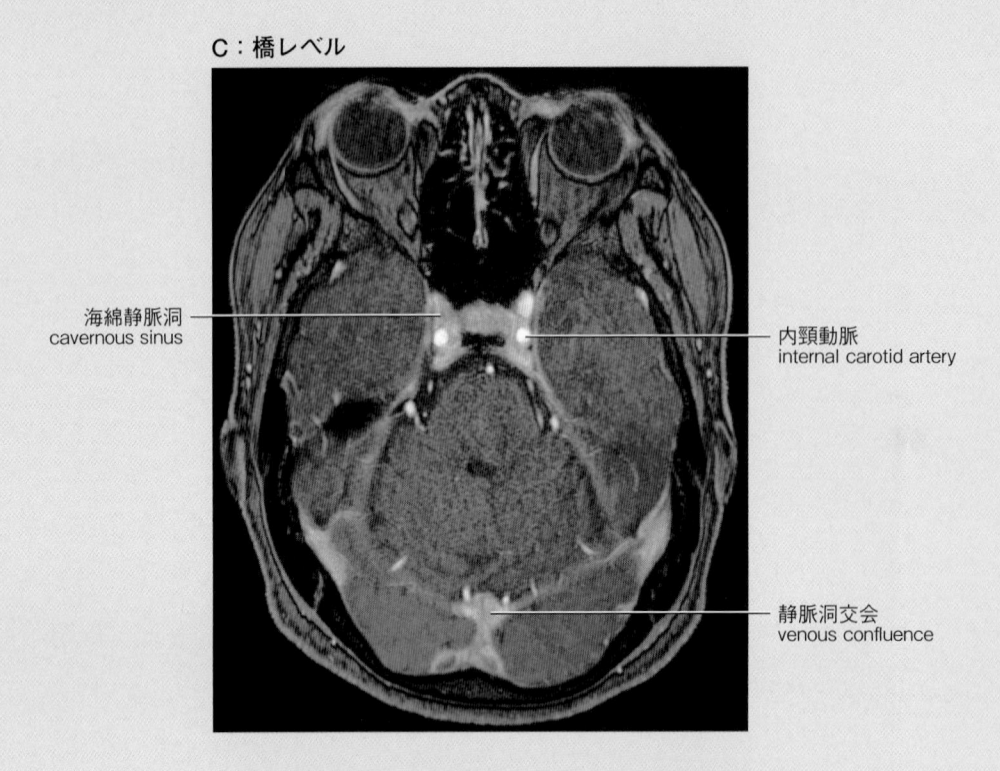

海綿静脈洞
cavernous sinus

内頸動脈
internal carotid artery

静脈洞交会
venous confluence

D：中脳レベル

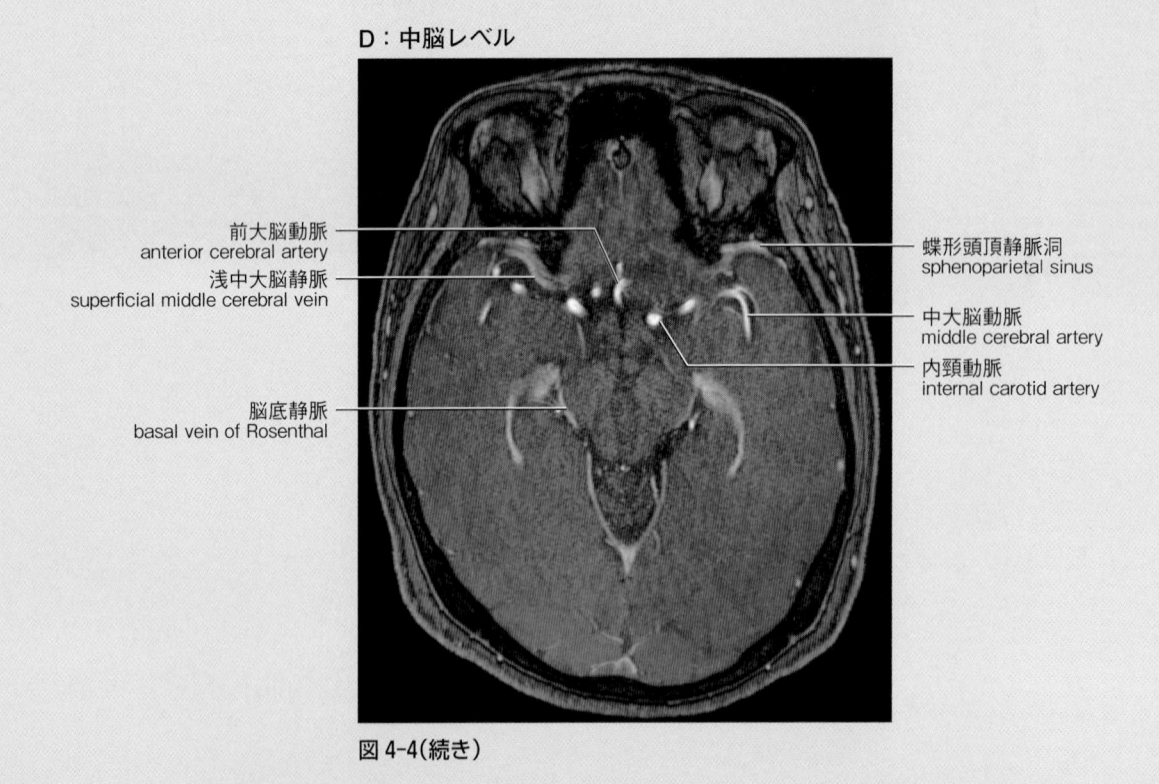

前大脳動脈
anterior cerebral artery

浅中大脳静脈
superficial middle cerebral vein

脳底静脈
basal vein of Rosenthal

蝶形頭頂静脈洞
sphenoparietal sinus

中大脳動脈
middle cerebral artery

内頸動脈
internal carotid artery

図4-4（続き）

E：基底核レベル

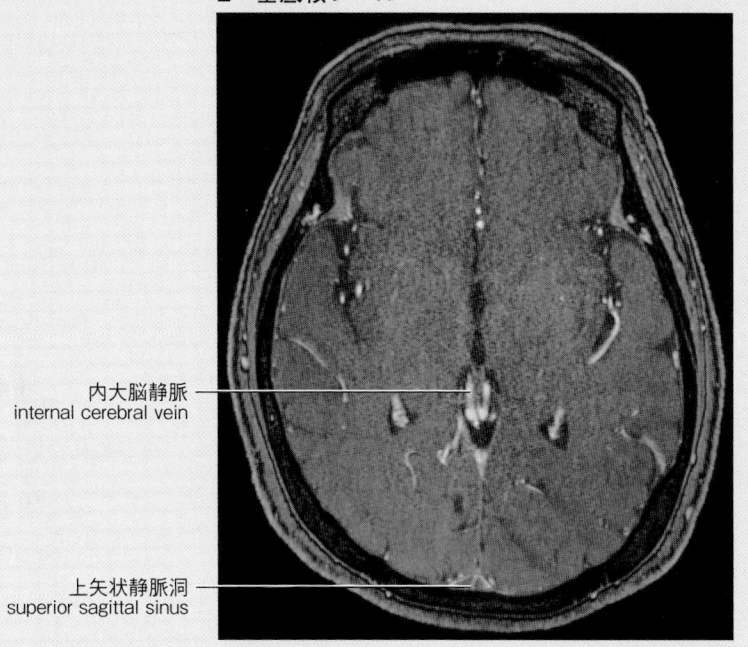

内大脳静脈
internal cerebral vein

上矢状静脈洞
superior sagittal sinus

F：脳梁膨大部レベル

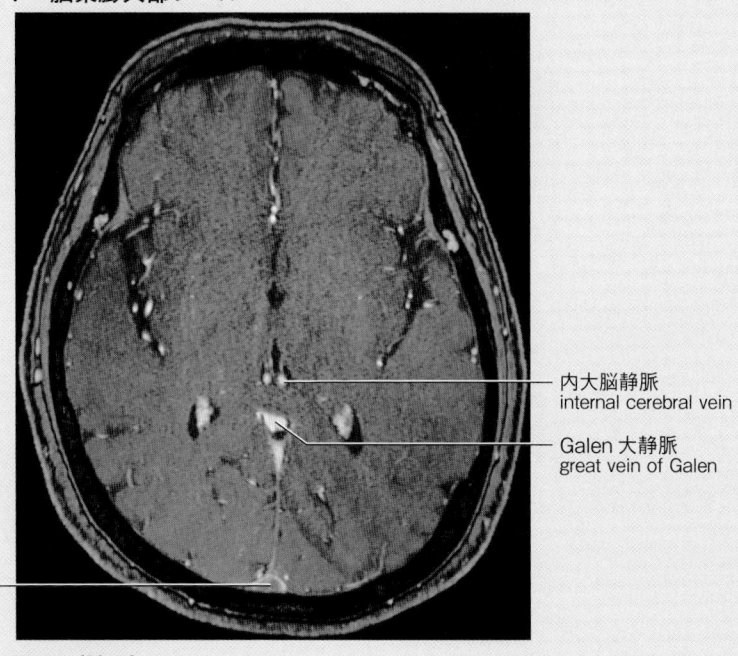

内大脳静脈
internal cerebral vein

Galen 大静脈
great vein of Galen

上矢状静脈洞
superior sagittal sinus

図 4-4(続き)

G：脳梁膝部レベル

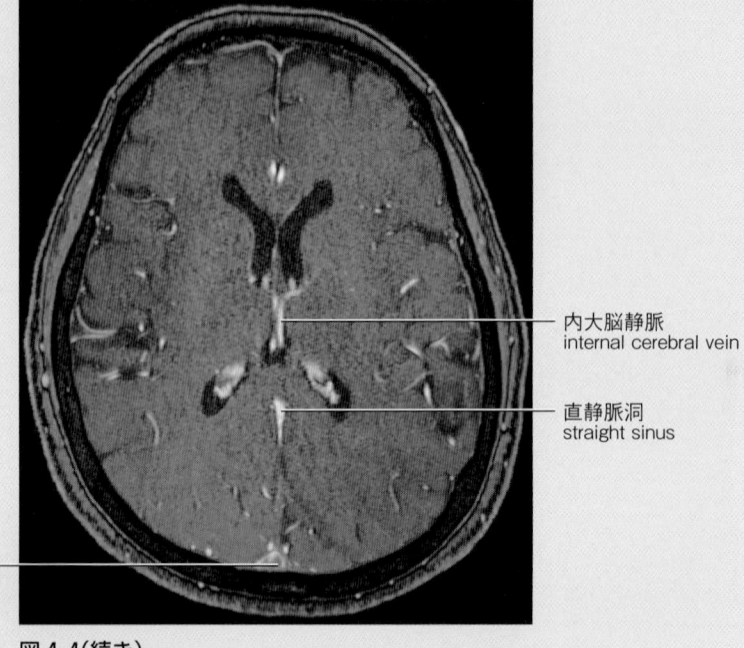

内大脳静脈
internal cerebral vein

直静脈洞
straight sinus

上矢状静脈洞
superior sagittal sinus

図 4-4（続き）

A：正中矢状断

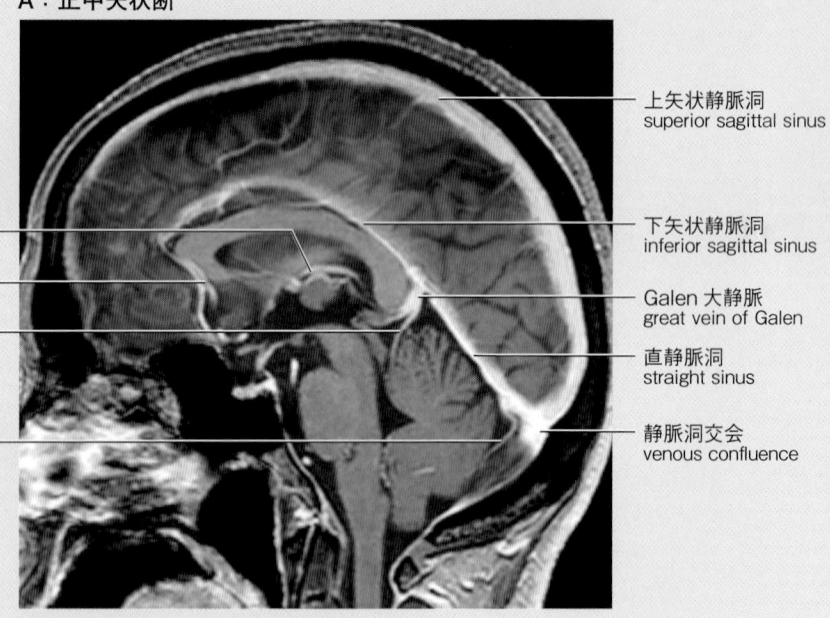

上矢状静脈洞
superior sagittal sinus

内大脳静脈
internal cerebral vein

脳梁周囲静脈
pericallosal vein

前中心小脳静脈
precentral cerebellar vein

下小脳虫部静脈
inferior vermian vein

下矢状静脈洞
inferior sagittal sinus

Galen 大静脈
great vein of Galen

直静脈洞
straight sinus

静脈洞交会
venous confluence

図 4-5　脳血管の MRI 解剖：静脈(4)
造影 3D TFE（Turbo field echo）

4.1 脳血管の MRI 解剖と血流支配　257

B：冠状断橋腹側部レベル

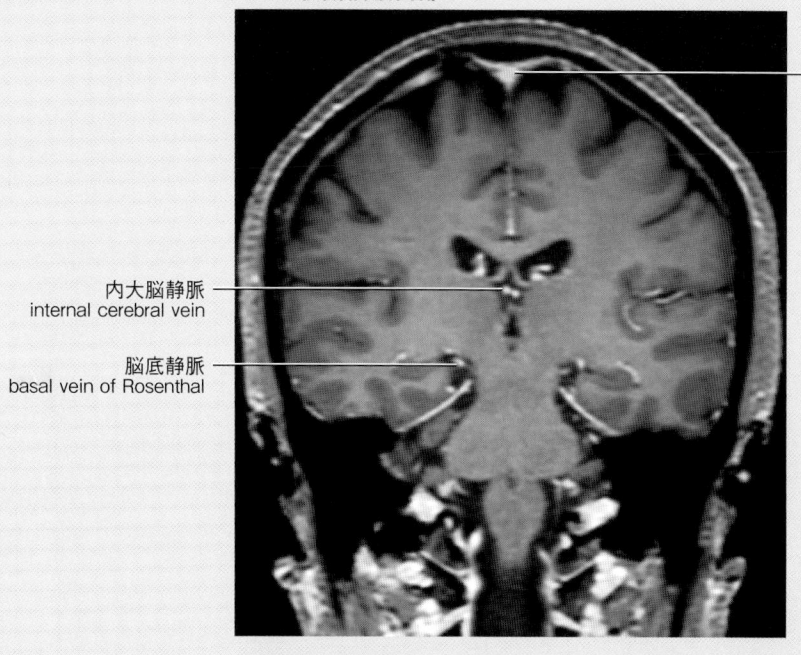

上矢状静脈洞
superior sagittal sinus

内大脳静脈
internal cerebral vein

脳底静脈
basal vein of Rosenthal

C：冠状断橋背側部レベル

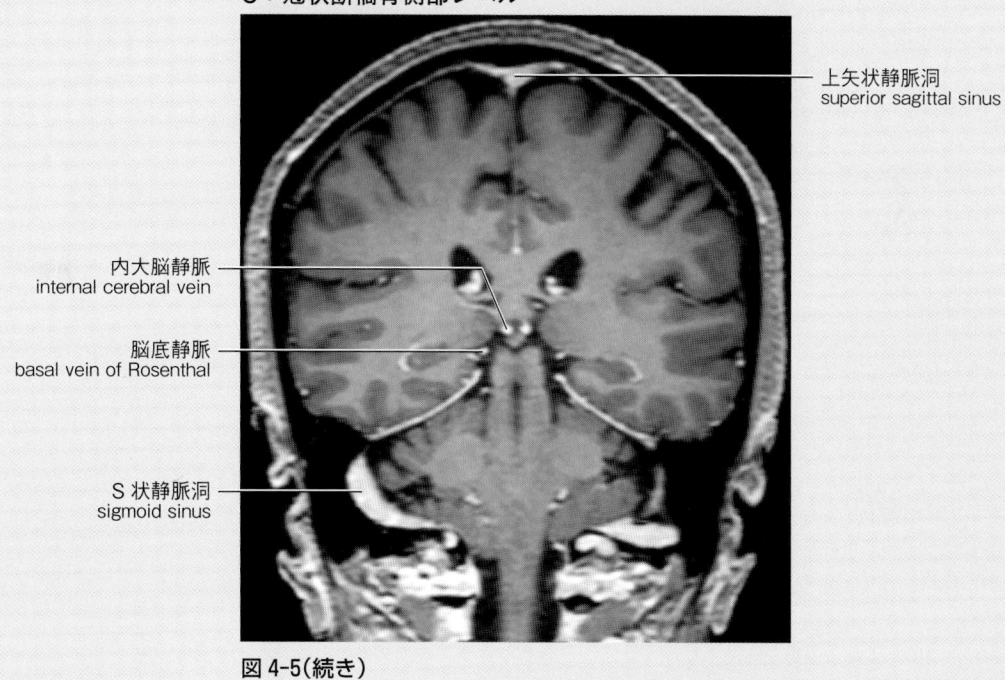

上矢状静脈洞
superior sagittal sinus

内大脳静脈
internal cerebral vein

脳底静脈
basal vein of Rosenthal

S 状静脈洞
sigmoid sinus

図 4-5（続き）

D：冠状断中小脳脚レベル

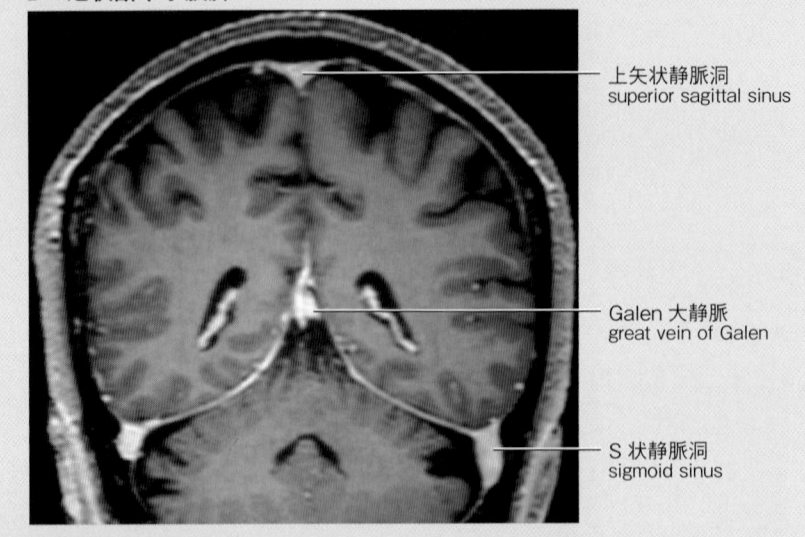

- 上矢状静脈洞 superior sagittal sinus
- Galen 大静脈 great vein of Galen
- S状静脈洞 sigmoid sinus

E：冠状断小脳背側部レベル

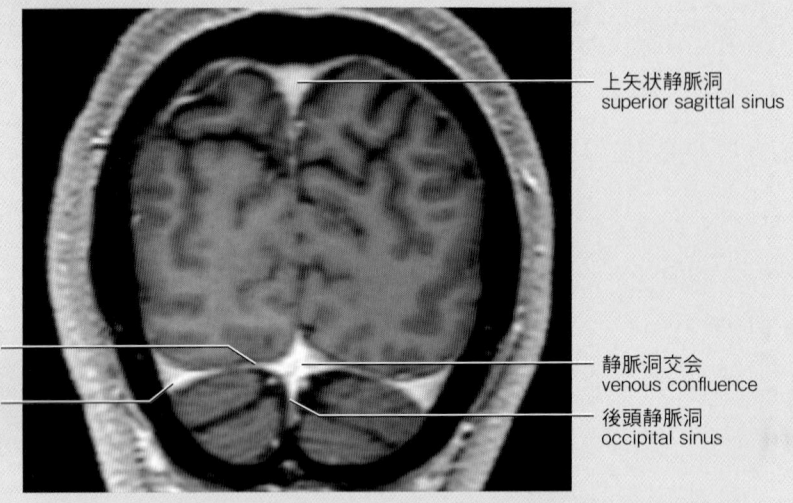

- 上矢状静脈洞 superior sagittal sinus
- 横静脈洞 transverse sinus
- S状静脈洞 sigmoid sinus
- 静脈洞交会 venous confluence
- 後頭静脈洞 occipital sinus

F：冠状断小脳背側部レベル

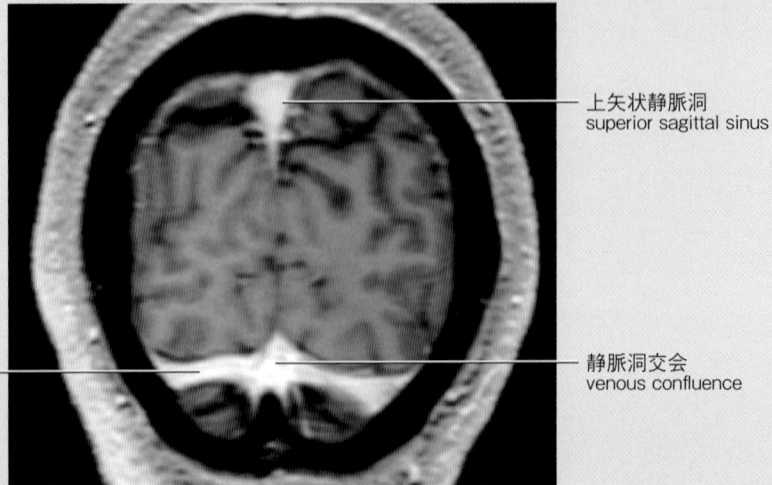

- 上矢状静脈洞 superior sagittal sinus
- 横静脈洞 transverse sinus
- 静脈洞交会 venous confluence

図 4-5（続き）

b. 脳の動脈支配（図4-6）

　脳動脈間は補完しあい，その支配域は常に一定というわけではない．しかしながら，MRI解剖における動脈の支配域の概略を知っておくことは，特に脳血管障害の診断において重要になる．ここでは脳の断面のシェーマを使い，その概略を図4-6 A〜Eに示す．

c. 脳の静脈還流域（図4-7）

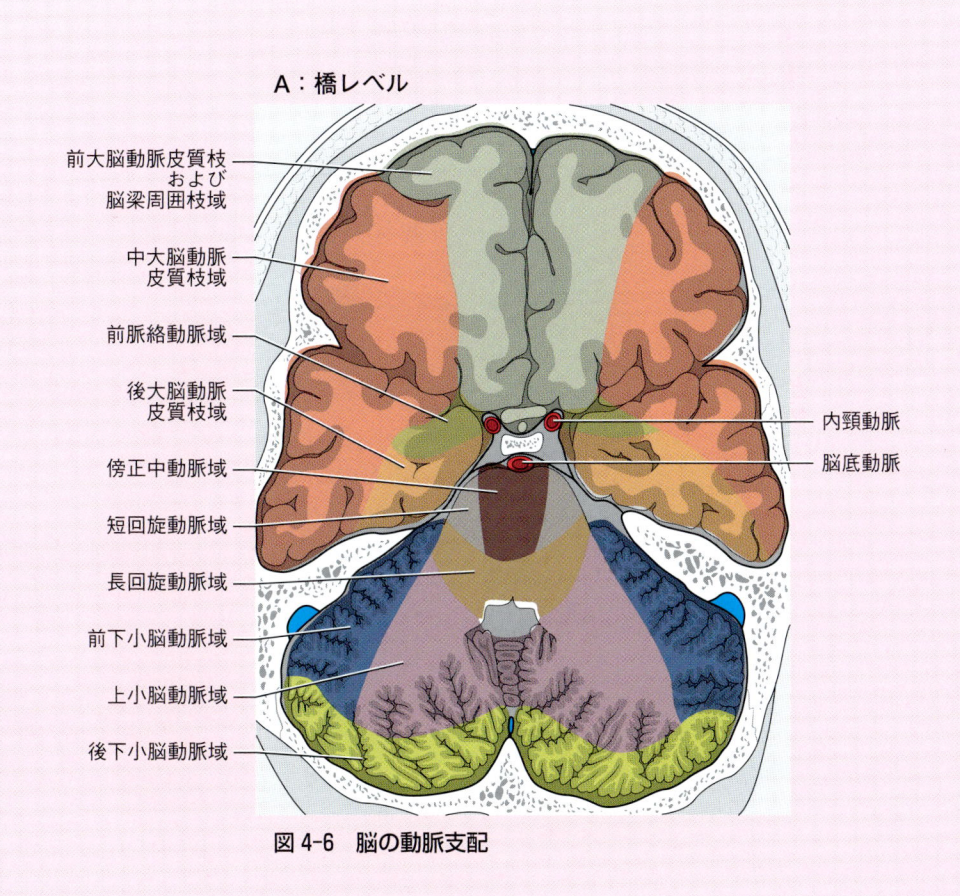

　脳の静脈還流域は動脈支配領域に比較して多様性が強い．しかしながら，その概略を知ることは特に静脈血栓症での閉塞部位を知るうえで重要となる．その典型的な脳の静脈還流域について脳の断面のシェーマを使い図4-7 A〜Dに示す．

A：橋レベル

前大脳動脈皮質枝
および
脳梁周囲枝域

中大脳動脈
皮質枝域

前脈絡動脈域

後大脳動脈
皮質枝域

傍正中動脈域

短回旋動脈域

長回旋動脈域

前下小脳動脈域

上小脳動脈域

後下小脳動脈域

内頸動脈

脳底動脈

図4-6　脳の動脈支配

B：大脳脚レベル

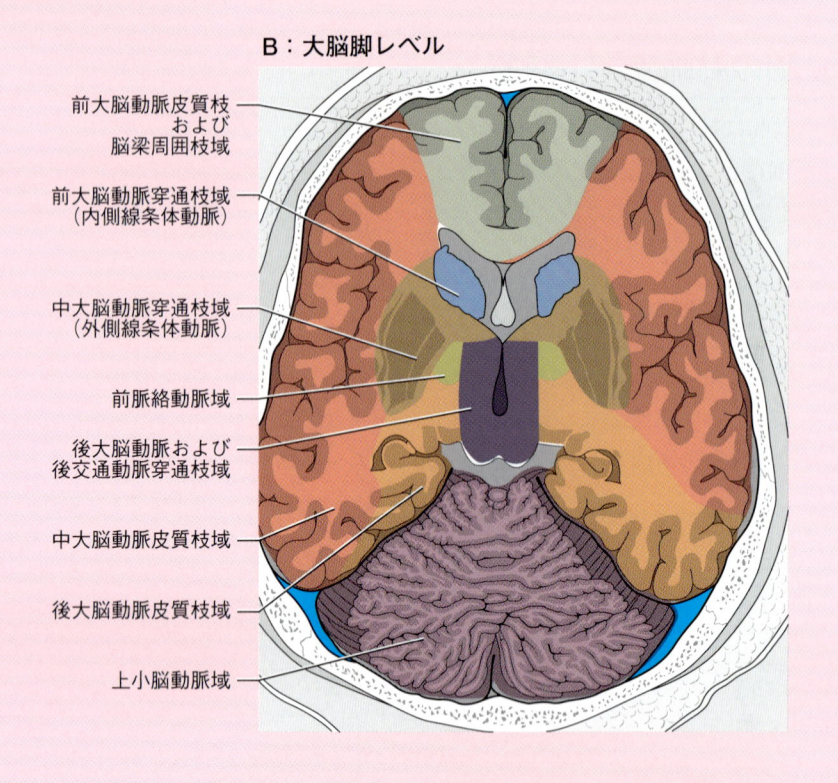

- 前大脳動脈皮質枝およびび脳梁周囲枝域
- 前大脳動脈穿通枝域（内側線条体動脈）
- 中大脳動脈穿通枝域（外側線条体動脈）
- 前脈絡動脈域
- 後大脳動脈および後交通動脈穿通枝域
- 中大脳動脈皮質枝域
- 後大脳動脈皮質枝域
- 上小脳動脈域

C：脳梁膨大部・膝部レベル

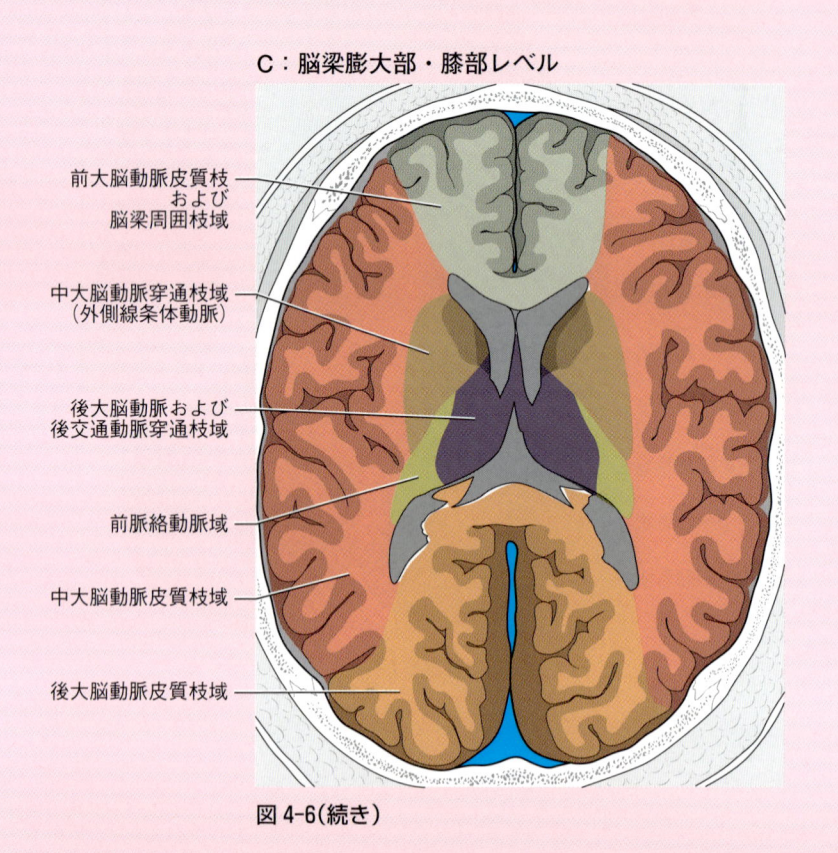

- 前大脳動脈皮質枝およびび脳梁周囲枝域
- 中大脳動脈穿通枝域（外側線条体動脈）
- 後大脳動脈および後交通動脈穿通枝域
- 前脈絡動脈域
- 中大脳動脈皮質枝域
- 後大脳動脈皮質枝域

図 4-6（続き）

4.1 脳血管のMRI解剖と血流支配　261

D：脳梁体部レベル

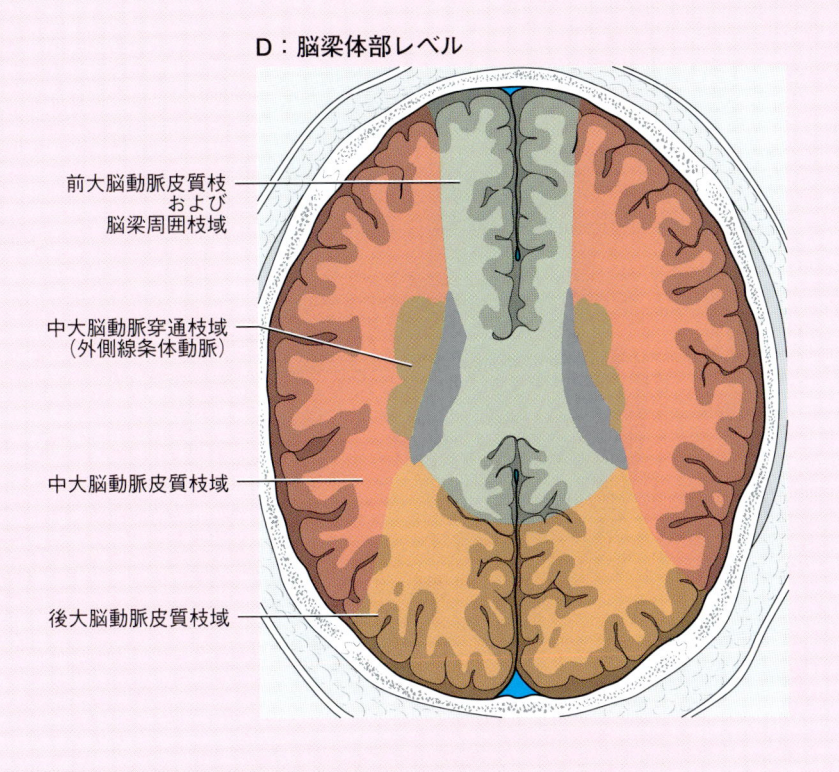

- 前大脳動脈皮質枝および脳梁周囲枝域
- 中大脳動脈穿通枝域（外側線条体動脈）
- 中大脳動脈皮質枝域
- 後大脳動脈皮質枝域

E：半卵円中心レベル

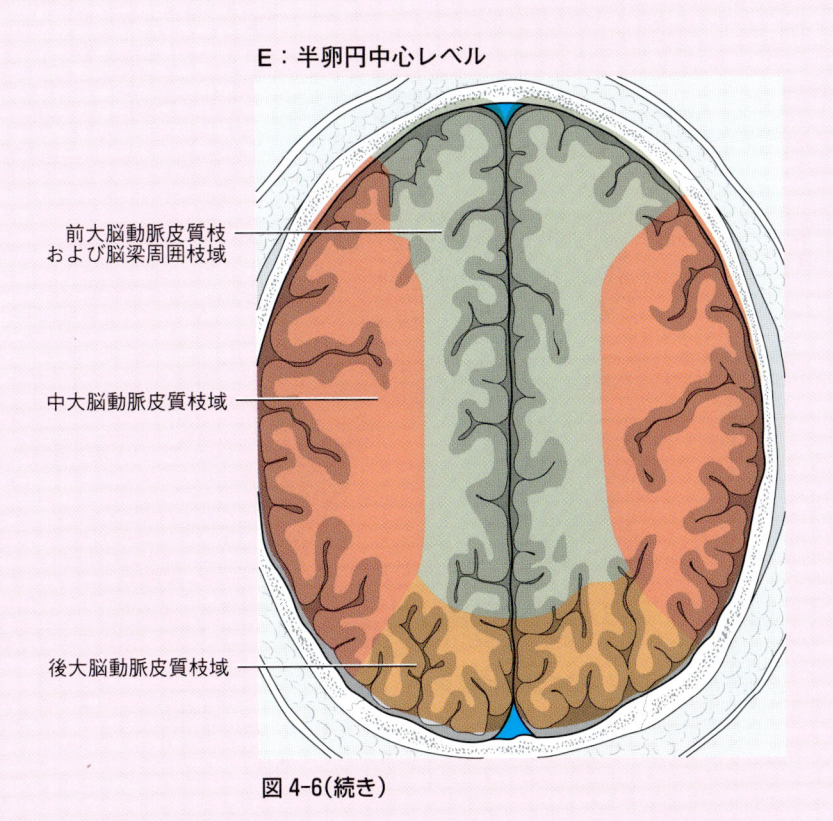

- 前大脳動脈皮質枝および脳梁周囲枝域
- 中大脳動脈皮質枝域
- 後大脳動脈皮質枝域

図 4-6（続き）

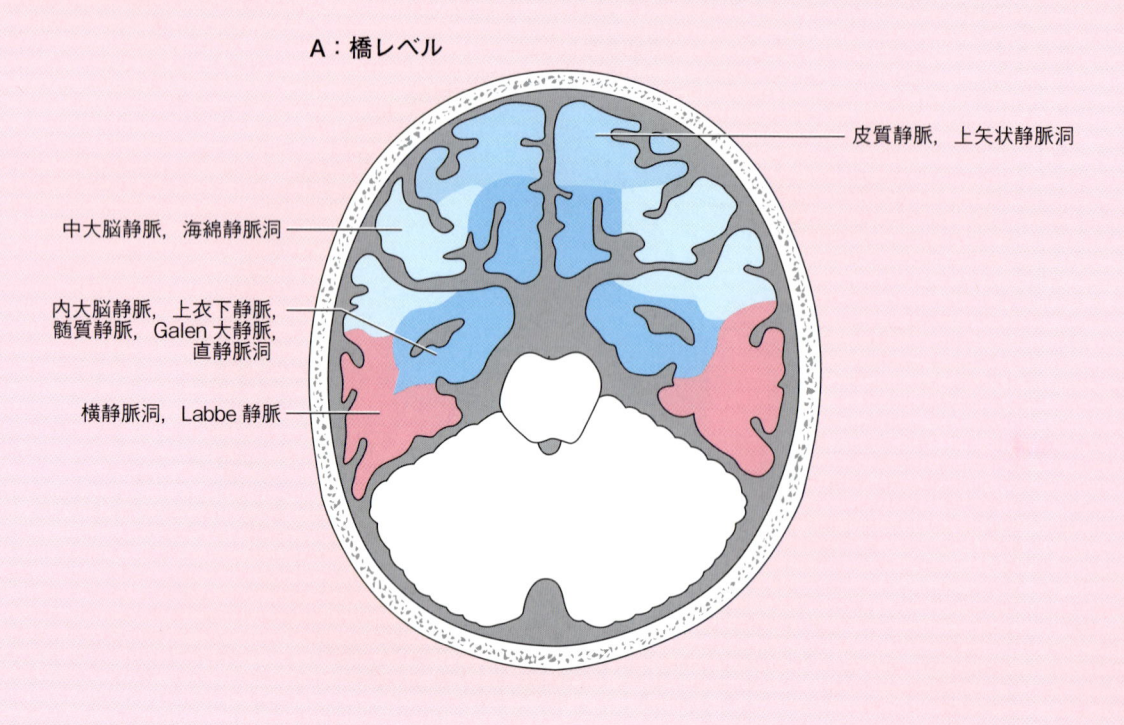

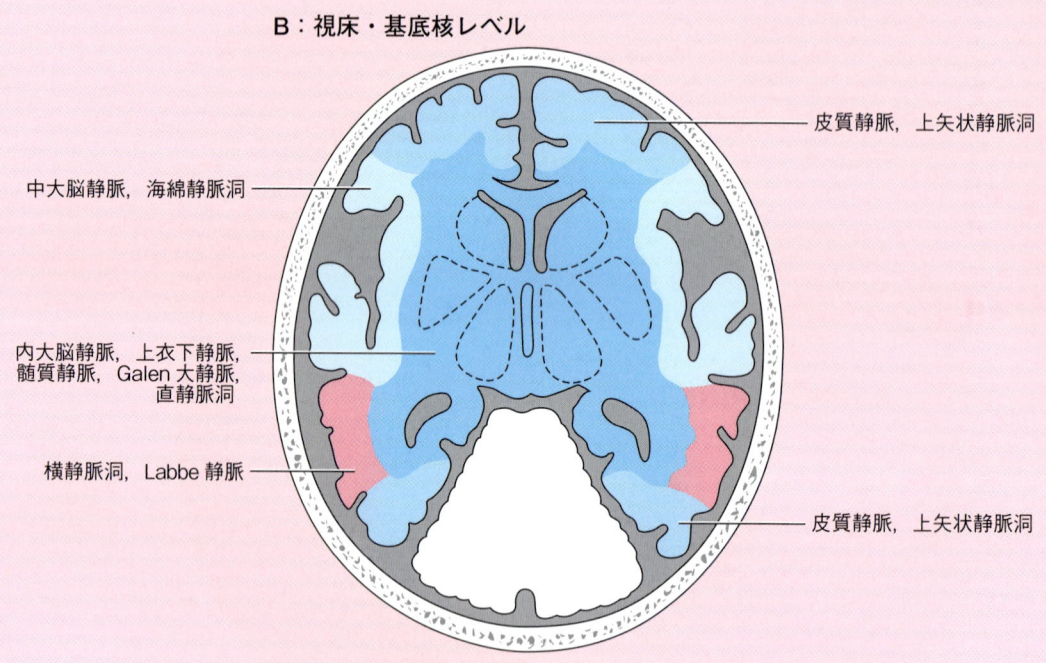

262　Chapter 4　脳血管障害

A：橋レベル

- 皮質静脈，上矢状静脈洞
- 中大脳静脈，海綿静脈洞
- 内大脳静脈，上衣下静脈，髄質静脈，Galen大静脈，直静脈洞
- 横静脈洞，Labbe静脈

B：視床・基底核レベル

- 皮質静脈，上矢状静脈洞
- 中大脳静脈，海綿静脈洞
- 内大脳静脈，上衣下静脈，髄質静脈，Galen大静脈，直静脈洞
- 横静脈洞，Labbe静脈
- 皮質静脈，上矢状静脈洞

図4-7　脳の静脈還流域

4.1 脳血管の MRI 解剖と血流支配　263

C：脳梁体部レベル

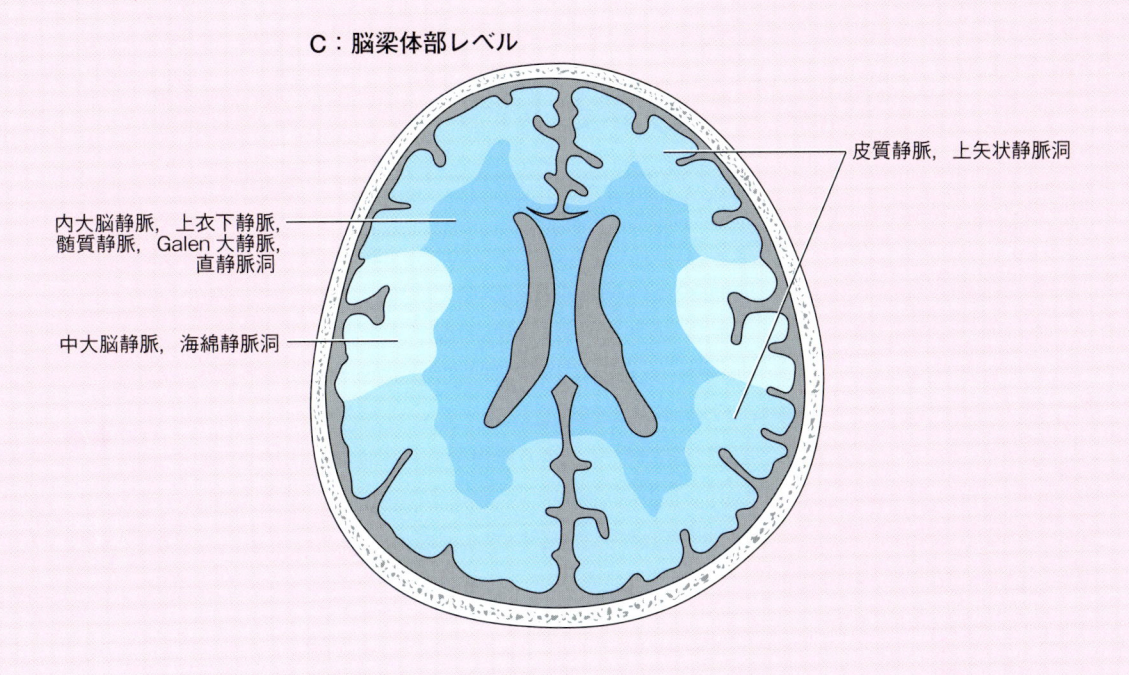

内大脳静脈，上衣下静脈，
髄質静脈，Galen 大静脈，
直静脈洞

中大脳静脈，海綿静脈洞

皮質静脈，上矢状静脈洞

D：半卵円中心レベル

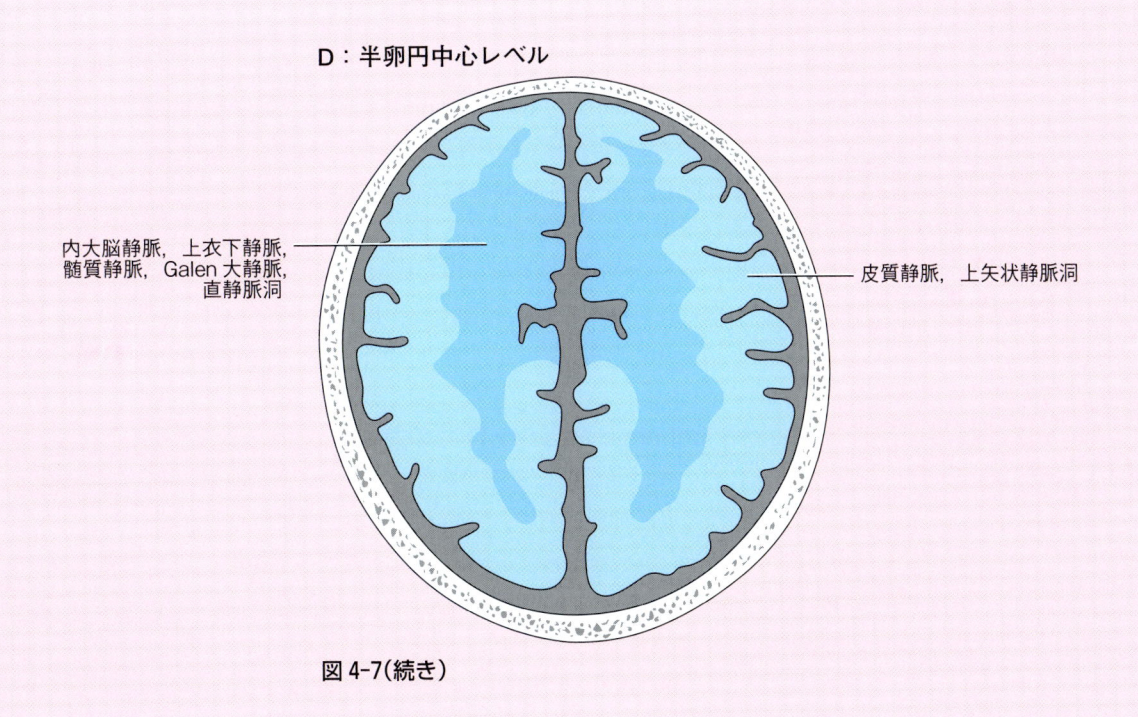

内大脳静脈，上衣下静脈，
髄質静脈，Galen 大静脈，
直静脈洞

皮質静脈，上矢状静脈洞

図 4-7（続き）

4.2 脳血管障害の分類とMRI・MRAの役割

a. 脳血管障害の定義

　脳血管障害(cerebrovascular disease)とは，脳血管の病理学的変化，灌流圧の変化，血漿，血球成分の変化などにより，脳に一過性ないし持続性の虚血または出血が生じたものである．脳血管障害は，しばしば脳卒中(stroke)の同義語として使われている．しかしながら，脳血管障害の概念には無症候性の病変や慢性に経過するものも含まれるため，脳卒中(何らかの原因により脳血管に破綻をきたし，突然の神経学的異常をきたした状態)と区別して用いるべきである．

　脳血管障害は虚血性と出血性に大きく分けることができる．さらに虚血性脳卒中とは脳梗塞，出血性脳卒中とは脳出血とくも膜下出血を指す．日本においては75%が脳梗塞で，残りの25%が脳出血(18%)とくも膜下出血(7%)である[3]．

b. 脳血管障害の分類

1) NINDS分類第3版

　脳血管障害の分類としては，米国のNational Institute of Neurological Disorders and Stroke(NINDS)分類第3版(NINDS Ⅲ)が使われることが多い[4]．ここではNINDS Ⅲのうち，臨床的分類のみを紹介する(表4-1)．NINDS Ⅲの概略として臨床的分類と病理学的分類に分けられ，これに関連する背景事項として危険因子・予防，問診・診察，検査，後遺症の評価，解剖学的事項について補足説明がなされている．症候の有無や様式によって，無症候性，局所性脳機能障害，血管性認知症，高血圧性脳症の4つに大別されている(表4-1)．

2) 一過性脳虚血発作(transient ischemic attack：TIA)の定義

　一過性脳虚血発作(TIA)の定義については歴史的な変遷がある．NINDS Ⅲでは"24時間以内に消失する脳虚血による一過性の局所神経症状で，画像上の梗塞巣の有無は問わない"とした定義が広く用いられてきた．しかしながら，近年の画像診断，特に拡散強調画像を含めたMRIの普及に伴い，症状が1時間以上持続する例では，虚血病変が高率に認められることがわかり，画像上，脳梗塞巣が認められないものをTIAとするという考えが米国から出てきた[5]．最近では米国心臓病協会/米国脳卒中協会が，TIAの診断を症状持続時間で区切ることはあまり意味がないとして，"局所の脳，脊髄，網膜の虚血により生じる一過性神経学的機能障害で，画像上脳梗塞巣を伴っていないこと"を基準とするという学術声明を出した[6]．しかしながら，米国から提唱されたTIAの新定義に対しては本邦をはじめ多くの異なる意見があり，まだ国際的なコンセンサスは得られていないのが現状である．

表 4-1 脳血管障害の臨床的分類

A. 無症候性脳血管障害(asymptomatic dysfunction)
B. 局所性脳機能障害(focal brain dysfunction)
 1. 一過性脳虚血発作(transient ischemic attack:TIA)
 2. 脳卒中(stroke)
  1) 脳出血(brain hemorrhage)
  2) くも膜下出血(subarachnoid hemorrhage:SAH)
  3) 脳動静脈奇形に伴う頭蓋内出血(intracranial hemorrhage from arteriovenous malformation:AVM)
  4) 脳梗塞(brain infarction)
   a) 発症機序(mechanisms)
    ① 血栓性(thrombotic)
    ② 塞栓性(embolic)
    ③ 血行動態性(hemodynamic)
   b) 臨床病型(clinical categories)
    ① アテローム血栓性(atherothrombotic)
    ② 心原塞栓性(cardioembolic)
    ③ ラクナ(lacunar)
    ④ その他(other)
C. 血管性認知症(vascular dementia)
D. 高血圧性脳症(hypertensive encephalopathy)

(文献 4) より改変)

c. MRI/MRA の役割

1) 虚血性脳血管障害

　虚血性脳血管障害の局在診断には,どの時期においても MRI が優れていることは明白であり,特に急性期梗塞の診断には拡散強調画像が鋭敏である.また,狭窄・閉塞血管の非侵襲的な検査には MR angiography(MRA)が適している.ただし,MRA では狭窄部で乱流の影響を受け,信号低下を示すという問題点がある.MRA は狭窄の程度を実際よりも過大評価するため,MRA で狭窄度の正確な評価を行うことはできないことに注意する.虚血性脳血管障害,とりわけ超急性期脳梗塞(発症 4 時間半以内)では,MRI/MRA が迅速な治療決定において大きな役割を果たしている.

　2005 年から日本においても,脳梗塞に対する経静脈性血栓溶解療法(recombinant tissue type plasminogen activator;rt-PA)が保険適用となった.その際の梗塞の同定,梗塞範囲の評価に拡散強調画像を使う施設が増えてきている.また広範な早期虚血変化の有無の評価に,拡散強調画像の使用が適正治療指針によって認められている[7].血管閉塞部位の情報は rt-PA 適応に必須ではない[7]が,実際には MRA による血管閉塞部位の情報を適応の参考にすることがある.内頸動脈レベルでの閉塞では,治療効果が期待できないからである.施設によっては,rt-PA が効果のない場合に血栓破砕術が試みられている.

> **BOX 4-1** rt-PA（アルテプラーゼ）静注療法での画像診断の役割
>
> - 単純 CT あるいは MRI を用いて，頭蓋内出血を除外する*．
> - 単純 CT あるいは MRI を用いて，早期虚血性変化の程度を評価する**．
>   * MRI での画像診断法としては T2*強調像がある
>   ** MRI での画像診断法としては拡散強調画像がある

（文献 7）より改変）

血管閉塞部位を簡便かつ非侵襲的に知ることができる MRA は，治療戦略を決めるためにも非常に重要と考えられている(BOX 4-1)．

2）出血性脳血管障害

血栓溶解療法の適応を決めるには，はじめに単純 CT あるいは脳 MRI を用いて頭蓋内出血を除外する必要がある[7]（BOX 4-1）．出血の除外には，単純 CT が第一選択である．迅速に検査が行え，超急性期出血が容易に診断できるからである．

脳出血における MRI の役割は，高血圧以外の二次性脳出血の原因精査目的である．非高血圧性脳出血の原因は，脳動静脈奇形，脳腫瘍，脳アミロイドアンギオパチーなど多彩である．MRI はこれらの鑑別診断に有用である[8]．

出血性脳血管障害における MRA の役割は，くも膜下出血や脳内出血に対する原因疾患（脳動脈瘤，脳血管奇形）の診断である．読影にあたっては，血流が遅い異常血管は MRA で描出できないことを念頭に置くべきである．MRA で脳動脈瘤や血管奇形を同定できないからといって，その存在を否定してはいけない．

4.3 脳内出血

a. 非外傷性脳出血

非外傷性脳出血は，高血圧性脳出血と非高血圧性脳出血に分けられる．前者が約 70% を占め，残りが後者である．非高血圧性脳出血にはさまざまな原因があり，それらの雑多な集合となっている．

本邦における脳卒中の死亡率は 1965 年頃をピークに低下している．その最も大きな要因は脳出血による死亡率の低下である．本邦の脳卒中死亡率は，1965 年の時点で世界一高く，そのなかでも脳出血死亡率が非常に高いことが特徴であった．その後，高血圧治療の普及や食生活の改善などにより，脳出血死亡率は低下し，1975 年には脳梗塞死亡率よりも低くなった．脳出血死亡率の低下は 1980 年代まで続いたが，その後は大きな変化な

く今日に至っている．現在，本邦の脳卒中発症頻度は，欧米諸国と比較すると同じか低いにもかかわらず，脳出血の占める割合が2～3倍ほど高い．そして脳出血の46％は高血圧の治療中患者，24％は未治療者から発症している．よって，さらに少しでも脳出血患者を減らすためにも，「高血圧治療ガイドライン」に則った正しい血圧管理こそが，まず行われるべきことである[9]．

b. 脳出血の画像診断法

　脳出血をはじめとした脳卒中の発症は一般的に「突然」であり，突然の麻痺，頭痛，意識障害，場合によっては，めまい，嘔吐，痙攣などがおもな症状である．これらの症状を呈するほとんどの症例において，その診断過程で画像診断が大きな役目を担っている．

　脳出血の画像診断は，現在でもCTが主である．今日の日本では，MRIが広く普及し，脳卒中を疑う症例では，CTを飛び越えてMRI検査を実施することもまれではなくなってきた．確かに脳出血の急性期診断において，CTとMRI T2*強調像では診断能に差はない[10]．もし脳出血ではなく脳梗塞であったなら，MRIのほうが有利であることは間違いない．非高血圧性脳出血であれば，その原因検索にも有用であろう．また，小児例に関しては，そもそも中枢神経疾患中の脳出血(germinal matrix hemorrhageは除く)の割合自体が低く，はじめからMRIを考慮してもよいかもしれない．

　しかし，安全性，撮像にかかる時間，病院の体制，コストなどの問題から，本当にそれが正しいのかどうかよく考えるべきである．X線被曝の問題はあるが，今やCTは非常に手軽な検査となっている．たとえ妊婦症例であっても，単独の頭部CTによる胎児への催奇形性の心配はない．たとえ可能な限りX線被曝を避けたいとしても，小児脳卒中の急性期にCTから実施することに何ら間違いはない．本章は，「まず初めにCTを撮影するべし」という立場で，「脳卒中治療ガイドライン2009」を骨組みとして構成した[9]．

c. 脳出血とCT

　はじめに高血圧性脳出血の出血／血腫の成り立ちについて，CT所見を踏まえて紹介したい．

　高血圧状態が持続すると，動脈硬化，細動脈硬化が生じる．ここで問題となるのは細動脈硬化で，これはラクナ梗塞(lacunar infarct)の原因でもある．この細動脈硬化から，細動脈壊死，微小動脈瘤(Charcot-Bouchard aneurysm)が生じ，破綻して出血に至るとされる．この微小動脈瘤は，たとえ造影CTであってもCTで捉えるのは困難である．

1）血腫の経時的変化

　血管外に漏出した動脈血の組織学的経時変化を，5段階に分けて見ていくと[11]，まず超急性期(24時間以内)には血液は凝血過程であり，血腫はまだ緩く含水量が多い．その結果，CTでは血腫は等吸収から軽度高吸収を示すことになる(**表4-2**)．活動性出血が続いている場合は，高吸収血腫の中に等吸収域が存在する不均一濃度を呈することがある．これを"swirl sign"とよぶことがある．また，急速な出血で血腫内に液面形成を認めること

表 4-2　CT における血腫の経時的変化

時期	超急性期	急性期	亜急性期早期	亜急性期後期	慢性期
	24時間以内	1〜3日	3日〜1週間	1週間〜数週間	数週間〜数か月
脳内血腫	●	●	◉	○	｜

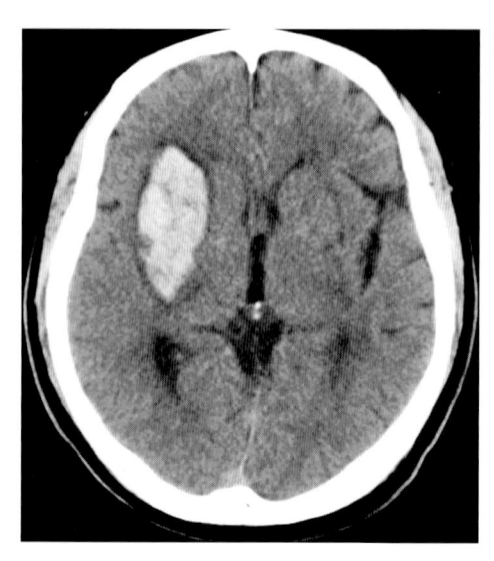

図 4-8　被殻出血(40歳台男性)
単純 CT（発症当日）　右被殻に高吸収域を認める．

もある．
　急性期(1〜3日)には凝血が進み，血腫のヘマトクリット値は 90% に達する．このため CT 値は 60〜80 HU となり，はっきりとした高吸収の占拠性病変として認められる(図4-8)．亜急性期早期(3日〜1週間)には，血腫辺縁に新生血管や大食細胞を含む炎症細胞浸潤が出現しはじめ，肉芽組織が形成される．血腫の CT 値は辺縁から徐々に低下しはじめる．肉芽組織に血液脳関門はなく，造影 CT では血腫の辺縁にリング状造影効果が出現する．亜急性期後期(1週間〜数週間)も前述の亜急性期早期の変化が，より血腫内部まで進行した状態と考えればよい．CT では徐々に低吸収域となり縮小していく．リング状造影効果は持続する．
　慢性期(数週間〜数か月)には血腫は吸収され縮小し，類円形嚢胞状またはスリット状の小さな水貯留腔となる．辺縁の新生血管は消失し，瘢痕／グリオーシス(gliosis)となり，同部の大食細胞に貪食されたヘム蛋白は分解され，フェリチンやヘモジデリンとして蓄積される．CT では類円形やスリット状の低吸収域となる．まれに石灰化することもある．
　なお，出血後より亜急性期後期にかけて，血腫周囲には血管性浮腫が認められる．浮腫は発症 1, 2 週頃まで増強し，その後，消退していく．これに相当する部位は血腫周囲の低吸収域として認められる．

BOX 4-2　脳出血の画像評価ポイント

1) 出血の有無
   - ほとんどの例で高吸収な占拠性病変
2) 血腫の部位
   - 高血圧性脳出血の好発部位か否か.
   - 脳表からどれほど離れているか.
3) 血腫のサイズ
   - 最大径
   - 体積(A×B×C×1/2). A, B, C は直交 3 断面の各最大径(cm).
4) 浮腫と mass effect
   - 脳室の圧排変形や midline shift, 脳ヘルニアなど
5) 水頭症の有無
   - 脳室の穿破, 血腫による流出路狭窄の有無
   - 経時的な増大傾向, 脳室周囲の低吸収化

2) 診療方針に関連する評価項目

　急性期血腫は CT で高吸収な占拠性病変として描出され, その診断は中枢神経画像診断のなかでも最も容易である. しかし, 脳出血を診断するだけで終わってはならない. 診療方針に関連する画像所見を評価する必要がある. 「脳卒中治療ガイドライン 2009」によれば, 画像評価以前に高血圧の有無, 出血傾向の有無(内因性または外因性), 既往歴(悪性腫瘍の既往, 既存の脳病変の有無)を確認することが重要である. 画像に関連する項目として, 1) 出血の有無, 2) 血腫の部位, 3) 血腫のサイズ, 4) 浮腫(perifocal edema)と mass effect, 5) 水頭症の有無, 6) 出血の原因となる異常, がある(**BOX 4-2**).

d. 脳出血の画像評価

1) 出血の有無

　脳出血の画像診断の基本は CT である. 急性期の血腫は, 周囲脳実質と比べて明瞭な高吸収域として認められ, 一般的な CT 値は 60～80 HU である(**図 4-8**). 臨床的に脳卒中が疑われ, CT で脳内に血腫が認められない場合は, 脳出血ではないと診断できる. 高吸収腫瘤という点で, 理論上は脳内の石灰沈着が鑑別としてあげられる. しかし, 実際の臨床において, 両者の鑑別が問題になることは滅多にない. 脳実質内に単独で粗大な腫瘤様の石灰沈着が存在するようなことは, まずないからである. カルシウム代謝異常症や Fahr 病では, 大体決まった部位に, 多発性, 対称性に比較的高度の石灰沈着がみられるので, 血腫との鑑別に悩む人はいないと思う.

　粗大な石灰沈着の CT 値は自験例では大体 140 HU 前後である. 血腫の CT 値は 100 HU を超えることはなく, 100 HU 以上の CT 値であれば石灰化と診断できる. 粗大な石灰沈着と血腫の鑑別に困ることはない. ただし, 淡蒼球への生理的石灰沈着は淡いことが多く, CT 値の測定結果は鑑別に役立たない. 高血圧性脳出血の好発部位のひとつである

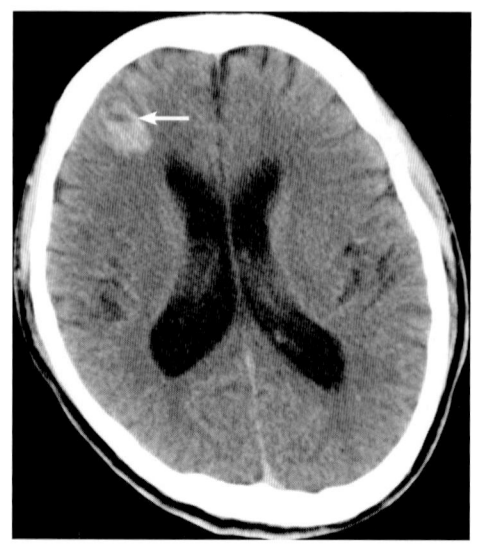

図4-9 血友病Aの大脳皮質下出血(20歳台男性)
単純CT(発症当日) 右前頭葉皮質下に高吸収域を認める．内部に液面形成も認められる(→)．血腫の濃度もやや低い．

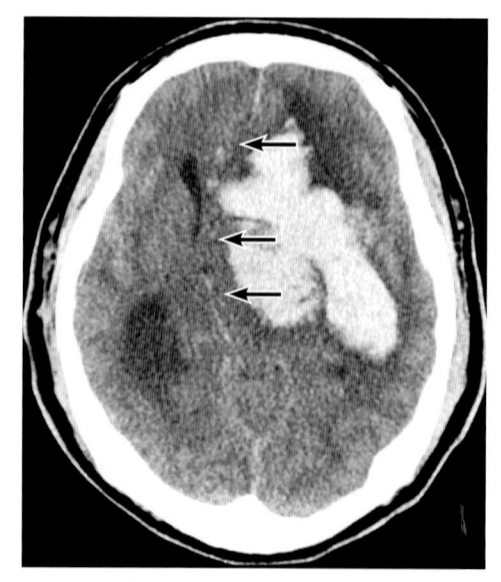

図4-10 被殻または視床出血(60歳台男性)
単純CT(発症当日) 左基底核から視床を含む広範囲に高吸収域を認める．側脳室の圧排変形や右へのmidline shiftも著明である(→)．

被殻にも近く，小さな血腫にみえてしまう可能性がある．生理的石灰沈着は両側に認められることが多く，また周囲に浮腫を伴うこともない．石灰沈着が片側性で浮腫がない場合でも，臨床症状を確認することで判断可能である．

　脳実質内高吸収域を示すものとして，さまざまな脳腫瘍と海綿状血管腫(血管奇形の一種)があげられる．いずれも急性期血腫ほどの高吸収を示すことはない．逆に血腫が十分な高吸収にならない場合には，脳腫瘍との区別が問題になる．高度の貧血があり，もともとヘマトクリット値が低い場合に，血腫のCT値が十分に上昇せず，淡い高吸収や等吸収の血腫を示すという現象が起こる．また，臨床の場では脳卒中症状のない患者の頭部CT検査で，偶然に淡い高吸収の占拠性病変を認めることもある．亜急性期血腫である場合も含め，これらを確実に鑑別するには，造影CTを行うかMRIで評価することになる．高血圧性脳出血に対し造影CTを行うことは，実際にはほとんどないのだが，造影剤の血管外漏出が認められる脳出血は予後不良といわれている．また，血液凝固能異常の場合は，十分な凝血が起こらず血腫内に液面形成を認める場合がある(図4-9)．

2）血腫の部位

　ガイドラインで具体的に記載されている出血の部位として，被殻，視床，脳幹，小脳，皮質下，皮質，脳室内がある．これらのうち，皮質，脳室内を除く5部位はいずれも高血圧性脳出血の好発部位に相当する．高血圧性脳出血の部位別頻度は，被殻(40％)，視床(30％)，皮質下(10％)，小脳(歯状核付近に好発．5〜10％)，脳幹(ほとんどが橋．5〜10％)とされる．被殻と視床が近いため，比較的大きな血腫では，被殻と視床にまたがるように存在し，どちらの由来か判然としないことがある(図4-10)．また，まれならず被

殻や視床から大脳白質へと広がる．

　高血圧性皮質下出血で脳表からの深さが1 cm 以下のものは，手術適応の可能性がある．手術を念頭に，血腫の深さについて意識した読影が必要である．なお，脳アミロイドアンギオパチーを原因とする出血は，皮質/皮質下（これを脳葉型という）を好発部位とする．脳室内出血には水頭症を続発する可能性があり，確実にチェックしておくべきである．脳室内の出血に関して臨床的によく経験されるのは，脳内血腫の脳室穿破である．脳室穿破ではない成人の脳室内出血は，血管奇形や腫瘍など，器質的な異常の存在する可能性が高く，MRIや造影CT，血管造影などによる精査が必要となる．

3）血腫の大きさ

　血腫の大きさは，保存的治療か手術かの選択に際し1つの判断材料となる．サイズの評価は血腫の最大径で行う場合と，血腫の体積で行う場合がある．最大径の計測はよいとして，血腫の体積はどのようにして計測するのだろうか．文献的に採用されている近似計算法は，直交する3方向の血腫最大径をそれぞれ A, B, C（cm）とすると，体積（mL）= A × B × C × 1/2，で表される．

　血腫のサイズに関してガイドラインには，高血圧性脳出血で出血部位に関係なく血腫量が10 mL 未満であれば保存療法，高血圧性被殻出血で血腫量が31 mL 以上であれば手術もありうる，高血圧性小脳出血で血腫の最大径が3 cm 以上であれば手術もありうる，腎不全患者の被殻出血で血腫量が30〜50 mL であれば非腎不全患者の被殻出血の方針に従う，などが記載されている．ただし，血腫のサイズだけで手術の適応が決定されるわけではない．

4）mass effect と浮腫（perifocal edema）

　血腫や脳腫脹は頭蓋内圧亢進を招き，脳ヘルニア（図 4-10）や臨床症状の増悪をもたらすので，高張グリセロールやマンニトール投与の適応になる．臨床所見に加え CT や MRI では mass effect を評価して，その適応を判断することになる．mass effect としては，脳室の圧排・変形，その他の正常構造の圧排・偏位，脳回の腫大や脳溝の狭小化，midline shift などがある．急激に発生した1 cm 以上の midline shift は，致死的脳ヘルニアのリスクが高いともされている．

　浮腫は高吸収血腫の周囲を取り囲むように低吸収域として認められ，perifocal edema とよばれる．浮腫による低吸収域は白質に目立ち，病変近くに灰白質が存在していても灰白質内の浮腫所見は認識しにくい．高血圧性脳出血の perifocal edema や mass effect の経時変化を検討すると，mass effect の増悪は，発症2日以内では血腫の増大に起因するところが大きく，発症2〜3週では浮腫の増悪に起因するところが大きいとされる[12]．

5）水頭症　hydrocephalus

　脳出血では，脳室内への穿破が起こるほか，血腫により中脳水道や Monro 孔が圧迫・狭小化して，水頭症をきたす．水頭症がみられた場合は，脳室ドレナージ術が考慮される．発症直後のCTでは，血腫による水頭症を認識するのは難しい．たとえ脳室が大きくとも，出血する前からの所見ということも考えられるからである．経過観察のCTにおい

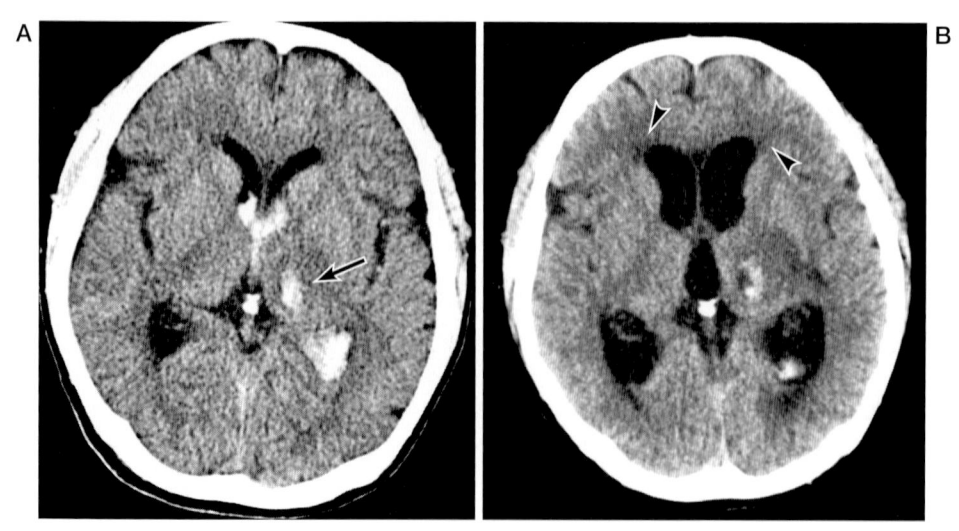

図 4-11　視床出血（40 歳台男性）
A：発症当日の単純 CT，B：発症 4 日目　発症当日の単純 CT (A) では左視床に高吸収域あり（→）．側脳室内への穿破も認められる．発症 4 日目の CT (B) では，両側側脳室の拡大傾向と，側脳室前角周囲の白質に淡い低吸収化がある（▶）．

て，脳室の大きさを経時的に追跡しなければならない．患者の状態が悪く，良好な条件下で撮影できない場合には，撮影断面の角度や位置が異なって，比較が難しい場合がある．この際，脳室周囲白質に低吸収域の出現があれば，急性水頭症の増悪を示唆する有効な手がかりとなる（図 4-11）．確認困難な所見で，意識しなければ発見できない場合もあるが，撮影断面に影響されることはまずなく，ぜひとも注意深く観察するべきである．

e. 脳出血と MRI

　脳出血における MRI 検査の意義を考えてみたい．典型的高血圧性脳出血に MRI を撮像しても，CT 以上の新たな情報は得られない．治療方針が変わることはなく，予後にも影響しない．45 歳以上の高血圧症例で，被殻，視床，橋，小脳に出血を認める場合は，もはや高血圧性脳出血と考えて差し支えなく，MRI は不要と記載しているテキストもある[11]．もちろん，非高血圧性脳出血の可能性がある場合には，積極的に MRI を行って原因を明らかにすべきである．

f. 血腫の MRI 所見

　血腫の CT 所見は，血腫の経時的変化を 5 段階に分けて説明できる[10]．血腫の MRI 所見は，組織学的変化に加えて生化学的変化を加味して理解しておく必要がある．生化学的変化も組織学的変化と同様，辺縁から求心性に進行し，それに伴い血腫の信号は低信号にも高信号にも変化する．便宜上，血腫の信号パターンを 5 段階に分けても，その通り階段状に信号が変化するわけではなく，実際の変化は連続的に移行することになる．その結果

表 4-3 MRI における血腫の経時的変化

時期	超急性期	急性期	亜急性期早期	亜急性期後期	慢性期
	24 時間以内	1～3 日	3 日～1 週間	1 週間～数週間	数週間～数か月
脳内血腫 T1 強調像					
脳内血腫 T2 強調像					

として，ほとんどの血腫は辺縁部と中心部で信号が異なる状態となり，それこそが血腫を示唆する最も重要な所見である．

1) 血腫の MRI 所見の経時的変化

　血腫の経時的変化を見ていくことにしよう(**表 4-3**)．超急性期(24 時間以内)の血腫は含水量が多く，赤血球内にはおもにオキシヘモグロビンが認められる．オキシヘモグロビンは MR 信号への影響が乏しく，結果的には T1 強調像で低～等信号，T2 強調像で等～高信号という非特異的な信号を示す．しかし，しばらくすると T2 強調像や T2*強調像で血腫辺縁から低信号化してくる．これはオキシヘモグロビンがデオキシヘモグロビンに変化したことを反映している．

　急性期(1～3 日)には凝血が進むとともに，赤血球内のオキシヘモグロビンからデオキシヘモグロビンへの変化も進行する．デオキシヘモグロビンの影響で，血腫は T2 強調像，T2*強調像で著明な低信号となる．T1 強調像では低～等信号のままである．亜急性期早期(3 日～1 週間)には血腫辺縁に新生血管や大食細胞を含む炎症細胞浸潤があり，肉芽組織が形成されてくる．血腫の赤血球崩壊はまだ目立たないが，時間経過とともに辺縁から徐々に起こり始める．赤血球内のデオキシヘモグロビンは血腫辺縁からメトヘモグロビンに変化し，この部分から T1 強調像で高信号化してくる．T2 強調像，T2*強調像では低信号のままであるが，辺縁から赤血球の崩壊が始まれば，それに合わせて T2 強調像でも高信号化してくる(**図 4-12**)．亜急性期後期(1 週間～数週間)も前述の亜急性期早期の変化が，より血腫内部まで進行した状態と考えればよい．血腫内の赤血球崩壊が進み，T1 強調像で高信号，T2 強調像でも血腫の大部分が高信号となる．当然のことではあるが次の変化も休むことなく続いており，辺縁から慢性期血腫の兆しが認められるようになる．

　慢性期(数週間～数か月)には血腫は吸収され縮小し，水の貯留した小さな類円形嚢胞状またはスリット状となる．辺縁の新生血管は消失し，瘢痕/グリオーシスとなり，同部の大食細胞に貪食されたヘム蛋白は分解され，フェリチンやヘモジデリンとして蓄積される．この所見を反映して，嚢胞が目立つ場合は，T1 強調像で低信号，T2 強調像で内部が著明な高信号，辺縁に著明な低信号を認める．低信号は T2*強調像でより顕著である．

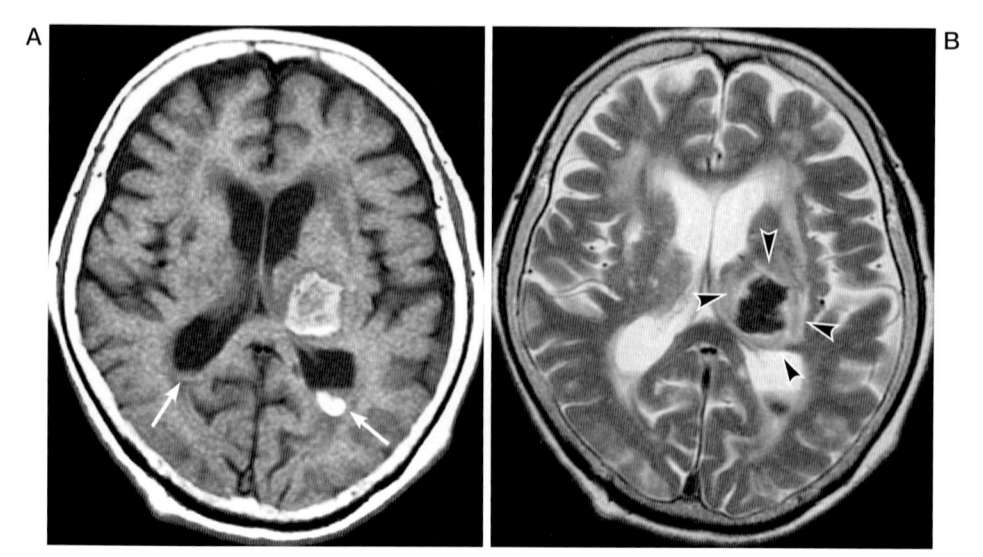

図4-12 視床出血(70歳台男性)
発症4日目のMRI　A：T1強調像，B：T2強調像　T1強調像(A)で左視床に不均一な高信号域を認める．辺縁がより高信号を示している．脳室穿破も認められる(→)．T2強調像(B)で左視床に著明な低信号域が認められる．この周囲に高信号を示す浮腫の像を認める(▶)．**表4-3**における急性期〜亜急性期早期の移行過程の像といえる．

囊胞が目立たない場合は低信号のみである．なお，出血後より亜急性期後期にかけて血腫周囲に認められる血管性浮腫は，T2強調像やFLAIR像で高信号域として認められる．

2) 血腫のMRI所見の特徴

血腫のMRIの特徴は，超急性期を除くとT1強調像での高信号域とT2強調像での低信号域といえる．両者あるいはどちらかの所見を見たら，血腫を考えるべきである．加えて辺縁部と中央部で信号が異なれば，ほぼ血腫と診断できる．問題は超急性期である．超急性期の脳内血腫は，非特異的所見を示す占拠性病変として描出されうる．つまり血腫にみえず，脳腫瘍にみえるのである(**図4-13**)．MRIで血腫と診断するには，T2*強調像やT2強調像でデオキシヘモグロビンによる低信号変化を捉えることが必要である．脳出血と診断できれば，その後の経過観察はCTで行うことになる．脳出血の除外診断は，CTで行ったほうが間違いが少ないと思う．

3) 拡散強調画像での血腫の検出

最後に拡散強調画像について述べる．血腫はその粘稠度やデオキシヘモグロビン，ヘモジデリンの影響で，高信号にも低信号にもなる．この低信号をT2 black-outと表現することもあるが，通常，この所見が脳出血の診断に必要というわけではない．拡散強調画像が役に立つのは，初回に出血性脳梗塞(後述)で発見された症例ぐらいである．腫瘍性病変のなかに拡散強調画像で局所的な高信号域が認められた場合には，出血を考えればよい．出血が拡散強調画像で高信号になりうることを知っていれば，容易に診断可能である．

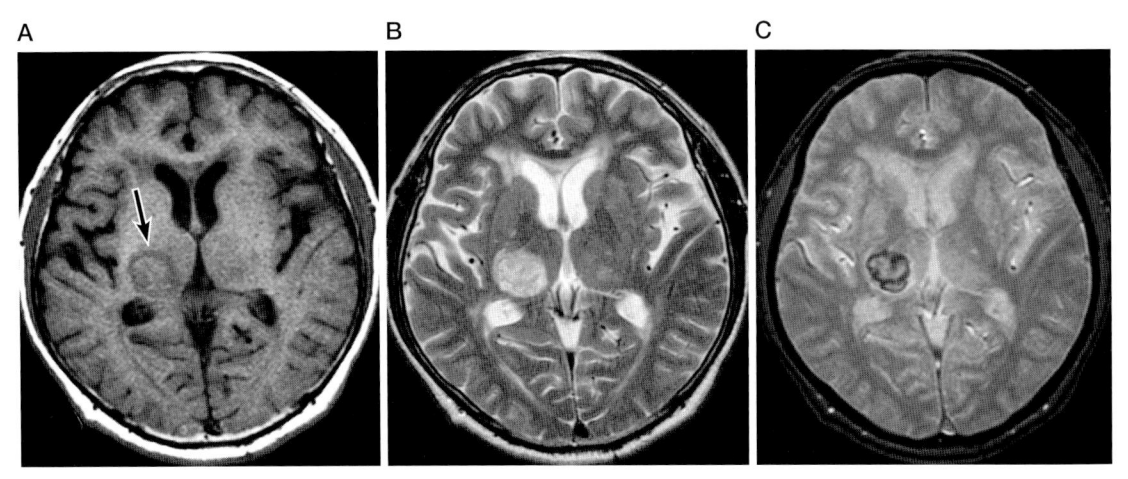

図4-13 視床出血（60歳台男性）
発症当日のMRI　A：T1強調像，B：T2強調像，C：T2*強調像　T1強調像（A）で右視床に辺縁低信号，内部の大部分は等信号を示す領域あり（→）．T2強調像（B）では右視床に不均一な高信号域を認める．T1強調像と合わせても腫瘍と鑑別が難しい．T2*強調像（C）では右視床に辺縁が著明な低信号を示す軽度高信号域を認める．この低信号から出血であることがわかる．

BOX 4-3　非外傷性非高血圧性脳出血に関連する病態

- 脳動静脈奇形
- 硬膜動静脈瘻
- 海綿状血管腫（cavernous malformation）
- 静脈性血管腫（developmental venous anomaly）
- 脳腫瘍
- 出血傾向（内因性，外因性）
- もやもや病
- 脳静脈・静脈洞閉塞症
- 脳アミロイドアンギオパチー
- 下垂体卒中
- 特発性脳動脈瘤
- 感染性脳動脈瘤
- 出血性脳梗塞
- 子癇
- 血管炎，脳炎，脱髄
- 開頭術後
- 薬物乱用

g. 非高血圧性脳出血の原因

　高血圧以外の脳出血の原因として，脳動静脈奇形，硬膜動静脈瘻，海綿状血管腫，静脈性血管腫，脳腫瘍，外因性の出血傾向（抗凝固薬，抗血小板薬，血栓溶解薬），慢性腎不全（血液透析），もやもや病，脳静脈・静脈洞閉塞症，脳アミロイドアンギオパチー，がある（BOX 4-3）．加えて，内因性の出血傾向（血友病，血小板減少症など），特発性の脳動脈瘤，感染性脳動脈瘤，出血性脳梗塞，子癇，血管炎，脳炎，手術後，薬物乱用なども，脳出血の原因となる．CTにより脳出血が発見された場合，それが高血圧性脳出血ではない可能性があれば，造影CTやCT angiography（CTA），MRIやMRAによる評価が必要になる．症例によっては血管造影まで必要になる．

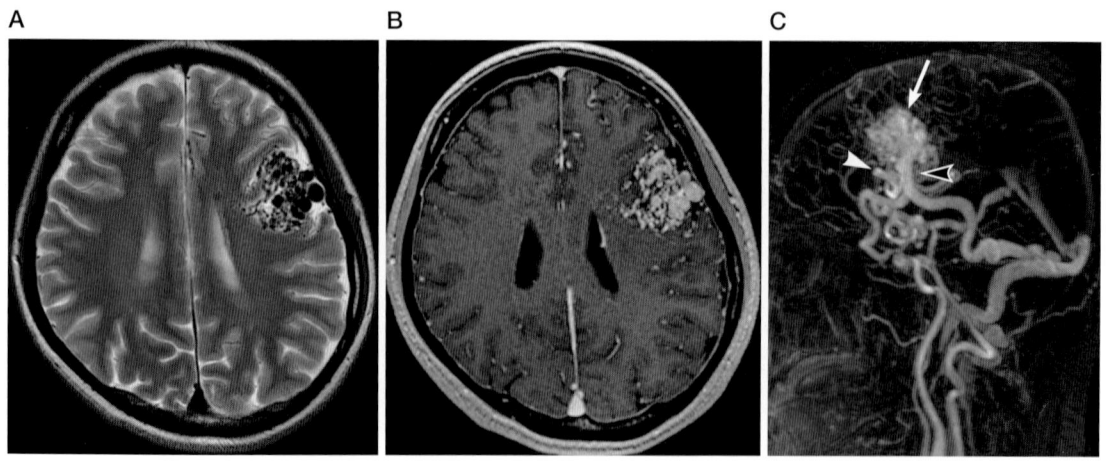

図 4-14　脳動静脈奇形(40 歳台男性)
A：T2 強調像，B：造影 T1 強調像(3D SPGR)，C：Gd 造影 MR DSA（側面像）　T2 強調像(A)で，左前頭葉に拡張蛇行した血管の集塊(nidus)が無信号域として認められる．造影 T1 強調像(B)で nidus 内腔および周囲の血管が良好に描出されている．造影 MR DSA(C)にて拡張した流入動脈(白矢頭)，nidus(→)，拡張した導出静脈(黒矢頭)が良好に描出され，横静脈洞から内頸静脈の早期描出も認められる．

表 4-4　脳動静脈奇形に関する Spetzler-Martin 分類(1986)[13]

特　徴		点　数
大きさ	小(<3 cm)	1
	中(3〜6 cm)	2
	大(>6 cm)	3
周囲脳の機能的重要性	重要でない(non-eloquent)	0
	重要である(eloquent)	1
導出静脈の型	表在のみ	0
	深在性	1

大きさ，周囲脳の機能的重要性，導出静脈の型の点数の合計点数を Grade とする．
重要度(Grade) ＝ (大きさ)＋(機能的重要性)＋(導出静脈の型)

1) 脳動静脈奇形　cerebral arteriovenous malformation

　出血しやすい血管奇形のひとつであり，拡張した流入動脈，nidus(ナイダス)，拡張した導出静脈により構成されている．これらの異常血管は，MRI の T2 強調像にて，血流による無信号域(flow void)として描出される(**図 4-14**)．nidus は，通常の MRA では十分に描出されないことが多いが，造影 MR DSA や造影 T1 強調像(3D SPGR)では良好に描出される．病変の画像評価は，Spetzler-Martin 分類(**表 4-4**)を参考に行うのが実際的で，評価ポイントとして，nidus の大きさ，部位，導出静脈の型があがる．

図 4-15　硬膜動静脈瘻（60 歳台男性）
MRA（軸位像）　左横静脈洞から内頸静脈にかけて異常信号を認める（→）．横静脈洞からS状静脈洞付近には血管像が目立ち（▶），これらはおもに左後頭動脈からの枝である．

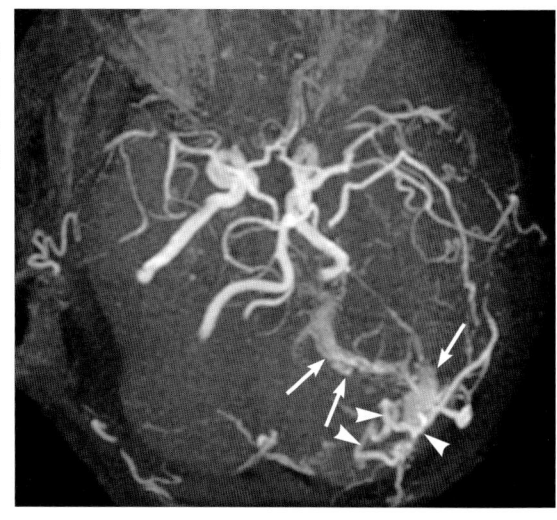

表 4-5　Borden 分類[4]

Type Ⅰ	静脈洞に順行性 / 逆行性に還流するもの
Type Ⅱ	静脈洞に還流し，さらに逆行性に脳表静脈に還流するもの
Type Ⅲ	静脈洞に入るがその末梢は還流せず，脳表静脈に還流するもの
	静脈洞壁から直接，脳表静脈に還流するもの

2）硬膜動静脈瘻　dural arteriovenous fistula

　先天的な血管奇形というよりも，後天的な異常と考えられるようになった病態である．硬膜静脈洞に血栓が生じ，それが器質化して血管新生が起こり，動脈と静脈との間に短絡（シャント）が生じるものと考えられている．これが出血の原因になりうるかどうかの判断は，皮質静脈への短絡や逆流があるかどうかが重要であり，Borden 分類（**表 4-5**）を用いて評価される．Borden 分類は血管造影を念頭に置いたものであり，MRI で評価するのは難しい．評価できる可能性のある撮像法として造影 MR DSA と磁化率強調画像である susceptibility weighted image（SWI）や susceptibility weighted angiography（SWAN）が考えられる．細かな短絡血管自体を描出するのであれば造影 T1 強調像（3D SPGR）で可能であるが，静脈洞や皮質静脈も一様に造影されてしまう．

　非造影 MRA でも短絡血管や静脈洞に血流信号を認めることはあり，本症の存在診断に有用である（**図 4-15**）．しかし，左内頸静脈，S状静脈洞，横静脈洞には正常例でも MRA でしばしば血流信号が認められるので注意を要する．海綿静脈洞部に本症が生じた場合は，海綿静脈洞内に MRA では血流信号を，T2 強調像では flow void を認めることがあり，存在診断の手掛かりとなる．また，上眼静脈の拡張も重要な付随所見である．

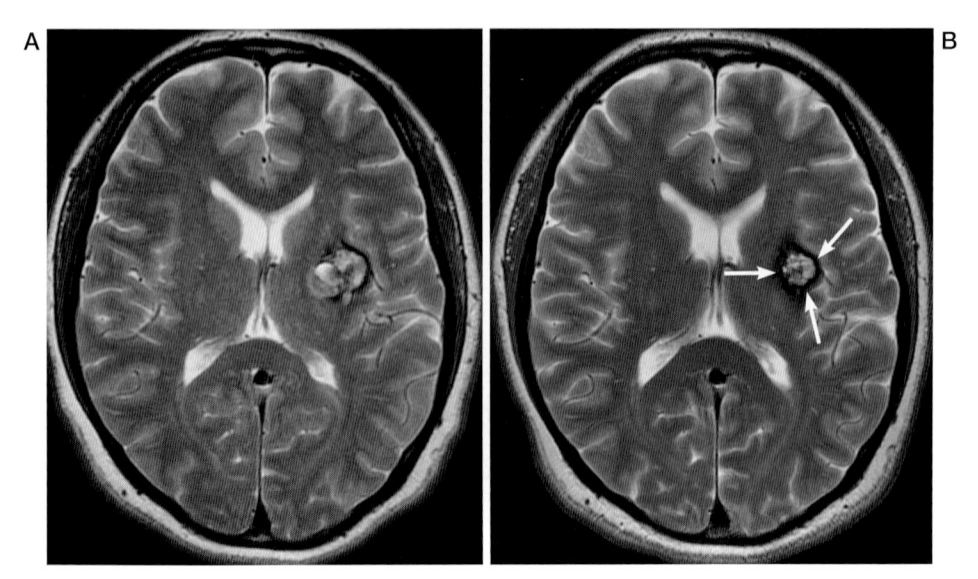

図 4-16 海綿状血管腫(奇形)(40 歳台女性)
A：T2 強調像，B：T2 強調像(約 1 年後)　T2 強調像(A)で左レンズ核外側に大部分が不均一な高信号を示す結節像が認められる．辺縁部には著明な低信号域が部分的に認められる．約 1 年後のT2 強調像(B)で結節は縮小し，辺縁の低信号は明瞭となっている(→)．出血が消退したものと考えられる．

3) 海綿状血管奇形(腫)　cerebral cavernous malformation

　比較的出血しやすい血管奇形のひとつである．過誤腫性病変とも捉えられ，良性腫瘍性病変である cavernous hemangioma とは異なる．単発例や多発例があり，多発するものでは家族性もある．存在診断には T2 強調像，T2*強調像，SWI/SWAN が有用である(図 4-16)．新鮮出血を伴わない病変は，popcorn-like と表現される非常に特徴的な MRI 所見を呈する．T2 強調像で辺縁が著明な低信号のリング状で，内部は低信号と高信号の入り混じった不均一像となる．T2*強調像や SWI/SWAN ではほぼ無信号の結節である．実際の病変よりも大きく描出されるので，画像の評価には注意が必要である．新たな出血をきたし症状がある場合には手術の適応が検討される．表在性かどうかが，最大のポイントである．新たな血腫が小さな場合は，元の海綿状血管腫の特徴的な像が一部に確認でき，出血の原因として判断できることがある．血腫が大きな場合は，特徴的な像が隠されてしまい，出血の原因を特定できなくなる．

4) 静脈性血管腫　venous angioma

　血管奇形のひとつで，最近は developmental venous anomaly ともよばれる．出血の原因になることはまれであるが，海綿状血管腫(奇形)を合併している場合は出血する確率が上昇する．静脈性血管腫の描出には造影 T1 強調像が有用である．非造影では SWI/SWAN が優れているが，その他の撮像法ではみえないか，またはかすかに痕跡がみえる程度である．病変は，血管造影で Medusa head と表現されるように特徴的な形態を示す．MRI でも血管像と同様に，ヤシの木や"メデューサの頭"にみえる(図 4-17)．和風に言えば，竹ぼうきや欅の木が似ているかもしれない．

図 4-17 静脈性血管腫（developmental venous anomaly）
（60歳台男性）
磁化率強調画像（susceptibility weighted angiography：SWAN）　左頭頂葉に異常な形態を示す脈管が低信号域として認められる（→）．ヤシの木のような形態を示している．また柳の木のようにもみえる．

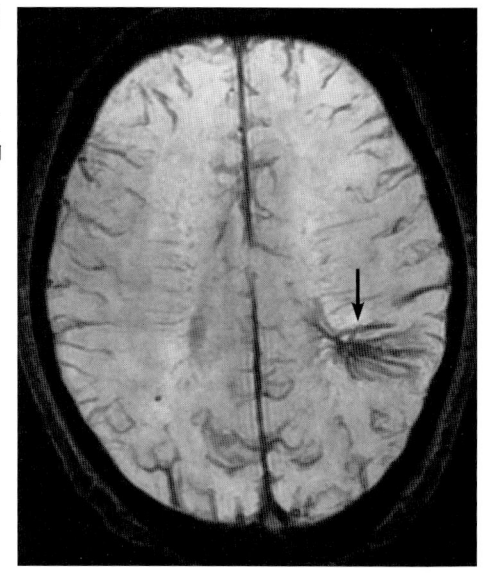

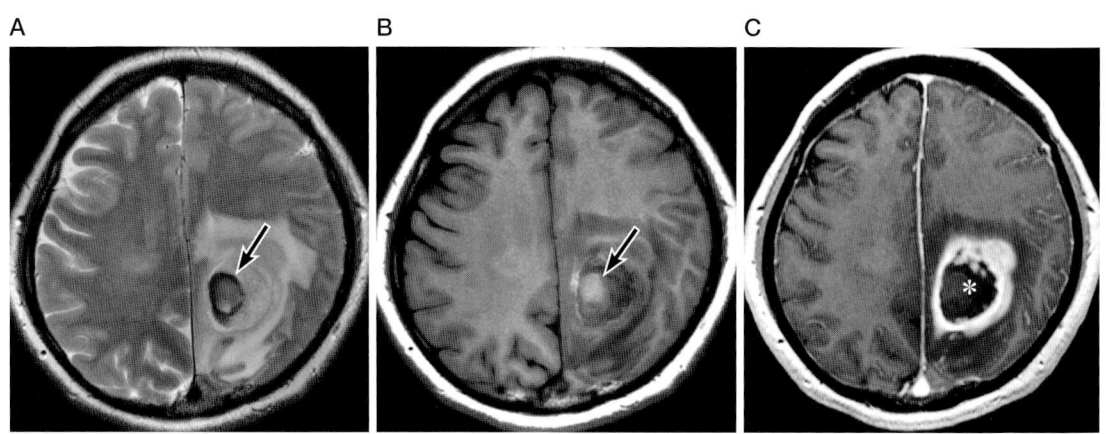

図 4-18 膠芽腫内の出血（50歳台女性）
A：T2強調像，B：T1強調像，C：造影T1強調像（3D SPGR）　T2強調像（A）で左頭頂葉に不均一な高信号を示す腫瘤があり，内部に低信号域（→）を伴う．T1強調像（B）では腫瘤は低〜等信号であるが，内部には高信号部分（→）を含む．造影T1強調像（C）では不整で厚いリング状増強効果があり腫瘍の一部に相当する．中央の増強効果を示さない部分（＊）は出血，壊死である．

5）脳腫瘍　brain tumors

　腫瘍内出血をきたしやすい脳腫瘍として膠芽腫と転移性脳腫瘍があげられる．転移の原発としては，腎癌，絨毛癌，悪性黒色腫，肺癌，肝癌，甲状腺癌などがある．出血と判断する根拠は，T1強調像で高信号や，T2強調像，T2*強調像，SWI/SWANで低信号を呈する部分が存在することである．腫瘍成分は出血当初から造影効果を示すものと考えられ，血腫の周囲に腫瘍組織が確認できれば，腫瘍内出血の判断の根拠とできる（図4-18）．なかには血腫が大きく，腫瘍を完全に隠してしまうことがある．血腫の大きさに比して，周囲の浮腫が強い，血腫だけでは説明できないような不規則な信号域が混在する場合には，腫瘍内出血を考慮すべきである．出血以外に複数の病変が存在していれば，出血の原因として脳転移が考えやすくなる．

6）もやもや病　moyamoya disease

　もやもや病では，特発性に頭蓋内の内頸動脈が閉塞し，基底核領域の穿通枝が側副血行路として発達してもやもや血管を形成する．他方で，髄膜経由の側副路(leptomenigeal anastomosis)も発達する．小児期には失神や虚血性脳病変として発症することが多いが，成人期になると脳出血で発症する頻度が増加する．MRAを撮像すれば診断は容易で，頭蓋内内頸動脈の閉塞やもやもや血管の一部が描出される．椎骨・脳底動脈が拡張し，血流支配範囲の拡大が認められるほか，中硬膜動脈の拡張を認めることもある．

　MRAのない通常の撮像だけで診断するには，T2強調像で内頸動脈や前・中大脳動脈のflow voidが保たれているかを確認する際に異常に気づく必要がある．基底核領域や脳槽内にみられるもやもや血管のflow voidも組み合わせて判断するが，もやもや血管の所見は確認が難しいことも多い．脳内主幹動脈のflow voidはプロトン密度強調像で明瞭に観察されるが，今やプロトン密度強調像の代わりにFLAIR像が撮像されるようになっている．FLAIR像では血管のflow voidの評価が難しく，むしろ脳表に沿って認められる高信号の"ivy sign"に注目すべきである．発達した側副血行路などを反映している所見と考えられている．

7）脳静脈・静脈洞血栓症　venous/sinus thrombosis

　脳静脈洞や皮質静脈の血栓閉塞は，静脈性梗塞や皮質下出血の原因として重要である．脳アミロイドアンギオパチーは高齢者の皮質下出血の原因として重要であるが，若年者に皮質下出血が認められた場合は本症を疑うべきである．症例によっては両側大脳半球に多発性の出血を認め，非常に派手な所見となる場合もある．静脈の閉塞を病因とするため，非出血部には血管性浮腫の領域が目立ち，拡散強調画像の信号パターンは一定しない．

　静脈や静脈洞の閉塞所見は，閉塞症を疑わないと見い出すことが難しい．静脈洞が閉塞すると，単純CTで通常よりも高吸収を示すといわれている．本所見は，患者のヘマトクリット値に左右され，血栓がなくてもかなり高吸収にみえる例もある．確実に診断するには造影CTが必要で，静脈洞壁の増強効果に対して血栓が相対的に低吸収域にみえる．いわゆる"empty delta sign"という所見で，解釈が容易であり診断を確定できる．CTに比べるとMRI所見は多彩で，血栓閉塞した静脈洞や脳表の静脈がT1強調像で高信号を示す，T2*強調像ではそれらがほぼ無信号となる，MR venography(MRV)で血流欠損となる，造影MRIや造影MRVで閉塞部が造影欠損域となる，などがみられる(図4-19)．

　これらの所見のうち造影欠損の所見以外は，撮像方法に依存する偽病変の可能性を否定できないことが多い．造影T1強調像，とりわけ3D SPGR法などのグラジエントエコー系の撮像では，血栓が血管壁に対して相対的低信号となるため，造影CTと同様に評価が容易で，また皮質静脈の血栓も明瞭に見ることができる．ただし，血栓が高信号の時期は解釈が難しくなるので，造影前にも同条件で撮像しておくことが重要である(図4-20)．なお，静脈洞血栓症をきたすには何らかによる血液凝固能亢進状態が考えられ，たとえばプロテインC欠損，アンチトロンビンIII欠損，抗リン脂質抗体，抗カルジオリピン抗体，経口避妊薬といった可能性をチェックしなければならない．

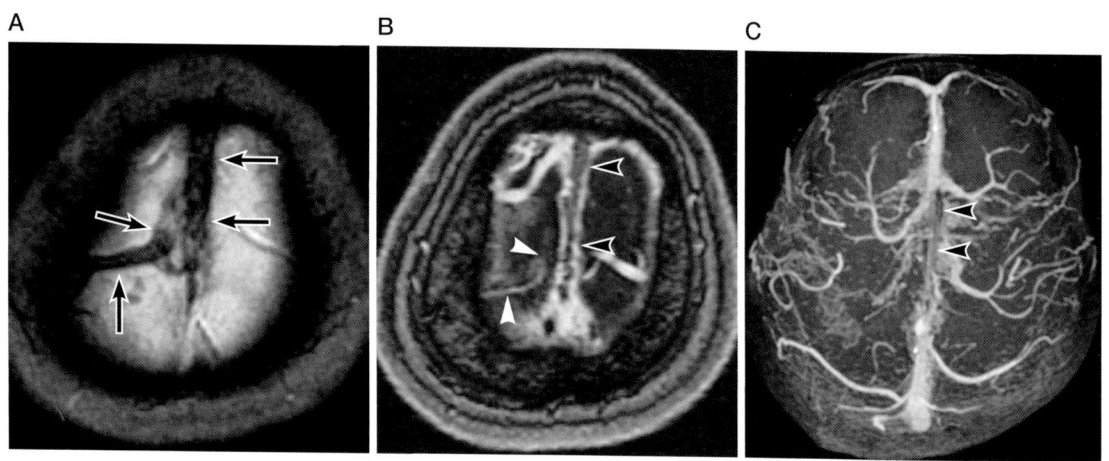

図4-19 上矢状洞および皮質静脈血栓症(40歳台の女性)
A：T2*強調像，B：造影T1強調像(3D SPGR)，C：造影MR venography(MRV, MIP画像)　発症から数日が経過している．T2*強調像(A)では上矢状洞と右皮質静脈に著明な低信号(→)と拡大を認める．造影T1強調像(B)では静脈洞壁の増強効果を認めるが，上矢状洞内と右皮質静脈内は造影欠損となっている(▶)．造影MRV(C)で上矢状洞の中央付近に血流欠損が認められる(▶)．右皮質静脈にも血栓の存在することはこの画像のみから知ることはできない．

8) 脳アミロイドアンギオパチー　cerebral amyloid angiopathy

高齢者の非高血圧性脳出血の原因として重要で，おもに大脳表面の軟膜，大脳皮質，および皮質下の小または中動脈や毛細血管の壁にアミロイド沈着を生じる．アミロイド蛋白による分類は**表4-6**の通りである．

本疾患は脳葉型(皮質/皮質下)出血のパターンを呈し，頭頂葉に比較的好発するとされるが，その他の部位にも発生し，しばしば多発する．このような症例の少なくとも1/3には，T2*強調像やSWI/SWANで陳旧性微小出血による点状低信号が，皮質/皮質下に複数認められる(**図4-21**)．血腫がくも膜下腔や脳室に穿破することもあり，くも膜下腔への穿破では激しい頭痛を伴うこともある．

本症には認知機能の低下を伴う場合があり，これはアミロイド沈着がアルツハイマー病にみられるという点からも類推できる．「アミロイドーシス診療ガイドライン2010」では，脳アミロイドーシスの章に，アルツハイマー病と脳アミロイドアンギオパチーの2つの項目を掲げている．脳アミロイドアンギオパチーの診断は，Boston診断基準〔**表4-7(1)**〕および高血圧例を除外した『アミロイドーシスに関する調査研究班』の診断基準〔**表4-7(2)**〕に基づいて行う．

脳アミロイドアンギオパチーの特殊型ともいえる病態として，亜急性白質脳症の病像を呈する「脳アミロイドアンギオパチー関連血管炎あるいは炎症(cerebral amyloid angiopathy related-inflammation)」がある．本症は，アミロイド沈着した血管壁やその周囲に炎症性変化を生じ，臨床的には急性から亜急性の認知能低下，痙攣，頭痛，その他の脳卒中様症状をきたす[17]．MRIではアミロイドアンギオパチーの所見に加え，大脳白質に可逆性のT2延長域と同部位の腫脹を認める(**図4-22**)．

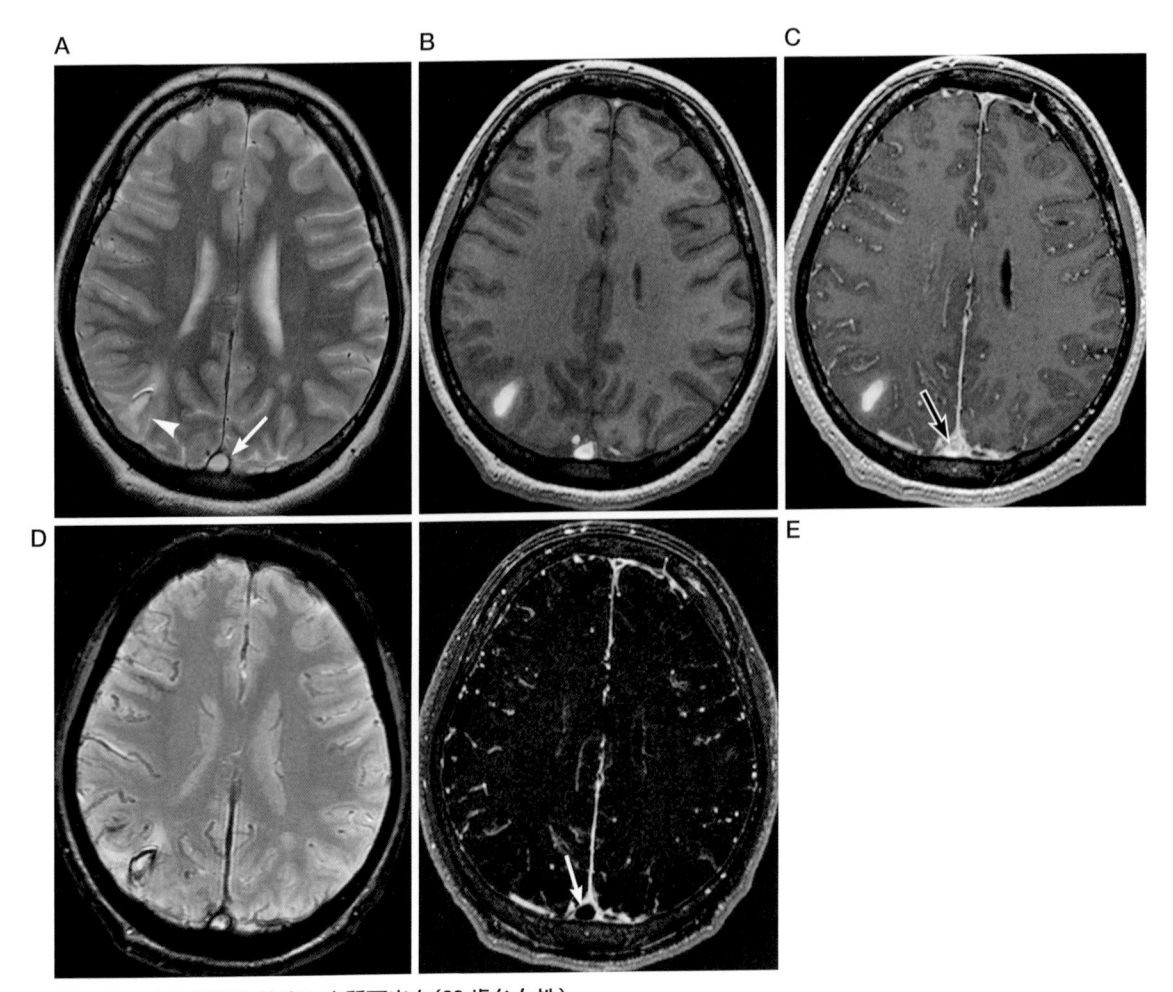

図 4-20 上矢状洞血栓症と皮質下出血(20 歳台女性)
発症 10 日目の MRI　A：T2 強調像, B：T1 強調像(3D SPGR), C：造影 T1 強調像(3D SPGR), D：T2*強調像, E：造影後 T1 強調像から造影前 T1 強調像を引いたサブトラクション画像　T2 強調像(A)で上矢状洞内の高信号(→), 右頭頂葉皮質下の高信号(▶), 辺縁一部に低信号を認める. T1 強調像(B)にて上矢状洞内に高信号を認める. 右頭頂葉皮質下にも血腫の高信号を認める. 造影 T1 強調像(C)で上矢状洞内が高信号のため(→), この画像のみでは上矢状洞に血流があると誤解しうる. 実際は血栓の高信号を見ている. T2*強調像(D)で静脈洞血栓も皮質下血腫も辺縁低信号, 内部高信号の亜急性期後期の像を示している. 血栓だからといって時期によっては著明な低信号になるとは限らない. 造影前後のサブトラクション画像(E)で, 上矢状洞の血栓の部分が無信号となっている(→).

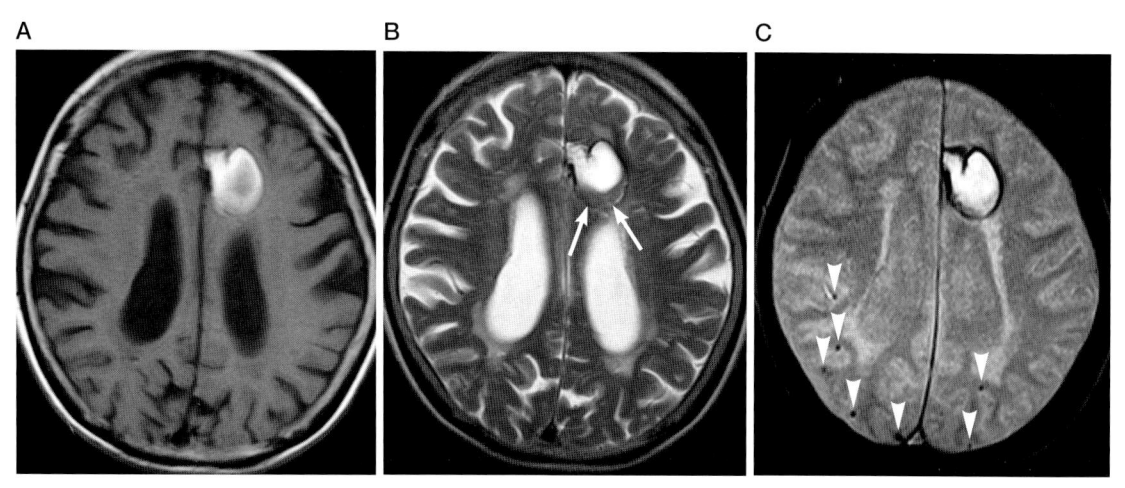

図 4-21　脳アミロイドアンギオパチーと脳葉型出血（70 歳台女性）
A：T1 強調像，B：T2 強調像，C：T2*強調像　T1 強調像（A）で左前頭葉内側に高信号域を認める．特に辺縁に高信号が目立つ．T2 強調像（B）で血腫はおもに高信号を示し，背側部分は等信号（→）を呈している．T2*強調像（C）で左前頭葉の血腫のほかに，T2 強調像では認められなかった点状低信号域が両側頭頂後頭葉に認められる（▶）．無症候性微小出血の像である．（京都武田病院症例）

表 4-6　脳アミロイドアンギオパチー（CAA）の分類

アミロイド蛋白	臨床病型	
1. アミロイドβ蛋白（Aβ）	1. 孤発性	
	2. 遺伝性あるいは染色体異常に関連	a. APP 遺伝子変異に関するもの（CAA と関連が深い点変異，遺伝子重複）：オランダ型 HCHWA，ほか
		b. プレセニリン遺伝子変異に関するもの（CAA と関連が深い点変異）
		c. ダウン症候群に関連するもの
2. シスタチンC（ACys）	アイスランド型 HCHWA（シスタチン C 遺伝子 [68]Leu → Gln 変異に伴う）	
3. トランスサイレチン（ATTR）	遺伝性トランスサイレチン型アミロイドーシスにおける髄膜脳血管へのアミロイド沈着（TTR 遺伝子変異に伴う）	
4. ゲルゾリン（AGel）	遺伝性ゲルゾリン型アミロイドーシス（家族性アミロイドーシス，フィンランド型）にみられる髄膜脳血管へのアミロイド沈着（ゲルゾリン遺伝子変異に伴う）	
5. プリオン蛋白（PrP）（AScr）	Alzheimer 病類似の経過を示すプリオン病（PrP 遺伝子変異 Y145Stop，Y163Stop，Y226Stop）	
6. ABri/ADan	1. 英国型家族性 CAA（家族性英国型認知症）（BRI 遺伝子の停止コドン変異に伴う）	
	2. ADan（家族性デンマーク型認知症）（BRI 遺伝子の decamer 重複に伴う）	

APP：アミロイドβ前駆蛋白，HCHWA：アミロイドーシスに伴う遺伝性脳出血
（文献 15）より許可を得て転載）

表4-7(1) 脳アミロイドアンギオパチー（CAA）関連脳出血に関するボストン診断基準[15,16]

確実（definite CAA）	剖検による完全な脳の検索により以下の3点が証明される． 1：脳葉型，皮質あるいは皮質皮質下出血 2：CAA関連血管変化*を伴う高度なCAA 3：他の原因病変の欠如
ほぼ確実（生検組織の陽性所見を伴う）（probable CAA with supporting pathology）	臨床データおよび病理組織（血腫吸引標本あるいは皮質生検）が以下の3点を示す． 1：脳葉型，皮質あるいは皮質皮質下出血 2：標本内にCAA 3：他の原因病変の欠如
臨床的にほぼ確実（probable CAA）	臨床データおよびMRI/CTが以下の3点を示す． 1：脳葉型，皮質あるいは皮質皮質下に限局する多発性出血（小脳出血を含む） 2：年齢55歳以上 3：他の出血の原因**の欠如
疑い（possible CAA）	臨床データおよびMRI/CTが以下の3点を示す． 1：脳葉型，皮質あるいは皮質皮質下の単発性出血 2：年齢55歳以上 3：他の出血の原因**の欠如

＊CAA関連血管変化：フィブリノイド壊死を伴う微小動脈瘤形成など．
＊＊他の出血の原因：ワーファリン過量（INR>3.0），頭部外傷，虚血性脳血管障害，脳腫瘍，血管奇形，血管炎，血液疾患あるいは凝固異常．
（文献16）より許可を得て転載）

表4-7(2) 脳アミロイドアンギオパチー（CAA）関連脳出血に関する「アミロイドーシスに関する調査研究班」による診断基準（2003）[15]

- ボストン診断基準で除外すべき「他の出血の原因」に，「高血圧症（収縮期血圧160 mmHg以上，または拡張期血圧95 mmHg以上，または降圧剤内服歴があるのどれかにあてはまること）」を加え改変したもの

9）出血傾向（血友病，血小板減少症などの内因性，抗凝固薬，抗血小板薬，血栓溶解薬，慢性腎不全（血液透析）などの外因性）

非外傷性脳出血の素因として重要な疾患であるが，画像的に出血の原因を特定できるわけではない．急性期血腫が十分に高吸収化しない場合や，血腫内に液面形成を伴う場合に考慮すべき病態である（図4-9参照）．出血傾向は外傷性頭蓋内出血の素因としても重要であり，通常では問題とならないような軽微な鈍的外傷でも，容易に出血をきたしうるので注意を要する．

10）脳動脈瘤　cerebral aneurysm

通常はくも膜下出血の原因として大変重要であるが，くも膜下出血とともに脳内血腫を形成することがある．動脈瘤破裂によるくも膜下出血例の1/3～1/4の症例に脳内血腫

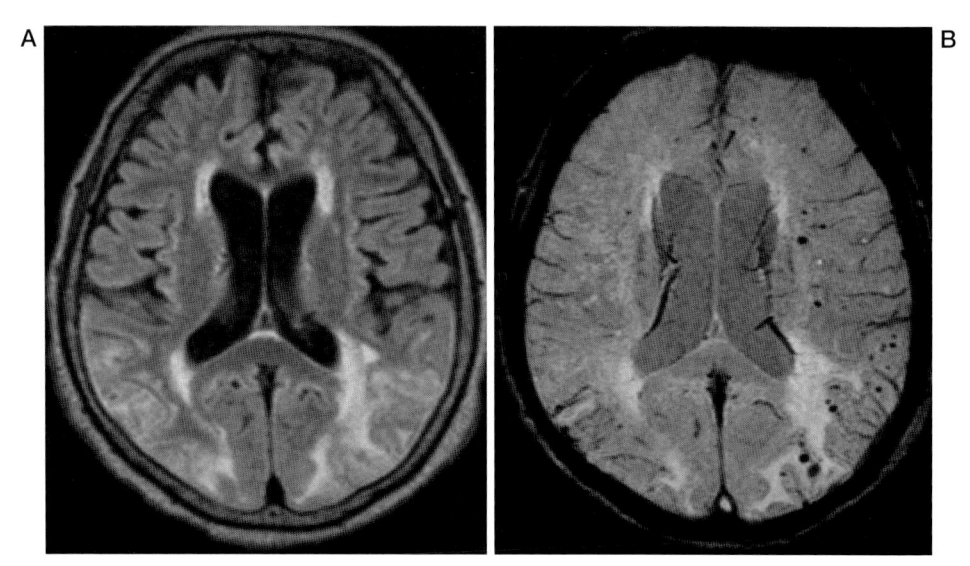

図 4-22　cerebral amyloid angiopathy related-inflammation(70 歳台女性)
A：FLAIR 像，B：T2*強調像　FLAIR 像(A)で両側後頭葉に高信号変化と腫脹に伴う脳溝の不明瞭化を認める．T2*強調像(B)で大脳皮質/皮質下に多数の低信号変化を認める．（神戸市立医療センター中央市民病院症例）

を合併し，前大脳動脈瘤の破裂では約半数に透明中隔内血腫がみられるという．MRI の T2 強調像では，血腫辺縁に動脈瘤の形態をした flow void が認められる．MRA や造影 CTA を行えば，動脈瘤を描出できる．

11）感染性脳動脈瘤　mycotic aneurysm

　感染した微小塞栓子，動脈の内膜損傷部への感染，既存の動脈瘤への感染，周囲から動脈への炎症波及，鋭的外傷など外部からの直接感染などにより，脳動脈壁への感染が成立する．基礎疾患として感染性心内膜炎が重要であるが，そのほか，免疫不全状態，血管内治療，薬物乱用(静脈内投与)などを背景とする．感染の結果，動脈壁は破壊され仮性動脈瘤を生じる．感染性動脈瘤は急激な増大傾向を示し，容易に破裂する．多くは無症候性で，破裂出血して初めて症状が出現する．感染性脳動脈瘤は全脳動脈瘤患者の 0.7 〜 4% を占め，無治療のままでは予後不良である．後方循環よりも前方循環に多く，おもに末梢に紡錘状動脈瘤を形成する．Willis 動脈輪などに発生した場合は，特発性動脈瘤との鑑別が難しく，臨床背景や他の病変との関連を検討する必要がある．

　最近の多列検出器を用いた CTA は，径 3 mm 未満の動脈瘤で検出能がやや劣るものの，血管造影(2 次元 DSA)と同等レベルの診断能を有している(**図 4-23**)．MRA や造影 MRA でも動脈瘤の検出は可能であり，3T 装置にて造影 MRA を行った場合，16 列検出器 CTA と同等の結果が得られる[18]．T2*強調像や SWI/SWAN では，感染性動脈瘤部の微小出血を鋭敏に検出できる(**図 4-24**)．感染性塞栓子による梗塞や局所感染に伴う膿瘍などの検出には，拡散強調画像が有用である．

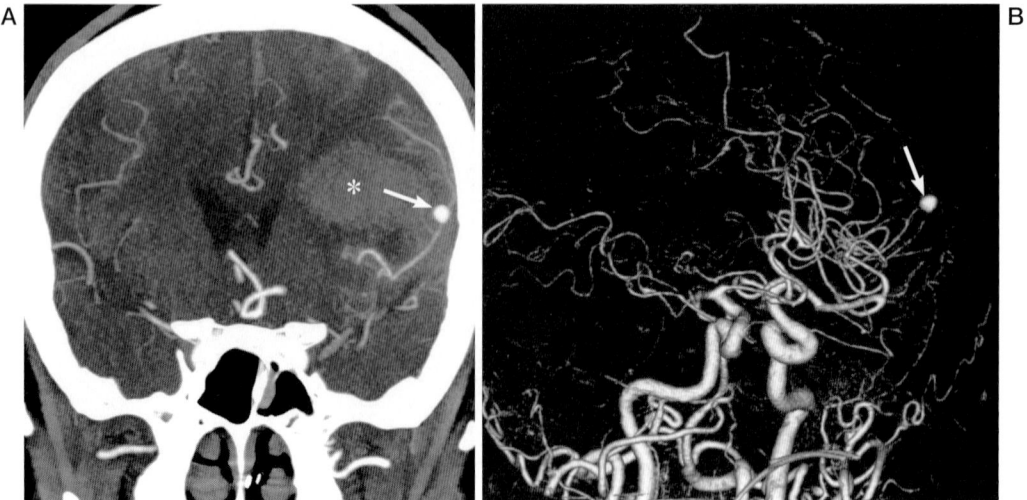

図 4-23 感染性脳動脈瘤の破裂(70 歳台の感染性心内膜炎の女性)
A：造影 CTA 冠状断像(MIP 像)，B：VR(volume rendering)像　造影 CTA(A)で左中大脳動脈末梢に動脈瘤を認める(→)．その内側に認められる淡い高吸収域は血腫(＊)である．VR 像(B)で左中大脳動脈の末梢に動脈瘤を認める(→)．

12) 出血性脳梗塞　hemorrhagic infarction

　脳梗塞患者の経過観察中に生じた出血の診断は容易である．初回の検査で出血性脳梗塞の所見を見た場合には，浮腫(perifocal edema)を伴った脳出血を鑑別する必要がある．一般的に，perifocal edema の場合は T2 強調像や FLAIR 像で灰白質領域は高信号変化が乏しく，脳梗塞の場合は灰白質も含めて異常高信号を呈する傾向がある．拡散強調画像では，perifocal edema が異常高信号を示さないのに対して，血腫周囲の梗塞巣が異常高信号を呈する可能性が高い．

13) 子癇　eclampsia

　子癇は，妊娠高血圧症候群のうち妊娠 20 週以降はじめて痙攣発作を起こし，てんかんや二次性痙攣が否定されるものをいう．発症時期によって妊娠子癇，分娩子癇，産褥子癇に分けられる[19]．ちなみに，妊娠高血圧症候群は，妊娠 20 週以降から分娩後 12 週までに高血圧がみられるか，または高血圧に蛋白尿を伴う場合のいずれかで，これらの症状が単なる偶発症の場合を除いたものと定義されている．致死的な子癇症例を剖検すると，皮質，皮質下，白質，基底核の出血，また非出血性の白質病変が認められる．非出血性の白質病変とは，いわゆる高血圧性脳症でみられる posterior reversible encephalopathy syndrome(PRES)である．画像診断としては，MRI にて白質の可逆性 T2 延長変化を証明するのが望ましい．T2*強調像や SWI/SWAN では，後方循環領域の皮質/皮質下に微小出血に相当する点状低信号が検出されることもある．

　子癇とは異なるが，postpartum cerebral angiopathy という疾患概念が提唱されている．病態の機序ははっきり解明されていないが，正常血圧の女性が分娩後 1～4 週で脳出血を生じ，頭痛，痙攣，神経脱落症状をきたす．脳出血のほかには，脳の皮質，白質など

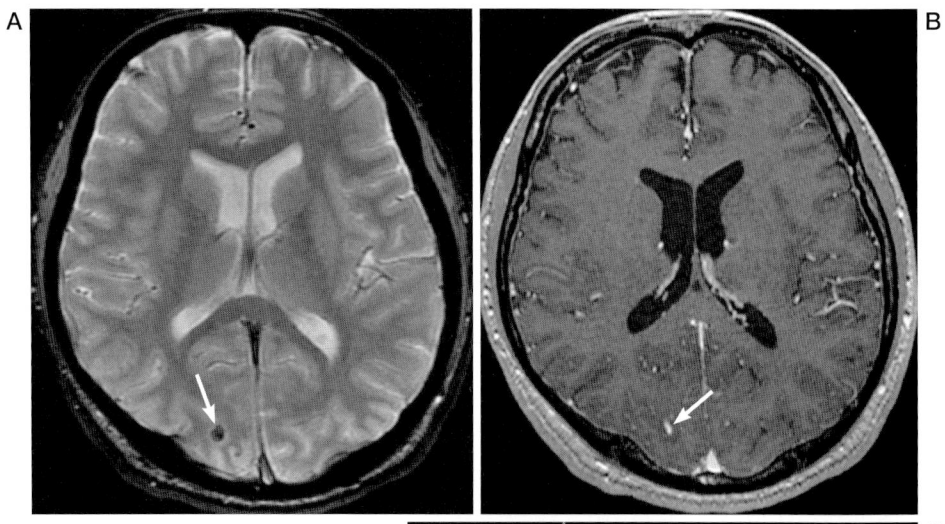

図4-24 感染性動脈瘤(30歳台の感染性心内膜炎の男性)
A：T2*強調像，B：造影T1強調像(3D SPGR)，C：MRA(VR)像(軸位像)　T2*強調像(A)で右後頭葉皮質に小結節状の低信号域を認める(→)．造影T1強調像(B)で右後頭葉皮質に細長い結節状の増強効果を認める(→)．紡錘状動脈瘤に相当する．MRA(VR像, C)で右後大脳動脈末梢に小さな紡錘状動脈瘤を認める(→)．また，左中大脳動脈末梢にも複数の小動脈瘤が認められる．

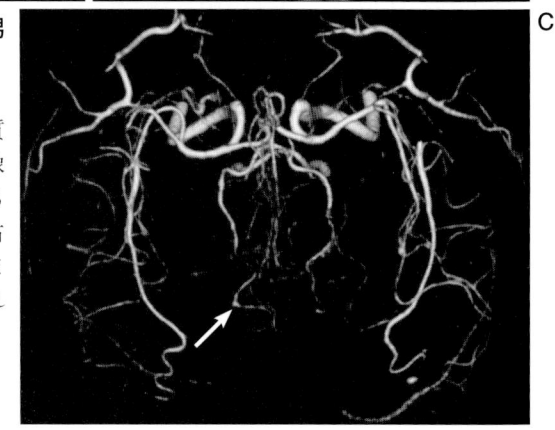

さまざまな部位に，MRIで可逆性T2延長変化を認める．血管造影では前方循環の小〜中径の動脈に可逆性の多発狭窄がみられる．狭窄が後方循環の中〜大径の動脈に生じる子癇とは大きく異なる点である[20]．

14) 手術後

手術後に頭蓋内出血がみられることがある．多くの出血は手術操作に起因する外傷性出血と考えられる．術後出血のなかで特殊なものとして，remote cerebellar hemorrhage(遠隔小脳出血)という病態が知られている．まれな病態でテント上開頭術後の数時間以内に生じるとされるが，大後頭孔拡大術や脊椎の術後にも発生する．多くは無症状で，術後の画像検査で発見される．予後は良好で保存的治療を行う場合が多い．血腫は小脳回に沿った広がりを示す傾向があり，片側半球の場合も両側半球にまたがる場合もある．手術側とは関連がない[11]．

15) 薬物乱用

薬物のなかでは，コカインの乱用による脳出血がよく知られている．急激な血圧上昇が出血と関連しているようで，好発部位が高血圧性脳出血と類似している．しかし，コカイ

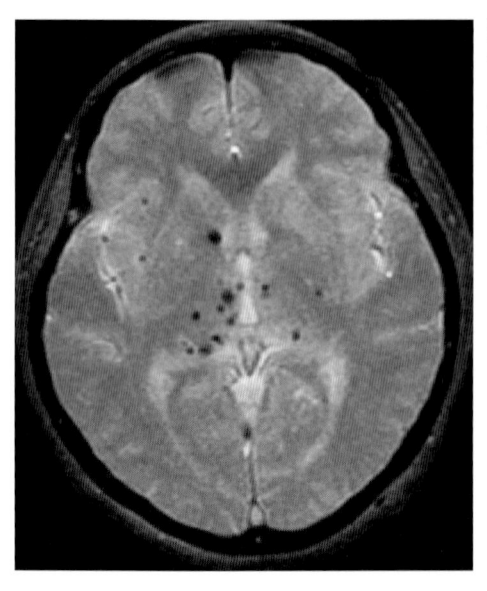

図 4-25 無症候性微小脳出血（50 歳台女性）
T2*強調像　両側視床や右尾状核，左レンズ核に点状低信号を多発性に認める．概ね高血圧性脳出血の好発部位に一致している．

ン陰性の非外傷性脳内出血症例に比べて皮質下出血の割合が高く，脳室内出血にもなりやすい．また，予後不良とも報告されている[21]．コカイン以外にも，アンフェタミンとその類縁，フェニルプロパノールアミン，フェンサイクリジン，エフェドリンなどが，脳出血関連薬物として知られている．出血の診断自体はCTで十分であるが，乱用薬物はあくまでも脳出血の促進因子であって，基礎に脳動静脈奇形や脳動脈瘤の存在する可能性が指摘されており（50％程度），その点ではMRIやMRAでの精査を考慮すべき場合もある．

16）その他

脳炎（たとえばヘルペス脳炎），血管炎，acute hemorrhagic leukoencephalopathy（acute disseminated encephalomyelitisの劇症型）で出血を認めることがある．

h. 微小脳出血　microbleeds

微小脳出血は，英語ではmicrobleedsやmicrohemorrhage，またlacunar hemorrhageと記載されることもある．CTでは見ることはできない所見で，MRIでも通常のスピンエコー法ではほとんど見ることができない．T2*強調像やSWI/SWANがルーチンで撮像されるようになり，以前には観察されなかった点状低信号域が多数検出されるようになった（図4-25）．過去における微小出血のヘモジデリン沈着を反映しており，通常，無症候性と考えられている．無症候性微小出血は高血圧，脳アミロイドアンギオパチーの症例で多くみられ，出血の分布も高血圧性脳出血の好発部位に準じている．そのほかには，アルツハイマー病，脳卒中，高齢，アポリポ蛋白E（ApoE）遺伝子ε2アリル（ε2）あるいはε4に関連する．MRIではラクナ梗塞や大脳白質のT2延長域とともに認められることも多い．無症候性微小出血が多ければ，将来的に症候性脳出血をきたす危険性が高くなると考えられるが，いまだ明確な証拠はない[22]．しかし，抗血小板療法，抗凝固療法，血栓溶解療法の採用に際して，細心の注意を払うべきなのは言うまでもない．

4.4 くも膜下出血

くも膜下出血(subarachnoid hemorrhage：SAH)は緊急性の高い救急疾患で，早期治療が予後に大きく影響する．典型的には突然かつ激烈な頭痛，いわゆる雷鳴頭痛(thunderclap headache)で発症する．原因は囊状動脈瘤(saccular aneurysm)の破裂の頻度が最も高く，解離(dissection)がこれに次ぐ．

a. 頭痛の救急画像診断

軽度の頭痛に対する画像診断の必要性は乏しいとされるが，普段は経験したことがないような突然の頭痛で来院した患者の場合，画像検査として，最初にCTを選択することに異論はないであろう．CTで出血が明らかであった場合は，引き続きCT angiography(CTA)を行って動脈瘤が評価できる．近年はこの情報をもって術前のdigital subtraction angiography(DSA)を割愛する施設も増えている．

では，くも膜下出血が疑われるにもかかわらず，CTが陰性であった場合はどうすべきであろう．引き続き腰椎穿刺を行うというのが一昔前までのスタンダードな管理手法であった．ただし，腰椎穿刺にも多少の限界があった．周知のごとくxanthochromiaはくも膜下出血の診断に際して特異性が高い．しかし，xanthochromiaを呈するには出血から12時間以上かかる．これより早期においては髄液検査上，くも膜下出血は新鮮な出血として観察されることになり，穿刺に際して生じる出血(traumatic tap)との区別が問題となる．現在では，穿刺施行前にMRIを優先させる施設も存在する．

b. MRIによる画像診断

1) くも膜下出血の検知

くも膜下出血の検出にはT2*強調像やFLAIR像が有用で[23]，なかでもFLAIR像が鋭敏である(BOX 4-4)[24,25]．FLAIR像では脳溝の信号が上昇することでくも膜下出血を診断でき，sulcal hyperintensityと称される(図4-26)．出血量が少なくCTではっきりしないような症例で，威力を発揮する．FLAIR像でのsulcal hyperintensityは，くも膜下出血以外でもみられることに注意しておく必要がある(BOX 4-5)．たとえば脳腫瘍によるmass effectや脳梗塞，静脈洞血栓症においても同様の所見が認められる．髄液中の蛋白濃度上昇による所見と考えられており，"dirty CSF sign"ともよばれる[26]．また，酸素投与下でも髄液腔が高信号化しうる[27]．頻度は少ないが，ガドリニウム(Gd)造影剤が脳脊髄液中にゆっくりと漏出することがある．この場合も脳溝が高信号を呈するので，近々に行われたMRI検査の影響を考慮する必要がある．このような少量の造影剤漏出に対してはT1強調像よりもFLAIR像の検出感度が圧倒的に高い[28]．

FLAIR像を観察するにあたっては，流入効果によって生じるアーチファクトにも注意しなくてはいけない．スライス面外からの髄液流入により生じるアーチファクトで，橋前

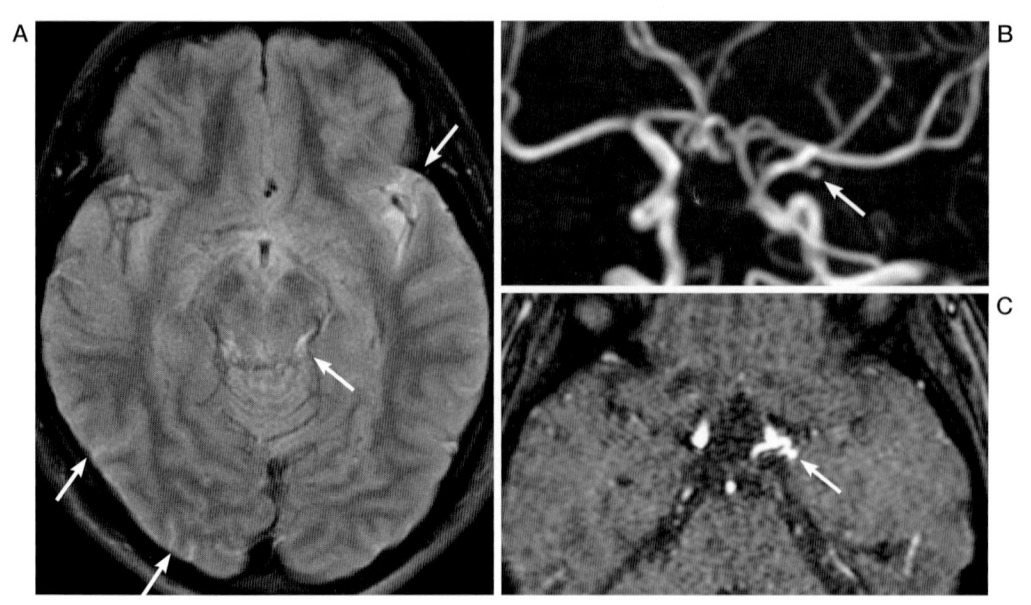

図4-26 左内頸動脈サイフォン部動脈瘤破裂によるくも膜下出血(30歳台女性)
A：FLAIR像，B：MRA（正面像），C：MRA元画像　前日朝より後頭部から頸部痛を経験しており，増悪するため来院．主治医によりMRIがオーダーされたが，レポートを確認する前に正常と判定され，患者は帰宅させられた．同日，読影にあたった放射線科医により，FLAIR像(A)上の左Sylvius裂を含む広い範囲の脳溝で信号異常が指摘された(→)．主治医への電話連絡が行われ，患者は病院へ再び呼び戻され，精査の運びとなった．この精査時に施行されたMRA(B, C)で，左内頸動脈サイフォン部における動脈瘤(→)が発見され，くも膜下出血の原因と想定された．その後，脳神経外科へ転科しコイリング術が行われた．

槽やMonro孔，中脳水道周囲のように髄液の流れが速い部位が高信号になる．FLAIR像におけるピットフォールのひとつであるが，出現部位が決まっているため画像に慣れてさえいれば出血と間違うことはない．

　動脈瘤破裂においては，出血が脳底槽周囲からSylvius裂にかけて観察されるのが特徴的である．しかし，時間の経過した症例では出血部である脳底槽から離れた領域に高信号が分布することもある．このような症例では転倒などで生じた外傷性のくも膜下出血（SAH）と間違えられることがある．

2）水頭症　hydrocephalus

　くも膜下出血では，程度の差はあれ，ほとんどの症例に水頭症が合併する．多くの症例で発症早期から観察され，時に水頭症が診断上の唯一の手がかりになることもある．水頭症を最も鋭敏に反映するのが側脳室下角の拡大である．脳萎縮のない健常人では水平断（横断，軸位断）画像にて下角は線状の構造物として検知される．これが面としてみえた場合は開大と判定できる．ただし本所見は非特異的であり，Alzheimer病で海馬が萎縮している場合などさまざまな病態において同様の所見が観察される．特に高齢者においては下角開大の頻度が高く，冠状断像を参照しながら判断する必要がある．

　脳室内に血腫がみられると，水頭症が顕著になりやすい．脳室内の血腫は第四脳室，第

BOX 4-4　MRI によるくも膜下出血の検出

- FLAIR：高信号
- T2*強調像：低信号
- T1 強調像：高信号
- 拡散強調画像：高信号

BOX 4-5　FLAIR で sulcal hyperintensity を呈しうる病態

- くも膜下出血
- 脳腫瘍などによる mass effect
- 脳梗塞
- 静脈洞血栓症
- 酸素投与
- 造影剤漏出

三脳室を逆流して側脳室に達する場合と，直接，脳室に穿破する場合とがある．血液の逆流は出血が大量である場合や後頭蓋窩での動脈瘤破裂で観察される．血腫の直接穿破は，動脈瘤破裂による出血が脳内血腫を形成し，これに続発するようにして脳室に破れる．前交通動脈の動脈瘤は脳内血腫をつくりやすく，しばしば終板(lamina terminalis)を介して第三脳室に穿破する．

3）動脈瘤本体の観察

　動脈瘤の内腔に生ずる壁在血栓は，治療のリスクを高める．MRA では壁在血栓の評価ができないこともあるので，T1 強調像や T2 強調像で瘤内腔の flow viod を参考にしながら壁の様子を丁寧に観察する必要がある．

　動脈瘤と周辺構造物との位置関係も観察すべきポイントのひとつである．たとえば中大脳動脈の瘤はしばしば隣接する前頭葉や側頭葉の脳実質に食い込むようにして存在する．このような症例においては，脳内血腫の合併が多くなる(図 4-27)．瘤が硬膜と近接している場合は，破裂に伴い硬膜下血腫を形成することがある．硬膜下血腫を合併する症例では，初回受診時に誤って外傷性くも膜下出血と判断され，動脈瘤の発見が遅れる場合がある．特に，くも膜下出血が目立たず，脳内血腫や硬膜下血腫が前景にたつ場合に注意すべきである．動脈瘤破裂の 2% 程度でみられ，概して予後不良とされる[29]．

　動脈瘤本体の観察は，後交通動脈の瘤によって動眼神経麻痺が生じているような症例でも重要である．動脈瘤と動眼神経の位置関係を見るには，heavily T2 強調像を用いた 3D 撮像を使用することが多い．動脈瘤の突出する方向と観察したい構造物の関係を考慮し，適宜，冠状断や矢状断を選択しながら撮像をプランニングする必要がある．

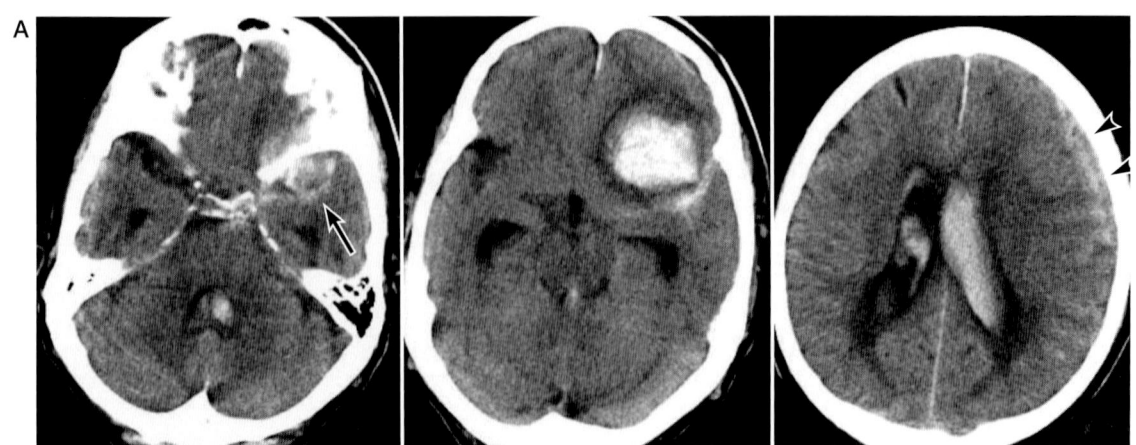

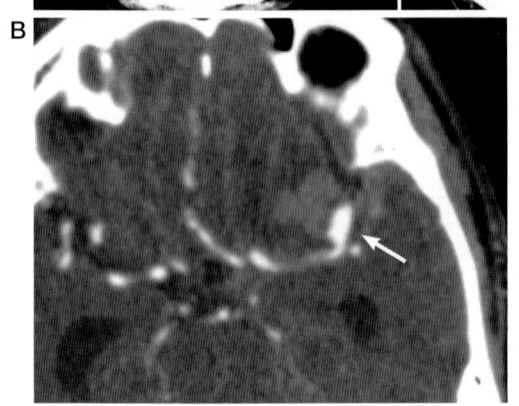

図4-27 左中大脳動脈M1末端部動脈瘤破裂によるくも膜下出血(70歳台男性)
A:搬送直後に施行された単純CT, B:CTA 前立腺癌に対して数週間前に泌尿器科で小線源の埋め込み術が施行されていた．定期的フォローで訪れた泌尿器科外来にて卒倒し，救急室に搬送された．搬送直後に施行された頭部CT(A)にて左前頭葉に出血巣を認めた(→)．担当した神経内科医・泌尿器科医らにより前立腺癌の転移巣における出血と判断された．また，左前頭部の硬膜下血腫(▶)は転倒に伴う外傷性の病変と判断された．放射線科医がCTを見て動脈瘤の可能性を指摘し，CTA(B)を追加施行したところ，左中大脳動脈M1末端部に動脈瘤が発見された(→)．左側脳室体部の血腫は左前頭葉の血腫からの直接穿破である．同日に脳神経外科へ転科し，コイリングの治療を受けた．

c. MRAによる画像診断

1) 動脈瘤の検出

　MRAを用いた動脈瘤の検出は，90％以上の高い感度と特異度を有する[30]．それでもサイズの小さい動脈瘤は検知することが難しく，現在の手法では，かなりの数の動脈瘤がMRAでは見逃されていると考えてよい．報告によれば1.5Tの装置で直径3mm以上で感度90％以上だが，これが3mm未満になると40％程度まで低下する．

　動脈瘤は形状に応じて，囊状動脈瘤と紡錘状動脈瘤に分けられる．Willis動脈輪や分岐部に発生する動脈瘤は囊状のものが多い．一方で紡錘状の病変は解離で認めることが多い．動脈瘤の大きさによる分類も存在し，5mm以下を小型，25mm以上を巨大動脈瘤とよび，中型と大型はその間に存在する．25mmという一見中途半端な数字を基準値として用いているのは，これが1インチ(25.4mm)に相当するからである．

2) 撮像法および画像処理

　MRAの撮像方法ではさまざまなものが存在するが，脳動脈はtime-of-flight(TOF)法で撮像されるのが一般的である(BOX 4-6)．TOF法のほかにも，phase contrast(PC)法

> **BOX 4-6**　MRA の撮像方法
>
> - time-of-tlight (TOF)
> - phase contrast (PC)
> - 造影剤ボーラス注入による 3D MRA

> **BOX 4-7**　MRA 読影上の注意点
>
> - MIP の再構成角度は十分とる．
> - 元画像も参照する（特にサイフォン部）．
> - 可能ならワークステーション上でフリーハンドの観察を行う．

や造影剤のボーラス注入を用いる撮像法も存在する．PC 法は 3 次元で撮像しようとすると撮像時間が長くなり，救急症例で用いられることは少ない．過去には信号雑音比（SNR）を稼ぐために造影剤を併用する TOF が使用された時期もある[31]．しかし，静脈も一緒に写ってしまうという弊害があり，現在はあまり使われない．

造影剤のボーラス注入を行いながら 3 次元で大動脈弓から頭部に至る広い範囲を撮像する手法もある．この手法はインジェクターを準備する必要があり，かつタイミングを見計らって撮像しなくてはいけない．やり直しが効かず，脳卒中の急性期に用いられることは少ない．しかし，広範囲を一度に評価することが可能で，TOF 法の弱点を補う手法として利用価値が高い．

画像処理法としては最大値投影法（maximum intensity projection：MIP）が一般的である．その際，再構成の回転角度（範囲）が診断精度に影響する．装置の磁場強度による影響も考慮する必要があり，3T の装置では動脈瘤に対する感度が高い[30]．これは高い SNR に加えて，長い T1 値に伴う流入効果の増強による効果である[32]．

3）MRA の読影の実際

MIP 画像が観察の基本である．はじめに，再構成角度が 90° 程度では不十分であることを強調しておく．より広い角度での再構成が必要であり，各施設において再確認しておく価値がある．また，観察に当たって定められた角度で再構成された MIP 画像に頼るだけではなく，ワークステーション上でフリーハンドの 3 次元的観察を行った場合，動脈瘤の検出率が向上するという研究結果も存在する[30]．

TOF MRA を MIP で観察する際には，いくつかの盲点が存在することを意識する必要がある．たとえば内頸動脈サイフォン部の血管のループの内側に存在する病変は一般的に検知しにくい（**BOX 4-7**）．特に MIP 画像の作成に際して再構成角度が不足している場合，どの角度から観察しても瘤がまったく検知できない状況が生じうる（**図 4-28**）．サイフォン部の動脈瘤でも，元画像を観察することで発見可能な場合が多い．少なくてもサイフォン部だけは全症例で元画像を観察する習慣をつけておきたい．

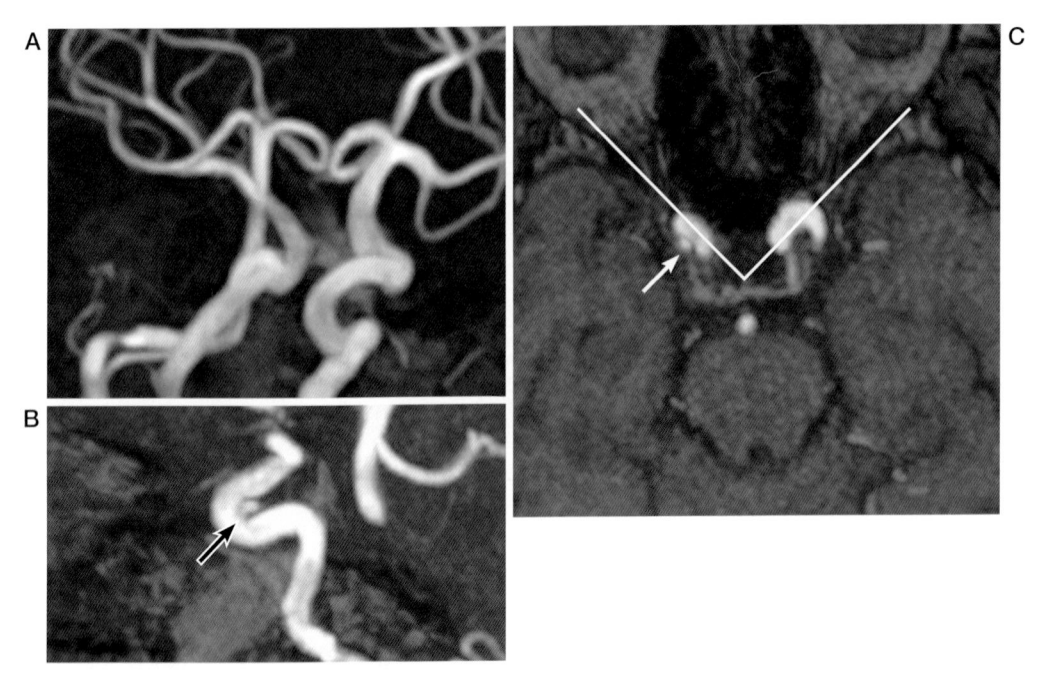

図 4-28　偶然見つかった右内頸動脈サイフォン部の動脈瘤症例（70 歳台女性）
MRA（斜位像，MIP），B：partial MIP 像，C：MRA 元画像　MIP 像（A）の観察だけでは内頸動脈サイフォン部の動脈瘤が明らかではなかった．呈示してある画像が最も角度のついた斜位像である．partial MIP（B）や元画像（C）で観察すると，動脈瘤の存在は明瞭である（→）．A に示した MIP 画像で観察できなかった要因は再構成角度である．本検査は 90°強の再構成角度で MIP が作成されていたが，これでは，問題の動脈瘤がどの角度から観察しても母血管の裏側に入ってしまい，観察不能である．しかし，再構成角度を少し広げて MIP 像を作成し改めて観察すると，瘤が明瞭に検知可能であった．このようにサイフォン部における動脈瘤の観察に際しては再構成角度が不足している可能性を常に意識する必要がある．また，このようなエラーの回避のためには元画像を参照しておく必要がある．実際に本症例の動脈瘤も元画像で検知されている．

　TOF 法は流入効果を基にして画像が成立しているため，血管の信号強度は流速に依存する．そのため内腔の流速が遅い動脈瘤は検知しにくいという弱点がある．巨大動脈瘤では内腔の信号が減衰し，観察が困難になってしまう（図 4-29）．中〜大型の動脈瘤でも，乱流により中心部の流速が低下する．瘤の辺縁部分だけが弧状に描出され，血管のループと見間違われることもある．病変が小さいと検出率が低下するが，造影 MRA で初めて見つかることもまれにある（図 4-30）．
　CTA と比較すると，MRA にはいくつかの弱点がある（BOX 4-8）．動脈瘤の手術では前床突起や後床突起との関係が重要となるが，MRA では診断困難な場合が多い．CTA は頭蓋底の骨と瘤の位置関係を容易に評価でき，開頭術のプランニングに役立つ．母血管の石灰化を評価できないのも MRA の弱点のひとつと言えよう．母血管の石灰化は未破裂動脈瘤の治療成績とも関連があるとされ，たとえばクリップをかけるに際してブレードが容易に閉じるか否かを類推する材料となる．

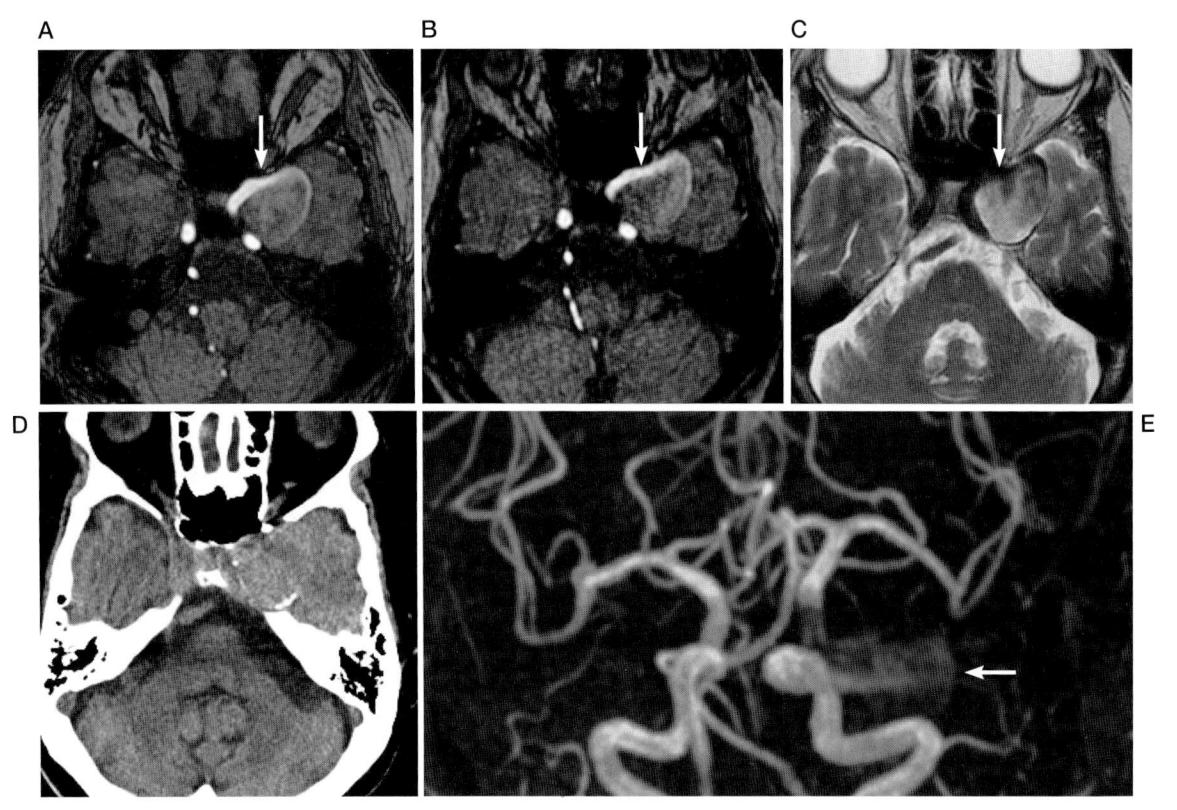

図 4-29 巨大動脈瘤：左動眼神経麻痺(70 歳台女性)
A：MRA の元画像(初回検査)，B：MRA 元画像(1 年半後)，C：T2 強調像(初回検査)，D：単純 CT（初回検査），E：MRA（1 年半後，正面像，MIP）　初回 MRI 検査における MRA の元画像(A)や T2 強調像(C)，そして CT(D)で巨大動脈瘤の存在が検知可能である(→)．MRA による 1 年半後のフォローアップで病変のわずかな増大傾向がみられる．MRA の元画像(B)では flow signal が動脈瘤の辺縁部分でのみ観察され(→)，それ以外の部分では乱流に伴う信号低下がみられる．このため MIP 像(E)では動脈瘤の全体像が掴みにくい(→)．

BOX 4-8　MRA の弱点（CTA と対比して）

- TOF には流速依存性がある（乱流に弱い）．
- 磁化率のアーチファクトあり．
- 頭蓋底の骨の観察が困難．
- 母血管の石灰化を検出できない．

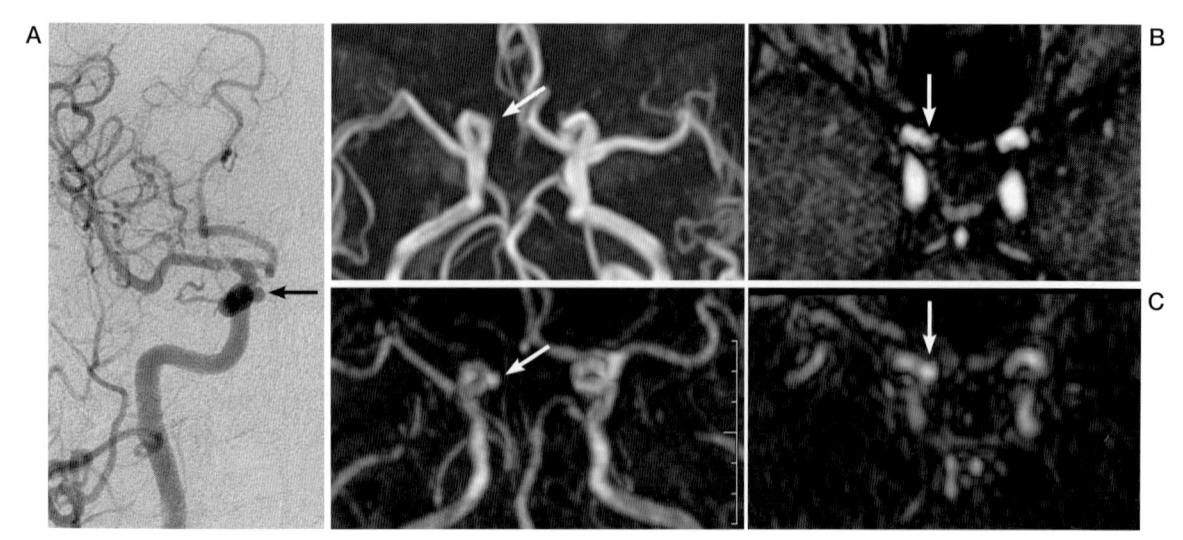

図 4-30　右内頸動脈サイフォン部における小型動脈瘤(60歳台女性)
A：DSA，B：TOF MRA(右：元画像)，C：頭頸部のMRA(右：元画像)　DSA(A)で，内頸動脈サイフォン部から内側へ向かって突出する小さな動脈瘤が観察可能である(→)．TOF法によるMRA(B)では病変は不明瞭である(→)．元画像ではわずかに内方へ向かって3角形に内腔が飛び出したようにみえる部位は存在する(→)．しかし，これが動脈瘤であると判定するのは若干困難である．造影剤のボーラス注入を用いた頭頸部のMRAの一部を拡大した画像(C)を示す．問題の病変が囊状の動脈瘤として容易に観察可能である(→)．空間分解能は上段のTOFと比べ劣るが，造影剤による血管内腔の評価がより正確なものとなっているのがわかる．

d. 原因別の画像診断の要点

1) 囊状動脈瘤　saccular aneurysm

　囊状動脈瘤の多くはWillis動脈輪の血管分岐部に発生する．正常の動脈壁には内膜(intima)，中膜(media)，外膜(adventitia)の3層構造が存在するが，囊状動脈瘤では先天的な中膜欠損を伴うという．これに加えて，加齢性変化(動脈硬化や血圧上昇など)や血管分岐部への血行力学的なストレスによって血管の脆弱性が生じ，動脈瘤が発生する．

　囊状動脈瘤の評価にあたっては，その発生部位や形状が重要である．分岐部の動脈瘤に関しては，親動脈との関係や分枝(たとえば後交通動脈や前脈絡動脈)との関係が重要である．治療に際して重要な血管の閉塞を避けるためである．分枝の観察には，MIP画像だけでは不十分なことが多く，元画像を詳細に観察する必要がある．前脈絡動脈はしばしば元画像でしか観察できない．

　未破裂動脈瘤の有病率は0.4～6％とされ，加齢に伴い増加する．家族歴や常染色体優性多発性囊胞腎で頻度が高い．また20％の症例で多発することが知られている．1つ動脈瘤を見つければ，2つ目があると考えて，他の領域も探すのが肝要である．未破裂動脈瘤の発生部位としては前方循環にその大多数が発生し，頻度順に中大脳動脈(36％)，内頸動脈(35％)，前交通動脈(16％)，椎骨脳底動脈(9％)となる[33]．

　未破裂動脈瘤の自然史は実はよくわかっていない[34]．未破裂瘤の少なくとも一部は緩徐に増大する(図4-31,32)が，すべての瘤がゆっくりと増大するとは限らない．瘤のまったく存在しない状態から短期間で急速増大し，その後の完全な安定期を我々が瘤としてMRA

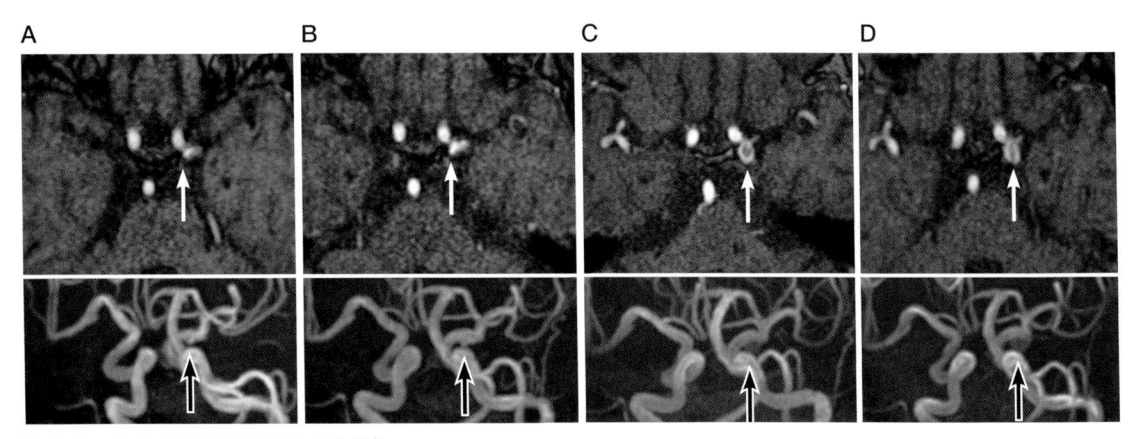

図4-31　左内頸動脈瘤(70歳台女性)

MRA(正面像，上：元画像)　A：初回検査，B：3年後，C：9年後，D：Cより1か月後　初回MRIは眼の奥の痛みを訴えたため施行された．初回撮像時(A)には動脈瘤の存在はレポート上，指摘されていない．しかし，後ろ向きには元画像上，小さな後方突出が存在することがわかる(→)．同部を追跡すると，3年後(B)には少し増大している(→)．9年後に突然発症の左側頭部痛で再びMRIを施行したところ，左内頸動脈瘤が認められた(C，→)．さらに1か月後のフォローアップ(D)では病変が増大しており，ブレブもみられたため(→)，コイリングによる治療が施行されている．経過中にくも膜下出血は，一度も指摘されていない．

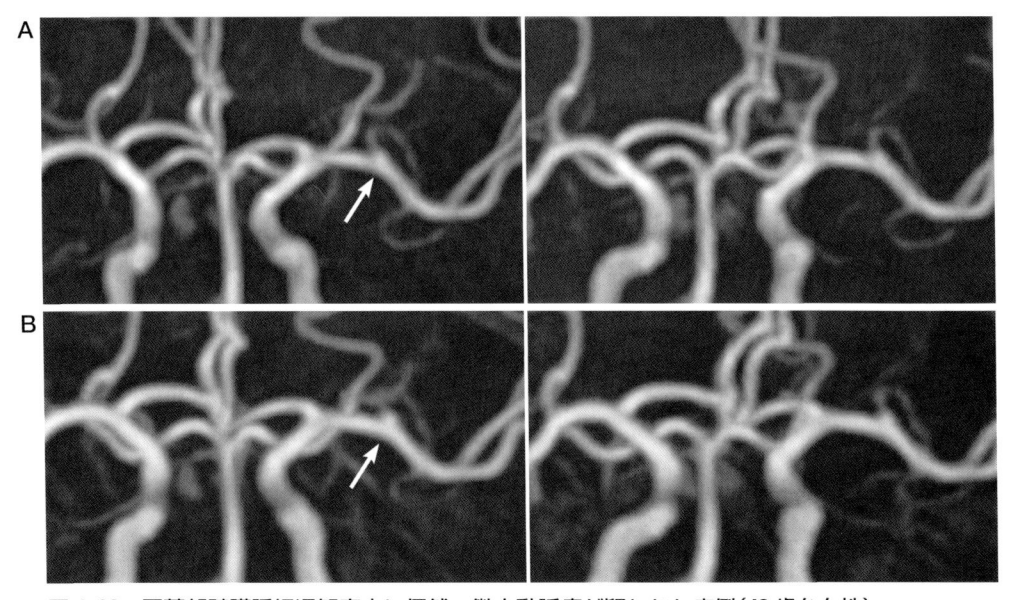

図4-32　円蓋部髄膜腫経過観察中に偶然，微小動脈瘤が疑われた症例(40歳台女性)

MRA(正面像，ステレオ表示)　わずか1年間のインターバルだが，初回の検査(A)で前側頭動脈起始部がわずかに拡張しているようにみえる部分(→)が，追跡検査(B)ではわずかに増大している(→)．

BOX 4-9　未破裂動脈瘤のチェックポイント

- 発生部位
- 個数
- ブレブの存在
- いびつな形状
- dome-neck aspect 比
- 形状変化や増大傾向の有無

で捉えているとする説もある．疫学的観点からは年間出血率は1%程度で，大きいものほど破裂しやすい．ハザード比でみると小動脈瘤と比べ，大型で約9倍，巨大動脈瘤で約76倍の破裂率と報告されている[33]．破裂のリスクは女性でより高いほか，部位としては前交通動脈および後交通動脈の動脈瘤で高い．

未破裂動脈瘤のなかで，いびつな形をしているものやブレブを有するものは破裂率が高い[35]．形状という観点では細長く飛び出した形状のほうが破裂率は高い（BOX 4-9）．動脈瘤の高さを動脈瘤頚部の幅で除したものを dome-neck aspect 比とよび，これが大きいもので破裂率が高い[35]．経時的に増大する場合には破裂の危険性が高いため，注意深い評価が必要になる．過去画像との比較に際しては直近の検査のみならず，さらに過去にさかのぼって経時変化を比較することが肝要である．経過観察では，まずは初回と比較するという方法を勧めておく．

破裂動脈瘤に対する治療方針としては，大きく分けてクリッピングと血管内治療が存在する．その有効性に関して長年にわたって議論がなされてきたが，2002年に発表された前向き試験では，症例を選択すれば血管内治療の優位性が示された[36]．しかし一方で，コイリングの非根治性も指摘されており，14%程度は不完全な治療に終わるとされる．

2) 巨大動脈瘤　giant aneurysm

巨大動脈瘤の出血率は非常に高く，積極的治療の対象となる．出血のリスクのみならず，脳実質への mass effect で臨床症状を呈する症例もある．周囲に浮腫を伴う場合，一見すると脳腫瘍のようにみえることもある[37]．巨大脳動脈瘤の治療には，クリッピング，親動脈閉塞術，バイパス術，血管内治療などのさまざまな治療法がある．術前検査としては MRA のみならず隣接する構造物との関係を見るために heavily T2 強調像を用いた 3D 撮像を追加して行うことが多い．壁在血栓の有無については，前出のごとく忘れずに評価を行う．

3) 動脈解離　arterial dissection

頭蓋内動脈解離はどの血管にも発生しうるが，本邦においては椎骨動脈が最も多い．椎骨動脈の解離は，その一部がくも膜下出血で発症し，残りは虚血症状で発症する．この場合，典型的には延髄外側症候群を見ることが多い．解離は内膜亀裂が生じ，そこから血液が動脈の壁内に侵入することで発生する．病理学的には内膜亀裂のない症例も存在し，これらの症例では内弾性板の断裂に伴い血腫が生じると理解されている．中膜の全層断裂が

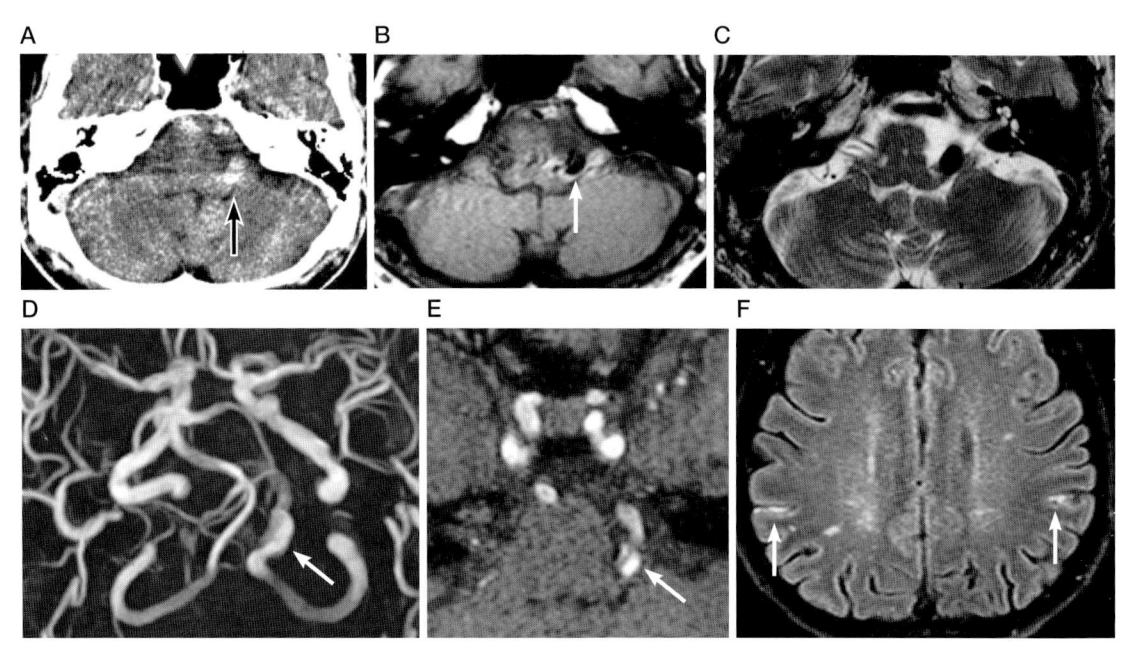

図 4-33 左椎骨動脈動脈瘤破裂によるくも膜下出血（50歳台男性）
A：単純CT，B：T1強調像，C：T2強調像，D：MRA（MIP），E：MRA元画像，F：FLAIR像　強い頭痛および左頸部痛で来院した．CT（A）では明らかな出血を指摘できなかったが，左頸部痛のあることと併せて考え，左椎骨動脈の拡張（→）が解離である可能性は考慮され，レポートにも記載された．引き続き施行されたMRIでは，T1強調像（B）で左椎骨動脈の壁在信号（→），T2強調像（C）では外径の拡張，そしてMRA（D, E）でのdouble lumenが観察される（→）．FLAIR像（F）上は両頭頂葉における，わずかな脳溝の高信号がみられ（→），くも膜下出血を反映しているものと考えられる．本検査の後に施行されたフォローアップのMRIにて，左椎骨動脈の動脈瘤が短期間で増大傾向を呈したため，椎骨動脈のコイリングによるトラップメントが施行された．

生じた場合は血管拡張が生じ，くも膜下出血をきたすことがある．壁内血腫により血管内腔が狭小化ないし閉塞した場合は，血管から分岐する分枝の領域に脳梗塞を生じる．

解離は特に誘因なく生じるものも多いが，因果関係が明らかと思われる症例のなかでは外傷によるものが最も多い．カイロプラクティクスのような，ささいな外傷を契機として発症することがあり，40～50歳台の比較的若い患者にみられ，男性で発生頻度が高い．先行する頭痛や頸部痛がみられる症例も存在する．基礎疾患としては血管壁の脆弱性がみられるfibromuscular dysplasia（FMD），Marfan症候群，Ehlers-Danlos症候群などの関与が知られている．そのほか，アルコールや経口避妊薬の内服も危険因子とされている．

MRIでは血管壁内の血腫が三日月状に観察されることがある．偽腔は血栓化することが多いため，大動脈でみられるようなダブルルーメンを見る頻度は少ない（**図4-33**）．真腔が狭小化している症例もあれば，拡大している症例も存在する．血管の内腔はflow voidとして観察できるが，椎骨動脈解離の場合には血管の外径の評価も診断に役立つ．特にbasi-parallel anatomical scanning（BPAS）とよばれる特殊な撮像角度を用いた手法が有用である[38]．

MRAでは血管内腔の状態を把握することができる．内腔は紡錘状に拡張している場合もあれば，長いセグメントにわたって狭小化している場合もある．MIP画像での血管内

腔の不整な狭小化(pearl and string, または string of beads sign)や血管閉塞も典型像のひとつである．瘤を形成している場合は経過中に形状が急速に変化するのも解離の特徴のひとつとして知られている(図 4-34).

4) 血豆状動脈瘤　blood blister-like aneurysm

内頸動脈の前床突起の上で前壁の非分岐部に生ずる特殊な動脈瘤である．dorsal aneurysm, anterior aneurysm, そして superior wall aneurysm といったさまざまな呼称を有する．blister は直訳すると"水疱"であり，直視下の形態が血豆のようにみえることから，このようによばれている．全内頸動脈瘤の 0.5～2%と報告され，比較的まれなくも膜下出血の原因である．通常の嚢状動脈瘤のような neck がなく，血管造影上もわずかな壁の不整像としてしか捉えられないので，画像診断が困難なことが多い．動脈瘤壁が脆弱で，術中の破裂率が高いため高リスクの病変であることが知られており，根治も困難とされている[39]．経過中に blister-like な形状から，嚢状に変化したものも報告されている．

5) 感染性動脈瘤　mycotic aneurysm

心内膜炎からの感染性塞栓に起因する場合が多い．髄膜炎に続発することもある．そのほとんどが仮性動脈瘤である．仮性(偽性)動脈瘤〔pseudo(false) aneurysm〕とは正常の動脈の壁構造を有さない瘤を指し，外傷，感染，腫瘍などを成因とする．感染性動脈瘤は非感染性の瘤に比して破裂の頻度が高く，敗血症を伴うため，極めて重篤な病態である．1885 年に Osler により記載された当初は真菌性とされたため mycotic aneurysm という呼称がついたが，実際には細菌性のものがほとんどである．通常の嚢状動脈瘤とは異なり脳動脈の末梢に発生するため，Willis 動脈輪を中心とした主幹動脈にのみ注目していると見逃されることになる．感染性動脈瘤が考慮される場合には，MRA の撮像範囲を十分に広くとり，末梢の血管まで注意深く観察する必要がある．

6) 腫瘍性動脈瘤　neoplastic aneurysms

アジアからの報告が多く，心臓の粘液腫，卵巣の絨毛癌，肺癌などでみられる．粘液腫による動脈瘤は全身のどこにでも発生しうるが，特に中大脳動脈に発見されることが多

図 4-34　後下小脳動脈瘤破裂によるくも膜下出血(30 歳台男性)
A：単純 CT (初回検査)，B：T2*強調冠状断像，C：MRA 元画像，D：MRA (MIP)，E：塞栓術前の椎骨動脈造影，F：塞栓術後の単純 CT　ネフローゼ症候群の既往を有する患者が突然発症の頭痛で来院した．初回の頭部 CT (A)で強い水頭症を伴うくも膜下出血を後頭蓋窩に認める(→)．第四脳室には逆流した血腫が観察可能である(▶)．引き続き施行された MRI でも，T2*強調冠状断像(B)にて両側の後角に脳室内出血が観察可能である(→)．連続して 3 回施行された MRA の元画像(C)と MIP 像(D)を呈示する．初回の MRA (左)では，くも膜下出血の存在により動脈瘤は明瞭に捉えることができない(→)．5 日後の MRA (中)では動脈瘤を確認可能である(→)．そして 14 日後の検査(右)では瘤の増大傾向が捉えられる(→)．病変が急速な増大傾向にあるためコイリング術が施行された．このように経過中に急速増大する病変は解離を疑う必要がある．塞栓術前の血管造影(E)では，後下小脳動脈(PICA)の動脈瘤が確認可能である(→)．塞栓術後の CT (F)にてコイルを確認可能である．

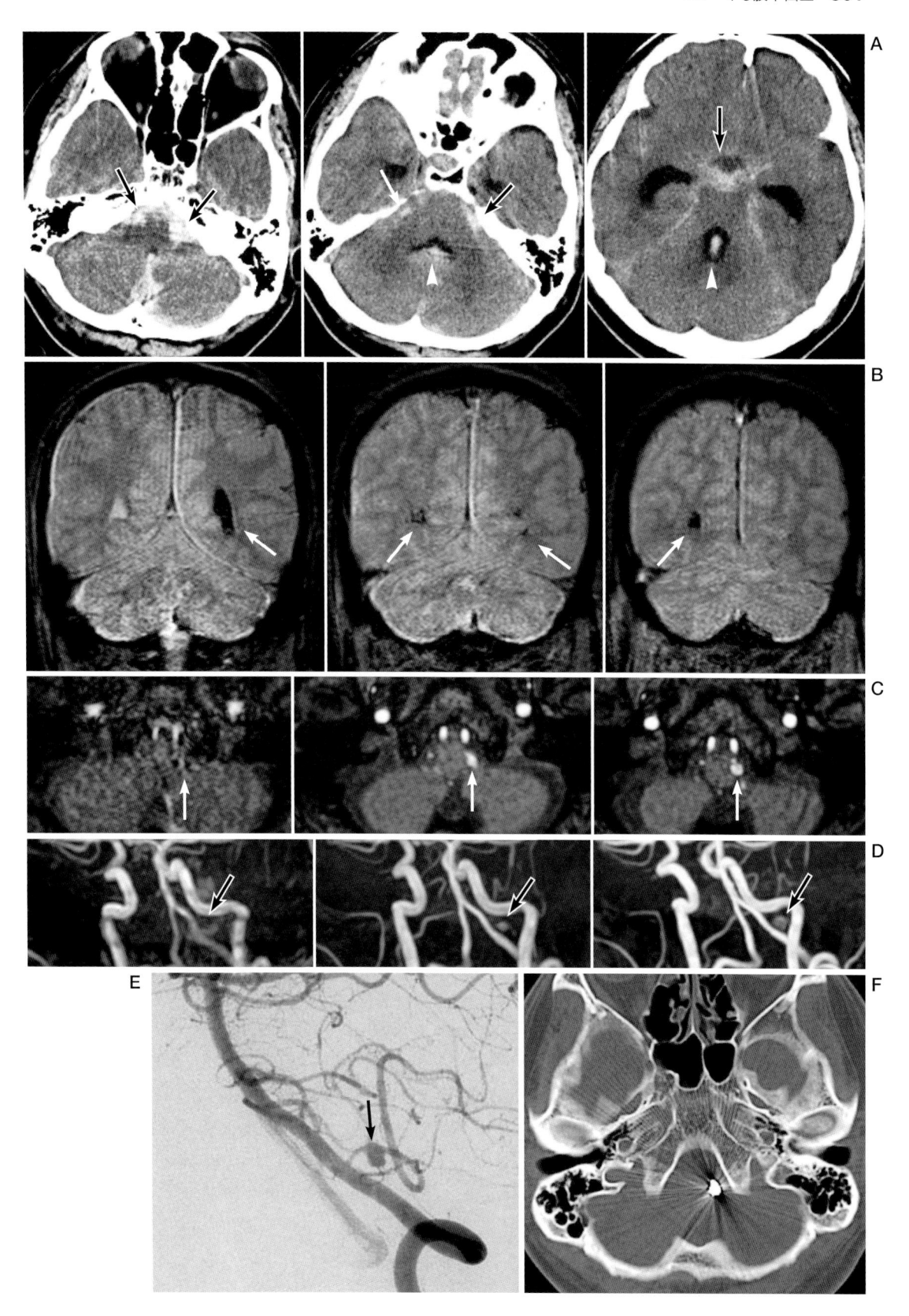

4.4 くも膜下出血 **301**

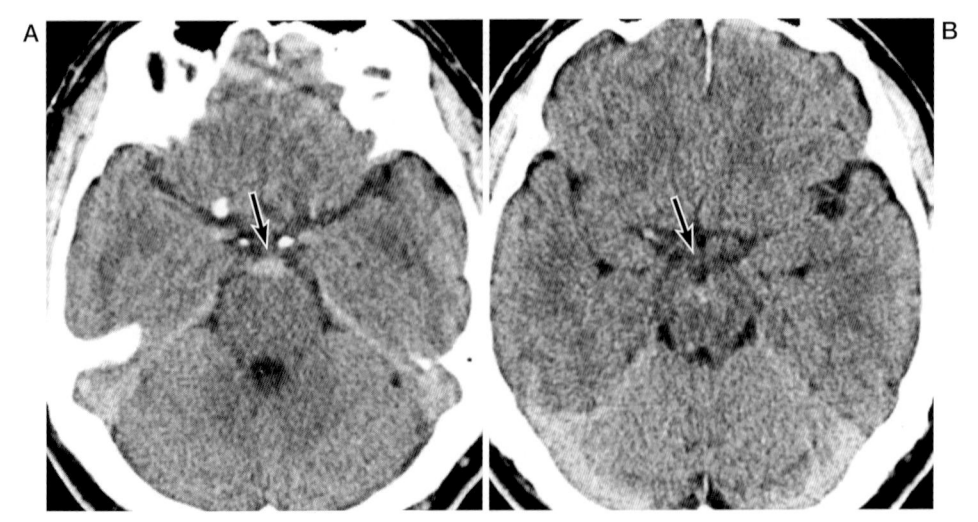

図4-35 中脳周囲に限局したくも膜下出血（50歳台男性）
A, B：単純CT　頭痛で来院してCTを施行したところ脚間槽および橋腹側に，くも膜下出血を認めた（→）．血管造影やCTA・MRAを施行されたが動脈瘤は発見されなかった．その後，保存的治療でフォローアップされ，無症状で経過している．

く，紡錘状の形状が多い（90％）．心臓の手術が施行されてから相当な時間が経過して発見されることもある．当初は腫瘍塞栓に伴う血管閉塞が原因と考えられていたが，修正された．現在では，血管壁を栄養するvasa vasorumに腫瘍塞栓が付着することが始まりと考えられている．塞栓子となった腫瘍塞栓が成長することにより，血管脆弱性が生じ血管壁が破壊される[40]．治療法は確立していないが，化学療法や低線量の放射線治療が試みられている．

7) perimesencephalic nonaneurysmal type of SAH

　くも膜下出血の約15％程度は出血原因が不明のままで終わるが，これらの症例のほうが動脈瘤によるくも膜下出血と比べ，予後良好であることが知られている．このような予後良好な症例の代表が中脳周囲に限局したくも膜下出血である（図4-35）．静脈性の出血であることが想定されており，保存的治療のみで対処可能である．初回血管造影で動脈瘤を発見できず，2週間以上，間を空けてもう一度血管造影を行っても動脈瘤を発見できない場合には本症を考える．動脈瘤の除外に際しては，DSAの代わりにCTAを用いても十分である[41]．血管攣縮の頻度は低いが，まれに再発性出血や虚血の合併がみられる．

　本症では，特に脚間槽に血腫を認める頻度が高い．脚間槽にみられる血腫は必ずしも本症に特異的な所見ではなく，外傷を含むその他の状況下でも同様の所見を呈する（図4-36）．脚間槽は脳底部における脳槽の中では最も奥まったところに存在し，解剖学的に円錐状のくぼみを形成する．また，同部にはLiliequist membraneを含むくも膜が密に分布する．血腫が貯まりやすく容易に拡散吸収されない環境になっており，画像所見として捉えやすい可能性がある．

図4-36 脚間槽にみられたくも膜下出血(60歳台男性)
単純CT 飲酒後に自転車に乗っていて転倒．くも膜下出血が脚間槽に観察される(→)．画像所見は図4-35に示した中脳周囲のくも膜下出血と何ら変わるところはないので，病歴のみが診断に際して参考となる．

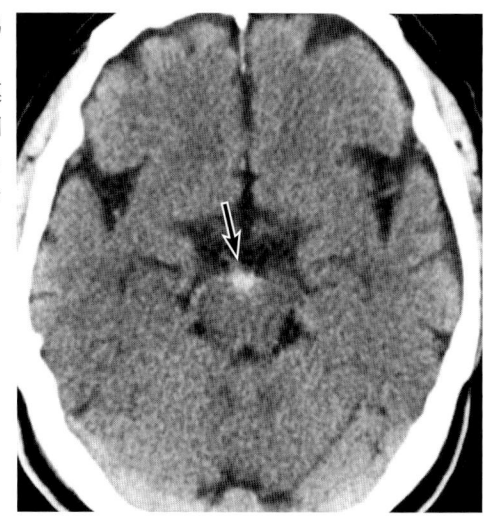

8) 円蓋部のくも膜下出血(convexity SAH)

円蓋部に局所的くも膜下出血が起こることがある．高齢者では脳アミロイドアンギオパチー(cerebral amyloid angiopathy：CAA)を原因とすることが多い．脳実質に出血を伴ったり古い出血を多巣性に認めたりするため，比較的容易に診断できる．しかし，副次的所見をまったく伴わないときには診断が難しくなる．同様の円蓋部のくも膜下出血を60歳以下の症例で認めた場合は，考慮する疾患が異なり，reversible cerebral vasoconstriction syndrome や posterior reversible encephalopathy syndrome(PRES)の可能性を考える．鑑別診断としては，静脈血栓症，動静脈瘻(AVF)，septic emboli，凝固異常，もやもや病があがる．軽症で時間が経過した動脈瘤破裂の可能性も忘れてはいけない．

9) pseudo SAH

脳の腫脹が強い時期の単純CTで，脳底槽やSylvius裂にくも膜下出血に類似するような高吸収がみられる所見を指す．脳実質が低吸収化するのに加えて，狭小化した脳脊髄液中を走向する血管が相対的に高吸収を示すことが，本所見のメカニズムとして考えられている．低酸素などのさまざまな理由によるびまん性の浮腫に続発して観察される．

e. くも膜下出血の合併症

1) 周術期の合併症

動脈瘤破裂に伴うくも膜下出血の画像診断に際し，知っておくべき合併症がいくつかある(BOX 4-10)．最も重篤なものが再破裂である．発症後24時間以内に再破裂のピークがあり，特に発症後6時間以内に多い．その後は1日数％の再出血率で，累積すると発症後2週間における総出血率は20％近くに及ぶ．このような自然史からわかることは初診時における動脈瘤発見の重要性である．特に頭痛が軽症な場合には，初診時の見逃しによりかなり高率により重篤な状態で病院に戻ってくることになる．

血管攣縮(vasospasm)も重要な合併症であり，出血量が多いほど発生頻度および重症度

> **BOX 4-10** 動脈瘤治療後の合併症
>
> - 再出血（再破裂）
> - 血管攣縮
> - 水頭症
> - 瘤の residual neck からの再増大
> - coil compaction に伴う再開通

が高い．血管攣縮はくも膜下出血の30％程度に起こり，通常は発症3日目から2〜3週間までの間に起こる．軽症の場合は無症状だが，重症例では脳梗塞（delayed cerebral ischemia）を起こして死に至る場合もある．このような血管攣縮は脳血管の自己調整能の破綻が関与していることが示唆されている．血管攣縮の診断にはDSAが用いられるが，CTAやMRAで代用されることも増えてきた．血管内治療を前提とした場合には，DSAが必須である．MRIも重要な役割を果たし，虚血の診断には拡散強調画像が有用であり，灌流の評価には脳灌流画像が有用である[42]．核医学的手法も用いられることはあるが，MRIやCTを用いた灌流画像よりも時間がかかり若干煩雑である．

　水頭症は高頻度でくも膜下出血に続発し，しばしばシャントチューブの留置が必要となる．b. 2)の項でも強調したように，早期診断には側脳室下角の開大所見に注目するとよい．

2) 治療後の経過観察

　クリッピングやコイリング術後の画像では，動脈瘤の内腔，特に頸部の評価が重要である．動脈瘤の頸部が残存すると，再増大や再破裂の危険が高くなる．residual neck, neck remnant と呼称され，注目すべき所見である．

　治療の評価にはMRAの元画像を用いることが多い．しかし，クリップやコイルにはどうしても金属アーチファクトが避けられない．特にクリップによるアーチファクトは広範囲に及ぶため，読影に大きな制限が生じる．MRAでの評価が難しい場合には，CTAの元画像を併用して診断する．最終的にDSAが必要になることもある．

　クリップに比べると，コイルによるアーチファクトははるかに狭い領域に限定され，相対的に評価が容易である．residual neck に加えて動脈瘤内腔の血流の評価が可能である（図4-37）．内部に血流信号が観察される場合は不完全塞栓の可能性が高く，経過観察で血流信号が顕著になった場合は，コイルの圧縮（compaction）によって内腔の再開通が生じた可能性が高い．コイルの圧縮については，単純X線写真でコイル形状の変化を見ることで確認できる．

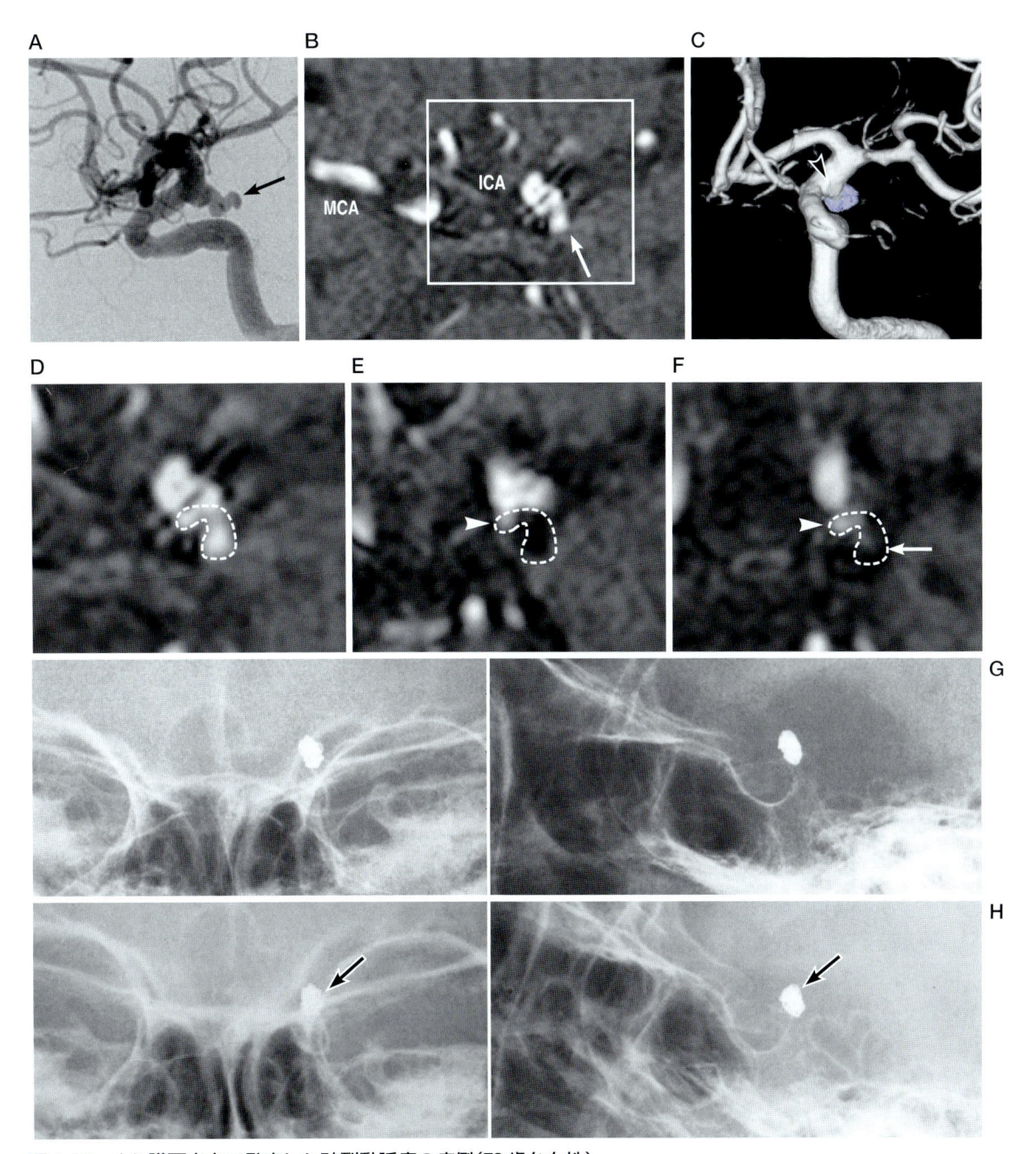

図 4-37 くも膜下出血で発症した破裂動脈瘤の症例（70 歳台女性）
A：DSA（側画像），B：MRA 元画像，C：CTA（正面像，コイリング直後），D：B の拡大像，E：MRA 元画像（塞栓術後 2 週間），F：MRA 元画像（2 年間追跡後），G：単純 X 線写真（塞栓術直後），H：単純 X 線写真（フォローアップ）　左内頸動脈（ICA）に DSA（A）で「くの字」に屈曲した形状を有する動脈瘤を認める（→）．MRA の元画像（B, D）でもこれが確認可能である（→）．D は B の拡大図である．D に示される点線は動脈瘤の形状をアウトラインしたものである（E, F も同様）．コイリング直後の CTA（C）にて residual neck が存在することがわかる（▶）．この図における青色の領域は塞栓に用いたコイルをハイライトしたものである．塞栓術後 2 週間の MRA 元画像（E）でも residual neck が観察可能である（▶）．同病変をさらに 2 年間追跡すると塞栓術の施行された領域に新たな flow signal が出現していることがわかる（F, →）．再開通を疑わせる所見である．同患者の単純 X 線写真を観察すると，塞栓術直後（G）と比べてフォローアップ（H）にてコイルの形状がわずかに変化していることがわかり（→），compaction（圧縮）が生じている可能性を考慮させる所見である．MCA：中大脳動脈

4.5 脳梗塞

a. 脳梗塞の疫学と分類

　本邦の死因第3位を占める脳卒中の死亡者数は年間約13万人であり，その60%が脳梗塞による．発症率は人口10万対100〜200，40歳以上では10万対600前後と推定されている．急激な超高齢化が進行している本邦において，脳梗塞の発症数は今後ますます増加すると予想される[45]．

　脳梗塞(cerebral infarction)は，動脈閉塞，灌流圧の低下により，その支配領域の脳組織に壊死を生じ，機能的障害をきたす疾患である．原因はさまざまで，単一の病態ではなく，脳血流の途絶機序および血栓の形成機序，動脈の閉塞部位により，その病態および治療法は大きく異なる[46]．

　脳卒中の臨床的な分類には，National Institute of Neurological Disorders and Stroke (NINDS)から発表されたClassification of Cerebrovascular Diseases III (CVD-III)が用いられる[47] (BOX 4-11)．CVD-IIIでは局所神経症候を有する脳卒中の病型を，脳出血，くも膜下出血，動静脈奇形からの頭蓋内出血，脳梗塞に分類している．

　そのなかで，脳梗塞は発症機序(脳血流の途絶機序)により，① 血栓性，② 塞栓性，③ 血行力学性，に分類され(表4-8 A)，臨床カテゴリー(血栓の形成機序と部位，血管閉塞の部位)により，① アテローム血栓性，② 心原性塞栓，③ ラクナ，④ その他，に分類される(表4-8 B)．臨床においては，この2分類を組み合わせて細分類され，脳梗塞の病型診断が行われる(表4-8 C)．

1) 塞栓性梗塞　embolic infarction

　塞栓性梗塞は，心臓，上行大動脈から内頸動脈，椎骨動脈で形成された塞栓子が脳血管主幹部から皮質枝に流入し，閉塞をきたして発症する．血管内血栓形成のリスクとしてVirchowの3大因子(血管内皮の傷害，血流低下，血液凝固能の異常亢進)が有名である．塞栓症では血栓症と比較して，突然発症し，意識障害などを伴う重篤な神経症状を呈することが多い．塞栓子が大きいほど，広範囲な梗塞，重篤な神経症状をきたす．突発性の閉塞に伴う側副血流不良を反映して皮質優位，区域性の梗塞範囲を示す(図4-38)．

① 心原性塞栓症　cardioembolic infarction

　心臓で形成された比較的大きな塞栓子によって生じる(BOX 4-12)．原因疾患はさまざまだが，心房細動に合併して左心耳に血栓が形成され，遊離することで塞栓源となる心原性脳塞栓症が最も問題になる．

② 動脈原性塞栓症　artery-to-artery embolism

　内頸動脈プラーク破綻，2次的な血小板形成剥離によって生じる．心原性塞栓症に比較して塞栓源が小さく，梗塞の範囲も限局していることが多い．

表 4-8　脳梗塞の分類

A. 発症機序（mechanism）による分類	B. 臨床病型（clinical categories）による分類
脳血流の途絶機序からみた分類 ① 血栓性（thrombotic） ② 塞栓性（embolic） ③ 血行力学性（hemodynamic）	血栓の形成機序と部位，血管閉塞の部位からみた分類 ① アテローム血栓性脳梗塞（atherothrombotic） ② 心原性脳塞栓症（cardioembolic） ③ ラクナ梗塞（lacunar） ④ その他（others）

C. 臨床病型と発症機序を組み合わせた脳梗塞の病型分類

臨床病型	発症機序	原因
塞栓性梗塞	塞栓性	心原性（左心耳からの血栓） 動脈原性* 奇異性（右→左シャント）
アテローム血栓性	血栓性	皮質枝分岐直後の主幹動脈から皮質枝近位側狭窄（狭義のアテローム血栓性）
	塞栓性	動脈原性梗塞（*と同一病態）：主幹動脈の粥腫に合併した血栓が遊離→皮質枝末梢側に塞栓性梗塞
	血行力学性	境界領域梗塞（表在型）：主幹動脈の狭窄から閉塞による灌流圧低下
穿通動脈梗塞	細動脈硬化	ラクナ梗塞
	血栓性	分枝粥腫型梗塞：動脈起始部の微小アテロームによる閉塞
	塞栓性	微小塞栓や，親動脈の塞栓による穿通動脈領域梗塞
	血行力学性	境界領域型梗塞（深部型）：主幹動脈の狭窄から閉塞による灌流圧低下

（National Institute of Neurological Disorders and Strokes：Classification of cerebrovascular disease III. Stroke 1990；21：637-676 より一部改変）

BOX 4-11　脳梗塞の分類

- 「脳血流の途絶機序」，「血栓が形成された機序と部位」および「血管閉塞の部位」が組み合わせて分類され，病型により治療法が異なる．

③ 奇異性塞栓症　paradoxical embolism

　卵円孔開存や肺動静脈瘻など右→左シャント（shunt）がある場合に，下肢静脈深部静脈血栓のような静脈系由来の塞栓源がシャントを経由して塞栓性梗塞をきたすものである．頸動脈や上行大動脈，左心系に明らかな塞栓源またはその基礎疾患がないときは奇異性塞栓症の可能性も考える．

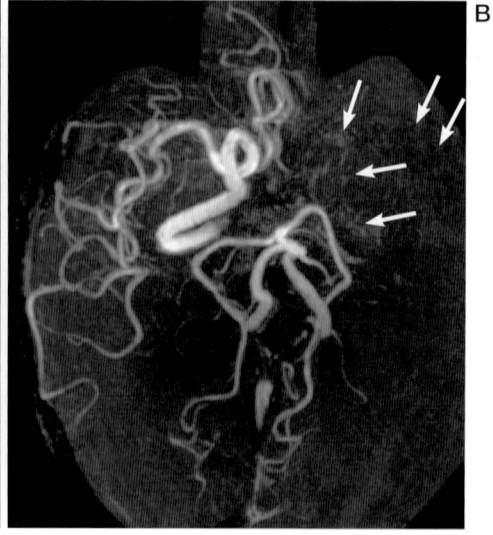

図 4-38　心原性塞栓症（80 歳台女性）
A：拡散強調画像，B：TOF MRA（軸位像）　2 時間前に突然発症の右片麻痺と意識障害，左共同偏視．心房細動あり．拡散強調画像（A）で左中大脳動脈外側線条体動脈領域および皮質枝領域全体にわたる高信号を認める（ADC 低下，非呈示）．TOF 信号（B）は左内頸動脈から左中大脳動脈で完全欠損している（→）．心房細動に合併した左中大脳動脈領域塞栓症超急性期の所見である．

BOX 4-12　心原性塞栓症

- 心内腔由来の塞栓子に起因する塞栓性梗塞で，高齢者の非弁膜症性心房細動に合併することが多い．
- diffusion-perfusion mismatch をきたすことがあり，血栓溶解療法の適応になることがある．
- 急性期〜亜急性期の合併症として，血管性浮腫の増悪と出血性梗塞が問題となる．

2）アテローム血栓性梗塞　atherothrombotic infarction

臨床カテゴリーによる分類のアテローム血栓性では，発症機序による分類の血栓性，塞栓性，血行力学性のいずれの機序でも脳梗塞を発症する（図 4-39，BOX 4-13）．

① 血栓性機序による梗塞（狭義のアテローム血栓性梗塞）

頸部から頭蓋内の動脈主幹部，皮質枝などに粥腫が形成され，緩徐進行性に内腔が狭小化する．狭窄が進行し，灌流圧が低下すると血栓性機序による梗塞や血行力学的な梗塞をきたす．緩徐に狭窄が生じることから側副血行路が発達しやすく，軟膜髄膜吻合を介する側副血流供給によって皮質は梗塞から免れ，白質優位に梗塞を生じる（図 4-40）．

② 動脈原性塞栓症　artery-to-artery infarction

塞栓性梗塞に分類されている動脈原性塞栓症と同一の病態である．粥腫の破綻や，狭窄部位に生じた新鮮血栓が塞栓源になることもある（BOX 4-14）．

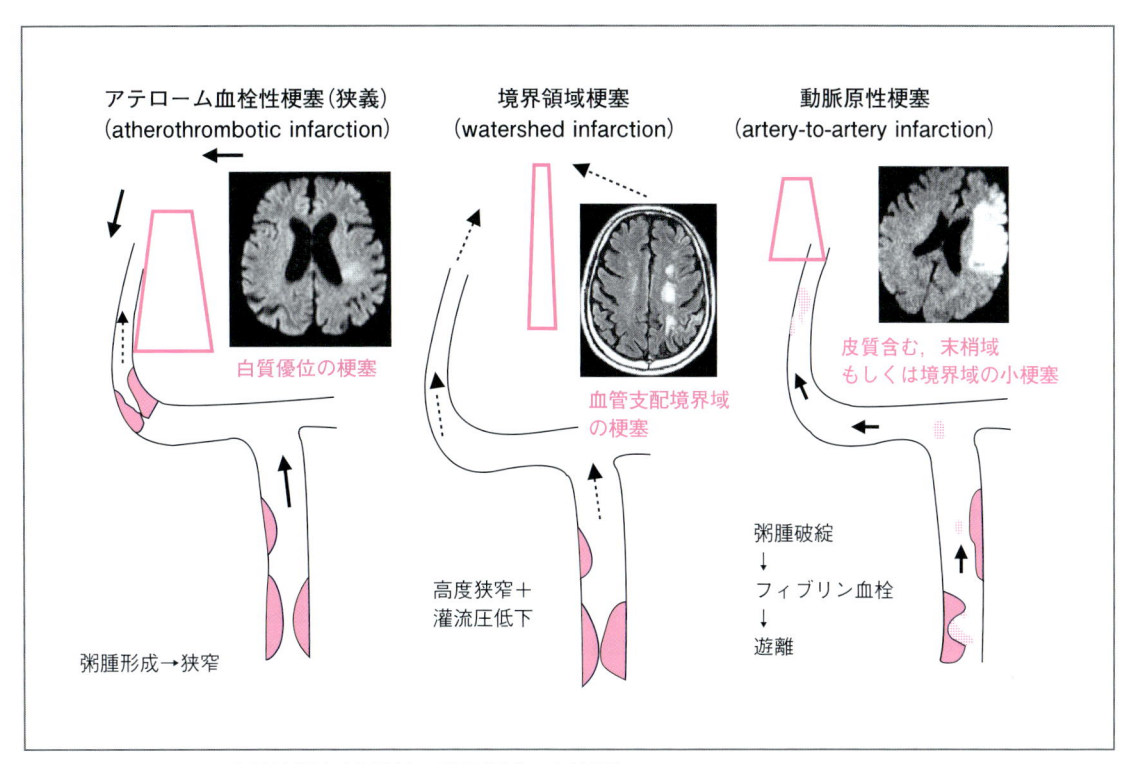

図 4-39 アテローム血栓性梗塞(血栓性，境界領域，塞栓性)
(文献 43), p.307 より転載)

BOX 4-13　アテローム血栓性梗塞

- 頭蓋内主幹動脈から皮質動脈のアテローム硬化性病変が原因になる．特に動脈分岐や屈曲部に好発する．
- 一過性脳虚血発作(TIA)が先行することがある．
- diffusion-perfusion mismatch をきたすことがあるが，塞栓症より狭く，mismatch 領域の虚血程度は，比較的弱い．

BOX 4-14　境界領域梗塞・動脈原性梗塞

- 境界領域梗塞は脳動脈の灌流領域の最末梢部で，隣接する脳動脈灌流域との境界部に起こる梗塞で，表在型と深部型に分けられる．
- 動脈原性梗塞は，内頸動脈起始部のアテローム血栓性のプラーク破綻による小さな塞栓子による皮質枝末梢に起こる梗塞である．

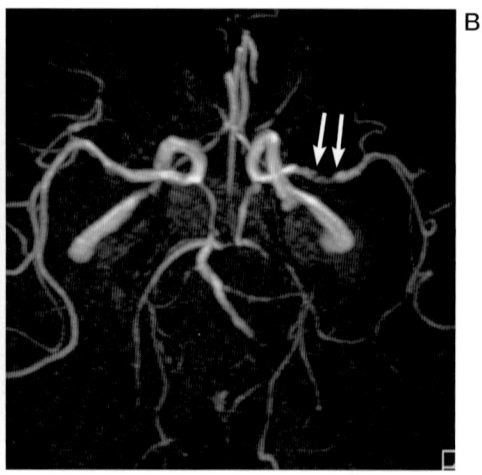

図 4-40　アテローム血栓性梗塞(70歳台男性)
A：拡散強調画像，B：TOF MRA(軸位像)　数日前より左手脱力，話しづらさ，血圧の変動とともに寛解，再発を繰り返している．拡散強調画像(A)で左側脳室周囲深部白質，左中大脳動脈皮質枝からの外側線条体動脈領域に高信号を認める(→，ADC低下，非呈示)．灰白質はスペアされている．TOF MRA(B)では内頸動脈系，椎骨脳底動脈系に広狭不整を認める．特に左中大脳動脈M1に広狭不整と狭窄を認め(→)，皮質枝遠位側のTOF信号は減弱している．一過性脳虚血(TIA)発作を伴う左中大脳動脈領域のアテローム血栓性脳梗塞急性期の所見である．

③ 境界領域梗塞　watershed infarction

　自動調節能による血管拡張により辛うじて脳血流が保持されていたところに，さらに狭窄が進行し灌流圧が低下すると，動脈支配の境界領域に血行力学的な梗塞をきたす．

3) 穿通枝に限局する梗塞

　脳表を走行する脳動脈主幹部およびその遠位側の皮質枝から分岐して脳実質内を穿通する動脈(穿通枝)の閉塞によって生じる梗塞である．穿通枝の支配領域は限局しているので，梗塞の範囲は比較的小さい．ただし，穿通枝閉塞では側副血行の発達が不十分なので，動脈閉塞により，確実に梗塞が生じる(図4-41)．

① ラクナ梗塞　lacunar infarction

　深部穿通動脈の末梢に生じる脳梗塞で，基底核，視床，脳幹に好発する(BOX 4-15)．主幹動脈や皮質動脈近位側から直接分岐する深部穿通動脈は，体循環における高血圧の影響を直接受けやすく，深部穿通動脈末梢の細動脈硬化による閉塞が原因となる．梗塞の範囲は限局性(図4-42)で，神経学的には軽度の運動障害や感覚障害，構音障害にとどまり，重篤な意識障害や失語症をきたす頻度は低い．ただし，無症候性のこともあり，再発を繰り返し多発ラクナ梗塞状態になると，認知機能障害やパーキンソニズムの原因になりうる．

② 分枝粥腫型梗塞　branch-atheromatous disease(BAD)

　深部穿通動脈起始部から近位側に生じたアテローム血栓性の微小アテロームにより穿通枝の起始部狭窄ないしは閉塞をきたし，それよりも末梢の動脈支配域に梗塞を生じる(BOX 4-16)．基底核，視床，脳幹に発症するが，特に外側線条体動脈や橋傍正中動脈に

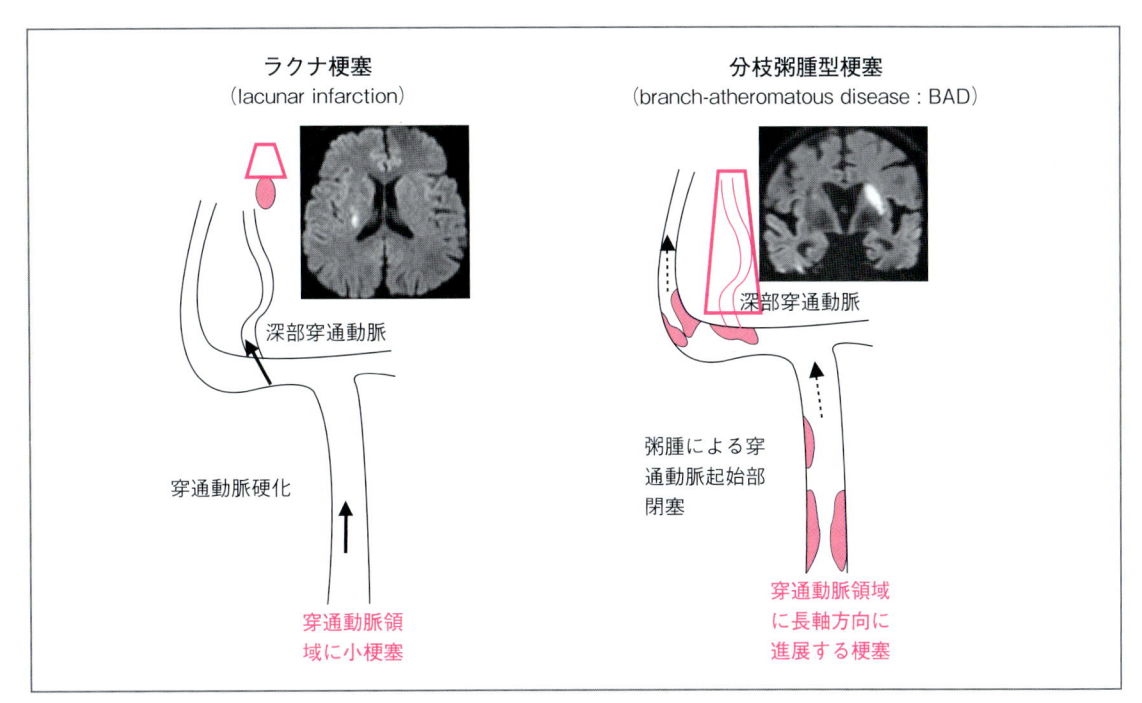

図 4-41　ラクナ梗塞と分枝粥腫型梗塞
(文献 43),p. 320 より改変).

BOX 4-15　ラクナ梗塞

- 深部穿通動脈の末梢の閉塞で,被殻,視床,橋に好発する.
- 高血圧による細動脈硬化が原因となる(高血圧性脳出血と同一病態).

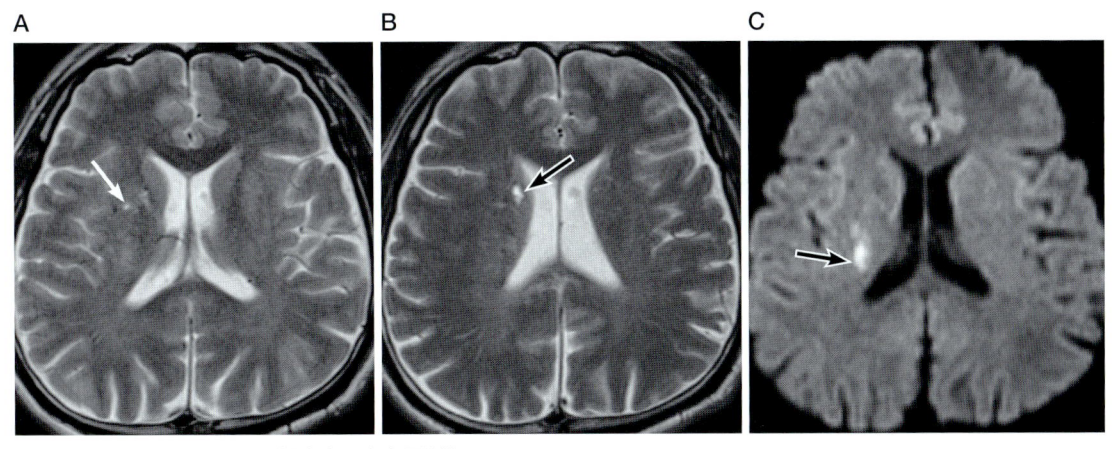

図 4-42　穿通枝に限局する梗塞(50 歳台男性)
A, B：T2 強調像,C：拡散強調画像　5 時間前より左上下肢の脱力.来院時血圧 164/102 mmHg.T2 強調像 (A, B)で右被殻から右側脳室周囲深部白質に,複数の陳旧性ラクナ梗塞が散在する(→).拡散強調画像(C)で右基底核領域から側脳室周囲深部白質に高信号が認められ(→,ADC 低下,非呈示),高血圧性の急性期ラクナ梗塞の所見である.

BOX 4-16 分枝粥腫型梗塞

- 主幹動脈や皮質枝近位側から分岐する穿通動脈起始部から近位側に生じたアテローム血栓性粥腫による梗塞で，ラクナ梗塞とは異なる病態である．
- 深部穿通動脈の長軸方向に沿って梗塞が進展する．

好発する．ラクナ梗塞より近位側に原因があるので梗塞巣も大きい．発症原因，機序はアテローム血栓性であり，発症直後は比較的症状が軽微でも，発症後数日間で緩徐に症状が増悪し，ラクナ梗塞よりも強い神経症状を呈する．

b. 脳虚血急性期の MRI・MRA 診断

　脳虚血超急性期の画像診断の目的は，①頭蓋内出血の除外診断，②非可逆的な組織障害の検出，③動脈閉塞部位の診断，灌流異常領域の予測，④灌流異常領域の循環予備能の評価，⑤臨床病型診断，にある(BOX 4-17)．また急性期以降の経過中においては，⑥発症原因(塞栓源や悪性腫瘍合併など)，⑦合併症の診断(出血性梗塞や頭蓋内圧亢進による内ヘルニアなど)が必要となる．

　頭蓋内出血(上記①)についてはCTでスクリーニングできるが，②～⑤についてはMRIが必須となる．脳梗塞超急性期のMRI診断のポイントは，まず発症からできるだけ速やかにMRIを施行することである．拡散強調画像[49]で非可逆的な虚血組織(梗塞)を検出し(②)，次に灌流異常域を検出する(③)．非可逆的虚血組織(②)と灌流異常域(③)とに差異があれば，すなわち diffusion-perfusion mismatch があれば，ischemic penumbra が存在する可能性がある．したがって，「脳梗塞超急性期が疑われるから拡散強調画像のみを撮像する」という検査法では治療を目的としたMRI診断にはならない．MRAやFLAIR像(intraarterial signal)，T2強調像(flow voidの消失)，造影灌流画像で，主幹動脈から皮質枝の閉塞や灌流異常を評価する必要がある(表4-9)．

1) 頭蓋内出血急性期～亜急性期を除外する

　脳血管障害急性期の画像診断にあたっては，第一に脳実質内出血，くも膜下出血，外傷性出血，慢性硬膜下血腫などの頭蓋内出血を完全に除外する必要がある．急性期出血の画像診断の第一選択は単純CT(図4-43A)で，発症直後から高吸収域を呈する．ただし，臨床診断で脳梗塞を第一に考えるときや，典型的な急性症状で発症しない出血症例においては，最初にMRIが施行されることがあり，急性期～亜急性期の出血をMRIでも確実に除外診断できることが重要である．脳実質内出血超急性期(発症直後から数時間)では血腫はオキシヘモグロビンからなる．オキシヘモグロビンは反磁性物質であるが，水分含有量の増加を反映して，T2強調像で中程度の高信号を呈する．適切なプロトコールの設定と十分な臨床経験が必要であるが，MRIでも発症からの時間経過や信号変化から，超急性期脳梗塞と脳出血の鑑別は可能である[50]．

4.5 脳梗塞 313

表4-9 荏原病院ストロークユニットにおける脳梗塞超急性期(発症4.5時間以内)のための緊急MRIプロトコール

撮像順位	撮像シーケンス	脳虚血超急性期診断における目的	その他の評価項目
1. 拡散強調像	2D EPI	非可逆的な組織障害(細胞性浮腫)の早期検出	① 脳出血急性期との鑑別 ② 脳梗塞以外の拡散低下をきたす疾患の鑑別
2. FLAIR	2D FSE	閉塞動脈(intraarterial signal)	急性期〜亜急性期のくも膜下出血
3. T2*強調像	2D GRE	皮質枝閉塞(塞栓子や血栓のsusceptibility sign)	穿通動脈レベルのヘモジデリン沈着(いわゆるmicrobleed)の検出
磁化率強調画像(SWI)	3D GRE	① 皮質枝閉塞(susceptibility sign) ② misery perfusion領域の検出(還流静脈内のデオキシヘモグロビンの上昇)	穿通動脈レベルのヘモジデリン沈着の検出
4. T2強調像	2D FSE	① 脳梗塞や脳出血の既往歴 ② 主幹動脈の閉塞(flow voidの消失)	実質内出血超急性期(オキシヘモグロビン)の診断
5. TOF MRA	3D GRE	① 主幹動脈から皮質枝近位側の閉塞(ただし急性閉塞と慢性閉塞が鑑別できない) ② 動脈硬化の程度 ③ Willis動脈輪の形態	脳動脈瘤,脳動静脈奇形,硬膜動静脈瘻など
上記の所見から主幹動脈の皮質枝近位側に動脈閉塞があり,皮質枝領域に広範に還流異常が示唆されるが,拡散異常域が限局し,diffusion-perfusion mismatchの存在が考えられる症例では以下を施行する			
造影灌流画像	2D GRE EPI	① 灌流異常域の範囲(TTP,MTT延長) ② 残存予備能の評価(rCBV,rCBF低下)	
脳動脈解離が疑われる症例では以下を施行する			
造影MRA	3D GRE	動脈解離の診断	側副血行路の評価にも有用

1) 超急性期頭蓋内出血もMRIで診断可能なので,ストロークユニットの神経内科医もしくは脳神経外科医が,① 脳出血を第一に考えるならばCT first,② 脳梗塞を第一に考えるならばMRI firstを基本的に選択しているが,重症例や不穏な患者においてはCTを第一に選択する.
2) 血栓溶解療法の適応の判定を要する患者で,画像診断部に到着後,MRI開始まで5分以上あるならば,CTを第一に選択する.
(文献43),p.224より転載)

BOX 4-17 急性期MRI・MRA診断の目的

- 拡散強調画像で,既に非可逆的な組織障害を早期検出する.
- MRAやFLAIR像,T2*強調像,磁化率強調画像(SWI)で,動脈閉塞部位や灌流異常の領域を検出し,造影灌流画像で循環予備能を評価する.
- 発症機序を診断し,適切な治療法を選択する.

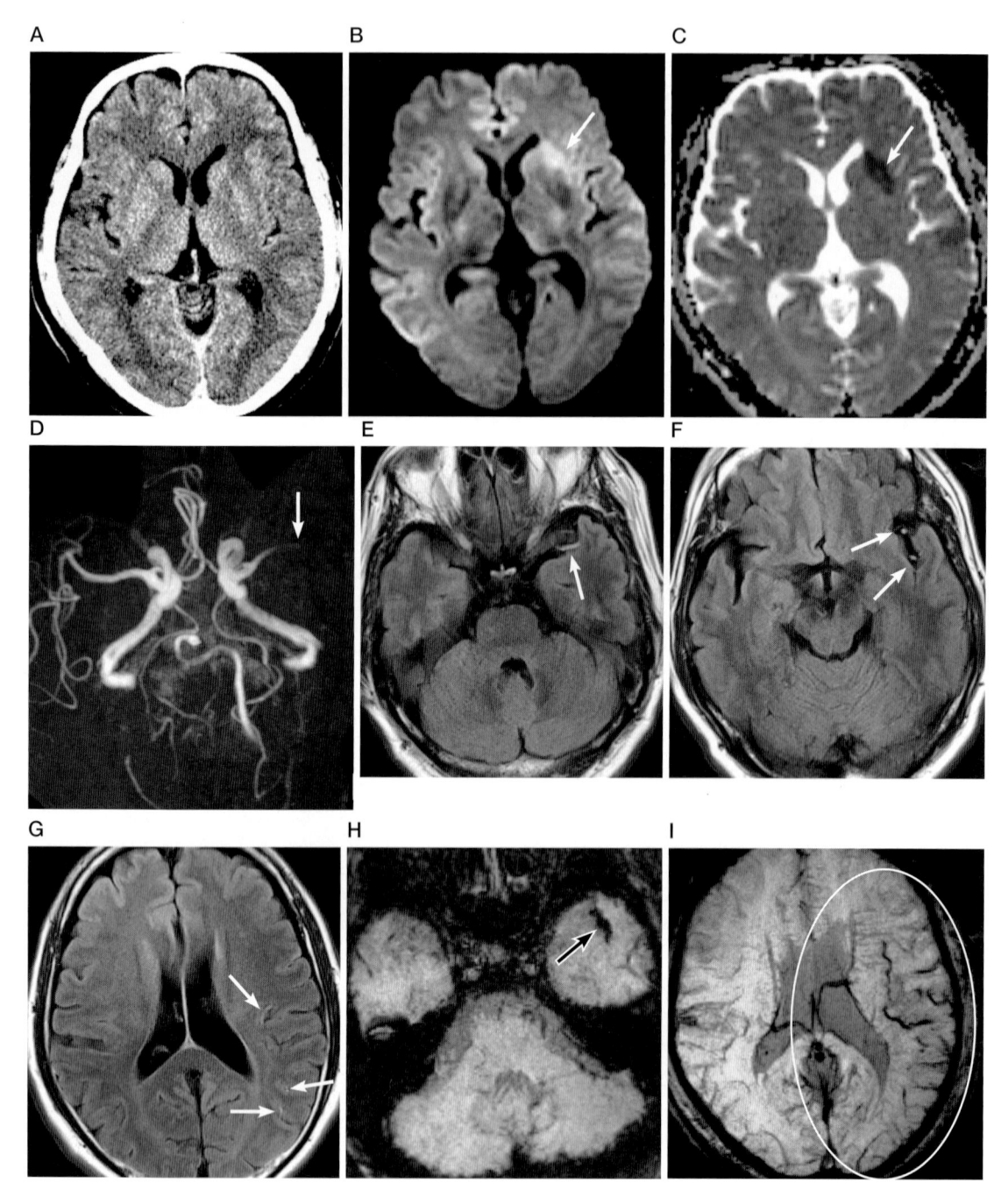

図 4-43（次頁に続く）

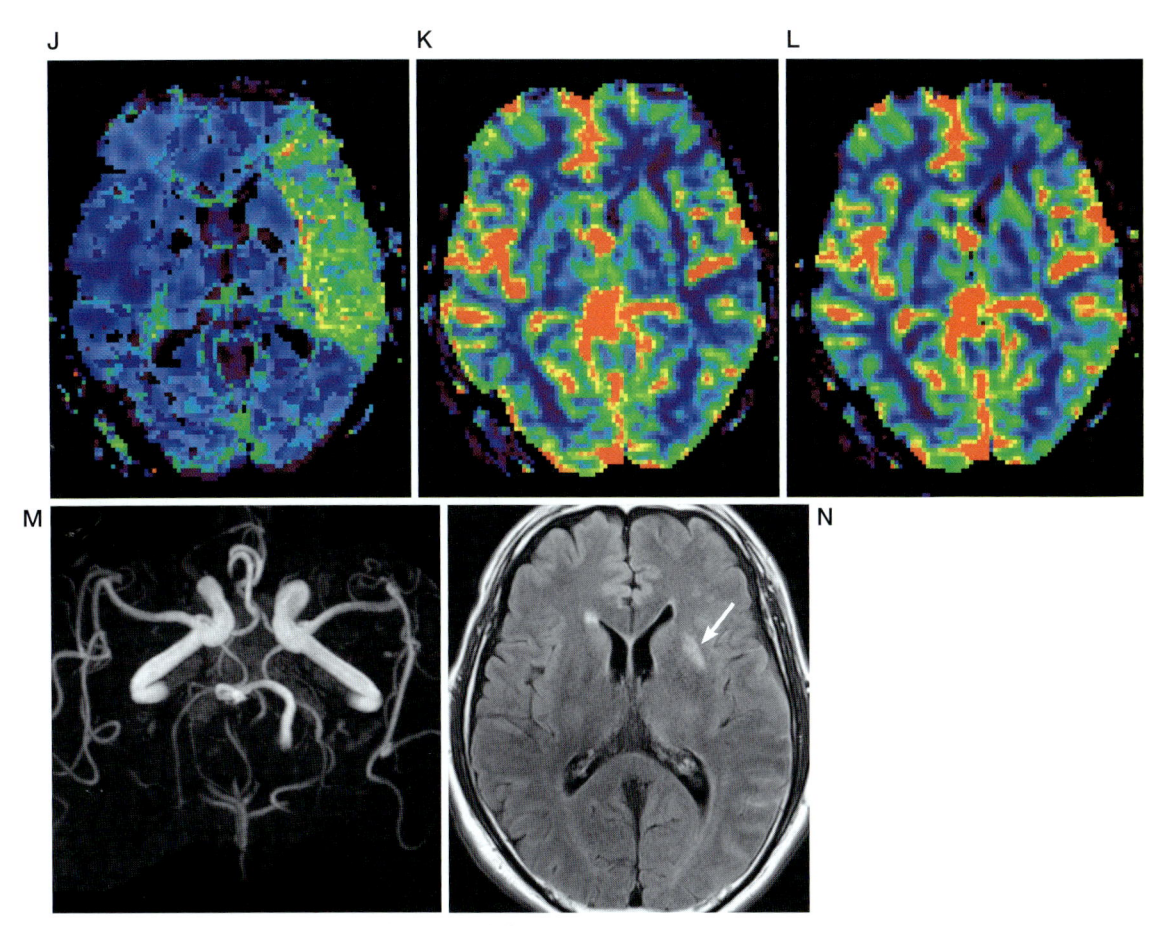

図 4-43　左中大脳動脈塞栓性梗塞(50 歳台男性)
A：単純 CT（発症 1 時間半後），B〜L：発症 1 時間 10 分後（MRI を撮像してから CT 検査が行われた） B：拡散強調画像，C：ADC map，D：TOF MRA（軸位像），E〜G：FLAIR 像，H, I：磁化率強調像（SWI），J〜L：造影灌流画像（J：MTT，K：rCBF，L：rCBV），M：TOF MRA（M，N：発症 6 時間後 / 血栓溶解療法後），N：FLAIR 像　1 時間前より右片麻痺，失語．NIHSS 6 点．CT（A）で明らかな出血を認めず，early CT sign を指摘できない．拡散強調画像（B）で左被殻前半部，左中大脳動脈外側線条体動脈領域の一部に限局性の高信号を認め（→），ADC（C）低下を伴っている（→）．非可逆的な細胞性浮腫の所見である．再度 CT（A）を見ると，左被殻前半部分に淡い低吸収域を認める．TOF MRA（D）で左中大脳動脈 M1 遠位側レベルで TOF 信号の途絶を認める（→）．FLAIR 像（E〜G）で左中大脳動脈 M1 遠位から M4 に intraarterial signal を認める（→）．左中大脳動脈 M1 遠位側から灌流障害をきたしていることが予想されるが，拡散制限は外側線条体領域にとどまり，左中大脳動脈皮質枝領域に diffusion-perfusion mismatch があると予測できる．SWI（H, I）で左中大脳動脈 M1 遠位側から M2 近位側に，限局性の低信号が認められ（→），塞栓子である．また，左中大脳動脈皮質枝領域からの還流静脈である皮質静脈および髄質静脈内にデオキシヘモグロビン濃度の上昇を認める（楕円内）．造影灌流画像（J〜L）では，左中大脳動脈皮質枝領域ほぼ全体に MTT（平均通過時間，J）延長を認める．皮質枝領域に diffusion-MTT mismatch がある．皮質枝領域の rCBF（局所脳血流量，K）の低下は軽度である．同様に rCBV（局所脳血液量，L）は良好に保たれており，循環代償が良好に働いている．以上より，心原性塞栓症超急性期と診断した．塞栓子は左中大脳動脈 M1 遠位部にあるが，拡散強調画像（B）で高信号を呈するのは外側線条体領域のみであり，造影灌流画像（J〜L）で皮質枝領域の血流が代償機構により保たれている．血栓溶解法のよい適応と考え，血栓溶解療法を施行した．TOF MRA（M）で左中大脳動脈 M1 に再開通が認められ，皮質枝末梢側まで TOF 信号を認める．FLAIR 像（N）で最終梗塞は初回拡散強調画像の高信号領域にほぼ一致し（→），皮質枝領域には新たな梗塞を認めない．右片麻痺および失語も改善した．

2) 非可逆的組織障害の早期検出

脳組織障害が可逆的なうちに脳虚血状態を診断し，治療(血栓溶解療法のみならず，抗凝固療法や神経細胞保護など)につなげる必要がある．すなわち画像診断の目的は，完成された組織壊死(梗塞)の診断ではなく，ischemic penumbra を検出することにある．時期を逸した再灌流は浮腫の増悪や出血などの予後の増悪を招く(再灌流障害)．脳虚血超急性期において臨床的には拡散強調画像で高信号，ADC 低下を示す領域は，T2 強調像や FLAIR 像で信号変化が出現していなくても，既に非可逆的の組織障害領域と考える．軽度の ADC 低下域が直後の血流再開通によって消退回復し，最終梗塞に至らないこともあるが，極めてまれな現象であり，臨床的には ADC 低下域は非可逆的と考えるべきである[51]．

虚血の程度が最も強い虚血中心部から拡散異常(ADC 低下)が認められ，拡散強調画像で高信号となる(図 4-43 B, C)．経時的に拡散異常域は辺縁部に増大し最終梗塞が完成する．虚血程度の強い主幹部から皮質枝近位側レベルの塞栓性閉塞では，発症から 30 分程度で虚血中心部に拡散異常が出現する．一方，虚血程度の弱いアテローム血栓症では，塞栓性梗塞よりも拡散異常の出現までに時間を要する．さらに虚血程度が弱い穿通動脈領域梗塞では拡散異常の出現に数時間を要する．いずれにしても，拡散強調画像は単純CT より早期かつ確実に非可逆的組織障害を検出することができる．

3) 動脈閉塞部位の診断および灌流領域の推定

主幹動脈から皮質枝閉塞の症例では，皮質枝領域に広範囲に灌流異常をきたし，超急性期においては diffusion-perfusion mismatch が存在する可能性がある．灌流異常の診断には造影灌流画像を用いるが，その適応となるのは，内頸動脈系もしくは椎骨脳底動脈系の主幹部から皮質枝(特に近位側)に閉塞がある症例である．

1) T2 強調像では，内頸動脈から中大脳動脈 M1，椎骨脳底動脈から後大脳動脈 P1 の flow void を確認する．ただし，flow void の消失だけでは，急性閉塞と慢性閉塞の鑑別は不可能である．椎骨動脈 V4 においては，もともとの低形成と閉塞の鑑別が困難なこともある．

2) TOF MRA では，主幹部から皮質枝閉塞は TOF 信号の欠損として認められる(図 4-43 D)．しかし，中大脳動脈 M2 以降の閉塞の診断は難しく，慢性閉塞との鑑別もできないことから，補助的な診断となる．TOF MRA では主幹部閉塞の有無のみならず，Willis 動脈輪の形態を診断し，灌流異常の範囲や側副血行の可能性を評価する．Willis 動脈輪の形態により，前方循環系(内頸動脈系)と後方循環系(椎骨脳底動脈系)の支配領域は多様である．後大脳動脈が内頸動脈から後交通動脈を介して分岐する症例では，同側の内頸動脈からの塞栓または閉塞により，中大脳動脈領域と後大脳動脈領域の 2 支配域に同時に梗塞をきたしうる．梗塞の範囲が 1 つの血管支配域か複数の支配域かを評価することは，梗塞の原因検索にも重要である．

3) FLAIR 像では，主幹部から皮質枝閉塞を動脈内の高信号(intraarterial signal)として認める[52](図 4-43 E〜G)．血流速度の低下や灌流圧の低下を示す所見で，急性期に特異的な所見である．まれに，主幹動脈狭窄やもやもや病における慢性的な灌流圧低下状態でも認められる．MRA の TOF 信号消失や flow void 消失が「陰性所見」であるのに対し

て，intraarterial signal は「陽性所見」として描出される．そのため，特に normal variation の多い中大脳動脈 M2 以降の分枝閉塞において，FLAIR 像での検出が容易で有用性が高い．

4) T2*強調像もしくは磁化率強調画像(susceptibility-weighted imaging：SWI)では，急性期の塞栓子が含有するデオキシヘモグロビンによる磁化率変化によって，動脈内で限局性の信号低下をきたす(図 4-43 H, I)．また 3T 装置による T2*強調像や SWI では，misery perfusion 領域が低信号化して灌流異常領域が推定できる[53]．還流静脈内のデオキシヘモグロビン濃度が相対的に上昇することを反映した所見である．

4) diffusion-perfusion mismatch 領域の循環予備能の評価

脳動脈主幹部から皮質枝近位側に急性期閉塞が認められ，その支配領域に広範囲に灌流領域が予測される症例，すなわち拡散異常域が限局しており，diffusion-perfusion mismatch の存在が示唆される症例では，造影灌流画像を施行し，mismatch 領域内の循環予備能を評価する[54,55](図 4-43 J～L)．

脳動脈の閉塞もしくは狭窄により灌流圧が低下すると，組織までの血流到達時間(time-to-peak：TTP)が遅延する．TTP の延長は灌流異常域判定の最も鋭敏な因子である．ただし，慢性閉塞ないしは狭窄状態でも TTP は延長する．脳組織への灌流圧が低下すると細小動脈から毛細血管の自動調節能により血管が拡張するため，単位容積あたりの平均血流通過時間(mean transit time：MTT)が延長する．MTT 延長は，TTP の延長と並んで灌流異常域の判定に最も鋭敏な因子であり，TTP よりも特異的であるが，既往に慢性閉塞，慢性狭窄状態がない限り臨床的に TTP＝MTT である．局所の灌流圧が低下すると毛細血管が拡張し，局所脳血液量(relative cerebral blood volume：rCBV，単位容積あたりの血管床の容積)を増加させて，局所脳血流量(relative cerebral blood flow：rCBF，単位時間あたりに単位容積に供給される血流量)を維持するように働く(血管代償，循環代償)．この循環代償が限界に達すると，rCBF の低下をきたす．さらに灌流圧が低下すると，rCBV も減少し，rCBF は 0 になる(図 4-44)．血栓溶解療法の適応となるのは，rCBV が維持され，rCBF の低下が軽度の領域である(penumbra，すなわち再灌流により回復する可能性のある領域)．逆に rCBV，rCBF の著明な低下状態は血栓溶解療法の適応にならない．拡散異常を示す領域では通常，rCBV，rCBF の著明な低下を認める．

5) 発生機序の診断

以上述べた 1)～4)の所見から発生機序を診断する．発生機序は，画像診断のみで確定できるものではないが，可能な限り臨床情報も収集し，画像所見と合わせて初期段階の判定を行う．血栓溶解療法の最も効果が高い症例は，主幹部から皮質動脈近位側閉塞症例で，皮質枝領域に灌流異常をきたしながら，まだ拡散異常が限局している症例である．

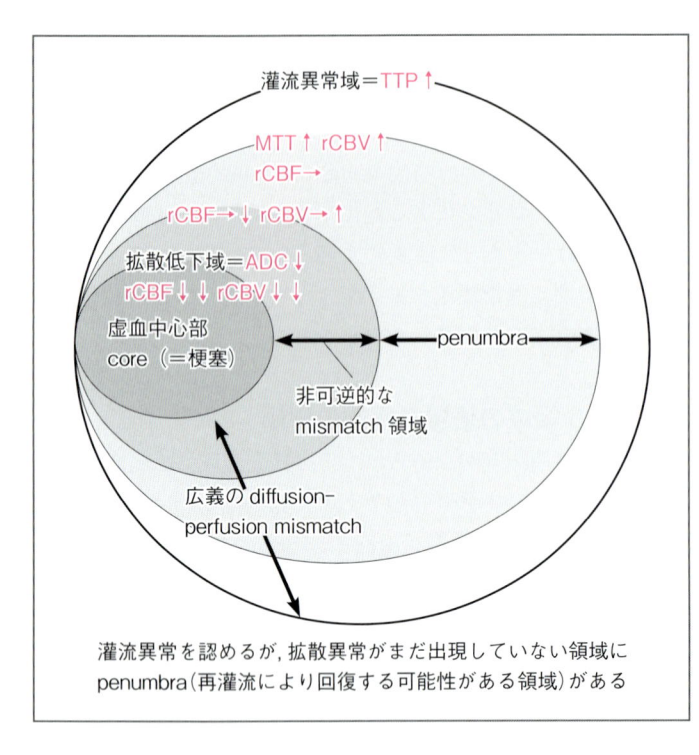

図4-44 拡散異常，灌流異常と最終梗塞の関係

超急性期虚血領域には，局所脳血流量(rCBF)の著明に低下した領域(core)と，その周囲に広がる軽度の虚血領域がある．penumbraとはcoreの周囲にある，電気的に神経細胞の機能は停止しているが，非可逆的なATP産生の停止や細胞膜の脱分極には陥っていない状態であり，再灌流によって可逆的な可能性のある虚血領域である．ADC：apparent diffusion coefficient（見かけの拡散係数），MTT：mean transient time（平均通過時間），rCBF：局所脳血流量，rCBV：局所脳血液量．

c. 脳梗塞の経時的画像変化

1) 一般的経過

　拡散強調画像は超急性期の脳虚血の診断のみならず，脳梗塞の経過，病期の診断にも有用である．脳梗塞急性期以降はT2強調像で高信号を呈するが，拡散強調画像やADCと合わせれば，脳梗塞の経過，病期の診断が可能である．以下に拡散強調画像を中心とした急性期以降の経時的画像変化を概説する(**表4-10，図4-45**)[56]．

① 急性期

　毛細血管の血液脳関門(blood brain barrier：BBB)の破綻により血管性浮腫が起こる．血管性浮腫により単位組織あたりの水分量が増加するため，T2強調像で高信号をきたす．再灌流により血管性浮腫が増悪し，著明な脳腫脹や出血性梗塞を合併することがある．

② 急性期から亜急性期初期

　細胞性浮腫と血管性浮腫が混在した状態が続く．超急性期と比べ拡散は亢進(ADC上昇)するが，微小出血や炎症性細胞，マクロファージが浸潤するため，血管性浮腫が生じても拡散の低下状態は持続する．

③ 亜急性期中期以降

　細胞性壊死が完成し，細胞性浮腫が消退，マクロファージなどによる炎症細胞や出血などの除去が進むと，血管性浮腫が優位になり，拡散が亢進(ADC上昇)する．亜急性期には軟膜髄膜吻合(leptomeningeal anastomosis)による側副血行路の発達および代償性の灌流増加により，梗塞巣内に比較的小さな出血を認めることがあるが，急性期の出血性梗塞

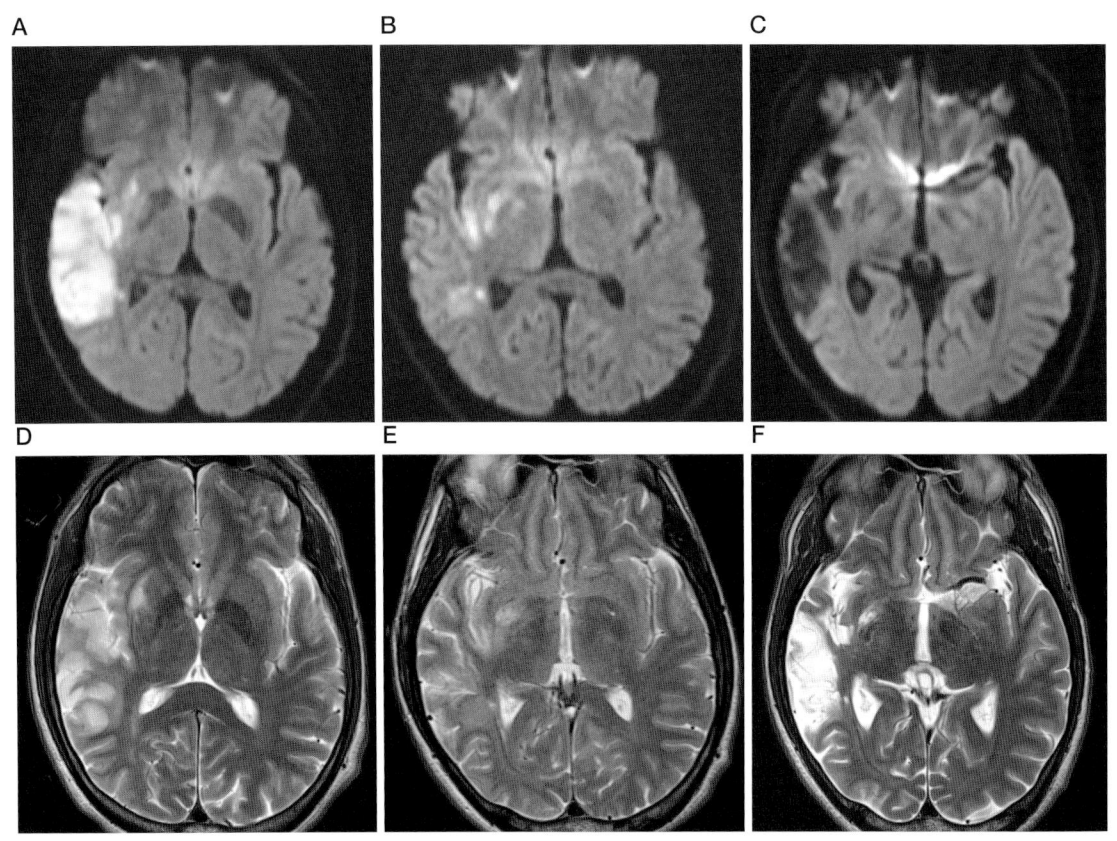

図 4-45　脳梗塞の経時的画像変化(30歳台男性)
A〜C：拡散強調画像，D〜F：T2強調像　A,D：発症1日後(急性期)，B,E：1週間後(亜急性期)，C,F：約半年後(慢性期)　左半身の違和感と脱力．拡散強調画像(A〜C)は徐々に低信号化しており，細胞性浮腫：超急性期(非呈示)→細胞性浮腫と血管性浮腫の混在→血管性浮腫→神経細胞の壊死，グリオーシスという経時的変化を示す．

と異なり，重篤な神経症状の増悪を招くことはまれである．

④ 慢性期

　神経細胞の壊死とグリオーシス(gliosis)が起こり，細胞間隙の開大，すなわち細胞外液腔が開大するため，拡散の亢進(ADC上昇)をきたし，拡散強調画像で低信号になる．

2) 出血性梗塞　hemorrhagic infarction
① 発症直後の出血性梗塞

　塞栓子の融解や遠位側への移動により低灌流領域に血流が再開通すると，血管性浮腫の増悪や出血性梗塞を合併することがある(BOX 4-18)．低灌流領域では代償性に毛細血管床が最大限に拡張しており，さらに壊死組織の血管内皮の障害，血液脳関門の破綻により浮腫増悪や出血(出血性梗塞)をきたす．また，再灌流により組織が過度に酸素化され，ミトコンドリアの代謝を超えた過剰な酸素が供給されると活性酸素(フリーラジカル)が産生され，細胞毒性をきたす．

　虚血程度が強く，再開通をきたしやすい塞栓性梗塞で出血性梗塞の頻度が高い．再開通

表 4-10 脳梗塞の MRI・CT 所見：経時的変化

病　期	病　態	MRI 拡散強調画像	MRI ADC	MRI T2強調像	CT
発症直後 (0～1時間)	(閉塞直後：灌流低下)	所見なし	変化なし	所見なし	所見なし
超急性期 (1～24時間)	細胞性浮腫	高信号	低下	所見なし	early CT sign
急性期 (1～7日)	細胞性浮腫＋血管性浮腫	高信号	低下	高信号	低吸収
亜急性期 (1～3週)	マクロファージの遊走浸潤，血管新生 浮腫軽減	高→ PN* →低信号	低→ PN →上昇	高信号 FE** 高信号	低吸収 FE** 低吸収
慢性期(1か月～)	壊死，吸収→瘢痕化	低信号	上昇	高信号	髄液濃度

＊PN：pseudonormalization. ADC が低下から上昇，拡散強調画像が高信号から低信号に移行する過程で正常(等信号)レベルを回復する．発症1週間～2週間前後で認める．

＊＊FE：fogging effect. 発症2週間前後で，血管性浮腫の消退に伴い，CT における低吸収域の濃度上昇による等吸収域化，不明瞭化を生じる．

> **BOX 4-18　出血性梗塞**
>
> ・完成した梗塞組織が急性期の再開通により，大量の出血をきたした状態であり，予後不良因子である．

をきたす発症後2～5日目程度に合併する．

　出血性梗塞は神経症状を増悪させ，予後不良因子[57]となるため，血栓溶解療法の適応には，出血性梗塞のリスクを検討する必要がある[58]．リスクを示唆する超急性期の MRI 所見として，拡散低下領域，残存血液量・血流の著明な低下領域があげられる．発症直後で拡散低下がわずかでも，残存血液量・血流量が著明に低下していれば，再開通により出血性梗塞をきたす場合がある(図 4-46)．

② 亜急性期以降の梗塞に合併する出血

　梗塞辺縁部の側副血行路の発達による血流の増加，血管透過性の高い新生血管の増生により側副血行路の発達する発症2週間前後に，梗塞内部に斑状の小出血や，大脳皮質表面，脳回に沿って少量の出血を認めることがある．急性期の出血性梗塞と比較して予後不良因子になることはまれである．脳梗塞亜急性期には，軟膜髄膜吻合に沿って大脳皮質，脳回表面に，造影 CT や造影 T1 強調像で異常増強効果(gyriform enhancement)を認める．

　急性期の再開通に伴う出血性梗塞の診断は CT で十分であり，神経症状の増悪している

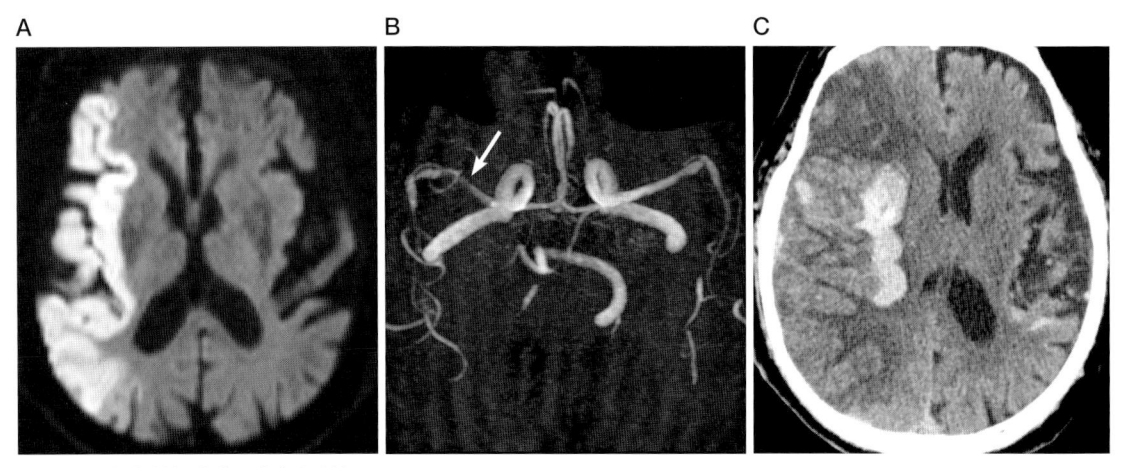

図 4-46　出血性梗塞(70 歳台男性)
A：拡散強調画像，B：TOF MRA(軸位像)，C：単純CT　自宅で倒れているところを発見された．意識障害および左片麻痺．搬送直後に MRI，入院後第 2 病日に CT を施行した．拡散強調画像(A)で右中大脳動脈皮質枝領域全体に高信号(ADC 低下，非呈示)を認める．外側線条体動脈領域はスペアされていることから，右中大脳動脈 M1 遠位部レベル閉塞による心原性塞栓急性期と考える．TOF MRA(B)で右中大脳動脈は既に再開通している(→)．入院後第 2 病日に撮影した CT(C)では，最も虚血強度の高かったと考えられる右島回皮質下に実質内出血の合併を認める．灰白質にも腫脹と吸収値の上昇，斑状の高吸収域があり，血液脳関門の破綻による血管性浮腫およびうっ血，点状出血の合併を認める．

症例にあえて MRI を施行する必要はない．MRI では，T2 強調像でデオキシヘモグロビンが低信号，T1 強調像でメトヘモグロビンが高信号を示す．FLAIR 像では，くも膜下腔および脳室内への穿破が高信号を示す．微量の出血の検出には T2*強調像が有用であるが，少量の出血の合併であれば，予後増悪因子にはならない．

3) 皮質層状壊死

脳梗塞の亜急性期において T1 強調像で皮質に沿った高信号を認めることがある(図 4-47)．発症 2 週目頃の亜急性期以降から出現し，1～2 か月後に顕著になり，その後，緩徐に消退していく．gyriform enhancement とはほぼ一致した分布を呈する．低酸素脳症でも同様の所見を認めるが，脳梗塞においては皮質全層に生じるため，全層壊死とよばれる場合もある．病理学的には細胞の壊死，脱落が認められ，ミエリン代謝産物を貪食したマクロファージが浸潤している．壊死巣内に出血を認めることはまれであり，T1 強調像で高信号になる成因については結論が出ていない[59]．

d. 脳梗塞の原因診断

1) 塞栓性梗塞と血栓性梗塞

脳梗塞の臨床病型を理解するうえで，塞栓症(図 4-48, 49)と血栓症(図 4-50)の鑑別が重要である．両者の特徴を表 4-11 に示す．

頸動脈プラーク形成途中の血栓から凝集した血小板が，小凝集塊として末梢側に飛ぶと皮質枝閉塞をきたす(動脈原性梗塞)．また，プラークの増大によって脳血管主幹部レベル

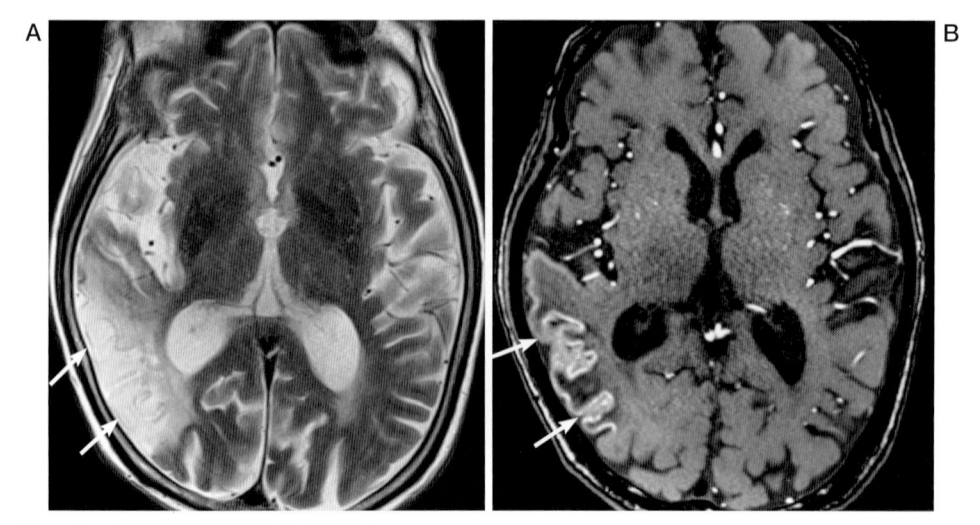

図 4-47　皮質層状壊死（80 歳台男性）
A：T2 強調像，B：TOF MRA 元画像　左片麻痺，半側空間無視があり，MRI にて右中大脳動脈領域の塞栓性梗塞急性期と診断された．発症 2 か月後に経過観察目的に MRI が施行された．T2 強調像（A）で右中大脳動脈皮質枝 lower trunk 領域に高信号を認め（→），神経細胞の壊死，グリオーシスを生じている．TOF MRA 元画像（B）で同領域の皮質に一致して高信号を認める（→）．T2*強調像（非呈示）では信号低下をきたしておらず，出血性梗塞を疑う所見はない．皮質層状壊死と思われる．

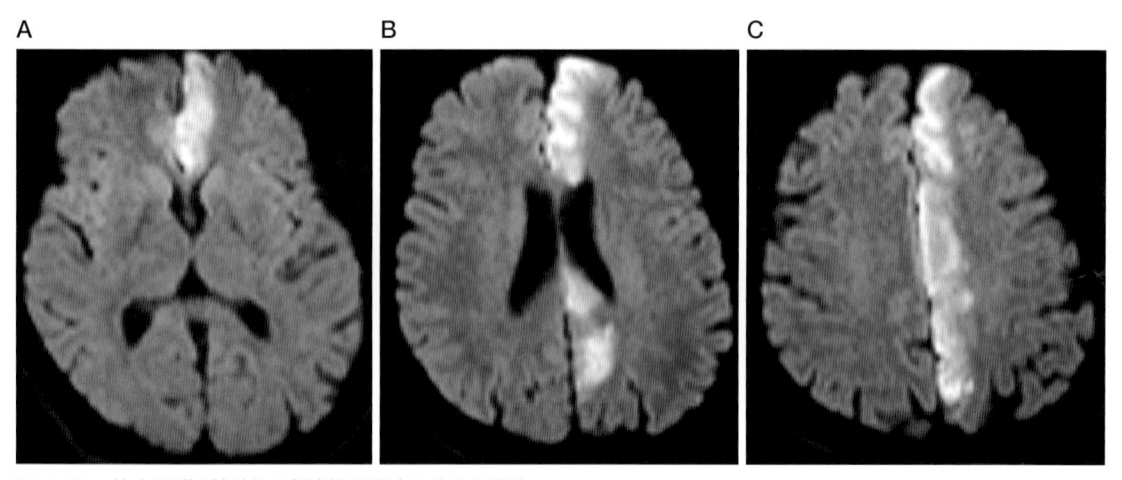

図 4-48　前大脳動脈領域の塞栓性梗塞（40 歳台男性）
A～C：拡散強調画像　突然発症の右不全麻痺．心房細動なし．左前頭葉から左頭頂葉，左後頭葉内側に拡散強調画像で高信号をきたしている（ADC 低下，非呈示）．左前大脳動脈皮質枝領域の塞栓性梗塞急性期と診断した．

の狭窄による灌流圧低下を生じると，境界領域梗塞をきたす．さらに，プラークによる内頸動脈狭窄は心原性塞栓による内頸動脈完全閉塞の危険因子になる．

　すなわち，1）塞栓性梗塞機序が考えられるにも関わらず，心房細動（もしくは左心耳血栓）を認めない，2）境界領域梗塞（血行力学的梗塞），境界領域に限局する小梗塞（頸動脈プラーク破綻による血管支配域末梢側への微小塞栓性梗塞），3）頭蓋内 TOF MRA で，

表4-11 塞栓症と血栓症：病態・画像所見・臨床的特徴

	塞栓症	血栓症
病態		
代表的な病態	①心原性：心房細動により形成された左心耳血栓から遊離 ②動脈原性：頸動脈起始部プラーク破綻	頸部から頭蓋内の動脈主幹部，皮質枝にプラーク形成→緩徐進行性に狭窄進行，灌流圧低下
閉塞部位	血管分岐直前から分岐部に塞栓子がかかり閉塞	分岐部から分岐後近位側に渦流が形成され，プラーク形成
発症形式	突発的	徐々に，段階的
側副血行路	形成されにくい	形成され，血流代償
画像所見		
進展範囲	皮質を含む，動脈支配域に一致した境界明瞭な梗塞．閉塞動脈支配領域にほぼ一致した最終梗塞	皮質はスペアされ，皮質下白質から深部白質に優位で，境界不鮮明な梗塞 閉塞動脈支配領域よりも限局した最終梗塞
拡散強調画像	発症早期から虚血中心部にADC低下出現，灰白質側から出現	塞栓症よりADC低下に時間を要する
主幹部から皮質動脈閉塞	途絶状の閉塞	先細り状の狭窄→閉塞
diffusion-perfusion mismatch	超急性期で存在 mismatch領域の虚血強度は強い	超急性期で存在
臨床的特徴		
一過性脳虚血発作(TIA)	頻度は低い	頻度が高い
神経症状	心原性では重度なことが多い 重篤な意識障害や皮質症状(失語など)，片麻痺	比較的軽度 意識障害や皮質症状は軽度
予後	急性期〜亜急性期の再灌流により重篤な血管性浮腫，出血性梗塞，脳ヘルニアを合併することがある 最終的に予後不良のことが多い	完全な再開通きたさず，重篤な血管性浮腫，出血性梗塞をきたすことはない 塞栓症より予後良好

内頸動脈のTOF信号に左右差がある症例などの症例では，頸動脈プラークを評価する必要がある．

破綻をきたしやすいプラークは不安定プラーク(unstable plaque)とよばれ，脳梗塞の重要な危険因子である．不安定プラークは内部に大きなlipid coreをもつ．血管新生や炎症細胞の浸潤，出血を伴い，潰瘍形成をきたし，さらなるプラークの増大や破綻により，塞栓子となりうる[60]．一方，安定プラーク(stable plaque)は線維性被膜(fibrous cap)を有

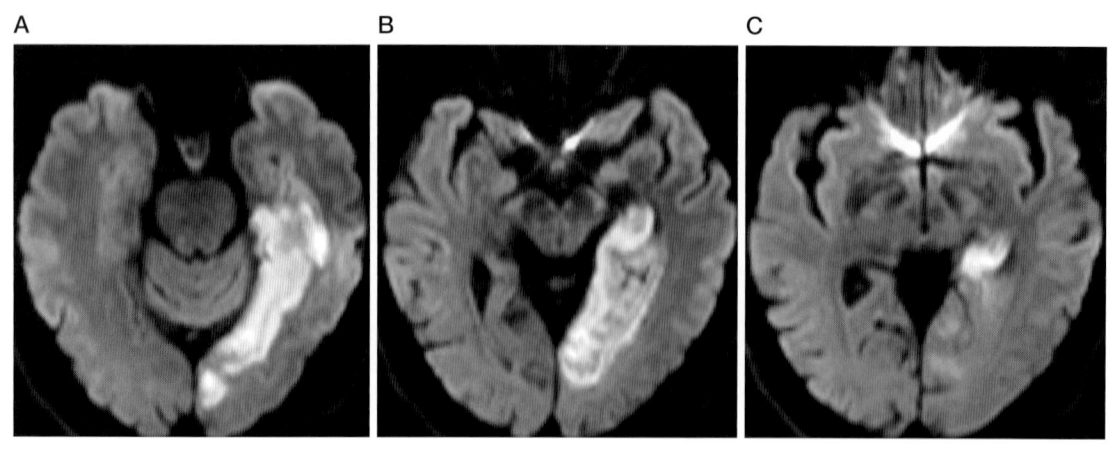

図4-49 後大脳動脈領域の塞栓性梗塞（60歳台女性）
A〜C：拡散強調画像　心臓弁膜症術後で，ワルファリン投与中．4日前に頭痛と右側半盲を自覚．他院CTで異常なしと診断された．第4病日でも，症状が改善しないため来院．左側頭葉後半部内側から左後頭葉内側に連続性に，灰白質領域優位に高信号域を認める（ADC低下，非呈示）．左後大脳動脈皮質枝，心原性塞栓症による脳梗塞亜急性期と診断した．

表4-12　安定プラークと不安定プラーク

	安定プラーク(stable plaque)	不安定プラーク(vulnerable plaque)
特徴	hard plaque 厚い線維被膜 線維化，石灰化 内腔狭窄	soft plaque 薄い線維皮膜 大きなlipid-rich core プラーク内の新生血管の増生→滲出→出血 活動性炎症
予後	破綻→塞栓の危険性は低い	破綻→動脈原性塞栓

し，石灰化や線維化，器質化成分からなる．安定プラークは破綻やプラークの増大をきたす頻度は少ない（**表4-12**）．したがって，臨床的には不安定プラークを診断することが重要であり，MR plaque imagingではプラークの存在に加え，性状を評価する必要がある（**図4-51**）．

　MR plaque imagingは基本的に血管内腔の信号を抑制したblack blood法と総称される高分解能撮像をベースとし，血管壁の濃度分解能を高めるための脂肪抑制を付加したT1，T2あるいはプロトン密度を強調したシーケンスを用いる．性状評価は複数のプロトコールを組み合わせて行われる．**表4-13**にプラークの成分によるMR信号パターンを示す．T1強調像で高信号を呈するプラークは不安定プラークと診断できる[61]．

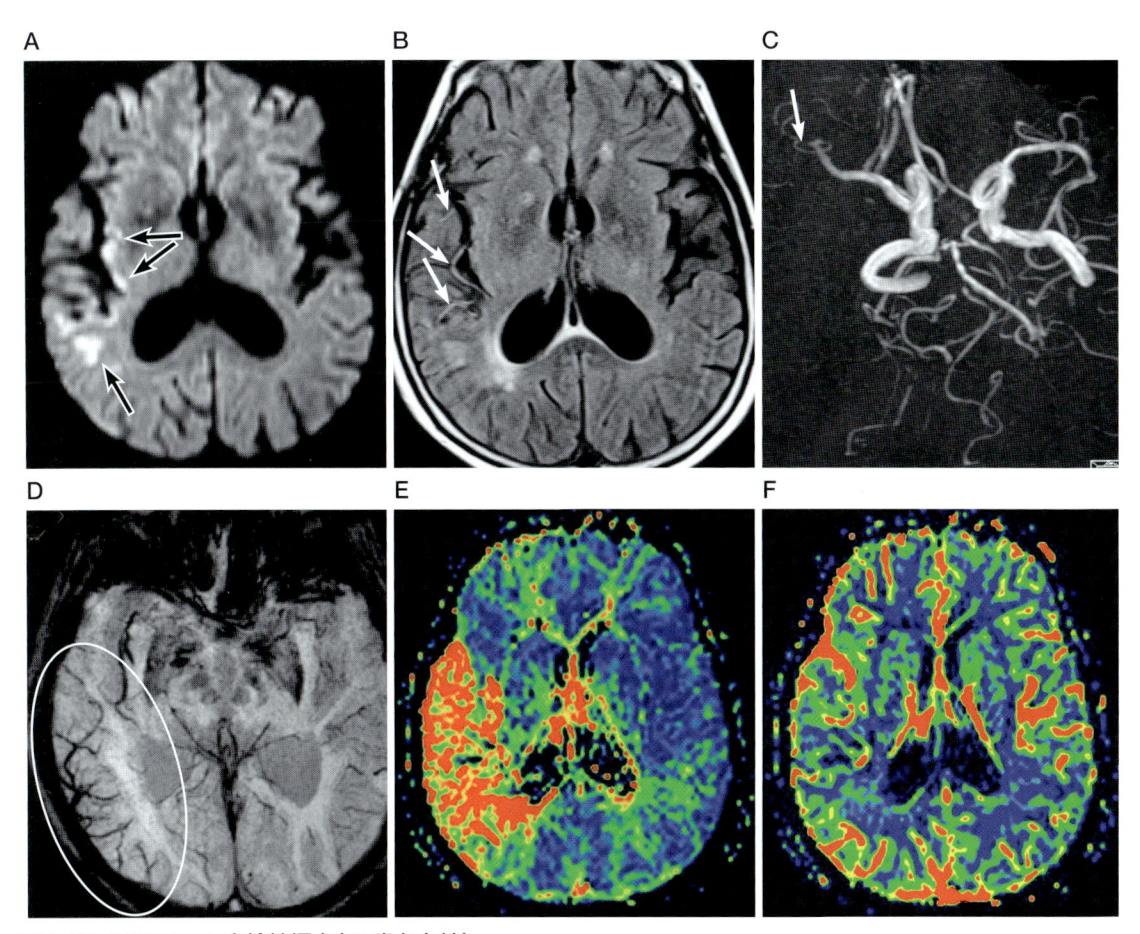

図 4-50 アテローム血栓性梗塞(70 歳台女性)
A：拡散強調画像，B：FLAIR 像，C：TOF MRA(軸位像)，D：磁化率強調画像(SWI)，E：造影灌流画像(MTT)，F：造影灌流画像(rCBV)　3 時間前から軽度左片麻痺および構音障害が出現し，徐々に増悪．半側空間無視あり．心房細動なし．拡散強調画像(A)で右中大脳動脈皮質枝領域に高信号(ADC 低下，非呈示)を認める(→)．右島回では灰白質に高信号を認めるが，それよりも末梢側では白質側優位で，灰白質はスペアされている．FLAIR 像(B)で右中大脳動脈皮質枝に intraarterial signal を認める(→)．TOF MRA(C)で右中大脳動脈 M2 近位側レベルで TOF 信号の途絶を認める(→)．SWI(D)で右中大脳動脈 M2 近位側レベルに塞栓症を示唆するような限局性の低信号を認めない．右中大脳動脈皮質枝灌流領域からの還流静脈内のデオキシヘモグロビン濃度の上昇を認める(低信号が増強している，楕円内)．造影灌流画像の平均通過時間(MTT，E)で，右中大脳動脈皮質枝 middle trunk 領域に延長を認める(→)．diffusion-MTT mismatch があると判断できる．局所脳血液量(rCBV，F)で mismatch 領域の rCBV は比較的良好に保たれている．特に灰白質側は良好に保たれており，軟膜髄膜吻合による血流供給があることが示唆される．右中大脳動脈 M2 近位側レベル閉塞による，アテローム血栓性梗塞超急性期と診断した．

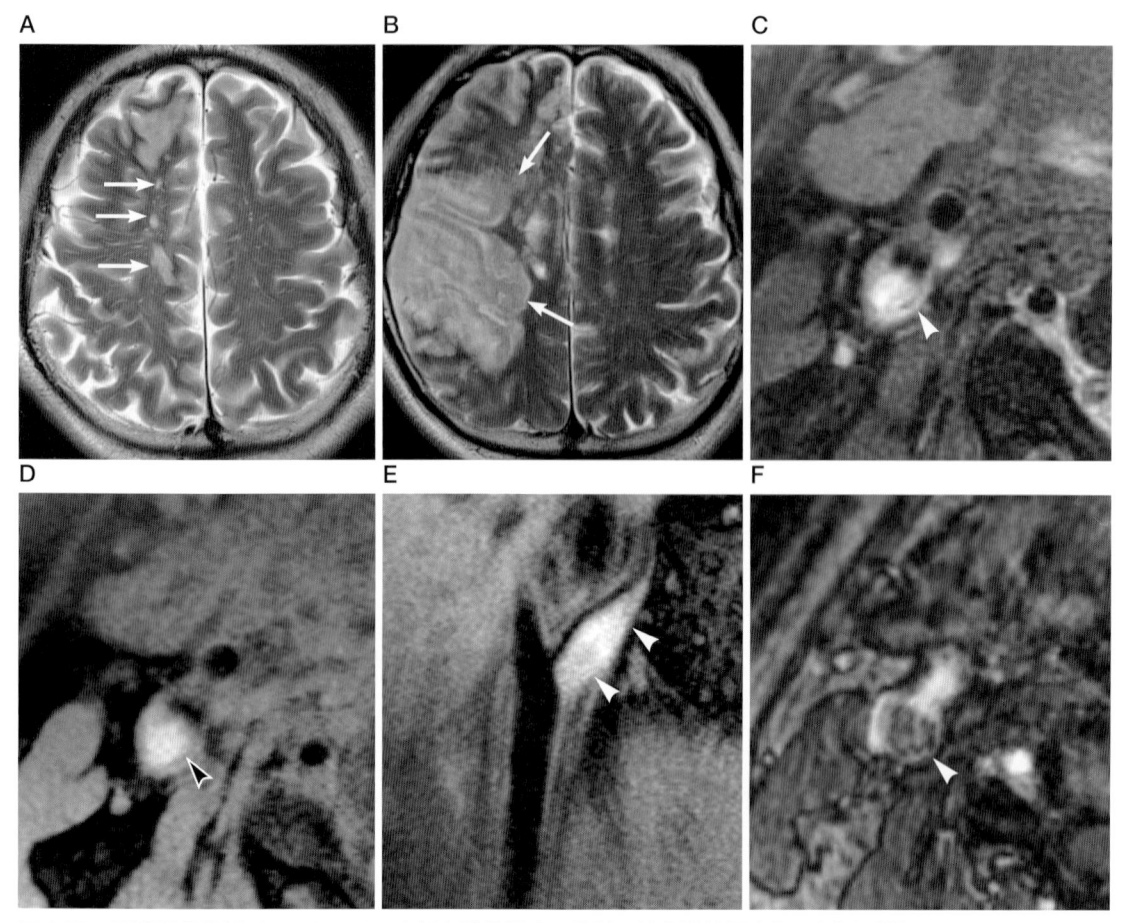

図 4-51 頸動脈分岐部プラークによる血行力学的梗塞，動脈原性塞栓性梗塞（40 歳台男性）
A：T2 強調像，B：T2 強調像（以下，A より 1 か月後に撮像），C〜E：black blood 法（C：T2 強調像，D：T1 強調像，E：T1 強調矢状断像），F：造影後 MRA 元画像（3D GRE 法） T2 強調像（A）で右前大脳動脈中大脳動脈境界領域に境界領域梗塞を認め（→），血行力学的な灌流圧の低下を考える．1 か月後（B）に，右中大脳動脈皮質枝領域に比較的大きな塞栓性梗塞を認めた（→）．black blood 法 T2 強調像（C）で右内頸動脈起始部に高信号を呈するプラークを認める（▶）．内腔は一部開存している．black blood 法 T1 強調像（D）でプラークは高信号を呈し（▶），脂質成分に富み，出血成分も含む不安定プラークと考える．矢状断像（E）で右頸動脈分岐部から内頸動脈起始部にかかる脂質に富んだプラークの全貌が描出されている．造影後 MRA 元画像（F）でプラーク内部に不均一な軽度造影効果があり（▶），プラーク内の炎症や新生血管を示唆する．

2）境界領域梗塞と動脈原性梗塞

アテローム血栓性機序による脳梗塞には，区域性のアテローム血栓性梗塞のほかに，境界領域型梗塞と動脈原性梗塞（**図 4-52**）がある[62,63]．それぞれの特徴を**表 4-14**に示す．

3）ラクナ梗塞と分枝粥腫型梗塞

穿通動脈梗塞としてラクナ梗塞（**図 4-53**）と分枝粥腫型梗塞（**図 4-54, 55**）がある．前者は高血圧による穿通動脈末梢の動脈硬化性変化によるもので，後者は穿通動脈起始部レベルのアテローム血栓性変化による．画像所見は近似しているが，臨床病態や予後は大きく異なる[64〜66]．両者の特徴を**表 4-15**に示す（p.328）．

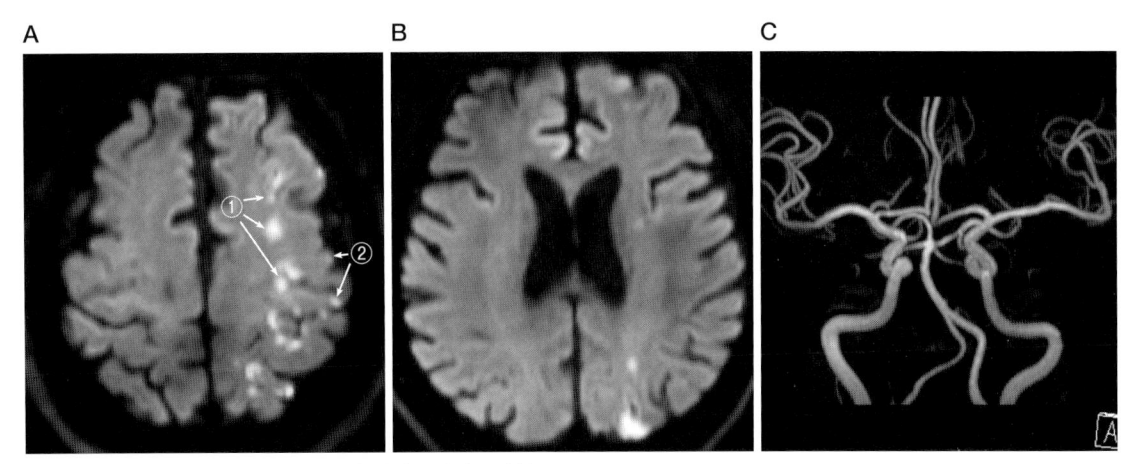

図 4-52 境界領域梗塞と動脈原性梗塞(70歳台男性)
A, B：拡散強調画像，C：TOF MRA(正面像)　右上肢脱力が徐々に増悪してきた．心房細動なし．発症22時間後にMRIを施行．拡散強調画像(A, B)で，① 左前大脳動脈-中大脳動脈境界領域および② 左中大脳動脈皮質枝末梢領域の灰白質から皮質下白質に高信号を認める．TOF MRA(C)で左内頸動脈から左中大脳動脈のTOF信号が右側に比して減弱しており，灌流圧の低下が示唆される．①は血行力学的な要因による境界領域梗塞，②は微小塞栓性梗塞(動脈原性梗塞)と診断できる．

表 4-13 頸動脈プラークの性状評価

	T1強調像	プロトン密度強調像	T2強調像	造影効果
不安定プラーク				
脂質成分	等～高信号	等～高信号	等～高信号	なし
出血	高信号	高信号*	高信号*	なし
炎症や新生血管				あり
安定プラーク				
線維組織	低～等信号	等信号	等信号	あり
石灰化	低信号	低信号	低信号	なし
粘液基質	低～等信号	高信号	高信号	あり

*新しい出血では低～等信号になる

4) 脳動脈解離

　動脈解離の好発部位は椎骨動脈末梢で，特に大後頭孔レベル硬膜貫通部から頭蓋内V4近位側に頻度が高い．V4遠位側の解離や脳底動脈に解離が進展する頻度は低い．内頸動脈解離は椎骨脳底動脈の解離と比較し，頻度は低い．そのほか，前大脳動脈皮質枝末梢や中大脳動脈皮質枝末梢に解離を生じることがある．

　椎骨動脈解離は脳梗塞の好発年齢と比較し，若年男性に多い．椎骨動脈解離の症状は，突然発症の頭痛，項部痛，眩暈などである．段階的に亜急性な発症形式をとることもある．真腔から分枝動脈の起始部狭窄，閉塞をきたすと脳幹梗塞を合併する．特に延髄外側症候群(Wallenberg症候群)を呈する延髄外側梗塞では，その原因として椎骨動脈の解離

表4-14 境界領域梗塞と動脈原性梗塞：病態・画像所見・臨床的特徴

	境界領域梗塞	動脈原性梗塞
病態		
代表的な病態	主幹動脈から皮質枝近位側のアテローム血栓性プラーク形成 →緩徐進行性，慢性狭窄 →末梢領域の灌流圧低下 →血管支配領域末梢境界で梗塞	内頸動脈起始部のアテローム血栓性プラークの破綻，二次血栓の遊離 →微小塞栓
閉塞部位	分岐部から分岐後近位側に渦流が生じ，プラーク形成	皮質枝の最末梢
発症形式	緩徐進行性	突然発症
側副血行路	形成されるが，末梢境界領域では代償しきれない→血行力学性の梗塞 全身的な灌流圧低下が誘引となりうる	形成されない
画像所見		
進展範囲	① 表在型：皮質枝の支配境界領域の梗塞．白質側を頂点，皮質側を底辺に楔状梗塞 　ⅰ）前方型：前大脳動脈と中大脳動脈の境界（図4-52） 　ⅱ）後方型：中大脳動脈と後大脳動脈の境界 　ⅲ）境界型：前大脳，中大脳，後大脳動脈の境界 ② 深部型：皮質枝と穿通枝もしくは髄質動脈の境界	皮質枝末梢領域．脳表や隣接する皮質枝との境界領域（境界領域では境界領域型梗塞と鑑別が困難なことあり，図4-52）
拡散強調画像	ADC低下までに時間を要する	早期よりADC低下 病変は小さく限局性
主幹部から皮質動脈閉塞	主幹動脈から皮質枝分岐直後に先細り状狭窄	内頸動脈起始部にプラーク
diffusion-perfusion mismatch	広範囲の灌流圧低下により，TTP，MTTは延長しうるが，rCBV，rCBFは低下しない	基本的に存在しない
臨床的特徴		
一過性脳虚血発作（TIA）	頻度が高い	頻度が高い
神経症状	比較的軽度．軽度の片麻痺など	比較的軽度．失語や片麻痺，感覚障害
予後	灌流圧が維持されれば比較的予後良好だが，再発を繰り返し，広範囲に血栓性梗塞をきたすことがある	広範囲な梗塞をきたすことはなく，心原性塞栓症より予後良好．ただし，再発する可能性がある

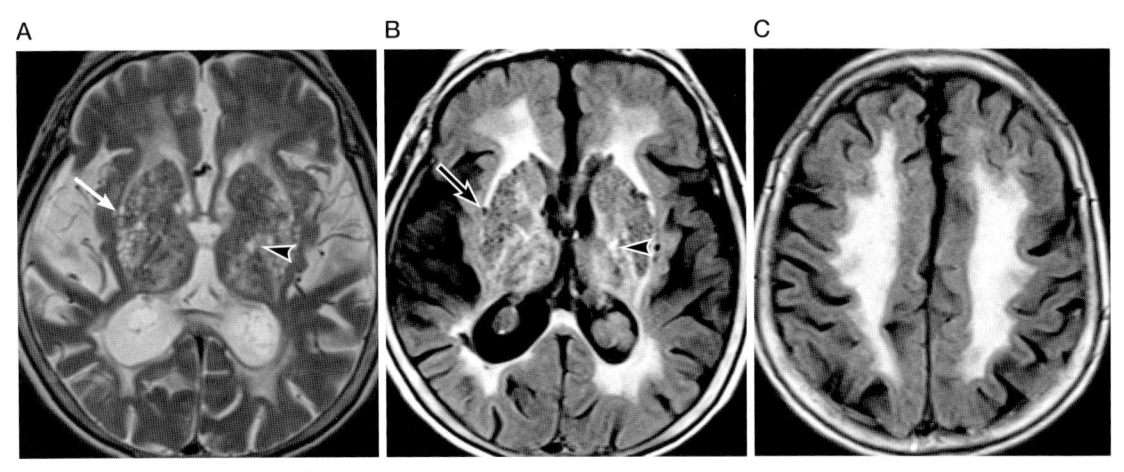

図4-53 ラクナ梗塞(70歳台女性)
A：T2強調像，B，C：FLAIR像　60歳台より段階的に進行する認知症状が出現．高血圧あり．両側基底核，両側視床に多発陳旧性ラクナ梗塞状態を認める．T2強調像(A)で高信号，FLAIR像(B，C)で低信号を示す部位は空洞化(→)，T2強調像で高信号，FLAIR像で高信号を示す部位はグリオーシス(▶)である．さらにT2強調像およびFLAIR像で，両側側脳室周囲深部白質にほぼ対称性，広範囲に高信号域を認める．髄質動脈レベルの慢性循環不全である．

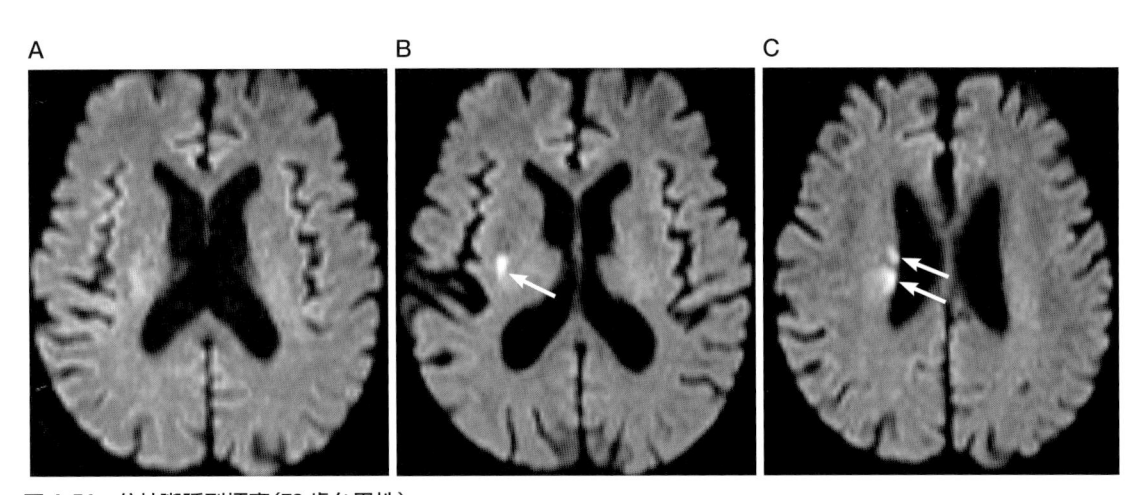

図4-54 分枝粥腫型梗塞(70歳台男性)
A：拡散強調画像(発症2時間30分後)，B，C：拡散強調画像(発症11時間後)　高脂血症と不整脈があり，抗血小板薬を内服している．左片麻痺と構音障害が出現したが，15分程度で症状は完全に改善消失した．発症2時間半後に撮像した拡散強調画像(A)で明らかな異常信号やADC低下を認めない．しかし，背景に高脂血症があり，MRAで動脈硬化性変化を認めることからアテローム血栓性梗塞による一過性脳虚血発作を疑い，入院させ，抗凝固療法を開始した．発症11時間後に左上肢麻痺と構語障害が再発(NIHSS 7→9)したため，再度MRIを施行した．拡散強調画像(B，C)で右被殻後半領域から右側脳室周囲上衣下深部白質に高信号を認め(→，ADC低下，非呈示)，右中大脳動脈M1から分岐する外側線条体動脈のアテローム血栓性分枝粥腫型梗塞と診断した．

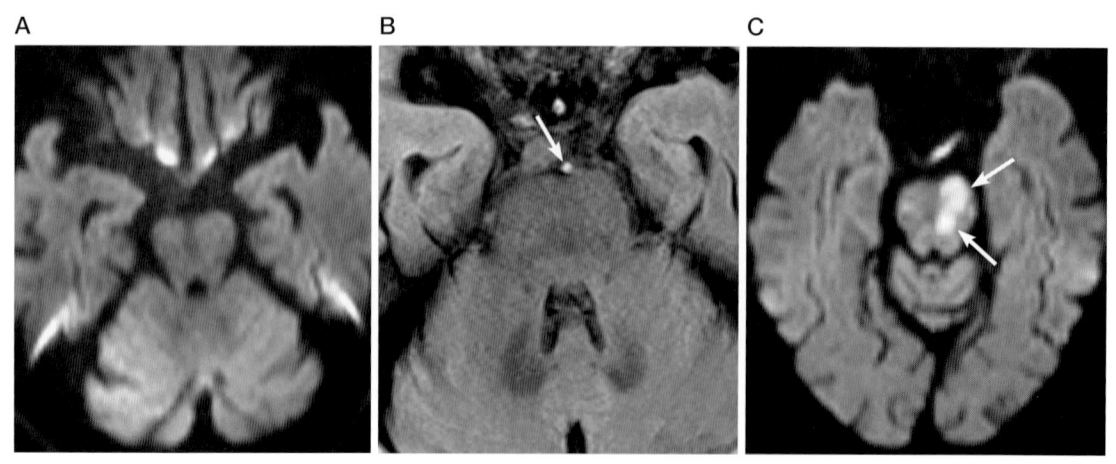

図 4-55　橋傍正中動脈領域の分枝粥腫型梗塞（90 歳台女性）
A：拡散強調画像（発症 50 分後），B：FLAIR 像（発症 50 分後），C：拡散強調画像（発症 30 時間後）　構音障害と右顔面，舌右側を含む右不全麻痺．NIHSS 4 点．脳梗塞の既往歴なし．心房細動なし．発症 50 分後の拡散強調画像（A）で明らかな異常信号，ADC 低下を認めない．しかし，FLAIR 像（B）で脳底動脈遠位側に intraarterial signal を認め（→），閉塞と診断できる．脳底動脈先端部閉塞による橋梗塞超急性期と診断し，入院とした．その後，症状が徐々に増悪したため，30 時間後に第 2 回目の MRI を施行した．拡散強調画像（C）で橋上部レベルの左傍正中部に，橋底部に底辺をおく三角形状の高信号域を認め（→），橋上部レベルの橋左傍正中動脈領域全体に広がる，アテローム血栓性分枝粥腫型梗塞と診断した．

による延髄回旋枝閉塞を高頻度に認める[67,68]．解離腔から外膜に破綻すると，後頭蓋窩の延髄前槽や橋前槽にも膜下出血を合併する．なお，延髄内側梗塞は延髄外側梗塞と比較して高齢者に多く，椎骨動脈解離よりもアテローム血栓性機序による分枝粥腫型梗塞で発症することが多い．

　椎骨脳底動脈領域，特に脳幹梗塞では，前方循環（内頸動脈）系領域の梗塞と比較し，拡散強調画像で高信号が出現するまで時間を要する．発症 12 時間以内では，拡散強調画像で高信号を認めなくても，延髄梗塞超急性期を除外できない．延髄梗塞の診断に合わせて，T2 強調像や TOF MRA，造影 3D GRE T1 強調像で椎骨動脈の解離や閉塞の有無を診断する．特に造影 3D GRE T1 強調像は椎骨動脈を明瞭に描出する．開存している内腔に均一な血液プール造影効果を認め，血栓化し，閉塞した解離腔との鑑別が可能である（図 4-56）．解離急性期では，血管壁や intimal flap にも，異常造影効果を認めることがある．MRI 所見を図 4-57 に示す．

5）もやもや病　moyamaya disease
　もやもや病では皮質枝近位側の閉塞により，慢性循環不全状態が長期にわたり持続するため，皮質枝境界領域や皮質枝領域末梢に梗塞を合併することがある[69]．アテローム血栓性の境界領域梗塞より広範囲に病変を形成することが多く，表在皮質優位に梗塞に陥る．アテローム血栓性梗塞より虚血強度が強く，慢性期には心原性塞栓様の空洞形成萎縮をきたす．
　一方，側副血流が発達しているため，中大脳動脈皮質枝領域全体が梗塞に陥ることはない．また，もやもや新生血管の発達があるため，外側線条体動脈領域や視床への穿通動脈

表 4-15 ラクナ梗塞と分枝粥腫型梗塞：病態・画像所見・臨床的特徴

	ラクナ梗塞	分枝粥腫型梗塞
病態		
代表的な病態	・慢性的な高血圧の影響を直接受ける深部穿通動脈末梢の動脈硬化 ・硝子様変性，血管壊死，微小動脈瘤形成，類線維素壊死による血栓形成→閉塞 ・微小動脈瘤が破綻すると高血圧性脳出血	・内頸動脈から中大脳動脈，脳底動脈などの壁在プラーク →穿通動脈起始部を狭窄，閉塞 →穿通動脈中枢側レベルから梗塞
閉塞部位	① 外側線条体動脈末梢（中大脳動脈分枝） ② 視床への穿通動脈末梢（後大脳動脈分枝） ③ 脳幹への回旋枝末梢（脳底動脈分枝）	① 前脈絡動脈起始部（内頸動脈分枝）， ② 外側線条体動脈起始部（中大脳動脈分枝）（図 4-54） ③ 脳幹への回旋枝起始部（脳底動脈分枝）（図 4-55）
発症形式	緩徐に発症，進行性ではない	緩徐に発症，数日間は進行性
側副血行路	形成されない	形成されない
画像所見		
進展範囲	10 mm 以下の小梗塞 ① 外側線条体動脈領域：被殻，淡蒼球（図 4-53） ② 後大脳動脈からの穿通動脈：視床（図 4-53） ③ 脳底動脈からの回旋枝：橋深部 高血圧性に血管周囲腔拡張や側脳室周囲深部白質，髄質動脈レベルの慢性循環不全を伴うことがある	深部穿通動脈起始部レベルから末梢側にかけ，長軸方向に進展する梗塞（図 4-54, 55）
拡散強調画像	早期に ADC 低下を認めにくい	早期には ADC 低下を認めにくい
主幹部から皮質動脈閉塞	基本的に狭窄，閉塞を認めない	プラークによる広狭不整
diffusion-perfusion mismatch	基本的に存在しない	基本的に存在しない
臨床的特徴		
一過性脳虚血発作（TIA）	頻度は低い	頻度は低い
神経症状	比較的軽度．軽度の片麻痺，感覚障害など．	比較的軽度．ただし，発症後数日かけて増悪し，完全片麻痺に陥ることもある．
予後	最終梗塞は増大しない．無症候性もありうるが，多発例では認知症やパーキンソニズムをきたす	最終的に穿通動脈の支配領域全体に梗塞が進展するため，ラクナ梗塞より予後不良

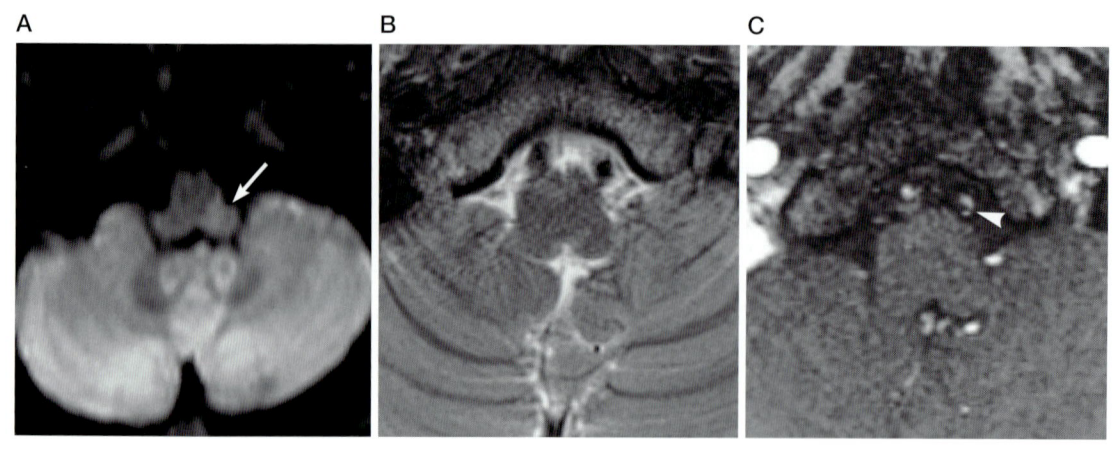

図 4-56 椎骨動脈解離(30 歳台女性)

A：拡散強調画像，B：T2 強調像，C：造影 3D GRE T1 強調像　既往歴に特記なし．拡散強調画像(A)で延髄左外側に限局する軽度高信号を認める(→，ADC は軽度低下，非呈示)．T2 強調像(B)で延髄外側に明らかな異常信号を認めない．造影 T1 強調像(C)で両側椎骨動脈 V4 とも内腔に intimal flap および狭小化した真腔と解離腔(▶)を認める．最終診断は左椎骨動脈(左後下小脳動脈分岐部より遠位側)V4 解離による延髄外側梗塞超急性期とした．

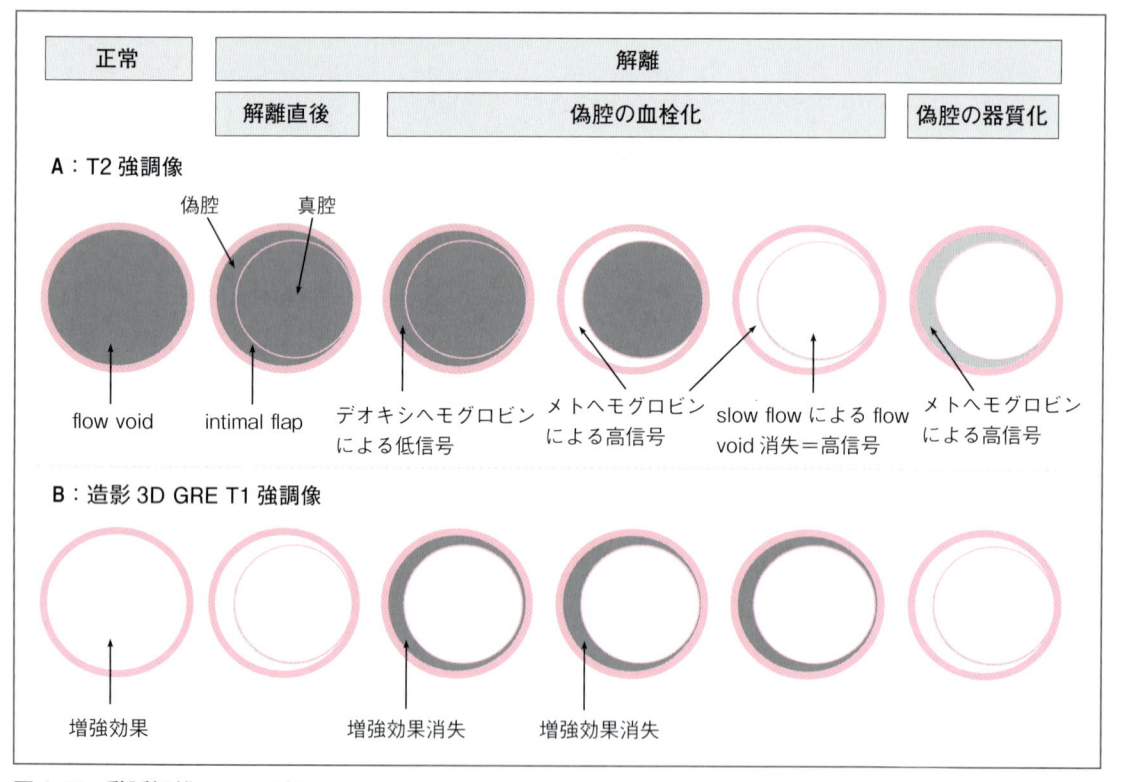

図 4-57 動脈解離の MRI 所見

T2 強調像や MRA，造影 3D GRE T1 強調像により動脈解離や閉塞を診断する．（文献 43)，p.360，より改変)

BOX 4-19　悪性腫瘍に合併する脳梗塞

- 複数の動脈支配域に，同時多発もしくは段階的に多発する小梗塞を認めたときは，進行性の悪性腫瘍を合併していることがあるため，全身精査が必要である．
- D dimerの上昇を認めるときは，悪性腫瘍合併脳梗塞を鑑別に考える．

領域に梗塞をきたすことはまれである．

小児例では皮質のみに梗塞をきたすことがある．梗塞が脳表の皮質に限局するため，急性期にはT2強調像での診断が難しく，拡散強調画像やFLAIRが有用である．もやもや病における皮質梗塞急性期ではT2強調像で皮質下白質に明瞭な低信号をきたすことがある(subcortical low intensity)．これは髄質静脈にうっ滞するデオキシヘモグロビン濃度の上昇によると考えられている．

6) 悪性腫瘍に合併する脳梗塞

悪性腫瘍では全身の凝固能異常(凝固能の亢進)が惹起されて血栓形成が促進され(cancer-related coagulopathy)，脳梗塞を合併することがある[70]．あらゆる悪性腫瘍が脳梗塞合併の原因になりうる．脳梗塞を合併する段階で悪性腫瘍は進行性で，転移をきたしていることが多い．進行性の悪性腫瘍が多い高齢者に頻度が高いが，若年者にも発生する(BOX 4-19)．

病態の詳細は解明されていないが，慢性播種性血管内凝固異常があり，1) 主幹動脈レベルに形成された血栓からの微小塞栓や，2) 局所脳動脈末梢における微小血栓形成による微小塞栓が考えられている．梗塞巣は小さく，神経学的には極めて軽度で，完全な片麻痺や失語，意識障害などをきたさない．

検査所見としてD dimerやFDP(フィブリン/フィブリノゲン分解産物)，TAT(トロンビン-アンチトロンビンⅢ複合体)が上昇する．悪性腫瘍に合併する播種性血管内凝固症候群(disseminated intravascular coagulation：DIC)，非細菌性血栓性心内膜炎(non-bacterial thrombotic endocarditis：NBTE)，髄膜播種，化学療法・放射線治療，敗血症も要因となる．全身の凝固能が亢進するため，脳梗塞以外に静脈洞血栓症や肺動脈塞栓症を合併することがある．

悪性腫瘍に合併する脳梗塞では，複数の動脈支配域に同時期もしくは段階的に多発する小梗塞を特徴とする．大脳半球や小脳半球の皮質や皮質下白質，動脈支配境界領域に限局する小梗塞を形成する．すなわち，一元的には説明のつかないような小梗塞が，複数の動脈支配域に同時に多発もしくは段階的に多発している症例では，悪性腫瘍合併脳梗塞を考える(図4-58)．ただし，合併する脳梗塞は単発性のこともある．

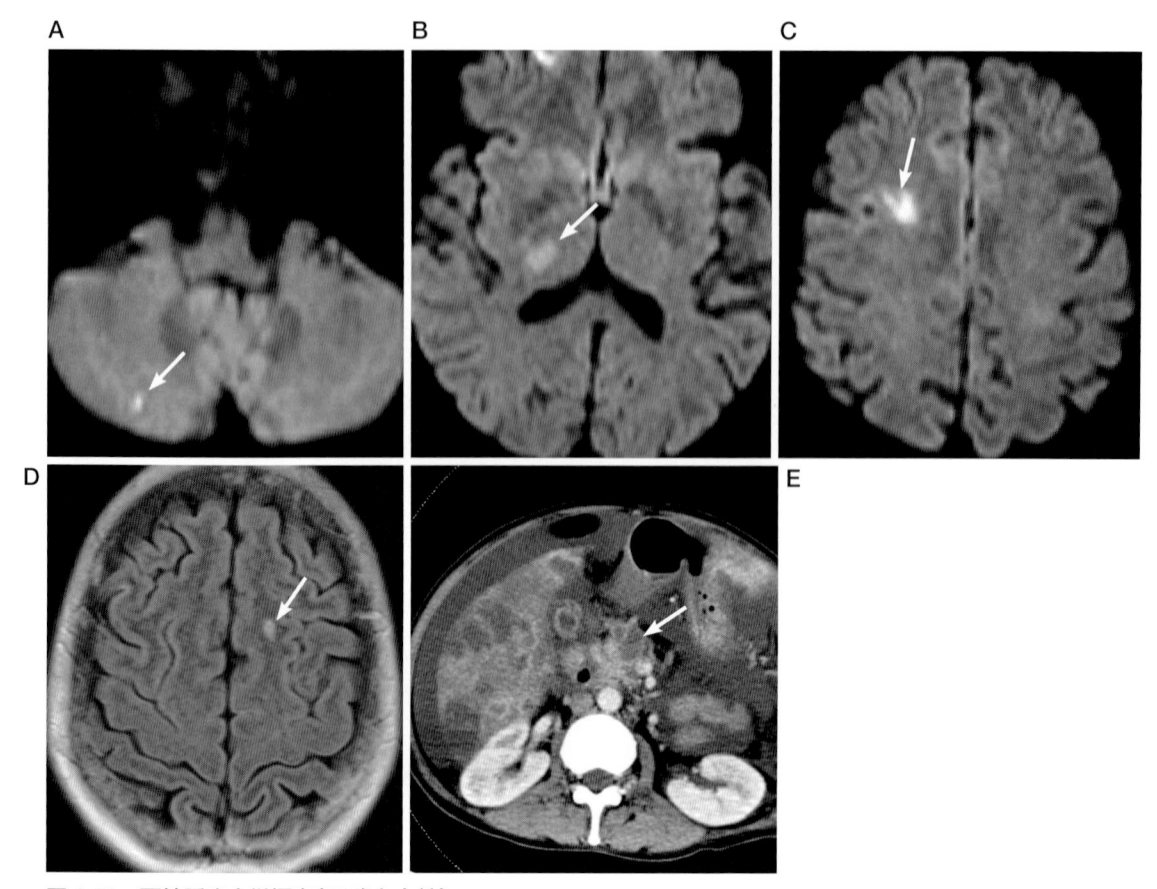

図 4-58 悪性腫瘍合併梗塞(50 歳台女性)
A〜C：拡散強調画像，D：FLAIR 像，E：腹部造影CT　左上下肢しびれ．発症 2 時間後に MRI 施行．心房細動なし．拡散強調画像で右小脳半球(A，→)，右視床外側領域(B，→)，右中大脳動脈皮質枝(C，→)からの髄質動脈領域に限局性の高信号域を認める．ADC も低下している(非呈示)．多発する急性期の穿通動脈領域梗塞でほぼ同時期発症と考えられる．FLAIR 像(D)では左中大脳動脈皮質枝からの髄質動脈領域に高信号域が認められ(→)，亜急性期から慢性期の梗塞と考えられる．両側前方循環系および左後方循環系穿通動脈領域に多発性の小梗塞を認め，ほぼ同時期(A〜C)および段階的(D)に発症している．一元的に脳梗塞の原因を説明できず，悪性腫瘍合併脳梗塞を疑い，同日，腹部 CT(E)を施行した．膵体部に膵管癌を認め(→)，多発性腹部リンパ節転移および多発性肝転移を認める．腫瘍マーカーは CEA＝7 ng/dL，CA19-9＝2 U/mL，DU-PAN-2＝80,000 U/mL で，D dimer＝15.45 μg/mL，FDP＝33 μg/mL(正常 5 以下)と上昇していた．悪性腫瘍合併脳梗塞と診断した．

4.6 若年性血管障害

　若年性血管障害は，非若年者(50歳以上)と比較して，くも膜下出血と脳出血の頻度が高く，原因は動脈解離，脳動静脈奇形や血管腫，もやもや病，抗リン脂質抗体症候群などが多い．若年性血管障害の画像診断では，これらの疾患を念頭におき，原因検索を行う必要がある．また，治療方針決定，治療後の評価，経過観察も画像診断の重要な役割である．血管障害のMRI診断では，脳実質の信号変化，形態変化のほか，MRAが重要な役割を果たす．

a. 脳動脈解離　arterial dissection

1）病態と臨床

　動脈解離は動脈壁の脆弱性に基づく壁の非全層性解離病変である．中膜での2層剥離が定型的であるが，中膜と内膜，あるいは内膜と外膜の間でも解離が起こる．脳動脈は中膜が薄く，外弾性板を欠き，動脈を支える外膜の結合組織が疎であるため，脳動脈解離では，内弾性板が断裂すると内・中膜にわたる全層性の亀裂が起こり，血管壁が破綻しやすい．

　脳動脈解離は若年者脳卒中の重要な原因のひとつであるが，その頻度についての報告は少ない．日本での調査[71]では，動脈解離は全年齢の脳卒中の1.2%，50歳以下では3.8%，急性期脳血管障害の7.0%，虚血性脳血管障害の0.4%を占めるとの報告がある．

　動脈解離の原因は外傷性と非外傷性に分類される(**BOX 4-20**)[72]．外傷性は頭蓋外動脈解離が多く，頭蓋内動脈解離は非外傷性のことが多い．頭蓋内動脈解離では椎骨動脈解離の頻度が最も高く(70%)，そのほか，前大脳動脈(7.5%)，内頸動脈(4.0%)，中大脳動脈(3.5%)，後下小脳動脈，後大脳動脈などにも起こる．椎骨動脈解離の原因は種々考えられているが，椎骨動脈の頸・頭蓋移行部における軽微な外傷が重要視されている．

　脳動脈解離では頭痛や頸部痛を含めた解離そのものによる症状のほか，血管閉塞による梗塞，虚血，あるいは血管の破綻によるくも膜下出血をきたす．このほか，無症候性のこともある．椎骨動脈解離はWallenberg症候群の原因として重要であるが，動脈解離がWallenberg症候群の原因となる頻度は12～32%程度である．

2）MRI所見

　解離が生じると，内弾性板の断裂により内・中膜の亀裂が起こり，破綻部から血液が流入し，壁内血腫を形成する．その増大により仮性動脈瘤の形成，破綻からくも膜下出血を起こしたり，あるいはそれによる圧排で，血管閉塞が起こり，灌流末梢領域に虚血を起こす．MRIでは，くも膜下出血や梗塞の所見に加えて，MRIとMRAによる血管評価が重要である．MRAでは，不整で比較的長い狭窄とその近傍に拡張を伴った所見(pearl and strings sign)が典型的所見である(**図4-59**)が，血管炎や血管攣縮との鑑別が必要である．拡張のみがみられる場合は，動脈瘤との鑑別が必要である．狭窄のみがみられる場合は，動脈硬化性変化や血管攣縮，線維筋性異形成症(fibromuscular dysplasia：FMD)との鑑

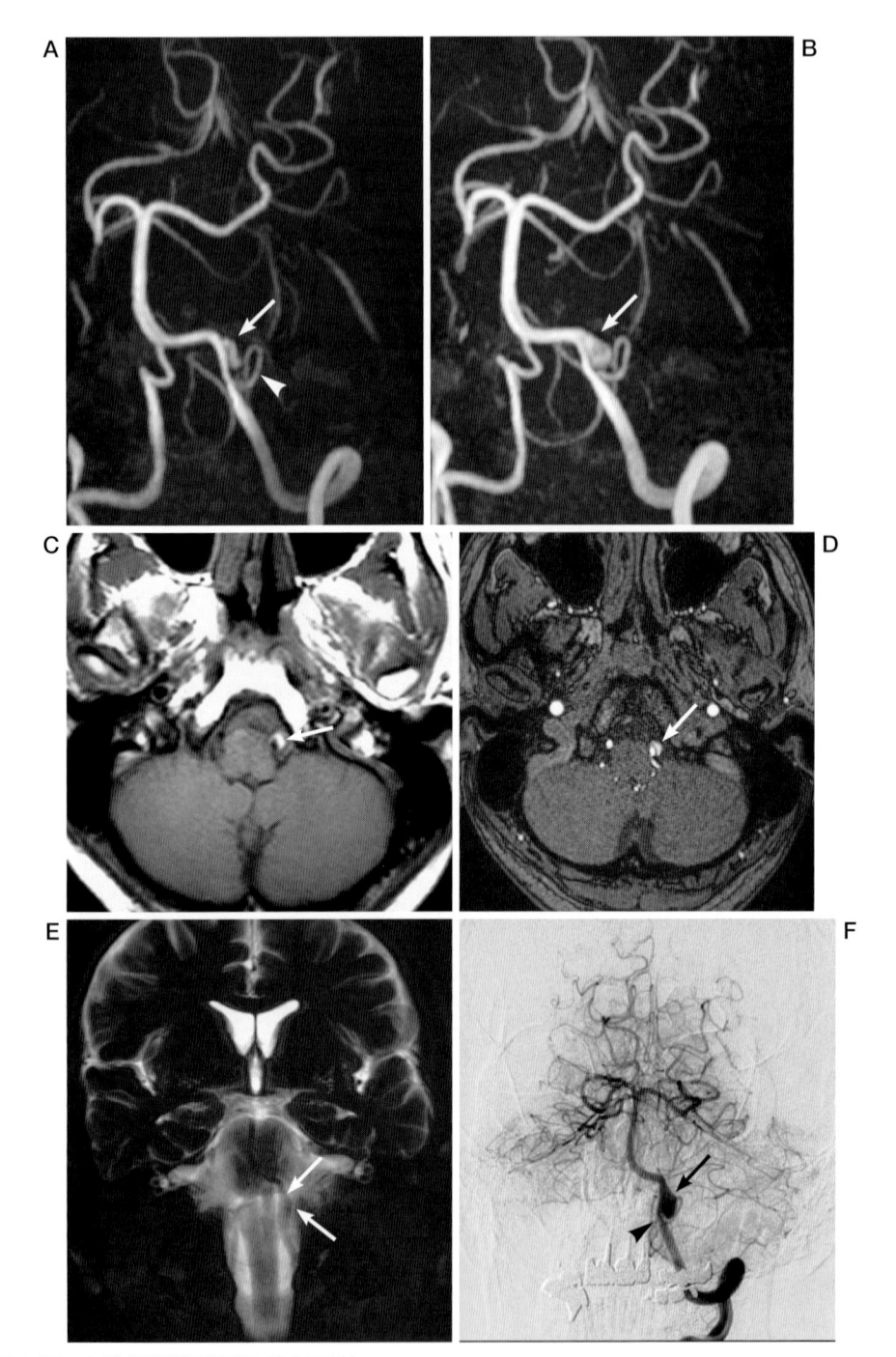

図 4-59　左椎骨動脈解離（30 歳台男性）
数日前より起床時，左後頭部から後頸部にかけての痛み．A：TOF MRA 椎骨脳底動脈の target MIP（発症 10 日後），B：TOF MRA 椎骨脳底動脈 target MIP（発症後 40 日後），C：T1 強調像（発症 3 週間後），D：TOF MRA 元画像（発症 3 週間後），E：BPAS 冠状断像，F：左椎骨動脈造影　発症 10 日後の TOF MRA 椎骨脳底動脈の target MIP（A）では，左後下小脳動脈（▶）分岐後に左椎骨動脈の狭窄とその近傍に瘤を認める（→）．発症 40 日後（B），短期間に左椎骨動脈の瘤が増大している（→）．T1 強調像（C）では，後下小脳動脈分岐部より尾側のレベルで，左椎骨動脈に接して壁内血腫と思われる三日月状の高信号を認める（→）．TOF MRA 元画像（D）では，T1 強調像と同様に，左椎骨動脈に接して壁内血腫と思われる三日月状の高信号を認める（→）．BPAS 像（E）では，左椎骨動脈病変部の外径の拡張を認める（→）．左椎骨動脈造影（F）では，左椎骨動脈の狭小化（▶）とその近傍に瘤（→）を認める．

BOX 4-20 動脈解離の原因

1) 外傷性
   - 血管への直接外傷
   - 首の伸展，ひねり
   - 整体療法（chiropractic manipulation）
   - スポーツ
   - 生理的運動（不自然な姿勢での睡眠など）
2) 非外傷性
   - 血管の脆弱性に起因．
   - 線維筋性異形成
   - Marfan 症候群
   - Ehlers-Danlos Type 4
   - homocystine 尿症
3) その他
   - 偏頭痛
   - 高血圧
   - 薬物（経口避妊薬など）
4) 特発性

（文献 72）より許可を得て転載）

別が必要である．

　壁内血腫は動脈解離を疑う頻度の高い所見である．しかし，発症直後の壁内血腫は T1 強調像では高信号を示さない．亜急性期の壁内血腫は T1 強調像や MRA 元画像で三日月，あるいは半月状の高信号としてみられ，特徴的である（図 4-59 C）[73]．壁内血腫が T1 強調像で高信号としてみられる頻度は，発症 1 週後～2 か月後で 47% 程度との報告がある．小さな壁内血腫は，2D スピンエコー（SE）法を用いた 5 mm 厚程度の画像では捉えることが難しく，動脈解離を疑う場合は，動脈の走行に垂直な薄いスライス厚（3 mm 程度）での検索が望ましい．また，撮像下端近くのスライスでは，in flow 効果により，動脈が高信号となることがあり，壁内血腫との鑑別を要する．壁内血腫は拡散強調画像でも高信号として描出されることがある．

　動脈解離を疑うその他の所見として，intimal flap や double lumen がある．intimal flap は T2 強調像で線状の構造でみられるが，その頻度は高くない．MRA 元画像では正常でも intimal flap 様に動脈内に線状の低信号を認めることがあるので注意が必要である．double lumen の描出には，造影 MRA が有用である．時に造影される腔と造影されない腔の信号差により二重構造を示すことがある[73]．

　これらの所見に加え，脳動脈解離の MRI 診断では MRA 所見の経時的変化が非常に重要である．特に急性期には所見が大幅に変化することがある．症状を有する頭蓋内椎骨動脈解離の初回画像所見とその後の経過を比較すると，初回に拡張を伴わない狭窄所見を呈する症例では 90% 以上で所見の改善を認めるが，狭窄を伴わない拡張所見を呈する症例

表4-16 動脈解離の画像診断基準

[確実]
1. 血管造影上の double lumen
2. MRI 上の intramural hematoma（artifact を否定できること）

[ほぼ確実]
1. MRA/CTA 上の double lumen（artifact を否定できること）
2. artifact が否定きない脳動脈解離の特異的画像所見[注1)]あるいは脳動脈解離を示唆する画像所見[注2)]の経時的変化（脳動脈塞栓やくも膜下出血によるスパスム，fibromuscular dysplasia が否定できること）

[疑い]
1. 血管造影および MRA/CTA 上の pearl and string sign, string sign/pearl sign, retention of contrast, total occlusion with proximal distension, tapered occlusion
2. MRI＋MRA 上の dilatation of external diameter＋narrowing/occlusion

注1) MRI 上の intramural hematoma, MRA/CTA 上の double lumen
注2) ［疑い］の項にある画像所見

＊この画像診断基準は，あくまでも画像のみによる診断基準である．急性期くも膜下出血例では，［疑い］所見のみで治療を優先せざるをえない場合が予想される．治療上の観点から経過観察ができない症例は，［疑い］所見のみでも解離と扱ってよいのかもしれない．臨床的な診断基準は別に考える必要がある．

（文献 76）より許可を得て転載）

では70％以上で所見に変化がないとする報告があり[74)]，MRA 所見からある程度の経時的画像変化を予測できる．

このほか，椎骨動脈解離では，脳脊髄液に囲まれた椎骨脳底動脈の外径を評価する画像（basiparallel anatomical scanning：BPAS）と TOF MRA の比較読影も有用である[75)]．BPAS は，斜台に平行な冠状断にて 20 mm 厚程度の heavily T2 強調像を撮像する．MRA でみられる内腔の狭窄に加え，BPAS で動脈外径の拡張が認められれば，解離の可能性が高くなる（図 4-59 E）．動脈内腔や血管外径に拡張がなければ，少なくとも破裂のリスクの高い解離は否定できる．最近では，動脈内腔を無信号とし，動脈壁や壁内血腫の性状を観察する撮像法（black blood 法）も提案されている．

椎骨動脈や内頸動脈より末梢の動脈解離でも椎骨動脈解離と同様の所見が認められるが（図 4-60），血管径が細いために MRI/MRA で動脈解離と診断することは必ずしも容易ではない．若年者の脳梗塞やくも膜下出血では動脈解離も念頭におき，MRI，MRA を注意深く読影することが重要である．

3）診断のプロセス

血管造影で，真腔と偽腔の両者を認めるか，あるいは intimal flap を認めれば，動脈解離の診断は確実であるが，血管造影で偽腔が描出されることは少ない．MRI による脳動脈解離の診断精度は高く，最近では MRI/MRA を用いた脳動脈解離の画像診断基準が提唱されている（表 4-16）[76)]．しかし，頭蓋内動脈解離では，MRI/MRA で確信をもって intimal flap や double lumen を同定できる症例は少なく，実際には，経時的に繰り返し撮像した MRI/MRA にて動脈解離を疑う所見に変化があるかどうかで診断することが多い．

図 4-60　両側前大脳動脈解離(30 歳台男性)
数日前より続く頭痛．A：拡散強調画像(b＝1000，発症 3 日後)，B：TOF MRA (発症 2 日後)，C：左内頸動脈造影側面像(軸位像，発症 12 日後)　発症 3 日後の拡散強調画像(A)では，両側前大脳動脈支配領域(右側大脳半球優位)に急性期梗塞を疑う高信号を認める(→)．発症 2 日後(B)では，両側前大脳動脈にわずかな径不整を認める(→)．発症 12 日後の左内頸動脈造影(C)にて，両側前大脳動脈 A2 portion の狭小化(→)とその末梢の拡張(▶)，すなわち pearl and string sign を認める．一側性の前大脳動脈解離から両側に解離が進展した可能性も考えられる．

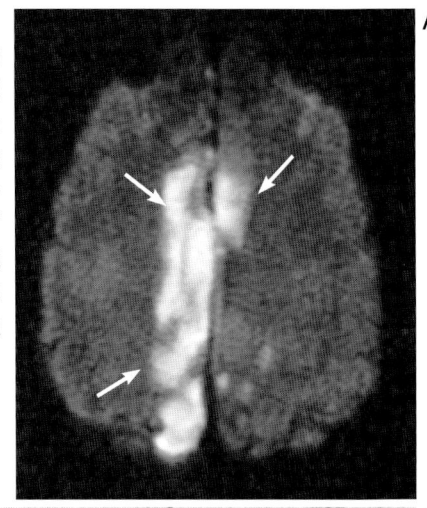

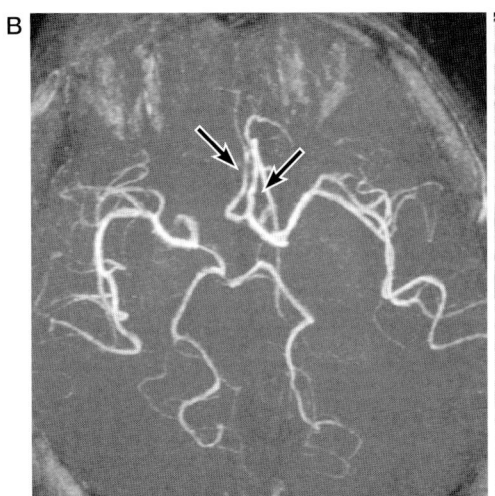

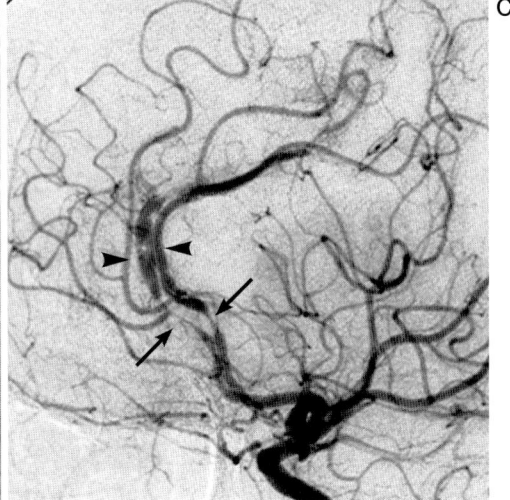

初回 MRI/MRA で動脈解離が否定できなければ，短期間に繰り返し MRI/MRA 検査を行うべきである．動脈硬化性変化でも動脈解離と類似した所見を呈することがあるが，動脈解離では短期間に MRA の所見が変化することにより鑑別は可能である．

b. 脳血管奇形　vascular malformation

　中枢神経系の血管奇形には多くの分類法があるが，一般的には，1) 脳動静脈奇形，2) 海綿状血管奇形，3) 静脈奇形，4) 毛細血管拡張症の 4 型に分けられる．

1) 脳動静脈奇形　arteriovenous malformation：AVM
① 病態と臨床
　脳動静脈奇形は，動脈と静脈が毛細血管ではなく nidus (ナイダス)とよばれる異常な血管塊を介して動静脈が短絡した奇形である．脳動静脈奇形の間あるいは周囲の脳組織にはグリオーシス(gliosis)，変性，萎縮を認める．無症候性の出血を示すヘモジデリン沈着の

頻度も高い．血管壁には石灰化を認め，流入動脈には動脈瘤を合併することがある．脳内出血やくも膜下出血，痙攣で発症するほか，無症状の場合もある．10～30歳台での発症が多く，脳出血での発症は20～40歳台で多く，30歳台で最も多い．若年者の脳実質内出血では，脳動静脈奇形を疑い検査を進める必要がある．脳動静脈奇形の未出血例の年間出血率は1.7～3.12％に対し，出血例の年間出血率は最初の1年が6～17.8％で，その後，減少する[77]．出血の既往，深部局在，深部静脈への流出，動脈瘤，穿通枝領域の病変，流出静脈狭窄を有する症例は出血しやすい[78,79]．治療には，外科手術，血管内治療，それらの併用，定位放射線治療，保存的療法がある．外科手術のリスク評価として，Spetzler-Martin分類があり[13]（「4.3 脳内出血」，表4-4 参照，p.276），Grade I, II が外科手術の適応となるが，手術リスクが高い場合は定位放射線治療が有用とされる．Grade IV, Vでは保存的治療が主体となる．一方，未破裂の脳動静脈奇形では，外科手術，血管内治療，放射線治療よりも保存的治療の予後がよいとする最近の報告がある[80]．

② MRI所見

nidusは通常，血流が速く，T1, T2強調像でflow voidの集簇としてみられる（図4-61 A）．拡張した流入動脈や流出静脈も同様にflow voidとしてみられる．造影では，nidus自体の増強効果は不均一であるが，流入動脈や流出静脈が明瞭となる．脳組織のグリオーシス，浮腫はT2強調像で高信号としてみられ，ヘモジデリン沈着は低信号となる．出血発症間もない症例では，血腫による圧排で異常血管を同定しにくいことがあり，注意深い読影が必要である．脳動静脈奇形のMRI診断にはMRAが最も重要である．一般的に広く用いられているTOF MRAでは，流入動脈，nidusは高信号として描出される（図4-61 B, C）．流出静脈は流れが遅い場合や乱流があると高信号として描出されにくい．

MRAでは，流入動脈，流出静脈，nidusの同定のほか，nidusの局在，大きさ，流入動脈の動脈瘤の有無，流出静脈の静脈瘤や狭窄の有無，深部静脈への流出の有無，血栓化の有無を評価する．造影TOF MRAは非造影TOF MRAと比較してこれらの事項がさらに評価しやすくなる．MRI撮像技術の発達により，血管性病変の血行動態の評価ができるMRAも撮像可能となっている．parallel imagingやk-space reordering techniqueを用いて時間分解能を短くし，経静脈性に造影剤を投与しながら撮像する造影MRAや，脳組織に流入する動脈血を磁気的に標識（ラベリング）し，それらを内因性のトレーサーとし

図4-61 脳動静脈奇形（30歳台男性）
頭痛．A：T2強調像，B：TOF MRA元画像，C：TOF MRA側面像（マルチスラブ，MIP），D：MR DSA側面像，E：ASLによる非造影MRA側面像　T2強調像（A）では，左頭頂葉内側にflow voidの集簇を認め（→），nidusを疑う．その周囲には流入動脈や流出静脈と思われる拡張した血管（flow void）を認める（▶）．TOF MRA元画像（B）では，2cm程度のnidusを左頭頂葉内側脳表に認める（→）．TOF MRA側面像（C）では，拡張した左前大脳動脈（大矢印）の末梢にnidus（白矢頭）が描出されており，流入血管と思われる．左中大脳動脈（黒矢頭）や後大脳動脈（小矢印）も流入動脈となっている可能性がある．流出静脈と思われる脈管が軽度高信号で描出されている（破線矢印）．MR DSA側面像（D）は3秒毎に撮像．拡張した左前大脳動脈（大矢印）が描出される時相で，早期から頭頂葉にnidusと思われる病変の描出を認める（▶）．経時的に静脈も描出されているが，nidusから連続して拡張した静脈（小矢印）が上矢状洞へ連続して描出される．ASLによる非造影MRA矢状断像（E）は250ms毎に撮像．拡張した左前大脳動脈（大矢印）に引続き，nidus（▶）が描出される．

4.6 若年性血管障害 **341**

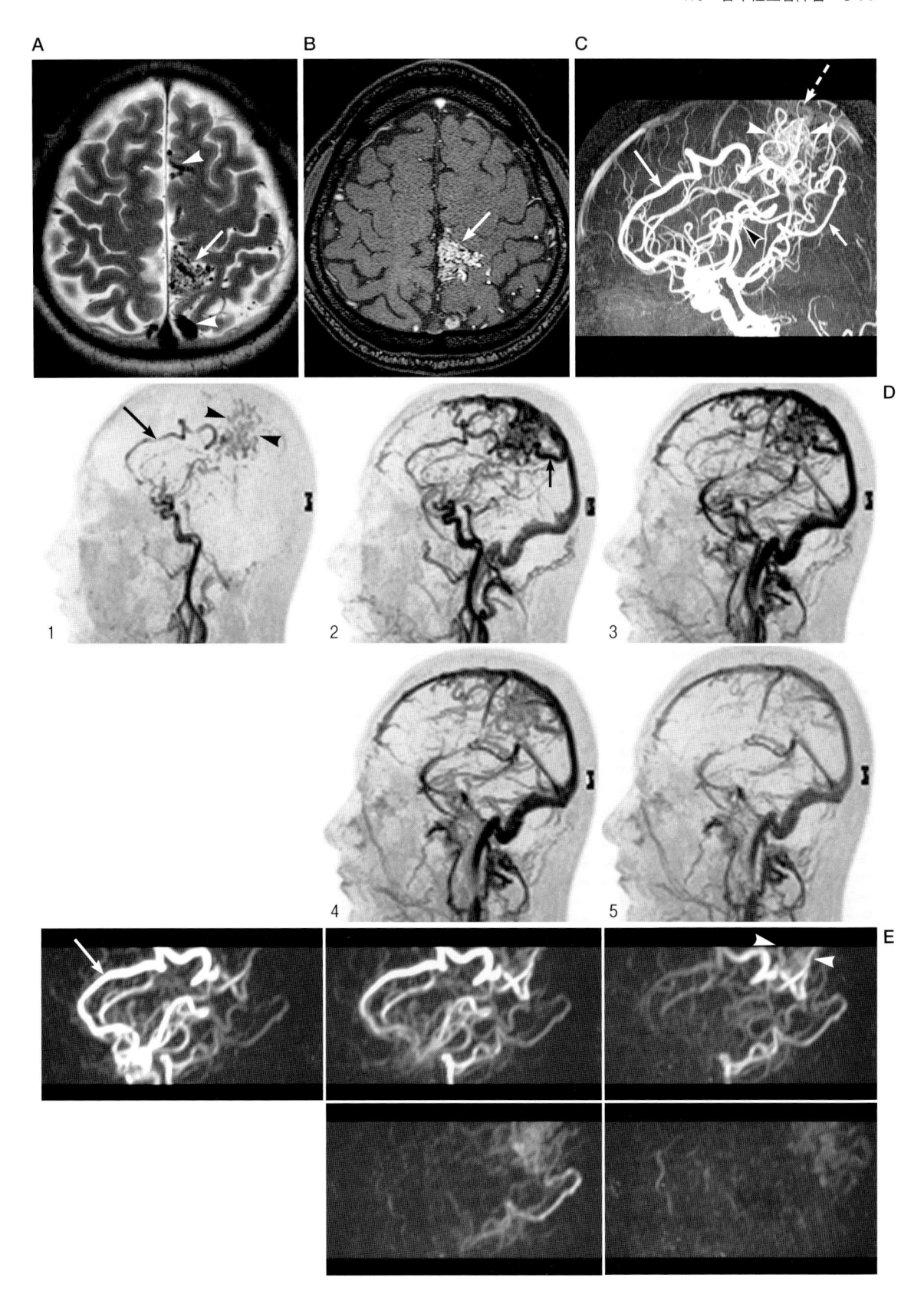

て用い，非造影で脳の灌流画像やMRAを得るarterial spin labeling (ASL)法などである．これらの撮像法を用いると，血管造影に類似した画像が得られ，病変の血行動態を大まかに知ることができる(図4-61 D, E)．ただし，これらの撮像法では時間分解能と空間分解能がトレードオフとなるため，画質が撮像パラメータによって異なる．

脳動静脈奇形の治療後の経過観察にも，非侵襲的なMRAは欠かせないが，時間分解能，空間分解能はいまだ血管造影には劣っており，治癒の判定には血管造影が必要とされる．脳動静脈奇形の手術や血管内治療後は，治療後，数週～数か月で治療評価を行う．定位放射線治療では数年で病変の閉塞がみられ，治療後6か月～1年ごとの画像評価が必要である．

③ 診断のプロセス

MRAで脳動静脈奇形の診断は可能であるが，時間分解能，空間分解能ともに血管造影には劣るため，治療前の精査や治療効果判定には血管造影が必要である．

2) 海綿状血管奇形　cavernous malformation
① 病態と臨床

海綿状血管腫ともよばれる．病理学的には洞様構造を示す拡張した血管の集合体として認められるが，流入動脈や流出静脈の拡張は認めない．周囲脳実質との境界は明瞭で，異常血管の間に神経組織は介在しない．出血や石灰化を伴うことが多く，腔内には血栓化や石灰化が，周囲にはヘモジデリン沈着がみられる．全人口の0.4～0.8％にみられ，20～40歳台で発見されることが多い．若年者では，30％程度に多発例がみられる[81]．多発例では家族性を考慮する必要があるが，孤発例でも12～20％は多発する．成人例と比べ，若年者では病変が大きく，出血の頻度が高い．脳表近傍の病変は痙攣で発症することが多い．脳幹部に出血発症した場合は，症状が重篤となりやすい．

② MRI所見

種々の時期の血腫を反映してT1，T2強調像で高信号と低信号が混在し，中心部はポップコーン様の所見を呈する(図4-62 A, B)．周囲はヘモジデリンによる低信号のリングで取り囲まれる．グラジエントエコー (GRE)法T2*強調像(図4-62 C)や磁化率強調画像は病変検出に優れ，多発病変の評価に有用である．造影効果は認めても軽度である．

3) 静脈奇形　venous malformation
① 病態と臨床

多数の拡張した髄質静脈が，著明に拡張した1本(あるいはそれ以上)の静脈に集合して形成される．静脈奇形が存在する部分の静脈還流路は，低ないし無形成である．異常な静脈の間には神経組織が介在する．developmental venous anomaly, medullary venous malformationともいわれ，また，正確でないが静脈性血管腫(venous angioma)という用語もよく使われる．剖検で検出される血管奇形では最も頻度が高く，画像診断の進歩により偶然に発見される例が増加している．どの年齢にも発生する．出血のリスクは低く，0.22～0.68％とされる．流出静脈に狭窄や血栓がある場合，海綿状血管腫などのほかの血管奇形を合併している場合に出血の危険性が高まる．出血を伴わない限り，手術適応はない．静脈奇形は海綿状血管奇形との合併も多い(図4-63)．

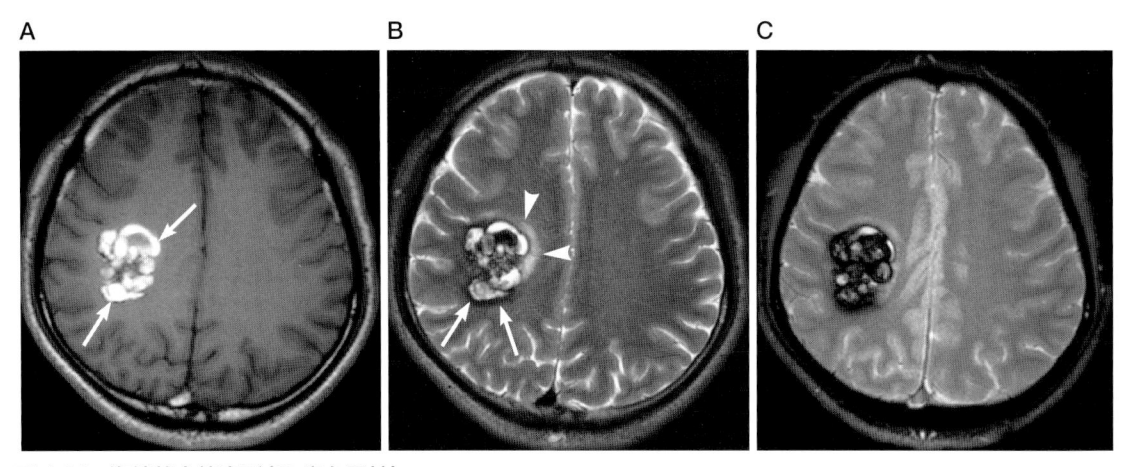

図 4-62 海綿状血管奇形(20 歳台男性)
左上下肢の違和感と感覚障害,脱力.A:T1 強調像,B:T2 強調像,C:T2*強調像 T1 強調像(A)では,右前頭頭頂葉白質に結節状の高信号病変が集簇して認められる(→).T2 強調像(B)では,病変は低信号と高信号が混在しており,病変辺縁にはヘモジデリン沈着を示唆する低信号(→)を認め,その周囲には浮腫を疑う高信号域(▶)を認める.T2*強調像(C)では,T2 強調像と比較して,病変の低信号が強調されて描出される.

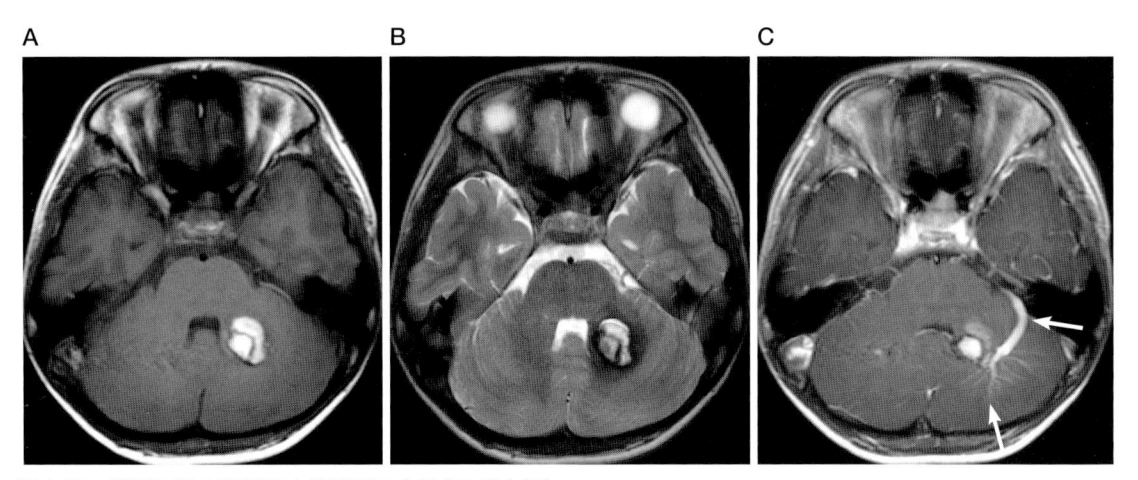

図 4-63 静脈奇形と海綿状血管奇形の合併(11 歳女児)
ふらつき.A:T1 強調像,B:T2 強調像,C:造影 T1 強調像 T1 強調像(A)では,左小脳半球から左中小脳脚に高信号の病変を認める.T2 強調像(B)では,病変は低信号と高信号が混在しており,低信号は病変辺縁にみられ,海綿状血管奇形を疑う所見である.造影 T1 強調像(C)では,海綿状血管奇形を疑う病変に接して umbrella sign を示す拡張した導出静脈とその末梢に傘状に広がる線状の増強効果を認める(→).

② MRI 所見

　血管造影では,静脈相でいわゆる "umbrella sign" や "caput medusa" と称される特徴的な所見を呈する.T2 強調像では拡張した静脈が時に低信号として認められるにすぎないが,造影 T1 強調像や磁化率強調画像では血管造影と同様に,"umbrella sign" や "caput medusa" の所見を認める(図 4-63).7.8％程度の症例で,静脈奇形の周囲の脳実質にT2 強調像や FLAIR 像で高信号を認める.この所見は,静脈奇形が脳室周囲に存在するものや高齢者に多く,原因は浮腫やグリオーシス,還流領域の血行動態の変化による leu-

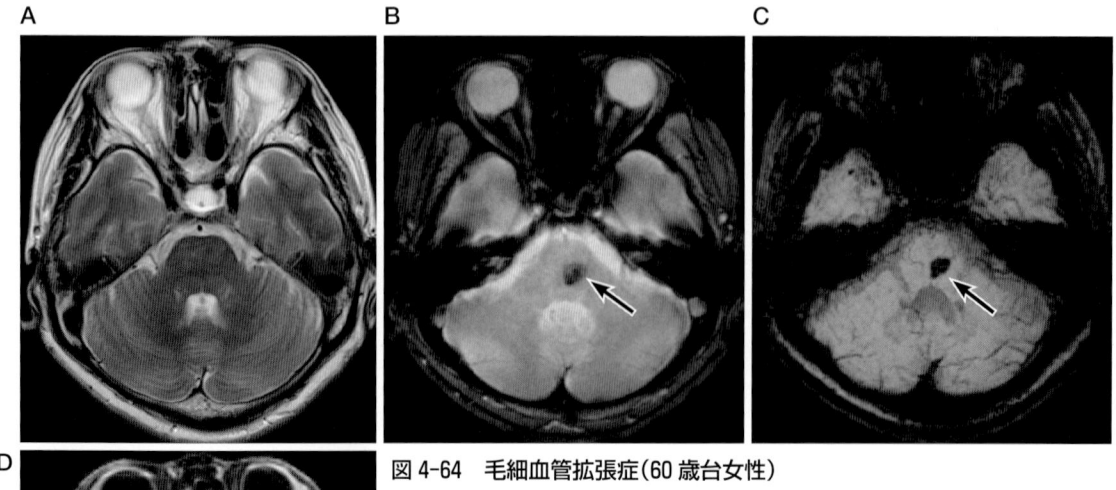

図4-64 毛細血管拡張症(60歳台女性)
複視．A：T2強調像，B：T2*強調像，C：磁化率強調画像(MinIP)，D：造影MPRAGE像　T2強調像(A)で橋に異常信号を認めない．T2*強調像(B)では，橋傍正中に低信号の病変を認める(→)．磁化率強調画像(C)では，T2*強調像と比較して病変が明瞭な低信号として認められる(→)．造影MPRAGE像(D)では，病変に淡い増強効果を認める(→)．

koaraiosisなどが考えられている．また，高信号を合併する病変には，磁化率強調画像にて小さな出血を疑う低信号域を伴う頻度が高く，静脈奇形に伴ううっ滞や小さな海綿状奇形ではないかと推察される．

4）毛細血管拡張症　capillary telangiectasia
① 病態と臨床
　薄い壁をもつ毛細血管が集簇しており，しばしば拡張した静脈(流出静脈)を伴う．脳幹や大脳半球に好発する．血管奇形の4〜12%を占めるとされる．臨床的に問題となることはなく，偶然に発見される．

　脳の放射線治療後にtelangiectasiaとよばれる出血性病変が出現することがある．小児期に放射線治療を受けた症例に頻度が高く，20%程度に出現するとする報告がある[82]．半数は放射線治療から5年以内に生じる．病理学的には拡張した壁の薄い血管を認め，その周囲にヘモジデリン沈着やグリオーシスを伴う．

② MRI所見
　T2強調像では異常信号としては認められず，GRE法のT2*強調像で低信号としてみられる(図4-64)．さらに磁化率強調画像で低信号が明瞭となる．病変には淡い造影効果を認める．

一方，頭部放射線治療後に出現する telangiectasia は T2 強調像で低信号としてみられ，経過中に繰り返し出血が起こり信号変化をきたすこともある．病変検出には T2*強調像や磁化率強調画像が有用である．画像所見は海綿状血管奇形に類似する．

c. もやもや病　moyamoya disease

① 病態と臨床

　もやもや病は，両側の内頸動脈終末部から Willis 動脈輪にかけて慢性進行性の狭窄/閉塞をきたし，レンズ核線条体動脈，視床穿通動脈などの穿通枝が側副血行路として発達し，脳底部に異常血管網（もやもや血管）が形成される疾患である．日本人に多く，有病率は 3.16/10 万人で，約 10％に家族歴がみられる．好発年齢は 10 歳未満と 20 歳台後半～30 歳台の 2 相性を示す．小児例は脳虚血症状（梗塞，TIA），成人例は脳出血および脳虚血症状で発症することが多いが，MRA の普及により無症候性も増加している．もやもや病の原因は，遺伝子異常や内膜の異常が背景として，感染やホルモン異常，自己免疫反応，内頸動脈に対する血行力学的なストレスなど，さまざまな要因が関与すると考えられているが，近年，*RNF 213* 遺伝子がもやもや病の感受性遺伝子であることが確認された[83]．

　初期には内頸動脈終末部（carotid fork）の狭小化がみられるが，時間とともに本来の動脈よりも側副血行路による血流が主となり，最終的には大脳はおもに後方循環および外頸動脈系から灌流されるようになる．もやもや病は基本的に両側性の病変であるが，片側に所見がみられることもある．小児では，片側例の両側性への移行の頻度は 10～39％程度とされる．

　病理学的には，もやもや病では，中膜の平滑筋細胞の変性と，中膜の菲薄化，内膜の内弾性板の彎曲と多層化，間質への壊死した細胞成分の蓄積，血管平滑筋細胞の増殖による内膜肥厚がみられる．

　外科的治療には，間接的血行再建術と直接的血行再建術がある．外科的治療の適応決定，治療後の経過観察の画像診断では血管の評価に加え，脳循環，特に脳循環予備能の評価が重要である．

② MRI 所見

　もやもや病による梗塞は皮髄境界や深部白質に認めることが多く，脳出血は深部や脳室内出血が多い．脳血管の所見は，T1, T2 強調像で閉塞した内頸動脈や中大脳動脈の flow void が消失し，閉塞端から基底核内にかけ網状血管網の flow void が出現する（図 4-65 A）．MRA では Willis 動脈輪閉塞と閉塞端からの側副血行路である，もやもや血管を示す微小血管網を認める（図 4-65 B～D）．側副血行路は軟髄膜や硬膜，軟膜の動脈にもみられる．MRA は微細な側副血行路の描出に関して血管造影に劣るが，大まかな評価は可能である．側副血行路を MRA で評価するには，撮像範囲を Willis 動脈輪周囲のみでなく，通常より広範囲に広げマルチスラブで撮像し，外頸動脈系を外すことなく MIP 処理を行う．大脳基底核のもやもや血管の末梢に微小動脈瘤が形成されることもあり（図 4-65 E），脳室内出血の原因となる．血行再建術後の MRA においても，再建・吻合部を含む広い範囲での MRA 撮像が必要である．presaturation パルスを内頸動脈領域に付加して MRA を撮像すると，バイパスの血流の有無を評価できる．ASL にて選択的に再建血管を励起し，

図4-65 もやもや病(8歳男児)

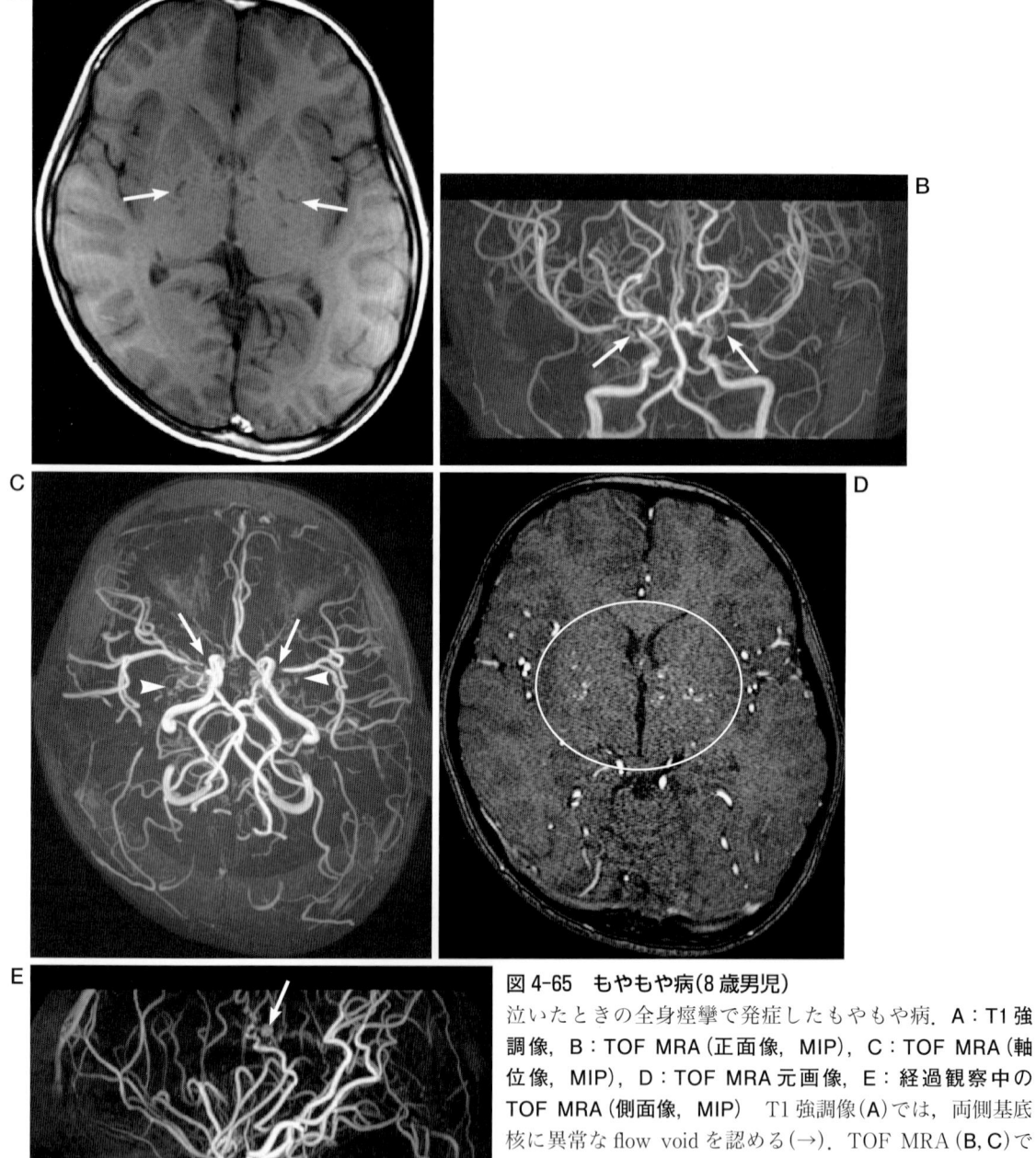

泣いたときの全身痙攣で発症したもやもや病．A：T1強調像，B：TOF MRA（正面像，MIP），C：TOF MRA（軸位像，MIP），D：TOF MRA元画像，E：経過観察中のTOF MRA（側面像，MIP）　T1強調像(A)では，両側基底核に異常なflow voidを認める(→)．TOF MRA(B,C)では，両側内頸動脈終末部から中大脳動脈起始部の狭窄性変化を認める(→)．その周囲には側副血行路（もやもや血管）を認める(▶)．両側後大脳動脈は末梢まで描出されており，側副血行路の発達を示唆する．TOF MRA元画像(D)では，両側基底核領域に側副血行路が高信号で認められる（楕円内）．経過中に，TOF MRA(E)で右後脈絡動脈の末梢に動脈瘤が出現した(→)．

表 4-17　もやもや病(Willis 動脈輪閉塞症)の新診断基準

1　診断上，脳血管造影などの画像診断は必須であり，少なくとも次の所見がある
　1)　頭蓋内内頸動脈終末部を中心とした領域に狭窄または閉塞がみられる
　2)　もやもや血管(異常血管網)が動脈相においてみられる
2　もやもや病(Willis 動脈輪閉塞症)は原因不明の疾患であり，下記に伴う類似の脳血管病変は除外する
　1)　動脈硬化が原因と考えられる内頸動脈閉塞性病変
　2)　自己免疫疾患
　3)　髄膜炎
　4)　脳腫瘍
　5)　ダウン症候群
　6)　von Recklinghausen(フォンレックリングハウゼン)病
　7)　頭部外傷
　8)　頭部放射線照射の既往
　9)　その他

【画像診断法】
1　もやもや病(Willis 動脈輪閉塞症)の確定診断に脳血管造影は必須である．特に片側性病変や動脈硬化を合併する病変の場合には脳血管造影を行うことが必須である．
2　ただし，MRI では，1.5T 以上(3.0T ではさらに有用)の静磁場強度の機種を用いた TOF (time-of-flight)法により，以下の所見を見た場合には，確定診断としてよい．
　(1)MRA で頭蓋内内頸動脈終末部に狭窄または閉塞がみられる．
　(2)MRA で大脳基底核部に異常血管網がみられる．
　(注)MRI 上，大脳基底核部に少なくとも一側で 2 つ以上の明らかな flow void を認める場合，もやもや血管(異常血管網)と判定してよい．

(文献 85)より許可を得て転載)

バイパス血管からの脳実質灌流領域を評価する方法などもある．軟髄膜吻合(leptomeningeal anastomosis)を介して描出される拡張した軟膜血管は flow がゆっくりとしており，FLAIR で脳溝深部の点状・線状高信号として描出されることがある．"ivy sign"とよばれ[84](**図 4-66 A**)，造影 MRI では脳表に沿った増強効果としてみられる．

厚生労働省特定疾患もやもや病(Willis 動脈輪閉塞症)調査研究班の「診断基準」(**表 4-17**)[85]によると，画像診断では脳血管造影が必須ではなくなった．MRA でも診断可能とされているが，1.5T 以上(3.0T はさらに有用)の静磁場強度の機種を用いることが望ましく，撮像条件により病変の過大・過小評価が起こることに注意する．

外科的治療の適応決定，治療後の経過観察には血管の評価に加え，脳循環，特に循環予備能の評価が重要である．脳循環の評価は，一般的に single photon emission computed tomography(SPECT)や positron emission tomography(PET)などの核医学検査で行われるが，MRI でも ASL や dynamic susceptibility contrast (DSC)法を用いた脳循環評価が試みられている．DSC では造影剤の急速静注が必要であるが，ASL は非造影撮像法であり，より非侵襲的な検査法で小児疾患への応用が期待されている．撮像法の詳細は Chapter 2 を参照されたい．SPECT で得られた脳循環予備能と ASL から得られる脳血流

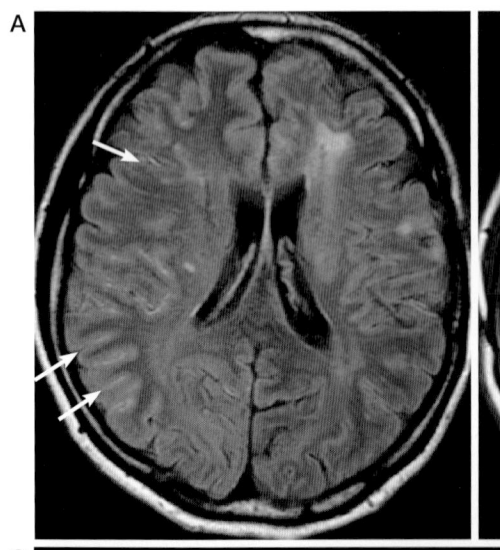

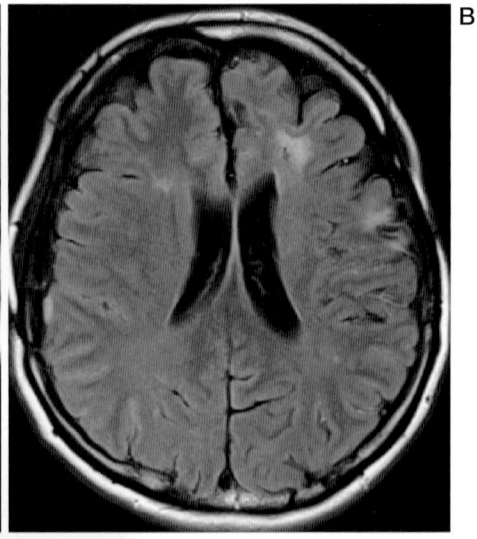

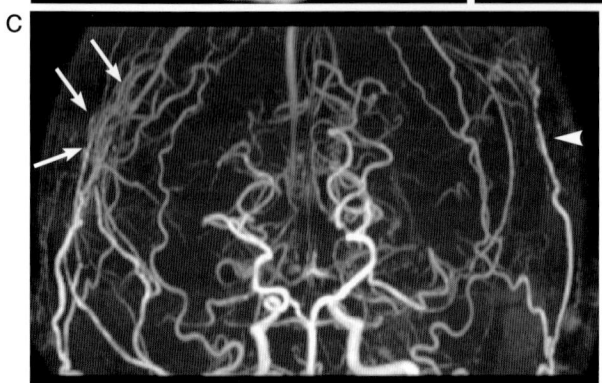

図4-66 右片麻痺で発症し左間接バイパス術後の状態(30歳台女性)
右直接バイパス術前後のMRI A：FLAIR像(術前), B：FLAIR像(術後), C：TOF MRA 正面像(MIP) 右直接バイパス術前のFLAIR像(A)では, 左前頭葉に梗塞を認め, 両側大脳半球表面にivy sign(→)を認める. ivy sign は右大脳半球に広範に認められる. 術後のFLAIR横断像(B)では右大脳半球表面にみられたivy sign は減弱している. 右直接バイパス術後のTOF MRA 正面像(C)では, 右バイパス血管である浅側頭動脈末梢を中心に側副血行路を認める(→). 左にも以前に施行されたバイパスを認める(▶).

量は相関を示すという報告[86]もあるが, 核医学検査とMRIの定量値の相関は, 今後のデータの蓄積と評価が必要である. このほか, ivy sign と脳循環予備能が関連するとする報告や, バイパス後にivy sign の減少を認めるとの報告[87]がある(図4-66).

③ 画像診断のプロセス

もやもや病の診断はMRAで可能であり, 経過観察にも有用であるが, 空間分解能や時間分解能は血管造影には劣っており, 側副血行路の詳細な評価や血液循環動態の評価には血管造影が必要である. 脳循環は核医学検査での評価が一般的である. MRIでもある程度の脳循環の評価は可能であるが, MRIから得られるデータの再現性や核医学検査から得られるデータとの相関について十分な検証が望まれる.

基礎疾患に合併して, 内頸動脈終末部, 前および中大脳動脈の近位部に狭窄または閉塞がみられ, 異常血管網を伴う症例は, 類もやもや病とされる(表4-17). 血管造影上, もやもや病と区別がつかない症例から, 動脈硬化性病変のように成因の異なった疾患まで広く存在するが, 基礎疾患が明らかな場合や, もやもや病類似所見の合併が多く報告されている疾患は一般的に類もやもや病とされる.

4.7 静脈性梗塞と静脈性出血

a. 静脈洞血栓症　sinus thrombosis

1) 病態と臨床

　静脈洞血栓症は，硬膜静脈洞が血栓により狭窄あるいは閉塞し，静脈の還流障害が起こって静脈圧が亢進することで起こる．うっ血により静脈性梗塞や出血をきたすことがあり，頭痛，痙攣，意識障害など多彩な症状を呈する．上矢状(静脈)洞，横静脈洞，直静脈洞に多い．原因は凝固系異常をきたす基礎疾患を有する場合が多く，妊娠中，経口避妊薬，脱水状態，外傷，感染症(中耳炎，副鼻腔炎，髄膜炎など)が知られているが，原因を特定できない特発性の場合もある．また，静脈洞内の血栓が皮質静脈に波及して皮質静脈血栓症(cortical venous thrombosis)を伴うことや，硬膜動静脈瘻(dural arteriovenous fistula)に合併することが知られている．

2) MRI 所見

　静脈洞内の血栓を証明することが最も重要である．急性期の血栓は単純 CT にて高吸収を呈するが，新生児や多血症では静脈洞が正常でも高吸収にみえることがある．頻度は高くないが，皮質静脈に血栓が及ぶと，脳表に沿って索状の高吸収域が認められることがある(cord sign)[88]．

　MRI では血栓の信号は時期によって異なる(BOX 4-21)．急性期(発症 0〜5 日)の血栓は FLAIR 像で高信号域として認められやすく(図 4-67)，本症を疑うきっかけとなる．ただし，静脈洞内の停滞血流でも高信号としてみられることがある(図 4-69)．T1 強調像では脳脊髄液(CSF)と等信号，T2 強調像では低信号で診断が難しい．亜急性期(発症 6〜15 日)になると T1 強調像，T2 強調像ともに血栓は高信号を示し，診断が容易になる[89]．拡散強調画像(DWI)が血栓の描出に有用な場合があり[90]，静脈洞内に淡い高信号域として認められることが多い．T2*強調像が急性期の血栓をより明瞭に描出するとの報告もある[91]が，難しい場合も多い．

　亜急性期の血栓は，3D TOF (time-of-flight) MRA にて高信号に描出されるが(図 4-68)，血流が遅い場合や正常でも高信号にみえることがあるため注意が必要である[92]．

　phase contrast (PC)法や 2D TOF MRA は静脈血流を高信号として描出できる．MR venography(MRV)として用いられ，閉塞静脈は描出されなくなる．元画像にて血栓は信号欠損として認められ，多断面再構成画像(multiplanar reconstruction：MPR)は進展範囲の評価にも有用である．

　造影後の 3D TOF MRA では，造影 CT や造影 MRI 同様，静脈洞内の血栓が相対的に低信号として描出される．上矢状洞では三角形にみえる静脈洞の壁のみが造影され，内腔の血栓が相対的に低吸収に認められる．"empty delta sign"として知られている[88]．また造影することで拡張した皮質静脈が明確になり，合併する硬膜動静脈瘻の除外にも有用で

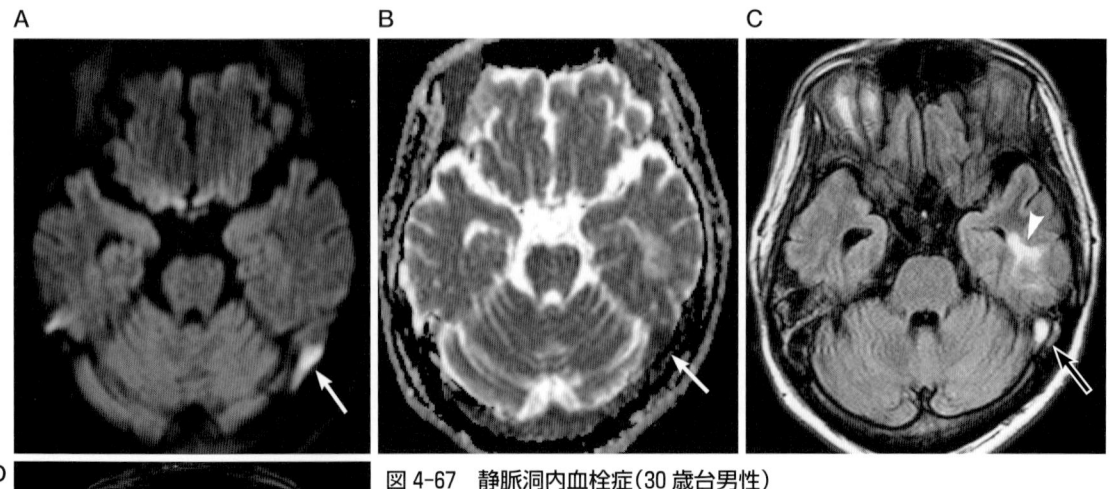

図 4-67 静脈洞内血栓症（30 歳台男性）
A：拡散強調画像，B：ADC map，C：FLAIR 像，D：T2*強調像　Fallot 四徴，肺動脈閉塞あり，心肺停止にて蘇生 2 週間後．拡散強調画像(A)や FLAIR 像(C)では左横静脈洞から S 状静脈洞内に血栓と思われる高信号域が認められ(→)，ADC map (B)では同部の ADC 値は低下している(→)．T2*強調像(D)では血栓を低信号として指摘できない．また FLAIR 像(C)では左側頭葉白質に高信号域がみられ(▶)，静脈梗塞後変化と思われる．

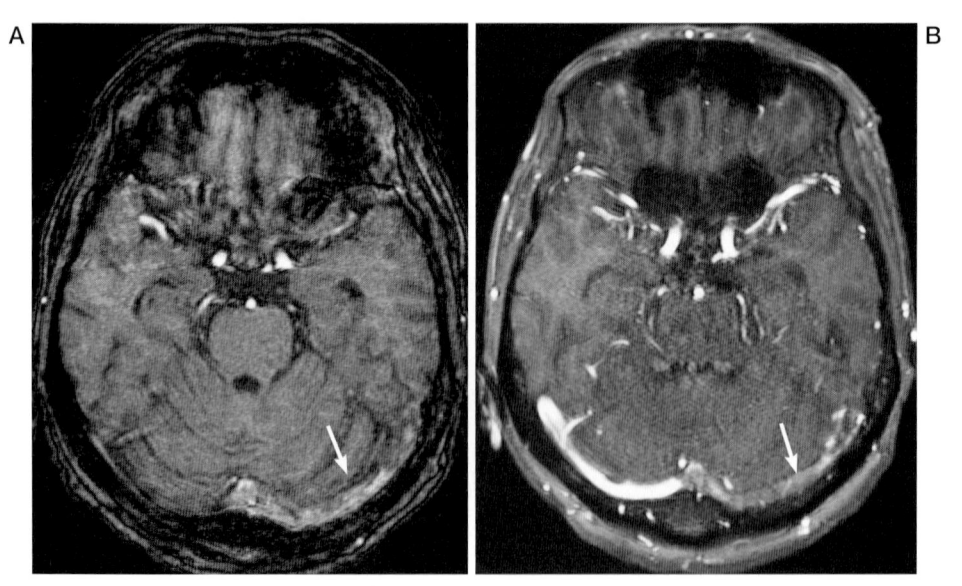

図 4-68 静脈洞内血栓症（50 歳台男性）
A：3D TOF MRA 元画像，B：2D TOF MRA 元画像　前日の夕方より異常行動あり受診．来院時発語なし，右上下肢の片麻痺を認めた．3D TOF MRA 元画像(A)では横静脈洞に一致した軽度高信号域がみられ(→)，血栓を反映した所見と思われる．2D TOF MRA 元画像(B)では血栓が信号低下として認められる(→)．

図4-69 静脈洞内の停滞血流(60歳台男性)
FLAIR像 静脈洞内の血流遅延により高信号が認められることがある(→)．中央部がより低信号として認められることが多い．

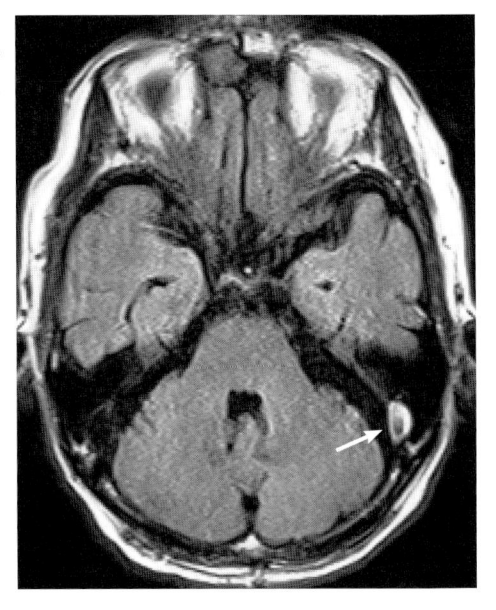

BOX 4-21 静脈洞血栓症の画像所見

- 単純CTにて高吸収．
- empty delta sign(造影CTもしくは造影MRI)
- 急性期では血栓はT1強調像で等信号，拡散強調画像，FLAIRでは高信号．
- 亜急性期ではT1強調像で高信号．
- MRVでは静脈洞内の血栓は信号欠損．
- MRIではっきりしない場合はDSA．

ある．時に，くも膜顆粒(図4-70)が血栓同様に造影欠損として認められるため，間違わないようにする必要がある．

　合併する脳実質内病変は，うっ血に伴う浮腫性変化が主体である．動脈閉塞による梗塞とは所見が異なり，皮質下白質主体に病変が広がり動脈の血管支配領域に一致しないのが特徴である．片側性に分布することが多いが，両側性，対称性に病変を認めることもある．

　拡散強調画像では静脈性浮腫(血管性浮腫)を反映して，急性期でも淡い高信号であることが多い．見かけの拡散係数(apparent diffusion coefficient：ADC)は上昇している場合と低下している場合がある[93]．また側副路として皮質静脈が拡張することもあり，この場合，T2強調像や磁化率強調画像(SWI)にて脳溝内の蛇行した静脈が指摘できることがある．

　くも膜下出血，脳出血はFLAIR像やT2*強調像で検出されやすい．FLAIR像にて高信号，T2*強調像で低信号を示す．

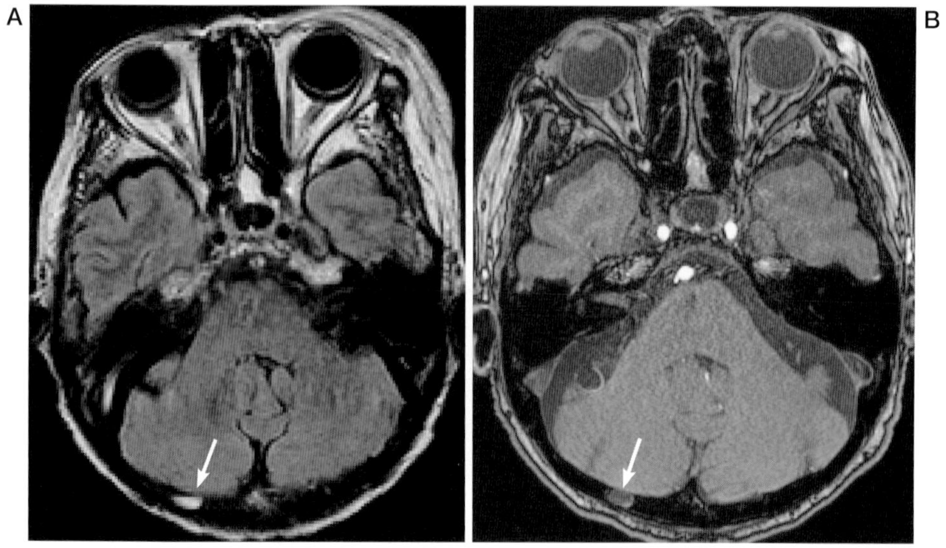

図 4-70　くも膜顆粒(50 歳台女性)
A：FLAIR 像，B：3D TOF MRA 元画像　くも膜顆粒は造影 MRI にて造影欠損としてみられるが，単純 MRI では脳脊髄液と同様の信号変化を認める．FLAIR 画像(A)では結節状に認められ，血栓のようにみえる場合がある(→)が，3D TOF MRA 元画像(B)では類円形や分葉型の囊胞状結節として認められ(→)，鑑別可能．

3）診断プロセス(確定診断法)

　静脈や静脈洞の血栓症は疑ってかからないと，確定診断に至ることが難しい．脳血管障害の鑑別として検査が行われることが多く，限られた撮像シーケンスでの診断が求められる(BOX 4-22)．

　脳溝内に拡張蛇行した静脈を伴う浮腫が認められれば診断は比較的容易である．拡散強調画像や FLAIR 像にて静脈洞内に高信号域を認めた場合には，本疾患を疑う必要がある．静脈洞内の高信号域に一致して 3D TOF MRA での高信号が認められれば血栓症の可能性が高く，MRV にて静脈閉塞の有無や血栓の評価を行う．単純 MRI にて診断が難しい場合は造影検査を追加する．

b. 硬膜動静脈瘻　dural arteriovenous fistula：dAVF

1）病態と臨床

　硬膜動静脈瘻は，硬膜に後天的に生じる動静脈の短絡(シャント)である．多くは原因不明の特発性で，40〜60 歳台に好発し，女性にやや多い．外傷や静脈洞血栓症などにより静脈洞に狭窄や閉塞が生じて，その部分に形成されると考えられているが，詳細な関連は不明である．多くは単発性で，横静脈洞から S 状静脈洞部に多く認められ，次に海綿静脈洞部に好発する．耳鳴りや眼球結膜充血などが初期にはみられる．皮質静脈への逆流がみられる場合は，出血や静脈梗塞の危険性が高く，痙攣や意識障害，高次脳機能障害などを認める場合がある．

　臨床分類としては流出静脈の経路に基づく Borden らや Cognard らの分類がよく用い

BOX 4-22 静脈洞血栓症の鑑別診断

1) 静脈洞内停滞血流
   - 左内頸静脈内の血液は背臥位にて停滞しやすいため，左内頸静脈洞やS状静脈洞内にしばしばFLAIR像や3D TOF MRAにて高信号として認められる．
   - FLAIR像では中央部がより低信号として認められることが多く（図4-69），また拡散強調画像では高信号として認められないのが鑑別点である．

2) 静脈洞低形成
   - 横静脈洞に左右差が認められることはしばしば経験され，横静脈洞全体が描出不良の場合は低形成の可能性も考慮する．

3) 多血症
   - CTでは静脈洞内が高吸収となり，血栓症と鑑別が難しい場合がある．
   - 他の血管も高吸収を示す場合は，多血症による変化を疑う．MRIでは鑑別可能．

4) くも膜顆粒
   - 静脈洞内に結節状の造影欠損としてみられ，血栓に類似した所見を呈するが，単純MRIでは脳脊髄液と同等の信号変化であるため，鑑別は可能．
   - 3D TOF MRA元画像では結節状〜分葉状の囊胞性腫瘤として認められることもある（図4-70）．

BOX 4-23 硬膜動静脈瘻の画像所見

- 単純CT，MRIでの指摘は困難（normal）．
- 横静脈洞，海綿静脈洞に多い．
- 3D TOF MRAにて静脈洞内に連続する高信号（逆流した静脈）．
- 静脈洞血栓症の合併
- 静脈梗塞，脳出血，くも膜下出血の合併
- 最終診断はDSA．

られる[94,95]．治療法の選択は流出静脈の経路に基づいて行われるが，海綿静脈洞部の短絡量が少ない症状の軽度な場合を除き，低位放射線治療や血管内治療（塞栓術），外科手術など積極的な治療を要する．

2) 画像所見

単純CTでは動静脈瘻本体を描出することは困難である（BOX 4-23）．まれに石灰化をきたすことがあり，皮質から皮髄境界に沿ってカーブ状，線状を呈する．造影CTや

BOX 4-24　硬膜動静脈瘻の鑑別診断

1) 静脈洞血栓症
   - 皮質静脈への逆流がない場合は，静脈洞血栓症との鑑別が難しいことも多く，また両者は合併することが多い．
   - 拡散強調画像，FLAIR像やMRVもしくは3D TOF MRAが静脈洞内の血栓の指摘に有用である．

2) 静脈洞内の停滞血流
   - 左内頸静脈内の血液は背臥位にて停滞しやすいため，横静脈洞まで内頸静脈血が逆流することがある．
   - 無症状であり，ほとんどが左側にみられる．

3) 横静脈洞からS状静脈洞の低形成
   - 静脈閉塞を伴う硬膜動静脈瘻との鑑別が時に難しい．
   - MRVや3D TOF MRAにて静脈の存在を確認する．

CTAでも動静脈瘻本体を描出するのは難しい場合が多いが，逆流した皮質静脈が描出されることがある[96]．

MRIでは拡張した皮質静脈が脳表や脳溝に沿ってflow voidとして認められる．静脈梗塞をきたした場合は急性期脳梗塞のような所見とは異なり，拡散強調画像での高信号は淡く（図4-71 B），ADCの低下もばらつきがある（「a．静脈洞血栓症」の項を参照）．くも膜下出血，脳出血は，FLAIR像にて高信号，T2*強調像で低信号を示す．

海綿静脈洞や下垂体静脈洞，横静脈洞・S状静脈洞などがTOF MRAにて高信号域として描出された場合は本症の可能性を疑う．しかし，正常でも静脈洞のflowの影響で同様の所見を認めることがあり，鑑別が必要となる（BOX 4-24）．3D TOF MRAの元画像を注意深く観察すると，外頸動脈や内頸動脈から分岐する中硬膜動脈が高信号として認められ，硬膜静脈洞の壁内に連続して入り込む様子が観察でき有用である．

3) 診断プロセス（確定診断法）

遭遇する機会は少ないが，CTやMRIにて本疾患を疑うことが大切である．静脈洞閉塞の有無と皮質静脈への逆流所見を見つけることが鍵となる．最終診断や血行動態の評価には脳血管造影が必要になる．

FLAIR像やT2強調像にて脳表や脳溝に沿ったflow voidを認めた場合，脳実質内に出血や静脈梗塞を疑う病変がみられた場合は，本症を疑う．本症が考慮される場合には，3D TOF MRAの元画像をよく観察して静脈洞内の高信号に注目する（図4-71 D, E）．高信号が認められた場合は，高信号域の広がりを確認する．海綿静脈洞や硬膜動脈枝が高信号として描出される場合は本疾患の可能性が高い．静脈系の血流動態（閉塞静脈と側副路）の評価にはMRVが有用である．造影検査はあえて必要ない．

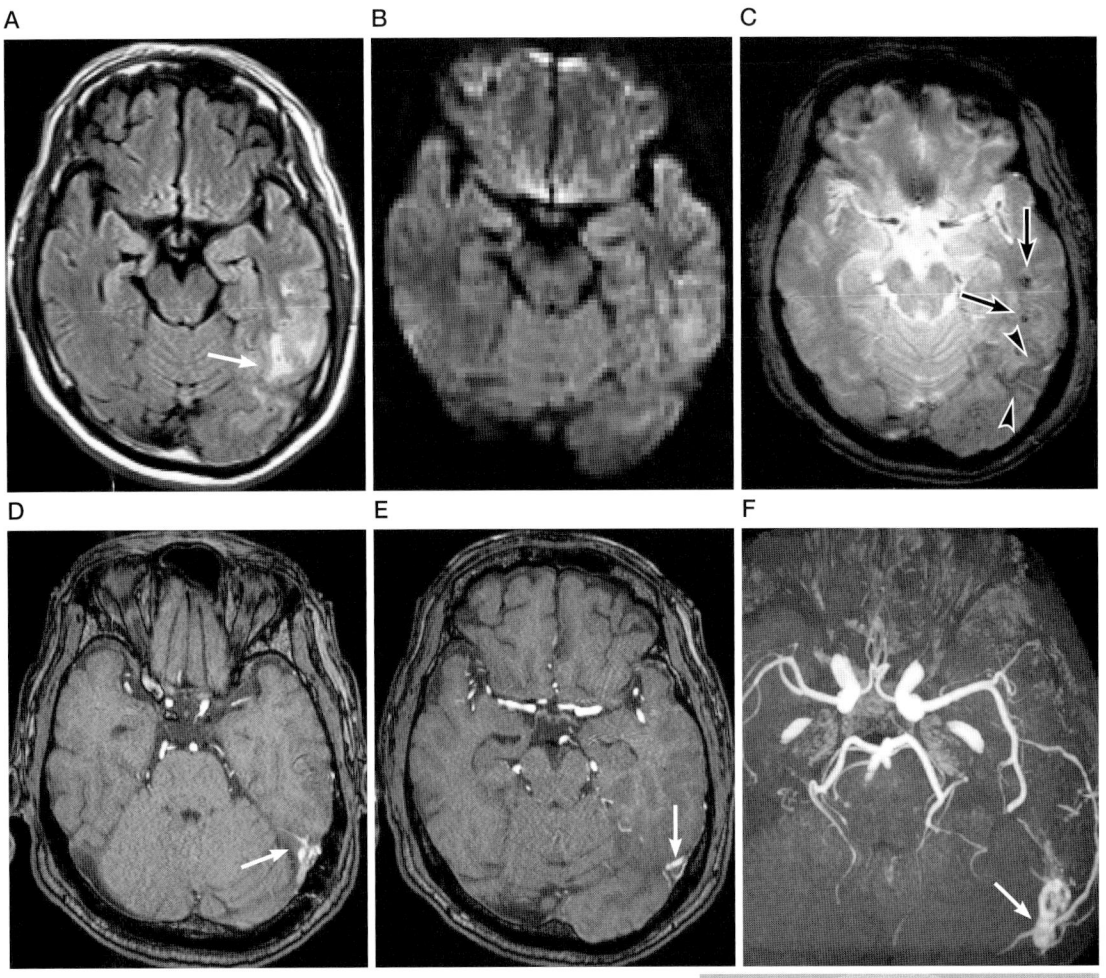

図 4-71 硬膜動静脈瘻(左横静脈洞からS状静脈洞),静脈性うっ血(70歳台男性)

A:FLAIR像,B:拡散強調画像,C:T2*強調像,D,E:3D TOF MRA元画像,F:3D TOF MRA(MIP像),G:左外頸動脈造影　起床時(2.5時間前)より失語が出現.FLAIR像(A)では左側頭葉皮質から皮質下白質に静脈のうっ血を反映して,淡い高信号域がみられる(→).拡散強調画像(B)では,同部の高信号は非常に淡く,ADCは軽度上昇している(非呈示).T2*強調像(C)では,皮質に沿った帯状の低信号域がみられ(▶),皮質下には多数の点状出血による低信号域が認められる(→).3D TOF MRA元画像(D,E)では,左横静脈洞〜S状静脈洞内に高信号が認められ,拡張した中硬膜動脈や逆流した皮質静脈が高信号域として認められる(→).3D TOF MRA MIP像(F)でも左横静脈洞からS状静脈洞内に異常信号あり(→).外頸動脈造影(G)では後頭動脈から分岐する拡張した硬膜枝を介して,静脈洞が早期描出される(→).

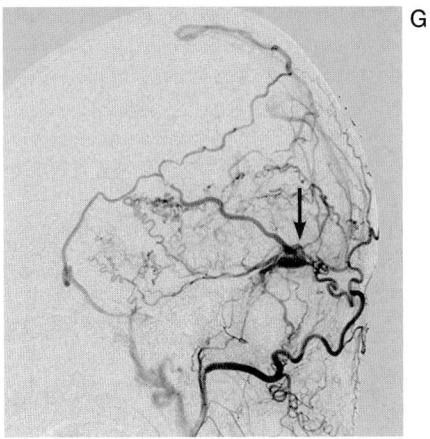

4.8 病巣遠隔部の二次変性

　神経系は複雑な神経線維連絡をもつネットワークを形成しており，一部の障害がそれと連絡をもつ他の部位に影響する．機能低下は，von Monakow により"diaschisis"と名付けられており[97]，組織学的変化をきたしている場合は degeneration といわれる．通常のMRI で認められる異常所見は，組織学的変化を伴う場合であり，遠隔部変性ということになる．ただ，MR-perfusion などでは，positron emission tomography（PET）や single photon emission computed tomography（SPECT）などと同様に機能画像であり，必ずしも組織学的変化がなくとも所見が確認されうる．厳密には変性とは別に論じられるべきと思われるが，本項ではそれらも含め言及する．

　遠隔部の変性には，神経細胞やその軸索が損傷されることにより，それより末梢の軸索が変性する順行性変性（antegrade degeneration）と，軸索の傷害により，中枢側に向かって変性が進行し，神経細胞が変性する逆行性変性（retrograde degeneration）[98]，シナプス結合していた神経細胞が変性する（transsynaptic degeneration）とがある．MRI の進歩により，これらを捉えることが容易になってきた．広く知られているものを表 4-18 および BOX 4-25 にあげる．

BOX 4-25　脳血管障害例で，MRI でみられることが多い遠隔部二次変性の部位

- 大脳脚などの錐体路（大脳皮質，大脳基底核，内包の障害）
- 両側中小脳脚（橋底部の障害）
- 黒質（線条体の障害）
- 下オリーブ核（中脳 - 小脳歯状核 - 延髄の障害）

表 4-18　脳血管障害例において認められるおもな二次変性

変　性		障害部位	変性部位
順行性変性	一次 Waller 変性	大脳皮質，内包	錐体路
		皮質橋小脳路，歯状核 - 赤核 - 小脳路	小脳半球
		橋底部	橋小脳路
		外側膝状体，後頭葉	視放線
		大脳辺縁系	乳頭体
逆行性変性	二次 Waller 変性	大脳皮質	視床
経シナプス変性		線条体	黒質
		Guillain-Mollaret 三角	下オリーブ核

図 4-72　錐体路
1：大脳皮質，2：被殻および淡蒼球，3：中脳，4：延髄．

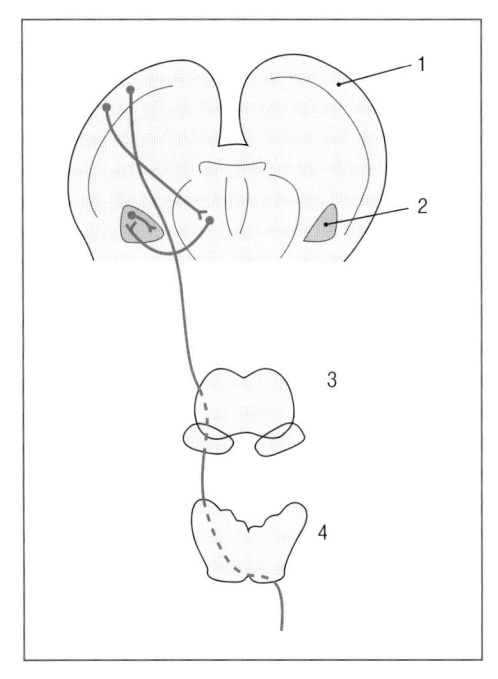

a. 錐体路の Waller 変性 (図 4-72〜75)

　大脳皮質からの一次ニューロンには，皮質脊髄路，皮質核路，皮質線条体路があり，錐体路を形成する(図 4-72)．錐体路の Waller 変性は，最もよく知られている順行性変性である[99,100]．すなわち，大脳皮質運動野，内包を含む障害により，同側の大脳脚，橋底部，延髄錐体部に変性が認められる．時系列的には，上位の傷害の直後から，軸索にマクロファージによる浸潤がみられ，数週間後以降に，線維化・萎縮が生じる．

　MRIでは，組織学的に変性所見が生じる以前に所見が捉えられる．T2 強調像では，変性所見が出現する 2〜4 週前，発症後 3 週〜2 か月後の時期に高信号として捉えられる．拡散強調画像(DWI)ではさらに早期，梗塞の発症数日後〜2 週ほどで約 20% 程度の症例に高信号が確認される．この時期を過ぎると，異常信号が確認される頻度は低下する．early Waller degeneration とよばれる所見で，臨床的にはこの一過性の高信号を新たな病変と間違えないことが重要である．本所見の発生機序については，いわゆる T2 shine-through 現象とする説もあったが，ADC の低下が確認された．拡散テンソル画像(diffusion tensor imaging：DTI)では，発症数日後から fractional anisotropy(FA)の低下や diffusivity の上昇が認められている．組織学的変性に先立って，軸索の一過性の浮腫が生じる可能性が示唆されている．

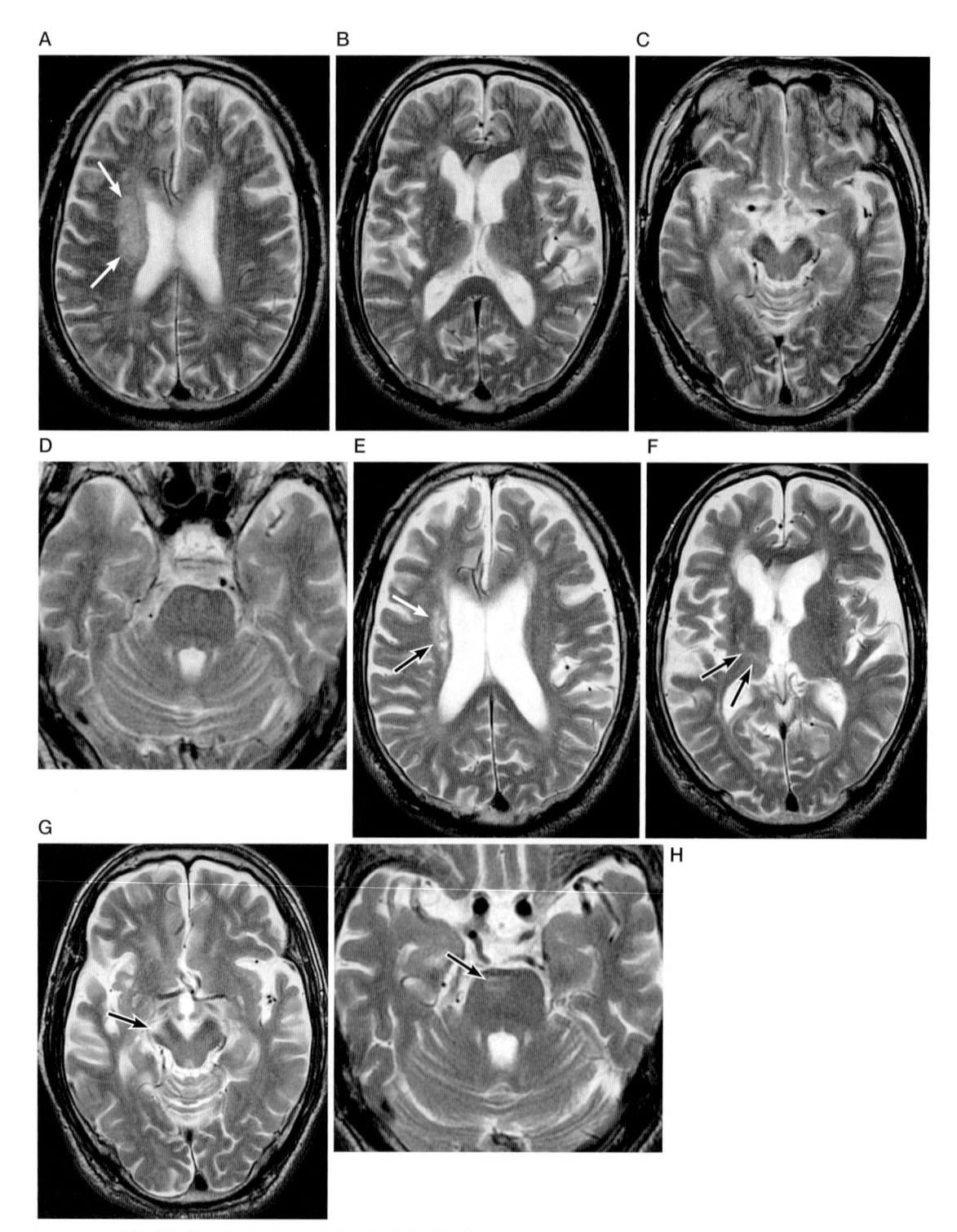

図4-73 脳梗塞：錐体路の Waller 変性（70歳台男性）
A～H：T2強調像　A～D：発症4日後，E～H：発症8か月後　左不全片麻痺で発症した．発症4日後のT2強調像（A）で，右放線冠に高信号域がみられるが（→），右視床，内包，橋，大脳脚には異常信号は認められない．発症8か月後のT2強調像（E）では，右放線冠の病変は陳旧化しており（→），右視床，内包，大脳脚，橋の右腹側にかけて，連続性に高信号域がみられる（F～H，→）．

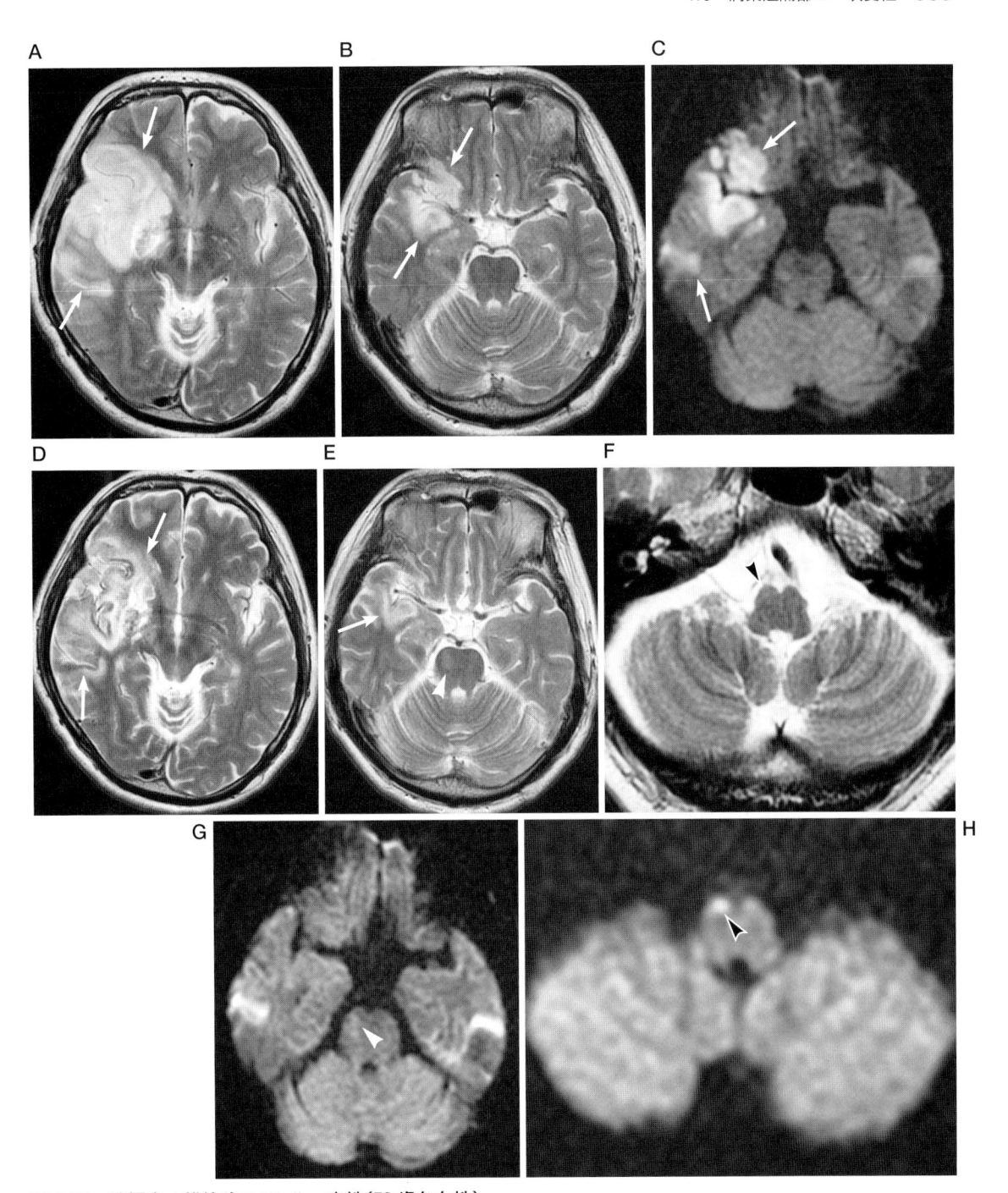

図4-74 脳梗塞：錐体路のWaller変性(50歳台女性)
A, B：T2強調像，C：拡散強調画像，D〜F：T2強調像，G, H：拡散強調画像　A〜C：発症3日後，D〜H：発症14日後　左不全片麻痺で発症した．発症3日後のT2強調像(A, B)で，右大脳基底核部を含み，右島から前頭葉，側頭葉にかけて腫脹を伴った病変がみられ(→)，拡散強調画像(C)でもそれらの部位は高信号を呈している(→)．ただ，橋には異常信号は認められていない．発症14日後では，右前頭葉から側頭葉の梗塞の腫脹は軽減しているが(D, E，→)，橋の右腹側，延髄の右腹側にかけて，T2強調像(E, F，▶)および拡散強調画像(G, H，▶)にて高信号が認められる．

図4-75 脳梗塞：錐体路のWaller変性（80歳台女性）
A〜D：T2強調像（発症から13か月後），E：voxel-based specific regional analysis system for Alzheimer's disease（VSRAD）像　右不全片麻痺で発症した．発症から13か月後のT2強調像（A）で，左大脳基底核上部に陳旧性の梗塞がみられ（→），左大脳脚，橋上部左腹側にも高信号域がみられる（B〜D，▶）．VSRAD（F）では，それらの部位の萎縮が明瞭に示されている（→）．

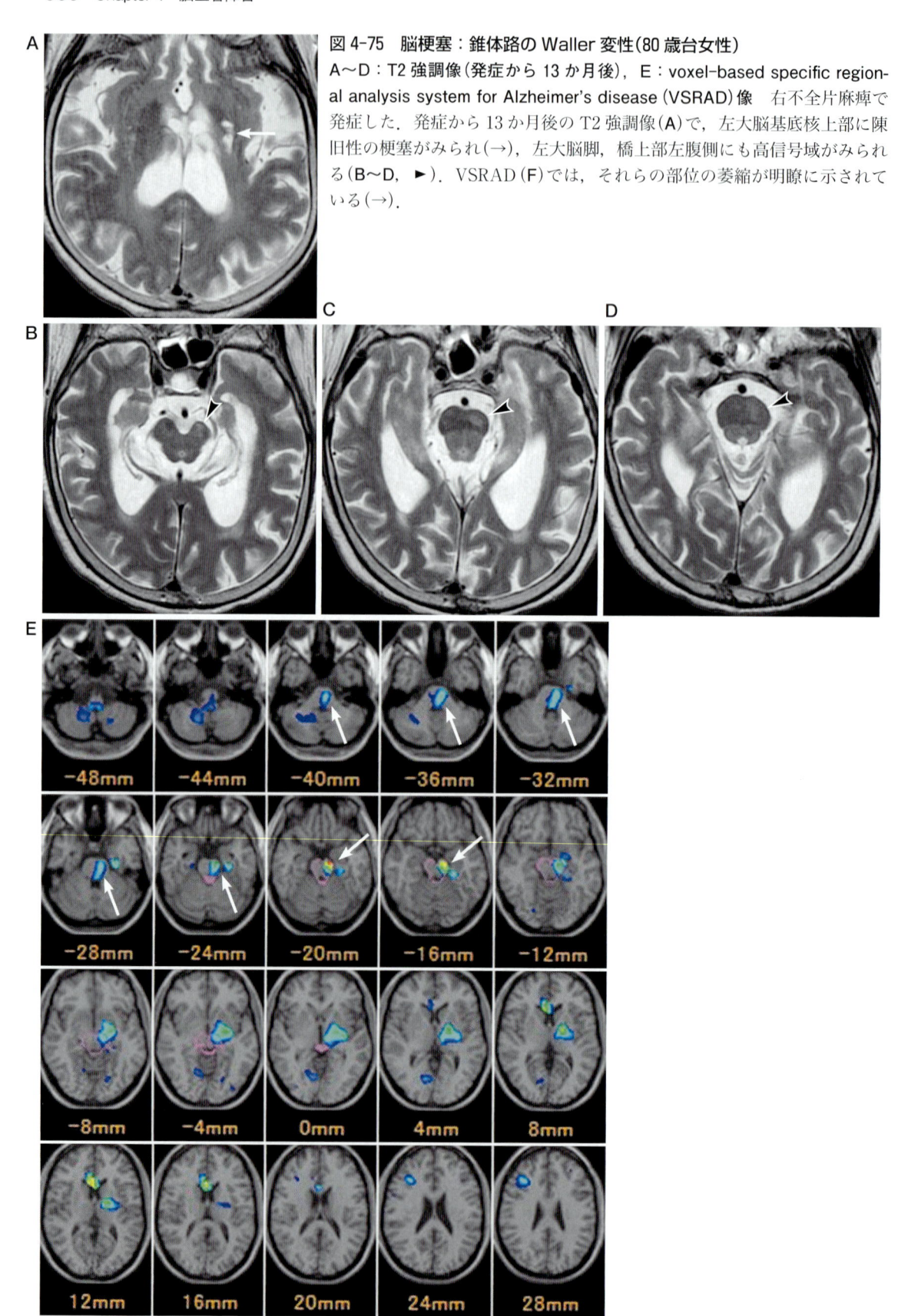

図 4-76　皮質橋路および橋小脳路
1：大脳皮質，2：被殻および淡蒼球，3：小脳．

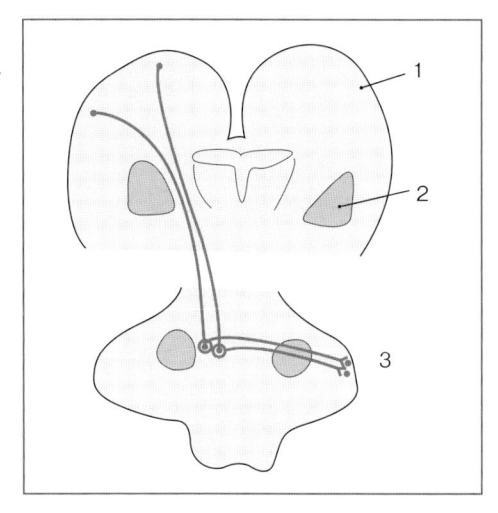

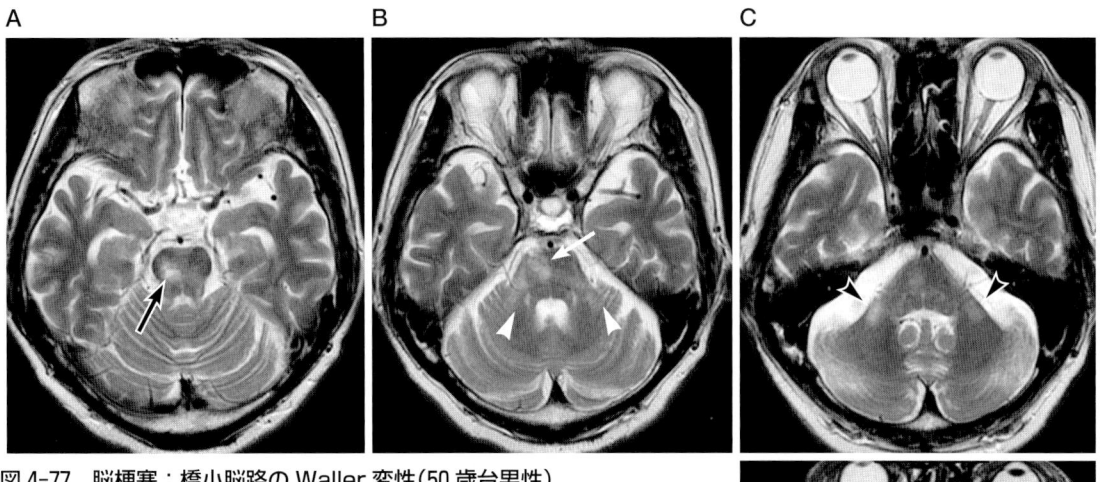

図 4-77　脳梗塞：橋小脳路の Waller 変性(50 歳台男性)
A〜D：T2 強調像　A〜C：発症から 8 か月後，D：発症 18 か月後　意識障害にて発症した．発症 8 か月後の T2 強調像(A, B)では，橋右に梗塞がみられ(→)，両側中小脳脚にも高信号が認められている(B, C, ▶)．発症 18 か月後(D)には，橋の梗塞は確認されるが(→)，両側中小脳脚の高信号域は確認されなくなっている．

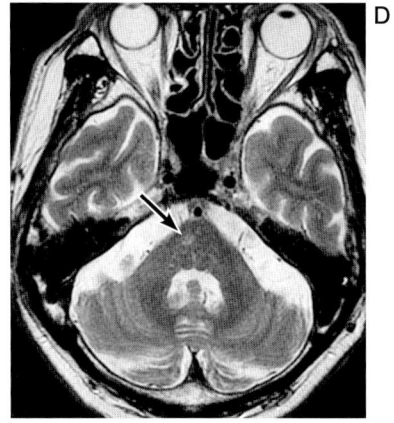

b. 橋小脳路の Waller 変性 (図 4-76〜78)

　橋底部の障害により両側の中小脳脚に認められる[101,102]．中小脳脚は，橋底部と小脳を連絡する多くの神経線維束よりなる．皮質脊髄路，皮質橋路，皮質延髄路は橋核と結合している．橋核は中小脳脚を通じ，両側の小脳と連絡している(橋小脳路)．橋核は大脳皮質

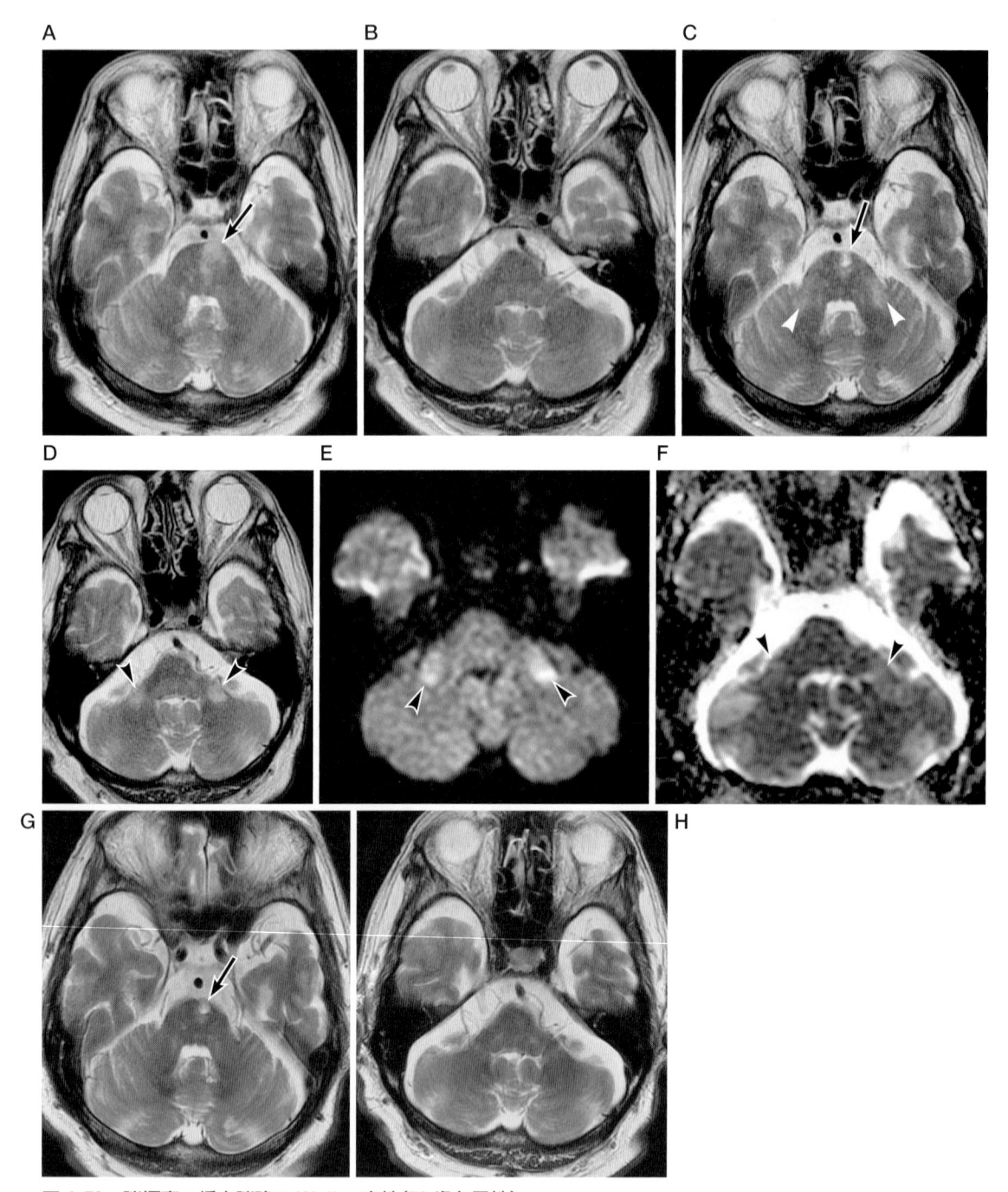

図4-78 脳梗塞:橋小脳路のWaller変性(70歳台男性)
A~D:T2強調像, E:拡散強調画像, F:ADC map, G, H:T2強調像 A, B:発症12時間後, C~F:発症6か月, G, H:発症2年後 左不全片麻痺と失語にて発症した. 発症12時間後のT2強調像(A)では, 橋左腹側よりに高信号の梗塞がみられている(→)が, 両側中小脳脚には異常信号は認められていない. 発症6か月後(C)で, 橋の梗塞は陳旧化しているが(→), 両側中小脳脚にT2強調像(C, D)および拡散強調画像(E)で高信号が認められており(▶), ADC map(F)では, その中小脳脚の病変の拡散低下は認められず, むしろ上昇している(▶). 発症から2年後のT2強調像(G)では, 橋の梗塞は確認される(→)が, 両側中小脳脚の高信号はほとんど確認されない.

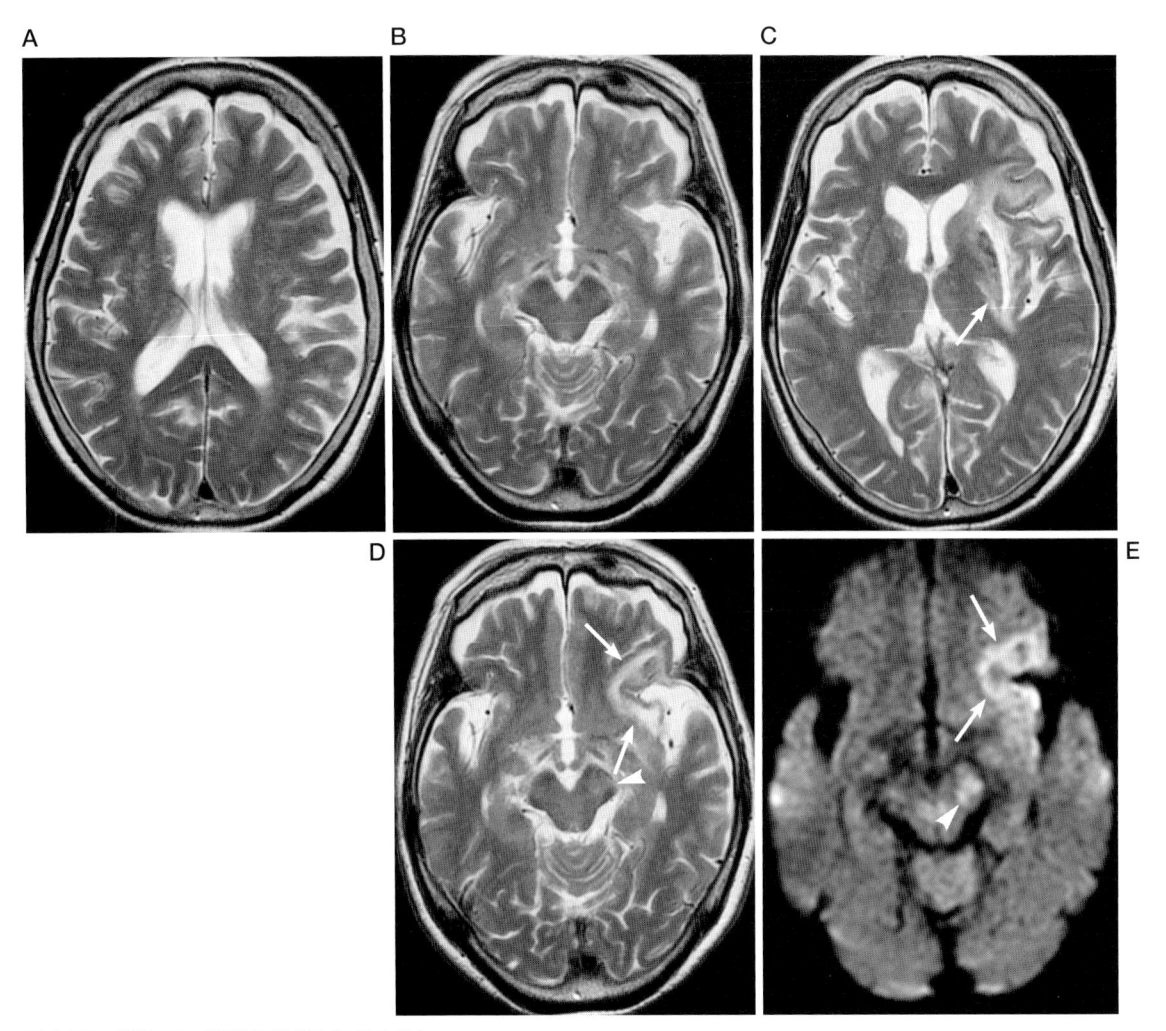

図 4-79　脳梗塞：黒質変性（80 歳台女性）
A〜D：T2 強調像，E：拡散強調画像　A, B：発症 4 時間後，C〜E：発症 10 日後　意識障害，右片麻痺で発症した．発症 4 時間後では，T2 強調像（A, B）では，中脳も含め，異常信号を指摘できない．発症 10 日後では，左大脳基底核部，島，前頭葉にかけての梗塞（C〜E，→）と，中脳左黒質を含む高信号域（D, E，▶）が，T2 強調像，拡散強調画像にて確認される．

からの線維とシナプス結合し，橋横走線維と中小脳脚を介し，反対側の小脳と連絡している（図 4-76）．

　橋底部の梗塞により，両側の中小脳脚に Waller 変性が生じる．MRI では T2 強調像で両側中小脳脚に高信号が生じる．拡散強調画像での報告は少ない．臨床的には，multi-system atrophy-C（MSA-C）など他の原因による両側中小脳脚変性と区別しなければならない．

c. 黒質変性 （図 4-79, 80）

transneuronal degeneration により，同側の線条体の障害で黒質の変性がみられること

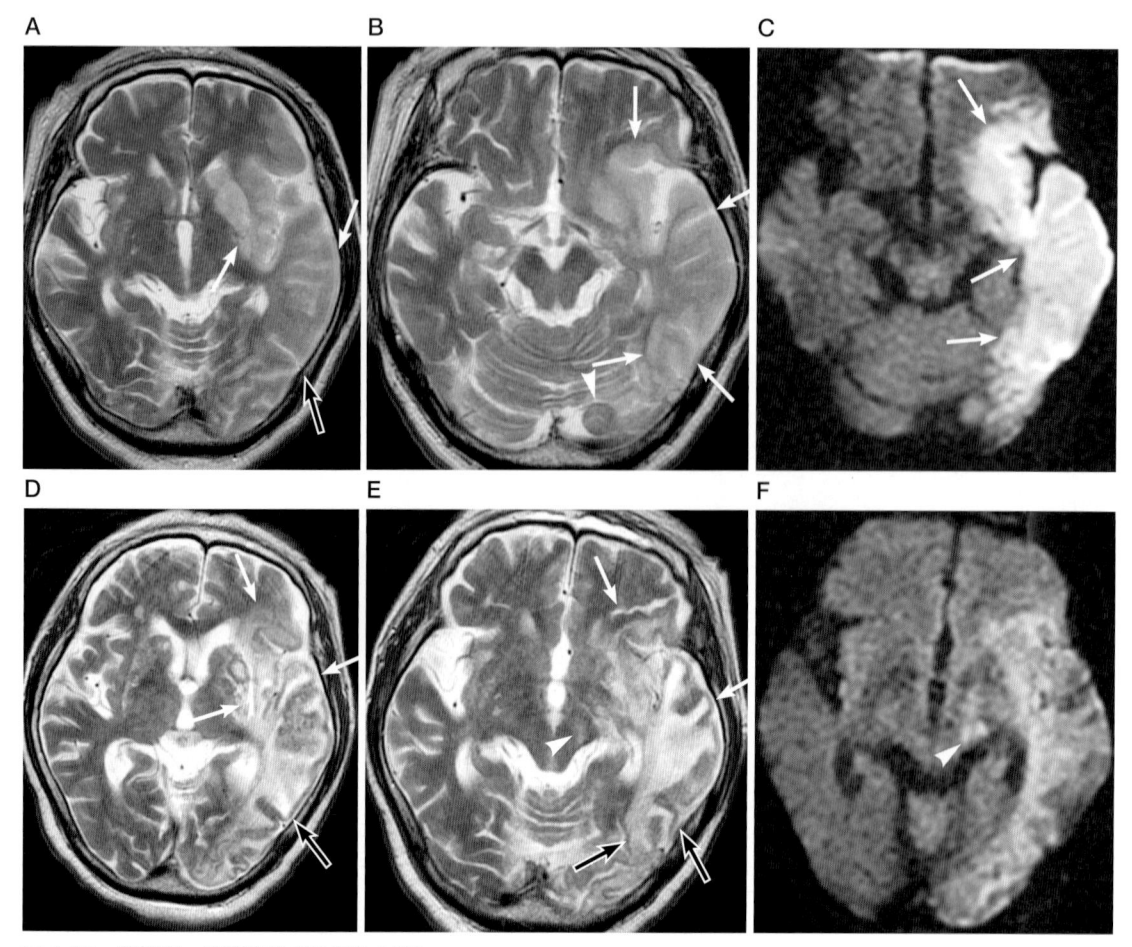

図4-80 脳梗塞：黒質変性（90歳台女性）
A, B：T2強調像，C：拡散強調画像，D, E：T2強調像，F：拡散強調画像　A～C：発症24時間後，D～F：発症14日　意識障害で発症した．発症24時間後のT2強調像（A, B）と拡散強調画像（C）では，左大脳基底核部，島，前頭葉から側頭葉にかけて腫脹を伴った梗塞がみられる（→）が，中脳の異常信号は確認されない．左小脳半球の上部には髄膜腫と思える腫瘤もみられる（B，▶）．発症14日後のT2強調像（D）では，梗塞は陳旧化しており（→），中脳左の黒質を中心に，高信号が確認され，拡散強調画像でも認められる（E, F，▶）．

がある[103,104]．これは，線条体-黒質路の主要な神経伝達物質である γ-aminobutyric acid（GABA）が同側黒質で低下し，そのために脱抑制が生じることによる．黒質の神経細胞には変性と脱落が生じる．

　線条体が梗塞になると4日後ほどで，T2強調像で同側黒質の信号が上昇し，ADCが低下する．高信号病変は2～3か月後に縮小する．動物実験によると，組織学的には黒質でのミエリンや星細胞の膨化がみられ，特に網様部に変性が強いことが確認されている．ADCの低下も矛盾なく説明できる．この黒質の変性部位には造影剤による増強効果はみられず，組織学的にも血管の増殖がみられないことが確認されている．

　錐体路のWaller変性に比較して，黒質変性を確認できる頻度は低いが，特に線条体の梗塞例を見たときには注目しておく必要がある．

d. 大脳皮質梗塞に伴う視床の変性 (図4-73参照)

　大脳皮質の広汎な梗塞では，同側の視床に変性が起こる[98]．視床と大脳皮質の密接な神経線維連絡の retrograde degeneration による．[97]

　大脳皮質梗塞発症後約1週から，T2強調像で視床の外側部に低信号がみられることがある．axonal transport の障害による鉄の沈着と考えられている．

　筆者は経験したことがないが，大脳皮質梗塞発症後約6週を経過すると，T2強調像で視床内側部に高信号がみられ，数か月続くという．動物を用いた中大脳動脈の閉塞モデルによれば，腹内側核のニューロンが最も障害を受けやすく，1日後に同側の視床に tumor necrosis factor-α が遊離され，3日後にマイクログリアや星細胞の反応が活性化される．4日後にはニューロンの変性が生じるという．

e. 小脳萎縮 (図4-81)

　天幕(テント)上の脳梗塞例では反対側の小脳半球の血流と酸素代謝が低下する．Baron らが，PET において見出した所見で，crossed cerebellar diaschisis (CCD) と名づけた[105]．主として，皮質橋小脳路の障害による transneuronal degeneration と考えられており，前頭葉や頭頂葉の病変でみられることが多い．脳梗塞のみならず，腫瘍，動静脈奇形，出血例でも同様の所見がみられる．

　CCD は可逆性とされていたが，天幕上の広範囲に及ぶ障害では MRI で小脳半球の萎縮として認められる．crossed cerebellar atrophy とよばれている．PET や SPECT と同様に，arterial spin labeling (ASL) や造影剤を用いた MR-perfusion でも，早期の CCD を捉えることが可能である．脳血流量(cerebral blood flow：CBF)の低下や time-to-peak, mean-transit-time など循環時間の延長が認められる．また，voxel-based specific regional analysis system for Alzheimer's disease (VSRAD) を用いると，比較的早期から CCD が判定できる(図4-81 D)．

　実際の臨床では小脳萎縮を見ることはまれだが，SPECT で CCD を見る機会は多い．SPECT に限らず，MR-perfusion や CT-perfusion を注意深く読影すれば，CCD は高頻度で観察可能と思われる．

f. 上小脳脚萎縮，赤核萎縮，下オリーブ核変性 (図4-82〜84)

　小脳歯状核-赤核-オリーブ核の連絡，いわゆる Guillain-Mollaret triangle (図4-82, BOX 4-26) が障害されると，transsynaptic degeneration により上小脳脚，赤核，下オリーブ核に変性が生じる．小脳歯状核病変では同側の上小脳脚，対側の赤核，対側の下オリーブ核に変性が生じ，橋背側中心被蓋路の病変では同側の赤核，同側の下オリーブ核に変性が生じる．

　MRI で確認できるのは，下オリーブ核変性である．主として仮性肥大の時期に，下オリーブ核が片側性に軽度腫大し T2強調像で高信号を示す．延髄の両側性内側部の梗塞では，両側性に下オリーブ核仮性肥大がみられることもある[106,107]．病理学的には，ニュー

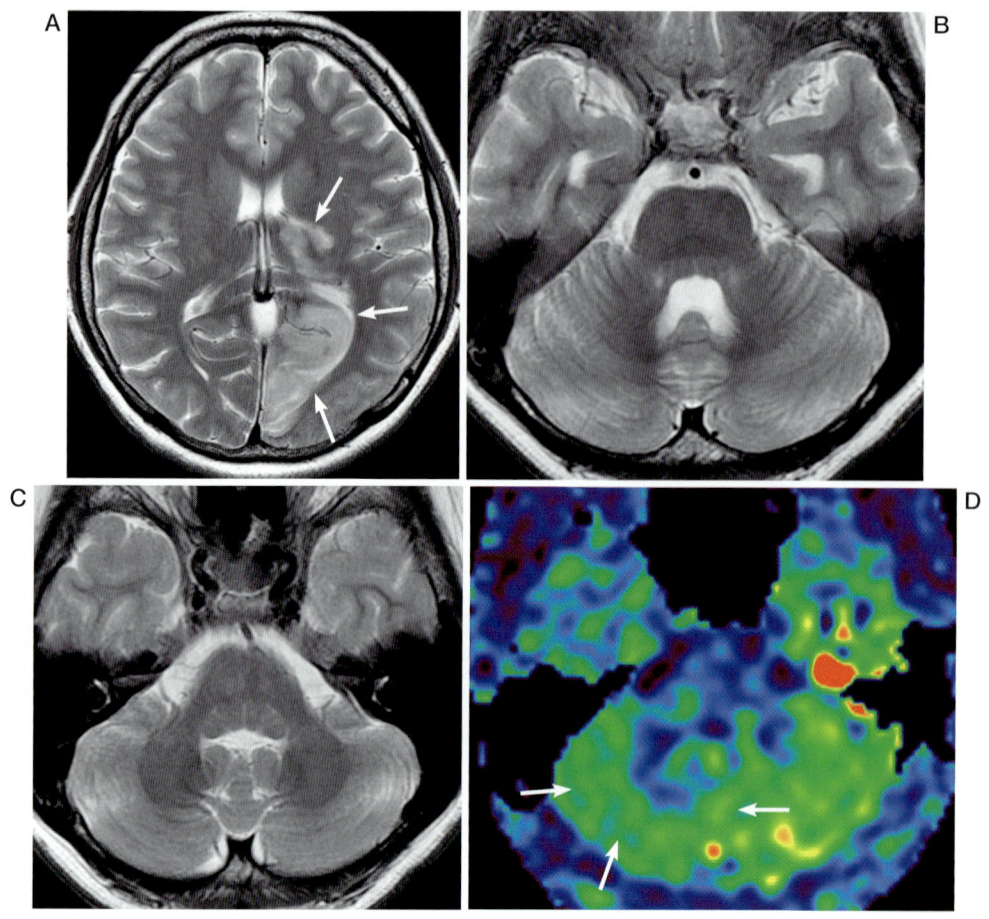

図 4-81　脳梗塞：crossed cerebellar diaschisis（30 歳台女性）
A〜C：T2 強調像（発症 5 日後），D：arterial spin labeling（ASL）法による脳血流量（CBF）計算画像　右不全片麻痺と失語にて発症した．発症 5 日後の T2 強調像（A）で，左後頭葉の後大脳動脈域に，腫脹を伴った高信号域がみられる（→）が，小脳半球には異常は認められない．ASL の脳血流量計算画像（D）で，右小脳半球の CBF 低下が疑われる（→）．

> **BOX 4-26**　Guillain-Mollaret 三角
>
> - 下オリーブ核，同側の赤核，対側の小脳歯状核との経シナプス結合である．
> - この部の障害により，下オリーブ核変性が生じ，特に仮性肥大が生じることが多い．

ロンの空胞化，グリアの増殖，脱髄などがみられる．下オリーブ核仮性肥大は，Guillain-Mollaret triangle の障害をきたす病変が生じた 1 か月後から出現し，3〜4 年続く．

　下オリーブ核変性を見る機会は決して多くはないが，出現時期が決まっており，特徴的所見を呈することから，診断は容易である．くれぐれも新たな病変と間違わないようにすべきである．

図4-82 オリーブ核線維結合(Guillain-Mollaret triangle)
延髄のオリーブ核の変性について解説するため，相対的に延髄を大きく描いている．1：中脳，2：赤核，3：延髄，4：オリーブ核，5：小脳，6：赤核オリーブ路，7：オリーブ小脳路，8：上小脳脚．

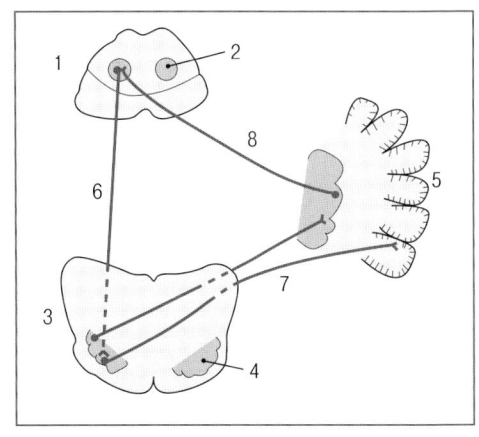

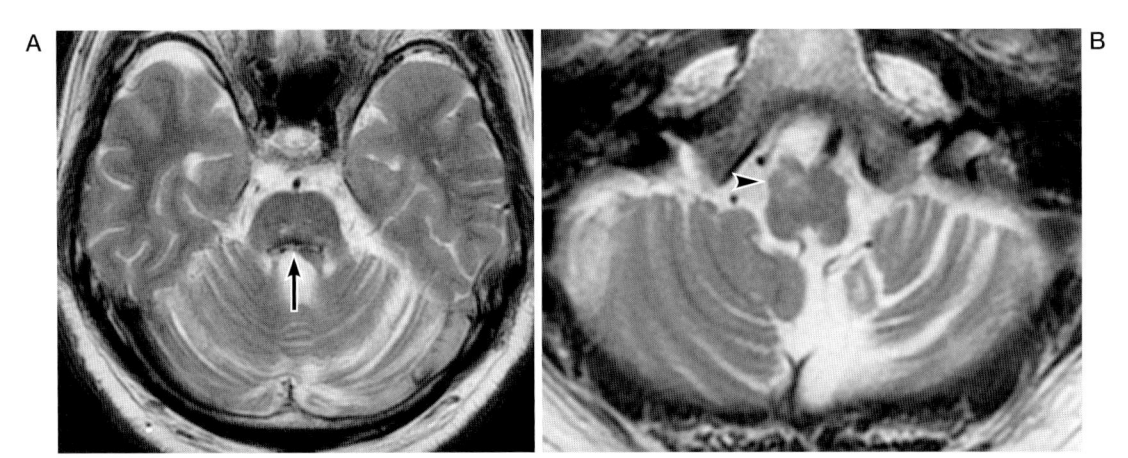

図4-83 脳出血：下オリーブ核の変性(60歳台男性)
A, B：T2強調像(発症14年後)　左片麻痺にて発症した．発症14年後のT2強調像で，橋背側に低信号を伴った陳旧性の病変がみられ(A, →)，延髄右腹側の下オリーブ核と思える部位にも高信号と若干の腫大が疑われる(B, ►)．

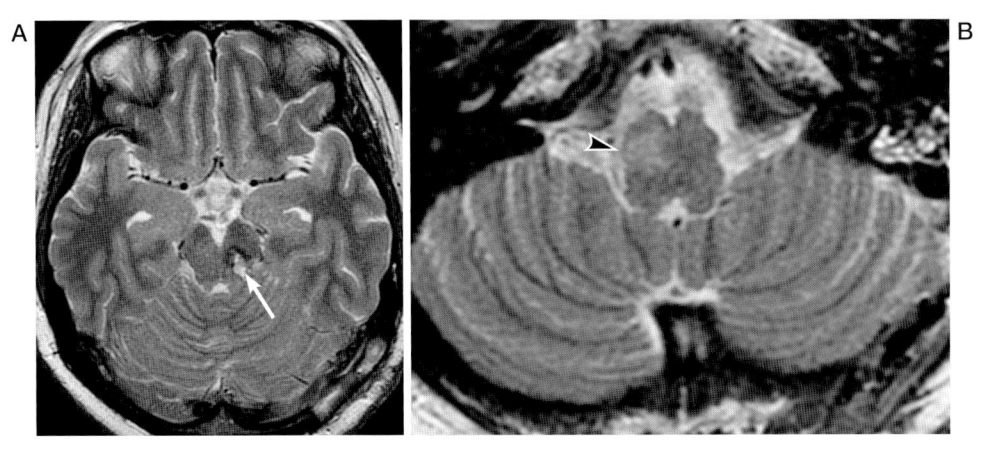

図4-84 海綿状血管腫からの出血：下オリーブ核の変性(30歳台女性)
A, B：T2強調像(発症28か月後)　右顔面を含む，半身の知覚障害にて発症した．発症28か月後のT2強調像で，橋上部左背側に低信号を伴った陳旧性の病変がみられ(A, →)，延髄右腹側の下オリーブ核と思える部位にも高信号と若干の腫大が疑われる(B, ►)．

4.9 加齢に伴う脳小血管病

　脳小血管病(cerebral small vessel disease)とは，軟膜動脈・軟髄膜動脈・細動脈・毛細血管・毛細血管後静脈といった脳の小血管の病理変化，およびその結果生じる微小病変のことをさす．

a. 加齢性白質病変　leukoaraiosis

　高齢者のT2強調像やFLAIR像では，大脳白質に高頻度に高信号域が観察される．画像診断に携わる大部分の医師にとって，最も頻繁に目にする脳病変である．leukoaraiosis，加齢性白質病変，虚血性大脳白質病変，白質病変など，さまざまな呼称がある．以前は，多発性脳梗塞とされたり，逆に病的意義のない単なる加齢性変化とされたりした．最近では，代表的な脳小血管病として注目され，多くの大規模研究によりその病的意義が明らかになってきた[108]．

　加齢性白質病変がみられる頻度は報告により若干異なるが，日本では70歳以上の健常者の80％以上にみられる．加齢性白質病変は，前頭葉，頭頂葉，後頭葉，側頭葉の順に高度にみられる．側頭葉に病変が多い遺伝性脳小血管病のCADASIL(cerebral autosomal dominant arteriopathy with subcortical infarcts and leukoencephalopathy)とは，明らかに病変の分布が異なっている(後述)．皮質下U-fiberは血管支配に重複があり虚血に陥りにくいため，加齢性白質病変はあまりみられない．

　加齢性白質病変は，以前は何を見ているかがわかっていなかったためUBO (unidentified bright object)とよばれたこともあったが，多数の画像-病理対比研究により詳細に調べられている[108]．脳室周囲のcap/liningとよばれる軽度の変化は，脳室上衣の途絶や軽度の脱髄，上衣下のグリオーシス(gliosis)，細胞外液・血管周囲腔の拡大に対応する．深部白質病変のうち，点状高信号域は必ずしも虚血性変化に相当しないとする報告が多いが，早期癒合病変やびまん性癒合性高信号病変とよばれるある程度大きな病変は，脱髄，アポトーシス，浮腫，血管周囲腔拡大，軸索障害，グリオーシス，梗塞といったさまざまな病理変化に対応する．虚血以外の成因として，血液脳関門の損傷による浮腫・組織障害や，脳室上衣の断裂による脳脊髄液の白質内への浸透も考えられている[108]．

　画像上観察される加齢性白質病変は一部梗塞を含むが[109]，病理学的にすべてが梗塞に対応するわけではない．加齢性白質病変と梗塞は混在することが多いが，同一視すべきでなく，鑑別することは重要である．鑑別に際しては，T1強調像，T2強調像，FLAIR像の3種の画像を併用すると，精度が向上する[110] (図4-85)．

　加齢性白質病変の程度を評価する方法として多くの視覚評価方法が提唱されているが，国際的に最も普及し多くの研究に用いられているのがFazekas分類である(図4-86，BOX 4-27)[108,111]．最近の研究ではコンピュータによる体積測定も盛んに行われている．加齢性大脳白質病変のうち，Fazekas分類Grade 1に相当する"点状高信号域"は必ずしも虚血病変を見ていないという病理研究と矛盾せず増大傾向が少ない．一方，Grade 2お

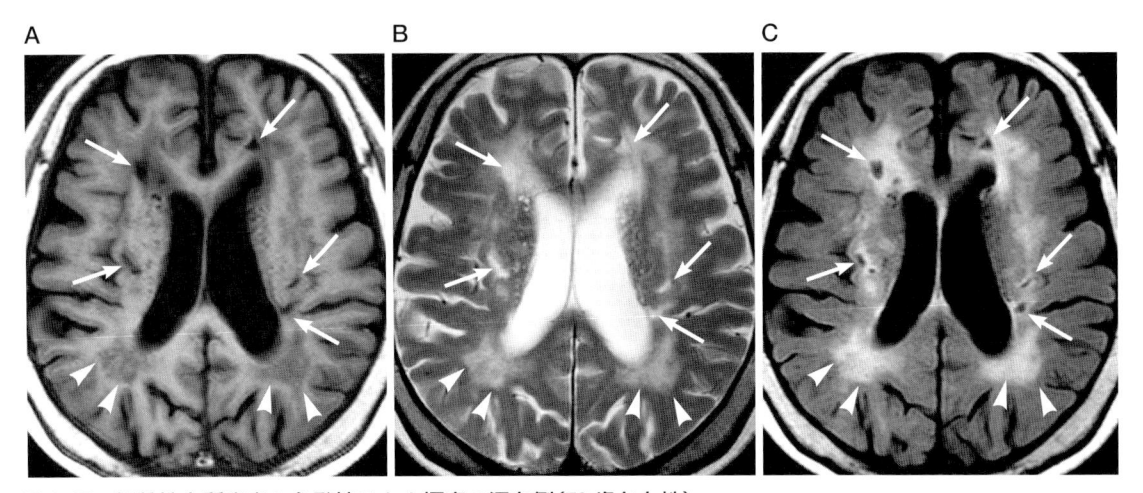

図 4-85　加齢性白質病変と多発性ラクナ梗塞の混在例（70 歳台女性）
A：T1 強調像，B：T2 強調像，C：FLAIR 像　T1 強調像（A）にて低信号を呈し，T2 強調像（B）にて明瞭な高信号を呈するラクナ梗塞（→）と，T2 強調像（B）にて軽度の高信号，FLAIR 像（C）にて明瞭な高信号を呈し，T1 強調像（A）にて淡い低信号を呈する加齢性白質病変（▶）が混在している．

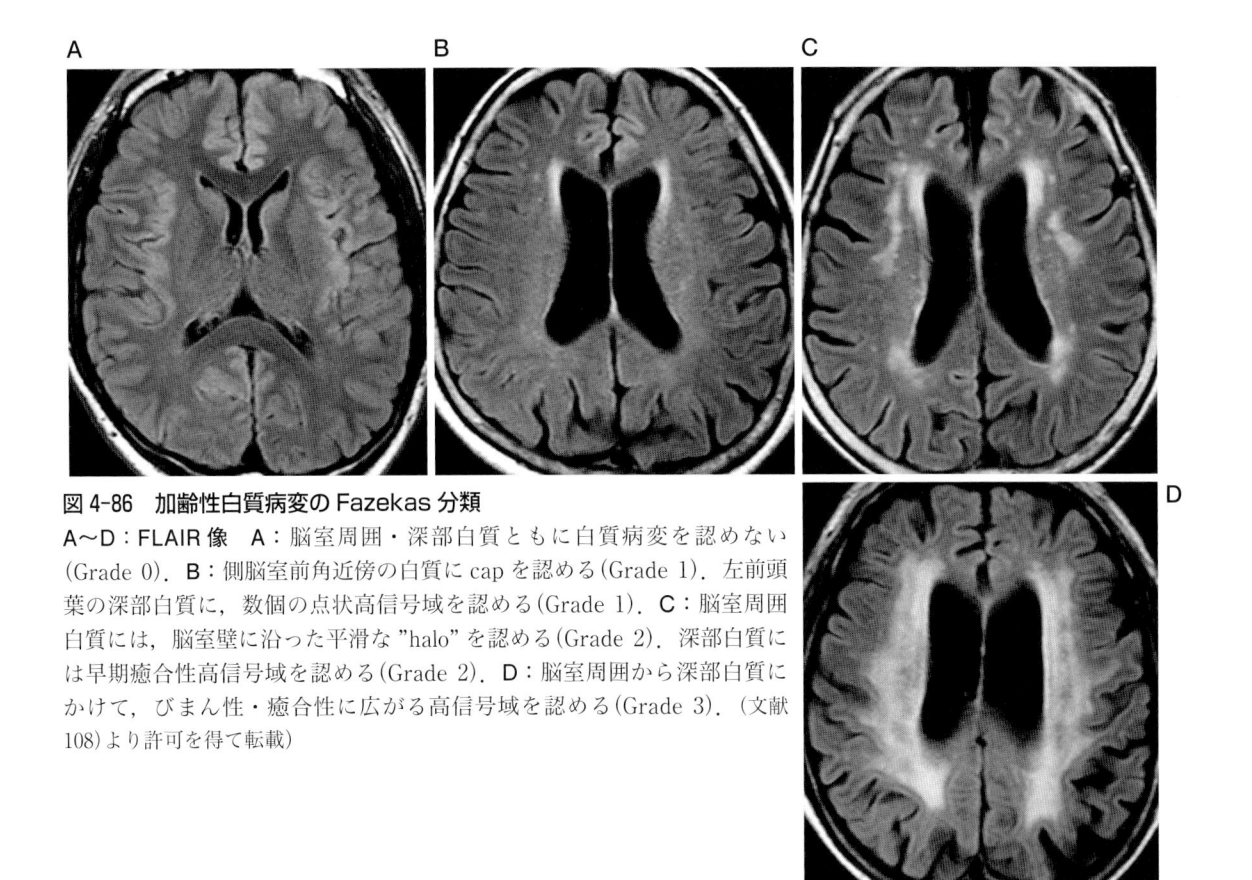

図 4-86　加齢性白質病変の Fazekas 分類
A〜D：FLAIR 像　A：脳室周囲・深部白質ともに白質病変を認めない（Grade 0）．B：側脳室前角近傍の白質に cap を認める（Grade 1）．左前頭葉の深部白質に，数個の点状高信号域を認める（Grade 1）．C：脳室周囲白質には，脳室壁に沿った平滑な"halo"を認める（Grade 2）．深部白質には早期癒合性高信号域を認める（Grade 2）．D：脳室周囲から深部白質にかけて，びまん性・癒合性に広がる高信号域を認める（Grade 3）．（文献108）より許可を得て転載）

BOX 4-27　白質病変の Fazekas 分類

- 脳室周囲白質病変
  - Grade 0　なし
  - Grade 1　脳室壁に沿った一層の高信号領域(lining)もしくは "cap"
  - Grade 2　脳室壁に沿った平滑な "halo"
  - Grade 3　深部白質病変と癒合性を示す不整形高信号
- 深部白質病変
  - Grade 0　なし
  - Grade 1　点状高信号領域
  - Grade 2　早期癒合性高信号領域
  - Grade 3　びまん性癒合性高信号領域

（文献107, 110）から許可を得て転載.

よび Grade 3 に相当する "早期癒合病変・びまん性癒合性高信号病変" は増大傾向が強い.

　加齢性白質病変の危険因子や病的意義については, LADIS (Leukoaraiosis And DISability) Study や Rotterdam Scan Study などの大規模研究により, 明らかになった[108]. 危険因子として前向き研究で一致しているのは, 年齢と高血圧である. 糖尿病・高脂血症・喫煙・大血管の動脈硬化・メタボリックシンドロームとの関連も指摘されている. 逆に, 加齢性白質病変が危険因子になるものとしては, 脳卒中, 認知症・認知機能障害, 歩行障害・転倒, 鬱, 死亡, 尿失禁, 頭痛, めまい, 運転中の交通事故などがある. 加齢性白質病変が高齢者の QOL に大きく関わっていることが明らかである[108].

　Alzheimer 病でも白質病変が高頻度にみられる. Alzheimer 病の白質病変は後方領域や脳室周囲に比較的多くみられる傾向があり（図 4-87）, 皮質の神経変性による Waller 変性や脳アミロイドアンギオパチーによる循環障害の関与が考えられている[112]. また, 加齢性白質病変は, Alzheimer 病の加速因子およびその発症を予測する重要な画像バイオマーカーとしても注目されている[113].

　加齢性白質病変は進行を遅らせることが可能であることがわかってきたため, 血圧のコントロールなど, 治療の重要性が指摘されている[112,113].

b. Binswanger 病

　Binswanger 病は, 細動脈硬化とびまん性白質病変を特徴とする脳血管認知症である[114]. 皮質下動脈硬化性脳症(subcortical arteriosclerotic encephalopathy)ともよばれる. 高血圧による小血管の動脈硬化性変化が機序として考えられているが, 進行した段階では血圧は正常化していることがある. 受診時に必ずしも高血圧がみられるとは限らない[114]. 画像上の特徴は, T2強調像やFLAIR像における広範な白質の高信号域である（図 4-88）[115]. 加齢性白質病変(leukoaraiosis)と同様, 皮質下 U-fiber は比較的保たれる. ラクナ梗塞を高頻度に合併する. Binswanger 病と高度な加齢性白質病変は, いずれも著明

図 4-87　Alzheimer 病(70 歳台男性)
FLAIR 像　両側大脳半球白質に白質病変が多発している．この症例では後方領域(頭頂葉)に白質病変が目立つ．

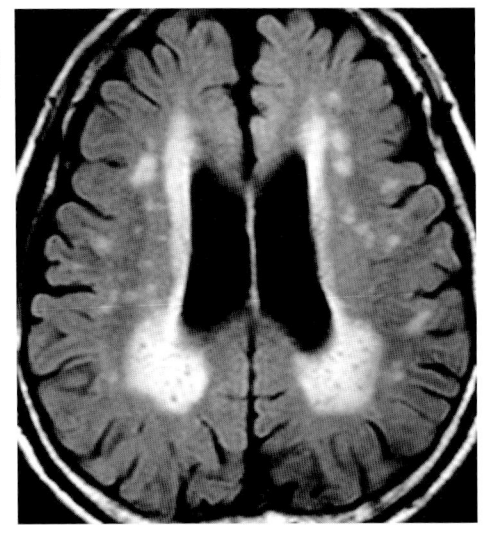

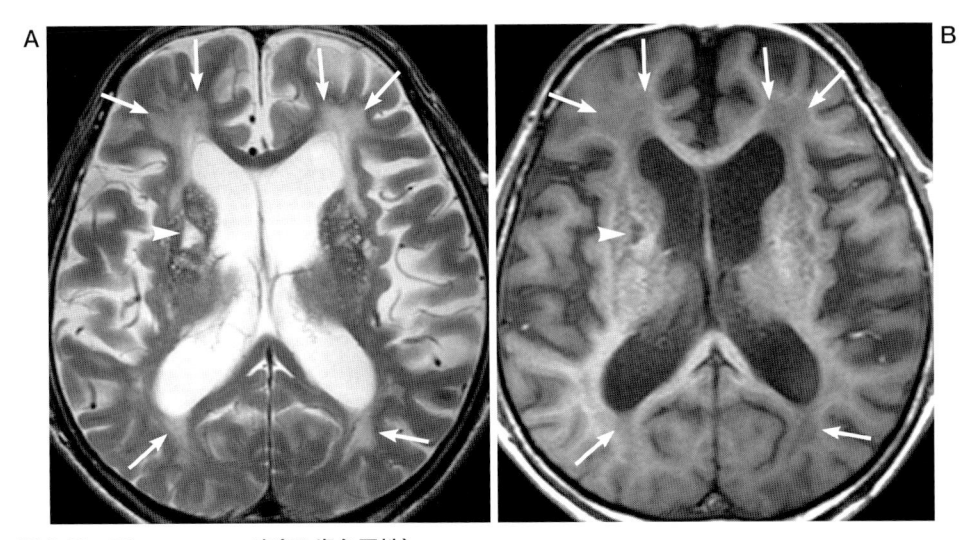

図 4-88　Binswanger 病(70 歳台男性)
A：T2 強調像，B：T1 強調像　T2 強調像(A)にて著明な白質病変を認める(→)．基底核に，T2 強調像(A)にて明瞭な高信号を呈し，T1 強調像(B)にて低信号を呈する，陳旧性ラクナ梗塞もみられる(▶)．

な白質病変を示し画像上明白な相違がない．臨床的には認知症の有無が鑑別点になる．著明な白質病変による認知症があれば Binswanger 病，白質病変による認知症がなければ高度の leukoaraiosis である．

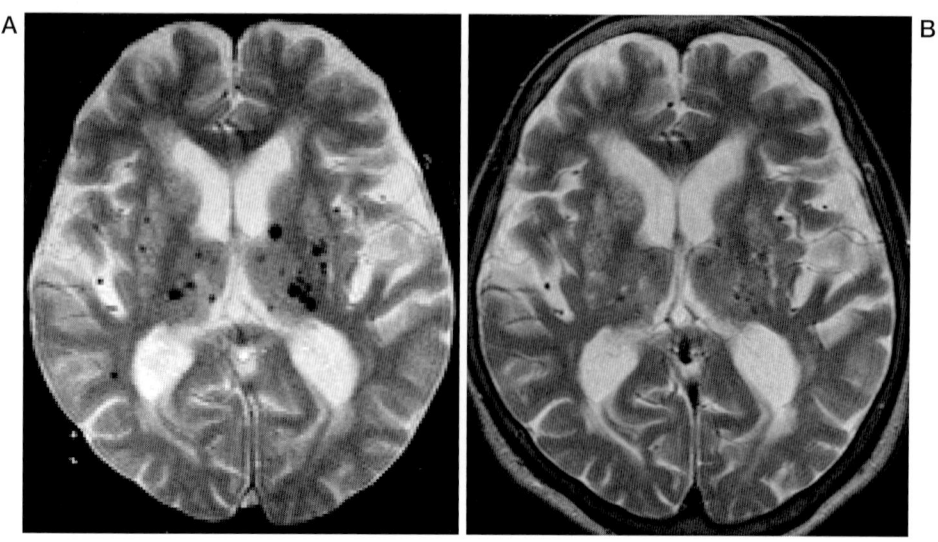

図 4-89　高血圧に伴う微小脳出血(70 歳台女性)
A：T2*強調像，B：T2 強調像　T2*強調像(A)にて，両側の中心灰白質(基底核・視床)に，微小脳出血が示唆される多数の低信号域を認める．T2 強調像(B)では少数しか検出されていない．
(医療法人石川医院症例)

c. 無症候性脳梗塞

　脳梗塞が生じても，病変が錐体路，運動野，言語野，視覚野などになければ神経症状が現れない．無症候性脳梗塞とは，CT あるいは MRI にて脳梗塞と考えられる病変が認められるが，それに対応する症状がないものをいう．脳 MRI 検査にルーチンで拡散強調画像を撮像した場合，偶発的な急性期脳梗塞と考えられる高信号病変が 0.4％程度に観察されるという[109]．

　無症候性脳梗塞は，加齢性白質病変(leukoaraiosis)とともに，脳卒中および認知症の危険因子である[110,113]．また，Alzheimer 病や脳アミロイドアンギオパチーでは頭頂葉などの皮質に微小梗塞が多発し，認知障害との関連も指摘されている[112]．

d. 無症候性微小脳出血

　T2*強調像の登場により，1990 年代になってから認識されるようになった概念である．脳小血管病のひとつとしても注目されており，高齢者でしばしばみられる．日本人では 60 歳以上の健常成人の 6.2％にみられるという．

　微小出血は日本人では中心灰白質(基底核・視床)に最も多いが，皮質下白質・深部白質・皮質・脳幹・小脳にもみられる．中心灰白質の微小出血は高血圧が関与し(図 4-89)，皮質・皮質下白質の微小出血は脳アミロイドアンギオパチーが関与するといわれている(図 4-90)．

　微小脳出血の危険因子としては年齢と高血圧が考えられており，加齢性白質病変が進行している患者や脳卒中の既往がある患者での出現頻度が高い．微小脳出血は加齢性白質病

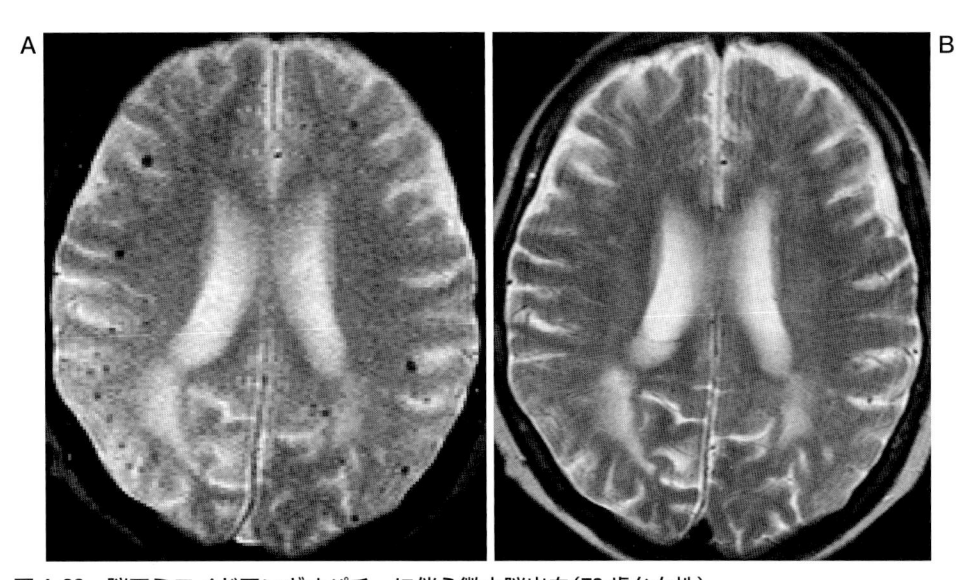

図4-90 脳アミロイドアンギオパチーに伴う微小脳出血(70歳台女性)
A：T2*強調像，B：T2強調像　T2*強調像(A)にて，両側大脳半球の皮質および皮質下白質に，微小脳出血が示唆される多数の低信号域を認める．T2強調像(B)では微小脳出血は指摘できない．(医療法人石川医院症例)

変と同様，脳出血および脳梗塞の危険因子であり，認知機能低下との関連も報告されている．Binswanger病やCADASILでも微小脳出血の頻度が高い．また，もやもや病患者でも微小出血の頻度が高いと報告されており，もやもや病患者における脳出血の危険因子である可能性も指摘されている[116]．

T2*強調像による微小出血の検出率は，MRI装置の静磁場が強いほど(1.5T＜3T＜7T)上昇し，磁化率強調画像(susceptibility-weighted imaging：SWI)を用いると，T2*強調像よりもさらに検出率が上昇する[116]．

「脳卒中治療ガイドライン2009」では，「無症候性脳出血および微小脳出血に対して症候性脳出血発症予防のため積極的な血圧管理を行う必要がある」と記載されている[113]．

e. CADASIL(cerebral autosomal dominant arteriopathy with subcortical infarcts and leukoencephalopathy：皮質下梗塞と白質脳症を伴う常染色体優性遺伝性脳動脈症)

常染色体優性遺伝形式(原因遺伝子は*NOTCH3*)の遺伝性脳小血管病である[117]．発症年齢は10〜70歳台と幅広い．典型的な症例では30歳台に片頭痛発作で発症，その後，大脳白質病変が徐々に進行し，中年期からラクナ梗塞を繰り返し，うつ症状，脳血管性認知症をきたす．欧米からの報告が多いが，本邦でもすでに100例以上の報告がある[117]．診断には，欧米ではDavousの診断基準が用いられているが，本邦では発症年齢が広いなど欧米の診断基準では診断が見逃される例があり，厚生労働省開発班の診断基準が策定されている[117]．

MRIでは大脳半球白質・中心灰白質に広範な虚血病変がみられる．特に側頭極(側頭葉

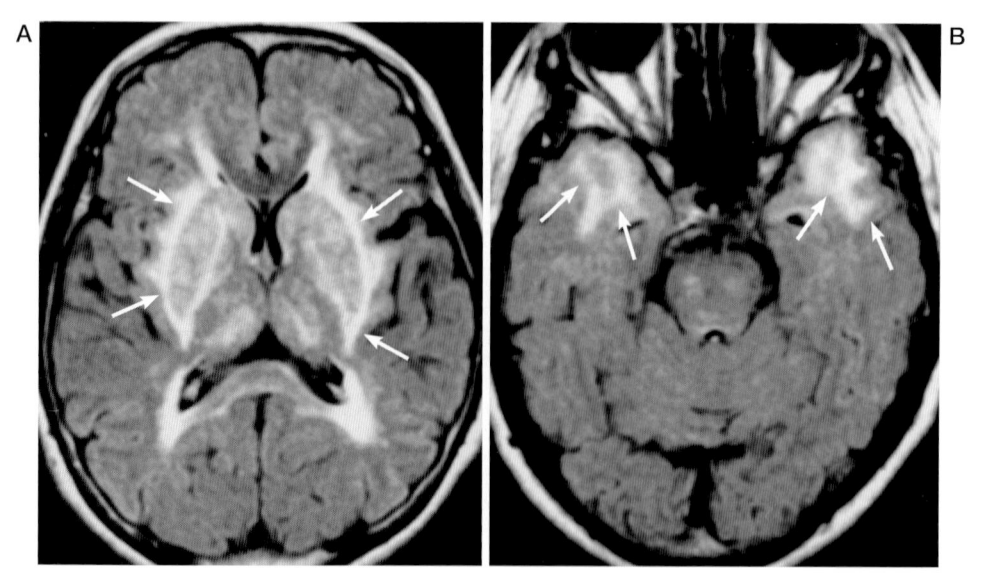

図 4-91　CADASIL(40 歳台女性)

A, B：FLAIR 像　基底核・視床・島白質に，ほぼ両側対称性の高信号域を認める(A)．高信号は，この症例では特に外包に強い(→)．両側側頭極白質にも高信号域を認める(B，→)．（図 A は，下野太郎：CADASIL/CARASIL 若年性遺伝性脳血管性認知症．青木茂樹他・編著：よくわかる脳 MRI 第 3 版，秀潤社，2012：606 より許可を得て転載）．

の前端部で皮質下白質を含む)の白質病変(図 4-91)が本症に特徴的であり[115]，厚生労働省の診断基準に含まれている[117]．3 mm 程度の薄い FLAIR 像を撮像すると，側頭極や前頭葉に直径 1〜2 mm 程度の小さな小囊胞性病変(subcortical lacunar lesions)も高頻度にみられる．外包病変は著明な症例と目立たない症例がある[117]．Binswanger 病や高度の加齢性白質病変(leukoaraiosis)例でも著明なことがあり[115]，特異的所見とは言えない．

　CADASIL の類縁疾患に，常染色体劣性遺伝形式(原因遺伝子は *HTRA1* 遺伝子)をとる CARASIL (cerebral autosomal recessive arteriopathy with subcortical infarcts and leukoencephalopathy)がある．本邦で疾患概念が確立された疾患で，本邦からの報告(約 50 例)が大部分を占める．CADASIL よりもさらに若年で発症することが多く，進行性の認知症を発症する．変形性脊椎症による腰痛や禿頭を合併することが多い．画像は CADASIL と似ており，大脳半球白質・中心灰白質に広範な虚血病変がみられる．

■ 文 献

1) 高橋昭喜：10. 脳血管．高橋昭喜・編著：脳 MRI　1. 正常解剖 第 2 版．学研メディカル秀潤社，2007：263-302.
2) 内野 晃：IX 動脈．蓮尾金博・編著：頭部画像解剖 徹頭徹尾．メジカルビュー社，2012：189-209.
3) 荒木信夫，大櫛陽一，小林祥泰：急性脳卒中の実態—病型別・年代別頻度 欧米・アジアとの比較．小林祥泰（編）：脳卒中データバンク 2009．中山書店，2009：22-23.
4) Special report from the National Institute of Neurological Disorders and Stroke. Classification of cerebrovascular diseases III. Stroke 1990；21：637-676.
5) Sacco RL, Adams R, Albers GW, et al：Guidelines for prevention of stroke in patients with ischemic stroke or transient ischemic attack：a statement for healthcare professionals from the American Heart Association/American Stroke Association Council on Stroke：co-sponsored by the Council on Cardiovascular Radiology and Intervention：the American Academy of Neurology affirms the value of this guideline. Stroke 2006；37：577-617.
6) Easton JD, Saver JL, Albers GW, et al：Definition and evaluation of transient ischemic attack：a scientific statement for healthcare professionals from the American Heart Association/American Stroke Association Stroke Council；Council on Cardiovascular Surgery and Anesthesia；Council on Cardiovascular Radiology and Intervention；Council on Cardiovascular Nursing；and the Interdisciplinary Council on Peripheral Vascular Disease. The American Academy of Neurology affirms the value of this statement as an educational tool for neurologists. Stroke 2009；40：2276-2293.
7) 日本脳卒中学会脳卒中医療向上・社会保険委員会 rt-PA（アルテプラーゼ）静注療法指針改訂部会：rt-PA（アルテプラーゼ）静注療法適正治療指針 第 2 版 2012 年 10 月．脳卒中 2012；34：443-480.
8) 井田正博：頭部救急の画像診断．ここまでわかる頭部救急の CT・MRI, メデカル・サイエンス・インターナショナル，2013；11-14.
9) 脳卒中合同ガイドライン委員会編：脳卒中治療ガイドライン 2009.
10) Kidwell CS, Chalela JA, Saver JL, et al：Comparison of MRI and CT for detection of acute intracerebral hemorrhage. JAMA 2004；292：1823-1830.
11) Osborn AG：Nontraumatic hemorrhage and vascular lesions. In Osborn AG（ed）；Osborn's brain：imaging, pathology, and anatomy. Philadelphia：Lippincott Williams & Wilkins, 2012：73-104.
12) Zazulia AR, Diringer MN, Derdeyn CP, et al：Progression of mass effect after intracerebral hemorrhage. Stroke 1999；30：1167-1173.
13) Spetzler RF, Martin NA：A proposed grading system for arteriovenous malformations. J Neurosurg 1986；65：476-483.
14) Borden JA, Wu JK, Shucart WA：A proposed classification for spinal and cranial dural arteriovenous fistulous malformations and implications for treatment. J Neurosurg 1995；82：166-179.
15) アミロイドーシスに関する調査研究班：アミロイドーシス診療ガイドライン 2010.
16) Knudsen KA, Rosand J, Karluk D, et al：Clinical diagnosis of cerebral amyloid angiopathy：validation of the Boston criteria. Neurology 2001；56：537-539.
17) Martucci M, Sarria S, Toledo M, et al：Cerebral amyloid angiopathy-related inflammation：imaging findings and clinical outcome. Neuroradiology 2014；56：283-289.
18) Lee WK, Mossop PJ, Little AF, et al：Infected（mycotic）aneurysms：spectrum of imaging appearances and management. RadioGraphics 2008；28：1853-1868.
19) 伊藤昌春，草薙康城：診療の基本 妊娠高血圧症候群．日産婦 2006；58：N61-N70.
20) Zak IT, Dulai HS, Kish KK：Imaging of neurologic disorders associated with pregnancy and the postpartum period. RadioGraphics 2007；27：95-108.
21) Martin-Schild S, Albright KC, Hallevi H, et al：Intracerebral hemorrhage in cocaine users. Stroke 2010；41：680-684.
22) Yates PA, Villemagne VL, Ellis KA, et al：Cerebral microbleeds：a review of clinical, genetic, and neuroimaging associations. Front Neurol 2014；4：1-13.
23) Mitchell P, Wilkinson ID, Hoggard N, et al：Detection of subarachnoid haemorrhage with magnetic resonance imaging. J Neurol Neurosurg Psychiatry 2001；70：205-211.

24) Noguchi K, Ogawa T, Inugami A, et al : MR of acute subarachnoid hemorrhage : a preliminary report of fluid-attenuated inversion-recovery pulse sequences. AJNR 1994 ; 15 : 1940-1943.
25) Noguchi K, Ogawa T, Seto H, et al : Subacute and chronic subarachnoid hemorrhage : diagnosis with fluid-attenuated inversion-recovery MR imaging. Radiology 1997 ; 203 : 257-262.
26) Taoka T, Yuh WT, White ML, et al : Sulcal hyperintensity on fluid-attenuated inversion recovery MR images in patients without apparent cerebrospinal fluid abnormality. AJR Am J Roentgenol 2001 ; 176 : 519-524.
27) Frigon C, Shaw DW, Heckbert SR, et al : Supplemental oxygen causes increased signal intensity in subarachnoid cerebrospinal fluid on brain FLAIR MR images obtained in children during general anesthesia. Radiology 2004 ; 233 : 51- 55.
28) Köhrmann M, Struffert T, Frenzel T, et al : The hyperintense acute reperfusion marker on fluid-attenuated inversion recovery magnetic resonance imaging is caused by gadolinium in the cerebrospinal fluid. Stroke 201 ; 43 : 259- 261.
29) Inamasu J, Saito R, Nakamura Y, et al : Acute subdural hematoma caused by ruptured cerebral aneurysms : diagnostic and therapeutic pitfalls. Resuscitation 2002 ; 52 : 71-76.
30) Sailer AM, Wagemans BA, Nelemans PJ, et al : Diagnosing intracranial aneurysms with MR angiography : systematic review and meta-analysis. Stroke 2014 ; 45 : 119-126.
31) Sze G, Goldberg SN, Kawamura Y : Comparison of bolus and constant infusion methods of gadolinium administration in MR angiography. AJNR 1994 ; 15 : 909-912.
32) Fushimi Y, Miki Y, Kikuta K, et al : Comparison of 3.0- and 1.5-T three-dimensional time-of-flight MR angiography in moyamoya disease : preliminary experience. Radiology 2006 ; 239 : 232- 237.
33) UCAS Japan Investigators, Morita A, Kirino T, Hashi K, et al : The natural course of unruptured cerebral aneurysms in a Japanese cohort. N Engl J Med 2012 ; 366 : 2474-2482.
34) Etminan N1, Beseoglu K, Barrow DL, et al : Multidisciplinary consensus on assessment of unruptured intracranial aneurysms : proposal of an international research group. Stroke 2014 ; 45 : 1523-1530.
35) Backes D, Vergouwen MD, Velthuis BK, et al : Difference in aneurysm characteristics between ruptured and unruptured aneurysms in patients with multiple intracranial aneurysms. Stroke 2014 ; 45 : 1299-1303.
36) Molyneux A, Kerr R, Stratton I, et al : International Subarachnoid Aneurysm Trial (ISAT) of neurosurgical clipping versus endovascular coiling in 2143 patients with ruptured intracranial aneurysms : a randomized trial. Lancet 2002 ; 360 : 1267-1274.
37) Yamada K, Shrier DA, Tanaka H, Okawara SH : Cerebral giant aneurysm with extensive vasogenic edema. Radiat Med 1998 ; 16 : 305-307.
38) Nagahata M, Abe Y, Ono S, et al : Surface appearance of the vertebrobasilar artery revealed on basiparallel anatomic scanning(BPAS)-MR imaging : its role for brain MR examination. AJNR 2005 ; 26 : 2508-2513.
39) Meling TR, Sorteberg A, Bakke SJ, et al : Blood blister-like aneurysms of the internal carotid artery trunk causing subarachnoid hemorrhage : treatment and outcome. J Neurosurg 2008 ; 108 : 662-671.
40) Sabolek M, Bachus-Banaschak K, Bachus R, et al : Multiple cerebral aneurysms as delayed complication of left cardiac myxoma : a case report and review. Acta Neurol Scand 2005 ; 111 : 345-350
41) Agid R, Andersson T, Almqvist H, et al : Negative CT angiography findings in patients with spontaneous subarachnoid hemorrhage : When is digital subtraction angiography still needed? AJNR 2010 ; 31 : 696-705.
42) Rordorf G, Koroshetz WJ, Yamada K, et al : Diffusion- and perfusion-weighted imaging in vasospasm after subarachnoid hemorrhage. Stroke 1999 ; 30 : 599-605.
43) 井田正博：ここまでわかる頭部救急のCT・MRI. メディカル・サイエンス・インターナショナル，2013.
44) 青木茂樹，相田典子，井田正博・他：よくわかる脳MRI. 第3版，学研メディカル秀潤社，2012.
45) Shinohara Y, Ogawa Y, Suzuki N, et al : Japanese guidelines for the management of stroke

2009. Kyowa Kikaku, 2009 ; 46-47.
46) Kanekar SG, Zacharia T, Roller R : Imaging of stroke : Part 2, Pathophysiology at the molecular and cellular levels and corresponding imaging changes. AJR 2012 ; 198 : 63-74.
47) Special report from the National Institute of Neurological Disorders and Stroke : Classification of cerebrovascular diseases III. Stroke 1990 ; 21 : 637-676.
48) Arsava E, Ballabio E, Benner T, et al : The causative classification of stroke system : an international reliability and optimization study. Neurology 2010 ; 75 : 1277-1284.
49) Kumar M, Vangala H, Tong DC, et al : MRI guides diagnostic approach for ischaemic stroke. J Neurol Neurosurg Psychiatry 2011 ; 82 : 1201-1205.
50) Fiebach JB, Schellinger PD, Gass A, et al : Stroke magnetic resonance imaging is accurate in hyperacute intracerebral hemorrhage : a multicenter study on the validity of stroke imaging. Stroke 2004 ; 35 : 502-506.
51) Fung SH, Roccatagliata L, Gonzalez RG, et al : MR diffusion imaging in ischemic stroke. Neuroimaging Clin N Am 2011 ; 21 : 345-377.
52) Toyoda K, Ida M, Fukuda K : Fluid-attenuated inversion recovery intraarterial signal : an early sign of hyperacute cerebral ischemia. AJNR 2001 ; 21 : 1021-1029.
53) Tamura H, Hatazawa J, Toyoshima H, et al : Detection of deoxygenation-related signal change in acute ischemic stroke patients by T2*-weighted magnetic resonance imaging. Stroke 2002 ; 33 : 967-971.
54) Heiss W-D : The ischemic penumbra : correlates in imaging and implications for treatment of ischemic stroke. Cerebrovasc Dis 2011 ; 32 : 307-320.
55) Heiss W-D : The concept of the penumbra : can it be translated to stroke management? Int J Stroke 2010 ; 5 : 290-295.
56) Burdette J, Ricci P, Elster AD : Cerebral infarction : time course of signal intensity changes on diffusion weighted MR images. AJR 1998 ; 171 : 791-795.
57) Berger C, Fiorelli M, Steiner T, et al : Hemorrhagic transformation of ischemic brain tissue : asymptomatic or symptomatic? Stroke 2001 ; 32 : 1330-1335.
58) Thomalla G, Sobesky J, Köhrmann M, et al : Two tales : hemorrhagic transformation but not parenchymal hemorrhage after thrombolysis is related to severity and duration of ischemia : MRI study of acute stroke patients treated with intravenous tissue plasminogen activator within 6 hours. Stroke 2007 ; 38 : 313-318.
59) Komiyama M, Nakajima H, Nishikawa M, et al : Serial MR observation of cortical laminar necrosis caused by brain infarction. Neuroradiology 1998 ; 40 : 771-777.
60) Takaya N, Yuan C, Chu B, et al : Association between carotid plaque characteristics and subsequent ischemic cerebrovascular events : a prospective assessment with MRI—initial results. Stroke 2006 ; 37 : 818-823.
61) Yuan C, Kerwin WS, Yarnykh VL, et al : MRI of atherosclerosis in clinical trials. NMR Biomed 2006 ; 19 : 636-654.
62) Förster A, Szabo K, Hennerici MG : Pathophysiological concepts of stroke in hemodynamic risk zones: do hypoperfusion and embolism interact? Nat Clin Pract Neurol 2008 ; 4 : 216-225.
63) Mangla R, Kolar B, Almast J : Border zone infarcts : pathophysiologic and imaging characteristics. RadioGraphics 2011 ; 31 : 1201-1215.
64) Ogata J, Yamanishi H, Ishibashi-Ueda H : Review: role of cerebral vessels in ischaemic injury of the brain. Neuropathol Appl Neurobiol 2011 ; 37 : 40-55.
65) Sierra C, Coca A, Schiffrin EL : Vascular mechanisms in the pathogenesis of stroke. Curr Hypertens Rep 2011 ; 13 : 200-207.
66) Yamamoto Y, Ohara T, Nagakane Y, et al : Concept of branch atheromatous disease (BAD) and its clinical significance. Rinsho Shinkeigaku 2010 ; 50 : 914-917.
67) Hosoya T, Watanabe N, Yamaguchi K, et al : Intracranial vertebral artery dissection in Wallenberg syndrome. AJNR 1994 ; 15 : 1161-1165.
68) Yamaura A, Watanabe Y, Saeki N : Dissecting aneurysms of the intracranial vertebral artery. J Neurosurg 1990 ; 72 : 183-188.
69) Mugikura S, Takahashi S, Higano S, et al : The relationship between cerebral infarction and angiographic characteristics in childhood moyamoya disease. AJNR 1999 ; 20 : 336-343.

70) Terashi H, Uchiyama S, Iwata M : Stroke in cancer patients. Brain Nerve 2008 ; 60 : 143-147.
71) 峰松一夫，矢坂正弘，米原敏郎・他：若年者脳卒中診療の現状に関する共同調査研究．若年者脳卒中共同調査グループ(SASSY-JAPAN)．脳卒中 2004 ; 26 : 331-339.
72) 細矢貴亮：a. 脳動脈解離．4.4 その他の血管障害，細矢貴亮，宮坂和男，佐々木真理，百島祐貴・編：脳脊髄の MRI 第2版．メディカル・サイエンス・インターナショナル，2009 : 253-260.
73) Hosoya T, Adachi M, Yamaguchi K, et al : Clinical and neuroradiological features of intracranial vertebrobasilar artery dissection. Stroke 1999 ; 30 : 1083-1090.
74) Ahn SS, Kim BM, Suh SH, et al : Spontaneous symptomatic intracranial vertebrobasilar dissection : initial and follow-up imaging findings. Radiology 2012 ; 264 : 196-202.
75) Nagahata M, Abe Y, Ono S, et al : Surface appearance of the vertebrobasilar artery revealed on basiparallel anatomic scanning (BPAS)-MR imaging : its role for brain MR examination. AJNR 2005 ; 26 : 2508-2513.
76) 峰松一夫・発行，松岡秀樹，德永 梓，渡邊順子・編：脳動脈解離診療の手引き．国立循環器病センター内科脳血管部門，2009 : 20-24.
77) Yamada S, Takagi Y, Nozaki K, et al : Risk factors for subsequent hemorrhage in patients with cerebral arteriovenous malformations. J Neurosurg 2007 ; 107 : 965-972.
78) Stefani MA, Porter PJ, terBrugge KG, et al : Large and deep brain arteriovenous malformations are associated with risk of future hemorrhage. Stroke 2002 ; 33 : 1220-1224.
79) Stapf C, Mohr JP, Sciacca RR, et al : Incident hemorrhage risk of brain arteriovenous malformations located in the arterial borderzones. Stroke 2000 ; 31 : 2365-2368.
80) Mohr JP, Parides M, Stapf C, et al : Medical management with or without interventional therapy for unruptured brain arteriovenous malformations (ARUBA) : a multicentre, non-blinded, randomised trial. Lancet 2014 ; 15 ; 383 : 614-621.
81) Al-Holou WN, O'Lynnger TM, Pandey AS, et al : Natural history and imaging prevalence of cavernous malformations in children and young adults. J Neurosurg Pediatr 2012 ; 9 : 198-205.
82) Koike S, Aida N, Hata M, et al : Asymptomatic radiation-induced telangiectasia in children after cranial irradiation : frequency, latency, and dose relation. Radiology 2004 ; 230 : 93-99.
83) Liu W, Morito D, Takashima S, et al : Identification of RNF 213 as a susceptibility gene for moyamoya disease and its possible role in vascular development. PLos ONE 2011 ; 6 : e22542.
84) Maeda M, Tsuchida C : "Ivy sign" on fluid-attenuated inversion-recovery images in childhood moyamoya disease. AJNR 1999 ; 20 : 1836-1838.
85) 厚生省特定疾患ウイリス動脈輪閉塞症調査研究分科会 平成10年度研究報告書：最新の診断，治療の手引き．1995．(厚生労働省指定難病一覧 107 22 もやもや病の概要，診断基準参照)
86) Noguchi T, Kawashima M, Irie H, et al : Arterial spin-labeling MR imaging in moyamoya disease compared with SPECT imaging. Eur J Radiol 2011 ; 80 : 557-562.
87) Ideguchi R, Morikawa M, Enokizono M, et al : Ivy signs on FLAIR images before and after STA-MCA anastomosis in patients with Moyamoya disease. Acta Radiol 2011 ; 52 : 291-296.
88) Hamilton BE : Dural sinus thrombosis. In Osborn AG : Diagnostic imaging : Brain. Utah : Amirsys Inc, 2007 : I4-96-100.
89) Leach JL, Fortuna RB, Jones BV, et al : Imaging of cerebral venous thrombosis : current techniques, spectrum of findings, and diagnostic pitfalls. RadioGraphics 2006 ; 26 : S19-41.
90) Favrole P, Guichard JP, Crassard I, et al : Diffusion-weighted imaging of intravascular clots in cerebral venous thrombosis. Stroke 2004 ; 35 : 99-103.
91) Idbaih A, Boukobza M, Crassard I, et al : MRI of clot in cerebral venous thrombosis : high diagnostic value of susceptibility-weighted images. Stroke 2006 ; 37 : 991-995.
92) Uchino A, Nomiyama K, Takase Y, et al : Retrograde flow in the dural sinuses detected by three-dimensional time-of-flight MR angiography. Neuroradiology 2007 ; 49 : 211-215.
93) Yoshikawa T, Abe O, Tsuchiya K, et al : Diffusion weighted magnetic resonance imaging of dural sinus thrombosis. Neuroradiology 2002 ; 44 : 481-488.
94) Borden JA, Wu JK, Shucart WA : A proposed classification for spinal and cranial dural arteriovenous fistulous malformations and implications for treatment. J Neurosurg 1995 ; 82 : 166-179.
95) Cognard C, Gobin YP, Pierot L, et al : Cerebral dural arteriovenous fistulas : clinical and angiographic correlation with a revised classification of venous drainage. Radiology 1995 ; 194 : 671-

680.
96) Osborn AG : Dural A-V fistula. In Osborn AG : Diagnostic imaging: Brain. Utah : Amirsys Inc, 2007 : I5-8-11.
97) Feeney DM, Baron JC : Diaschisis. Stroke 1986 ; 17 : 817-830.
98) Nakane M, Tamura A, Sasaki Y, et al : MRI of secondary changes in the thalamus following a cerebral infarct. Neuroradiology 2002 ; 44 : 915-920.
99) Mazumdar A, Mukherjee P, Miller JH, et al : Diffusion-weighted imaging of acute corticospinal track injury preceding wallerian degeneration in the maturing human brain. AJNR 2003 ; 24 : 1057-1066.
100) Uchino A, Sawada A, Takase Y, et al : Transient detection of early wallerian degeneration on diffusion-weighted MRI after an acute cerebrovascular accident. Neuroradiology 2004 ; 46 : 183-188.
101) Simone T, Regna-Gladin C, Carriero MR, et al : Wallerian degeneration of the pontocerebellar fibers. AJNR 2005 ; 26 : 1062-1065.
102) Küker W, Schmidt F, Heckl S, et al : Bilateral wallerian degeneration of the middle cerebellar peduncles due to paramedian pontine infarction : MRI findings. Neuroradiology 2004 ; 46 : 896-899.
103) Ogawa T, Okedera T, Inugami A, et al : Degeneration of the ipsilateral substantia nigra after striatal infarction : evaluation with MR imaging. Radiology 1997 ; 204 : 847-851.
104) Ohe Y, Uchino A, Horiuchi Y, et al : Magnitic resonance imaging investigation of secondary degeneration of the mesencephalic substantia nigra after cerebral infarction. J Stroke Cerebrovasc Dis 2013 ; 22 : 58-65.
105) Tien RD, Ashdown BC : Crossed cerebellar diaschisis and crossed cerebellar atrophy : correlation of MR findings, clinical symptoms, and supratentorial diseases in 26 patients. AJR 1992 ; 158 : 1155-115.
106) Shah R, Markert J, Bag AK, et al : Diffusion tensor imaging in hypertrophic olivary degeneration. AJNR 2010 ; 31 : 1729-1731.
107) Inoue Y, Miyashita F, Koga M, et al : Panmedullary edema with inferior olivary hypertrophy in bilateral medial medullary infarction. J Stroke Cerebrovasc Dis 2013 ; 23 : 554-556.
108) 三木幸雄，坂本真一：加齢性白質病変(leukoaraiosis) update. Brain Nerve 2013 ; 65 : 789-799.
109) Yamada K, Nagakane Y, Sasajima H, et al : Incidental acute infarcts identified on diffusion-weighted images : a university hospital-based study. AJNR 2008 ; 29 : 937-940.
110) 日本脳ドック学会：脳ドックのガイドライン 2008.
111) 三木幸雄：成人の脱髄・白質病変—加齢性白質病変(leukoaraiosis)，多発性硬化症，定量解析を中心に—. 画像診断 2006 ; 26 : 222-233.
112) 猪原匡史：認知症の診断と治療を目指した小血管病の管理. Brain Nerve 2013 ; 65 : 801-809.
113) 脳卒中合同ガイドライン委員会：脳卒中治療ガイドライン 2009.
114) 冨本秀和：Binswanger 型脳梗塞の病態と治療. 分子脳血管病 2009 ; 8 : 145-153.
115) Tomimoto H, Ohtani R, Wakita H, et al : Small artery dementia in Japan : radiological differences between CADASIL, leukoaraiosis and Binswanger's disease. Dement Geriatr Cogn Disord 2006 ; 21 : 162-169.
116) Mori N, Miki Y, Kikuta K, et al : Microbleeds in moyamoya disease : susceptibility-weighted imaging versus T2*-weighted imaging at 3 tesla. Invest Radiol 2008 ; 43 : 574-579.
117) 水野俊樹：CADASIL の診断と治療. Brain Nerve 2013 ; 65 : 811-823.

Chapter 5

感染症

5.1 感染症のMRI診断

　感染症の臨床では，頭部に限らずいずれの部位でも，迅速に正確な診断を下して的確な治療を開始することが求められる．言うまでもなく画像診断は感染症の診療においてその病態を把握し，治療を施行するための技術のひとつであるが，他の診断技法とともに診断を確定し，さらに病変の存在・進展状況を視覚的に明確にすることは初期診断や経過観察で極めて大きな意義を有する．ここでは頭蓋内感染症の診断において，MRIが有用で重要な役割を果たしているものを部位別に概説する．病態の各論は別項に詳述されるので，病態に共通する異常所見の概略をMRIの撮像技術に触れながら述べる(BOX 5-1)．

a. 脳実質内の感染症

　おもにウイルスによる脳炎(encephalitis)と，化膿性細菌により惹起される脳実質炎(cerebritis)に続発する脳膿瘍が代表的である．このほか起炎微生物によっては肉芽腫がある．また，いわゆるslow virus infectionやプリオン病と称される異常蛋白による病態も含まれる．

　大多数の施設で頭部MRIのルーチン撮像法に組み込まれているFLAIR像は，T1強調像やT2強調像に比し，脳実質内の炎症性変化自体と，それに伴う浮腫など病巣周辺の反応を良好なコントラストで描出する[1]．拡散強調画像も現在，日常的に使用される撮像法で，脳実質内感染症の多くで極めて有力である．周知のように脳膿瘍の内腔が拡散強調画像で異常高信号を示し，鑑別診断にも有用な所見である(図5-1)．これは膿が有する高い粘稠度や細胞密度に起因すると考えられており，脳膿瘍に類似した環状増強効果を示す高悪性度のグリオーマ(glioma)や転移性脳腫瘍でみられることはまれである．膿瘍の被膜形成過程では，拡散強調画像での高信号は被膜やその近傍にのみみられることがある[2]．ま

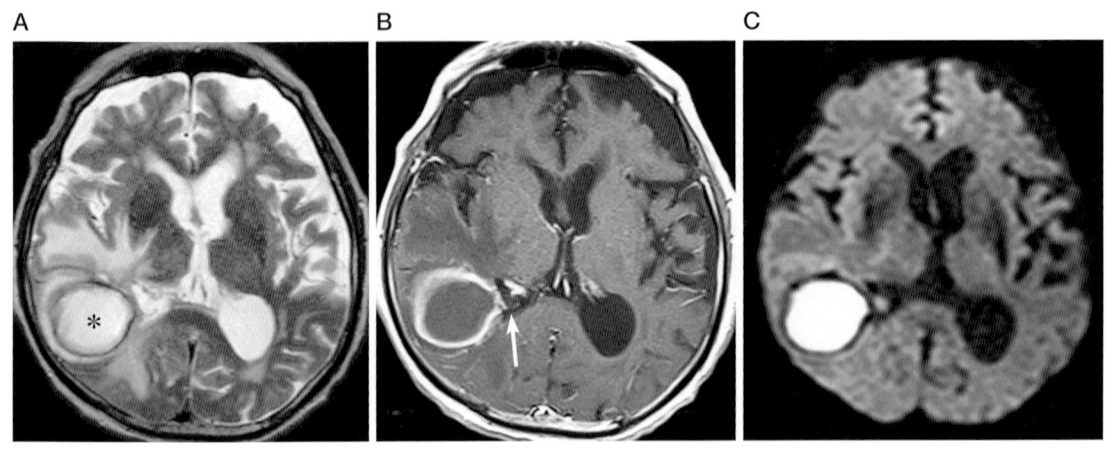

図 5-1 脳膿瘍（80歳台男性）

A：T2強調像，B：造影T1強調像，C：拡散強調画像　右側頭葉の皮質下に主座を置く膿瘍（*）は，T2強調像（A）で辺縁が軽度低信号，内部が高信号で，周囲にかなりの浮腫を伴ってみられる．造影T1強調像（B）では被膜が強く増強され，深部は側脳室に及ぶ（→）．拡散強調画像（C）で内部の膿が著明な高信号である．リング状増強効果を示す腫瘍性病変で内部がこれほど拡散強調画像で高信号なものは膿瘍以外にはまれである．

BOX 5-1　感染症の診断に用いる MRI の撮像法

1) 一般的撮像法
   - T1強調像
   - T2強調像
   - FLAIR像（感染症ではT1ならびにT2強調像よりはるかに有用）
   - 拡散強調画像（感染症では必須．高b値撮像については本文参照）
   - 造影T1強調像（感染症では多くの病態で必須．脂肪抑制の併用については本文参照）

2) 応用的撮像法
   - 造影FLAIR像（髄膜炎でしばしば有効）
   - MRA 3D TOF法（攣縮や動脈浸潤が疑われる場合）
   - MR venography（静脈洞浸潤が疑われる場合）
   - 灌流画像（腫瘍性病変との鑑別や二次的虚血の評価）
   - MRスペクトロスコピー（腫瘍性病変との鑑別）
   - 拡散テンソル画像（本文参照）

た，代表的な肉芽腫である結核腫も内部は拡散強調画像で拡散制限（ADC値低下）により高信号を示すものが多いが，時期によっては拡散制限がなく異常信号を示さない[3]．膿瘍や肉芽腫に関しては，造影T1強調像において増強効果を示す被膜あるいは充実性部分を明らかにすることが手術適応の決定など診断上不可欠と言ってよい．

　多くのウイルス性脳炎あるいは亜急性硬化性全脳炎に代表される slow virus infection にも拡散強調画像は有効で，FLAIR像やT2強調像よりも早期に異常信号が描出される（図5-2）．ウイルスに起因する病変としては，本邦でも human immunodeficiency virus

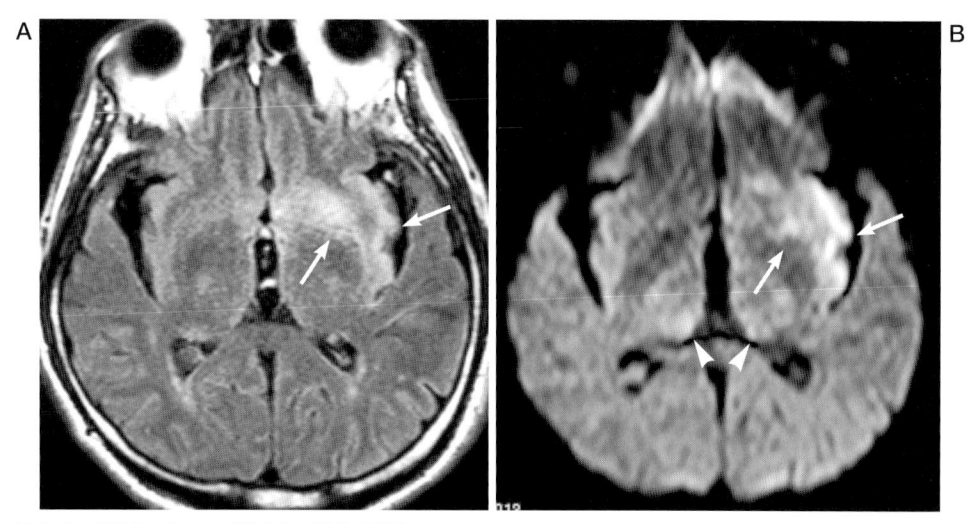

図 5-2 単純ヘルペス脳炎(60歳台男性)
A：FLAIR像，B. 拡散強調画像　意識障害で入院．FLAIR像(A)で左側頭葉の島の皮質に高信号を認める(→)．これは拡散強調画像(B)でより明瞭である(→)．両側視床にも異常高信号がある(▶)．

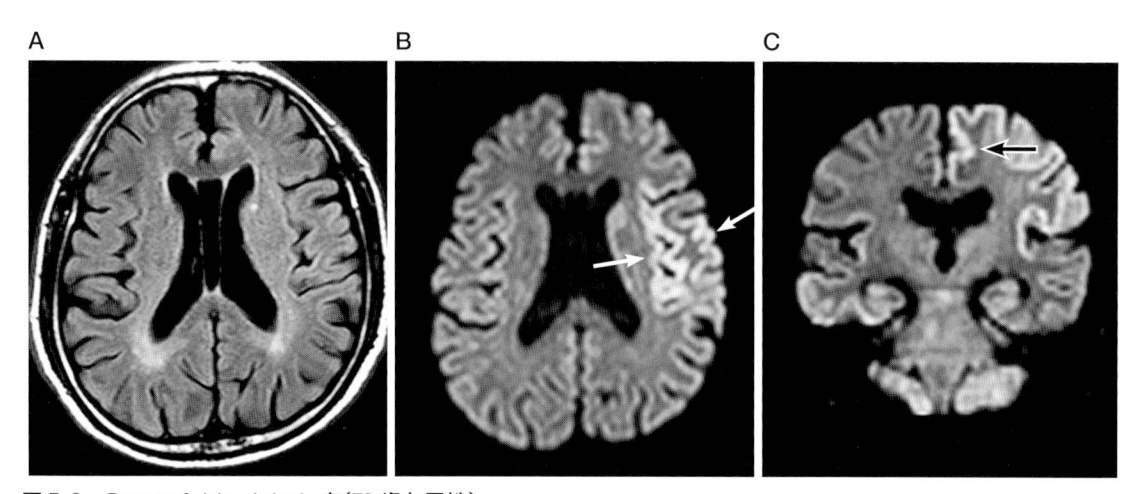

図 5-3 Creutzfeldt-Jakob 病(70歳台男性)
A：FLAIR像，B：拡散強調画像，C：拡散強調冠状断像　失語症で発症．脳波での periodic synchronous discharge (PSD) や髄液 14-3-3 蛋白の存在で本症と診断．FLAIR像(A)では虚血性変化が指摘できるのみである．拡散強調画像(B)では左の側頭葉脳表に異常高信号がみられる(→)．拡散強調冠状断像(C)で異常信号は左の前頭葉の内側にも及ぶ(→)．

(HIV)感染症が頻度のうえから重要である．HIV脳症の早期では，拡散強調画像を含めた通常のMRI上の異常所見は白質の軽度のT2延長域がみられる程度で軽微であるが，拡散テンソル画像の fractional anisotropy (FA) 値が低値を示すことが報告されている[4]．このほかプリオン病で最も頻度の高い Creutzfeldt-Jakob 病 (CJD) の特に初期にみられる脳表やレンズ核などの異常信号も，FLAIR像などに比し拡散強調画像で明瞭に描出される(図5-3)．Hyare らは CJD の診断に高い b 値 ($b = 3000 \, s/mm^2$) に設定した拡散強調画像

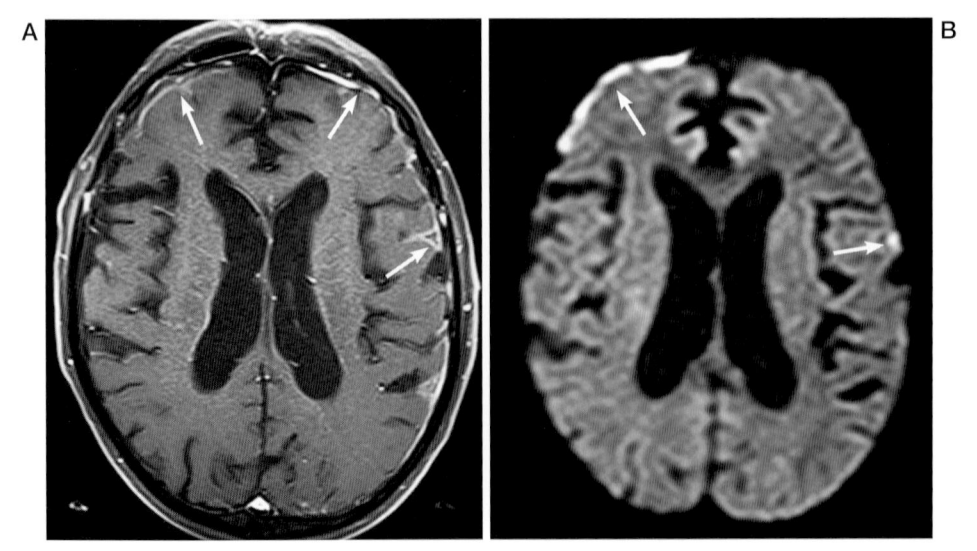

図 5-4 髄膜炎と硬膜下蓄膿(80歳台男性)
A:脂肪抑制造影 T1 強調像, B:拡散強調画像 脂肪抑制造影 T1 強調像(A)で左右の前頭部から左側の側頭後頭部の硬膜の異常増強効果が明瞭である(→). 拡散強調画像(B)で右前頭部に硬膜下の膿の高信号がみられる(→). 同様の小病変は左側にもみられる(→).

の有用性を報告し, 本症での拡散異常に関して, 空胞変性やプリオン蛋白の蓄積などの可能性を指摘している[5].

b. 脳実質外感染症

　MRI における髄膜炎の直接所見は, 造影 T1 強調像での髄膜やくも膜下腔の異常増強効果であるが, 造影前に撮像される FLAIR 像でくも膜下腔が異常高信号を示すことによっても示唆される. ただし同様の所見は癌性髄膜炎, くも膜下出血, 撮像中の高濃度酸素吸入, もやもや病での側副血行などでもみられる(BOX 5-2).
　造影 T1 強調像での異常増強効果は髄膜炎のほか, 硬膜下や硬膜外の蓄膿の被膜を描出するうえで有用である. ガドリニウム(Gd)造影剤での髄膜炎の異常増強効果はしばしば造影後の FLAIR 像で明瞭に描出される. また頭蓋に近接した, 硬膜下/外蓄膿の被膜や頭蓋直下の髄膜, 頭蓋や頭皮の炎症は脂肪抑制パルスを加えた造影 T1 強調像が通常の造影 T1 強調像よりも診断能が高い(図 5-4). また拡散強調画像では硬膜下/外蓄膿のうち, 硬膜下蓄膿の内部がしばしば高信号を示す(図 5-4)[6]. これは髄膜の炎症で反応性に生じた硬膜下水腫(subdural effusion)と蓄膿を判別する情報になる. 同様に脳室炎での脳室内の膿貯留も拡散強調画像で高信号を示して描出される[7].

> **BOX 5-2** FLAIR像でのくも膜下腔の異常信号の原因

- くも膜下出血
- 髄膜炎（感染性，癌性）
- 撮像中の高濃度酸素吸入
- 側副血行（いわゆる ivy sign）
- 脳梗塞での低流速動脈分枝（いわゆる intraarterial sign）
- アーチファクト（髄液や血管の拍動に起因．義歯などでの磁化率アーチファクトでも紛らわしいことあり）
- 最近のガドリニウム造影剤投与（腎機能障害や血液脳関門の破綻がある場合）
- 脂肪腫
- cysticercosis のくも膜下腔病変
- neurocutaneous melanosis
- 類皮嚢胞や類表皮嚢胞の破裂（飛散した脂肪成分）
- ミエログラフィに使われた油性造影剤

5.2 髄膜炎 meningitis

a. 軟髄膜炎 leptomeningitis

　脳表のくも膜下腔ならびに髄膜に起こる炎症性病変が軟髄膜炎（狭義の髄膜炎）である．臨床上，細菌性と非細菌性に大別される．結核性髄膜炎は前者に含まれるが，多彩な病理学的所見や治療法の差違からしばしば独立して扱われる．非細菌性髄膜炎のほとんどがウイルスによるもので急性リンパ球性髄膜炎の形をとる．「無菌性髄膜炎」とほぼ同義であり，一般に軽症で画像上の異常所見も軽微である．非細菌性髄膜炎には真菌や原虫などによる比較的まれなものが含まれる．また，広義の髄膜炎にはやや特殊な病型として硬膜に病変が限局する肥厚性硬膜炎がある．これについては次項で述べ，ここではまず細菌による急性化膿性髄膜炎を中心に記述する．

1) 病態と臨床

　髄膜炎で一般的にみられる症状は，発熱，頭痛と意識障害である．加えて項部強直，Kernig 徴候，Burdzinski 徴候などの髄膜刺激症状を呈する．局所的な神経症状は脳炎を示唆し，髄膜脳炎への移行の可能性を考えるべきである．腰椎穿刺での髄液初圧の上昇，

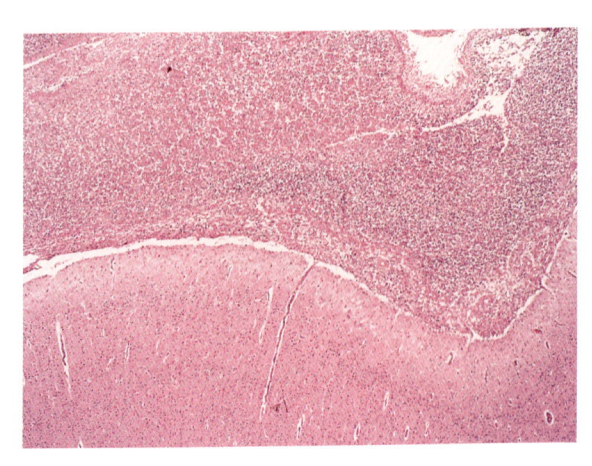

図 5-5　急性化膿性髄膜炎の病理像（HE 染色）
脳回（下半）の表面のくも膜下腔（上半）に，多核白血球を主体にした多数の炎症性細胞浸潤がみられる．
（杏林大学医学部客員教授　藤岡保範先生のご厚意による）

多核白血球増加，糖減少，蛋白増加は化膿性髄膜炎を示唆する．髄液のグラム染色と検鏡ならびに細菌培養により診断が確定する．ポリメラーゼ連鎖反応（polymerase chain reaction：PCR）法での細菌の迅速診断が普及している．

　原因菌は，発症年齢により頻度が異なる．新生児期から5か月の乳児期では大腸菌（*Escherichia coli*）やB群連鎖球菌（*Streptococcus agalactiae*）が主体である．その後6歳までの乳幼児にはインフルエンザ桿菌（*Haemophilus influenzae*）や肺炎球菌（*Streptococcus pneumoniae*）が多い．本邦では2008年からB型インフルエンザ桿菌へのワクチン（いわゆるHibワクチン）が接種可能となった．先行して導入された米国では同菌による小児の髄膜炎が激減した[8]．6歳以降から成人には肺炎球菌，髄膜炎菌（*Neisseria meningitidis*），B群連鎖球菌の頻度が高い[9]．ペニシリン耐性の肺炎球菌（penicillin-resistant *Streptococcus pneumoniae*：PRPS）の増加が，薬物治療上，問題になっている．高齢者や免疫能が低下している患者では大腸菌，肺炎桿菌（*Klebsiella pneumoniae*），緑膿菌（*Pseudomonas aeruginosa*），リステリア菌（*Listeria monocytogenes*）や，真菌がしばしばみられる．

　急性化膿性髄膜炎の感染経路としては他臓器からの血行性感染，中耳炎や副鼻腔炎からの波及，頭部外傷や脳外科手術後の直接感染が知られている．血行性感染では細菌の散布経路として脈絡叢の重要性が指摘されている．中耳炎や副鼻腔炎の多くは近傍での血栓性静脈炎を介して波及する．

　病理では脳槽や脳溝などのくも膜下腔に化膿性滲出物がみられる（図5-5）．軟膜を主体にくも膜や硬膜にも及ぶうっ血とそれに伴うこれらの肥厚がみられ，多数の多核白血球や線維素が出現する．多核白血球の浸潤はしばしば血管周囲腔から脳実質に及ぶ．脳表には星細胞や小グリア細胞が浸潤し，腫脹する．病変部位の血管にはフィブリノイド壊死や血栓形成がみられる．

2）画像所見

　髄膜炎は臨床所見や髄液所見で診断される．MRIをはじめとした画像検査のおもな目的は，1）髄膜炎の診断をより確実にすること，2）髄膜炎類似の病態を否定すること，3）随伴する多彩な合併症（BOX 5-3）を的確に診断すること，4）腰椎穿刺に先立ち頭蓋内圧亢進を否定することである．

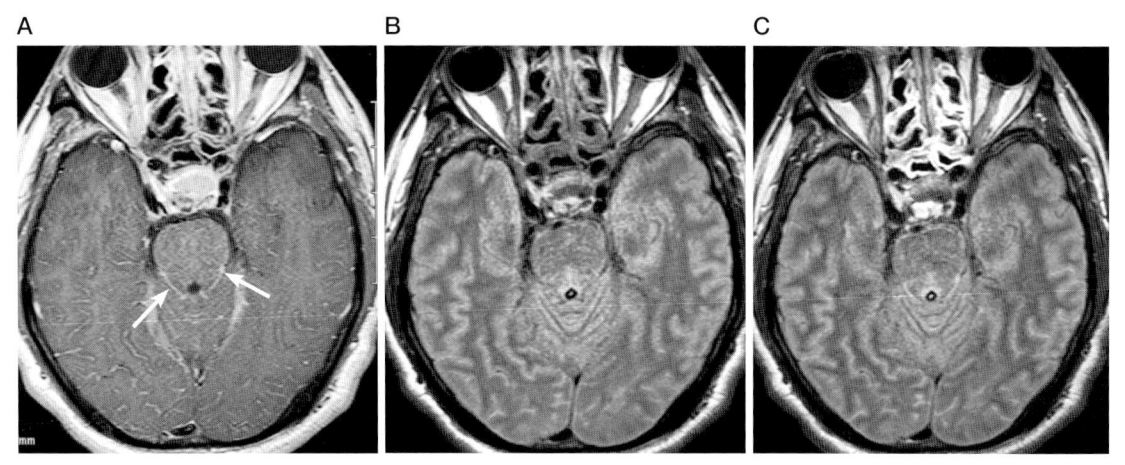

図 5-6 急性化膿性髄膜炎(20 歳台男性)
A：造影 T1 強調像，B：FLAIR 像，C：造影 FLAIR 像　造影 T1 強調像(A)で両側側頭後頭葉の脳溝内に異常増強効果がみられる．橋の表面にも線状の異常増強効果がある(→)．造影前の FLAIR 像(B)で各所の脳溝の内部が高信号を示している．これらは造影 FLAIR 像(C)で増強されてさらに明瞭である．脳表静脈の増強効果は造影 FLAIR 像では明らかでない．

BOX 5-3　急性化膿性髄膜炎の合併症

- 脳梗塞··················動脈性(血管炎ないし血管攣縮)
　　　　　　　　　　　　静脈性(静脈[洞]血栓)
- 脳実質炎(cerebritis)
- 脳膿瘍
- 硬膜下蓄膿
- 硬膜下水腫
- 脳室炎
- 水頭症··················閉塞性，交通性

---

① 髄膜炎の直接所見

ⅰ) 異常増強効果

　髄膜炎の最も確実な MRI 所見は，脳槽や脳溝のくも膜下腔ならびに髄膜にみられる造影 T1 強調像での異常増強効果である(図 5-6)．髄膜は外側から硬膜，くも膜，軟膜の 3 層からなる．MRI では正常の髄膜にも増強効果がみられ，分節状で薄くスムーズなことが多い．異常な髄膜の増強効果は，硬膜，硬膜下腔，くも膜主体の DA 型(dura-arachnoid pattern, pachymeningeal enhancement)と，くも膜下腔，軟膜主体の PS 型(pia-subarachnoid pattern, leptomeningeal enhancement)に分けられる[10](BOX 5-4)．それぞれで広がりの差違(限局性かびまん性か)により原因疾患の鑑別が絞られる(表 5-1)．急性化膿性髄膜炎ではびまん性 PS 型とびまん性 DA 型がみられることが多い．ただし，後者が単独でみられることは少ない．またこのようなパターンの違いは必ずしも原因菌を特定する情報にはならない．結核性髄膜炎ではしばしば脳底槽に異常増強効果を示す病変が

表 5-1　髄膜の異常増強効果のパターンとその原因疾患

DA型	限局性	髄膜腫などでの"dural tail sign", 悪性腫瘍の硬膜転移, 開頭術やシャント手術後, サルコイドーシス, 関節リウマチ(リウマチ結節), 硬膜動静脈瘻・脳梗塞・脳内出血の近傍の硬膜, 頭蓋の腫瘍・炎症の近傍の硬膜, 髄外造血巣, Rosai-Dorfman病, Erdheim-Chester病, ANCA関連血管炎
	びまん性	特発性肥厚性硬膜炎, シャント手術後, くも膜下出血後, 髄膜炎(癌性髄膜炎を含む), 低髄液圧症, superficial siderosis, ムコ多糖症
PS型	限局性	サルコイドーシス, Sturge-Weber症候群
	びまん性	くも膜下出血後, 各種薬剤の髄注, 髄膜炎(癌性髄膜炎を含む), サルコイドーシス, histiocytosis, superficial siderosis

BOX 5-4　正常の硬膜血管や脳表静脈の増強効果と病的な PS 型の増強効果の鑑別

1) 正常の硬膜血管や脳表静脈
- 薄い
- スムーズ
- 短く不連続
- 辺縁が明瞭.
- 対称性
- 脳表にみられ傍矢状洞部で最も明瞭.
- 穹窿部では通常短い.
- 大脳鎌や小脳天幕では限局性で細い線状.
- 鞍上槽や脳室壁の増強効果はなし.

2) 病的な PS 型の増強効果
- 厚い
- 結節状あるいは不整
- 長く連続性
- 辺縁が不明瞭.
- 非対称性
- 脳溝深部に及ぶ.
- 長い(>3 cm)またはびまん性
- 硬膜にもみられる場合, 1.5T では 3 スライス以上にみられる.

(文献 11 から改変引用)

みられるがこれも特異的ではなく, ほかの細菌や真菌などでもみられうる(図 5-7).

　髄膜炎における脳表くも膜下腔の増強効果は, 脳表静脈の増強効果としばしば紛らわしい. これは脳浮腫や全般的な頭蓋内圧亢進により静脈がうっ滞するためである. 軟膜やくも膜下腔の増強効果と完全に区別するのは困難であり, むしろ急性化膿性髄膜炎による病的所見として捉えるのが妥当である. そのためには普段接している MRI 装置での正常の脳表静脈の増強の程度を把握しておくことが必要である[12].

　髄膜の異常増強効果はスピンエコー(SE)法での造影 T1 強調像で評価されることが多いが, 脂肪抑制パルスや magnetization transfer(MT)パルスの併用でその検出能が向上する[13]. 造影後の FLAIR 像は紛らわしい脳表静脈の増強効果が消去されるため, 脳表髄膜の異常増強効果の判定に有用で, 髄膜炎が疑われるケースでは造影 T1 強調像に追加す

図 5-7 結核性髄膜炎(30歳台男性)
造影 T1 強調像 HIV 陽性．脳底槽から脳幹周囲に強い増強効果がみられる．リング状にみえる部分は結核腫と考えられる(→)．

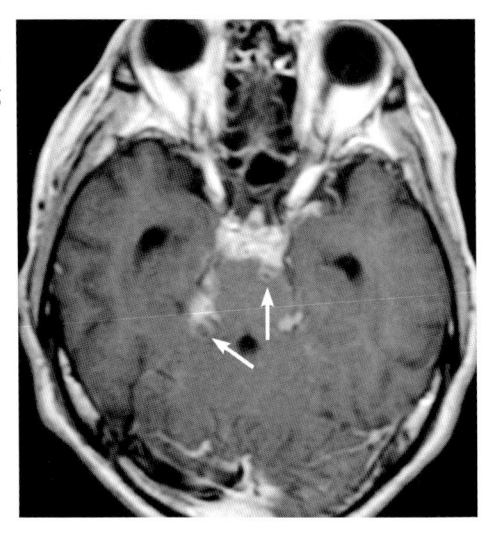

ることが望ましい[14]（**図 5-6**）．

ⅱ）髄液腔の異常信号

　髄膜炎に伴う炎症性の滲出物はその量が多い場合，造影前のT1強調像でも正常髄液に比し相対的にやや高信号を示し，FLAIR像で明瞭な高信号として描出される（前項 **BOX 5-1** 参照）．滲出物のT2延長に起因する所見と考えられている．

② 髄膜炎の随伴症

　急性化膿性髄膜炎では，随伴する種々の合併症が患者の予後に大きく影響する．患者の予後判定や治療方針の決定にMRI診断の果たす役割は大きい．

ⅰ）脳梗塞

　髄膜炎に合併した脳梗塞のMRI所見は他の原因による脳梗塞と基本的に同様であり，急性期の診断には拡散強調画像が必須である（**図 5-8**）．髄膜炎自体が脳底槽に優位に分布することから，中大脳動脈に炎症性変化が及び，穿通枝を含めたその支配領域に虚血が生じることが多い．広がりが動脈の支配域に一致しない場合には静脈性梗塞の可能性を考慮する必要がある．静脈洞や脳表静脈に炎症が波及し，血栓性静脈炎が起こることにより静脈性梗塞が生じる．動脈性であれば3D TOF（time-of-flight）法，静脈性であれば2Dあるいは3D TOF法またはPC（phase contrast）法のMR angiography（MRA）が責任血管の診断に有用である．

ⅱ）脳実質炎ならびに脳膿瘍

　「5.3 脳膿瘍」の項参照．

ⅲ）硬膜下蓄膿　subdural empyema

　硬膜下蓄膿や硬膜外蓄膿は，副鼻腔炎や中耳炎からの波及あるいは術後感染症として生じることが多く，髄膜炎の合併症として発生するのは約10％程度である．硬膜下蓄膿は頭蓋内板直下に三日月型あるいは両凸レンズ型にみられる．内部はいずれの撮像でも髄液よりやや高い信号強度の傾向がある．多くの場合，拡散強調画像で高信号を示し，被膜は造影後に強く増強される．

ⅳ）硬膜下水腫　subdural hygroma

　インフルエンザ桿菌や肺炎球菌での頻度が高く，小児でみられることが多い．造影剤で

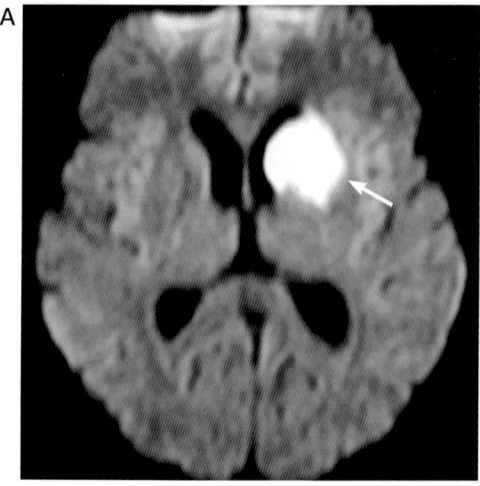

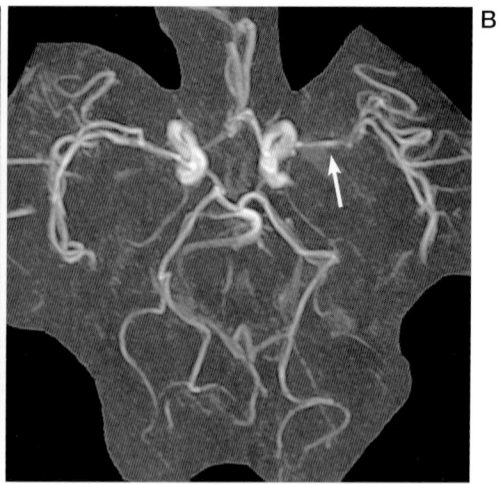

図 5-8　結核性髄膜炎(20 歳台男性)
A：拡散強調画像，B：3D TOF 法 MRA　左側のレンズ核の新鮮梗塞が拡散強調画像(A)で高信号を示す(→)．MRA(B)で左中大脳動脈の本幹に炎症の波及による狭窄性変化がみられる(→)．

増強効果を示さず，髄液と同等の信号を呈する硬膜下の液体貯留として描出される．

ⅴ）脳室炎　ventriculitis

髄液腔の炎症性変化が二次的に脳室に波及して生じる．血行性感染により脈絡叢を介して脳室上衣に感染が生じる場合や，脳室シャントを介して直接感染する場合もある．これに伴って MRI 所見にも差違があるが，脳室壁の異常増強効果ならびに拡散強調画像で脳室内の膿が高信号を示すのが基本的な所見で，脳室壁から周囲の脳実質に T2 延長域を伴うこともある[15]．

ⅳ）水頭症　hydrocephalus

非交通性と交通性の両者が生じうる．

2）診断プロセス

髄膜炎の診断は臨床症状や髄液所見で下される．上述の直接所見でその診断は確実なものになる．類似する MRI 所見を示す以下のような病態が，鑑別診断として重要である．

① 癌性髄膜炎・髄液播種

腫瘍細胞の髄腔内播種による．悪性リンパ腫，白血病，乳癌，肺癌など他臓器の悪性腫瘍，膠芽腫，髄芽腫などの脳腫瘍で生じる．FLAIR 像でのくも膜下腔の高信号が化膿性髄膜炎に比して強い傾向があるが，画像上の鑑別は困難で，臨床情報が鍵になる．

② 髄腔内に漏出したガドリニウム造影剤

腎機能障害があるとガドリニウム造影剤が髄腔内に漏出することがある．FLAIR 像で髄膜炎類似の所見を示す．疑われる場合は先行検査の既往を確認することが必要である．

③ サルコイドーシス

PS 型の増強効果が優位の場合は類似する．他臓器の画像所見や血清の ACE レベルなどの検査データが参考になる．

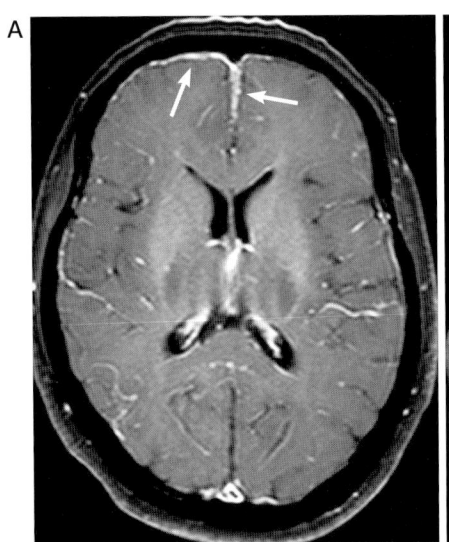

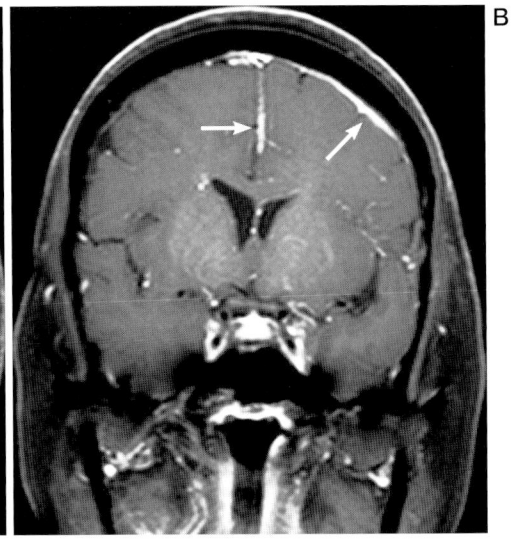

図 5-9 肥厚性硬膜炎(50 歳台女性)
A：脂肪抑制造影 T1 強調像，B：冠状断像　両側前頭穹窿部の硬膜ならびに大脳鎌の肥厚と強い増強効果を認める(→)．

b. 肥厚性硬膜炎　hypertrophic pachymeningitis

1) 病態と臨床

　化膿性髄膜炎の軟髄膜炎に対し，硬膜にびまん性または局所性の肥厚性変化をきたすものである．病理学的には硬膜の線維性肥厚とリンパ球主体の炎症性細胞浸潤からなる．後者は病変の辺縁部優位にみられる．原因不明の特発性と続発性がある(BOX 5-5)．

　症状として持続する慢性頭痛が最も多く，硬膜の肥厚部位によって視力障害や複視などの眼球運動障害，顔面神経麻痺，難聴，小脳失調などを呈する．

　治療は，続発性のものは原疾患の治療が第一選択である．特発性や炎症性のものではステロイド剤が使用され，その効果が不十分な場合は免疫抑制剤も併用する．限局性のものに対しては外科的切除も考慮される．

2) 画像所見

　続発性の病変が硬膜にのみみられる場合，特発性と続発性に本質的な差違はない．大脳鎌，小脳テント，穹窿部や頭蓋底の硬膜に肥厚がみられる[16]．T1 強調像で低ないし等信号，T2 強調像では低信号あるいは軽度高信号を示す．造影後には線状あるいは結節状の増強効果を認める(図 5-9)．時に中心部の増強効果が弱い．PS 型の増強効果は欠く．

3) 診断プロセス

　特発性の診断は続発性のものを否定して下される．感染性や全身性の肉芽腫や血管炎のサルコイドーシス，ANCA 関連血管炎は硬膜に限局せず，PS 型の病変を伴う頻度が高い．Rosai-Dorfman 病，Erdheim-Chester 病，関節リウマチでは，一見，髄膜腫様の限

> **BOX 5-5** 肥厚性硬膜炎の原因

- 特発性
- 感染性
- 肉芽腫や血管炎などの炎症性（サルコイドーシス，Rosai-Dorfman 病，Erdheim-Chester 病，ANCA 関連血管炎，関節リウマチなど）
- 悪性腫瘍硬膜転移

（文献 11）から改変引用）

局性病変の頻度が高い．悪性腫瘍硬膜転移も限局性病変が多いが，広範囲のこともある．
　このほか類似の硬膜の肥厚や造影増強効果を示すものに，低髄液圧症，シャント手術後，くも膜下出血後がある．低髄液圧症の硬膜肥厚は頭蓋内に全般性にみられ，脳幹や小脳の下方偏位，硬膜下血腫，下垂体の腫大などを伴う．起立性頭痛などの特徴的な臨床症状も参考になる．シャント手術後とくも膜下出血後でも広範囲の硬膜肥厚を示すが病歴がポイントになる．まれに superficial siderosis，ムコ多糖症でも同様の所見を示す．

5.3 脳膿瘍

a. 脳膿瘍の病態と臨床症状

1）脳膿瘍の原因

　脳膿瘍（brain abscess）は脳実質内の化膿性炎症であり，化膿性細菌や真菌による脳実質炎（cerebritis）に続発する．起炎菌の侵入には，大きく分けて，1）副鼻腔炎や中耳炎，歯周感染症など頭蓋の近傍の感染症からの直接の波及，2）頭部外傷や脳外科手術によるもの，3）遠隔部位からの血行性伝播（先天性心疾患による右→左シャントの存在や急性心内膜炎からの敗血症性血栓を含む），の3種類の経路があげられる．侵入の原因となる病態があらかじめわかっている場合には診断の助けとなる．しかし，原因不明のものも20％程度存在する．
　頭部の炎症病巣からの直接波及による膿瘍は，その存在部位から推定が可能である．副鼻腔炎からの波及による脳膿瘍は前頭蓋底に多く，側頭葉やトルコ鞍にみられることもある．中耳炎からの波及によるものは中頭蓋窩や後頭蓋窩に多い．起炎菌は連鎖球菌のほか，嫌気性細菌，黄色ブドウ球菌およびグラム陰性桿菌のことが多い．
　頭部外傷や脳外科手術による膿瘍形成は，起炎菌としてブドウ球菌，連鎖球菌，グラム

陰性桿菌および嫌気性菌が多くみられ，その病歴，病変の存在部位から，診断は比較的容易である．ただし，受傷後1年以上経過してから遅発性に症状を発現する例があることに注意すべきである．これにはさまざまな機序が推測されているが，潜在性の感染が存在する場合や，外傷後の瘢痕組織への二次性感染などの可能性が考えられている．また，脳外科手術後の膿瘍形成も数か月や1年以上経過して，遅発性に発症することがある．

　脳への血行性播種による膿瘍は多発性であることが多く，中大脳動脈領域の前頭葉後半と頭頂葉に起こりやすい．血行性播種による膿瘍の好発部位は皮髄境界部分である．この部分の細動脈が螺旋状に走行していることが原因とする説もある．起炎菌は原発感染巣の菌による．肺動静脈瘻などは連鎖球菌が原因であることが多く，感染性心内膜炎に関連する脳膿瘍では連鎖球菌や黄色ブドウ球菌が多い．また，化膿性肺感染症の場合，レンサ球菌，ブドウ球菌などが多い．なお，原因のわからない特発性脳膿瘍では歯性感染からが多いと推定されている．

2）脳膿瘍の臨床症状

　臨床症状は多岐にわたる．発熱，頭痛，神経学的局所症状が代表的であるが，脳膿瘍症例の半数で，初期症状は頭痛である．そのほかに，神経学的脱落症状(筋力低下，感覚低下)，痙攣発作がみられることもある．一般的な三徴として，頭痛，発熱，神経局所症状があげられるが，すべてそろう例は少なく半数以下である．特に発熱は頻度が低く，発熱がないことは脳膿瘍を否定する根拠とはならない．脳脊髄液検査ではおもに多核球優位の細胞増多と蛋白増加などの変化がみられるが，末梢血のCRP上昇などは認められない場合もしばしばあり，判断の決め手とはならない．その点で画像診断が重要となるが，診断の確定は病変部の穿刺吸引あるいは摘出による検体の培養検査による．

b. 脳膿瘍の病理像と画像所見

1）脳実質炎　cerebritis

　脳実質炎は実質感染の初期の所見であり，化膿性細菌や真菌の実質内侵入の後，多核球の浸潤および凝固壊死をきたした病態である．血管透過性の変化はみられるものの，血管増生は伴わない．時期により早期脳実質炎(1～3日)と後期脳実質炎(4～9日)に分けられる．

　早期脳実質炎の病変は，単純CTでは指摘困難であることが多い．腫脹を伴うぼんやりした低吸収域として描出されることもある．MRIではうっ血や微小出血，浮腫を反映して，T1強調像ではやや低信号から周囲と同等の信号で，わずかな腫脹を示す領域として描出される．FLAIR像やT2強調像では境界不明瞭な高信号を示す．異常増強はみられない．

　拡散強調画像では高信号を示すことが報告されている[17]．脳実質炎の時点では膿汁は形成していないので，この高信号は多核球の浸潤による高い細胞密度や局所の虚血，細胞傷害性浮腫によるものと考えられている．なお真菌感染による脳実質炎では，拡散強調画像での高信号と低信号の不均一な混在が報告されている[18]．

　脳実質炎が進行し，後期脳実質炎の時期になると病変中央部の壊死性の変化をきたすよ

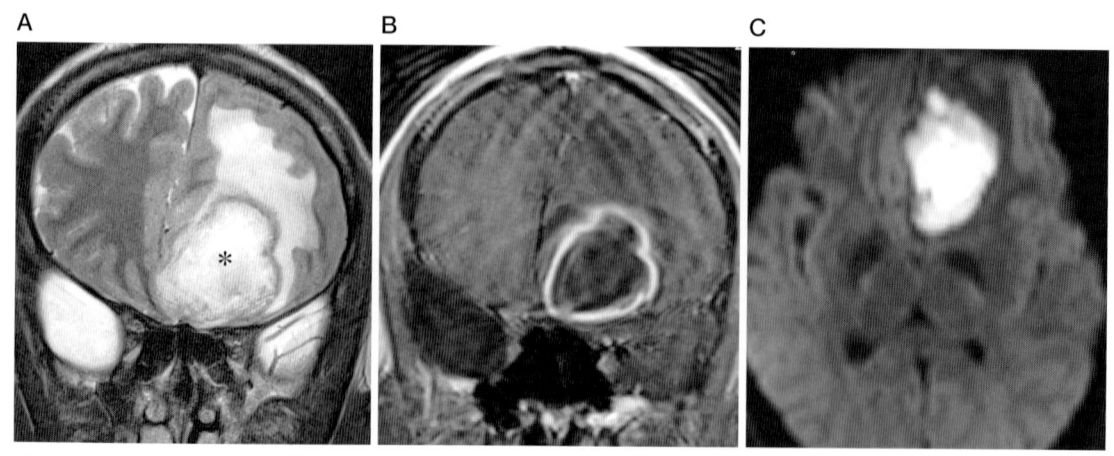

図5-10　脳膿瘍（20歳台男性）
A：T2強調冠状断像，B：造影T1強調冠状断像，C：拡散強調画像　主訴は左前頭部痛．左前頭葉底部にT2強調像（A）で辺縁が低信号，内部がやや不均一高信号の腫瘤（*）がみられ，強い容積効果を示している．周囲には浮腫を示す信号がみられる．造影MRI（B）では，腫瘤辺縁部に比較的薄い増強像がみられる．拡散強調画像（C）では顕著な高信号を示す．部位的に副鼻腔炎から波及した感染が疑われる．連鎖球菌が検出された．

うになる．局所の液化が起こり，軽度のリング状の増強がみられるようになる．周囲の浮腫が目立ってくるとともに，周囲に被膜が形成され，膿瘍へと移行していく．この時期では典型的なリング状増強を示さないことから，診断が困難なこともある．

2）脳膿瘍　brain abscess

　脳実質炎が進行し，被膜が形成された状態が脳膿瘍とされるが，時期により，後期脳実質炎から連続する被膜形成早期と，膿瘍化して数週間以降の被膜形成後期に分けられる．被膜形成早期は病変の中央部の液化壊死と周囲の線維性の被膜の形成をきたした時期であり，明瞭なリング状の増強を呈するようになる．また，被膜形成後期では被膜部分が厚くなり，内層（肉芽やマクロファージ），中間層（コラーゲン），外層（グリオーシス）が形成されるようになる．

　脳膿瘍の被膜はT1強調像でわずかな高信号を示し，T2強調像では低信号を示す．凝固壊死や出血産物，細菌の代謝に伴う鉄やマグネシウム，マンガンなどの常磁性体やフリーラジカルの存在による信号変化と考えられている．造影後のMRIでは薄く平滑な増強を示す点が特徴である．膿瘍壁は血流に乏しい深部側で薄くなる傾向にある．膿瘍の中央の壊死部分はT1強調像で低信号，T2強調像で高信号を示す（図5-10〜12）．膿瘍腔の多くは均一な信号を示すが，時にT2強調像で同心円状のパターンがみられることもある．結核腫などとの鑑別で，留意する必要がある．

　脳膿瘍が破裂をきたすことがある．娘結節は，被膜が未熟な時点での破裂により膿瘍内容が周辺組織に炎症を引き起こすことにより生ずるものであり，多くは壁の薄い深部側に発生する．脳膿瘍が脳室への破裂をきたした場合には，化膿性脳室炎を引き起こす．化膿性脳室炎では，脳室の拡張や脳室壁の濃染とともに，側脳室後角などに壊死組織の沈着がみられ，T1強調像，T2強調像ともに高信号を示す．

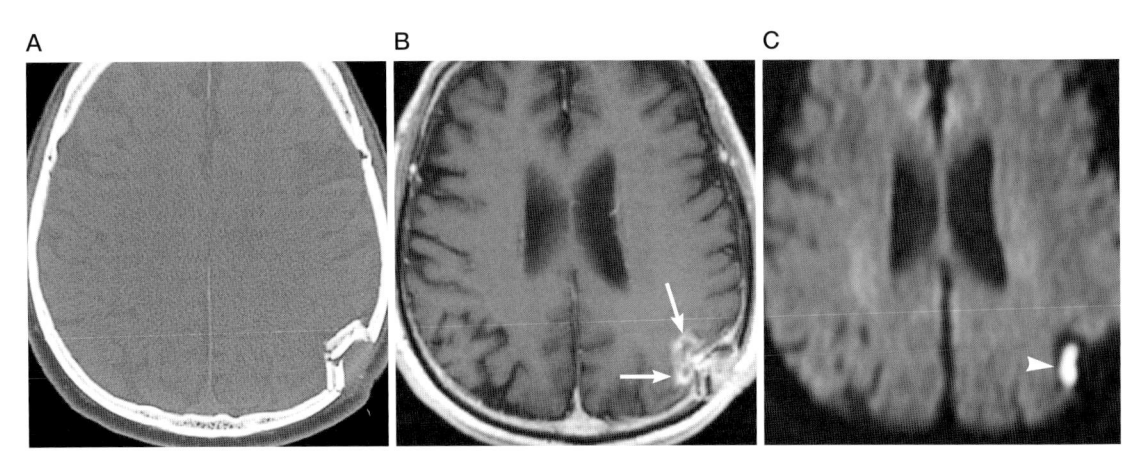

図 5-11　脳膿瘍(80 歳台男性)
A：CT 骨条件，B：造影 T1 強調像，C：拡散強調画像　自転車で転倒し受傷した．CT では左後頭部に陥没骨折を認める．造影 MRI(B)では受傷部に一致して，硬膜の異常増強がみられるほか，実質内にリング状の増強像がみられる(→)．拡散強調画像(C)ではリングの内腔に相当する部分が高信号を示している(▶)．外傷による感染が疑われる．

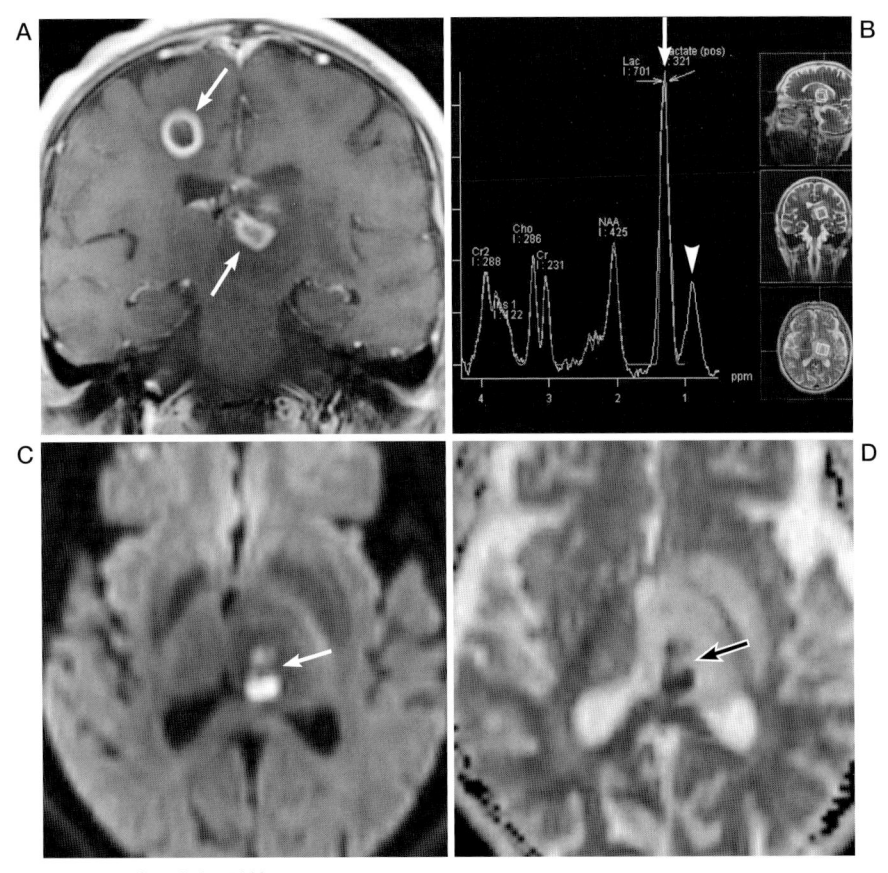

図 5-12　脳膿瘍(60 歳台男性)
A：造影 T1 強調冠状断像，B：MRS，C：拡散強調画像，D：ADC 画像　主訴はふらつき．透析症例．造影 MRI(A)では左視床，右頭頂葉にリング状の増強を示す結節が複数分布している(→)．MRS(B)では顕著な乳酸(lactate)のピーク(→)に加えて，アミノ酸のピーク(▶)がみられる．内腔は拡散強調画像(C)で高信号を示し，ADC 画像(D)では拡散の制限がみられる(→)．黄色ブドウ球菌が検出された．

拡散強調画像は脳膿瘍の画像診断で最も有力な手法のひとつといえる．膿瘍内容は，細胞崩壊産物や壊死物質，フィブリノーゲンなどの巨大分子により，蛋白濃度が高く粘稠な液体であり，水分子の運動が制限される．この拡散制限（ADC 低下）により拡散強調画像では明瞭な高信号となる．拡散強調画像での膿瘍内腔高信号は均一な場合と不均一な場合があるが，これは原因菌の種類ではなく，生存している炎症細胞の分布に関連している[19]．

MR スペクトロスコピー（MRS）では脳膿瘍は特徴的なパターンを示す．壊死腔に多数の好中球があり，この好中球由来の蛋白分解酵素により生成されたアミノ酸が，低周波（0.9 ppm）のアミノ酸のピークを形成する．このピークは化膿性菌による脳膿瘍に特徴的なものである．加えて，さまざまな脂質のピーク（0.8 〜 1.2 ppm）もあり，低周波側には複数のピークが混在することとなる．乳酸のピークは J- カップリングという現象により，TE = 135 程度の MRS では陰性のピークを示すので，他のピークとの鑑別が容易となる．

c. 特殊な形の脳膿瘍

1）真菌性脳膿瘍　mycotic brain abscess

真菌性脳膿瘍の起炎菌は，肺病巣からの血行性播種と副鼻腔からの直接浸潤の 2 つの経路で侵入する．単純 MRI では，T2 強調像での腫瘤辺縁の低信号が特徴的である．この低信号は，血管傷害に伴う出血，菌糸に含まれる鉄，マンガンなどの常磁性体金属に起因するものと考えられている．菌糸は腫瘤が増大する領域に発達することから，腫瘤辺縁ほど低信号が目立つことになる．造影 MRI では，リング状の増強が特徴となる．なお，化膿性菌による脳膿瘍が平滑，あるいは分葉状の増強像を示し，壁，内腔ともに ADC が低値を示すのに対して，真菌性の脳膿瘍は不整な増強像を示し，腔内への突出を伴う傾向にある（図 5-13）．また，壁と内腔への突出部分の ADC が低値を，内腔の ADC は高値を示す[20]．なお，免疫不全に伴う真菌性膿瘍では，異常増強の程度が弱いことが多い．MRS では脂質，乳酸，アミノ酸による低周波側のピークが目立つ．

2）結核性脳膿瘍　tuberculous brain abscess

免疫不全症例では，健常者と比較して中枢神経系などの肺外病変が多くみられる．結核による中枢神経の感染症としては，結核性髄膜炎と結核腫がよく知られているが，まれに，膿瘍を形成して結核性脳膿瘍をきたすこともある．病理学的には，膿瘍壁は肉芽腫性の組織からなり，新旧の炎症細胞と結核菌を含む．結核性脳膿瘍は化膿性のものとは治療法が異なり，抗結核薬と全摘出が必要であり，鑑別が重要となる．MRI の通常画像では化膿性の膿瘍と同様の像を示すが，周辺の浮腫がやや軽度となる．

3）下垂体膿瘍　pituitary abscess

下垂体膿瘍は下垂体疾患のなかでは頻度が低いが，下垂体の他の腫瘤性病変と比較しても生命予後に関わる重篤な病態となるので注意が必要である．臨床症状としては頭痛が多く，視野障害をきたすこともある．尿崩症や前葉機能障害を伴うことも多い．一方，白血球増多や発熱の頻度は比較的少ない．感染経路としては，1) 血行性に起炎菌が下垂体血管に至る，2) 蝶形骨洞炎などの下垂体周辺の炎症波及，3) Rathke 囊胞や下垂体腫瘍の腫

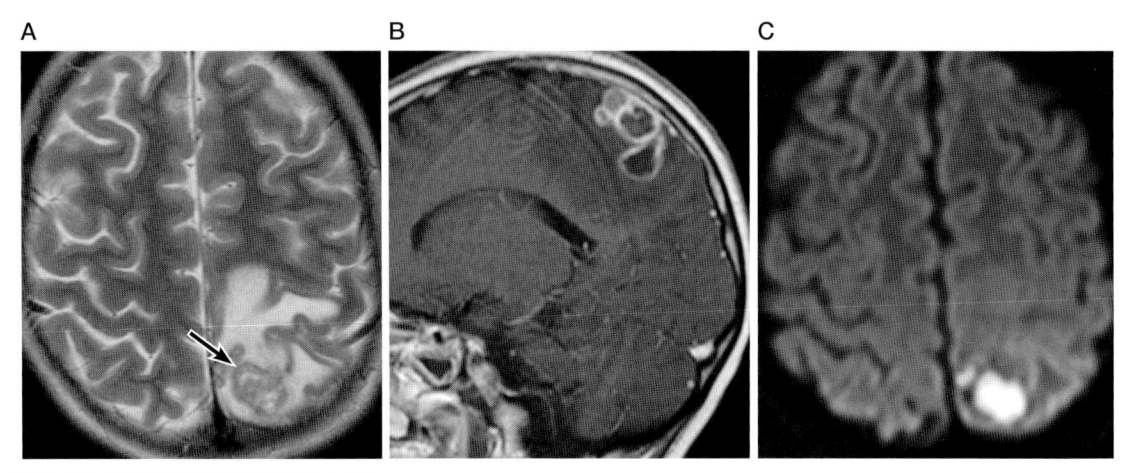

図 5-13 真菌性脳膿瘍（10 歳台女性）
A：T2 強調像，B：造影 T1 強調矢状断像，C：拡散強調画像　白血病治療中．右半身の麻痺に続いて意識障害をきたした．左頭頂葉に T2 強調像(A)で辺縁が低信号，内部が不均一な高信号の腫瘤がみられる(→)．腫瘍の容積に比して，強い浮腫がみられる．造影 MRI(B)では腫瘤辺縁の増強像がみられるが，多房性の形態を示し，壁はやや不整な形状を示す．拡散強調画像(C)では顕著な高信号を示す．摘出検体からはアスペルギルスが検出された．

瘍内壊死巣の感染，4) 手術操作によるもの，があげられる．
　単純 CT では鞍内の囊胞性病変として描出され，造影 CT ではリング状の増強を示す．MRI では囊胞様の像を示すものの，内容の信号はさまざまであり，T1 強調像，T2 強調像ともに低信号から高信号をきたしうる．造影 MRI では囊胞壁に相当する部分の濃染がみられる．これらの所見は下垂体内の他の囊胞性腫瘤との差異が少ない．周辺の硬膜の肥厚と異常増強もしばしばみられる．また，拡散強調画像では下垂体膿瘍が高信号に描出されることが報告されており，診断の助けとなる[21]（**図 5-14**）．

4) トキソプラズマ膿瘍　toxoplasmic brain abscess
　トキソプラズマによる脳膿瘍は，AIDS 症例など免疫不全状態でみられ，基底核領域や視床に好発する．単純 MRI では T1 強調像で低信号，T2 強調像で高信号の囊胞様の信号を示す．T2 強調像ではその中央部に低信号の結節を認め，この結節が偏在することが特徴である．いわゆる "target sign" とよばれる所見である．この結節は膿瘍腔内に入り込んだ血管構造と考えられている．造影後の MRI ではリング状増強を示すとともに中央部の結節の異常増強がみられる．拡散強調画像では，囊胞部分の信号が他の脳膿瘍ほどには高信号とならず，ADC 画像でも拡散の制限が目立たないことが多い[22]．拡散強調画像も含めて所見は多様であり，リンパ腫などとの鑑別に注意が必要である[23]．

5) 化膿性脳室炎　pyogenic ventriculitis
　脳膿瘍の脳室への穿破，髄膜炎の波及，もしくは脳外科手術を原因とする脳室の化膿性炎症である．通常の抗菌薬治療に抵抗性であり，生命予後に関わる病態である．比較的まれな病態で，発熱などもみられないことから，診断が遅れる傾向があり，不良な予後に関

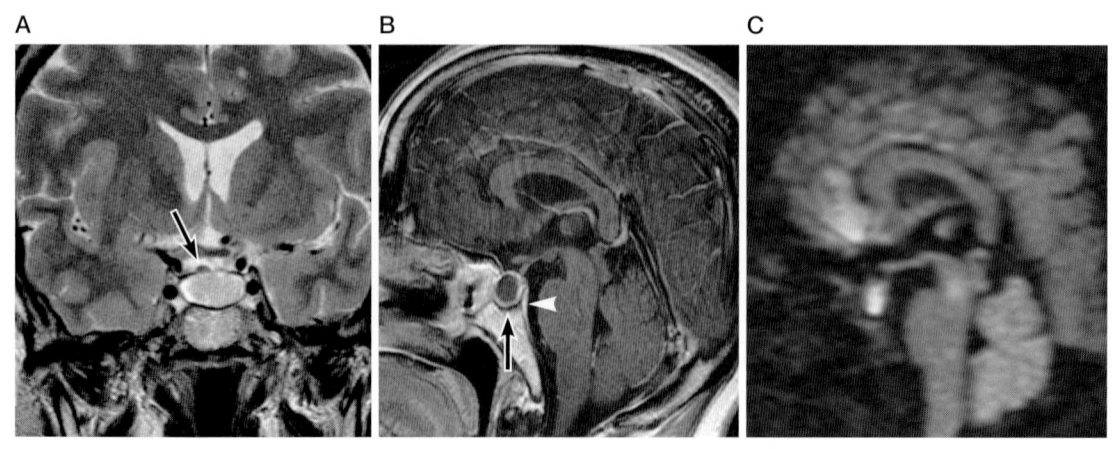

図 5-14　下垂体膿瘍(50 歳台女性)
A：T2 強調冠状断像，B：造影 T1 強調矢状断像，C：拡散強調矢状断像　主訴は強い頭痛と発熱，嘔吐．下垂体には T2 強調像(A)で軽度の高信号を示す囊胞様の病変がみられる(→)．造影 MRI(B)では病変の辺縁の増強像がみられる(→)．鞍背など周辺の硬膜の肥厚と異常増強もみられる(▶)．拡散強調画像(C)では病変内部が顕著な高信号を示す．経蝶形骨的にドレナージが行われ，膿汁の流出を認めた．

連する．早期診断が重要である．

　水頭症は 70％程度の症例でみられる[24]．MRI では側脳室後角などに沈渣を示す異常信号が 90％以上の症例でみられる[24]ことから，脳室の沈渣の存在が脳室炎を疑う手掛りになる．そのほか水頭症や，脳室内の粘稠な液体を反映した T1 強調像や T2 強調像，FLAIR 像での通常の脳脊髄液とは異なった信号，あるいは造影 MRI では上衣の異常増強が有力な所見となる(図 5-15)．また，拡散強調画像では拡散の制限を反映して，高信号を示す[25]．治療として脳室ドレナージや抗菌薬の脳室内投与が行われることもある．

d. 鑑別診断

　脳実質内でリング状の増強を示す腫瘤としては，脳膿瘍のほかに，転移性脳腫瘍，多形膠芽腫，多発性硬化症，結核腫などの肉芽腫，吸収期の脳梗塞，脳出血，放射線壊死，免疫不全症例でのリンパ腫などがあげられる．鑑別には脳膿瘍の特徴的画像所見を利用する．脳膿瘍ではリング状増強を示す被膜が全体に薄く，深部側が特に薄い点や，被膜部分が T2 強調像で低信号を示す点に加えて，拡散強調画像での著明な高信号を示す点がおもな鑑別点である．ただし，膿瘍でも内容液の粘度が低いことがあり，また転移や神経膠腫で腫瘍の一部が拡散強調画像での高信号を示すことがある．所見には重なりが多く，注意が必要である(図 5-16)．機能画像の情報が鑑別に有用なこともある．perfusion MRI では，膠芽腫や転移性脳腫瘍と比較して，膿瘍の脳血液量は有意に低いことが報告されている[26]．MRS では膠芽腫などの悪性腫瘍でも乳酸のピークがみられるが，膿瘍の場合には乳酸に加えて，アミノ酸，酢酸のピークを伴うことが多い[27]．

図 5-15 脳膿瘍，脳室炎(50歳台女性)
A：胸部 CT 冠状断再構成像，B：造影 T1 強調冠状断像，C：造影 T1 強調矢状断像　主訴は意識障害．胸部 CT(A)では右下肺野に動静脈瘻がみられる(→)．造影 MRI(B,C)では，右頭頂葉に膿瘍形成を示唆するリング状の増強を示す病変がみられ(→)，同部と連続するようにして，右側脳室三角部を中心とした脳室壁の異常増強がみられる(▶)．膿瘍の脳室への穿破による脳室炎と考えられる．

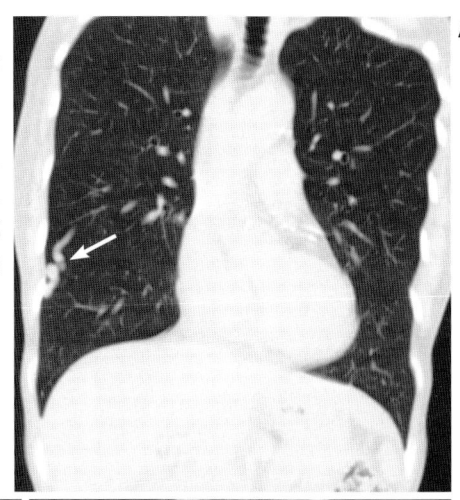

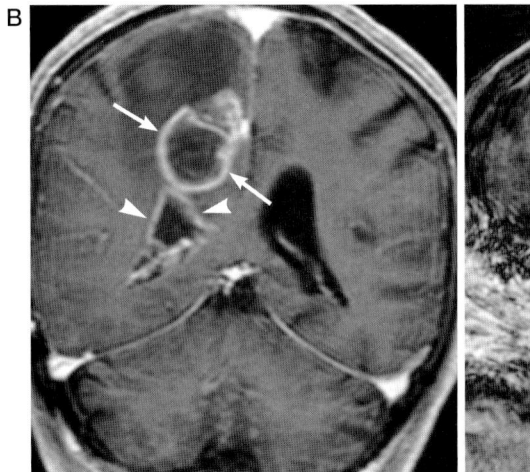

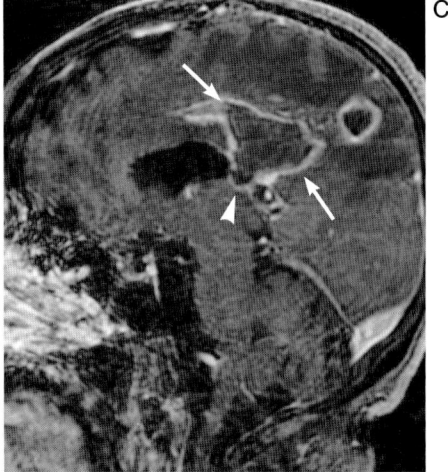

1) 膠芽腫との鑑別

　膠芽腫(glioblastoma)はリング部分が厚く不整であることが多く，また膿瘍とは異なってT2強調像では高信号が主である．拡散強調画像での高信号はみられることがあるものの，点状〜せいぜい斑状であり，脳膿瘍のような顕著で広範な高信号は示さない．

2) 転移性脳腫瘍との鑑別

　リング状増強を示す以外にも皮髄境界に多くみられる点や，多発することがある点で共通する．拡散強調画像で高信号を示すことが少ない点は鑑別の手掛りとなる．もちろん転移の源となる悪性腫瘍があれば，可能性は高くなる．

3) 結核腫との鑑別

　結核腫(tuberculoma)は，脳実質内の結核性の肉芽腫であるが，乾酪壊死の有無などにより多彩な画像を呈しうる．乾酪がある場合には壊死部分がT1強調像で低信号，T2強調像で高信号となる．被膜部分はT2強調像でやや低信号となり，造影MRIで異常増強

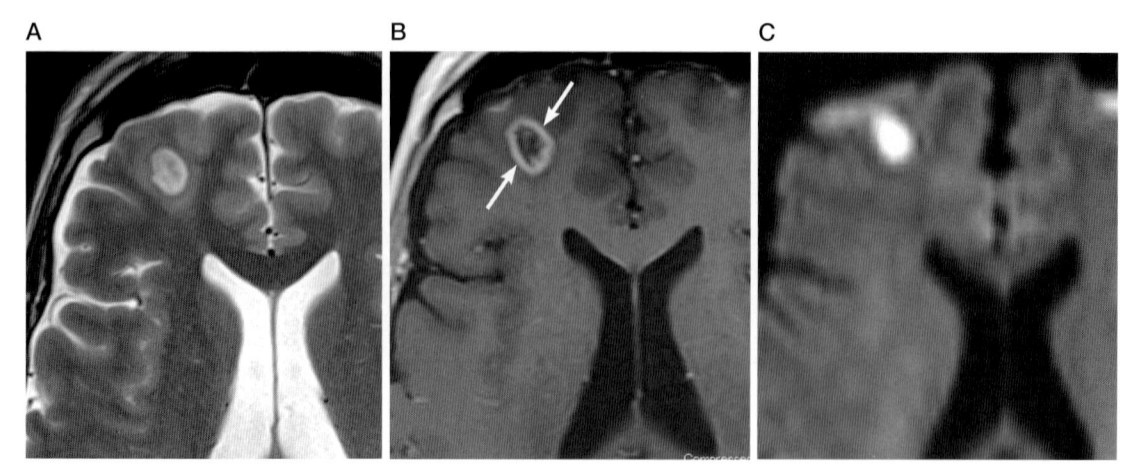

図 5-16　転移性脳腫瘍(50歳台男性)
A：T2強調像，B：造影T1強調像，C：拡散強調画像　右肺尖部の腺癌が存在する．T2強調像(A)では，右前頭葉に内部がやや不均一高信号の囊胞様の腫瘍がみられ，周囲には浮腫を示す信号がみられる．造影MRI(B)では腫瘍辺縁部に比較的薄い増強像がみられる(→)．拡散強調画像(C)では顕著な高信号を示す．T2強調像で辺縁の低信号が目立たず，浮腫の程度が軽度であるが，脳膿瘍との鑑別が難しい．肺腺癌が存在するという情報なしでは診断が困難だったと思われる．

を示す点で，膿瘍と類似する所見となる．結核腫では周囲浮腫が比較的弱い点が鑑別となるほか，MRSでアミノ酸のピークがみられないことも鑑別点となりうる[28]．

e. 治療方針

病変が小さい場合，あるいは病変が複数にわたる場合には抗菌薬治療が適応される．そのためには正確な診断が必須であり，画像診断に加えて生検が必要となる場合もある．頭蓋内圧の亢進が顕著で保存的治療ではコントロールできない場合や，膿瘍が大きい時(4 cm以上)，膿瘍が多房性の時には手術の適応となる．ただし，被膜形成が不完全な時期の手術は病変を拡大させる可能性があり，画像での的確な判断が必要となる．

5.4 ウイルス性脳炎

a. 単純ヘルペス1型 herpes simplex virus-1：HSV-1

　単純ヘルペス1型ウイルス(HSV-1)の感染経路としては，1) 三叉神経節に潜伏感染しているウイルスの再活性あるいは初感染が三叉神経を介して逆行性に感染，2) 上気道感染が嗅神経を介しての感染，3) 血行性感染，がある．脳炎の好発部位は側頭葉内側，島皮質，前頭葉下方，帯状回で，一側性あるいは両側性に侵される．病理学的には浮腫，出血，壊死がみられる．症状は，発熱，頭痛に引き続き，意識障害，痙攣，嘔吐，片麻痺などが起こる．診断は，髄液からPCR法によるHSV-DNAの検出，あるいは髄液HSV抗体価測定による．

　MRIでは病変の局在が特徴的で，側頭葉内側，島皮質，前頭葉下方，帯状回の皮質，皮質下白質が腫脹する(図5-17)．T2強調像やFLAIR像では高信号を呈し，T1強調像では出血を反映した高信号域となることがある．造影T1強調像では皮質に沿った濃染を認めることがある．拡散強調画像では高信号を呈し，早期診断に有用である．

　小児単純ヘルペス脳炎では，20〜30％の患者に初回治療終了2週〜2か月の間に再燃がみられる．また，脳炎発症から数週〜数か月後にT2強調像，FLAIR像にて急性散在性脳脊髄炎(ADEM)様の白質病変を認めることがある[29]．自己免疫による炎症性脱髄性疾患と考えられ，再燃との鑑別が重要となる．MRI所見の悪化にも関わらず臨床症状に乏しい場合には，ADEM様白質病変を疑い，髄液検査を施行する必要がある．

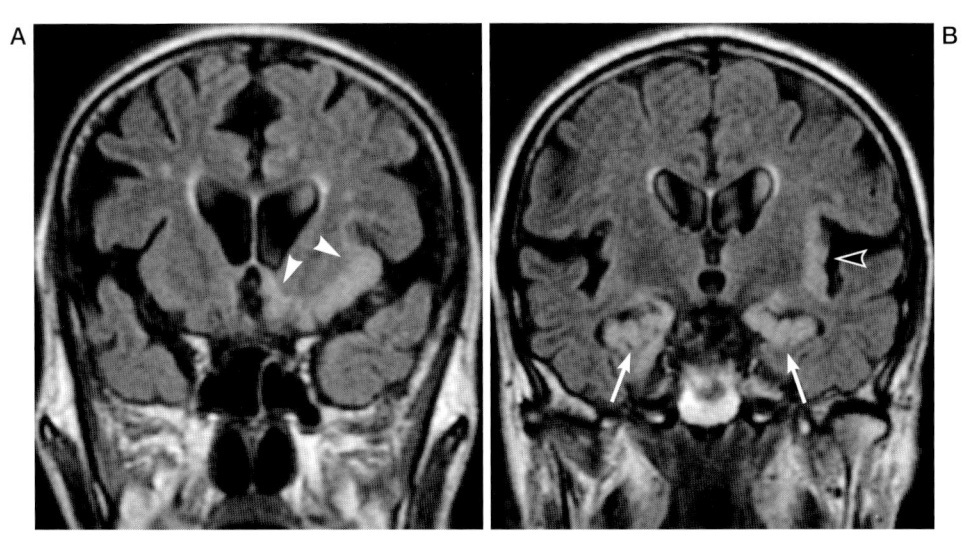

図5-17　単純ヘルペス脳炎(単純ヘルペスウイルス1型)(60歳台男性)
FLAIR冠状断像　A：側脳室前角レベル，B：側脳室体部レベル　両側海馬(→)，左島皮質(黒矢頭)，左前頭葉下方の皮質(白矢頭)の腫脹と皮質，皮質下白質の異常高信号を認める．

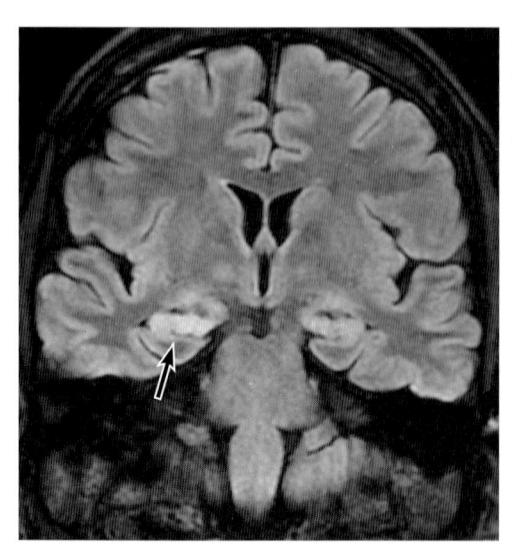

図 5-18　HHV-6 脳炎（40 歳台男性）
STIR 冠状断像　急性骨髄性白血病に対する骨髄移植後 1 か月に記憶障害，意識障害，痙攣で発症した．右海馬に異常高信号を認め（→），辺縁系脳炎が指摘され，骨髄移植後より HHV-6 感染が最も疑われる．

b. ヒトヘルペスウイルス 6 型　human herpesvirus-6：HHV-6

　ヒトヘルペスウイルス 6 型（HHV-6）は乳児期に初感染し，突発性発疹で発症する．小児期での初感染時の HHV-6 脳症は，痙攣重積型脳症，急性壊死性脳症を引き起こす[30]．ウイルスは単球，マクロファージ，唾液腺，脳などに潜伏感染し，造血幹細胞移植，臓器移植，薬剤性過敏症症候群などによって再活性化し，辺縁系を侵す．移植後 2 週間～1 か月後に記憶障害，意識障害，痙攣などで発症する．
　MRI では，病変部位が T2 強調像や FLAIR 像で異常高信号を示す．海馬，扁桃体に異常を認めることが多く（**図 5-18**），病変が島回，上前頭回に及ぶこともある[30]．髄液から PCR 法により HHV-6 DNA を検出することによって診断される．

c. 水痘・帯状疱疹ウイルス　varicella zoster virus：VZV

　水痘・帯状疱疹ウイルス（VZV）は，小児期に水痘で発症した後，三叉神経節，顔面神経膝神経節，後根神経節，自律神経節に潜伏する．その後，特に免疫能が低下した場合，ウイルスは再活性化し，三叉神経第 1 枝領域，後根神経節の支配領域に帯状疱疹として発症し，発赤，水疱，神経痛様の疼痛が生じる．さらに多彩な神経障害の合併が報告されている．診断は，PCR 法による髄液からの VZV-DNA の検出，髄液中抗 VZV IgG 抗体価の測定によって行われる．

1）水痘合併症

　小児水痘に続く神経合併症として，髄膜炎，脳炎，急性小脳失調，脊髄炎，Rye 症候群，血管炎，まれに Guillain-Barré 症候群などが報告されている．そのなかで，VZV による肉芽腫性血管炎は水痘罹患後の合併頻度が 1/15,000 とまれである[31]が，小児における動脈性脳梗塞の約 1/3 の原因を占め臨床的に重要である[32]．発症年齢は平均 4 歳（1 か

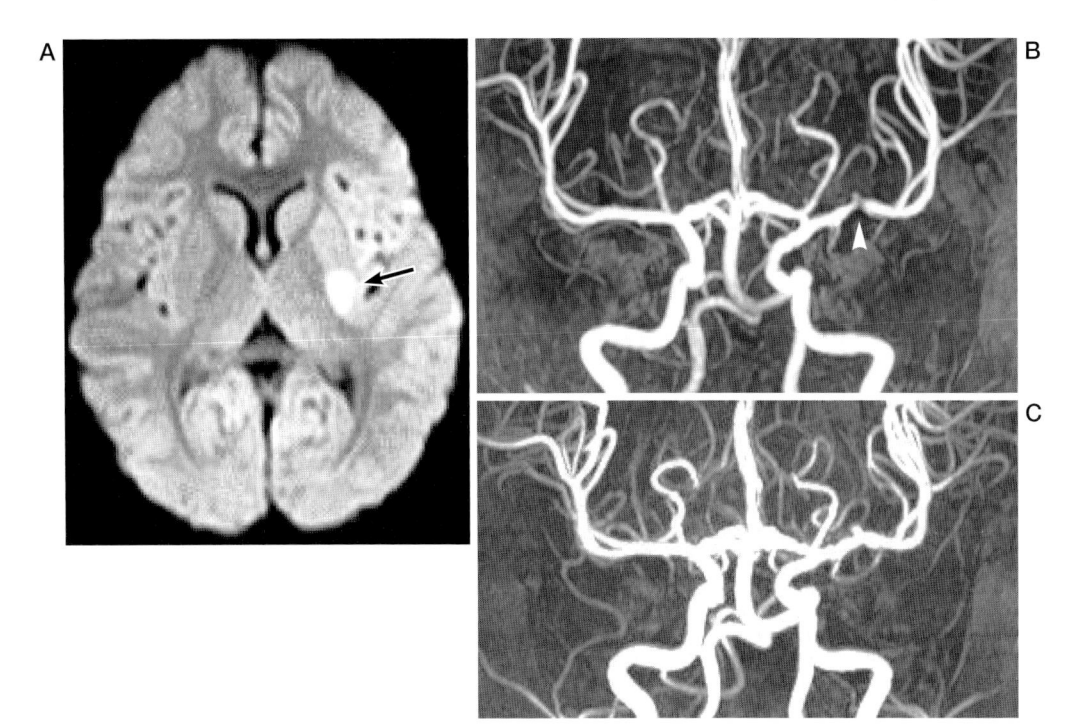

図5-19 水痘ウイルス(VZV)血管症(6歳女児)
A：拡散強調画像(b＝1000 s/mm^2)，B：MRA(発症時)，C：MRA(1年6か月後) 右上下肢麻痺で発症した．拡散強調画像(A)にて左基底核に高信号域を認め(→)，急性期梗塞を示唆する．MRA(B)にて左中大脳動脈(M1)に狭窄を認める(▶)．2か月前に水痘に罹患し，髄液からPCR法によってVZV-DNAを検出し，水痘ウイルス(VZV)血管症と診断される．1年6か月後のMRA(C)では左M1狭窄の改善を認める．(山形大学放射線診断科 鹿戸将史先生のご厚意による)

月～16歳)で，ほとんどは脳梗塞による急性片麻痺で発症する．水痘罹患後発症するまでの期間が平均4か月(1週間～12か月後)であり[31]，発症するまでの長い期間が診断を難渋させる．小児の脳梗塞に遭遇した場合は，VZV血管症の可能性を念頭に入れるべきである．

MRIでみられる梗塞部位は，基底核が最も多く(図5-19A)，そのほか内包後脚，灰白質がある．血管狭窄の部位は，中大脳動脈(M1 portion)が最多で，ほかにM2 portion，前大脳動脈(A1)，内頸動脈(C1)などに発生しやすく(図5-19B)，三叉神経支配に沿った感染が考えられる[32]．約50％では動脈狭窄が改善するが(図5-19C)，進行し虚血発作の再発を認める例があり，厳重な経過観察が必要である．

2) 帯状疱疹合併症

帯状疱疹に続く神経合併症には，Ramsay Hunt症候群，無菌性髄膜炎，脳炎，血管炎，脊髄炎などが報告されている．これらの神経障害は通常は帯状疱疹に伴って発症するが，一部には皮膚症状を伴わない場合があり，zoster sine herpete(ZSH)とよばれている．

① Ramsay Hunt症候群

Ramsay Hunt症候群は，顔面神経膝神経節のウイルスの再活性化によって，1) 顔面神

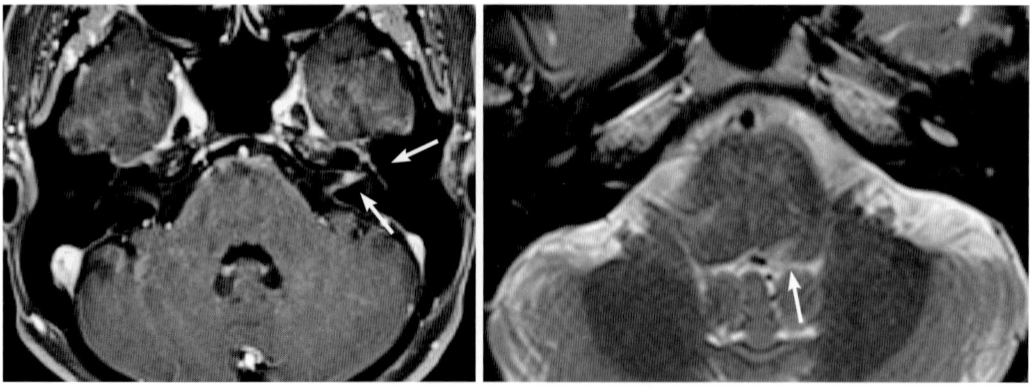

図 5-20　Ramsay Hunt 症候群に伴った前庭神経核の異常信号（30 歳台女性）
A：造影 T1 強調像，B：T2 強調像　左顔面・前庭神経麻痺で発症した．造影 T1 強調像（A）にて左内耳道遠位部，迷路部，膝部，水平部に異常濃染を認める（→）．T2 強調像（B）では左前庭神経核に異常高信号を認め，ウイルスによる炎症波及を示唆する（→）．（東京慈恵会医科大学放射線医学講座　松島理士先生のご厚意による）

経麻痺，2) 耳介帯状疱疹，3) 難聴またはめまいを三主徴とする疾患である．三主徴がすべて揃うのは約 60％に過ぎず，まれに第Ⅴ，Ⅸ，Ⅹ脳神経などの多発脳神経炎を合併する．疱疹が遅れて出現する例，あるいは皮膚症状を伴わない ZSH で診断が難しく，Bell 麻痺と診断されることがある．単純ヘルペス 1 型ウイルスによる Bell 麻痺の自然治癒率が 70％である一方，VZV による顔面神経麻痺の自然治癒率は約 30％以下と低く，早期診断，早期治療が重要とされる[33]．

　造影 MRI では，内耳道遠位部，迷路部，膝部の顔面神経に異常濃染を認めるが，Bell 麻痺との鑑別にはならない（**図 5-20 A**）．また Ramsay Hunt 症候群に合併して脳幹部の前庭神経核（**図 5-20 B**），帯状疱疹に合併して三叉神経脊髄路核に炎症波及することがある（**図 5-21**）[34]．

② 無菌性髄膜炎　aseptic meningitis

　VZV 髄膜炎は，成人における無菌性髄膜炎の 8％を占め，エンテロウイルス，単純ヘルペス 2 型ウイルスについで多い[35]．若年者に多く，必ずしも免疫不全は関与しない．症状は，髄膜刺激徴候を認めるのみで特異的なものはない．

　造影 T1 強調像にて軟膜に異常濃染を認めることがある（**図 5-22 E，F**）．

③ 脳炎・血管炎　encephalitis・vasculitis

　VZV の脳病変の主体は血管炎であり，純粋な脳炎はまれである[36]．水痘後および帯状疱疹後のウイルスが再活性化し，求心性神経線維を介して脳動脈の外膜に進展，中膜，内膜へ炎症が波及して血管破綻，動脈瘤を形成する．免疫不全者に多いとされるが，免疫正常者にも発症しうる．小児水痘後の一側性の脳血管炎や，高齢者における帯状疱疹後に発症する疾患として知られていたが，最近では帯状疱疹と離れた部位に数か月後に多巣性の血管炎を引き起こす病態が報告されている．Gilden らが 30 例の VZV vasculopathy を検討した結果では，皮疹が先行したのが 19 例（63％），髄液細胞数増多は 20 例（67％），頭部画像での異常は 29 例（97％），血管造影あるいは MRA での異常は 23 例中 16 例（70％）を

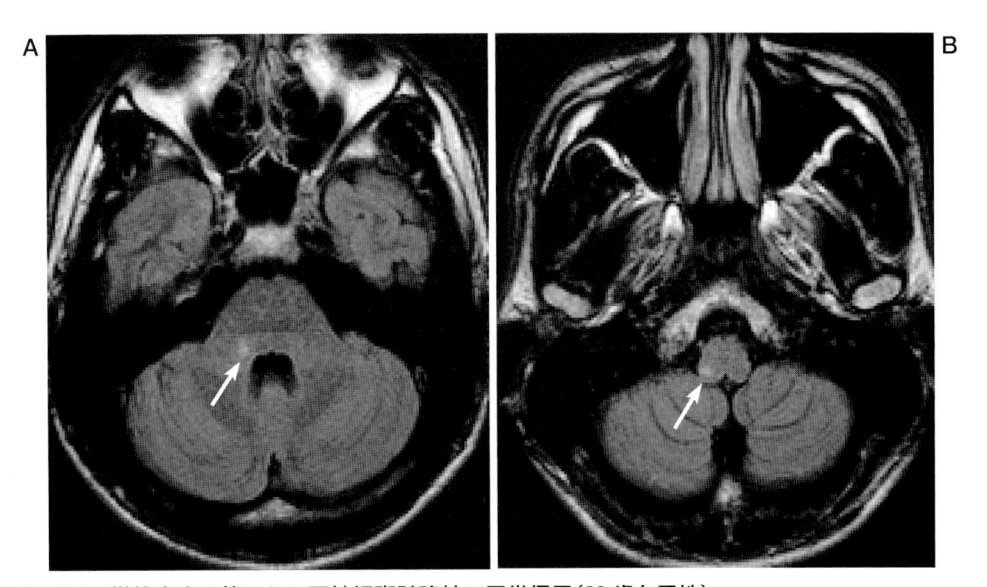

図5-21 帯状疱疹に伴った三叉神経脊髄路核の異常信号(20歳台男性)
FLAIR像　A：橋レベル，B：延髄レベル　右顔面の疼痛を伴う疱疹，右後頭部痛で発症した．FLAIR像にて右三叉神経脊髄路核に沿って異常高信号を認め(→)，ウイルスによる炎症波及を示唆する．(東海大学画像診断科　柳町徳春先生のご厚意による)

占めた[36]．

　MRIでは，T2強調像やFLAIR像にて白質に多巣性の高信号病変を認める．特に灰白質と白質の境界領域に認められることが特徴である(**図5-22 A, B**)．また，出血を伴うことがあり，T2*強調像が有用とされる(**図5-22 C, D**)[37]．血管造影またはMRAでは，おもに主幹動脈に分節状の狭窄や閉塞の異常がみられることが多い．加えて，動脈解離，動脈瘤が生じ，くも膜下出血をきたすことがある．死亡率は6～25％と報告されており，後遺症が残ることも多い[38]．

④ 脊髄炎　myelitis

　VZV脊髄炎はまれな疾患である．主として，脊髄後根神経節で再活性化されたウイルスが後根から脊髄内へ直接侵襲することにより発症すると考えられている．肉芽腫性血管炎，免疫学的機序によって起こることもある．直接侵襲の場合，疼痛，知覚異常がおもな症状となるが，それ以外にも運動麻痺，括約筋障害など多彩である．通常は，胸髄部の皮疹発現から数日～数週で発症することが多い．神経症状が皮疹に先行したり，あるいはまったく皮疹を欠くこともある．皮疹を欠く場合には，しばしば診断に難渋する．脊髄病変の局在は皮疹の体節レベルと対応することが多いが，乖離することもある[39]．

　MRIでは，後根入口部や後索といった脊髄後方にT2強調像にて異常高信号を認める[40-43]．病巣は1～数髄節に及ぶことが多い(**図5-23**)．病巣が連続せず飛び飛びに複数認められることもある．造影T1強調像にて髄内病変が不均一，斑状に濃染したり，後根が異常濃染を示すことがある．しかし，血管炎，免疫学的機序の場合は異なった病変分布をとる．

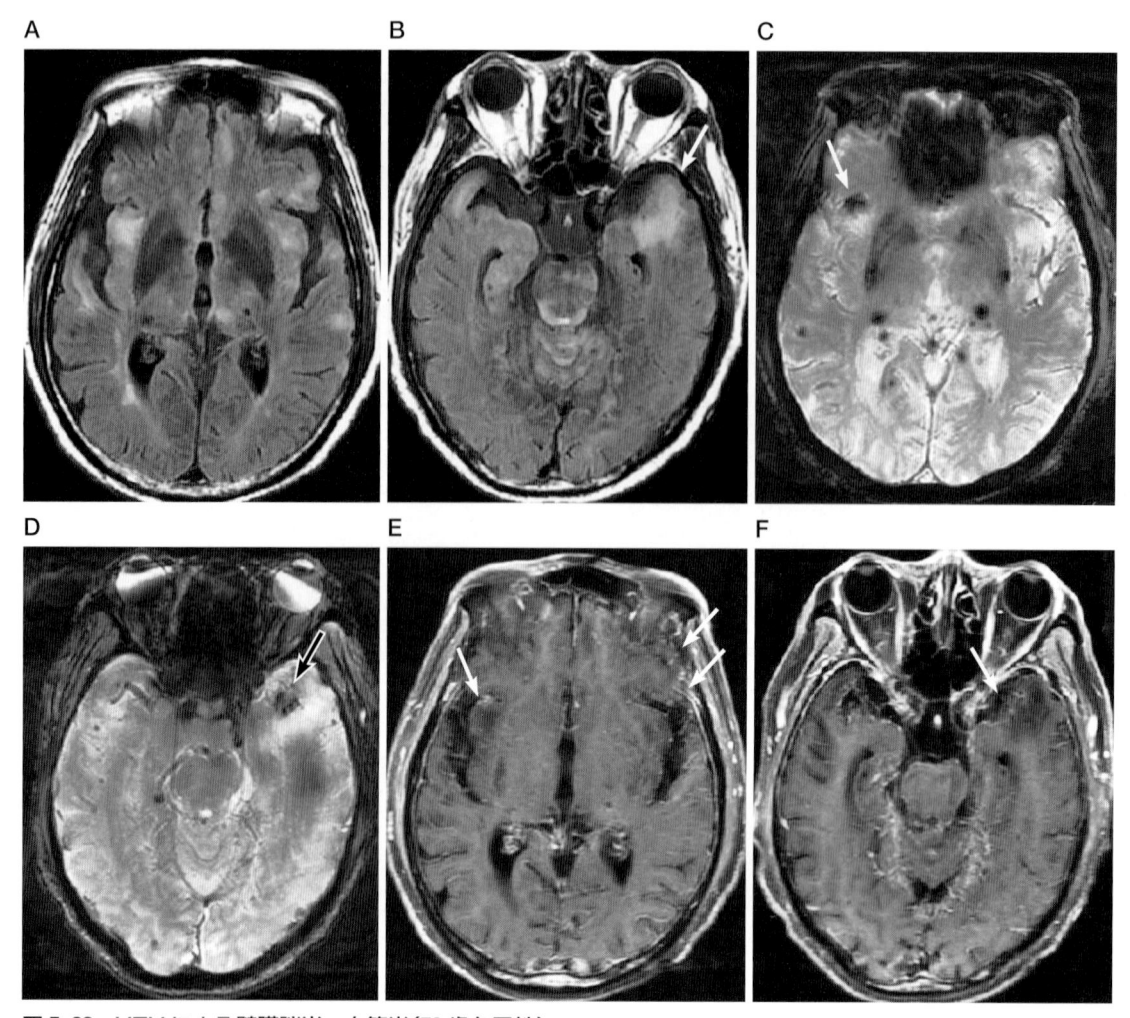

図 5-22　VZV による髄膜脳炎・血管炎(70 歳台男性)
A, B：FLAIR 像，C, D：T2*強調像，E, F：造影 T1 強調像　痙攣発作で発症した．FLAIR 像(A, B)にて両側大脳半球皮質下白質に散在性に高信号域を認め，左側頭葉では腫脹を伴う(B, →)．そのほか脳幹，小脳の表層優位に高信号域を認める．T2*強調像(C, D)にて一部の高信号域に一致して低信号を認め(→)，出血の合併を示唆する．そのほか皮質下白質，深部灰白質に点状の低信号を認める．造影 T1 強調像(E, F)にて右島回，左前頭葉，側頭葉の FLAIR での高信号域に一致して軟膜に点状の濃染を認める(→)．(島根大学医学部付属病院放射線科　勝部　敬先生のご厚意による)

d. 日本脳炎　Japanese encephalitis virus

　日本脳炎ウイルスはフラビウイルス科フラビウイルス属に属し(BOX 5-6)，ブタなどが増幅動物となり，蚊(おもにコガタアカイエカ)が媒介してヒトに感染する．ウイルスに感染してもほとんどが不顕性感染で，100～1000 人に 1 人の割合で発病する．感染した場合，潜伏期間 6～16 日間で，高熱を呈し，頭痛，痙攣，意識障害などで発病する．黒質および視床が病巣部分に含まれるために，さまざまな程度の意識障害と錐体外路症状を示す．高齢者に多く，西日本に 6～9 月に流行する．発病すると，死亡率は約 15％で，生存者の約 50％に中枢神経系の後遺症が残る．幼小児，高齢者，免疫不全者では死亡リスク

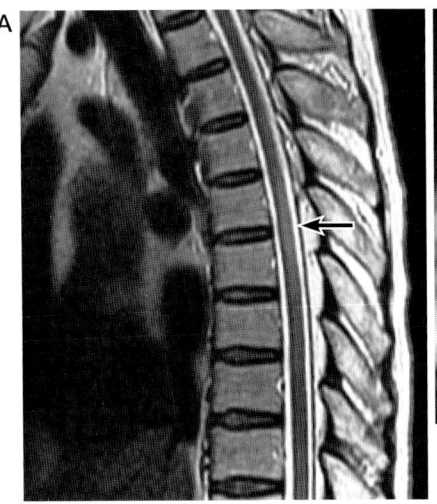

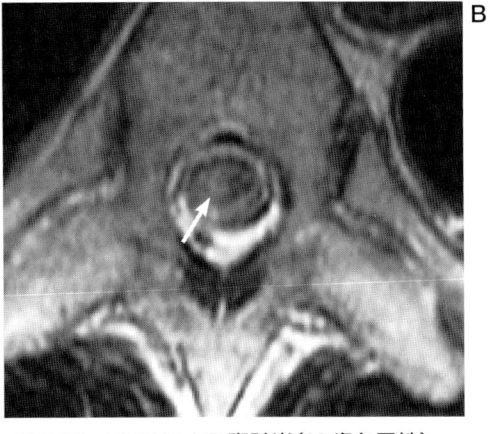

図 5-23 VZV による脊髄炎（60 歳台男性）
A：T2 強調矢状断像，B：T2 強調像　右体幹部の温痛覚低下，右下肢の麻痺と触覚，深部覚障害で発症した．Th6,7 レベルの 2 椎体にかけて右後索優位に異常高信号を認める（A, B，→）．

BOX 5-6　フラビウイルス科フラビウイルス属

- 日本脳炎ウイルス（Japanese encephalitis virus）
- 西ナイルウイルス（West Nile virus）
- 黄熱ウイルス（Yellow fever virus）
- マレー渓谷脳炎ウイルス（Murray valley encephalitis virus）
- セントルイス脳炎ウイルス（St. Louis encephalitis virus）
- デングウイルス（Dengue virus），など

が高くなる．日本国内における 1992（平成 4）年以降の報告患者は年間 10 名以下であるが，中国南部を含む東南アジア，オセアニアでは年間数万件の患者が発生している．診療の際には，輸入感染症の可能性を常に認識しておく必要がある．診断は，PCR 法による血液，髄液からのウイルス検出，血清，髄液 IgM 抗体の検出あるいは赤血球凝集抑制試験または中和試験などによる血性抗体価の測定によって行われる．

MRI では，T2 強調像や FLAIR 像で視床と黒質に異常高信号を認める（図 5-24）．また大脳白質，基底核にも病変が生じ，海馬にまで及ぶことがある[44]．拡散強調画像が早期診断に有用で，両側視床が高信号を呈する[45]．また，日本脳炎ウイルスと同じフラビウイルス科フラビウイルス属に属する西ナイルウイルス（West Nile virus）による脳炎でも，同様な MRI 所見が報告されている[46,47]．

e. エンテロウイルス 71 脳炎　enterovirus 71

手足口病は小児の代表的な夏風邪で，一般的に予後良好である．発熱とともに口腔内や手足に小水疱，紅斑丘疹が認められる．神経系の合併症には，無菌性髄膜炎，急性小脳

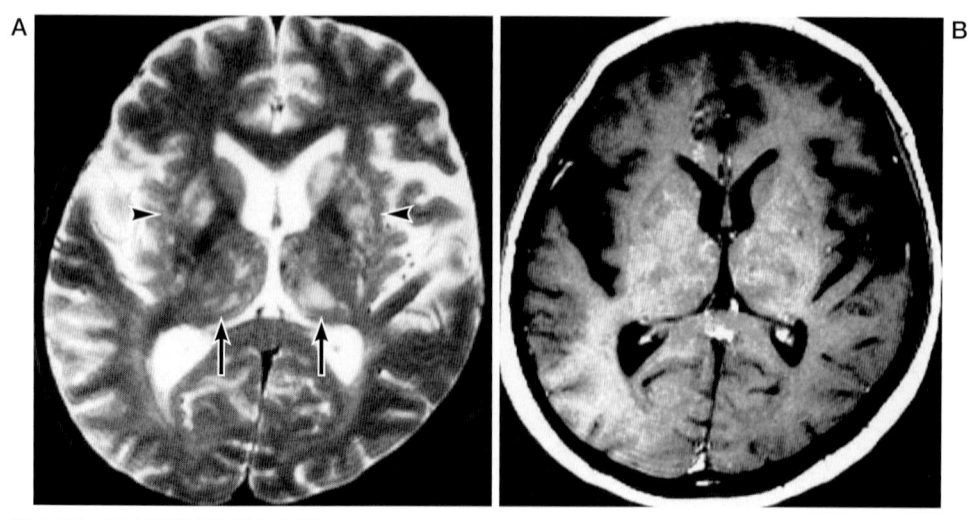

図 5-24 日本脳炎(40歳台女性)
A：T2強調像，B：造影T1強調像　頭痛，発熱で発症した．T2強調像(A)にて両側視床に斑状，結節状の高信号を認め(→)，それ以外に左尾状核頭部，両側被殻にも高信号を認める(▶)．造影T1強調像(B)にて異常濃染を認めない．(富永病院放射線科 縄田昌浩先生のご厚意による)

炎，軽度の脳症があり，まれに脳幹脳炎，脊髄炎を起こす．発症年齢は，平均2.5歳(生後3か月～8.2歳)である[48]．ミオクローヌス，失調，振戦(Grade I)，脳神経症状(Grade II)，呼吸障害，ショック(Grade III)を呈し，重篤に陥ることがある．急性弛緩性麻痺を続発することもある．17％の患者では神経症状の発現前に，皮膚，粘膜に病変を認めない[48]．治療として，免疫グロブリン製剤，ステロイドホルモン，抗ウイルス薬などが試みられているが，確実な効果は証明されていない．重篤な場合は，呼吸循環管理が必要となる．

脳幹脳炎の場合は，T2強調像やFLAIR像で，橋，延髄の背側域，中脳，小脳歯状核に異常高信号域を認める(図5-25)[49]．拡散強調画像は早期検出に有用で，急性期に高信号を呈する．多くの場合，異常信号は消失するが，重篤な臨床症状を有している症例では非可逆的な組織破壊を残すことがある．急性弛緩性麻痺の症例では，T2強調像で脊髄前角部に高信号域を認め，造影T1強調像で前角，前根に濃染を認めることがある[50]．

f. 麻疹ウイルス感染症　measles virus

亜急性硬化性全脳炎(SSPE)は，2～3歳までに自然麻疹に罹患した後，免疫系を逃れた麻疹ウイルスの変異株(SSPEウイルス)が潜伏感染し，数年～十数年後に発症する遅発性ウイルス感染である．SSPEウイルスが神経細胞，乏突起膠細胞に持続性感染し，神経細胞脱落，脱髄をきたす．5～15歳の子供に，行動異常，性格変化，退行，認知障害で発症し，数年の経過を経てミオクローヌス，痙攣，失調，昏睡などをきたし，死に至る．また数か月で劇的な経過を辿る急性型，数年以上の経過を示す慢性型が，それぞれ約10％みられる．脳波では，周期性同期性放電(periodic synchronous discharge：PSD)が特徴的である．血清，髄液の麻疹抗体価の上昇によって診断される．麻疹ワクチンの接種が予防

5.4 ウイルス性脳炎 409

図 5-25　エンテロウイルス 71 脳幹脳炎（4 歳男児）
T2 強調像　歩行障害，手掌の紅色状丘疹で発症した．T2 強調像にて橋背側に淡い高信号が認める（→）．ステロイド治療にて症状は消退，画像上の高信号も消失した．（市立貝塚病院放射線科 沢井ユカ先生のご厚意による）

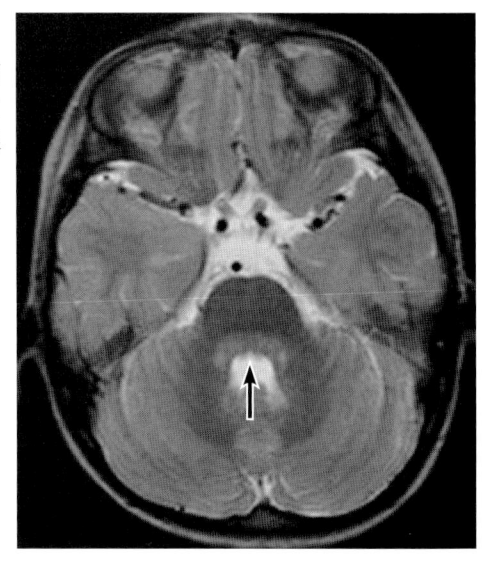

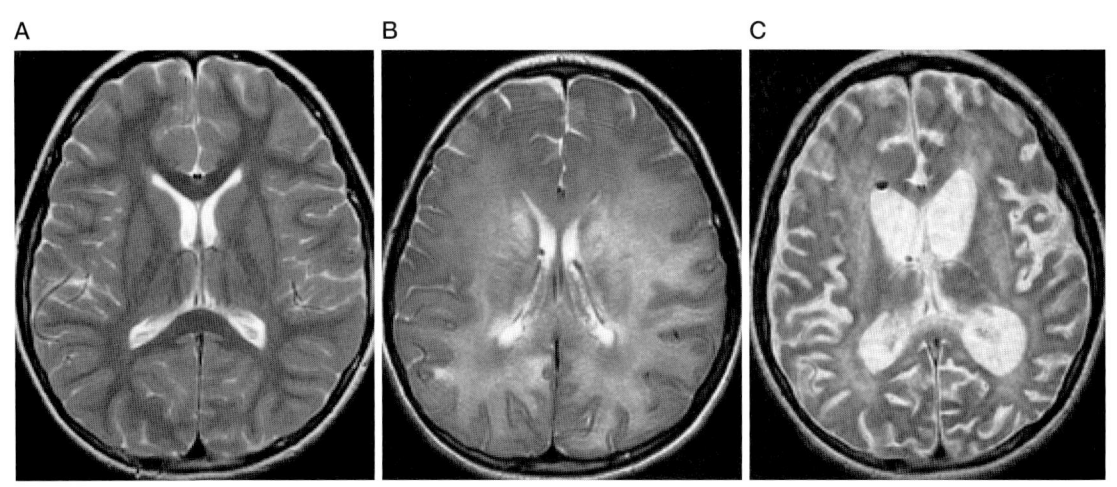

図 5-26　亜急性硬化性全脳炎（SSPE）：急性型（8 歳女児）
T2 強調像　A：入院時，B：入院 2 か月後，C：B の 1 か月後　集中力低下，易転倒性で発症した．入院時の T2 強調像（A）は異常を認めず，その後，症状の進行とともに，入院 2 か月後（B）には両側大脳半球の皮質，皮質下から深部白質，灰白質にかけてびまん性に高信号を認め，その 1 か月後（C）には脳実質のびまん性萎縮と高信号を認める．（大阪大学大学院医学研究科放射線医学教室 髙橋洋人先生のご厚意による）

に重要とされ，治療は，イノシンプラノベクス（イソプリノシン）の内服療法，インターフェロン α または β の髄注もしくは脳室内投与療法があり，最近はリバビリン脳室内投与療法も検討されている．最新の治療法により，病状の進行の遅延，停止，病状の改善を示す例が報告されており，早期診断の重要性が高まっている．

　MRI では，発症から数か月は異常所見がみられないことが多い．その後，T2 強調像や FLAIR 像で後頭葉や頭頂葉，側頭葉後部の皮質，皮質下に巣状あるいはびまん性に高信号域が出現する．高信号域は深部白質，脳梁，脳幹に広がり，脳萎縮が進行していく[51]．基底核に病変を認めることもある．mass effect や造影効果はみられないことが多い．急性型は，この画像の変化が数か月単位で認められる（図 5-26）．

5.5 プリオン病

　蛋白質は，アミノ酸から合成されて正しく折りたたまれることで正常に機能する．しかし，なんらかの障害により蛋白質が本来とは異なる立体構造へと変換してしまうことがあり，それにより引き起こされる疾患をコンフォメーション病とよぶ．プリオン病はそのうちのひとつであり，元来，体内の正常蛋白質である正常型のプリオン蛋白質が異常型となって病原性をもつことにより引き起こされる疾患群である．

　プリオン蛋白は全身の臓器で発現しており，脳に最も多い．正常のプリオン蛋白は α ヘリックスとよばれるらせん構造を多く含み，神経細胞表面に発現する．その生理的機能は不詳である．なんらかの原因で β シート構造とよばれる構造の含有率が 40% 以上を占め，凝集形成を起こしやすい構造をとったものが異常型プリオン蛋白とよばれる．細胞内で異常プリオンに触れた正常プリオンは次々と異常プリオンへと構造変換する．異常プリオンが脳内に蓄積することにより，神経細胞は次々と変性壊死し，組織学的には海綿状の変化をきたす．Creutzfeldt-Jakob disease（クロイツフェルト・ヤコブ病：CJD）は，上記のプリオン病とよばれる疾患のひとつであり，おもに中枢神経にプリオン蛋白が蓄積し，急速に神経細胞変性を起こす．

　プリオン病には大きく分けて，1) 遺伝子の突然変異なしで生じる孤発性のもの，2) プリオン蛋白遺伝子の変異による家族性のもの，3) 感染性のものとがある．孤発性のものには，孤発性 Creutzfeldt-Jakob 病，孤発性致死性不眠症があり，家族性のものとして，家族性 Creutzfeldt-Jakob 病，Gerstmann-Sträussler-Scheinker 病，致死性家族性不眠症があげられる．感染性のものには，牛海綿状脳症（BSE）がヒトに伝播した変異型 Creutzfeldt-Jakob 病や，変異型プリオンの感染した人工硬膜などの医用材料，あるいはヒト脳下垂体抽出成長ホルモンなどによる医原性 Creutzfeldt-Jakob 病，そして人食による kuru（クールー）病が知られている．

a. プリオン病の病理と臨床像

1) 孤発性プリオン病

　孤発性（特発性），遺伝性，感染性プリオン病は，それぞれ特徴的な病像を示す．孤発性 CJD は発症の原因が不明なものであり，孤発性プリオン病の大部分を占める．日本では年間約 200 例〔2008（平成 20 年）人口動態統計〕の孤発性 CJD が発生しているが，そのうちの 8 割程度を占める．臨床経過からは急速に進行するものと比較的緩徐に進行するものに分けることができる．また，抗プリオン染色の異常染色パターンによりシナプス型とプラーク型がある．孤発性 CJD はほとんどがシナプス型であるが，プラーク型もみられる．プリオン蛋白の分子と遺伝子の多形性に基づく病型分類として，プリオン蛋白遺伝子のコドン 129 番遺伝子の多形〔メチオニン（M）かバリン（V）か〕とプリオン蛋白のバンドパターン（タイプ 1 かタイプ 2 か），その他の所見により分類した Parci 分類が用いられる（表 5-2）[52]．おもな亜型に関して以下に病理と臨床像をまとめる．

表 5-2 孤発性プリオン病の Parci 分類

遺伝子型/蛋白型	以前の分類	頻度(%)	罹病期間/月	神経病理所見	画像	所見：拡散強調画像での高信号
MM1 または MV1	myoclonic, Heidenhain variants	70	3.9(亜急性)	急速に進行する認知症状 早期から顕著なミオクローヌス 典型的な脳波所見 40%で発症時からの視覚障害や片側性の障害	従来の"古典型CJD"に相当．後頭葉の皮質の変化が顕著．抗プリオン染色はシナプス型．1/3の症例で融合性の空胞と，その辺縁の抗プリオン染色陽性所見	MM1：基底核部(70%)，皮質(64%)，視床や海馬は保たれる MV1：皮質(77%：島と海馬)，基底核部(75%)
VV2	ataxic variant	16	6.5(亜急性)	発症時から失調症状 遅発性の認知症状 早期の脳波所見は非典型的	皮質下領域，脳幹部の神経核の病変 新皮質では海綿状変性は皮質深部に限定することが多い．抗プリオン染色では plaque type を示す perineuronal stain もみられる	基底核部(77%)，視床(45%)，皮質(52%)
MV2	kuru-plaques variant	9	17.1(緩徐)	進行性の認知症，失調 脳波所見は非典型的	上述の VV2 と同様だが，小脳に amyloid-kuru plaque や plaque 様の抗プリオン染色像がみられる	基底核部(79～100%)，視床(43～88%：特に視床枕に目立ち，vCJDとの鑑別要)，皮質(64～88%)
MM2-thalamic	thalamic variant	2	15.6(緩徐)	不眠，不穏，失調，認知症状．脳波所見は非典型的	視床や下オリーブ核の萎縮．海綿変性なし．他の部位には病変なし．抗プリオン染色では陽性所見に乏しい．	一般に画像所見なし
MM2-cortical	not established	2	15.7(緩徐)	進行性の認知症状 脳波所見は非典型的	大きな融合性の空胞と，その辺縁の抗プリオン染色陽性所見が皮質全層にみられる．小脳は比較的保たれる	皮質(50～77%：側頭葉を含む広範な変化)，基底核部(61%)，視床(1/3)
VV1	not established	1	15.3(緩徐)	進行性の認知症状 脳波所見は非典型的	大脳皮質と線条体の変化が強い 脳幹の神経核や小脳は保たれる シナプス型の抗プリオン染色はわずか 融合性の空胞はない	皮質(86%：広範な変化 帯状回，島，側頭葉に多い) 基底核や視床は保たれる

① 孤発性プリオン病 MM1 型

　最も多い亜型であり，古典型 CJD に相当する．大脳皮質，線条体，視床，小脳に海綿状変化，グリオーシス(gliosis)，神経細胞脱落がみられる．また，大脳白質にも脱髄や軸索脱落，グリオーシスがみられる．海馬は保たれる．抗プリオン染色ではシナプス型を示し，皮質にびまん性に微細顆粒様の沈着がみられる．なお，MV1 型も MM1 型とおおむね同様の病理所見，臨床所見を示す．

　発症時期は 30〜90 歳台で，平均は 60 歳台後半である．70%が認知症状で発症するが，失調や精神症状，視覚障害が初発となることもある．特徴的なこととして，大半の症例が発症後早期にミオクローヌスをきたす．進行は比較的急速で，無動無言状態から除皮質硬直をきたすようになり，通常 2 年以内に死亡する．画像以外の検査所見としては，脳波での周期性同期性放電が特徴的である．髄液所見では 14-3-3 蛋白，S100b 蛋白の検出，神経細胞特異的エノラーゼ(NSE)の上昇がみられる．なお 14-3-3 蛋白は MM1 型で高率に陽性を示すが，脳炎などの他の疾患でも検出されることがあり，注意が必要である．

② 孤発性プリオン病 MM2 型

　Parci 分類の報告では頻度が低いが，本邦では 2 番目に多い病型である．視床型と皮質型に分けられる．視床型は視床内側核と下オリーブ核に強い変性がみられることが特徴であり，皮質型は大脳皮質の広い範囲で大きな融合性の海綿状変化をきたす．

　視床型の発症年齢は 30〜70 歳台で，平均は 50 歳台前半である．経過は比較的長く，10〜20 数か月である．精神症状，不眠，失調で発症する例が多く，しばしば臨床診断が困難である．ミオクローヌスがみられる症例は半数にとどまり，周期性同期性放電はみられない．また，髄液の 14-3-3 蛋白も検出されないことが多い．MRI 所見も乏しく，診断が最も困難な亜型といえる．

　皮質型の発症年齢は 50〜70 歳台と報告されており，平均は 60 歳台半ばである．やはり経過は長く 10〜50 か月である．緩徐に進行する認知症状で発症することが多い．また，周期性同期性放電はみられない．そのため，発症当初は Alzheimer 病などと誤診されていることが多く，ミオクローヌスが発現して初めて CJD と診断されることもある．14-3-3 蛋白は陽性のことが多い．

2) 遺伝性 CJD

　プリオン蛋白遺伝子の変異を原因とするもので，孤発性 CJD よりも発病年齢は早いことが多い．記銘力障害や高次脳機能障害で初発し，緩徐に進行する．ミオクローヌスの出現はまれである．周期性同期性放電は示さない．本邦では V180I 変異をもつ遺伝性 CJD が最も多い．記銘力障害や高次脳機能障害を初発として，緩徐に進行するため，Alzheimer 病などと誤診されることがある．次に多いのが E200K 変異をもつものであり，これは古典型 CJD に類似する急速な進行を示し，ミオクローヌスも高頻度にみられる．

3) 変異型 CJD

　ウシ型プリオンの感染が疑われており，脳の病変部に異常プリオン蛋白の沈着による kuru 斑などが広範にみられるなどの特徴をもつ．発症年齢は若い．イギリスを中心に多くの発生が報告されているが，1990 年代の流行以来その発症件数は減少し，ほぼみられ

なくなっている．また，ウシでの発生頭数も極めて少なくなっている．流行期でも国内での発生はほとんど報告されていない．2003年に英国で変異型CJDの患者の献血血液から二次的に変異型CJDが発生した可能性のある事例が報告されているが，日本では変異型CJD発生国からの血液製剤の輸入の実績はない．

b. プリオン病の画像所見

　CTでは，プリオン病の早期病変は検出不可能である．進行した後に萎縮性変化を描出できるにすぎず，むしろ鑑別すべき他の疾患を否定する意味で施行される．プリオン病の画像診断にはMRIが適している．一般にMRIでは拡散強調画像が最も明瞭に病変を描出し，次いでT2強調像やFLAIR像が有用である．大脳皮質が高信号を呈するほか，基底核(被殻・尾状核＞淡蒼球)にも高信号がみられる(図5-27)．ただし，プリオン病の亜型により画像所見が異なることに注意すべきである(表5-2参照)．これらの病変はいずれも腫脹を示すことはなく，また造影後の異常増強もない．T1強調像での異常信号は一般に認められないが，淡蒼球に高信号がみられた例が報告されている[53]．

　プリオン病でみられる拡散強調画像での高信号の原因についてのメカニズムは完全には解明されていない．血管やグリア細胞の分枝に沿って存在する神経細胞同士の密なネットワークを神経絨(neuropil)といい，このneuropilの空胞化が拡散強調画像での高信号に関連するといわれている．組織の空胞化と拡散の制限は一見矛盾する事項であるようにも思える．一般に組織の空胞の径が14～16 μmより小さい場合には，通常の拡散強調画像で観測される水の拡散は制限される[54]．孤発性CJDで生じる空胞は5～25 μmであることから，拡散が制限されることになる[55]．同様のサイズの空胞をきたすことで拡散の制限をきたしうる疾患として，Canavan病や非ケトン性高血糖症があげられる．なお，CJDの疾患後期では，空胞の径が100 μmとなり，拡散はむしろ亢進し，拡散強調画像での高信号は消失傾向を示す．このような空胞のサイズにより拡散強調画像の信号変化がみられるという説の一方で，拡散強調画像での高信号は疎水性のプリオン蛋白の沈着そのものを原因とする説もある[56]．なお，高b値(b=3000)の拡散強調画像を撮像することにより，CJDの異常所見をより高率に検出できたとする報告がある[57]．

　T2強調像やFLAIR像での異常信号は一般に拡散強調画像での異常信号と比較して軽度である傾向にある．これらの異常信号は空胞化よりは星細胞の増加やグリオーシスに関連する[58]．プリオン蛋白の蓄積が関連しているとする推測もある[56]．

　MRスペクトロスコピー(MRS)では，神経細胞の脱落を反映してNAA(N-acetylaspartate)レベルの低下がみられる．早期から低下がみられ，病期の進行とともに明らかになる．シングルボクセル法では，被殻のNAA低下が描出されやすい．また，グリオーシスに関連してミオイノシトール(mIn)の上昇を認めることがある．コリン(Cho)の上昇はみられない．

1) 孤発性プリオン病MM1型

　古典的孤発性CJDとされるMM1型は，拡散強調画像における大脳皮質と基底核部の異常高信号が特徴である．視床や海馬は保たれることが多い．一方，MM1型と同様に古

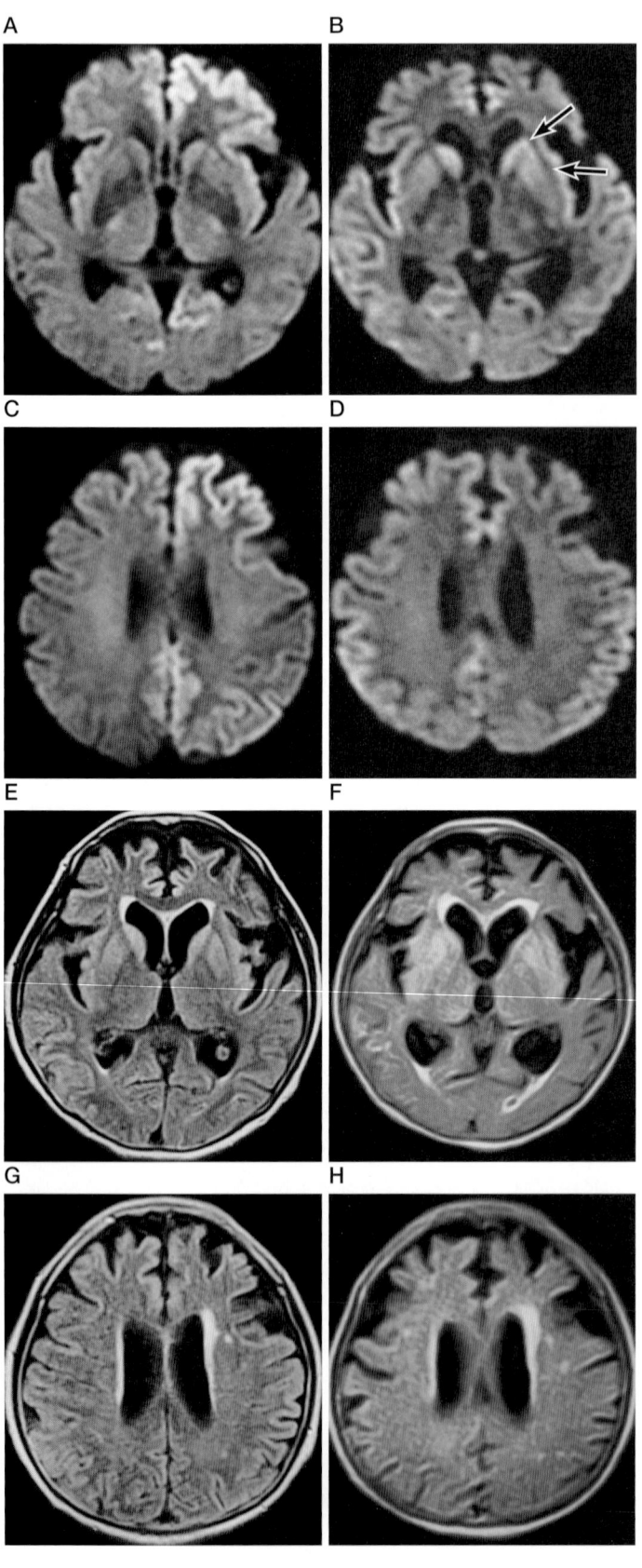

図5-27 孤発性CJDとその経過

主訴：物忘れ．病歴：某年4月初めから物忘れと意欲低下の訴え．認知症状が進行し，6月上旬に神経内科入院．入院時より歩行困難であったが，7月下旬に食事摂取不可能となり，引き続き無動無言状態．さらに，驚愕反応，ミオクローヌスが出現し，固縮が増悪．12月上旬に死亡．A～D：拡散強調画像，E～H：FLAIR像　入院直後の拡散強調画像（A，C）では，左右非対称な皮質の異常信号がみられる．3か月後のMRI（B, D, E, G）では，皮質の異常信号が広がり，右半球の変化も強くなっている．また，尾状核，被殻の異常信号が明瞭となっている（→）．拡散強調画像での異常信号がFLAIR像よりも目立つ．萎縮がみられるようになっている．5か月後のFLAIR像（F, H）では，萎縮の進行が目立つ．

典的とされる MV1 型では，海馬や島の変化がみられることが多い．

2）孤発性プリオン病 MM2 型

視床型，皮質型に分けられる．視床型は最も診断の困難な亜型といえる．拡散強調画像でも，視床を含めて異常高信号を指摘できない．脳血流シンチグラフィでの視床の血流低下，FDG-PET による視床の糖代謝低下が参考となる．

皮質型の診断には，拡散強調画像での皮質の高信号が有用である．基底核部にも異常信号がみられることがある．

3）変異型 CJD

変異型 CJD の拡散強調画像では，両側視床内側から視床枕にかけての異常高信号が特徴的である．"pulvinar sign" あるいは "hockey stick sign" と称される．ただし，孤発性 CJD の MV2 型や遺伝性 CJD でも同様の所見を示すことがある．FLAIR 像での異常信号が比較的明瞭であることが多い．皮質や被殻は保たれることが多い．病変の分布が孤発性の CJD とは異なることから，画像上の鑑別診断も異なってくる．

4）遺伝性 CJD

V180I 変異をもつ遺伝性 CJD は，国内で数例の報告がみられる程度のまれなものである．中心溝前後を除いた大脳皮質のほぼ全域が拡散強調画像で高信号を示す．皮質の浮腫状の変化を伴う．E200K 変異をもつ遺伝性 CJD は，古典的孤発性 CJD と同様に拡散強調画像で皮質および基底核の異常高信号を示す．M233R 変異をもつ遺伝性 CJD では，変異型 CJD と同様に拡散強調画像で視床内側から視床枕にかけての hockey stick sign が認められ特徴的である．

c. 鑑別診断

1）臨床症状からの鑑別

CJD には複数の病型があり，認知症状が急速に進行する典型例のみでなく，緩徐進行性の認知症を示すタイプや，失調症状を主とするタイプがある．したがって，CJD は臨床症状の点からさまざまな疾患の鑑別診断のリストに名を連ねることとなる（**BOX 5-7**）．急速に進行する認知症状としての鑑別には，Alzheimer 病，びまん性 Lewy 小体病，血管性認知症，髄膜脳炎，傍腫瘍性脳炎があげられる．

Alzheimer 病は頻度も高く，急速に進行する認知症として CJD との鑑別を要する機会が最も多い．臨床的にも，ミオクローヌスや脳波での周期性同期性放電，髄液の 14-3-3 蛋白を認めることがある点で注意を要する．画像は側頭葉内側部などの萎縮性変化を主体とするものであり，CJD との鑑別は容易である．びまん性 Lewy 小体病は，認知症状に加えて，幻覚や Parkinson 症状を示すほか，ミオクローヌスをきたすことがあり，やはり CJD との鑑別が必要となる．CJD と比較すると症状の進行は遅く，CJD でみられるような特徴的な画像変化は示さない．皮質基底核変性症や進行性核上麻痺は CJD と発症年齢の近い進行性の認知症をきたすが，やはり症状の進行は遅く，CJD とは画像上の特徴が

BOX 5-7 臨床症状からCJDとの鑑別を要する疾患

- Alzheimer 型認知症
- びまん性 Lewy 小体病
- 前頭側頭型認知症
- 皮質基底核変性症
- 血管性認知症
- CADASIL*
- 脊髄小脳変性症
- Parkinson 認知症症候群
- 認知症を伴う運動ニューロン疾患
- 単純ヘルペスなどのウイルス性脳炎
- 悪性リンパ腫
- 代謝性脳症・低酸素脳症
- 橋本脳症
- 傍腫瘍性神経症候群
- Sjögren 症候群
- Wernicke 脳症

*cerebral autosomal dominant arteriopathy with subcortical infarct and leukoencephalopathy

BOX 5-8 画像からCJDとの鑑別を要する疾患

- ヘルペス脳症
- 日本脳炎, 西ナイル熱
- 痙攣重積, 痙攣後脳症
- 自己免疫性辺縁系脳炎
- メタノール中毒
- 高アンモニア脳症
- ミトコンドリア脳筋症
- Willson 病
- 低酸素脳症
- 低血糖脳症
- 硬膜動静脈瘻
- 急性期脳梗塞
- 橋本脳症
- Sjögren 症候群
- Wernicke 脳症
- 抗電位依存性 K チャネル(VGKC)抗体陽性辺縁系脳炎
- 脳原発性リンパ腫

異なる．

2) 画像所見からの鑑別

　早期の CJD では，画像上の鑑別疾患が多数あがる(**BOX 5-8**)．CJD にはこれまでにいくつかの診断基準が提唱されているが，1998 年の WHO の基準をはじめとして，画像所見は診断基準に組み込まれていなかった．しかし，拡散強調画像での特徴的な所見が明らかになってからは，画像所見の重要性が増し，2009 年の Zerr らにより提唱された診断基準[59]では，拡散強調画像か FLAIR 像で尾状核と被殻，あるいは少なくとも 2 か所の皮質領域(側頭葉，頭頂葉，後頭葉)で高信号を示すことが，疑似例の判断基準のひとつとなっている．Vitali らは，画像による孤発性 CJD の診断基準を提唱している[60](**表 5-3**)．そのなかで特に強調されているのは，FLAIR 像と拡散強調画像での灰白質の高信号所見についてである．孤発性 CJD では，他の急速に進行する認知症を示す諸疾患(神経変性疾患や自己免疫疾患など)と比較して，拡散強調画像での信号異常の程度が FLAIR 像での信号異常よりも目立つ．逆に言えば，拡散強調画像での異常信号よりも FLAIR 像での異常信号が目立つようであれば，CJD の可能性は低くなる．また ADC の低下，つまり拡散の制限の存在も孤発性 CJD の特徴とされている．一方，辺縁系に限局した異常の場合には孤発性 CJD は考えにくい．また，孤発性 CJD では中心前回に異常がみられない(precentral sparing)点や，淡蒼球に異常信号がみられないという点も鑑別に際して参考となる．

表5-3　カリフォルニア大学サンフランシスコ校による孤発性CJDの2011年改訂診断基準

- **MRIでのCJDの確診所見**
  異常信号（拡散強調画像＞FLAIR像）が以下の部位にみられる
  1. 帯状回，線条体，および1つを超える新皮質（楔前部，角回，上・中前頭回）の脳回にみられる典型的所見

  > CJDの皮質下病変であることを支持する所見：
  > 　　線条体の前部＞後部の異常信号
  > 　　皮質下のADC低値
  > CJDの皮質病変であることを支持する所見：
  > 　　正中部の新皮質や帯状回の左右非対称な病変
  > 　　中心前回は保たれる
  > 　　ADC画像で皮質のリボン様の低値

  2. 皮質のみの病変が3つを超える脳回にみられる
  　（上記，皮質病変を支持する所見を参照）

- **MRIでのCJDの疑診所見**
  1. 片側の線条体もしくは片側の3つ以下の脳回の病変
  　（上記，皮質下病変を支持する所見・皮質病変を支持する所見を参照）
  2. 両側の線条体もしくは視床の後内側部の病変
  　（上記，皮質下病変を支持する所見を参照）

- **MRIでおそらくCJDではないと考えられる所見**
  1. FLAIR像や拡散強調画像所見が，辺縁系の通常でも高信号のことがある領域（島，前部帯状回，海馬）のみにみられる場合で，ADC画像で拡散の制限がない場合．
  2. 拡散強調画像での高信号がアーチファクトによるものであるとき[*2]．
  3. FLAIR像が拡散強調画像よりも異常信号が目立つ場合[*1]．

- **MRIで確実にCJDではないと考えられる所見**
  1. 正常像
  2. CJDとして矛盾する所見

[*1]：1年を超える経過の孤発性CJDでは，MRIでの脳の萎縮と，以前に拡散強調画像で高信号を示した領域での高信号の消失がみられることがある．
[*2]：アーチファクトと異常所見を区別するには，多断面（軸位断と冠状断など）での撮像が役立つ．
（文献60より一部改変）

　基底核に異常像を示す疾患として，低酸素性虚血性脳症と低血糖脳症が鑑別にあがる（**図5-28**）．拡散強調画像で基底核に異常信号がみられるほか，皮質の異常信号もみられる点で，類似した画像を呈しうる．しかし，病変の分布は左右対称であることが多く，また拡散強調画像での異常信号よりもFLAIR像での異常信号が目立つことが多い．

　中毒性のものでは，一酸化炭素中毒があがるが，経過から鑑別可能である．病変の主座が淡蒼球である点も鑑別のポイントとなる．高アンモニア脳症では被殻と島皮質の異常信号が特徴であるが，CJDと類似の画像を呈しうる．また，メタノール中毒では，被殻の壊死がみられ，拡散の制限を伴う[61]．

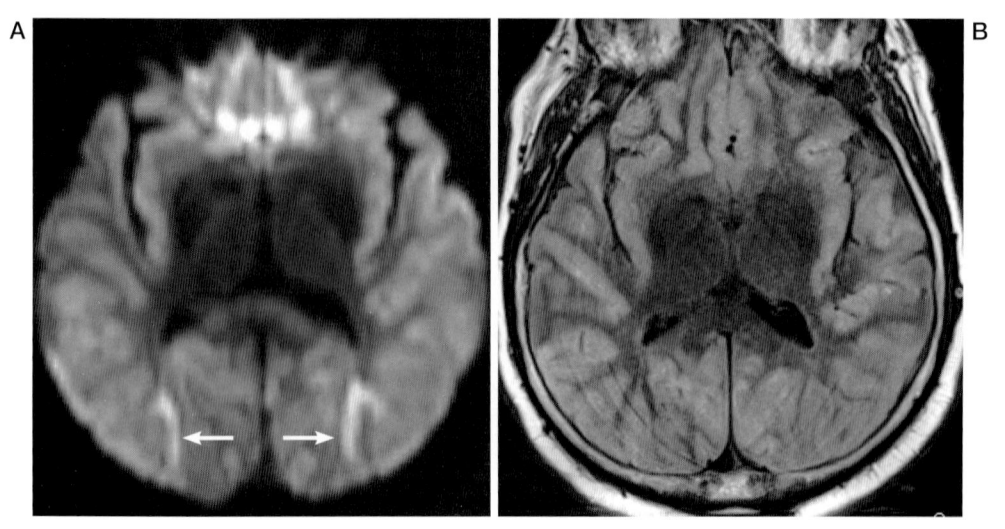

図 5-28　低血糖脳症(70 歳台男性)
A：拡散強調画像，B：FLAIR 像　意識障害で発見された．血糖は測定限界未満．拡散強調画像(A)では両側半球の広い範囲に皮質に沿った高信号がみられ，腫脹を伴っている．FLAIR 像(B)でも皮質の異常信号と腫脹がみられる．両側後頭葉では皮質下白質にも拡散強調画像，FLAIR 像での高信号がみられる(→)．

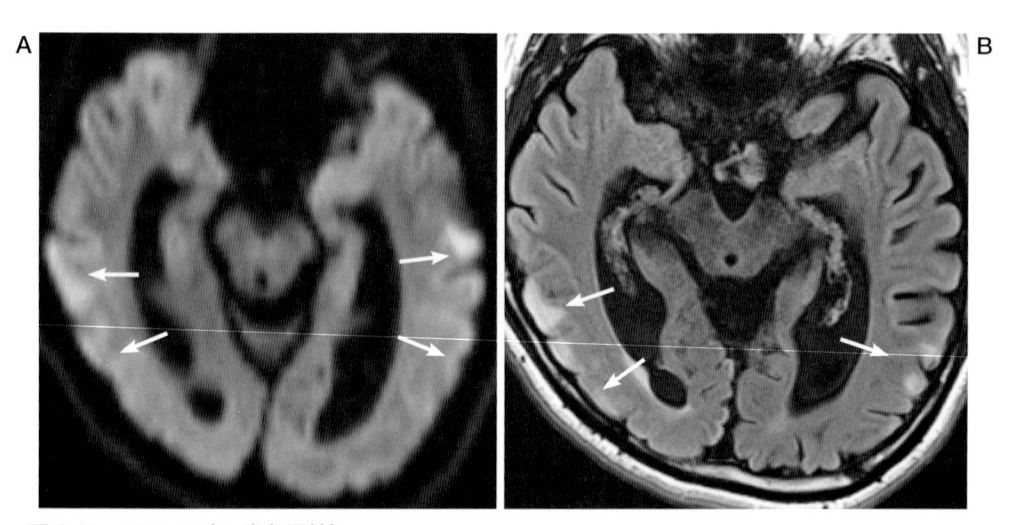

図 5-29　MELAS(20 歳台男性)
A：拡散強調画像，B：FLAIR 像　精神発達遅滞あり，発熱後の行動異常．A3242G の変異あり，MELAS と診断．両側側頭葉から後頭葉にかけての皮質に沿った拡散強調画像(A)での高信号がみられる(→)．腫脹は軽度．FLAIR 像(B)でも同様の領域に高信号がみられる(→)．

　代謝性疾患では，MELAS(Mitochondrial myopathy, Encephalopathy, Lacticacidosis, and Strokelike episodes)，Leigh 脳症などのミトコンドリア脳筋症があがる(**図 5-29**)．これらは発症年齢が若い点が CJD とは異なるが，基底核，視床，皮質に拡散強調画像を含めて異常信号を示しうる点で鑑別を要する[62]．Wilson 病では早期にレンズ核や視床に拡散強調画像や T2 強調像，FLAIR 像での高信号がみられることがあり，CJD 類似の画

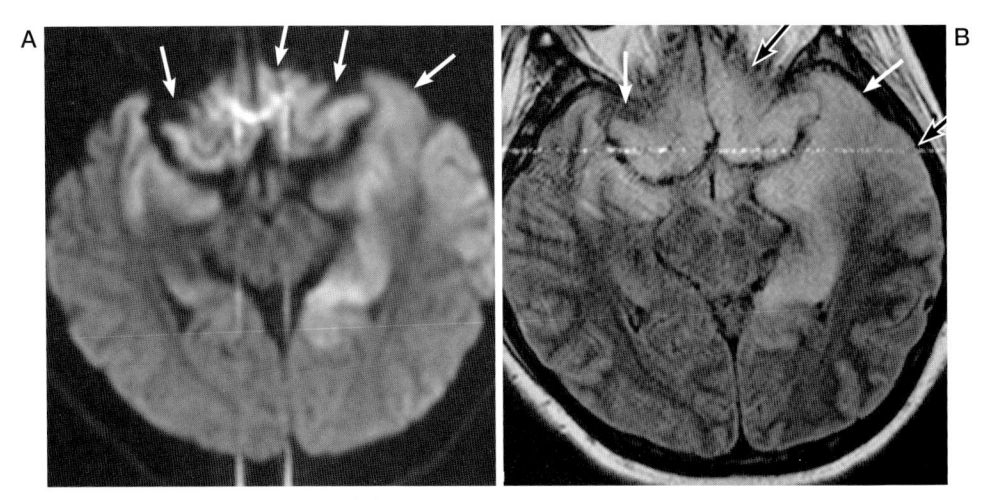

図 5-30 ヘルペス脳炎（60 歳台男性）
A：拡散強調画像，B：FLAIR 像　意識障害．拡散強調画像（A）では両側側頭葉から前頭葉の底部にかけての皮質から皮質下に顕著な腫脹を伴う異常信号がみられる（→）．FLAIR 像（B）でも皮質から皮質下の腫脹を伴う異常信号を認める（→）．

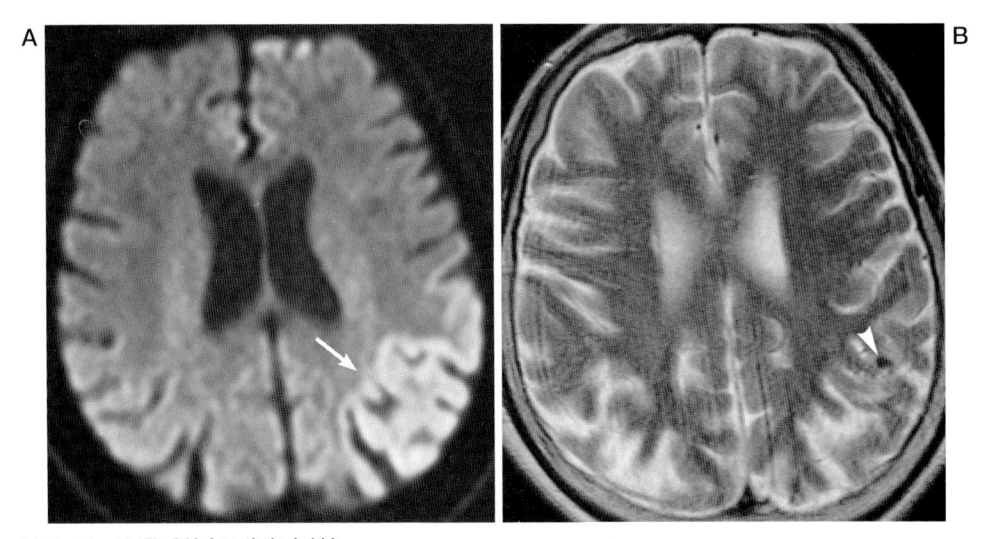

図 5-31 痙攣重積（70 歳台女性）
A：拡散強調画像，B：T2 強調像　意識障害と右下肢脱力．拡散強調画像（A）では左頭頂葉を中心とした皮質に沿った高信号がみられる（→）．ADC は低下を示していた（非呈示）．T2 強調像（B）では皮質に沿った高信号がみられるほか，近傍に小さな低信号病変があり（▶），海綿状血管腫が疑われる．

像を呈しうる．感染症では，日本脳炎，西ナイル熱で深部灰白質の左右対称性の障害がみられる．

　皮質の異常信号からの鑑別疾患として，ヘルペス脳炎があげられる（**図 5-30**）．皮質の異常信号をきたし，拡散強調画像での高信号を示しうるが，多くは側頭葉内側部に分布する点や壊死性・出血性の変化をきたしうる点，急性の臨床経過から鑑別が可能である．

　痙攣重積，痙攣後脳症でも皮質の拡散強調画像での高信号を示しうる（**図 5-31**）．痙攣

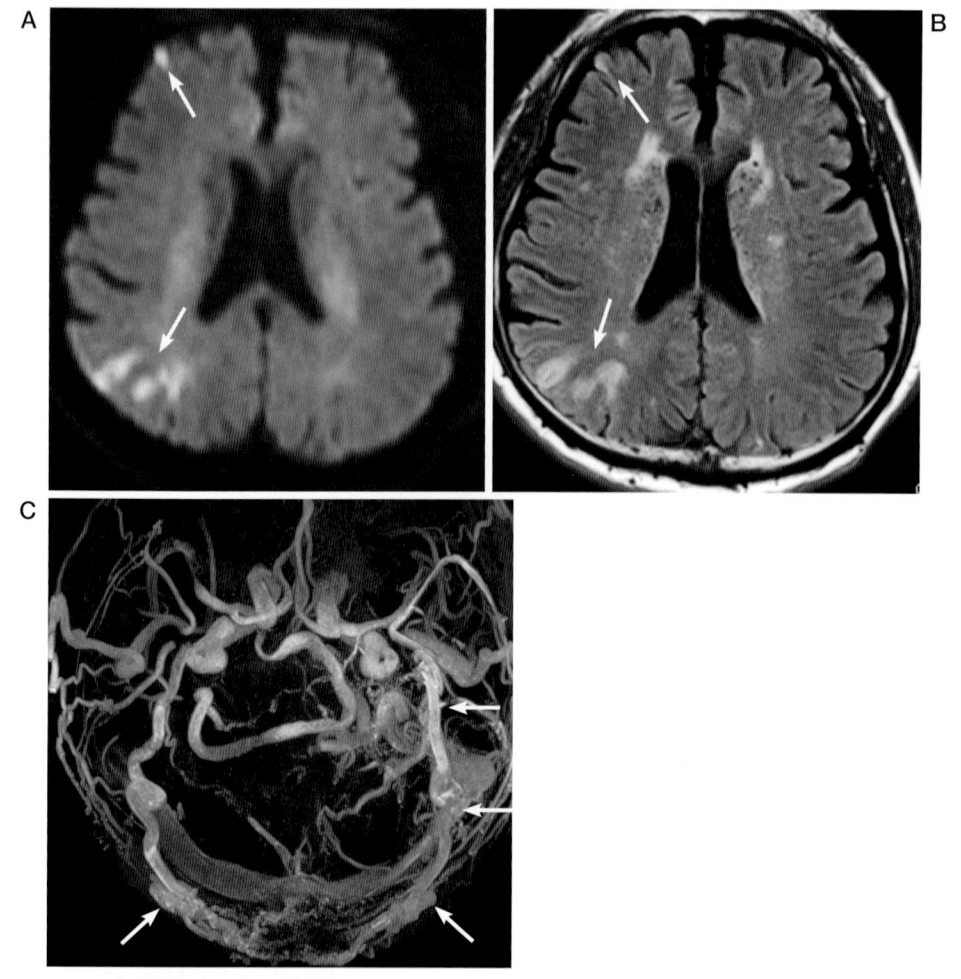

図 5-32 硬膜動静脈瘻(80歳台男性)
A：拡散強調画像，B：FLAIR 像，C：MRA（軸位像） 認知症状，眼球の充血あり．拡散強調画像(A)では右後頭葉，右前頭葉の皮質に狭い範囲の高信号がみられる(→)．ADC は軽度亢進と軽度低下が混在していた(非呈示)．FLAIR 像(B)では同様の領域に高信号がみられる(→)．MRA(C)では外頸動脈系の発達が顕著であり，静脈交会付近から左 S 状静脈洞にかけての短絡を示す血管像がみられる(→)．

後脳症では皮質の腫脹がみられ，また，局所の脳血流の上昇がみられる点，白質にも拡散強調画像での変化がある点も鑑別のポイントとなる．自己免疫性辺縁系脳炎も，拡散強調画像で皮質の高信号を示しうるが，拡散強調画像での信号変化よりも FLAIR 像での信号変化が目立つ傾向にある．また，病変が側頭葉内側に限局していた場合には CJD は否定的と言ってよい．

血管疾患としては，硬膜動静脈瘻がある（図 5-32）．静脈うっ血により拡散強調画像で皮質の異常高信号がみられることがあるが，造影 MRI での異常血管の描出が鑑別に有用である．急性期脳梗塞でも拡散強調画像で皮質の異常高信号を示すことがある（図 5-33）．特に広範な虚血では，虚血に対して脆弱な皮質に拡散強調画像での異常高信号が広がることがある．一見，CJD 様の像を示すが，よく見ると白質の変化を伴うことが多く，発症

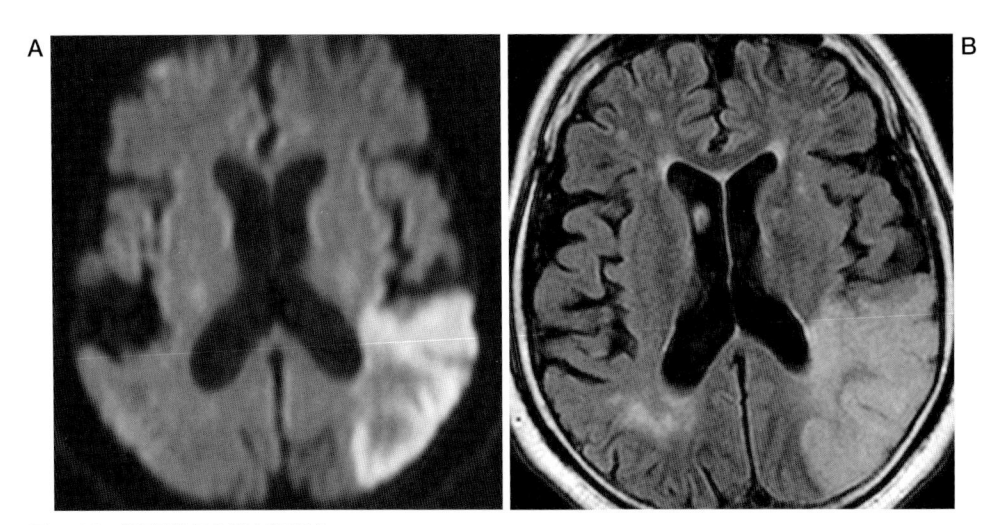

図 5-33 脳梗塞(60歳台男性)
A：拡散強調画像，B：FLAIR像(翌日)　突然の失語．拡散強調画像(A)では左側頭後頭領域の皮質に沿った高信号がみられる．白質の信号変化はほとんどみられない．翌日のFLAIR像(B)では白質を含む広いくさび形の範囲に腫脹を伴った高信号がみられるようになっている．

後数時間以降はT2強調像やFLAIR像での高信号が出現することから鑑別が可能である．
　臨床症状，画像所見の双方でCJDに類似した病像を示す疾患もある．橋本脳症はMRIでは白質病変がよく知られているが，典型的なCJDに近い画像所見を示すこともある．また，周期性同期性放電がみられることがあり，CJDの鑑別診断として重要である．鑑別には抗甲状腺抗体の検討が必要である．治療にはステロイドが有効で，適切な診断が重要である[63]．Sjögren症候群は臨床所見，画像所見ともに広いスペクトラムをもち，意識障害をきたすことや，MRIでCJD類似の所見を示すことがある．鑑別には抗SS-A抗体，SS-B抗体，あるいは唾液腺の生検が必要となる．やはりステロイドによる治療が有効であり，適切な診断が重要となる[64]．Wernicke脳症も，臨床症状でCJDに類似した病像を示しうるほか，画像では視床の内側部の異常信号がみられる点，皮質の異常信号がみられうる点で，アルコール依存やビタミンB_1低値などの病歴が明らかでない場合には，鑑別が必要となる(図5-34)．Wernicke脳症では造影剤による異常増強がみられることがあり，その場合にはCJDとの鑑別が可能である．抗電位依存性Kチャネル(VGKC)抗体陽性辺縁系脳炎の主症状は記憶障害・てんかん発作であり，CJDに類似した臨床症状を示しうる．頭部MRIは正常のこともあるが，両側あるいは片側の側頭葉内側を中心とする異常所見が認められることがあるほか，拡散強調画像で大脳皮質や島回に高信号を示すことがある[65]．

3) 感染経路，感染予防

　プリオン病は治療が確立されておらず，感染の拡大を防ぐことが重要である．異常プリオンは熱やプロテアーゼなどへの耐性が高く，エタノール，紫外線，ガス滅菌などの通常の滅菌法は無効である．感染予防ガイドラインが厚生労働省から提示されており，難病情報センターのHP(http://www.nanbyou.or.jp/)からダウンロードできる．なお，CJDは第5類感染症に分類され，診断した医師は7日以内に保健所への届出の義務がある．

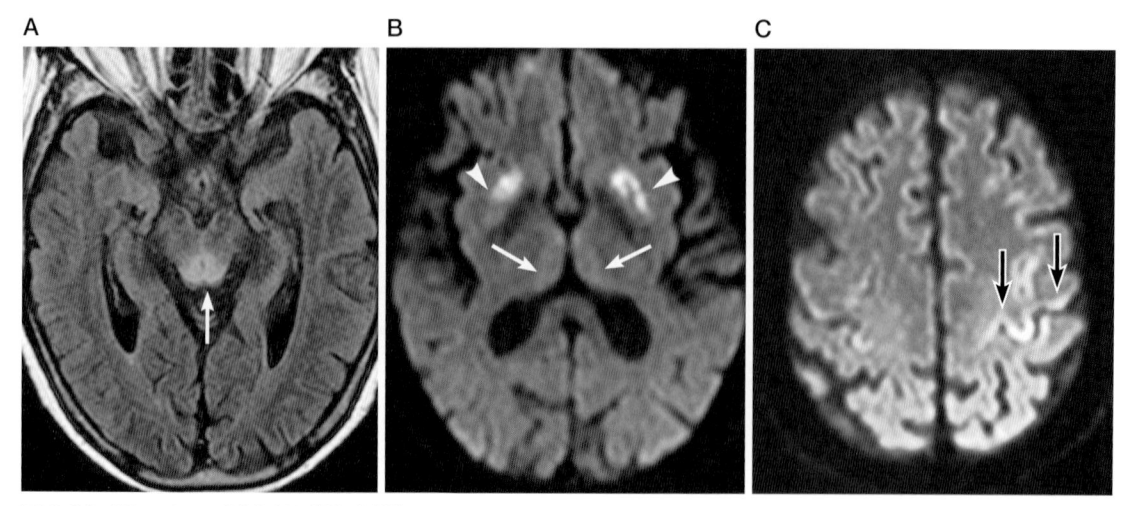

図 5-34　Wernicke 脳症（60 歳台女性）
A：FLAIR 像，B, C：拡散強調画像　意識障害，痙攣発作．FLAIR 像（A）では中脳水道周囲に特徴的な高信号がみられる（→）．拡散強調画像（B）では，第三脳室付近に高信号がみられ（→），両側被殻に高信号がみられた（▶）．左中心前回には皮質に沿った高信号がみられる（C，→）．

5.6　AIDS 関連脳症

　AIDS（acquired immune deficiency syndrome：後天性免疫不全症候群）とは，HIV（human immunodeficiency virus）が CD4 陽性リンパ球に感染・破壊して，免疫状態を低下させた状態である．具体的には日和見感染や悪性腫瘍，HIV 脳症などを発症した状態，CD4 陽性リンパ球数が 200 cells/μL 未満（または CD4 陽性リンパ球の割合が 14％未満）となった状態をさす．なお，WHO（World Health Organization：世界保健機関），CDC（Center for Disease Control and Prevention：アメリカ疾病予防局）では，それぞれに HIV 感染患者の臨床的病期分類が提唱されている（**BOX 5-9**）．

　日本の HIV 感染者の約 1/3 は AIDS 発症まで感染が判明していない．新規 HIV 感染者・AIDS 発症者の約 2 割は異性間性的接触による感染であり，年齢では従来の 30～40 歳台に加え，50 歳台以上での新規報告が増加している．日常診療で HIV 感染関連中枢神経疾患に遭遇する可能性があり，診断には患者の年齢・性別や背景にかかわらず HIV 感染・AIDS に伴う中枢神経疾患も考慮する必要がある．

　HIV 感染に関連する中枢神経疾患としては，抗 HIV 療法が施行されていれば HIV 関連神経認知障害（HIV-associated neurocognitive dysfunction：HAND），抗 HIV 療法が施行されなければ日和見感染が最も多い[66]．血清 CD4 陽性リンパ球数が 200 cells/μL 未満，HIV-RNA が 100,000 copies/mL のときに中枢神経障害を発症することが多く[66]，AIDS の状態だと中枢神経疾患は臨床的には 70％，剖検では 80％にみられる[67]．

BOX 5-9　HIV 感染患症の classification

WHO は，成人 HIV 感染症のステージングとして，おもに臨床症状に基づいて軽症から clinical stage 1〜4 の 4 段階を提唱している．一方，CDC (the U.S. Centers for Disease Control and Prevention) は，臨床症状を軽症からカテゴリー A〜C，血清 CD4 陽性リンパ球数を多いほうからカテゴリー 1〜3 とし，これらを組み合わせた A1〜C3 の 9 段階のステージングを提唱している．AIDS の状態は CDC のカテゴリー A3, B3, C1〜C3，WHO ではおおよそ stage 3, 4 に該当する．WHO ステージングが臨床症状主体である理由は，血清 CD4 陽性リンパ球数測定が容易ではない状況の感染者が想定されているからである．詳細は以下の web ページを参照されたい．

- 1993 Revised Classification System for HIV Infection and Expanded Surveillance Case Definition for AIDS Among Adolescents and Adults.
  http://www.cdc.gov/mmwr/preview/mmwrhtml/00018871.htm
- WHO Case Definitions of HIV for Surveillance and Revised Clinical Staging and Immunological Classification of HIV-Related Disease in Adults and Children; 2007.
  http://www.who.int/hiv/pub/guidelines/HIVstaging150307.pdf

　MRI は鑑別の入り口であり，後の検査方法選択の鍵であるが，HIV 感染，特に免疫低下状態ではいわゆる"典型的所見"として教科書に記載されている所見がみられるとは限らない．HIV 感染関連中枢神経疾患における脳 MRI の役割は，まずは，1)"異常所見"の有無(除外診断)，2) 脳萎縮や腫大の有無，3) 局所病変の有無を診ることである．これは診断の入り口であると同時に髄液穿刺の可否決定にも重要である．次のステップとして，4) 異常造影増強効果の有無・形態，5) 脳室サイズ異常の有無などを診る．HIV 感染に関連する脳局所病変で最も多い，脳トキソプラズマ症，進行性多巣性白質脳症，脳悪性リンパ腫について，一般的な鑑別診断の進め方を図 5-35 に示す．

　本項では，日本をはじめ，有効な抗 HIV 療法が普及している国でみられることが多いものとして HAND (HIV-associated neurocognitive dysfunction)，代表的な中枢神経日和見感染である進行性多巣性白質脳症 (progressive multifocal leukoencephalopathy：PML)，脳トキソプラズマ症 (CNS toxoplasmosis)，脳クリプトコッカス症 (CNS cryptococcosis)，また AIDS-defining malignancy である脳原発悪性リンパ腫について記載する．これらの中枢神経疾患は重複しうることにも注意が必要である．

a. HIV 関連神経認知障害　HIV-associated neurocognitive dysfunction：HAND

1) 病態と臨床

　HIV 感染者の認知障害は，HIV 関連神経認知障害 (HAND) とよばれ，HIV 感染者の約 15％にみられる[68]．HAND は臨床症状により，1) 顕著な機能障害を伴う認知障害 (HIV-associated dementia：HAD)，2) 軽度神経認知障害 (mild neurocognitive disorder：

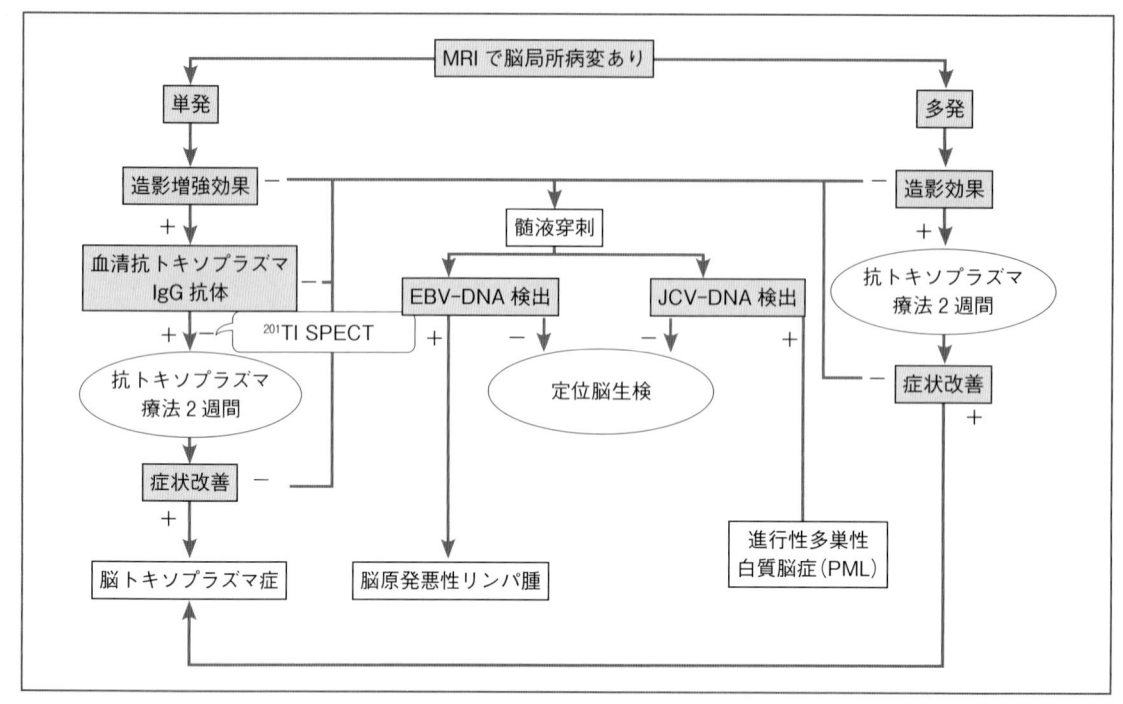

図5-35 HIV 感染患者における脳腫瘍性病変の診断
脳MRIで腫瘍性病変がみられたら，病変数，造影増強効果の有無により鑑別をある程度絞り，髄液検査や核医学検査など次の検査を進めることができる．＋：あり，－：なし，EBV：EBウイルス，JCV：JCウイルス．
(Zunt JR：Central nervous system infection during immunosuppression. Neurol Clin 2002；20：1-22, v. より改変)

MND), 3) 無症候性神経心理学的障害 (asymptomatic neurocognitive impairment：ANI) の大きく3つに分類される．ANIでは軽度の認知機能障害のみで日常生活に支障ないが，MNDでは日常生活に支援が必要となり，HADでは重篤な認知機能障害のため日常生活が困難である．従来"AIDS脳症(AIDS dementia complex：ADC)"といわれていたものはHADに当たり，AIDS患者の15〜20％にみられるといわれてきた．現在では抗HIV療法が奏功していればHADに至ることは少ない．しかし，認知障害により服薬遵守が困難になり，結果的にHANDが増悪したり全身状態悪化を招くこともある．

HIVは，単球-マクロファージ系に感染して血液脳関門(blood brain barrier：BBB)を越え，中枢神経のマクロファージに感染・増殖して炎症反応・神経障害を起こすと考えられている．HANDは病理学的にはHIV encephalitis(HIVE), HIV leukoencephalopathyであり，脳の毛細血管周囲を主体として多核巨細胞，反応性アストロサイト増殖，ミクログリア増殖や脱髄がみられる[69]．

HANDの臨床診断は注意力低下，神経運動遅滞，無関心などの神経症状の発現，臨床的な精神神経テストによる．診断基準に画像所見は含まれない．

2）MRI所見

HAND診療における臨床的画像診断の役割は，第一に日和見感染や悪性腫瘍など，神経症状をきたしうる他疾患を除外することである．HANDの症状があってもMRI上異常

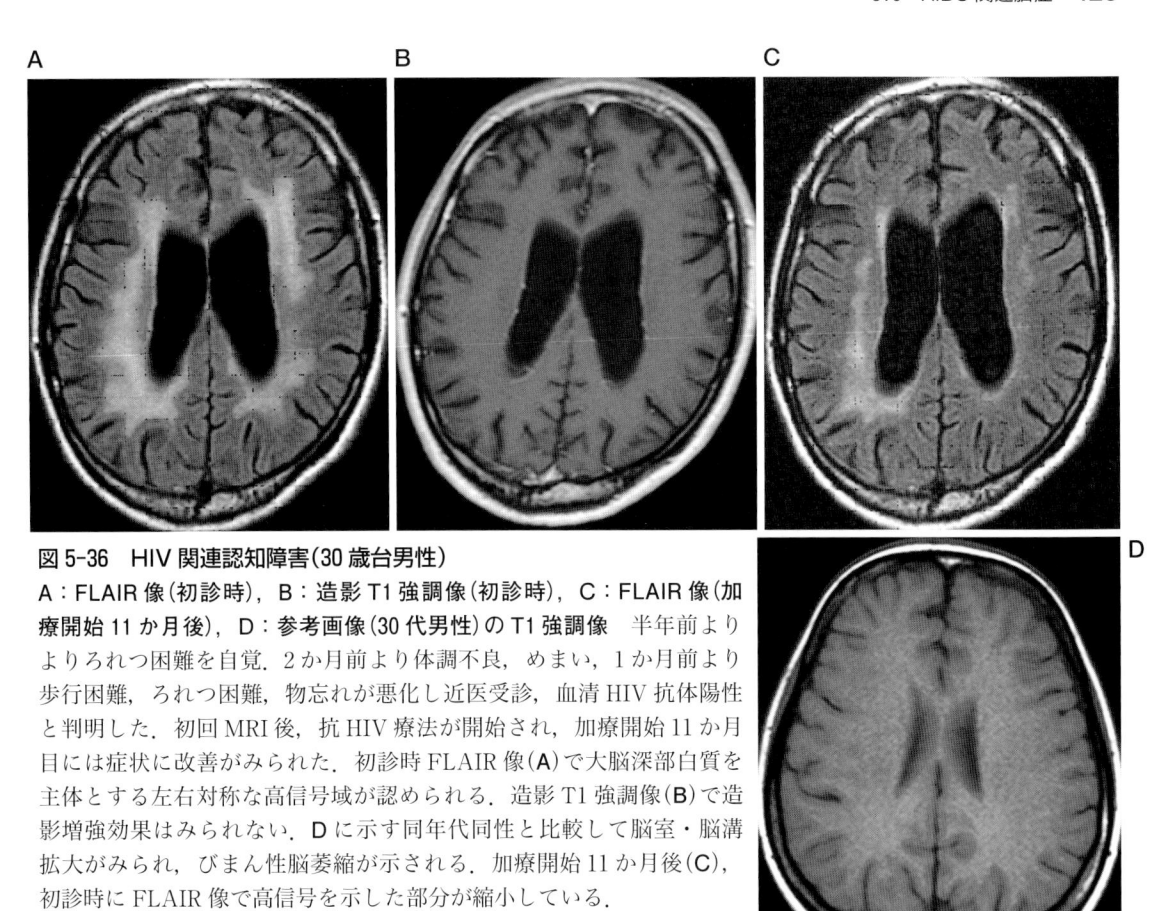

図 5-36 HIV 関連認知障害(30 歳台男性)
A：FLAIR 像(初診時)，B：造影 T1 強調像(初診時)，C：FLAIR 像(加療開始 11 か月後)，D：参考画像(30 代男性)の T1 強調像　半年前よりろれつ困難を自覚．2 か月前より体調不良，めまい，1 か月前より歩行困難，ろれつ困難，物忘れが悪化し近医受診，血清 HIV 抗体陽性と判明した．初回 MRI 後，抗 HIV 療法が開始され，加療開始 11 か月目には症状に改善がみられた．初診時 FLAIR 像(A)で大脳深部白質を主体とする左右対称な高信号域が認められる．造影 T1 強調像(B)で造影増強効果はみられない．D に示す同年代同性と比較して脳室・脳溝拡大がみられ，びまん性脳萎縮が示される．加療開始 11 か月後(C)，初診時に FLAIR 像で高信号を示した部分が縮小している．

がみられないこともある．第二の役割は経過観察である．日和見感染の合併や抗 HIV 療法開始後の immune reconstitution inflammatory syndrome (IRIS) による変化の監視にも有用である(**BOX 5-10**)．抗 HIV 療法が奏功すれば，神経症状の改善とともに MRI 上の異常信号域縮小や MRS 所見の改善もみられることがある(図 5-36 C)．しかし MRI 所見と症状が連動するとは限らないので治療効果判定には用いられない．

　MRI で異常がみられる場合は，両側びまん性脳萎縮がみられ，T2 強調像で淡い高信号，T1 強調像で淡い低信号を示す部分が左右対称性・深部白質優位にみられることが多い．造影増強効果や占拠性効果はみられない(図 5-36 A, B)．拡散強調画像では淡い高信号を示すことがあるが，ADC は周囲脳実質より高いことが多く，高信号は T2 shine-through effect と考えられる．プロトン(^{1}H)MR スペクトロスコピー(MRS)では N-acetylaspartate (NAA) 上昇，コリン (Cho) 上昇がみられる[69]．拡散テンソル画像 (diffusion tensor imaging：DTI) では FA (fractional anisotropy) 低下がみられ，HAND の白質変化を T2 強調像や拡散強調画像より鋭敏に検出する[70]．萎縮を診断する際に注意すべき点は加齢に伴う生理的な変化や，有機溶剤吸引，摂食障害などによる極度の低栄養，長期ステロイド治療などでもびまん性脳萎縮がみられる点である．生活歴や職業歴などの患者背景の把握，同性同年代との比較が望ましい．

BOX 5-10　immune reconstitution inflammatory syndrome：IRIS

> immune reconstitution inflammatory syndrome（IRIS）は「免疫再構築症候群」ともいわれる．抗HIV療法開始後，血清CD4陽性リンパ球数の回復，HIVウイルス量低下がみられているときに臨床症状が増悪するものをさし，修復された免疫による日和見感染への反応が関与しているといわれている[69]．IRISの病態はいまだ解明されていないが，免疫機構が再構築される過程で異常な免疫反応が引き起こされると考えられている．IRISにより死に至ることもあるため，IRISの状態を改善するために抗HIV療法中断やステロイド治療を要することもある．抗HIV療法が血液データ上奏功しているにもかかわらず臨床症状悪化がみられたときは，IRISの可能性を考慮して画像検査を含む厳重な監視が望ましい．MRI所見では，進行性多巣性白質脳症（PML）など通常AIDSの状態であれば造影増強効果がみられない病変に増強効果が出現したり，病変の浮腫性変化の増強がみられることがある．

b. 進行性多巣性白質脳症　progressive multifocal leukoencephalopathy：PML

1）病態と臨床

　PMLは免疫低下によって再活性化されたJCウイルスが，髄鞘をつくるoligodendrocyteを障害することによる亜急性脱髄疾患である．血清CD4陽性リンパ球数が200/μL以下になってから起こることが多く，AIDS剖検例の4〜5％にみられる．多くの成人はJCウイルスに不顕性感染しており，ウイルスは腎臓や脾臓，骨髄に潜在している．PMLを発症すると進行性脱髄により数か月で死に至るとされてきたが，抗HIV療法の進歩に伴い生命予後は改善した．しかしJCウイルスに特異的な治療法はなく，抗HIV療法で免疫状態を改善して感染・脱髄の広がりを食い止めることが唯一の対処法である．進行した脱髄は不可逆であるため，早期の診断・治療開始が生命予後だけでなく，後のQOLに大きく寄与しうる．

　PMLは，免疫低下状態での亜急性に進行する神経症状，MRIなどの画像所見から疑われ，PCRテストによる脳脊髄液中JCウイルスDNA検出によって診断される．脳病理組織では炎症反応に乏しい脱髄巣がみられ，JCウイルスの核内封入体をもつoligodendrocyteがみられる．免疫組織化学ではこの中にJCウイルスの抗原が同定され，確定診断となる．

2）MRI所見

　PMLは，AIDS患者の脳局所病変のなかでは脳トキソプラズマ症，脳原発悪性リンパ腫に並んで頻度が高いが，病態はoligodendrocyteがJCウイルスに障害されることによる脱髄であり，脳トキソプラズマ症や脳原発悪性リンパ腫のように腫瘤ができるわけではない．MRI所見は脱髄の進行に一致しており，早期にはT2強調像で淡い高信号，FLAIR像で高信号を示す病変がみられ，脱髄進行につれてT1強調像でも低信号を示す

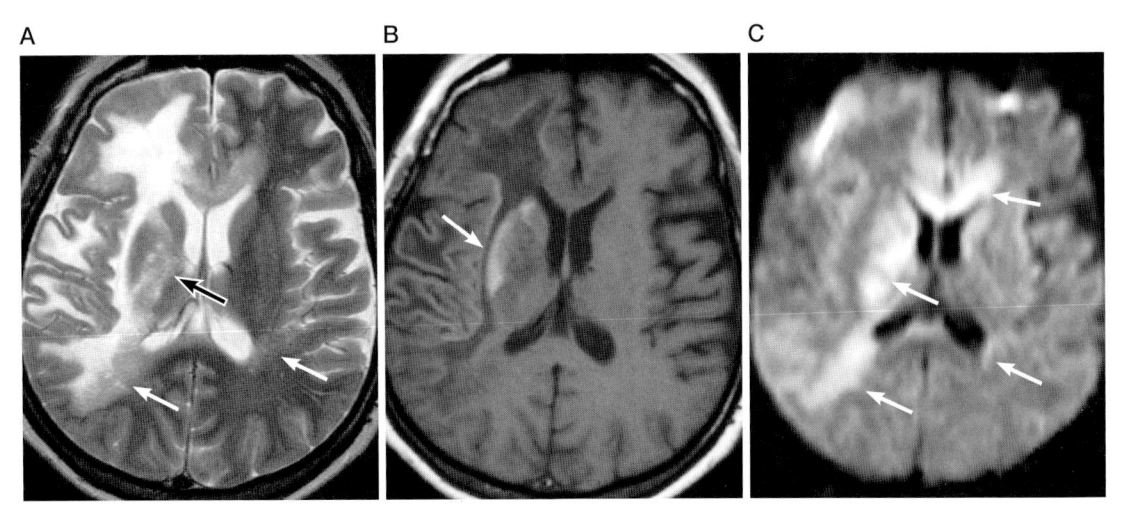

図 5-37　進行性多巣性白質脳症（40 歳台女性）
A：T2 強調像，B：T1 強調像，C：拡散強調画像　4 か月前に顔面痙攣で発症．進行する左麻痺，右不全麻痺がみられた．T2 強調像(A)で右大脳半球の広範な高信号域が認められ，脳梁を介して対側へ広がっている．病変は内側辺縁部で比較的淡い高信号を示し，この中に明瞭な高信号を示す点状の部分がみられる(→)．T1 強調像(B)では同側基底核に高信号域がみられる(→)．拡散強調画像(C)では病変内側辺縁部の T2 強調像で淡い高信号を占める部分に一致して高信号域がみられる．内側辺縁部の所見は比較的脱髄が進行していないことに一致していると考えられる．

ようになり，最終的には脳脊髄液(CSF)に近い信号を示して萎縮を伴う．特徴的なのは病変の分布，広がりである．病変は片側性・両側性ともにありうるが，分布は左右非対称のことが多い．

　初発部位は皮質下白質が多く，天幕(テント)上・下ともありうる．JC ウイルスは細胞間の接触で感染拡大するため，初発部位から周囲白質に連続して病変の広がりがみられ，他病変と癒合・拡大する．1 つの病変の中でも初発部位と病変辺縁部で脱髄の程度が不均一である(図 5-37 A)．初期病変(拡大しつつある病変の辺縁部を含む)は小さな脱髄巣の集簇であり，T2 強調像では天の川のようにみえることが多い(図 5-37 A，図 5-38)．

　拡散強調画像では病変辺縁の比較的脱髄が進んでいない部分が高信号を示すことがある(図 5-37 C)．造影増強効果や腫大はみられないことが多い．PML の MRI 所見で注意すべきポイントは，疾患名は"白質脳症"であるが，病変は oligodendrocyte が存在する部分ならどこにでも生じうるため，淡蒼球や視床にも生じること，広範な白質病変に伴って同側基底核・視床に萎縮や信号変化をきたすことがあること(図 5-37 B)，抗 HIV 療法開始後に一時的に造影増強効果や軽度の腫大がみられることがあること(図 5-39)である[71]．

c. 脳トキソプラズマ症　CNS toxoplasmosis

1) 病態と臨床

　Toxoplasma gondii による脳炎である(「5.8 寄生虫感染症」の項も参照)．AIDS 患者の中枢神経日和見感染症中最多で，3～25％を占める[72]．成人の多くは幼少期に経口で不顕性感染しており，成人 AIDS 患者の脳トキソプラズマ症はほとんどが免疫低下による re-

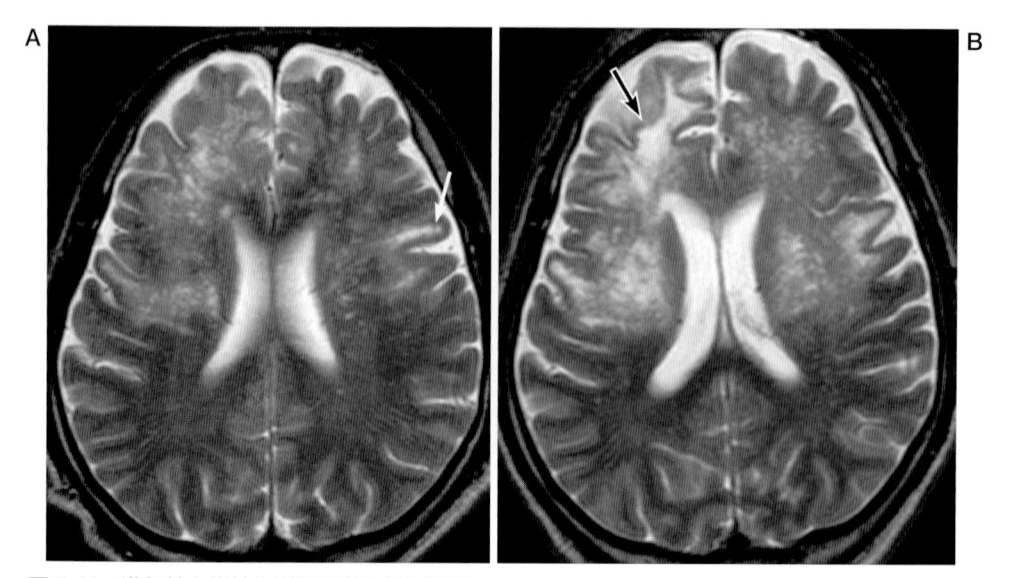

図 5-38　進行性多巣性白質脳症(30 歳台男性)
A：T2 強調像(発症後 1 か月)，B：T2 強調像(発症後 3 か月)　1 か月前から言動がおかしいと周囲から指摘されるようになった．発症後 1 か月の T2 強調像(A)では病変のほとんどが点状の高信号域の集簇として同定される．脳実質の信号を背景に高信号域が集簇する様は天の川のようにみえる．皮質下には均一な高信号を示す部分もみられる(→)．発症後 3 か月目の T2 強調像(B)では既存の病変が拡大し，点状の高信号域が融合して広範な高信号域となっている(→)．

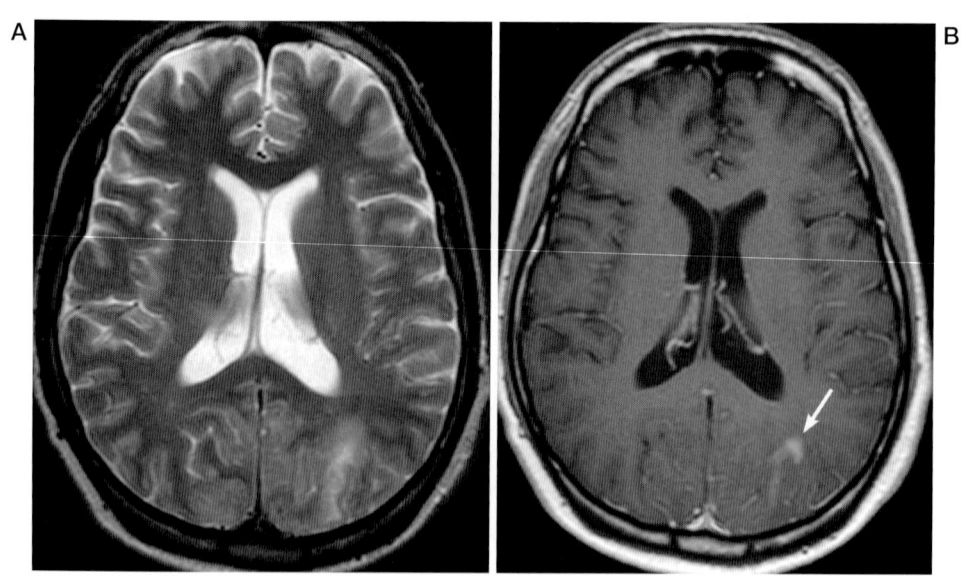

図 5-39　進行性多巣性白質脳症(30 歳台男性，抗 HIV 療法開始 1.5 か月後)
A：T2 強調像，B：造影 T1 強調像　抗 HIV 療法開始後 CD4 陽性 T リンパ球数改善がみられていた．頭痛の訴えのため MRI が施行された．T2 強調像(A)でみられる病変辺縁部に一致して造影 T1 強調像(B)でわずかな増強効果がみられる(→)．

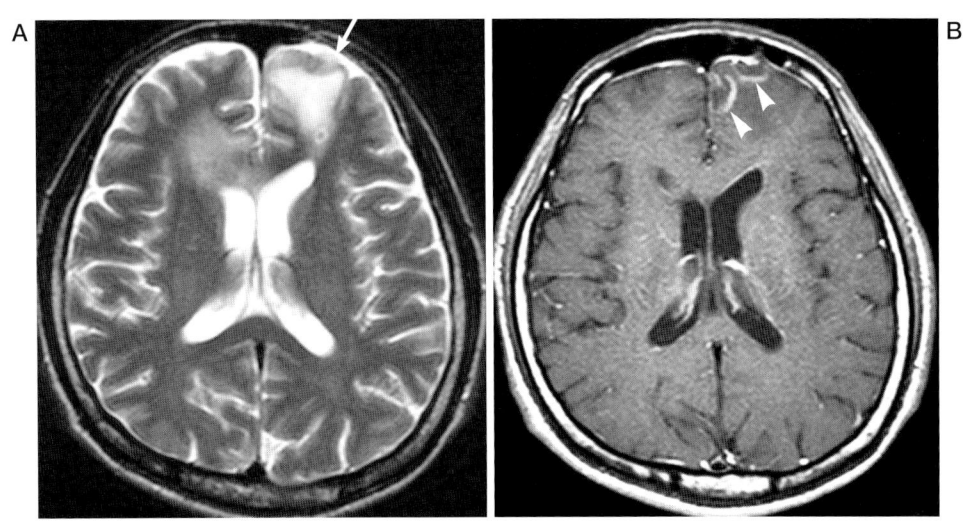

図 5-41　悪性リンパ腫(30 歳台男性)
A：T2 強調像，B：造影 T1 強調像　左前頭葉，右前頭葉から脳梁に T2 強調像(A)で高信号を示す病変が認められる．左前頭葉では軽度の腫大を伴っている(→)．造影 T1 強調像(B)ではリング状増強効果を示す腫瘤が 2 箇所みられ(▶)，いずれも脳表を含んでいる．

表 5-4　中枢神経日和見感染症における脳脊髄液 PCR テストの感度・特異度

病　原	中枢神経日和見感染症	感度(%)	特異度(%)
EB ウイルス	脳原発悪性リンパ腫	97	100
JC ウイルス	進行性多巣性白質脳症	74～92	92～96
サイトメガロウイルス	サイトメガロウイルス脳炎，多神経根炎	80～100	75～100
水痘帯状疱疹ウイルス (varicella-zoster virus：VZV)	VZV 脳炎	unknown	100
1 型単純ヘルペス	1 型単純ヘルペス脳炎	>95	100
結核菌	結核性髄膜炎	48～100	100

(文献 75)より改変)

炎・脳炎をきたす．HIV 感染に関わる場合，血清 CD4 陽性リンパ球が 100/μL 以下で起こることが多く，AIDS 状態での中枢神経感染症における頻度は 5～15％と HIV，トキソプラズマ感染に次いで 3 番目である[69]．頭痛，発熱，痙攣を主訴とする亜急性の髄膜炎として発症することが多い．脳底部の髄膜炎は髄膜の壁を貫いて髄液腔へ広がる．さらに髄液腔から穿通枝血管周囲腔へ入るため，血管周囲腔拡大がみられる．ここでクリプトコッカスの産生する物質により，おもに基底核・視床・中脳にゼラチン状の偽嚢胞(gelatious pseudocysts)を形成する．血液脳関門が破綻し，脳実質内に入ると，cryptococcoma とよばれる結節性病変を形成する．cryptococcoma は菌体を含む炎症性肉芽腫が主体である．

確定診断は血清クリプトコッカス抗原検出，髄液からのクリプトコッカス証明による．

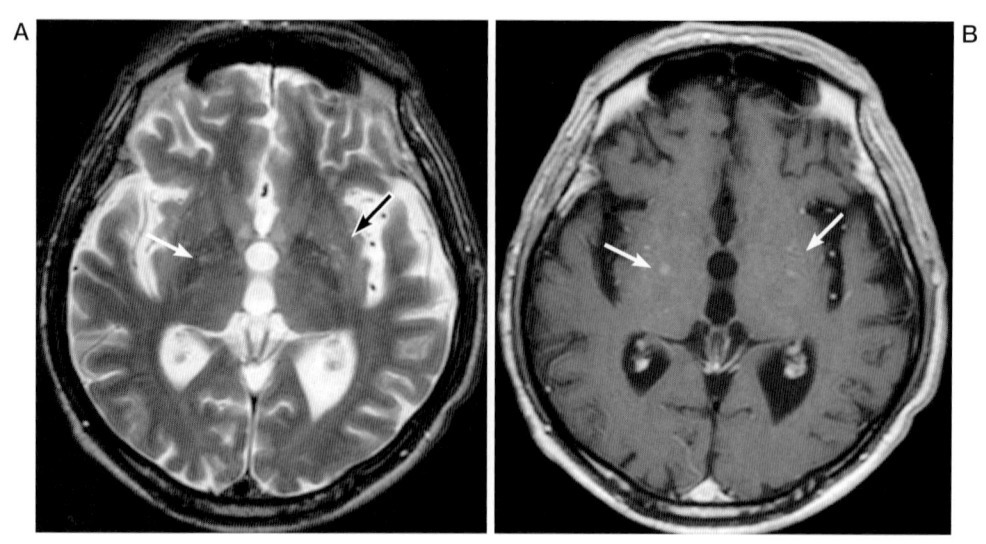

図 5-42 脳クリプトコッカス症(30歳台男性)
A：T2強調像，B：造影T1強調像　5日前から頭痛と38℃を超える発熱があった．頭痛が増強し，歩行困難，意識障害が出現したため来院．HIV感染が判明した．髄液穿刺にて髄液圧，細胞数上昇がみられ，髄膜炎が疑われた．血清クリプトコッカス抗原1024倍，髄液中128倍にてクリプトコッカス髄膜炎と診断された．T2強調像(A)で両側基底核に高信号を示す点状の高信号域が多発している(→)．拡張した血管周囲腔と考えられる．造影T1強調像(B)では拡張した血管周囲腔の一部に増強効果がみられる(→)．

2) MRI所見

　髄膜脳炎所見，血管周囲腔拡大，gelatious pseudocysts, cryptococcoma, 水頭症所見がみられうる(図5-42)．髄膜炎所見として水頭症所見，結節状の髄膜造影増強効果がみられる．免疫低下状態では髄膜の増強効果がみられなくなる．gelatinous pseudocystsは，基底核の血管周囲腔拡大，造影増強効果を示さない嚢胞性病変として検出されることが多い．生理的な血管周囲腔拡大との鑑別のために経過観察が必要で，急速に拡大すれば脳クリプトコッカス症を疑う．"soap bubble"とよばれる多房性嚢胞となることもある．cryptococcomaは，脈絡叢に好発する均一またはリング状造影増強効果を呈する腫瘤性病変である．

　実際にはこれらの「典型的所見」がみられることは少ない．比較的多いのはgelatinous pseudocystsによる血管周囲腔拡大の所見である．免疫低下状態の患者で血管周囲腔拡大がみられたら脳クリプトコッカス症を鑑別にあげる必要がある．MRIを含め画像所見での診断は不可能であり，疑いがあれば速やかに血清・髄液検査を行うべきである．AIDSに伴う脳クリプトコッカス症では肺病変を伴っていることが多く，神経症状に先立つ呼吸器症状の有無や胸部画像所見が診断に役立つこともある．脳クリプトコッカス症全体での死亡率は10〜30%で，加療が遅れると死に至りうる[69]．

5.7 感染後脳炎　postinfectious encephalitis

a. 病態と臨床

　感染後脳炎は，急性散在性脳脊髄炎(acute disseminated encephalomyelitis：ADEM)と同義であり，髄鞘のミエリンに対する自己免疫疾患とする見解が有力である(Chapter 6の「6.2 炎症性脱髄疾患」の項参照)．多発性硬化症(multiple sclerosis：MS)の類似疾患であり，病理学的にも MS 同様に白質の静脈周囲の脱髄と細胞浸潤をおもな所見とする(同上)．単相性の経過をたどる点が MS との大きな相違点である．

　ウイルス感染やワクチン接種の概ね 1〜2 週後に多彩な臨床症状で発症する．全年齢に起こりうるが小児に多く(ただし 2〜3 歳以下には少ない)，性差は少ない．頭痛・発熱・筋肉痛などがしばしばみられ，病変の部位による局所神経症状を伴う．

　第一選択の治療法は，ステロイド療法である．パルス療法のほか大量療法も広く行われている．ステロイド抵抗性の場合は血漿交換，免疫吸着療法，免疫グロブリン大量療法などが選択される．全体としての予後は比較的よく，多くの場合，完全に回復する．ただし再燃する症例もまれでなく，急性再発性散在性脳脊髄炎(acute relapsing disseminated encephalomyelitis：ARDEM)，あるいは多相性散在性脳脊髄炎(multiphasic disseminated encephalomyelitis：MDEM)として知られている．まれに劇症化する場合があり，急速に進行する．予後不良であり，急性出血性白質脳炎(acute hemorrhagic leukoencephalitis：AHL，Hurst 脳炎)とよばれる．

b. MRI 所見

　発症のごく早期には異常所見がみられないことがしばしばあり，MRI での所見陰性は本症否定の根拠にはならない．T2 強調像や FLAIR 像で，点状ないしそれらが融合した斑状の T2 延長域が両側性に皮質下や深部白質を主体にみられる(図 5-43)．視床や基底核などの深部灰白質病変もしばしば認められる[76](図 5-44)．辺縁は不明瞭である．多くは非対称性であるが病変が広範に拡大し，一見左右対称にみえることもある．

　病勢が強く，組織学的に炎症性変化を伴う時期にガドリニウム造影剤での斑状あるいは環状の増強効果がみられる．拡散強調画像の所見は，時期によりさまざまである[77,78]．急性期から亜急性期には拡散制限による高信号がみられる．またこれらの MRI 所見は症状の改善とともに通常消失する(図 5-43)．

c. 診断プロセス

　経過に加え，PCR 法での感染性脳炎の否定，髄液検査での初圧高値や蛋白(特にアルブミン)上昇も ADEM を示唆する有力な情報である．

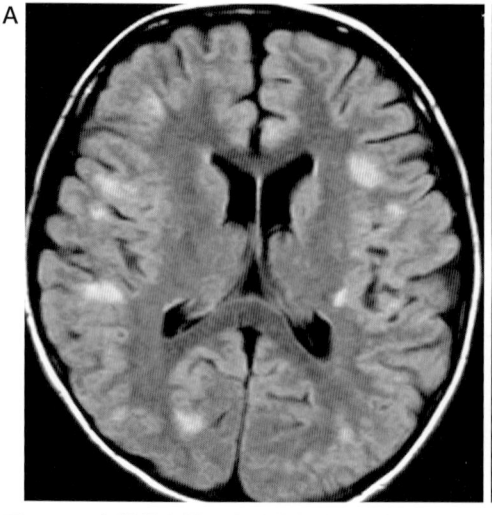

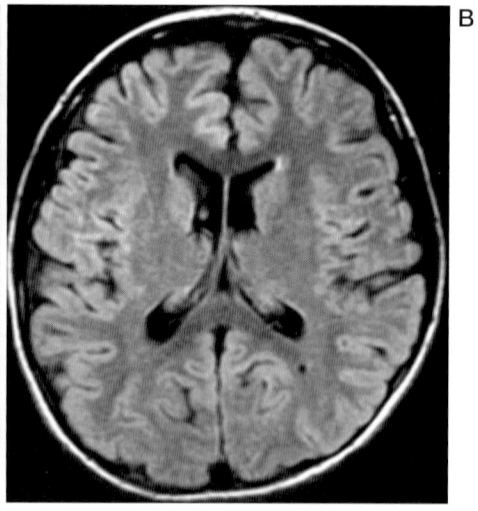

図 5-43　急性散在性脳脊髄炎(7歳男児)
A：FLAIR像，B：FLAIR像(Aの約5週後)　両側前頭頭頂葉の皮質下白質に多数の斑状高信号病変があり(A)，経過観察で消失している(B)．

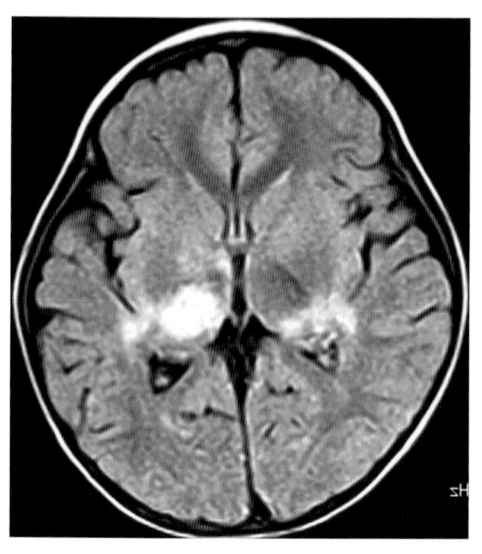

図 5-44　急性散在性脳脊髄炎(2歳女児，3週間前に水痘に罹患)
FLAIR像　両側の視床や島の皮質ならびに皮質下に高信号域がある．

BOX 5-12　ADEMのMSとのMRIでの鑑別点

- 視床，基底核，皮質などの灰白質病変が多い．
- 白質病変が脳室近傍よりも皮質下に及ぶ末梢型の局在の傾向．
- MSで多い脳梁-透明中隔境界部の病変はまれ．
- ガドリニウム造影剤で増強効果がある場合，各所の病変で一様な傾向．

　おもな疾患との鑑別のポイントは以下のとおりである．
1) 多発性硬化症(MS)：最も重要な鑑別疾患である．画像上の諸点(BOX 5-12)のほか，ADEMでは先行感染がしばしばあり，年齢が若い．病勢の進行も早い．MSでは一般

的に寛解と再発を繰り返す.
2) 加齢性変化:年齢が参考になる. 広がりがびまん性の傾向を示す.
3) 神経 Behçet 病:白質病変はかなり類似しうる. 脳幹や基底核病変が高頻度にみられる.
4) 高悪性度のグリオーマ:病変数が大きな鑑別点になる. 単発かつ粗大でガドリニウム造影剤で増強される ADEM の病変(tumefactive ADEM)は類似する. グリオーマの MR スペクトロスコピーではコリン(Cho)が増加するが, ADEM では正常のことが多い. 経過観察も有効である.

5.8 寄生虫感染症 parasitic infections

ヒトの中枢神経系に感染する寄生虫にはいくつかあるが, 囊虫症とトキソプラズマ症が頻度や臨床的意義から重要である.

a. 囊虫症 cysticercosis

1) 病態と臨床

有鉤条虫の幼虫である有鉤囊虫(*Cysticerus cellulosae*)によって引き起こされる. 有鉤条虫症は成虫(いわゆるサナダムシの一種)の感染症であるが, 囊虫症は有鉤条虫卵に由来して起こる有鉤条虫の幼虫による感染症である. 中南米, 東欧, インド, 東アジア, オセアニアの一部やアフリカを中心に世界各地でみられ, 流行地ではてんかんの原因として重要である. 一般に虫卵を含む野菜, 水, 人糞などを摂食することで感染する. 虫卵はヒト(終宿主)の胃で孵化し, そこから幼虫が血行散布され, 皮下組織, 筋肉, 肺, 心臓, 肝臓や脳で囊胞に包まれた幼虫(囊虫)となる. 有鉤囊虫が寄生するブタ(中間宿主)の肉を生食するなどで, 成虫がヒトの腸に寄生して幼虫が孵化し, そこから幼虫が血行性に散布されることもある(自家感染).

中枢神経では脳実質内の病変が多いが, ほかに髄膜, 脳室内(第四脳室が最多), くも膜下腔, 脊髄が侵される. 囊虫は生きた段階では組織反応を起こさず, 死ぬことで強い組織反応が生じる. 感染からこの時期まで通常, 数か月から数年経過している. 脳の場合, 痙攣, 意識障害, 四肢麻痺, 視野異常など病変の局在により多彩な症状がみられる. 時に閉塞性水頭症が起こり, その症状を呈する. 治療の基本は抗寄生虫薬(アルベンダゾール, プラジカンテル)やステロイド剤である. 病変の大きさや部位によっては摘出術が選択される.

2) 画像所見

脳内病変は皮髄境界部に好発し病期によって変化する[79,80]. 以下の4つの病期に分類さ

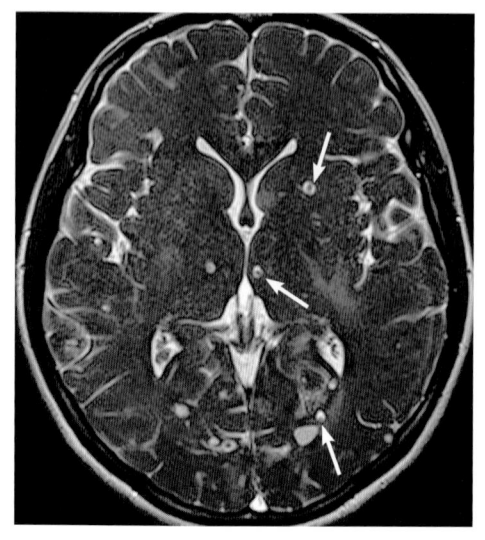

図5-45 囊虫症(20歳台女性,多数回の海外渡航歴あり)
MR cisternography(3次元撮像での強いT2強調像) 左右大脳半球各所に小さな囊胞があり,一部に頭節と考えられる結節がある(→).浮腫はみられない.第1期(vesicular stage)の段階と考えられる.

れる.
　第1期(vesicular stage):囊虫が生存している時期.最大1cmに成長する囊胞の内部に頭節(scolex)が結節状に存在し,これが画像でも捉えられる.囊胞内部はMRIとCT両者で髄液同等の信号や吸収値を示す.薄い囊胞壁に造影効果はないか線状にみられる.頭節はMRIで種々の信号を示すが,T2強調像でしばしば低信号を呈し,結節状に造影される(図5-45).周囲の浮腫はあってもごく軽微である.
　第2期(colloidal vesicular stage):囊虫は死に,頭節が消失する.囊胞内部の液体は粘稠になり,炎症性変化を伴う.一般にこの時期に臨床症状が出現する.組織反応が最も強くなる時期である.画像上も頭節は判然としなくなる.囊胞内容はT1強調像で高信号,CTでも高吸収を示す.壁は線維性被膜になって造影でリング状増強効果が明瞭になる(図5-46).T2強調像で低信号をしばしば示す[81].周囲にかなりの浮腫を伴う.拡散強調画像で拡散制限による高信号がないことが脳膿瘍との鑑別に有用である[82].
　第3期(granular nodular stage):病変は変性して縮小して肉芽様組織に置換される.結節状あるいはリング状増強効果を示し,周囲の浮腫は減退する.
　第4期(nodular calcified stage):最終段階であり,さらに縮小して小さな石灰化した肉芽組織になる.T1強調像,T2強調像ともに低信号で不明瞭になるがCTで明瞭に観察される.造影効果や浮腫はみられない.ただし,いったんこの時期に至った病変が,時に再活性化することが知られている.

3) 診断プロセス

　本症は画像所見とELISA法などでの血清抗体価によって診断される.ただし抗体検査は陰性を示すことも多い.
　画像上の鑑別診断としては転移性脳腫瘍,脳膿瘍,結核腫などがあげられる.浮腫を伴ってリング状に造影される時期の鑑別は難しいが,浮腫のない囊胞,囊胞の壁在性の結節,石灰化,拡散強調画像で高信号がみられないことは囊虫症を示唆する所見である.

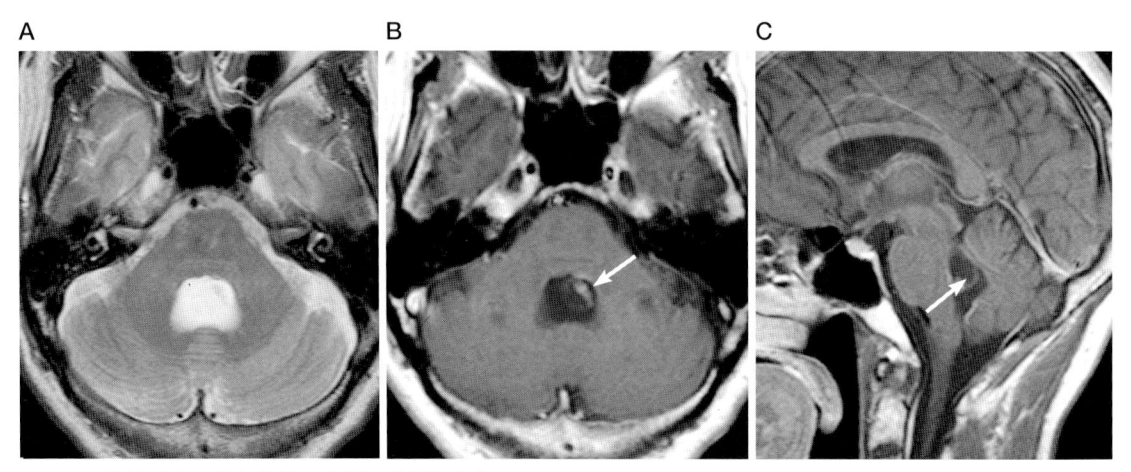

図 5-46　囊虫症(60 歳台女性，南米在住歴あり)
A：T2 強調像，B：造影 T1 強調像，C：造影 T1 強調矢状断像　T2 強調像(A)では，第四脳室に高信号主体で一部等信号の病変がある．造影 T1 強調像(B, C)で囊胞状構造の辺縁のわずかな増強効果と頭節と考えられる結節状の増強効果(→)がみられる．脳室内の囊虫症で第 2 期(colloidal vesicular stage)と考えられる．

b. トキソプラズマ症　toxoplasmosis

1) 病態と臨床

　原虫であるトキソプラズマ(*Toxoplasma gondii*)の感染は，加熱不十分な食肉に含まれる組織シスト，あるいは感染ネコの糞便に含まれるオーシストの経口摂取のほか経胎盤感染により生じる．トキソプラズマ感染は全世界的に広く不顕性にみられる．健常者が感染した場合，免疫機能により臨床症状は顕在化しないか軽度の急性感染症状を経過して終わる．トキソプラズマ症として発症するのは AIDS などで免疫能の低下が起こり，体内に潜伏する不顕性感染したトキソプラズマが再活性化する場合が多い．AIDS 患者での日和見感染症として結核と並んで本症の頻度が高く，AIDS 患者での腫瘤性病変として最多であるが，近年の治療の進歩で減少傾向にある[83]．妊娠中の女性が感染することで起こる先天性トキソプラズマ症は，死産や流産のみならず，児に精神遅滞，視力障害，脳性麻痺など重篤な症状をきたしうる．

　脳トキソプラズマ症の臨床症状は病変の局在により頭痛のほか，意識障害，麻痺や言語障害など種々である．病理学的には膿瘍が形成され，典型的には，1) 凝固壊死からなる部分(中心部)，2) おもに栄養型の病原体がみられ炎症性変化や血管が豊富な部分(中間層)，3) 囊胞性の病原体がみられる部分(辺縁部)の 3 層を示す．さらにこの外側には浮腫がみられる．この膿瘍は脳内各所に多発性に形成されることが多いが，前頭葉，頭頂葉，基底核，視床に比較的多い．大脳半球では細菌性の脳膿瘍と同様に皮髄境界に好発する．

2) MRI 所見

　MRI の T1 強調像では等〜やや低信号，T2 強調像では高信号で，造影後には環状増強される腫瘤性病変としてみられる(図 5-47)．周囲には種々の程度の浮腫を伴う．中心部の信号はしばしば不均等であるが，出血成分がみられることは少ない．脳トキソプラズマ

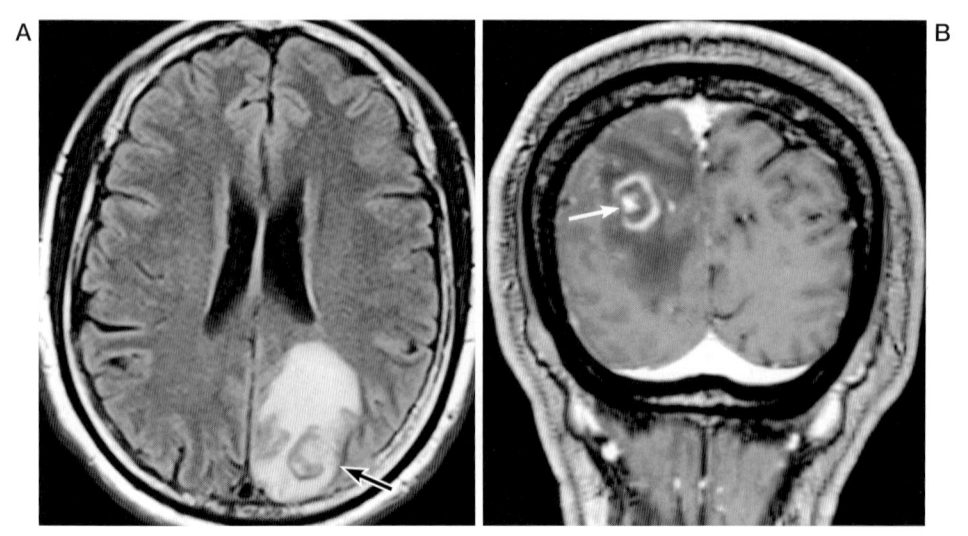

図 5-47 脳トキソプラズマ症(30歳男性, アフリカ出身, HIV陽性)
A：FLAIR像, B：造影T1強調冠状断像　FLAIR像(A)で左頭頂葉皮質下に主座を置き, 軽度低信号の部分と外側寄りに高信号の部分(→)からなる. 周囲にかなりの浮腫を伴う. 造影T1強調冠状断像(B)で環状の増強効果を示している. FLAIR像の高信号に対応して偏在性に結節状の増強効果がみられる(→, asymmetric target sign). (埼玉医科大学総合医療センター症例)

症に比較的特徴的とされる所見に"asymmetric（またはeccentric）target sign"がある. これは造影後の環状増強の一部に偏在性の結節状の増強効果を見るものであるが, 対応する組織所見は明らかでなく, その頻度は30％以下である[84]. MRIの拡散強調画像では他の脳膿瘍でよく知られた拡散低下による高信号は示さず, むしろ正常白質に比し, 拡散が上昇して低信号傾向を呈する[85]. MRスペクトロスコピーでは脂質や乳酸の上昇はあるが, その他の代謝物のピークは低下を示す[86].

3) 診断プロセス

脳トキソプラズマ症の診断確定はPCR法での髄液中の原虫遺伝子検出によるが, 感度が低く, 陰性でも感染は否定できない.

臨床的には免疫能低下例, 特にAIDS患者における腫瘍性病変としてリンパ腫との鑑別診断が治療方針決定にも関連して極めて重要である(**表5-5**). このほか進行性多巣性白質脳症も重要な鑑別疾患である. トキソプラズマ症は一般に環状造影効果を示すが進行性多巣性白質脳症では低頻度である.

c. このほかのおもな寄生虫感染症

1) エキノコッカス症　echinococcosis

比較的大きな単発あるいは複数の球形の囊胞で, 髄液同等の信号を示す. 造影効果はあっても軽微で浮腫はない.

表5-5 トキソプラズマ症とリンパ腫の鑑別

	トキソプラズマ症	リンパ腫
病変数	比較的多数	単発か数個
大きさ	1～3cm	しばしば3cm以上
CTでの吸収値	等～低吸収	しばしば高吸収
白質内の局在	皮髄境界	脳室近傍，基底核
出血	まれ	時にみられる
造影増強効果	環状	斑状，時に環状
^{201}TlCl SPECTや^{18}FDG PETでの集積	−	＋

2) 住血吸虫症　schistosomiasis

肉芽腫性脳炎を形成する．周囲に浮腫を伴うT2延長域としてみられ，内部に多数の結節状ないし点状の造影効果を示す[87]．

■ 文 献

1) Tsuchiya K, Inaoka S, Mizutani Y, et al : Fast fluid-attenuated inversion-recovery MR of intracranial infections. AJNR Am J Neuroradial 1997 ; 18 : 909-913.
2) Gasparetto EL, Cabal RF, da Cruz LC Jr, et al : Diffusion imaging in brain infections. Neuroimaging Clin N Am 2011 ; 21 : 89-113.
3) Gupta RK, Kumar S : Central nervous system tuberculosis. Neuroimaging Clin N Am 2011 ; 21 : 795-814.
4) Filippi CG, Ulug AM, Ryan E, et al : Diffusion tensor imaging of patients with HIV and normal-appearing white matter on MR images of the brain. AJNR 2001 ; 22 : 277-283.
5) Hyare H, Thornton J, Stevens J, et al : High-b-value diffusion MR imaging and basal nuclei apparent diffusion coefficient measurements in variant and sporadic Creutzfeldt-Jakob disease. AJNR 2010 ; 31 : 521-526.
6) Tsuchiya K, Osawa A, Katase S, et al : Diffusion-weighted MRI of subdural and epidural empyemas. Neuroradiology 2003 ; 45 : 220-223.
7) Fujikawa A, Tsuchiya K, Honya K, et al : Comparison of MRI sequences to detect ventriculitis. AJR Am J Roentgenol 2006 ; 187 : 1048-1053.
8) Adams WG, Deaver KA, Cochi SL, et al : Decline of childhood *Haemophilus influenzae* type b (Hib) disease in the Hib vaccine era. JAMA 1993 ; 269 : 221-226.
9) 日本神経感染症学会治療指針作成委員会：細菌性髄膜炎の診療ガイドライン．神経治療 2007 ; 24 : 3-64.
10) Meltzer CC, Fukui MB, Kanal E, et al : MR imaging of the meninges. Part I. Normal anatomic features and nonneoplastic diseases. Radiology 1996 ; 202 : 297-308.
11) Mohan S, Jain KK, Arabi M, et al : Imaging of meningitis and ventriculitis. Neuroimaging Clin N Am 2012 ; 22 : 557-583.
12) 大場　洋，徳丸阿耶：細菌性感染症．日獨医報 2002 ; 47 : 261-269.
13) Runge VM, Wells JW, Williams NM, et al : Detectability of early brain meningitis with magnet-

ic resonance imaging. Invest Radiol 1995 ; 30 : 484-495.
14) Tsuchiya K, Katase S, Yoshino A, et al : Pre- and postcontrast FLAIR MR imaging in the diagnosis of intracranial meningeal pathology. Radiat Med 2000 ; 18 : 363-368.
15) Fujikawa A, Tsuchiya K, Honya K, et al : Comparison of MRI sequences to detect ventriculitis. AJR 2006 ; 187 : 1048-1053.
16) Kupersmith MJ, Martin V, Shah A, et al : Idiopathic hypertrophic pachymeningitis. Neurology 2004 ; 62 : 686-694.
17) Tung GA, Rogg JM : Diffusion-weighted imaging of cerebritis. AJNR 2003 ; 24 : 1110-1113.
18) Gaviani P, Schwartz RB, Hedley-Whyte ET, et al : Diffusion-weighted imaging of fungal cerebral infection. AJNR 2005 ; 26 : 1115-1121.
19) Mishra AM, Gupta RK, Saksena S, et al : Biological correlates of diffusivity in brain abscess. Magn Reson Med 2005 ; 54 : 878-885.
20) Luthra G, Parihar A, Nath K, et al : Comparative evaluation of fungal, tubercular, and pyogenic brain abscesses with conventional and diffusion MR imaging and proton MR spectroscopy. AJNR 2007 ; 28 : 1332-1338.
21) Takao H, Doi I, Watanabe T : Diffusion-weighted magnetic resonance imaging in pituitary abscess. J Comput Assist Tomogr 2006 ; 30 : 514-516.
22) Chong-Han CH, Cortez SC, Tung GA : Diffusion-weighted MRI of cerebral toxoplasma abscess. AJR 2003 ; 181 : 1711-1714.
23) Schroeder PC, Post MJ, Oschatz E, et al : Analysis of the utility of diffusion-weighted MRI and apparent diffusion coefficient values in distinguishing central nervous system toxoplasmosis from lymphoma. Neuroradiology 2006 ; 48 : 715-720.
24) Fukui MB, Williams RL, Mudigonda S : CT and MR imaging features of pyogenic ventriculitis. AJNR 2001 ; 22 : 1510-1516.
25) Pezzullo JA, Tung GA, Mudigonda S, et al : Diffusion-weighted MR imaging of pyogenic ventriculitis. AJR 2003 ; 180 : 71-75.
26) Erdogan C, Hakyemez B, Yildirim N, et al : Brain abscess and cystic brain tumor : discrimination with dynamic susceptibility contrast perfusion-weighted MRI. J Comput Assist Tomogr 2005 ; 29 : 663-667.
27) Garg M, Gupta RK, Husain M, et al : Brain abscesses : etiologic categorization with *in vivo* proton MR spectroscopy. Radiology 2004 ; 230 : 519-527.
28) Gupta RK, Vatsal DK, Husain N, et al : Differentiation of tuberculous from pyogenic brain abscesses with in vivo proton MR spectroscopy and magnetization transfer MR imaging. AJNR 2001 ; 22 : 1503-1509.
29) Mitsufuji N, Ikuta H : Asymptomatic self-limiting white matter lesions in the chronic phase of herpes simplex encephalitis. Brain Dev 2002 ; 26 : 300-303.
30) Provenzale JM, vanLandingham KE, Lewis DV, et al : Extrahippocampal involvement in human herpesvirus 6 encephalitis depicted at MR imaging. Radiology 2008 ; 249 : 955-963.
31) Miravet E, Danchaivijitr N, Basu H, et al : Clinical and radiological features of childhood cerebral infarction following varicella zoster virus infection. Dev Med Child Neurol 2007 ; 49 : 417-422.
32) Askalan R, Laughlin S, Mayank S, et al : Chickenpox and stroke in childhood : a study of frequency and causation. Stroke 2001 ; 32 : 1257-1267.
33) Murakami S, Hato N, Horiuchi J, et al : Treatment of Ramsay Hunt syndrome with acyclovir-prednisone : significance of early diagnosis and treatment. Ann Neurol 1997 ; 41 : 353-357.
34) Hung CW, Wang SJ, Chen SP, et al : Trigeminal herpes zoster and Ramsay Hunt syndrome with a lesion in the spinal trigeminal nucleus and tract. J Neurol 2010 ; 257 : 1045-1046.
35) Kupila L, Vuorinen T, Vainionpaa R, et al : Etiology of aseptic meningitis and encephalitis in an adult population. Neurology 2006 ; 66 : 75-80.
36) Gilden D, Cohrs RJ, Mahalingam R, et al : Varicella zoster virus vasculopathies : diverse clinical manifestations, laboratory features, pathogenesis, and treatment. Lancet Neurol 2009 ; 8 : 731-740.
37) Ohtomo R, Shirota Y, Iwata A, et al : Cerebral microbleeding in varicella-zoster viral meningitis : an early sign of vasculopathy? Neurology 2014 ; 82 : 814-815.

38) Nagel MA, Cohrs RJ, Mahalingam R, et al : The varicella zoster virus vasculopathies : clinical, CSF, imaging, and virologic features. Neurology 2008 ; 70 : 853-860.
39) 橋口修二, 乾 俊夫, 馬木良文・他：皮疹と脊髄障害レベルに乖離を示した帯状疱疹脊髄炎の1例―MRIによる長期経過観察. 神経内科 2004 ; 60 : 305-308.
40) Friedman DP : Herpes zoster myelitis : MR appearance. AJNR 1992 ; 13 : 1404-1406.
41) Hirai T, Korogi Y, Hamatake S, et al : Case report : Varicella-zoster virus myelitis-serial MR findings. Br J Radiol 1996 ; 69 : 1187-1190.
42) 犬飼 晃, 片山泰司, 見城昌邦・他：抗体価指数による髄腔内抗体産生の評価が病因診断確定に有用であった zoster sine herpete にともなう脊髄炎の1例. 臨床神経 2010 ; 50 : 634-640.
43) Tajima Y, Mito Y : Longitudinally disseminated spinal cord lesions (moth-eaten appearance) in varicella-zoster myelitis. Intern Med 2011 ; 50 : 2059-2060.
44) Handique SK, Das RR, Barman K, et al : Temporal lobe involvement in Japanese encephalitis : problems in differential diagnosis. AJNR 2006 ; 27 : 1027-1031.
45) Prakash M, Kumar S, Gupta RK, et al : Diffusion-weighted MR imaging in Japanese encephalitis. J Comput Assist Tomogr 2004 ; 28 : 756-761.
46) Rosas H, Wippold FJ II : West Nile virus : case report with MR imaging findings. AJNR 2003 ; 24 : 1376-1378.
47) Ali M, Safriel Y, Sohi J, et al : West Nile Virus Infection : MR imaging findings in the nervous system. AJNR 2005 ; 26 : 289-297.
48) Huang CC, Liu CC, Chang YC, et al : Neurologic complications in children with enterovirus 71 infection. N Engl J Med 1999 ; 341 : 936-942.
49) Shen WC, Chiu HH, Chow KC, et al : MR imaging findings of enteroviral encephaloymelitis : an outbreak in Taiwan. AJNR 1999 ; 20 : 1889-1895.
50) Chen CY, Chang YC, Huang CC, et al : Acute flaccid paralysis in infants and young children with enterovirus 71 infection : MR imaging findings and clinical correlates. AJNR 2001 ; 22 : 200-205.
51) Brismar J, Gascon GG, Steyern KV, et al : Subacute sclerosing panencephalitis : evaluation with CT and MR. AJNR 1996 ; 17 : 761-772.
52) Parchi P, Giesa A, Capellaris S, et al : Classification of sporadic Creutzfeldt-Jakob disease based on molecular and phenotypic analysis of 300 subjects. Ann Neurol 1999 ; 46 : 224-233.
53) de Priester JA, Jansen GH, Kruijk JR, et al : New MRI findings in Creutzfeldt-Jakob disease : high signal in the globus pallidus on T1-weighted images. Neuroradiology 1999 ; 41 : 265-268.
54) Moseley ME, Kucharczyk J, Mintorovitch J, et al : Early detection of regional cerebral ischemia in cats : comparison of diffusion- and T2-weighted MRI and spectroscopy. Magn Reson Med 1990 ; 14 : 330-346.
55) Geschwind MD, Potter CA, Suttavat M, et al : Correlating DWI MRI with pathologic and other features of Jakob-Creutzfeldt disease. Alzheimer Dis Assoc Disord 2009 ; 23 : 82-87.
56) Haik S, Dormont D, Faucheux BA, et al : Prion protein deposits match magnetic resonance imaging signal abnormalities in Creutzfeldt-Jakob disease. Ann Neurol 2002 ; 51 : 797-799.
57) Hyare H, Thornton J, Stevens J, et al : High-b-value diffusion MR imaging and basal nuclei apparent diffusion coefficient measurements in variant and sporadic Creutzfeldt-Jakob disease. AJNR 2010 ; 31 : 521-526.
58) Urbach H, Klisch J, Wolf HK, et al : MRI in sporadic Creutzfeldt-Jakob disease: correlation with clinical and neuropathological data. Neuroradiology 1998 ; 40 : 65-70.
59) Zerr I, Kallenberg K, Summers DM, et al : Updated clinical diagnostic criteria for sporadic Creutzfeldt-Jakob disease. Brain 2009 ; 132 : 2659-2668.
60) Vitali P, Maccagnano E, Caverzasi E, et al : Diffusion-weighted MRI hyperintensity patterns differentiate CJD from other rapid dementias. Neurology 2011 ; 76 : 1711-1719.
61) Letourneau-Guillon L, Wada R, Kucharczyk W : Imaging of prion diseases. J Magn Reson Imaging 2012 ; 35 : 998-1012.
62) Ukisu R, Kushihashi T, Tanaka E, et al : Diffusion-weighted MR imaging of early-stage Creutzfeldt-Jakob disease : typical and atypical manifestations. RadioGraphics 2006 ; 26 Suppl 1 : S191-204.
63) 村松倫子, 浜野忠則, 白藤法道・他：Periodic synchronous discharge を呈し Creutzfeldt-Jakob

病との鑑別を要した橋本脳症の1例. 臨床神経学 2013 ; 53 : 716-720.
64) Matsuo K, Saburi M, Ishikawa H, et al : Sjögren syndrome presenting with encephalopathy mimicking Creutzfeldt-Jakob disease. J Neurol Sci 2013 ; 326 : 100-103.
65) Geschwind MD, Tan KM, Lennon VA, et al : Voltage-gated potassium channel autoimmunity mimicking Creutzfeldt-Jakob disease. Arch Neurol 2008 ; 65 : 1341-1346.
66) The UK Collaborative HIV Cohort (CHIS) Study Steering Committee : HIV-associated central nervous system diseases in the recent combination antiretroviral therapy era. Eur J Neurol 2011 ; 18 : 527-534.
67) Jellinger KA, Setinek V, Dricek M, et al : Neuropathology and general autopsy findings in AIDS during the last 15 years. Acta Neuropathol 2000 ; 100 : 213-220.
68) Schouten J, Cinque P, Gisslen M, et al : HIV-1 infection and cognitive impairment in the cART era : a review. AIDS 2011 ; 25 : 561-575.
69) Smith AB, Smirniotopoulos JG, Rushing EJ : From the archives of the AFIP : central nervous system infections associated with human immunodeficiency virus infection : radiologic-pathologic correlation. RadioGraphics 2008 ; 28 : 2033-2058.
70) Masters MC, Ances BM : Role of neuroimaging in HIV-associated neurocognitive disorders. Semin Neurol 2014 ; 34 : 89-102.
71) Sakai M, Inoue Y, Aoki S, et al : Follow-up magnetic resonance imaging findings in patients with progressive multifocal leukoencephalopathy : evaluation of long-term survivors under highly active antiretroviral therapy. Jpn J Radiol 2009 ; 27 : 69-77.
72) Berger JR : Mass lesions of the brain in AIDS : the dilemmas of distinguishing toxoplasmosis from primary CNS lymphoma. AJNR 2003 ; 24 : 554-555.
73) Flinn IW, Ambinder RF : AIDS primary central nervous system lymphoma. Curr Opin Oncol 1996 ; 8 : 373-376.
74) Miller RF, Hall-Craggs MA, Costa DC, et al : Magnetic resonance imaging, thallium-201 SPET scanning, and laboratory analyses for discrimination of cerebral lymphoma and toxoplasmosis in AIDS. Sex Transm Infect 1998 ; 74 : 258-264.
75) Zunt JR : Central nervous system infection during immunosuppression. Neurol Clin 2002 ; 20 : 1-22, v.
76) Zhang L, Wu A, Zhang B, et al : Comparison of deep gray matter lesions on magnetic resonance imaging among adults with acute disseminated encephalomyelitis, multiple sclerosis, and neuromyelitis optica. Mult Scler 2014 ; 20 : 418-423.
77) Bernarding J, Braun J, Koennecke HC : Diffusion-and perfusion-weighted MR imaging in a patient with acute demyelinating encephalomyelitis (ADEM). J Magn Reson Imaging 2002 ; 15 : 96-100.
78) Balasubramanya KS, Kovoor JM, Jayakumar PN, et al : Diffusion-weighted imaging and proton MR spectroscopy in the characterization of acute disseminated encephalomyelitis. Neuroradiology 2007 ; 49 : 177-183.
79) Chang KH, Cho SY, Hesselink JR, et al : Parasitic diseases of the central nervous system. Neuroimaging Clin N Am 1991 ; 1 : 159-178.
80) Dumas JL, Visy JM, Belin C, et al : Parenchymal neurocysticercosis : follow-up and staging by MRI. Neuroradiology 1997 ; 39 : 12-18.
81) Castillo M : Imaging of neurocysticercosis. Semin Roentgenol 2004 ; 39 : 465-473.
82) Raffin LS, Bacheschi LA, Machado LR, et al : Diffusion-weighted MR imaging of cystic lesions of neurocysticercosis. Arq Neuropsiquatr 2001 ; 59 : 839-842.
83) Berger JR : Mass lesions of the brain in AIDS : the dilemmas of distinguishing toxoplasmosis from primary CNS lymphoma. AJNR 2003 ; 24 : 554-555.
84) Ramsey RG, Gean AD : Central nervous system toxoplasmosis. Neuroimaging Clin N Am 1997 ; 7 : 171-186.
85) Camacho DL, Smith JK, Castillo M : Differentiation of toxoplasmosis and lymphoma in AIDS patients by using apparent diffusion coefficients. AJNR 2003 ; 24 : 633-637.
86) Kornbluth CM, Destian S : Imaging of rickettsial, spirochetal, and parasitic infections. Neuroimaging Clin N Am 2000 ; 10 : 375-390.
87) Mehta A, Teoh SK, Schaefer PW, et al : Cerebral schistosomiasis. AJR 1997 ; 168 : 1322.

Chapter 6

脱髄性疾患

6.1 脱髄性疾患のMRI診断

　脱髄とは，いったん形成された髄鞘が傷害・破壊されることをいう．脱髄の原因には，自己免疫機序，感染，栄養性・代謝性機序，毒物・薬剤，遺伝，放射線，虚血などさまざまなものがあげられる(**表6-1**)[1]．脱髄性疾患には中枢神経系に生じるものと末梢神経系に生じるものがある．本書では脳の脱髄性疾患を扱う．

　MRIは，脱髄病変を鋭敏に捉えることができるため，脱髄性疾患の診断に不可欠である．特に，代表的な脱髄性疾患の多発性硬化症では病態把握や治療効果判定にも広く用いられており[2]，"imaging biomarker"としても注目されている[3]．さらに最近，本邦でも発売が開始された生物学的製剤の副作用モニタリングにも，MRIは有用である[4]．

　脱髄性疾患(特に多発性硬化症)において推奨されるMRI撮像法は，目的によって若干異なっている[5]．診断目的には，横断像のT2強調像・T1強調像・FLAIR像・拡散強調画像・造影像，および矢状断のFLAIR像が推奨されている[5]．FLAIR像は後頭蓋窩病変の検出感度がやや劣るため，欧米ではプロトン密度強調像もいまだに多用されている．経過観察目的には，矢状断のFLAIR像や拡散強調画像，造影前のT1強調像は省略可能とされる[5]．研究目的には，各種拡散画像[6,7]，磁化移動画像(magnetization transfer imaging：MTI)，位相画像，磁化率強調画像(susceptibility-weighted imaging：SWI)，double inversion recovery(DIR)法，phase sensitive inversion recovery(PSIR)法，超微小超常磁性酸化鉄(ultrasmall superparamagnetic particles of iron oxide：USPIO)による造影像などが報告されている．脱髄性疾患における各種MRI撮像法の特徴を**表6-2**に示す．

表 6-1 代表的脱髄性疾患の成因による分類（脱髄が二次病変である疾患も含む）

自己免疫機序	多発性硬化症（MS） 視神経脊髄炎（NMO） 急性散在性脳脊髄炎（ADEM）
ウイルス感染	進行性多巣性白質脳症（PML） 亜急性連合性脳脊髄炎（SSPE） HIV脳症
虚血・血管病変	CADASIL PRES Binswanger病
代謝・低栄養	浸透圧性脱髄症候群 Marchiafava-Bignami病 ビタミンB_{12}欠乏性脳脊髄症
中毒・医原性	毒物による脳傷害 薬物（化学療法など）による脳症 放射線壊死
外傷	びまん性軸索損傷

（文献1）より改変）

6.2 炎症性脱髄疾患

a. 多発性硬化症　multiple sclerosis：MS

1）病態と臨床

　脳，脊髄など中枢神経系に発生する炎症性脱髄疾患のなかでは最も頻度が高い．白質の血管周囲へのT細胞やマクロファージなどの炎症細胞浸潤と，細胞性免疫に由来する星細胞傷害から脱髄をきたす．詳細な発生機序は不明であるが，遺伝的な要因により発症の危険性が高い個体に対して，環境因子，EBV（Epstein-Barr virus）などのウイルス感染や自己免疫的機序がきっかけとなり発症すると考えられている．特異的な初発症状はないが，単一の臨床兆候（clinically isolated syndrome：CIS）で発症し，多彩な神経症状が再発，寛解を繰り返す病態（再発寛解型）が全体の80％以上を占める．他の病型として，再発寛解から最終的には進行するもの（二次進行型），寛解期がなく初回発作から症状進行が持続するもの（一次進行型）も存在する．

表6-2 脱髄性疾患における各種MRI撮像法の特徴

主として診療用に用いられる撮像法	
T1強調像	強い脱髄や軸索消失など，病理変化が強い病変が低信号として描出される（T1 black hole）．急性期病変も低信号となることがある．T1 black holeの有無は，多発性硬化症（MS）と急性散在性脳脊髄炎（ADEM）の鑑別の一助にもなる．
T2強調像	病変の検出感度は高いが，種々の病理変化がすべて高信号として描出されるので，特異性に欠く．
FLAIR像	T2強調像と同様，病変の検出感度が高い．さらに，皮質下白質病変など，脳脊髄液に近い病変の見落としを減らすことができる．矢状断像は脳梁病変の観察に適する．
プロトン密度強調像	FLAIR像ほどではないが，脳脊髄液が比較的低信号であるため，脳脊髄液の近くの病変が見つけやすい．FLAIR像よりも後頭蓋窩病変の感度が高く，欧米では多用されている．
拡散強調画像	活動性の高いMS病変が高信号として描出されることがある．進行性多巣性白質脳症（PML）病変は高率に高信号を呈するので，ナタリズマブ投与患者には必須．
造影像	活動性の高い病変は高率に造影される．ナタリズマブによるPMLは，HIVに伴うPMLよりも造影される率が高い．
主として研究用に用いられる撮像法	
DIR法	皮質病変の検出率が高い
PSIR法	皮質病変の検出率がDIR法より，さらに高い 皮質病変と皮質下白質病変の鑑別が容易である
SWI法	病変の内部を貫通する静脈が描出されることがある 代謝低下を反映して，静脈の描出が全体にやや不良となる 鉄沈着が検出されることがある
位相画像	鉄沈着が検出されることがある
拡散テンソル画像	白質傷害を定量評価できる
拡散尖度画像，q-space imaging	組織傷害を定量評価できる[6]
MTI法	髄鞘量の減少を定量評価できる
拡散画像による脳温度計測	代謝低下に伴う温度低下を検出できる[7]
USPIO（本邦未発売）による造影	マクロファージの貪食を画像化できる

単一の臨床兆候(CIS)を示す患者のうち約半数が多発性硬化症へと進行し，運動麻痺や感覚障害，深部腱反射亢進などの症状が変動性に生じる．CISの時点での治療介入が予後に影響するため，早期診断と治療介入が重要である．アジア地域では視神経炎にて発症し，脊髄病変を合併するが頭蓋内病変に乏しい視神経脊髄型多発性硬化症(opticospinal multiple sclerosis：OSMS)が多く発生してきたが，血液中にアクアポリン4(AQP4)に対する自己抗体が発現していることが発見され，ほかにも多発性硬化症と異なる臨床的特徴や有効な治療法も異なることから，現在はこれらの多くは視神経脊髄炎(neuromyelitis optica：NMO，後述)として区別されている[8]．

日本での全国調査によると近年増加傾向であり，高緯度地域での頻度が高い．発症は20〜40歳台の女性に多い(1：3)．平均発症年齢は若年化しつつあり，小児例から高齢者まで幅広く存在する．近親者に多発性硬化症患者がいる場合，発症リスクは十倍以上に上昇する．

全身性エリテマトーデス(systemic lupus erythematosus：SLE)など自己免疫疾患の治療にモノクロナール抗体などの生物学的製剤を用いると，重篤な合併症として進行性多巣性白質脳症(progressive multifocal leukoencephalopathy：PML)を生じることがある．脱髄疾患に対するモノクロナール抗体を用いた治療としては，多発性硬化症に対するナタリズマブ(抗α4β1インテグリン抗体：血管内皮との結合を阻害することで，白血球やTリンパ球の中枢神経系遊走を阻害)，視神経脊髄炎に対するリツキシマブ(抗CD20抗体)が試みられている．ナタリズマブは多発性硬化症治療の保険適用を有しているが，海外からはインターフェロンβとの併用中にPMLを発症した報告があり，ナタリズマブとインターフェロンβの併用は禁止された．ただし，ナタリズマブには単独治療でも新規PML発症の報告がある．ナタリツマブが長期間(>24か月)投与されている患者，JC virus陽性患者，免疫抑制薬の投与歴がある患者でのPMLの発症リスクが高い[9]．

症状が発現する数か月前の早期PML病変がMRIで捉えられることがある．ナタリズマブ関連PMLでは，AIDS-PMLに比べMRI所見は多様で，灰白質が侵される頻度や造影される頻度が高い．いったんPMLとの診断がなされるとナタリズマブ中止，血漿交換療法により血中モノクロナール抗体の除去が行われるが，この際に細胞性免疫再構築に伴う過剰反応(immune reconstitution inflammatory syndrome：IRIS)を生じる．IRISはAIDS-PMLに対するHAART(highly active anti-retroviral therapy)治療後に20〜30%の頻度で発生することが知られているが，ナタリズマブ関連PMLに対する血漿交換療法後には90%もの高率で発生する．MRIでは，ナタリズマブ関連PMLが時に病変一部に淡い造影効果を示すのに対し，IRISは造影効果が拡大，増強することが多い．多発性硬化症治療中の臨床的増悪，画像上の新規病変出現に対して多発性硬化症増悪かPMLか，またPMLに対する治療時のIRISと多発性硬化症増悪(特にtumefactive MS)の判定が重要となり，新たな治療薬の導入とともに過去にはみられなかった画像所見による鑑別診断が求められている．

2) MRI所見

診断には2010年改訂版のMcDonald Criteriaが国際的に用いられている[10]．MRI画像所見と臨床情報から空間的・時間的多発性の証明，他疾患の除外が行われる(**BOX 6-1**)．

BOX 6-1　多発性硬化症の診断基準

- 多発性硬化症を示唆する臨床症状がある．
- 多発性硬化症に類似する他疾患の否定．
- 2回以上の臨床的増悪と2個以上の画像所見．
- 2回以上の増悪と1個の画像所見＋空間的多発性．
- 1回の増悪と2個以上の画像所見＋時間的多発性．
- 1回の増悪と1個の画像所見，すなわち単一の臨床兆候（CIS）＋空間的，時間的多発性．
- 空間的多発性：脳室周囲白質，皮質近傍，天幕（テント）下，脊髄のうち2か所以上にて各1個以上のT2強調像にて高信号を呈する病変．
- 時間的多発性：以下のうちいずれかを満たす．
  1. 経過観察中に新たなT2高信号域またはGd増強病変．
  2. ある時点で無症候性のGd増強病変と非増強病変が同時に存在．

① 脳の病変分布

深部白質の所見として，ovoid lesion ないし Dawson's finger（脳室壁と垂直に長軸が位置する脳室周囲白質の楕円形病変）（図6-1 A），triangular（矢状断で脳室周囲白質の走行に沿った三角形病変），calloso-septal interface（脳梁内の線維束と直交する病変）（図6-1 B）がみられる．皮質にはcortical lesion，皮質下白質にはisolated U-fiber lesion（皮質下白質に沿って広がるU字形の病変）があり，多発性硬化症に比較的特異的である．多発性硬化症の病変にみられる炎症・浮腫・脱髄・軸索消失・グリオーシス（gliosis）といった多彩な病理学的変化はいずれもT2強調像，FLAIR像にて高信号となるため，病態に対する特異性は乏しい．脳の白質，皮質とも経時的に容積減少が進行し，萎縮の程度と臨床的重症度，expanded disability status scale（EDSS）スコアとの相関がみられる．多発性硬化症の新規治療薬の1つであるフィンゴリモドは本邦では2011年11月28日に発売され，服用による脳萎縮の抑制効果が報告されている[11]．

② 脊髄の病変分布

多発性硬化症の脊髄病巣は視神経脊髄炎の脊髄病巣と異なり，矢状断像で頭尾方向に短く，横断像では側索・後索を含む脊髄の外側辺縁白質優位に分布する（図6-1 E, F）．なお，従来報告されてきた視神経脊髄型多発性硬化症は，視神経脊髄炎ではなく多発性硬化症の基準を満たす脊髄病変であることも多い．

③ T1強調像の所見

T1強調像では，活動性病変は浮腫により低信号を示し，辺縁は淡い高信号を呈する．活動性病変の低信号は淡いことが多いが，全体の10〜20％程度は著明な低信号（T1 black hole）となる（図6-2 B）．高度の脱髄，軸索消失を反映している．初回の検査では，両者を鑑別するのが難しいことがあり，経過観察を必要とする．浮腫の場合には経時的変化がみられるのに対し，T1 black holeの場合には経時変化がみられない．

小脳歯状核が，T1強調像にて高信号を呈するという所見がある．過去には多発性硬化症の約20％にみられると報告されたが，ガドリニウム系造影剤の反復投与によるガドリ

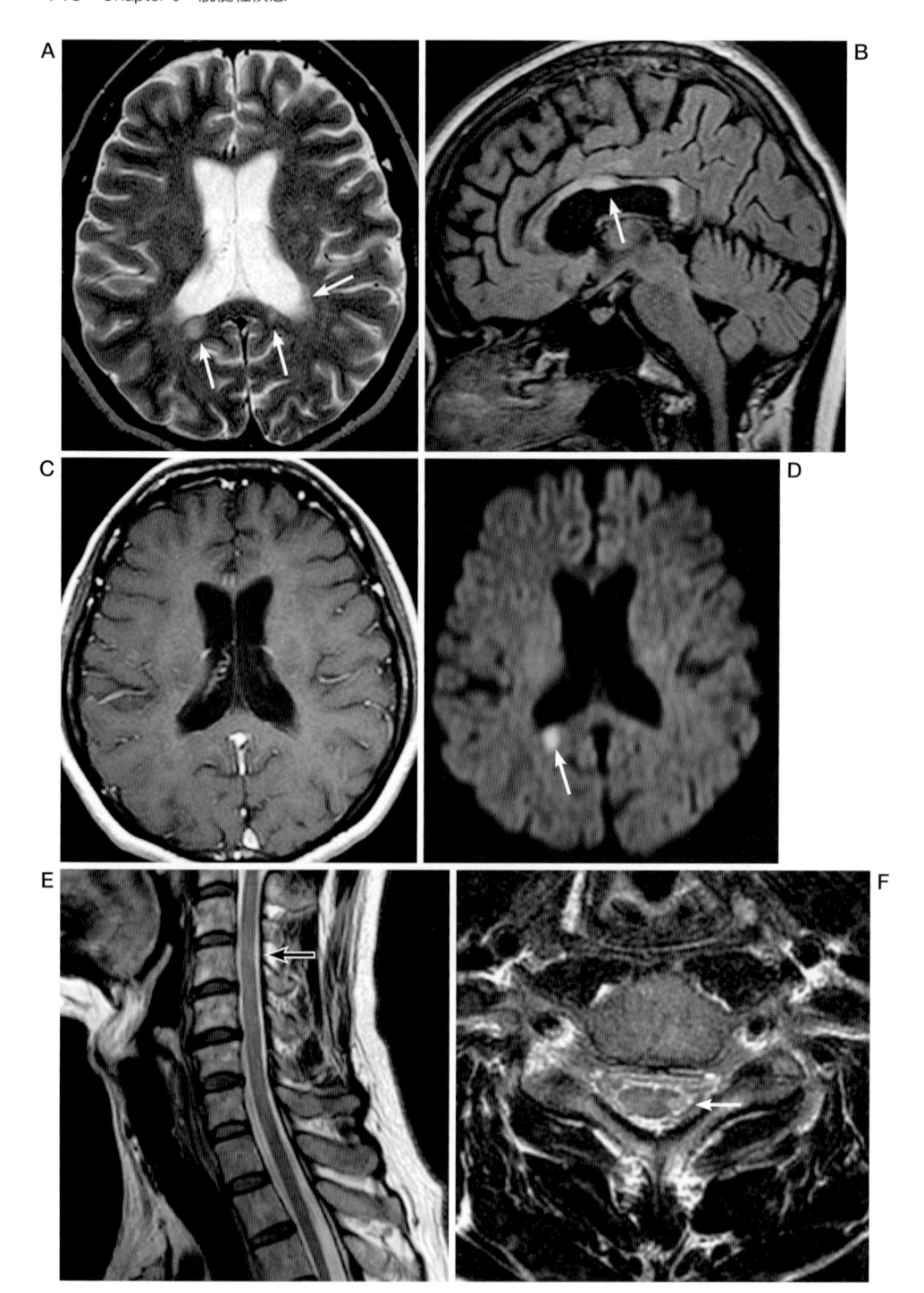

図 6-1 多発性硬化症(50歳台女性)
A：T2強調像，B：FLAIR矢状断像，C：造影T1強調像，D：拡散強調画像，E：頸椎T2強調矢状断像，F：頸椎T2強調像 T2強調像(**A**)では，側脳室周囲白質や脳梁に髄質血管の走行に沿った楕円形状の白質病変を認める(→；Dawson's finger)．FLAIR矢状断像(**B**)では，透明中隔から脳梁へ走行する病変(→：calloso-septal interface sign)を認める．造影T1強調像(**C**)では，拡散強調画像(**D**)にて高信号を呈する病変を含め，本例で造影効果は認めない．拡散強調画像(**D**)では一部病変のみ高信号を呈しており(→)，急性期病変を反映している．頸椎T2強調矢状断像(**E**)および横断像(**F**)では，多発する脊髄病変がみられる．矢状断で3椎体を越えない短区間かつ側索，後索の病変が多い(→)．

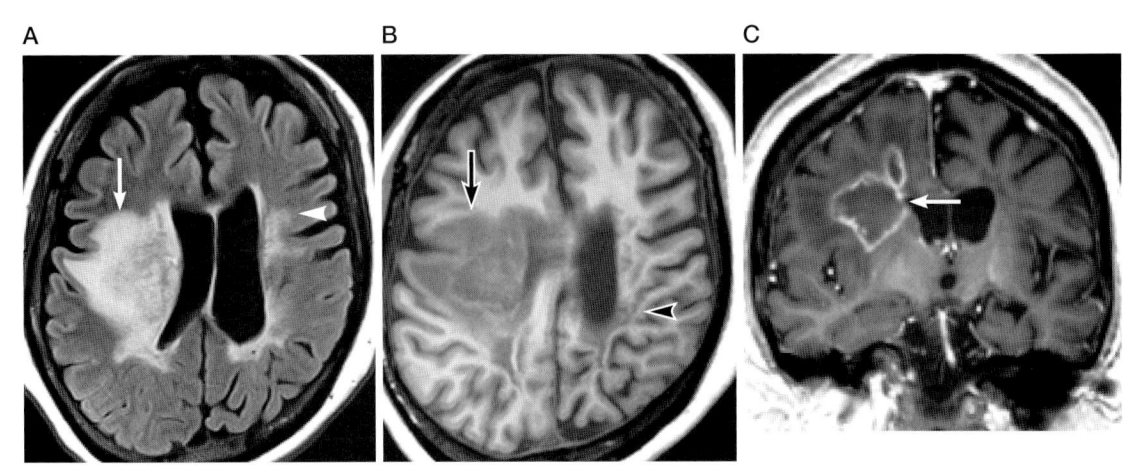

図 6-2　tumefactive MS（40 歳台女性）
A：FLAIR 像，B：T1 強調像，C：造影 T1 強調冠状断像　FLAIR 像（A）では，右半球の深部白質に粗大な病変を認め，mass effect を伴う（→）．左半球には Dawson's finger がみられる（▶）．T1 強調像（B）では右半球病変は低信号を呈し，リング状の高信号を含む（→）．左半球の病変は T1 black hole sign 陽性（▶）．造影後（C）はリング状増強効果を呈するが，脳室壁に接する領域では一部に不連続性あり（→），open ring sign 陽性と考えられる．

ニウムの蓄積であることがわかってきた．

④ 造影剤による増強効果

　活動性病巣の多くは血液脳関門（blood-brain barrier：BBB）が破綻しており，ガドリニウム（Gd）造影剤により増強される（**図 6-2 C**）．活動性が低下すると，増強効果は消退する（**図 6-1 C**）．リング状増強効果が途中で途切れる"open ring sign"が特徴的である．再発の診断に関して，臨床症状に比べて 5〜10 倍の感度で活動病巣が検出される．増強効果は寛解期には消失する．

⑤ その他の MRI 所見

　一部の病変は，拡散強調画像で高信号を呈する（**図 6-1 D，図 6-3 C**）．ADC は上昇する場合と低下する場合があり，機序として脱髄，血管性浮腫を反映した T2 高信号の影響（T2 shine-through），急性炎症巣における細胞性浮腫が考えられている．

　多発性硬化症（MS）の炎症は静脈周囲に強く，しばしば静脈が拡張する．拡張した静脈は，磁化率強調画像（susceptibility-weighted imaging：SWI）で病巣内部の低信号病変として認められる．多発性硬化症では，脳室周囲の髄鞘障害により組織酸素消費量は低下する．結果，静脈内のデオキシヘモグロビン濃度が低下し，SWI で静脈描出が減少する．また，病巣内や深部灰白質に炎症細胞浸潤による非ヘム鉄沈着を反映した低信号がみられる．この所見は磁化率効果や T2* の変化を利用した新しい画像撮像法でも検出され，磁化率強調画像の位相画像では常磁性体を反映した辺縁高信号，R2*map では T2* 短縮効果すなわち R2* 値上昇を反映した高信号，QSM（quantitative susceptibility map）でも常磁性体の位相進行を反映して高信号を呈する．

　拡散テンソル画像（diffusion tensor imaging：DTI）や拡散尖度画像（diffusional kurtosis imaging：DKI）では，病巣の拡散異方性の低下や normal appearing white matter を含めた白質の拡散異方性低下，拡散尖度低下がみられる．病変自体の検出率が向上するわけで

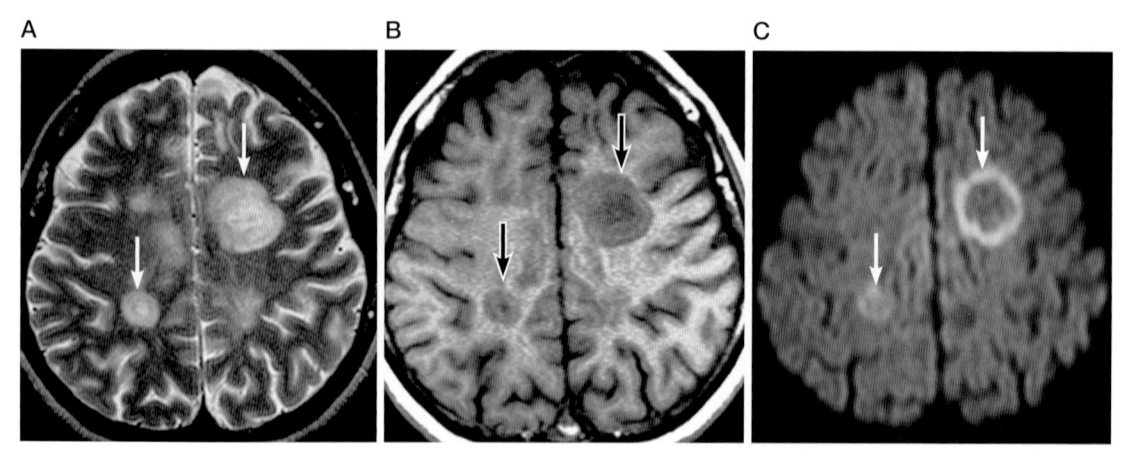

図 6-3 Baló 病(50 歳台女性)
A:T2 強調像,B:T1 強調像,C:拡散強調画像 T2 強調像(A),T1 強調像(B)で,両側皮質下白質から深部白質にかけて,前頭葉,頭頂葉に同心円状構造を有する結節状病変を認める(→).拡散強調画像(C)では脱髄の階段状進行を反映して,最外層の病変のみ高信号を呈する(→).

はない.

⑥ 特殊な多発性硬化症

Baló 病は,脱髄巣と正常部が同心円状に重層(concentric sclerosis)する構造を示す(図 6-3 A〜C).フィリピン,中国南部,台湾に多い.階段状に進行し,過去の脱髄巣の外側に発生する新たな炎症組織破壊が特徴的な同心円像を形成する.従来は予後不良とされていたが,視神経脊髄炎の経過中にも,MRI で同心円状病変がみられることがある.Baló 病では抗アクアポリン 4 抗体は陰性だが,星細胞足突起ではアクアポリン 4 発現が低下するとの報告がある.視神経脊髄炎と Baló 病の発生メカニズムに関連が示唆される.

3) 鑑別診断

視神経脊髄炎,急性散在性脳脊髄炎(ADEM),PML がおもな鑑別疾患である.視神経脊髄炎との鑑別が最も重要である(BOX 6-2).

多発性の白質病変では,加齢性白質病変との鑑別が問題になる.病巣の分布と信号パターンから,おおよその鑑別は可能である.そのほか,血管炎,サルコイドーシス,Beçhet 病/Sweet 病なども鑑別にあがる.造影効果を有する病変では,転移性腫瘍との鑑別が問題となる.open ring sign や経時的な造影効果の低下が鑑別に有用である.

著明な mass effect を有する多発性硬化症の亜型がある.画像所見からは膠芽腫のようにもみえ,tumefactive MS とよばれる(図 6-2 A〜C).臨床的にしばしば脳腫瘍と間違えられる.

いったん多発性硬化症と診断され,ナタリズマブ治療が開始されている場合には,新たな病態を考慮しておく必要がある.多発性硬化症の新規病変に加えて,ナタリズマブ関連進行性多巣性白質脳症(progressive multifocal leukoencephalopathy:PML),一連の治療に伴って出現する細胞性免疫再構築に伴う過剰反応(immune reconstitution inflammatory syndrome:IRIS)が重要である(BOX 6-3,4).

BOX 6-2 多発性硬化症と視神経脊髄炎の鑑別診断

	多発性硬化症	視神経脊髄炎
平均発症年齢	29歳	39歳
性別（男：女）	1：3	1：9
脳MRI	脳室周囲白質	病変なしのことも多い．白質病変は脳室周囲以外．第三脳室周囲，中脳水道周囲，延髄最後野，視床，脳幹など．
脊髄MRI	短区間，辺縁	上下3椎体以上，中心
髄液 oligoclonal band	70〜80%が陽性．	14%が陽性．

BOX 6-3 多発性硬化症とナタリズマブ関連進行性多巣性白質脳症(PML)の鑑別診断

	多発性硬化症	ナタリズマブPML
病変の形状	辺縁明瞭な小病変	境界不明瞭
脳実質内の分布	脳室周囲など中心部	皮質下白質
内部構造の特徴	血管周囲分布	小嚢胞状，虫食い状
拡散強調画像	高信号の頻度は低い	高信号の頻度は高い
造影効果	急性期は辺縁造影効果	不明瞭な線状造影効果
経時変化	一般的には寛解増悪	一次進行性に増大

BOX 6-4 神経膠芽腫，tumefactive MS と IRIS の鑑別診断

	神経膠芽腫	tumefactive MS	IRIS
mass effect	強い	やや強い	弱い
造影効果	リング状，不規則	open ring sign	血管周囲の強い造影効果
灌流画像	血流増加あり	増加なし	増加なし
頭部単純CT	高吸収	低吸収	低吸収
磁化率強調画像	出血斑多数	出血は乏しいが一部に鉄沈着	低信号なし

b. 視神経脊髄炎　neuromyelitis optica：NMO

1）病態と臨床

　中枢神経系に発生する炎症性脱髄疾患であるが，重症の視神経炎と広範囲にわたる横断性脊髄炎を特徴とする．アジア人には白質病変をきたす多発性硬化症は比較的少なく，従来より視神経炎と脊髄病変を主体とする多発性硬化症の特殊型（視神経脊髄型多発性硬化症，opticospinal multiple sclerosis：OSMS）が多く報告されてきた．また，欧米でも両側視神経炎と脊髄炎を進行性に発症するDevic病/視神経脊髄炎が知られてきた．その後，視神経脊髄炎患者の血清中から特異的な自己抗体（NMO-IgG）が発見された．中枢神経系の軟膜や血管周囲に特異的に反応する自己抗体であり，その対応抗原はアストロサイトの足突起に発現するアクアポリン4（AQP4）であることがわかった．

　病理学的には，免疫グロブリンや補体の沈着と高度のアストロサイト障害がみられる．脱髄は二次性病変であることから，多発性硬化症とは異なった疾患と考えられている．多発性硬化症と異なりインターフェロンβやフィンゴリモドは症状を増悪させるので，免疫抑制薬による治療が中心となる．

　多発性硬化症の診断基準として用いられているMcDonald's criteriaは，アジア，中南米地域においては視神経脊髄炎の除外を必須としている[10]．すなわち，視神経脊髄炎の特徴を満たすような病変分布を呈する症例では，抗AQP4抗体測定を要求している．

2）MRI所見

　診断基準には，必須2項目と補助的基準3項目がある（BOX 6-5）[12]．必須2項目と補助的基準3項目のうちの2項目を満たすものを，確定的視神経脊髄炎という[8]（図6-4 A，B）．

　視神経脊髄炎の脳病変は，AQP4が多く発現する部位（第三・第四脳室周囲，脳幹，視床下部など）に好発する（図6-4 B）．脳幹病変は視神経脊髄炎の80％に生じるとされ，延髄，錐体路の頻度が高い．特に延髄病変の多くは最後野から閂周囲に及び，難治性の吃逆という特徴的な症状と関連している（図6-4 C）．境界不明瞭で斑状の多発増強病変（cloud-like enhancement）が視神経脊髄炎に特異的とする報告もある．視神経は，時に視交叉に達する両側視神経炎（図6-4 A）で，急性期には造影効果を呈する．脊髄病変は3椎体以上に連続する広範囲病変だが，脊髄中心部の灰白質が高頻度に障害され（図6-4 D），脳病変と同様に急性期には造影効果を呈する．確定的視神経脊髄炎（NMO）とは言えないが，視神経脊髄炎の診断基準を部分的に満たす疾患群として，NMO spectrum disorder（NMOSD）が提唱されている．多くは抗AQP4抗体陽性であるが，陰性を示すseronegative NMOもみられる（BOX 6-6）．

3）鑑別診断

　脳室周囲白質病変に注目して鑑別を進める．1箇所以上の側脳室周囲白質病変またはDawson's finger，subcortical U-fiber lesionを有する場合は多発性硬化症の可能性が高くなる[13]．また，視神経脊髄炎には，可逆性白質脳症（posterior reversible encephalopathy syndrome：PRES）を合併する頻度が多発性硬化症よりも高い．AQP4の障害により

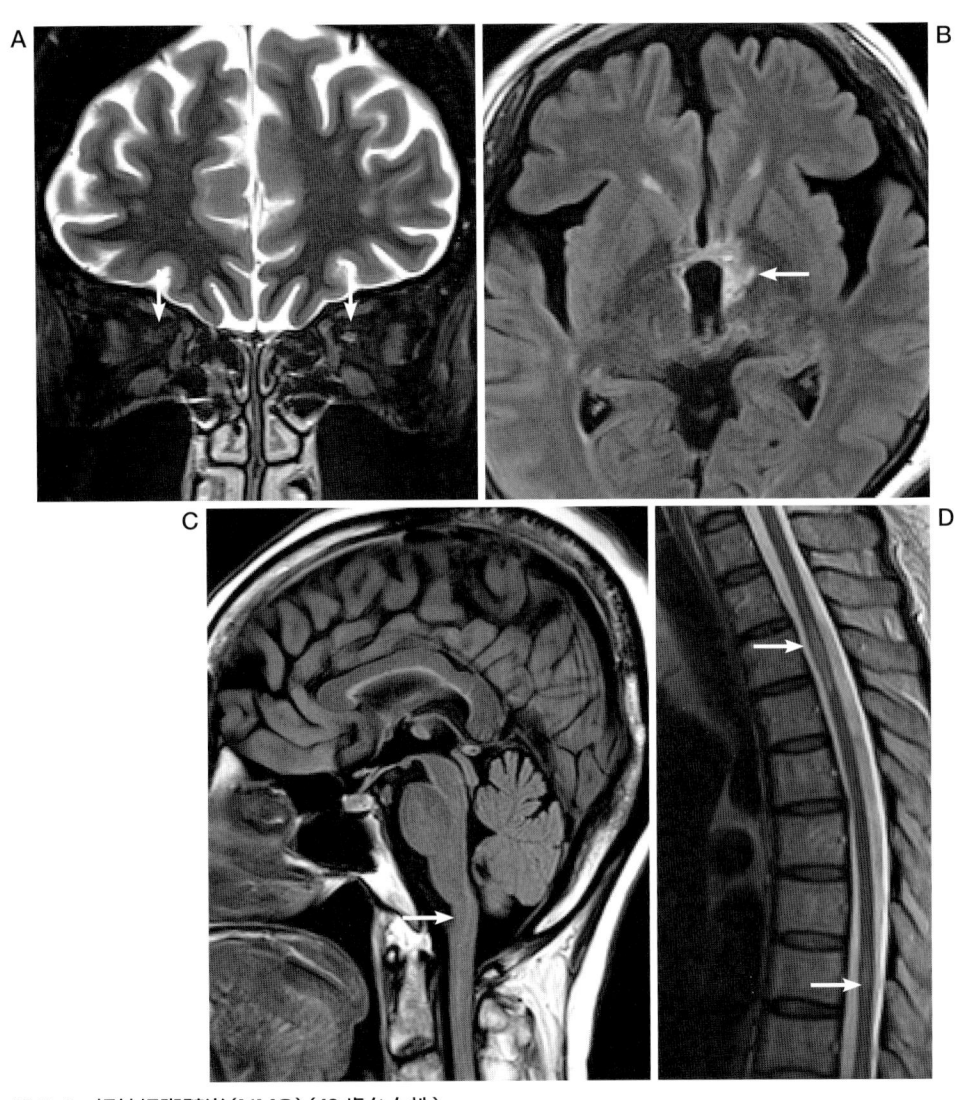

図 6-4　視神経脊髄炎(NMO)(40歳台女性)
A：STIR冠状断像，B：FLAIR像，C：FLAIR矢状断像，D：T2強調矢状断像　STIR冠状断像(A)にて両側視神経の腫脹と信号上昇を認める(→)．FLAIR像(B)にて第三脳室周囲の病変を認める(→)．FLAIR矢状断像(C)では延髄最後野および閂から頸髄中心管に沿った高信号を認める(→)．脳梁病変は認めない．T2強調矢状断像(D)では，胸髄にも多発性に上下連続する中心管周囲の高信号を認める(→)．

細胞内への水流入を制御する水チャンネルが障害され，PRESの発症閾値が低くなる可能性が示唆されている[14]．

> **BOX 6-5** 視神経脊髄炎(NMO)の診断基準

> 1) 必須項目
>   - 両側視神経炎
>   - 急性脊髄炎
>
> 2) 補助的基準
>   - 発症時，脳MRIが多発性硬化症の基準を満たさない．
>   - 3椎体以上連続する広範囲脊髄病変(longitudinally extensive transverse myelitis：LETM)
>   - NMO-IgG陽性

> **BOX 6-6** NMO spectrum disorder

> - limited forms of NMO：必須2項目を満たすが補助項目を満たさない．広範囲脊髄病変(longitudinally extensive transverse myelitis：LETM)および同時発生する両側性視神経炎が，単相性，または再発性に生じる．
> - アジア人型(視神経脊髄型)多発性硬化症(Asian-type multiple sclerosis)：白質病変は多発性硬化症の診断基準を満たすことも多い．
> - 全身性の自己免疫疾患にLETMまたは視神経炎が合併するもの．自己抗体としてはSS-AやSS-B陽性が多く，自己免疫疾患としてはSjögren症候群が多い．SLE，抗リン脂質抗体症候群，橋本病も報告されている．
> - 基底核や脳幹および脳室周囲以外の大脳半球白質に発生した病変に，脊髄病変または視神経炎が合併するもの．

C. 急性散在性脳脊髄炎 acute disseminated encephalomyelitis：ADEM

1) 病態と臨床

　小児に好発する中枢神経の炎症性脱髄性疾患で，ミエリン構成蛋白に対する自己免疫学的機序が病因と考えられている．誘因によって，感染後，ワクチン接種後，誘因が明らかでない特発性に分類される．麻疹や風疹，水痘，インフルエンザなどのウイルス感染や，マイコプラズマなどによる上気道感染を契機とするものが最も多く，典型的には先行感染から1～2週間で急性発症する[15]．臨床経過としては，発熱，頭痛，嘔吐や項部硬直などの髄膜炎様の症状に続いて，異常行動や意識変容といった種々の程度の脳症症状がみられる．それらに加え，病変の部位に応じた神経学的症状(運動，感覚，視野障害，小脳症状など)を発症し，数日の経過で極期に達する．視神経障害や脊髄炎症状を呈することもある．髄液所見は，白血球および蛋白の上昇を認めるものもあるが，正常の場合もある．oligocloncal bandの陽性率は，同じ脱髄疾患である多発性硬化症と比べて低い(20～29％)[15,16]．

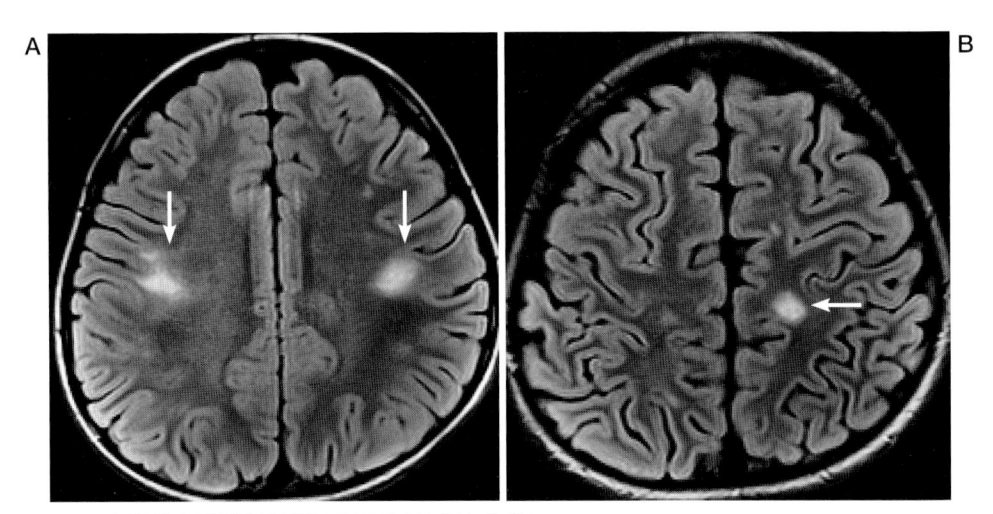

図 6-5 急性散在性脳脊髄炎(ADEM)(10歳台女性)
A, B：FLAIR 像　先行感染は確認できない．FLAIR 像にて両側性，融合傾向がある深部白質病変を認める(→)．脳室周囲白質には達していない．

　臨床的に多発性硬化症(MS)の初回発作と類似しており，両者は予後や follow-up の必要性が異なるため鑑別が問題となる．ADEM は通常，単相性の経過を示し，2〜4週間の経過で改善する．3か月以上の症状の持続は，MS の可能性を考えるべきである．また，まれに再発し，multiphasic disseminated encephalomyelitis(MDEM)とよばれるが，2回以上再発する(3回目の発作を生じる)場合は，MS への移行を考慮すべきである[16]．
　ステロイドへの反応はよく，症状の重篤さに関わらず，多くの場合，神経学的予後は良好である．成人での発症例は，小児に比べ予後が悪い傾向にある．

2) MRI 所見
① 脳
　T2強調像，FLAIR 像で高信号を呈する病変が，白質・灰白質，天幕(テント)上・天幕下を問わず，多発性，びまん性に分布する．病変は多発性硬化症と比べて境界不明瞭で粗大な傾向があり，時に両側対称性，癒合傾向を示す(図 6-5)．造影効果はさまざまで，mass effect はないことが多い．多発性硬化症と比べ，皮質や基底核などの灰白質の病変が多く，脳室周囲や脳梁の病変は少ない．これらの画像所見は臨床症状より数週間遅れてみられることがあり，注意する必要がある[15〜18]．

② 脊 髄
　脊髄病変がみられる場合は，脊髄横断症状を呈することが多い．病変は，T1強調像で低〜等信号，T2強調像で高信号を呈する．脳病変と同様，白質・灰白質いずれにも分布する．上下方向の長さは1椎体以下の場合が多いが，時に3椎体以上に及ぶ．病変部の脊髄は正常大，もしくは腫大を呈する[15,18]．ほぼ全例に脳病変を伴う．

3）鑑別診断と関連疾患
① 多発性硬化症 multiple sclerosis：MS

多発性硬化症の初回発作との鑑別が問題となる．実際，ADEM と診断された症例の約 1/4 に，2〜5 年の経過で MS への移行がみられる．oligoclonal band は必ずしも決め手にはならない．日本人の MS では，oligoclonal band の陽性率が低いからである．

画像上は，1）病変の分布が両側性・びまん性でない，2）慢性期の T1 black hole sign，3）2 か所以上の側脳室周囲白質病変，の 3 点のうち 2 点を満たすものは MS と診断しうる（感度 81％，特異度 95％）[18]．

② 急性出血性白質脳炎 acute hemorrhagic leukoencephalitis：AHLE, Hurst 脳炎

ADEM のまれな急性劇症型である．発症形式は ADEM と類似するが，数時間の経過で急速に進行する．生命予後も ADEM に比べて不良である．病理学的には静脈周囲の脱髄巣に無数の微小出血および浮腫を伴う[19]．それらを反映して，MRI では広範な白質病変および脳浮腫が認められる．T2*強調像や磁化率強調画像（SWI）による病変内部の微小出血の描出は，ADEM との鑑別に有用である．髄液中にも赤血球が認められる場合がある．

6.3 可逆性白質病変

a. posterior reversible encephalopathy syndrome (PRES)，または reversible posterior leukoencephalopathy syndrome(RPLS)

1）病態と臨床

1996 年，Hinchey らは New Engl J Med 誌に，"免疫抑制薬あるいはインターフェロン投与中，子癇，腎疾患を伴う急性高血圧脳症を原疾患にもち，頭痛，嘔吐，意識障害，痙攣，皮質盲などの視覚障害，運動障害を主訴として発症し，CT，MRI で後頭葉白質に両側性の浮腫と思われる異常所見を認め，高血圧に対する治療，または原因薬剤の投与中止，または減量により，症状と画像所見が改善した"15 例を，reversible posterior leukoencephalopathy syndrome（RPLS）の名称で報告した[20]．この時すでに彼女らは，病変が後頭葉以外の大脳，脳幹，小脳にもみられることを記載している．また，原因として，高血圧脳症と子癇においては，血圧の急激な上昇が血管の自動調節能を超えた結果，血管の拡張や収縮が特に分水嶺領域（arterial boundary zone）での血液脳関門の破綻をきたし，浮腫をきたす機序を示している．一方，免疫抑制薬，特にタクロリムス投与例では血圧上

BOX 6-7 clinico-radiological entity としての PRES

> PRESは臨床症状と画像所見から定義された疾患（clinico-radiological entity）であり，age-related white matter lesions（以前のunidentified bright object：UBO），可逆性脳梁膨大部病変（reversible splenium lesion）などとともに"画像診断の重要性"を示す疾患として，画像診断医には思い入れが強い疾患のひとつである．

昇が少なく，血圧上昇の機序のみでは説明できないことも示している（Hincheyは神経内科医である）．

2000年になり，CaseyらはAJNR Am J Neuroradiol誌に，RPLS同様の病態を示した16例について，病変はMRIのFLAIR像で最も明瞭に描出されることと同時に，皮質下白質とともに皮質にも信号異常がみられることを報告し，後者を理由に，"leuko-"を外した，posterior reversible encephalopathy syndrome（PRES）の名称を提唱した[21]（Caseyは神経放射線科医である）（BOX 6-7）．

筆者（安藤）は神経放射線科医であり，ここではPRESの名称を用いるが，Hincheyらの論文が，発表20年近くを経た現在も本疾患の全体像を示すのに最も優れた論文であることに変わりはない．

臨床的には，PRESの症状は非特異的であり，頭痛，嘔吐，意識障害，痙攣，皮質盲などの視覚障害，時に運動障害などがみられる．症状は原疾患への治療で速やかに消退する．

原因としては，高血圧性脳症，子癇，免疫抑制薬（サイクロスポリン，タクロリムスなど）が知られているが，ほかにも非常に多くの疾患でみられる[22〜24]（BOX 6-8）．

発生機序は，おもに2つ考えられており，決着をみていない．最も支持されているのは，高血圧が血管の自己調節能を超えた結果，血液脳関門の破壊から，血管外漏出が亢進，脳浮腫をきたすというものであり，もう一つは高血圧が脳血管の自己調節能により収縮し，虚血を起こし，その結果として脳浮腫をきたすというものである[25]．ただし，タクロリムス脳症のように，血圧上昇のないものもあり，PRESの発生には血管内皮の傷害なども寄与していると考えられる．近年，血管浸透圧に関わる重要な因子である血清アルブミン値低値がPRESの静脈性浮腫と相関することも報告されている[26]．おそらく，原疾患ごとにさまざまな要因が関与していると思われるが，にも関わらず結果として共通した症状と画像がみられることは興味深い．また，PRESの病変は椎骨脳底動脈支配領域に多い．直接的証拠はないが，椎骨脳底動脈系では内頸動脈系に比べて，脳循環の自動調節能に重要な交感神経系の支配が乏しいため，脳循環自動調節能の破綻により生じる血管原性浮腫が生じやすいと考えられている[27]．

2）MRI所見

画像では，CTで低吸収域を見るが，感度はMRIよりも低い．MRIでは血管性浮腫を反映し，FLAIR像，T2強調像で高信号を示す．FLAIRの感度が高く，他の画像で不明

BOX 6-8　PRESの原因疾患

- 高血圧性脳症，前子癇／子癇，postpartum cerebral angiopathy，片頭痛
- 腎血管性高血圧，尿毒症性脳症（HUS，TTP，糸球体腎炎，ネフローゼ症候群，Schonlein-Henoch病）
- 自己免疫性疾患／膠原病／血管炎
- 内分泌疾患（褐色細胞腫，Cushing症候群）
- 薬剤
  免疫抑制薬（サイクロスポリン，タクロリムスなど），ステロイド，化学療法剤／抗がん剤，免疫グロブリン療法，降圧薬中断症候群，エリスロポエチンや輸血による急激な貧血改善，アムホテリシンB，抗ウイルス薬，アンフェタミン，MAO阻害薬＋チラミン大量接種，DMSOを用いた同種造血幹細胞輸注，造影剤
- 悪性症候群，ポルフィリン症
- コカイン／ヘロイン／LSD中毒，鉛中毒，サソリ毒，過酸化水素中毒
- 脳腫瘍術後，頭部／脊髄外傷，熱傷
- 視神経脊髄炎，HIV脳症
- その他
  高カルシウム血症が，頸動脈内膜剥離術やバイパス術後の過灌流状態，reversible cerebral vasoconstriction（RCV），可逆性脳梁膨大部病変との合併

（文献22)より改変）

瞭でも，FLAIR像で所見が明瞭であることが特徴である[21]．FLAIR像で後頭葉の皮質と皮質下白質に両側左右非対称性または対称性の多発性の高信号を見ることが，PRESの診断の決め手になる（図6-6）．原疾患の治療により画像所見は速やかに退縮する．なお，症状の改善は画像の改善に先行することが多い．拡散強調画像では等〜低信号を示す．ADCは上昇することが多い[28]（図6-6 B, C）．造影を行うことは少ないが，造影すると増強効果を見ることがある．このほか，ADC低下，脳内出血，くも膜下出血，T1強調像高信号を見る場合もある．ADC値は必ずしも可逆性／非可逆性と相関しない[29]．MR angiography（MRA）では血管拡張を見る場合と，血管攣縮を見る場合がある．我々は超急性期に血管拡張を認め，数日後に血管攣縮をきたし，数週間で改善した例を経験している（図6-11参照）．SPECTでは，血流低下，増加ともに報告がある[30]．

　一般に多発性の病変分布を示すが，汎脳葉性ではなく部分的であり，非対称性なことが多い．後頭葉から側頭葉（外側背側），頭頂葉（特に背側）の皮質から皮質下白質にほぼ全例で異常信号を認める（98％）．後頭葉のうち，分水嶺領域から後頭極周囲にはほとんどの場合に異常信号を見るが，内側の鳥距周囲はしばしば保たれる．このほか，前頭葉（特に上前頭回周囲が特徴的である）（68％）にも皮質から皮質下白質の病変を見る．大脳皮質から皮質下の病変は後頭葉病変がまずあり，それに加えて他の皮質から皮質下に病変を見るこ

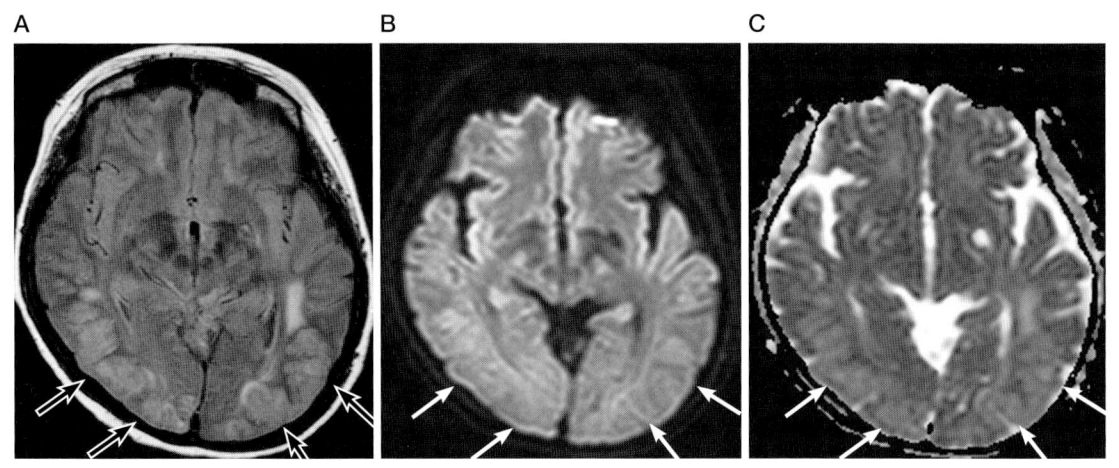

図 6-6 高血圧性脳症（40 歳台女性）
A：FLAIR 像，B：拡散強調画像（b＝1000），C：ADC map　頭痛，嘔吐で発症．入院時血圧 220 mmHg．FLAIR 像（A）にて後頭葉から側頭葉のおもに分水嶺領域の灰白質から皮質下白質に高信号域を認める（→）．両側性だが，左右非対称性である．拡散強調画像（B）にて同部は等信号を示す（→）．ADC は上昇している（C，→）．高血圧に対する治療にてすべての異常信号は消退した．

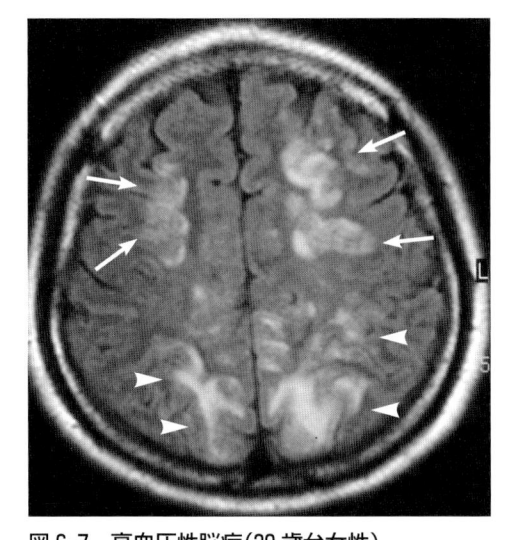

図 6-7 高血圧性脳症（30 歳台女性）
FLAIR 像　両側上前頭回周囲に高信号域を認める（→）．頭頂葉内側にも高信号を認める（▶）．他の断面で後頭葉病変も認めていた．
（安藤久美子：PRES．土屋一洋・他編：頭部疾患画像アトラス．羊土社，2014：319，より許可を得て転載）

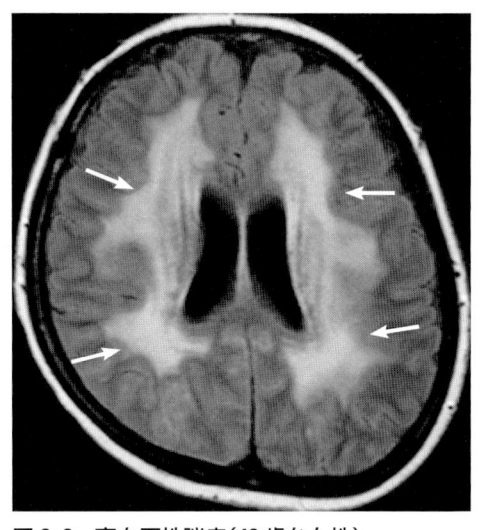

図 6-8 高血圧性脳症（40 歳台女性）
FLAIR 像　両側深部白質にびまん性の高信号を認める（→）．後頭葉から側頭葉，前頭葉の皮質下白質，基底核にも広範な病変を伴っていた．

とが特徴で，たとえば前頭葉にのみ病変を見ることはほとんどない．このほか，小脳半球（30％），基底核（14％），脳幹（13％），深部白質（18％），脳梁膨大部（10％）にも病変を見る[30]．我々の検討では，視床（14％）にも病変を認めた[27]．基底核，脳幹，小脳のみに病変を見る例も報告されている（図6-7〜11）．

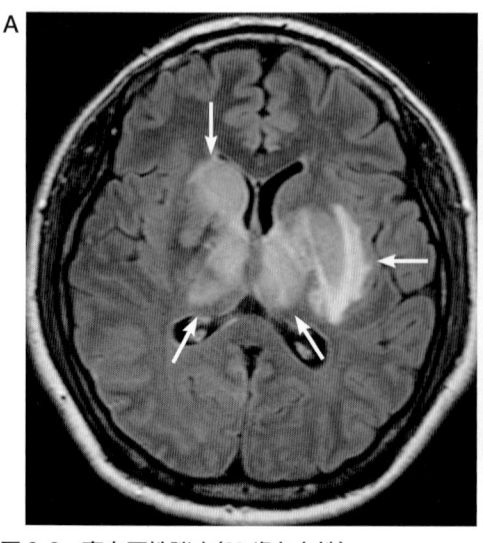

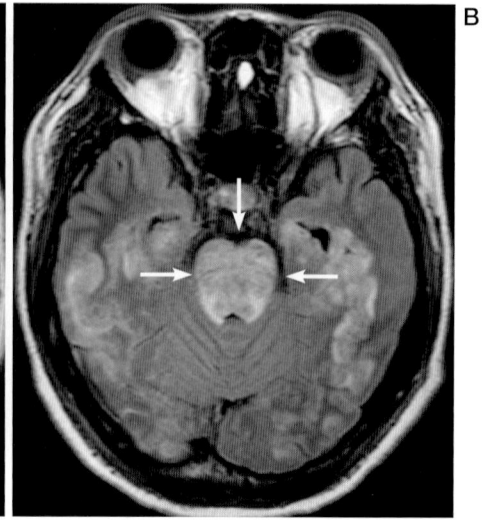

図 6-9 高血圧性脳症（30 歳台女性）
FLAIR 像　A：基底核レベル，B：中脳橋境界レベル　両側基底核，視床（A，→），脳幹部（B，→）に高信号域を認める．後頭葉から側頭葉の皮質下白質にも高信号域がみられる．

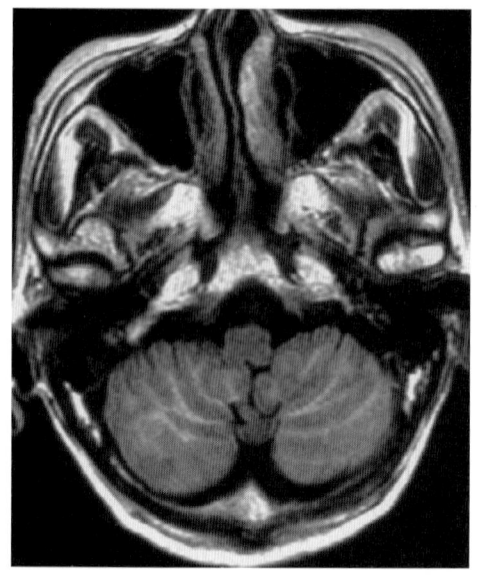

図 6-10 高血圧性脳症（70 歳台男性）
FLAIR 像　小脳裂に沿ってストライプ状に高信号域がみられる．（安藤久美子：PRES．土屋一洋・他編：頭部疾患画像アトラス．羊土社，2014：320，より許可を得て転載）

　原疾患と，PRES の病変分布については，特異的なものはないとされている[31]．しかし，我々の経験では，子癇症例で基底核病変が多くみられる印象をもっている．また，長期放置された高血圧性脳症では病変が広範囲にわたり，FLAIR 像で深部白質にびまん性の高信号を見ることがある（**図 6-8**）．

3）鑑別診断

　鑑別診断としては，大脳皮質/皮質下に病変をきたす，脳炎，急性期脳梗塞，低酸素性虚血性脳症，低血糖脳症，静脈洞血栓症があげられる．静脈洞血栓症を除くと，これらの

図6-11 子癇（20歳台女性）
A：発症当日FLAIR像，B：発症当日MRA（軸位像），C：発症3日後MRA（軸位像）　発症当日FLAIR像（A）にて，両側被殻，尾状核に非対称性に高信号域を認める（→）．橋にも高信号を認めた．発症当日のMRA（B）では，脳血管は全体にやや拡張している．3日後のMRA（C）では，多発する血管の狭窄がみられる（→）．この時のFLAIR像では病変は消退傾向であった．（安藤久美子：PRES．土屋一洋他・編：頭部疾患画像アトラス．羊土社，2014：321，より許可を得て転載）

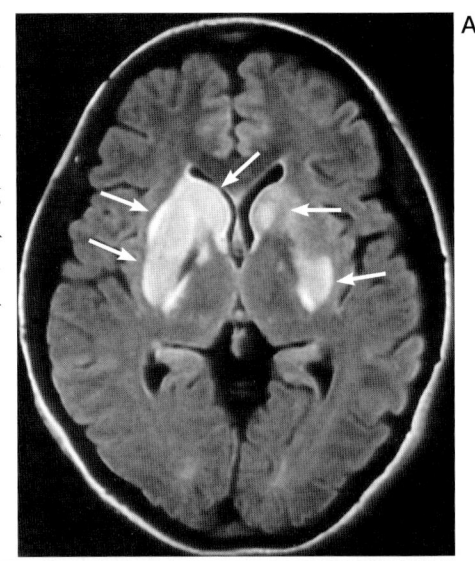

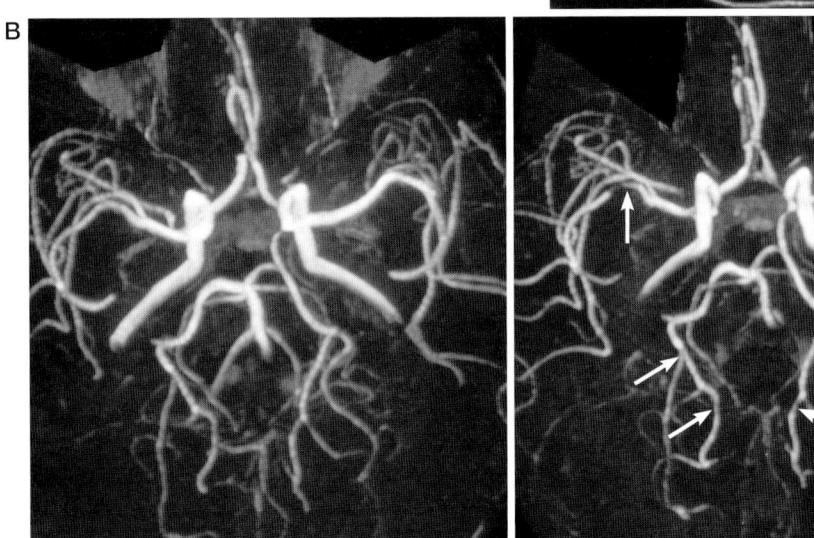

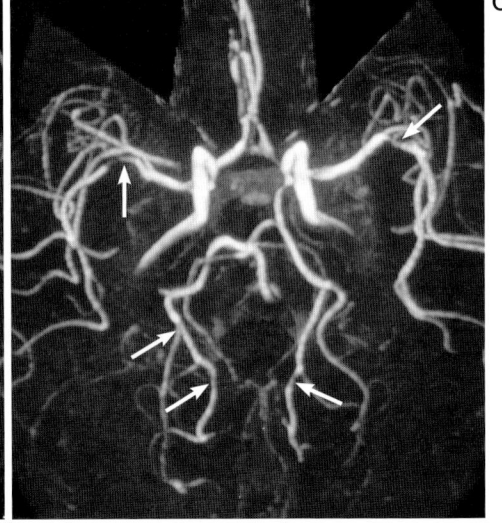

疾患は，一般に拡散強調画像の高信号とADCの低下が，FLAIR像の高信号化に先行し，FLAIR像での所見が先行するPRESと鑑別可能である．静脈洞血栓症については，静脈性浮腫が前景にたつことがある．拡散強調画像，T2強調像で静脈洞内に異常信号がないか，確認することが必要である．

b. 一過性脳梁膨大部病変 transient splenial lesion，または可逆性脳梁膨大部病変 reversible splenial lesion

1）病態と臨床

　一過性脳梁膨大部病変または可逆性脳梁膨大部病変は，その名の通り，一過性に脳梁膨大部にみられるMRIの異常信号，すなわちT2強調像，拡散強調画像での脳梁膨大部の卵円形の高信号をさす．つまり，これ自身は疾患名ではなく，1つの画像所見である（図

図 6-12 一過性脳梁膨大部病変(20歳台女性)
A：拡散強調画像(b=1000)，B：ADC map，C：T2強調像，D：FLAIR像，E：8日後の拡散強調画像(b=1000) ウイルス性髄膜炎疑いにてMRIを施行した．拡散強調画像(A)にて脳梁膨大部に卵円形の高信号を認める(→)．ADC(B)は低下している．T2強調像(C)，FLAIR像(D)では不鮮明である．8日後の拡散強調画像(E)にて脳梁膨大部の病変は消失している．

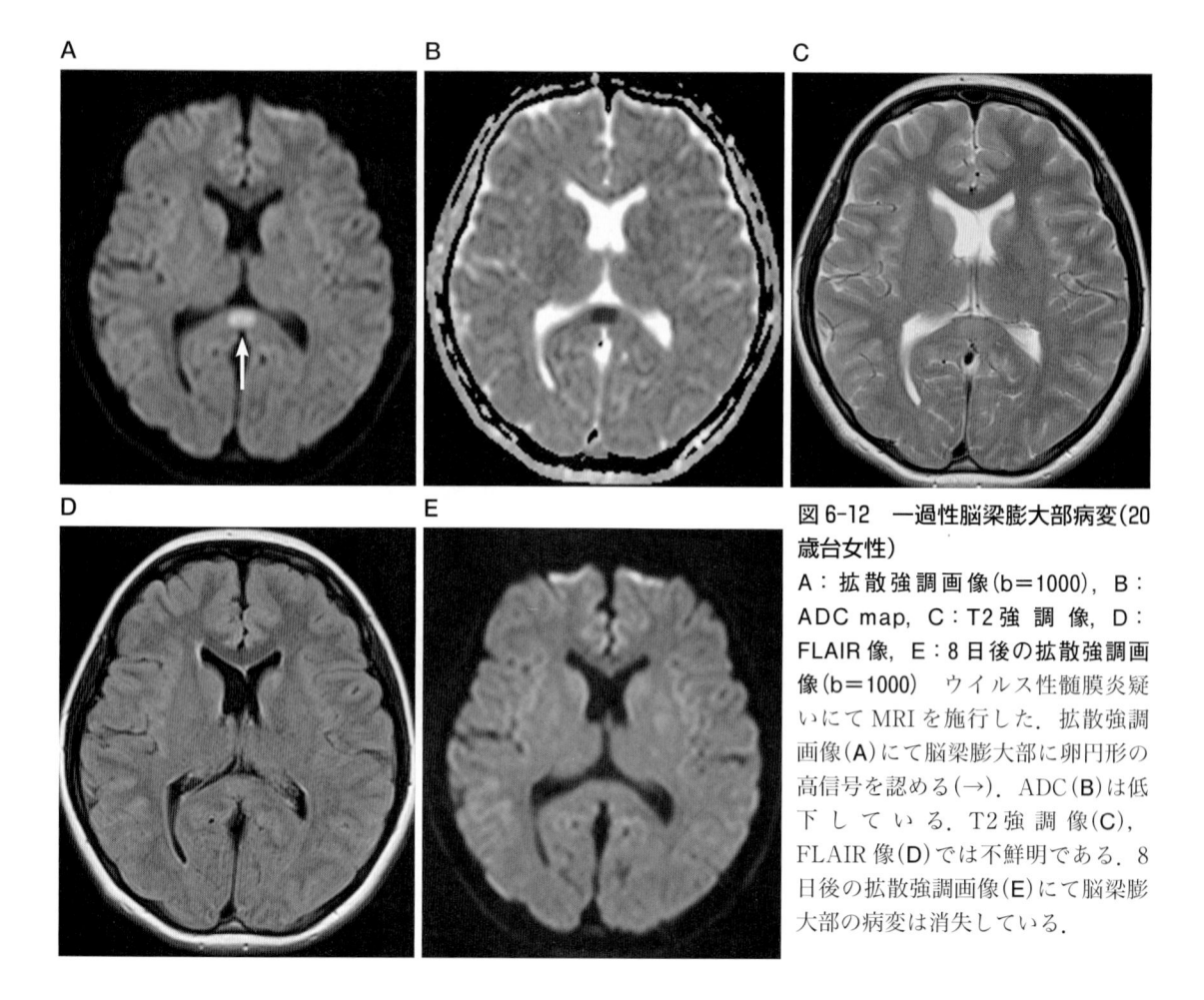

6-12)．

　一過性脳梁膨大部病変または可逆性脳梁膨大部病変，どちらの名称も用いられているが，ここでは一過性脳梁膨大部病変という名称を用いる．英語では，reversible splenial lesionのほうが多く用いられている．

　一過性脳梁膨大部病変は非常に多くの疾患でみられる．感染症，薬剤性，アルコール中毒，低栄養，低血糖，代謝異常，膠原病，腎不全，電解質異常，痙攣，高山病，外傷，術後などで報告がある[32〜35]（BOX 6-9）．

　このうち，Takanashiらが報告した感染症に伴う一過性脳梁膨大部病変はclinically mild encephalitis/encephalopathy with a reversible splenial lesion (MERS)として，広く知られている[36]．インフルエンザなどの感染後に行動異常，意識障害，痙攣などをきたし，一過性脳梁膨大部病変を見るが，1か月程度で画像所見も症状も改善する軽症の急性脳症である．低ナトリウム血症の関与が推察されている[37]．

　近年は感染症によらないものもMERSとよぶ傾向があるが，正確には，一過性脳梁膨大部病変を伴う予後のよい急性脳症をMERS，その他の疾患に伴うものは一過性脳梁膨大部病変とよぶべきであろう．

　異常信号の本態は明確になっていないが，おそらく髄鞘内浮腫(intramyelinic edema)

BOX 6-9 一過性脳梁膨大部病変を伴う疾患

- 感染症〔インフルエンザウイルス，ムンプスウイルス，アデノウイルス，ロタウイルス，帯状疱疹ウイルス，ヒトヘルペスウイルス（1 型，6 型），Epstein-Barr（EB）ウイルス，溶連菌，大腸菌（O-157 や O-111 感染とそれに伴う溶血性尿毒症症候群），toxic shock syndrome〕
- 薬剤性抗てんかん薬（フェニトイン，ビガバトリン，カルバマゼピン），特にその減量後，化学療法薬 1 クール後
- アルコール中毒，低栄養や低血糖などの代謝異常
- 全身性エリテマトーデス（SLE）など膠原病に伴う血管炎
- 腎不全
- 電解質異常（低ナトリウム血症）
- 子癇
- 痙攣，痙攣重積
- 高山病
- 外傷，術後

を反映していると考えられている[34,35,41]．抗てんかん薬のビガバトリン（脳内の GABA を増やす作用がある）を長期投与したマウスにおいて，一過性の髄鞘内浮腫がみられたことが報告されている[34]．髄鞘内浮腫の原因としては，サイトカイン，興奮性アミノ酸の過剰，電解質／水バランスの異常などがあげられている．脳梁にはグルタミン酸受容体が多いことも報告されており，抗グルタミン酸受容体抗体陽性を示した可逆性脳梁膨大部病変を有する脳症の報告がある．ではなぜ，脳梁膨大部のみに起こるのかは，さらに謎である．確かに，脳梁膨大部は線維が密であり，頭頂後頭葉から広く線維を受ける．だが，脳梁膨大部が他の白質と組織が異なる証拠は見つかっていない[38,39]．

2）MRI 所見

　画像所見は，背景の病態によらずほぼ共通している．典型的には，脳梁膨大部の真ん中に，横に長い楕円形（oval）の病変を MRI で認める．病変は T2 強調像，FLAIR 像，拡散強調画像で高信号を示し，ADC は低下する．拡散強調画像と ADC での異常信号が，T2 強調像，FLAIR 像に比べて明瞭なのが特徴的である（図 6-12）．異常信号は 1 か月以内に消退する．病変が広く脳梁膨大部に広がる例も報告されているが，こちらも同様に消退する[40]．

　MERS では，前頭頭頂葉の白質にも異常信号がみられたが，脳梁膨大部病変同様に消退した例が報告されている[41]（図 6-13）．PRES との合併も報告されている[42]．また，EB ウイルス脳炎やヘルペス脳炎にて，一過性脳梁膨大部病変に先行，同時，または遅れて，背景の疾患に伴う MRI の変化が明らかとなり，それらは非可逆性のことがある[43]（図 6-14）．MERS の後にみられた皮質病変が萎縮をきたした報告もある[41]．一過性脳梁膨大部病変は，ある意味"告げ口病変"と考え，繰り返しの MRI 検査を行うことが必要である．

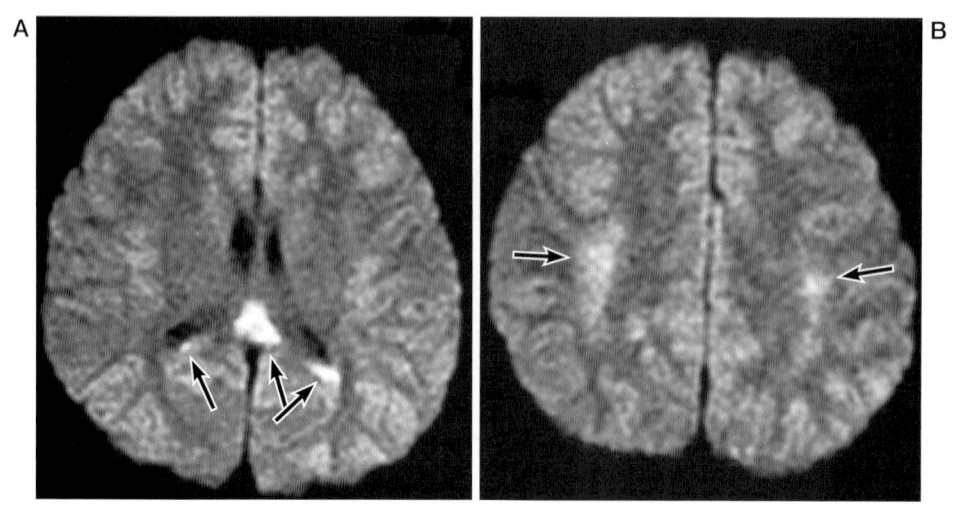

図 6-13 白質病変を伴った一過性脳梁膨大部病変（8 歳男児）
A, B：拡散強調画像　ウイルス性脳炎疑い．拡散強調画像にて脳梁膨大部（A，→）とともに前頭頭頂葉白質（B，→）にも高信号がみられる．7 日後の MRI ではいずれも消失した．（文献 41）より許可を得て転載）．

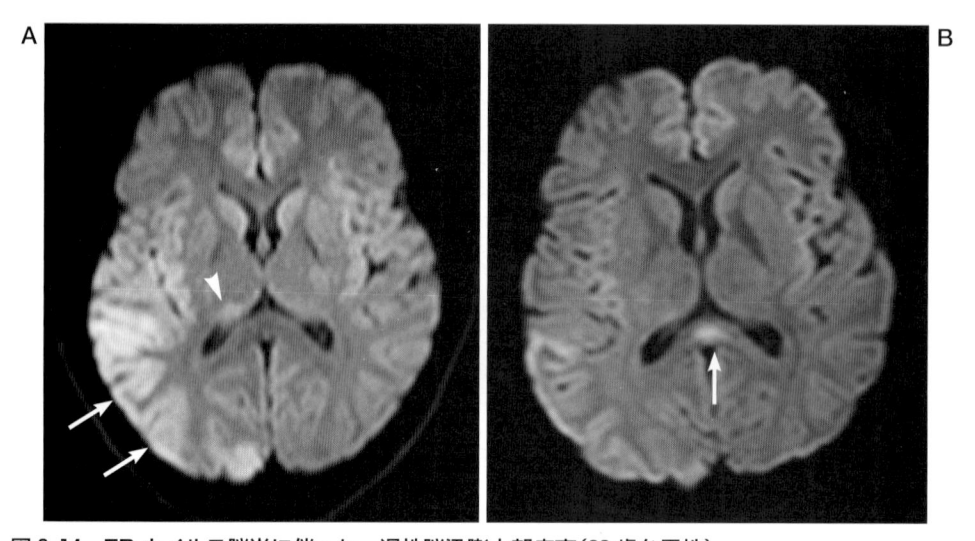

図 6-14 EB ウイルス脳炎に伴った一過性脳梁膨大部病変（30 歳台男性）
A：拡散強調画像（痙攣発症当日），B：拡散強調画像（8 日後）　痙攣発症当日の拡散強調画像（A）にて，右側頭後頭葉皮質（→）と右視床枕に高信号を認める（▶）．右島皮質にも高信号がみられた．この時，脳梁膨大部に異常信号はみられない．8 日後の拡散強調画像（B）にて，脳梁膨大部に高信号を認めている（→）．脳梁膨大部と視床枕の病変は経過観察で消失したが，側頭後頭葉と島皮質病変は持続した．

3）鑑別診断

　鑑別診断としては，脳梗塞，多発性硬化症などの脳梁病変，Marchiafava-Bignami 病，悪性リンパ腫などがあげられるが，一過性脳梁膨大部病変の特徴的な形状と分布から多くの場合，鑑別は容易である．

6.4 代謝性脱髄疾患

a. 浸透圧性脱髄症候群　osmotic demyelination syndrome

1) 病態と臨床

　浸透圧性脱髄症候群(または浸透圧性脳症)は，おもに低Na血症の急速補正に伴ってみられる中枢神経障害である．橋底部中央部に脱髄性病変がみられるものを橋中心髄鞘崩壊症(central pontine myelinolysis：CPM)，橋の外に病変がみられるものを橋外髄鞘崩壊症(extra pontine myelinolysis：EPM)とよぶ．橋中心髄鞘崩壊症のみが50％，橋外髄鞘崩壊症のみが20％，両者の合併が30％程度とされている[44〜47]．

　低Na血症において，細胞は浸透圧調整物質(osmolyte)を用いて細胞内の浸透圧を下げ，周囲環境に適応する．細胞外液のNaが急激に補正されると，細胞にとっては外液が高Naの状態となり，水が細胞内から外液に急激に移行する．細胞内の水が失われ，細胞障害が起こると考えられている．したがって，急激な高Na血症でも同様のことが起こる．oligodendrocyteが浸透圧の変化に脆弱であるため，主として髄鞘が障害される．軸索も重度になると障害される．白質と灰白質が密に混在した領域にみられるとされるが，理由は不明である．変化はしばしば非可逆性である[47〜49]．

　原因疾患としては，慢性アルコール中毒，低栄養状態，長期の利尿薬使用，精神疾患における多飲症，重症火傷，肝移植手術後，下垂体・視床下部手術後，内視鏡的手術におけるグリシン溶液による低Na血症(TURP syndrome)，肝疾患，腎不全，透析後，重症感染症，悪性疾患末期，糖尿病などがある．血清Na濃度補正をしていなくても，発生することがある[45]．

　Na補正が行われて数日で急激に症状が起こる．橋中心髄鞘崩壊症では，構音障害，仮性球麻痺，四肢麻痺，閉じ込め症候群(BOX 6-10)などがみられる．橋外髄鞘崩壊症では障害された部位の症状が生じる[47]．予後は完全回復から重篤な神経学的後遺症，死亡までさまざまである[50]．

2) MRI所見

　急性期のMRIでは，拡散強調画像が最も感度が高い．病巣のADCは低下して，拡散強調画像で高信号を示す．T2強調像，FLAIR像でも高信号を示す．慢性期になるとADCは上昇し，T2強調像で高信号，T1強調像で低信号となる．これらの異常信号はしばしば不可逆性である[50]．

　橋中心髄鞘崩壊症では，橋底部中心に三叉矛型や円形の左右対称性病変がみられる．橋底部中心は橋核(灰白質)と橋横走線維が混在する部分である．辺縁部は保たれる(図6-15, 16)．

　橋外髄鞘崩壊症では，両側対称性の病変を，被殻，尾状核，中脳，視床(特に外側)，内包，外包，前障，皮質下白質などに見る(図6-17)．

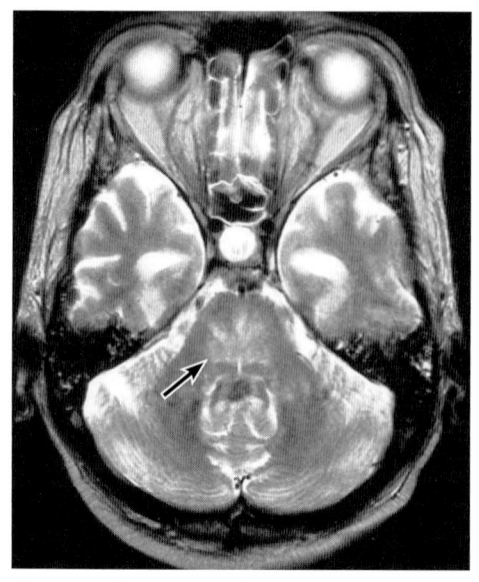

図 6-15 橋中心髄鞘崩壊症：亜急性期(40 歳台男性)
T2 強調像　橋底部は広く高信号を示すが，辺縁は保たれている(→)．

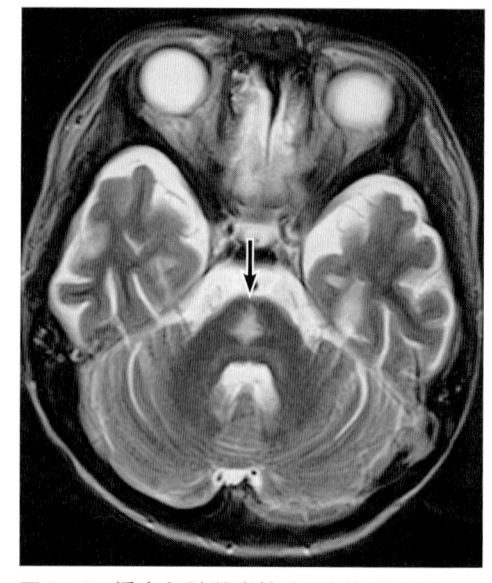

図 6-16 橋中心髄鞘崩壊症：慢性期(12 歳男児)
T2 強調像　橋底部中心に三叉矛型の高信号の領域を見る(→)．T1 強調像では低信号を示した．

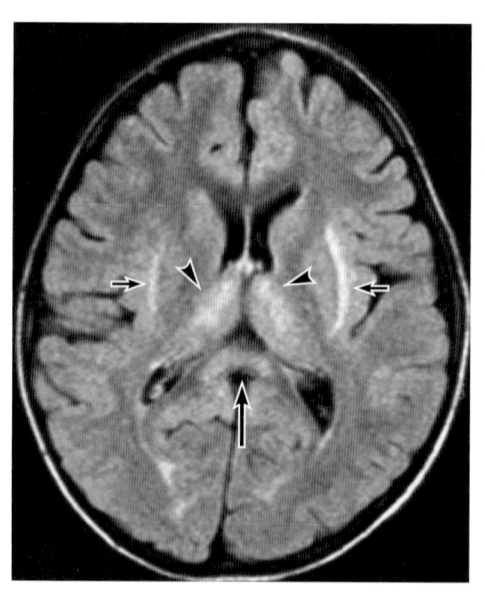

図 6-17 橋外髄鞘崩壊症(高 Na 血症症例)：急性期(7 歳男児)
FLAIR 像　両側外包(小矢印)，視床(▶)，脳梁膨大部(大矢印)に高信号がみられる．拡散強調画像はいずれも高信号を示した．(文献 49)から許可を得て転載)

BOX 6-10　閉じ込め症候群(locked-in syndrome)

意識障害はないが，四肢麻痺と球麻痺のため意思疎通ができない．動眼神経は正常なので，眼球と眼瞼の動きで意思疎通ができる．

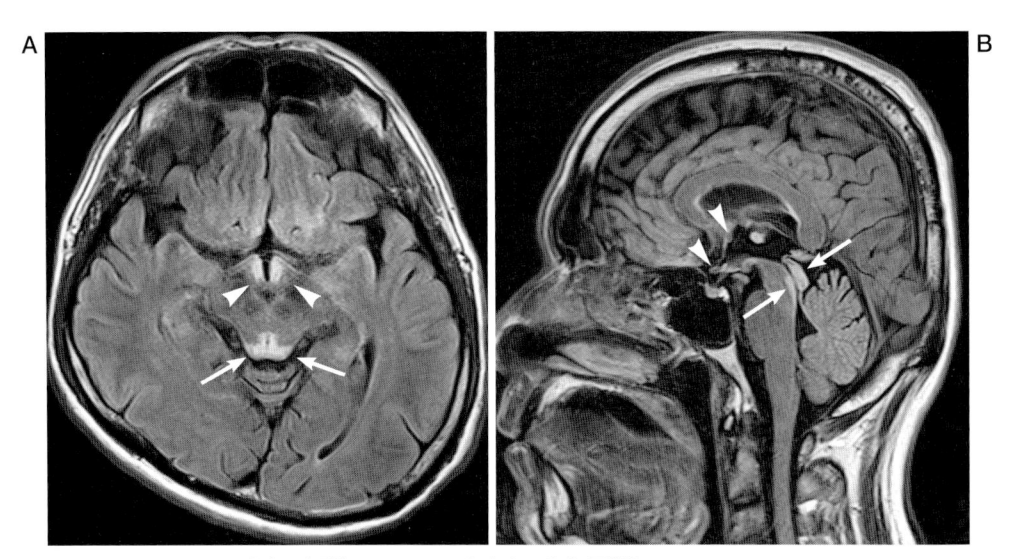

図 6-18　Wernicke 脳症：慢性アルコール中毒（40 歳台男性）
FLAIR 像　A：横断像，B：矢状断像　中脳水道周囲から中脳蓋部（→），両側脳弓から乳頭体（▶）に高信号域がみられる（この症例では乳頭体の信号異常は少ない）．

b. Wernicke 脳症

1）病態と臨床

　Wernicke 脳症はビタミン B_1 の不足により発生する．慢性アルコール中毒患者で多くみられるほか，悪性腫瘍，摂食障害，胃術後，化学療法，感染性疾患などの低栄養状態を伴う患者，重症膵炎に伴ってみられる[51]．

　ビタミン B_1 は細胞膜の浸透圧調節と糖代謝に関連している．ビタミン B_1 に関連した糖および酸素代謝に多く依存する中脳水道周囲，第四脳室底部，視床内側，乳頭体がおもに障害され，細胞性浮腫をきたす．病理学的には神経脱落，点状出血をきたす（図 6-18）．

　多くは急性発症で，意識障害，外眼筋麻痺，小脳失調，精神症状が起こる[52,53]．慢性期には Wernicke-Korsakoff 症候群（記名力障害，逆行性健忘，作話）がみられる．治療は早期のビタミン B_1 投与である．

2）MRI 所見

　典型的には，急性期に，中脳蓋部を含む中脳水道周囲，乳頭体，視床や尾状核頭部の第三脳室に接した部分に，T2 強調像，FLAIR 像，拡散強調画像で左右対称性の高信号域を認める．ADC は低下することが多い．血管脳関門も破壊されるため，造影効果を受ける．造影効果は慢性アルコール中毒患者で見ることが多い．まれに，両側性に，前頭葉（中心溝周囲を含む），頭頂葉の皮質，脳弓，脳梁膨大部，赤核，小脳半球，虫部，歯状核，第四脳室前壁に接した灰白質，脳神経核を含む脳幹背側にも異常信号を認めることがある．これらまれな病変は，非アルコール性の Wernicke 脳症でみられることが多いが，同時に典型的な病変も伴っている．両側視床枕の可逆性拡散制限領域も報告されており，"pulvinar sign" として知られている（図 6-19）[52,54]．多くは治療により可逆性であるが，

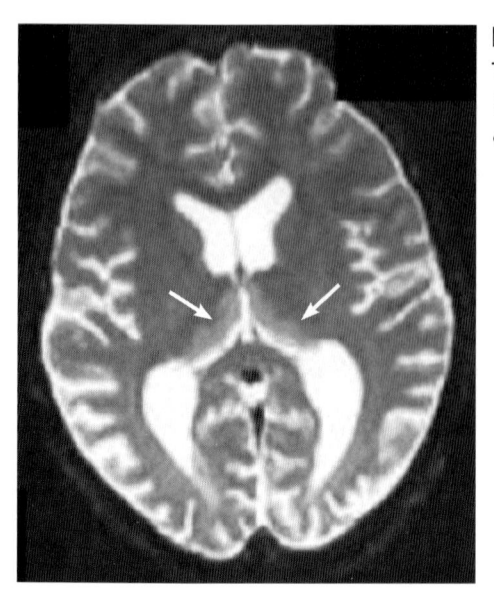

図6-19 Wernicke 脳症:"pulvinar sign"(20歳台男性)
T2強調像　両側視床枕から視床内側に高信号を認め,
(→). 拡散強調画像でも高信号域であった. ビタミンB₁
の投与により消失した. (文献54)より許可を得て転載).

慢性アルコール中毒患者には, 脳萎縮がみられる.
　鑑別診断として, Creutzfeldt-Jakob(クロイツフェルト・ヤコブ)病があげられる. ビタミンB₁への反応性と臨床, 画像の経過で鑑別される[54].

c. Marchiafava Bignami 病

1) 病態と臨床

　1903年にMarchiafavaとBignamiにより報告された進行性脳症である. 最初の報告は長期赤ワイン飲用患者であったが, 他のアルコール長期多量飲用や栄養障害(ビタミンB₁不足)でもみられる[55,56]. 多くは急性に意識障害, 痙攣, 筋緊張亢進などで発症する. 病理は脳梁に中心層脱髄性壊死変化を見る. 脳梁体部から膝部にみられることが多いが, 時に全体にわたる.

2) MRI 所見

　MRIの矢状断像が役立つ. 脳梁の中心部に, T1強調像で低信号, T2強調像, FLAIR像で高信号の病変を左右対称性に見る. 急性期にはADCが低下し, 拡散強調画像で高信号を示す. 亜急性期には, 造影効果がみられ, 出血を伴うこともある. 脳梁から白質に病変が広がる場合もある(図6-20). 多くは不可逆性で慢性期萎縮を残すが, 早期の禁酒, 栄養補給などで改善する例もある[56,57].
　しばしば, Wernicke脳症や浸透圧性髄鞘崩壊症と合併する. 画像診断の際には, 合併の可能性に注意を払う必要がある[57].
　鑑別診断は同部に発生する腫瘍, 外傷性軸索損傷などである. 前者とはmass effectがないこと, 後者とは病歴により鑑別可能である[56].

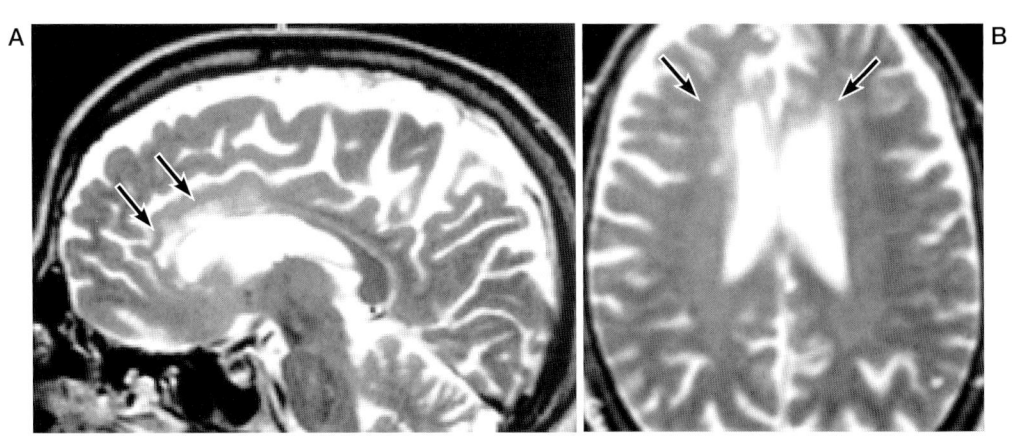

図 6-20　Marchiafava Bignami 病(50 歳台男性)
T2 強調像　A：矢状断像，B：横断像　矢状断像(A)では脳梁前半部が萎縮し，横断像(B)で高信号を示す(→)．T1 強調像では低信号であった．前頭葉白質にも高信号がみられる(→)．(文献 56)より許可を得て転載)．

d. 糖代謝異常に伴う脳症

1) 低血糖脳症　hypoglycemic coma

① 病態と臨床

　低血糖が急激かつ重篤(40〜50 mg/dL 以下)で，それが遷延すると低血糖脳症をきたす．症状としては発汗，ふるえに始まり，記銘力低下，意識障害，昏睡をきたす．原因としては，糖尿病に伴うもの，特にインスリンの誤用によるものが圧倒的に多い．ほかにインスリノーマ，膵外腫瘍，インスリン自己免疫症候群があげられる．発症時の平均血糖値が低く，低血糖時間が長く，平均体温が高く，血中乳酸濃度が低いほど予後が悪い[58,59]．

　脳症の原因としては，低エネルギー状態により神経毒性をもつアスパラギン酸，グルタミン酸などの興奮性アミノ酸が大量に放出され，神経細胞死が起こるためと考えられている[60]．

② MRI 所見

　MRI では，灰白質と白質それぞれに異常信号が見られるが，なぜか両者を同時に見ることは少ない．発生機序が異なるのかもしれない．いずれも急性期に拡散強調画像で高信号を呈し，ADC が低下する(図 6-21, 22)．灰白質では両側大脳皮質広範(特に頭頂後頭側頭葉)，海馬，基底核に病変がみられ，腫脹する．慢性期に萎縮をきたす．大脳白質では，大脳白質びまん性，内包後脚(両側または片側)，脳梁に病変がみられる．大脳白質のびまん性病変は予後不良であるが，内包後脚，脳梁の限局病変はしばしば可逆性である．小脳・脳幹は多くで保たれる．これらの部位の糖利用効率がよく，低血糖に強いためと考えられている[61〜63]．新生児低血糖脳症においては，頭頂葉から後頭葉の皮質を中心に病変がみられる．画像上，低酸素性虚血性脳症が鑑別となる．病歴聴取や，血糖値測定が必要である．

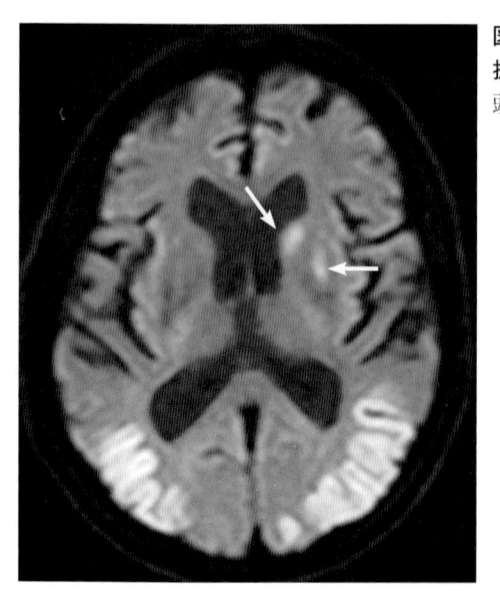

図 6-21　低血糖脳症：灰白質病変(70 歳台男性)
拡散強調画像　両側側頭後頭葉のほか，左尾状核頭部と被殻(→)に高信号域を認める．

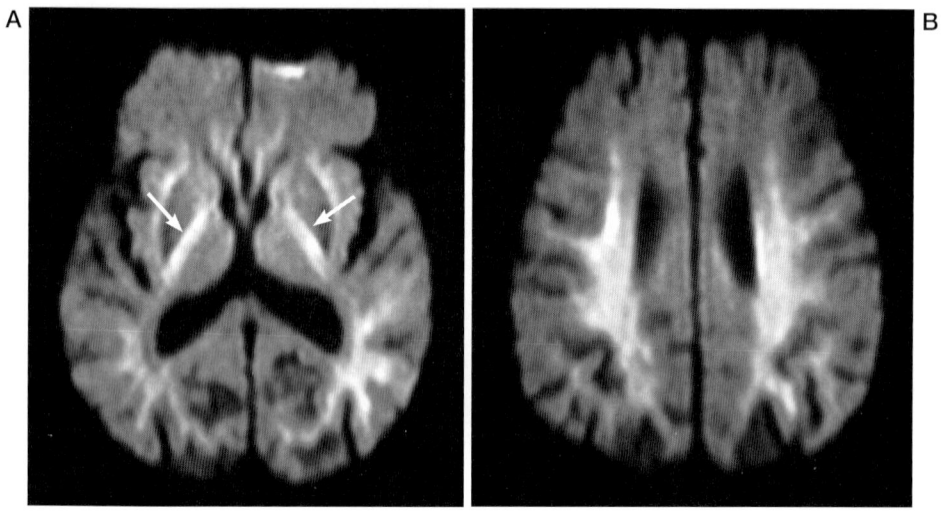

図 6-22　低血糖脳症：白質病変(80 歳台女性)
拡散強調画像　A：基底核レベル，B：側脳室体部レベル　内包後脚(→)と大脳白質に広範に高信号を見る．（文献 62)より許可を得て転載）

2）糖尿病性舞踏病　diabetic chorea，糖尿病性ヘミバリスムス　hyperglycemia-induced hemiballism

① 病態と臨床

　高血糖では，認知機能低下，痙攣，局所脳症状，卒中様症状などさまざまな症状がみられる．舞踏運動，またはバリスムスをみるものを糖尿病性舞踏病，糖尿病性ヘミバリスムスとよぶ(BOX 6-11)．片側性にみられることが多いが，両側性もある．II 型糖尿病，非ケトン性高血糖で多い．

　原因としては，高血糖とそれによる体液粘稠度上昇，低灌流，穿通枝の虚血，興奮毒性

図 6-23 糖尿病性ヘミバリスムス(70歳台男性)
T1強調像　左被殻に高信号域を認める(→).

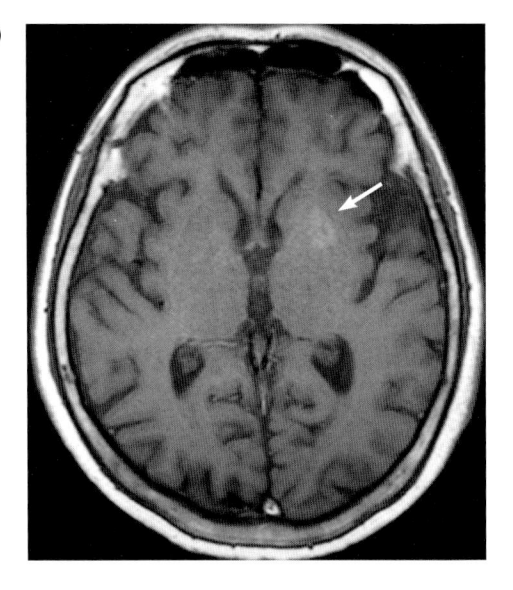

BOX 6-11　舞踏病とヘミバリスムス

> 舞踏病：不規則に繰り返される短時間の不随意運動が体の一部で起き，それが別の部分に移り，踊っているようにみえる．線条体の障害による．
> ヘミバリスム：片腕や片足を投げ出すような激しい不随意運動．視床下核の限局性障害が知られているが，線条体，淡蒼球，視床，深部頭頂葉障害でも起こりうる．

機序(excitotoxic process)の発生により線条体のGABA系のneuronの活性が低下し，抑制を解かれた淡蒼球の機能亢進が起こること，などが考えられている[64]．

② MRI所見

　MRIでは，T1強調像で症状と反対側の線条体，または線条体と淡蒼球に高信号を認める(図6-23)．T1強調像の高信号の原因としては，軽度の虚血と反応性のgemistocyte増生，一過性虚血再開通後の脂肪を含んだマクロファージ浸潤，微小出血などが考えられている[66,67]．異常信号は数か月で消失する場合と，長期残存する場合がある．T2強調像の信号はさまざまである．CTでも高吸収を示すことがある．SPECTでは同部の血流が低下する[65~67]．

e. 肝性脳症　hepatic encephalopathy

1) 病態と臨床

　肝性脳症は，肝臓の機能低下により意識障害をきたした状態である．しばしば門脈体循環シャントに伴うため，門脈体循環性脳症(portal-systemic encephalopathy)ともよばれる．ストレスなどを契機に，見当識障害，羽ばたき振戦などがみられ，重篤なものは肝性

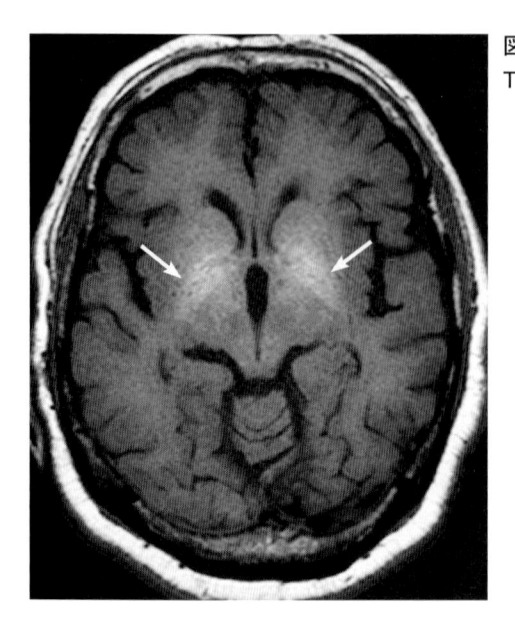

図 6-24 肝性脳症：肝硬変，胃静脈瘤あり(70 歳台女性)
T1 強調像　両側淡蒼球に高信号域を認める(→).

昏睡に陥る．肝硬変のほか，劇症肝炎，先天性尿素回路欠損(オルニチントランスカルバミラーゼ欠損症：OTC 欠損症など)，種々の原因による急性高アンモニア脳症(acute hyperammonemic encephalopathy)でもみられる．機序は完全には解明されていない．急性高アンモニア脳症では，アンモニアの過剰→星状細胞の浮腫(アンモニアとグルタメートをグルタミンにするサイクルが亢進)，浸透圧異常，低酸素状態→脳浮腫発生という説が提唱されている．ただし，門脈体循環シャントに伴う脳症では血清アンモニア値と脳症の症状は必ずしも相関しない[68]．

2) MRI 所見

門脈体循環シャントを伴う例では，T1 強調像で両側の淡蒼球，大脳脚に高信号域を認める(図 6-24)．そのほか，被殻，内包，大脳脚，四丘体，大脳白質，下垂体にも高信号を見る．マンガンやグルタミンの蓄積によると考えられている．肝性脳症の症状とは相関しない[69]．同様の所見は長期経静脈栄養によるマンガン中毒でもみられる[70]．いずれも治療による可逆性が報告されている．T2 強調像では，皮質脊髄路に沿った高信号がみられる(図 6-25)．肝性脳症の症状と相関し，肝移植により改善する[71,72]．

急性の高アンモニア血症に伴う脳症では，拡散強調画像で両側島皮質と帯状回皮質に特徴的な高信号がみられる(図 6-26)．T2 強調像，FLAIR 像でも高信号を示す．なぜ，島皮質と帯状回皮質が主体となるかは不明である．皮質に多発性またはびまん性の病変が出現したり，皮質下白質や脳室周囲白質，基底核，視床，脳幹に病変を見ることもある．最終的には可逆性の場合と萎縮をきたす場合がある[71,73,74]．低酸素性虚血性脳症や，低血糖脳症との鑑別が必要となることがあるが，病変が島皮質と帯状回皮質を越えて広がる場合，画像のみでの診断は困難で，血清アンモニア値の測定が必要である．

肝性脳症では，このほか，voxel-based morphometry (VBM)による白質，皮質の容積低下，拡散テンソル画像(DTI)による前頭側頭葉の mean diffusivity (MD)の上昇と frac-

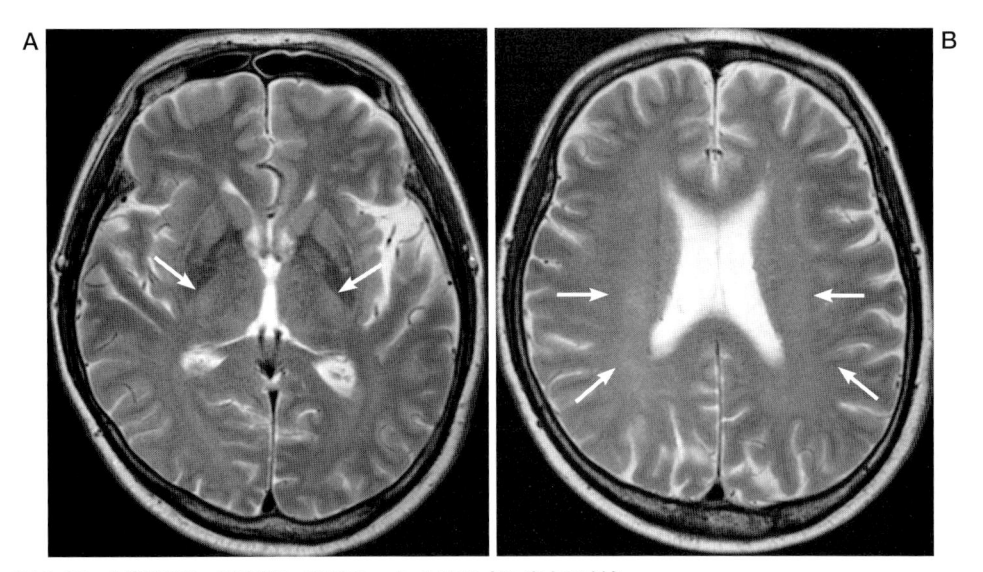

図6-25 肝性脳症:肝硬変,脾腎シャントあり(60歳台男性)
T2強調像　A:基底核レベル,B:側脳室体部レベル　内包後脚,放線冠,中心溝周囲白質に淡い高信号がみられる(→).

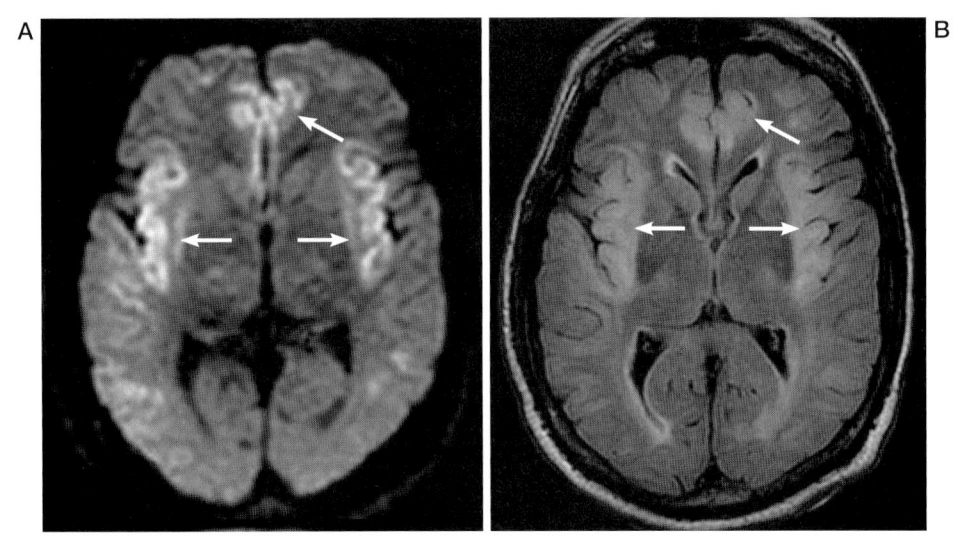

図6-26 急性高アンモニア脳症:慢性肝炎,門脈圧亢進症に敗血症を合併(50歳台男性)
A:拡散強調画像,B:FLAIR像　両側島皮質,帯状回に高信号を見る(→).この患者では両側頭頂葉にも病変を認めた.治療により異常信号は消失した.(文献74)より許可を得て転載)

tional anisotropy(FA)の低下(肝移植で改善する),MRスペクトロスコピー(MRS)におけるミオイノシトール(mIn)の低下,resting state fMRIにおけるconnectivityの異常などが報告されている[71,75].

BOX 6-12 Albright 骨異栄養症（Albright's hereditary osteodystrophy：AHO）

肥満，軟部石灰化，低身長，歯の異常，知能障害，短指症などを特徴とする疾患で，PHP Ia 型，PPHP のほか，Ehlers-Danlos 症候群，サルコイドーシス，皮膚筋炎でみられる．

f. 副甲状腺機能低下症，甲状腺機能低下症

1) 副甲状腺機能低下症

① 病態と臨床

副甲状腺ホルモン（parathyroid hormone：PTH）不足による低カルシウム血症，高リン血症により，神経過敏，痙攣，テタニー，運動失調，失調歩行，下痢，嘔吐などの症状をきたす疾患である．

特発性と二次性がある．特発性は自己免疫性（HAM 症候群，AIRE 遺伝子異常），奇形症候群，カルシウム感受性異常，副甲状腺ホルモン自体の異常などでみられる．二次性は手術や外傷による副甲状腺の損傷に伴うものである．

PTH は正常に分泌されていても，受容体とそのシグナル伝達の異常により副甲状腺機能低下症状をきたすものを偽性副甲状腺機能低下症（pseudohypoparathyroidism：PHP），受容体も正常だが症状をきたすものを偽性偽性副甲状腺機能低下症（pseusopseudoparathyroidism：PPHP）とよぶ．どちらも，Albright 骨異栄養症を伴うことがある（**BOX 6-12**）．

② 画像所見

画像所見では，いずれも脳内に両側性に異所性石灰化がみられ，CT で高吸収を示す．基底核（淡蒼球，被殻，尾状核），皮質下白質，脳室周囲，脳弓，小脳半球に多い．副甲状腺機能低下症よりも，偽性副甲状腺機能低下症で強くみられる[76〜78]（**図 6-27, 28**）．

高リン血症が，脳および腎の血管や血管周囲などに異所性石灰化をきたすと考えられている．副甲状腺ホルモンのレベルよりも低カルシウム血症，高リン血症の長さと相関する．症状との関連は少ない．

2) 甲状腺機能低下症

① 病態と臨床

甲状腺ホルモン（thyroid hormone）は全身のエネルギー代謝を促進するホルモンであり，低下すると全身倦怠感，皮膚乾燥，発汗減少，便秘，体幹などの脱毛，声のかすれ，聴力低下，体重増加，粘液水腫，うつ，痴呆，徐脈，不整脈などさまざまな症状がみられる．甲状腺機能低下症は，原因により大きく 3 つに分類される（**BOX 6-13**）．クレチン病は無治療だと発育障害や知的障害をきたす（**BOX 6-14**）．

② MRI 所見

MRI では，甲状腺ホルモンが低下すると，その原因によらず，下垂体前葉が腫大す

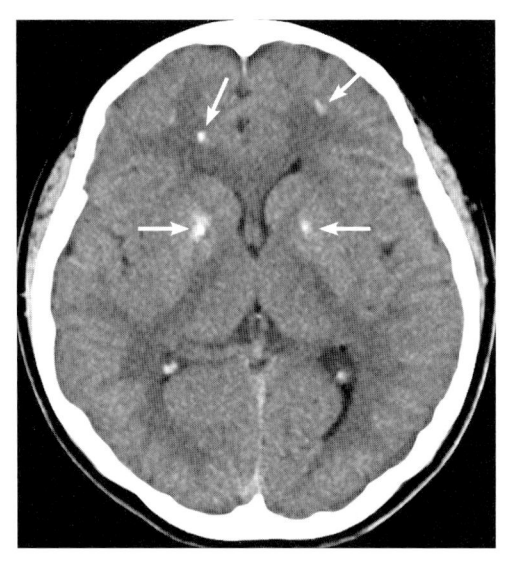

図 6-27 偽性副甲状腺機能低下症(50 歳台女性)
単純 CT　両側淡蒼球と前頭葉皮質下に，左右対称性の石灰化を示唆する高吸収域を認める(→)．

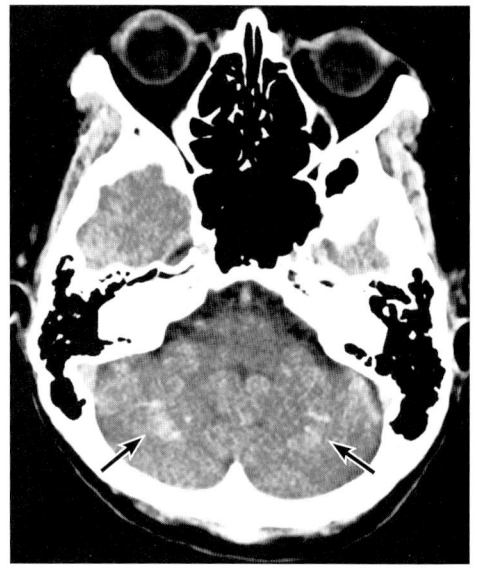

図 6-28 副甲状腺機能低下症(10 歳台女性)
単純 CT　両側小脳半球に高吸収域を認める(→)．淡蒼球と大脳皮質下にも高吸収を認めた．

BOX 6-13　甲状腺機能低下症の分類

1) 甲状腺ホルモンの低下
   - 原発性(橋本病，クレチン症)
   - ヨウ素摂取不足
   - 手術外傷による甲状腺損傷
2) 中枢性
   - 甲状腺刺激ホルモン(TSH)の低下(二次性甲状腺機能低下症)
   - 甲状腺刺激ホルモン放出ホルモン(TRH)の低下(三次性甲状腺ホルモン低下症)
3) ホルモン受容体の異常(ホルモン不応性)

BOX 6-14　クレチン症

- 先天性甲状腺機能低下症で，1/3000～5000 出生にみられる．新生児マススクリーニングの対象である．
- 先天性甲状腺無形成／低形成(欠損性)，舌根部などの異所性甲状腺，甲状腺ホルモン合成の障害，中枢性(下垂体性，視床下部性)などによる．
- 新生児期早期に黄疸の遷延，便秘，臍ヘルニア，巨舌，かすれた泣き声，手足の冷感などを認める．
- 生後 2 か月以内の甲状腺機能は知能予後に極めて重要である．治療が遅れると知能低下や発育障害をきたす．

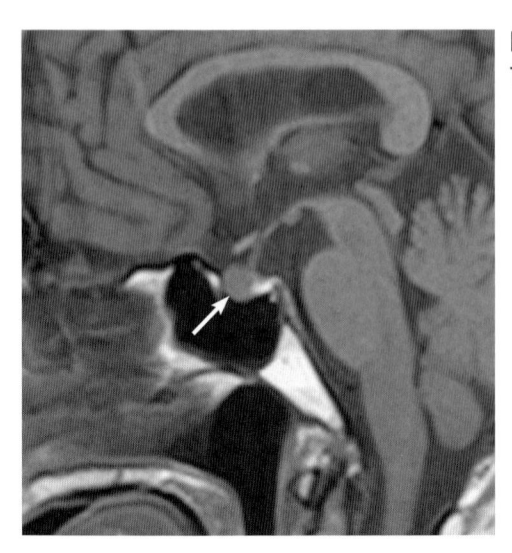

図 6-29 甲状腺機能低下症（70歳台女性）
T1 強調矢状断像　下垂体前葉は上方に凸であり，閉経後の女性としては腫大している(→).

る[79]（図6-29）．甲状腺ホルモンの補充により，下垂体腫大は数週間で改善する[80]．

クレチン症でも下垂体腫大がみられる[79]（BOX 6-14）．脳実質には明らかな異常を認めないことが多いが，小脳低形成，髄鞘化異常の報告もある[79,81,82]．

g. 橋本脳症 Hashimoto's encephalopathy (steroid-responsive encephalopathy associated with autoimmune thyroiditis：SREAT)

1) 病態と臨床

橋本病に伴う自己免疫性脳症である．橋本病は日本人の2〜5％を占める頻度の高い疾患だが，橋本脳症をきたすことはまれである．橋本病に伴う脳症としては，ほかに粘液水腫性脳症(意識障害や認知症，運動失調)があるが，これは甲状腺ホルモン値の正常化により症状が改善する．しかし橋本脳症は，甲状腺ホルモン値によらず発生する自己免疫性脳症であり，治療にはステロイドを要する[83,84]．

抗甲状腺抗体は陽性であることが多いが，臨床所見とは必ずしも相関しない．抗NAE抗体はα-エノラーゼのN末端領域に対する自己抗体で，橋本脳症の40％以上にみられる．また，HLA-B59との関連(21％)や髄液蛋白とIgGの上昇との関連も報告されている(45％)[84,85]．

抗NAE抗体陽性の橋本脳症は，20〜30歳台と60〜70歳台に発症年齢のピークがあり，男女比は1：5と女性に多い．臨床徴候は多彩だが，急性脳症型(58％)が最も多く，不穏，譫妄(せんもう)などの意識障害や幻覚，妄想などの精神症状を呈する．次いで，慢性にうつや統合失調症様の精神症状を呈する精神病型(17％)，小脳失調型(16％)がみられる．しばしば不随意運動(31％)や痙攣(28％)を認める．急性小脳失調症や脊髄小脳変性症，Creutzfeldt-Jakob病に類似した症状を呈した例，辺縁系脳炎をきたした例も報告されている[84〜86]．

図 6-30 橋本脳症(50歳台女性)
T2強調像 白質にびまん性に淡い高信号が広がっている.(浜松医科大学 磯田治夫先生のご厚意による)

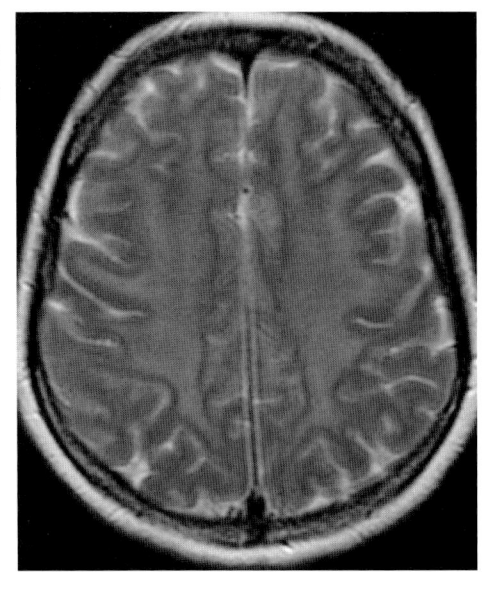

図 6-31 橋本脳症(40歳台女性)
FLAIR像 後頭側頭葉の皮質下白質から深部白質に高信号域がみられる(→).

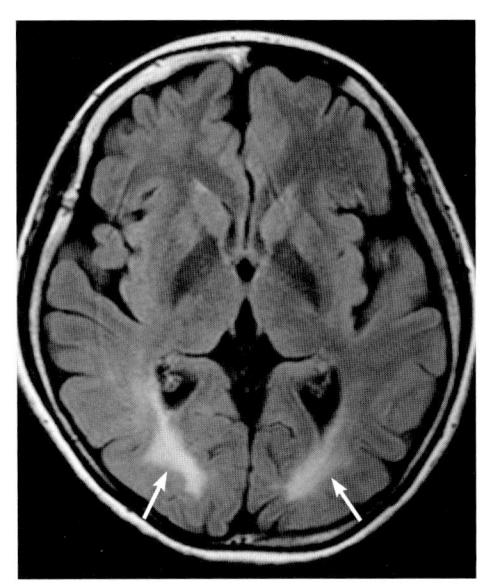

2) MRI所見

　橋本脳症の診断という意味では，MRIはやや非力である.脳波異常が80％にみられ，脳SPECTでの血流低下が76％にみられるのに対し，MRIでの異常所見は36％にとどまる[85].また，画像所見は多彩で非特異的である.T2強調像やFLAIR像での白質全体の高信号，PRES様の後頭葉，前頭葉の浮腫，血管炎に伴う多発梗塞などが認められる(図6-30, 31).血管炎は椎骨脳底動脈領域が多く，辺縁系，基底核にもみられる.造影効果を見る場合もある.ステロイド投与により，しばしば異常信号は改善する[87〜90].

6.5 全身疾患に伴う病変

a. 神経サルコイドーシス neurosarcoidosis

1) 病態と臨床

サルコイドーシスは原因不明の非乾酪性肉芽腫を形成する全身性疾患であるが，近年，原因抗原として *Propionibacterium acnes* が注目されている[91]．肺や眼を代表として全身のさまざまな部位に発生しうるが，そのうち神経サルコイドーシスはサルコイドーシス症例の約5〜10%程度であり，まれに神経系にのみ病変を生じることもある．サルコイドーシスには悪性リンパ腫などの悪性腫瘍，Sjögren症候群などが合併することがあり，臨床的，画像的にこれらの所見がないかを確認することが重要である．

2) MRI所見

神経サルコイドーシスはいずれの部位にも発生しうるが，髄軟膜主体で脳底部，下垂体，視床下部，視神経から視交叉に好発する．肉芽腫性病変であり，病変自体はT2強調像や拡散強調画像で低信号を示すことが多い．病変検索でMRIを行う際は可能な限り造影を追加したほうがよい．通常，良好な造影効果を示すからである．まれにnecrotizing sarcoid granulomatosisという病態，すなわち壊死を示唆するような造影不良域を伴う病変を見ることがある．肺野のサルコイドーシスと同様に肉芽腫による"粒々"，"粒の集簇した状態"による病変の形成を意識することで，画像所見から本症の可能性を想起できる場合がある．特に硬膜，くも膜，軟膜に沿った結節状，板状，腫瘤状の造影効果を伴う肥厚[92]は特徴的であり(図6-32 A〜C)，髄膜に沿った多発結節，腫瘤を見た場合は本症の可能性を念頭に置く必要がある．これらの病変に隣接する脳実質には，T2強調像やFLAIR像で静脈性の浮腫と思われる信号上昇を伴うことがある(図6-32 D)．

神経サルコイドーシスは，視神経，顔面神経，三叉神経，聴神経，動眼神経，外転神経などの脳神経に沿って広がることもある[92〜94]．脳実質内にも多発性病変を形成しうるが，リンパ増殖性疾患と同様に血管周囲腔に沿った進展を呈することが多い[92]．病変が血管周囲腔に沿った分布を示す場合は，リンパ増殖性疾患に加えて本症の可能性を念頭に置く必要がある．神経サルコイドーシスの場合は，髄膜に沿った病変を伴っていることが多い．また，脳室近傍に造影効果を伴わない嚢胞形成や交通性水頭症を伴うことがある[95]．これは，髄膜病変に起因する脳脊髄液のtrapや循環障害によると推定される．サルコイドーシスに伴う出血はまれであるが，動脈・静脈の血管症(肉芽腫性血管炎/血管症，フィブリノイド壊死，静脈炎)により発生した実質内・外出血の報告がある[96]．

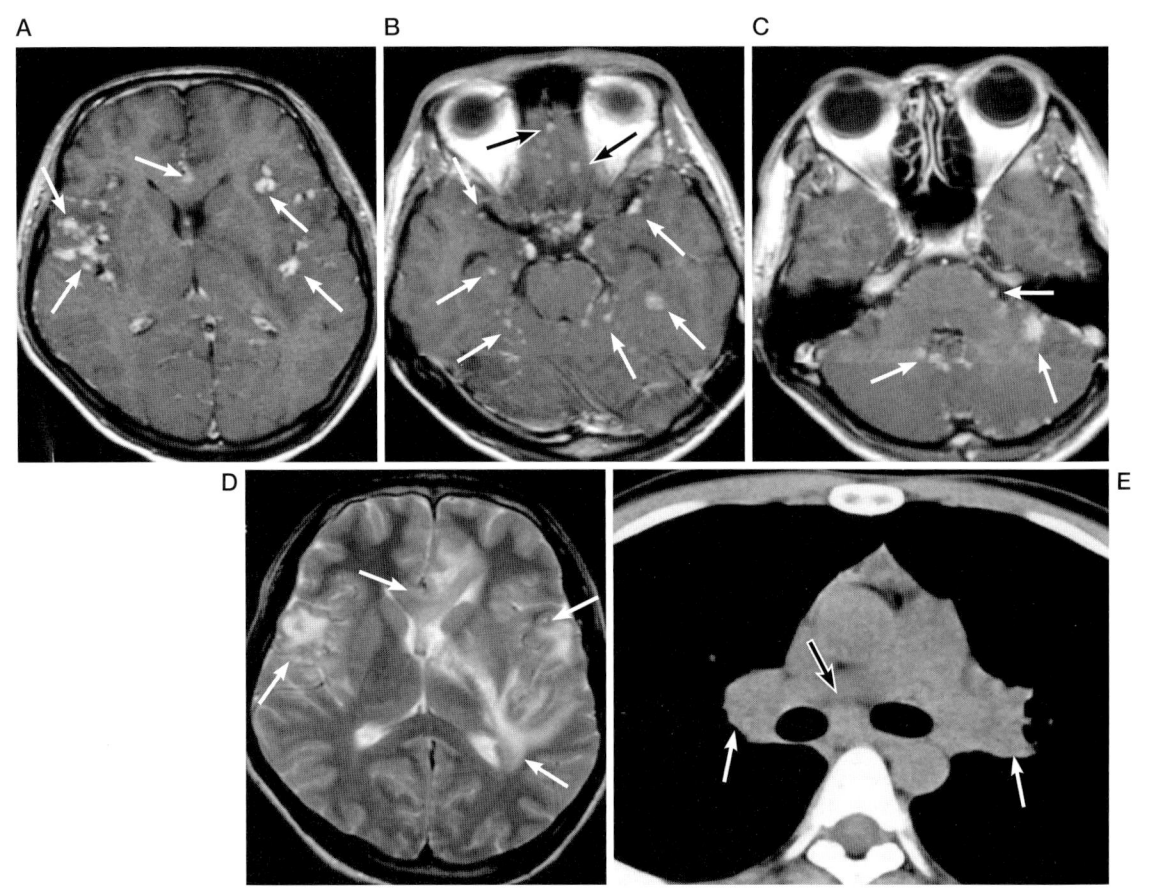

図 6-32　神経サルコイドーシス（20 歳台男性）
A〜C：造影 T1 強調像，D：T2 強調像，E：胸部単純 CT　全身性強直性痙攣にて来院した．造影 T1 強調像（A〜C）で，両側大脳半球，中脳，橋，および小脳のくも膜・軟膜に沿って，均一な増強効果を伴う大小不同の結節性病変が多発している（→）．一部結節が集簇した"粒々した印象"が見てとれる．同病変に隣接した脳実質内には，T2 強調像（D）で腫脹を伴う高信号域が散在性に認められ，二次的な浮腫性変化が示唆される（→）．胸部 CT（E）において縦隔・肺門にリンパ節腫大を認める（→）．

b. 神経 Behçet 病　neuro-Behçet disease

1）病態と臨床

　Behçet 病は，口腔内アフタ性潰瘍，皮疹（結節性紅斑様皮疹，血栓性静脈炎），ぶどう膜炎，陰部潰瘍を 4 主徴とする原因不明の炎症性疾患である．好中球の機能亢進により産生されるサイトカインが病態の中心的な役割を果たし，血管炎/血管周囲炎を引き起こす．動静脈の両者に病変がみられるものの静脈のほうがより侵されやすい．本症と HLA-B51 との関連性が知られているが，陽性であっても本症を発症するとは限らず，また陰性でも本症を発症することがある．

　神経 Behçet 病は，Behçet 病の約 10％程度で認められ，脳実質性（髄膜脳炎）と非実質性（静脈血栓症や時に動脈血栓症）に二分される．また，髄膜炎症状を伴うことが多い急性

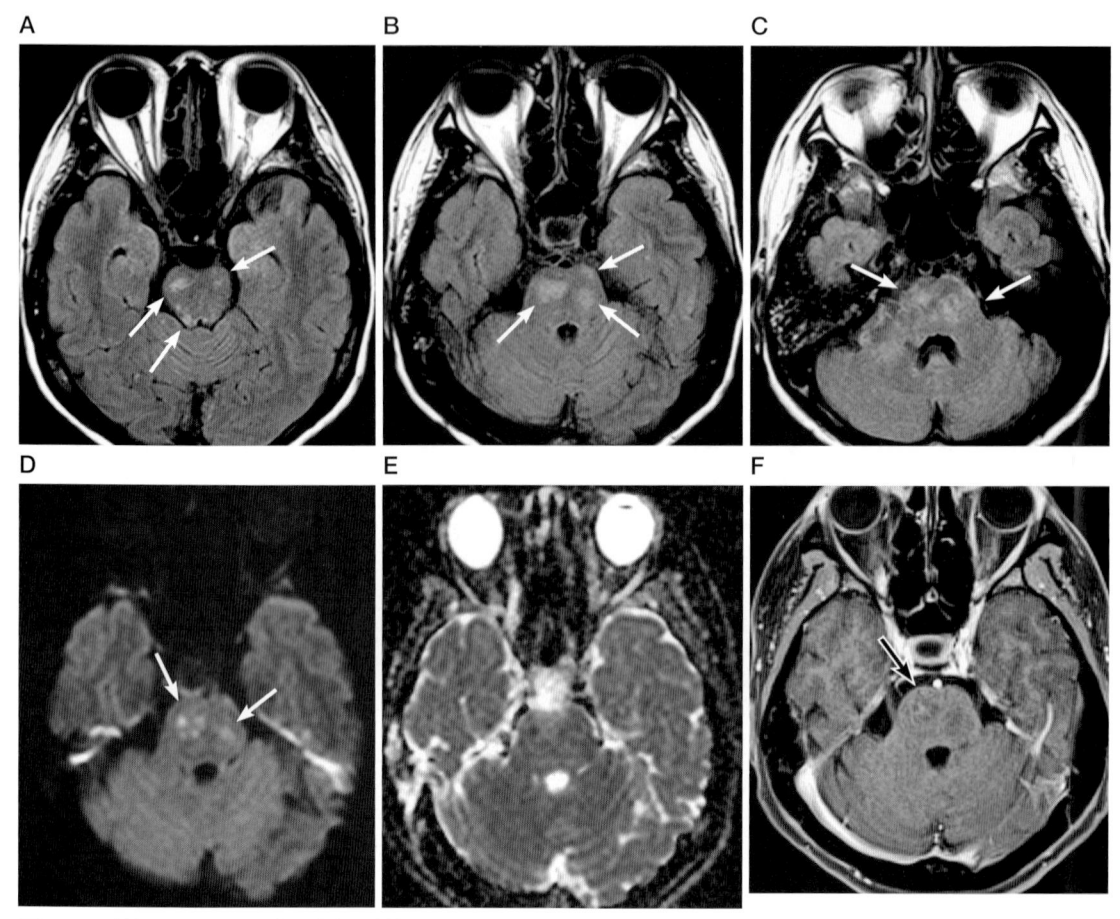

図6-33 神経Behçet病(40歳台男性)
A〜C：FLAIR像，D：拡散強調画像，E：ADC map，F：造影T1強調像　前日より右下肢麻痺が出現した．FLAIR像(A〜C)にて橋底部および被蓋には高信号域が多発しており(→)，同部位は拡散強調画像(D)で高信号を示している(→)．ADC(E)は低・等・高値が混在している．造影後(F)には橋底部右側の病変内の一部に淡い増強効果がみられる(→)．

型と，一過性の先行症状出現後に数年おいて精神症状，構音障害，失調，ミオクローヌスなどが出現する慢性進行型のパターンが存在し，急性型の発作も寛解・増悪を繰り返す．

2) MRI所見

　神経Behçet病の画像所見に関して[97,98]，髄膜脳炎を反映した脳実質性の病変は脳幹(特に中脳間脳移行部)に好発し，T2強調像やFLAIR像にて高信号病変を示す(図6-33 A〜E)．病変は，皮質脊髄路や皮質橋路といった下行線維路に沿って進展しやすい．しばしば，視床，基底核，内包後脚，大脳白質，視神経などにも病変が形成される．病変内には造影効果を伴う場合と伴わない場合がある(図6-33 F)．病変の主体が静脈にあるためか出血を伴うこともあり，この検出にはT2*強調像や磁化率強調画像が有用である．時に，腫脹が強く腫瘍性病変に類似することがある．髄膜には髄膜炎を反映した造影効果を伴う(図6-34 B)．また静脈血栓症を起こすことがあり，画像診断を行う際は静脈や静脈洞の

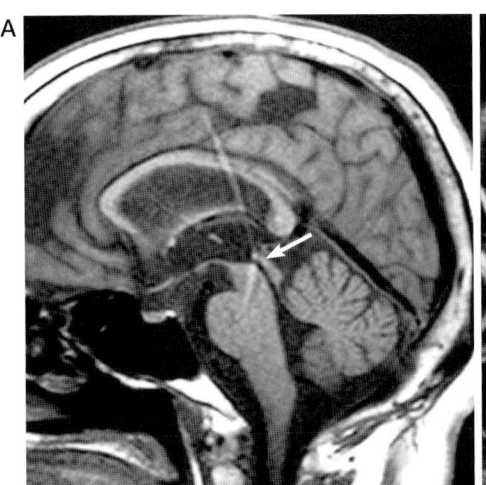

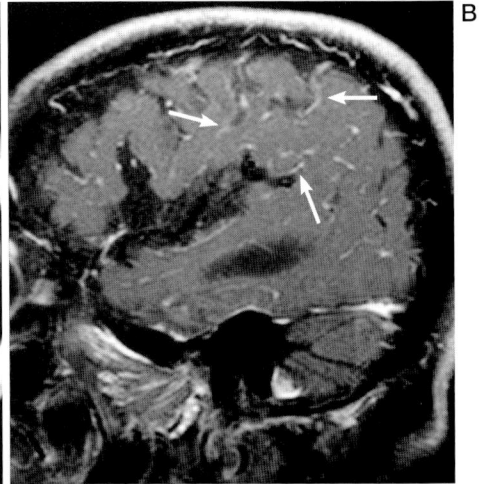

図 6-34 神経 Behçet 病(60 歳台女性)
A：T1 強調矢状断像，B：造影 T1 強調矢状断像，C：造影 T1 強調冠状断像
物忘れ，意識障害，ぶどう膜炎がみられた．CT で水頭症が疑われ，造影 MRI が施行された．中脳被蓋に軽度萎縮を認める(A，→)．脳表の増強効果が亢進しており，髄膜炎に伴う変化(髄膜自体の造影効果および髄膜炎による血流増加による血管拡張)と思われる(B，→)．冠状断像(C)では脳室拡大に比して脳溝の狭小化がみられ(→)，髄膜炎に伴う二次的な髄液循環障害の存在が示唆される．

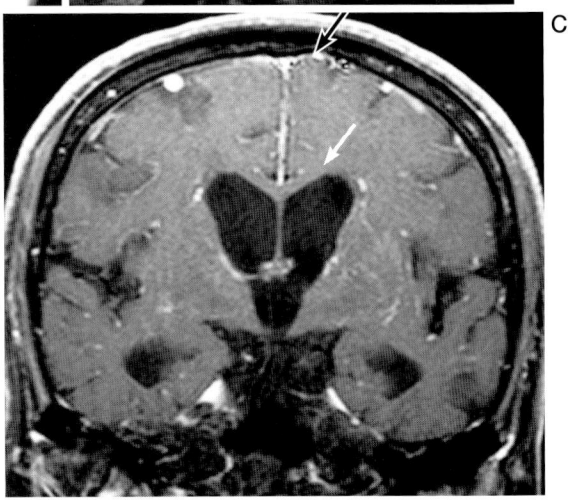

所見に注意を払う必要がある．慢性進行型では脳幹および小脳の萎縮[99]が特徴的な所見のひとつになる(図 6-34 A，図 6-35)．多くは，明らかな信号変化を伴わない．脳幹や小脳の萎縮があるにもかかわらず，大脳などの他部位に萎縮がみられない場合は本症を鑑別の上位に考慮する必要がある．

c. 神経 Sweet 病　neuro-Sweet disease

1) 病態と臨床

　神経 Sweet 病は，発熱，末梢血の好中球増加，有痛性隆起性紅斑を有し，髄膜脳炎を呈する神経 Behçet 病類縁の炎症性疾患である．皮疹において表皮は保たれ，真皮浅層へ血管炎を伴わない密な好中球浸潤を伴う．何らかの先行感染をきっかけとして惹起される免疫学的機序が推測されており，これによるサイトカインの誘導，好中球の活性化や遊走能の亢進が病態と考えられている．Behçet 病とは異なり血管炎/血管周囲炎は伴わず，HLA のうち HLAB54 と Cw1 に強い関連がある．Sweet 病には，悪性腫瘍，潰瘍性大腸炎，Sjögren 症候群など，さまざまな臓器合併症の報告がある．

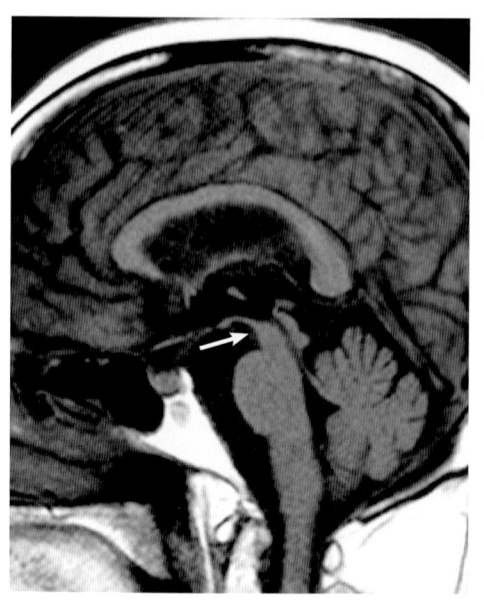

図6-35 神経Behçet病：慢性進行型(60歳台女性)
T1強調矢状断像　神経Behçet病の経過観察中に，構音障害が出現した．中脳被蓋の萎縮を認める（→）．

2）MRI所見

　神経Sweet病は画像で異常が認められるとは限らず，現時点で特異的な画像所見は特定されていない．多くの場合，脳幹，基底核，視床，大脳白質，海馬，皮質下白質などのさまざまな部位に，T2強調像やFLAIR像で高信号病変がみられる．非対称性，多発性であることが多く，造影効果は半数程度に認められる．神経Behçet病は脳幹腹側優位の分布が多いのに対して，本症は脳幹背側に病変を認めることが多く[100]，病変の範囲に比して症状が軽微である．病態が血管炎/血管周囲炎を伴わない慢性炎症細胞浸潤に伴う浮腫であり，細胞破壊や脱髄を伴っていないためと考察されている[101]．これらの画像所見は，通常，ステロイドに反応し軽減することが多い．本症を画像所見のみから診断することは難しい．臨床所見として真皮浅層への密な好中球浸潤を伴う有痛性隆起性紅斑などがあり，造影効果を伴う脳実質内病変を認めた場合，本症の可能性が示唆される．

3）神経Behçet病と神経Sweet病の相違点と神経好中球病

　病初期における好中球の機能亢進が両疾患の共通点であるが，いくつかの相違点がある．好発年齢は神経Behçet病の20～30歳台に比して神経Sweet病は30～60歳台である．神経Behçet病は再発，寛解を繰り返し後遺症も高頻度なのに対して，神経Sweet病は単相性の経過をたどることが多く，ステロイドが著効し後遺症を残しにくい．神経Behçet病がHLAB51と関連があるのに対して，神経Sweet病はHLACw1・B54と関連している．また，神経Sweet病は血管炎/血管周囲炎を伴わない．ただし，実際には神経Behçet病と神経Sweet病のいずれの診断基準も満たさないが，好中球機能亢進を示す症例が存在する．両疾患を包括して神経好中球病とする概念も提唱されている．

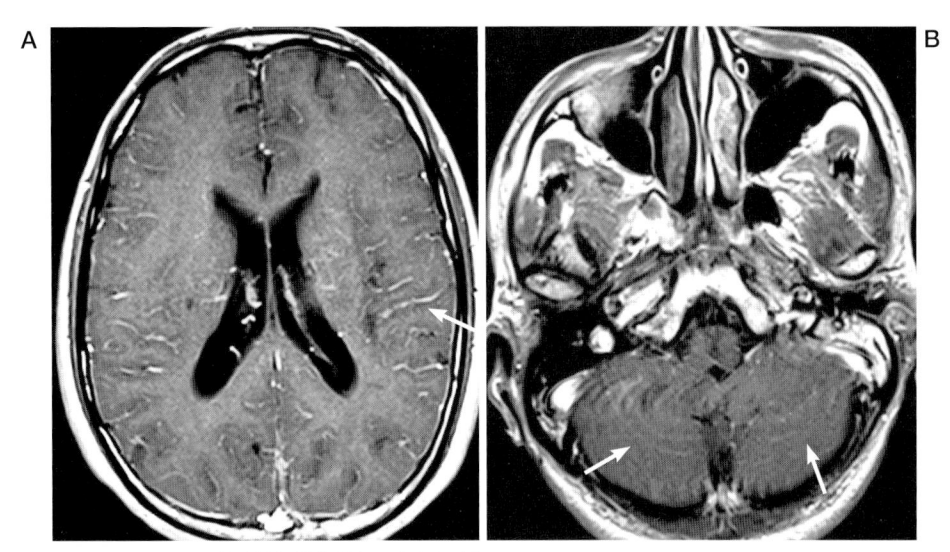

図 6-36　SLE による無菌性髄膜炎（20 歳台男性）
造影 T1 強調像　A：側脳室レベル，B：延髄レベル　両側大脳半球および小脳半球には，びまん性に軟髄膜の増強効果がみられる（→）．髄膜炎による髄膜の血流増加を反映した所見である．

d. 全身性エリテマトーデス　systemic lupus erythematosus：SLE

1）病態と臨床

　膠原病の代表的な疾患のひとつである全身性エリテマトーデス（SLE）は，自己免疫的機序により全身の臓器を侵す．SLE による中枢神経障害は CNS ループスもしくは neuropsychiatric SLE（NPSLE）とよばれ，20〜40 歳台の女性に好発する（男女比 1：10）．分類基準 2012 年[102]の免疫項目にある抗核抗体，抗 dsDNA 抗体，抗 Sm 抗体，抗リン脂質抗体などを代表とした多種の自己抗体が検出される．

　米国リウマチ学会では NPSLE を以下のように分類している．中枢神経障害の神経症状としては，無菌性髄膜炎，脳血管障害，脱髄，頭痛（片頭痛，良性頭蓋内圧亢進症を含む），運動障害（舞踏病），脊髄症，痙攣・てんかん発作，中枢神経障害のびまん性精神／神経心理学的障害として急性混迷状態，不安障害，認知障害，気分障害，統合失調症症状があげられている．末梢神経障害としては，急性炎症性脱髄性多発根神経炎（Guillain-Barré 症候群），自律神経障害，単神経炎，重症筋無力症，脳神経障害，神経叢障害，多発神経障害があげられている．

2）MRI 所見

　多彩な臨床所見を反映して，画像上も多彩な変化をきたしうる．無菌性髄膜炎を反映した所見として，髄膜の造影効果がみられる（図 6-36）．血管炎・血管症（vasculopathy）を反映して，皮質下・深部白質を代表とするさまざまな部位に虚血性変化や脱髄病変（図 6-37，図 6-38 A, B），脳実質内外への出血（macrohemorrhage，microhemorrhage）を認める．点状・斑状の多発高信号域は高齢者でしばしば認められる非特異的所見であるが，若年者にみられた場合は本症を含め何らかの小血管障害を疑うきっかけとなる．時に主幹

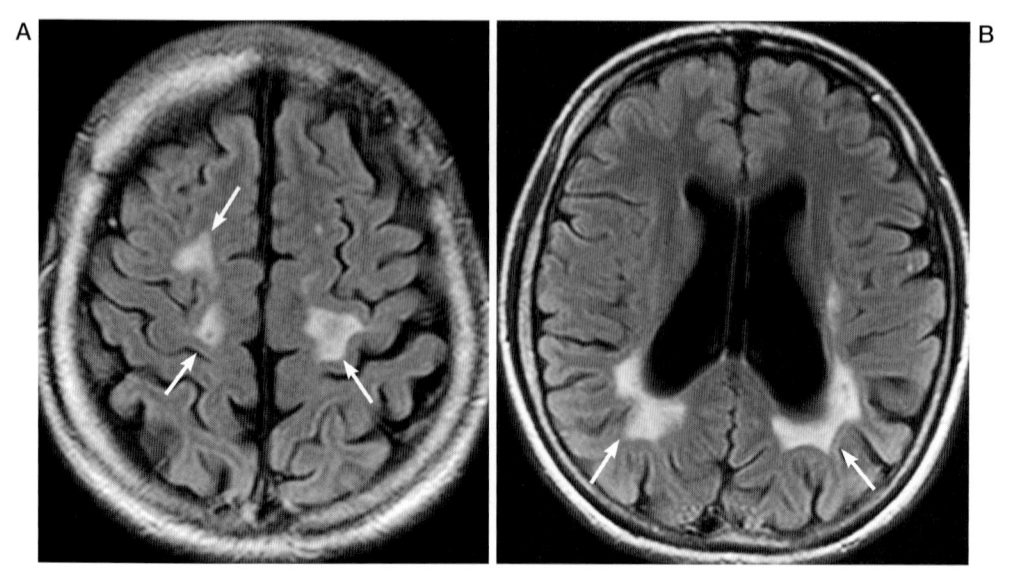

図 6-37　慢性期 SLE の多発陳旧性梗塞・虚血性変化および脳萎縮 (30 歳台女性)
FLAIR 像　A：頭頂部レベル，B：側脳室レベル　両側大脳皮質下・深部白質には高信号域がみられ(→)，内部には低信号を示す液状化した領域を伴っている．虚血・脱髄性変化や陳旧性梗塞巣が混在した状態と思われる．大脳は年齢に比して萎縮が目立つ．

動脈にも狭窄や閉塞を認めることもあり，もやもや病に類似した主幹動脈の狭窄を呈することもある(図 6-38 C)．また，多発脳梗塞の原因として Libman-Sacks 心内膜炎による多発塞栓性梗塞の可能性も念頭に置く必要がある．脱髄性病変として tumefactive demyelinating lesion に類似した広範な脱髄性病変をきたすことがある．大脳・脳梁の萎縮(図 6-37)もしばしばみられ，SLE による直接的な脳実質の損傷と長期ステロイド投与による脳退縮などの混在と考えられる．

　SLE では原病に伴う内皮障害に加え，高血圧，急性腎不全，免疫抑制薬，ステロイドなどの複合因子により posterior reversible encephalopathy syndrome (PRES) をきたす．特に活動性の高い時期に一致して認められる傾向がある．そのほか，自己免疫疾患関連性辺縁系脳炎としての辺縁系の異常信号域，異栄養性石灰化と考えられる基底核・半卵円中心・小脳の石灰化，動脈硬化の促進による動脈硬化性変化，動脈硬化や血管炎／血管症を背景とした動脈解離，小脳炎などもみられる．

　SLE の約 10% 程度に抗リン脂質抗体症候群が合併する．SLE 単独の場合よりも画像所見がより高頻度に認められ，大血管での閉塞や血栓症の頻度も高い．

　SLE の画像所見を理解するには，多彩な病態を念頭に置くと同時に長期治療に伴う頭蓋内の合併感染症にも留意する必要がある．

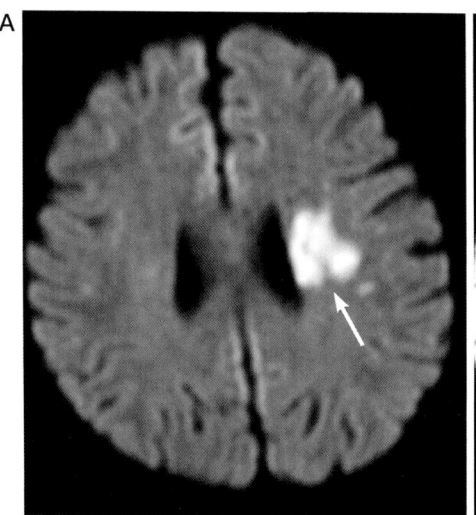

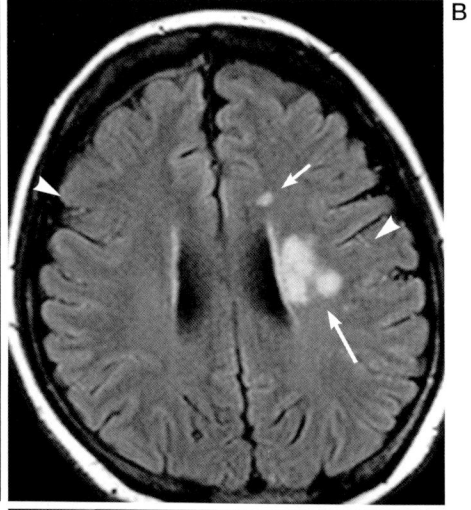

図 6-38　SLE による急性期梗塞および類もやもや病（30 歳台女性）
A：拡散強調画像，B：FLAIR 像，C：TOF MRA
右下肢麻痺で MRI が撮像された．拡散強調画像（A）および FLAIR 像（B）にて左大脳深部白質（中大脳動脈の穿通枝・皮質枝領域の境界領域）に高信号域を認め，細胞性・血管性浮腫が混在した急性期梗塞を示す（大矢印）．FLAIR 像（B）では前述の梗塞以外に左前頭葉白質に虚血性変化や脱髄を示唆する点状高信号域を認める（小矢印）．MRA（C）上，両側内頸動脈遠位から中大脳動脈に高度描出不良がみられ，高度狭窄/閉塞を示す（→）．FLAIR 像（B）では両側中大脳動脈の末梢分枝の信号上昇がみられ，slow flow を示している（▶）．

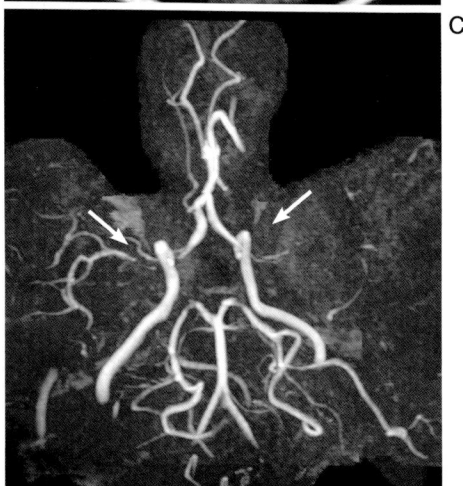

e. 抗リン脂質抗体症候群　antiphospholipid syndrome：APS

　抗リン脂質抗体症候群（APS）は，抗リン脂質抗体（抗カルジオリピン抗体，$\beta 2$-glycoprotein I 依存性抗カルジオリピン抗体やループス抗凝固因子など）を有する後天的な凝固異常症である．免疫学的な機序を基盤として，若年性脳梗塞，多臓器の動静脈血栓症，習慣性流産など，多彩な臨床像を呈する．SLE をはじめとする自己免疫疾患に続発することが多いが，原発性の場合もある．また，APS のなかには急速に多臓器梗塞をきたす予後不良の激症型（catastrophic APS）の一群が存在する．

　頭部 MRI の画像所見としては，動脈性の多発虚血・梗塞巣，頻度は低いものの静脈血栓症やこれによるくも膜下出血，reversible cerebral vasoconstriction syndrome などが認められる．若年性脳血管障害の原因として重要であり，若年性脳血管障害を見た場合は常に本症を鑑別する必要がある．

f. 結節性多発動脈炎　polyarteritis nodosa：PAN

　結節性多発動脈炎(PAN)は，中小型動脈にフィブリノイド壊死を伴う壊死性血管炎をきたす疾患であり，以前，結節性動脈周囲炎(periarteritis nodosa：PN)とよばれていた病態から分離独立した．他方は，細動脈・毛細血管を侵す顕微鏡的多発血管炎(microscopic polyangiitis：MPA)であり，PANに比し圧倒的に高頻度である．PANはMPAとは異なり，抗好中球細胞質抗体(antineutrophil cytoplasmic antibody：ANCA)が陽性にならず，細動静脈や毛細血管炎を認めない．大部分は原発性であるが，B型肝炎ウイルスを主としたウイルスとの因果関係も示唆されている[103]．

　本症は筋・関節，皮膚，腎，末梢神経などに多くみられ，中枢神経領域を侵す頻度は少ない．中枢神経に起こった場合は，血管炎共通の所見として虚血・梗塞，出血がみられる．体幹部では消化管や腎を代表としてしばしば動脈瘤を形成するが，頭蓋内動脈にもまれに動脈瘤を形成し，くも膜下出血の原因となる．

g. 神経梅毒　neurosyphilis

　梅毒トレポネーマ(*Treponema pallidum*)による感染症であり，頭蓋内には髄膜血管炎，脳炎，ゴム腫などが認められる．画像所見としては，髄膜の造影効果の亢進，髄膜の慢性炎症による水頭症や肉芽腫形成，脳神経の異常造影効果，髄膜腫に類似した髄膜由来の肉芽腫性腫瘤であるゴム腫，血管炎による血管狭窄(大中血管を侵すHeubner's endarteritisや細動脈を侵すNissl-Alzheimer's endarteritisが知られている)がみられる．また，脳炎や血管炎による虚血・梗塞などが皮質，皮質下，側脳室周囲にみられる．特に，側頭葉尖端部を含む側頭葉・前頭葉皮質下白質の高信号病変は特徴的である(図6-39)．画像上，ヘルペス脳炎と類似する側頭葉内側を中心とした高信号病変も観察される．本症は緩徐進行を呈することが多く，一般に急性発症が多いヘルペス脳炎とは臨床的経過で鑑別可能と思われる．時に，急速に巣症状が出現する場合があり，これをLissauer(リッサウエル)型進行麻痺とよぶ．そのほか，年齢に比して目立った脳萎縮(図6-39)，基底核や視床の鉄沈着，乳頭や眼球移行部に限局することが多い視神経炎や視神経周囲炎などがみられる．

h. Sjögren症候群　Sjögren syndrome

1) 病態と臨床

　慢性唾液腺炎と乾燥性角結膜炎を主徴とする自己免疫疾患であり，40〜60歳台での発症が多い．抗核抗体，抗SS-A・SS-B抗体，リウマトイド因子などの自己抗体が検出されうる．中枢神経病変は脳実質，視神経，脊髄にみられる．

2) MRI所見

　画像所見としては，血管炎による虚血・梗塞や脱髄を反映したさまざまな部位の脳実質内のT2強調像における信号上昇がみられる．急性期や活動性病変では，拡散強調画像で

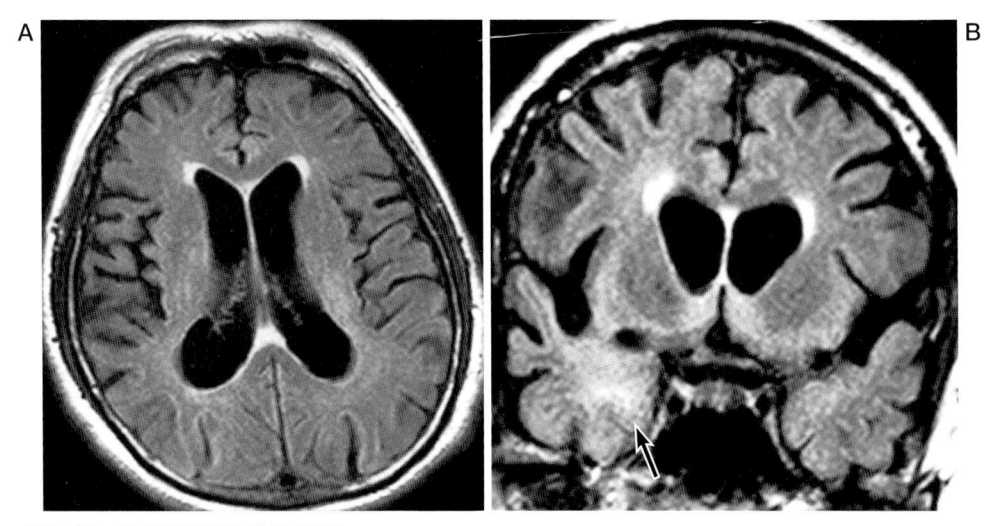

図 6-39 神経梅毒(40 歳台男性)
FLAIR 像　A：横断像，B：冠状断像　約 1 年半前より認知症，歩行障害が出現し，最近になって尿失禁も出現した．40 歳台という年齢を考慮すると脳室および脳溝の拡大が目立ち，脳萎縮を呈している(A)．右側頭葉腹側の皮質下白質に信号上昇がみられる(B，→)．

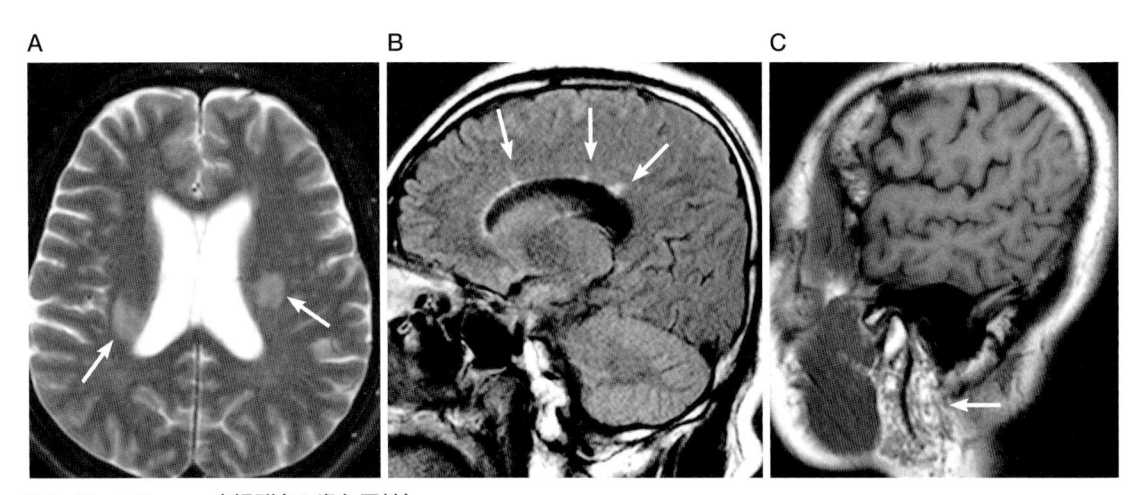

図 6-40　Sjögren 症候群(50 歳台男性)
A：T2 強調像，B：FLAIR 矢状断像，C：T1 強調矢状断像　呂律障害，歩行障害が出現した．両側大脳深部白質には多発性硬化症に類似した点状・斑状の高信号域を認める(A, B，→)．脳室壁に直交するような高信号もみられる(B，→)．両側耳下腺には脂肪浸潤と点状軟部信号を伴う萎縮があり(C，→)，Sjögren 症候群に伴う chronic punctate sialoadenitis を示している．

高信号になる．多発性硬化症に類似した所見を呈することがあり[104](図 6-40)，多発性硬化症と同様に視神経炎も合併する．中高年患者に多発性硬化症類似の所見を見た場合は，本疾患を考慮する必要がある．

　Sjögren 症候群には neuromyelitis optica/neuromyelitis optica spectrum disorder (NMO/NMOSD)を合併しやすい(図 6-41)．NMO/NMOSD には，他の自己抗体陽性率が高く SLE や橋本病などの自己免疫疾患の合併も多い．Sjögren 症候群に NMO/

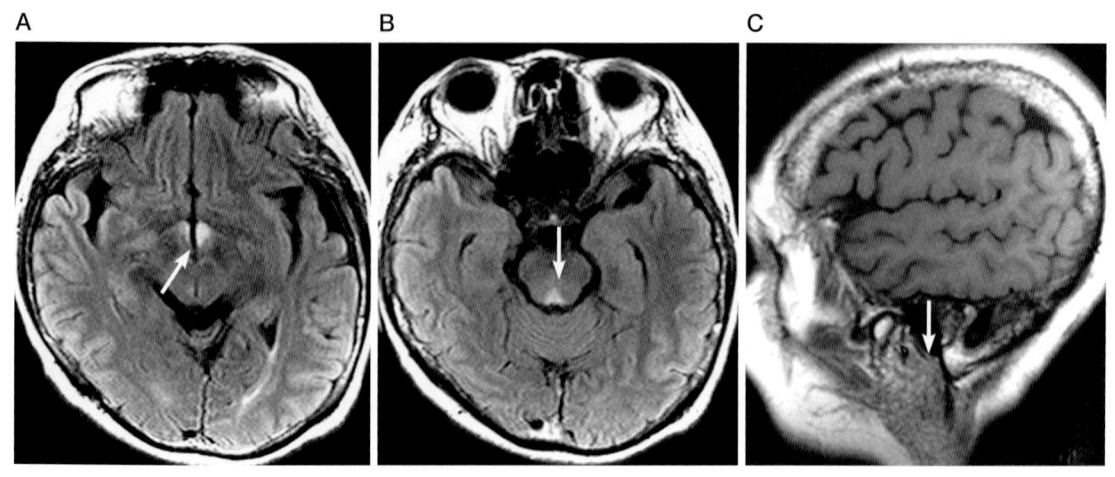

図6-41 NMOSDを合併したSjögren症候群(60歳台女性)
A：FLAIR像(視床下部レベル)，B：FLAIR像(中脳レベル)，C：T1強調矢状断像　約2か月前より両上肢の感覚障害，筋力低下があり，その後，両下肢の筋力低下，傾眠傾向が出現した．視床下部，中脳水道周囲に信号上昇を認め(A, B，→)，NMOSDに特徴的な所見を示す．両側耳下腺には脂肪浸潤と点状軟部信号を伴う萎縮があり(C，→)，Sjögren症候群に伴うchronic punctate sialoadenitisを示している．

　NMOSDが合併した場合は，どちらの疾患による病変を反映しているかの解釈が難しくなることがあるが，NMO/NMOSDに特徴的な所見の有無も合わせて評価する必要がある．Sjögren症候群における抗アクアポリン4抗体陽性例では陰性例に比して，小脳，脳幹(第四脳室周囲)，視神経，後索病変が多いとの報告もある[105]．頻度は低いものの，炎症や脱髄に伴う病変と考えられるtumefactive lesionをきたしうる(図6-42)．Sjögren症候群における大唾液腺には，chronic punctate sialoadenitisがみられる．病初期には腫大を呈し，慢性期には脂肪浸潤を伴う萎縮および点状軟部信号や石灰化を特徴とする(図6-40 C，図6-41 C)．涙腺も同様に病初期には腫大，慢性期には萎縮を呈する．脳実質内病変が特徴的でない症例においても，大唾液腺や涙腺の特徴的所見からSjögren症候群の可能性を想起できる場合がある．頭部MRI所見として，大唾液腺や涙腺にも注目しておく必要がある．なお，Sjögren症候群には，悪性リンパ腫やサルコイドーシスを合併することがあり，これらの合併も念頭に置くべきである．

i. 傍腫瘍性神経症候群　paraneoplastic syndrome

1) 病態と臨床
　悪性腫瘍の症例において，自己免疫的機序によると考えられる神経障害の一群をさす．腫瘍の転移，化学療法・放射線治療などの治療，日和見感染，栄養障害などの原因が否定される必要がある．典型的傍腫瘍性神経症候群として，脳脊髄炎，辺縁系脳炎，小脳変性症，オプソクローヌス・ミオクローヌス症候群，亜急性感覚性ニューロノパチー，慢性偽性腸閉塞，Lambert-Eaton筋無力症候群，皮膚筋炎がある．非典型的傍腫瘍性神経症候群としては，脳幹脳炎，視神経炎，傍腫瘍性網膜症，悪性黒色腫随伴網膜症，Stiff person症候群，壊死性脊髄症，運動ニューロン病，急性感覚運動性ニューロパチー，亜急

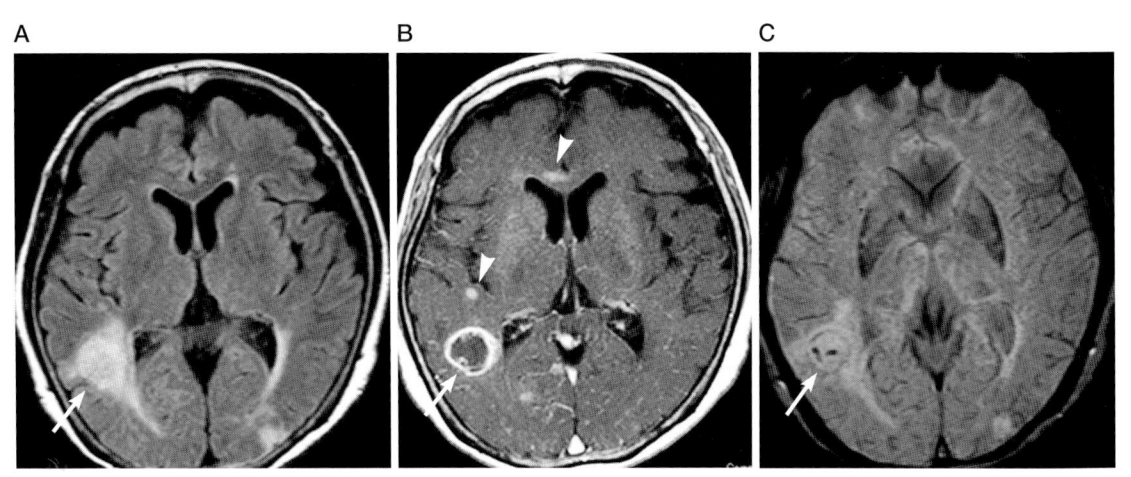

図 6-42　Sjögren 症候群による tumefactive lesion(70 歳台女性)
A：FLAIR 像，B：造影 T1 強調像，C：磁化率強調画像　1 年前から両上腕の痺れが出現し，今月になり，歩行障害，視力障害が出現した．大脳には皮質下白質を中心に中〜小の結節性病変が多発している．造影 T1 強調像(B)では，右側頭葉の比較的大きめの病巣はリング状増強効果を示すとともに(→)，内部に出血を示唆する点状低信号を伴っている(C，→)．近傍の右側頭葉皮質下や脳梁膝部に小結節状の造影効果を認める(B，▶)．浮腫性変化は弱く，mass effect は乏しい．生検にて高度の凝固壊死を伴う炎症性変化と診断され，Sjögren 症候群に伴う tumefactive lesion と考えられた．

性/慢性感覚運動性ニューロパチー，異常蛋白血症に伴うニューロパチー，血管炎を伴うニューロパチー，自律神経性ニューロパチー，急性汎自律神経異常症，重症筋無力症，急性壊死性ミオパチー末梢神経の過剰興奮（ニューロミオトニア）など，さまざまな病態が存在する[106]．

2) MRI 所見

　画像診断上は，小脳変性症，舞踏病(線条体脳炎)，脳幹脳炎，辺縁系脳炎が重要である．

　傍腫瘍性小脳変性症は急性ないし亜急性に発症し，急性期は急性小脳炎類似の所見を示す．T2 強調像において小脳の信号上昇を認め(図 6-43 A, B)，脳表に沿った造影効果を伴うこともある．慢性期には小脳萎縮を呈する(図 6-43 C)．中〜高年者に急性小脳炎類似の画像所見や小脳萎縮を見た場合は，本症の可能性も考慮し全身検索を行う必要がある．

　舞踏病(線条体脳炎)は亜急性に発症し，T2 強調像において対称性または非対称性に線条体の信号上昇を見る．画像上，プリオン病(特に CJD)が鑑別疾患としてあげられる．線条体脳炎では，拡散障害や皮質病変が欠如し，灰白質組織を越えて隣接する白質へ病変が進展しうる．また，小脳変性症や辺縁系脳炎の合併がある．

　脳幹脳炎においては中脳蓋，中脳水道周囲の灰白質，黒質，橋，延髄，上中小脳脚などに T2 強調像における信号上昇がみられる．

　辺縁系脳炎は傍腫瘍性神経症候群のなかでは頻度が高い病態である．MRI 上，T2 強調像や FLAIR 像にて一側または両側の海馬，扁桃体，帯状回，前障などに信号上昇を認める．造影効果がみられたという報告もあるが，通常は造影効果や出血の合併は少ない．非

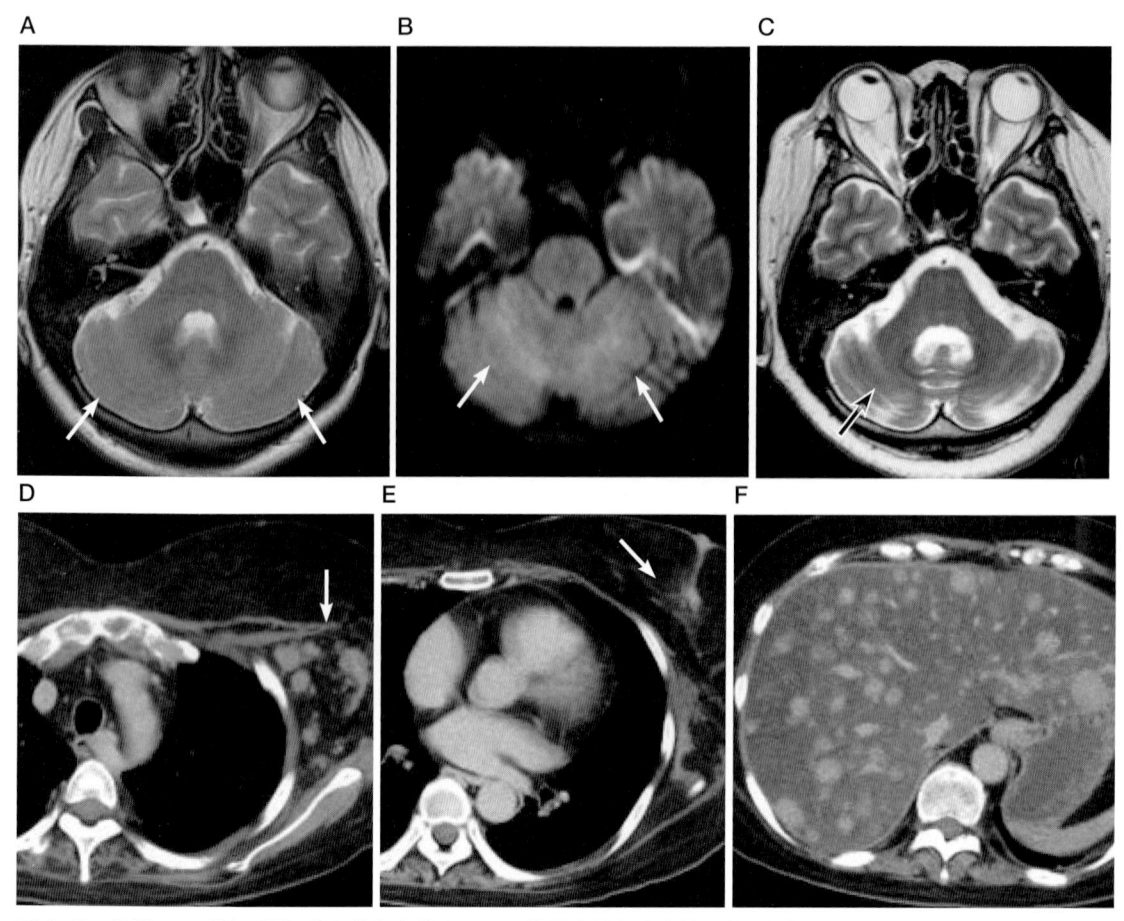

図 6-43　多発リンパ節・肝転移を伴う左乳癌による傍腫瘍性小脳変性症(30 歳台女性)
A：T2 強調像，B：拡散強調画像，C：約 10 か月後の T2 強調像，D～F：約 12 か月後の胸腹部造影 CT　約 2 か月前よりめまい，吐き気，頭痛，左眼球運動障害がみられ，1 か月前より構音障害，失調が出現した．T2 強調像(A)および拡散強調画像(B)において両側小脳半球に淡い信号上昇を認める(A, B, →)．この約 10 か月後の T2 強調像(C)では小脳が萎縮している(→)．胸腹部 CT で，左乳腺内の不整形の小軟部腫瘤(E, →)，左腋窩の多発リンパ節転移(D, →)，高度脂肪肝を合併する多発肝転移(F)を認めた．(国立精神・神経医療研究センター病院　佐藤典子先生のご厚意による)

ヘルペスのウイルス性，傍感染性，全身性膠原病(橋本病・SLE, Sjögren 症候群，再発性多発性軟骨炎，関節リウマチなど)などの他の原因に伴う非ヘルペス性辺縁系脳炎と同様の画像所見を呈する．臨床上はヘルペス脳炎との鑑別が重要である．ヘルペス脳炎では，側頭葉内側部から尖端部や外側にまで病変が進展しやすく，非対称性で造影効果や出血の合併もみられる．

6.6 中毒性疾患

　中毒性疾患は，自殺目的の服薬（薬物，農薬，その他の化学物質），事故，薬物乱用などがおもな原因であり，正確な状況が把握できれば診断は比較的容易である．しかしながら，意識障害を起こしているために的確な問診ができないことが多い．得られる画像も多くは非特異的な白質脳症の所見を示す（**BOX 6-15**）．

　発見時の状況から事故や自殺が推定される場合はもとより，健康な人の，急な意識障害の場合には中毒性疾患の可能性を念頭に置く必要がある．意識障害が回復せず，明らかな脳血管障害が否定されれば，中毒の可能性が高くなる．中毒が疑われる場合にはただちに血中濃度を測定して，確定診断する．それが無理であれば，とりあえず検体を保存しておく．あらゆる物質に対応できるわけではないが，後日の解析に役立つ．

a. 有機物中毒

1) 一酸化炭素中毒

① 病態と臨床

　中毒性疾患のなかで最も多い．冬場の暖房の不完全燃焼や練炭などによる自殺など原因となる背景はさまざまである．一酸化炭素は血中に入ると，酸素の約250倍という高い結合力でヘモグロビンと結合する．これにより，組織における酸素利用障害が起きる．神経系では淡蒼球や黒質網様体といった鉄含有の多い組織に結合し，障害する．

　急性期には意識障害，痙攣，呼吸筋麻痺などが起こり，致死的になることがある．急性期を過ぎて，数日間〜数週間，症状が改善して無症状になる意識清明期を経て，再び意識障害が生じる症例がある．これを間欠型と言い，臨床的に重要である．一酸化炭素中毒症例の約10%に生じる．この病態はGrinker's myelinopathyとよばれ，脂質過酸化後の脱髄であり，arylsulfatase Aの低下が関与していると考えられている．慢性期には譫妄（せ

BOX 6-15　おもな中毒性疾患の障害部位

中毒性疾患	障害部位
一酸化炭素	<u>淡蒼球</u>，皮質下白質
有機リン	線条体，大脳白質
メタノール	<u>基底核</u>，皮質下白質，<u>視神経</u>
エチレングリコール	<u>脳幹部</u>，基底核，視床，扁桃体，海馬
トルエン	<u>中小脳脚</u>，内包後脚
コカイン	<u>淡蒼球</u>
ヘロイン	小脳半球，中小脳脚，内包，後頭葉白質

※下線は特に特徴的な障害部位．

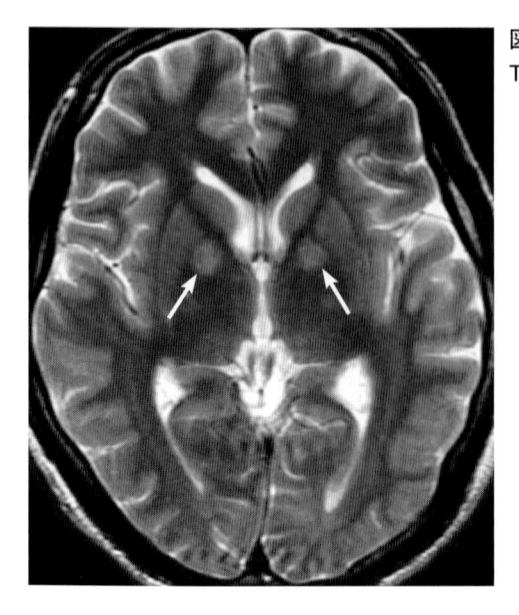

図6-44 一酸化炭素中毒(30歳台男性)
T2強調像 両側淡蒼球に対称性高信号を認める(→).

んもう),無動性言語,健忘,失見当識,自発性欠如,Parkinson症状,錐体路徴候,失語,失認,失行,Gerstmann症候群など種々の症状がみられる[107].

② MRI所見

急性期には約60%の症例で,両側淡蒼球にT2強調像およびFLAIR像で対称性の高信号病変が認められる(図6-44).本疾患に特徴的な所見である.皮質下白質にも高信号病変を認めることがある[108].

間欠型の場合は初期には画像上病変を認めないか,あってもごく軽微な白質病変が認められる程度である.徐々に神経症状が進行するにつれて,T2強調像およびFLAIR像で高信号を示す白質病変が拡大し,数週間の後,びまん性白質病変となる(図6-45).間欠型の症状を認めた際は定期的な画像によるfollow-upが必要である[107].

2) シアン化合物中毒

シアン化合物は燃料やアクリルの原料として用いられる.組織における酸素利用障害が生じるため,一酸化炭素中毒と同様,両側淡蒼球に対称性高信号病変を認める[109].

3) トルエン中毒

① 病態と臨床

トルエンは塗料などに含まれる有機溶剤として利用される.急性期には呼吸抑制,運動失調,知覚障害,昏睡などが生じる.慢性期には頭痛,めまい,倦怠感などの不定愁訴のほか,末梢神経障害が生じる.診断は尿中馬尿酸を測定する.トルエン中毒者の多くはいわゆるシンナー遊びによる.そのため,ほとんどの場合,本人はその事実を申告することがない.画像所見からトルエン中毒の可能性を示唆する必要がある.

② MRI所見

両側中小脳脚がT2強調像で左右対称性に高信号になることが,本疾患に特徴的であ

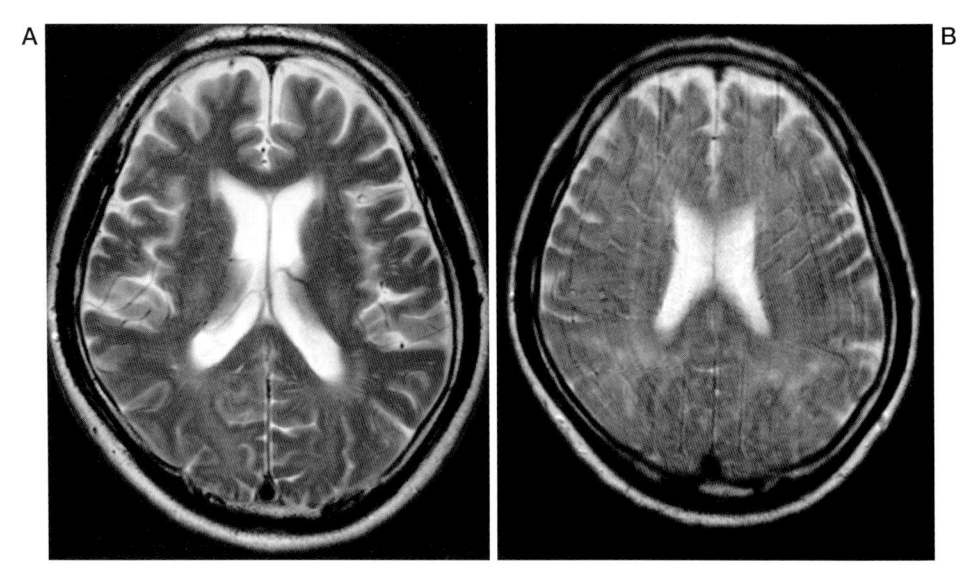

図 6-45 一酸化炭素中毒：間欠型(50 歳台男性)
T2 強調像　A：発症初期，B：4 週間後　発症初期(A)では明らかな異常所見を認めない．4 週間後(B)，びまん性の高信号域が出現している．

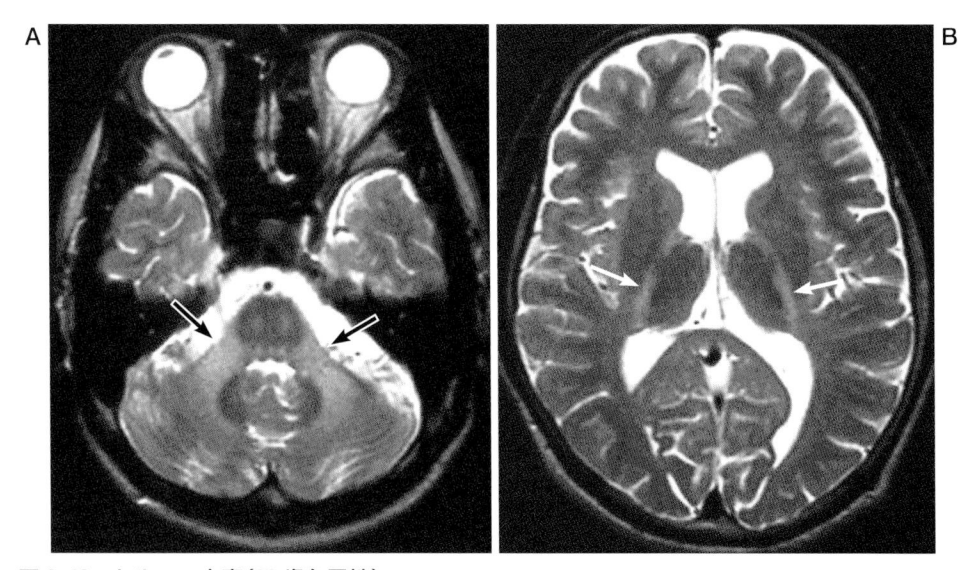

図 6-46 トルエン中毒(20 歳台男性)
T2 強調像　A：橋レベル，B：基底核レベル　両側中小脳脚および内包後脚に高信号を認める(→)．

る．内包後脚に対称性高信号を認める場合もある(図 6-46)．鑑別診断としては，両側中小脳脚が高信号を示すことがある，多系統萎縮症，脊髄小脳変性症，Waller 変性などがあげられる[110]．

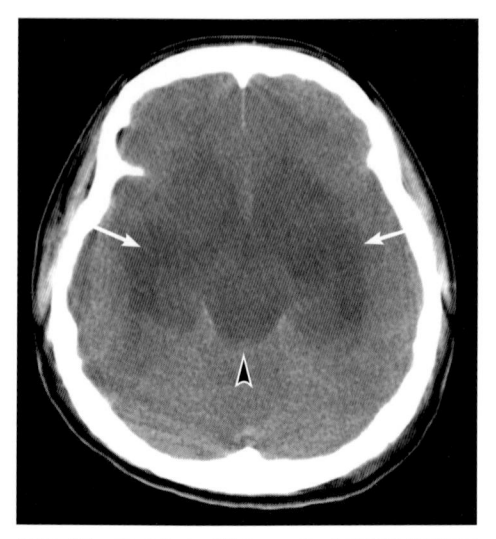

図6-47 エチレングリコール中毒(20歳台男性)
単純CT 脳幹(▶)や側頭葉内側(→)に高度の腫脹を認める．(仙台医療センター放射線科 栗原紀子先生のご厚意による).

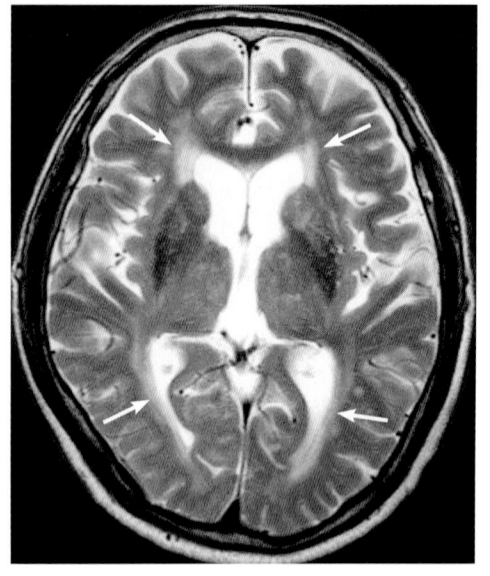

図6-48 有機リン中毒(70歳台男性)
T2強調像 両側大脳深部白質に高信号域を認める(→).

4) エチレングリコール中毒
① 病態と臨床
　エチレングリコールはラッカー，電子部品材料，一般的な食品などの保冷剤などに含まれている．甘味があるため，誤って食べてしまうことがある．摂取後24時間ほどで，意識障害，代謝性アシドーシス，急性腎不全，循環・呼吸障害などを発症する．
② MRI所見
　脳幹部を主体として両側の基底核，視床，扁桃体，海馬などに強い腫脹が生じる[111](図6-47).

5) 有機リン中毒
① 病態と臨床
　殺虫剤や農薬などに含まれ広く使用されている．地下鉄サリン事件で用いられた"サリン"も極めて強い有機リン中毒を引き起こすことが知られている．アセチルコリンを分解するコリンエステラーゼを阻害することにより，シナプス間隙でのアセチルコリン濃度が上昇する．
② MRI所見
　線条体，大脳白質にT2強調像で高信号を認めることがある(図6-48).

6) スギヒラタケ脳症
　2004年の秋に新潟，山形，秋田県を中心に原因不明の脳症が多発した．患者の大多数が高度腎機能障害や慢性腎不全で人工透析をしており，発症前にスギヒラタケを摂取して

図 6-49 スギヒラタケ脳症(50歳台男性)
T2強調像 両側レンズ核および外包に対称性の高信号病変を認める(→).

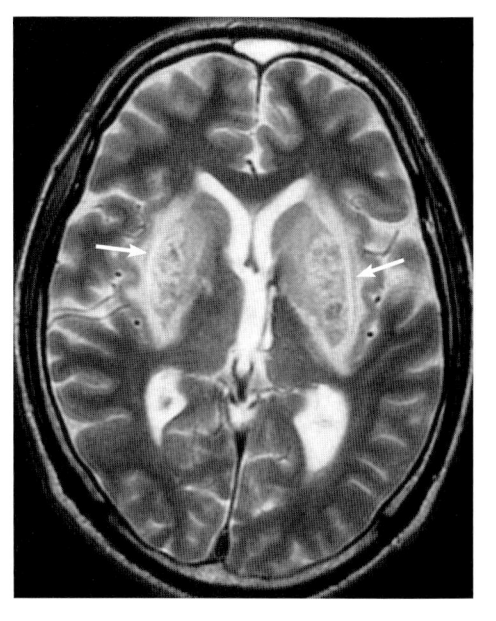

いるという背景が確認された．スギヒラタケは一般のスーパーマーケットなどには流通していないが，山間部を中心に採取されたものが広く食されている．これ以降，慢性腎不全患者に対して注意喚起がなされ，新規発症例はほぼ皆無になった．いまだに原因が不明である．

発症当初は画像上異常所見を認めない．数日後，対称性の基底核腫脹が出現し，数か月を経て病変部は萎縮する(図 6-49)．また，急速なびまん性脳萎縮をきたすことがある．

b. 重金属中毒

1) 有機水銀中毒

1950年代に工場などからメチル水銀を含有する排水が河川に流れ，流域の住民らに発症した公害である．本邦では水俣病が有名である．急性曝露の報告はなく，慢性曝露がほとんどである．画像的には一次視覚野，小脳および中心後回の萎縮が認められる[112]．

2) マンガン中毒

粉塵や金属蒸気(ヒューム)の経気道的曝露による．マンガンが大脳基底核に沈着し，変性を起こすことにより発症する．精神症状やパーキンソニズムがみられる．マンガン沈着により T1 強調像で淡蒼球が対称性に高信号を呈する[113]．

3) 鉛中毒

電池製造や金属加工などで慢性的な職業曝露により発症する．急性曝露では脳浮腫が生じる．慢性曝露では人格変化，頭痛，神経障害などが数週間以上かけて徐々に進行する．特異的な画像所見はないが，大脳灰白質の体積が正常人に比べて有意に低下することが報告されている[114]．

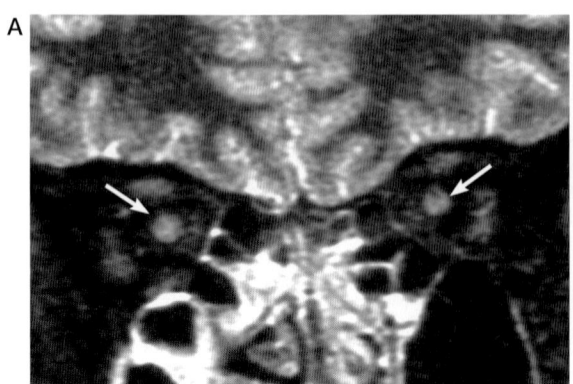

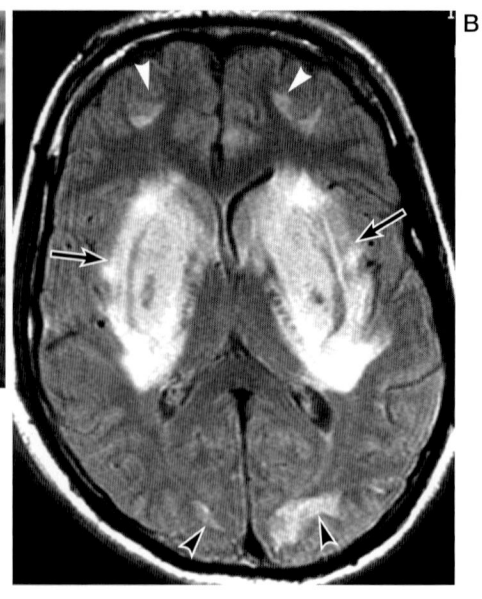

図 6-50　メタノール中毒(20 歳台男性)
A：眼窩 STIR 冠状断像，B：FLAIR 像　眼窩 STIR 像(A)では，両側視神経は高信号を示し，腫脹している(→)．FLAIR 像(B)では，両側基底核(→)および皮質下白質(▶)に多発高信号病変を認める．

c. アルコール中毒

1）メタノール中毒

① 病態と臨床

　メタノールは自動車のウィンドウウォッシャー液や農薬，塗料，固形燃料などに含まれる．誤って曝露するケースや自殺目的に摂取するケースなどがある．経口・経皮摂取後，数時間以内に一過性酩酊状態が起こり，6〜12 時間ほど経つと全身倦怠感，頭痛，嘔吐，腹痛などが生じる．特に視神経が障害されやすく視力障害が起こることが特徴的である．メタノールは摂取後，体内で代謝されてホルムアルデヒド，ギ酸に変化する．ホルムアルデヒドやギ酸が呼吸反応系である電子伝達系の酵素であるチトクロームオキシダーゼを阻害し，組織における酸素利用障害が生じ，特に虚血に弱い乏突起膠細胞が障害される．治療はエタノールを投与する．エタノールはメタノールと競合し，その間にホルムアルデヒドやギ酸が代謝されるのを待つ[115]．

② MRI 所見

　両側視神経は腫大し，STIR 像や脂肪抑制 T2 強調像では高信号を示す(図 6-50 A)．大脳半球では両側基底核，皮質下白質に T2 強調像や FLAIR 像で高信号を示す[116](図 6-50 B)．画像所見は重症の一酸化炭素中毒や低酸素脳症などと類似する．

図 6-51 コカイン中毒（30 歳台男性）
T2 強調像　両側淡蒼球に対称性の高信号（梗塞巣）を認める（→）．（文献 111）より許可を得て転載）

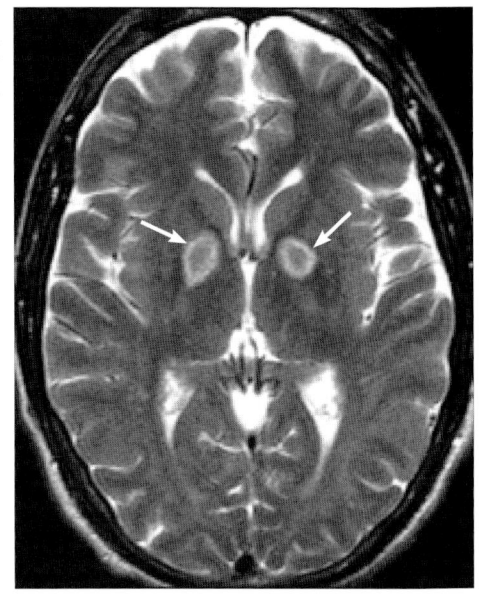

d. 薬物中毒

1) コカイン
① 病態と臨床
　コカインは局所に用いると電位依存性 Na イオンチャネルを阻害することにより感覚神経の興奮を抑制するため，局所麻酔薬として用いられる．中枢神経系に対しては中枢神経興奮作用を示し，一時的な爽快感や快楽を惹起する．血管攣縮作用があり，腹部領域では non obstructive mesenteric ischemia (NOMI) の原因のひとつになる．薬物依存性が非常に高く，所持使用は法律で禁止されている．

② MRI 所見
　コカインの血管攣縮作用により，両側淡蒼球や白質に虚血性病変が出現する[112]（図 6-51）．

2) ヘロイン
　ヘロインはアヘンに含まれるモルヒネからつくられる麻薬である．依存性が極めて高く，常習性が強い．経鼻，経口や経静脈的に投与され，強烈な快感が得られるという．特徴的な画像所見はみられないが，長期的な常習により大脳皮質の容積が低下するという報告がある[117]．

6.7 化学療法・放射線治療に伴う変化

a. 5-FU 脳症　5-fluorouracil-induced leukoencephalopathy

1) 病態と臨床

　5-fluorouracil (5-FU) は消化器癌や婦人科系癌，頭頸部癌などに広く用いられている抗癌剤の一種で，フッ化ピリミジン系の代謝拮抗薬である．ピリミジン合成を阻害することで DNA 形成を阻害し，抗腫瘍効果を発揮する．まれな副作用として神経毒性(小脳失調，めまい，認知障害，昏睡など)が2～3%で報告されており，5-FU 脳症として知られている．通常，5-FU 投与後4日～9週間後に起こるとされるが，投与開始翌日に発症する5-FU 脳症も経験される．多剤併用療法では遅発性脳症の報告もある．高用量の投与下では脳症の発症率が高くなり，5-FU の代謝酵素である dihydropyrimidine dehydrogenase (DPD) が欠失している症例ではより高度な脳症が起こる．5-FU の使用中止で軽快することが多いが，重症例では不可逆性変化をきたし，死に至る場合もある．脳症の成因については，不明な部分が多い[118]．5-FU 中間代謝物の α-fluoro-β-alanine や fluoroacetic acid (FA) の直接障害でミエリンが空胞変性し脱髄をきたすという説や，FA が尿素回路を阻害して高アンモニア血症を起こすためだとする説がある．近年では，5-FU の投与量の減少や TS-1 などの副作用低減を目的とした薬剤の開発により，報告は減少している．以下で述べる白質脳症のほかに，posterior reversible encephalopathy syndrome (PRES) が出現することが知られている．また，神経症状が出現しても画像上，脳に異常がみられないこともある．

2) 画像所見

　拡散強調画像で大脳の深部白質に左右対称な高信号病変が出現し，拡散係数 (apparent diffusion coefficient：ADC) は低下する(図 6-52)．病巣は，T2 強調像で高信号，T1 強調像で低信号，CT で低吸収を示すが，急性期の変化はわずかである．薬剤の中止で画像所見が改善することが多いが，強い障害が起きた領域は萎縮する．脳梁病変を伴うことが多く，疾患に特徴的である．灰白質や U-fiber は保たれるが，慢性期に逆行性変性を認めることがある．

　急性期における病変の拡散低下はミエリンの空胞形成やミエリン内浮腫を反映していると考えられている．MR perfusion や MR スペクトロスコピー (MR spectroscopy：MRS) では異常がみられなかったとの報告があり，病理学的にニューロンには異常がないという報告と合致する．

　鑑別診断としては放射線障害やほかの薬剤性脳症，アミロイドアンギオパチーに伴う白質脳症，低血糖性脳症，感染後脳症，Creutzfeldt-Jakob 病，Marchiafava-Bignami 病など多数の疾患があげられる．左右対称性の白質病変を見たときには，まず投与薬剤を確認するべきとの認識が重要である．

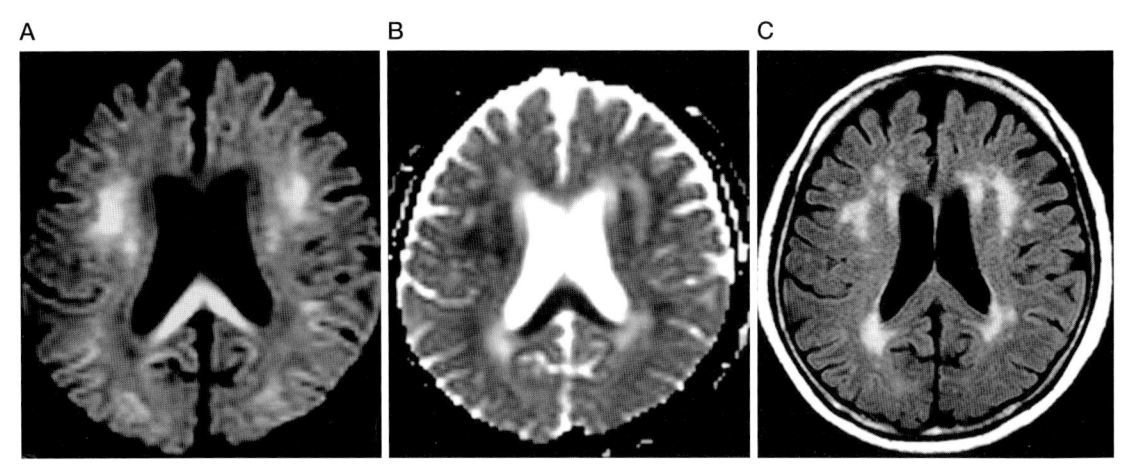

図 6-52　5-FU 脳症(70 歳台男性)
A：拡散強調画像，B：ADC map，C：FLAIR 像　中咽頭癌に対し TPF 療法(5-FU を含む)を開始し，その翌日より構音障害が出現した．脳梁全体と両側深部白質に拡散強調画像(A)で高信号がみられ，ADC 値(B)は低下している．FLAIR 像(C)では leukoaraiosis が目立つものの，ADC 値が低下している領域に異常はみられない．

b. メトトレキサート脳症　methotrexate-induced leukoencephalopathy

1) 病態と臨床

　メトトレキサート(methotrexate：MTX)はジヒドロ葉酸還元酵素の阻害剤で，葉酸代謝経路を阻害することで DNA 合成を阻害し，抗腫瘍剤(白血病，絨毛癌，肉腫など)や抗リウマチ薬として広く使用されている．急性型，亜急性型，慢性型の脳症の報告があり，また PRES を引き起こすことでも知られている．MTX は脂溶性のため血液脳関門を通過し，神経線維やアストロサイトに対する直接障害と，代謝変化に伴う間接障害を起こす．MTX 投与下では葉酸代謝物を触媒とするホモシスチンからメチオニンへの合成経路も阻害され血中ホモシスチン濃度が上昇する．ホモシスチンとその代謝物による神経毒性が脳症に関与している可能性もある．急性・亜急性脳症の治療は MTX の投与中止とロイコボリンの大量投与(BOX 6-16)である．排泄遅延がみられた場合は血液浄化も考慮される．

① 急性 MTX 脳症

　MTX 使用後 2〜4 時間後に，頭痛，嘔気・嘔吐，倦怠感，精神状態変化などの神経症状が出現し，12〜72 時間持続する．発症率は投与例の 5〜40％で，その本態は急性薬剤性髄膜炎とされ，髄液中の細胞やタンパクの増加，髄液圧の上昇がみられる．高用量投与で発症率が上昇する．また慢性型とは異なり，頭部への放射線治療を併用しない場合に有意に頻度が高く，MTX に対する急性組織反応が放射線照射により抑制されているのではないかと考えられている[119]．

② 亜急性 MTX 脳症

　投与後，数日〜数週後に突然の片麻痺，運動失調，言語障害，てんかん発作，気分障害で発症し，その症状から"卒中様症候群(stroke-like syndrome)"ともよばれる．下肢疼痛や感覚障害，対麻痺，膀胱障害などの脊髄症を発症することもある．48〜72 時間経過すると自然回復し，後遺症なく治癒するが，重症例では予後不良のことがある．MTX の

BOX 6-16　ロイコボリン leucovorin：LV

ロイコボリン（LV）は葉酸製剤で，MTX が阻害する葉酸代謝経路と異なる経路で葉酸を活性化する．正常組織にも必要な活性化葉酸を補給し，MTX の毒性を軽減することができる．MTX 投与後，時間をおいて段階的に LV を投与する．MTX/LV 救援療法により大量の MTX 投与が可能となり，肉腫や血液脳関門が問題となる白血病・悪性リンパ腫の中枢神経浸潤への抗腫瘍効果は劇的に改善した．しかし，適切な LV 投与が難しいことや，急性腎不全の合併による排泄遅延に由来する MTX 中毒が問題となっている．

再開は再発のリスク要因にはならないが再発することもあることから，再投与は避けられる傾向にある．

MRI 所見

病初期には通常の MRI では異常がみられないことが多いが，拡散強調画像では早期から拡散制限を認めることがある．深部白質や内包に斑状からびまん性の病変として出現し，早期検出に有用である．

③ 慢性 MTX 脳症

投与から月単位，年単位の経過後に出現する脳症で，亜急性型と同様な症状が緩徐進行性に出現する．四肢麻痺や昏睡，死亡に至ることもある．基本的に不可逆性変化とされるが，特に小児においては部分的に回復することもある．急速な増悪を示す劇症型の脳症は播種性壊死性脳症とよばれ，予後不良である（後述）．病理学的には脳室周囲や半卵円中心を主座とする白質の脱髄性変化に加え，多巣性の白質壊死，アストロサイトーシス，軸索障害がみられる．高用量投与，髄注，放射線治療の併用で発症率は上昇（45%）するが，リウマチに対する少量経口投与で発症したという報告もある．また，小児症例においては 5〜6 歳以下で発症率が高い．

MRI 所見

MRI では T2 強調像で深部白質に斑状の高信号が両側対称性にみられ，癒合し進展する（図 6-53）．通常は皮質や U-fiber 領域は侵されない．また，拡散制限や造影効果はみられないことが多い．慢性期には徐々に脳萎縮が進行する．無症状でも 20.6% で画像上白質脳症がみられ，magnetization transfer imaging がわずかな白質の信号変化を捉えるのに有用である[120]．逆に，画像上白質病変がみられなくても，神経精神学的変化がみられることがある．重要な鑑別疾患は進行性多巣性白質脳症であるが，MTX 脳症では薬剤使用歴に加え，比較的両側対称性の変化であることや U-fiber が侵されにくいことが鑑別に役立つ．

図6-53 慢性メトトレキサート脳症(40歳台女性)
T2強調像 悪性リンパ腫寛解後の中枢神経再発に対してメトトレキサート大量療法を施行し，その5か月後に左眼霧視，四肢末梢のしびれ感が出現した．両側大脳深部白質にT2強調像で淡い高信号がみられる(→)．拡散強調画像で異常はみられない(非呈示)．

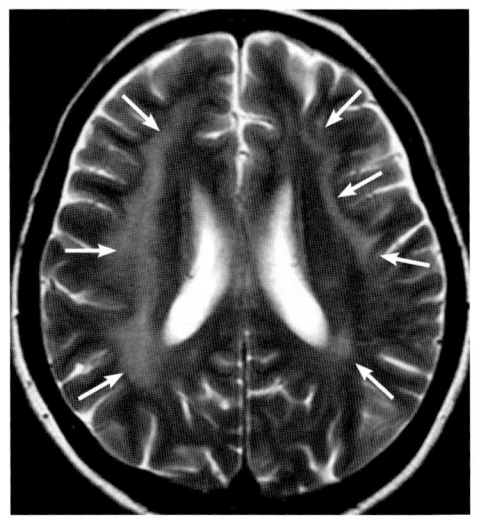

c. 播種性壊死性脳症 disseminated necrotizing encephalopathy

1) 病態と臨床

　化学療法後に出現する白質脳症のうち，神経症状の急激な悪化をきたす予後不良な病態を指す．多くがMTXに関連しており，髄腔内投与や高用量投与，放射線治療との併用でリスクが高くなる．MTX髄腔内投与による白質脳症のうち4%に出現する．ただし，MTXの少量経口投与例でも報告はある．病理学的には多発する癒合性の高度な脱髄斑，凝固壊死であり，出血や軸索腫大もみられる．放射線照射による白質自体の脆弱化や，血液脳関門の破綻に伴うMTXの脳実質への浸透が原因と考えられている[121]．

2) 画像所見

　MRIのT2強調像で，両側大脳の深部白質に高信号病変がみられ，内部に結節状やリング状の造影効果が出現する．病巣は急速に癒合・拡大し，慢性期には脳の萎縮が進行する(図6-54)．造影領域のADCは低下し，浮腫やmass effectがみられることもあり，腫瘍再発との鑑別が問題になることが多い．CTでは高度な壊死領域に石灰化を見ることがある(図6-54 C)．また，放射線治療後やミトコンドリア脳症，血管炎などと同様に，基底核，皮髄境界域の石灰化が両側対称性にみられることがありmineralizing angiopathy(BOX 6-17)ともいわれる．病変部がCTで低吸収を示すこと，局所脳血液量(regional cerebral blood volume：rCBV)の上昇がみられないことは再発との鑑別に有用である．ただし，病変の一部でrCBVの軽度の増加がみられたとする報告もある．MRSではNAAが低下し，コリン(Cho)と乳酸(lactate)は上昇する．中心部では脂質(lipid)の上昇がみられる．鑑別として重要なのは，前述した腫瘍再発や進行性多巣性白質脳症，脳炎，神経膠腫である．画像のみでの診断には限界があり，臨床情報や経過から判断する必要がある．

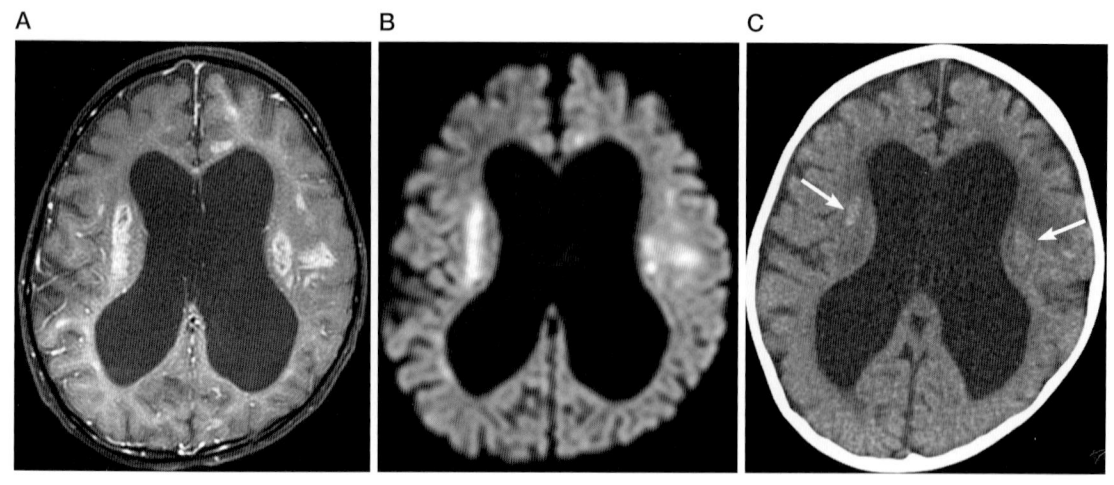

図6-54 壊死性播種性脳症(5歳女児)
A：造影T1強調像，B：拡散強調画像，C：単純CT　急性リンパ球性白血病寛解後の中枢神経再発に対し放射線化学療法開始22か月後．両側大脳の基底核，深部白質を中心に不整形の造影効果がみられ(A)，拡散強調画像(B)で高信号を示す．ADC値は低下していた(非呈示)．単純CT(C)では病変に一致して淡い石灰化がみられる(→)．(倉敷中央病院 小山 貴先生のご厚意による)

BOX 6-17　mineralizing angiopathy

放射線化学療法後の報告が多い．障害された中枢神経の小血管の壁に石灰化がみられる．また，ダメージを受けた血管から染み出す血漿由来の鉱質(ミネラル)や，血管障害に由来する限局性の虚血のため，血管周囲組織に二次性の異栄養性石灰化が起こると考えられている．脳実質内の両側対称性の石灰化としてみられ，レンズ核(特に被殻)や近傍の白質線維束，皮髄境界領域，小脳に頻度が高い．

d. 進行性多巣性白質脳症　progressive multifocal leukoencephalopathy：PML

1) 病態と臨床

　進行性多巣性白質脳症(PML)は，JC(John Cunningham)ウイルスの日和見感染による脱髄性脳炎である．細胞免疫の低下で顕在化するため，ヒト免疫不全ウイルス(human immunodeficiency virus：HIV)感染者で重要な疾患であるが，PML患者のうち6%では明らかな細胞免疫低下の素因がなかったと報告されている．近年では，多発性硬化症やその他，自己免疫疾患などの治療にnatalizumabやrituximabなどが使われる．これらモノクローナル抗体製剤の使用が増えることで，PMLが増加している(詳細は「6.2 炎症性脱髄疾患」の項を参照)．

　JCウイルスは，急激に血管径が狭小化する皮髄境界部で実質内に進入するため，病変は皮髄境界部から深部白質へ広がる傾向を示す．この所見はHIV脳症や多発性硬化症の増悪との鑑別に有用である[122]．JCウイルスはオリゴデンドロサイト，アストロサイトに

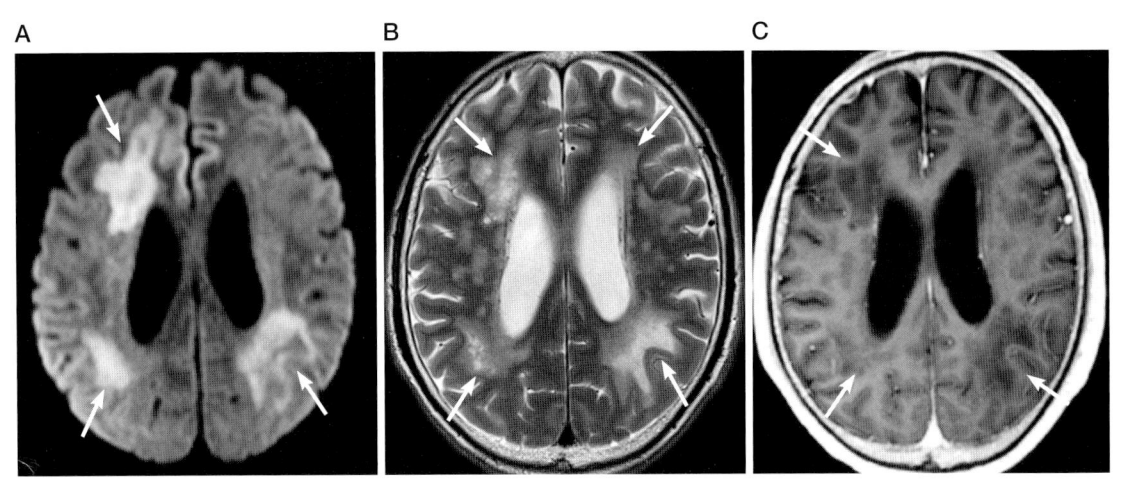

図 6-55　進行性多巣性白質脳症（60 歳台男性）
A：拡散強調画像，B：T2 強調画像，C：造影 T1 強調像　濾胞性リンパ腫の治療のため rituximab ＋ bendamustine 投与 15 か月後に物忘れが進行した．拡散強調画像（A）で両側大脳の皮質下を含む白質に不整形の高信号がみられ（→），一部はリング状の形態を示す．T2 強調像（B）では同領域に強い高信号を認める．拡散強調画像でみられる病変以外にも T2 強調像では高信号がみられるが，これは leukoaraiosis である．造影 T1 強調像（C）では病変は増強効果はなく，内部は低信号を示している．（京都大学附属病院 山内盛敬先生のご厚意による）．

感染し，白質を特異的に侵すといわれてきた．近年，神経細胞への感染の頻度も高く，灰白質にも病変が起こることがわかってきた[122]（**BOX 6-18**）．PML の症状として皮質盲や痙攣が知られているが，皮質病変が原因と考えられている．髄液中の JC ウイルス DNA の検出（感度 80％，特異度 99％）が診断に有用である．治療の基本方針は，まず免疫能低下を回復させることである．HIV 患者には highly active anti-retroviral therapy（HAART）を施行し，薬剤性の場合は投与を中止する．マラリア治療薬であるメフロキンの臨床試験が行われている．

2）MRI 所見

　T2 強調像で白質に境界明瞭かつ mass effect に乏しい非対称性の高信号がみられる（**図6-55**）．病変は皮質下白質から深部白質へ進展し，進行とともに萎縮する．天幕（テント）上で頻度が高く，天幕下では中小脳脚にみられることが多い．脳梁病変は少ない．病変部中央は T1 強調像で低信号を示すが，辺縁部に高信号を認めることがあり，脱髄に反応した泡沫状マクロファージの存在が示唆されている．初期には拡散強調画像で高信号，ADC の低下を示すが，進行とともに病変部中央は拡散強調画像で低信号を示すようになる．造影効果はみられないことが多い（**図 6-55 C**）．HIV 患者の HAART 療法中にみられる免疫再構築症候群（immune reconstitution inflammatory syndrome：IRIS）では，炎症を反映して造影効果と強い mass effect が出現し，PML 病変が増悪しているようにみえることがある．

　白質病変に接する灰白質が侵されることがあり，視床や基底核に多い．磁化率強調画像（susceptibility-weighted imaging：SWI）では U-fiber に沿った線状の低信号や基底核，視床枕の低信号化がみられる．障害されたミエリンから放出された鉄の沈着を反映してい

> **BOX 6-18** 進行性多巣性白質脳症(PML)の亜型
>
> 1) JC virus encephalopathy (JCE)
>   皮質のみに限局した脳症をきたす．古典的 PML にみられる皮質病変も同様な変異ウイルスに由来すると考えられている．
>
> 2) JCV granule cell neuronopathy (JCVGCN)
>   小脳顆粒細胞を特異的に侵す．初期には画像変化がみられないが，後期には小脳が萎縮し，T2強調像やFLAIR像での高信号が出現する．
>
> 3) JCV meningitis (JCM)
>   通常のウイルス性髄膜炎と類似し，脳脊髄液のみに JC ウイルスが確認できる．

ると考えられており，PML に特徴的な所見として注目されている[123]．また，拡散テンソル画像の fractional anisotropy (FA) 値の低下が拡散強調画像の異常に先行してみられる．そのほか，magnetization transfer ratio (MTR) の低下，rCBV の低下，MRS における N アスパラギン酸 (N-acetylaspartate; NAA) 低下，コリン (Cho) 上昇が知られており，ミオイノシトール (myoinositol) は発症早期には上昇し，後期では低下する．通常，タリウム (Tl) やガリウム (Ga) の集積はみられないが，PML-IRIS では炎症を反映して集積がみられるとの報告がある．

e. タクロリムス・シクロスポリン脳症

1) 病態と臨床

タクロリムスとシクロスポリンはいずれもカルシニューリン/NF-AT 系を抑制することで，T 細胞やサイトカインの活性化を阻害する免疫抑制薬である．タクロリムスのほうが少量で効果を発揮することから臓器移植後などに広く使用されている．副作用として頭痛，視覚障害，意識障害，痙攣などの神経症状や PRES が出現することが知られており，減量や中止で消失する．タクロリムス脳症の発症率は3％程度である．血圧の上昇のほか，血管内膜の直接傷害により血液脳関門が破綻することが原因と考えられている．

2) MRI 所見

通常の PRES 同様，可逆性の血管性浮腫で，皮質下白質に出現し深部白質や皮質に及ぶ（図6-56）．後方循環系支配領域で出現頻度が高い．ADC は上昇することが多く，脳梗塞や脳炎などとの鑑別に有用である[124]．ADC の低下がみられる場合は非可逆性の障害を示すとされ，血管攣縮による虚血性変化と考えられている．まれに，脳出血や脳表の造影効果がみられる．

図 6-56 シクロスポリン脳症(10歳男性)
FLAIR像 血球貪食症候群に対しシクロスポリン投与開始1か月後に血圧が140/70 mmHgと上昇し，全身間代性痙攣が出現．FLAIR像で両側後頭葉と右前頭葉の皮質下に高信号が認められる(→)．拡散強調画像で異常信号はなかった(非呈示)．その後，タクロリムスに変更したが，1週間後に同様な高血圧に続発する脳症が出現した．

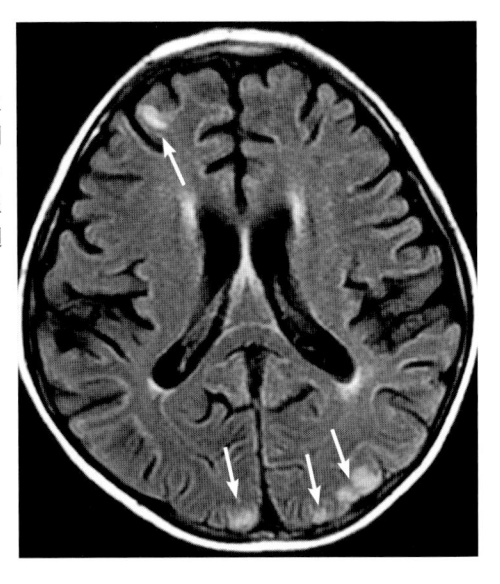

f. メトロニダゾール脳症

1) 病態と臨床

　メトロニダゾール(フラジール®)は嫌気性菌や原虫類に対し使用される抗菌薬で，血液脳関門を通過し，脳脊髄液や中枢神経へ良好に分布する．副作用として構音障害や歩行障害など可逆性の小脳失調や末梢神経障害が知られているが，発症の機序は明らかにはなっていない．薬剤の中止で改善がみられることが多い．

2) MRI所見

　T2強調像で両側対称性の高信号域が，小脳歯状核(85％)，脳幹(55％以上：前庭神経核や橋底部の上オリーブ核，延髄背側)，脳梁(50％：特に膨大部に多い)などにみられる(**図 6-57**)．両側対称性の小脳歯状核病変を示す疾患は比較的少なく，メトロニダゾール脳症に特徴的な所見である．また，脳梁病変は必ず膨大部を含むことも特徴とされる．ADCは上昇と低下のいずれもみられるが，基本的には可逆性変化とされる．MRSで一過性の乳酸の上昇がみられたという報告もある．

g. 副腎皮質ステロイドによる脳萎縮

　ステロイド投与により脳の萎縮をきたすことが知られている．血管の透過性低下，利尿による脳の水分減少やステロイドにより惹起されたタンパク質の代謝によると考えられており[125]，可逆性の変化である．しかし，動物実験においてはステロイドの長期投与で神経線維や神経樹枝状突起の減少，海馬の障害が起きることが知られている．

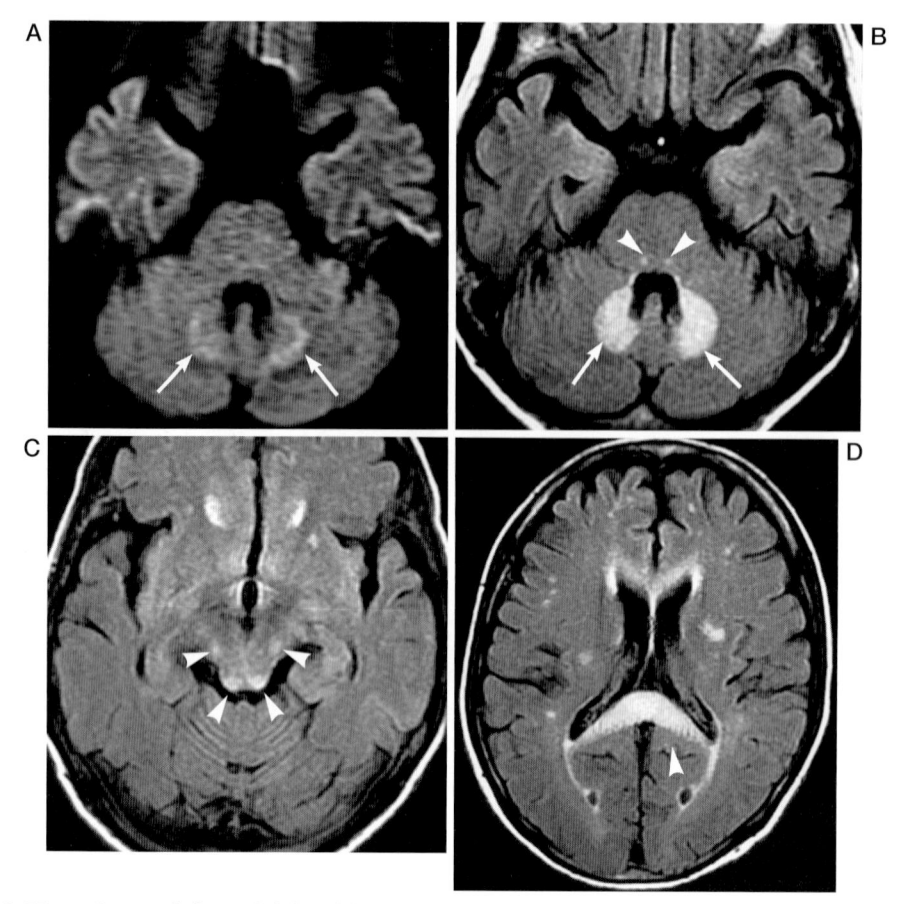

図6-57 メトロニダゾール脳症(50歳台男性)
A：拡散強調画像，B〜D：FLAIR像 呂律困難，右下肢の軽度の運動障害で発症．小脳歯状核は拡散強調画像(A)とFLAIR像(B)で高信号を示している(→)．また，両側の中心被蓋路(B)，上小脳脚，下丘と内側毛帯(C)，脳梁(D)にFLAIR像で高信号が認められる(▶)．

h. 放射線壊死

1) 病態と臨床

　放射線照射による脳障害は，早期障害，早期遅発性障害，遅発性障害の3つに分類される(**表6-3**)．放射線壊死は遅発性障害の一種で，画像所見が腫瘍の再発と類似するため重要である．放射線照射3か月後から2年以内に出現することが多いが，19年後に出現したという報告もある．総線量50 Gyで2.5％，64.8 Gyでは5％の発症率とされ，総線量60 Gy以上の照射や1.8〜2 Gy以上の分割照射では発症率が上昇する．近年は強度変調放射線治療(intensity modulated radiation therapy：IMRT)など照射技術の発達により，局所に高線量の照射ができるようになったことや，頭蓋内が照射範囲に入る頭頸部癌に対する治療がより高線量化していることから，発生率が上昇傾向にある．
　病理学的には小動脈の硝子様変性と線維化壊死，内膜肥厚による狭窄，血管周囲の炎症性変化がみられ，白質には髄鞘の淡明化，グリオーシス(gliosis)，壊死，囊胞形成がみられる．

図 6-58 放射線壊死（30 歳台男性）
造影 T1 強調像 血管外皮腫 (hemangiopericytoma) に対する術後定位放射線治療施行の6か月後．左側脳室三角部周囲に open-ring sign を示す造影領域が認められる (→)．辺縁が波打つ spreading wavefront enhancement pattern と，内部に点状の増強効果を示す soap bubble appearance が認められる．

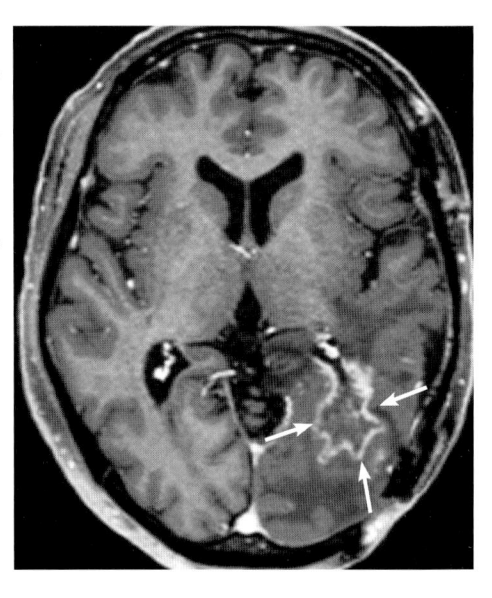

表 6-3 放射線照射による脳障害

早期障害	放射線治療中～治療直後	可逆性	血管性浮腫
早期遅発性障害	数週～3か月	可逆性のものが多い	血管性浮腫，脱髄，嗜眠症候群，Lhermitte 症候群，pseudoprogression
遅発性障害	数か月～10年以上	非可逆性	放射線壊死，白質障害，放射線誘発嚢胞，異栄養性石灰化，末梢血管拡張症（海綿状血管腫，微小出血），large vessel vasculopathy，放射線誘発腫瘍（髄膜腫，神経膠腫，神経鞘腫，骨肉腫など）

2）画像所見

　照射野内に広範囲な浮腫を伴う腫瘤様造影効果もしくはリング状の造影効果としてみられる（**図 6-58**）．急速に拡大することもあり，通常の画像診断では再発との鑑別が難しい．放射線壊死に特徴的所見として，"soap bubble appearance" もしくは "cut green pepper appearance"（やや厚い rim とその内部にみられる点状の造影効果），"Swiss cheese appearance"（びまん性の造影領域の内部に斑状の造影不良域がみられる），"spreading wavefront enhancement pattern"（辺縁が波打つ）が報告されている．しかし，確実に鑑別できるわけではなく，現状では参考所見にとどまる[126]．比較的信頼性の高い所見として，放射線壊死では，灌流画像における rCBV 低下，FDG-PET や methionine-PET での集積不良，MRS における Lip/Cho の高値などが知られている．しかし，生検では放射線壊死にしばしば腫瘍細胞が混在する．両者を区別できない病態もあることを認識してお

くべきである．

3) pseudoprogression

放射線壊死の出現時期よりも早く，放射線照射後数週で出現する造影病変で，早期遅発性障害に分類される．一過性の変化で，無治療で進行が停止もしくは縮小する．temozolomide(TMZ)併用で頻度が高く，発症率は20〜30％である．O^6-methylguanine DNA-methyltransferase(MGMT)遺伝子のプロモーターがメチル化されている症例に多くみられる．基本的には治療効果による血液脳関門の破綻によると考えられているが，病理学的には完全に解明されているわけではない．pseudoprogressionの出現は治療効果の高さを示し，予後が改善するとされている．再発との鑑別は困難であるが，放射線照射終了後12週以内に放射線照射範囲内に造影領域が出現した場合は，pseudoprogressionと考えてよい．

i. 免疫抑制状態に伴う病変

1) 感染症

免疫抑制状態の程度により感染症の種類が変化する．好中球低下が高度な場合は真菌感染，細菌感染，トキソプラズマ症の頻度が高く，より軽症では単純ヘルペスウイルス，EBウイルス，水痘ウイルスの感染症がみられる．その他として，結核やクリプトコッカス症が重要である．免疫抑制下での膿瘍はmass effectに乏しく，被膜形成が不十分で造影効果や浮腫形成もあまりみられない．また，膿瘍に特徴的な内部の拡散低下がみられないこともある．したがって，免疫抑制状態にみられるCTの低吸収病変では，常に膿瘍を鑑別診断にあげる必要がある[127]．

2) リンパ増殖性疾患　lymphoproliferative disorders：LPDs
① 病態と臨床

リンパ細胞の増殖がみられる一連の疾患群を指し，リンパ過形成から多発性骨髄腫，白血病，悪性リンパ腫を含む概念である．T細胞の機能が抑制されている状態で発症頻度が上昇する．免疫抑制状態で出現するLPDsは，原疾患により病態が異なってくる(BOX 6-19)．Epstein-Barr(EB)ウイルスとの関連が強く，post-transplant LPD (PTLD)やHIV感染者に発生する悪性リンパ腫は，EBウイルスのBリンパ球への感染がみられることが多い．PTLDでは移植臓器そのものや，消化管，肺，リンパ節，骨に出現することが多く，中枢神経の浸潤は比較的まれである．

② MRI所見

免疫抑制下のLPDsは多発(41〜81％)，出血(25％)，壊死を伴いやすいなど，通常とは異なる所見を示す．造影効果も不整形やリング状であったり，造影効果がみられなかったり(28％)する．鑑別として重要なのは，トキソプラズマ症やPMLである．これらは悪性リンパ腫と比べて皮質下にみられる頻度が高く，鑑別の手がかりになることがある．

BOX 6-19 免疫不全関連リンパ増殖性疾患の WHO 分類

1) LPD associated with primary immune disorders
 背景の原発性免疫不全症候群の種類により，LPD の発生頻度(0.7〜15%)や病型は異なるが，悪性リンパ腫の発生が多い．

2) lymphomas associated with HIV infection
 病初期に遷延するリンパ節腫大が，後期では高悪性度のB細胞性非 Hodgkin リンパ腫(NHL)がみられることがある．

3) post-transplant LPD (PTLD)
 リンパ球過形成がみられる．強い免疫抑制が必要な心臓や肺，複数臓器の移植の場合に多い．また，B細胞性が多くT細胞性はまれで予後が悪い．B細胞性 PTLD は EBV と関連が強く，EBV 陽性のドナーから陰性のレシピエントへの移植では PTLD のリスクが高いことが知られている．

4) other iatrogenic immunodeficiency associated LPDs

■ 文 献

1) Grossman RI, Yousem DM : White matter diseases. In Thrall JH (ed) : Neuroradiology. The Requisites, 2nd ed, Philadelphia : Mosby, 2003 : 331-367.
2) Miki Y, Grossman RI, Udupa JK, et al : Relapsing-remitting multiple sclerosis : longitudinal analysis of MR images—lack of correlation between changes in T2-lesion volume and clinical findings. Radiology 1999 ; 213 : 395-399.
3) Filippi M, Agosta F : Imaging biomarkers in multiple sclerosis. J Magn Reson Imaging 2010 ; 31 : 770-788.
4) Wattjes MP, Barkhof F : Diagnosis of natalizumab-associated progressive multifocal leukoencephalopathy using MRI. Curr Opin Neurol 2014 ; 27 : 260-270.
5) Lovblad KO, Anzalone N, Dorfler A, et al : MR imaging in multiple sclerosis : review and recommendations for current practice. AJNR Am J Neuroradiol 2010 ; 31 : 983-989.
6) Hori M, Yoshida M, Yokoyama K, et al : Multiple sclerosis : benefits of q-space imaging in evaluation of normal-appearing and periplaque white matter. Magn Reson Imaging 2014 ; 32 : 625-629.
7) Sai A, Shimono T, Sakai K, et al : Diffusion-weighted imaging thermometry in multiple sclerosis. J Magn Reson Imaging 2014 ; 40 : 649-654.
8) Wingerchuk DM, Lennon VA, Lucchinetti CF, et al : The spectrum of neuromyelitis optica. Lancet Neurol 2007 ; 6 : 805-815.
9) Wattjes MP, Barkhof F : Diagnosis of natalizumab-associated progressive multifocal leukoencephalopathy using MRI. Curr Opin Neurol 2014 ; 27 : 260-270.
10) Polman CH, Reingol SC, Banwell B, et al : Diagnostic criteria for multiple sclerosis : 2010 revisions to the McDonald criteria. Ann Neurol 2011 ; 69 : 292-302.
11) Kappos L, Radue EW, O'Connor P, et al : A placebo-controlled trial of oral fingolimod in relapsing multiple sclerosis. N Engl J Med 2010 ; 362 : 387-401.
12) Wingerchuk DM, Lennon VA, Pittock SJ, et al : Revised diagnostic criteria for neuromyelitis optica. Neurology 2006 ; 66 : 1485-1489.
13) Matthews L, Marasco R, Jenkinson M, et al : Distinction of seropositive NMO spectrum disorder and MS brain lesion distribution. Neurology 2013 ; 80 : 1330-1337.

14) Magaña SM, Matiello M, Pittock SJ, et al : Posterior reversible encephalopathy syndrome in neuromyelitis optica spectrum disorders. Neurology 2009 24 ; 72 : 712-717.
15) de Seze Debouverie JM and Zephir H : Acute fulminant demyelinating disease : a descriptive study of 60 patients. Arch Neurol 2007 ; 64 : 1426-1432.
16) Dale RC, de Sousa C and Chong WK : Acute disseminated encephalomyelitis, multiphasic disseminated encephalomyelitis and multiple sclerosis in children. Brain 2000 ; 123 : 2407-2422.
17) Jari Honkaniemi, Parasun D, Veikko Kähärä, Hannu Haapasalo : Delayed MR imaging changes in acute disseminated encephalomyelitis. AJNR 2001 ; 22 : 1117-1124.
18) Callen DJ, Shroff MM, Branson HM, Li DK : Role of MRI in the differentiation of ADEM from MS in children. Neurology 2009 ; 72 : 968-973.
19) Wender M : Acute disseminated encephalomyelitis (ADEM). J Neuroimmunol 2011 ; 231 : 92-99.
20) Hinchey J, Chaves C, Appingnami B, et al : A reversible posterior leukoencephalopathy syndrome. N Engl J Med 1996 ; 334 : 494-500.
21) Casey SO, Smpalo RC, Michel E, et al : Posterior reversible encephalopathy syndrome : utility of fluid-attenuated inversion recovery MR imaging in the detection of cortical and subcortical lesions. AJNR 2000 ; 21 : 1199-1206.
22) 下野太郎：Posterior reversible encephalopathy syndrome. 青木茂樹・他編著：よくわかる脳MRI. 第3版, 学研メディカル秀潤社, 2012 ; 500-501.
23) Karapanayiotides T, Meuli R, Devuyst G, et al : Postcarotid endarterectomy hyperperfusion or reperfusion syndrome. Stroke 2005 ; 36 : 21-26.
24) Sekine T, Ikeda K, Hirayama T, et al : Transient splenial lesion after recovery of cerebral vasoconstriction and posterior reversible encephalopathy syndrome : a case report of eclampsia. Intern Med 2012 ; 51 : 1407-1411.
25) Bartynski WS : Posterior reversible encephalopathy syndrome, part 2 : controversies surrounding pathophysiology of vasogenic edema. AJNR 2008 ; 29 : 1043-1049.
26) Pirker A, Kramer L, Voller B, et al : Type of edema in posterior reversible encephalopathy syndrome depends on serum albumin levels : an MR imaging study in 28 patients. AJNR 2011 ; 32 : 527-531.
27) Edvinson L, Owman C, Sjoberg NO : Autonomic nerves, mast cells, and amine receptors in human brain vessels : a histochemical and pharmacological study. Brain Res 1976 ; 115 : 337-393.
28) Bartynski WS : Posterior reversible encephalopathy syndrome, part 1 : fundamental imaging and clinical features. AJNR 2008 ; 29 : 1036-1042.
29) Pande AR, Ando K, Ishikura R, et al : Clinicoradiological factors influencing the reversibility of posterior reversible encephalopathy syndrome : a multicenter study. Radiat Med 2006 ; 24 : 659-668.
30) Tajima Y, Isonishi K, Kashiwaba T, et al : Two similar cases of encephalopathy, possibly a reversible posterior leukoencephalopathy syndrome : serial findings of magnetic resonance imaging, SPECT and angiography. Intern Med 1999 ; 38 : 54-58.
31) Bartynski WS, et al : Distinct imaging patterns and lesion distribution in posterior reversible encephalopathy syndrome. AJNR 2007 ; 28 : 1320-1327.
32) 山本麻子：メトロニダゾール脳症. 青木茂樹・他編著：よくわかる脳MRI. 第3版, 学研メディカル秀潤社, 2012 ; 540-541.
33) 與儀 彰, 村山貞之：可逆性の脳梁膨大部病変を伴う軽症脳炎／脳症. 沖縄医報 2010 ; 6 : 56-57.
34) Kim SS, Chang K-H, Kim ST, et al : Focal lesion in the splenium of the corpus callosum in epileptic patients : antiepileptic drug toxicity? AJNR 1999 ; 20 : 125-129.
35) Tada H, Takanashi J, Barkovich AJ, et al : Clinically mild encephalitis / encephalopathy with a reversible splenial lesion. Neurology 2004 ; 63 : 1854-1858.
36) Takanashi J : Two newly proposed infectious encephalitis / encephalopathy syndromes. Brain Dev 2009 ; 31 : 521-528.
37) Takanashi J, Tada H, Maeda M, et al : Encephalopathy with a reversible splenial lesion is associated with hyponatremia. Brain Dev 2009 ; 31 : 217-220.
38) 藤木陽平, 中嶋秀人, 伊藤 功・他：抗グルタミン酸受容体抗体陽性を示した可逆性脳梁膨大部病変を有する脳症の1例. 臨床神経 2011 ; 51 : 510-513.

39) Moritani T, Smoker WRK, Sato Y, et al : Diffusion-weighted imaging of acute excitotoxic brain injury. AJNR 2005 ; 26 : 216-228.
40) Maeda M, Takahara H, Terada H, et al : Reversible splenial lesion with restricted diffusion in a wide spectrum of disease and conditions. J Neuroradiol 2006 ; 33 : 229-236.
41) Takanashi J, Barkovich AJ, Shiihara T, et al : Widening spectrum of a reversible splenial lesion with transiently reduced diffusion. AJNR 2006 ; 27 : 836-838.
42) Sekine T, Ikeda K, Hirayama T, et al : Transient splenial lesion after recovery of cerebral vasoconstriction and posterior reversible encephalopathy syndrome : a case report of eclampsia. Intern Med 2012 ; 51 : 1407-1411.
43) Hagemann G, Mentzel HJ, Weisser H, et al : Multiple reversible MR signal changes by Ebstein-Barr virus encephalitis. AJNR 2005 ; 27 : 1447-1449.
44) Adams RA, Victor M, Mancall EL : Central pontine myelinolysis : a hitherto undescribed disease occurring in alcoholics and malnourished patients. Arch Neurol Psychiatry 1959 ; 81 : 154-172.
45) Wright DG, Laureno R, Victor M : Pontine and extrapontine myelinolysis. Brain 1979 ; 102 : 361-385.
46) Gocht A, Colmant HJ : Central pontine and extrapontine myelinolysis : a report of 58 cases. Clin Neuropath 1987 ; 6 : 262-270.
47) Martin RJ : Central pontine and extra-pontine myelinolysis : the osmotic demyelination syndromes. J Neurol Nurosurg Psychiatry 2004 ; 75(supple III) : III22-28.
48) Ghosh N, DeLuca GC, Esiri MM : Evidence of axonal damage in human acute demyelinating diseases. J Neurol Sci 2004 ; 222 : 29-34.
49) 阿知波左千子，安藤久美子，石藏礼一・他：高張性脱水を機に発症した extrapontine myelinolysis の一例．日本医放会誌 2004；64：310-312.
50) Menger H, Jarg T : Outcome of central pontine and extrapontine myelinolysis. J Neurol 1999 ; 246 : 700-705.
51) Sun GH, Yang YS, Liu QS, et al : Panceatic encephalppathy and Wernicke encephalopathy in association with acute pancreatitis : a clinical study. Gastroenterol 2006 ; 12 : 4224-4227.
52) Wernicke C : Die akute hämorrhagische Polioencephalitis superior. Fischer Verlag, Kassel. Lehrbuch der Gehirnkrankheiten fur Aerzte und Studierende, vol 2. Theodor Fritsche, Berlin, Kassel, 1881 : 229-242.
53) Zuccoli G, Pipitone N : Neuroimaging findings in acute Wernicke's encephalopathy : review of the literature. AJR Am J Roentgenol 2009 ; 192 : 501-508.
54) Gapalakrishanan B, Ashraf V, Kumer P, et al : Reversible "pulvinar sign" in Wernicke's encephalopathy. Ann Indian Acad Neurol 2014 ; 17 : 222-224.
55) Marchiafava E, Bignami A : Sopra un'alterazione del corpo calloso osservata da sogetti alcoolisti. Rivista di patologia nervosa e mentale 1903；8：544-549.
56) Arbelaez A, Pajon A, Castillo M : Acute Marchiafava-Bingami disease : MR findings in two patients. AJNR 2003；25：1955-1957.
57) 前原忠行，土屋一洋・編著：ちょっとハイレベルな頭部疾患の MRI 診断．学研メディカル秀潤社，2008.
58) http://jstshingi.jp/abst/p/12/1206/niigata02.pdf.
59) Ikeda T, Takahashi T, Sato A, et al : Predictors of outcome in hypoglycemic encephalopathy. Diabetes Res Clin Pract 2013 ; 101 : 159-163.
60) Auer RN : Hypoglycemic brain damage. Metab Brain Dis 2004 ; 19 : 169-175.
61) Kang EG, Jeon BJ, Choi SS, et al : Diffusion MR imaging of hypoglycemic encephalopathy. AJNR 2010 ; 31 : 559-564.
62) Johkura K, Nakae Y, Kudo Y, et al : Early diffusion MR imaging findings and shor-term outcome in comatose patients with hypoglycemia. AJNR 2012 ; 33 : 904-909.
63) Barkovich AJ, Ali FA, Rowley HA, et al : Imaging pattern of neonatal hypoglycemia. AJNR 1998 ; 19 : 523-528.
64) McCullen MK, Millere J, Jabbour S, et al : Expert opinion : Chorea in the setting of hyperglycemia—a case report and review of the literature. Pract Neurol 2010 ; 16-19.
65) Nagai C, Kato T, Katagiri T, et al : Hyperintense putamen on T1-weighted MR images in a

case of chorea with hyperglycemia. AJNR 1995 ; 16 : 1243-1246.
66) Shan DE, Ho DMT, Chang C, et al : Hemichorea-hemiballism : an explanation for MR signal changes. AJNR 1998 ; 19 : 863-870.
67) Abe Y, Yamamoto T, Soeda T, et al : Diabetic striatal disease : clinical presentation, neuroimaging, and pahology. Intern Med 2009 ; 48 : 1135-1141.
68) Görg B , Schliess F, Häussinger D : Osmotic and oxidative/nitrosative stress in ammonia toxicity and hepatic encephalopathy. Arch Biochem Biophys 2013 ; 536 : 158-163.
69) Uchino A, Hasuo K, Matsumoto S, et al : Cerebral magnetic resonance imaging of liver cirrhosis patients. Clin Imaging 1994 ; 18 : 123-130
70) Nagatomo S, Uehara F, Hanada K, et al : Manganese intoxication during total parenteral nutrition : report of two cases and review of the literature. J Neurol Sci 1999 ; 162 : 102-105.
71) Zhang XD, Zhang LJ, Wu SY, et al : Multimodality magnetic resonance imaging in hepatic encephalopathy : an update. World J Gastroenterol 2014 ; 20 : 11262-11272.
72) Cordoba J, Ragner N, Flavia M, et al : T2 hyperintnesity along the crtico-spinal tract. Hepatology 2003 ; 38 : 1026-1033.
73) Finelli F : Diffusion-weighted imaging in acute hyperammonemic encephalopathy. Neurohospitalist 2013 ; 3 : 125-130.
74) U-King-Im JM, Yu E, Bartlett E, et al : Acute hyperammonemic encephalopathy in adults : imaging findings. AJNR 2011 ; 32 : 413-418.
75) Chavarria L, Alonso J, Garcia-Martinez R, et al : Biexponential analysis of diffusion-tensor imaging of the brain in patients with cirrhosis before and after liver transplantation. AJNR 2011 ; 32 : 1510-1517.
76) Sachs C, Sjöberg HE, Ericson K : Basal ganglia calcifications on CT : relation to hypoparathyroidism. Neurology 1982 ; 32 : 779-782.
77) Mejdoubi M : Extensive brain calcification in idiopathic hypoparathyroidism. J Neurol Neurosurg Psychiat 2006 ; 77 : 1328.
78) Fujita T : Mechanism of intracerebral calcification in hypoparathyroidism. Clin Calcium 2004 ; 14 : 55-57.
79) Hernandez MCV, Wilson KL, Combet E, et al : Brain findings associated with iodine deficiency identified by magnetic resonance methods. OJRad 2013 ; 3 : 180-195.
80) Shimono T, Hatabu H, Kasagi K, et al : Rapid progression of pituitary hypoplasia in humans with primary hypothyroidism : demonstraion with MR imaging. Radiology 1999 ; 213 : 383-388.
81) Shiragusa V, Boffelli S, Weber G, et al : Brain magnetic resonance imaging in congenital hypothyroid infants at diagnosis. Thyroid 1997 ; 7 : 761-765.
82) AriYuka S, Yilmaz C, Kaya A, et al : A case of congenital hypothyroidism presented with dysmyelinization findings. Journal of Acute Disease 2014 ; 3 : 74-76.
83) Brain L, Jellinek EH, Ball K : Hashimoto's disease and encephalopathy. Lancet 1996 ; 2 : 512-514.
84) 米田　誠：橋本脳症の診断と治療．臨床神経 2012 ; 52 : 1240-1242.
85) http://repo.flib.u-fukui.ac.jp/dspace/bitstream/10098/2014/1/競争的配分経費_米田先生．pdf.
86) 山本幹枝，和田健二，米田　誠：抗N末端α-エノラーゼ抗体を認めた急性小脳失調症の1例．臨床神経　2010 ; 50 : 581-584.
87) Song YM, SEo DW, Chang GY : MR findings in Hashimoto encephalopathy. AJNR 2004 ; 25 : 807-808.
88) Shibata N, Yamamoto Y, Sunami N, et al : Isolated angiitis of the CNS associated with Hashimoto's disease. Rinsho Shinkeigaku 1992 ; 32 : 191-198.
89) Nolte KW, Unbehaun A, Sieker H, et al : Hashimoto encephalopathy : a brainstem vasculitis? Neurology 2000 ; 54 : 769.
90) 新堂晃大，伊井裕一郎，佐々木良元・他：血清と髄液中の抗グルタミン酸受容体ε2抗体が陽性で非ヘルペス性急性辺縁系脳炎様の症状を呈した橋本脳症の1例．臨床神経 2007 ; 47 : 629-634.
91) Yasuhara T, Tada R, Nakano Y, et al : The presence of *Propionibacterium* spp. in the vitreous fluid of uveitis patients with sarcoidosis. Acta Ophthalmol Scand 2005 ; 83 : 364-269.
92) Shah R, Roberson GH, Cure JK : Correlation of MR imaging findings and clinical maninfestations in neurosarcoidosis. AJNR 2009 ; 30 : 953-961.

93) Prasad S, Moss HE, Lee EB, et al : Clinical reasoning : a 42-years old man with sequential monocular visual loss. Neurology 2008 ; 71 : e43-49.
94) Cros D, Gonzalez RG, Mark EJ : Case records of the Massachusetts general hospital. Case 6. 37-years-old woman with vertigo, facial weakness, and a generalized seizure. N Engl J Med 2009 ; 36 : 802-809.
95) Hesselmann V, Wedekind C, Terstegge K, et al : An isolated forth ventricle in neurosarcoidosis : MRI findings. Eur Radiol 2002 ; 12 : S1-3.
96) O'Dwyer JP, Al-Moyeed BA, Farrell MA, et al : Neurosarcoidosis-related intracranial haemorrhage : three new cases and a systematic review of the literature. Eur J Neurol 2013 ; 20 : 71-78.
97) Koçer N, Islak C, Siva A, et al : CNS involvement in neuro-Behçet syndrome : an MR study. AJNR 1999 ; 20 : 1015-1024.
98) Akman-Demir G, Bahar S, Coban O, et al : Cranial MRI in Behçet's disease : 134 examinations of 98 patients. Neuroradiology 2003 ; 45 : 851-859.
99) Kikuchi H, Takayama M, Hirohata S : Quantitative analysis of brainstem atrophy on magnetic resonance imaging in chronic progressive neuro-Behçet's disease. J Neurol Sci 2014 ; 337 : 80-85.
100) 山下謙一郎, 椎 裕章 : 神経Sweet病の画像診断と脳幹病変. 神経内科 2006 ; 64 : 132-135.
101) Singh JS, Costello F, Nadeau J, et al : Case 176 : Neuro-Sweet syndrome. Radiology 2011 ; 261 : 989-993.
102) Petri M, Orbai AM, Alarcon GS, et al : Dervation and validation of systemic lupus international collaborating clinics classification criteria for systemic lupus erythematosus. Arteritis Rheum 2012 ; 64 : 2677-2686.
103) Pagnoux C, Seror R, Henegar C, et al : Clinical feature and outcomes in 348 patients with polyarteritis nodosa : a systematic retrospective study of patients diagnosed between 1963 and 2005 and entered into the French vasculiitis study group database. Arthritis Rheum 2010 ; 62 : 616-626.
104) Delalande S, de Seze J, Fauchais AL, et al : Neurologic manifestations in primary Sjögren's syndrome : a study of 82 patients. Medicine (Baltimore) 2004 ; 83 : 280-291.
105) Estiasari R, Matsushita T, Masaki K, et al : Comparison of clinical, immunological and neuroimaging features between anti-aquaporin-4 antibody-positive and antibody-negative Sjögren's syndrome patients with central nervous system manifestation. Mult Scler 2012 ; 18 : 807-806.
106) Graus F, Delattre JY, Antoine JC, et al : Recommended diagnostic criteria for paraneoplastic neurological syndromes. J Neurol Neurosurg Psychiatry 2004 ; 75 : 1135-1140.
107) 大場 洋 : 一酸化炭素中毒(CO中毒). 青木茂樹, 相田典子, 井田正博, 大場 洋・編著 ; よくわかる脳MRI 第3版. 学研メディカル秀潤社, 2012 ; 544-545.
108) O'Donnell P, Buxton PJ, Pitkin A, et al : The magnetic resonance imaging appearances of the brain in acute carbon monoxide poisoning. Clin Radiol 2000 ; 55 : 273-280.
109) Rachinger J, Fellner FA, Stieglbauer K, et al : MR changes after acute cyanide intoxication. AJNR 2002 ; 23 : 1398-1401.
110) 大竹浩也, 和田 学, 加藤丈夫・他 : 小脳失調, 黄斑混濁を呈した慢性トルエン中毒. 神経内科 1997 ; 46 : 102-104.
111) Sharma P, Eesa M, Scott JN : Toxic and acquired metabolic encephalopathies : MRI appearance. AJR 2009 ; 193 : 879-886.
112) Korogi Y, Takahashi M, Okajima T, et al : MR findings of Minamata disease : organic mercury poisoning. J Magn Reson Imaging 1998 ; 8 : 308-316.
113) Iqbal M, Monaghan T, Redmond J : Manganese toxicity with ephedrone abuse manifesting as parkinsonism : a case report. J Med Case Reports 2012 ; 6 : 52.
114) Brubaker CJ, Dietrich KN, Lanphear BP, et al : The influence of age of lead exposure on adult gray matter volume. Neurotoxicology 2010 ; 31 : 259-266.
115) 鹿戸将史, 細矢貴亮 : The imaging cases. 日独医報 2004 ; 49 : 173-174.
116) Blanco M, Casado R, Vazquez F, et al : CT and MR imaging findings in methanol intoxication. AJNR 2006 ; 27 : 452-454.
117) Cheng GL, Zeng H, Leung MK, et al : Heroin abuse accelerates biological aging : a novel insight

from telomerase and brain imaging interaction. Translational Psychiatry 2013 ; 3 : e260.
118) Matsumoto S, Nishizawa S, Murakami M, et al : Carmofur-induced leukoencephalopathy : MRI. Neuroradiology 1995 ; 37 : 649-652.
119) Geiser CF, Bishop Y, Jaffe N, et al : Adverse effects of intrathecal methotrexate in children with acute leukemia in remission. Blood 1975 ; 45 : 189-195.
120) Yamamoto A, Miki Y, Adachi S, et al : Whole brain magnetization transfer histogram analysis of pediatric acute lymphoblastic leukemia patients receiving intrathecal methotrexate therapy. Eur J Radiol 2006 ; 57 : 423-427.
121) Rubinstein LJ, Herman MM, Long TF, et al : Disseminated necrotizing leukoencephalopathy : a complication of treated central nervous system leukemia and lymphoma. Cancer 1975 ; 35 : 291-305.
122) Wüthrich C : Frequent infection of cortical neurons by JC virus in patients with progressive multifocal leukoencephalopathy. J Neuropathol Exp Neurol 2012 ; 71 : 54-65.
123) Miyagawa M, Maeda M, Umino M, et al : Low signal intensity in U-fiber identified by susceptibility-weighted imaging in two cases of progressive multifocal leukoencephalopathy. J Neurol Sci 2014 ; 344 : 198-202.
124) Shimono T, Miki Y, Toyoda H, et al : MR imaging with quantitative diffusion mapping of tacrolimus-induced neurotoxicity in organ transplant patients. Eur Radiol 2003 ; 13 : 986-993.
125) Bentson J, Reza M, Winter J, et al : Steroids and apparent cerebral atrophy on computed tomography scans. J Comput Assist Tomogr 1978 ; 2 : 16-23.
126) Shah R, Vattoth S, Jacob R, et al : Radiation necrosis in the brain : imaging features and differentiation from tumor recurrence. RadioGraphics 2012 ; 32 : 1343-1359.
127) Nishiguchi T, Mochizuki K, Shakudo M, et al : CNS complications of hematopoietic stem cell transplantation. AJR 2009 ; 192 : 1003-1011.

Chapter 7

代謝性疾患

7.1 代謝性疾患の MRI 診断

　代謝性疾患の診断は一般に，遺伝子，染色体検査，病理，生化学検査によりなされる．しかし，MRI をはじめとした画像診断は，その疾患を疑い，確定診断に到達する検査を選択するきっかけとして大きな役割を果たす．

　代謝性疾患は，代謝に異常がある物質（糖質，脂質，アミノ酸，有機酸，金属代謝異常症など），代謝反応が行われるまたは機能異常が起こる細胞小器官（ライソゾーム病，ミトコンドリア病，ペルオキシソーム病など）などにより分類される[1,2]．疾患の種類は非常に多く，個々の疾患は極めてまれである．画像診断は容易ではない．

　一方で，先天性代謝疾患は，中枢神経の障害部位に特徴的なパターンを示すものが多い．このパターンに基づいてアプローチすることで，診断にたどりつける可能性がある[3〜5]．先天性代謝疾患に共通した画像所見として，左右対称性であることがあげられる．一部を除き，多くは T2 強調像で高信号を示す．T1 強調像は低信号のものから高信号とさまざまである．CT では多くが低吸収を示すが，高吸収域や石灰化を特徴とする疾患がある．

　障害部位は，白質と深部灰白質のどちらかが（もしくは両者が）主体となる．白質が障害される場合は，1) びまん性のもの，2) 深部白質が主体で U-fiber は初期に保たれるもの（これがほとんどを占める），3) 皮質下白質が初期に障害されるものに分けられる．深部灰白質が障害される場合も，それぞれの疾患で障害部位（線条体，淡蒼球，視床）に特徴がみられる．そのほか，錐体路の異常信号，白質の囊胞様構造，石灰化，造影剤での増強効果などの特徴的所見がみられる．代表的な画像パターンと，おもな代謝性疾患を**表 7-1〜6** に提示する[3〜5]．

表 7-1 白質障害がおもにみられる疾患

1. 低髄鞘化をきたす疾患（T2 強調像で白質にびまん性の淡い高信号，T1 強調像の信号は疾患によりさまざま）
    ・Pelizaeus-Merzbacher 病　　・Pelizaeus-Merzbacher 様病
    ・日光過敏症を伴う trichothiodystrophy（TTD）（Tay 症候群）　　・18q- 症候群　　・Salla 病 sialuria
    ・Cockayne syndrome type II（cerebro-oculo-facio-skeletal syndrome：COFS）
    ・hypomyelination with atrophy of the basal ganglia and cerebellum（H-ABC）
    ・先天性白内障を伴う低髄鞘化（hypomyelination and congenital cataract：HCC）
    ・4H 症候群（hypomyelination, hypogonadotropic hypogonadism, hypodontia）
    ・3-phosphoglycerate dehydrogenase deficiency　　・セリン合成不全症（serine synthesis deficiency）
    ・高メチオニン血症　　・Alpers 症候群

2. 深部白質優位の白質病変を見るが，初期には U-fiber の保たれる疾患（T2 強調像で高信号，T1 強調像で低信号）
   びまん性（多くの疾患がこのパターンをとる）
    ・Krabbe 病（錐体路が障害される．CT で基底核，視床，放線冠，小脳皮質が高吸収を示す）
    ・GM1, GM2 gangliosidoses（CT で視床の高吸収域）
    ・若年型 Alexander 病（前頭葉優位　脳室周囲の CT 高吸収域）
    ・巨大軸索型ニューロパチー（giant axonal neuropathy，前頭葉優位，脳幹部錐体路異常信号，脳室周囲の CT 高
      吸収域）
    ・adult-onset autosomal dominant leukoencephalopathy（前頭葉優位）
    ・副腎白質ジストロフィ X-linked adrenoleukodystrophy（頭頂後頭葉優位，脳幹部錐体路異常信号）
    ・acyl CoA oxidase deficiency（脳幹部錐体路異常信号）　　・異染性白質ジストロフィ
    ・フェニルケトン尿症　　・Lowe 症候群（深部白質の囊胞）　　・Sjögren-Larsson 症候群
    ・高ホモシステイン血症（hyperhomocysteinemia，ホモシスチン尿症を含む）
    ・leukodystrophy with vanishing white matter VHM（childhood ataxia with diffuse central nervous sytem hypo-
      myelination and cavitation of affected white matter）（白質の囊胞）
    ・メロシン欠損型先天性筋ジストロフィ（merosin-deficient congenital muscular dystophy，橋の低形成）
    ・メープルシロップ尿症（髄鞘化した白質の ADC 低下）
    ・歯状核赤核淡蒼球ルイ体萎縮症（dentatorubral pallidoluysian atrophy：DRPLA）（脳幹の萎縮）
    ・成人ポリグルコサン小体病（adult polyglucosan body disease：APBD）
    ・D-2-hydroxyglutaric aciduria（acidemia）　　・pigmentary orthochromatic luekodystrophy：POLD
   多発性→びまん性
    ・hereditary diffuse leukoencephalopathy with neuroaxonal spheroids

3. 初期に U-fiber に病変を見るもの（T2 強調像で高信号，T1 強調像で低信号）
    ・megalencephalic leukoencephalopathy with cysts（しばしば大頭症，皮質下，特に側頭葉の囊胞）
    ・乳児型 Alexander 病（しばしば大頭症，前頭葉優位，脳室周囲の CT 高吸収域）　　・ガラクトース血症
    ・cystic encephalopathy without megalencephaly（側頭葉の囊胞）　　・4-hydroxybutyric aciduria（小脳萎縮）
    ・Aicardi-Goutieres 症候群（小頭症，深部灰白質の石灰化）　　・L-2-hydroxyglutaric aciduria

4. びまん性（深部，U-fiber とも障害）（しばしば進行した白質変性症でみられる*）（T2 強調像で強い高信号，T1 強調像
   で低信号）
    ・Canavan 病（大頭症，MRS で NAA の上昇）　　・Pelizaeus-Merzbacher 病（connatal form）
    ・Zellweger 症候群（皮質形成異常，脳室上衣下囊胞を伴う）　　・乳児型副腎白質ジストロフィ
    ・18q- 症候群　　・Cockayne 症候群　　・高メチオニン血症　　・メロシン欠損型筋ジストロフィ
    ・hypomyelination with atrophy of basal ganglia and cerebellum（H-ABC）　　・モリブデンコファクター欠損症
    ・那須 -Hakola 病　　・Walker-Warburg 症候群（髄鞘化異常，皮質形成異常，小脳囊胞）
    ・福山型先天性筋ジストロフィ（髄鞘化異常，皮質形成異常，小脳囊胞）
    ・muscle-eye-brain disease（髄鞘化異常，皮質形成異常，小脳囊胞）
    ・進行した白質変性症　　　ミトコンドリア病*
    　　　　　　　　　　　　megalencephalic leukoencephalopathy with subcortical cysts：MLC）*
    　　　　　　　　　　　　leukoencephalopathy with vanishing white matter（VWM）*
    　　　　　　　　　　　　Alexander 病*　　GM2 ガングリオシドーシス*

（文献 3, 4）より改変）

表 7-2 深部灰白質障害がおもにみられる疾患（しばしば白質の異常も伴う）

1. T2 強調像で高信号を示すもの

線条体（非常に多い）
- Leigh 脳症　・MELAS
- 1 型グルタル酸尿症　・2 型グルタル酸尿症
- Wilson 病　・Alexander 病
- 巨大軸索型ニューロパチー（giant axonal neuropathy）
- プロピオン酸血症　・メチルマロン酸血症
- 高メチオニン血症　・Krabbe 病
- GM1 ガングリオシドーシス
- GM2 ガングリオシドーシス
- L-2-hydroxyglutaric acidemia
- マロン酸血症　・エチルマロン酸血症
- モリブデンコファクター欠損症
- ミトコンドリア ATP 合成酵素欠損症
- hypomyelination with atrophy of basal ganglia and cerebellum（H-ABC）
- 3-methylglutaconic acidemia
- 3-OH-3-methylglutaric aciduria
- β-ketothiolase 欠損症
- α-ketothiolase 欠損症
- 3-ketothiolase 欠損症　・biotinidase 欠損症
- フルクトース -1,6- ビスホスファターゼ欠損症（FDPase 欠損症）
- シトルリン血症　・若年型 Huntington 病
- 神経フェリチン症　・有棘赤血球舞踏病
- cerebro-oculo-facio-skeletal（COFS）症候群（Pena-Xhokeir II）
- lissencephaly with absent corpus callosum, basal ganglia atrophy and unbiguas genitalia
- Celiac 病
- Parry-Romberg 症候群（剣創状線状強皮症）
- Whipple 病　・多系統萎縮症（MSA-P）
- ムコ多糖症 IV 型（Morquio 病）
- （低酸素性虚血性脳症）

淡蒼球
- 遺伝性高チロシン血症　・Canavan 病
- Kearns-Sayer 症候群
- メチルマロン酸血症
- Pelizaeus-Merzbacher 病
- succinate semialdehyderogenase 欠損症
- guanidinoacetate methyltransferase 欠損症
- isovaleric acidemia
- メープルシロップ尿症
- モリブデンコファクター欠損症
- Machado-Joseph 病
- （核黄疸）　・（CO 中毒）

視床
- Leigh 脳症　・Kearns-Sayer 症候群
- 慢性進行性外眼筋麻痺（CPEO）
- メープルシロップ尿症　・シトルリン血症
- Wilson 病　・GM2 ガングリオシドーシス
- Krabbe 病
- 神経セロイドリポフスチノーシス
- ムコ多糖症　・フコシドーシス
- Alexander 病　・Canavan 病
- leukoencephalopathy, calcificaitons and cysts：LCC）
- Werdnig-Hoffman 病
- （神経線維腫症 I 型）

2. T2 強調像で低信号を示すもの

両側基底核
- 無セルロプラスミン血症
- 神経フェリチン病
- static encephalopathy with neurodegeneration in adulthood SENDA（淡蒼球と黒質．T1 強調像で黒質がサンドイッチ状高信号）
- Cockayne 症候群
- 異染性白質ジストロフィ
- Pelizaeous-Merzbacher 病
- Huntington 病
- 18q- 症候群
- Leber 病　Leber plus
- （高血糖脳症）　・（トルエン中毒）

淡蒼球
- パントテン酸キナーゼ関連神経変性症（Hallervorden-Spatz 病）
- 目歯指症候群（oculodento difital dysplasia：ODDD）
- 那須 -Hakola 病　・18q- 症候群
- 乳児神経軸索性ジストロフィ（infantile neuroaxonal dystrophy）

視床
- Wilson 病　・GM2 ガングリオシドーシス
- Krabbe 病
- 神経セロイドリポフスチノーシス
- フコシドーシス　・那須 -Hakola 病
- 無セルロプラスミン血症

深部灰白質と白質
- leukoencephalppathy, calcificaitons and cysts（LCC）（石灰化）

（文献 3 より改変）

表 7-3 白質に囊胞を形成する疾患

両側側頭葉極対称性
- megalencephalic leukoencephalopathy with subcortical cysts：MLC)
- Menkes 病
- Aicardi-Goutieres 症候群
- Alexander 病
- 筋緊張性ジストロフィ
- CADASIL (cerebral autosomal dominant arteriopathy with subcortical infarct and leucoencephalopathy)
- CARASIL (cerebral autosomal recessive arteriopathy with subcortical infarct and leukoencephalopathy)
- ALS-D 三山方筋萎縮性側索硬化症
- シトルリン血症

多発性
- ムコ多糖症 (側脳室周囲血管周囲腔拡大)
- Fabry 病 (ラクナ梗塞多発)
- Lowe 症候群 (oculocerebrorenal syndrome of Lowe) (深部白質)
- leukoencephalopathy with vanishing white matter (VWM) (深部白質多発性→びまん性)
- cerebroretinal microangiopathy with calcifications and cyst：CRMCC (大きな囊胞と結節状石灰化)
- モリブデンコファクター欠損症
- ピルビン酸カルボキシラーゼ欠損症
- (伊藤白斑 hypomelanosis of Ito)

(文献 3) より改変)

表 7-4 造影剤で増強効果を受ける白質病変

- 副腎白質ジストロフィ
- Alexander 病
- Krabbe 病
- アシル CoA 酸化酵素欠損症

(文献 3) より改変)

表 7-5　錐体路に左右対称性の異常信号を見る疾患

- 副腎白質ジストロフィ
- Krabbe 病
- 異染性白質ジストロフィ
- ペルオキシソーム病
- 乳児型 Refsum 病
- Sjögren-Larson 症候群
- 巨大軸索型ニューロパチー(giant axonal neuropathy：GAN)
- leukoencephalopathy with brainstem and spinal cord involvement and latate elevation：LBSL
- Canavan 病
- megalencephalic leukoencephalopathy with subcortical cysts：MLC
- leukoencephalopathy with vanishing white matter(VWM)
- Wilson 病
- 慢性進行性外眼筋麻痺(CPEO)
- Leigh 症候群
- 目歯指症候群(oculodento difital dysplasia：ODDD)
- hereditary diffuse leukoencephalopathy with neuroaxsonal spheroids：HDLC
- マルチプルサルファターゼ欠損症
- 筋萎縮性側索硬化症
- 原発性側索硬化症
- 遺伝性痙性脊麻痺
- 脳腱黄色腫症 cerebro tendinous xanthomatosis(CTX)
- 伴性優性遺伝型 Charocot-Marie-Tooth 病
- (HTLV-1 関連症候群　human T-cell leukemia virus type 1 associated myelopathy：HAM)
- (HIV 感染)
- (トルエン中毒)

(文献 3)より改変)

表 7-6　CT での高吸収域が特徴的な疾患

- Alexander 病(側脳室前角周囲)
- Aicardi-Goutieres syndrome(基底核，歯状核)
- leukoencephalopathy, calcificaitons and cysts：LCC(深部灰白質と白質の石灰化)
- Krabbe 病(基底核，視床，放線冠，小脳皮質)

7.2 アミノ酸代謝異常

a. メープルシロップ尿症　maple syrup urine disease：MSUD

1) 病態と臨床

　必須アミノ酸のうち，分枝鎖アミノ酸とよばれるロイシン，イソロイシン，バリンの代謝経路にあるα-ケト酸脱水素酵素複合体の活性が低下するために生じる．ロイシン，イソロイシン，バリンと，α-ケト酸が体内に蓄積する．ロイシンの神経毒性が高い．α-ケト酸の蓄積により，尿や汗がメープルシロップ様の匂いがすることから命名された．日本での頻度は少なく，約40～60万人に1人とされている．新生児マススクリーニング(BOX 7-1)の対象となっている．常染色体劣性遺伝の疾患である[1~4]．

　酵素活性の残存量に伴い重症度が異なる．古典的には哺乳開始後数日で哺乳力の低下，嘔吐などを認め，1週間前後でケトアシドーシス，低血糖，呼吸障害，意識障害，痙攣をみる．新生児期に適切な治療が行われるか否かが，神経学的予後を決定する．治療としては，分枝鎖アミノ酸除去ミルクを投与したり，ビタミンB_1を大量投与する(α-ケト酸，分枝鎖アミノ酸脱炭酸に働く)．重症例では血中のロイシンを除去するため，腹膜透析，交換輸血が行われる．酵素活性の残存量が多いと，新生児期には脳症をきたさないものの，感染，飢餓，外傷，過度の運動などを機に内因性の蛋白質の異化亢進が起こるとあらゆる年齢で脳症を呈する．分枝鎖アミノ酸除去の食事管理は生涯必要である[4]．

2) MRI所見

　脳症の原因は髄鞘内浮腫であり，髄鞘の成熟している部分に強い浮腫を見る[6]．古典的な新生児期発症の脳症では，小脳白質，脳幹背側，大脳脚，内包後脚，皮質脊髄路，皮質視床路にT2強調像，拡散強調画像で高信号，ADCの低下を認める(図7-1)．時に淡蒼球にも異常信号を認める．より後期の発症では，髄鞘化した大脳白質に異常信号が出現する．急性期後の変化は適切な治療が迅速に行われたか否かによって変わる．臨床所見が正常であっても，軽度の脳萎縮が残ったり，T2強調像にて両側白質に高信号が残ったりする[3,4]．

> **BOX 7-1　新生児マススクリーニング**
>
> - 先天性代謝異常などの疾患の早期発見のため，新生児全員に対し，公費で行われる検査で，通常，生後4～7日に以内に行われる．
> - 対象となる疾患は，フェニルケトン尿症，メープルシロップ尿症，ホモシスチン尿症，ガラクトース血症，甲状腺機能低下症(クレチン病)，副腎皮質過形成症，の6つである．ミルクが十分飲めている乳児から採血して行う．

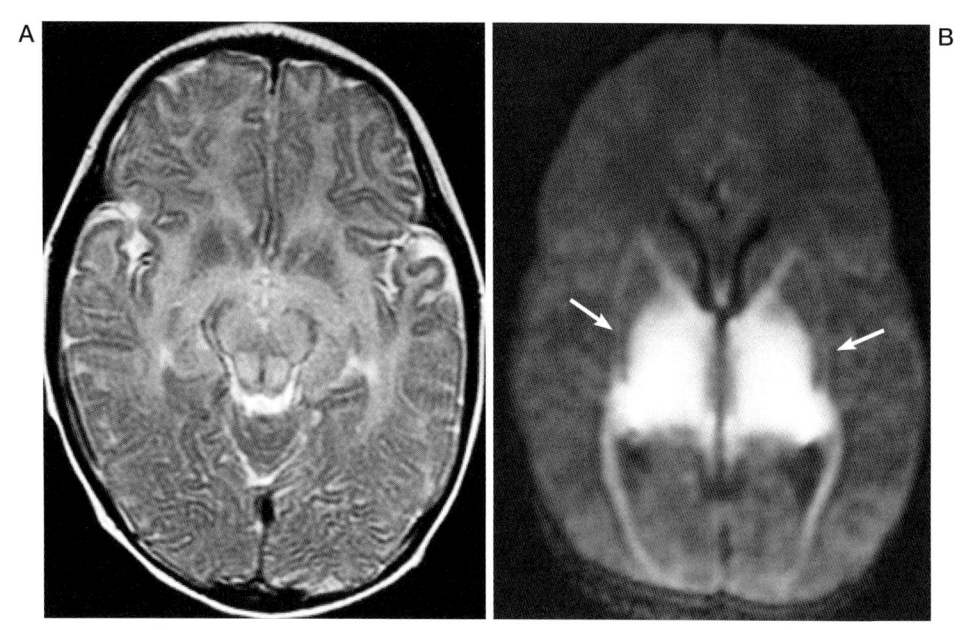

図7-1 メープルシロップ尿症(新生児)
A：T2強調像，B：拡散強調画像　内包，視放線，視床，中脳など髄鞘化が進行している部位に，T2強調像，拡散強調画像にて浮腫と高信号がみられる(B，→)．(帝京大学放射線科 大場 洋先生のご厚意による)

b. フェニルケトン尿症　phenylketon uria：PKU(高フェニルアラニン血症)

1) 病態と臨床

　フェニルアラニンは，フェニルアラニン水酸化酵素により体内でチロシンに変換される．フェニルケトン尿症のほとんどは，フェニルアラニン水酸化酵素の欠損による(古典的フェニルケトン尿症)．残りの1〜10％は，この反応の補酵素であるテトラヒドロビオプテリン(BH_4)の欠損により生じる(ビオプテリン代謝異常症，BOX 7-2)．いずれも，体内に過剰なフェニルアラニンが蓄積し，その代謝産物により脳の障害が起こる．血液脳関門の未発達な乳児で起こりやすい．尿中にはフェニルケトン体が大量に排泄される．このため，尿がネズミ臭，かび臭を呈する．

　日本では新生児約8万〜12万人に1人にみられる．先天性アミノ酸代謝異常症のなかでは最も多い．新生児マススクリーニングの対象となっている．古典的フェニルケトン尿症は常染色体劣性遺伝である．

　未治療では，精神運動発達遅延，痙攣，小頭症，頑固な湿疹がみられる．チロシンが不足するため，チロシンから誘導される甲状腺ホルモン，メラニン，カテコールアミンの不足による症状も起こる．具体的には原発性甲状腺機能低下症，頭髪や皮膚の色が薄い，神経症状などである．チロシンは食餌中からも摂取できるため，これらの症状は現れないこともある．

　治療はフェニルアラニンの摂取制限＝低タンパク食である．フェニルアラニンは，食事性タンパクの4％に含まれる．必須アミノ酸であり，完全除去はできない．フェニルア

BOX 7-2　ビオプテリン代謝異常症(BH$_4$-deficiency)

- ビオプテリンの代謝経路の異常によりテトラヒドロビオプテリン(BH$_4$)が欠乏し，フェニルアラニン水酸化酵素活性が低下する．そのため，フェニルアラニンが体内に蓄積する[10]．
- 新生児マススクリーニングでフェニルアラニンの高値がみられた新生児1/100〜1/10にビオプテリン異常症がみられる．古典的フェニルケトン尿症との鑑別にはBH$_4$負荷テストが用いられる．BH$_4$を大量に与えると，ビオプテリン代謝異常症では血中フェニルアラニンが減少する．古典的フェニルケトン尿症では，血中フェニルアラニンの減少がみられない．
- 欠損酵素により4型が報告されている．臨床的には，いわゆる悪性高フェニルアラニン血症とドーパ反応性ジストニア(dopa-responsive dystonia：DRD, 瀬川病，BOX7-3)に分けられる[10〜14]．
- いわゆる悪性高フェニルアラニン血症では低フェニルアラニン食のみでは，知能障害や痙攣が改善しない．BH$_4$は神経伝達物質である，カテコールアミンやセロトニンの合成にも補酵素として関わっている．そのため，治療にはBH$_4$とともに，L-ドーパや5-ヒドロキシトリプトファンの補充療法も行う．画像では，MRIでさまざまな程度の白質病変がみられるほか，CTでの基底核の石灰化が報告されている[10〜13]．

BOX 7-3　瀬川病

瀬川病は，第14染色体に存在するGTPシクロヒドラーゼIの遺伝子異常により，テトラヒドロビオプテリン(BH$_4$)が産生されない疾患である．常染色体優性遺伝である．小児期発症者には女性患者が多い．成人発症もみられる．BH$_4$はドパミン生成の補酵素である．BH$_4$低下により脳内のドパミンが不足し，ジストニア症状を認める．L-ドーパの投与が著効する[14]．

ニンの血中濃度をみながら摂取量を決定する．BH$_4$投与が有効な場合がある．早期に治療が行われ，フェニルアラニンの血中濃度が低く保たれると，予後がよい．

2) MRI所見

T2強調像にて脳室周囲深部白質に左右対称性に淡い高信号を見る(図7-2)．T1強調像での変化は不明瞭である．拡散強調画像では高信号を示し，ADCは低下する．血中のフェニルアラニン値とADCが相関すると報告されている．コントロールがよく臨床上無症状であっても，MRIで信号異常を見ることがある．信号異常は，治療が行われなかった例では髄鞘形成不全を，早期治療が行われた例では髄鞘内浮腫を反映する[7〜9]．

図 7-2 フェニルケトン尿症（20 歳台男性）
T2 強調像 大脳深部白質を中心に対称性の淡い高信号域を見る．特に後頭葉で目立つ（→）．錐体路にも高信号を認めた．T1 強調像では異常所見はみられなかった．（帝京大学放射線科 大場 洋先生のご厚意による）

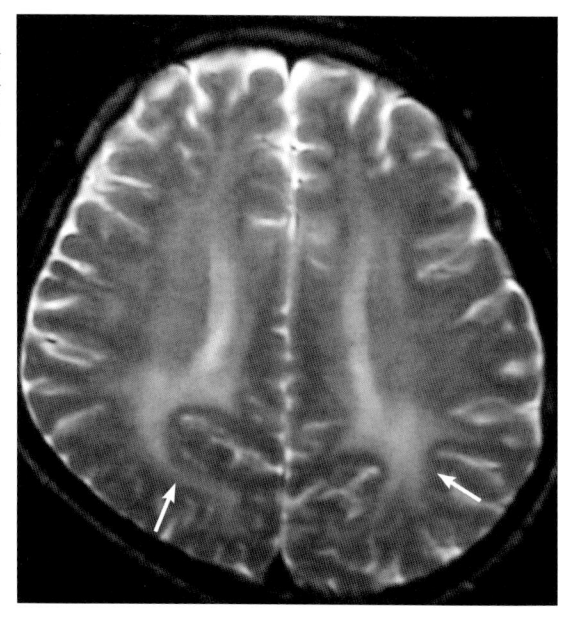

c. ホモシスチン尿症　homocystinuria（高ホモシステイン血症）

1）病態と臨床

　必須アミノ酸であるメチオニンの中間代謝産物ホモシステインが血中に蓄積することにより発症する．ホモシスチンはホモシステインの重合体である．ホモシステインは生体内の種々の蛋白と結合するが，その過程で生成されるスーパーオキサイドなどが血管内皮細胞傷害をきたすと考えられている．高ホモシステイン血症の原因酵素は複数報告されているが，狭義のホモシスチン尿症はシスタチオニンβ合成酵素（CBS）欠損症を指す．新生児マススクリーニングの対象疾患となっている．日本での頻度は低く，40〜100 万人に 1 人程度である．常染色体劣性遺伝を示す．

　未治療であると，1 歳頃から知能障害，3 歳頃から水晶体脱臼，薄い毛髪，長い手足，外反膝など骨格異常，骨粗鬆症を見る．動脈の血栓，塞栓症，解離[13〜16]，静脈の血栓（静脈洞血栓を含む）のため，若年性脳梗塞，心筋梗塞，肺塞栓がみられる．メチオニンの制限食または除去食を生涯継続して行う．同時にメチオニンからの最終生成物であるシスチンが不足するためシスチンを添加した食事療法も行う．

2）MRI 所見

　画像所見では動静脈の血栓，塞栓症を反映して脳梗塞の所見がみられる．脳動脈解離や静脈洞血栓を伴うことがある．水頭症も報告されている．広義の高ホモシステイン血症では可逆性の広範な白質病変がみられ，T2 強調像で高信号，T1 強調像で低信号，ADC の低下を示す（**図 7-3, 4**）[13〜18]．

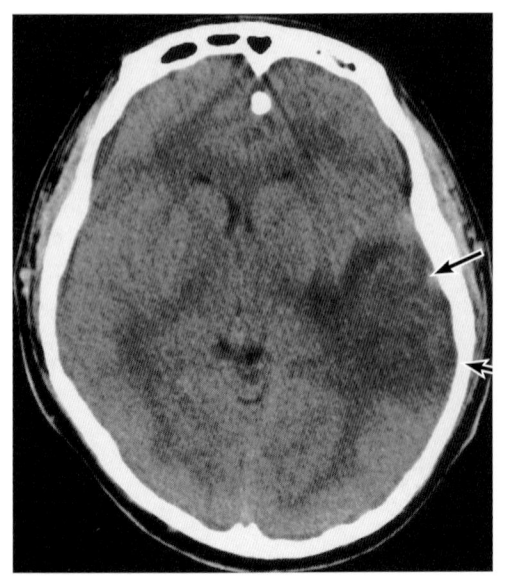

図7-3 ホモシスチン尿症(17歳男性)
単純CT　左側頭葉に梗塞と思われる低吸収域がみられる(→).（神奈川県立こども病院 相田典子先生のご厚意による）

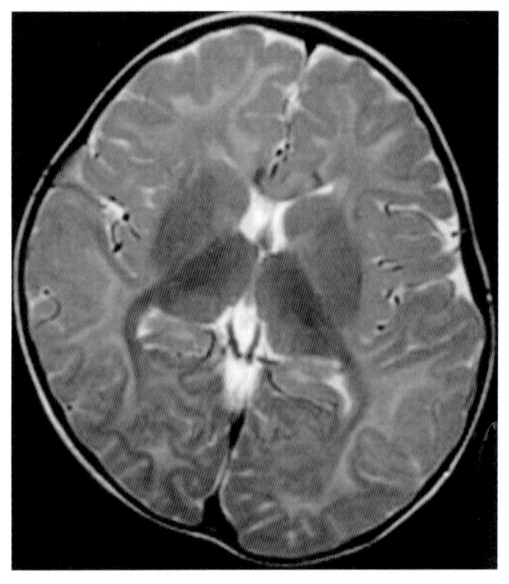

図7-4　methionine adenosyltransferase (MAT) I/III に伴う高ホモシステイン血症(3歳男児)
T2強調像　皮質下白質から深部白質にびまん性の高信号域を認める．皮質脊髄路，脳梁，視放線は保たれている．脳幹腹側と小脳白質も保たれていた．2年後のMRIではこれらの異常信号は消失していた(非呈示).（文献17)より許可を得て転載）

d. Lowe症候群（眼脳腎症候群 oculocerebrorenal syndrome, Lowe-Terry-MacLachlan syndrome）

1) 病態と臨床

先天性白内障，精神発達遅滞，腎尿細管アシドーシスを三主徴とする伴性劣性遺伝疾患である．*OCRL1* 遺伝子変異がみられる(BOX 7-4)．この遺伝子産物であるホスファチジルイノシトールリン酸系酵素に異常がみられるため，先天性代謝異常症のひとつと考えられるようになった．遺伝子診断，または酵素活性の測定により診断される．日本での推定患者数は500名程度と考えられている．

三主徴のほか，特有の前額突出，落ち窪んだ眼，まばらな毛髪，汎アミノ酸尿症を認める．Fanconi症候群やそれによるくる病を呈することがある．20〜40歳頃に末期腎不全となる．神経学的には精神発達遅延，痙攣，筋緊張低下がみられる．自傷行為や暴力行為をみることがある．特異的な治療はなく，白内障に対する水晶体摘出術や緑内障の管理，抗痙攣薬投与，くる病予防のためのビタミンD投与などが行われる．

図 7-5 Lowe 症候群（16 歳男性）
FLAIR 像 大脳白質に斑状の高信号域を認める（→）．また，白質内に CSF と同じ信号の囊胞状変化も伴う（▶）．（帝京大学放射線科 大場 洋先生のご厚意による）

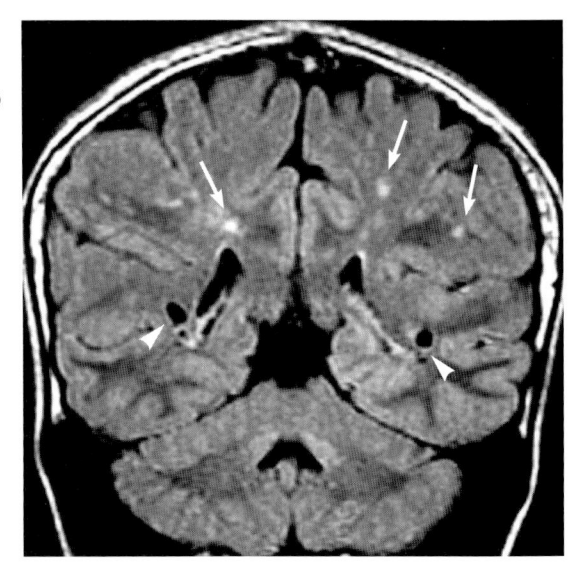

BOX 7-4 **Dent 病**

出生時から近位尿細管性蛋白尿が出現する X 染色体性の遺伝性疾患である．小児期には無症状だが，成長とともに，多尿，腎機能低下，高リン尿症，腎石灰化，骨軟化が進行する．50 歳前後で末期腎不全となる．約 6 割は *CLCN5* 遺伝子変異によるが（Dent 1），約 1 割に *OCRL1* 遺伝子変異（Dent 2）がみられる．1 つの遺伝子の異常が，なぜ臨床的に違う表現型を示すかは明確になっていない．なお，Dent 2 においては，軽度の精神発達遅滞，筋緊張低下，白内障をみることがある．我々の知りえた範囲で，脳の MRI 異常所見の報告はない[20]．

2）MRI 所見

　MRI では脳室周囲から大脳深部白質に多発する小囊胞性病変を見る．また T2 強調像や FLAIR 像で斑状の大脳白質病変がみられ（図 7-5），しばしば癒合する．U-fiber は保たれる．これらの病変は拡散強調画像では高信号を示さず，ADC は上昇する．MRS にてミオイノシトールの上昇（3.5 ppm）が報告されており，グリオーシス（gliosis）を反映すると考えられている[19〜21]．

7.3 尿素サイクル異常

　尿素サイクル(urea cycle, ornithine cycle)は，体内での蛋白質の分解により生じたアンモニアを無害な尿素に変える代謝回路である．尿素サイクルは，5つの触媒酵素であるカルバミルリン酸合成酵素(CPS1)，オルニチントランスカルバミラーゼ(OTC)，アルギニノコハク酸合成酵素(ASS)，アルギニノコハク酸分解酵素(ASL)，アルギナーゼ(ARG)，および補助因子N-アセチルグルタミン酸合成酵素(NAGS)，輸送蛋白(シトリン)から構成される．これらの酵素の欠損によりさまざまな重症度の病態を生じることになる．CPS1，ASS，ASL，NAGS欠損症は常染色体劣性遺伝であるのに対し，OTC欠損症は伴性劣性遺伝である．新生児型では出生後，哺乳の開始とともに高アンモニア血症による活気不良，哺乳不良，嘔吐にて発症する．遅発型では嘔吐，発育遅延で発症するか，思春期以降に感染や飢餓を契機として発症する．尿素サイクル異常は重症例で3万人に1人で，軽症例はさらに多いと推定される．臨床的な鑑別診断として，肝炎や門脈体循環シャント，胆道閉鎖症，他の代謝異常による高アンモニア血症などがあげられる．アンモニア・シトルリン・アルギニンの測定で評価のうえ，遺伝子検査で確定される．出生前診断も可能となっている[22]．

a. OTC欠損症　ornithine transcarbamylase deficiency

　典型的には新生児から重篤な高アンモニア血症をきたす．部分欠損の男性やヘテロ接合の女性では発症が遅れ，85％の女性では症状がない．発作時のアンモニアの急上昇によりグルタミンの過産生が生じ，脳に浮腫をきたす．脳症後慢性期には脳室拡大や皮質の萎縮など脳萎縮の所見を呈する[23]．脳症急性期には脳全体の浮腫が認められる．新生児型と遅延型では浮腫の分布が異なり，新生児型では両側レンズ核と島部，中心溝周囲主体に浮腫がみられる．遅発型では島部から前頭葉，頭頂葉，側頭葉へと広がり，最後に後頭葉と大脳皮質主体に異常信号が広がる(図7-6)．MRIではT1強調像で低信号，T2強調像で高信号を呈するが，FLAIR像や拡散強調画像のほうが感度は高い．MRスペクトロスコピー(MRS)でグルタミンのピーク上昇も報告されている[24]．

　OTC部分欠損症の非発作例でも，MRSにて正常人より大脳にグルタミンの増加，ミオイノシトール(myoinositol)の減少が生じており，fractional anisotropy (FA) mapでもFAの低下が報告されている．

b. シトリン欠損症　citrin deficiency

　新生児の肝内胆汁うっ滞症で発症する病型と，10～70歳台に意識障害・行動異常で発症する病型(成人発症II型シトルリン血症)に分けられる．保因者は日本人に多く，遺伝子異常は17,000人に1人で，脳症を発症するのは23万～10万人に1人である．食歴が特徴的で，糖質を嫌い，蛋白質・脂質の摂取を好む．高アンモニアと血漿シトルリン高値を

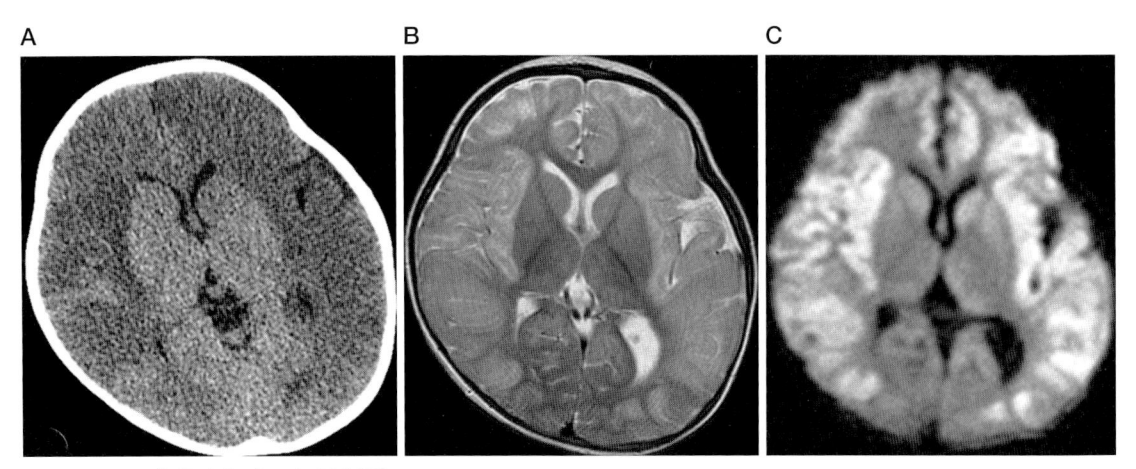

図7-6 OTC欠損症(1歳5か月女児)
A:単純CT, B:T2強調像, C:拡散強調画像 意識障害,高アンモニア血症を認めた.CT(A)では,両側大脳半球の前頭葉から側頭葉に広範な低吸収域と脳溝の狭小化を認める.基底核は比較的保たれている.T2強調像(B)では,両側大脳半球の皮質および皮質下白質を中心に広範な高信号域を認める.拡散強調画像(C)では,両側大脳半球皮質を中心に広範な高信号域を認める.(三重大学放射線科 前田正幸先生のご厚意による)

きたす疾患であるが,他のアンモニア血症で用いられる低蛋白食・高カロリー輸液,脳浮腫へのグリセオール投与で症状が悪化する.MRIでは大脳皮質主体に拡散強調画像やFLAIR像で高信号域を認める[25,26].

7.4 有機酸代謝異常症

　有機酸代謝異常症は,アミノ酸や脂肪酸など代謝経路に関わる酵素異常により,中間代謝物である有機酸が多量に血中に出現することでさまざまな症状をきたす病態である.メチルマロン酸血症,プロピオン酸血症,マルチプルカルボキシラーゼ欠損症,イソ吉草酸血症,グルタール酸血症1型,メチルクロトニルグリシン尿症,ヒドロキシメチルグルタール酸(HMG)血症,βケトチオラーゼ欠損症,L2ヒドロキシグルタル酸尿症,Canavan病などがある.

　常染色体劣性遺伝で遺伝し,新生児期または感染・飢餓を契機とした乳幼児期に発症する.症状は急激な嘔吐,哺乳不良,痙攣,トーヌス低下,意識障害,多呼吸などで,代謝性アシドーシス,高乳酸血症,高アンモニア血症,ケトーシス,低血糖などの検査異常を呈する.タンデムマス・スクリーニングの発達により,乳幼児期から進行する神経症状,発達遅滞,退行を呈する慢性進行型や,症状を呈さない軽症例の存在が明らかになってきている.頭部MRIは急性期の基底核・白質病変および慢性進行期の脳萎縮の評価に用いられる[27,28].

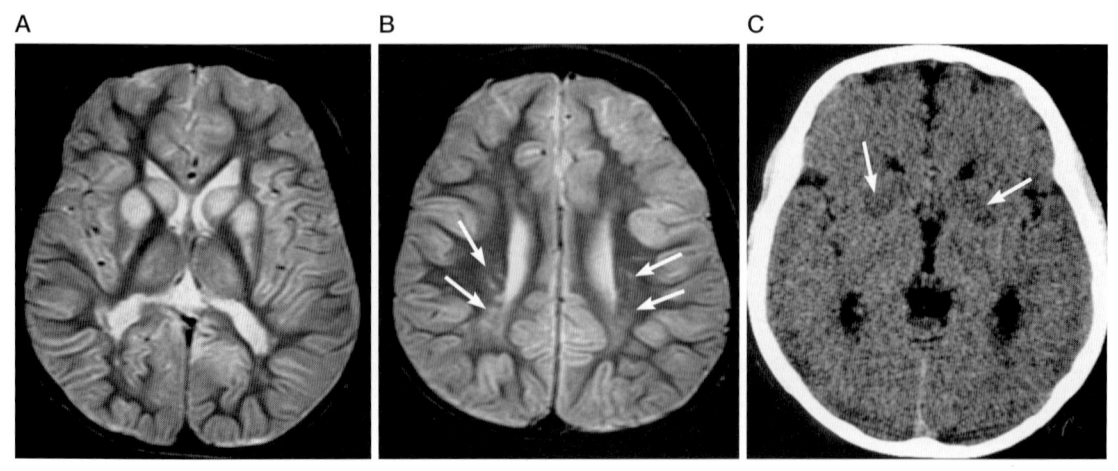

図 7-7 プロピオン酸血症(12歳男児)
A, B：T2強調像, C：単純CT 哺乳開始後から高アンモニア血症となりプロピオン酸血症と診断された．今回，感冒罹患に伴い激しい嘔吐，意識障害で受診した．T2強調像(A)では，大脳基底核，尾状核および被殻は両側対称性に腫大し高信号化している．T2強調像(B)では，傍側脳室から深部白質内に点状，斑状の高信号域を認める(→)．CT(C)では，両側大脳基底核，特に尾状核を中心に対称性の低吸収病変を認める(→)．(滋賀医科大学放射線科 井藤隆太先生のご厚意による)．

a. プロピオン酸血症　propionic acidemia

1) 病態と臨床

プロピオニルCoAカルボキシラーゼの遺伝子異常による活性低下により，プロピオニルCoAが上昇し，アシドーシス・高アンモニア血症を生じる．発症時期により新生児型と後期発症型に分かれる．病理的には新生児期はミエリンの分裂・空胞化を生じ，後期発症型では淡蒼球や視床，尾状核，被殻に神経細胞の減少やグリオーシス(gliosis)を生じる．

2) MRI所見

新生児期にはT2強調像にて白質にびまん性に広がる高信号病変がみられる．後期発症型では，急性期に基底核，黒質，歯状核，小脳皮質の腫大およびT2強調像での高信号化を認める(図7-7)．慢性期には淡蒼球，視床，歯状核の萎縮や異常信号を認めるようになる．MRSでは急性期にNAA(N-acetylaspartate)とミオイノシトールの低下，グルタミン／グルタメート上昇／乳酸上昇が報告されているが特異的所見ではない[29,30]．

b. メチルマロン酸血症　methylmalonic acidemia

1) 病態と臨床

体内にメチルマロン酸が蓄積し，アシドーシス発作を生じる遺伝性疾患群の総称である．6種類の遺伝子型が同定されており，メチルマロニルCoAからサクシニルCoAへの代謝を触媒するメチルマロニルCoAムターゼの欠損と，その補酵素であるビタミンB_{12}

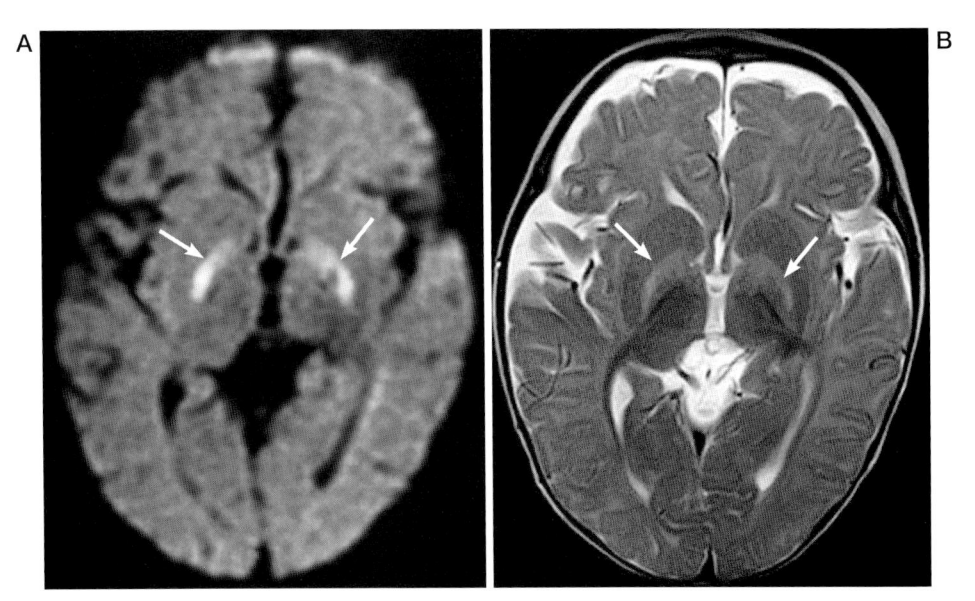

図 7-8　メチルマロン酸血症(7か月男児)
A：拡散強調画像，B：T2強調像　嘔吐，下痢，痙攣重積，意識障害を認めた．高アンモニア血症，アシドーシス，高尿酸血症を認めた．拡散強調画像(A)で，淡蒼球に高信号域を認める(→)．T2強調像(B)でも淡蒼球に高信号域を認める(→)．（済生会横浜市東部病院小児科　安西有紀先生のご厚意による）

(コバラミン)の代謝異常に大別される．コバラミンの代謝異常はさらに A～D の 4 型に分類される．症状は病型によって異なり，症状のない軽症例から重症例まで存在する．ムターゼの完全欠損の場合は重症となるが，ムターゼの部分欠損や補酵素代謝異常の場合は軽症なことが多い．

急性期は頻回の嘔吐と脱水，呼吸窮迫，意識障害をきたし，慢性的には嘔吐と食欲不振，成長障害，発達遅滞，肝腫大，易感染性，骨粗鬆症をきたす．

2) 画像所見

急性期には淡蒼球に異常が出現し，CT で低吸収域，T2 強調像や拡散強調画像で高信号を示す(図 7-8)．ADC map で拡散低下をきたす．慢性期には脳のびまん性の萎縮や髄鞘化の遅延がみられる[31]．

c. グルタール酸尿症 1 型　glutaric aciduria type 1

1) 病態と臨床

グルタール酸尿症 1 型は，グルタリル CoA 脱水素酵素欠損によりリジン・トリプトファンの代謝経路が阻害される．多くは生後 6～18 か月に急性脳症を発症する．遺伝子変異にはさまざまな型が存在するが，遺伝子変異と症状に相関はなく，同じ遺伝子変異でも症状に大きな差が存在する．

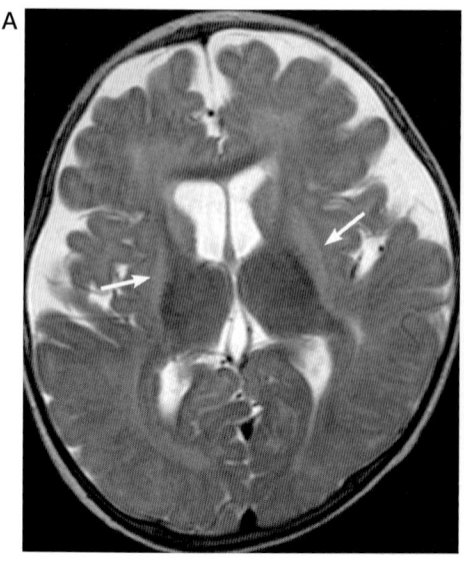

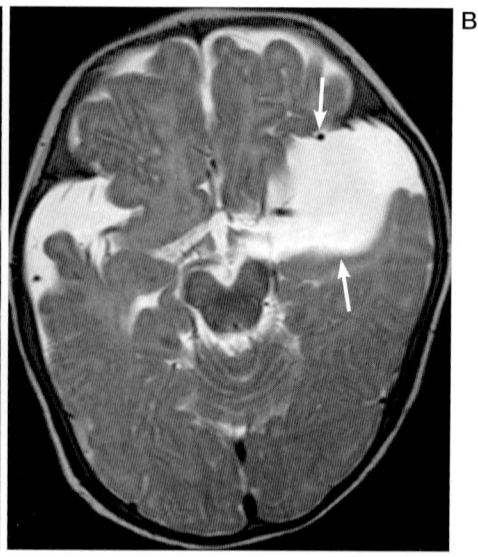

図7-9 グルタール酸尿症1型(12か月男児)
A, B：T2強調像　A：線条体レベル，B：大脳脚レベル　線条体レベルのT2強調像(A)では，両側線条体の萎縮と高信号化を認める(→)．大脳脚レベル(B)では，左優位にSylvius裂の拡大を認める(→)．(森ノ宮病院小児科 青天目信先生のご厚意による)

2) MRI所見

画像診断は，急性期にはCTでは所見が乏しいためMRIが有用である．

急性期には中心灰白質である淡蒼球，被殻，尾状核，歯状核，黒質がT2強調像やFLAIR像で高信号を呈する．拡散強調画像での高信号がT2強調像より感度が高く，ADC mapでも拡散が低下する．多くの症例は対称性であるが，非対称の症例も存在する．時に，病変が白質まで進展する症例や淡蒼球に拡散亢進を示す症例もある．MRSではNAA/コリン(Cho)比の低下と乳酸の上昇が認められるが，非特異的である．

慢性期には前頭・側頭葉および前頭・頭頂葉に面する脳脊髄腔の拡大やSylvius裂の拡大を認める(図7-9)．中心灰白質である淡蒼球，被殻，尾状核，歯状核，黒質が高信号を呈し，時に大脳白質も対称性に高信号を呈する．髄鞘化が遅延することもある[32,33]．

d. グルタール酸尿症2型　glutaric aciduria type 2

1) 病態と臨床

グルタール酸尿症2型は，マルチプルアシルCoA脱水素酵素欠損症ともいわれ，3つのタイプに分けられる．生後2日以内に発症し先天異常を伴う新生児型，生後1週間以内に発症するが先天異常を伴わない新生児型，後期発症型の3つである．

2) MRI所見

MRIの画像所見としてT2強調像における基底核と大脳白質の高信号域が報告されている．MRSではCho/Cr比の増加，NAA/Cr比が正常であることが報告されており，病勢が強い時期にはNAA/Cr比の低下，Cho/Cr比の増加が認められる[34,35]．

e. L2ヒドロキシグルタール酸尿症　L-2-hydroxyglutaric aciduria

　L2ヒドロキシ脱水素酵素欠損により，L2ヒドロキシグルタール酸が上昇する．1～3歳時に発達遅滞やてんかん発作，小脳失調で発症することが多く，大頭症や錐体外路症状を伴う．大脳皮質下白質主体の高信号病変に加え，大脳基底核や小脳歯状核のT2強調像での高信号化が特徴的である．初期には大脳白質の腫脹を認めるが，進行とともに萎縮し囊胞化する．側脳室周囲白質や脳梁・内包・小脳・脳幹の白質は障害されない．脳腫瘍の合併が多く，多くはグリオーマ(glioma)である[36]．

7.5　糖炭水化物代謝異常症

　ラクトース・フルクトース・ガラクトース・ブドウ糖の代謝・輸送経路に異常が出ることで生じる代謝疾患群である[37]．

a. ガラクトース血症　galactosemia

1) 病態と臨床

　ガラクトース代謝酵素の異常により，ガラクトースと代謝物が体内に蓄積する．酵素欠損により，ガラクトース1リン酸ウリジルトランスフェラーゼ欠損，ガラクトキナーゼ欠損，UDPガラクトース4エピメラーゼ欠損の3種類に分類される．

　最も一般的なガラクトース1リン酸ウリジルトランスフェラーゼ欠損症では，Gal-1-Pが体内に蓄積し，生後2週以内に強い症状を生じる．食欲不振・嘔吐に加え，黄疸・筋緊張低下・脳症などをきたす．治療が遅れると発達遅延などをきたすが，早期にガラクトース除去ミルクを導入すると予後良好である．ガラクトキナーゼ欠損症では白内障のみが臨床症状となる．UDPガラクトース4エピメラーゼ欠損症は，全身型と末梢型に分けられる．日本人には末梢型が多いが，症状はほとんどない．全身型は重篤だが，世界に数例の報告があるのみである．

2) MRI所見

　脳MRIの所見については，ガラクトース1リン酸ウリジルトランスフェラーゼ欠損症のみ報告されている．T2強調像で皮質下白質の高信号が遷延し，低髄鞘化が疑われている．また，大脳白質に広範に広がるT2強調像での高信号域が認められる(図7-10)．未治療の患者ではMRSにてgalactitolのピークを3.67 ppm，3.74 ppmに認める[37～39]．

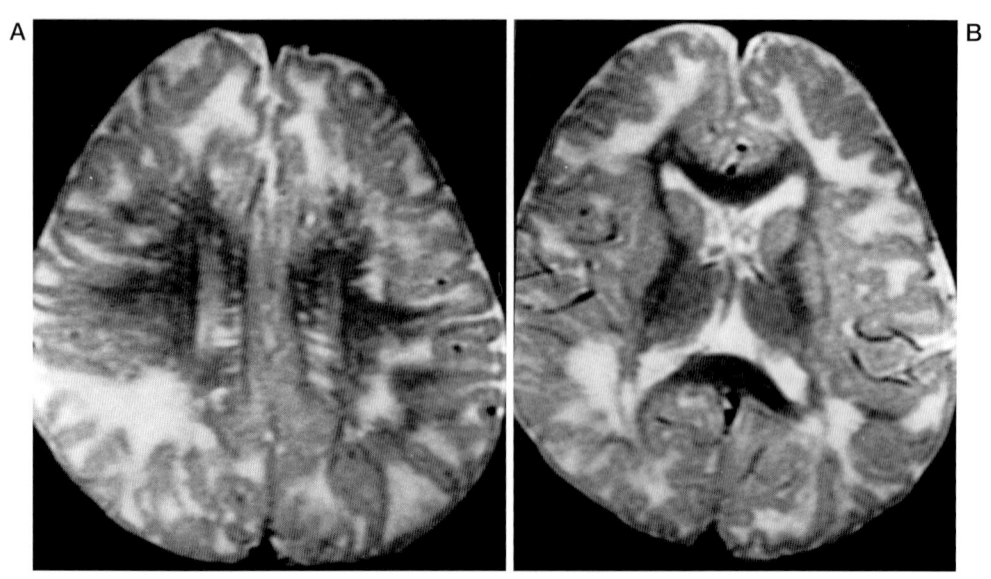

図7-10　ガラクトース1リン酸ウリジルトランスフェラーゼ欠損症（3歳男児）
A, B：T2強調像　大脳白質・皮質下白質に広範な高信号域が広がっている．

b. 糖原病　glycogen storage disease

　糖原病はグリコーゲンの代謝障害によりグリコーゲンが蓄積する疾患で，7型〜9型に分けられる．肝臓のグリコーゲン代謝異常で肝腫大と低血糖をきたす肝性糖原病と，筋肉のグリコーゲン代謝異常で運動不耐性を生じる筋性糖原病に分かれる（**表7-7**）．糖原病のなかで脳に障害をきたすのはⅡ型のPompe病のみである．

　Pompe病はαグルコシダーゼ欠損により生じ，心筋や骨格筋，腎，脳など全身の細胞内ライソゾームにグリコーゲンが蓄積するライソゾーム病である．脳MRIでは，髄鞘化遅延，脳室拡大と脳室周囲白質の高信号域が認められる．酵素補充療法に反応する例では髄鞘化遅延が改善する．遅発型のPompe病では内頸動脈，脳底動脈が拡張する[37,40,41]．

c. 先天性ピルビン酸異常症　congenital metabolic disease of pyruvic acid, congenital lactic acidosis

　先天性のピルビン酸代謝異常により高乳酸血症をきたす疾患群であり，ピルビン酸脱水素酵素複合体（PDHC）欠損症，ピルビン酸カルボキシラーゼ（PC）欠損症，ホスホエノールピルビン酸カルボキシキナーゼ（PEPCK）欠損症が含まれる．

　PDHC欠損症では，ミトコンドリア内でのATP産生が低下して，組織がエネルギー不足に陥ると同時に過剰になったピルビン酸や還元された乳酸が蓄積して，代謝性アシドーシスを生じる．本症は臨床病型により大きく3群に分けられる．第1群は新生児期より重篤な乳酸アシドーシスを伴い早期に死亡する群，第2群は乳幼児期に精神運動発達遅滞，痙攣，筋緊張低下と高乳酸血症で発症する群で，Leigh脳症を伴うこともある．第3群は

表 7-7 糖原病の分類

病型	亜型	欠損酵素	罹患部位	臨床像
0型	0a	肝型グリコーゲン合成酵素	肝	空腹時低血糖
	0b	筋型グリコーゲン合成酵素	筋	心臓や骨格筋の運動不耐性（まれ）
Ⅰ型	Ia	glucose-6-phosphatase	肝	成長障害・肝腎腫大・空腹時低血糖
	Ib	transport of G6P	肝	Ia に易感染・炎症性腸疾患が加わる
	Ic	transport of phosphate	肝	Ia に類似だが，まれ
	Id	glucose transporter	肝	
Ⅱ型		acid α-glucosidase	全身	Pompe 病，乳児型は心肥大・筋力低下，遅発型は筋力低下，呼吸障害，難聴
Ⅲ型	Ⅲa	liver & muscle glycogen debranching enzyme	肝，筋	Cori 病，空腹時低血糖，脾腫を伴わない肝腫大，成長障害，肝腺腫，肝癌
	Ⅲb	liver glycogen debranching enzyme	肝	空腹時低血糖，脾腫を伴わない肝腫大，成長障害，肝腺腫，肝癌，筋症状なし
Ⅳ型		branching enzyme	肝，筋	肝脾腫・肝不全，成長障害（低血糖がない）
Ⅴ型		muscle phosphorylase	筋	労作時筋痛・横紋筋融解
Ⅵ型		liver phosphorylase	肝	肝腫大と成長障害，低血糖は軽度
Ⅶ型		phosphofructo kinase	筋	垂井病，症状はⅤ型と同じ
Ⅸ型	Ⅸa	liver phosphorylase kinase（X 連鎖性）	肝	肝腫大と成長障害，空腹時低血糖
	Ⅸb	liver & muscle phosphorylase kinase（常染色体劣性）	肝	肝腫大，運動不耐性
	Ⅸc	liver phosphorylase（常染色体劣性）	肝，筋	肝腫大と成長障害，空腹時低血糖
	Ⅸd	muscle phosphorylase kinase（X 連鎖性）	肝	運動不耐性

幼児期から学童期にかけて感染を契機に Leigh 脳症を発症する群で，ビタミン B_1 の多量投与で改善することがある．

　Leigh 脳症発作時には，線条体，大脳皮質に T2 強調像や拡散強調画像で高信号域がみられ，MRS で乳酸が上昇する．慢性期には，大脳白質や脳幹主体の萎縮が認められる．

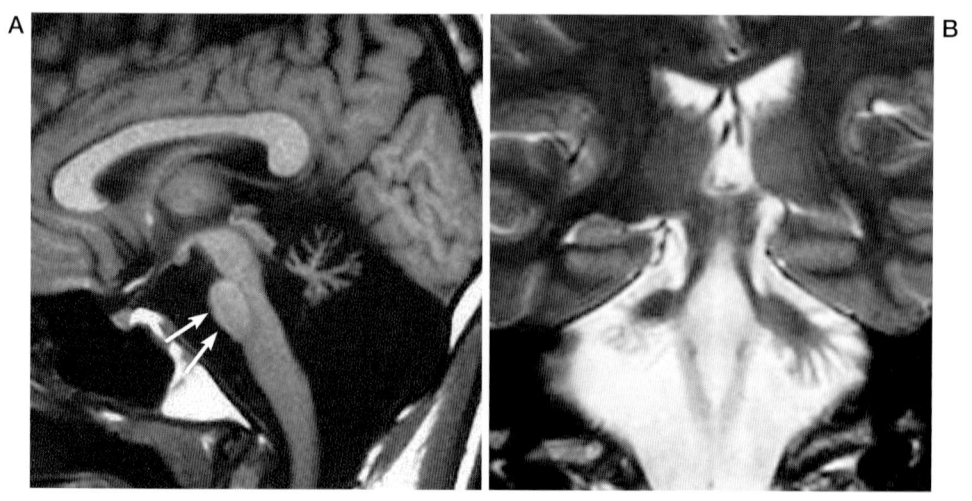

図 7-11 先天性グルコシル化異常症(21歳男性)
A, B：T2 強調像　A：矢状断像，B：冠状断像　乳児期より運動発達遅滞，肝機能異常を認めた．3 歳時に phosphomannomutase 活性低下などから CDG と診断された．T1 強調矢状断像(A)，冠状断像(B)で，著明な小脳低形成を認める．橋底部萎縮も顕著である(→)．(心身障害児医療療育センター症例)

　PC 欠損症では糖新生の異常により，空腹時低血糖と同時に高尿酸血症による代謝性アシドーシスが生じる．3 か月までに死亡する新生児型，5 か月までに発症し，精神発達遅滞と高尿酸血症をきたす乳児型と，ほとんど症状がない軽症型に分けられる[37,42]．

d. 先天性グルコシル化異常症　congenital disorders of glycosylation：CDG

1) 病態と臨床
　糖鎖はタンパク質の構造や性質，細胞内の輸送・分泌に重要な役割を果たすが，先天性グリコシル化異常症(CDG)は糖鎖の合成過程に異常をきたすことでさまざまな臨床症状をきたす．以前は carbohydrate deficient glycoprotein syndrome とよばれていた．遺伝形式は MAGT1-CDG のみ X 連鎖劣性遺伝だが，他の疾患は常染色体劣性遺伝である．現在でに約 70 種類の疾患が知られており，異常遺伝子により多彩な症状をきたす．頻度が高いのは PMM2-CDG であり，発生率は 5 万人に 1 人で，先天性グリコシル化異常症の 8 割を占める．同じ PMM2-CDG でも，乳児期に死亡する重症例から軽度の知的障害で社会生活を行っている成人例まで症状の幅は広い．PMM2-CDG 患者では低緊張・低発達・皮下脂肪分布異常が症状としてみられる．

2) MRI 所見
　MRI では，生下時から小脳虫部と小脳半球に高度な萎縮を認める(図 7-11)．軽症例では異常がみられないこともある．他の疾患はまれではあるが，日本で頻度が高い福山型先天性筋ジストロフィもこの疾患群に含まれる[37,43]．

7.6 先天性脂質代謝異常症

　本項では，中枢神経に異常をきたす先天性脂質代謝異常症のうち，ライソゾーム異常症などを除いた脳腱黄色腫症と Smith-Lemli-Opitz 病を扱う．

a. 脳腱黄色腫症　cerebrotendinous xanthomatosis：CTX

1）病態と臨床

　脳腱黄色腫症は肝ミトコンドリア酵素であるステロール 27 水酸化酵素が欠損することにより生じる疾患で，常染色体劣性遺伝を示す．コレスタノールが腱・胆嚢・脳を主体に全身に蓄積することで，知能低下，錐体路症状，認知症，多発神経炎，腱黄色腫(特にアキレス腱)などの症状を引き起こす．

2）MRI 所見

　脳 MRI 所見は特徴的であり，小脳歯状核や淡蒼球，赤核，下オリーブ核が T2 強調像で高信号となる(図 7-12)．非特異的な所見としては，脳萎縮や深部白質病変がみられる．脊髄の T2 強調像では，脊髄背外側に高信号病変を認める[44]．

b. Smith-Lemli-Opitz 症候群

1）病態と臨床

　コレステロール合成酵素である *DHCR7* 遺伝子異常により多発奇形・知能障害をきたす疾患である．常染色劣性遺伝の疾患で，本邦では少なく 4 万人に 1 人の発症である．発達遅延，小頭症，知能障害に加え，口蓋裂や多指症，第 2，3 趾の軟部組織合指症，男性の外性器未発達などの奇形が報告されている．重症度はさまざまで，軽い奇形のみの場合もある．

2）MRI 所見

　脳 MRI では，透明中隔腔欠損，脳梁奇形の頻度が高く，脳萎縮や小脳半球の萎縮，白質の異常信号，Dandy-Walker variant，Chiari 1 型奇形がみられる[45]．

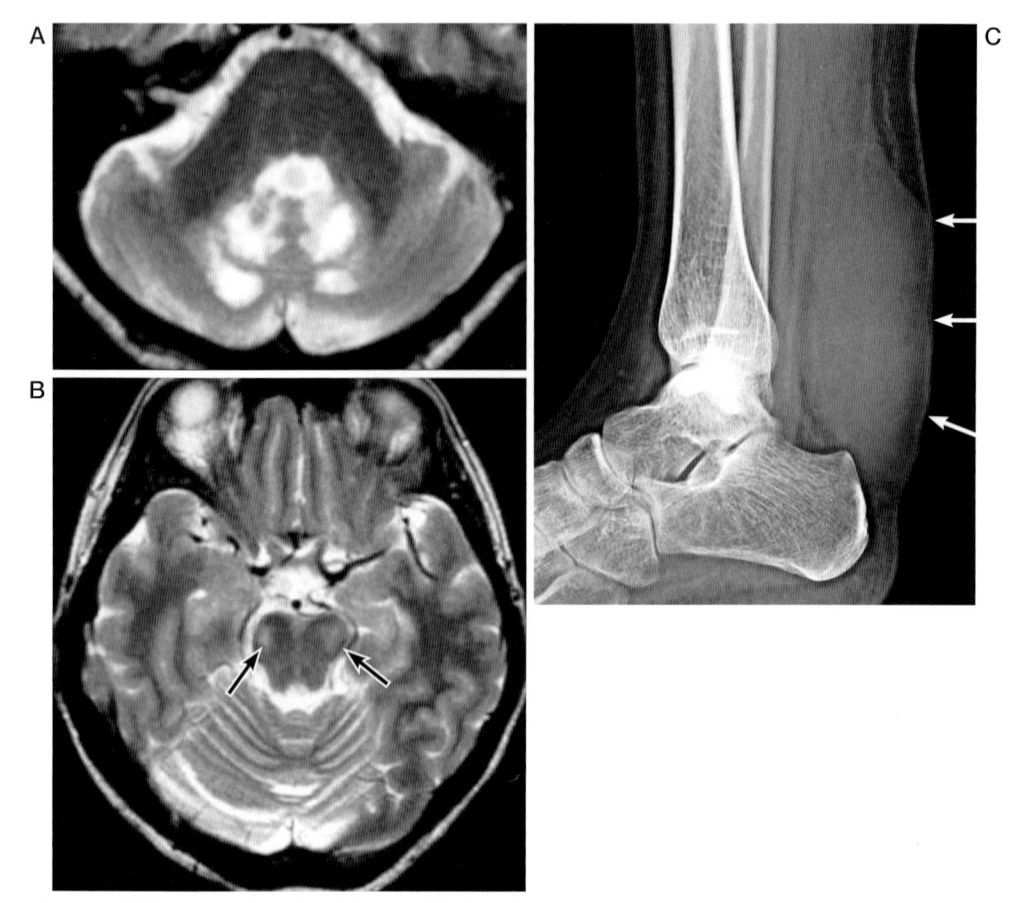

図 7-12　脳腱黄色腫症(30 歳台女性)
A, B：T2 強調像　A：小脳レベル，B：中脳レベル，C：単純 X 線写真側面像　小児期に白内障の手術施行．アキレス腱黄色腫のため受診．小脳失調，両側高度錐体路障害で痙性歩行を認めた．小脳レベルの T2 強調像(A)では，小脳歯状核と周囲の小脳白質に高信号病変を認める．中脳レベル(B)では，両側錐体路に沿った高信号化を認める(→)．単純 X 線写真(C)では，アキレス腱の著明な腫大を認める(→)．

7.7 ライソゾーム病　lysosomal storage disorder

　ライソゾームは細胞内小器官のひとつで，細胞内で不要となった蛋白質，糖質，脂質などを分解する役割を担っている．ライソゾーム病はこれらの老廃物の分解に関連した酵素が遺伝的に欠損しているために，分解されるべき物質が老廃物として細胞内に蓄積し，細胞の機能が低下する先天性代謝異常疾患である．現在40種類ほどのライソゾーム酵素の異常が知られている．脂質が蓄積するスフィンゴリピドーシス，ムコ多糖が蓄積するムコ多糖症，グリコーゲンが蓄積する糖原病，細胞内の酵素の転送異常をきたす糖蛋白代謝異常症，分解産物の転送異常症などに分類される（**表7-8**）．

a. スフィンゴリピドーシス　sphingolipidosis

　ライソゾーム内の分解酵素の異常のため，細胞膜を構成するスフィンゴミエリンなどの脂質が分解されず，特に中枢神経に異常に蓄積し，神経症状を呈する．欠損酵素や蓄積する脂質の種類，発症年齢によって各種分類される．

1）異染性白質ジストロフィ　metachromatic leukodystrophy：MLD
① 病態と臨床
　異染性白質ジストロフィは，アリルサルファターゼAの欠損により白質，末梢神経，腎臓などにスルファチドが蓄積し神経線維が脱髄することで，中枢神経，末梢神経障害をきたす疾患である．尿中のサルファターゼ過剰，白血球や線維芽細胞でのアリルサルファターゼA活性低下により診断され，出生前診断も可能である．

　常染色体劣性遺伝で，乳児型，若年型，成人型に分類され，乳児型が最も多く2歳までに発症する．歩行障害や斜視がみられ，徐々に痙縮や知能低下，運動失調，視神経萎縮が生じ，発症から4年以内に死亡することが多い．若年型は5〜7歳で発症することが多く，成績低下や失禁などで発症し，緩徐に進行する．成人型は精神症状や進行性の錐体路障害，小脳失調，錐体外路障害を呈する．

② 画像所見
　CT所見は非特異的で，徐々に進行する萎縮と大脳白質のびまん性低吸収域がみられる．MRIのT2強調像では，徐々に進行する深部白質や脳室周囲白質の左右対称性高信号域を認める．病変は脳梁膨大部や頭頂葉，後頭葉で認められ，前頭葉や側頭葉へと広がり，進行性の萎縮を呈する．後期になるとU-fiberや錐体路，小脳白質，基底核にも病変が及ぶ（**図7-13**）．造影効果はみられない．障害された髄鞘と髄質静脈周囲の障害されにくい髄鞘が縞状に並び，側脳室から末梢に向かって伸びる所見（tiger stripes）を呈することがあるが，同様の所見はKrabbe病やGM1/2ガングリオシドーシスでも報告がある．病初期ではADC値が低下するが，後期ではADC値は上昇する．MRSではNAAの低下と乳酸，コリン（Cho），ミオイノシトールの上昇を示す．スコアリングシステムによる病気の進行度評価についての報告もある[46]．

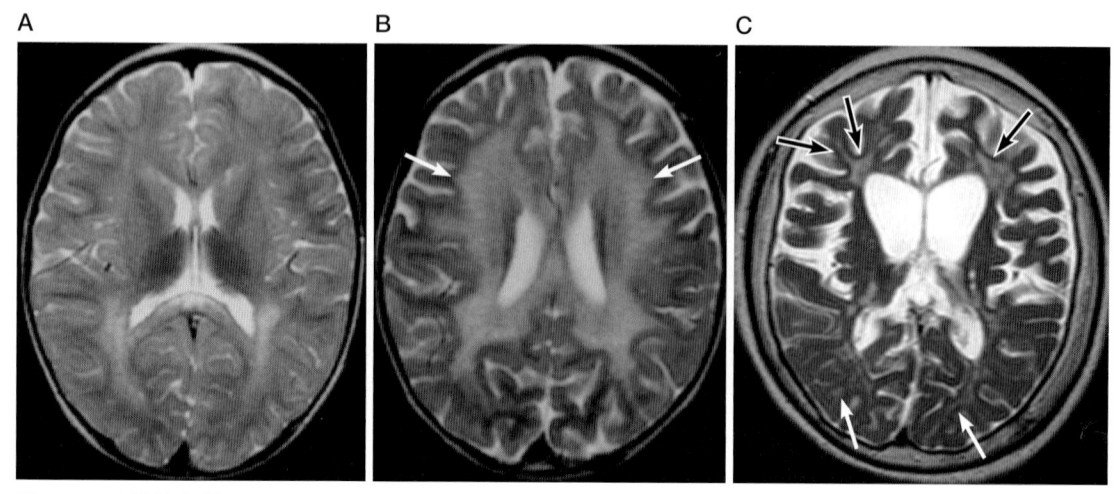

図7-13 異染性白質ジストロフィ

T2強調像　A, B：2歳時，C：13歳時　1歳6か月健診で歩行障害を指摘．2歳時(A)では白質で左右対称性に高信号域が広がっているが，U-fiberは保たれている．脳室周囲から末梢へ伸びる縞状(tiger stripes，B，→)構造を認める．13歳時(C)では病変はU-fiber(→)や基底核に及び，脳萎縮も進行している．（和歌山医療センター山本貴之先生のご厚意による）

表7-8　ライソゾーム病の分類

スフィンゴリピドーシス(sphingolipidosis) ・異染性白質ジストロフィ ・Krabbe病 ・GM1 ガングリオシドーシス ・GM2 ガングリオシドーシス(Tay-Sachs病，Sandhoff病，GM2 ガングリオシドーシス AB異型) ・Fabry病 ・Farber病 ・Gaucher病 ・Niemann-Pick病	・Hunter症候群(MPS Ⅱ) ・Sanfilippo症候群(MPS Ⅲ) ・Morquio症候群(MPS Ⅳ) ・Maroteaux-Lamy症候群(MPS Ⅵ) ・Sly病(MPS Ⅶ) ・ヒアルロニダーゼ欠損症(MPS Ⅸ) オリゴサッカライドーシス(oligosaccharidosis) ・ガラクトシアリドーシス ・フコシドーシス ・マンノシドーシス ・アスパルチルグルコサミン尿症
遊離シアル酸蓄積症(軽症型は Salla病)	
神経セロイドリポフスチン(neuronal ceroid lipofuscinosis：NCL)	ムコリピドーシス(mucolipidosis) ・シアリドーシス(mucolipidosis type Ⅰ) ・I-cell病(mucolipidosis type Ⅱ) ・pseudo-Hurler病(mucolipidosis type Ⅲ) ・シアロリピドーシス(mucolipidosis type Ⅳ)
ムコ多糖症(mucopolysaccharidosis：MPS) 　Ⅴ型，Ⅷ型は現在使用されていない ・Hurler症候群(MPS Ⅰ H) ・Hurler-Scheie症候群(MPS Ⅰ H/S) ・Scheie症候群(MPS Ⅰ S)	

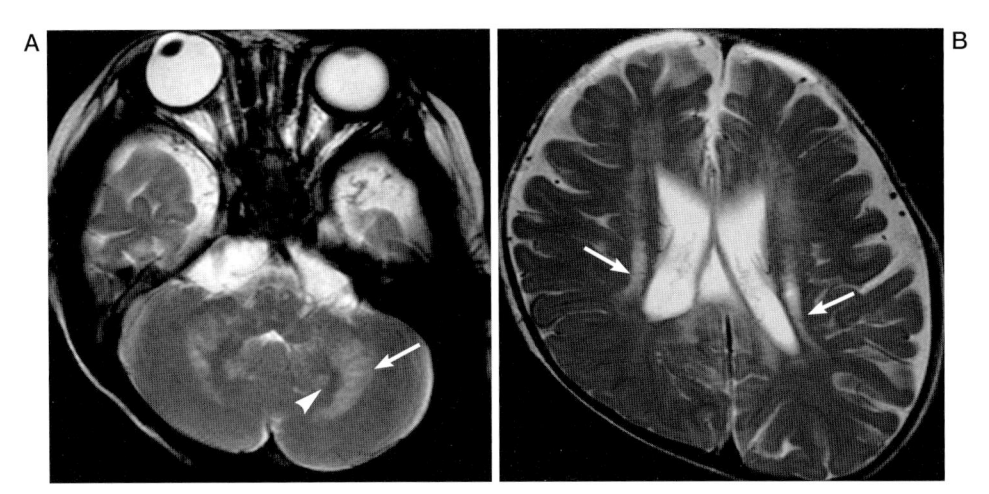

図 7-14 乳児型 Krabbe 病(9 か月女児)
A, B：T2 強調像　4 か月頃より定頸の遅れと活動性の低下を指摘．乳児型では歯状核門(最も内側，A，▶)で高信号，歯状核が低信号，小脳白質が高信号(A，→)を呈する．側脳室周囲白質にも高信号(B，→)を呈する．

2) Krabbe 病　globoid-cell leukodystrophy
① 病態と臨床
　Krabbe 病では，ライソゾーム酵素のガラクトシルセラミダーゼの欠損により中枢神経にサイコシンが蓄積する．髄鞘形成が障害されるとともに大脳白質に脱髄が生じる．常染色体劣性遺伝で，発症時期に応じて乳児型，晩期乳児型，若年型，成人型に分類される．乳児型が最も多く，数年で死亡することが多い．成人型は緩徐に進行する．中枢神経および末梢神経の脱髄が生じ，易刺激性，痙性，痙攣，精神運動発達遅滞，視神経萎縮，皮質盲，小頭症などを呈する．白血球や皮膚の線維芽細胞でのガラクトシルセラミダーゼ活性低下により診断される．

② 画像所見
　CT では視床や尾状核，放線冠，小脳に高吸収域と石灰化がみられる．MRI では小脳歯状核や小脳白質，基底核，錐体路，頭頂葉や後頭葉の脳室周囲白質，脳梁膨大部で異常を認め，脱髄巣に一致して T2 強調像で高信号を呈する．U-fiber は後期まで保たれていることが多い．視神経や脊髄の腫大，脳神経と馬尾神経に造影効果を示すことがある．乳児型であれば小脳歯状核や小脳白質での異常がみられやすく(図 7-14)，大脳白質や錐体路の異常は成人型と比べて少ない．一方，成人型は錐体路や脳室周囲白質，脳梁膨大部で異常が生じやすく(図 7-15)，画像上，副腎白質ジストロフィと類似する(BOX 7-4)．小脳歯状核や小脳白質での異常は少ない．拡散テンソル画像(DTI)では白質と基底核の異方性が低下し，T2 強調像よりも白質の病変を鋭敏に検出する．MRS ではコリンやミオイノシトールの上昇と NAA 低下を示す[46, 47]．

3) ガングリオシドーシス　gangliosidosis
　細胞膜の脂質二重層を形成する脂質のひとつであるスフィンゴ脂質の代謝異常である．神経細胞内に GM1 ガングリオシドが貯まる GM1 ガングリオシドーシス，GM2 ガングリ

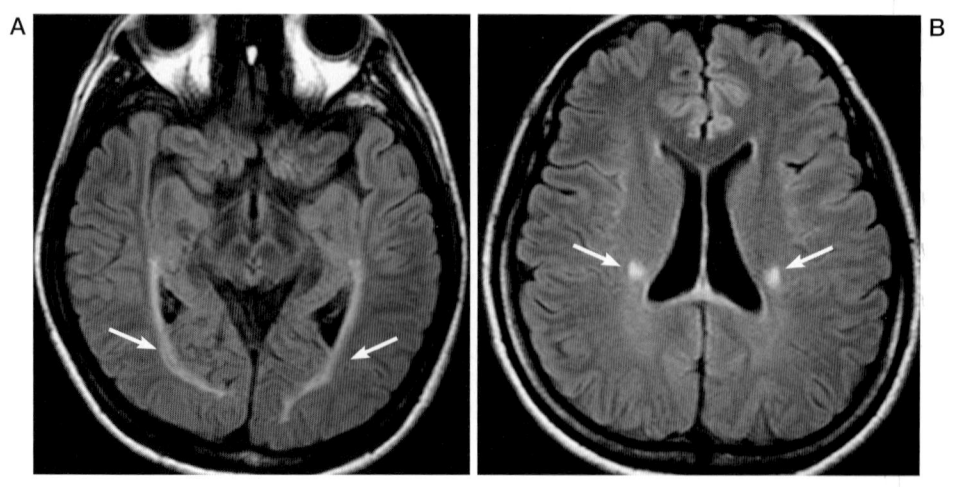

図 7-15 成人型 Krabbe 病(30 歳台女性)
A, B：FLAIR 像　若年時より歩行障害で発症し徐々に進行し，車椅子生活となっている．成人型 Krabbe 病では脳室周囲白質(A，→)や，錐体路(内包後脚より頭側，B，→)，脳室周囲白質で高信号を呈する．

> ### BOX 7-4　副腎白質ジストロフィと成人型 Krabbe 病の鑑別
>
> 副腎白質ジストロフィと成人型 Krabbe 病は，大脳白質と錐体路に異常所見を呈するという点で類似している．しかし，画像上もある程度，鑑別可能で，副腎白質ジストロフィでは錐体路のなかでも内包後脚から脳幹部に異常を呈しやすく，Krabbe 病では内包後脚から放線冠に異常を呈しやすい．

オシドが貯まる GM2 ガングリオシドーシス(障害遺伝子に応じて Tay-Sachs 病，Sandhoff 病，GM2 ガングリオシドーシス AB 異型)に分類される．

① GM1 ガングリオシドーシス

病態と臨床

　βガラクトシダーゼが欠損することにより，その基質である GM1 ガングリオシドなどの糖脂質が脳や内臓(肝臓，脾臓)などに，ケラタン硫酸などのムコ多糖が骨に蓄積する疾患である．常染色体劣性遺伝で，1 型の乳児型，2 型の若年型(中枢神経症状が進行する)，3 型の成人型(ジストニアや錐体外路症状が中心となる．日本人に多い)に分類される．中枢神経症状を呈さず骨症状を呈する Morquio 症候群 B 型も同じβガラクトシダーゼの欠損で発症する．しかし，GM1 ガングリオシドの蓄積がみられないため，厳密にはβガラクトシダーゼ欠損症として分類され，GM1 ガングリオシドーシスと区別される．

　重症型である乳児型は生後 3～6 か月の間に退行や発達遅滞が生じ，その後，数か月で中枢神経症状を呈する．病初期では全身の筋緊張の低下，進行すると全身の筋強直痙縮や全身痙攣を起こし死に至る．他に眼底の cherry red spot，肝脾腫，骨格変形(椎体の変形，オール状肋骨，長管骨の短縮)，特異的顔貌を呈する．

図 7-16　GM1 ガングリオシドーシス(22 か月女児)
T2 強調像　1 歳 4 か月で歩行ができず，発達遅滞を指摘された．皮質下白質や深部白質にびまん性の淡い高信号域(→)が正常な月齢児と比べて目立つ．

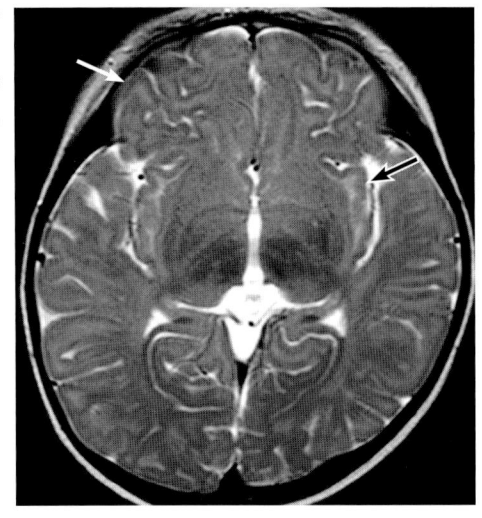

MRI 所見
　乳児型では早期に低髄鞘化を示し，T2 強調像で U-fiber を含めた大脳白質にびまん性の淡い高信号を呈する(**図 7-16**)．3 型の成人型では T2 強調像や FLAIR 像で両側被殻背側の高信号と被殻/尾状核の萎縮を示し，Huntington 病や神経有棘赤血球症と似た画像所見を呈する．

② GM2 ガングリオシドーシス
　3 つの遺伝子 *HEXA*，*HEXB*，*GM2A* のいずれか 1 つの遺伝子変異により，GM2 ガングリオシドのライソゾームにおける加水分解が障害され，主として神経細胞のライソゾームに GM2 ガングリオシドが蓄積する疾患である．常染色体劣性遺伝で，原因遺伝子により Tay-Sachs 病(*HEXA* の遺伝子異常)，Sandhoff 病(*HEXB* の遺伝子異常)，GM2 ガングリオシドーシス AB 異型(*GM2A* の遺伝子異常)の 3 つの病型に分類される．
　GM2 ガングリオシドーシスはおもに神経細胞に蓄積し，進行性の精神運動障害や筋緊張低下，ミオクローヌス，痙攣，眼底の cherry red spot を呈する．肝脾腫や骨異常を認めないことが多い．

画像所見
　Tay-Sachs 病と Sandhoff 病の画像所見は似るが，それぞれ乳児型，若年型，成人型で異常所見の分布が異なる．乳児型や若年型では両側視床の所見が特徴的で，CT で高吸収，T1 強調像で軽度高信号，T2 強調像では低信号あるいは低信号と高信号の混在を呈する．そのほか，T2 強調像や FLAIR 像で基底核(線条体)や白質が高信号を呈する(**図 7-17**)．後期には脳萎縮が進行し，T2 強調像で白質がびまん性に高信号を呈する．成人型では基底核や視床の異常は軽微で小脳白質や虫部の異常信号，小脳萎縮を呈する[48]．

4) Fabry 病
① 病態と臨床
　Fabry 病は，全身の細胞のライソゾームに存在する α-ガラクトシダーゼ A 酵素の活性低下によって生じる X 連鎖性遺伝疾患である．腎臓，心臓，血管内皮細胞を中心として

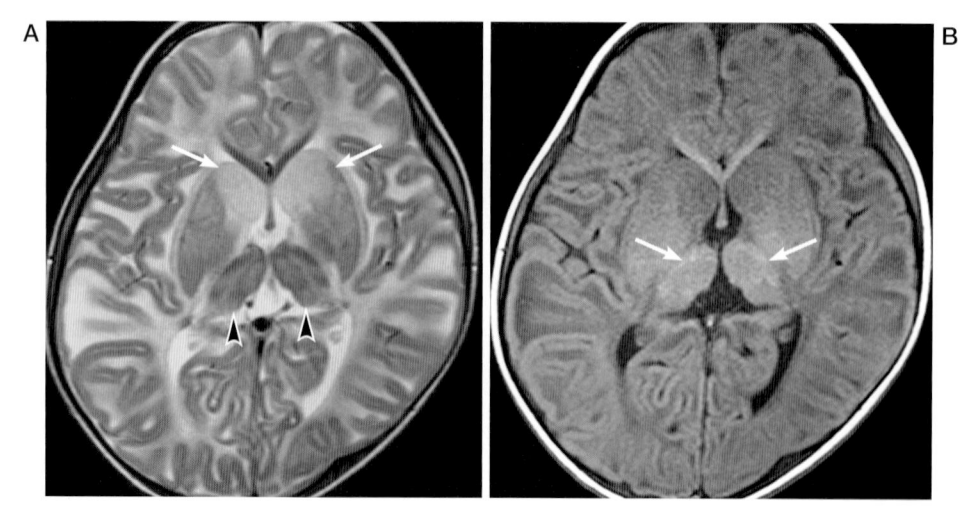

図7-17 GM2ガングリオシドーシス(Tay-Sachs病)(2歳男児)
A：T2強調像，B：T1強調像　10か月で発達遅滞と下肢痙性を認めた．T2強調像(A)で尾状核頭の高信号(→)，視床の低信号と高信号の混在(▶)，白質のびまん性高信号，T1強調像(B)で視床の軽度高信号(→)を呈する．

種々の臓器にスフィンゴ糖脂質のグロボトリアオシルセラミド(globotriaosylceramide：Gb3)が進行性に蓄積して臓器障害を起こす．古典型Fabry病では，幼少期より四肢末端痛，皮膚の被角血管腫(angiokeratoma)，低汗症，角膜混濁などの特徴的な症状を呈し，加齢とともに頭痛，脳梗塞などの脳血管症状，蛋白尿，腎不全などの腎障害，胸痛，不整脈などの心症状を合併する．そのほかに腎不全に伴う高血圧，めまい，難聴，腹痛など多彩な症状を呈する．古典型のほかに心臓や腎臓に障害が限局した心型や腎型の亜型が存在する．特徴的な症状を示さず多くは遅発型である．またX連鎖性遺伝疾患であるが，女性ヘテロ患者(保因者)でも発症することが知られている．一般的に男性患者に比べて軽症であるものの，無症状なものから重篤な症状を発症するものまであり，重症度に多様性を認める[49]．

② MRI所見

MRIでは側脳室周囲の白質脳症，多発ラクナ梗塞，皮質下梗塞など虚血性血管障害を認めることがある(図7-18)．微小出血(microbleeds)がみられることもある[48]．両側視床枕がT1強調像で高信号を呈することがあり(pulvinar sign)，特徴的である(図7-19)．女性よりも男性でみられやすい．MRAで椎骨動脈，脳底動脈の血管拡張(dolicho-ectasia)を認めることがある．MRSは正常とされる．

5) Farber病

Farber病は，酸性セラミダーゼ欠損によりセラミドが全身の臓器に蓄積する常染色体劣性遺伝疾患である．おもな症状は疼痛を伴う関節変形，皮下結節，嗄声である．報告は世界で100例に満たない．MRIで非特異的な脳萎縮を認めることがある．

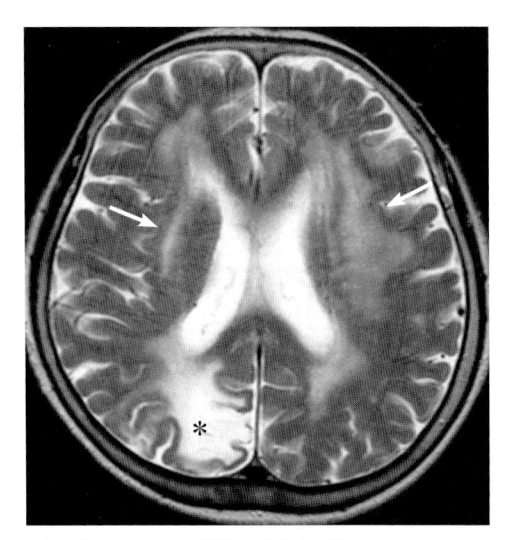

図 7-18 Fabry病(70歳台女性)
T2強調像　虚血性血管障害によると考えられる大脳白質高信号域(→)と右後頭葉の陳旧性梗塞(＊)を認める．

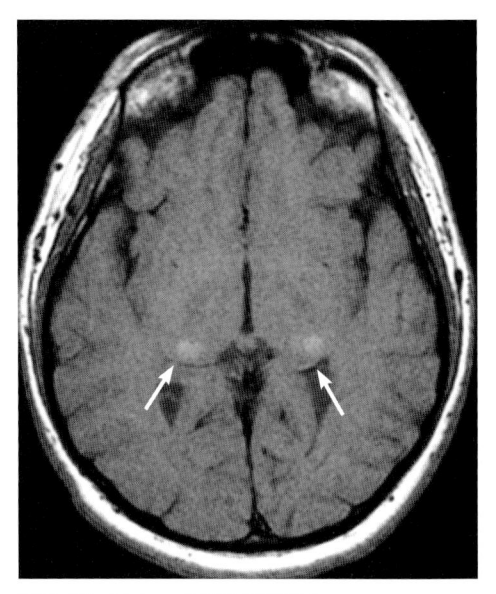

図 7-19 Fabry病(16歳男性)
T1強調像　両側視床枕に高信号を認める(→)．脳梗塞は認めない．

6) Gaucher病

　Gaucher病は，グルコシルセラミダーゼの活性低下により，グルコセレブロシドが肝臓，脾臓，骨髄などの細網内皮系に蓄積，グルコシルスフィンゴシンが脳に蓄積して発症する．常染色体劣性遺伝疾患で，臨床症状によりⅠ型(慢性非神経型，成人型)，Ⅱ型(急性神経型，乳児型)，Ⅲ型(亜急性神経型，若年型)に分類される．Ⅰ型は神経症状を伴わず肝脾腫，骨病変を見る．Ⅱ型は乳児期から肝脾腫，および痙攣，後弓反張，異常眼球運動などの神経症状を呈し，急速に進行する．Ⅲ型では肝脾腫に加えて神経症状を伴うが，Ⅱ型に比べ発症は遅く，程度や進行も緩徐である．Gaucher病ではParkinson病の発症のリスクが高く，Gaucher病の原因遺伝子のGBA(glucocerebrosidase, 1q21)の変異はParkinson病発症の強い危険因子であることが知られている．

　ほとんどの場合，脳には異常を示さない．Ⅱ型で片側脳萎縮，硬膜の肥厚と造影剤による増強効果がみられたという1例報告[50]，Ⅱ型，Ⅲ型において灰白質，皮質下白質のADCが低下するという報告，MRSでは前頭葉，側頭葉の大脳白質でCho/Cr(クレアチン)の上昇がみられるという報告がある．

7) Niemann-Pick病
① 病態と臨床

　Niemann-Pick病にはA型からC型がある．A型，B型は，酸性スフィンゴミエリナーゼの活性低下により，スフィンゴミエリンの蓄積が生じる常染色体劣性遺伝疾患である．A型は神経症状を有するが，B型は神経症状がない．A型，B型ともに肝脾腫，骨髄に泡沫細胞(Niemann-Pick細胞)，肺浸潤，cherry red spotを特徴とする．A型は乳児期早期に発症し，進行が早く3歳頃までに死亡する．B型は小児期から若年で発症し，比

較的緩徐に進行する．C型はA型，B型とは原因の異なる疾患で，膜輸送蛋白NPC1またはNPC2の欠損により，遊離型コレステロールや糖脂質の蓄積が生じる常染色体劣性遺伝疾患である．新生児期〜成人まで発症時期は多様であるが，典型例では3〜5歳で発達の遅延，失調で発症し，小脳失調，カタレプキシー(笑うと力が抜ける)，核上性垂直眼球運動障害を伴い，その後1, 2年で歩行不能になり，嚥下障害，構音障害が出現する．

② MRI所見

C型の脳画像所見として，新生児期や乳児期に発症した場合はMRIで髄鞘化遅延がみられる．大脳および小脳の萎縮があり，脳梁の菲薄化が特徴的とされる．MRSでは前頭葉，側頭葉の大脳白質においてNAA/Cr比の低下，Cho/Crの増加，NAAピークの低下，脂質(lipid)および乳酸(lactate)のピークの増加がみられるとされる．DTIではFA値の低下が大脳白質，特に脳梁でみられることがある[48]．

8) Salla病
① 病態と臨床

遊離シアル酸蓄積症の軽症型に当たる．遊離シアル酸蓄積症は常染色体劣性遺伝疾患で，フィンランド(サラ地方)やスウェーデンに多い．遊離シアル酸をライソゾーム外に輸送する蛋白であるシアリンの障害により，遊離シアル酸がライソゾーム内に蓄積され発症する．脳，皮膚，腎，肝，心筋など全身の細胞に遊離シアル酸(N-acetylneuraminic acid)の蓄積が起こる．臨床症状により，軽症型のSalla病，重症型の乳児遊離シアル酸蓄積症(infantile free sialic acid storage disease：ISSD)に分類される．中間型も存在する．Salla病は新生児期より筋緊張低下や失調で発症し，精神発達遅滞を伴う．ISSDは分娩時より，小頭症，呼吸不全，肝脾腫，肥大型心筋症，ネフローゼ症候群，顔貌異常を呈する．

② MRI所見

脳MRIではSalla病，ISSDのどちらでも重篤な髄鞘化障害がみられ，T2強調像で大脳白質はびまん性に高信号を呈する[48]．さまざまな程度の大脳，小脳の萎縮および脳梁の菲薄化がみられる．脳幹も萎縮することがある．Salla病ではISSDに比べ脳萎縮が軽度である[47,48]．そのほか，T2強調像，FLAIR像で小脳白質や基底核，視床に異常信号を認めることがある．MRSではNAAの著明な高値(NAAと類似する場所にピークを示すN-acetylneuraminic acidによる)，Crの高値，Choの低値が認められる．NAAの著明な高値は他の髄鞘化障害をきたす疾患との鑑別に有用とされる．ただしSalla病と症状や脳MRI所見が似るPelizaeus-Merzbacher病でもMRSでNAAの高値およびCrの高値，Choの低値がみられる．

9) I-cell病(ムコリピドーシスⅡ型)

I-cell病はムコリピドーシスⅡ型に相当する．ムコリピドーシスはライソゾーム酵素の異常により，糖脂質とムコ多糖が蓄積する常染色体劣性遺伝性疾患である．ムコリピドーシスはⅠ型(シアリドーシス)，Ⅱ型(I-cell病)，Ⅲ型(pseudo-Hurler polydystrophy)，Ⅳ型に分類される．Ⅱ型のI-cell病とⅢ型は同じ酵素(N-acetylglucosamine-1-phosphate transferase)の異常によって起こる．I-cell病の臨床症状はムコ多糖症のHurler病に似る

が，尿中ムコ蛋白の増加を認めない．I-cell 病は多くは 6 か月頃までに精神運動発達遅滞が明らかとなり，特異的顔貌，多発性骨形成不全，肝脾腫，心弁膜症などを呈する．Ⅲ型も I-cell 病と同様の症状を呈するが，2～4 歳で発症し，進行も I-cell 病に比べ緩徐である．

I-cell 病では頭蓋骨の変化がみられるが，MRI では脳に異常を認めないことが多い．時に，非特異的で軽微な白質変化がみられることがある．髄鞘化に遅延がみられることもある[51]．

10）ガラクトシアリドーシス　galactosialidosis

ガラクトシアリドーシスは，ライソゾーム性保護蛋白質 / カテプシン (protective protein/cathepsin A：PPCA) の欠損によって起こる常染色体劣性遺伝疾患である．PPCA はノイラミニダーゼ 1（シアリドーシスの原因となる酵素）の活性化，および β ガラクトシダーゼ（GM1 ガングリオシドーシスや Morquio 症候群 B 型の原因となる酵素）に対する保護として働く．ガラクトシアリドーシスの発症には β ガラクトシダーゼの影響は少なく，ノイラミニダーゼ 1 の活性低下によるシアル酸含有糖質の蓄積が主要な要因になっている．

発症年齢により，Ⅰ型：早期乳児型，Ⅱ型：若年/成人型，Ⅲ型：晩期乳児型に分類される．Ⅰ型は出生直後から浮腫，腹水で発症し，肝脾腫，骨変形，腎障害，心不全，呼吸障害，中枢神経症状などを伴い急速に進行する．Ⅱ型は 5 歳以降，多くは 10 歳以降で発症し，視力障害，小脳性運動失調，錐体路症状，聴力障害などの中枢神経症状に加えて，角膜混濁，粗な顔貌，骨・関節変形，心障害，被角血管腫 (angiokeratoma) など多彩な症状を呈する．Ⅲ型は生後数か月で発症するが，その後，比較的緩徐な臨床経過をたどる．肝脾腫，骨変形，心臓の弁膜症などの症状を呈するが，神経症状はないかあっても比較的軽症である．

MRI では，Ⅰ型で脳萎縮や視床線条体に信号変化をきたすことがある[52]．また，Ⅱ型で海馬硬化症を認めたという報告がある．

b. 神経セロイドリポフスチン症　neuronal ceroid lipofuscinosis：NCL

1）病態と臨床

神経細胞を含めた全身組織の細胞にセロイドとよばれる脂肪色素が沈着する疾患である．おもな症状は痴呆症状，視力障害，てんかん，運動機能低下で，2 つ以上を認めることが多い．通常，出生時は正常だが，発症後は急激に退行性の経過をたどる．発症時期に基づいて先天性，乳児型，晩期乳児型，若年型，成人型に分類される．現時点で 13 種類の原因遺伝子が同定されているが，同じ遺伝子の変異でも異なった臨床経過をたどる．そのため，遺伝子学的分類と発症時期による分類を組み合わせた新分類が国際的に提唱されている．基本的には常染色体劣性遺伝であるが，成人型のなかには常染色体優性遺伝のものもある．

2）MRI 所見

神経セロイドリポフスチン症の MRI 所見として，大脳および小脳の萎縮，T2 強調像における大脳白質の軽度信号上昇と視床の信号低下があげられる[53]．大脳白質の病変は深部白質が主体で，皮質下白質は保たれる傾向にある．ミエリンの減少とグリオーシスを反映しているという．脳梁や脳幹，小脳白質には通常，異常信号を認めない．急速に進行する萎縮は乳児型と晩期乳児型で，小脳主体の萎縮は晩期乳児型と若年型で多い．視床の低信号は乳児型，晩期乳児型，若年型で顕著である．いずれも非特異的な所見ではあるが，複数の所見が臨床症状の合致する小児や若年者にみられた場合には，本症を考慮する必要がある．

そのほか，ADC 上昇や拡散テンソル画像での FA 低下が重症度と相関すると報告されている．MRS に関しては，NAA 低下，ミオイノシトール上昇などの報告がある．確定診断は，発症時期，酵素試験，電子顕微鏡所見，リンパ球の光学顕微鏡所見の組み合わせによる．有効な治療法はなく，対症療法が行われる．

c. ムコ多糖症　mucopolysaccharidosis：MPS

1）病態と臨床

ライソゾーム内の分解酵素が欠損するためにムコ多糖(glycosaminoglycan：GAG)が組織に蓄積する疾患である．欠損する酵素および重症度により，**表 7-9** のように分類される（p.550, 551）．症状は，ガーゴイリズムとよばれる粗な顔貌，骨変形，関節拘縮，肝脾腫，角膜混濁，巨舌，中耳炎，知能障害など多岐にわたり，病型や重症度によって差異がある[54]．病型による症状の違いは蓄積するムコ多糖に着目すると整理しやすい．すなわち，ヘパラン硫酸が蓄積する病型では知能障害を起こしうるが，蓄積のない病型では基本的に知能は侵されない．デルマタン硫酸の蓄積する病型では皮膚をはじめとする多彩な身体症状が認められる．また，ケラタン硫酸が蓄積する IV 型では特に骨の変形が強く現れる．遺伝形式は，II 型のみ伴性劣性遺伝，他の病型は常染色体劣性遺伝である．本邦では II 型が過半数を占める．

2）MRI 所見

脳の MRI で高頻度に認められる所見として，血管周囲腔(perivascular space：PVS)の拡大(**BOX 7-5**)，脳室やくも膜下腔の拡大，大脳の萎縮，白質信号異常があげられる[55〜57]．各所見の頻度や程度は病型により差があるが，所見の内容は共通する．それぞれの病型における個々の所見の頻度については**表 7-9** を参照されたい．

PVS の拡大は，通常は直径 8 mm 程度までの，脳脊髄液(cerebrospinal fluid：CSF)と等信号で境界明瞭な囊胞性病変として認められる(**図 7-20, 21**)．集簇し，篩状変化(cribriform change) とよばれることもある．特に I 型と II 型で顕著にみられる．脳室周囲白質，脳梁，基底核に多いが，皮質下白質，視床，脳幹にも認めうる．光学顕微鏡では，GAG 蓄積により膨れ上がったライソゾームを含有する泡沫細胞が PVS に浸潤し，開大させている像がみられる[54]．

脳室の拡大も I 型と II 型で特に目立つ．トルコ鞍，中頭蓋窩，後頭蓋窩などのくも膜

図7-20 ムコ多糖症IH型：Hurler症候群（1歳5か月男児）

T2強調矢状断像 発達遅延，ガーゴイリズムあり．脳梁にT2強調高信号の囊胞性病変が認められ（黒矢頭），拡大した血管周囲腔（PVS）に相当する．トルコ鞍はJ型である（白矢頭）．第三脳室や後頭蓋窩のくも膜下腔拡大（小矢印）あり．大後頭孔レベルでは脊柱管の狭小化（大矢印）も認める．

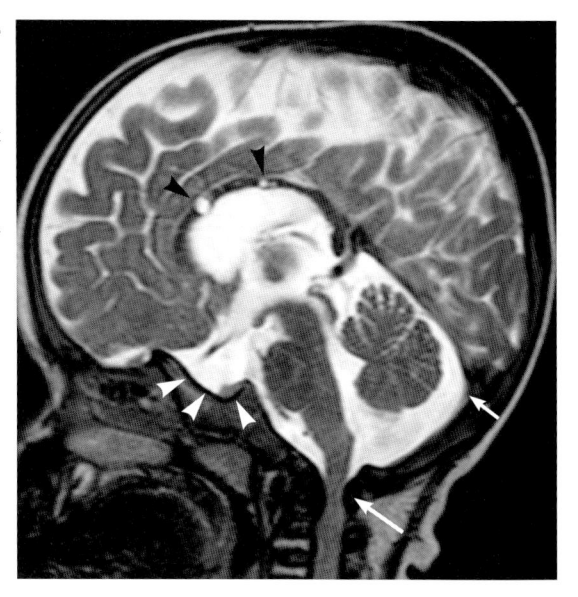

BOX 7-5　血管周囲腔（PVS）の拡大をきたす疾患

- 特発性多発血管周囲腔拡大（片側性が多い）
- ムコ多糖症（mucopolysaccharidosis）
- マンノシドーシス（mannosidosis）
- 伊藤白斑（hypomelanosis of Ito）
- Lowe症候群（oculo-cerebro-renal症候群）
- Coffin-Lowry症候群
- 筋強直性ジストロフィ（myotonic dystrophy）
- polycystic brain associated with ectodermal dysplasiaなどの外胚葉異形成症
- CADASIL（cerebral autosomal dominant arteriopathy with subcortical infarct and leukoencephalopathy）
- HIHRATL（hereditary infantile hemiparesis, retinal arteriolar tortuosity, and leukoencephalopathy）
- 片頭痛（migraine）
- クリプトコッカス症
- 軽微な頭部外傷後
- 水頭症の脳室シャント挿入後の脳梁部分
- 自閉症児

（文献60）より改変）

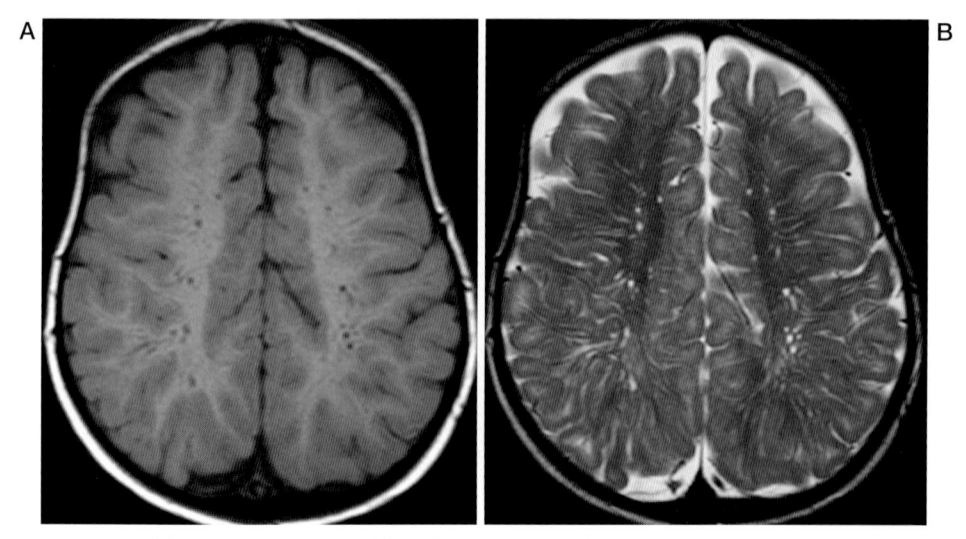

図7-21　ムコ多糖症II型：Hunter症候群（2歳4か月男児）
A：T1強調像，B：T2強調像　発達遅延，ガーゴイリズムあり．出生直後に鼠径ヘルニア手術の既往．大脳半球深部白質に，T1強調像（A）で低信号，T2強調像（B）で高信号の点状〜線状の嚢胞性病変を多数認め，拡大した血管周囲腔（PVS）と考えられる．

下腔拡大を伴うこともある（図7-20, 22）．軟膜にGAGが沈着することでくも膜顆粒の機能不全が起こり，CSFの再吸収が障害されるのがおもな原因と考えられている．
　大脳萎縮は皮質主体にびまん性にみられることが多く，脳溝の開大として観察される（図7-23）．II型やIIIB型で特に高頻度である．血管にGAGが蓄積して虚血が起こったり，神経細胞にGAGが蓄積したりすることで，神経細胞死やグリオーシスが引き起こされる．
　白質にはT2強調像での高信号域が，特に脳室周囲でよく認められる（図7-23）．I型，II型，IIIA型，IIIB型，IIID型およびVII型で高頻度かつ重度で，生じる年齢も低い．これらはヘパラン硫酸の蓄積する病型である．III型ではびまん性に，他の病型では斑状に分布してみられることが多い．ムコ多糖などが神経細胞や星細胞に蓄積し，神経細胞の喪失やグリオーシス，髄鞘化遅延，脱髄が起こるためと考えられている．
　基本的には，これらの脳MRI所見と知能障害の程度に相関はない．ただし，白質の異常信号に関しては重症度と関連があるとする報告もある．
　頭蓋頸椎移行部のMRIでは，特にIV型，VI型，I型で顕著に，歯突起低形成や環軸椎不安定症，歯突起周囲のT2強調像での低信号腫瘤，硬膜肥厚が認められる（図7-24）．脊柱管狭窄をきたし，圧迫性脊髄症を起こしうる．脊髄圧迫により四肢麻痺などの症状をきたし，高度の場合は微細な外傷後の突然死にもつながる．MRIでの評価は，外科的介入の時期および術式の決定に重要な役割を果たす．
　また，読影に際しては，頭蓋骨や脊椎の変形，気道の狭小化，眼窩内の異常，中耳炎など，撮像範囲内で脳脊髄以外に認められる異常所見にも留意したい．頭蓋骨には骨肥厚（図7-23）やトルコ鞍のJ型拡大（図7-20），前頭部突出（図7-22），巨頭症などを認めうる．II型やVI型では前頭蓋窩や中頭蓋窩の骨陥凹部に髄膜や脳実質のヘルニア所見がみ

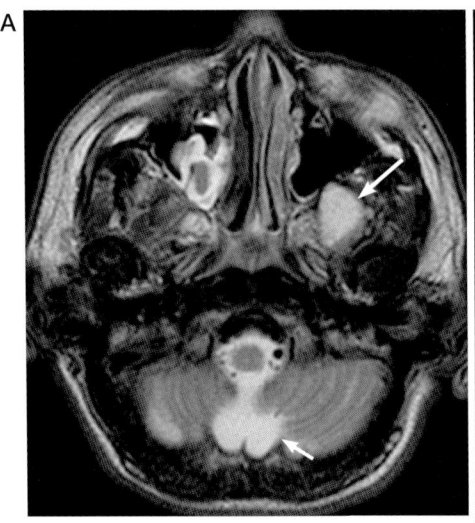

図7-22 ムコ多糖症II型：Hunter症候群(20歳台男性)
A：T2強調像，B：T2強調矢状断像，C：単純CT矢状断像(骨条件)，D：単純CT冠状断像　T2強調像(A, B)において左中頭蓋窩にくも膜下腔の頭蓋底への拡大・落ち込みが認められる(大矢印)．CT骨条件(C, D)で骨の陥凹(►)はあるが欠損はなく，closed menigoceleの所見である．頭蓋冠は変形しており前頭部の突出あり(B, ►)，後頭蓋窩のくも膜下腔拡大(A, 小矢印)もみられる．

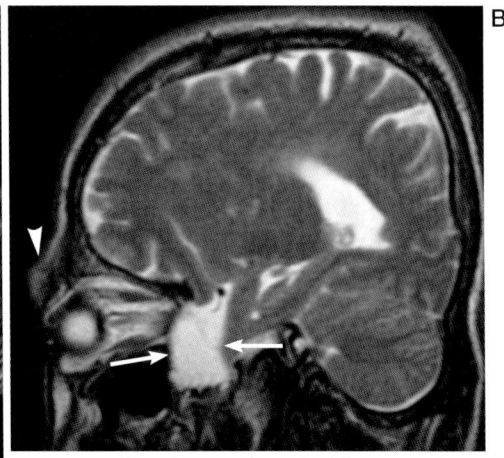

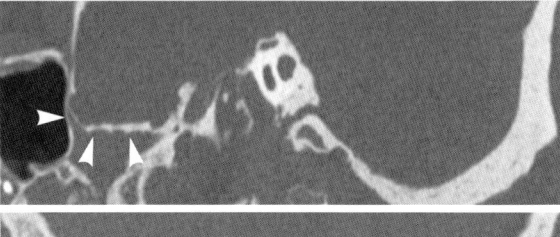

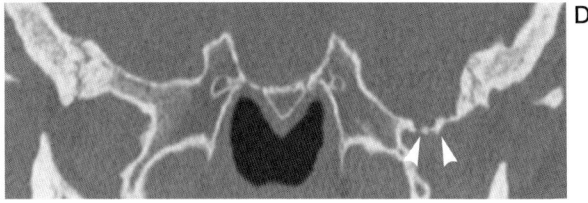

られることがあり，骨欠損部ではなく陥凹部へのヘルニアであることから，closed meningo (encephalo) celeの名で報告されている[57] (図7-22)．くも膜下腔の拡大は視神経鞘内においても生じ，視神経萎縮をきたすことがある(図7-25)．

　MRSではミオイノシトールの上昇，NAAの低下などを示す．

　スクリーニングは尿中GAGの排泄増加，分画の確認にて行う．確定診断には酵素活性の測定や遺伝子解析を用いる．

　いくつかの病型において酵素補充療法や造血幹細胞移植が適応となっている．酵素補充療法は，酵素が血液脳関門を通過しないため中枢神経症状には効果がない．一方，造血幹細胞移植後には，PVS拡大や脳室拡大の改善，脳萎縮の進行停止，神経症状の進行停止を認めることがある[55, 58]．

　本項目(ムコ多糖症)の執筆にあたり，貴重なアドバイスを賜りました大阪市立大学大学院医学研究科発達小児医学教室の田中あけみ先生，瀬戸俊之先生に深謝申し上げます．

表 7-9　ムコ多糖症(MPS)：各病型の欠損酵素，蓄積物質，臨床症状と MRI 所見

病型	症候群名	欠損酵素	補　足	蓄積物質
IH	Hurler 症候群	α-L-イズロニダーゼ	重症度に応じて，重い順に IH 型，IH/S 型，IS 型と分類	DS, HS
IH/S	Hurler-Scheie 症候群			
IS	Scheie 症候群			
II	Hunter 症候群	イズロン酸スルファターゼ	重症度に応じて，重症型，中間型，軽症型に分類	DS, HS
III A	Sanfilippo 症候群 A 型	ヘパラン N-スルファターゼ		HS
III B	Sanfilippo 症候群 B 型	α-N-アセチルグルコサミニダーゼ		
III C	Sanfilippo 症候群 C 型	アセチル CoA：α-グルコサミニドアセチルトランスフェラーゼ	まれ	
III D	Sanfilippo 症候群 D 型	N-アセチルグルコサミン 6-スルファターゼ	まれ	
IV A	Morquio 症候群 A 型	ガラクトース 6-スルファターゼ		KS, CS
IV B	Morquio 症候群 B 型	β-ガラクトシダーゼ		KS
VI	Maroteaux-Lamy 症候群	N-アセチルガラクトサミン 4-スルファターゼ(アリルスルファターゼ B)	重症度に応じて，重症型，中間型，軽症型に分類	DS
VII	Sly 病	β-グルクロニダーゼ	重症度に応じて，新生児型，重症型，軽症型に分類	DS, HS, CS
IX	ヒアルロニダーゼ欠損症	ヒアルロニダーゼ	数例の症例報告があるのみ	ヒアルロン酸

DS：デルマタン硫酸，HS：ヘパラン硫酸，KS：ケラタン硫酸，CS：コンドロイチン硫酸
＋＋＋：ほぼ常にみられる，＋＋：よくみられる，＋：たまにみられる，±：まれ，−：文献報告なし
(文献 54, 56, 59)をもとに作成)

表 7-9（続き）

臨床症状，特徴	PVS 拡大	脳室拡大	脳萎縮	白質異常信号	脊柱管狭窄
IH 型はガーゴイリズム，骨変形，関節拘縮，肝脾腫，心障害，臍ヘルニア，鼠径ヘルニア，角膜混濁，緑内障，巨舌，頻回の上気道感染や中耳炎，知能障害などを呈し，10 歳頃までに死亡する．	+++	+++	++	+++	++
	++	++	+	++	++
IS 型はガーゴイリズム，関節拘縮，手根管症候群，心障害，角膜混濁などがあるが，知能は正常． IH/S 型は IH 型と IS 型の中間程度の症状を示す．	++	++	+	++	++
I 型に似るが，角膜混濁はない．進行は I 型より緩徐で，重症型は 10〜15 歳で死亡する．軽症型は骨変形と関節拘縮のみを呈する．	+++	+++	+++	+++	+
	++	++	+	++	+
	++	+	+++	++	−
著明な発達遅滞，多動，睡眠障害など．身体症状は軽症．	−	−	−	−	−
	−	±	+	−	−
重度の骨変形が特徴．頸髄圧迫による麻痺をきたしうる．角膜混濁あり．	−	±	−	±	+++
	−	−	−	±	+++
I 型と類似の症状を呈するが，知能は保たれる．	++	+	+	+	+++
症状は多彩である．最重症の新生児型では胎児水腫を示す．重症型は IH 型に似る．軽症型は骨の変形が主体．	−	−	−	++	+
若年発症の下肢関節炎などが報告されている．	−	−	−	−	−

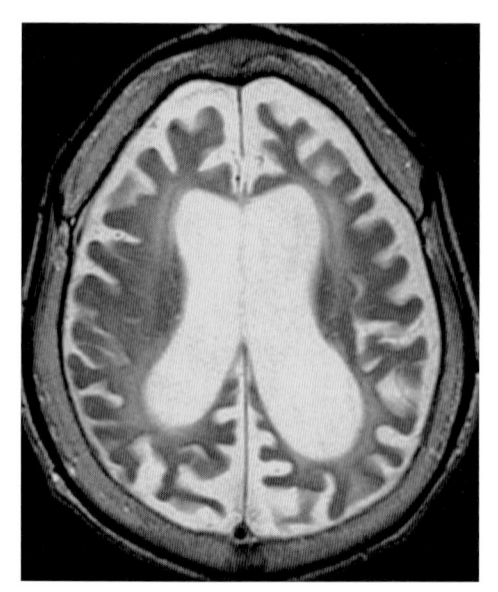

図 7-23 ムコ多糖症 IIIB 型：Sanfilippo 症候群 B 型(20 歳台男性)
T2 強調像 幼少時より発達遅延あり，10 歳台後半より寝たきり．脳室の拡大あり．大脳は著明に萎縮し，T2 強調像にてびまん性に白質高信号が認められる．頭蓋骨の肥厚もみられる．

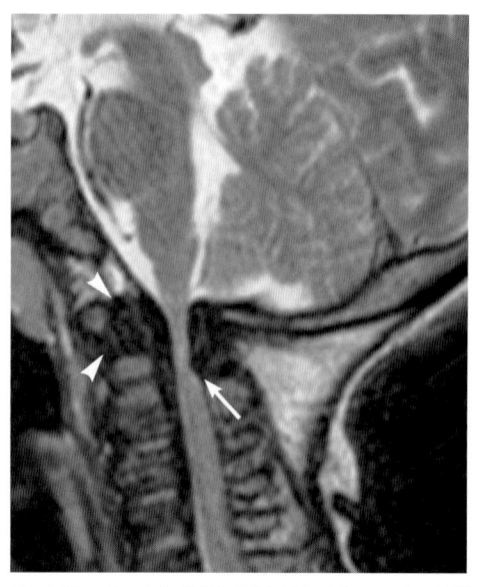

図 7-24 ムコ多糖症 IVA 型：Morquio 症候群 A 型(12 歳女児)
T2 強調矢状断像 3 歳時より骨の変形あり，歯突起は低形成で，周囲に T2 強調像で低信号の腫瘤がみられる(▶)．歯突起周囲腫瘤や靱帯肥厚，環椎後弓の前方偏位や硬膜肥厚により，著明な脊柱管狭窄(→)を呈している．

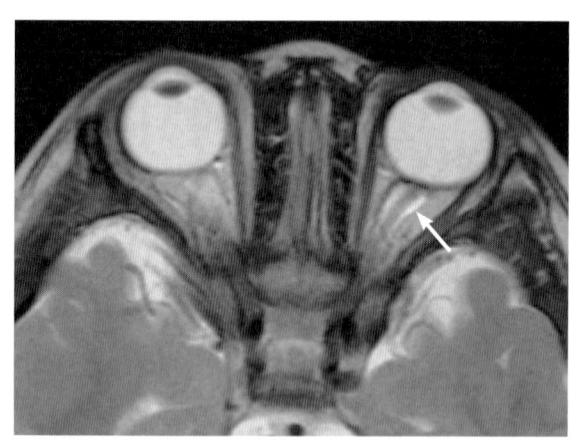

図 7-25 ムコ多糖症 IVA 型：Morquio 症候群 A 型(5 歳女児)
T2 強調像 3 歳頃より運動面で発達の遅延あり，低身長もみられた．左視神経周囲くも膜下腔の拡大がみられ(→)，視神経の軽度萎縮を伴っている．右視神経周囲にも同様の所見が認められた(非呈示)．

7.8 ペルオキシソーム病

　ペルオキシソーム（peroxisome）はミトコンドリア・ライソゾームと並ぶ細胞内小器官のひとつであり，長鎖脂肪酸のβ酸化，コレステロールや胆汁酸の合成，アミノ酸の代謝など数多くの代謝機能を担っている．ペルオキシソーム病は，ペルオキシソームの機能異常によりすべてのペルオキシソーム代謝経路に異常をきたすペルオキシソーム形成異常症と，単独の代謝経路のみに異常をきたす単独酵素欠損症，複数の代謝経路に異常をきたす隣接遺伝子症候群の3つに大別される[61〜65]（BOX 7-6）．

a. ペルオキシソーム形成異常症　peroxisome biogenesis disorders

　ペルオキシソーム形成に関わる*PEX*遺伝子の異常により，ペルオキシソームが減少し，さまざまなペルオキシソーム代謝機能が同時に異常をきたす．*PEX*遺伝子異常は現在13種類同定されているが，*PEX7*以外の遺伝子異常ではZellweger spectrumとよばれる類似した臨床症状をきたし，極型のZellweger症候群，やや軽症の新生児型副腎白質ジストロフィ，成人生存例も存在する乳児型Refsum病の3病型が一連のスペクトラムを形成する．Zellweger spectrumの臨床病型と遺伝子異常は必ずしも一致せず，同一遺伝子でも複数の病型を取りうる．一方，*PEX7*遺伝子異常はペルオキシソーム形成異常のなかで唯一，中枢神経所見をほとんどきたさず，骨系統疾患としての症状が前面に出る．

1）Zellweger 症候群　Zellweger syndrome：ZS
① 病態と臨床
　Zellweger spectrumのなかでも最重症型で，脳肝腎症候群ともよばれる．常染色体劣性遺伝を呈する．*PEX*遺伝子異常によるペルオキシソームの形成異常で，さまざまなペルオキシソーム酵素欠損をきたすことで症状を生じる．出生直後からの筋緊張低下，顔貌異常，白内障や網膜色素変性などの眼科的異常，肝腫大，腎皮質小囊胞，関節の小石灰化，哺乳障害，重度の精神発達障害，痙攣が認められ，肝機能障害が進行して生後数か月で死亡する．

② MRI所見
　MRIでは三角部を中心とした側脳室拡大，多小脳回や脳回肥厚症，異所性灰白質などの遊走異常と髄鞘化遅延を認める（図7-26）．上衣下囊胞もcaudothalamic grooveにしばしば認められる．画像的な鑑別としては，皮質形成異常を示す福山型先天性筋ジストロフィ，筋・眼・脳症候群，Walker-Warburg症候群があがる[61, 64, 65]．

2）新生児型副腎白質ジストロフィ　neonatal adrenoleukodystrophy：NALD
① 病態と臨床
　Zellweger spectrumのなかでもZellweger症候群より若干軽症で，顔貌異常や眼科的異常，難聴，肝腫大の程度が軽く，腎囊胞や関節の石灰化は認められない．生下時より筋

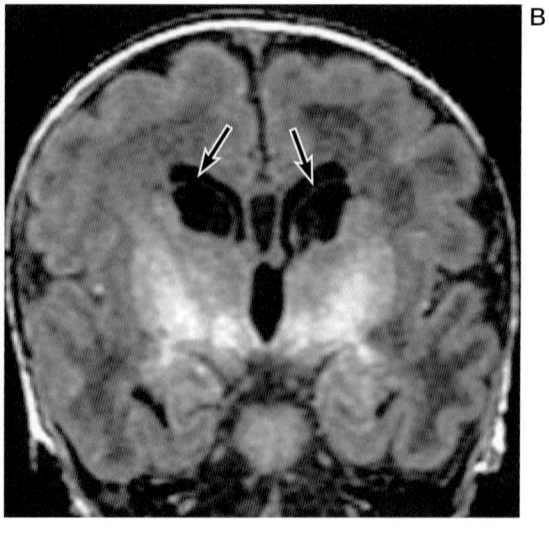

図7-26 Zellweger症候群（新生児）
A：T2強調像，B：T1強調像冠状断像　T2強調像（A）で，側脳室の拡大，多小脳回を認める．T1強調冠状断像（B）で上衣下嚢胞を認める（→）．

緊張低下，経過とともに難治化する進行性の痙攣を認める．生存期間は2年前後である．
② MRI所見
　MRIでは大脳や小脳にびまん性かつ進行性の脱髄を認め，小脳歯状核と周囲に特に目立つ．多小脳回症をSylvius裂周囲に認めることもある[61,64,65]．

3）乳児型Refsum病　infantile Refsum disease：IRD
① 病態と臨床
　Zellweger spectrumのなかでも軽症で，軽度の顔貌異常と網膜色素変性，難聴，肝腫大，精神運動発達遅滞を認める．関節の石灰化は認められない．成人まで生存する．
② MRI所見
　MRIでは，初期には脳室周囲白質に非特異的なT1強調像で低信号，T2強調像で高信号を呈する領域を認めるのみであるが，数年後にはT2強調像で皮質脊髄路や小脳歯状核に広がる高信号域が出現し，造影でも一部増強されることがある[61,64,65]．

4）rhizomelic chondrodysplasia punctate（RCDP）type 1
　ペルオキシソーム形成異常症のなかでも中枢神経所見をほとんどきたさない．近位優位な四肢短縮症と関節の点状石灰化，顔貌異常，白内障，重度の精神運動発達遅滞，精神障害が前面に出ており，骨系統疾患として分類されてきた．*PEX7*遺伝子の同定によりペルオキシソーム形成異常症と分類されるようになった．Zellweger症候群に類似しているが，肝腫大や腎嚢胞はない．小頭症は認めるが中枢神経所見は軽度で遊走異常もはっきりとしない[61]．

BOX 7-6 ペルオキシソーム病の分類

1) ペルオキシソーム形成異常症
   - Zellweger spectrum
       Zellweger 症候群（ZS）
       新生児型副腎白質ジストロフィ（neonatal adrenoleukodystrophy：NALD）
       乳児型 Refsum 病（infantile Refsum disease：IRD）
   - rhizomelic chondrodysplasia punctate（RCDP）type 1

2) 単独酵素欠損症
   - β酸化異常
       X linked 副腎白質ジストロフィ（adrenoleukodystorophy）
       peroxisomal acyl-CoA oxidase 1（AOX）欠損症
       二頭酵素（D-bifunctional protein：DBP）欠損症
       peroxisomal thiolase 2（sterol carrier protein X：SCPx）欠損症
       2-methylacyl-CoA racemase（AMACR）欠損症
   - α酸化異常
       Refsum 病（phytanoyl-CoA hydroxylase 欠損症）
   - プラスマローゲン合成系酵素欠損症
       RCDP type 2（dihydroxyacetonephosphate acyltransferase 欠損症）
       RCDP type 3（alkyldihydroxyacetonephosphate synthase 欠損症）
   - 無カタラーゼ血症（acatalasia）
   - 原発性高シュウ酸尿症Ⅰ型（alanine glyoxylate aminotransferase：AGT 欠損症）

3) 隣接遺伝子症候群（contiguous ABCD1 DXS1357E deletion syndrome：CADDS）

b. 単独酵素欠損症

1) 副腎白質ジストロフィ　X linked adrenoleukodystrophy

① 病態と臨床

　副腎白質ジストロフィはペルオキシソーム病のなかでも最も多く，2〜3万人に1人といわれている．原因遺伝子は *ABCD1* で，伴性劣性遺伝形式をとることからほとんどは男性発症である．ABCD1 は極長鎖脂肪酸をペルオキシソーム内に運搬する膜蛋白 "ALDP"であり，ALDP が欠損すると極長鎖脂肪酸の血中濃度や組織濃度が増加する．極長鎖脂肪酸の組織内蓄積により，副腎機能異常や中枢神経の脱髄をきたす．副腎白質ジストロフィにはさまざまな臨床病型（BOX 7-7）が存在するが，日本における調査では小児型29.9%，思春期型9.1%，副腎脊髄神経障害型（adrenomyeloneuropathy：AMN）25.3%，成人大脳型21.4%，小脳脳幹型8.4%，発症前4.5%という結果であった．欧米に比べ成人大脳型が多く，小脳脳幹型が多いのも日本の特徴である．臨床病型は遺伝子変異や極長

BOX 7-7　副腎白質ジストロフィの病型

- 小児大脳型（29.9%）……3〜10歳に視力障害，知能低下，歩行障害，聴力障害で発症し，数年で臥床状態となる．2歳以下では発症しない．
- 思春期大脳型（9.1%）……11〜21歳で発症する．臨床症状・臨床経過は小児型と同じ．
- 成人大脳型（21.4%）……22歳以降に発症し，性格変化，認知症，精神症状で発症し，小児型と同様に急速に進行して植物状態に至る．
- 副腎脊髄神経障害型……成人後，歩行障害，直腸膀胱障害で発症し，数年の経過で緩徐に進行する．20％で成人大脳型（AMN）（25.3%）　に進展する．
- 小脳脳幹型（8.4%）……成人後，小脳失調，下肢の痙性などを示し，脊髄小脳変性症様の臨床症状を呈する．日本人に比較的多く，50％で成人大脳型に進展する．
- Addison病……………色素沈着・易疲労を認める．脳には症状がない．
- 症候性女性保因者……*ABCD*遺伝子異常のある女性のごく一部にAMN様の症状をきたすことがある
- 無症状………………遺伝子異常のみ存在し，男性では今後，発症する可能性がある．

鎖脂肪酸の蓄積の程度と相関なく，しかも同一家系内でも異なることがある．

大脳型の副腎白質ジストロフィでは，典型的には3〜10歳の小児期に発症し，視力・聴力障害，学業成績低下，痙性歩行で発症し，多くは比較的急速に進行し，数年で寝たきりとなる．小児型は10歳以下で発症，思春期型は11〜21歳で発症，成人型は22歳以降に発症する．いずれの型も一般的に進行が早く予後が悪いが，10％程度に進行が停止する患者（arrested cerebral adrenoleukodystrophy）も存在する．

② MRI所見

MRIは特徴的で，頭頂葉・後頭葉の白質に側脳室三角部周囲を中心とした病変が典型的である．初期には脳梁膨大部から始まり，頭頂葉・後頭葉白質に広がる（図7-27）．病理学的には同心円状の3層構造を示し，内側から large central area, middle zone, outer zone に分けられる．large central area は脱髄や炎症が終了し壊死やグリオーシスからなる領域，middle zone は血管周囲を中心とした炎症性変化と活動性の脱髄を示すが軸索は保たれている領域，outer zone は炎症性変化はないが脱髄を伴う領域と定義される．MRIでも詳細に見ると，病理所見と同様に3層構造を確認できる．large central area はT1強調像で著明な低信号，T2強調像で高信号を呈し，時に石灰化を伴う．middle zone は炎症を反映して造影効果を認め，拡散強調画像で高信号を示す．outer zone は造影効果が認められず，T2強調像で淡い高信号を呈する．非典型例な分布を呈する症例も知られており，10％の症例では脱髄が脳梁膝部から始まり前頭葉の白質に広がる．左右非対称な症例も存在する．病変の広がりはMRI脱髄スコア（loes score）により評価され，症状と

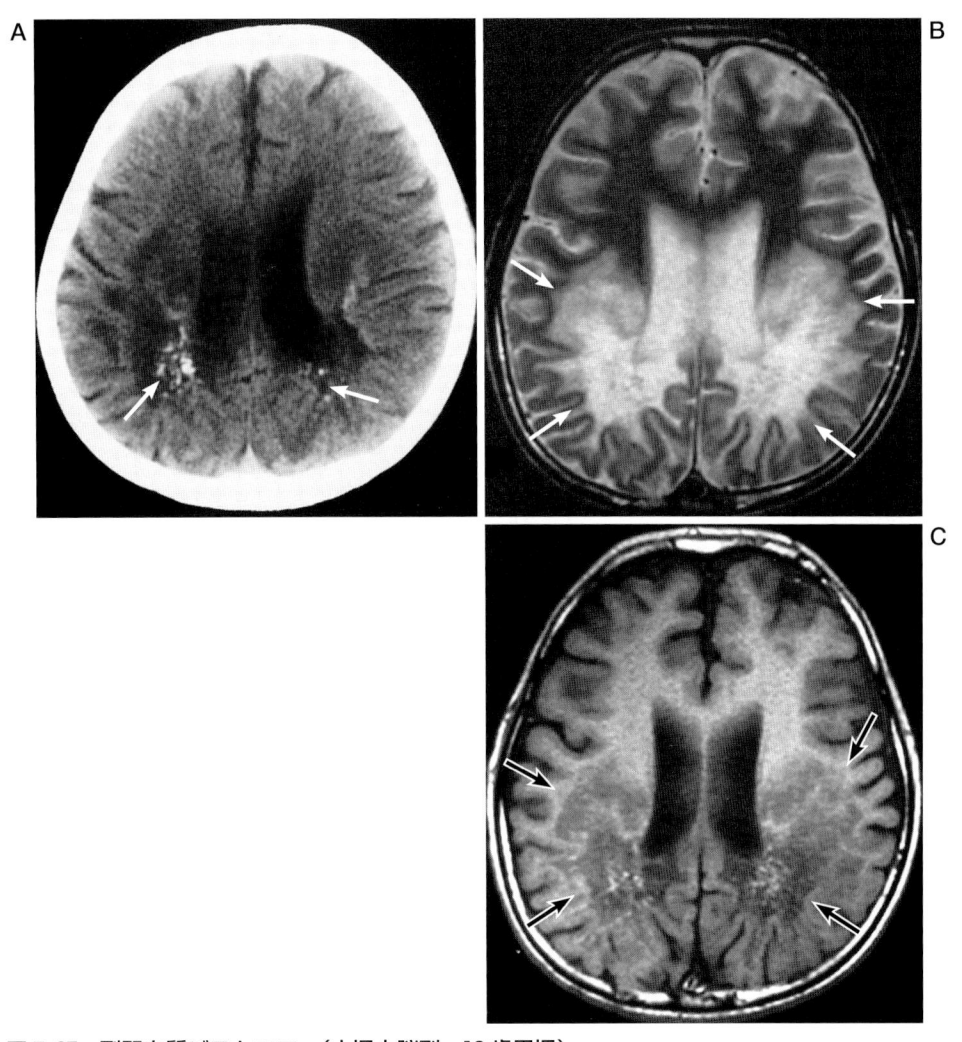

図7-27 副腎白質ジストロフィ(小児大脳型，13歳男児)
A：単純CT，B：T2強調像，C：T1強調像　CT(A)では大脳白質に低吸収域を認め，内部に石灰化(→)を伴っている．T2強調像(B)にて頭頂葉・後頭葉の白質に高信号域を認め(→)，T1強調像(C)では低信号を呈している(→)．

もよく相関することが知られている．
　副腎脊髄神経障害型は成人になって歩行障害で発症するため，多発性硬化症や遺伝性痙性対麻痺と誤診されやすい．脳MRIでは正常であることが多いが，長期罹病歴のある患者ではWaller変性の所見がみられる．T2強調像やFLAIR像で，脳幹から内包の錐体路の信号が上昇する(図7-28)．20％の患者で大脳型に移行するが，大脳型に移行すると半卵円中心を主体として，T2強調像で白質の高信号域が出現する．女性の保因者でも副腎脊髄神経障害型と同様の画像所見をきたすことがある．
　小脳脳幹型は成人後，小脳失調，下肢の痙性などを示し，脊髄小脳変性症様の臨床症状を呈する．日本人に比較的多いが，海外ではほとんど報告されていない．半数で大脳型に移行するといわれている．MRIでは内包・脳幹の錐体路にT2信号の上昇を認める．

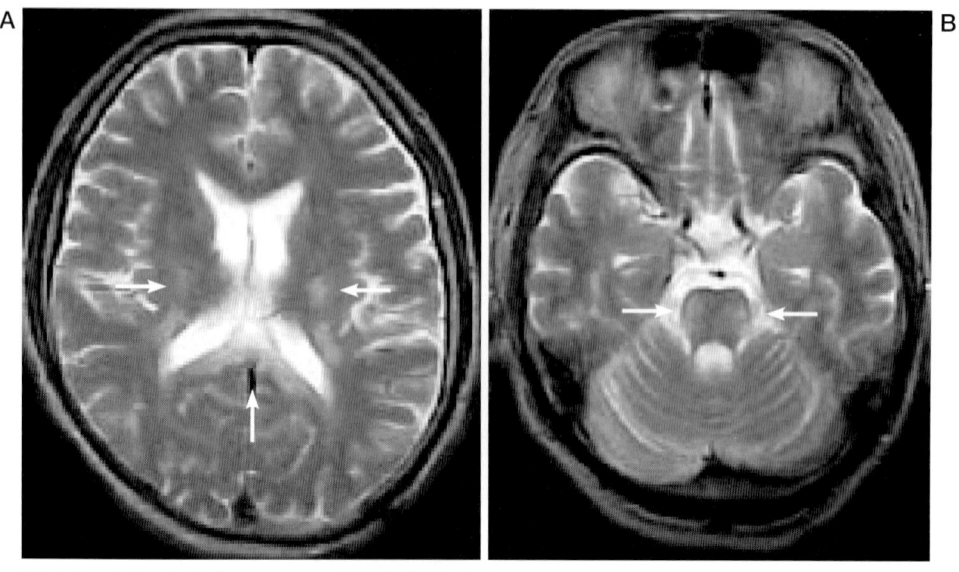

図 7-28 副腎白質ジストロフィ（副腎脊髄神経障 adrenomyeloneurophathy）
A, B：T2 強調像　脳梁膨大部と錐体路に沿った高信号域を認める（→）．

　副腎白質ジストロフィの診断は脳 MRI の所見のほか，極長鎖脂肪酸分析，遺伝子解析，副腎機能検査などで行う．早期症例では造血幹細胞移植が治療法として有効である．MRI 脱髄スコア（Loes score）10 未満で治療適応となる．造血幹細胞移植後もゆっくりと Loes score は悪化するが，造影効果は早期に消失する．Loes score の悪化は造血幹細胞移植後，約1.5年で認められなくなる．造血幹細胞移植が行われなかった例に比べて，Loes score は低く保たれる[61,65,67～70]．

2）peroxisomal acyl-CoA oxidase 1（AOX）欠損症
① 病態と臨床
　ペルオキシソーム脂肪酸 β 酸化系の第一段階の酵素欠損で，極長鎖脂肪酸沈着を引き起こす．新生児期から筋緊張低下，聴力・視力障害が認められ，2歳過ぎより退行をきたす．多くは5歳までに死亡するが，成人例の報告もある．
② MRI 所見
　いまだ症例数が少なく，MRI 所見についてのまとまった知見はない．小脳白質と錐体路に沿った T2 強調像での高信号病変，副腎白質ジストロフィと同様に頭頂葉・後頭葉白質に沿った造影効果を伴う白質病変，多小脳回症がみられる．成人例では脳幹と小脳の萎縮が主体であったという[61,65,71,72]．

3）二頭酵素（D-bifunctional protein：DBP）欠損症
　ペルオキシソーム脂肪酸 β 酸化系の第2, 3段階を触媒する酵素欠損で，新生児から筋緊張低下，哺乳不良，顔貌異常，肝腫大，痙攣を認める．多くは1歳前後で死亡するが，成人例も報告されている．Zellweger 症候群同様に，Sylvius 裂周囲の多小脳回症や小脳と後頭葉白質主体の脱髄を認める[61,65,73,74]．

4) 2-methylacyl-CoA racemase (AMACR) 欠損症

　AMACR 遺伝子欠損は常染色体劣性遺伝で，成人以降に発症する．中枢神経や末梢神経に異常をきたし，痙攣，視覚異常や脳 MRI での白質異常信号を伴う[61,75]．

5) peroxisomal thiolase 2 (sterol carrier protein X：SCPx) 欠損症

　17 歳より強直性斜頸，不随運動，小脳症状を呈し，45 歳時の頭部 MRI で橋と視床に T2 強調像で高信号を呈した症例が報告されている[61,76]．

6) Refsum 病

　ペルオキシソーム酵素のうち α 酸化酵素であるフィタン酸 CoA 水酸化酵素の欠損により，フィタン酸が増加する．常染色体劣性遺伝形式をとる．発症は 7 か月～50 歳で，発症時期と重症度は相関しない．網膜色素変性症による夜盲で発症し，視野障害をきたす．嗅覚障害，多発ニューロパチー，聴覚障害，小脳失調をきたす．無治療の場合は 30 歳前に半数が死亡し，死因として真菌症による突然死が多い．治療はフィタン酸を含む乳製品や肉，脂肪を制限する．脳 MRI の報告は特にない[61,65]．

c. 隣接遺伝子症候群　contiguous ABCD1 DXS1357E deletion syndrome：CADDS

　成人型白質ジストロフィの原因遺伝子である *ABCD1* と隣接する *DXS1357E* 遺伝子が同時に欠損する疾患で，臨床経過は成人型白質ジストロフィより Zellweger 症候群に似ている．発育不良・精神発達障害，肝機能異常を生じ生後 1 年以内に死亡する．診断が難しいため報告はほとんどないが，日本からの報告もある．画像的報告はないが，病理的には成人型副腎白質ジストロフィと同じ長鎖脂肪酸の沈着，および小頭症，低髄鞘化と二次性の虚血性変化を認める[77,78]．

7.9 ミトコンドリア病

　ミトコンドリアは細胞内小器官のひとつで，他の細胞内小器官と異なりミトコンドリアDNAをもち，構成蛋白の一部を独自に合成して，細胞が必要とするATP産生を行う[79]．ミトコンドリア病は，狭義にはミトコンドリアDNAの異常による好気性エネルギー産生障害に起因する疾患群であり，受精卵のミトコンドリアは卵細胞由来であるため，母性遺伝である．ミトコンドリアDNAの広範囲の欠失を認める群に，Kearns-Sayre症候群 (Kearns-Sayre syndrome：KSS)，慢性進行性外眼筋麻痺 (chronic progressive external ophthalmoplegia：CPEO)，Pearson病などがある．tRNAの点変異を認める群には，MELAS (mitochondrial myopathy, encephalopathy, lactic acidosis and stroke-like episodes)，赤色ぼろ線維・ミオクローヌスてんかん症候群 (myoclonus epilepsy associated with ragged red fibers：MERRF，福原病) がある．そのほか蛋白質遺伝子の点変異によるLeber病，neurogenic muscle weakness, ataxia and retinitis pigmentosa (NARP)，Leigh症候群などがある．同じ遺伝子異常，生化学的異常でも表現型が異なることもしばしばみられる．このうち代表的な3臨床病型である，MELAS，MERRF，CPEO (Kearns-Sayre症候群も含む)がミトコンドリア病の60〜70％を占める．

a. MELAS (mitochondrial myopathy, encephalopathy, lactic acidosis and stroke-like episodes)

1) 病態と臨床

　小児，若年成人に好発するが，高齢者にもみられる．全身痙攣と繰り返す脳卒中発作が特徴である[80]．ミトコンドリアDNAの点変異が検出されており，母性遺伝をとる．エネルギー依存度の高い中枢神経系，骨格筋，心筋などの障害をきたし，筋力低下，軽度の退行，痙攣，難聴，低身長などが高頻度に認められる．血液，髄液の乳酸，ピルビン酸が高値を示し，筋生検にて巨大なミトコンドリアの集積するragged-red fibersがみられる．神経病理学的には，多くは後頭葉や側頭葉に，新旧種々の皮質の層状壊死を非対称性に認める．壊死は第4〜6層に強く，脳回の山と脳溝の深部がほぼ均等に障害される．隣接する皮質下白質にも髄鞘脱落やグリオーシスなどの病変を伴うが，通常，深部白質には変化を認めない．また，脳血管に異常を認めない．

2) MRI所見

　MRIでは，血管支配に一致しない脳梗塞様病変を認める (図7-29)．急性期には造影効果を認めることもある．慢性期には萎縮性変化や皮質層状壊死を認める．小脳萎縮を認めることが多い (図7-29 C)．MRAでは，急性期には患側の血管拡張を認める (図7-29 D)．CTでは基底核の石灰化を認める場合がある．プロトンMRSでは，障害部位の乳酸が高く，N-アセチルアスパラギン酸 (NAA) が低値となる[81]．

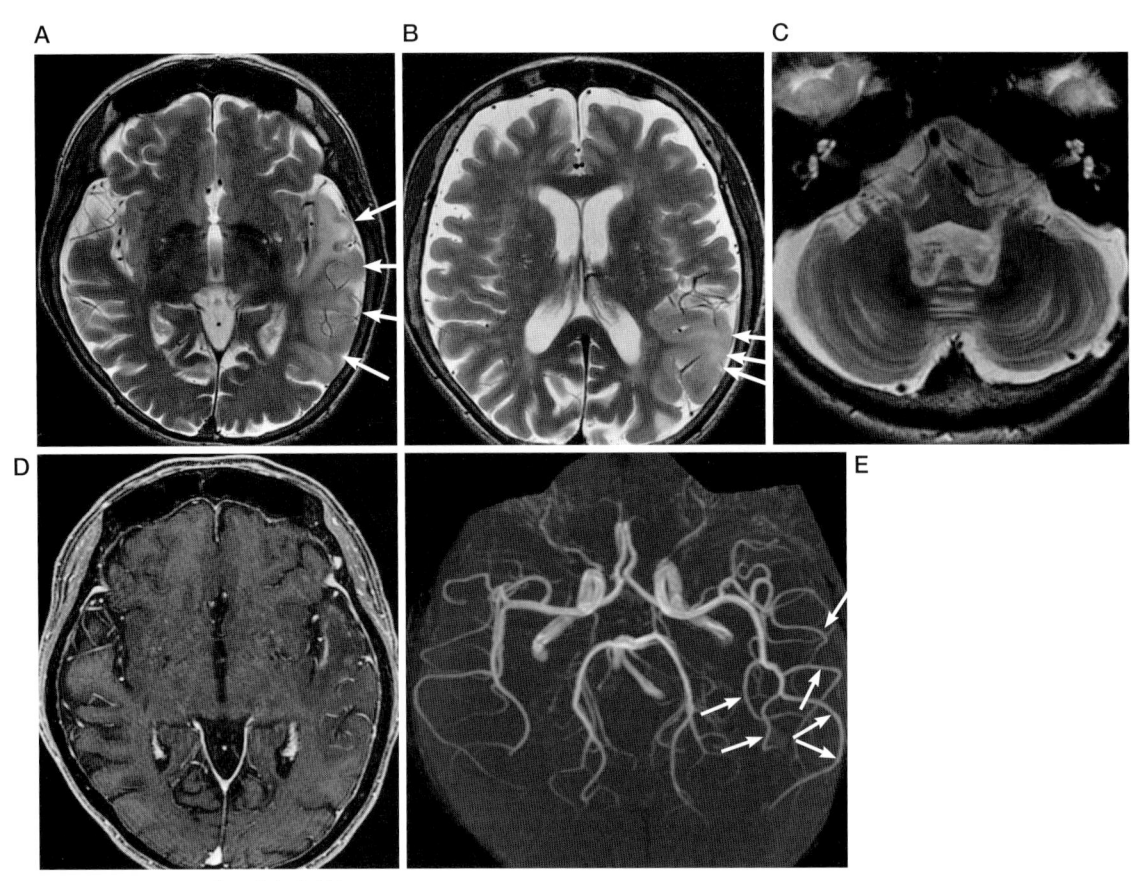

図7-29　MELAS（50歳台女性）
A〜C：T2強調像，D：造影T1強調像，E：MRA　発作性の発語障害，失語（語性錯語）を認めた．1型糖尿病，幼少期から感音性難聴あり．mt DNA変異3243A→Gを認めた．また，筋生検にてragged red fiberが確認された．T2強調像（A, B）にて，左側頭葉から左頭頂葉にかけて腫脹し高信号を呈する（→）．小脳は全体に萎縮している（C）．造影T1強調像（D）では，左側頭葉の病変部は皮質中心に淡い増強効果を認める．MRA（E）では，左中大脳動脈は末梢まで拡張している（→）．

b. 赤色ぼろ線維・ミオクローヌスてんかん症候群　myoclonus epilepsy associated with ragged red fibers：MERRF（福原病）

　家族性に起こり，ミオクローヌスてんかんを主徴として，痙攣，筋萎縮，小脳症状，筋症状を呈する．低身長，糖尿病，腎機能低下を示すことが多い．
　画像上は小脳，脳幹に萎縮を示す（**図7-30**）が，特徴的な所見はない[82]．骨格筋生検にてragged red fiberを認める．

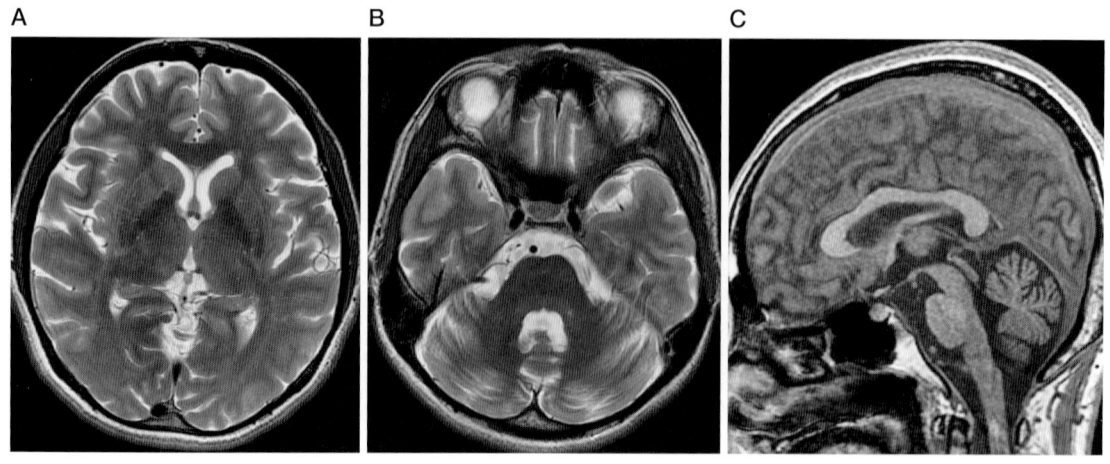

図7-30　赤色ぼろ線維・ミオクローヌスてんかん症候群(MERRF，福原病)(30歳台女性)
A, B：T2強調像，C：T1強調正中矢状断像　主訴は片頭痛，めまい，意識消失発作，低身長，両側難聴，下肢筋力低下，腎機能障害を認める．T2強調像(A, B)にて脳実質内に信号異常は目立たない．軽度の小脳萎縮を認める(B, C).

c. 慢性進行性外眼筋麻痺 chronic progressive external ophthalmoplegia：CPEO /Kearns–Sayre 症候群(KSS)

1) 病態と臨床

　慢性進行性外眼筋麻痺(CPEO)は名前の通り，慢性進行性の外眼筋麻痺と外眼筋萎縮を呈する．これに網膜色素変性症，心伝導ブロックを合併した重症型がKSSである．KSSは20歳以前に発症する．CPEOは若年成人から中年に発症し，緩徐に進行する．ミトコンドリアDNAの広範囲の欠失が原因である．

　臨床症状は，眼瞼下垂と外眼筋麻痺，網膜色素変性，心伝導障害，小脳症状，難聴，体幹・四肢の筋力低下などをみる．さらに，低身長，内分泌症状(糖尿病，副甲状腺機能低下など)，痙攣，錐体路症状，錐体外路症状，末梢神経障害，消化管症状(下痢，便秘)，腎障害(Bartter症候群，Fanconi症候群)，視神経萎縮などをみることがある．

　診断は，生検筋のGomoriトリクローム変法染色でragged-red fiber(赤色ぼろ線維)，シトクローム酸化酵素染色で部分欠損線維を確認する．神経病理では，大脳白質の海綿状小空胞変性が特徴的である．髄鞘内浮腫を呈し，髄鞘内に多くの小空胞を認める．U-fiberも障害される．軸索，神経細胞は保たれる．

2) MRI所見

　MRI所見は，CPEO，KSSとも違いは少ない．T2強調像，FLAIR像にて，左右対称性に基底核，視床，脳幹に高信号を認めることが多い(図7-31)．Leigh症候群と似た画像を呈するが，大脳白質病変は軽微なものからびまん性，左右対称性に白質ジストロフィを呈するものまで多彩である．髄鞘内浮腫・小空胞変性主体で，軸索は保たれていることが多く，大脳白質全体にびまん性に信号異常がみられても症状は軽微なことが多い．また，外眼筋の著明な菲薄化は特徴的であり，MRIで評価しやすい(図7-31, 32)．U-fiber

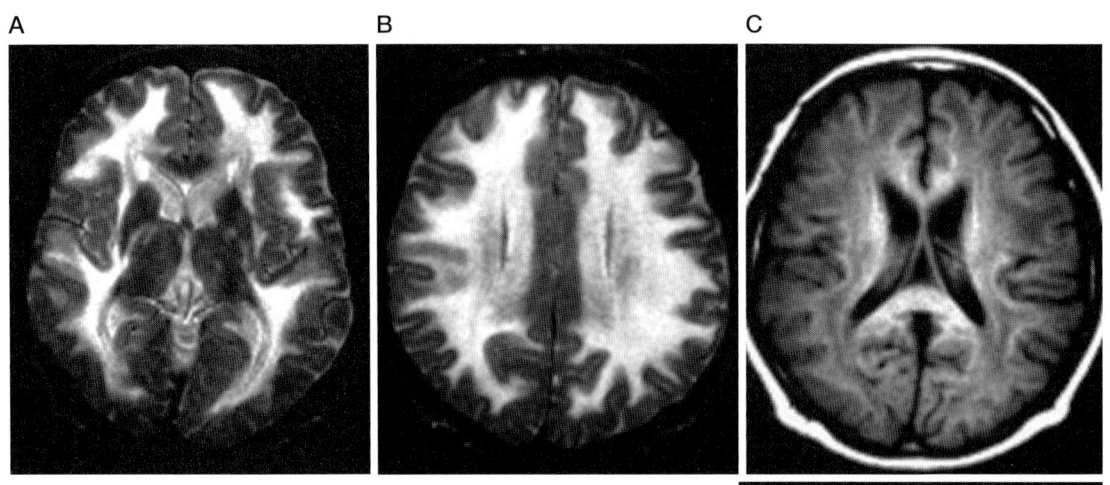

図 7-31 慢性進行性外眼筋麻痺（CPEO）（40歳台女性）
A, B：T2強調像，C, D：T1強調像　主訴：外眼筋麻痺，四肢筋力低下，心伝導障害，難聴．1年ほど前からスリッパを履くときにつま先に力が入らない．椅子からの起立や階段を上るのが難しくなってきた．認知機能は正常．小児期より，重度難聴，両側眼瞼下垂あり．T2強調像（A, B）では，大脳白質はびまん性左右対称性に高信号を呈する．U-fiberまで高信号を呈している．T1強調像（C, D）では大脳白質はびまん性に軽度低信号を呈している．左右外眼筋萎縮が顕著である（D, →）．

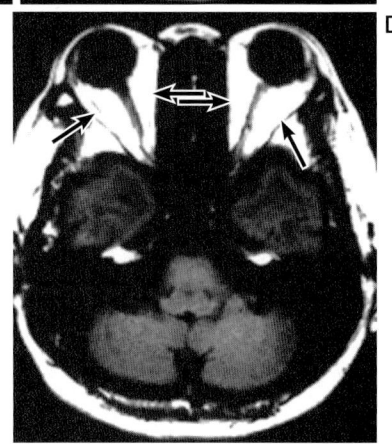

図 7-32 Kearns-Sayre症候群（KSS）（12歳男児）
T2強調像　網膜色素変性症，心伝導ブロック，眼球運動障害を認める．低信号，糖尿病を認める．両側中小脳脚にT2強調像で対称性に高信号域を認める（→）．左右外眼筋は全体に著明に菲薄化している（▶）．（順天堂大学放射線科 安達木綿子先生のご厚意による）

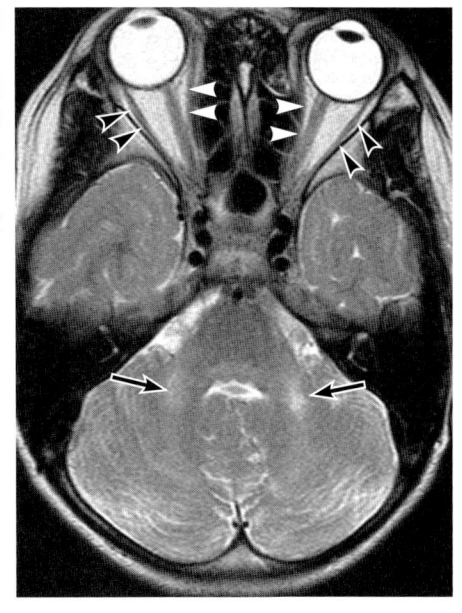

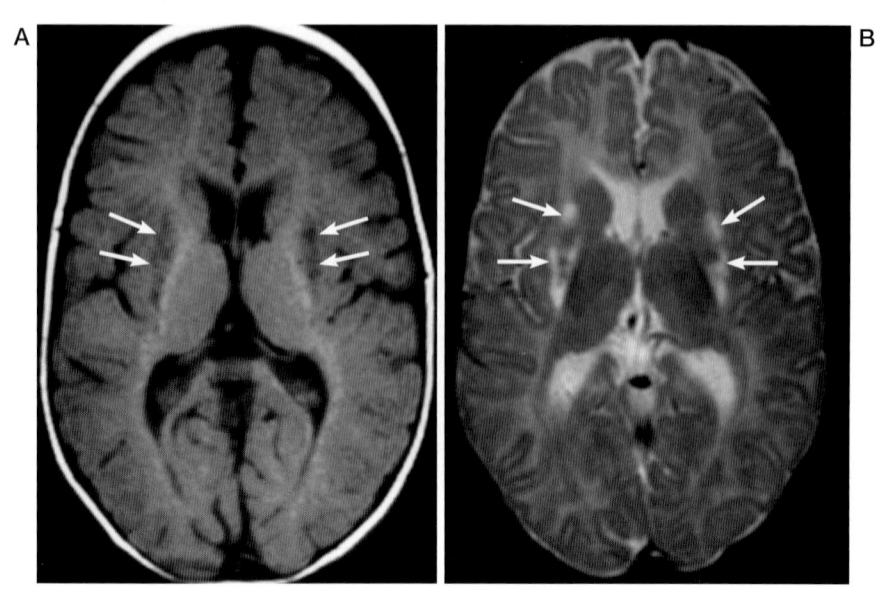

図 7-33 Leigh 症候群(6 か月男児)
A：T1 強調像，B：T2 強調像　筋緊張低下，哺乳障害，嘔吐，発達遅滞，眼振を認めた．両側対称性に基底核に T1 強調像(A)で低信号域(→)，T2 強調像(B)で不整な高信号域を認める(→)．壊死巣と考えられる．

を含むびまん性白質ジストロフィに外眼筋菲薄化を伴うときは KSS，CPEO を第一に考えるべきである．

d. Leigh 症候群　subacute necrotizing encephalomyelopathy

1) 病態と臨床

　Leigh が 1951 年に，亜急性の経過で死亡し，剖検にて視床，脳幹に左右対称性の壊死性病変を認めた症例を報告[83]して以降，同様な病理所見と病変分布を示す症例を Leigh 脳症とよぶようになった．その後，ミトコンドリア機能障害の関与が明らかになり，ミトコンドリア病として扱われるようになった．ピルビン酸脱水素酵素複合体(pyruvate dehydrogenase complex：PDHC)，ミトコンドリア電子伝達系異常症(複合体 I, II, IV, V 欠損症)，有機酸代謝異常症などさまざまな酵素欠損が原因となる．一部はミトコンドリア DNA の異常により発症して母性遺伝をとるが，核 DNA の異常による常染色体劣性遺伝を示すものが多い．2 歳までに筋緊張低下と精神運動発達遅滞，失調，眼球運動障害，眼瞼下垂，ジストニア，嚥下障害で発症するが，まれに成人発症もみられる．母系遺伝の complex V 欠損で，網膜色素変性症が多くみられる．

2) MRI 所見

　MRI では，大脳基底核，視床，視床下部，中脳などの左右対称性の壊死性病変を反映して，これらの部位に T2 強調像で高信号域，T1 強調像では低信号域を認める(図 7-33)．大脳白質にびまん性の高信号を認めることがあり，KSS と類似した画像を示す例

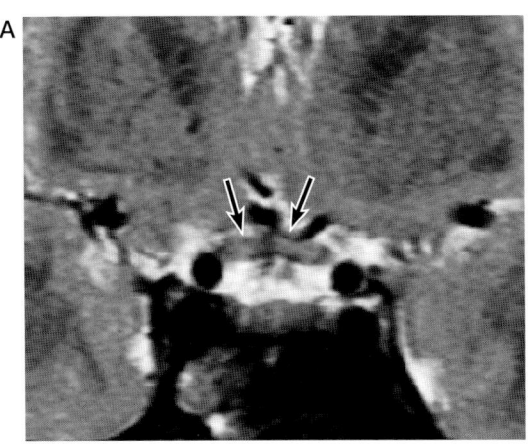

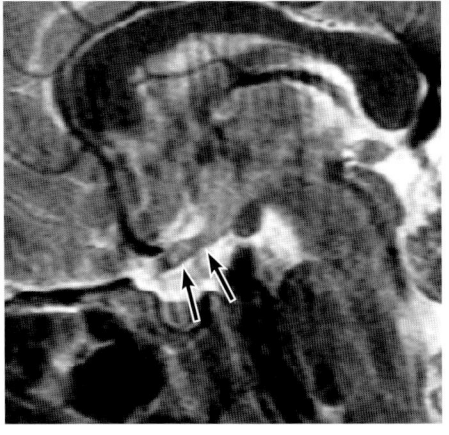

図7-34 Leber病(8歳男児)
A：T2強調冠状断像．B：T2強調矢状断像　主訴は進行性視力低下．遺伝子変異(ミトコンドリアDNA11778番塩基G→A)を認めた．視交叉がやや腫脹し，内部に淡い高信号域を認める(A, B, →)．（東京都荏原病院放射線科 井田正博先生のご厚意による）

もある．SURF-1遺伝子変異によるCOX欠損の患者では，脳幹部と視床下核に特徴的に病変がみられる[84]．プロトンMRSでは，病変部の乳酸上昇を認める[85]．

e. Leber病　Leber's hereditary optic neuropathy

1) 病態と臨床
　青壮年期に両眼の急性視神経炎で発症し，1年以内に視神経萎縮による視力低下をきたす母性遺伝性疾患で，男性に多い．遺伝子異常は，ミトコンドリアDNAの11778変異，14484変異，3460変異などが報告されている．典型的な視力障害とともに，多発性硬化症様の症状を合併したり，ジストニア，振戦，片麻痺，てんかんなどの症状を認めたりする．これらをLeber plusとよび，ミトコンドリアDNAの14459変異に関連するとされる[86]．心症状として，WPW症候群(Wolff-Parkinson-White syndrome)やLGL症候群(Lown-Gonong-Levine syndrome)を約10%の患者に認める．

2) MRI所見
　MRIでは，両側視神経炎を呈する．急性期から亜急性期は視神経から視交叉は腫脹し，T2強調像にて高信号を呈する(図7-34 A, B)．Leber plusはLeigh症候群やKSSに似た所見を呈する．T2強調像にて，脳幹，基底核，大脳皮質直下白質などに左右対称性，散在性，あるいはびまん性に高信号域を認めることがある．

7.10 金属代謝異常

a. Wilson 病（肝レンズ核変性症 progressive hepatolenticular degeneration）

1）病態と臨床

常染色体劣性遺伝の先天性銅代謝性疾患である．肝から胆汁中への銅の排泄障害とセルロプラスミン合成障害により，銅が肝，脳に過剰沈着し，基底核変性，肝硬変をきたす．Wilson 病の責任遺伝子は細胞内銅輸送蛋白（ATP-7B）をコードする *ATP-7B* 遺伝子である．肝硬変，錐体外路症状，角膜の Kayser-Fleischer 輪を三主徴とする．神経症状には，構音障害，振戦，羽ばたき振戦，ジストニア，ミオクローヌス，歩行障害，知能障害，精神症状などがある．血清セルロプラスミン・血清銅の低下，尿中銅排泄増加，汎アミノ酸尿を呈する．

2）MRI 所見

MRI では，基底核，視床，中脳，橋被蓋などに左右対称性に T1 強調像で低信号，T2 強調像で高信号を認める（図 7-35 A）．T2 強調像では，両側外包に一致する強い円弧状の高信号域や視床腹外側の高信号が認められ，特徴的である（図 7-35 A）．中脳では赤核，黒質の網様部外側，上丘を除いて T2 強調像でびまん性に高信号となり，この所見は "face of the giant panda sign" とよばれる[87]．左右中小脳脚に斑状高信号を認めることもある[88]．大脳皮質，白質に T2 強調像，FLAIR 像にて高信号域を認めることもある[89,90]（図 7-35 B）．

b. Menkes 病（trichopoliodystrophy）

1）病態と臨床

Menkes kinky hair 病ともいわれる．腸管からの銅の吸収障害による臓器の銅の欠乏が本態と考えられている．遺伝形式は伴性劣性遺伝性である．責任遺伝子は *ATP-7A* 遺伝子で，遺伝子座は Xq12-q13 である．腸管からの銅吸収障害のため血清銅，セルロプラスミン低値がみられる．シトクローム c 酸化酵素の構成成分である銅が欠乏し，電子伝達系が障害されることからミトコンドリア病に含める場合もある．精神運動発達遅滞，筋緊張低下，傾眠傾向，哺乳力低下，痙攣発作，低体温などを示す．kinky hair とよばれる，ちぢれてもろくなった毛髪異常が特徴的である．全身の血管形成に異常を認め，蛇行，狭窄などを認める．神経病理学的には大脳皮質の神経細胞の脱落，軸索の変性，髄鞘の減少，Purkinje（プルキンエ）細胞の消失を認める．

2）MRI 所見

MRI では，脳全体の萎縮を認める（図 7-36）．左右視床は強い萎縮を呈し，T2 強調像，

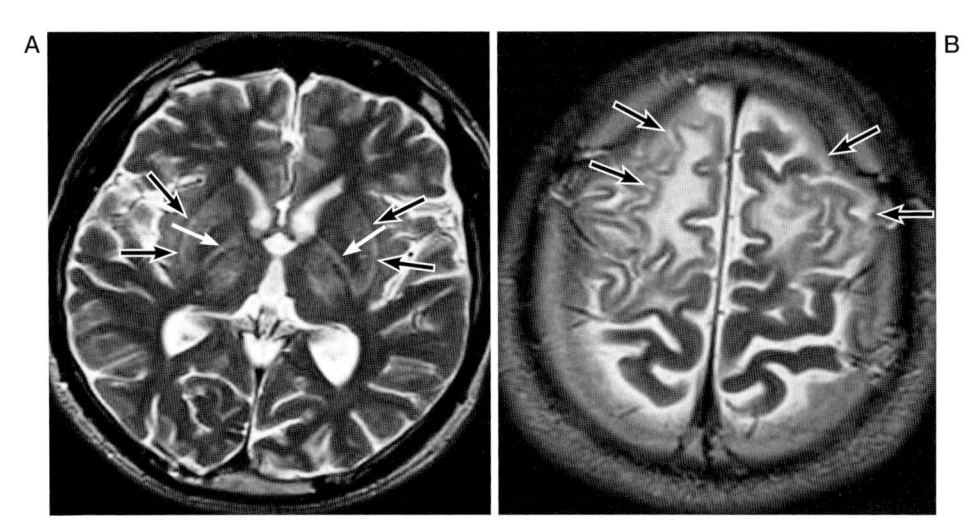

図 7-35 Wilson 病(20 歳台男性)
A, B：T2 強調像　10 か月前から左手震え，精神症状あり，徐々に増悪．血清セルロプラスミン低値，Kayser-Fleischer 輪を認め，Wilson 病と診断された．T2 強調像にて，左右対称性に両側外包，淡蒼球内節，視床腹外側核に高信号を認める(A，→)．両側高位前頭葉皮質から皮質下白質にも高信号域を認める(B，→)．(東京大学医学部放射線科　森　墾先生のご厚意による)

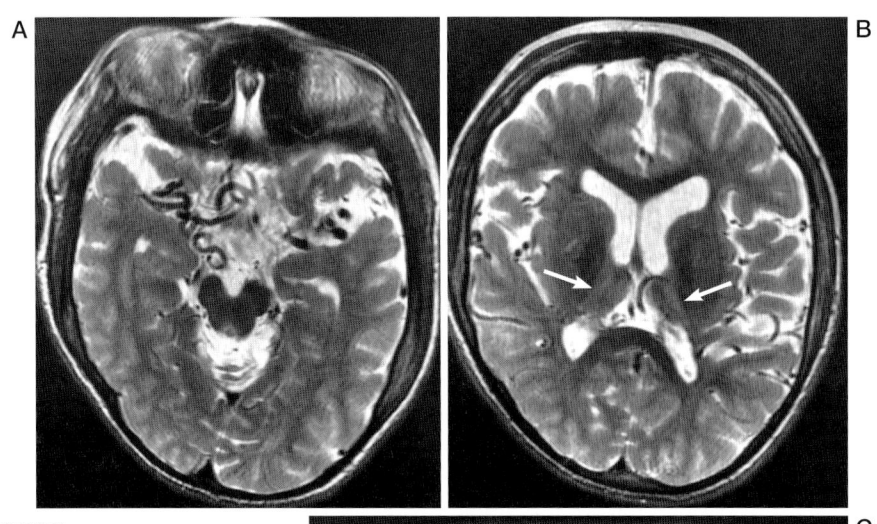

図 7-36 Menkes 病(11 歳男児)
A, B：T2 強調像，C：MRA(正面像)　精神運動発達遅滞，歩行障害，毛髪異常(kinky hair)を認める．生後 3 か月頃から哺乳力低下，痙攣発作を認めた．血清銅，血清セルロプラスミン低値を認めた．T2 強調像(A)にて，脳動脈の蛇行が顕著である．T2 強調像(B)では，軽度の大脳萎縮，両側視床の著明な萎縮と軽度の信号異常(→)を認める．MRA(C)では，脳動脈は全体に蛇行が顕著である．

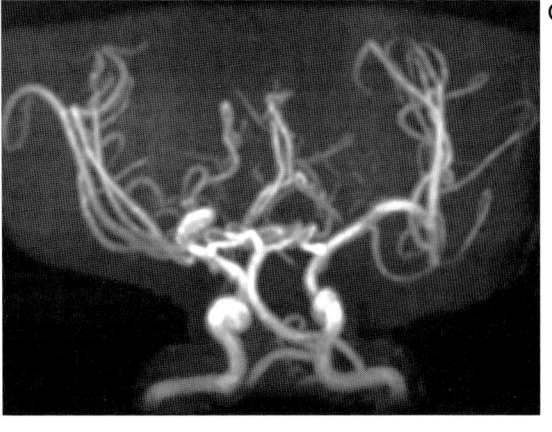

表7-10 脳鉄沈着を伴う神経変性症(neurodegeneration with brain iron accumulation：NBIA)の分類

NBIA1：	パントテン酸キナーゼ関連神経変性症(Hallervorden-Spatz 病)
NBIA2A：	乳児神経軸索変性症(infantile neuroaxonal dystrophy：INAD)
NBIA2B：	Karak 症候群
NBIA3：	神経フェリチン症
NBIA4：	ミトコンドリア蛋白関連神経変性症(mitochondrial protein-associated neurodegeneration：MPAN)
NBIA5：	βプロペラ蛋白関連神経変性症(beta-propeller protein-associated neurodegeneration：BPAN, static encephalopathy of childhood with neurodegeneration in adulthood：SENDA)
NBIA6：	COASY 遺伝子異常症
そのほか：	無セルロプラスミン血症(aceruloplasiminemia, fatty acid hydroxylase-associated neurodegeneration：FAHN)ほか

(原因不明・未分類も数多い)

FLAIR 像で軽度高信号を呈する(図 7-36 B). 小脳歯状核も軽度高信号を呈する．脳動脈は全体に蛇行が顕著である．T2強調像や MRA で把握しやすい(図 7-36 A, C)[91]．強い大脳萎縮に伴い，硬膜下水腫，硬膜下血腫が起こりやすい．

c. 脳鉄沈着を伴う神経変性症 neurodegeneration with brain iron accumulation：NBIA

NBIA は，脳鉄沈着とジストニアを主徴とする神経変性疾患群の総称である[92]．基底核，特に淡蒼球，黒質，視床，歯状核に著明な鉄沈着を認め，病理的には，神経軸索の球状腫大(axonal spheroids)の出現を特徴とする(ただし axonal spheroids 自体は，放射線障害やびまん性軸索損傷でも生じる)．ジストニア，痙性麻痺，筋力低下，Parkinson 症状，平衡感覚障害，痙攣，認知症などを認める．およそ半数は，パントテン酸キナーゼ関連神経変性症である．そのほか，多くの疾患が NBIA に含まれる(表 7-10)．

d. パントテン酸キナーゼ関連神経変性症 pantothenate kinase-associated neurodegeneration：PKAN(Hallervorden-Spatz 病)(NBIA1)

1) 病態と臨床

NBIA1に相当する．パントテン酸キナーゼ2をコードする PANK2 遺伝子に変異を認める．パントテン酸キナーゼ2異常により病変部に鉄キレート作用の強いシステインが沈着し，二次的に鉄が沈着し，神経細胞を障害する遺伝性進行性神経変性疾患である．常染色体劣性遺伝を示すが，孤発例もまれではない．進行性の錐体外路症状(ジストニア，舞踏病アテトーゼ)，知的退行，視神経萎縮，色素性網膜炎などをきたす．通常は小児期から思春期に発症するが，乳児期あるいは成人発症もみられる．神経病理では淡蒼球・黒質(網様部)の神経細胞，グリア細胞に鉄含有色素の異常沈着，axonal spheroids がみられる．

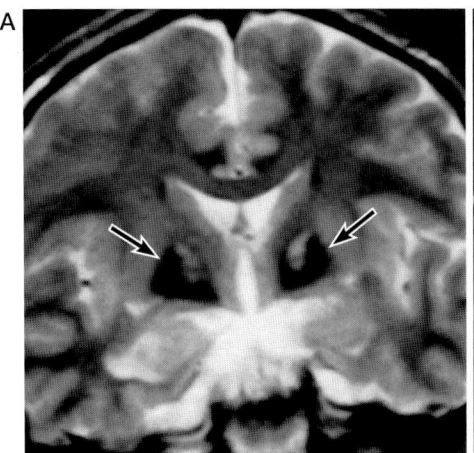

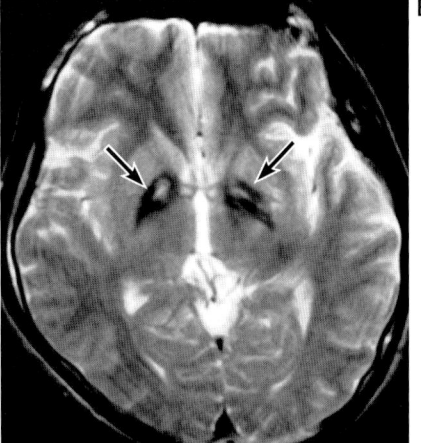

図 7-37 パントテン酸キナーゼ関連神経変性症（20歳台男性）
A：T2強調冠状断像，B：T2強調像，C：T1強調像
中学生の頃から動作が緩慢となり，歩行障害，ジストニアを認めるようになった．T2強調冠状断像（A），横断像（B）にて，異常な低信号を示す両側淡蒼球内に斑状高信号域を認め（→），いわゆる "eye of the tiger" を示す．T1強調像（C）では，左右淡蒼球はわずかに高信号を呈する（▶）．（文献3）より許可を得て転載）

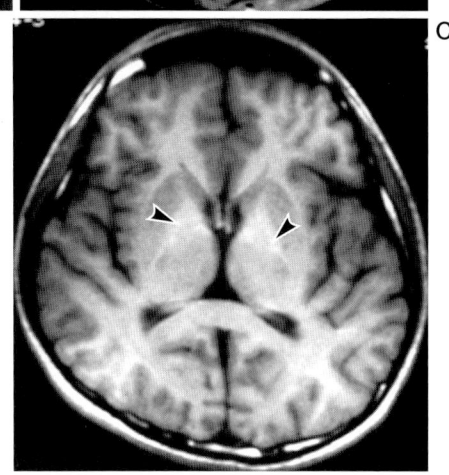

2）MRI所見

　MRIでは，T2強調像で淡蒼球に鉄沈着による低信号を認め，症状の進行とともに低信号域の前内側部寄りにグリオーシスや空胞形成による高信号域が出現する（eye of the tiger sign）[93, 94]（図7-37 A, B）．T1強調像では高信号を呈する（図7-37 C）．

e. 無セルロプラスミン血症　aceruloplasminemia（セルロプラスミン欠損症）

1）病態と臨床

　NBIAに含まれる神経変性疾患である．セルロプラスミン（*CP*）遺伝子の変異により，セルロプラスミンが欠損し，諸臓器に鉄の過剰沈着をきたすすまれな常染色体劣性遺伝性疾患である．セルロプラスミンが欠損すると，フェロオキシダーゼ活性の消失あるいは著明な減少が起こり，二価鉄から三価鉄への酸化が障害され，鉄が組織に沈着する．40～50歳以降に発症し，眼瞼痙攣，口周囲のスパスム，小脳失調，錐体外路症状，認知症，網膜変性，糖尿病などを呈する．血漿セルロプラスミンの低下または欠損，血清銅，血清鉄の減少を認める．尿中銅の低下，血清フェリチンの上昇，貧血も認められる．

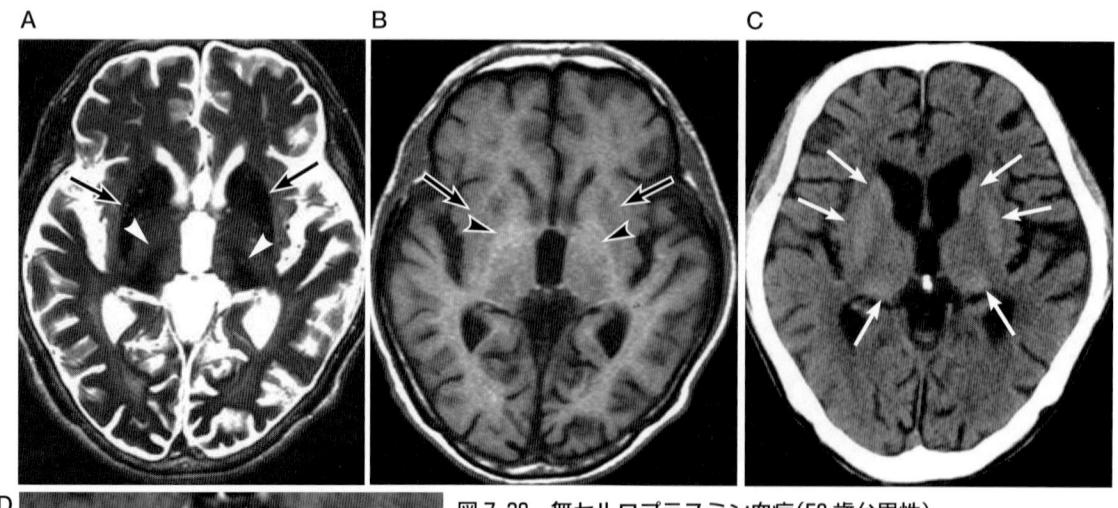

図 7-38　無セルロプラスミン血症（50 歳台男性）
A：T2 強調像，B：T1 強調像，C, D：単純 CT　数年前より，徐々に話がしにくくなり，1 年前より小脳症状が出現した．糖尿病とそれによる腎症，網膜色素変性症および貧血を認める．T2 強調像（A）では両側基底核全体が著明な低信号を示す（→）．視床にも低信号を認める（▶）．両側側頭葉から後頭葉にかけて脳室周囲白質が淡い高信号を呈する．T1 強調像（B）では両側基底核（→），視床（▶）に淡い低信号域を認める．単純 CT（C, D）では，両側線条体，視床枕，小脳歯状核に淡い高吸収域を認める（→）．（自治医科大学病院症例）

　神経病理では，基底核，視床，小脳歯状核で神経細胞の脱落が著明で，残存する神経細胞や星細胞に高度な鉄沈着を認める．

2）画像所見

　MRI では，尾状核，被殻，視床，歯状核に左右対称性に T1 強調像，T2 強調像，FLAIR 像とも低信号を呈する[95]（**図 7-38 A, B**）．赤核，淡蒼球，黒質，大脳皮質，小脳皮質にも低信号がみられることもある[95]．CT では，これらの領域は高吸収値を呈する（**図 7-38 C, D**）．進行例では，大脳基底核は壊死空洞化を反映して，CT で低吸収，MRI T1 強調像で低信号，T2 強調像で高信号を示す場合もある．

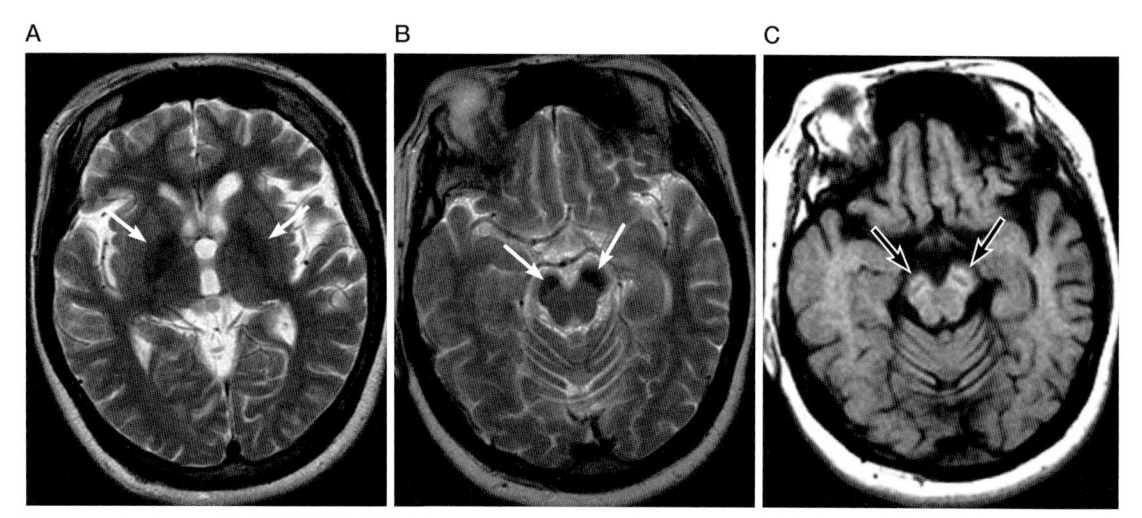

図7-39 βプロペラ蛋白関連神経変性症(BPAN, SENDA), (30歳台女性)
A, B：T2強調像, C：T1強調像　幼少期より精神発達遅滞あり. 30歳頃よりジストニアが強くなり, 四肢の拘縮が進行, 32歳で歩行不能でほぼ寝たきりとなった. T2強調像(A, B)にて, 左右淡蒼球, 黒質に左右対称性に低信号域を認める(→). 淡蒼球よりも黒質の低信号がやや強い(B). T1強調像(C)では, 左右黒質は高信号を呈する(→). 白黒白のストライプ状にみえる.（国立精神・神経医療研究センター病院 佐藤典子先生のご厚意による. Brain Medical 2013；25：75-76 より許可を得て転載）

f. βプロペラ蛋白関連神経変性症 beta-propeller protein-associated neurodegeneration：BPAN, static encephalopathy of childhood with neurodegeneration in adulthood：SENDA(NBIA5)

1) 病態と臨床

NBIA5に相当する神経変性疾患である. WDR45遺伝子異常が原因である[96,97]. 就学前に精神発達遅滞, 運動発達障害を呈し, 進行しないため脳性麻痺と診断されることも多い. その後, Parkinson症状, 筋固縮, ジストニア, 痙性四肢麻痺, 平衡感覚障害などが突然発症し, 徐々に知的障害が進行する.

2) MRI所見

MRIでは, 過剰な鉄沈着を反映して, T2強調像にて淡蒼球と黒質から大脳脚にかけて低信号を呈する[98](図7-39 A, B). 淡蒼球よりも黒質がより黒いのが特徴的である. 鉄沈着はT1短縮もきたし, T1強調像では黒質から大脳脚が高信号を呈する(図7-39 C). 高信号内部に線状低信号があり, 白黒白のストライプ状を呈し特異的である(図7-39 C). 黒質網様部に強い鉄沈着を認め, T2短縮効果がより大きいため, T1強調像でも網様部が低信号となり, その両脇の黒質緻密部と大脳脚の高信号と合わせて, ストライプ状になる.

7.11 脳内異常石灰化を示す代謝疾患

単純CTでみられる左右対称性の淡蒼球の小さな石灰化は生理的な現象である．しかし，基底核全体，淡蒼球でもサイズが大きな石灰化は病的である．視床や小脳歯状核の石灰化も病的であり，深部灰白質以外に石灰化を認める疾患もある．本項では，左右対称性におもに基底核を中心とした深部灰白質に石灰化を呈する，先天性代謝疾患，神経変性疾患を取り上げる．

a. Cockayne 症候群　Cockayne syndrome：CS

1) 病態と臨床

DNA 損傷修復遺伝子（*ERCC 6,8*）の変異により発症する．常染色体劣性遺伝形式である．さまざまな速度で進行する成長障害と全身性の変性疾患で，早老症が特徴である[99]．

臨床的に CSI（古典型），CSII（先天型），CSIII（遅発型）の 3 つに分類される．

CSI：出生後の成長障害，身体的知的退行，画像的な脳内石灰化および白質萎縮が特徴的であり，日光過敏症，末梢性脱髄性神経障害，網膜色素変性症，感音性難聴や特徴的顔貌を呈する．

CSII：先天型，重症型であり，神経学的発達がほとんどない．関節拘縮，出生直後からの脊柱変形が認められ，多くは 7 歳頃までに死亡する．

CSIII：先天性，遅発性発症のまれな軽症型であり，光線過敏症，低身長，網膜色素変性症，老人様顔貌が特徴．

病理学的には島状の髄鞘欠損が特徴で，軸索は比較的保たれる．病変は，U-fiber を含む大脳白質，小脳白質，脳幹に広範に分布する．高度の脳萎縮を示す．

2) 画像所見

CT 上は脳萎縮を呈し，基底核の石灰化や白質の低吸収域を認める（図 7-40）．MRI ではおもに深部白質や基底核域に病変を認め，後期には皮質下白質にも病変が広がる[100]（図 7-40, 41）．症例によっては早い時期から皮質下白質に病変を認める．顕著な脳幹萎縮，脳低形成を示すこともある（図 7-40, 41）．

b. Aicardi-Goutieres 症候群

1) 病態と臨床

常染色体劣性遺伝を示す．大脳萎縮，白質ジストロフィ，頭蓋内石灰化（基底核の石灰化），免疫異常などを呈する．染色体 3p21 の *TREX1* 遺伝子異常に起因する．髄液 IFN-α の上昇が特徴的である[101]．Cree leukoencephalopathy や pseudo-TORCH 症候群もこの症候群に含まれるとされる．小頭症，痙攣，痙性，ジストニア，異常眼球運動，精神発達遅滞などを呈する．手足の指にできるしもやけも特徴的である．神経病理では，被殻や

7.11 脳内異常石灰化を示す代謝疾患 573

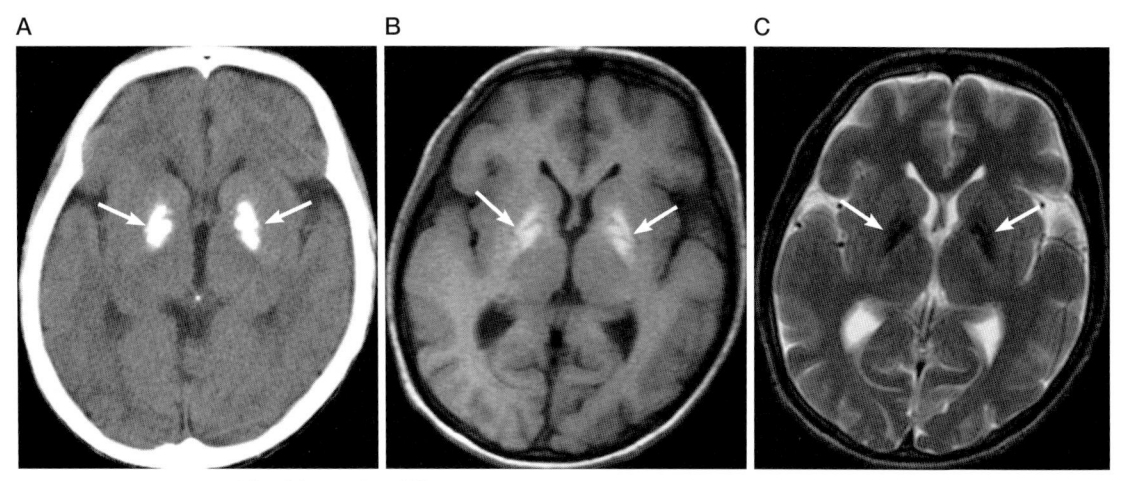

図7-40 Cockayne 症候群(20歳台男性)
A：単純 CT, B：T1 強調像, C：T2 強調像　精神発達遅滞，小頭症，感音性難聴，白内障を認める．単純 CT (A)では，両側淡蒼球に強い石灰化が認められる(→)．T1 強調像(B)では，両側淡蒼球の石灰化を反映して高信号が認められる(→)．T2 強調像(C)では，両側淡蒼球の石灰化を反映して低信号が認められる(→)．両側前頭葉の脳回の数が減少し，皮質の厚さは正常であり，単純脳回型小頭症を呈している．(自治医科大学症例．文献99)より許可を得て連載)

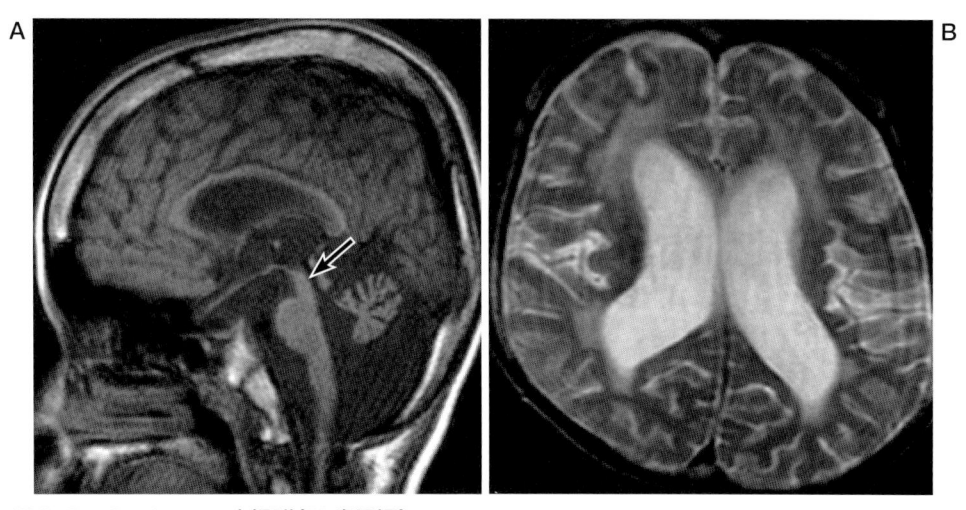

図7-41 Cockayne 症候群(10歳男児)
A：T1 強調正中矢状断像, B：T2 強調像　41週2960gにて出生．出生時仮死なし．低身長，高度聴力障害，視力障害あり．運動発達障害あり．MRI 検査後より光線過敏症も顕在化．T1 強調正中矢状断像(A)にて，小脳，脳幹に強い萎縮を認める．中脳被蓋萎縮が顕著である(→)．T2 強調像(B)では大脳萎縮が認められ，脳溝，脳室拡大が強い．両側大脳白質にびまん性に高信号を認める．(京都市立病院症例．文献99)より許可を得て連載)

皮質下白質に点状石灰化を認める．脱髄，髄鞘化障害，小梗塞，石灰化，側頭極白質の囊胞などもみられる．

2) 画像所見

　CT, MRI では，脳全体の低形成を認める．CT では，左右対称性に小脳歯状核から白

図 7-42 Aicardi-Goutieres 症候群（12 歳女児）
A, B：単純 CT，C, D：T2 強調像　精神発達遅滞，小頭症，痙攣，痙性，ジストニア，異常眼球運動を認める．単純 CT (A, B) では大脳，脳幹に強い萎縮を認め，左右対称性に小脳歯状核から小脳白質，基底核に顕著な石灰化を認める．T2 強調像 (C, D) では大脳，脳幹萎縮が顕著である．両側側頭葉先端部白質に囊胞形成を認める (→)．大脳白質はびまん性に高信号を呈する．（山形大学小児科 加藤光弘先生のご厚意による）

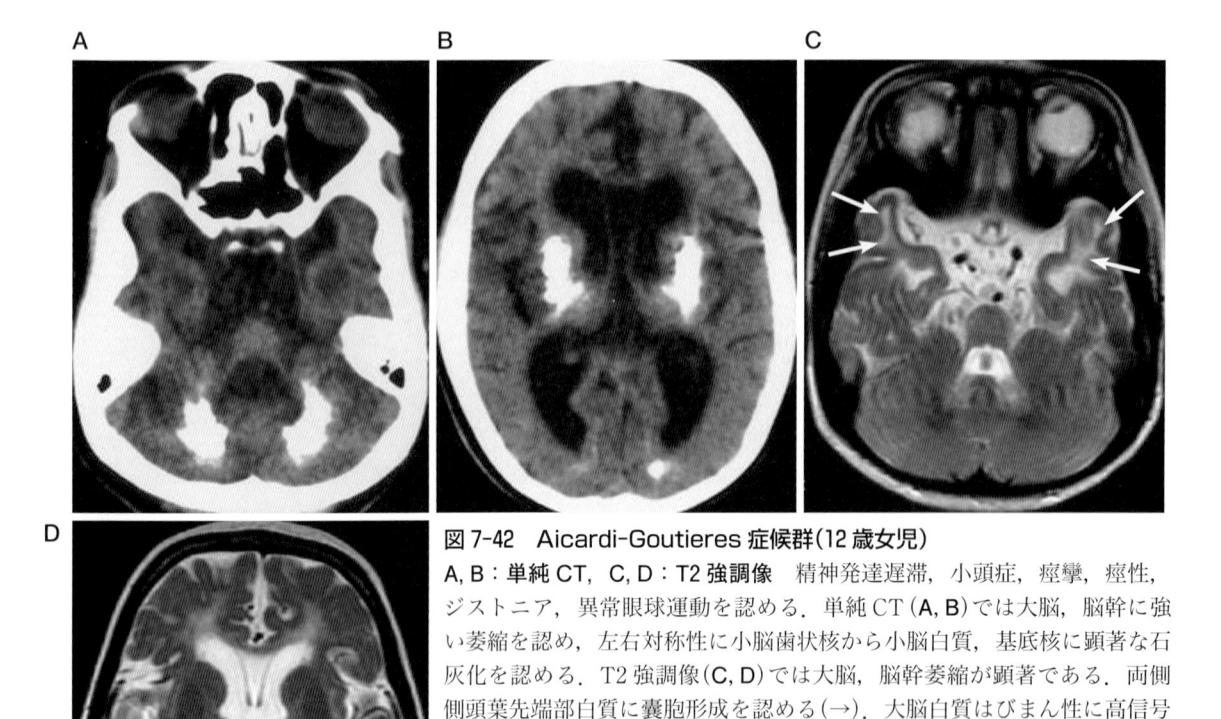

質，基底核に顕著な石灰化を認める（図 7-42 A, B）．MRI T2 強調像では，脳は全体に低形成を示す．大脳白質にびまん性高信号を認める．左右側脳室先端部白質に囊胞形成を認める．脳幹部は著明に萎縮し，T2 強調像にて高信号域を認める[102]（図 7-42 C, D）．

c. leukoencephalopathy, brain calcifications, and cysts：LCC, Labrune 症候群 Labrune syndrome, cerebroretinal microangiopathy with calcifications and cysts：CRMCC

1）病態と臨床

　白質脳症，脳内石灰化，脳内の囊胞を特徴とする変性疾患である．leukoencephalopathy, brain calcifications, and cysts（LCC）は，病変が脳に限局する．症状は，痙性，ジストニア，痙攣，認知障害などを呈する．神経病理では，血管腫様変化，石灰化を伴う多数の蛇行した細小血管，不整な Rosenthal fibers，硝子様沈着を認める．網膜異常はみられない．

　cerebroretinal microangiopathy with calcifications and cysts（CRMCC）は，Coats plus

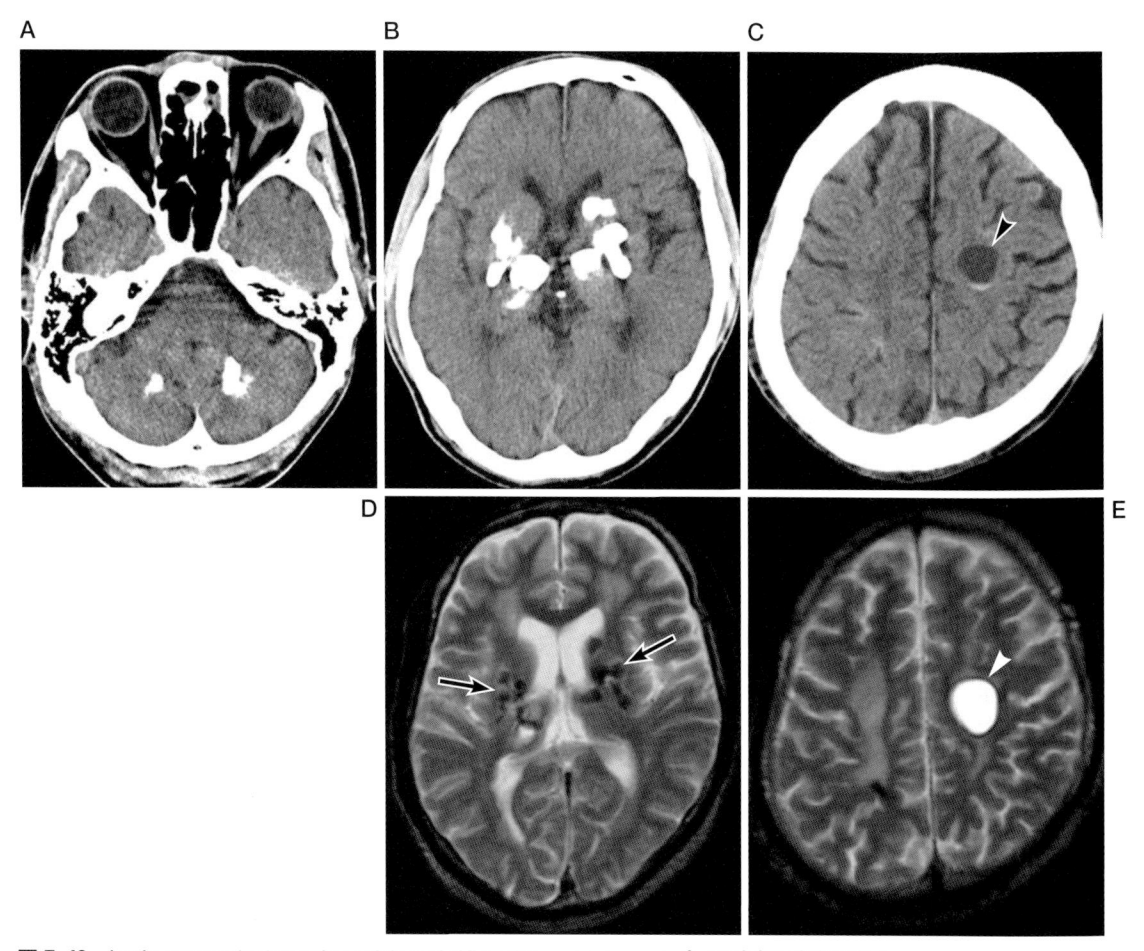

7.11 脳内異常石灰化を示す代謝疾患 575

図 7-43 leukoencephalopathy with calcifications and cysts(LCC)(30 歳台男性)
A〜C：単純 CT，D, E：T2 強調像　十代より脳性麻痺として経過観察されている．単純 CT (A〜C)では左右非対称性に小脳歯状核付近，左右基底核，大脳白質に粗大な石灰化が多発している．左半卵円中心に囊胞形成を認める(C, ►)．T2 強調像(D, E)では，左右基底核に石灰化を反映した低信号域を認める(→)．左半卵円中心に囊胞形成を認める(►)．（名古屋市立大学放射線科　櫻井圭太先生のご厚意による）

syndrome ともよばれ，常染色体劣性遺伝を呈し，*CTC1* 遺伝子変異を示す[103]．LCC に似た表現型を呈する．痙性，小脳失調，ジストニア，痙攣，認知障害などを呈するほか，脳以外に，網膜毛細血管拡張症，網膜血管腫，易骨折性，骨粗鬆症，四肢変形，消化管出血，毛髪・皮膚・爪の異常，貧血，血球減少症などを呈する．神経病理では，小血管障害により，dystrophic calcifications，壊死，囊胞形成が生じる．二次的に白質障害を呈する．LCC, CRMCC とも胎児期，出生後の発育障害を呈する．

2) 画像所見

LCC, CRMCC とも，CT では，左右非対称性に小脳，基底核などに粗大な石灰化を認める(図 7-43 A〜C)．MRI では，T2 強調像にて大脳白質，小脳白質に腫脹を伴う高信号域がびまん性，散在性にみられる．大きな囊胞や結節状石灰化が大脳白質，基底核，視床，小脳などに多発散在する(図 7-43 D)．囊胞壁や石灰化結節は造影増強効果を示す[104]．

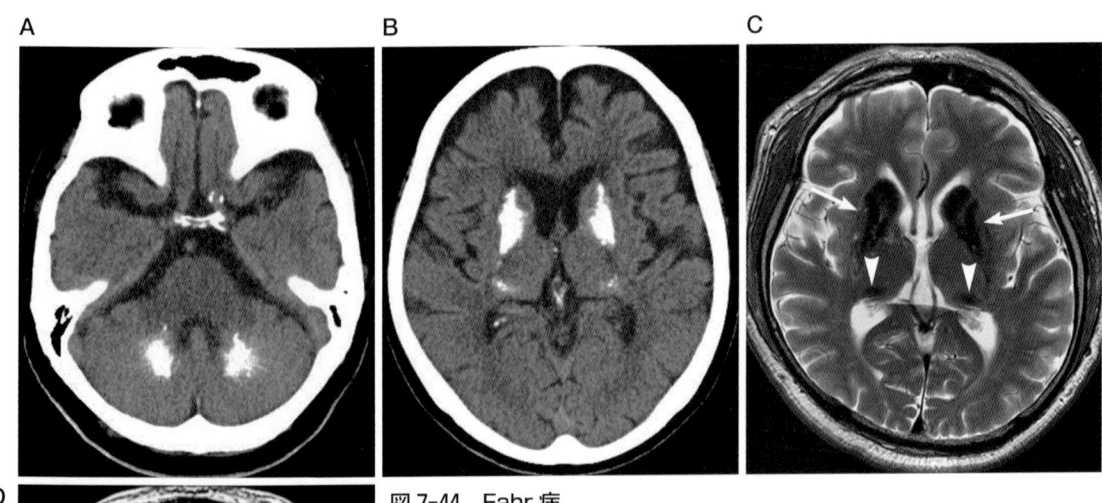

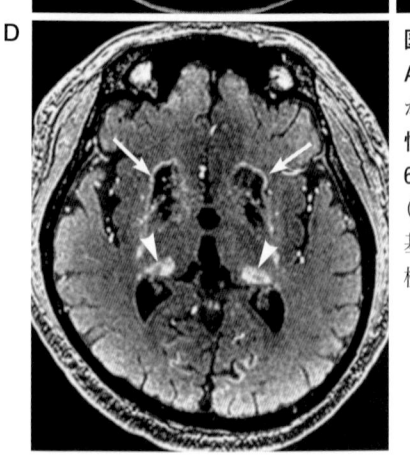

図7-44 Fahr病
A, B：70歳台女性（認知症，躁うつ病）単純CT　左右対称性に小脳歯状核から小脳白質，左右基底核，視床枕に石灰化を認める．C, D：50歳台男性（軽度の認知機能障害）C：T2強調像，D：T1強調像（GRE法 TR：6.312, TE：2.1, FA：13°）　T2強調像（C）で左右基底核（→），視床枕（▶）に密な石灰化を反映した低信号域を認める．T1強調像（D）で，左右基底核の中心部は低信号を呈し，辺縁部は高信号を呈する（→）．左右視床枕は斑状に高信号域を認める（▶）．

d. Fahr病（特発性両側性大脳基底核・小脳歯状核石灰化症）

1）病態と臨床

　大脳基底核（線条体，淡蒼球），小脳歯状核に左右対称性に石灰化をきたす疾患である．原因は不明．家族性の報告がある．定義，診断基準は確立していない．無症状からParkinson症状など錐体外路症状，小脳症状，認知症状をきたすなど幅広い．本疾患は若年発症例もあり，進行性である．類縁疾患に石灰化を伴うびまん性神経原線維変化病（diffuse neurofibrillary tangle with calcification：DNTC）がある[105]．

2）画像所見

　CTでは，基底核，歯状核，大脳白質などに左右対称性に著明な石灰化を認める[106]（図7-44 A, B）．MRIでは，疎な石灰化はT1強調像では高信号を示すことが多い（図7-44 D）．表面効果による．密な石灰化は低信号を呈する．T2強調像では等〜低信号を呈する（図7-44 C）．大脳白質はびまん性にT2強調像にて高信号を呈することもある[106]．

7.12 尿酸代謝異常

ヒトでのプリン体代謝の最終産物が尿酸である．腎から70％，腸管から30％が排泄される．これらの機能異常により，高尿酸血症，低尿酸血症・高尿酸尿症などになる．後者では腎尿酸結石の形成につながる．

a. Lesch-Nyhan 症候群，プリンサルベージ酵素(hypoxanthine-guanine phosphoribosyltransferase：HPRT・ヒポキサンチングアニンホスホリボシルトランスフェラーゼ)欠損症

Lesch-Nyhan 症候群は原発性高尿酸血症の代表である．プリンサルベージ酵素(hypoxanthine-guanine phosphoribosyltransferase：HPRT，ヒポキサンチングアニンホスホリボシルトランスフェラーゼ)が先天的に欠損し，高尿酸血症をきたす[107〜109]．HPRT遺伝子(*HPRT1*)変異による．不随意運動，筋硬直，精神遅滞，自咬症などを呈する．一方，部分欠損では，高尿酸血症が重症の痛風や急性腎不全の原因となり，神経症状を伴う症例もみられる．X連鎖性劣性遺伝を呈し，頻度は男児出生10万人に1人程度で人種差はみられない．脳病理では，Alzheimer病に匹敵する神経原線維変化がみられ，早期加齢化が推測される．このほかに，尿酸トランスポーター異常症が知られている[110]．*URAT1*，*GLUT9/URATv1*，*ABCG2/BCRP*，*NPT4* などの変異が原因となる．多くは無症候性高尿酸血症である．

Lesch-Nyhan 症候群は，MRIにて前頭側頭葉，基底核，辺縁系などに萎縮を認める[111,112]（図 7-45）．

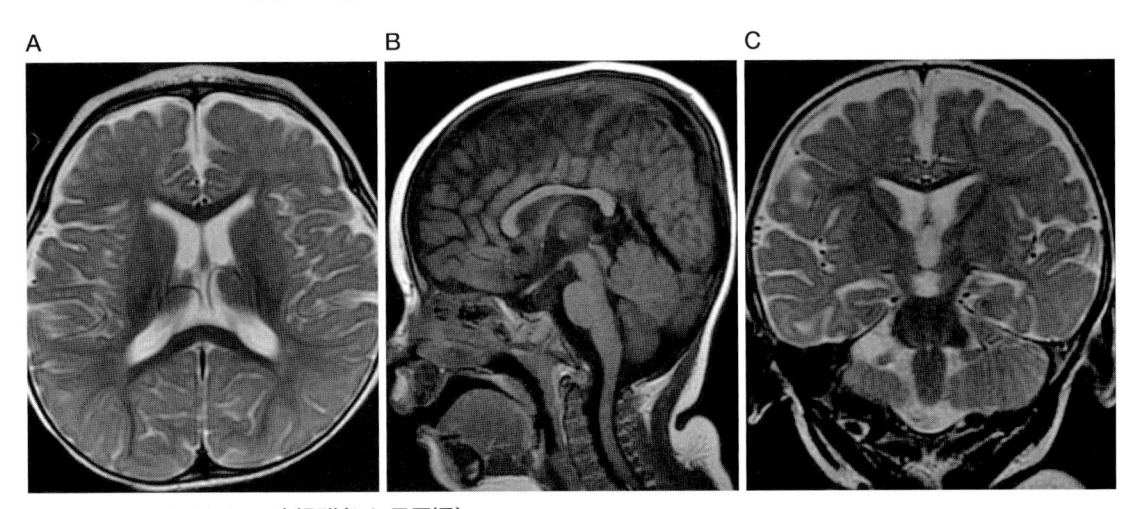

図 7-45 Lesch-Nyhan 症候群(8か月男児)
A：T2強調像，B：T1強調正中矢状断像，C：T2強調冠状断像　主訴は運動発達遅滞．高尿酸血症(尿酸値 12.55 mg/dL)を認める．遺伝子検査により，*HPRT* 遺伝子の第 1-2 exon の欠失を認めた．MRI 上は軽度の大脳萎縮を認める．脳実質内に明らかな信号異常は指摘できない．髄鞘化の程度は正常範囲．(奈良県総合医療センター小児科 吉田さやか先生のご厚意による)

7.13 Sjögren-Larsson 症候群
Sjögren-Larsson syndrome：SLS

1) 病態と臨床

先天性魚鱗癬を特徴とし，常染色体劣性遺伝を示す神経皮膚症候群のひとつである[3,113,114]．原因は，脂質アルデヒド脱水素酵素(fatty aldehyde dehydrogenase：FALDE)の障害により，長鎖脂肪酸アルコールが蓄積することによる．原因遺伝子は，17p11.2 に存在する *ALDH3A2* 遺伝子である．70種類以上の変異が報告されている[114]．スウェーデンで最初に報告され，25万人に1人とされる．生後数か月頃，精神発達遅滞で発症し，先天性魚鱗癬，両側性痙性対麻痺，網膜色素変性を主徴とする．神経病理では，大脳深部白質の髄鞘の淡明化と線維性グリオーシス，灰白質の神経細胞脱落をきたす．皮質直下白質(U-fiber)は保たれる．

2) MRI 所見

MRI の T2 強調像では，側脳室周囲白質にびまん性の高信号域を認める(図7-46)．U-fiber を含む皮質直下白質は保たれる．基底核，皮質など灰白質には信号異常は認められないことが多い．脳梁も初期は保たれる[3,115]．画像の鑑別疾患は多く，異染性白質ジストロフィ，Krabbe 病，高ホモシスチン血症，フェニルケトン尿症など，初期に U-fiber が保たれる深部白質優位の白質ジストロフィがあげられる．プロトン MRS では，病変部白質では，1.33 ppm の lipid の顕著な上昇を認める[116]．

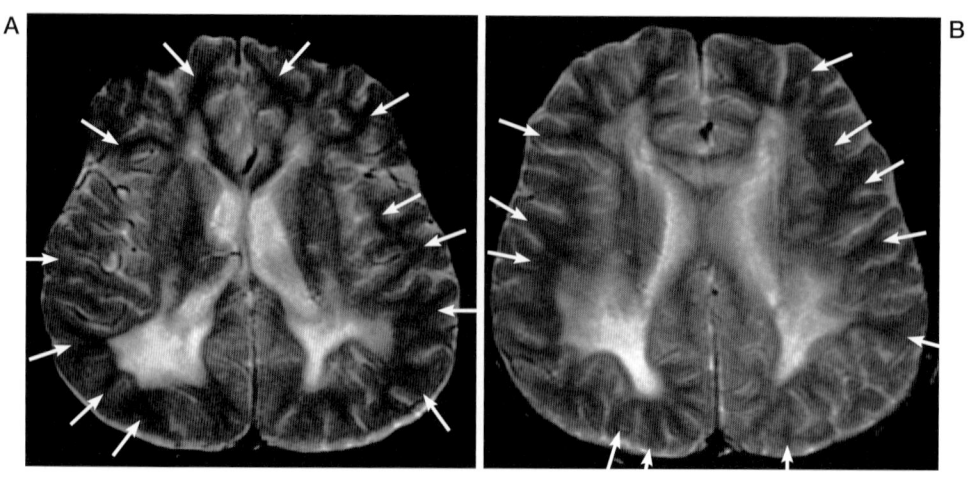

図7-46 Sjögren-Larsson 症候群(9歳男児)
先天性魚鱗癬様紅皮症，精神発達遅滞，両側性痙性対麻痺，網膜色素変性がある．**A, B：T2 強調像** 両側側脳室周囲から半卵円中心にかけてびまん性の高信号を認める．脳梁も侵されている．皮質下 U-fiber は保たれている(→)．(文献3)より許可を得て転載)

7.14 その他の遺伝性白質変性症

a. Canavan 病（別名：海綿状変性型白質ジストロフィ spongiform leukodystrophy）

1) 病態と臨床

Canavan 病は，NAA（N-acetyl aspartate N-アセチルアスパラギン酸）異化経路の酵素のひとつであるアスパルトアシラーゼ（aspartoacylase）の欠損が原因で生じる有機酸代謝異常である．*ASPA* 遺伝子の変異が原因である．常染色体劣性遺伝を呈する[117]．この酵素の欠損により脳，尿中，血漿中に NAA が多量に蓄積する．ユダヤ人に多くみられるが，日本では極めてまれで，筆者らの知る限り 2 例の報告がある[118,119]が，同一患者である．生後数か月のうちに，筋トーヌス低下，頭囲拡大，痙攣，痙性麻痺，発達遅滞などで発症する．ほかに，視神経萎縮，舞踏病アテトーゼ様運動などもみられる．臨床的に乳児型と若年型に分類される．大部分は乳児型で，巨脳症，低緊張，運動障害が生後 2〜4 か月に生じ，5 歳までに死亡する．若年型は 4〜5 歳以降に発症する．

神経病理では，脳は容積，重量とも増加し，巨大化する．白質の脱髄により海綿状変性を呈する．脱髄は皮質下白質を中心に次第に中心部白質へと進展していく．

2) 画像所見

MRI では，T2 強調像，FLAIR 像，プロトン密度強調像などにて，大脳白質はびまん性に高信号を呈する．U-fiber も障害される[3,117]（図 7-47 A）．左右淡蒼球も高信号を呈する（図 7-47 A）[121]．病期により，拡散強調画像でも高信号（ADC 低下）を示す[120]．T1 強調像では海綿状変性を反映して，比較的強い低信号を呈する（図 7-47 B）．後期には脳室拡大など脳萎縮所見を呈する．重篤な例では視床，橋腹側，歯状核，脳幹にも病変がみられる．単純 CT では，大脳白質は全体に強い低吸収値を呈する（図 7-47 C）．プロトン MRS では，NAA を分解するアスパルトアシラーゼが欠損しているために，脳組織内に過剰に NAA が蓄積し，NAA のピークが上昇し，特徴的である[122]．

b. Alexander 病

1) 病態と臨床

Alexander 病は 1949 年に Alexander が報告した原因不明の疾患である．Rosenthal fiber が astrocyte 内に蓄積され，脱髄，髄鞘形成障害を生じる．*GFAP*（glial fibrillary acidic protein）遺伝子（17q21）に異常を認め[123]，常染色体優性遺伝を示すが，多くは突然変異発症と考えられる．臨床的な経過から，乳児型，若年型，成人型に分類される．乳児型，成人型の頻度が高い．

乳児型は乳児期に巨脳症，精神発育遅滞，痙性，痙攣を発症する．急速な経過をたど

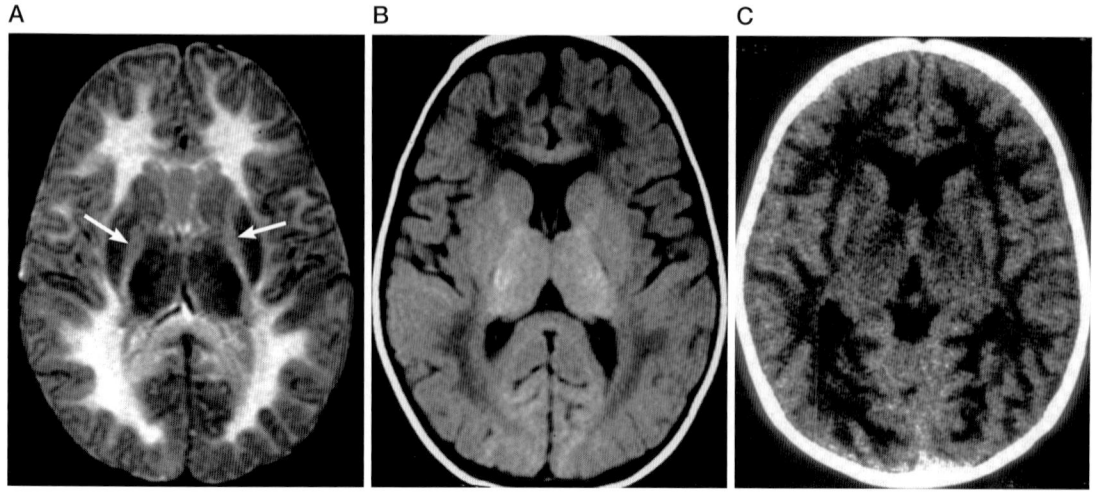

図7-47 Canavan病(1歳7か月女児)
A：プロトン密度強調像，B：T1強調像，C：単純CT　頭囲拡大，低緊張，精神発達遅滞がみられた．プロトン密度強調像(A)にて，皮質下白質のU-Fiberを含む両側大脳半球白質には，広範な高信号域が広がっている．両側淡蒼球が高信号を示し，障害されている(→)．一方，被殻，尾状核，視床は二次的に低信号を示している．T1強調像(B)にて，脳梁などの中心部白質は高信号を示し，比較的保たれているが，大部分の白質は低信号を示している．CT(C)では両側大脳半球白質はびまん性に低吸収を示す．

り，多くの症例が2〜3歳までに死亡する．若年型は7〜14歳の小児期に発症する．構音障害，嚥下困難などの球麻痺症状が主体であり，やがて痙性と小脳症状も生じる．頭囲は正常なものが多い．進行は乳児型に比べ緩徐だが，多くの症例が発症後約8年で死亡する．成人型は20〜60歳台に発症し，特徴的な脳幹，上部頸髄所見を呈する．確定診断は，脳組織内に多量に蓄積したRosenthal fiberを検出することによりなされる．髄液のα-B-crystallin，熱ショック蛋白(heat shock protein，ともにRosenthal fiberの構成成分)の上昇により強く疑われる．神経病理では，脳全体でRosenthal fiberが星細胞内に蓄積される．Rosenthal fiberの蓄積は上衣下，軟膜下，血管周囲などに顕著であるが，大脳白質，基底核，視床，小脳白質，歯状核，脳幹部，視神経，脊髄白質などにもみられる．Rosenthal fiberの蓄積により，さまざまな程度の脱髄・髄鞘形成障害を生じる．

2) 画像所見

MRIでは，van der KnaapらはA典型的なAlexander病の診断基準として，次の5つの所見，1) 白質の異常(前方優位型)，2) "periventricular rim"(T1・T2短縮)，3) 基底核，視床の異常(腫脹やT2延長)，4) 脳幹の異常(特に中脳，延髄)，5) 異常造影増強効果(脳室周囲，前頭葉白質，視交叉，脳弓，基底核，視床，歯状核，脳幹部のいずれか)のうち，4つを満たす，を提唱し[124]，有用と考えられる．補足すると，これらの異常は大量に蓄積したRosenthal fiberそのもの，あるいはその後遺である．

"periventricular rim"は脳室周囲に大量に蓄積したRosenthal fiberがT1強調像で高信号，T2強調像で低信号，単純CTでは高吸収値を呈し，造影T1強調像で造影増強効果を示す(**図7-48，49**)．異常な造影増強効果も大量に蓄積したRosenthal fiberにほかな

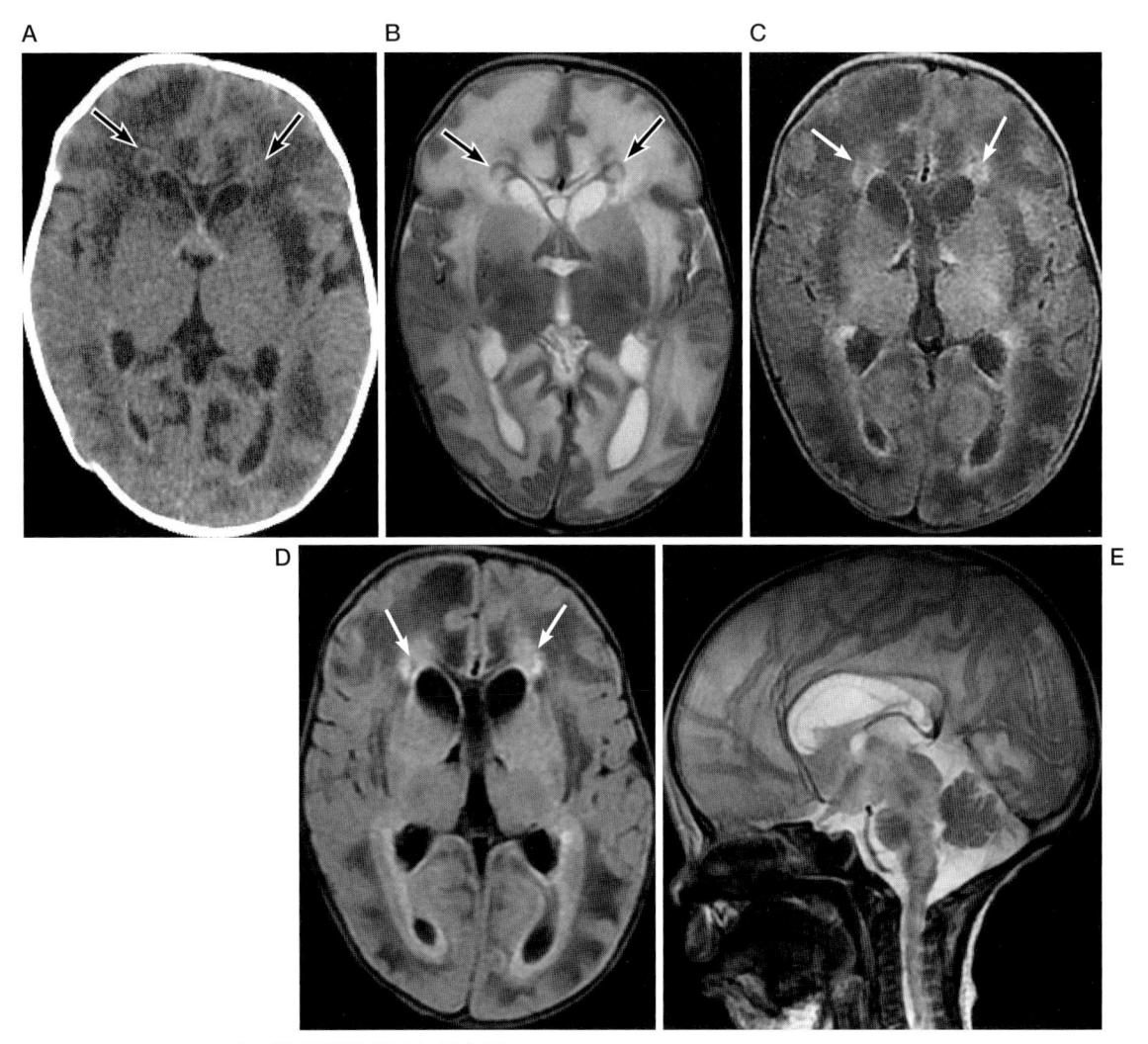

7.14 その他の遺伝性白質変性症 **581**

図 7-48 Alexander 病：乳児型（生後 2 か月女児）
A：単純 CT，B：T2 強調像，C：T1 強調像，D：FLAIR 像，E：T2 強調正中矢状断像　主訴：嘔吐，体重増加不良．出生時仮死なし．出生直後より嘔吐があり，回数程度とも増悪，体重増加不良も伴い受診となった．受診時の頭囲は 30 cm と正常範囲内であったが，以後，急速進行性の大頭症をきたした．髄液蛋白が高値であり，最高 1000 mg/dL に達した．画像所見は，左右側脳室周囲に比較的分厚い帯状構造を認める．periventricular rim に相当する．左右側脳室前角の前方に，左右対称性にリング状構造を認める(→)．これらは単純 CT (**A**) で高吸収値，T2 強調像(**B**)で低信号，T1 強調像(**C**)，FLAIR 像(**D**)で高信号を呈し，Rosenthal fiber の蓄積を反映している．軽度の水頭症を呈し，T2 強調正中矢状断像(**E**)にて大脳，脳幹は腫脹が目立つ．中脳も腫脹し，中脳水道は確認できない．（嶺井第一病院放射線科 末吉健志先生のご厚意による）

らない．大脳白質，基底核，視床，脳幹など脳実質の T2 延長は Rosenthal fiber 蓄積によって生じた脱髄，グリオーシス，組織脱落，囊胞変性などである．乳児型，若年型では，左右側脳室前角の前方に Rosenthal fiber がリング状に蓄積することがあり，特徴的である[3]（**図 7-48**）．そのほか，脳室壁の Rosenthal fiber の蓄積によるグリオーシスなどの変性を反映し，側脳室壁から内腔にかけて花冠状を呈することがある（ventricular garlands）[125]（**図 7-49**）．成人型では両側前頭葉の白質病変に加え，延髄腹側から上部頸髄の

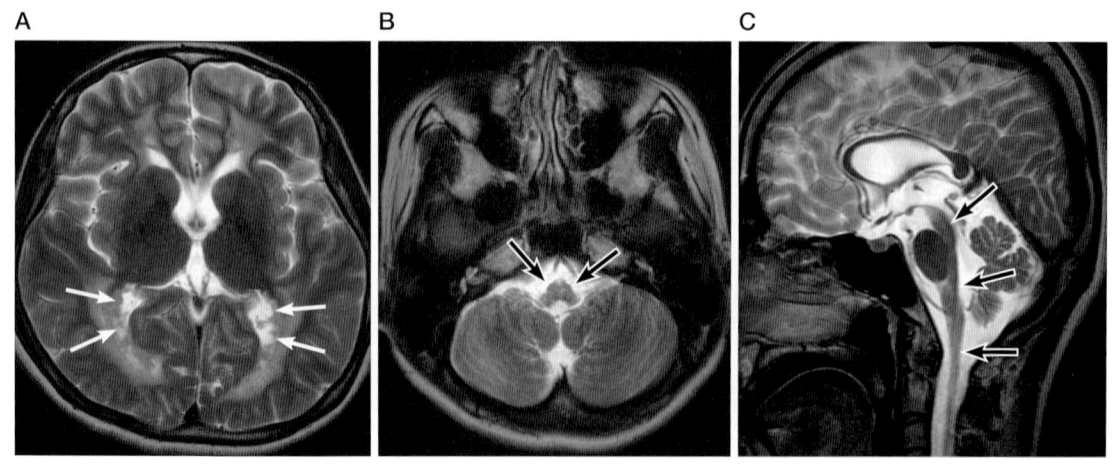

図 7-49　Alexander 病：若年型（30 歳台女性）
T2 強調像　A, B：横断像，C：正中矢状断像　主訴：歩行障害．精神運動発達遅滞を有する．就労は可能であった．25 歳時より歩行障害が出現し，徐々に進行し，転倒する回数も増えてきた．左右側脳室三角部から後角にかけて，脳室壁から内腔に膨隆する突起状構造を多数認める（A，→）．ventricular garlands（花冠状サイン）に相当する．延髄は萎縮し，左右対称性に高信号域を認める（B，→）．正中矢状断像（C）では，中脳被蓋，延髄，上部頸髄の顕著な萎縮を認め（→），"Tadpole appearance"に相当する．（近畿大学放射線科　松木　充先生のご厚意による）

強い萎縮がみられ，特徴的である[123]．若年型でも同様の所見を呈する（図 7-49）．Alexander 病はまた，びまん性星細胞腫などの脳腫瘍のような画像を呈することもある[126]．これも Rosenthal fiber の腫瘍状の蓄積による．Alexander 病は多彩な画像所見を呈するが，重要なことは病理と画像の本質は Rosenthal fiber の大量の蓄積であり，CT や MRI でこの Rosenthal fiber がみえることである．

c. leukoencephalopathy with vanishing white matter：VWM（vanishing white matter disease）

1）病態と臨床

　VWM は大脳白質病変全体，あるいは一部が MRI にて脳脊髄液と等信号を呈し，あたかも白質が消えてしまっているようにみえることから，van der Knaap らによって命名された[127]．常染色体劣性遺伝，*EIF2B1-5* 遺伝子異常を認める．典型的には 2〜6 歳時から慢性進行性の小脳失調や痙性を呈し，頭部外傷，発熱を伴う感染などを契機として増悪，発症する．神経病理では，大脳白質にびまん性に低髄鞘化，脱髄，グリオーシスなどが生じる．進行すると海綿状変性を呈する．

2）MRI 所見

　大脳白質，内包，脳幹被蓋，小脳白質などが，T1 強調像で低信号，T2 強調像で高信号を呈する（図 7-50）．進行すると，FLAIR 像でも低信号を呈するようになり，脳脊髄液に近い信号を呈する[127]（図 47-50 C）．中心被蓋路，橋底部にも信号異常を認める．拡散強調画像では海綿状変性の微細な嚢胞状構造を反映し高信号（ADC 低下）を呈しうる．乳児

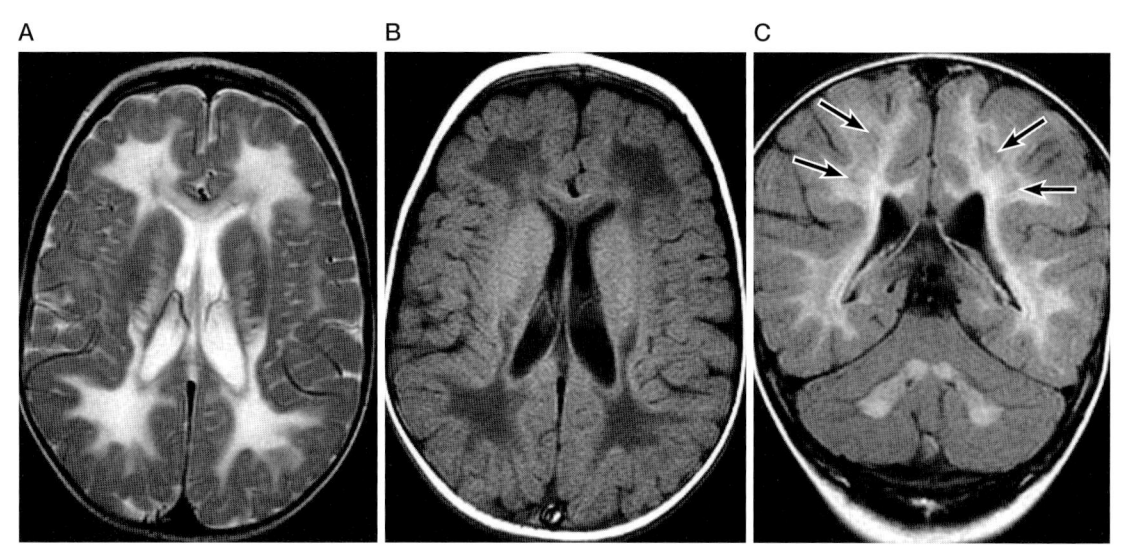

図 7-50 leukoencephalopathy with vanishing white matter：VWM（1 歳男児）
A：T2 強調像，B：T1 強調像，C：FLAIR 冠状断像　発達の遅れ．座位までは正常，つかまり立ち，伝い歩きができず，内反尖足傾向を認める．頭囲拡大や発達退行，痙攣は認めていない．T2 強調像（A）にて左右対称性に大脳白質に高信号域を認める．T1 強調像（B）では大脳白質病変は比較的強い低信号を呈する．FLAIR 冠状断像（C）では大脳白質病変はほとんどが高信号を呈しているが，左右半卵円中心などには低信号域（→）もみられる．障害部位は海綿状変性を呈しており，嚢胞がある程度大きくなると，T1 強調像だけでなく，FLAIR 像でも低信号となる．（文献 3）より許可を得て転載）

期に発症する症例はより重篤で，小脳白質にも早期より嚢胞変性を認め，大脳萎縮も強い．基底核や視床にも信号異常を認めることがある．プロトン MRS では，白質では Cho（コリン），Cr（クレアチン），NAA は徐々に低下し，晩期には消失する．白質が脳脊髄液に置き換わると乳酸，glucose を認めうる[127]．

d. megalencephalic leukoencephalopathy with subcortical cysts：MLC

1）病態と臨床

MLC1 遺伝子という膜蛋白をコードする遺伝子の異常で，常染色体劣性遺伝を示す．乳児期あるいは生下時から頭囲拡大を生じ，小脳失調症と錐体路症状，精神発達遅滞が緩徐に進行する．画像所見と対照的に，臨床所見が軽く，緩徐進行性であることが特徴である．生命予後は比較的よい[128]．神経病理では，顕微鏡的に，髄鞘の最外層に空胞変性がみられ，初期には髄鞘の脱落を伴わない．空胞変性の密度が高くなると，大きな嚢胞を形成するようになる．進行すると脱髄，グリオーシスが，髄枝，半卵円中心，内包，小脳白質などに広範に認められる[129]．

2）MRI 所見

MRI では，大脳半球白質に左右対称性びまん性に T2 強調像にて高信号域（図 7-51 A），T1 強調像にて低信号を認める．FLAIR 像では，大脳白質は高信号を呈するが，嚢胞を形

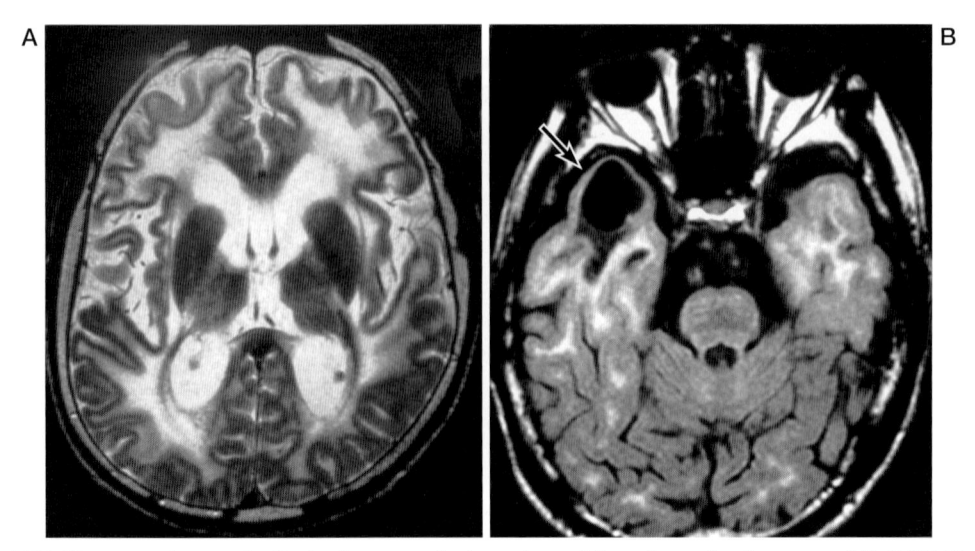

図7-51 megalencephalic leukoencephalopathy with subcortical cysts：MLC（30歳台男性）
A：T2強調像，B：FLAIR像　1歳前より頭囲拡大がみられた．その後，痙性四肢麻痺，精神発達遅滞，痙攣を生じ，10歳台後半で寝たきりの状態となった．T2強調像(A)にて，両側大脳白質にびまん性左右対称性に広範な高信号域が広がっている．脳梁など深部白質や，基底核，視床などは，信号強度が保たれている．FLAIR像(B)にて，右側頭葉先端部に囊胞形成を認める（→）．大脳白質はびまん性に高信号を呈する．（文献3）より許可を得て転載）

成すると低信号を示す(図7-51 B)．囊胞形成は前頭頭頂葉・側頭葉鉤部の皮質下白質に認めることが多く，特徴的である(図7-51 B)．脳梁，基底核，視床，内包後脚などの灰白質，中心部白質は保たれる．造影にて増強効果はみられない．大脳白質の囊胞は，加齢に伴い出現し，増大するので，乳児期にはみられないか，非常に小さいことが多い．

e. 那須-Hakola病 polycystic lipomembranous osteodysplasia with sclerosing leukoencephalopathy（膜性脂質ジストロフィ membranous lipodystrophy）

1）病態と臨床

　多発性骨囊胞による病的骨折と白質脳症による若年性認知症を主徴とし，DAP12（TYROBP），TREM2遺伝子変異を認める常染色体性劣性遺伝性疾患である．那須ら[130]，Hakolaら[132]により疾患概念が確立され，現在はpolycystic lipomembranous osteodysplasia with sclerosing leukoencephalopathy（PLOSL：OMIM221770）ともよばれている．リポ蛋白・脂質代謝異常症のひとつである．臨床的には，思春期頃から，長管骨骨端に骨囊腫様病変が出現し，繰り返す病的骨折を示す（図7-52 C）．脳病変は，比較的晩期に出現し，てんかん発作，精神症状，痴呆を呈する．病理学的には，骨髄および全身の脂肪組織に膜様小囊胞を呈し，脳にはズダン好性蛋白変性をきたす特異な全身性脂質代謝異常である．

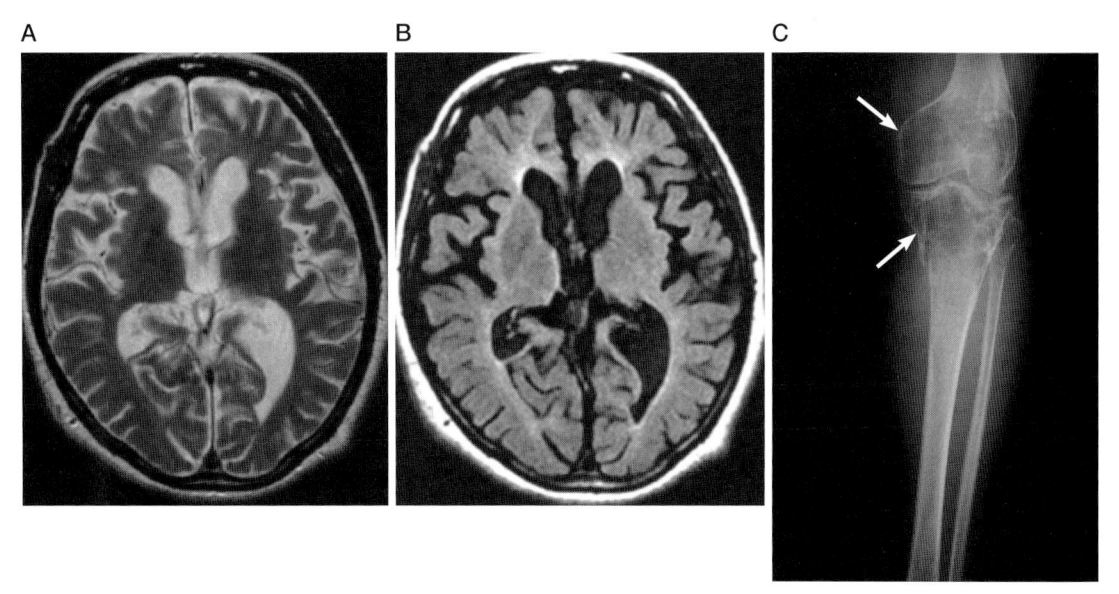

図 7-52　那須-Hakola 病(40 歳台女性)
A：T2 強調像，B：FLAIR 像，C：下肢単純 X 線写真　頻回の下肢の骨折歴がある．徐々に痴呆症状が出現してきた．T2 強調像(A)，FLAIR 像(B)にて，軽度の大脳萎縮とびまん性の大脳白質の淡い高信号を認める．下腿単純 X 線写真(C)では，大腿骨遠位骨端，脛骨近位骨端部に囊胞性変化を認める(→)．(文献3)より許可を得て転載)

2) MRI 所見

　MRI では，大脳白質の広範な線維性グリオーシスを反映し，T2 強調像，FLAIR 像にて高信号を示す(図 7-52 A, B)．基底核，大脳皮質は T2 強調像にて低信号を呈することが多く，特徴的である[132]．若年者で T2 強調像にて両側淡蒼球の低信号が目立つこともある．

f. hereditary diffuse leukoencephalopathy with axonal spheroids：HDLS

1) 病態と臨床

　adult onset leukodystrophy with neuroaxonal spheroids, pigmented orthochromatic leukodystrophy などともいわれる．Axelsson らによって 1984 年に初めて報告された[133]．常染色体優性遺伝を呈するが，突然変異(*de novo*)発症もみられる．原因遺伝子は colony stimulating factor 1 receptor(*CSF1R*)である[134,135]．人格変化，認知症，うつ，Parkinson 症状，痙攣，行動異常，歩行障害など多彩な症状を呈し，発症年齢も若年から高齢までさまざまである．やや女性に多いとされる．神経病理では球状変性(spheroids)を示す軸索損傷が特徴的である．グリオーシス，脱髄，海綿状変性を認め，U-fiber，皮質も侵される．

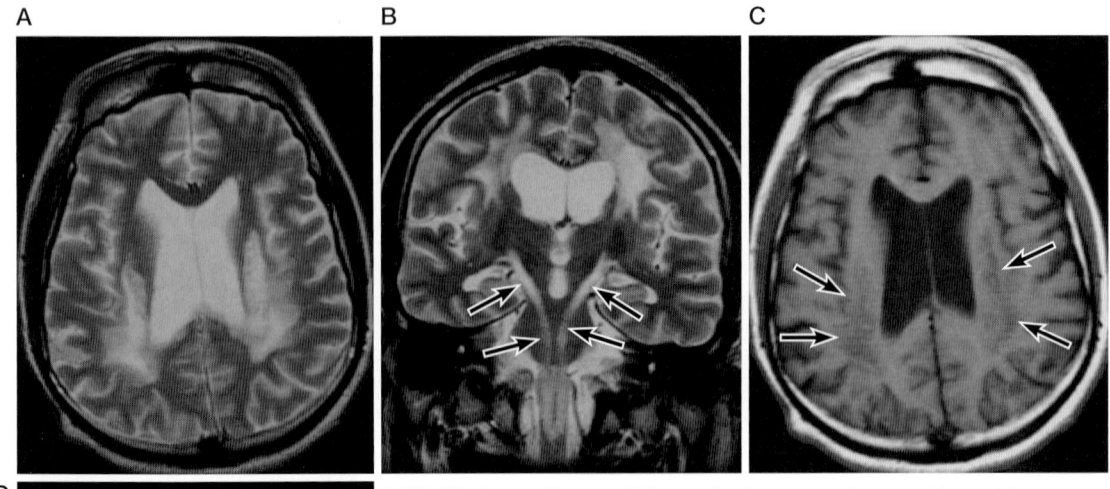

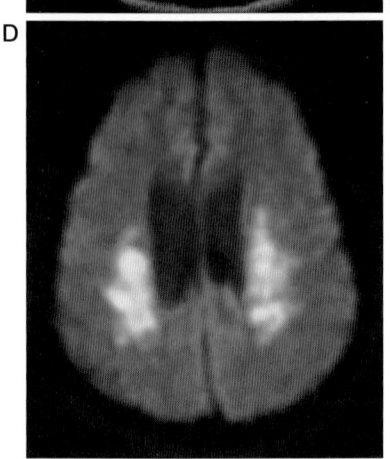

図7-53 hereditary diffuse leukoencephalopathy with axonal spheroids (HDLS)（40台男性）
A：T2強調像，B：T2強調冠状断像，C：T1強調像，D：拡散強調画像
主訴：急速に進行した運動機能障害と認知機能障害．十数年前に嚥下障害，構音障害で発症．発症1年後に歩行不能，寝たきりとなり，8年後に呼吸器管理となった．T2強調像（A, B）にて，大脳白質に左右対称性びまん性に高信号域を認める．左右錐体路に沿った高信号域を認める（B,→）．T1強調像（C）では病変部は軽度低信号を呈する（→）．拡散強調画像（D）では病変は高信号を呈する．ADCも低下していた（非呈示）．（徳島大学放射線科 阿部考志先生，藤田浩司先生のご厚意による）

2) MRI所見

MRIでは，左右対称性，びまん性にT2強調像，FLAIR像にて大脳白質，錐体路に高信号域を認める（図7-53 A, B）．T1強調像では軽度低信号を呈する（図7-53 C）．白質は拡散強調画像でも高信号を呈し，本症に特徴的なMRI所見である．海綿状変性を反映した所見と思われ，比較的長期間高信号を呈する（図7-53 D）．初期にはADC低下を認める[134]．

g. 低髄鞘化（hypomyelination）を呈する疾患

1) Pelizaeus-Merzbacher病　Pelizaeus-Merzbacher disease：PMD
① 病態と臨床

Pelizaeus-Merzbacher病（PMD）は，髄鞘の主たる構成蛋白である，protolipid protein（PLP）とDM20 protein（DM20）をコードする遺伝子異常により，低髄鞘化（hypomyelination）を呈する[136]．伴性劣性遺伝と常染色体劣性遺伝の形式があり，多くは伴性劣性遺伝を呈する．classical form, connatal form, transiotional formの3つに大別される．

connatal formは，生下時あるいは生後まもなく，眼振，錐体外路症状を発症し，その

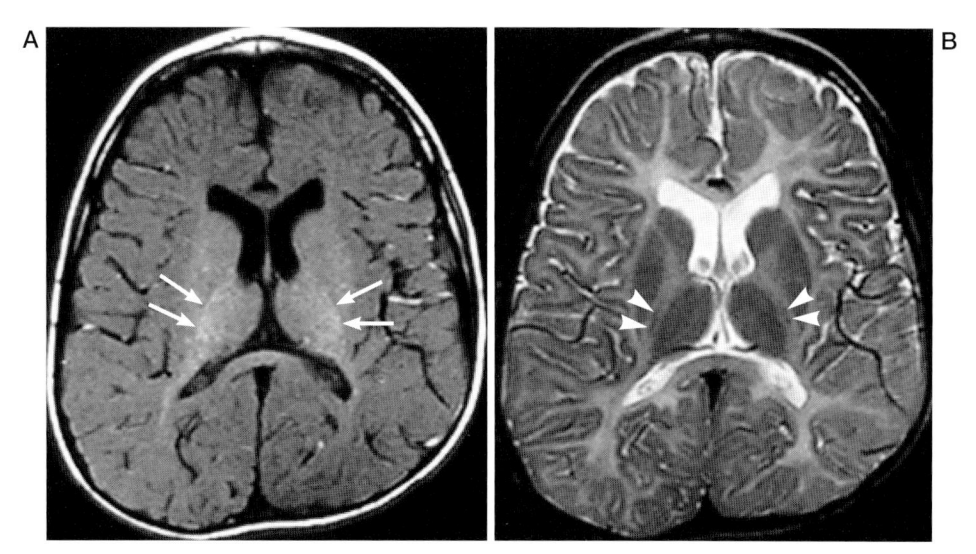

図 7-54　Pelizaeus-Merzbacher 病：PMD，classical form(4 歳 10 か月男児)
A：T1 強調像，B：T2 強調像　眼振，頭部振戦，精神発達遅滞を認めた．T1 強調像(A)にて，大脳白質はびまん性にごく淡い低信号を呈する．脳梁，内包後脚などに髄鞘化を示す軽度の高信号を認める(→)．大脳白質に，壊死や海綿状変性を示すような強い低信号域はみられない．T2 強調像(B)にて，大脳白質は U-fiber も含め，びまん性に高信号を呈する．内包後脚にわずかに低信号を認め(▶)，髄鞘化を反映していると考えられる．全体として"新生児様"である．(文献 3)より許可を得て転載，心身障害児医療療育センター症例)

後，痙性麻痺，視神経萎縮，痙攣が生じる．これらが比較的急速に進行して小児期の早期には多くの例が死亡する．classical form では部分的に髄鞘化がみられる．この 3 つのうち最も多くみられるタイプで，伴性劣性遺伝と常染色体劣性遺伝がある．connatal form よりも進行は緩徐であり，乳児期に眼振，頭部振戦，小脳失調を発症し，痙性麻痺，精神運動発達遅滞を生じる．これらが比較的緩徐に進行し，青年期か成人期の早期に死亡する．transiotional form は connatal form に似るが，進行は比較的緩徐である．

　神経病理では，connatal form は髄鞘形成障害が中枢神経全域に及び，髄鞘化はまったくみられない．classical form では脳幹部と内包後脚，脳梁などに髄鞘化を認め，新生児から生後数か月相当の髄鞘化を示す．グリオーシスや海綿状変性，軸索の破壊などはみられない．

② MRI 所見

　MRI では，低髄鞘化(hypomyelination)を呈する．低髄鞘化とは新生児期から乳幼児期に大脳白質に左右対称性，びまん性に T2 強調像，FLAIR 像で淡い高信号，T1 強調像では等信号，または軽度高信号か軽度低信号を呈する信号異常で，髄鞘化の欠如あるいは髄鞘量の低下を反映する(図 7-54)．PMD は低髄鞘化を呈する疾患の原型である．connatal form は，ほとんど完全な髄鞘化の欠如を反映し，T2 強調像にて大脳，小脳，脳幹にまで及ぶ広範でびまん性の高信号がみられる[121]．皮質下 U-fiber もすべて障害される．T1 強調像においても髄鞘化を示す高信号域はみられない．大脳，小脳，脳幹は萎縮する．classical form では，内包後脚など深部白質に髄鞘化がみられる．いわゆる新生児のパターン

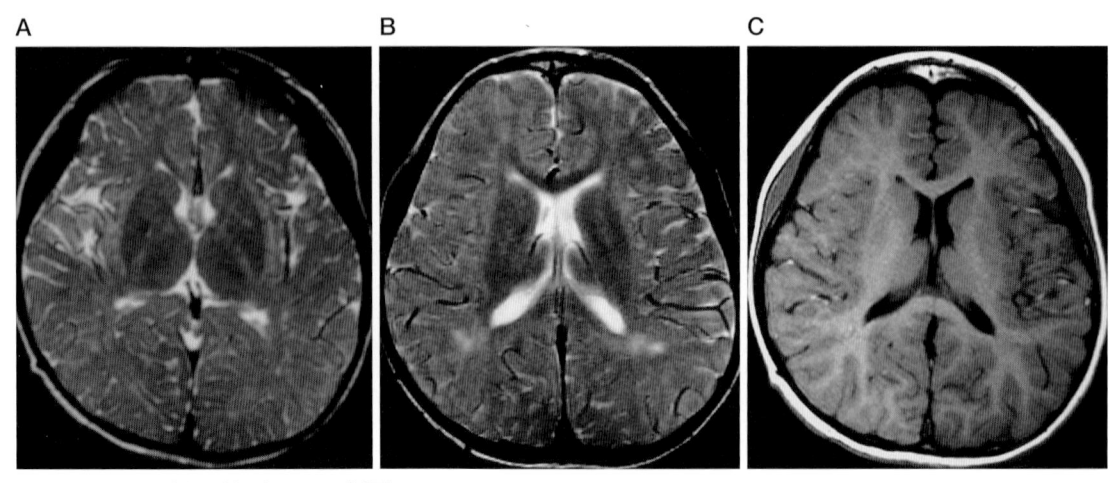

図 7-55　18q-症候群(4歳2か月女児)
A, B：T2強調像，C：T1強調像　筋緊張低下，精神発達遅滞を認めた．T2強調像(A, B)にて，大脳白質はU-fiberも含めてびまん性に軽度の信号強度の上昇を認める．脳梁や内包は比較的保たれている．淡い高信号を示す大脳白質内に比較的強い斑状高信号が散在する(B)．T1強調像(C)では，大脳白質は淡い高信号を呈し，正常範囲である．（心身障害児医療療育センター症例）

を示す．connatal form，classical formとも，T2強調像にて，淡蒼球が高信号を呈することが多い．

2) 18q-症候群
① 病態と臨床
　種々の表現型を示すが，一般に精神運動発達遅滞，聴力障害など種々の神経学的異常，頭蓋顔面の形態異常，四肢の小奇形，性器低形成などをきたす．大部分は非遺伝性であるが，常染色体劣性遺伝例もある．第18番染色体長腕にはmyelin basic proteinの遺伝子座(*MBC*遺伝子)があるが，その部分が欠損しているため，白質の容積減少と低髄鞘化が生じると考えられている．第18番染色体長腕の欠損のほか，リング状の変化を示す18q ring症候群もあり，同様の病型を呈する．神経病理では，大脳白質に髄鞘脱落，グリオーシス，軸索変性を認める．

② MRI所見
　MRIのT2強調像で深部白質域，特に側脳室三角部周囲脳室域にびまん性の淡い高信号域を認める[137]（図7-55）．U-fiberも障害される．しばしば内包後脚，外包にも高信号域を認める．T1強調像では大脳白質は正常の高信号を呈することが多い．これらの白質変化は低髄鞘化(hypomyelination)に相当する．T2強調像では，大脳白質のびまん性の淡い信号異常に加え，半卵円中心などに多発性の巣状白質病変を呈する例もあり（図7-55C），グリオーシスなどを反映していると考えられる．T2強調像でしばしば淡蒼球や被殻，視床などが低信号を示す．

3）hypomyelinating leukodystrophy 1-8（HLD1-8）
① 病態と臨床

　低髄鞘化（hypomyelination）の定義については，Pelizaeus-Merzbacher病（PMD）の項でも述べたが，病理的な現象に対応するものではなく，MRI所見で分類されたものである．脳白質のびまん性異常であり，左右対称性，多くはU-fiberも障害される．MRIのT2強調像で白質が淡い高信号，T1強調像では正常かわずかな信号異常（淡い高信号，等信号，淡い低信号）を呈する．拡散制限は認められない．低髄鞘化を示す症例は多く，約40％は確定診断に至っていないとされる．

　近年，多くの原因遺伝子が発見されており，遺伝子データベース（Online Mendelian Inheritance in Man：OMIM）では，hypomyelinating leukodystrophy（HLD）として分類されている．HLD1からHLD8まで記載されている．HLD1はPelizaeus-Merzbacher病にあたる．HLD2はPelizaeus-Merzbacher like diseaseで*GJC2/GJA12*遺伝子異常を呈する．HLD3は*AIMP1*遺伝子異常を示し，表現型はX-linked Pelizaeus-Merzbacher病に似る．HLD4はmitochondrial Hsp60 chaperonopathyともよばれ，*HSPD1*遺伝子異常を示す．HLD5はhypomyelination and congenital cataract（HCC）とよばれたもので，*FAM126A*遺伝子変異を示す．HLD6は，*TUBB4A*遺伝子変異を呈し[138]，hypomyelinating leukodystrophy with atrophy of the basal ganglia and cerebellum（H-ABC，図7-56），diffuse cerebral hypomyelination with cerebellar atrophy and hypoplasia of the corpus callosum（HCAHC）[140]などと報告されているものである．HLD7，HLDC[139]は，hypomyelinating leukoencephalopathy with POLIIIともいわれ，HLD7は*POLR3A*遺伝子変異を示す．HLD8は*POLR3B*遺伝子変異を示す．これらはataxia, delayed dentition, and hypomyelination（ADDH），hypomyelination, hypodontia, hypogonadotropic hypogonadism（4H syndrome），tremor-ataxia with central hypomyelination（TACH），leukodystrophy with oligodontia（LO），HCAHCなどとして報告されている．HLDには分類されていないが，*SLC16A2*遺伝子異常を呈するAllan-Herndon-Dudley syndrome（AHDS）も記載されている．脊髄小脳失調症（spinocerebellar ataxia：SCA）のように，今後，多くの遺伝子変異が追加されていくと思われる（SCAは現時点でSCA40まで記載）．

② MRI所見

　これらの疾患のMRIでは，すべてがPMDに類似した低髄鞘化を呈する．さらに基底核と小脳萎縮を示すH-ABC（図7-56），小脳萎縮と脳梁菲薄化を呈するHCAHC，歯数減少・低ゴナドトロピン性性腺機能低下症を示す4H syndrome，先天性白内障を有するHCCなど，MRI所見と特徴的な臨床所見で鑑別疾患を絞り，遺伝子解析を検討する．甲状腺機能異常による髄鞘遅延の除外も必要である．

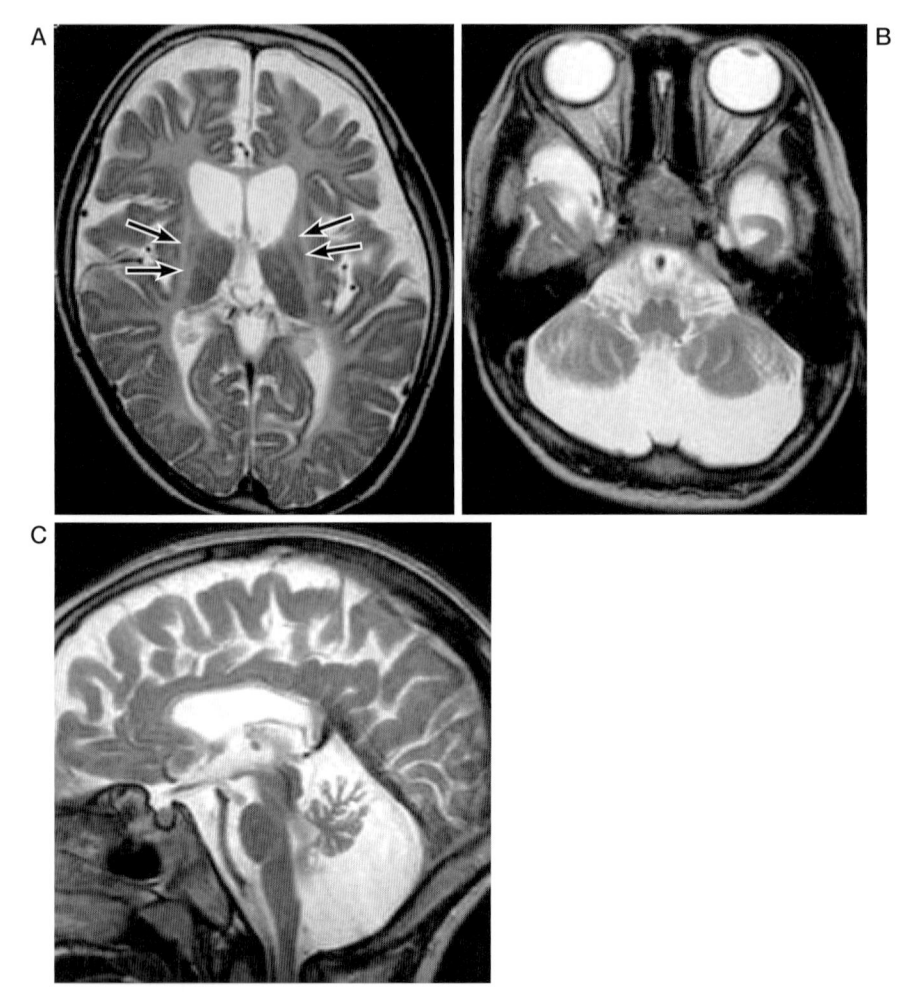

図7-56 hypomyelination with atrophy of the basal ganglia and cerebellum (H-ABC) (hypomyelinating leukodystrophy 6)(7歳男児)
T2強調像　A,B：横断像，C：正中矢状断像　運動発達の遅れに引き続き退行，錐体外路症状，運動失調，痙性麻痺を呈する．知的発達は比較的保たれている．T2強調像にて，尾状核優位に左右基底核の萎縮が顕著である(A，→)．大脳白質は内包や脳梁，U-fiberも含め，びまん性に高信号を呈する．小脳は著明に萎縮する(B)．T2強調正中矢状断像(C)では小脳萎縮(虫部＞半球)，脳幹萎縮を認める．脳梁の菲薄化も顕著である．(文献115), p. 374より許可を得て転載．名古屋市立大学小児科　藤本伸治先生，服部文子先生のご厚意による)

■ 文 献

1) 有馬正高・監修，加賀牧子，稲垣真澄・編著：小児神経学．診断と治療社，2008．
2) Zschocke J, et al（松原洋一・監訳）：小児代謝疾患マニュアル．診断と治療社，2004．
3) 大場　洋・編著：小児神経の画像診断―脳脊髄から頭頸部・骨軟部まで―．学研メディカル秀潤社，2010．
4) Barkovich AJ, Raybaud C : Pediatric neuroimaging. 5th ed, Lippincott Williams & Wilkins, Philadelphia, 2012.
5) Van der Knaap MS, Valk J : Magnetic resonance of myelination and myelin disorders. 3rd ed, Heidelberg : Springer, 2005.
6) Harper PA, Healy PJ, Dennis JA : Ultrastructural findings in maple syrup urine disease in Poll Hereford calves. Acta Neuropathol 1986 ; 71 : 316-320.
7) Phillips MD, McGraw P, Lowe MJ, et al : Diffusion-weighted imaging of white matter abnormalities in patients with phenylketonuria. AJNR Am J Neuroradiol 2001 ; 22 : 1583-1586.
8) Kono K, Okano Y, Nakayama K, et al : Diffusion-weighted MR imaging in patients with phenylketonuria : relationship between serum phenylalanine levels and ADC value in cerebral white matter. Radiology 2005 ; 236 : 630-646.
9) Anderson PJ, Leuzzi V : White matter pathology in phenylketonuria. Mol Genet Metab 2010 ; 99 Suppl 1 : S3-9.
10) http://www.ntu.ac.jp/dept/bio/btrc/g/sawabe.pdf.
11) Schmidt H, Ullrich K, Korinthenbeerg R, et al : Basal ganglion calcification in hyper phenylalalninemia due to deficiency of dihydropteridine reductase. Pediatr Radiol 1988 ; 19 : 54-56.
12) Brismar J, Aqeel A, Gascon G, Ozand P : Malignant hyperphenylalaninemia : CT and MR of the brain. AJNR 1990 ; 11 : 135-138.
13) Duncan IC and Terblanche M : Spontaneous isolated posterior communicating artery dissection in a young adult with hyperhomocysteinemia. AJNR 2005 26 : 2030-2032.
14) BSegawa M, Hosaka A, Miyagawa F, Nomura Y, Imai H : Hereditary progressive dystonia with marked diurnal fluctuation. Adv Neurol 1976 ; 14 : 215-233.
15) Kumar K J, Harsha S, Manjunath VG, Mamatha S : Transient ischemic attack in a child with homocystinuria. J Pediatr Neurosci 2012 ; 7 : 157-158.
16) Alhan F, Saygl S, Gedik S, et al : Stroke in early childhood due to homocystinuria. Padiatr Neurol 2010 ; 43 : 294-296.
17) Cerbo RM, Cabano R, Lombardi G, et al : From apneic spells to the development of hypertensive hydrocephalus : a case report of homocystinuria with early onset. J Child Neurol 2010 ; 25 : 368-370.
18) Tada H, Takanashi J, Barkovich AJ, et al : Reversible whitematter lesion in methionine adenosyltransferase I/III deciciency. AJNR 2004 ; 25 : 1843-1845.
19) Carroll WJ, Woodruff WW, Cadman TE : MR findings in oculocerebrorenal syndrome. AJNR 1993 ; 14 : 449-451.
20) Sener RN : Lowe syndrome : proton MR spectorcopy and diffusion MR imaging. J Neuroradiol 2004 ; 31 : 238-240.
21) 長谷幸治，高島健浩，小野智子・他：OCRL遺伝子異常を伴うLowe症候群とDent病（Dent 2）の1例―その共通点と差異に関して．日児腎誌2010 ; 23 : 207-213.
22) Lanpher BC, Gropman A, Chapman KA, et al : Urea cycle disorders overview. In Pagon RA, et al (ed) : SourceGeneReviews, Seattle, University of Washington, 2003, Apr 29.
23) Gropman A : Brain imaging in urea cycle disorders. Mol Genet Metab 2010 ; 100 suppl 1 : S20-30.
24) Bireley WR, Van Hove JL, Gallagher RC, et al : Urea cycle disorders : brain MRI and neurological outcome. Pediatr Radiol 2012 ; 42 : 455-462.
25) 佐伯武頼：シトリン欠損症．遠藤文夫・編：先天性代謝異常ハンドブック．中山書店，2013 ; 62-63.
26) Sakai K, Matsumoto Y, Kobayashi K, et al : MRI of adult-onset type II citrullinemia. Intern Med 2005 ; 44 : 524-525.
27) 伯馬　剛，大浦敏博，深尾敏章・他：有機酸代謝異常．遠藤文夫・編：先天性代謝異常ハンドブック．中山書店，2013 ; 76-121

28) 日本先天代謝異常学会 Japanese Society for Inherited Metabolic Disease 日本先天代謝異常症 診断基準策定委員会 先天代謝異常症の診療指針 http://square.umin.ac.jp/JSIMD/5OAsCLA.pdf.
29) Van der Knaap MS : Propionic acidemia. In Van der Knaap MS : Magnetic resonance of myelination and myelin disorders, 3rd ed. Heidelberg : Springer : 2005 ; 300-305.
30) Davison JE, Davies NP, Wilson M, et al : MR spectroscopy-based brain metabolite profiling in propionic acidaemia: metabolic changes in the basal ganglia during acute decompensation and effect of liver transplantation. Orphanet J Rare Dis 2011 : 6 ; 19.
31) Radmanesh A, Zaman T, Ghanaati H, et al : Methylmalonic acidemia : brain imaging findings in 52 children and a review of the literature. Pediatr Radiol 2008 ; 38 : 1054-1061.
32) Van der Knaap MS : Glutaric aciduria type 1. In Van der Knaap MS : Magnetic resonance of myelination and myelin disorders. 3rd ed, Heidelberg : Springer, 2005 ; 294-300.
33) Pérez-Dueñas B, De La Osa A, Capdevila A, et al : Brain injury in glutaric aciduria type I : the value of functional techniques in magnetic resonance imaging. Eur J Paediatr Neurol 2009 ; 13 : 534-540.
34) Firat AK, Karakas HM, Yakinci C : Magnetic resonance spectroscopic characteristics of glutaric aciduria type II. Dev Med Child Neurol 2006 ; 48 : 847-850.
35) Takanashi J, Fujii K, Sugita K, et al : Neuroradiologic findings in glutaric aciduria type II. Pediatr Neurol 1999 ; 20 : 142-145.
36) D'Incerti L, Farina L, Moroni I, et al : L-2-Hydroxyglutaric aciduria : MRI in seven cases. Neuroradiology 1998 ; 40 : 727-733.
37) 遠藤文夫・編：先天性代謝異常ハンドブック．中山書店，2013 ; 140-144, 160-189, 236-237, 280-281.
38) Van der Knaap MS : Galactosemia. In Van der Knaap MS : Magnetic resonance of myelination and myelin disorders, 3rd ed. Heidelberg : Springer : 2005 ; 377-382.
39) Cakmakci H, Pekcevik Y, Yis U, et al : Diagnostic value of proton MR spectroscopy and diffusion-weighted MR imaging in childhood inherited neurometabolic brain diseases and review of the literature. Eur J Radiol 2010 ; 74 : e161-171.
40) Lee CC, Chen CY, Chou TY, et al : Cerebral MR manifestations of Pompe disease in an infant. AJNR 1996 ; 17 : 321-322.
41) Sacconi S, Bocquet JD, Chanalet S, et al : Abnormalities of cerebral arteries are frequent in patients with late-onset Pompe disease. J Neurol 2010 ; 257 : 1730-1733.
42) Barkovich AJ, Patay Z : Mitochondrial disorders. In Barkovich AJ, Raybaud C : Pediatric neuroimaging, 5th ed. Philadelphia : Lippincot Williams and Wilkins, 2011 ; 172-190.
43) Hennet T : Diseases of glycosylation beyond classical congenital disorders of glycosylation. Biochim Biophys Acta 2012 ; 1820 : 1306-1317.
44) Barkhof F, Verrips A, Wesseling P, et al : Cerebrotendinous xanthomatosis : the spectrum of imaging findings and the correlation with neuropathologic findings. Radiology 2000 ; 217 : 869-876.
45) Lee RW, Conley SK, Gropman A, et al : Brain magnetic resonance imaging findings in Smith-Lemli-Opitz syndrome. Am J Med Genet A 2013 ; 161 : 2407-2419.
46) Barkovich A, Raybaud C : Pediaric Neuroimaging. Philadelphia : Lippincott Williams & Wilkins, 2012 : 91-93.
47) Abdelhalim A, Alberico R, Barczykowski A, et al : Patterns of magnetic resonance imaging abnormalities in symptomatic patients with Krabbe disease correspond to phenotype. Pediatric Neurology 2014 ; 50 : 127-134.
48) Krishna S, McKinney A, Lucato L, et al : Congenital genetic inborn errors of metabolism presenting as an adult or persisting into adulthood : neuroimaging in the more common or recognizable disorders. Semin Ultrasound CT MR 2014 ; 35 : 160-191.
49) 衞藤義勝・責任編集，伊田博幸，遠藤文夫・他編：ファブリー病 UpDate. 診断と治療社，2013 : 99.
50) Chang YC, Huang CC, Chen CY, et al : MRI in acute neuropathic Gaucher's disease. Neuroradiology 2000 ; 42 : 48-50.
51) Takanashi J, Hayashi M, Yuasa S, et al : Hypomyelination in I-cell disease : MRI, MR spectroscopy and neuropathological correlation. Brain Dev 2012 ; 34 : 780-783.

52) Caciotti A, Catarzi S, Tonin R, et al : Galactosialidosis : review and analysis of CTSA gene mutations. Orphanet J Rare Dis 2013 ; 8 : 114.
53) D'Incerti L : MRI in neuronal ceroid lipofuscinosis. Neurol Sci 2000 ; 21 : S71-73.
54) 田中あけみ, 山野恒一：ムコ多糖症の臨床と病理. 病理と臨床 2004 ; 22 : 45-49.
55) Seto T, Kono K, Morimoto K, et al : Brain magnetic resonance imaging in 23 patients with mucopolysaccharidoses and the effect of bone marrow transplantation. Ann Neurol 2001 ; 50 : 79-92.
56) Zafeiriou DI, Batzios SP : Brain and spinal MR imaging findings in mucopolysaccharidoses : a review. AJNR 2013 ; 34 : 5-13.
57) Palmucci S, Attinà G, Lanza ML, et al : Imaging findings of mucopolysaccharidoses : a pictorial review. Insights Imaging 2013 ; 4 : 443-459.
58) Tanaka A, Okuyama T, Suzuki Y, et al : Long-term efficacy of hematopoietic stem cell transplantation on brain involvement in patients with mucopolysaccharidosis type II : a nationwide survey in Japan. Mol Genet Metab 2012 ; 107 : 513-520.
59) Imundo L, Leduc CA, Guha S, et al : A complete deficiency of hyaluronoglucosaminidase 1 (HYAL1) presenting as familial juvenile idiopathic arthritis. J Inherit Metab Dis 2011 ; 34 : 1013-1022.
60) Groeschel S, Chong WK, Surtees R, et al : Virchow-Robin spaces on magnetic resonance images : normative data, their dilatation, and a review of the literature. Neuroradiology 2006 ; 48 : 745-754.
61) 下澤伸行：ペルオキシソーム病. 遠藤文夫・編：先天性代謝異常ハンドブック. 中山書店, 2013 : 248-259
62) Steinberg SJ, Dodt G, Raymond GV, et al : Peroxisome biogenesis disorders. Biochim Biophys Acta 2006 ; 1763 : 1733-1748.
63) Waterham HR, Ebberink MS : Genetics and molecular basis of human peroxisome biogenesis disorders. Biochim Biophys Acta 2012 ; 1822 : 1430-1441.
64) Poll-The BT, Gärtner J : Clinical diagnosis, biochemical findings and MRI spectrum of peroxisomal disorders. Biochim Biophys Acta 2012 ; 1822 : 1421-1429.
65) Wanders RJA : Peroxisomes and peroxisomal disorders. In Barkovich AJ, Raybaud C : Pediatric Neuroimaging. 5th ed, Philadelphia : Lippincot Williams and Wilkins, 2011 ; 172-190.
66) Cakirer S, Savas MR : Infantile Refsum disease : serial evaluation with MRI. Pediatr Radiol 2005 ; 35 : 212-215.
67) Engelen M, Kemp S, de Visser M, et al : X-linked adrenoleukodystrophy (X-ALD) : clinical presentation and guidelines for diagnosis, follow-up and management. Orphanet J Rare Dis 2012 ; 7 : 51.
68) Loes DJ, Hite S, Moser H, et al : Adrenoleukodystrophy : a scoring method for brain MR observations. AJNR 1994 ; 15 : 1761-1766.
69) Takemoto Y, Suzuki Y, Tamakoshi A, et al : Epidemiology of X-linked adrenoleukodystrophy in Japan. J Hum Genet 2002 ; 47 : 590-593.
70) Melhem ER, Loes DJ, Georgiades CS, et al : X-linked adrenoleukodystrophy : the role of contrast-enhanced MR imaging in predicting disease progression. AJNR 2000 ; 21 : 839-844.
71) Ferdinandusse S, Barker S, Lachlan K, et al : Adult peroxisomal acyl-coenzyme A oxidase deficiency with cerebellar and brainstem atrophy. J Neurol Neurosurg Psychiatry 2010 ; 81 : 310-312.
72) Carrozzo R, Bellini C, Lucioli S, et al : Peroxisomal acyl-CoA-oxidase deficiency : two new cases. Am J Med Genet A 2008 ; 146 : 1676-1681.
73) Grønborg S, Krätzner R, Spiegler J, et al : Typical cMRI pattern as diagnostic clue for D-bifunctional protein deficiency without apparent biochemical abnormalities in plasma. Am J Med Genet A 2010 ; 152 : 2845-2849.
74) Lines MA, Jobling R, Brady L, et al : Peroxisomal D-bifunctional protein deficiency: three adults diagnosed by whole-exome sequencing. Neurology 2014 ; 82 : 963-968.
75) Smith EH1, Gavrilov DK, Oglesbee D, et al : An adult onset case of alpha-methyl-acyl-CoA racemase deficiency. J Inherit Metab Dis 2010 ; 33 : S349-353.
76) Ferdinandusse S, Kostopoulos P, Denis S, et al : Mutations in the gene encoding peroxisomal

sterol carrier protein X (SCPx) cause leukencephalopathy with dystonia and motor neuropathy. Am J Hum Genet 2006 ; 78 : 1046-1052.
77) Iwasa M, Yamagata T, Mizuguchi M, et al : Contiguous ABCD1 DXS1357E deletion syndrome : report of an autopsy case. Neuropathology 2013 ; 33 : 292-298.
78) Corzo D, Gibson W, Johnson K, et al : Contiguous deletion of the X-linked adrenoleukodystrophy gene (ABCD1) and DXS1357E : a novel neonatal phenotype similar to peroxisomal biogenesis disorders. Am J Hum Genet 2002 ; 70 : 1520-1531.
79) 栗山　勝, 衛藤義勝：ペルオキシゾーム病．東野一彌, 山本　章・編：最新内科学大系第69巻：神経・筋疾患5：代謝性・中毒性疾患．中山書店．1996 : 70-83.
80) Oppenheim C, Galanaud D, Samson Y, et al : Can diffusion weighted magnetic resonance imaging help differentiate stroke from stroke-like events in MELAS? J Neurol Neurosurg Psychiatry 2000 ; 69 : 248-250.
81) Moller HE, Kurlemann G, Putzler M, et al : Magnetic resonance spectroscopy in patients with MELAS. J Neurol Sci 2005 ; 229-230 : 131-139.
82) Barkovich AJ, Raybaud C : Pediatric Neuroimaging, 5th ed. Philadelphia : Lippincott Williams & Wilkins, 2012.
83) Leigh D : Subacute necrotizing encephalomyelopathy in an infant. J Neurol Neurosurg Psychiat 1951 ; 14 : 216-221.
84) Tiranti V, Hoertnagel K, Carrozzo R, et al : Mutations of SURF-1 in Leigh disease associated with cytochrome c oxidase deficiency. Am J Hum Genet 1998 ; 63 : 1609-1621.
85) Atalar MH, Egilmez H, Bulut S, Icagasioglu D : Magnetic resonance spectroscopy and diffusion-weighted imaging findings in a child with Leigh's disease. Pediatr Int 2005 ; 47 : 601-603.
86) Morimoto N, Nagano I, Deguchi K, et al : Leber hereditary optic neuropathy with chorea and dementia resembling Huntington disease. Neurology 2004 ; 63 : 2451-2452.
87) Hitoshi S, Iwata M, Yoshikawa K : Mid-brain pathology of Wilson's disease : MRI analysis of three cases. J Neurol Neurosurg Psychiatry 1991 ; 54 : 624-626.
88) Okamoto K, Tokiguchi S, Furusawa T, et al : MR features of diseases involving bilateral middle cerebellar peduncles. AJNR 2003 ; 24 : 1946-1954.
89) Mikol J, Vital C, Wasse M, et al : Extensive cortico-subcortical lesions in Wilson's disease : clinico-pathological study of two cases. Acta Neuropathol 2005 ; 110 : 451-458.
90) Shimoji A, Miyakawa T, Watanabe K, et al : Wilson's disease with extensive degeneration of cerebral white matter and cortex. Jpn J Psychiatry Neurol 1987 ; 41 : 709-717.
91) Takahashi S, Ishii K, Matsumoto K, et al : Cranial MRI and MR angiography in Menkes'syndrome. Neuroradiology 1993 ; 35 : 556-558.
92) Kruer MC, Boddaert N, Schneider SA, et al : Neuroimaging features of neurodegeneration with brain iron accumulation. AJNR 2012 ; 33 : 407-414.
93) Savoiardo M, Halliday WC, Nardocci N, et al : Hallervorden-Spatz disease : MR and pathologic findings. AJNR 1993 ; 14 : 155-162.
94) Valentino P, Annesi G, Ciro Candiano IC, et al : Genetic heterogeneity in patients with pantothenate kinase-associated neurodegeneration and classic magnetic resonance imaging eye-of-the-tiger pattern. Mov Disord 2006 ; 21 : 252-254.
95) Grisoli M, Piperno A, Chiapparini L, et al : MR imaging of cerebral cortical involvement in aceruloplasminemia. AJNR 2005 ; 26 : 657-661.
96) Saitsu, H, Nishimura T, Muramatsu K, et al : De novo mutations in the autophagy gene WDR45 cause static encephalopathy of childhood with neurodegeneration in adulthood. Nature Genet 2013 ; 45 : 445-449.
97) Haack TB, Hogarth P, Kruer MC, et al : Exome sequencing reveals de novo WDR45 mutations causing a phenotypically distinct, X-linked dominant form of NBIA. Am J Hum Genet 2012 ; 91 : 1144-1149.
98) Kimura Y, Sato N, Sugai K, et al : MRI, MR spectroscopy, and diffusion tensor imaging findings in patient with static encephalopathy of childhood with neurodegeneration in adulthood (SENDA). Brain Dev 2013 ; 35 : 458-461.
99) 山本麻子, 大場　洋：Cockayne症候群．土屋一洋, 前田正幸, 藤川　章・編集：頭部画像診断パーフェクト．羊土社, 2011 : 484-485.

100) Sugita K, Takanashi J, Ishii M, Niimi H : Comparison of MRI white matter changes with neuropsychologic impairment in Cockayne syndrome. Pediatr Neurol 1992 ; 8 : 295-298.

101) Aicardi J, Goutieres F : A progressive familial encephalopathy in infancy, with calcifications of the basal ganglia, and chronic cerebrospinal fluid lymphocytosis. Ann Neurol 1984 ; 15 : 49-54.

102) Kato M, Ishii R, Honma A, et al : Brainstem lesion in Aicardi-Goutières syndrome. Pediatr Neurol 1998 ; 19 : 145-147.

103) Anderson BH, Kasher PR, Mayer J, et al : Mutations in CTC1, encoding conserved telomere maintenance component 1, cause Coats plus. Nature Genet 2012 ; 44 : 338-342.

104) Briggs TA, Abdel-Salam GM, Balicki M, et al : Cerebroretinal microangiopathy with calcifications and cysts (CRMCC). Am J Med Genet A 2008 ; 146A : 182-190.

105) Kosaka K : Diffuse neurofibrillary tangles with calcification : a new presenile dementia. J Neurol Neurosurg Psychiatry 1994 ; 57 : 594-596.

106) Avrahami E, Cohn DF, Feibel M et al : MRI demonstration and CT correlation of the brain in patients with idiopathic intracerebral calcification. J Neurol 1994 ; 241 : 381-384.

107) Torres RJ, Puig JG : Hypoxanthine-guanine phosophoribosyltransferase (HPRT) deficiency : Lesch-Nyhan syndrome. Orphanet J Rare Dis 2007 ; 2 : 48.

108) Yamada Y, Wakamatsu N, Taniguchi A, et al : Hypoxanthine guanine phosphoribosyltransferase (HPRT) mutations in Asian population. Nucleosides Nucleotides Nucleic Acids 2011 ; 30 : 1248-1255.

109) 山田裕一：HPRT欠損症（Lesch-Nyhan症候群）．遠藤文夫・編集：先天代謝異常ハンドブック．中山書店，2013：282-283.

110) 櫻井裕之：尿酸トランスポーター異常症．遠藤文夫・編集：先天性代謝異常ハンドブック．中山書店，2013：294-295.

111) Harris JC, Lee RR, Jinnah HA, et al : Craniocerebral magnetic resonance imaging measurement and findings in Lesh-Nyhan syndrome. Arch Neurol 1998 ; 55 : 547-553.

112) Schretlen D, Vararis M, Ho TE, et al : A cross-sectional study of regional brain volume abnormalities in Lesch-Nyhan disease and its variants. Lancet Neurol 2013 ; 12 : 1151-1158.

113) Sjögren T, Larsson, T : Oligophrenia in combination with congenital ichthyosis and spastic disorders : a clinical and genetic study. Acta Psychiat Neurol Scand 1957 ; 32 : 1-112.

114) 須貝研司：Sjögren-Larsson症候群．『小児内科』『小児外科』編集委員会共編：小児中枢神経疾患の画像診断 2008．東京医学社，2008：542-544.

115) Hussain MZ, Aihara M, Oba H, et al : MRI of white matter changes in the Sjögren-Larsson syndrome. Neuroradiology 1995 ; 37 : 576-577.

116) Willemsen MA, Van Der Graaf M, Van Der Knaap MS, et al : MR imaging and proton MR spectroscopic studies in Sjögren-Larsson syndrome : characterization of the leukoencephalopathy. AJNR 2004 ; 25 : 649-657.

117) Brismar J, Brismar G, Gascon G, Ozand P : Canavan disease: CT and MR imaging of the brain. AJNR 1990 ; 11 : 805-810.

118) Hamaguchi H, Nihei K, Nakamoto N, et al : A case of Canavan disease: the first biochemically proven case in a Japaese girl. Brain Dev 1993 ; 15 : 367-371.

119) 水口浩一，星野英紀，浜口　弘，久保田雅也：長期経過を追えた Canavan 病の日本人女性例．脳と発達 2009 ; 41 : 353-356.

120) Nuri Sener R : Canavan disease : diffusion magnetic resonance imaging findings. J Comput Assist Tomogr 2003 ; 27 : 30-33.

121) Barkovich AJ : Pediatric neuroimaging, 4th ed. Philadelphia : Lippincott Williams & Wilkins, 2005.

122) Grodd W, Krageloh-Mann I, Klose U, Sauter R : Metabolic and destructive brain disorders in children : findings with localized proton MR spectroscopy. Radiology 1991 ; 181 : 173-181.

123) Namekawa M, Takiyama Y, Aoki Y, et al : Identification of GFAP gene mutation in hereditary adult-onset Alexander's disease. Ann Neurol 2002 ; 52 : 779-785.

124) van der Knaap M, Naidu S, Breiter SN, et al : Alexander disease : diagnosis with MR imaging. AJNR 2001 ; 22 : 541-552.

125) van der Knaap MS, Ramesh V, Schiffmann R, et al : Alexander disease : ventricular garlands and abnormalities of the medulla and spinal cord. Neurology 2006 ; 66 : 494-498.

126) van der Knaap MS, Salomons GS, Li R, et al : Unusual variants of Alexander's disease. Ann Neurol 2005 ; 57 : 327-338.
127) van der Knaap MS, Barth PG, Gabreels FJ, et al : A new leukoencephalopathy with vanishing white matter. Neurology 1997 ; 48 : 845-855.
128) van der Knaap MS, Barth PG, Srtoink H, et al : Leukoencephalopathy with swelling and a discrepantly mild clinical course in eight children. Ann Neurol 1995 ; 37 : 324-334.
129) van der Knaap MS, Barth PG, Vrensen GFJM, et al : Histopathology of an infitile-onset spongiform leukoencephalopathy with a discrepantly mild clinical course. Acta Neuropathol 1996 ; 92 : 206-212.
130) Nasu T, Tsukahara Y, Terayama K, Mamiya N : An autopsy case of "membranous lipodystrophy" with myeoloosteopathy of long bones and leukodystrophy of the brain. Proceedings of the 59th Tokyo Pathology Conference 1970 : 10-1320.
131) Hakola HP : Neuropsychiatric and genetic aspects of a new hereditary disease characterized by progressive dementia and lipomembranous polycystic osteodysplasia. Acta Psychiatr Scand Suppl 1972 ; 232 : 1-173.
132) Araki T, Ohba H, Monzawa S, et al : Membranous lipodystrophy : MR imaging appearance of the brain. Radiology 1991 ; 180 : 793-797.
133) Axelsson R, Roytta M, Sourander P, et al : Hereditary diffuse leucoencephalopathy with spheroids. Acta Psychiatr Scand Suppl 1984 ; 314 : 1-65.
134) Sundal Cl, Van Gerpen JA, Nicholson AM, et al : MRI characteristics and scoring in HDLS due to CSF1R gene mutations. Neurology 2012 ; 79 : 566-574.
135) Kleinfeld Kl, Mobley B, Hedera P, et al : Adult-onset leukoencephalopathy with neuroaxonal spheroids and pigmented glia : report of five cases and a new mutation. J Neurol 2013 ; 260 : 558-571.
136) Fahim S, Riordan JR : Lipophilin (PLP) gene in X-linked myelin disorders. J Neurosci Res 1986 ; 16 : 303-310.
137) Loevner LA, Shapiro RM, Grossman RI, et al : White matter changes associated with deletions of the long arm of chromosome 18 (18q-syndrome) : a dysmyelinating disoeder? AJNR 1996 ; 17 : 1843-1848.
138) Miyatake S, Osaka H, Shiina M, et al : Expanding the phenotypic spectrum of TUBB4A-associated hypomyelinating leukoencephalopathies. Neurology 2014 ; 82 : 2230-2237.
139) Saitsu H, Osaka H, Sasaki M, et al : Mutations in POLR3A and POLR3B encoding RNA polymerase III subunits cause an autosomal-recessive hypomyelinating leukoencephalopathy. Am J Hum Genet 2011 ; 89 : 644-651.
140) Sasaki M, Takanashi J, Tada H, et al : Diffuse cerebral hypomyelination with cerebellar atrophy and hypoplasia of the corpus callosum. Brain Dev 2009 ; 31 : 582-587,

Chapter 8

脳神経疾患

8.1 脳神経のMRI解剖

　画像技術の進歩により，症候学的に推定された病変部位の詳細な評価が可能となってきている．特に脳神経の中枢部は脳槽内を走行するため，脳脊髄液が内因性の造影剤として機能し，構造の輪郭を明瞭に描出する．また，海綿静脈洞は血液に満たされているため，造影剤を用いた内部構造の評価が有効である．

　頭蓋底には複雑な形状をした脳槽に加えて，多くの裂(fissure)，孔(foremen)，管(canal)があり，脳神経や脈管が頭蓋内外を交通している．これらの部位の評価には，高分解能CTの再構成画像や，以下の高分解能・高コントラストMRI，すなわち造影後のFSPGR(fast spoiled gradient recalled acquisition in the steady state)/MPRAGE(magnetization prepared rapid acquired gradient echo)，FIESTA(fast imaging employing steady-state acquisition)/CISS(constructive interference in steady state)/TureFISP(fast imaging with steady state free precession)や，DRIVE(driven equilibrium)/FRFSE(fast recovery fast spin echo)などが有用である．

a. 嗅神経　olfactory nerve(第Ⅰ脳神経 cranial nerve Ⅰ：CN Ⅰ)

1) 臨床解剖

　嗅神経は終脳の延長である．多数の嗅糸(真の意味の嗅神経)は鼻粘膜にあり，篩骨篩板を通って嗅球に入る．嗅球から嗅索となり後方に走る．嗅三角で内側・外側嗅条に分かれ，内側嗅条は大脳半球内側に，外側嗅条は側頭葉の鉤，海馬回，扁桃核に終わる．

2) 画像解剖

　鼻腔粘膜内の嗅細胞や嗅神経を画像で直接描出するのは難しいため，嗅神経の存在は前

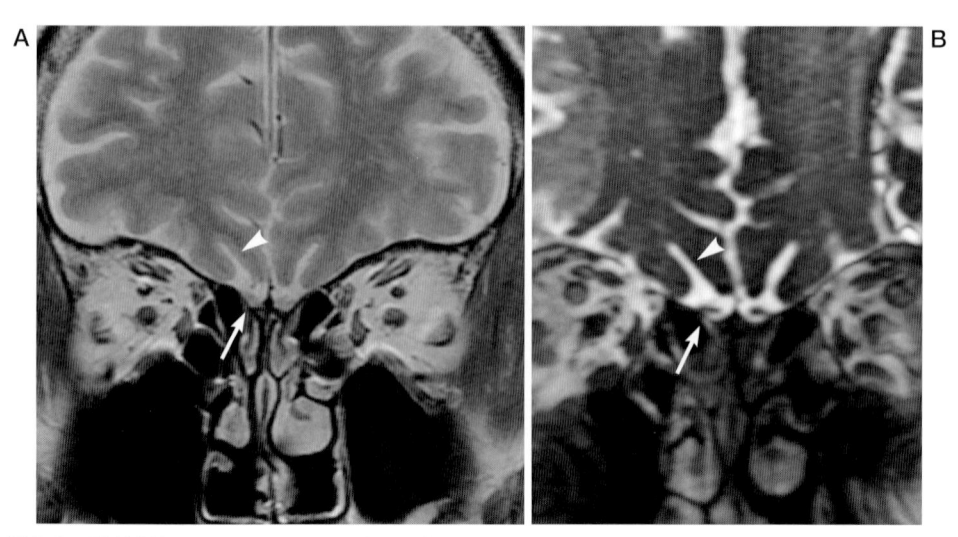

図 8-1　嗅神経(olfactory nerve：CN Ⅰ)
A：T2強調冠状断像，B：FIESTA冠状断像(再構成)　正常の嗅球(→)，嗅溝(▶)を示す．FIESTA(B)のほうが，嗅球(→)をより明瞭に描出できる．

頭蓋窩内側部〔もしくは鼻腔嗅裂天蓋(テント)部〕にある篩骨篩板の小孔から類推するしかない．嗅球は嗅神経が集まったものである(**図 8-1**)．

3) 臨床的意義

　嗅覚障害では，嗅覚系の感覚器，神経路および中枢のいずれかのレベルに原因があるかを検索する．一側性の嗅覚障害の原因として，感覚器を障害する鼻腔病変以外では，頭部外傷による頭蓋底骨折，髄膜腫や嗅神経芽細胞腫などによる嗅覚路の圧排を認めることが多い．無嗅覚症が骨折を発見する契機となることがあり，鼻腔への髄液漏がないか検査する必要がある．

b. 視神経　optic nerve(第Ⅱ脳神経：CN Ⅱ)

1) 臨床解剖

　視神経は嗅神経同様，末梢神経ではなく，間脳成分の延長である．したがって，視神経は眼窩内においても頭蓋内と同じく髄膜を伴い，硬膜下・くも膜下腔がある．眼球後極に発し，眼窩，視神経管を通って頭蓋内に入る．視神経交叉に到達した視神経は半交叉する．外側よりの線維は交叉せずに同側の視中枢に達するが，内側よりの線維は交叉して反対側の視中枢に終わる．視索は同側外側および反対側内側よりの線維からなり，外側膝状体，上丘，および視蓋前野に至る．

2) 画像解剖

　視神経，視交叉および視索はほぼ同一水平面内を走行するが，CTやMRIの横断像の基準点(OM lineやAC-PC line)に対してやや前傾しているため，一断面に一部しか描出

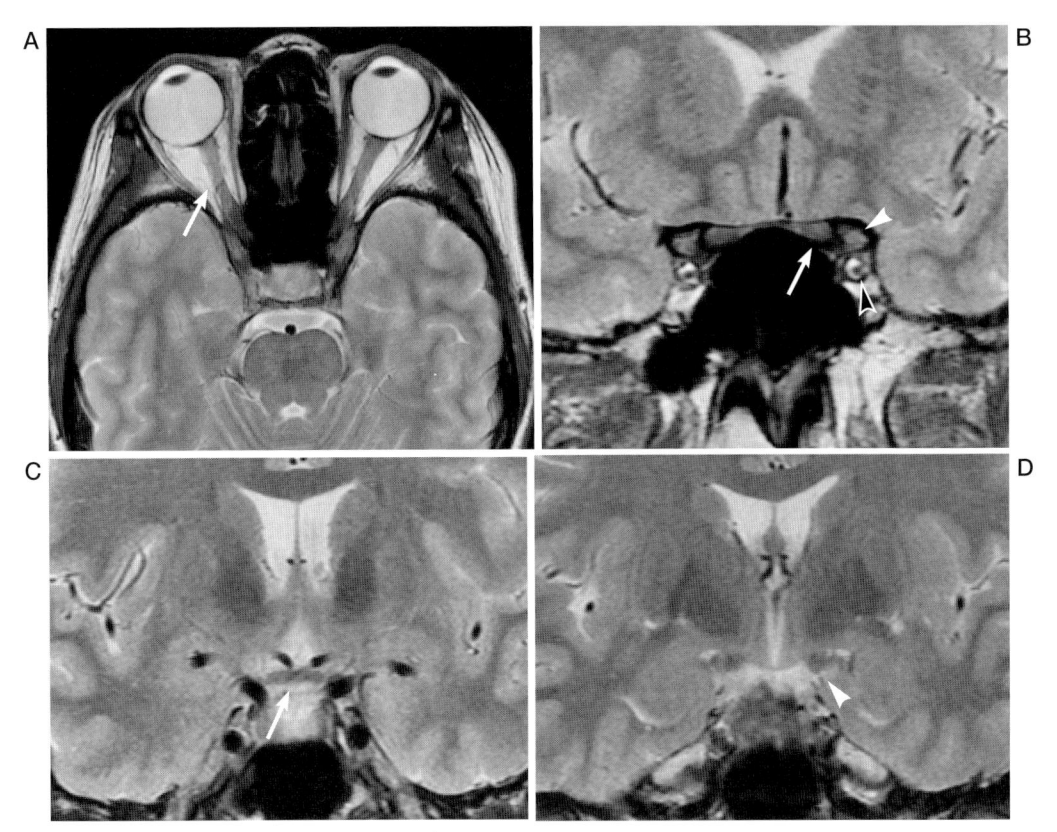

図 8-2 視神経（optic nerve：CN Ⅱ）
A：T2 強調像，B〜D：T2 強調冠状断像 T2 強調横断像（**A**）では正常の視神経が描出されている（→）．後方では視神経管を通り，正中部で視交叉となる．冠状断像（**B**）では視神経管の最後端部の視神経を示す（→）．視神経は前床突起（白矢頭）の内側に位置し，下方に内頸動脈の flow void（黒矢頭）がみえる．冠状断像（**C, D**）で視交叉（→）と視索（白矢頭）を示す．

されない．また径が細いため視神経に平行に撮像しても，部分容積現象により視神経内部の評価は安定しない．したがって，長軸に垂直な冠状断像による観察が必須である（**図 8-2**）．冠状断像は視神経周囲くも膜下腔の評価にも適するが，この大きさには個人差があり，明らかな左右差や経時的変化がなければ異常と判定するのは難しい．特に脂肪抑制T2 強調像や STIR（short TI inversion recovery）像ではくも膜下腔の液体貯留が強調されるため，過大評価される傾向にある．

　視神経病変なのか周囲の視神経鞘病変なのかによって，頭蓋内の髄内・髄外病変と同様に鑑別リストが大きく異なるので，高分解能の撮像や造影剤を使った検査が望ましい．視交叉と下垂体との位置関係には個人差があり，80％で視交叉が下垂体の直上に位置するが，前方に位置する pre-fixed chiasm と，後方へ偏位した post-fixed chiasm が，ほぼ同率にみられる．

3）臨床的意義

　頭蓋内圧亢進の際には視神経周囲くも膜下腔の液体貯留が増加し，眼底では乳頭浮腫を認める．眼窩先端部や視神経管で視神経を圧迫するような病変も，くも膜下腔の拡大を生

じる．逆に脳脊髄液減少症(低髄圧症候群)では，視神経鞘の径は縮小する．また，くも膜下腔は炎症の経路となるため，髄膜炎は視神経周囲に波及しうる．視神経管内では硬膜が骨壁と癒合して可動性に乏しく，外傷時に視神経管の骨折や浮腫によって視神経損傷を起こしやすい．

　下垂体腺腫を代表とするトルコ鞍部腫瘍では，視神経〜視交叉〜視索の下方からの圧迫により，早期に両耳側上方1/4の視野欠損が始まり，腫瘍が増大すると両耳側半盲に至る．非対称性に増大したり，一側の視索障害が強い場合には同名半盲になる．

c. 動眼神経　oculomotor nerve（第Ⅲ脳神経：CN Ⅲ）

1）臨床解剖

　運動神経と副交感神経との混合線維である．動眼神経核は中脳水道のすぐ腹側で上丘の高さにあり，外側核，Perlia(ペルリア)核およびEdinger-Westphal(エディンゲル・ウェストファール)核の3つの核からなる．動眼神経は神経核を出て腹側に走り，脚間窩から出て，後大脳・上小脳動脈の間を通り，後床突起の側方で硬膜を貫き，海綿静脈洞の上外側に入る．上眼窩裂に達し，上枝と下枝に分岐し，眼窩内のZinn小帯を通過する．上枝は上直筋と眼瞼挙筋に分布し，下枝は下直筋，下斜筋，内側直筋，節前副交感神経に分布する．

2）画像解剖

　動眼神経脳槽部は視神経-視索断面とほぼ平行に，脚間槽内の外側を逆ハの字状に走行する(図8-3)．前述のように異常所見の評価には，動眼神経の長軸に垂直な冠状断像が望ましい．冠状断では，脳底動脈レベルで後大脳動脈と上小脳動脈との間を走行し，内頸動脈後膝部レベルで海綿静脈洞に潜り込むのが指標となる．

　海綿静脈洞部の脳神経の描出には高分解能造影MRIが優れる．増強される海綿静脈洞と増強効果の乏しい脳神経のコントラストが大きくなるためである．ただし造影のタイミングによっては，海綿静脈洞の増強効果が強すぎて，脳神経が不明瞭化する場合がある．上眼窩裂レベルの冠状断像では視神経の外側下方に位置する．

3）臨床的意義

　症状は眼瞼下垂と外眼筋麻痺の組み合わせが特徴的であり，血管性病変，脳腫瘍，炎症(肥厚性硬膜炎，Fisher症候群，眼窩先端部症候群，Tolosa-Hunt症候群，海綿状静脈洞症候群など)，外傷，放射線障害，眼筋麻痺性片頭痛，糖尿病を含む虚血/梗塞など，神経核から線維経路上のさまざまな病変を鑑別する．

　動眼神経は内頸動脈-後交通動脈分岐部の近傍を走行するため，同部の動脈瘤に圧排されて動眼神経麻痺を起こす(図8-3 D, E)．この際，瞳孔括約筋を支配する副交感神経の遠心性線維は動眼神経の最外側部を走行するため，動脈瘤による外側からの動眼神経圧迫では副交感神経障害が生じ，瞳孔回避(動眼神経麻痺があっても，対光反射消失や散瞳を認めない)は起きない．これに対し，糖尿病などの虚血による動眼神経障害では中心部から脱髄するため，外表にある副交感神経が保たれて瞳孔回避を認める．

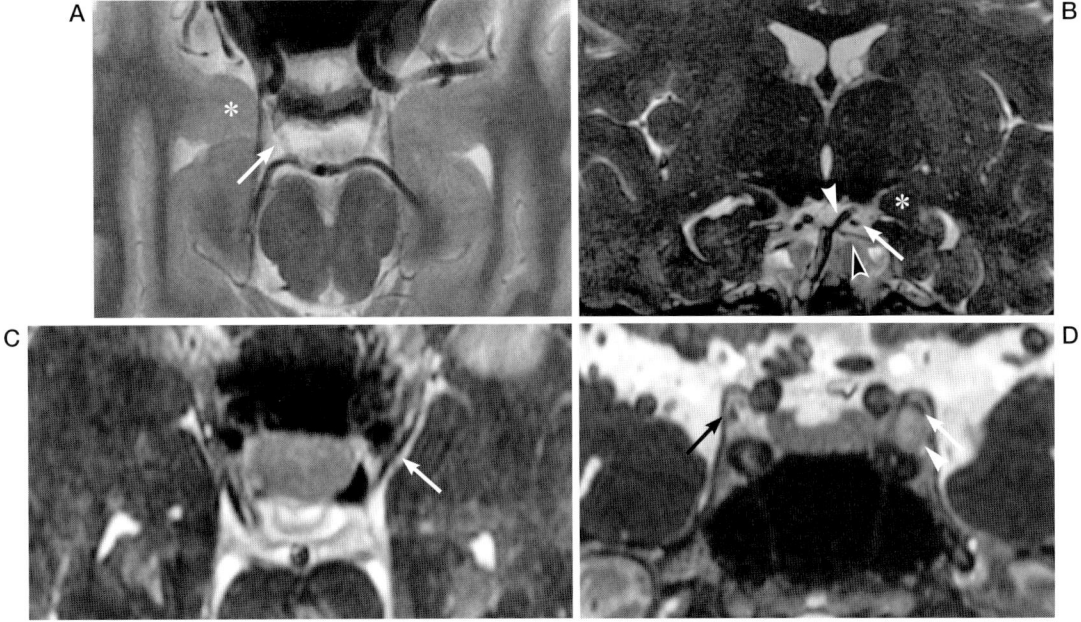

図 8-3　動眼神経 oculomotor nerve(CN Ⅲ)
A：T2強調像，B：FIESTA冠状断像，C：FIESTA像(再構成)　T2強調像(A)では，右動眼神経(→)が中脳から出て，くも膜下腔を横断し，海綿静脈洞後方へ入っている．動眼神経は右内頸動脈から分岐した後交通動脈の外側，側頭葉の鉤(＊)の内側を走行している．FIESTA冠状断像(B)では，動眼神経(→)が後大脳動脈(白矢頭)と上小脳動脈(黒矢頭)の間を走行している．動眼神経は鉤(＊)に近接している．FIESTA再構成像(C)では海綿静脈洞内を走行する動眼神経を示す(→)．
動眼神経を圧排する動脈瘤(70歳台女性)　D：造影 FIESTA冠状断像，E：MRA(左内頸動脈の MIP 像)　1か月前より突然の複視，左眼瞼下垂が出現．左内頸動脈(眼動脈分岐部より近位側)に囊状動脈瘤(白矢頭)があり，左動眼神経(白矢印)は上外側へ圧排されている．黒矢印は右動眼神経．Eで囊状動脈瘤を示す(白矢頭)．

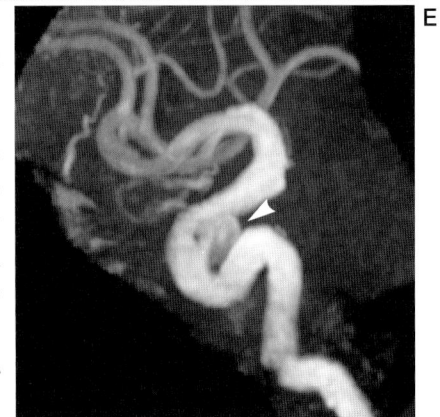

d. 滑車神経　trochlear nerve(第Ⅳ脳神経：CN Ⅳ)

1) 臨床解剖

　上斜筋を支配する純粋な運動神経である．滑車神経核は動眼神経核の下部(中脳)にある．中脳背側で下丘の下方から出て，中脳を巡って迂回槽を前走し，後床突起の側方で硬膜を貫き，海綿静脈洞に入る．上眼窩裂より眼窩内に入る．

2) 画像解剖

　滑車神経は脳神経のなかで最も細く，四丘体槽部以外の脳槽部で同定することは通常，困難であるが，高解像度の撮像法を用いれば描出可能である(**図 8-4**)[5]．また病変がある

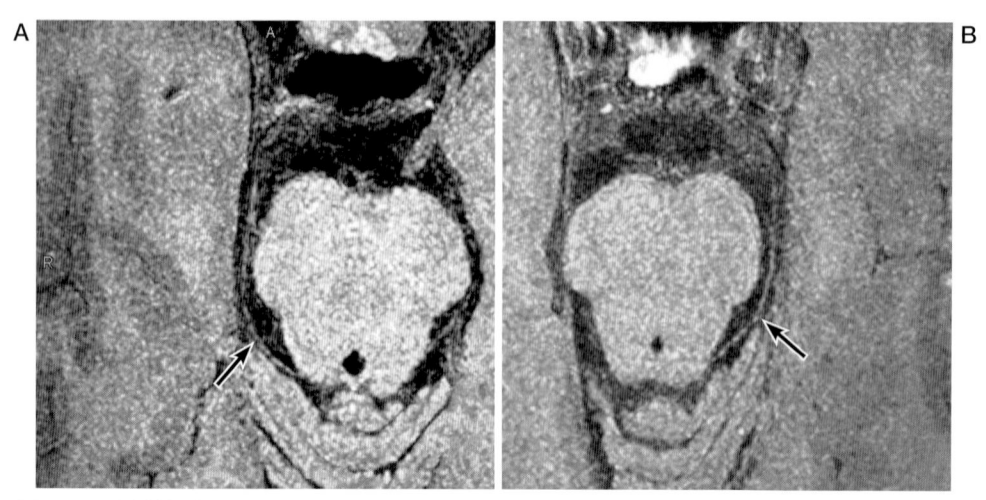

図 8-4 滑車神経(trochlear nerve：CN Ⅳ)
A, B：HR-MSDE (high resolution-motion sensitized driven equilibrium) 像　左右の滑車神経(→)が明瞭に描出されている．(山形大学放射線科 鹿戸将史先生のご厚意による)

場合に描出されることがある．海綿静脈洞部でも，近接する動眼神経(第Ⅲ脳神経)や眼神経(第Ⅴ1脳神経)との分離は困難な場合が多い．

3) 臨床的意義

細い滑車神経では，画像で神経自体の変化を評価するのは難しい．滑車神経麻痺では，間接所見として上斜筋萎縮が特徴的である．糖尿病性血管障害が単独麻痺の原因となる．垂直複視の鑑別には，重症筋無力症，甲状腺眼症，眼窩疾患，動眼神経不全麻痺があげられる．

e. 三叉神経　trigeminal nerve(第Ⅴ脳神経：CN Ⅴ)

1) 臨床解剖

三叉神経は感覚・運動神経からなる混合神経である．脳神経中，最大で，神経核は橋中部に存在する．橋正中部外側の表面から脳幹を出て，知覚根(外側)と運動根(内側)に分かれ前走し，錐体骨頂部で硬膜を通過し，Meckel 腔に入り三叉神経節をつくる．Meckel 腔は脳脊髄液に満たされたスペースであり，ここで眼神経(CN Ⅴ1)，上顎神経(CN Ⅴ2)，下顎神経(CN Ⅴ3)に分かれる．眼神経と上顎神経は海綿静脈洞を前走した後にそれぞれ上眼窩裂と正円孔を通り，下顎神経は卵円孔を通って頭蓋外に出る．

2) 画像解剖

太い三叉神経では，通常の高分解能 MRI で神経自体の異常や周囲からの圧排の評価が容易である(図 8-5)．脳槽内を走行する動脈と区別するには MRA の元画像が有用であり，たとえば神経を圧迫しているのが上小脳動脈か前下小脳動脈かを正確に同定するには，椎骨動脈から分岐部まで遡って確認する必要がある．

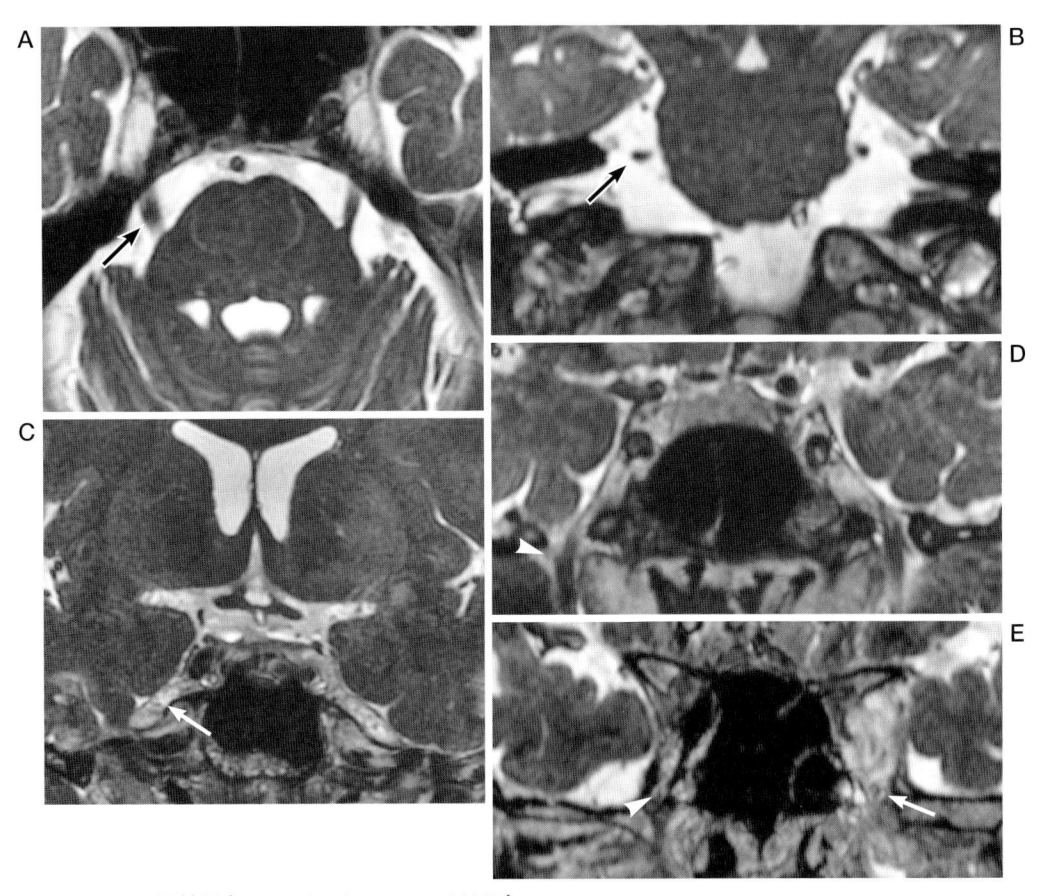

図 8-5　三叉神経(trigeminal nerve：CN Ⅴ)
A：FIESTA 像，B：FIESTA 冠状断像(再構成)，C：FIESTA 冠状断像，D：造影 FIESTA 冠状断像(再構成)　FIESTA 像(A)では，第四脳室・橋中央レベルで，外側から出て Meckel 腔に入る三叉神経が描出されている(→)．FIESTA 冠状断再構成像(B)では，橋中央レベルの外側に三叉神経脳槽部が認められる(→)．FIESTA 冠状断像(C)では，Meckel 腔には正常な脳脊髄液の信号が認められる．Meckel 腔の中でより小さな分枝に分かれる(→)．造影 FIESTA 冠状断再構成像(D)では，卵円孔が描出されている(▶)．卵円孔は典型的には視交叉，および下垂体と同じスライスの冠状断で同定できる．
舌下腺の腺様嚢胞癌(30 歳台男性)　E：造影 FIESTA 冠状断像(再構成)　左上顎神経(V2)への神経周囲進展を認め，左正円孔は拡大している(→)．▶は右正円孔．

海綿静脈洞部では高分解能造影画像で評価するのがよい．また頭蓋底では，上眼窩裂，正円孔，眼窩下管，卵円孔などの骨孔を指標に評価する．

3) 臨床的意義

三叉神経痛の一部は，上小脳動脈，前下小脳動脈，脳底動脈などによる三叉神経への血管圧迫を原因とする(次項参照)．片側顔面痙攣での神経血管圧迫が顔面神経起始部〔いわゆる root exit zone(REZ)〕で起こるのに対し，三叉神経痛は三叉神経脳槽部のいずれの部位の圧迫でも惹起されるため，全長にわたって圧迫血管の有無を検索する．帯状疱疹後の三叉神経痛，多発性硬化症，腫瘍による三叉神経の圧迫などを鑑別する．

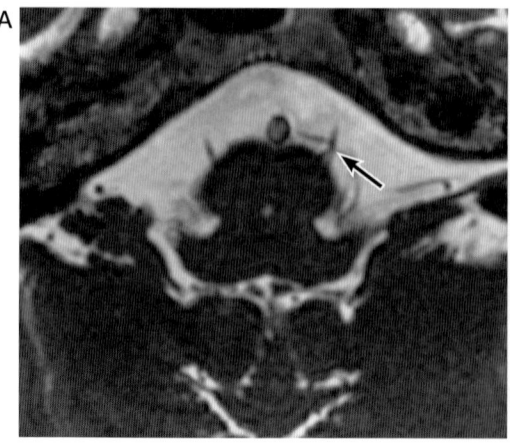

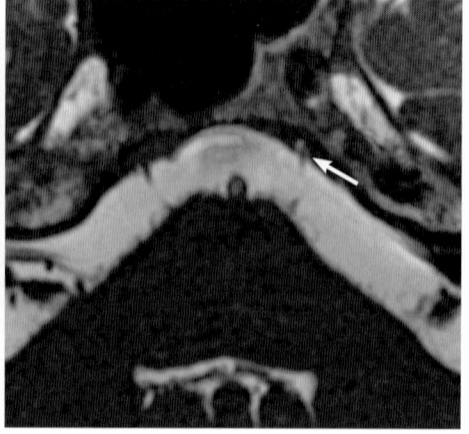

図 8-6　外転神経（abducens nerve：CN Ⅵ）
A．FIESTA 像（橋延髄移行部レベル），B．FIESTA 像（橋中部・第四脳室レベル）　橋延髄移行部レベルの FIESTA 像（A）では橋延髄移行部の腹側から出て，脳底動脈の横，橋前槽内を上行する外転神経を示す（→）．橋中部・第四脳室レベル（B）で外転神経の脳槽部分および Dorello 管（→）を示す．

　三叉神経鞘腫では，顔面の痛みに加え，感覚障害や角膜反射の低下があり，三叉神経痛とは神経学的に鑑別される．画像では Meckel 腔や海綿静脈洞の類円形腫瘤として描出されるが，三叉神経路に沿って卵円孔や正円孔を拡大したり，後頭蓋窩の小脳橋角部上部に突出してダンベル型となる．T2 強調像では等〜高信号を呈し，大きなものでは内部に変性壊死や囊胞を伴って不均一な異常増強効果を示す．鑑別には髄膜腫，海綿状血管腫，動脈瘤，下垂体腺腫，アミロイドーマ，サルコイドーシスなどがある．

f. 外転神経　abducens nerve（第Ⅵ脳神経：CN Ⅵ）

1）臨床解剖

　外直筋を支配する純粋な運動神経である．外転神経核は動眼神経核，滑車神経核とは少し離れて，橋下部で第四脳室底のすぐ腹側，顔面神経核のすぐ背側に位置している．外転神経線維は橋を通り抜け，橋延髄移行部から出る．脳神経のうち最も長い走行をとり，橋前槽を前外方かつ上方に走り，鞍背外側の硬膜間隙（Dorello 管）を通って海綿静脈洞外壁に至り，上眼窩裂を通って眼窩に入る．Zinn 小帯を通過して，外直筋に神経を分布する．

2）画像解剖

　外転神経は橋と延髄錐体部との間から出ると，海綿静脈洞へ達するまでに，橋前槽や斜台背側硬膜内を長区間にわたって上行する．外転神経は細いものの，後述の高分解能水強調画像で脳槽部の全長を確認できる（図 8-6）．海綿静脈洞部の外転神経の評価は高分解能造影画像で行うのがよい．上眼窩裂レベルより末梢の評価は困難である．

3）臨床的意義

　錐体尖部や斜台病変が Dorello 管を巻き込むと，外転神経麻痺を起こす．橋前槽や斜台

背側硬膜内での走行が長く，頭蓋内圧亢進による機械的圧迫，肥厚性硬膜炎のほかに蝶形骨洞炎からの硬膜炎波及などでも障害される．また，他の脳神経と同様に糖尿病性血管障害による単独麻痺を認めることも多い．

g. 顔面神経 facial nerve（第Ⅶ脳神経：CN Ⅶ）

1) 臨床解剖

おもに運動枝からなり顔面の表情筋に分布する．そのほか，副交感神経および感覚枝も含まれ，この二者を合わせて中間神経とよぶ．

① 運動枝

顔面神経核より出て外転神経核を取り巻いて走り，橋と延髄の移行部より外に出る．すぐに聴神経と一緒に内耳孔より内耳道，内耳道底から顔面神経管に入る．顔面神経管内では，前外方に斜走し，錐体尖部の中で膝神経節をつくる．顔面神経管を走行しながら，大錐体神経，アブミ骨神経，鼓索神経を分岐し，茎乳突孔より頭蓋外に出る．耳下腺の中を走って顔面表情筋に分布する．

② 中間神経

中間神経は顔面神経の一根で，味覚線維（臓性求心性，舌の前2/3）と涙腺，舌下腺，顎下腺の分泌をつかさどる副交感性の分泌線維（臓性求心性）からなる．

ⅰ) 味覚線維

膝神経節に感覚細胞がある．末梢部では運動枝とともに顔面神経管を通り，茎乳突孔より出て直前反転して，鼓索神経の中を通って舌神経（三叉神経）に入り，舌の2/3に分布する．中枢枝は顔面神経に沿って延髄内の孤束核に終わる．

ⅱ) 分泌に関与する副交感性の分泌線維

橋にある上唾液核より出て，中間神経，膝神経節を通過して2つに分かれる．ひとつは鼓索神経を通って顎下神経節に至る．そこから節後線維となり顎下腺および舌下腺に終わる．他の一つは，膝神経節を素通りして大錐体神経を通って蝶形骨口蓋神経節に終わる．そこよりの節後線維は涙腺に分布する．

2) 画像解剖

小脳橋角部では，顔面神経および聴神経の近傍を前下小脳動脈が走行し，血管造影における内耳道の指標となるmeatal loopを形成する（図8-7）．なおmeatal loopが内耳道内に深く迷入するのは頻度の高い正常変異であり，病的意義は低い．

3) 臨床的意義

片側顔面痙攣は顔面の表情筋に不随意な痙攣を起こす状態である．乏突起膠細胞とSchwann（シュワン）細胞の移行部で無髄化している顔面神経起始部（REZ）で，おもに蛇行した前下小脳動脈が拍動性の圧排刺激をすることによって発症すると考えられている（次項参照）．

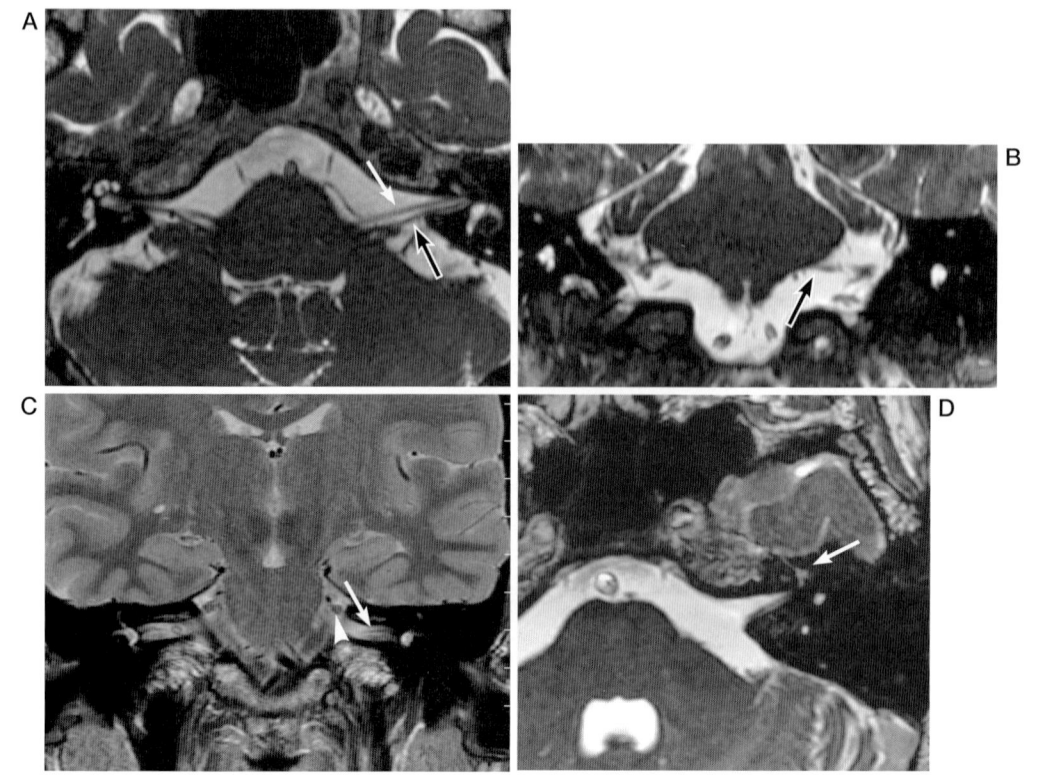

図 8-7　顔面神経(facial nerve：CN Ⅶ)
A：FIESTA 像，B：FIESTA 冠状断像(再構成)，C：T2 強調冠状断像，D：造影 FIESTA 像
FIESTA 像(A)では，橋延髄移行部の側面から出て内耳道を走行する顔面神経(白矢印)と前庭神経(黒矢印)を示す．冠状断再構成像(B)では顔面神経の root exit zone(REZ)を示す(黒矢印)．T2 強調冠状断像(C)では，内耳道内を走行する顔面神経と内耳神経(白矢印)がみられる．内耳道は三叉神経脳槽部(▶)の下方に位置する．造影 FIESTA 像(D)では錐体尖部の膝神経節を示す(白矢印)．

h. 内耳神経(前庭蝸牛神経)　vestibulocochlear nerve(第Ⅷ脳神経：CN Ⅷ)

1) 臨床解剖

　第Ⅷ脳神経は 2 つの神経系，すなわち蝸牛神経(cochlear nerve)と前庭神経(vestibular nerve)が 1 本の神経になっている．これらは頭蓋内の神経走行が単に一緒というだけで，機能的・解剖的にまったく違った神経である．内耳道内で前庭神経と蝸牛神経に分かれる．

① 蝸牛神経

　内耳にある蝸牛神経の中の有毛細胞から発する．顔面神経とともに内耳道を通って頭蓋内に入り，延髄上部(橋との境界部)から入って，橋下部外側にある背側および腹側蝸牛神経核に終わる．

② 前庭神経

　内耳にある三半規管および平衡斑にある前庭神経節から出る．内耳道を蝸牛神経と一緒に走行し，延髄外側部(橋の直下)に入る．延髄内には 4 つの前庭神経核がある．

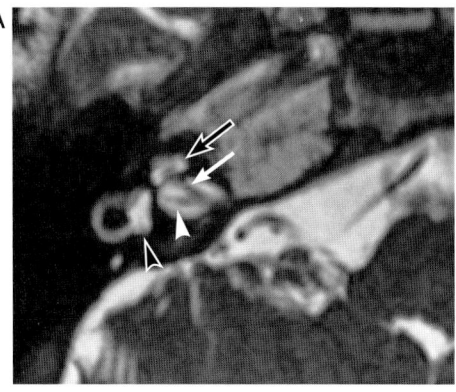

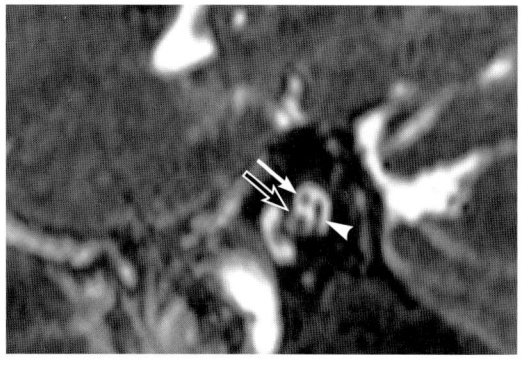

図 8-8　内耳神経(前庭蝸牛神経)(vestibulocochlear nerve：CN Ⅷ)
A：FIESTA像(左内耳道レベル)，B：FIESTA再構成像(内耳道中央レベルの内耳道に垂直な断面)　FIESTA像(A)では，内耳神経より分岐し，前方に走行する蝸牛神経(白矢印)と後方へ分岐する下前庭神経(白矢頭)を認める．蝸牛(黒矢印)，前庭(黒矢頭)も描出されている．内耳道中央レベルの内耳道に垂直な再構成画像(B)では，顔面神経を前上方(白矢印)に，蝸牛神経(黒矢印)を前下方に認める．後方に上・下前庭神経分岐部(白矢頭)を認める．

2) 画像解剖

　FIESTAなどの高分解画像では，顔面神経根の内側部を走行する運動神経根と外側部にある中間神経が分離されて描出されることがあるが，恒常的な所見ではない．内耳道に垂直な断面では，前上方にある顔面神経が，前下方の蝸牛神経および後方の上下前庭神経と区別される(図8-8).

3) 臨床的意義

　FIESTAなどの高分解能水強調MRIでは，非造影で1〜2mm大の小さな前庭神経腫瘍を検出できる．聴神経に沿った髄膜播種は造影3次元T1強調像が有用であり，神経に沿った増強効果を認める．髄膜播種により感音性難聴を示す例がある．

　先天性難聴の小児を高分解能MRIで検査すれば，蝸牛神経萎縮や無形成を認めることがある．その多くは原因不明である．蝸牛神経の萎縮のみであれば人工内耳の適応となりうるが，蝸牛神経がまったく同定されない場合は適応外である．

i. 舌咽神経　glossopharyngeal nerve(第Ⅸ脳神経：CN Ⅸ)，迷走神経　vagus nerve(第Ⅹ脳神経：CN Ⅹ)，副神経　accessory nerve(第Ⅺ脳神経：CN Ⅺ)

　舌咽神経，迷走神経および副神経の延髄枝は神経核を共有し，頭蓋内で併走している．このため，これらの神経はしばしば同時に障害される．

1) 臨床解剖

　舌咽神経は延髄の後オリーブ溝の最上部から出て，小脳延髄槽を走行する．頸静脈孔から頭蓋外に出る．

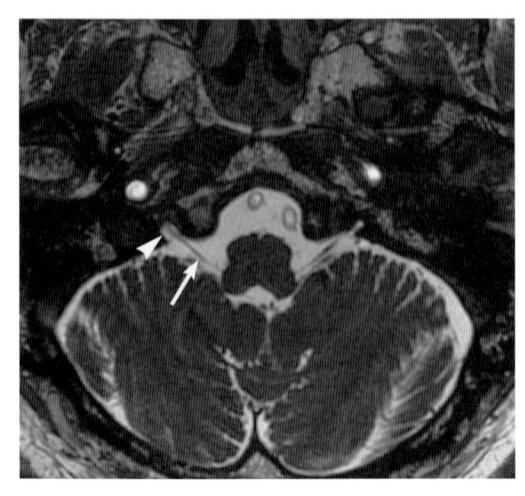

図8-9 舌咽神経(glossopharyngeal nerve：CN Ⅸ)，迷走神経(vagus nerve：CN Ⅹ)，副神経(accessory nerve：CN Ⅺ)
FIESTA像　延髄側背部から出ている舌咽・迷走・副神経(→)の大槽部分を示す．神経は頸静脈孔(▶)へ向かい前外側を走行する．

　迷走神経は脳神経中，最も長く広く分布している神経である．迷走神経核は舌咽神経とほぼ同じところにあり，機能的にも非常に類似している．運動，副交感および感覚枝を有する混合線維である．迷走神経はオリーブと下小脳脚の間の延髄から8〜10本の神経根として出る．これらは小脳延髄槽を通り，1本の束となり，迷走神経として頸静脈孔から頭蓋外へ出る．

　副神経は副神経核とよばれる後角細胞柱から起始する．副神経根は頸髄から出て，1本の脊髄神経根になり，歯状靱帯後方を上行し，大後頭孔を経て頭蓋に入り，頸静脈孔を経て頭蓋外に出る．同側の胸鎖乳突筋と僧帽筋を支配する．

2) 画像解剖
　FIESTAなどで脳槽部のこれらの神経を観察することは可能であるが，それぞれを分離することは難しい(図8-9)．

3) 臨床的意義
　前述のように，舌咽神経や副神経が単独で障害されることは少なく，迷走神経の近位障害を伴う．近位障害では咽頭神経叢が障害される．これらを考慮して，検査法および検査範囲を決める．

　近位障害では，後頭蓋窩や頸静脈孔を中心とした頭蓋底部および舌骨上頸部を中心に検査する．この領域ではMRIが有用である．脳幹部での下位脳神経障害をきたす代表的疾患はWallenberg症候群であり，後下小脳動脈領域の梗塞が原因のことが多い．頸静脈孔では腫瘍性病変が多く，グロムス(glomus)腫瘍および神経原性腫瘍の頻度が高い．

　遠位障害の場合は，反回神経の走行を考慮して，右側は鎖骨下，左側では大動脈肺動脈窓まで検査範囲に含める必要がある．画像診断の第一選択はCTである．

　運動神経の障害に伴い，支配筋の脱神経萎縮が認められるが，この所見は高位診断に重要である．

図 8-10　舌下神経(hypoglossal nerve：CN XII)
FIESTA 像(延髄レベル)　舌下神経(→)が舌下神経管(▶)に入るのがみえる．

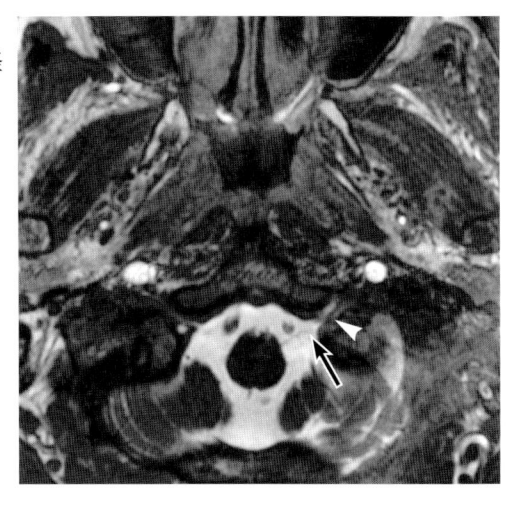

j. 舌下神経　hypoglossal nerve(第XII脳神経：CN XII)

1) 臨床解剖

　延髄後傍正中，第四脳室底の舌下神経隆起の下にある舌下神経核から起始する．舌下神経細根は延髄毛様体内の腹外側，内側縦束と内側毛帯の外側を走行し，下オリーブと錐体の間の前オリーブ溝から出る．延髄前槽では2つの神経束に集束し，硬膜を貫通して頸静脈孔の下内側の舌下神経管に入る．口蓋舌筋を除く，すべての内舌筋とすべての外舌筋を支配する．

2) 画像解剖

　脳槽部の舌下神経は小根枝として走行するため，MRIで必ずしも描出できないが，舌下神経管内はMRIで観察可能である．特に造影後は周囲静脈叢の増強効果によって明瞭になる(図8-10)．

3) 臨床的意義

　前述のごとく，舌下神経核は延髄の舌咽・迷走・副神経核と近接し，頸静脈孔と舌下神経管も近接しているため，舌下神経障害はしばしば舌咽・迷走・副神経障害を伴い，原因疾患も共通している．なお，脳幹部では錐体路に近接して舌下神経が走行するため，同病変で同側の弛緩性舌下神経麻痺に対側の痙性片麻痺を伴うことがある．

　末梢性舌下神経麻痺では同側の舌の萎縮が起こり，CTやMRIで脂肪変性を反映した吸収値または信号強度を示す．

8.2 神経血管圧迫症候群

　神経血管圧迫は，血管が脳神経の脳幹部近傍を圧迫することにより症状が出現する疾患である．症状には，三叉神経痛，片側顔面痙攣，舌咽神経痛などがあり，持続的な圧迫により障害された神経の異常興奮によるとされる．1932年にDandyが血管圧迫による三叉神経痛を報告し，Jannettaの顕微鏡下の微小血管減圧術(microvascular decompression：MVD)の報告以降，その概念が広く普及し，定着した．

　血管が圧迫する部分は，三叉神経や舌咽神経などの感覚神経ではroot entry zone，顔面神経などの運動神経ではroot exit zoneとよばれ，ともにREZと略称される．脳神経の軸索は髄鞘により覆われるが，髄鞘には乏突起膠細胞に由来する中枢性髄鞘とSchwann細胞に由来する末梢性髄鞘がある．中枢性髄鞘は末梢性と比較して，結合組織が疎で脆弱である．REZは，脳神経の中枢性髄鞘部分に相当し，その長さは三叉神経では3 mm強，顔面神経では約2 mm，舌咽神経では約1 mmとされる．

a. 神経血管圧迫症候群の診断

　症状のない神経血管圧迫も時にみられるため，まずは症状が典型的であるかの確認が重要である(**BOX 8-1**)．脳神経障害が疑われる場合，画像検査の第一選択はMRIであり，血管性病変，腫瘤性病変，脳幹部病変など器質的疾患の除外が必要となる．この場合，脳槽部だけでなく，頭蓋底の神経孔より末梢の頭蓋外部にも神経に異常がないことを確認する．また，腫瘍性病変や炎症性病変などが疑われる場合には造影検査を追加する．

　脳神経や脳幹など微細構造の評価には，1 mm程度の薄いスライスでの高分解能3次元情報が有用である．MRIを用いた神経血管圧迫の画像診断では，3D TOF MRA元画像と高分解能hydrographyが有用であり，責任血管を同定し，血管と神経との関係を評価する．その際，冠状断像や矢状断像などMPR像を用いた多断面からの観察が重要である．

　3D TOF MRA元画像では，動脈が高信号を呈し，脳槽を走行する神経や脳幹との位置関係を把握できる．この場合のMRA元画像は，脳や神経を良好に描出するためMTC(magnetization transfer contrast)パルスは使用しない．

　高分解能hydrographyは，水成分を強調した高分解能画像であり，脳脊髄液に囲まれた微細構造の描出に優れ，脳神経と責任血管の位置関係を明瞭に描出できる．その代表的撮像法として，FIESTA法(GE社)，CISS法(Siemens社)，Balanced FFE(balanced fast field echo)法(Philips社)，True SSFP(True steady state free precession)(東芝)がある．高分解能hydrographyのピットフォールとして，動脈と静脈，神経がともに低信号となり，その区別が難しい場合がある．構造の連続性の観察やMRA元画像(動脈は高信号)を併せて読影することで，区別はある程度可能である(**図8-11**)．時に，三叉神経痛では責任血管が静脈の場合があり，静脈を高信号に描出できる造影3D T1強調像が有用である(**図8-12**)．

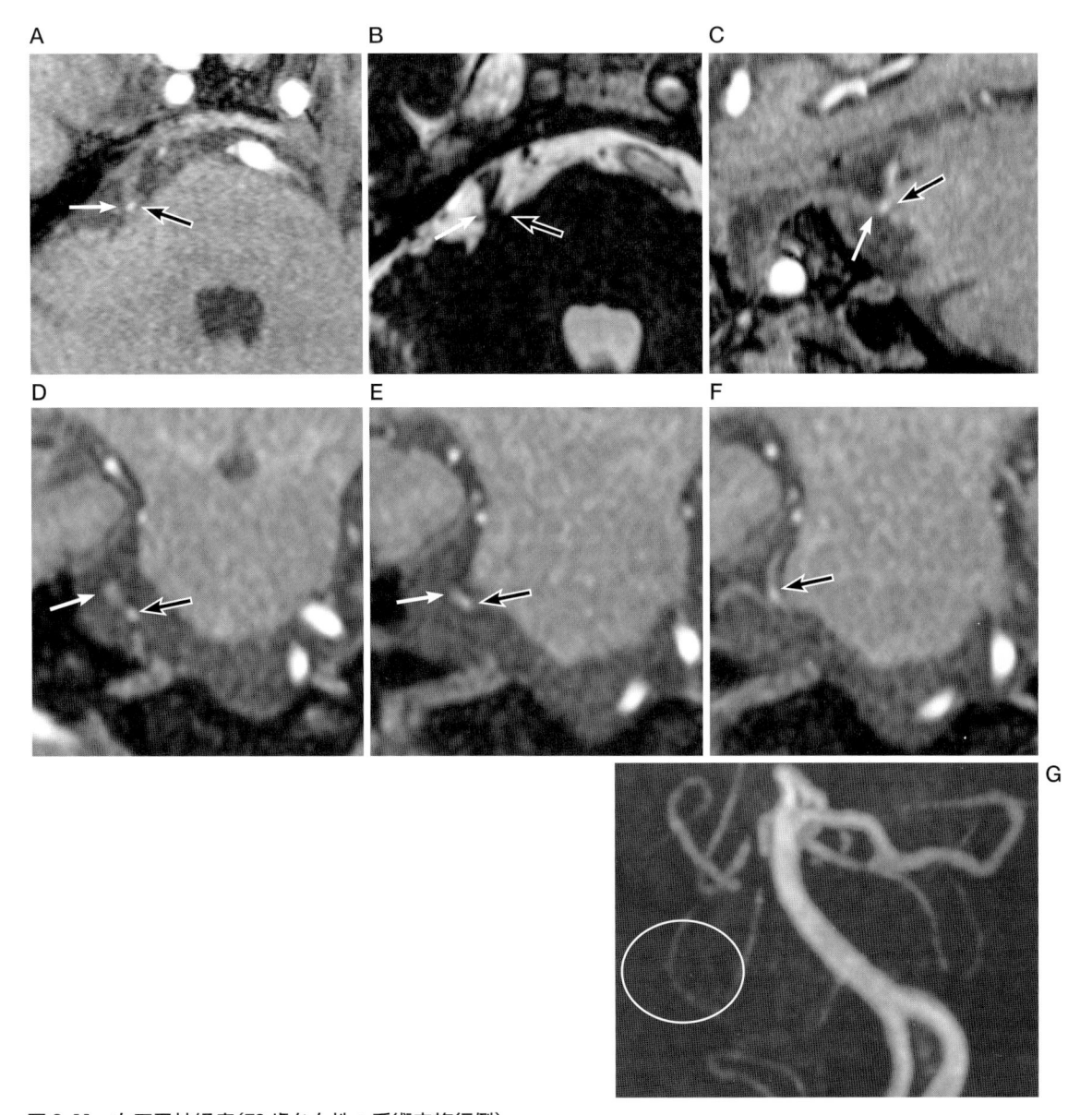

図 8-11 右三叉神経痛(70 歳台女性:手術未施行例)
A:TOF MRA 元画像(MTC パルス不使用,以下同様),B:FIESTA 像,C:TOF MRA 元画像〔斜矢状断像(再構成)〕,D, E, F:TOF MRA 元画像〔冠状断像(再構成)〕,G:MRA(MIP 像) 右頬部の電撃痛を認める.TOF MRA 元画像(A)では,右上小脳動脈(黒矢印)が,右三叉神経 REZ(白矢印)に接し,三叉神経に軽度の偏位を認める.FIESTA(B)では,神経(白矢印)・血管(黒矢印)と脳脊髄液のコントラストが明瞭である.ただし,神経と血管はともに低信号を呈しており,MRA 元画像での確認が必要である.三叉神経の走行に平行な TOF MRA 元画像の斜矢状断像(C)では,血管(黒矢印)の圧迫による三叉神経の下方への偏位(白矢印)が観察しやすい.冠状断像(D~F)の連続画像では,上行する血管(黒矢印)が三叉神経(白矢印)の内側に接している.連続画像により,血管と三叉神経との関係が理解できる.MRA MIP 像(G)では,右上小脳動脈の上行部分(楕円内)で三叉神経の REZ を圧排している.MRA MIP 像は,血管の全体像を把握するのに有用であり,モニターのスカウトビュー(リファレンス線)を用いることで,神経と圧迫血管の関係をより理解できる.

BOX 8-1 神経血管圧迫症候群の診断プロセス(すべての神経血管圧迫症候群において共通)

1) 症状のない神経に周囲の血管が接している，もしくは軽く圧迫している所見も時にみられるため，まずは症状が典型的であるかの確認が重要である．
2) 通常の MRI シーケンスにより，器質的疾患の除外が必要である．脳槽部だけでなく，頭蓋底の神経孔より末梢の頭蓋外部でも神経に異常がないことを確認する．場合によっては造影検査が必要となる．
3) MRA の元画像，高分解能 hydrography，特に三叉神経痛の症例で静脈の関与が疑われる場合には，造影 3D T1 強調像などの高分解能の 3D 撮像により，圧迫血管を同定する．より詳細な評価に MPR 像を併用する．画像上で，明らかな血管圧迫を認めない症例もあることに留意する．

b. 三叉神経痛

1) 病態と臨床

　三叉神経痛は，感染(ヘルペスウイルスなど)，炎症，脱髄(多発性硬化症など)，歯科的疾患，外傷，腫瘍(特に類表皮嚢胞，髄膜腫や神経鞘腫などの小脳橋角部腫瘍)，血管性病変(血管奇形や動脈瘤など)といった器質的疾患による症候性三叉神経痛と，血管圧迫による三叉神経痛に大別される(BOX 8-2, 3)．

　血管圧迫による三叉神経痛は中年以降の発症が多く，頻度は 10 万人に対して 5 人と報告される[6]．三叉神経痛は第 2 枝，第 3 枝領域の順に多く，第 1 枝領域はまれである．三叉神経 REZ の内側の圧迫では第 2 枝，外側の圧迫では第 3 枝領域の症状が多い．これは REZ において，内側に第 2 枝，外側に第 3 枝が分布していることによる．顔面の激痛を特徴とし，持続時間は数分内である．会話，咀嚼，歯磨きなどが引き金となる．刺激が加わると疼痛が誘発される部位は発痛帯とよばれ，血管圧迫による三叉神経痛に特徴的である．一方，症候性三叉神経痛では，発痛帯が存在せず，その発作性疼痛は，軽度で持続時間が長く，完全な消失を認めない．

　血管圧迫の治療では，まずカルバマゼピンなどの内服が行われる．薬物療法の効果が弱い高度な圧迫例や，薬物療法による副作用が強い症例では，微小血管減圧術が行われる．微小血管減圧術では，動脈を神経から離脱させて硬膜などに固定したり，神経と血管間に合成スポンジを挿入したりして減圧をはかる(図 8-13 参照)．神経血管圧迫症候群において高い有効性が報告されており，三叉神経痛では 95％以上の症例で早期の症状改善が得られ，約 70％で疼痛が完全に消失する．ただし，数年で 20％程度の再発を認めるため[7]，ベースラインとして術後画像を撮像し，再発時には三叉神経と圧迫血管の状態を MRI で再評価する必要がある．

BOX 8-2　三叉神経痛の原因

1) 神経血管圧迫症候群
2) 症候性
   - 脳腫瘍(特に小脳橋角部)
   - 多発性硬化症を含む脱髄性疾患
   - 血管奇形・脳動脈瘤
3) 神経損傷
   - 顔面損傷
   - 歯科的疾患など
4) 原因不明

BOX 8-3　三叉神経痛の一般的事項

- 片側顔面の発痛帯を伴う電撃痛.
- 薬物治療抵抗性の場合は微小血管減圧術が有用.
- REZ(root entry zone)における血管圧迫が原因だが,REZ以外でも生じうる.
- 軽微な血管圧迫でも生じうる.
- 画像診断はMRA元画像と高分解能hydrography:矢状断や冠状断を併用,三叉神経の偏位を描出する.
- 圧迫血管は,上小脳動脈＞前下小脳動脈・椎骨動脈または静脈.
- 器質的疾患を除外:腫瘍,血管奇形,脳動脈瘤,多発性硬化症など.

2) MRI所見

　血管圧迫がみられる場合,上小脳動脈が三叉神経REZを内側から圧迫する症例が多い(図8-11).圧迫血管は圧倒的に上小脳動脈(約80％)が多く,前下小脳動脈(約15％),椎骨動脈,後下小脳動脈が続き,静脈が関与する場合もある(約5％,図8-12)[8].三叉神経のREZが強く圧迫されると症状を呈するが,REZ以外の圧迫あるいは軽微な接触だけでも症状を起こす場合がある.頻度は少ないが,罹患期間の長い症例では,三叉神経の萎縮をきたすことがある.

　微小血管減圧術(MVD)を施行された三叉神経痛患者100例の検討では,MRA元画像と高分解能hydrographyによる神経血管圧迫の存在診断についての感度は97％,特異度は100％であった.また,約90％の症例で,圧迫血管を正確に同定できた[9].画像上で明らかな血管圧迫を認めない場合は,責任血管がMRIで描出不能な小動脈や静脈である場合,癒着性くも膜炎による神経の変形に起因する場合などが考えられる[8].

　症状がなくても,周囲の血管が三叉神経に接するか,軽く圧迫することはまれではない.健常者の三叉神経39例(78側)をMRA元画像と高分解能hydrographyで評価した報告では,約3割で軽度もしくは中等度の血管圧迫を認めている[10].

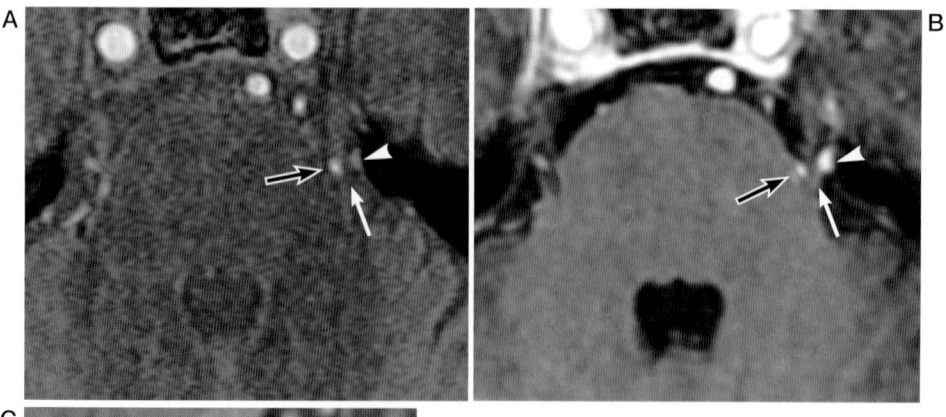

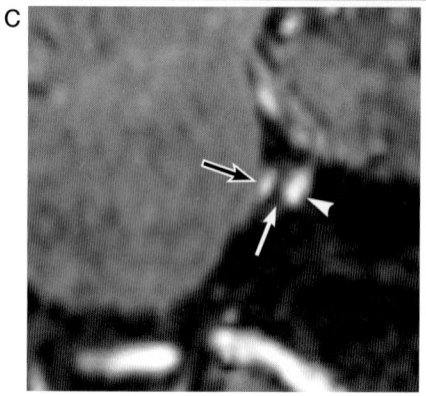

図 8-12 左三叉神経痛(60歳台女性:手術未施行例)
A:TOF MRA 元画像, B:造影 3D T1 強調像, C:造影 3D T1 強調冠状断像(再構成)　左頬部の電撃痛を認める.TOF MRA 元画像(A)では,左上小脳動脈(黒矢印)と淡い高信号を呈する錐体静脈(▶)が,左三叉神経 REZ(白矢印)を挟む(サンドイッチ圧迫)ように接している.本症のように,正常の静脈が MRA で淡い高信号を呈する場合がある.造影 3D T1 強調像(B, C)では,左上小脳動脈(黒矢印)と錐体静脈(▶)が造影され,三叉神経 REZ(白矢印)との関係が明瞭である.静脈の関与が疑われる際には,造影 3D T1 強調像が有用である.

c. 片側顔面痙攣

1)病態と臨床

原因の大部分が顔面神経の REZ への血管圧迫である.症候性の顔面痙攣の頻度は少ない.なお,耳下腺病変による顔面神経への圧迫も原因となりうる(BOX 8-4).

中年以降の女性に多く,10万人に対して1人程度とされるが,報告によりさまざまである[6].典型的には患側の眼の周囲から始まり,眼輪筋の小さい収縮(まぶたのピクツキ)を生じ,数年の経過で徐々に顔面の片側全体に痙攣が広がる.痙攣は頻度・強度を増し,持続するようになる.症状はストレス,疲労,緊張などにより増悪し,高度な場合には,痙攣のために閉眼困難となる.顔面痙攣と同時にアブミ骨筋の収縮を伴い,同側の耳鳴を伴う場合がある.通常,一側性で左側に多い傾向がある.

治療は三叉神経痛と同様に内服治療が行われるが,一般的に効果は乏しい.その場合,ボツリヌス毒素の局所注射療法が行われる場合もあるが,微小血管減圧術の高い有効性が

> **BOX 8-4** 片側顔面痙攣の一般的事項
>
> - 眼瞼から生じ，同側顔面に広がり，疲労やストレスで増悪．
> - 内服薬の効果は乏しく，微小血管減圧術が有用．
> - REZ(root exit zone)における血管圧迫
> - 画像診断はMRA元画像と高分解能hydrography：特に冠状断が重要で脳幹の変形を描出する．
> - 圧迫血管は，前下小脳動脈＞後下小脳動脈＞椎骨動脈，静脈はまれ，時にサンドイッチ圧迫あり．

報告されている．片側顔面痙攣に対する微小血管減圧術のシステマティックレビューでは，90％以上の症例で症状改善が得られ，1％強の症例で再手術が必要であった[11]．特にMRIで血管圧迫が明瞭な場合は，良好な結果が得られやすい．

2) MRI所見

典型的には，顔面神経のREZに，脳幹変形がみられるほどの強い血管による圧迫を認める．REZ以外の圧迫で症状を生じることは少ない．横断(軸位断)像では血管圧迫の正確な診断は難しく，冠状断像で脳幹の変形を描出することが重要である(図8-13)．三叉神経と異なり，顔面神経の偏位を認めることは少ない．圧迫血管は，頻度の高い順に，前下小脳動脈(50％)，後下小脳動脈(30％)，椎骨動脈(15％)であり，三叉神経痛と比較して，静脈が原因となることは少ない[6]．複数の血管によるサンドイッチ圧迫も時にみられ，片側顔面痙攣で多い．過去の疫学研究では，後頭蓋窩が小さいこと，女性であることが片側顔面痙攣のリスクファクターであるという．

微小血管減圧術(MVD)施行42例の術前MRA元画像と高分解能hydrographyを検討すると，圧迫血管の正診率は約80％であった．一方，MRIでの明らかな神経血管圧迫は，電気生理学的に証明された片側顔面痙攣患者の半数にしか認めないとの報告もある[6]．ただし，この研究では，高分解能hydrographyを用いず，MRA元画像のみの評価であり，小さな動脈による神経圧迫が見逃されていた可能性がある．

d. 舌咽神経痛

1) 病態と臨床

頻度は10万人に対して0.2～0.7人とかなりまれであり，舌咽神経のREZが短いことが関連している可能性がある．他と同様に症候性病変の報告があるが，まれである．中年発症が多い．おもな症状は，嚥下や咳嗽により誘発される咽頭・扁桃から外耳道・耳介に放散する電撃痛発作である．血管圧迫の症例では，MVDによりほぼ全例で完全寛解がみられる[12]．

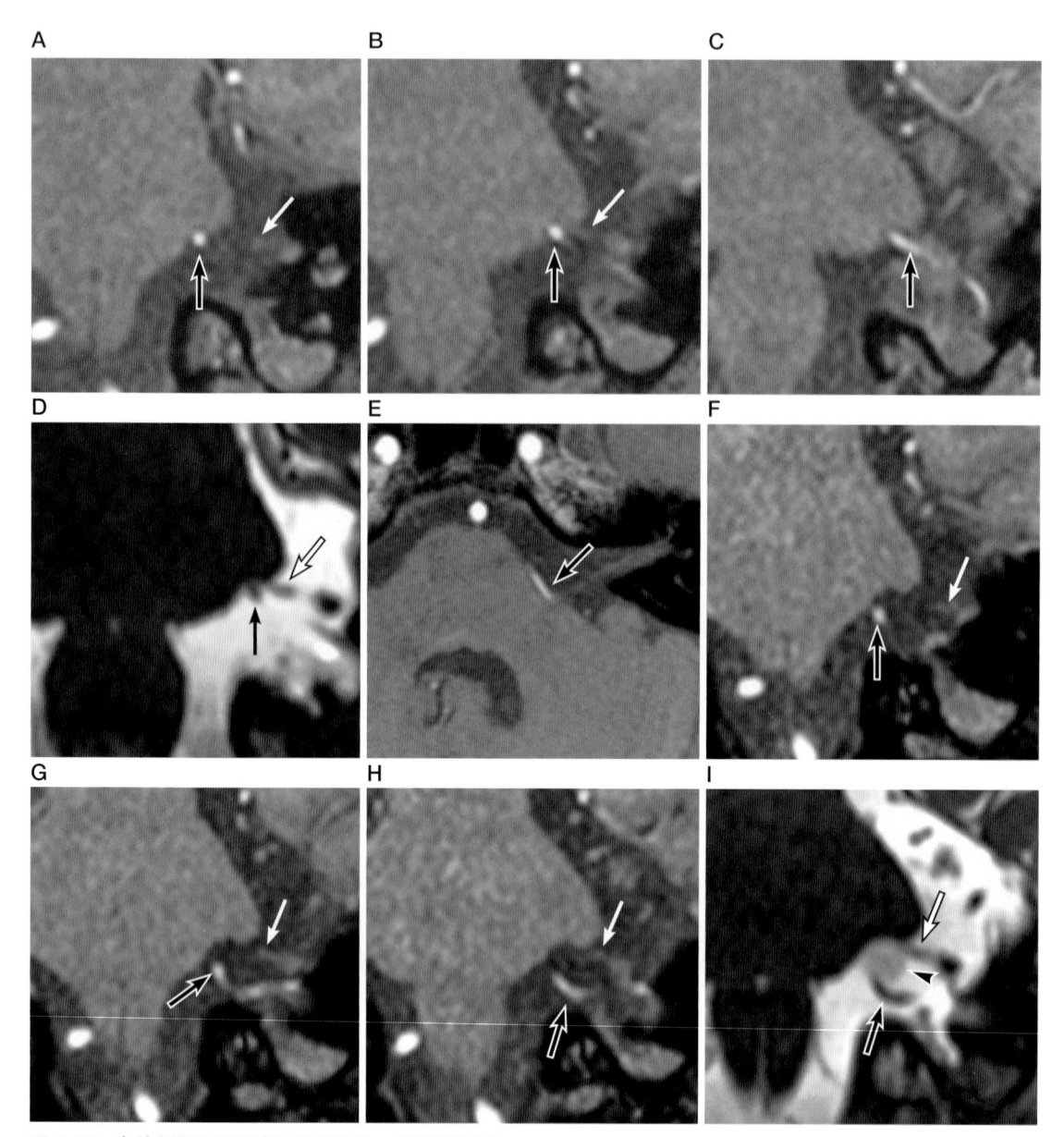

図 8-13　左片側顔面痙攣(50歳台男性：手術施行例)

A〜C：術前 TOF MRA 元画像〔冠状断像(再構成)〕，D：術前 FIESTA 冠状断像(再構成)，E：術前 TOF MRA 元画像，F〜H：術後 TOF MRA 元画像〔冠状断像(再構成)〕，I：術後 FIESTA 冠状断像(再構成)　徐々に増悪する左顔面痙攣を認める．術前 TOF MRA 元画像の冠状断像(A〜C)では，左前下小脳動脈(黒矢印)の圧迫により，顔面神経 REZ 近傍の脳幹に変形を認める．脳槽部での顔面神経(白矢印)は同定できるが，REZ での血管による圧迫と偏位ははっきりしない．このように，片側顔面痙攣の診断では，顔面神経の偏位よりも血管の圧迫による REZ 近傍脳幹部の変形が重要な所見である．術前 FIESTA 冠状断像(D)では，脳幹，圧迫血管(黒矢印)および顔面神経(白矢印)と脳脊髄液のコントラストが良好であり，脳幹の変形が明瞭である．TOF MRA 元画像の横断(軸位断像，E)では，血管圧迫(黒矢印)により脳幹にわずかな変形を認めるが，REZ の圧迫は不明瞭である．REZ における脳幹部の変形は，横断像での評価が難しく，冠状断像による観察が重要である．微小血管減圧術(MVD)術後の TOF MRA 元画像の冠状断像(F〜H)では，顔面神経の走行(白矢印)に変化はないが，REZ と圧迫血管の間に合成スポンジ(不明瞭)が留置され，脳幹部への血管圧迫は解除されている(黒矢印)．術後 FIESTA 冠状断像(I)では，圧迫血管(黒矢印)と脳幹部・顔面神経(白矢印)の間に介在する合成スポンジ(▶)が明瞭である．手術により，顔面痙攣は改善した．

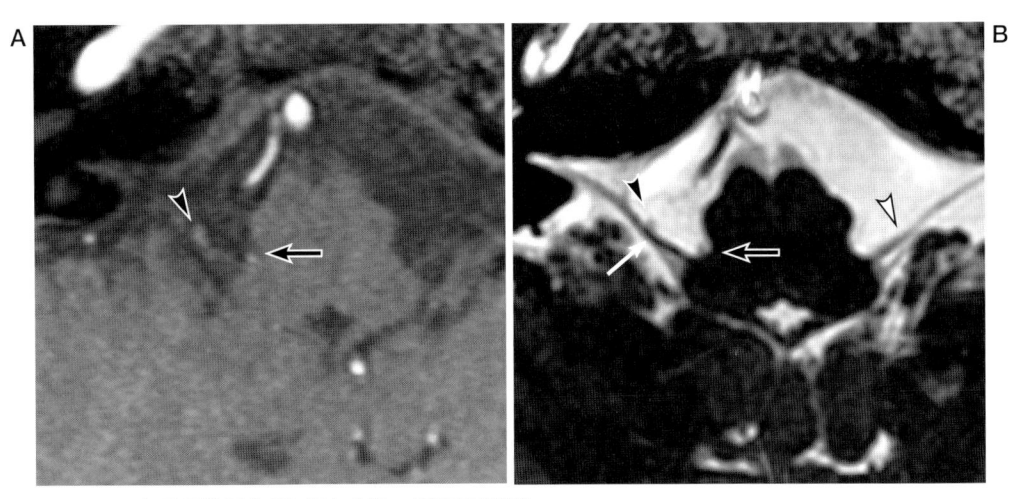

図 8-14 右舌咽神経痛(60歳台女性:手術施行例)
A:TOF MRA 元画像,B:FIESTA 像　右咽頭部の嚥下時電撃痛を認める.TOF MRA 元画像(A)で,蛇行した右後下小脳動脈(黒矢印)により,舌咽神経を含む右側下位脳神経束の REZ が圧迫されている(▶).FIESTA 像(B)では,同血管による REZ への圧迫(黒矢印)と血管ループ(黒矢頭)による圧迫があり,神経束の軽度の背側偏位がみられる(白矢印).対側の下位脳神経束には異常はみられない(白矢頭).

2) MRI 所見

　撮像範囲は,舌咽神経が脳幹に入る部分(橋延髄移行部)を中心とし,他と同様に,神経の REZ や脳幹の圧迫変形を評価する.舌咽神経は,迷走神経・副神経とともに走行し頸静脈孔から頭蓋外へ出るが,通常,MRA 元画像ではこれらを同定できない.高分解能 hydrography では部分的には分離してみえるが,下位脳神経束として,1本の索状構造として描出される(図 8-14).神経血管圧迫の責任血管は,大多数が後下小脳動脈(70%)で,椎骨動脈,前下小脳動脈の場合もある.静脈に起因する例も散見される.Gaul ら[12]は,手術が施行された舌咽神経痛患者 19 例の MRA 元画像と高分解能 hydrography を検討し,全例で圧迫血管を同定できたと報告している.しかし,実際の臨床では,延髄の圧排所見のみで,高分解能 hydrography を用いても圧迫血管を同定できない場合がある.

8.3 自己免疫性疾患

　外眼筋麻痺を呈し，血清ガングリオシド GQ1b 抗体が関連する疾患として，Guillan-Barré（ギラン・バレー）症候群，Fisher（フィッシャー）症候群，Bickerstaff（ビッカースタッフ）型脳幹脳炎（Bickerstaff brainstem encephalitis），急性外眼筋麻痺（acute ophthalmoplegia）があり，これらは GQ1b 抗体症候群とよばれる．GQ1b は，他の脳神経や脊髄前後根より，眼運動神経（動眼・滑車・外転神経）に豊富に発現することから，外眼筋麻痺への GQ1b 抗体の関与が考えられている[13,14]．

　臨床的には，典型的な Fisher 症候群を発症した後に四肢の筋力低下が重層し，Guillan-Barré 症候群に移行する場合や，典型的 Fisher 症候群で発症した後に意識障害など中枢神経障害を呈し，Bickerstaff 型脳幹脳炎に移行する症例が存在する．これらの事実も，これらの疾患が互いに関連した病態であることを示している．

a. Fisher 症候群

　1956 年に Miller Fisher が，急性に外眼筋麻痺・運動失調・腱反射消失を呈し，数週間の経過で自然回復する 3 症例を報告した．以後，この三徴候を呈する疾患は Fisher 症候群とよばれ，先行感染，髄液蛋白細胞解離，単相性の経過を認めることから，Guillan-Barré 症候群の亜型と考えられている．約半数は三徴候のみを呈し，残りの半数は瞳孔異常，顔面神経麻痺，球麻痺を伴う．また，三徴が揃わず，眼球運動障害のみ（急性外眼筋麻痺），運動失調と腱反射低下のみの不全型も存在する．

　欧州より日本を含む東アジアに多く，男性の頻度が高い．平均発症年齢は 40 歳であるが，あらゆる年代に認める．予後は良好で，ほとんどの例で後遺症は認めない．先行感染を 80％に認め，上気道炎が 76％，胃腸炎が 4％，発熱が 2％である．起炎菌・ウイルスが同定できることは少ないが，一部の患者からインフルエンザ桿菌が分離され，この菌体外膜に GQ1b 様構造が検出されている．

　三徴候を呈する典型例の診断は容易である．血清 GQ1b，GT1aIgG 抗体は 80～90％で陽性となるため，診断マーカーとして有用である．髄液蛋白解離は発症 1 週以後に明らかになる．Wernicke 脳症，脳幹の血管性病変，神経 Behçet 病，ボツリヌス中毒など急性に外眼筋麻痺，運動失調をきたす，脳幹あるいは多発神経を侵す疾患が鑑別である．

　頭部 MRI は，補助診断として有用であり，外眼筋麻痺のみの不全型では，腫瘍性病変や脳幹部病変など器質的疾患の除外に用いられる．MRI 検査では，造影剤の追加が必要である．Fisher 症候群では，造影 MRI で脳槽部脳神経に増強効果を認める（図 8-15）[15]．異常増強は，動眼神経と外転神経で頻度が高く，三叉神経，顔面神経，副神経，舌下神経にもみられる．ただし，異常所見を認めない場合も多い．

図 8-15　Fisher 症候群（30 歳台男性）
造影 T1 強調像　2 週間前に感冒症状があり，今回，複視が出現し来院した．受診時，外眼筋麻痺，腱反射減弱，下肢の感覚鈍麻を認めた．造影 T1 強調像では，両側動眼神経に腫大と異常増強を認める（→）．右側では，海綿静脈洞部まで動眼神経の異常増強が確認できる（▶）．（福岡大学放射線科　髙野浩一先生のご厚意による）

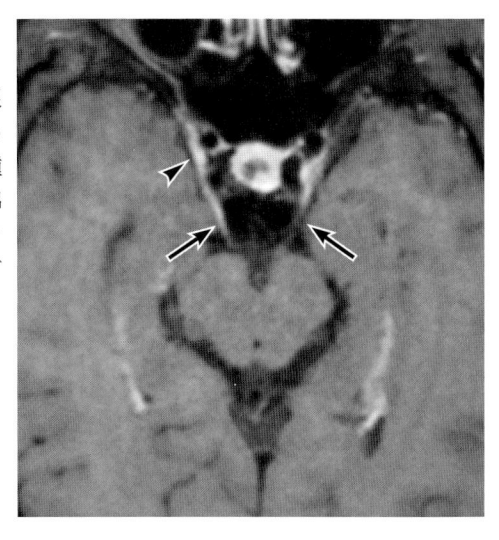

b. 急性外眼筋麻痺　acute ophthalmoplegia

　急性発症する外眼筋麻痺を主徴とし，単相性の経過をとる予後良好な疾患である．GQ1b 抗体が陽性で，上気道炎や感染性腸炎後に，運動失調や筋力低下を伴わず，外眼筋麻痺のみを認める．GQ1b 抗体症候群の 7.7％ を占める．片側性外転神経麻痺が多いが，約 30％ は両側性である．

　診断は，Fisher 症候群と同様であるが，動眼神経や滑車神経に比べ，外転神経が障害される頻度が高く，先行感染症を伴う外転神経麻痺では急性外眼筋麻痺を考える．造影 MRI では，外転神経に異常増強を認める．症状が片側性でも，両側外転神経に増強効果を認める場合がある．また，症状の改善後も異常増強が持続することがある[16]．

8.4 腫瘍に関連する病態

　腫瘍が脳神経を障害する病態には，播種，浸潤，神経周囲進展，圧迫・伸展がある．播種や浸潤は膠芽腫，髄芽腫，胚腫などの原発性脳腫瘍，転移性脳腫瘍，悪性リンパ腫や白血病で生じることが多い．神経周囲進展（perineural spread）による脳神経障害は，頭頸部癌や悪性リンパ腫でみられる．脳神経を圧迫する腫瘍としては髄膜腫と神経鞘腫が多い．

a. 診断プロセス（確定診断法）

　画像検査はMRIが第一選択であり，原則として造影を追加する．脳脊髄液を介した播種性転移（髄膜癌腫症）の確定診断は，脳脊髄液検査による癌細胞の証明によりなされるが，感度は50〜70％と偽陰性も多い[17]．画像診断は脳脊髄液検査と同様に重要で，状態の悪い患者では画像所見のみで診断することも多い．

b. MRI診断

　腫瘍に関連する脳神経障害では，病態と部位により撮像範囲や撮像法が異なる．細かな構造である脳神経の評価には，3次元グラジエントエコー（3D GRE）法を用いた高分解能T1強調像や高分解能hydrographyが有用である．頭蓋底の小孔や裂孔は薄いスライスのCTとあわせて評価する．

1）高分解能T1強調像

　3D GREの代表的な撮像法にIR-prepared fast SPGR法（GE社）やMPRAGE法（Siemens社）がある．この撮像法の利点として，1 mm程度の薄いスライスでの高分解能な3次元情報が得られること，後頭蓋窩におけるアーチファクトが少ないことがある．欠点として，スピンエコー（SE）法に比べ増強効果が弱い．

2）高分解能hydrography

　水信号を強調する高分解能hydrographyの代表的な撮像法として，FIESTA法（GE社）やCISS法（Siemens社）がある．脳脊髄液の流れのアーチファクトを抑えた高分解能画像であり，脳槽内の脳神経の描出に有用である．脳槽内の腫瘍の存在診断や，腫瘍と脳神経との関係の描出にも優れる（**BOX 8-5**）．FIESTAやCISS法では，SE法T1強調像には及ばないものの増強効果が観察可能である．造影により，脳神経と増強される腫瘍とのコントラスト比が向上し，脳神経と腫瘍との位置関係や腫瘍の進展範囲が明瞭となる（**図8-16**）[18]．

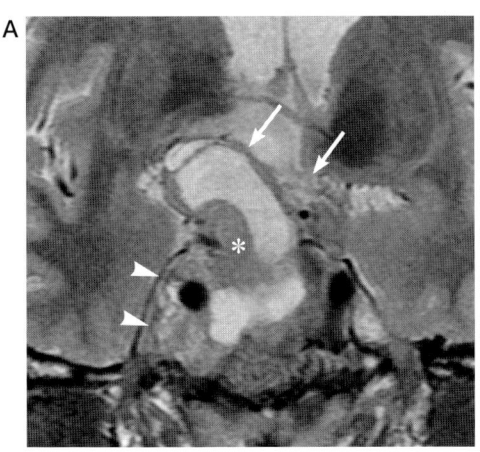

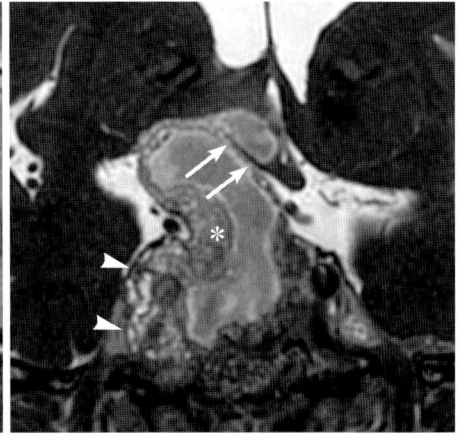

図 8-16　下垂体腺腫による視神経圧迫(40 歳台女性)
A：T2 強調冠状断像，B：造影 FIESTA 冠状断像　視野障害で発症した．トルコ鞍内から鞍上部に突出し，内部に囊胞変成を伴う腫瘤を認める(A, B, ＊)．腫瘤は右海綿静脈洞へ浸潤している(A, B, ▶矢頭)．T2 強調像(A)では，視神経が浮腫で高信号となり，腫瘍と分離できない(→)．一方，造影 FIESTA(B)では，腫瘍と変形した右視神経との境界が明瞭である(→)．高分解能 hydrography では，増強されない神経と増強される腫瘍間に良好なコントラストが得られる．

BOX 8-5　3D FIESTA, CISS, balanced-FFE, TrueFISP

- SNR(S/N 比)が高い．
- 空間分解能が高い．
- 血管拍動や髄液の流れによるアーチファクトが少ない．
- 任意の断面で再構成が可能．
- 造影で腫瘍と脳神経のコントラストが向上．

c. 病態別での画像診断

1) 髄膜癌腫症　meningeal carcinomatosis (meningitis carcinomatosa)

　腫瘍が脳脊髄液を介して，くも膜や軟膜，脳室上衣に多巣性に播種した状態が，髄膜癌腫症であり，癌患者全体の 5〜8％に生じる[19]．癌性髄膜炎ともよばれる．原発巣では，乳癌，肺癌，悪性黒色腫に多い．多彩な症状を呈するが，脳神経障害(75％)の頻度が最も高く，頭痛(66％)，高次脳機能障害(66％)，脊髄神経障害(60％)，精神状態の変化(45％)，四肢筋力低下(44％)がこれに次ぐ．障害される脳神経は，動眼神経，滑車神経，外転神経，顔面神経の頻度が高い[19]．症状が生じる機序は，脳神経浸潤による脳神経障害(支配神経領域の疼痛や麻痺)と，脳脊髄液の還流障害による頭蓋内圧亢進である．
　造影 MRI が第一選択であり，くも膜下腔の腫瘍や，びまん性，限局性，多巣性の軟髄膜の増強効果を認める(図 8-17)．脳神経への播種は，脳神経に沿った増強効果を呈し，高分解能造影 T1 強調像で観察しやすい．非造影 FLAIR 像で髄膜播種が高信号となるこ

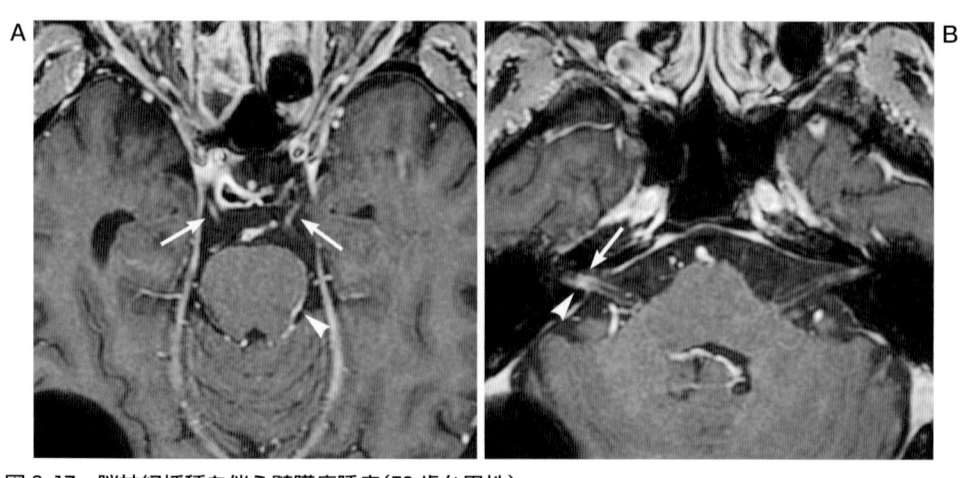

図 8-17　脳神経播種を伴う髄膜癌腫症(50 歳台男性)
A：造影 SPGR（橋レベル），B：造影 SPGR（内耳道レベル）　肺癌加療中に複視を認めた．橋左縁に沿って増強効果(A，▶)があり，両側動眼神経(A，→)，右顔面神経(B，→)，前庭神経(B，▶)に増強効果を認める．

とがあるが，造影を追加すると髄膜病変の増強効果がより明瞭に同定でき，時に造影 T1 強調像よりも優れる．また，髄膜播種に隣接する脳回に腫脹を認めることがある．画像診断の進歩により髄膜癌腫症が早期診断される機会は増えたが，現在においても予後不良な病態であり（平均生存期間中央値は 2.4 か月），早期診断は必ずしも予後を改善していない[20]．

2) 原発性脳腫瘍による播種，浸潤

播種を生じるおもな中枢神経腫瘍は，若年者では胚腫，髄芽腫，上衣腫，成人では膠芽腫，退形成星細胞腫である．悪性リンパ腫や白血病が，脳神経に沿って浸潤することがある．原発性脳腫瘍による播種，浸潤の臨床像と画像所見は，前述の癌性髄膜腫症と類似する．播種や浸潤の有無は，予後や治療法に影響するため，読影での重要なチェックポイントである．

3) 神経周囲進展　perineural spread

頭頸部の悪性腫瘍に多くみられ，腫瘍が神経周膜や神経内膜に沿って進展する．上咽頭癌による三叉神経第 3 枝，鼻・副鼻腔腫瘍（腺様嚢胞癌，扁平上皮癌）による三叉神経第 2 枝に沿った進展が多い[21]．症状は神経支配領域の疼痛や麻痺であるが，画像所見の出現から数か月後に症状が明らかになる場合もある．

高分解能造影 T1 強調像で，神経の腫大と増強効果を認める．頭蓋外の評価には脂肪抑制併用造影 T1 強調像が有用である[21]が，頸部筋膜間隙では脂肪抑制が不十分な場合もある．単純 T1 強調像での脂肪信号の消失が腫瘍進展の評価に役立つ（図 8-18）．CT では，卵円孔や正円孔などに拡大や軟部影を認める．頭頸部癌では，骨条件 CT を行い進展経路となる小孔や裂孔をチェックする必要がある．

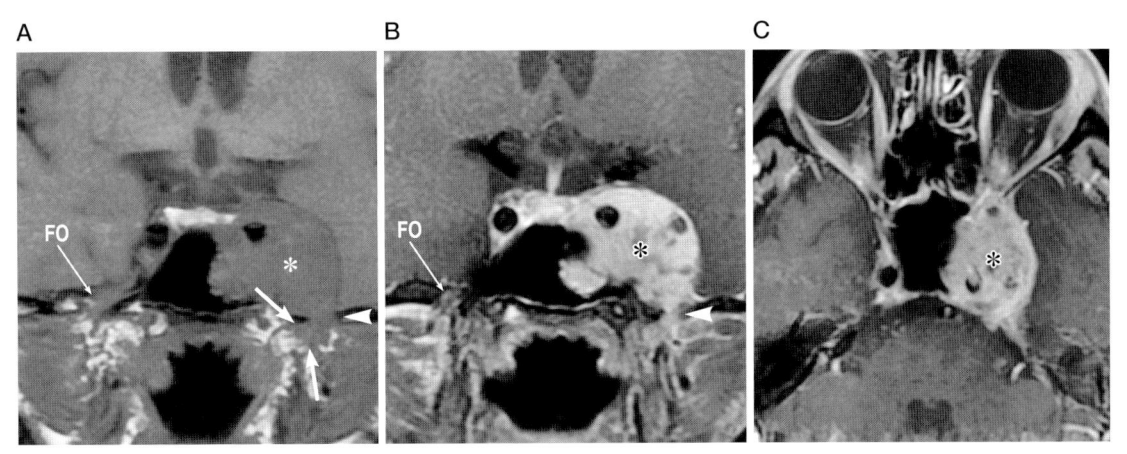

図 8-18 三叉神経第 3 枝の神経周囲進展を伴う腺様囊胞癌（30 歳台男性）
A：T1 強調冠状断像，B：脂肪抑制併用造影 T1 強調冠状断像，C：脂肪抑制造影 T1 強調像　左舌下腺の腺様囊胞癌の術後に複視と顔面のしびれが出現した．傍咽頭間隙の脂肪信号を消失させる軟部影（A，→）が，卵円孔（A, B，▶）を介して頭蓋内に進展し，左海綿静脈洞で腫瘤を形成している（A〜C，＊）．単純 T1 強調像（A）では，頭頸部間隙内の脂肪組織を観察することで，進展範囲の評価ができる．FO：卵円孔．

4) 腫瘍による圧迫・伸展

　原因となる腫瘍は，視神経膠腫などの脳神経由来と髄膜腫などの脳神経外由来の腫瘍に分けられる．脳神経障害は，神経線維の変形や浮腫による神経内微小循環障害で生じる．原因となる頭蓋底腫瘍の多くは良性腫瘍であるが，手術の難易度が高く，全摘出が困難な場合も多い．放射線治療は，局所再燃を予防する術後照射，高齢者などハイリスク症例における代替治療として行われる．治療に伴う合併症のリスクが高く，症状に乏しい症例では，経過観察される場合もある．頭蓋底の手術では，術式決定と合併症低減のために，腫瘍と脳神経との関係の把握が重要である．造影 FIESTA や造影 CISS では，圧迫・伸展の強い場合でも腫瘍近傍の脳神経が明瞭に描出できる．

d. 部位別にみた脳神経を圧迫・伸展する腫瘍

　部位別に代表的な腫瘍と障害される脳神経を示す（表 8-1）．

1) 前頭蓋底

　髄膜腫や嗅神経芽細胞腫，副鼻腔腫瘍の進展などにより嗅神経が障害され，嗅覚が消失する．嗅球，嗅索，嗅溝の評価には冠状断像が有用である．腫瘍背側で視神経，視交叉の圧迫を伴うと，Foster-Kennedy 症候群（同側の嗅覚消失，同側の視神経萎縮，対側の乳頭浮腫）となる．

2) 鞍上部

　下垂体腺腫や髄膜腫，頭蓋咽頭腫などにより視神経／視交叉／視索が圧迫され，視野障害や視力低下が生じる．視交叉前方の障害では同側の単眼失明，視交叉の障害では両耳側

表 8-1 部位別にみた脳神経を圧迫・伸展する腫瘍

部 位	腫 瘍	障害される脳神経
前頭蓋底	髄膜腫 嗅神経芽細胞腫	嗅神経
鞍上部	下垂体腺腫 髄膜腫 頭蓋咽頭腫 視神経・視床下部神経膠腫 胚腫	視神経
海綿静脈洞部	髄膜腫 神経鞘腫 悪性リンパ腫 転移性腫瘍 頭頸部腫瘍の神経周囲進展 下垂体腺腫	動眼神経 滑車神経 三叉神経第1枝, 第2枝 外転神経
橋前槽	髄膜腫 神経鞘腫 類表皮囊胞 脊索腫 軟骨肉腫	三叉神経 外転神経
小脳橋角部	髄膜腫 神経鞘腫 類表皮囊胞	顔面神経 聴神経
頸静脈孔 / 舌下神経管	髄膜腫 神経鞘腫 グロムス腫瘍 頭蓋底の転移性骨腫瘍	舌咽神経 迷走神経 副神経 舌下神経

半盲, 視交叉後方の障害では対側の同名半盲となる.

　視路の評価には, 視神経, 視交叉, 視索を連続して評価できる冠状断像が有用である. また, 眼窩内視神経の異常信号や萎縮は, 脂肪抑制併用 T2 強調冠状断像や STIR 冠状断像で評価する. 頭蓋咽頭腫では囊胞内容物の漏出による炎症と浮腫により, 腫瘍と接する視神経・視索が T2 強調像で高信号となる. ただし, 本所見は頭蓋咽頭腫に特異的ではなく, 下垂体腺腫や髄膜腫などでもみられる(図 8-16 参照). また, 視神経の高信号と視機能障害は必ずしも相関しない[18]. 視神経管内に進展した髄膜腫では, 視神経管出口部で視神経が圧迫され, 視力障害が生じる. 視神経管内に進展する髄膜腫では, 視神経管開放を含めた術式が選択されるため, 術前の画像評価が重要となる(図 8-19).

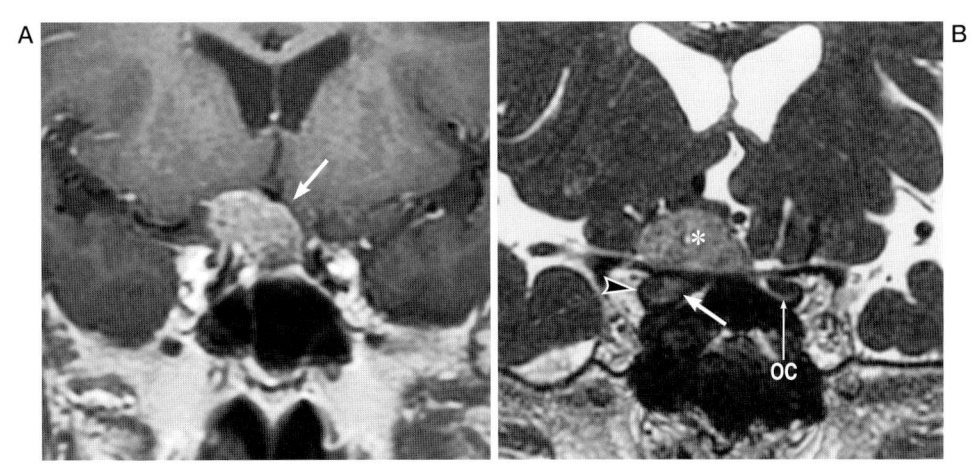

図 8-19　右視神経管内進展を伴う髄膜腫(60歳台男性)
A：造影 T1 強調冠状断像，B：造影 FIESTA 冠状断像　右視力低下で発症した．造影 T1 強調像(A)で，鞍上部に増強される類円形腫瘤を認める(→)．造影 FIESTA(B)では，腫瘤(*)の右視神経管内への進展が明瞭であり(→)，さらに腫瘍により外側に圧迫された視神経も同定できる(▶)．OC：視神経管．

3) 海綿静脈洞部 / 上眼窩裂

　神経鞘腫，髄膜腫，悪性リンパ腫，転移性腫瘍といった海綿静脈洞内や上眼窩裂の病変では，複数の脳神経障害を併発し，海綿静脈洞症候群や上眼窩裂症候群が生じる．下垂体腺腫による海綿静脈洞浸潤では，下垂体により近い動眼神経，滑車神経，外転神経の順で障害される．また，頭頸部悪性腫瘍の進展では，卵円孔や正円孔を介して海綿静脈洞内に腫瘤を形成することがある．

　造影 FIESTA や造影 CISS では，海綿静脈洞内を走行する脳神経が良好に描出され，腫瘍と脳神経の位置関係を把握できる[22]．また，脳神経の走行に沿った再構成画像により，海綿静脈洞内の脳神経や鞍上部の視神経が観察しやすい．

　腫瘍以外の腫瘤性病変の鑑別として，サルコイドーシスなどの肉芽腫性疾患や真菌症がある．真菌症では，副鼻腔炎の有無，真菌の代謝産物である鉄とマンガンを反映した T2 強調像での低信号域が鑑別点であるが，時に鑑別は困難であり組織学的検索が必要となる．

4) 橋前槽

　髄膜腫，神経鞘腫，類表皮嚢胞(epidermoid cyst)，また斜台の脊索腫，軟骨肉腫などにより三叉神経，外転神経の障害が生じる．三叉神経節近傍の中頭蓋窩や錐体尖部の病変では，Raeder 症候群(片側の三叉神経症状 + Horner 症候群)を呈することがある．

5) 小脳橋角部

　小脳橋角部腫瘍では，頻度の高い順に聴神経鞘腫，髄膜腫，類表皮嚢胞がある．聴神経鞘腫の多くは前庭神経由来だが，初発症状は蝸牛神経の圧迫による耳鳴り，感音性難聴が多い．通常，顔面神経は腫瘍腹側へ圧排されるが，まれに背側の場合がある．手術では，

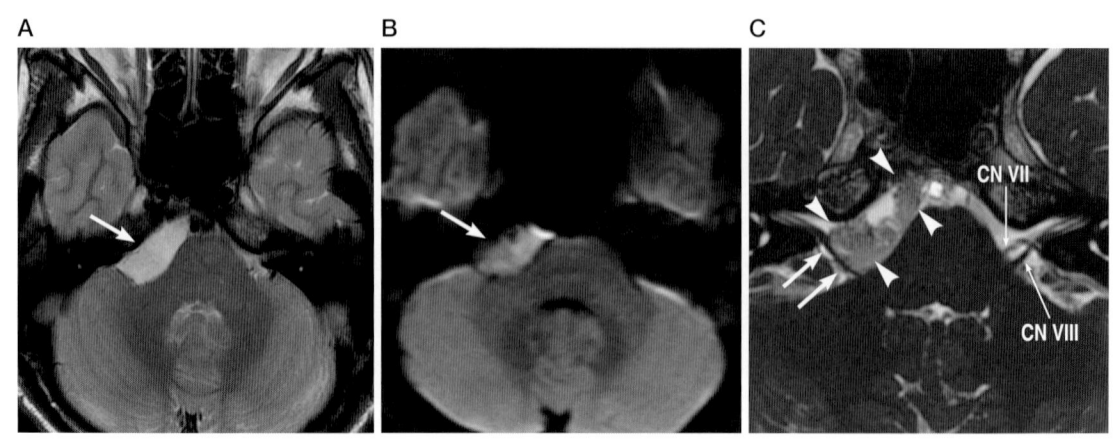

図 8-20　脳神経圧迫を伴う類表皮嚢胞（16 歳男性）
A：T2 強調像，B：拡散強調画像，C：造影 FIESTA 像　頭痛のスクリーニングで施行した MRI で異常を認めた．右小脳橋角槽から橋前槽にかけて T2 強調像(A)で高信号の嚢胞性腫瘤を認める(→)．拡散強調画像(B)で高信号を呈し(→)，類表皮嚢胞の所見である．FIESTA(C)では腫瘤の内部構造が描出され，進展範囲が明瞭である(▶)．顔面神経と聴神経の背側への圧排偏位も正確に同定できる(→)．CN Ⅶ：顔面神経，CN Ⅷ：聴神経．

腫瘍と顔面神経の関係が重要であるが，大きな腫瘍では顔面神経の同定が困難な場合が多い．小脳橋角部の髄膜腫は，聴神経鞘腫に比べ，顔面神経障害が多く，腫瘍進展による内耳道の拡大はまれである．類表皮嚢胞は，拡散強調画像で高信号を呈するのが特徴とされる．T2 強調像では，脳脊髄液と等信号のため進展範囲がわかりづらいが，FIESTA では，脳脊髄液より低信号を呈し，進展範囲や脳神経など周囲との関係が明瞭となる(図 8-20)．

6）頸静脈孔

神経鞘腫や髄膜腫，また頸静脈孔のグロムス腫瘍などにより，頸静脈孔を走行する舌咽神経，迷走神経，副神経が障害され，Vernet 症候群（頸静脈孔症候群）が生じる．また，舌咽神経，迷走神経，副神経に加え，舌下神経が障害されると Collet-Sicard 症候群とよばれる(図 8-21)．これらの症候群は腫瘍以外にも外傷や髄膜炎，VZV ウイルス感染でも生じる．

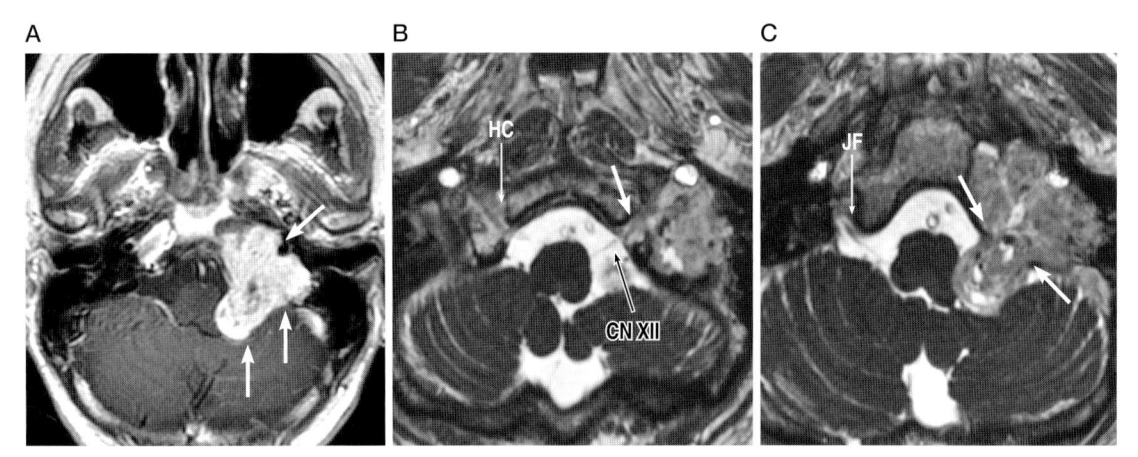

図8-21 Collet-Sicard症候群を伴う神経鞘腫（60歳台女性）
A：造影T1強調像，B：造影FIESTA像（舌下神経管レベル），C：造影FIESTA像（頸静脈孔レベル） 嗄声にて発症し，神経学的検査にて左咽頭の運動障害，舌の運動障害，左感音性難聴を認めた．造影T1強調像（A）で，左頸静脈球部に，錐体骨を破壊し，不均一に増強される腫瘤を認める（→）．造影FIESTA像（B, C）で，腫瘍は左舌下神経管内へ進展し（B, →），頭側では左頸静脈孔の破壊（C, →）がみられる．CN XII：舌下神経　HC：舌下神経管　JF：頸静脈孔．

文献

1) 興梠征典，掛田伸吾・訳：脳神経 解剖・病理・画像診断．西村書店，2014．
2) 太田富雄，川原信隆，西川 亮：脳神経科学．改訂11版，金芳堂 2012．
3) 高橋昭喜・編著：1. 正常解剖．脳MRI 第2版，学研メディカル秀潤社，2005．
4) 尾尻博也・編著：頭頸部画像診断に必要不可欠な臨床・画像解剖．画像診断 臨増 2011；31．
5) Kanoto M, Toyoguchi Y, Hosoya T, et al : Visualization of the trochlear nerve in the cistern with use of high-resolution turbo spin-echo multisection motion-sensitized driven equilibrium. AJNR Am J Neuroradiol 2013；34：1434-1437.
6) Osborn AG : Diagnostic imaging : Brain. Lippincott Williams & Wilkins : Philadelphia, 2009.
7) Ashkan K, Marsh H : Microvascular decompression for trigeminal neuralgia in the elderly : a review of the safety and efficacy. Neurosurgery 2004；55：840-850.
8) Fukuda H, Ishikawa M, Okumura R : Demonstration of neurovascular compression in trigeminal neuralgia and hemifacial spasm with magnetic resonance imaging : comparison with surgical findings in 60 consecutive cases. Surg Neurol 2003；59：93-99.
9) Leal PRL, Hermier M, Froment JC, et al : Preoperative demonstration of the neurovascular compression characteristics with special emphasis on the degree of compression, using high-resolution magnetic resonance imaging : a prospective study, with comparison to surgical findings, in 100 consecutive patients who underwent microvascular decompression for trigeminal neuralgia. Acta Neurochirurgica 2010；152：817-825.
10) Satoh T, Omi M, Nabeshima M, et al : Severity analysis of neurovascular contact in patients with trigeminal neuralgia : assessment with the inner view of the 3D MR cisternogram and angiogram fusion imaging. AJNR 2009；30：603-607.
11) Miller LE, Miller VM : Safety and effectiveness of microvascular decompression for treatment of hemifacial spasm : a systematic review. Br J Neurosurg 2012；26：438-444.

12) Gaul C, Hastreiter P, DuncKer A, Naraghi R : Diagnosis and neurosurgical treatment of glossopharyngeal neuralgia : clinical findings and 3-D visualization of neurovascular compression in 19 consecutive patients. J Headache Pain 2011 ; 12 : 527-534.
13) 楠 進，荻野美恵子，神田 隆・編：ギラン・バレー症候群，フィッシャー症候群診療ガイドライン 2013. 南江堂，2013.
14) Chiba A, Kusunoki S, Obata H, et al : Serum anti-GQ1b IgG antibody is associated with ophthalmoplegia in Miller Fisher syndrome and Guillain-Barré syndrome : clinical and immunohistochemical studies. Neurology 1993 ; 43 : 1911-1917.
15) Zuccoli G, Panigrahy A, Bailey A, et al : Redefining the Guillain-Barré spectrum in children : neuroimaging findings of cranial nerve involvement. AJNR 2011 ; 32 : 639-642.
16) Shibata A, Hosoya T, Kato T, et al : Abducens nerve enhancement in acute ophthalmoparesis. Radiat Med 1998; 16 : 375-377.
17) Reuler JB, Meier D : Leptomeningeal carcinomatosis with normal CSF features. Arch Intern Med 1979 ; 139 : 237-238.
18) Watanabe K, Kakeda S, Yamamoto J, et al : Delineation of optic nerves and chiasm in close proximity to large suprasellar tumors with contrast-enhanced FIESTA MR imaging. Radiology 2012 ; 264 : 852-858.
19) Pavlidis N : The diagnostic and therapeutic management of leptomeningeal carcinomatosis. Annal Oncology 2004 ; 15 : 285-291.
20) Clarke JL, Perez HR, Jacks LM, et al : Leptomeningeal metastasis in the MRI era. Neurology 2010 ; 74 : 1449-1454.
21) B Majoie CB, Hulsmans FJ, Castelijins JA, et al : Symptoms and signs related to the trigeminal nerve : diagnostic yield of MR imaging. Radiology 1998 ; 209 : 557-562.
22) Amemiya S, Aoki S, Ohtomo K : Cranial nerve assessment in cavernous sinus tumors with contrast-enhanced 3D fast-imaging employing steady-state acquisition MR imaging. Neuroradiology 2009 ; 51 : 467-470.

Chapter 9

外傷と関連疾患

9.1 MRIの役割と適応

a. 頭部外傷とは

　頭部外傷は，間接的あるいは直接的に，頭部に外力が加わることにより頭蓋内外に生じる損傷を意味する．臨床で用いられる脳挫傷は，本来は病理学的用語であり，外力により生じた脳組織の挫滅，出血，浮腫をさす．

1）疫　学

　本邦における「2009（平成21）年人口動態統計」によれば，頭部外傷が含まれる"不慮の事故"による死亡数は，人口10万人当たり17.317人で，全死亡数の第6位であり，死亡総数の3.3％を占める．原因では，不慮の窒息が24.9％と最も多く，次いで転倒・転落と交通事故が19.4％と続く．1995（平成7）年以降の死亡数の年次推移を原因別にみると，交通事故は一貫して減少しており，ほぼ半減している．一方，転倒・転落は増減を繰り返しながら増加傾向にある．このように，社会の高齢化に伴い，高齢者における家庭内での転倒や階段などからの転落による頭部外傷が重症化する例，死亡につながる例が増えている．なお，交通事故死は減少傾向ではあるが，若年者の死亡率に占める割合は高く，頭部外傷と交通事故死は密接に結びついている．

2）頭部外傷の分類

　頭部外傷には，頭蓋骨，頭蓋軟部組織，髄膜，脳実質，脳神経，脳血管の損傷が含まれ，実際の臨床像も複雑である．このため，頭部外傷については，病態生理学的，解剖学的，発生機序的，臨床的にそれぞれ分けて理解することが重要である．

　病態生理的には，一次性損傷と二次性損傷に分けると理解しやすい（BOX 9-1）．一次

BOX 9-1　頭部外傷における一次性損傷と二次性損傷

1) 一次性損傷
   - 皮膚裂創，頭蓋骨骨折，頭蓋内出血，血管や脳神経の損傷，脳挫傷，びまん性軸索損傷

2) 二次性損傷
   - 脳の圧迫
       頭蓋内血腫
       脳浮腫・脳腫脹，頭蓋内圧亢進
       脳ヘルニア
   - 脳組織の低酸素および虚血
       脳血管攣縮，脳血管損傷，脳塞栓症，静脈血栓症
       脳ヘルニア
       全身性（低血圧，低酸素血症）
   - 二次的出血
       外傷性脳動脈損傷（外傷性脳動脈瘤，脳動脈解離）
   - 外傷後痙攣発作によるエネルギー需要の亢進

性損傷は，外力が加わった受傷時に力学的機序で生じた傷害である．すなわち，脳挫傷や頭蓋骨骨折など，受傷した瞬間に決定される損傷である．二次性損傷は，受傷後の経時的変化に伴い出現・進行していく傷害であり，頭蓋内血腫や浮腫などに伴う脳組織の圧迫損傷，血管損傷や低血圧などによる脳虚血など，さまざまな病態により引き起こされる．

　一次性損傷は解剖学的に，開放創の有無により開放性損傷と閉鎖性損傷に分かれる．開放性損傷では，鋭利な物体などでの強い外力が直接頭部に加わり，頭蓋骨骨折を起こすと同時に，脳実質まで損傷する．実際の臨床では，閉鎖性損傷のほうが頻度が高く，かつ重篤なことが多い．死因別でも，脳幹損傷が約20％，頭蓋内血腫が10％，頭蓋内血腫と脳挫傷を合わせたものが50％であり，開放性頭部外傷による大出血は数％である．また，一次性損傷を病変範囲により，局所性脳損傷とびまん性脳損傷に分ける場合がある．局所性脳損傷には，硬膜外血腫，硬膜下血腫，脳実質内血腫，脳挫傷が含まれる．びまん性脳損傷は，白質を中心とした広汎脳損傷をさし，代表的な病態にびまん性軸索損傷がある．

　発生機序的に，閉鎖性頭部外傷は，直撃損傷（coup injury），対側（反衝）損傷（contre-coup injury），剪断損傷に大別できる（図9-1）．衝撃側の頭蓋直下に生じる損傷が，直撃損傷である．一方，対側損傷は，衝撃と対角線の位置に生じる損傷である．対側損傷の発生機序として，衝撃の反対側の頭蓋骨と脳の間が陰圧となり脳が損傷されるとの説があるが，詳細については不明な点が多い．びまん性軸索損傷に代表される剪断損傷では，回転角加速度が加わることで，皮質と灰白質など隣接する密度の異なる脳組織の間に剪断歪みが起こり，軸索や血管などの断裂・破綻が生じる．

　日常診療で用いられる臨床分類は，受傷患者の重症度や転帰を反映している．いくつかの臨床分類が使用されているが，ここではMarshallらが提唱したCT分類を紹介する[1]．これによると，CT上，25 mL以上の高または混合吸収値（おもに血腫）を示すものを占拠

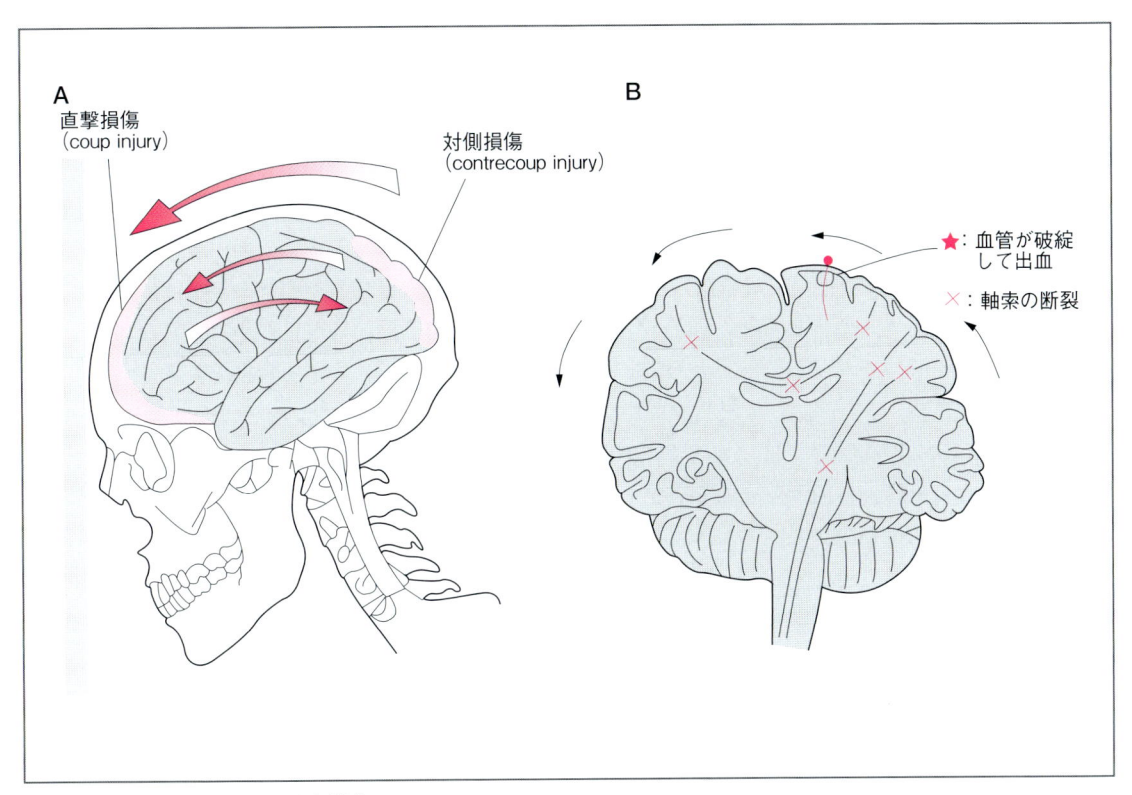

図 9-1　閉鎖性頭部外傷の発生機序
A：直撃 - 対側損傷の模式図，B：剪断損傷の模式図(図Bは，石井　清：頭部外傷．高橋昭喜・編著：脳MRI 2. 代謝・脱髄・変性・外傷・他．学研メディカル秀潤社，2008：73，より許可を得て転載)

性病変，25 mL 以下のものをびまん性損傷としている．さらに，びまん性損傷は脳槽の描出の程度によりカテゴリーⅠからⅣに分けられる．なお，この分類は Glasgow Coma Scale (GCS)≦8 の重症頭部外傷を対象としており，25 mL 未満の血腫では GCS≦8 の意識障害は呈さないことが前提にある．この分類は，転帰と高い相関を示し，びまん性病変カテゴリーⅠの肉眼的異常所見のない場合の死亡率は 10％，カテゴリーⅡの正中偏位 5 mm 以下で脳幹周囲脳槽がみえる場合の死亡率は 14％，カテゴリーⅢの脳幹周囲脳槽が消失した場合の死亡率は 34％，カテゴリーⅣの 5 mm 以上の正中偏位がある場合の死亡率は 56％である．

b. 頭部外傷における画像診断

急性期と患者の状態が安定した慢性期とでは診療状況が異なるため，画像診断の役割と適応についても，これらを分けて考える必要がある．

1) 急性期頭部外傷

頭部外傷は，外傷患者において直接死因に深く関わる病態であり，早期に診断し適切な治療を開始することが求められる．特に，急性期では，外力による直接の細胞破壊，血腫による圧迫，血管損傷，虚血，低酸素，低血圧など多くの病態が同時多発的に起こる．さ

らに，これらは相互に作用し合いながら複雑な病態を形成し，かつダイナミックに変化する．このため，日常診療では，迅速かつ比較的容易に施行できるCT検査が選択される．加えて，本邦ではCT装置は広く普及し，救急診療を行う多くの施設で24時間の対応が可能である．重症頭部外傷治療・管理のガイドラインにおいても，「中等症・重症頭部外傷の初期治療で第一選択とする画像診断法はCTである」と明記されている[2]．また，二次性損傷の早期検出においても，CTによる病態の追跡が推奨されている．その理由として，安全性，迅速性，経済性とともに，手術を要する頭蓋内血腫，脳腫脹や脳ヘルニアによる脳の形態変化，金属などの異物，頭蓋骨骨折などについての診断能の高さがある．また，造影剤を用いることで，CT angiography（CTA）による頸胸部を含めた血管損傷の評価もできる．

来院時にGCS ≦ 14の患者では，入院治療や頭部CT撮影の有用性が示されているが，GCS = 15では一般に外科的治療を必要とする頻度が極めて少なく，CT検査の適応について多くの議論がなされてきた．こうした背景のなか，日本外傷学会ガイドラインで，頭部外傷における緊急CT検査の適応基準がまとめられた[2]．これによると，GCS = 15の外傷患者では，高齢者，受傷後の意識障害や失見当識のエピソードを認める，頭蓋骨骨折が疑われる，外傷機転が重傷，などのハイリスク群が緊急CTの適応となる．ただし，このガイドラインは絶対的なものではなく，標準的医療として有効に活用すべきである．

MRIは，体内外磁性体の有無の確認，バイタルサインのモニタリング，急変時の迅速な対応に限界があるなどの理由により，第一選択とはならない．一方，コントラスト分解能が高いMRIは，急性期の頭部外傷患者において，骨折を除く，急性期硬膜下血腫，外傷性くも膜下血腫，脳挫傷，びまん性軸索損傷の検出がCTより優れる[3]．

以上より，MRIのよい適応は，CTで臨床所見を説明できる病変が検出されない場合となる．特に，CTで軽症にみえるのに意識障害が強い場合には，びまん性軸索損傷や脳幹部損傷を疑いMRIを施行する．また，微細な脳損傷の検出や拡散強調画像（diffusion-weighted imaging：DWI）などから得られる機能情報は，時に重症度評価や予後予測に役立つ．患者の全身状態を配慮したうえで，MRIの施行が考慮される病態をBOX 9-2に示す．

BOX 9-2　頭部外傷におけるMRIのターゲット

- 後頭蓋窩病変，特に脳幹部損傷の診断
- びまん性軸索損傷の診断と重症度評価・予後予測
- 外傷性脳虚血の診断（外傷性血管損傷，脂肪塞栓症候群，静脈洞血栓症など）
- 脳浮腫の鑑別
- 亜急性期および慢性期病変の評価

2）亜急性期・慢性期頭部外傷

急性期を乗り切っても，後遺症により日常および社会生活が困難となる場合があり，社会的な問題となっている．後遺症には，片麻痺・四肢麻痺・失調症などの運動障害，高次脳機能障害，精神障害などがあり，近年，高次脳機能障害が増加している．これは，救急医療の進歩により，重症例の救命率が向上したことが理由のひとつである．さらに，軽症・中等症の頭部外傷でも，視力・聴力障害，高次脳機能障害など，びまん性軸索損傷と類似した後遺障害を認めることがあり，軽症頭部外傷（mild traumatic brain injury：MTBI）として知られている(次項を参照)．

高次脳機能障害という用語は，脳損傷に起因する認知障害全般を意味し，巣症状としての失語・失行・失認のほか，記憶障害，注意障害，遂行機能障害，社会的行動障害などを含む[3]．対象患者には若年者が多いことから，適切に診断し，早期に認知リハビリテーションや復帰支援プログラムに導くことが重要である．MRIは，外傷後の高次脳機能障害やてんかんの原因となる微細な脳損傷，びまん性軸索損傷による微小出血の検出に優れており，状態の落ち着いた外傷患者に積極的に用いるべきである．また後述するが，近年，拡散強調画像や灌流強調画像により，通常の脳 MRI で同定できない軽症頭部外傷（MTBI）の異常が証明されている．

9.2 外傷のMRI診断法

本項では，頭部外傷に用いられる標準的な撮像法について，それぞれの撮像法の特徴と診断法について述べ，特殊な病態の診断に有用な撮像法について解説する．また，動きの補正技術について紹介する．

a. 標準的な撮像法

T1強調像，T2強調像，FLAIR像，拡散強調画像，T2*強調像の横断(軸位断)，MR angiography（MRA）が基本となる．ただし，急性期頭部外傷では短時間の検査が求められるので，画一的な撮像プロトコールは提示できない．原則として，MRIを行う目的を明確にし，それに応じて撮像法を選択する．眼球運動障害や視力障害などを認める場合は，眼窩・視神経に対し脂肪抑制T2強調像もしくはSTIR像の冠状断像を追加する．頸髄損傷を疑う症例には，頸椎の撮像が必要である．

撮像順においては，不測の事態が生じた場合は即座に検査を終了することを想定し，重要と考える撮像法を優先する．また，パラレルイメージング（parallel imaging）法などの高速撮像技術を用いた撮像プロトコールを積極的に応用する．パラレルイメージングは，撮像時間の短縮に加え，3Tの拡散強調画像において頭蓋底近傍における画像の歪み・磁

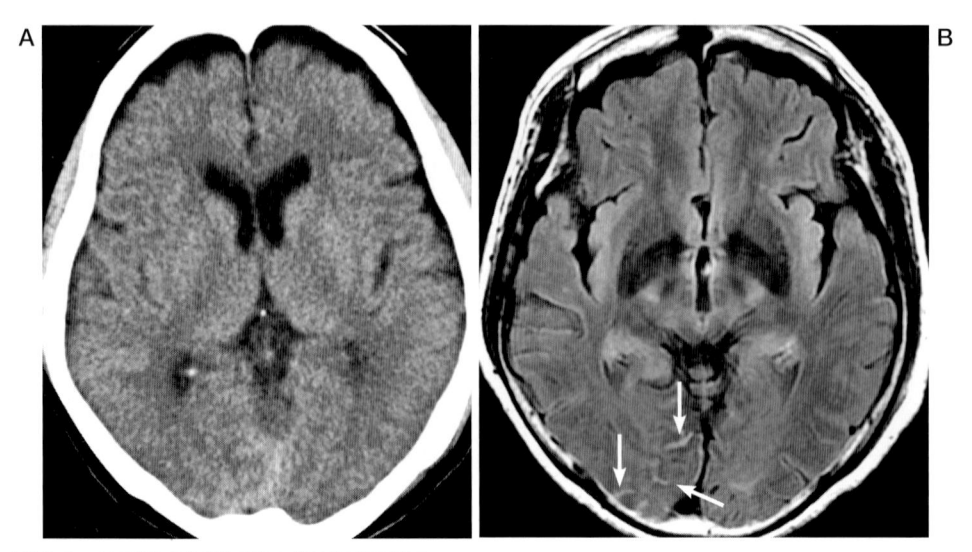

図 9-2　外傷性くも膜下出血(30歳台男性)
A：単純 CT(受傷2日後)，B：FLAIR 像(受傷3日後)　単純 CT(A)では指摘するのが困難だが，ほぼ同時期に行われた FLAIR 像(B)で，右後頭葉の脳溝に沿って高信号(→)を呈する外傷性くも膜下出血を認める．

化率アーチファクトの軽減に効果的である．撮像時間短縮は，体動による影響（motion artifact）も軽減できる．

　時間に余裕があれば，脳挫傷の好発部位である頭蓋底部・脳梁などの評価，あるいは脳ヘルニアの診断に有用な冠状断像や矢状断像を適宜追加する．

1) FLAIR 像

　小さな脳挫傷やびまん性軸索損傷は，T1 強調像や T2 強調像で同定が難しい場合があるが，FLAIR 像は急性期の非出血性脳実質病変の検出に優れる．特に，脳表，脳弓，透明中隔など脳脊髄腔に接する脳挫傷の評価に有用である．また FLAIR 像は，出血の感度も高い．CT で診断困難な，後頭蓋窩のくも膜下出血や吸収値が低下した亜急性期出血が，FLAIR 像のみで同定できる場合がある（**図 9-2**）．ただし，FLAIR 像は，脳脊髄液の拍動が高信号(脳脊髄液の流入アーチファクト)となり，くも膜下出血と紛らわしいことがあるので注意が必要である．

　最近，比較的短い時間でコントラスト良好な3次元(3D) FLAIR 像を撮像できるようになった．3D FLAIR 像は 0.8～2 mm の等方性ボクセルで撮像し，任意の断面で再構成できる．高い分解能は，特に小さな外傷性病変の検出に有用である[4]（**図 9-3**）．従来の 2D FLAIR 像と比べた 3D FLAIR の利点に，脳脊髄液の均一な抑制による流入アーチファクトの低減があり，流入アーチファクトの影響を受けやすい脳幹部で病変の描出が向上する[4]．脳脊髄液の均一な抑制はくも膜下出血など脳脊髄液内（および近傍）病変にも有用である．3D FLAIR が撮像できる施設では積極的に用いるべきであろう．

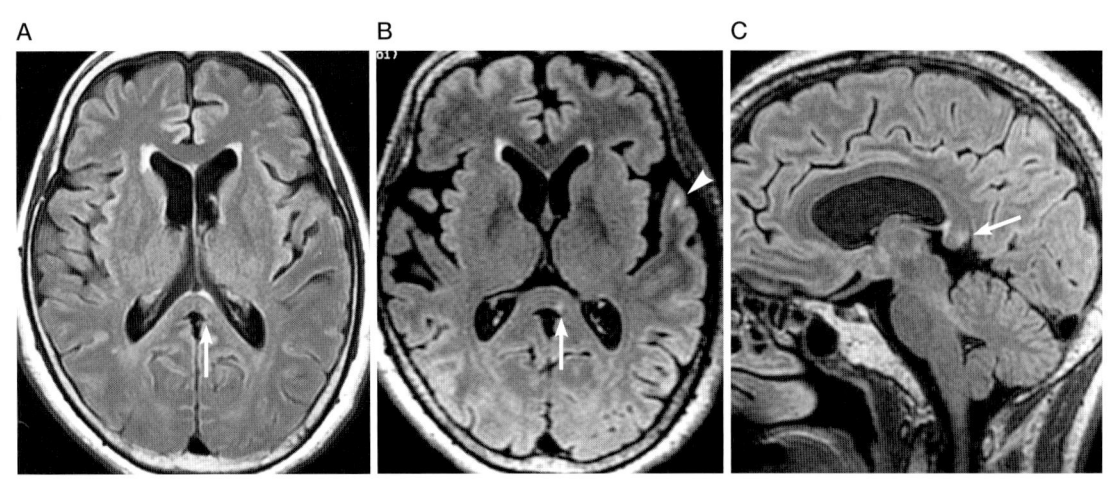

図 9-3 慢性期のびまん性軸索損傷(50歳台女性)
A：2D FLAIR 像，B：3D FLAIR 像，C：3D FLAIR 矢状断像　2D FLAIR 像(A)と比べ，3D FLAIR 像(B, C)では脳梁の小さな病変が明瞭に描出されている(→)．左側頭葉皮質下にもびまん性軸索損傷による病変を認める(▶)．

図 9-4 慢性期のびまん性軸索損傷(14歳女性)
T2*強調像　受傷後より高次脳機能障害を認めた．受傷1年後に撮像されたT2*強調像では，多発する微小出血が低信号域として明瞭に描出されている(→)．

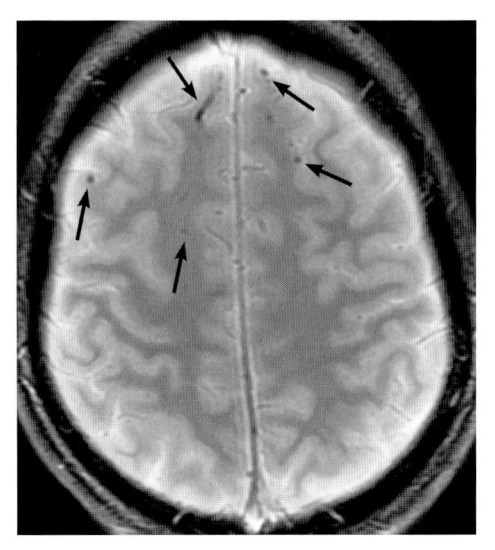

2) T2*強調像

　グラジエントエコー(GRE)法を用いるT2*強調像は，スピンエコー(SE)法より磁化率効果(susceptibility effect)に鋭敏であり，頭部外傷におけるおもな役割は出血の検出である．急性期出血の診断は，MRIはCTに劣るとされてきたが，T2*強調像の検出率はCTと同等と報告されている．また亜急性期，慢性期出血ではCTより感度が高い．T2*強調像は，特に小さな出血の検出に優れており，通常のT2強調像に比較して2倍以上のびまん性軸索損傷を検出できるという(**図 9-4**)[5]．ただしT2*強調像の読影では，出血以外の低信号，すなわち大脳基底核では石灰化，皮質溝付近にみられる場合は脳表血管のflow voidなどとの鑑別が必要である．また，T2*強調像では，出血の新旧の鑑別は困難であり，その他のMR像やCTで総合的に判断する必要がある．

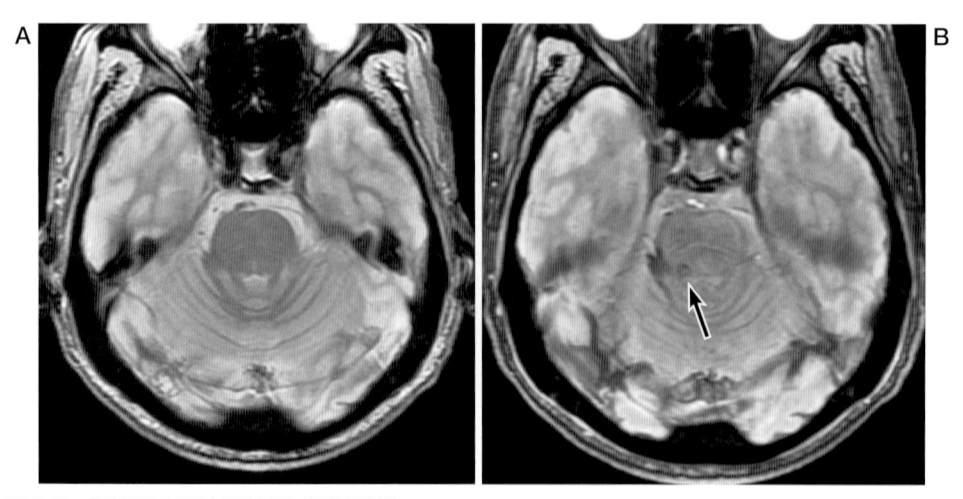

図 9-5　慢性期の脳幹損傷(60歳台男性)
A：T2*強調像，B：SWAN (susceptibility-weighted angiography)　2D T2*強調像(A)で指摘できない橋背側の陳旧性出血が，SWAN(B)で描出されている(→).

3) 磁化率強調画像　susceptibility-weighted imaging：SWI

　最近，磁化率効果を強調する画像がいくつか開発され，出血性病変の検出に応用されている．SWIは従来の強度画像(magnitude image)に位相情報を加えることで作成される．T2*強調像よりもびまん性軸索損傷における微小出血の検出に優れ，SWIでの病変数がびまん性軸索損傷における神経学的予後に相関する[6]．一方，位相情報を用いずに磁化率効果を強調する撮像技術に，SWAN (susceptibility-weighted angiography)がある．SWANでは約3分の撮像時間で，全脳の3次元データを1mm程度の等方性ボクセルで収集できる．また，SWIと同様，微細な出血性病変の検出感度はT2*強調像より高い(図9-5).

　現時点ではSWIやSWANを撮像可能な装置は限られるが，将来的にはT2*強調像に置き替わる可能性がある．

4) 拡散強調画像

① 外傷性脳虚血

　外傷性脳虚血は，二次性損傷のなかで最も重要な病態であり，転帰に直結する．外傷性脳虚血は，脳ヘルニアによる脳血管圧迫，くも膜下出血に伴う血管攣縮，血管自体の損傷，脂肪塞栓症，脳の低灌流など，さまざまな原因により生じる．拡散強調画像は梗塞巣の早期検出に有用であり，MRAは脳動脈の閉塞など脳虚血の病態や原因の推定に必須である．

② びまん性軸索損傷

　早期診断には拡散強調画像が最も鋭敏とされ，拡散制限により病巣が高信号となる．高信号域の範囲および数が，予後に相関するとされる[7]．

③ 脳浮腫

　拡散強調画像では，拡散制限のない血管性浮腫と，拡散制限のある細胞性浮腫を区別で

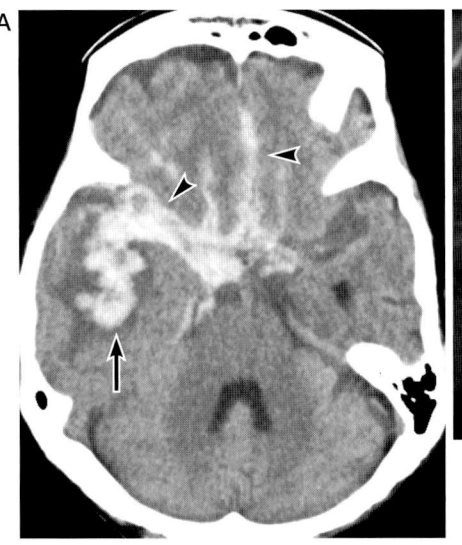

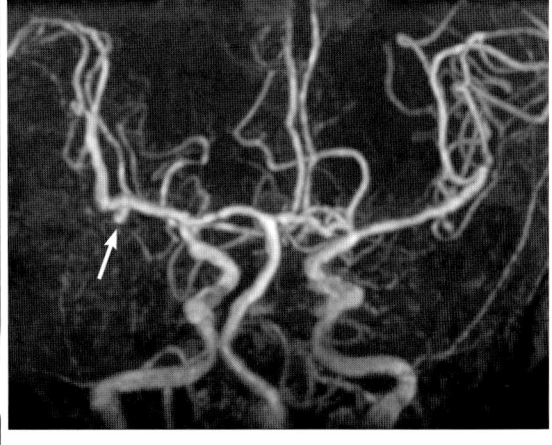

図 9-6 脳動脈瘤破裂(90 歳台男性)
A：単純 CT，B：MRA(正面像)　トイレで転倒し，その後，意識レベルの低下を認めた．CT(A)では，右側頭葉底部に血腫があり(→)，右 Sylvius 裂や前大脳縦裂に沿ってくも膜下出血を認める(▶)．出血性脳挫傷も疑われたが，MRA(B)で右中大脳動脈瘤を認め(→)，同動脈瘤の破裂と診断した．

きる．従来，頭部外傷による浮腫は血管性浮腫とされてきたが，近年は両者の関与が考えられている[8]．すなわち，びまん性軸索損傷に伴う浮腫は細胞性浮腫の場合が多い．脳挫傷では，急性期は細胞性浮腫であるが，経過に伴い挫傷周囲に血管性浮腫が広がる[9]．これらの知見は治療法を考えるうえで重要である．

5) MRA

　MRA は，頭部外傷患者の血管性病変のスクリーニング，特に受傷機転が不明の場合や，血管性病変の経過観察に適している．たとえば，脳動脈瘤が脳実質に穿破して生じた脳出血は，時に出血性脳挫傷と類似した所見を呈する(図 9-6)．また，発見時に既に意識障害があり，診察で打撲痕，CT で頭蓋内出血を認める場合，出血が原因で転倒した可能性もある．よって，脳動脈瘤などの脳血管病変の可能性に常に留意するのが望ましい．

b. 特殊な病態で有用な撮像法

　ここでは，亜急性期・慢性期の合併症として重要な外傷性動静脈瘻，外傷性髄液漏の診断に有用な撮像について述べ，軽症頭部外傷における最近の知見を紹介する．

1) MR DSA(digital subtraction angiography)による外傷性動静脈瘻の診断

　MR DSA では，造影剤を急速静注し連続撮像を行い，造影剤到着前の画像を差分することで血管系のみを描出する．3D time-resolved imaging of contrast kinetics (TRICKS：GE 社)は代表的な撮像法のひとつであり，3D 撮像のため多方向から観察でき

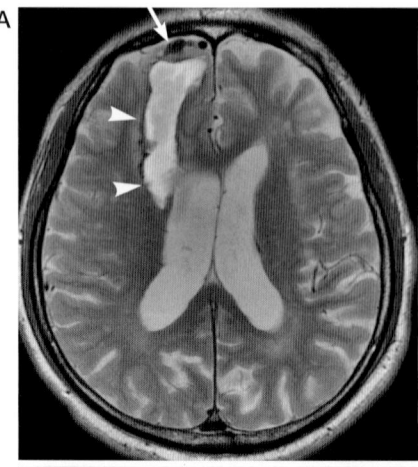

図9-7 脳出血で発症した前頭蓋底の硬膜動静脈瘻(非外傷性)(70歳台男性)
A：T2強調像，B：MR DSAの連続画像　発症11日後に撮像されたT2強調像(A)で右前頭葉底部に亜急性期の血腫を認め(▶)，その近傍に拡張した皮質静脈を認める(→)．MR DSA(B)では，流入動脈である眼動脈の分枝から，前頭蓋底の動静脈短絡(▶)を介して脳表の拡張した静脈(→)が早期に描出されている．

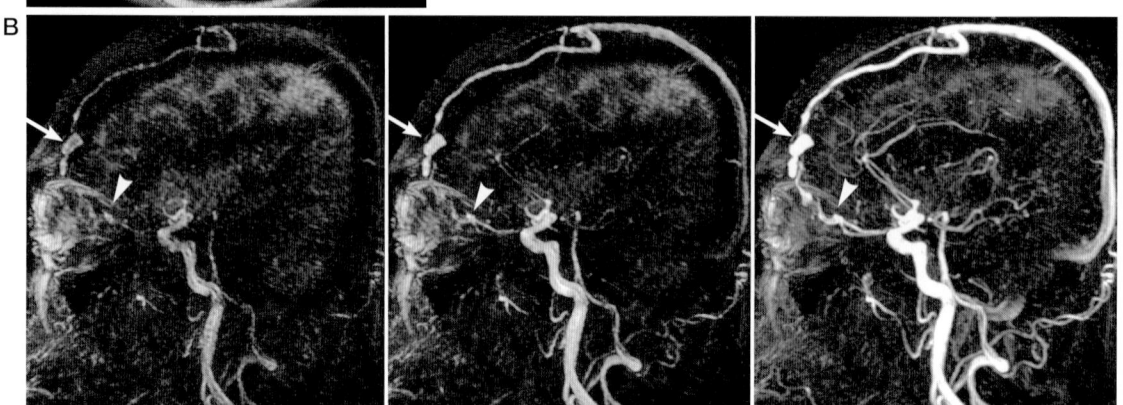

る．通常のMRAでは動脈系の情報しか得られないが，MR DSAでは動脈相から静脈相までの血行動態を描出できる．このため，外傷性の内頸動脈海綿静脈洞瘻や硬膜動静脈瘻の診断に有用である（図9-7．後出の「9.4 随伴性病態」を参照）．また時間分解能を多少犠牲にすれば，大動脈弓部から頸部動脈まで広範囲の動脈損傷が評価できる．

2）3次元高分解能 hydrography による外傷性髄液漏の診断

　外傷性髄液漏とは，頭蓋底骨折に伴い脳脊髄液が硬膜外に漏出する病態である．副鼻腔を介して鼻腔内に漏出するものを髄液鼻漏，外耳道に漏出するものを髄液耳漏とよぶ．発生頻度は頭部外傷の数％と比較的まれだが，放置すれば髄膜炎を引き起こし，時に死に至る重要な合併症である．

　従来用いられてきたRI cisternographyは漏出部位を正確に検出できないため，thin slice CTで頭蓋底骨折の有無を評価するとともに，水信号を強調する高分解能 hydrographyで損傷部から漏出する脳脊髄液を直接検出する(図9-8)．代表的な撮像法にFIESTA (fast imaging employing steady-state acquisition)法(GE社)やCISS (constructive interference in steady state)法 (Siemens社)などがある．

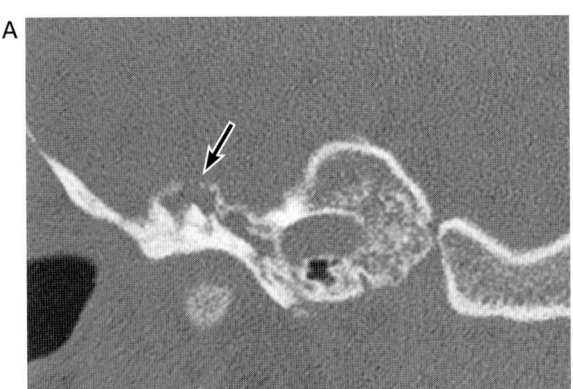

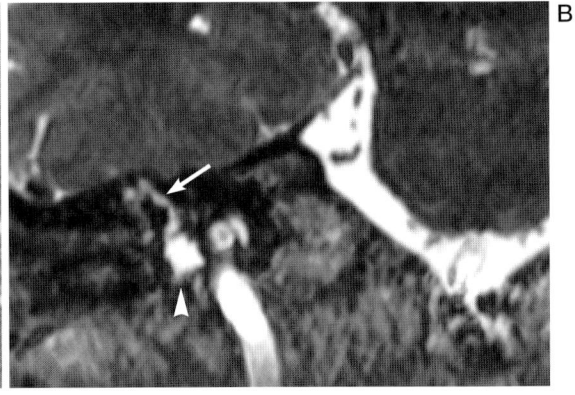

図9-8 交通外傷で生じた髄液耳漏(12歳女児)
A：CT 冠状断像(骨条件)，B：FIESTA 冠状断像　CT(A)では側頭骨上壁に頭蓋底骨折を認める(→)．FIESTA 冠状断像(B)では，硬膜から骨折部を介して側頭骨に連続する線状の脳脊髄液信号を認め(→)，髄液漏の所見である．また，側頭骨内にも漏出した髄液貯溜を認める(▶)．

3) 拡散テンソル画像 / 灌流画像を用いた軽症頭部外傷の評価

9.1 の項で述べた軽症頭部外傷(MTBI)は，通常の MRI 検査で異常を認めない場合が多い．びまん性軸索損傷では MRI で描出されない顕微鏡レベルの病巣が多数あり，これらが MTBI の原因と考えられている．

MTBI 患者の白質を拡散テンソル画像(diffusion tensor image：DTI)で検討した報告では，異方性の強さを表す FA(fractional anisotropy)値の低下がみられている[10]．また，造影剤を用いず，血管内血液の磁化状態を内因性トレーサとして利用する灌流画像，すなわち動脈スピンラベリング(arterial spin labeling)法を MTBI 患者に応用し，視床の脳血流量(cerebral blood flow：CBF)の低下を認めたとする報告もある[11,12]．

c. 動きの補正技術

意識がなく協力が得られにくい頭部外傷患者では，体動によるアーチファクトが診断の妨げとなる．この補正技術の代表的なものに，PROPELLER(periodically rotated overlapping parallel lines with enhanced reconstruction)法がある．PROPELLER は，blade とよばれる単位で回転するようにデータ収集を行い k-space を充填することで，撮像中の患者の体動によるアーチファクトを低減する．また最近，3D prospective motion correction (3D-PROMO)(GE 社)や PACE (prospective acquisition correction)法(シーメンス社)など，位置情報をリアルタイムで補正できる技術が開発された．3D-PROMO は，患者の動きを感知し，リアルタイムにデータ収集することで，3 次元的な動き補正を行う．現段階では，T1 強調像，T2 強調像，FLAIR 像に併用できる．

9.3 頭部外傷の急性期

a. 脳実質外病変

1）頭蓋骨骨折　traumatic skull bone fracture

　頭皮や頭蓋骨に鋭的・鈍的外力が加わることで組織の挫滅や損傷を生じるが，特に頭蓋骨に垂直的な外力が加わった場合には骨折をきたしやすい．大きく頭蓋骨円蓋部骨折と頭蓋底骨折の2つに分けられ，骨折の様式によりさらに線状骨折，陥没骨折，粉砕骨折などに分けられる．急性期の微細な骨折線の診断能にはCTに劣るが，MRIでは頭蓋外板と骨膜との間や板間層などの出血変化や，骨挫傷による浮腫性変化などの描出に有利である．

2）硬膜外血腫　epidural hematoma

　頭蓋骨内板と硬膜との間の，いわゆる硬膜外腔に生じる急性出血によって形成される血腫のことである．原因としては直接的な外力損傷(coup injury)による硬膜動脈枝からの動脈性出血が圧倒的に多いが，時に硬膜静脈洞(蝶形骨頭頂静脈洞や横静脈洞，上矢状静脈洞など)の静脈性出血による場合もある(約10％)．成人の約90％以上で近接した部位に骨折を伴い，かつ片側性である[13]．

　中硬膜動脈枝の破綻によることが多いため側頭から頭頂部に好発するが，小児では後頭蓋窩にもみられることがあり，その場合には小脳天幕(テント)上下に沿って広がりやすい特徴がある．血腫は硬膜を頭蓋内板から引き離しながら増大するため，形態的に凸レンズ状を呈し，一般的には矢状縫合を除き頭蓋縫合線を越えて広がることはないが，小児では時に縫合を越えることがある．動脈性出血の場合には急激な血腫の増大による頭蓋内圧亢進をきたすため，受傷直後で出血が少ない場合にも厳重な経過観察が必要となる．

　診断にはCTが最も有用だが，CTで血腫の局在が硬膜外腔か硬膜下腔かの判断が難しいときや，続発する脳実質内病変(脳挫傷や脳浮腫の程度，軸索損傷の有無など)の評価にはMRIが有用である(BOX 9-3)．

　MRIにおける血腫の信号強度は受傷からの経過時間によって変化する．通常，超急性期にはT1強調像で軽度低～等信号，T2強調像やFLAIR像で等～軽度高信号，急性期(12～72時間程度)ではT1強調像，FLAIR像で高信号，T2強調像で低信号を呈する．T2強調像では血腫によって圧排され，内方に剥離された硬膜が線状の低信号域に描出され(T2 black line)，診断が容易になることがある(図9-9, 10)[13]．

3）急性硬膜下血腫　acute subdural hematoma

　硬膜とくも膜の間の硬膜下腔とよばれる部分に出血が生じることで形成された血腫である．出血源としては硬膜静脈洞と脳表との間に存在する架橋静脈(bridging vein)の破綻がおもだが，架橋静脈のほかに皮質動静脈や表在静脈などの破綻によって生じることもある．通常は外力が加わった反対側に生じる反衝損傷(対側損傷，contrecoup injury)によ

9.3 頭部外傷の急性期 **641**

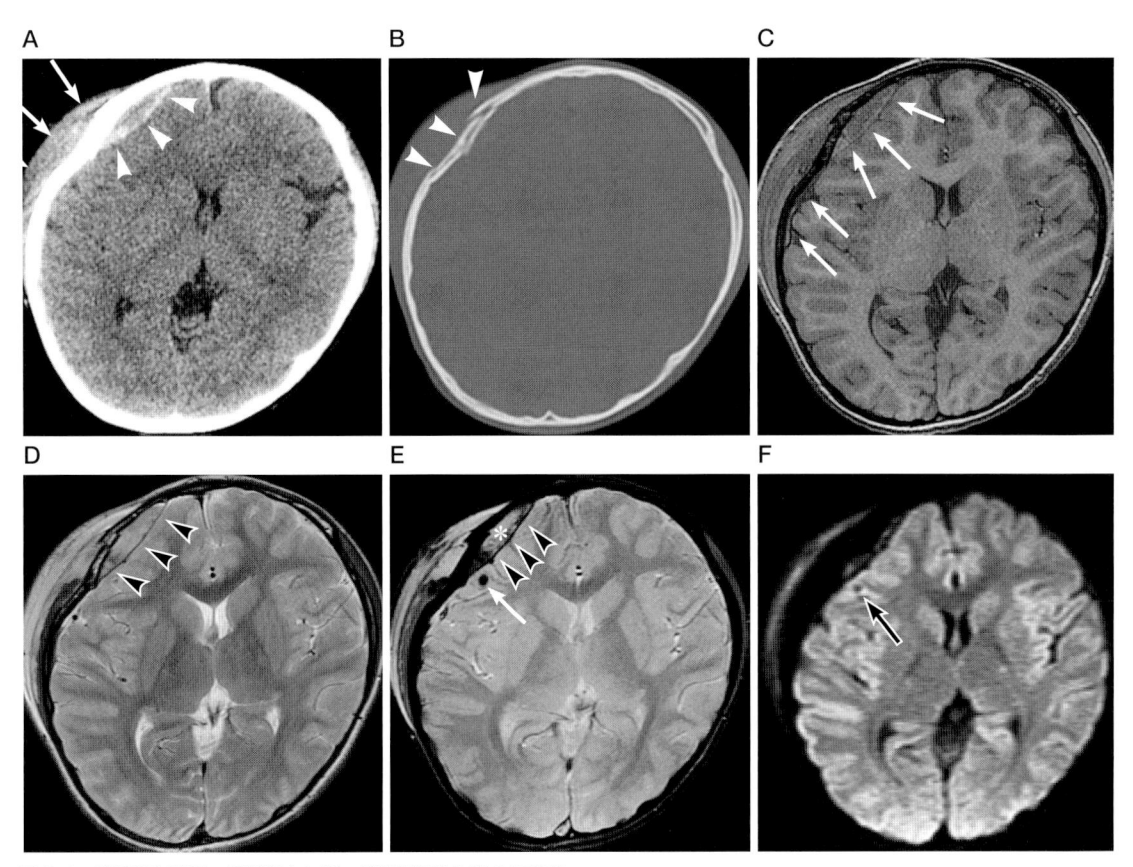

図 9-9 頭蓋骨骨折，硬膜外血腫，脳挫傷（10 歳台男児）
A：単純 CT，B：単純 CT（骨条件），C：T1 強調像，D：T2 強調像，E：T2*強調像，F：拡散強調画像　自転車で走行中に軽トラックにはねられて受傷．単純 CT（A）で右前頭部皮下（→）および頭蓋内に凸レンズ状（白矢頭）の血腫形成を認める．骨条件（B）では血腫存在部に一致して陥没骨折を認める（白矢頭）．血腫の吸収は均一でないが，血腫のヘモグロビン量やヘマトクリット値による影響が考えられる．T1 強調像（C）では血腫の信号は灰白質や白質の信号強度と同等（→）である．T2 強調像（D）では骨折部と血腫の関係がわかりやすい．頭蓋内では圧排偏位した脳実質と血腫との境界部に硬膜が線状の低信号帯（T2 black line）として描出されている（黒矢頭）．T2*強調像（E）では血腫内部が不均一な低信号域（*）に描出されている．また，直下の前頭葉皮質には，T2*強調像（E）や拡散強調画像（F）で小さな点状の強い低信号域がみられ（→），外傷性脳挫傷に伴う微小出血斑と考えられる．頭蓋内では圧排偏位した脳実質と血腫との境界部に硬膜が低信号帯（E，黒矢頭）として描出されている．拡散強調画像（F）ではびまん性軸索損傷を疑わせる脳実質内の異常高信号域はみられない．

BOX 9-3　硬膜外血腫の診断ポイント

- 血腫の形態は凸レンズ状を呈する．凸なほど病変の内圧が高く，増大傾向も強い傾向．
- ほとんどで病変近傍に骨折が存在．
- 中硬膜動脈の破綻が多く，骨折線は中硬膜動脈溝を横切る部分に頻発する．
- MRI では，剝離され内方偏位した硬膜が T2 強調像で線状の低信号にみえる．

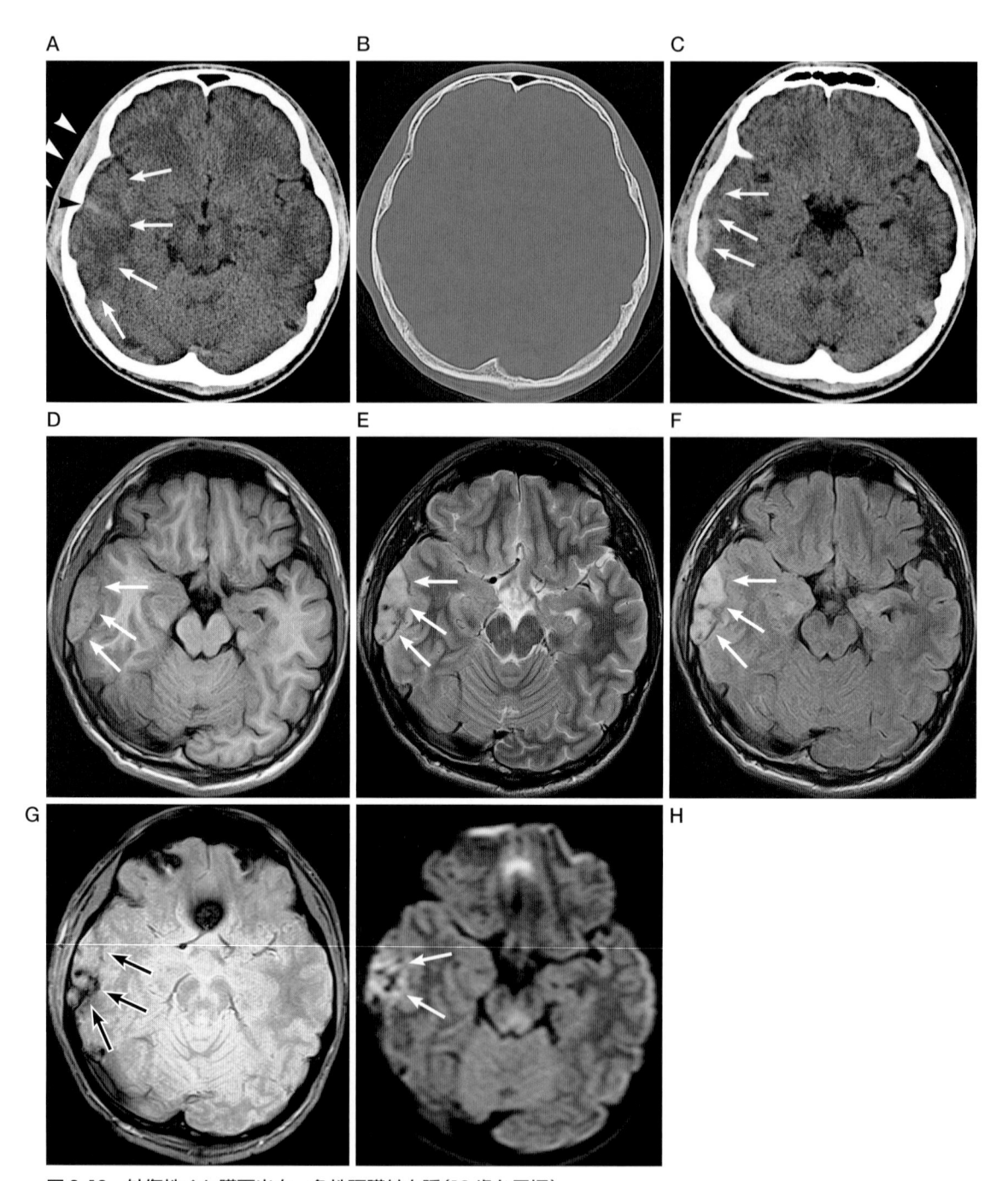

図9-10 外傷性くも膜下出血,急性硬膜外血腫(10歳台男児)
A:単純CT(搬入時), B:単純CT(骨条件)　野球の試合中に打球が頭部を直撃し受傷.受傷時の単純CT(A)で右側頭部皮下に血腫形成と思われる高吸収域と腫脹を認める(白矢頭).直下の右側頭葉皮質には軽度腫脹(→)と,脳回に沿って出血変化と思われる小さな高吸収域(黒矢頭)がみられ,外傷性くも膜下出血の所見である.骨条件(B)では受傷部に明らかな骨折線は確認できない. C:単純CT(受傷後2日目), D:T1強調像(受傷後3日目), E:T2強調像, F:FLAIR像, G:T2*強調像, H:拡散強調画像(b=1000 s/mm²)　受傷後2日目の単純CT(C)ではくも膜下出血による高吸収域は不明瞭に変化しているが,その外側の硬膜外腔に脳実質と境界やや不明瞭な血腫形成を認める(→).受傷後3日目のT1強調像(D)で,血腫(→)は灰白質よりやや高信号,T2強調像(E),FLAIR像(F)で内部やや不均一な高信号を呈する境界明瞭な領域としてみられる.T2*強調像(G)では硬膜外腔の血腫内部や脳表のくも膜下出血によると思われる部分に強い低信号域がみられる(→).また,拡散強調画像(H)でも血腫が不均一な高信号を呈する(→).脳実質内に明らかな拡散制限を示唆する異常信号はない.

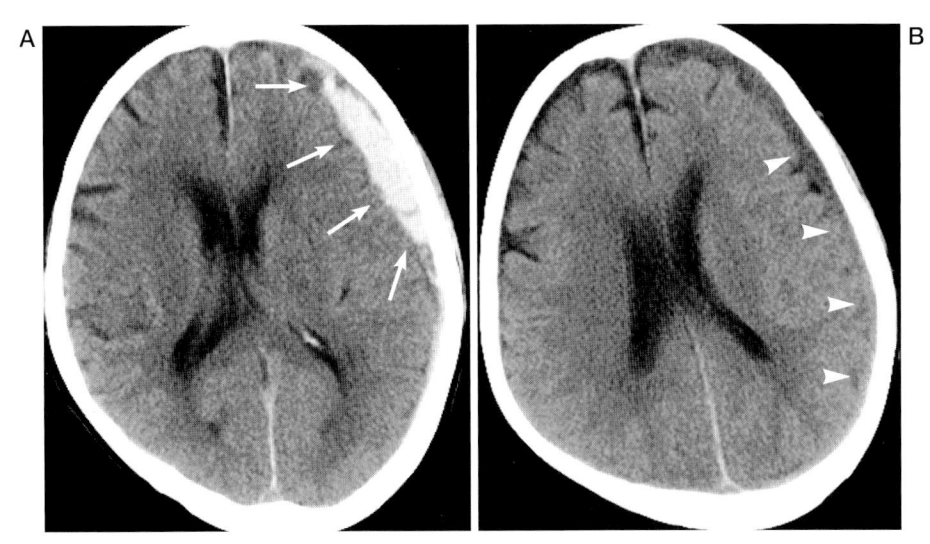

図9-11 急性硬膜下血腫(90歳台男性)
A：単純CT(搬入時)，B：単純CT(4日後)　風呂場で転倒して受傷(意識レベル：JCS-1, GCS-15)．搬入時の単純CT(A)では，左の硬膜下腔に三日月状の低～高吸収域がみられ(→)，新鮮出血による血腫形成が考えられる．無治療にて経過観察後4日目の単純CT(B)では血腫のサイズが縮小，内部の吸収値も低下しており，血腫内部には液面形成(▶)を思わせるわずかな濃度差が生じている．

BOX 9-4　硬膜下血腫の診断ポイント

- 血腫は頭蓋縫合線を容易に越えるが，硬膜付着部を越えて反対側や小脳天幕上下には拡大しない．
- 架橋静脈や脳表の小さな血管の破綻による出血がおもで，骨折との関連性は少ない．
- CT：急性期で三日月状の高吸収域(時に凸レンズ状のことあり)．
- MRI：出血の時期によって多彩な信号を呈する．特にFLAIR像は脳脊髄液に比してコントラスト明瞭な高信号に描出される．

るが，時に衝撃側(coup injury)にも生じる．病変は大脳円蓋部，大脳鎌，小脳天幕に好発し，硬膜外血腫と異なり頭蓋縫合線を容易に越えるが，大脳鎌や天幕を越えて生じることはなく，また骨折との関連性もない．

　硬膜とくも膜との間は結合組織が少ないため，血腫は頭蓋内板に沿って三日月状に広がることが多いが，時に凸レンズ状になることもある．この場合に硬膜外血腫との鑑別が困難なこともあるが，通常，骨折がないことを確認できれば鑑別の一助となる(BOX 9-4)．

　急性期にはCTで三日月状の高吸収域として描出されるのが特徴的だが(図9-11)，くも膜の破綻によって髄液が混入すると血腫内部の吸収値低下をきたし，低～高吸収域が鏡面または液面形成(niveau像，fluid-fluid level)を呈する場合がある．

　亜急性期のCTでは大脳皮質とほぼ等吸収を呈し，血腫の輪郭が不明瞭になるため，

| BOX 9-5 | 外傷性くも膜下出血の診断ポイント |

- 画像診断の第一選択は圧倒的に単純 CT である.
- MRI は CT で診断が難しい少量出血や頭蓋底病変の検出に優れ,亜急性期では FLAIR 像や T2*強調像を併用することで診断能が上昇する.
- 必ずしも外傷性であるとは限らないこともあり,動脈瘤やもやもや病などの血管病変の原因疾患のスクリーニングを行う必要がある.

MRI が診断に有利な場合がある.また,頭蓋底発生や volume の小さな血腫などでも CT に比べて MRI のほうが鋭敏に描出される[14].亜急性期における MRI では,T1 強調像で不均一な等〜高信号,T2 強調像や FLAIR 像で高信号に描出され,特に FLAIR 像は脳実質とのコントラストが明瞭に描出される.慢性期になると血腫周囲に被膜を伴い,造影では被膜が増強される.CT では吸収値が低下,MRI でも血腫の時期によって多彩な信号を呈するが,いずれも脳脊髄液よりやや高い吸収値,異なる信号強度を示す.

4) 外傷性くも膜下出血　traumatic subarachnoid hemorrhage

外傷を契機として,くも膜下腔の脳脊髄液内に出血をきたした状態をいう.出血の原因としては,外傷による直接的な脳表血管の破綻によって生じる場合と,脳挫傷による脳実質内の出血や血腫成分が,間接的にくも膜下腔内に穿破・漏出して生じる場合に分けられる.

一般的に MRI における急性期くも膜下出血の診断能は低く,画像診断の第一選択は CT である[15]が,外傷以外の原因による出血源(脳動脈瘤や血管奇形など)は除外できない(BOX 9-5).MR angiography(MRA)を撮像しておくことが推奨される.単純 CT では脳槽や脳溝内の高吸収域として検出され,急性期の CT 検出率は発症 12 時間以内で 98% 以上,24 時間以内で 93% である.時間経過とともにヘモグロビン濃度が低下するため診断能が低下し,亜急性期以降では 50% 以下とされる[16].一方,MRI の FLAIR 像は発症 3 週間程度は高信号に描出され[17],T2*強調像は急性期より出血後のヘモジデリン沈着が低信号に描出される(図 9-12).有用な撮像法であるが,亜急性期では FLAIR 像での感度が低下し T2*強調像の感度が上昇するため,CT と MRI の FLAIR や T2*強調像を併用することで診断能が上昇するという[18].ただし,FLAIR 像は脳脊髄液による flow related artifact の影響で高信号を呈することがあることや,T2*強調像では出血の新旧を正確に判別するのが困難なことも知っておく必要がある.

b. 脳実質内病変

1) 脳挫傷と外傷性脳内血腫　brain contusion and traumatic intracerebral hematoma

脳挫傷とは,頭蓋底や頭蓋骨の隆起部に,近接する脳表が直接的(直撃損傷 coup injury),またはその反対側に間接的外力(反衝損傷 contrecoup injury)を受けることで生じる

9.3 頭部外傷の急性期 645

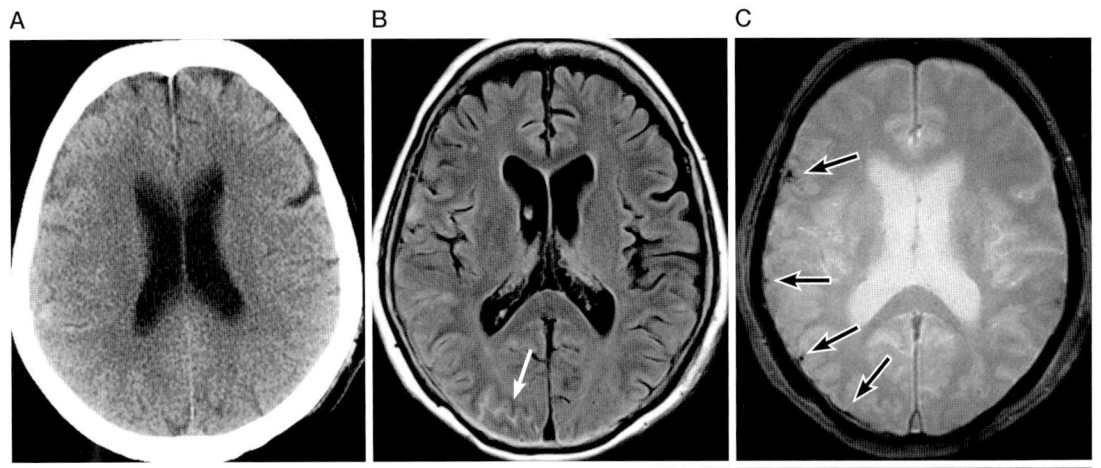

図9-12 外傷性くも膜下出血(60歳台女性)
A：単純CT（搬入時），B：FLAIR像（6日後），C：T2*強調像（6日後），D：MRA（MIP像，6日後） 道路で倒れているところを発見された．搬入時の単純CT（A）では右の脳溝や脳表に沿ってわずかな吸収値上昇域を認め，くも膜下出血の所見である．6日後に撮像されたMRIのFLAIR像（B）では，くも膜下腔や脳表の信号上昇域として描出されており（→），左に比べて脳回にわずかな腫脹がみられる．T2*強調像（C）では出血後のヘモジデリン沈着を反映した強い低信号域を認める（→）．MRA（D）で，動脈瘤などの出血源を疑わせる所見は認めないが，右中大脳動脈遠位側は対側よりわずかに拡張して描出されており（▶），大脳皮質の浮腫性腫脹などの影響による血流の増加やうっ血などを反映している所見と考えられる．

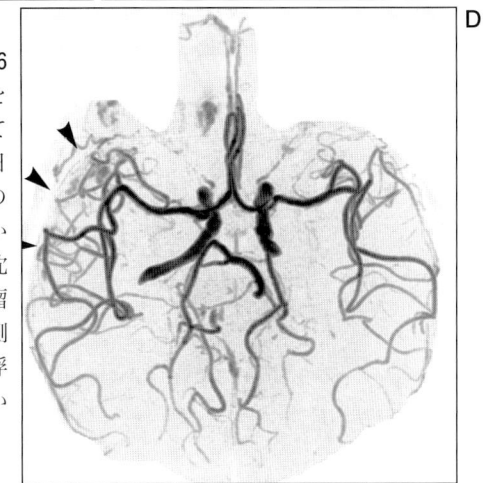

　脳実質の限局性損傷や挫滅のことである．反衝損傷の頻度が多く，好発部位は外傷部直下，錐体骨上縁や蝶形骨背側と接する側頭葉前部，篩板上部や蝶形骨縁と接する前頭葉下面，半球間裂，脳梁などで，まれに小脳下面にもみられる．しばしば両側性や多発性に認められることがあり，診断の際には注意が必要である．
　解剖学的位置の関係上，脳挫傷はCTで描出しにくい前頭葉や側頭葉下面に好発する．MRIはそれらの脳表病変をコントラストよく描出する[14]．最近では3D FLAIRなど3次元的な高速撮像も可能になっており，できるだけ多面的な観察を心がけることが肝要である（BOX 9-6）．
　脳挫傷の約半数には脳内血腫が形成される．CTでは壊死や脳浮腫による低吸収域内に点状もしくは斑状の出血が高吸収に描出され，"salt and pepper"とよばれる．血腫が硬膜下腔に進展する場合には"burst lobe"とよばれる．出血を伴わない場合，受傷後早期のCTでは診断がしばしば困難である．時間経過とともに脳浮腫によって低吸収域が顕在化してくる（図9-13）．
　急性期の出血部はデオキシヘモグロビンを反映してT2強調像で低信号を示し，周囲に存在する浮腫性変化が高信号域として描出される（図9-13 E1）．亜急性期になるとメトヘ

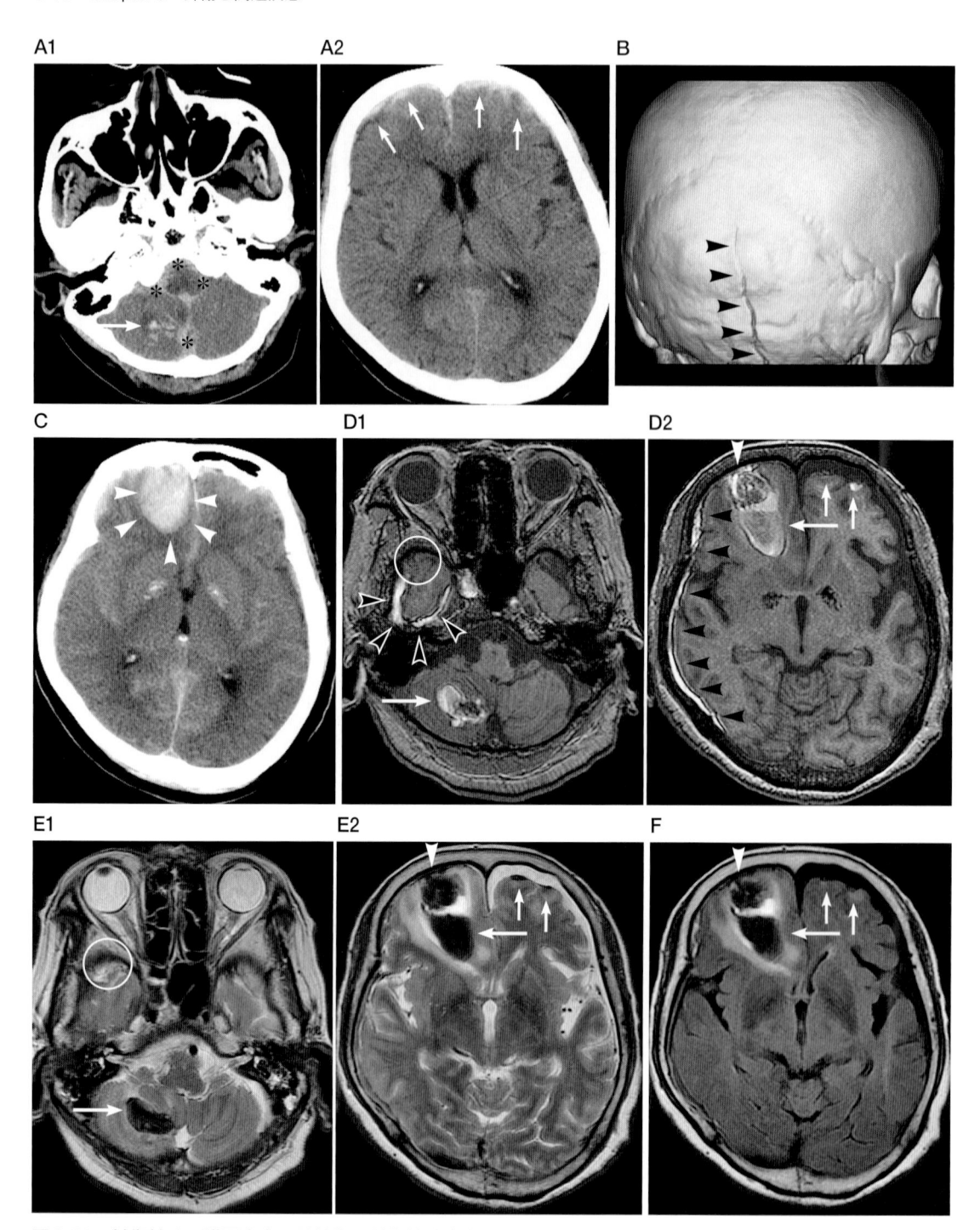

646　Chapter 9　外傷と関連疾患

図 9-13　外傷性くも膜下出血，脳挫傷，外傷性脳内血腫(70歳台女性)
A1, 2：単純 CT(搬入時)，B：3D CT，C：単純 CT(3時間後)，D1, 2：T1 強調像(3日後)，E1, 2：T2 強調像，F：FLAIR 像　荷物の積み下ろし中に誤って 1.2m 下のコンクリート地面に落下し，後頭部より転倒．その後，頭痛と嘔気が出現．搬入時の単純 CT(A1)で延髄周囲や小脳半球裂のくも膜下腔に高吸収域(＊)を認める．右小脳内には出血による高吸収域と，周囲に浮腫性変化と思われる低吸収域を認める(大矢印)．また，天幕(テント)上(A2)では前頭骨直下の脳表に沿った高吸収域を認め(小矢印)，外傷性くも膜下出血および脳挫傷による出血所見である．搬入時の 3D CT(B)では後頭骨に直線上の骨折線が明瞭である(黒矢頭)．入院後，意識レベルが低 ↗

> BOX 9-6　**脳挫傷の診断ポイント**
>
> - 前頭葉や側頭葉の下面やSylvius裂に隣接する脳表に好発．
> - しばしば両側性や多発性に生じ，約半数で脳内血腫を形成する．
> - CT："salt and pepper"や"burst lobe"とよばれる所見がみられる．
> - MRI
>   急性期：T2強調像で出血部が低信号，周囲の浮腫性変化による淡い高信号域．
>   亜急性期：T1強調像，T2強調像でともに境界明瞭な高信号域．
>   慢性期：T2*強調像で出血後のヘモジデリン沈着による強い低信号域．

モグロビンを反映して，T1強調像，T2強調像ともに境界明瞭な高信号を呈する．慢性期では出血によるヘモジデリン沈着を反映して，T2*強調像で低信号域となる．

　外傷性脳内血腫とは，通常，外傷に起因する径3cm以上の脳実質内（おもに大脳白質や基底核，視床などの中心灰白質）に生じた血腫の総称である．発症機序としては脳白質の剪断変形による穿通枝領域の血管損傷によるものと，脳挫傷部に受傷から数時間以上経過したのちに血腫が形成されるものがある．受傷直後から認められる血管損傷による出血は比較的正常な脳内に生じるため，脳挫傷による出血に比べて周囲に浮腫性変化を伴わないことが多い．単独でみられることはまれで，頭蓋骨骨折や脳挫傷，びまん性軸索損傷などを合併することが多い[19]．

2）びまん性軸索損傷　diffuse axonal injury：DAI

　頭部の急激な回転加速・減速により惹起された，脳白質の広汎な剪断や歪みによる損傷で，脳実質内の密度の異なる構造の間に動きのズレが生じて，軸索や穿通血管などにびまん性の損傷・断裂をきたした状態をいう．臨床的には受傷直後より遷延性の重篤な意識障害がみられ，画像上で出血などの粗大な責任病変が認められない場合に最も疑われる病態である．本来は病理組織学的診断名であるため，臨床的にはびまん性脳損傷（diffuse brain injury：DBI）ともよばれる．

図9-13　説明文（続き）
下した際に撮像された約3時間後の単純CT（**C**）では，右前頭葉に粗大な血腫形成が出現している（白矢頭）．3日後に撮像されたMRIでは，右小脳の血腫（大矢印）がデオキシヘモグロビン〜メトヘモグロビンを反映したT1強調像（**D1**）で辺縁部が高信号，T2強調像（**E1**）で強い低信号を呈している．また，右中頭蓋窩にはくも膜下出血後の凝血塊がT1強調像で高信号に描出されている（**D1**，黒矢頭）．同部の硬膜外腔にわずかな血腫形成（○）がみられ，T2強調像（**E1**）では高信号を呈し指摘しやすいが，T1強調像（**D1**）では脳実質と等信号に描出され観察しづらい．右前頭葉の血腫（大矢印）は内部に液面形成がみられ，血腫周囲の浮腫性変化がT2強調像（**E2**）やFLAIR像（**F**）で明瞭である．外側の脳表にはいわゆる"burst lobe"の所見（**D2, E2, F**，白矢頭）もみられる．右硬膜下腔にわずかな血腫形成（**D2**，黒矢頭）を認めるが，T1強調像（**D2**）やFLAIR像（**F**）では明瞭な高信号を呈しており，T2強調像（**E2**）よりわかりやすい．また，左前頭葉の脳表には小さな信号変化がみられ（**D2, E2, F**，小矢印），脳挫傷に伴う微小出血を反映した所見である．さらに左硬膜下腔の拡大（**D2, E2, F**）が出現しており，外傷性硬膜下水腫の所見である．

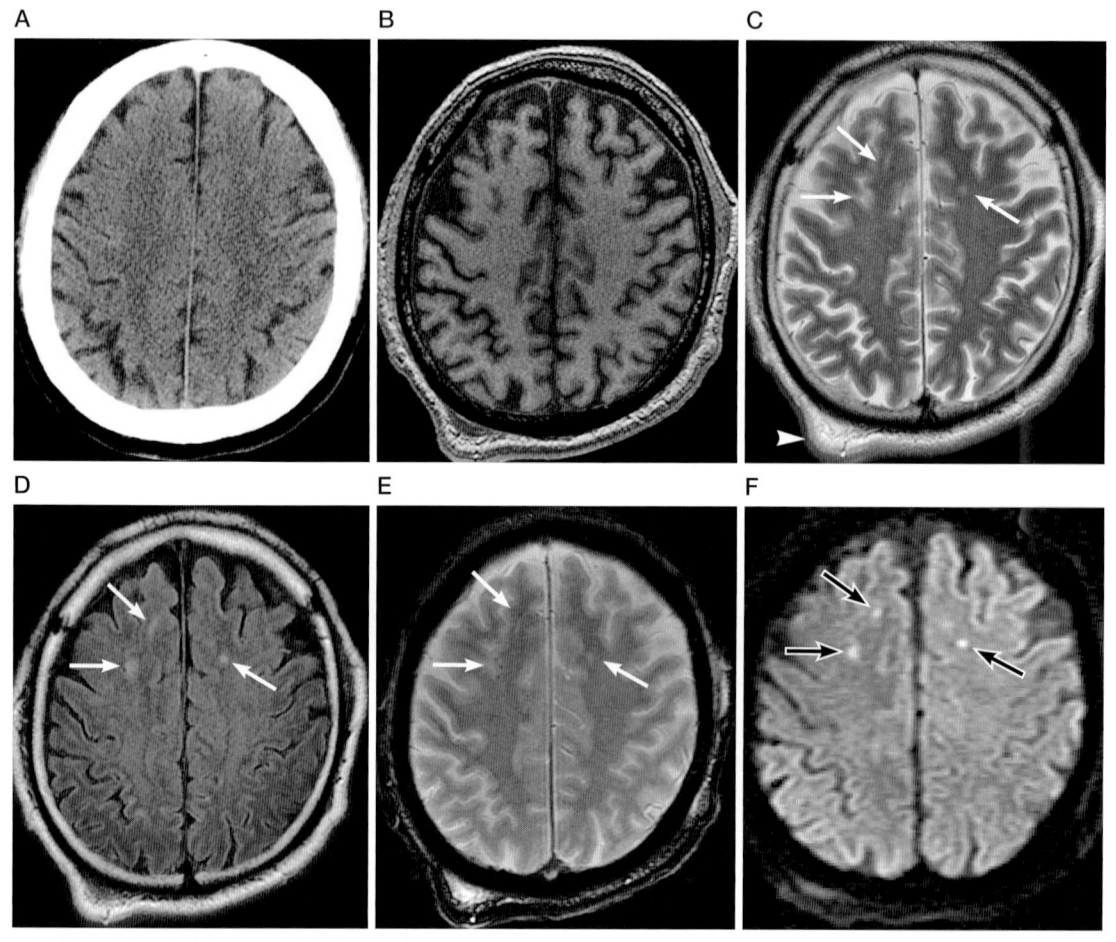

図9-14 びまん性軸索損傷(40歳台女性)

A：単純CT，B：T1強調像，C：T2強調像，D：FLAIR像，E：T2*強調像，F：拡散強調画像(b=1000 sec/mm²)　原付バイクを運転中に軽トラックにはねられ受傷．遷延する意識障害あり．単純CT(A)やT1強調像(B)では頭蓋内に明らかな病変部を指摘しづらい．T2強調像(C)やFLAIR像(D)では，両側の前頭葉白質内に点状〜長円形の小さな高信号域を認める(→)．右後頭部皮下の血腫はT2強調像(C)で高信号に描出されている(▶)．T2*強調像(E)では，両側の前頭葉白質内にわずかに点状の小さな低〜高信号域を認め(→)，微小な出血変化が示唆される．拡散強調画像(F)では，微小出血部が明瞭な高信号に描出されており(→)，高エネルギー外傷に伴うびまん性軸索損傷の所見として矛盾しない．

　脳梁や脳室周囲，大脳脚，上下小脳脚や，前頭葉や側頭葉(特に海馬領域)などの皮髄境界部に好発する．特に脳梁の病変は交通外傷や転落外傷などの高エネルギー外傷によって生じるので，皮髄境界部の病変を合併することが多い(BOX 9-7)．

　CTでは好発部位に一致して出血部が高吸収に，浮腫性変化が低吸収域として描出されるが，受傷早期には所見を指摘できないことも多い．CTでの所見が乏しいにもかかわらず，意識障害が遷延するような場合にはMRIでの診断が不可欠である．MRIでは出血や浮腫性変化に相当する部分がT2強調像やFLAIR像で長円形の高信号域を呈し，特に出血性病変ではT2*強調像や磁化率強調画像(susceptibility-weighted image：SWI)で鋭敏に検出され，点状の低信号域に描出される(図9-14)．また，非出血性病変では拡散強調

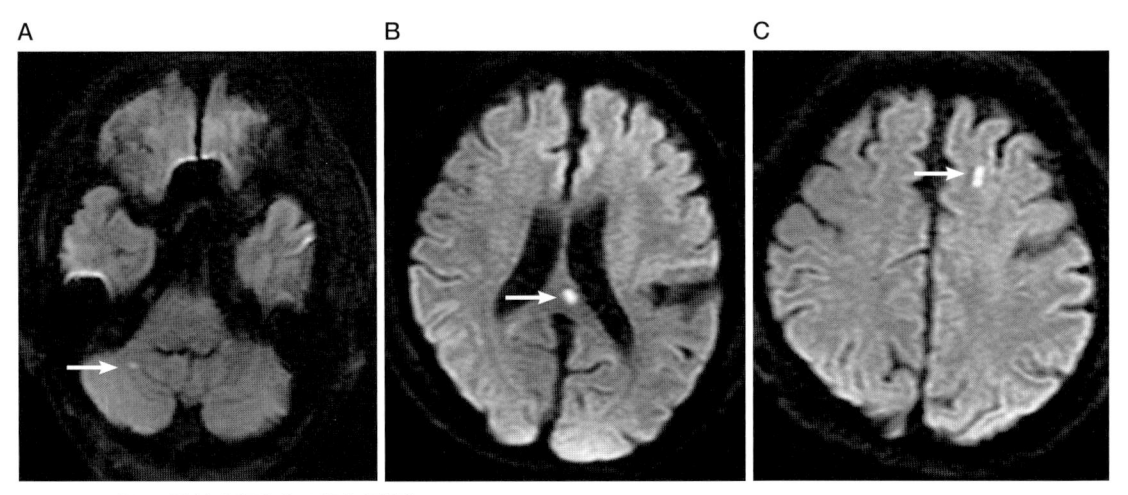

図 9-15 びまん性軸索損傷(50 歳台男性)
A〜C：拡散強調画像(b=1000 s/mm²) 自動車運転中に対向車と正面衝突して受傷．遷延する意識障害あり．拡散強調画像において，右小脳(A)や脳梁膨大部の正中やや左側(B)，左前頭葉皮質下白質内(C)に多発する円形〜長円形の高信号を認め(→)，びまん性軸索損傷が疑われる．

BOX 9-7　びまん性軸索損傷(DAI)の好発部位と画像所見

1) 好発部位
- 脳梁(特に膨大部)，脳幹背側部(特に中脳や橋上部)，大脳皮質下(特に前頭葉や側頭葉)，基底核，視床など

2) 画像所見
- CT：低吸収域(出血病変は高吸収域)だが，急性期では不明瞭なことあり．
- MRI：T2 強調像，FLAIR 像で長円形の高信号域，早期では拡散強調画像で高信号，出血性病変の場合は T2*強調像や磁化率強調画像で点状低信号を呈する．

画像(diffusion-weighted image：DWI)が急性期の診断に有用[19]で，T2 強調像や FLAIR 像で異常がはっきりしない場合にも鋭敏に描出される(図 9-15)．びまん性軸索損傷の急性期には，異方性拡散(fraction anisotrophy：FA)の低下または消失によって，病巣が高信号に描出される．拡散が低下する機序は，おもに断裂した軸索の破壊によって水分子の自由な拡散が制限されることで見かけの拡散係数(apparent diffusion coefficient：ADC)が低下するためと考えられている[9]．拡散テンソル画像(DTI)を用いた研究では，通常の拡散強調画像で異常信号が捉えられない症例で異方性拡散の低下が検出可能という[20]．

　びまん性軸索損傷と類似した画像所見を示す疾患としては，加齢や高血圧，慢性虚血性変化などに起因する大脳白質内の非特異的病変(ischemic leukoaraiosis/undifferentiated bright objects：UBO)や多発性ラクナ(lacuna)梗塞，脳脂肪塞栓症，脱髄性疾患(多発性硬化症や急性散在性脳脊髄炎)などがあげられ，時に鑑別診断に苦慮することも経験する．

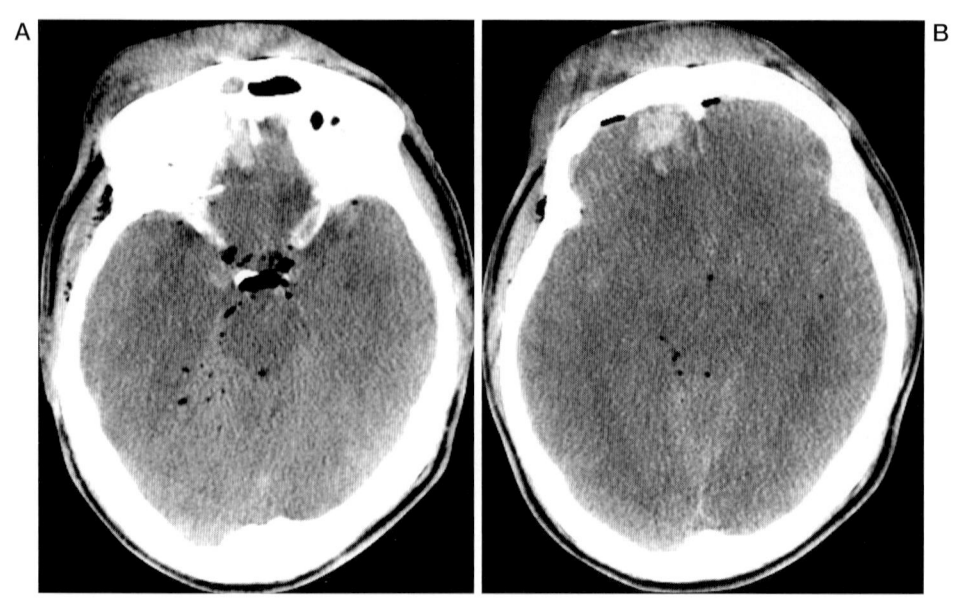

図 9-16　びまん性脳腫脹（30 歳台男性）
A, B：単純 CT　8 トントラックを運転中に居眠り運転をして電柱に激突．単純 CT（A, B）で，前頭部皮下に著明な血腫形成と，頭蓋内では脳挫傷に伴う脳内血腫や空気の混入がみられ，前頭蓋底骨折による脳挫傷および気脳症の所見を認める．また，全体的にくも膜下腔の淡い吸収値上昇と，両側の側頭葉や前頭葉にはびまん性の低吸収域を認め，外傷性くも膜下出血とびまん性脳腫脹（一次性）の所見である．

通常は臨床経過や患者背景，病変の局在や分布，時間的経過による画像所見の変化などを考慮することで鑑別が可能である．

3）びまん性脳腫脹　diffuse brain swelling

　外傷性頭部損傷の重篤例で時にさまざまな病態で，脳エネルギー代謝の障害によって引き起こされる細胞性浮腫と脳血管拡張による脳組織の腫脹が原因とされる[21]．大きくは脳実質の直接的な損傷による一次性（図 9-16）と，ショックや低酸素血症などによって起こる二次性（図 9-17）に分けられる．一次性は成人よりも小児の頭部外傷例で多くみられ，一過性の脳循環障害による脳充血が主たる要因の場合には予後良好である[22]．一方，二次性で生じる場合には予後不良で重篤である．一側性の脳腫脹は急性硬膜下血腫に随伴してみられることが多い．

　CT 所見としては大脳半球のびまん性腫脹による低吸収域が特徴的で，脳室やくも膜下腔の狭小化や消失，白質・灰白質コントラストの不明瞭化を認める．MRI では腫脹した脳回が T1 強調像で低信号，T2 強調像で高信号に描出されるが，実際の臨床で MR 像を目にすることはまれである．

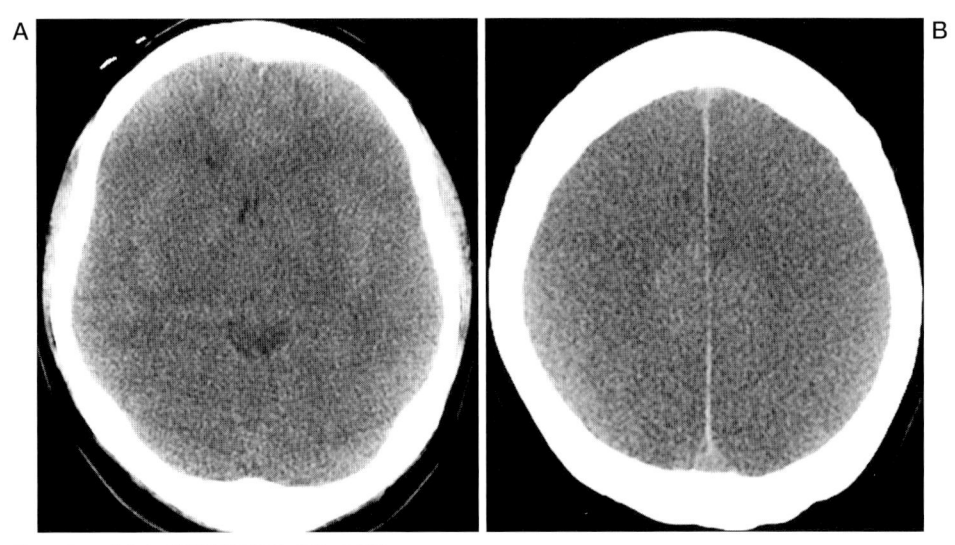

図 9-17　びまん性脳腫脹（20 歳台女性）
A, B：**単純 CT**　高所より転落して救急車にて搬送．多発外傷による臓器損傷，多臓器不全をきたした（意識レベル JCS-300）．単純 CT（A, B）で，両側の脳実質はびまん性に腫脹し，脳溝や皮質-髄質境界の不明瞭化を認め，びまん性脳腫脹（二次性）の所見である．

9.4 随伴性病態

a. 脳ヘルニア　cerebral herniation

　脳ヘルニアは，頭蓋内圧が異常亢進した場合に，脳組織が一定の境界を越えて隣接腔へ嵌入した状態をさす．頭部外傷における脳ヘルニアは，二次性脳損傷であり，脳出血，脳腫瘍，硬膜内外血腫，脳挫傷，脳浮腫など，さまざまな頭蓋内病変が原因で生じる．

　脳ヘルニアには，水平方向と上下（頭尾側）方向の偏位がある．水平偏位では，大脳鎌が障壁となり，上下方向では小脳天幕（テント）と大孔が障壁となる．脳ヘルニアは，ヘルニアを起こす部位または嵌入する脳組織により分類される（BOX 9-8）．おもなものに大脳鎌を介しての水平偏位（大脳鎌下ヘルニア），天幕切痕を介しての下方偏位（下行性天幕切痕ヘルニア）と上方偏位（上行性天幕切痕ヘルニア），大孔を介しての下方偏位（小脳扁桃ヘルニア）がある（図 9-18）[23]．

　頭部外傷において最も多く行われる外科的治療は，頭蓋内圧亢進に対する減圧術である．治療の遅れは重篤な状態を引き起こすので，意識レベルの低下など頭蓋内圧亢進が疑われる患者では，緊急 CT により脳浮腫と脳ヘルニアを確認する．読影のポイントは，脳腫脹の程度，頭蓋内血腫の有無および程度，脳幹周囲脳槽の消失の有無である．MRI が可能な場合には，矢状断や冠状断で脳ヘルニアのタイプと程度を評価する．

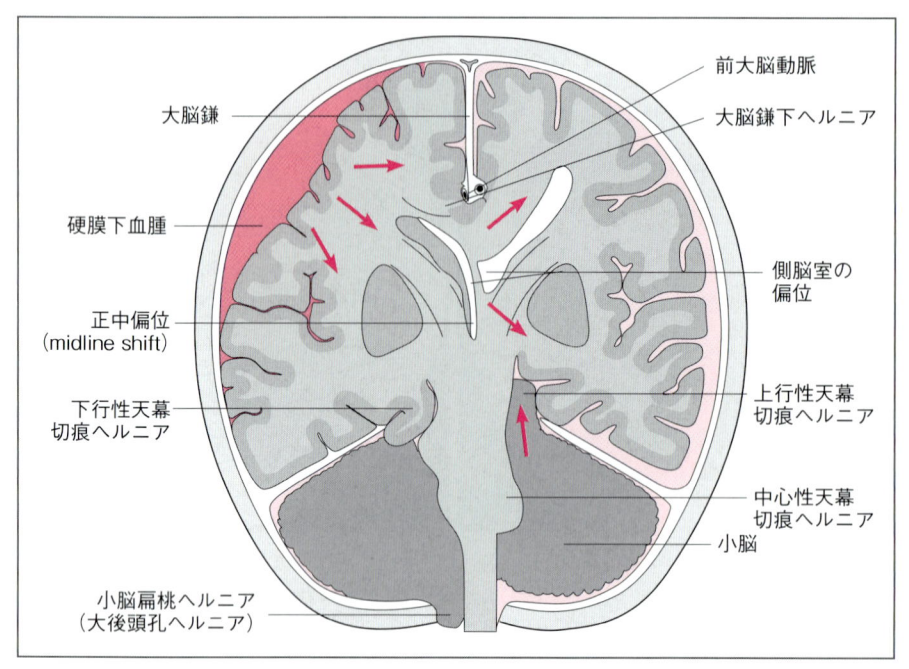

図 9-18 脳ヘルニアの分類
図には示していないが，このほかに，まれではあるが蝶形骨縁ヘルニアがある．

BOX 9-8　脳ヘルニアの分類と画像所見

1) 大脳鎌下ヘルニア
   - 正中構造の偏位，側脳室の圧迫・変形
   - 合併症：前大脳動脈領域の脳梗塞

2) 天幕（テント）切痕ヘルニア
   - 鞍上槽の消失，側頭葉内側による中脳・橋の圧迫
   - 合併症：対側の側脳室拡大，中脳出血，大脳脚の損傷（Kernohan's notch），後大脳動脈領域の脳梗塞

3) 小脳扁桃ヘルニア
   - 小脳扁桃の大孔内への嵌入（MRIの矢状断像で明瞭）
   - 合併症：水頭症

1）大脳鎌下ヘルニア　subfalcian herniation

　帯状回ヘルニアともよばれる．帯状回の一部が，大脳鎌下縁を越えて反対側にヘルニアを起こした状態で，通常は重篤な臨床症状を示さない．CT・MRIでは正中構造の偏位，脳室の圧迫・変形を認める（図9-19）．大脳鎌下ヘルニアにより，前大脳動脈の末梢，脳梁辺縁動脈が大脳鎌により閉塞され，同側の傍中心小葉ないし上前頭回の脳梗塞を生じる場合がある（図9-20）．

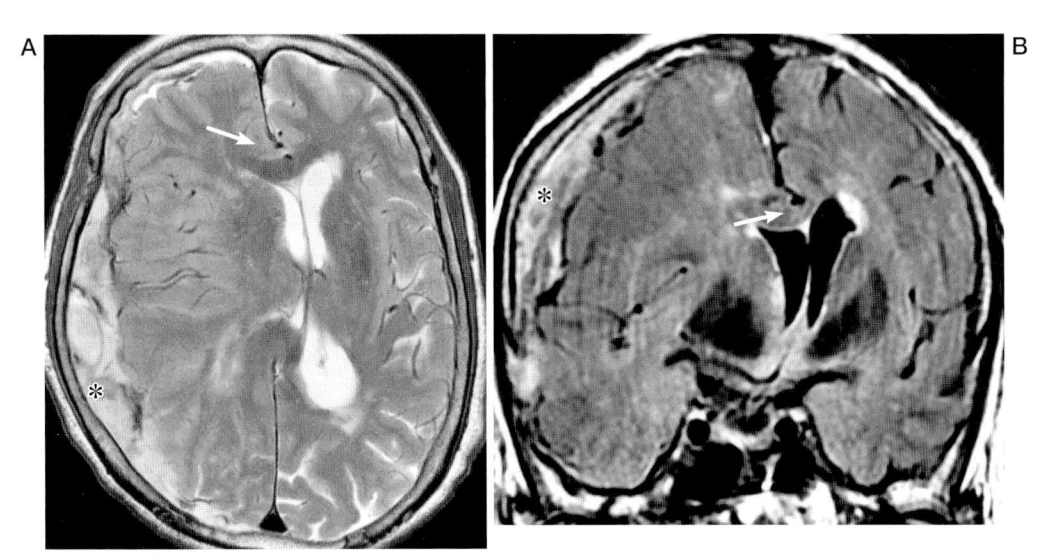

図9-19 右硬膜下血腫による大脳鎌下ヘルニア(80歳台男性)
A：T2強調像，B：FLAIR冠状断像　右硬膜下血腫(*)を認め，右大脳半球は腫脹している．左側への正中偏位があり，帯状回の一部が大脳鎌下縁を越えて左側に嵌入している(→)．

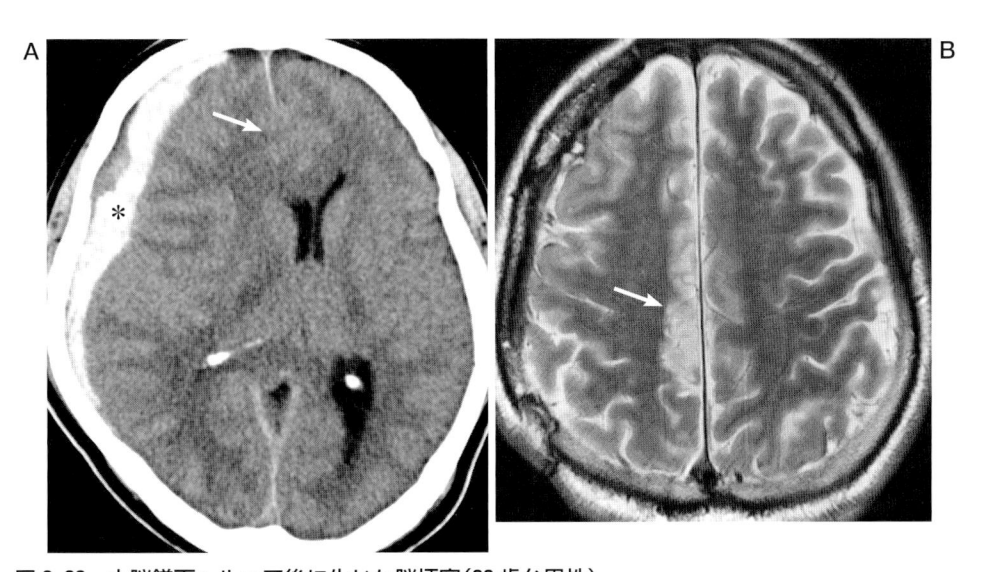

図9-20 大脳鎌下ヘルニア後に生じた脳梗塞(30歳台男性)
A：単純CT(受傷時)，B：T2強調像(受傷1年後)　受傷時のCT(A)で，右硬膜下血腫(*)による左側への正中偏位を認め，大脳鎌下ヘルニアを伴っている(→)．右硬膜下血腫術後に経過観察で行ったMRI(B)で，右前大脳動脈領域に脳梗塞を認めた(→)．

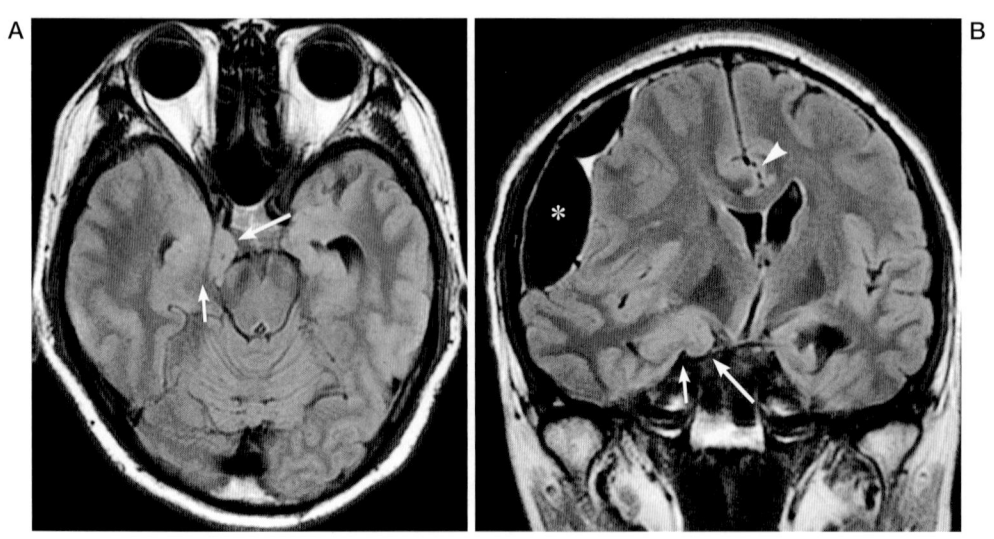

図 9-21　右硬膜下血腫による天幕切痕ヘルニア（鉤ヘルニア）（30 歳台男性）
A：FLAIR 像，B：FLAIR 冠状断像　右硬膜下血腫（＊）を認め，左側への正中偏位を伴っている．鉤部は，天幕切痕（小矢印）を越え下方へ嵌入し（大矢印），中脳を対側に圧排している．大脳鎌下ヘルニアも認める（▶）．冠状断像（B）により，天幕切痕と嵌入した脳との関係が理解しやすい．

2）天幕（テント）切痕ヘルニア　transtentorial herniation

　天幕上腔の圧が高くなり，天幕切痕部の迂回槽内へ，側頭葉内側部（鉤回や海馬回）が嵌入し，脳幹部（特に中脳）が下方・側方に圧迫される．嵌入する脳組織により，鉤ヘルニアまたは海馬回ヘルニアとよばれる．一方，天幕下腔の圧が高い場合，尾側から頭側に向け天幕切痕（四丘体槽）内に小脳虫部が嵌入する．これを逆行性または上行性天幕切痕ヘルニアとよぶ．

　側頭葉内側部の嵌入により，脳幹は中脳部で屈曲され，脳底動脈の牽引も加わって中脳出血をきたしやすい．また，嵌入した側頭葉内側部も虚血状態となり，うっ血，浮腫，出血を生じる．天幕切痕ヘルニアの症状として，意識障害，脳幹部の圧迫による動眼神経麻痺，片麻痺などがあり，時に致死的である．

　画像では，同側の鞍上槽が消失し，中脳や橋が側頭葉内側により圧迫される．これに中脳水道の閉塞が加わると側脳室の拡大が起こる．横断（軸位断）像では，鉤回（図 9-21 A）もしくは海馬回（図 9-22）の嵌入による中脳の圧迫を認める．MRI の矢状断像や冠状断像により，天幕切痕に対する間脳の偏位・嵌入が明瞭となる（図 9-21 B）．偏位した側頭葉により脳ヘルニアと反対側の大脳脚が天幕縁に押しつけられて損傷する場合がある．この時に対側の大脳脚に生じた圧痕は，Kernohan's notch とよばれ，脳ヘルニアと同側の片麻痺を生じる（図 9-23）．また後大脳動脈が嵌入した脳と小脳天幕切痕に挟まれることで閉塞し，後大脳動脈領域に脳梗塞をきたすことがある（図 9-22 B）．

3）小脳扁桃ヘルニア　tonsillar herniation

　大孔ヘルニアともよばれる．天幕下腔の圧が高くなり，小脳下部（特に小脳扁桃）が大孔内に嵌入する．脳脊髄液の流れが閉塞され水頭症となり，呼吸麻痺など延髄圧迫症状によ

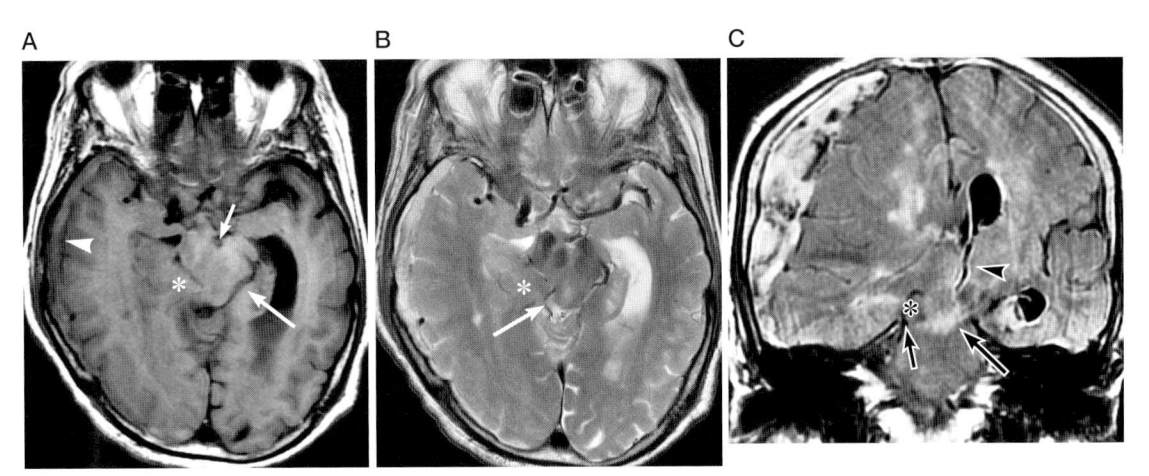

図 9-22 右硬膜下血腫による天幕切痕ヘルニア（海馬回ヘルニア）（80歳台男性）
A：T1強調像，B：T2強調像，C：FLAIR冠状断像　T1強調像（A）では，右硬膜下血腫（白矢頭）により，海馬回（＊）が右側迂回槽へ嵌入し，中脳を左側に圧排している．左迂回槽（大矢印）と脚間槽（小矢印）は，圧迫され狭小化している．T2強調像（B）では，後大脳動脈（大矢印）が，嵌入した海馬回（＊）と中脳に挟まれ偏位している．FLAIR冠状断像（C）では，テント切痕（小矢印）を越え嵌入した海馬回（＊）により，脳幹は圧迫され高信号を呈している（大矢印）．第三脳室（黒矢頭）は圧迫され，左側脳室は拡大している．

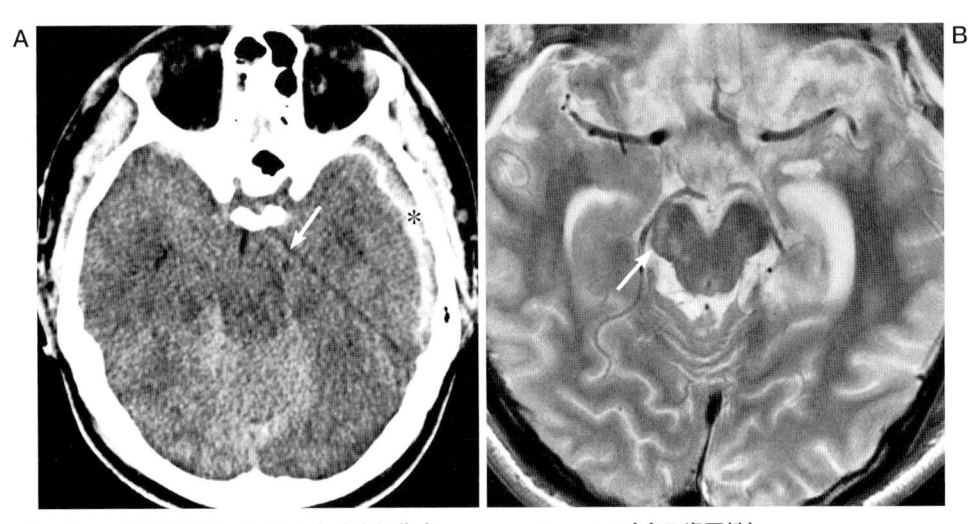

図 9-23 交通外傷後に認めた大脳脚損傷（Kernohan's notch）（17歳男性）
A：単純CT（受傷時），B：T2強調像（受傷1か月後）　受傷時のCT（A）では，びまん性脳腫脹により脳幹周囲の脳槽が不明瞭となっている．また嵌入した左鉤部（→）が，中脳を右側に圧排している．左硬膜下血腫（＊）あり．経過観察で行ったMRI（B）では，右大脳脚に損傷を認め，いわゆるKernohan's notchの所見である（→）．

り死亡する場合がある．小脳扁桃ヘルニアはMRIの矢状断像により，大孔と扁桃との位置関係などが明瞭に描出できる（図 9-24）．

4）蝶形骨縁ヘルニア　sphenoid ridge herniation

前頭葉底面の一部が，蝶形骨隆起を越え中頭蓋窩に嵌入するもので，まれである．

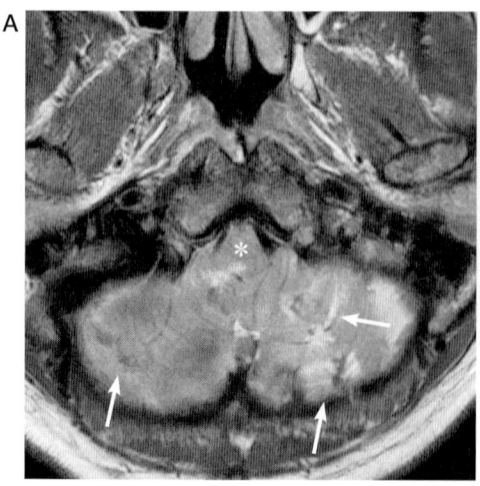

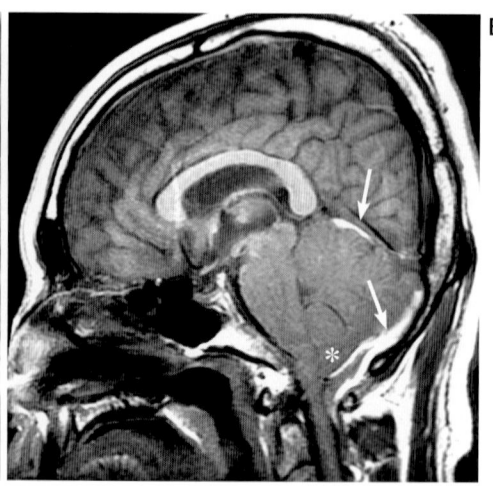

図 9-24　小脳の挫傷による小脳扁桃ヘルニア(40歳台男性)
A：T2強調像，B：T1強調矢状断像　T2強調像(A)で，両小脳半球に脳挫傷(→)と腫脹を認め，延髄(＊)は前方に圧排されている．T1強調矢状断像(B)では，脳腫脹と硬膜下血腫(→)により後頭蓋窩はタイトな状態であり，小脳扁桃(＊)は大孔へ嵌入している．

b. 脳脂肪塞栓症　cerebral fat embolization

　大腿骨をはじめとする長管骨骨折もしくは軟部組織の広範な挫滅を伴う外傷，手術，熱傷，炎症を契機に中性脂肪が循環系に流入し，肺，脳，皮膚に脂肪塞栓症をきたす症候群である．長管骨骨折での発生率は0.9〜2.2%とされ[24]，受傷後12〜48時間の潜伏期を経て発症することが多い．発生機序についての定説はないが，脂肪滴が直接静脈内に流出し，大きな脂肪滴では重篤な肺塞栓，右心不全を引き起こすとされる．時間を経て脂肪滴は小さくなり，肺循環を通過して脳を含めた全身循環へ流出する．この脂肪塞栓に続発し，毒性をもつ遊離脂肪酸が発生し，血管内皮に化学的障害を生じるとの説がある[25]．確立された予防や治療法はないが，早期診断による呼吸器管理が重要である．

　診断基準として，Gurdの診断基準[26]，鶴田の診断基準[27]がある．両診断基準の大基準でもある三大徴候は，呼吸器症候，中枢神経症候，皮膚点状出血である．中基準や小基準には，低酸素血症，ヘモグロビン値低下，尿中脂肪酸，血小板減少，赤沈亢進，血清リパーゼ上昇，血中遊離脂肪滴などがあり，大基準と複数の中小基準の証明により臨床的に診断される．

　意識障害，痙攣，麻痺など中枢神経症候を呈する場合は，脳脂肪塞栓症とよばれる．その病理像は，広範な多発微小梗塞と大脳白質を中心とした微小出血である．微小出血が生じる理由として，脂肪滴で生じた炎症反応による血管透過性の亢進が考えられている．脳脂肪塞栓症の診断は，CTよりMRIが優れる．急性期および亜急性期の病巣は，T2強調像やFLAIR像で多発性の円形ないし楕円形の高信号域となる(図9-25)．拡散強調画像は早期診断に有用であり，病変は多発する高信号域として認められる(低信号の脳実質を背景に高信号病変が多発するため"starfield pattern"とよばれる)[28]．また，微小出血により，病変がT2*強調像や磁化率強調画像(SWI)で低信号を呈する場合がある．

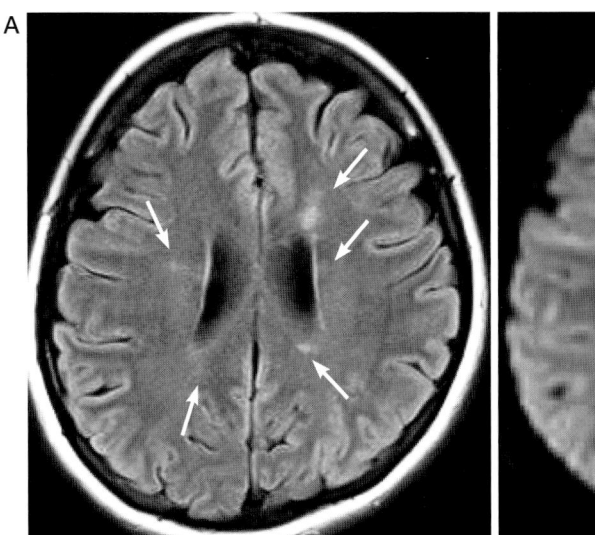

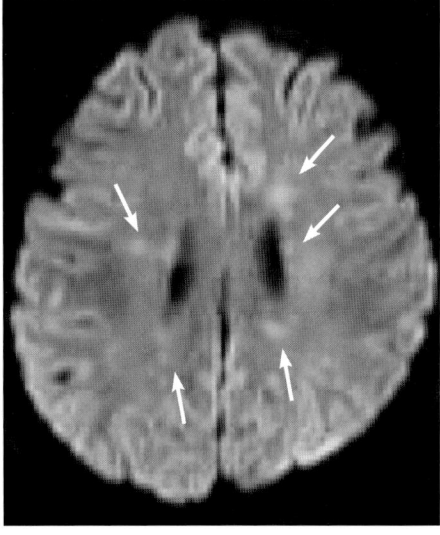

図 9-25 脳脂肪塞栓症(17歳女性)
A：FLAIR像，B：拡散強調画像　交通事故による左大腿骨骨折で入院．入院後2日目に呼吸困難が出現した．FLAIR像(A)と拡散強調画像(B)で側脳室周囲白質に多発する高信号域を認める(→)．病変の一部には，ADC値の低下を認めた．（久留米大学放射線科 内山雄介先生のご厚意による）

c. 血管性病変

　頭部外傷では，さまざまな血管性病変が生じる．ここでは，そのおもな病態である閉鎖性外傷性動脈損傷と外傷性動静脈瘻について述べる．外傷性動脈損傷は，損傷される動脈により頸動脈損傷と椎骨動脈損傷に分けられ，頸動脈損傷は，さらに頭蓋外と頭蓋内に分類できる．

1) 外傷性頸動脈損傷

　閉鎖性頭部外傷による頸動脈損傷は，内頸動脈分岐部より2〜3 cm遠位に多く，頭蓋内の内頸動脈損傷はまれである．外傷性頸動脈損傷は閉塞に進展しやすく，動脈瘤を形成する頻度が高い．

　頭部外傷では説明できない中枢神経症状を呈する場合は，動脈損傷を疑う．特に頭蓋底骨折患者では頭蓋内脳血管損傷を除外する必要があり，緊急時には，骨折を評価でき，広範囲の撮像が可能な CT angiography を選択する．造影剤を用いない MRA は，状態の安定した患者の血管性病変のスクリーニングや経過観察に適している．MRA は，血流情報であるため，頭蓋内動脈の描出が弱い場合は，頸部など中枢側の動脈損傷を疑う．時に，MRA で閉塞した動脈内が高信号となり，血流信号と紛らわしい場合がある．

① 閉鎖性頸動脈損傷(頭蓋外)

　頭蓋外での頸動脈損傷の機転には，頸部の直接打撃や頸動脈の伸展による損傷，軸椎ないし環椎の外側部に頸動脈が圧迫される内膜損傷がある．最も多いのは血管の伸展で，内膜の断裂が血管腔の解離を引き起こし，血管狭窄，閉塞に至る．また，損傷部に形成され

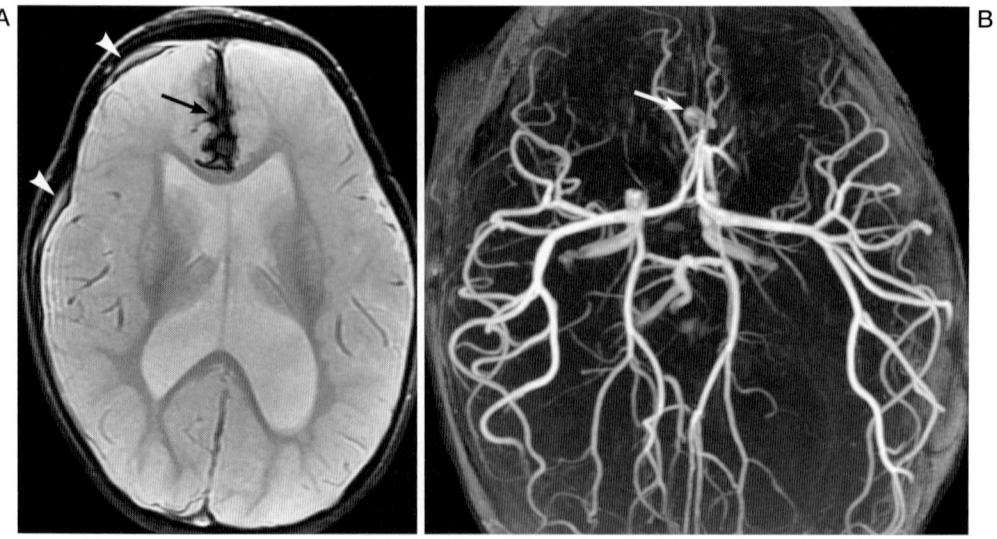

図 9-26　小児虐待による外傷性仮性動脈瘤(1 歳女児)
A：T2*強調像，B：MRA　T2*強調像(A)で，前大脳縦裂に沿ってくも膜下出血を認める(→)．右硬膜下血腫あり(▶)．MRA(B)では，前大脳動脈遠位部に外傷性脳動脈瘤を認める(→)．手術で仮性脳動脈瘤によるくも膜下出血が確認された．

た血栓により，塞栓性脳梗塞を生じる場合がある．

② 閉鎖性内頸動脈損傷(頭蓋内)

　頭蓋内の内頸動脈損傷は，損傷部位により末梢性と頭蓋底部に分けられる．末梢性は，大脳鎌縁による損傷が多い．頭蓋底部は，海綿静脈洞部，床上部，錐体部での損傷が多く，骨折に伴う横断損傷，もしくは受傷時の血管伸展による損傷と考えられる．
　外傷性頭蓋内脳動脈瘤は，若年男性に多く，高頻度に骨折を伴う．受傷後 1〜2 週間に多く，急速に増大し，自然消退はまれである[23]．初回の画像検査で指摘できず，後に発見されることがあるため，骨折例など重症例では MRA で経過観察する．外傷性脳動脈瘤のなかでも，仮性動脈瘤は動脈壁が全損しており，周囲は器質化した血腫や線維性組織で覆われている．発生機序について，前床突起上部脳動脈瘤は外傷時の急激な伸展あるいは捻れ，前大脳動脈瘤は大脳鎌縁による挫傷あるいは牽引(図 9-26)，中大脳動脈瘤は蝶形骨縁での挫傷または頭蓋骨穹窿部の骨折に伴う直接損傷とされる．外傷性頭蓋内動脈瘤は，通常の動脈瘤と異なり，頸部がなく，末梢部に多く，分岐部に関係なく生じる．

③ 閉鎖性椎骨動脈損傷

　頸動脈損傷に比べ，まれである．損傷機転には，直接損傷や脱臼骨折に伴う伸展がある．
　スポーツや整体など頸部の屈曲運動により椎骨動脈に解離が生じる場合がある．特徴的な症状は後頭部・後頸部痛であり，20〜40 代の男性に好発する．動脈解離の特異的な MRI 所見として，壁内血腫の高信号が T1 強調像あるいは MRA の元画像でみられる．また，頻度は高くないが，動脈内腔の不整な狭小化(string)と解離性動脈瘤を反映する拡張(pearl)を認めることがある．動脈解離は診断困難な場合も多く，経過観察での動脈の形態の変化が参考となる．

2) 外傷性動静脈瘻

外傷により生じる動静脈瘻には，内頸動脈海綿静脈洞瘻と硬膜動静脈瘻がある．

内頸動脈海綿静脈洞瘻は，内頸動脈と海綿静脈洞が直接短絡（シャント）した直接型と，内・外頸動脈の硬膜枝を介して短絡した間接型があり，直接型の大部分は外傷性である．頭蓋底骨折を伴う頻度が高く，海綿静脈洞内を走行する内頸動脈壁に断裂が起こり，海綿静脈洞との間に動静脈瘻を生じる．外傷性は一般に短絡（シャント）量が多く，拍動性眼球突出，結膜充血浮腫，頭部雑音など特徴的な臨床像を認める頻度も高い．受傷24時間以内の発生は30%程度であり，13%は2か月以上経過して発生する[23]．このため，頭蓋底骨折例では臨床像を含めた経過観察が必要である．なお，外傷性でない特発性内頸動脈海綿静脈洞瘻の大部分は，海綿静脈洞部硬膜動静脈瘻である．

MRIでは，患側の海綿静脈洞の拡大とflow void，上眼静脈の拡張を認める．MRAでは，海綿静脈洞内がシャント血流により高信号を呈し，上眼静脈や下錐体静脈が流出路として描出される[29]（図9-27）．造影剤を用いたMR DSA（「9.2 外傷のMRI診断法」参照）でシャント血流を証明できれば，診断は確定する．侵襲的な血管造影は，血管内治療を目的として行う．

一方，硬膜動静脈瘻の成因についてはさまざまな議論があり，外傷も一因と考えられるが，硬膜動静脈瘻の患者に外傷の既往を認めることはまれである．外傷性の機序としては，二次的に静脈洞に血栓や炎症を生じ，これらの器質化や再開通の過程で静脈短絡（シャント）が生じると考えられる．

d. 脳脊髄液減少症（低髄液圧症候群） cerebrospinal fluid hypovolemia

脳脊髄液減少症は，脳脊髄液が持続的ないし断続的に漏出することで減少し，頭痛，頸部痛，めまい，耳鳴り，視機能障害，倦怠感などさまざまな症状を呈する疾患である[30]（Chapter 11の「11.3 低髄液圧症と脳脊髄液漏出症」，p.762を参照）．以前は，「低髄液圧症候群」として知られていたが，脳脊髄圧が正常な場合があるなどの理由により，本邦では脳脊髄液減少症とよばれることが多い[31]．最近では，病態をより反映した「脳脊髄液漏出症」を用いることもある．主要な症状である頭痛は，坐位や起立位で増悪し，臥位で軽減する．腰椎穿刺，開頭・脊髄手術，外傷などが原因となるが，特発性の頻度が高い．外傷に伴う脳脊髄液減少症と診断するための条件は，外傷後30日以内に症状が出現し，外傷以外の原因が存在しないことである．

診断は特徴的な頭痛や画像所見によりなされる．MRミエログラフィ，CTミエログラフィ，RI脳槽シンチグラフィにより，脳脊髄液の漏出を直接証明できれば診断が確定する．MRミエログラフィはCTミエログラフィより低侵襲であり，くも膜下腔と連続する硬膜外の水信号が「確実」所見とされる．CTミエログラフィでは，くも膜下腔と連続する硬膜外造影剤漏出を認めると診断は確定する．RI脳槽シンチグラフィではいくつかの間接所見も有用である．すなわち，髄液腔に注入されたRIは，通常，くも膜顆粒から吸収され体循環に入り腎臓から排泄されるが，脳脊髄液漏出があると，RIがくも膜顆粒まで到達する時間が遅延する．この所見は髄液循環不全とされ，脳脊髄液漏出の間接所見として重要である．一方，漏出したRIは，速やかに体循環に入り，腎臓から排泄され，通常

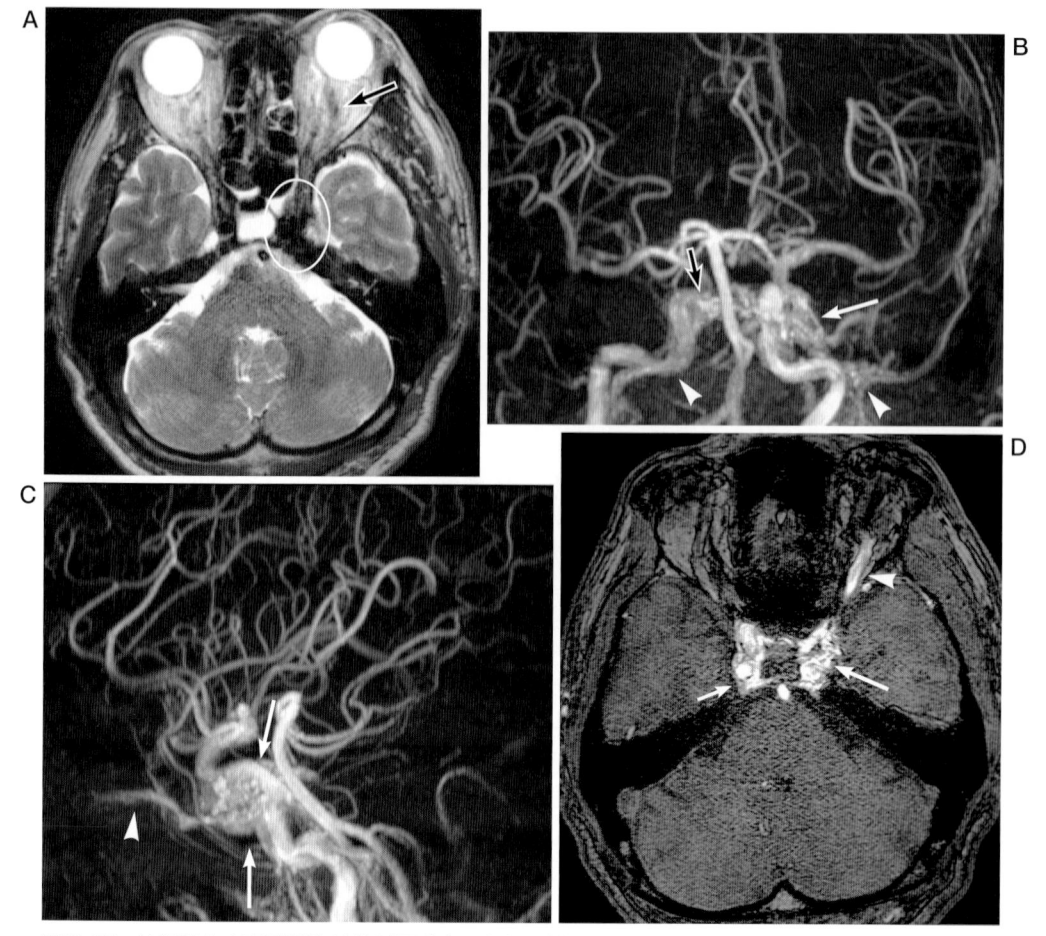

図9-27 外傷性左内頸動脈海綿静脈洞瘻(50歳台男性)
A：T2強調像，B：MRA正面像，C：MRA側面像，D：MRA元画像　交通事故の直後より，両側眼球の突出と左側頭部にbruitを認めた．T2強調像(A)で，左海綿静脈洞部に拡大とflow voidを認める(楕円内)．両側眼窩内脂肪組織は腫大し，両側眼球の突出を認める．左上眼静脈は拡張している(大矢印)．MRA正面像(B)では，動静脈瘻によるflow voidが，左海綿静脈洞(大矢印)から鞍部を介して右海綿静脈洞(小矢印)に連続して認められる．また，流出路である錐体静脈(►)が高信号を呈している．MRA側面像(C)では，左海綿静脈洞(大矢印)から流出路である左上眼静脈(►)に連続するflow voidを認める．MRA元画像(D)では，flow voidによる高信号域が，左海綿静脈洞(大矢印)から鞍部を介して右海綿静脈洞(小矢印)に連続して認められる．MRA元画像でも，左上眼静脈は拡張し，高信号を呈している(►)．(熊本大学放射線科　北島美香先生のご厚意による)

より膀胱が早期に描出される(早期膀胱内RI集積)．ただしこの所見には個人差が大きく，診断基準での参考にとどめられている．

　頭部MRIでは，びまん性硬膜肥厚，前頭部・頭頂部の硬膜下腔の開大，硬膜下水腫・血腫，小脳扁桃の下垂，脳幹の扁平化，側脳室の狭小化，頭蓋内静脈の拡張，下垂体の腫大など多彩な所見を呈するが(**図9-28**)，基本となる形態変化は脳脊髄液減少による脳の下方偏位とそれに伴う静脈および硬膜下腔の拡大である(**BOX 9-9**)．造影剤投与により，びまん性硬膜肥厚や頭蓋内静脈拡張の観察が容易となる．本疾患の診断基準では，びまん

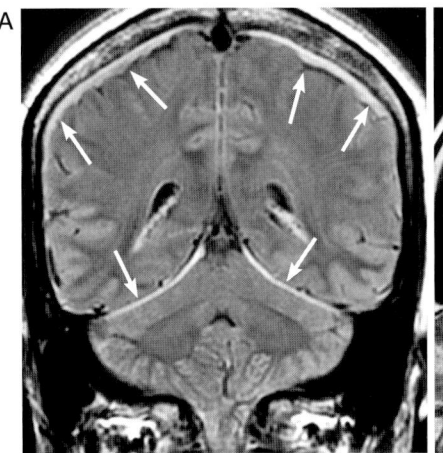

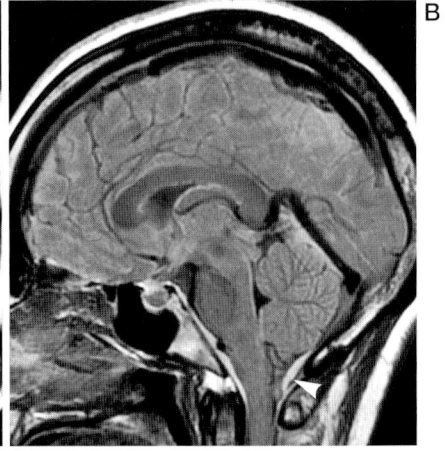

図 9-28 脳脊髄液減少症(30 歳台女性)
A：FLAIR 冠状断像，B：FLAIR 矢状断像，C：T2 強調像(頸椎レベル)　立位で増悪し，臥位で改善する頭痛を認めた．両側対称性に円蓋部と天幕に沿って薄い硬膜下血腫を認める(→)．脳の下方偏位を認め，小脳扁桃は大後頭孔より下垂している(▶)．頸椎レベルT2 強調像(C)では，硬膜外腔に拡大と貯留液を認める(→)．

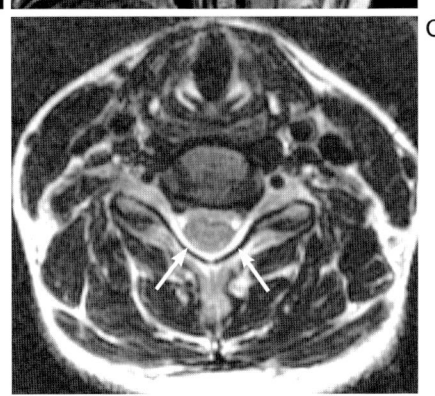

BOX 9-9　脳脊髄液減少症(低髄液圧症候群)の MRI 所見

1) びまん性の硬膜肥厚・硬膜造影効果
   - 硬膜に両側対称性，びまん性に造影効果と肥厚を認める．
   - 非造影の場合は，FLAIR 像で硬膜肥厚が観察しやすい．
2) 硬膜下水腫・硬膜下血腫
   - FLAIR 像では脳脊髄液より高信号を呈する場合が多い．
3) 硬膜外静脈叢の拡大
   - 斜台あるいは上位頸椎背側で認められる．
   - 脂肪抑制造影 T1 強調像の正中矢状断像で観察しやすい．
4) 頭蓋内静脈拡張(皮質静脈や静脈洞)
   - 個人差が大きく，客観的判断が難しい．
5) その他の所見：小脳扁桃の下垂，脳幹の扁平化，脳下垂体腫大(上に凸)，側脳室狭小化

性の硬膜造影所見が「強疑」所見とされている[30]．その他の MRI 所見はすべて「参考」所見であるが，複数の「参考」所見を認める場合は「疑」所見となる．なお，本疾患に特徴的とされるびまん性硬膜肥厚を認める頻度は必ずしも高くなく，この所見がなくても本疾患を否定できない．

9.5 続発性病変

a. 外傷性硬膜下水腫　traumatic subdural hygroma

　受傷時にくも膜が破綻し，脳脊髄液が硬膜とくも膜の間の硬膜下腔に流入して生じる．水腫が発生する正確な機序は不明であるが，現在では，裂けたくも膜が弁膜様の働きをすることで，結果として水腫が形成されるという説が支持されている．

　頭部外傷後の5～20％程度にみられ，好発年齢は5歳以下の小児と50歳以上で，若年成人では比較的まれである．急性期ではほとんどが無症候性であるが，一部では慢性経過でゆっくりと増大し，症候性となる場合がある[32]．

　CT 上，受傷直後は所見が確認できないが，時間経過とともに顕在化してくることが多い（図 9-29）．受傷からの時間的経過が不明な場合や，水腫内の吸収値が正常脳脊髄液と区別できない場合には，脳萎縮によるくも膜下腔の拡大所見との鑑別が困難となり，このような場合には MRI での診断が役立つ（図 9-30）．

　画像上の鑑別点としては，以下の点などがあげられる（BOX 9-10, p.665）．

1) 慢性硬膜下血腫は，T1 強調像，T2 強調像やプロトン密度強調像，FLAIR 像などでいずれも脳脊髄液より高信号となることが多い．
2) 硬膜下水腫では，FLAIR 像や拡散強調画像において硬膜下腔の信号が脳脊髄液より高いことが多い．
3) 硬膜下水腫では，脳表の血管構造が水腫の形成によって脳表側に圧排されて認められるのに対し，脳萎縮の場合には，血管構造が脳表から離れた硬膜下腔内に認められることが多い．

b. 慢性硬膜下血腫　chronic subdural hematoma

　比較的軽微な外傷後に，通常，3週間以上経過して硬膜下腔に血液成分が緩徐に貯留して形成された血腫のことで，必ずしも急性硬膜下血腫が慢性化したものとは限らない．出血源としては急性硬膜下血腫と同様，硬膜静脈洞と脳表との間に存在する架橋静脈（bridging vein）の破綻によって生じるとされるが，発症機序は現在でも完全に解明されていない．

　高齢者の男性で，元来より脳萎縮によってくも膜下腔の拡大を伴っている患者に圧倒的に多い．外傷の既往が不明な患者や，血液凝固系疾患の患者，および抗凝固薬投与中や長期透析患者などにも生じる．硬膜側の厚い外膜とくも膜側の薄い被膜構造で覆われ，漿液性から凝血性の血液成分が混在するものが多く，術中所見では暗赤色〜黄色調の液体成分を含む．

　CT では急性硬膜下血腫と同様に三日月状の高吸収域として認められるが，時に凸レンズ状を呈することもある．血腫内の吸収値は血液成分の状態によって高吸収〜等吸収〜低吸収とさまざまで，時に液面形成もみられる（図 9-29）．また，出血を繰り返す病変では，

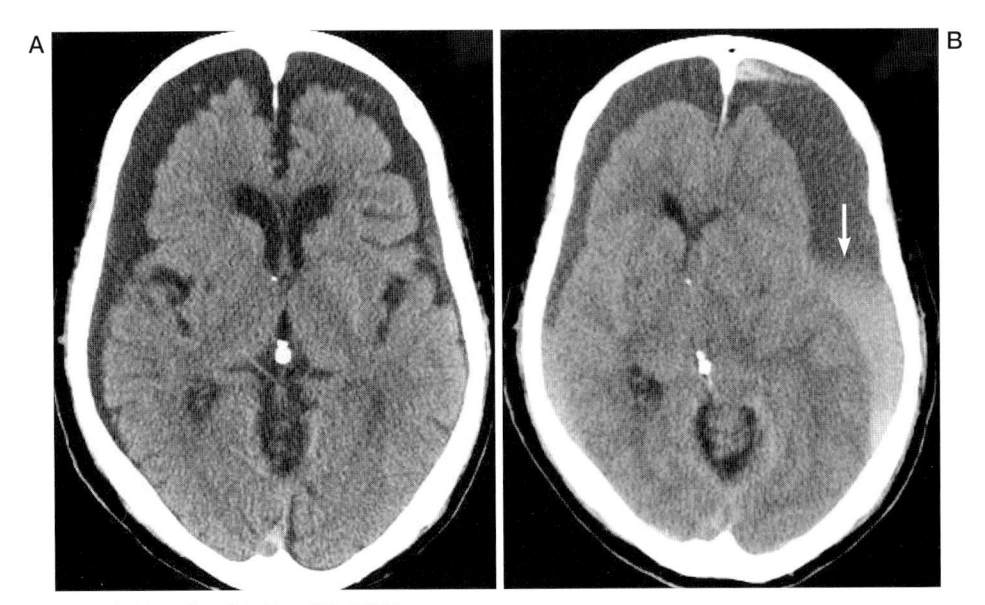

図 9-29 慢性硬膜下血腫(80歳台男性)
A：単純CT(初診時)，B：単純CT(1週間後)　1か月ほど前より頭痛とふらつき感を自覚．初診時の単純CT(A)では，両側の硬膜下腔に正常の脳脊髄液より吸収値の高い三日月状の領域を認める．無治療にて経過観察1週間後の単純CT(B)では血腫のサイズが増大し，内部に吸収値の異なる血腫成分によって液面形成が認められる(→)．

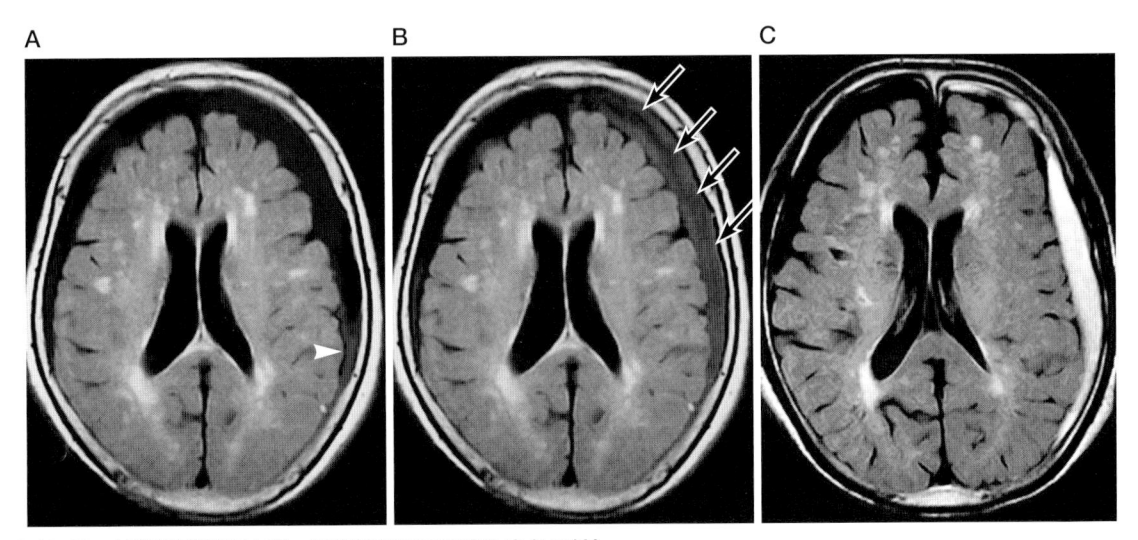

図 9-30 外傷性硬膜下水腫，慢性硬膜下血腫(70歳台男性)
FLAIR像　A：初回受診時，B：約2週間後，C：約1か月後　約2週間前に転倒して頭部を打撲．その後より頭痛が持続するため来院．初回受診時のFLAIR像(A)で両側硬膜下腔の拡大(右<左)を認め，外傷の既往があることから硬膜下水腫が疑われる．左側では少量の出血変化と思われる信号域も認められる(▶)．約2週間後(B)では左硬膜下腔に脳脊髄液より信号上昇域が出現し，内部にわずかな2層構造がみられる(→)．約1か月後(C)では三日月状からやや凸レンズ状の明瞭な高信号域へと変化しており，慢性硬膜下血腫の状態である．

図 9-31　外傷性硬膜下水腫(左側)および右慢性硬膜下血腫(60歳台男性)
A：単純CT，B：T1強調像，C：T2強調像，D：T2強調冠状断像

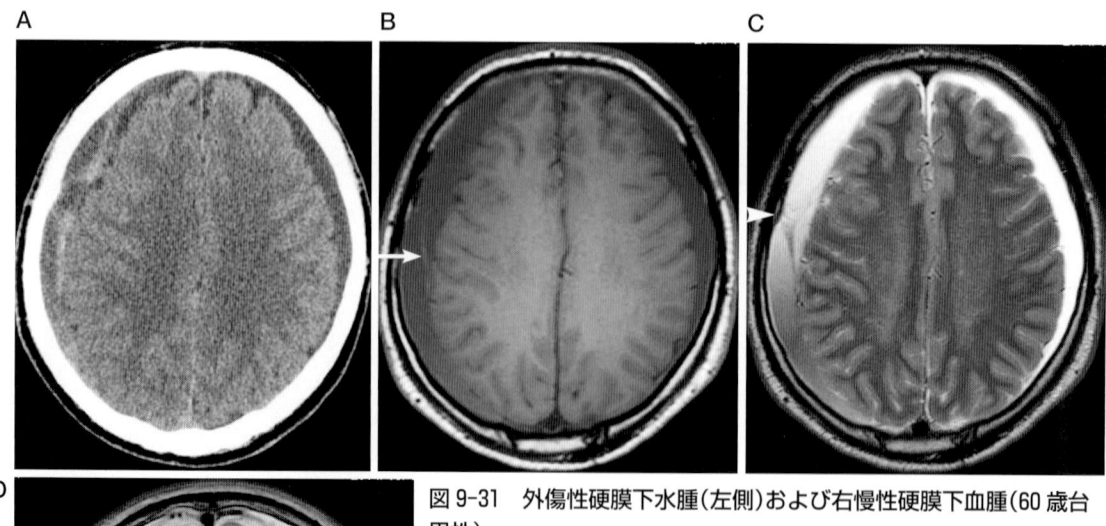

3週間ほど前に転倒して右頭部を強打した後より頭痛が持続．両側の硬膜下腔は拡大しており，単純CT(A)で脳脊髄液より吸収値のやや高い三日月状の領域を認め，脳実質は軽度内側へ圧排されている．右側の病変は内部不均一で，一部に比較的新鮮な出血を思わせる高吸収域を伴う．2日後に撮像されたT1強調像(B)では，高吸収部に一致してわずかに高信号域を認める(→)．T2強調像(C)およびT2強調冠状断像(D)では右側にshading様の信号低下がみられ，比較的時間の経過した血腫と思われる．内部には隔壁様構造が描出されており(▶)，繰り返す出血による硬膜やくも膜との癒着が考えられる．一方，左側の血腫は内部信号がほぼ均一で正常な脳脊髄液と同等の信号強度を呈しており，脳の圧排の程度も軽微なため，脳萎縮による拡大したくも膜下腔との鑑別に苦慮するが，脳表の血管構造がある内側に密着するように描出されており，外傷性硬膜下水腫が疑われる所見である．

線維性被膜による隔壁構造もみられる．血腫の吸収値が脳実質と等吸収の場合には診断に苦慮することがあるが，高齢者の割に脳溝が不明瞭化している場合や，側脳室が狭小で大脳皮髄境界が内側に圧排偏位している場合には本症を疑う．

MRIも急性硬膜下血腫と同様に血腫の状態によってさまざまな信号強度を呈するが(**図9-30**)，一般的にはT1強調像で低〜高信号，T2強調像やFLAIR像で高信号を呈する場合が多い．CT同様に，血腫内に液面形成や隔壁構造を認めることもある．一般的に，MRIは穿頭血腫ドレナージ術などが施行された後の経過観察に撮像されることが多く，診断目的のために施行されることはほとんどないが，術前に血腫の局在や内部性状を把握するのに役立つ．血腫の内容が古く，硬膜やくも膜との癒着が疑われる場合には，血腫内部にT2強調像で著明な低信号域の被膜ないし隔壁構造や，T2*強調像で塊状の低信号構造を認めることなどが診断の手助けとなることがある(**図9-31**，**BOX 9-11**)．

BOX 9-10 脳萎縮によるくも膜下腔拡大と硬膜下水腫との鑑別

- 脳萎縮：拡大した硬膜下腔内に血管構造の描出あり．
- 硬膜下水腫：脳表側に密着して血管構造の描出あり．

BOX 9-11 慢性硬膜下血腫の診断のポイント

軽微な外傷後3週間以上の経過で発症．
＜発症のリスクが高い＞
- 高齢の男性
- 脳萎縮によるくも膜下腔の拡大あり．
- 抗凝固薬内服中や血液凝固系異常のある患者
- 長期透析患者

■ 文献

1) Marshall LF, Eisenberg H, Jane JA, et al : A new classification of head injury based on computerized tomography. Special Supplements 1991 ; 75 : S14-S20.
2) 重症頭部外傷治療・管理のガイドライン作成委員会・編：重症頭部外傷治療・管理のガイドライン．第3版，2013
3) Morais DF, Spotti AR, Tognola WA, et al : Clinical application of magnetic resonance in acute traumatic brain injury. Arquivos de neuro-psiquiatria 2008 ; 66 : 53-58.
4) Kakeda S, Korogi Y, Hiai Y, et al : Pitfalls of 3D FLAIR brain imaging : a prospective comparison with 2D FLAIR. Acad Radiol 2012 ; 19 : 1225-1232.
5) Scheid R, Preul C, Gruber O, et al : Diffuse axonal injury associated with chronic traumatic brain injury : evidence from T2*-weighted gradient-echo imaging at 3T. AJNR Am J Neuroradiol 2003 ; 24 : 1049-1056.
6) Tong KA, Ashwal S, Holshouser BA, et al : Diffuse axonal injury in children : clinical correlation with hemorrhagic lesions. Annal Neurol 2004 ; 56 : 36-50.
7) Schaefer PW, Huisman T, Sorensen AG, et al : Diffusion-weighted MR imaging in closed head injury : high correlation with initial Glasgow coma scale score and score on modified Rankin scale at discharge 1. Radiology 2004 ; 233 : 58-66.
8) Marmarou A, Signoretti S, Fatouros PP, et al : Predominance of cellular edema in traumatic brain swelling in patients with severe head injuries. J Neurosurg 2006 : 104 : 720-730.
9) Liu AY, Maldjian JA, Bagley LJ, et al : Traumatic brain injury : diffusion-weighted MR imaging findings. AJNR 1999 ; 20 : 1636-1641.
10) Miles L, Grossman RI, Johnson G, et al : Short-term DTI predictors of cognitive dysfunction in mild traumatic brain injury. Brain Injury 2008 ; 22 : 115-122.
11) Ge Y, Patel MB, Chen Q, et al : Assessment of thalamic perfusion in patients with mild traumatic brain injury by true FISP arterial spin labelling MR imaging at 3T. Brain Injury 2009 ; 23 : 666-674.
12) Grossman E, Jensen JH, Babb JS, et al : Cognitive impairment in mild traumatic brain injury : a longitudinal diffusional kurtosis and perfusion imaging study. AJNR 2013 ; 34 : 951-957.

13) Osborn AG : Trauma. Osborn's brain : imaging, pathology, and anatomy. Salt Lake City : Amyrsys, 2012 ; 1-72.
14) Provenzale J : CT and MR imaging of acute cranial trauma. Emerg Radiol 2007 ; 14 : 1-12.
15) Bederson JB, Connolly ESJr, Batjer HH, et al : Guidelines for the management of aneurysmal subarachnoid hemorrhage : a statement for healthcare professionals from a Special Writing Group of the Stroke Council, American Heart Association. Stroke 2009 ; 40 : 994-1025.
16) van Gijn J, van Dongen KJ : The time course of aneurysmal haemorrhage on computed tomograms. Neuroradiology 1982 ; 23 : 153-156.
17) Noguchi K, Ogawa T, Inugami A, et al : Acute subarachnoid hemorrhage : MR imaging with fluid-attenuated inversion recovery pulse sequneces. Radiology 1995 ; 196 : 773-777.
18) Verma RK, Kottke R, Andereggen L, et al : Detecting subarachnoid hemorrhage: comparison of combined FLAIR/SWI versus CT. Eur J Radiol 2013 ; 82 : 1539-1545.
19) Le TH, Gean AD : Neuroimaging of traumatic brain injury. Mt Sinai J Med 2009 ; 76 : 145-162.
20) Field AS, Hasan K, Jellison BJ, et al : Diffusion tensor imaging in an infant with traumatic brain swelling. AJNR 2003 ; 24 : 1461-1464.
21) Bouma GJ, Muizelaar JP, Fatouros P : Pathogenesis of traumatic brain swelling : role of cerebral blood volume. Acta Neurochir Suppl (Wien) 1998 ; 71 : 272-275.
22) Sarkar K, Keachie K, Nguyen UT, et al : Computed tomography characteristics in pediatric versus adult traumatic brain injury. J Neurosurg Pediatrics 2014 ; 13 : 307-314.
23) 太田富雄・編：脳神経外科学 改訂11版．金芳堂，2012．
24) Müller C, Rubin S, Pfister U, et al : The incidence, pathogenesis, diagnosis, and treatment of fat embolism. Orthopaedic Rev 1994 ; 23 : 107-117.
25) Filomeno LTB, Carelli CR, Silva NCLF, et al : Fat embolism : a review for current orthopaedics practice. Acta Ortopédica Brasileira, 2005 ; 13 : 196-208.
26) Gurd AR Wilson R : The fat embolism syndrome. J Bone Toint Surg (British) 1974 ; 56 : 408-416.
27) 鶴田登代志：脂肪塞栓症候群．別冊整形外科 1982 ; 1 : 44-51.
28) Parizel P, Demey HE, Veeckmans G, et al : Early diagnosis of cerebral fat embolism syndrome by diffusion-weighted MRI (starfield pattern). Stroke 2001 ; 32 : 2942-2944.
29) Paksoy Y, Genç BO, Genç E : Retrograde flow in the left inferior petrosal sinus and blood steal of the cavernous sinus associated with central vein stenosis : MR angiographic findings. AJNR 2003 ; 24 : 1364-1368.
30) （神経・筋疾患分野）脳脊髄液減少症の診断・治療法の確立に関する研究班：脳脊髄液漏出症画像判定基準・画像診断基準．厚生労働科学研究費補助金障害者対策総合研究事業，平成22年．
31) Mokri B : Spontaneous cerebrospinal fluid leaks : from intracranial hypotension to cerebrospinal fluid hypovolemia-evolution of a concept. In Mayo Clinic Proceedings. Elsevier, 1999.
32) Zanini MA, Resende LA, Freitas CC, et al : Traumatic subdural hygroma : five cases with changed density and spontaneous resolution. Arq Neuropsiquiatr 2007 ; 65 : 68-72.

Chapter 10

変性・精神疾患

10.1 海馬・辺縁系のMRI解剖

a. 海馬とAlzheimer病

　海馬は辺縁系のなかで主となる構造で，記憶のプロセスにおける中核的な構造でもある．記憶のうち，海馬で処理・維持されるのは保持期間の短い短期記憶であることがわかっている．一方，認知症の原因疾患として最多であるAlzheimer病の中核症状は強い記憶障害，特に短期記憶の障害である．そして病理学的にAlzheimer病は，海馬を主とする側頭葉内側構造の萎縮が起こり，組織学的に神経原線維変化，神経細胞死などの構造破壊が生じている（図10-1）．そのためAlzheimer病の画像診断では海馬を主とする側頭葉内側構造を観察し，萎縮を診断することが重要である．しかし，海馬を含む側頭葉内側は小さく，複雑な形状をしているため，解剖学的に海馬の形状と内部の微細構造，海馬と周囲との関係を把握しておくことが極めて重要である．

b. 海馬の位置関係

　海馬は前方で扁桃体と，後方では脳弓と連続している．海馬は頭部・体部・尾部に分かれており，前後に長く，頭部と尾部は内側に屈曲する弓状構造である．頭部は上方に屈曲して鉤の後半部を形成しており，大きいことから，その肉眼的形状は勾玉（まがたま）状である（図10-2）．
　海馬を含む辺縁系は大脳の深部で脳梁の周囲にある．海馬の主たる役割である記憶は動物にとって生命の維持に極めて重要であり，低次で原始的な機能に位置づけられる．ラットなどの小動物を見ると海馬・辺縁系の占める割合は大きい（図10-3）．一方，ヒトでは

668 Chapter 10 変性・精神疾患

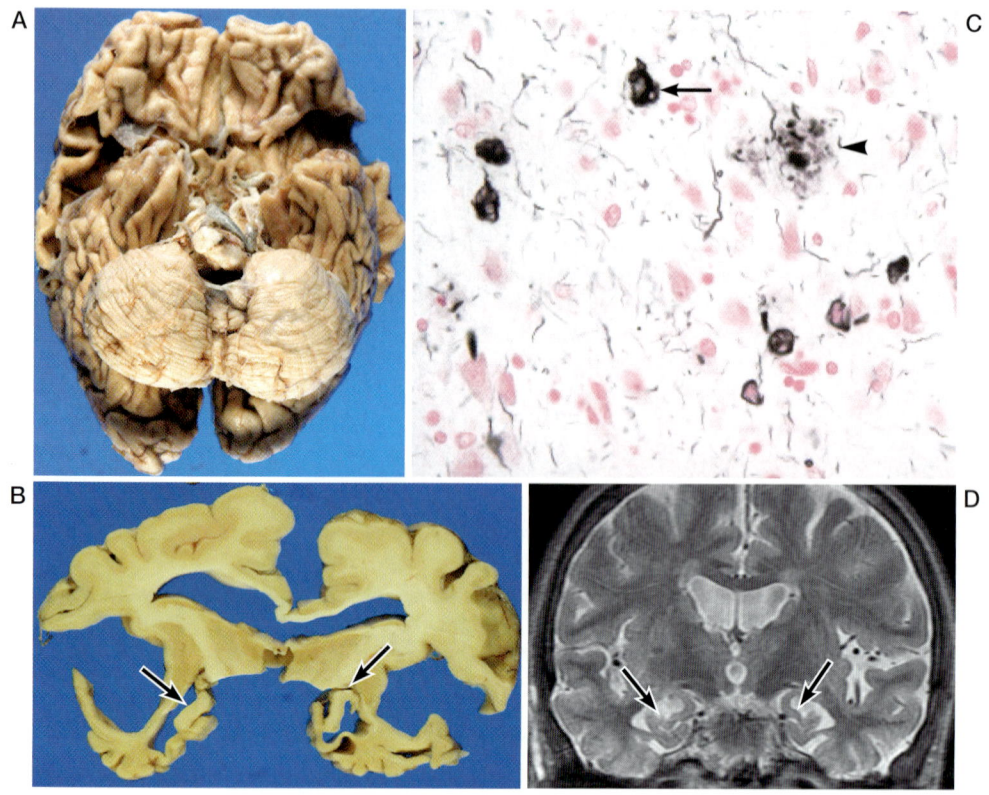

図10-1 Alzheimer 病の肉眼病理と組織像：進行期 Alzheimer 病の剖検例
A, B：肉眼病理像，C：組織像，D：T2強調冠状断像　肉眼病理(A, B)では海馬(→)以外にもびまん性脳萎縮がある．組織像(C)で神経細胞脱落が著明で神経原線維変化(→)と老人斑(►)がみられる．MRI(D)では側頭葉内側構造の萎縮を十分に評価できる(→)．

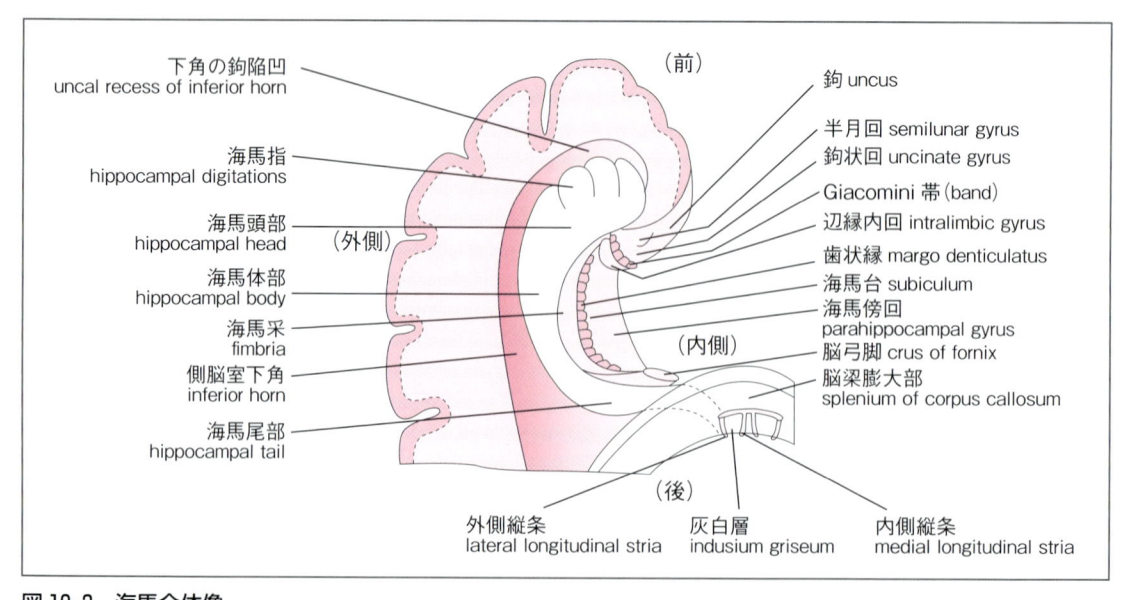

図10-2 海馬全体像
海馬は頭部・体部・尾部に分かれており，前後に長く，頭部と尾部は内側に屈曲する弓状構造である．頭部は上方に屈曲して鉤の後半部を形成しており大きいことから，その肉眼的形状は勾玉(まがたま)状である．
(Mark LP, Daniels DL, Naidich TP, et al：The hippocampus. Am J Neuroradiol 1993; 14: 709-712, より許可を得て転載)

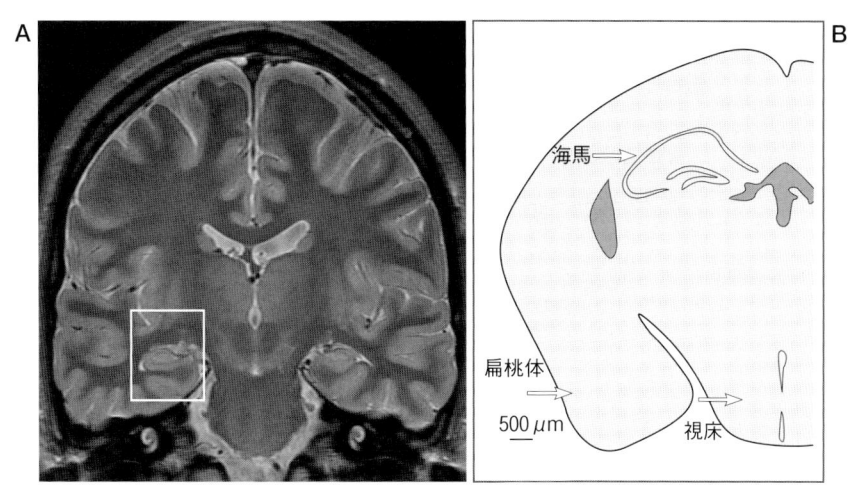

図 10-3 ヒトの海馬とラットの海馬
A：ヒトの海馬（T2強調冠状断像），B：ラットの海馬（シェーマ）　ラットなどの小動物を見ると海馬・辺縁系の占める割合は大きい．ヒトでは高次機能を司る新皮質（6層）が極めて大きく発達したため，海馬は側頭葉内側に押し込められた相対的に小さな構造になっている．

高次機能を司る新皮質（6層）が極めて大きく発達したため，海馬は側頭葉内側に押し込められた相対的に小さな構造になっている．

c. 海馬と海馬傍回の構成

　海馬の皮質細胞層は，古皮質（3〜4層），中間皮質5層から構成されている．海馬の主要な部分はAmmon（アンモン）角という皮質構造で，3層の細胞層からなる古皮質である．主として錐体細胞層からなり，記憶の出力に関与する．Ammon角（cornu ammonis）はCA1，CA2，CA3，CA4に分かれる．海馬にはもう一つの構造として歯状回がある．同じく3層の細胞層からなる古皮質で，主として顆粒細胞層からなり，記憶の入力に関与する．発達早期には一直線上にあったAmmon角と歯状回は，発達とともに相互に重なり回転した構造になる．Ammon角はその外周から回転中心に向かってCA1，CA2，CA3，CA4と分けられる．最外側のCA1は連続的に海馬台，そして嗅内野へと移行する．海馬台は5層，嗅内野は6層の皮質でともに海馬傍回の表層構造である（**図10-4**）．そのうち，嗅内野はAlzheimer病における最初の病理学的変化である老人斑の出現部でもある．海馬のほぼ全長においてその直下に海馬傍回が認められる．これら海馬と海馬傍回の関係の把握，海馬の内部構造の観察は，MRI冠状断面では海馬体部レベルにおいて最も容易である．海馬が体部に対して頭部・尾部が内側に屈曲した形状であるためである．また，海馬内のAmmon角の表層には出力線維層の白板があり，側脳室下角と接している．さらに白板は上内側で海馬采として集まり，後方で脳弓になる．海馬台の表面に浅髄板が有髄線維の出力線維層として存在する．白板，海馬采，浅髄板の線維層はわずかな量の組織ではあるが，MRI T2強調像では低信号域として認識可能である（**図10-5**）．それはAmmon角，歯状回，海馬台，嗅内野の皮質がやや高信号であるためである．

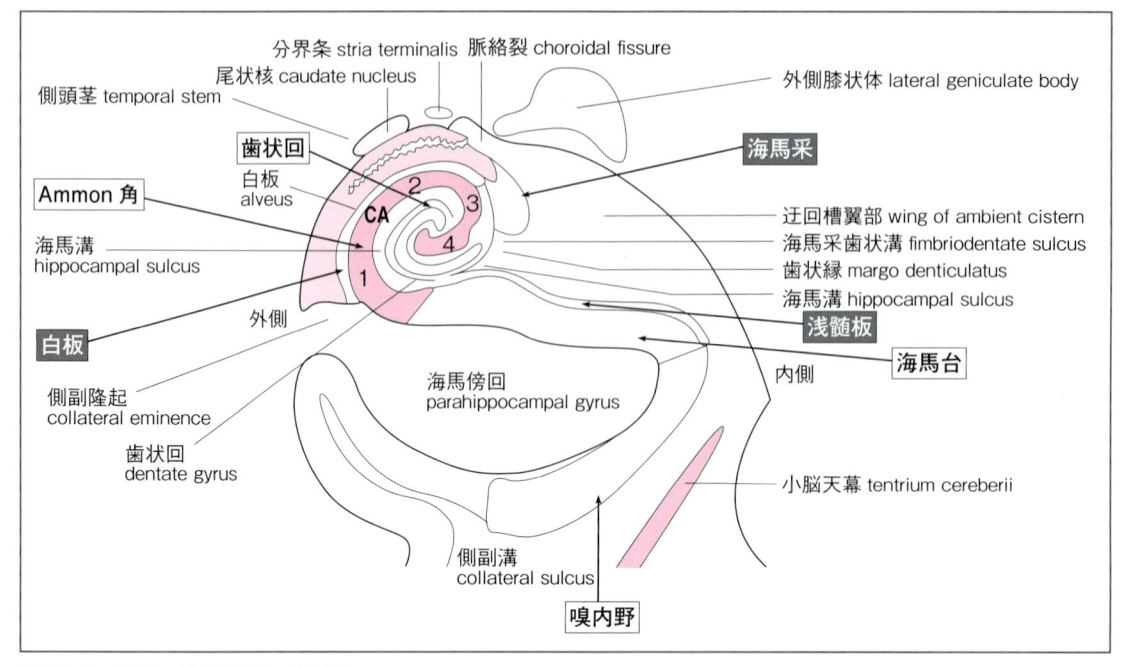

図 10-4　海馬・海馬傍回の解剖図
Ammon 角はその外周から回転中心に向ってCA1, CA2, CA3, CA4 と分けられる．最外側の CA1 は連続的に海馬台，そして嗅内野へと移行する．海馬台は 5 層，嗅内野は 6 層の皮質で，ともに海馬傍回の表層構造である．側頭茎は，側脳室下角と上側頭溝基部の間の狭い白質である．(Duvernoy HM : The human hippocampus, 2nd ed, Heiderberg : Springer-Verlag, 1998, より許可を得て転載)

　海馬頭部の脳室面は海馬指とよばれる凹凸があるが，Alzheimer 病では萎縮のため，この凹凸が目立つ(**図 10-6**)．

　狭義の海馬とは Ammon 角を指す．通常は Ammon 角と歯状回を含めて海馬と定義する．さらに海馬台，海馬采を含めて海馬体とよぶ(**表 10-1**)．

　海馬傍回は海馬の直下で海馬を支えるように存在する．前方では扁桃体と接する部分で折り返して鉤の前半部を形成する．その先端部は迂回回と半月回とよばれる．海馬頭部が先に述べたように鉤の後半部を形成しているので，両者が合わさって鉤として認識される．

　扁桃体は海馬頭部の前方にある皮質核の集合体で，特に情動を伴う記憶を司る構造とされる．

　脳弓は海馬尾部の後方で海馬采から続く重要な線維路で，脳梁の内側で円弧状に存在する．脳弓脚，脳弓体，脳弓柱となり後方から前方に走行し，結節状の乳頭体に至る．

d. 海馬・辺縁系と他の脳構造の連絡回路

　記憶はそのプロセスの観点から，入力，保持，出力に分けられる．歯状回と嗅内野は入力を，Ammon 角と海馬台は出力に関与する．記憶はまた保持期間の観点から短期記憶，長期記憶と分けられる．海馬には次々と新しい記憶情報が入力されていき，新しいものは

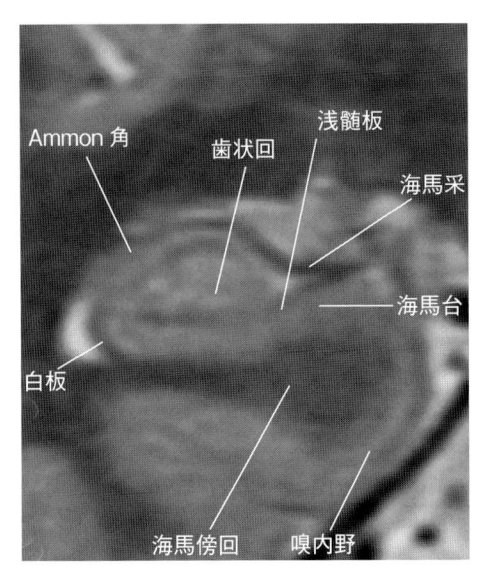

図10-5 海馬・海馬傍回の MRI 正常解剖
STIR 冠状断像　海馬内の Ammon 角の表層には出力線維層の白板があり，側脳室下角と接している．白板は上内側で海馬采として集まり，後方で脳弓になる．海馬台の表面に浅髄板が有髄線維の出力線維層として存在する．白板，海馬采，浅髄板の線維層はわずかな量の組織ではあるが，MRI T2 強調像では低信号域として認識可能である．

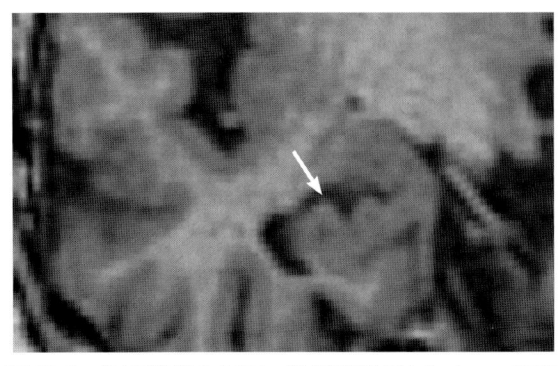

図10-6 海馬萎縮の MRI：波状形態（Alzheimer 病症例）
T1 強調冠状断像（右側海馬頭部レベル）　海馬指が萎縮によりはっきりとした波状形態を示しているのがわかる（→）．

表10-1　海馬・海馬傍回の解剖

名　称	特　徴
Ammon 角	3 層構造の皮質（CA1〜CA4）
歯状回	Ammon 角の CA4 を挟み込む
海馬台	Ammon 角に連続する 5 層構造の皮質
浅髄板	海馬台の表層の有髄線維層
白板	Ammon 角の表層の出力線維層
海馬采	白板が上内側に集まってできる線維束
嗅内野	海馬台から続く 6 層構造の皮質 Alzheimer 病で最も早期に障害される

海馬で短期記憶として保存される．古くなったものは新皮質に移行し，長期記憶として保存される．このように記憶は海馬だけでなく，海馬外の辺縁系，さらに新皮質との連絡で成立している．海馬内あるいは海馬と外部との連絡のための経路が直接経路と多シナプス経路として存在する（図10-7）．

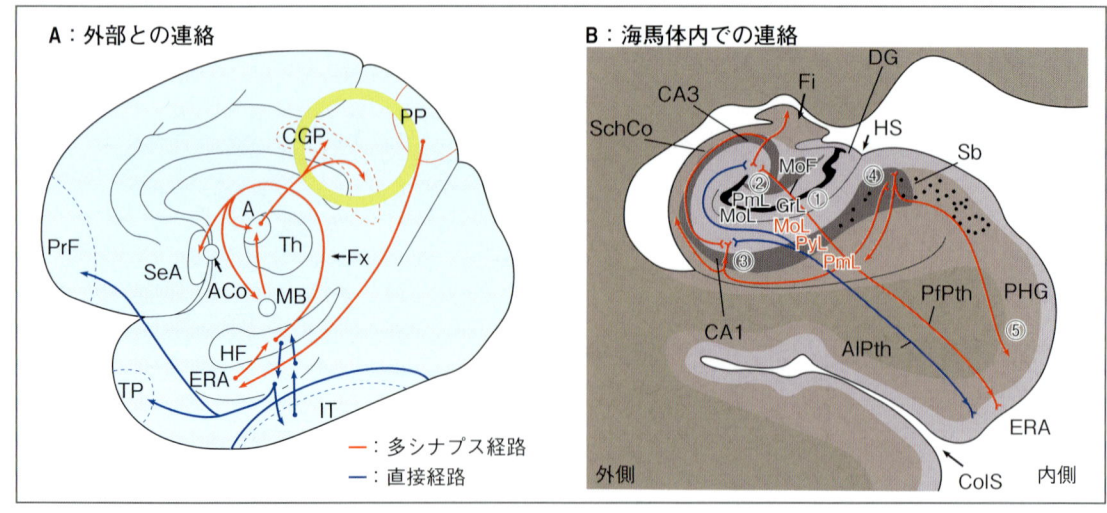

図10-7　海馬と外部の連絡：直接経路と多シナプス経路

ACo：前交連，AIPth：白板経路，A：視床前核，CGp：帯状回後部，CoLS：側副溝，DG：歯状回，ERA：嗅内野，Fi：海馬采，Fx：脳弓，GrL：顆粒細胞層，HF：海馬体，HS：海馬溝，IT：側頭葉下部，MB：乳頭体，MoF：苔状線維，MoL：分子層，PHG：海馬傍回，PP：頭頂葉後部，PfPth：貫通経路，PmL：多形細胞層，PrF：前頭前野，PyL：錐体細胞層，Sb：海馬台，SchCo：Schaffer側枝，SeA：中隔野，TP：側頭極，Th：視床．（図Aは，Duvernoy HM：The human hippocampus, 2nd ed. Heiderberg：Springr-Verlag, 1998. より，図Bは，Blumenfeld H：Limbic system：homeostasis, olfaction, memory, and emotion. In Neuroanatomy through clinical cases. Massachusetts：Sinauer Associates, 2002：761-819. より許可を得て転載）

　直接経路は意味記憶・物体認知を担っている経路と考えられる．側頭葉から嗅内野に入力された情報が，Ammon角に直接至り，海馬台，嗅内野を介して，側頭葉・前頭前野に投射すると考えられている．

　一方，多シナプス経路（図10-7Bの①〜⑤）はやや原始的な経路と考えられている．入力情報は主として頭頂葉から嗅内野に到達した後に，歯状回，アンモン角，海馬台，脳弓，そして嗅内野に戻る．Papezの回路は辺縁系の内側回路で，記憶の回路としてよく知られ，海馬と外部を連絡する．海馬→脳弓→乳頭体→乳頭視床路→視床前核→帯状回→海馬傍回→海馬という連絡をしていて，辺縁系のなかの重要な回路である（図10-8）．この回路内の解剖学的構造について説明する．

　視床下部乳頭体は視床の下にある視床下部の前方にある，左右一対の結節状構造で脳弓線維を受けている．

　視床前核は視床前内側端にある核で，上行してくる乳頭視床路を受け入れ，帯状回に投射線維を出す．正確な機能的意義は不明とされている．

　後部帯状回は脳梁の周囲を形成する帯状回の後方部分で，視床前核の線維を受け入れている．エピソード記憶や自己回顧時に神経活動が亢進し，新規外的刺激による記憶時に活動が低下すると考えられている．局所脳血流量は通常では多いが，Alzheimer病で早期から血流が低下することにより診断に有用である（図10-8下段のSPECT像）．ただし，病理学的には異常はないとされている．帯状束は帯状回，海馬傍回の白質内線維束である．大脳半球内側面で脳梁に沿って曲線的に走行する．

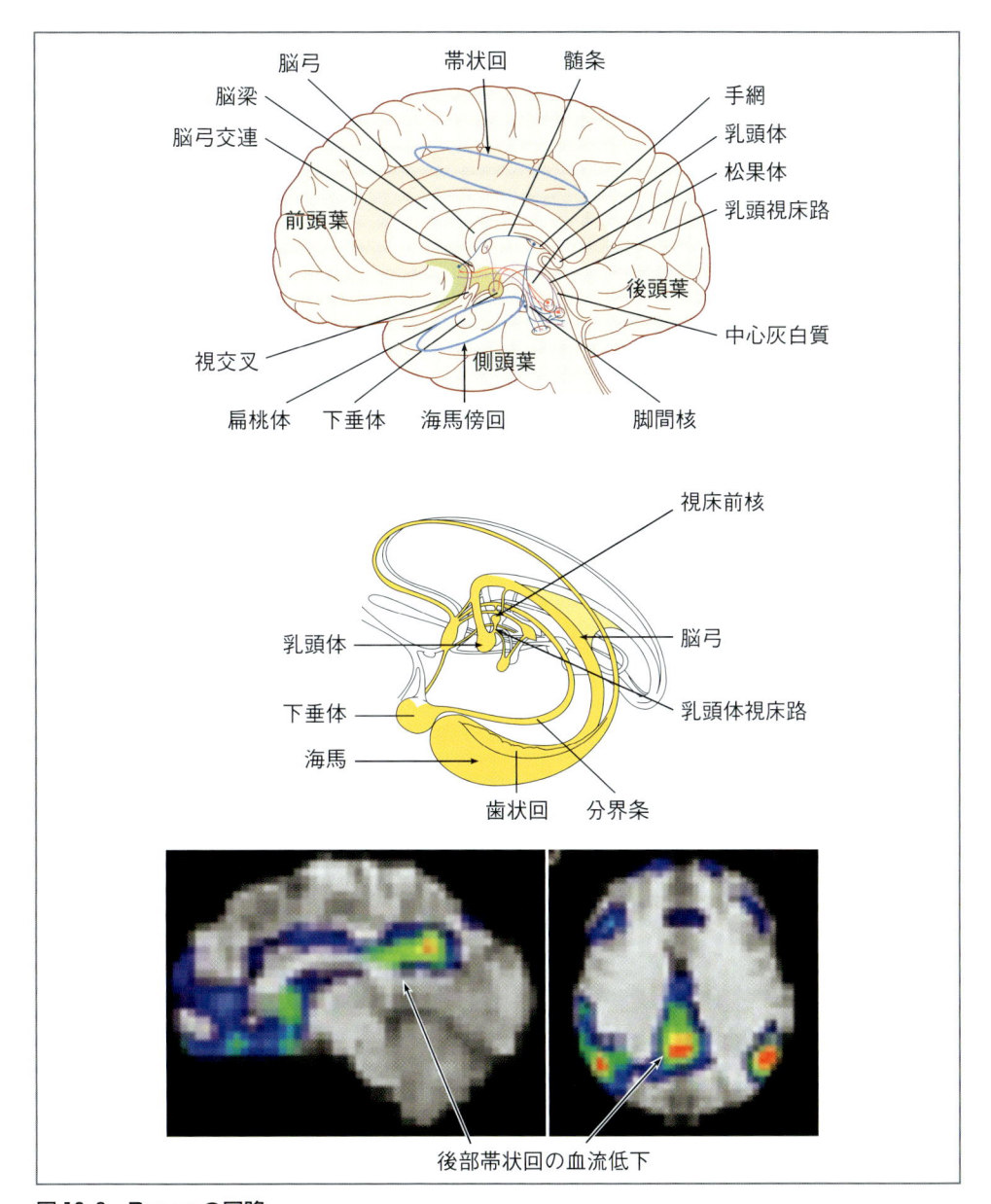

図 10-8 Papez の回路
Papez の回路は辺縁系の内側回路で，記憶の回路としてよく知られ，海馬と外部を連絡する．海馬→脳弓→乳頭体→乳頭視床路→視床前核→帯状回→海馬傍回→海馬という連絡をしていて辺縁系の中の重要な回路である．下段の SPECT 像は，Alzheimer 病で見られた後部帯状回の血流低下(3D-SSP)を示す．

また，辺縁系の外側回路として Yakovlev 回路があり，扁桃体→視床背内側核→眼窩前頭野→前部側頭葉→扁桃体を形成している．

10.2 変性性認知症

　認知症とは通常，慢性あるいは進行性の脳疾患によって生じ，記憶障害のほかに，思考，見当識など多数の高次機能の障害からなる症候群である．認知症にはその原因疾患があり，その数は極めて多い（**表10-2**）ので鑑別診断が重要である．

　依頼側が非専門医・一般診療医である場合は，認知症に類似した譫妄(せんもう)・意識障害を生じうる疾患も含まれる可能性があるので，さらに多くの病態がある．そのため認知症の画像診断で最初に施行すべき検査はMRIである．なぜならMRIであれば，形態学的情報で多くの疾患を除外できるからである．まず，大小の梗塞，出血を正確な解剖学的位置情報とともに描出できる．急性期微小梗塞，微小出血は意識障害を生じ認知症と紛らわしいこともある．MRIでは拡散強調画像で急性期の微小梗塞を高信号として，T2*強調像で急性期の微小出血を低信号として，CTよりも明瞭で確実に描出できる．

　さらに，認知症原因疾患で最多のAlzheimer病の診断に必須で，小さく複雑な構造の側頭葉内側の観察がMRIであれば容易であり，特に，近年普及してきた3T装置ではより精細な画像が得られる．

a. 認知症の鑑別診断とMRIの実際

　認知症の原因となりうる一般的疾患として，脳腫瘍，脳出血，脳梗塞，脳炎，脳症などがある．一方，認知症に特異的な疾患としてAlzheimer病，種々の脳血管性認知症(大梗塞型，多発梗塞型，脳出血型，戦略拠点型認知症，Binswanger型認知症)，前頭側頭葉型変性症(frontotemporal lober degeneration：FTLD，緩徐進行性失語，意味性認知症)，正常圧水頭症，Creutzfeldt-Jakob病がある．

　認知症のスクリーニングとしてMRIを施行する場合に，認知症原因疾患と，認知症類似症候の意識障害，譫妄，うつの原因疾患を指摘できる画像を得る必要がある．検査順は①拡散強調画像，②FLAIR (fluid attenuated inversion recovery)像，③T2*強調像，④3D T1強調像，⑤MRAがよいと考えている（**図10-9**）．

　①の拡散強調画像は急性期梗塞が確実に診断でき，かなり患者体動があっても脳萎縮が診断でき，他の梗塞，出血，SOL (space occupying lesion)も同時に得られるエコープラナーT2強調像である程度指摘できる．急性期梗塞や，中等度以上の認知症では患者が静止困難なことが多い．検査がいつ中止になってもよいように，最短時間で施術でき，体動の影響が最も少ない撮像法なので最初に行う．②のFLAIR像は脳内の小病変を検出できる，③のT2*強調像は微小な出血を検出できる，④の3D T1強調像は脳体積測定など定量評価に使える．⑤のMRAは血管障害における動脈を評価できる．急性期梗塞があればMRAは2番目もしくは3番目に施行する．いずれも有用である．T2強調像は，FLAIR像では不十分な視床脳幹病変を描出できるが，省略もしくは最後に追加でもよい．

　Alzheimer病の画像診断には内側側頭葉の観察が必須である．海馬は複雑な小構造で，長軸は前後方向なのでthin slice冠状断が理想であるから，3D T1強調像の冠状断再構成

表 10-2 認知症や認知症様症状をきたす疾患・病態

1. 中枢神経変性疾患
    Alzheimer 病
    前頭側頭型認知症
    Lewy 小体型認知症/Parkinson 病
    進行性核上性麻痺
    大脳皮質基底核変性症
    Huntington 病
    嗜銀顆粒性認知症
    辺縁系神経原線維型認知症
    その他
2. 血管性認知症（vascular dementia：VaD）
    多発梗塞性認知症
    戦略的な部位の単一病変による VaD
    小血管病変性認知症
    低灌流性 VaD
    脳出血性 VaD
    慢性硬膜下血腫
    その他
3. 脳腫瘍
    原発性脳腫瘍
    転移性脳腫瘍
    癌性髄膜症
4. 正常圧水頭症
5. 頭部外傷
6. 無酸素あるいは低酸素脳症
7. 神経感染症
    急性ウイルス性脳炎（単純ヘルペス，日本脳炎など）
    HIV 感染症（AIDS）
    Creutzfeldt-Jakob 病
    亜急性硬化性全脳炎・亜急性風疹全脳炎
    進行麻痺（神経梅毒）
    急性化膿性髄膜炎
    亜急性・慢性髄膜炎（結核，真菌性）
    脳腫瘍
    脳寄生虫
    その他
8. 臓器不全および関連疾患
    腎不全，透析脳症
    肝不全，門脈肝静脈シャント
    慢性心不全
    慢性呼吸不全
    その他
9. 内分泌機能異常症および関連疾患
    甲状腺機能低下症
    下垂体機能低下症
    副腎皮質機能低下症
    副甲状腺機能亢進または低下症
    Cushing 症候群
    反復性低血糖
    その他
10. 欠乏性疾患，中毒性疾患，代謝性疾患
    慢性アルコール中毒（Wernicke-Korsakoff 症候群，ペラグラ，Marchiafava-Bignami 病，アルコール性）
    一酸化炭素中毒
    ビタミン B_{12} 欠乏，葉酸欠乏
    薬物中毒
        A) 抗癌薬（5-FU，メトトレキサート，カルモフール，シタラビンなど）
        B) 向精神薬（ベンゾジアゼピン系，抗うつ薬，抗精神病薬など）
        C) 抗菌薬
        D) 抗痙攣薬
    金属中毒（水銀，マンガン，鉛など）
    Wilson 病
    遅発性尿素サイクル酵素欠損症
    その他
11. 脱髄性疾患などの自己免疫性疾患
    多発性硬化症
    急性散在性脳脊髄炎
    Behçet 病
    Sjögren 症候群
    その他
12. 蓄積症
    遅発型スフィンゴリピドーシス
    副腎白質ジストロフィ
    脳腱黄色腫症
    neuronal ceroid lipofuscinosis
    糖原病
    その他
13. その他
    ミトコンドリア脳筋症
    進行性筋ジストロフィ
    Fahr 病
    その他

（文献 2）より許可を得て転載）

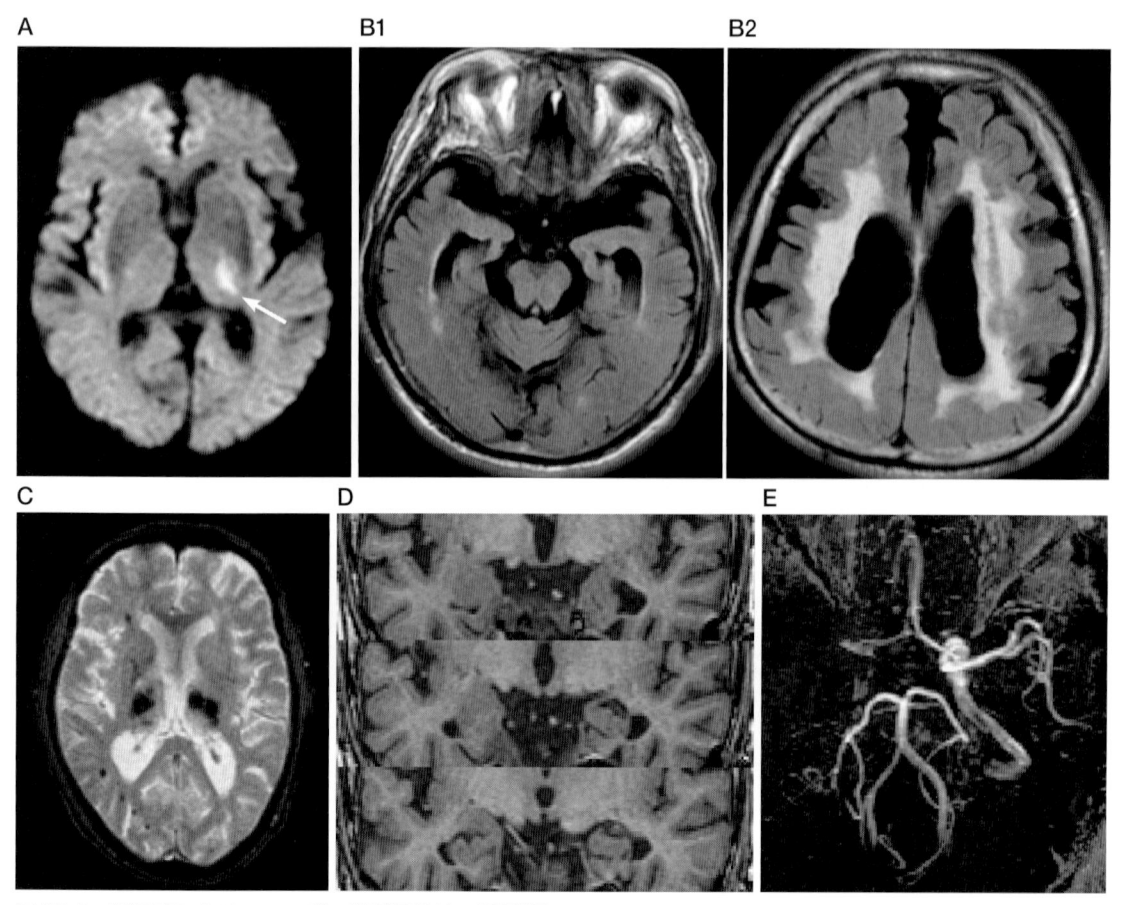

図 10-9 認知症スクリーニングの推奨撮像法・撮影順
A：拡散強調画像，B：FLAIR 像，C：T2*強調像，D：3D T1 強調像，E：MRA　拡散強調画像(A)は急性期小梗塞(→)の描出に必須．FLAIR 像(B)は萎縮，白質病変の評価に優れている．T2*強調像(C)は微小出血の診断に必須．3D T1 強調像(D)は定量的な萎縮評価・解析に必須．MRA(E)は血管障害の診断に必要である．

が必要である．FLAIR 像は組織の信号値が少ないが，脳脊髄液の信号が 0 に近く，大脳表面との境界が明瞭であり，萎縮診断に適している．近年，3T 装置では STIR (short tau inversion recovery)法で，より高い大脳皮質・白質コントラストが得られ，海馬領域構造を詳細に観察できる．

脳血管性認知症の診断は大梗塞型は容易だが，戦略拠点型では基底核・視床の微小な梗塞，出血の有無を診断する必要があるため，3D T1 強調像や，MRA 元画像の詳細な観察が求められる．FLAIR 像では不明瞭な病変が thin slice 画像を丁寧に見ると微小梗塞のことがある(図 10-10)．

10.2 変性性認知症

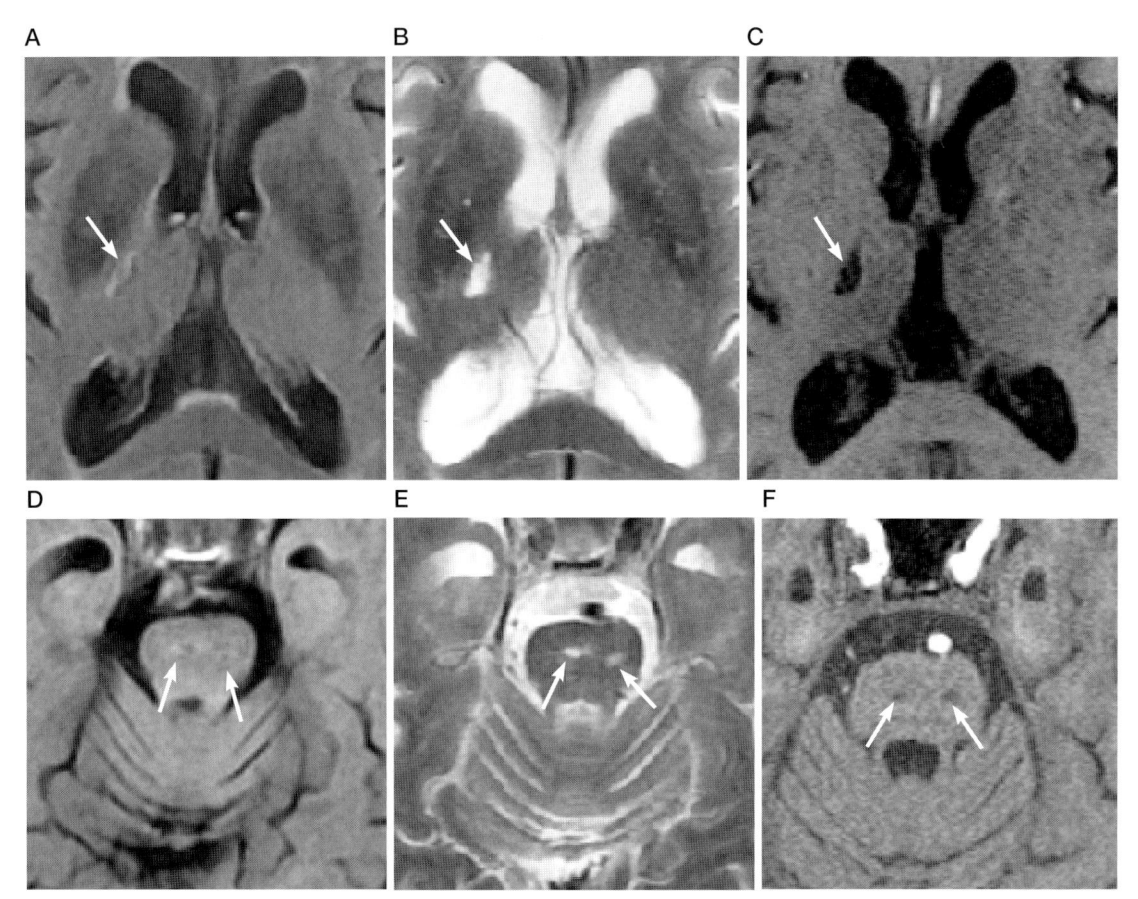

図10-10 戦略拠点型認知症診断におけるFLAIR像とT2強調像，T1強調像（MRA元画像）
A, D：FLAIR像，B, E：T2強調像，C, F：T1強調像（MRA元画像）　A〜C：視床レベル，D〜F：橋レベル　いずれも小梗塞（→）がFLAIR像では不明瞭だが，T2強調像では明瞭である．ただT1強調像（MRA元画像）でも十分にわかる．

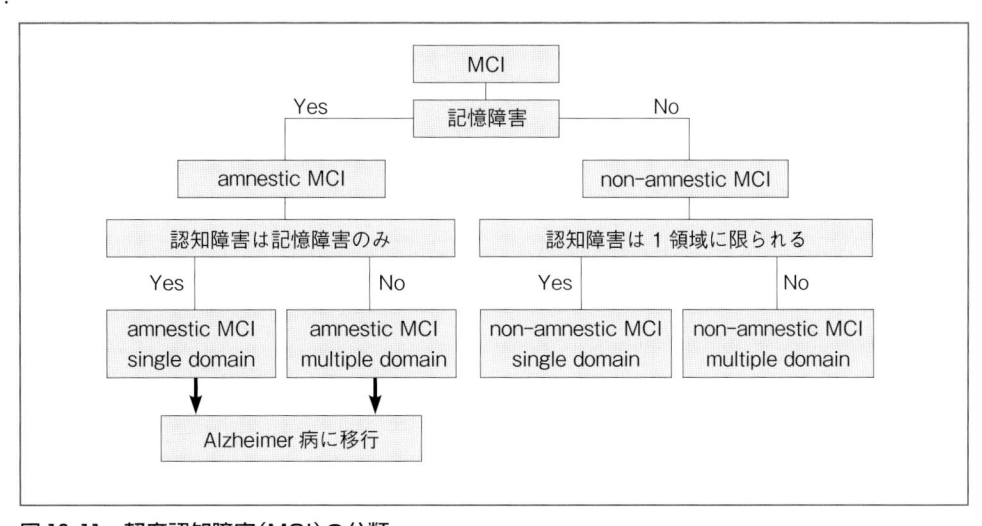

図10-11 軽度認知障害（MCI）の分類
軽度認知障害（MCI）は健常と認知症の中間と定義され，MCIは記憶障害型と非記憶障害型に分けられる．（文献2）より改変）

表10-3 MCIに対するMRIの有用性

診　断	ADバイオマーカーとしての確実性	Aβ(PET or CSF)	neuronal injury (tau, FDG-PET, MRI)
MCI―中核診断基準	不明	未確定	未確定
MCI due to AD―中等度	中	陽性	未確定
MCI due to AD―高度	高	陽性	陽性
MCI unlikely due to AD	低	陰性	陰性

MCI：軽度認知障害，AD：Alzheimer病，Aβ：amyloid beta peptide，PET：ポジトロンCT，CSF：脳脊髄液，FDG：FDG-PET．（文献3）より改変）

BOX 10-1　Alzheimer病前段階(MCI due to AD)のMRI所見

- 萎縮〔MRI元画像＋統計処理画像(voxel-based specific regional analysis system for Alzheimer disease：VSRADなど)〕
  海馬，上下側頭回，鉤，後部帯状回，楔前部(ADと同等部位)

b. 軽度認知障害　mild cognitive impairment：MCI

1) 病態と臨床

　軽度認知障害(MCI)は，健常と認知症の中間と定義され，MCIは記憶障害型と非記憶障害型に分けられる(図10-11，p.677)．そのうちAlzheimer病に移行するのは記憶障害型のMCI(amnestic MCI)とされている．amnestic MCIの有症率は3〜5％である[2]．MCIの概念は認知されてきたが，その臨床的診断法は未確立である．近年になり日常臨床を超えた専門医療用基準に画像診断がバイオマーカーとして期待されている(表10-3)．現時点では記憶障害型のMCI(amnestic MCI)がAlzheimer病の前段階(MCI due to AD)とされ，これを検出することが最も重要である．

2) MRI所見 (BOX 10-1)

　MRIは，海馬あるいは嗅内皮質の萎縮を検出することで，高い精度でAlzheimer病への移行を予測でき，PET，SPECTと同等である(グレードB：認知症GL2010)．ADNI (Alzheimer disease neuroimaging initiative)における多数例のVBM(voxel-based morphometry)解析から，海馬，上下側頭回，鉤，後部帯状回，楔前部における萎縮は，MCIのうち，認知機能の低下が急速で，いわゆるAlzheimer病前段階（MCI due to AD）に相当すると思われる[4]．しかし，体積測定で萎縮率が数％の相違である(図10-12)．診療レベルのMRIで個々にAlzheimer病前段階(MCI due to AD)か否かの診断は確実ではない(表10-3)．

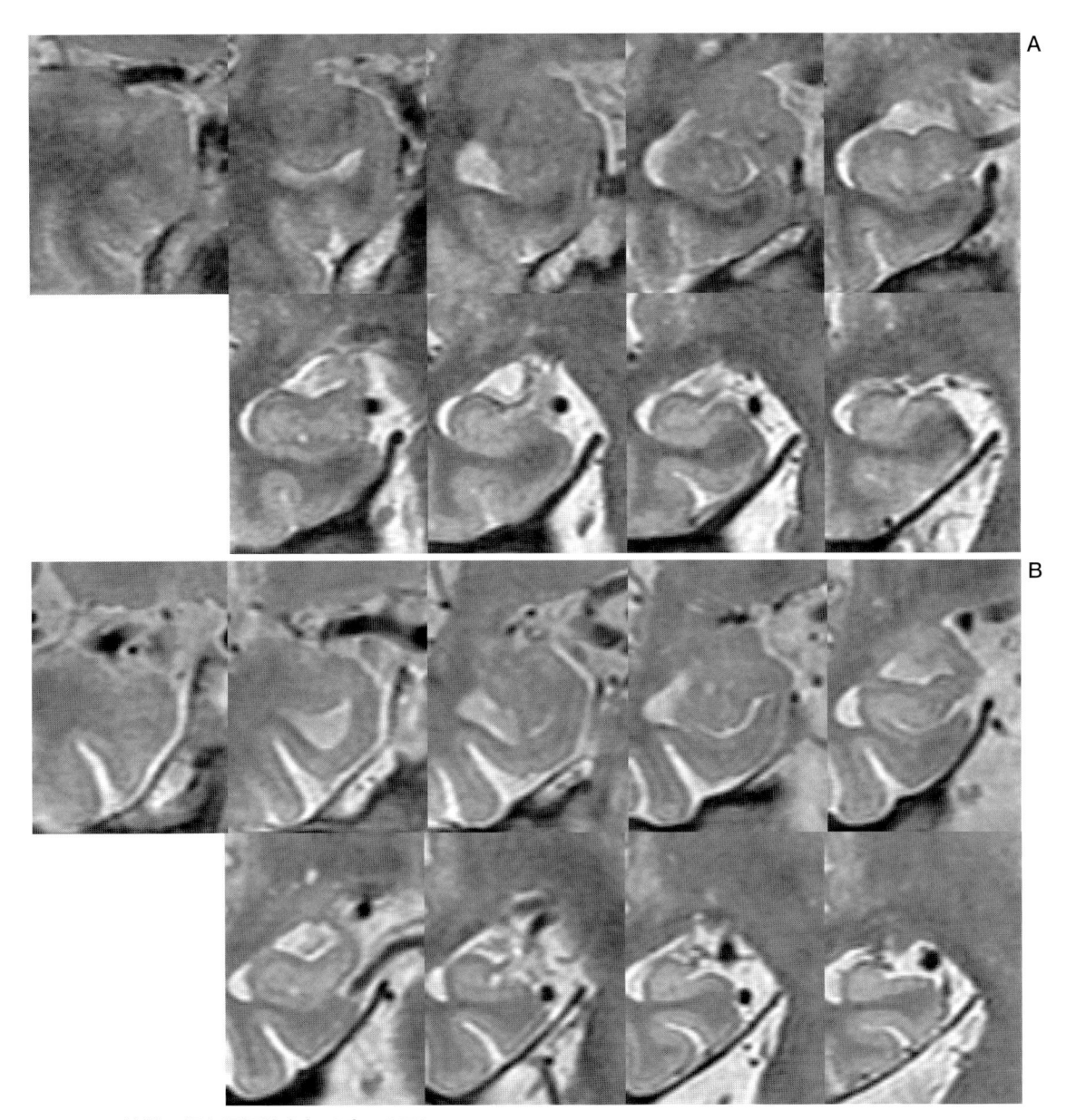

図10-12 健常と軽度認知障害(MCI)のMRI
STIR冠状断像, 3T装置で撮像　A：健常者(70歳台女性, HDS/MMSE＝29/26), B：MCI症例(70歳台男性, HDS/MMSE＝28/26)　健常者(A)では辺縁系全体も各部位も萎縮はない. MCI(B)では辺縁系全体も各部位も軽度の萎縮がみられる.

c. Alzheimer 病　Alzheimer's disease：AD

1) 病態と臨床

　Alzheimer病は緩徐進行性の原発性脳変性疾患で, 全認知症患者の50%以上を占める. 臨床症状は記憶障害を初発とし, 見当識障害や失行, 失認が生じる. よく初期にうつ症状を示す. 発症年齢は40〜90歳が多く, 65歳以下では早発性, 65歳以上では晩発性とされ

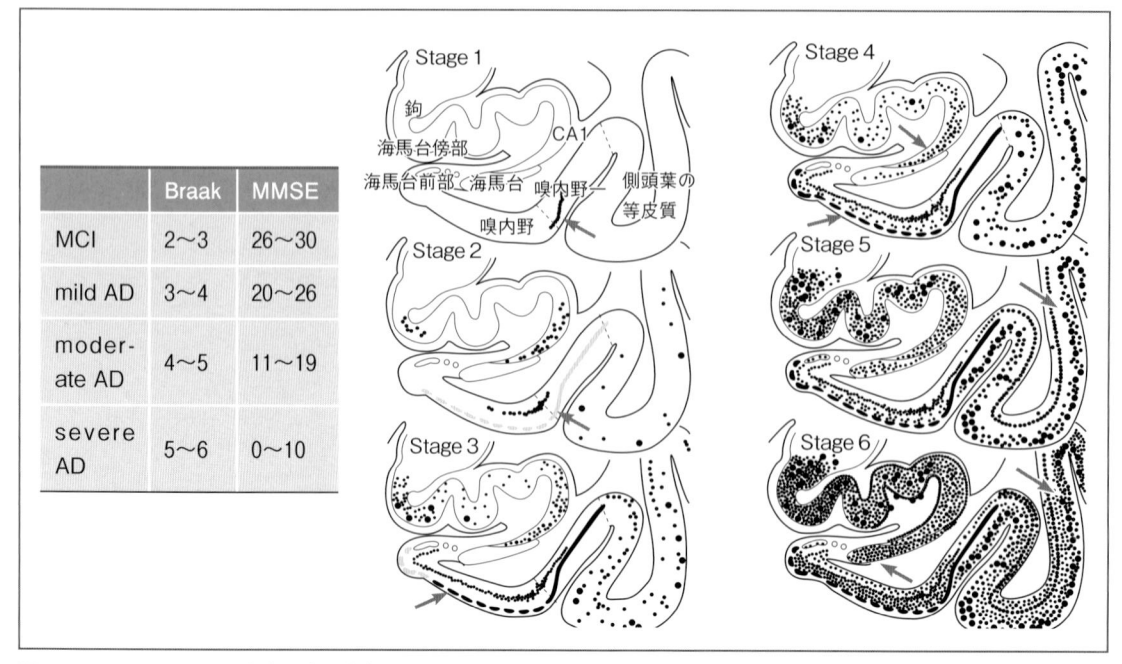

	Braak	MMSE
MCI	2〜3	26〜30
mild AD	3〜4	20〜26
moderate AD	4〜5	11〜19
severe AD	5〜6	0〜10

図10-13　Alzheimer病(AD)の進行度とBraak Stage
BraakらはŁ神経原線維出現度により，病理学的にAlzheimer病の進行度をStage 1〜6に分けている．Alzheimer病発症前段階である軽度認知機能障害(MCI)はStage 2〜3に該当し，軽度Alzheimer病はStage 3〜4，中等度Alzheimer病はStage 4〜5に該当し，臨床的進行度を反映する．矢印は，神経原線維変化を示す．MMSE：mini-mental stute examination．(Braak H, Braak E：Neuropathological stageing of Alzheimer-related changes. Acta Neuropathol 1991；82：239-259，より改変)

る．発症の危険因子は加齢，女性，低教育歴，頭部外傷歴，*ApoE*遺伝子である．これとは別に65歳以下で発症する早期発症型Alzheimer病の約10％が家族性Alzheimer病で，原因遺伝子として*APP*, *PSEN1*, *PSEN2*が同定されている．臨床診断基準ではNINCDS-ADRDAのものが信頼性が高く，病理学的に確定診断されたAlzheimer病例に対して80％前後の正診率がある[5]．本診断基準は臨床診断のための主要診断基準と，CSF-Aβ，CSF-tau，アミロイドPET，FDG-PET，MRIなどの画像診断，遺伝学検査を含む研究用診断基準とに大きく分けられた．

Alzheimer病脳は肉眼病理では全体のびまん性萎縮を示す(**図10-1**参照)．組織学的には神経原線維変化(神経細胞内でタウ蛋白が異常リン酸化し凝集したもの)が側頭葉内側の嗅内皮質に出現した後，進行すると側頭・頭頂・後頭葉境界域の大脳皮質にも出現し，その範囲は拡大する．神経原線維の量はAlzheimer病の重症度と相関しており，健常人には神経原線維の出現はほとんどみられない．Braakらは神経原線維出現度により，病理学的にAlzheimer病の進行度をStage 1〜6に分けている[6]．Alzheimer病発症前段階である軽度認知障害(MCI)はStage 2〜3に該当し，軽度Alzheimer病はStage 3〜4，中等度Alzheimer病はStage 4〜5に該当し，臨床的進行度を反映する(**図10-13**)．一方，老人斑(アミロイド周囲に神経細胞などが集合したもの)はAlzheimer病の発症初期に出現するが，老人斑の量や範囲は重症度とは相関せず，健常老人でも出現を認める．

BOX 10-2 Alzheimer 病の MRI 所見

1) 萎縮
   - 主：海馬，海馬傍回，扁桃体
   - 副：上下側頭回，鉤，後部帯状回，楔前部
     中等度，高度では確実．
     軽度では不確実．
2) 血管性認知症を除外する必要性

BOX 10-3 Alzheimer 病の MRI 診断における観察部位と留意事項

- 側頭葉内側萎縮の有無（0 無，1 軽，2 中，3 高）
- 特に扁桃体・海馬頭部移行部
- 容易因子：高年齢，女性
- 萎縮なしでも有症状は脳血流 SPECT を施行．

2) MRI 所見

MRI は内側側頭葉の萎縮を描出でき（BOX 10-2），他の異常な脳内構造物を否定できることで，Alzheimer 病の推奨画像検査として，認知症疾患治療ガイドライン 2010 年版でグレード A，画像診断ガイドライン 2013 年版でグレード B とされている．一方，脳血流 SPECT は両側側頭頭頂葉と後部帯状回の血流低下が検出可能なため推奨されている[2]．

① 側頭葉内側の萎縮

Alzheimer 病の MRI 診断には，扁桃体，海馬，海馬傍回を含む側頭葉内側の観察が必須である（BOX 10-3）．すでに「10.1 海馬辺縁系の MRI 解剖」の項で述べたように，海馬は複雑な小構造で長軸は前後方向である（図 10-14）．健常者の海馬断面は左右に長く，上下に短い楕円形で膨らみがある（図 10-15 A）．Alzheimer 病の早期では前方の扁桃体と海馬の移行部で萎縮が明らかであり（図 10-15 B），海馬頭部の辺縁は波状形態が明らかになる．次いで中期では辺縁が直線状に（図 10-15 C），後期には海馬の厚みが薄くなる（図 10-15 D）．また，海馬の萎縮に伴い側脳室下角が拡大する[7]ことで，海馬は時には 90°近くまで回転して，断面の長径は左右方向から上下方向に変わる（図 10-15 D）．冠状断像ではこのような回転と移動が理解できるが，横断像では海馬萎縮が急に進行したようにみえる．また側脳室下角の拡大がない場合でも，横断像は断面のわずかな上下のずれで海馬の一部しかみえないこともあるので，海馬の萎縮評価に適切な観察断面とはいえない（図 10-16）．

冠状断面で，5mm 以下の厚みで，脳脊髄液と大脳皮質のコントラストが明らかな T1 強調像，FLAIR 像であれば，側頭葉内側構造の観察は可能であるが，さらに thin slice で撮像することで情報は多くなる．3T 装置での STIR 像ではより詳細な内部構造の把握が可能である．特に灰白質（Ammon 角・歯状回，海馬台，嗅内皮質）と白質（浅髄板，白板，海馬采）のコントラストが明瞭である．（図 10-17，図 10-18）．図 10-17, 18 のように，

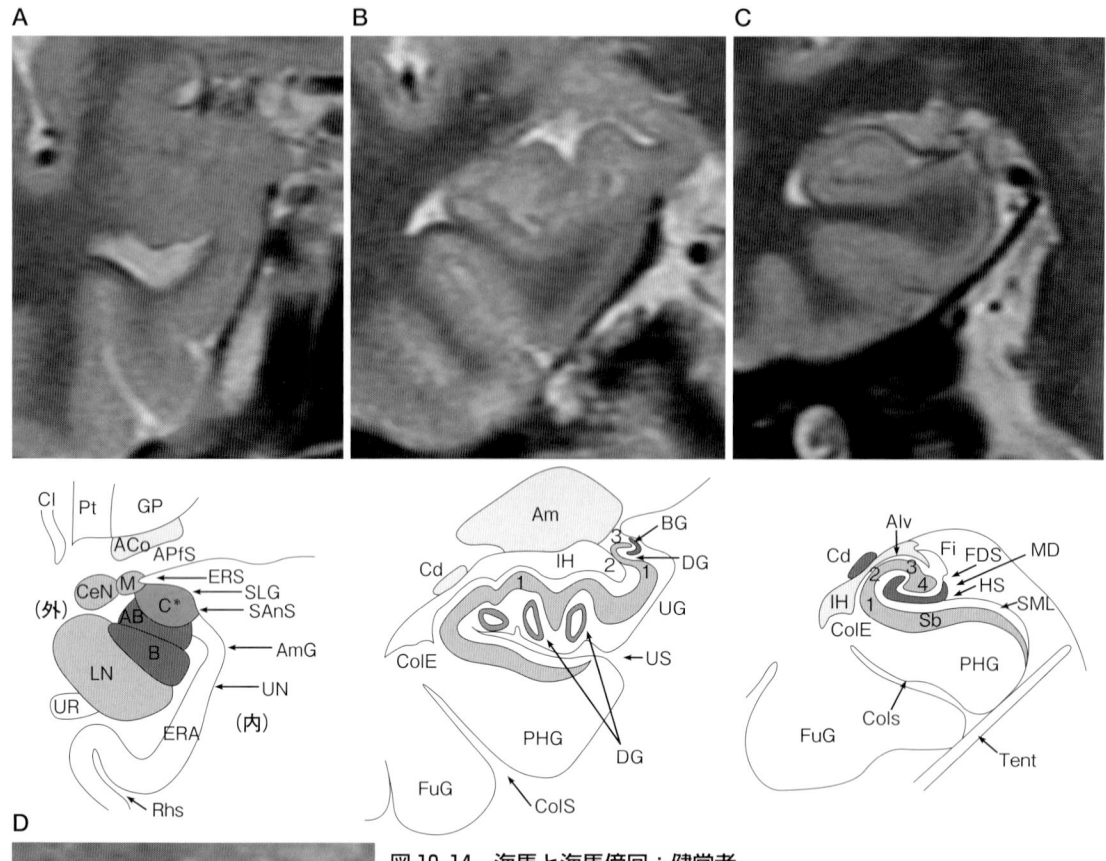

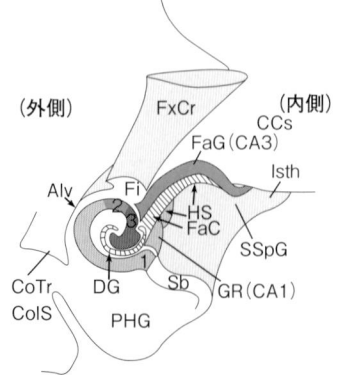

図10-14 海馬と海馬傍回：健常者
STIR冠状断像による右側頭葉内側構造　A：扁桃体，B：海馬頭部，C：海馬体部，D：海馬尾部レベル　下段は対応する解剖学的シェーマ．（AB：扁桃体の accesory basal nucleus, ACo：前交連，APfS：前穿通野，Alv：白板，AmG：迂回回，Am：扁桃体，BG：Giacomini 帯，B：扁桃体の basal nucleus, C*：扁桃体の cortical nucleus, CCs：脳梁膨大部，CI：前障，Cd：尾状核，CeN：扁桃体の central nucleus, CoTr：側副三角，ColE：側副隆起，ColS：側副溝，DG：歯状回，ERA：嗅内野，ERS：嗅内溝，FDS：海馬采歯状溝，FaC：灰白小帯，FaG：小帯回，Fi：海馬采，FuG：紡錘状回，FxCr：脳弓脚，GP：淡蒼球，GR：Retzius 回，HS：海馬溝，IH：側脳室下角，Isth：帯状回峡部，LN：扁桃体の lateral nucleus, MD：歯状縁，M：扁桃体の medial nucleus, PHG：海馬傍回，Pt：被殻，RhS：嗅脳溝，SAnS：半輪状溝，SLG：半月回，SML：浅髄板，SSpG：膨大下回，Sb：海馬台，Tent：小脳天幕（テント），UG：鉤状回，UN：鉤切痕，UR：下角の鉤陥凹，US：鉤溝．

（上段右から2つのシェーマは，文献1）より許可を得て転載）．

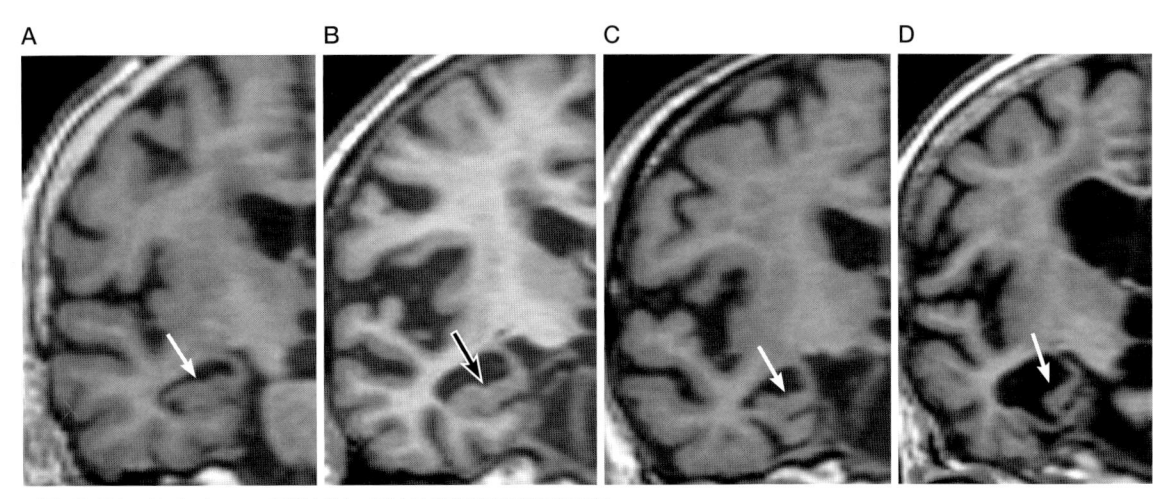

図 10-15　Alzheimer 病（AD）における海馬（頭部）萎縮度
T1 強調冠状断像　A：萎縮なし　80 歳台女性．健常，MMSE = 30 点，VSRAD = 0.86．B：軽度　80 歳台女性．AD，MMSE = 22 点，VSRAD = 2.12．C：中等度　70 歳台男性．AD，MMSE = 20 点，VSRAD = 4.09．D：高度　80 歳台女性．AD，MMSE = 10 点，VSRAD = 6.08．→：海馬頭部．

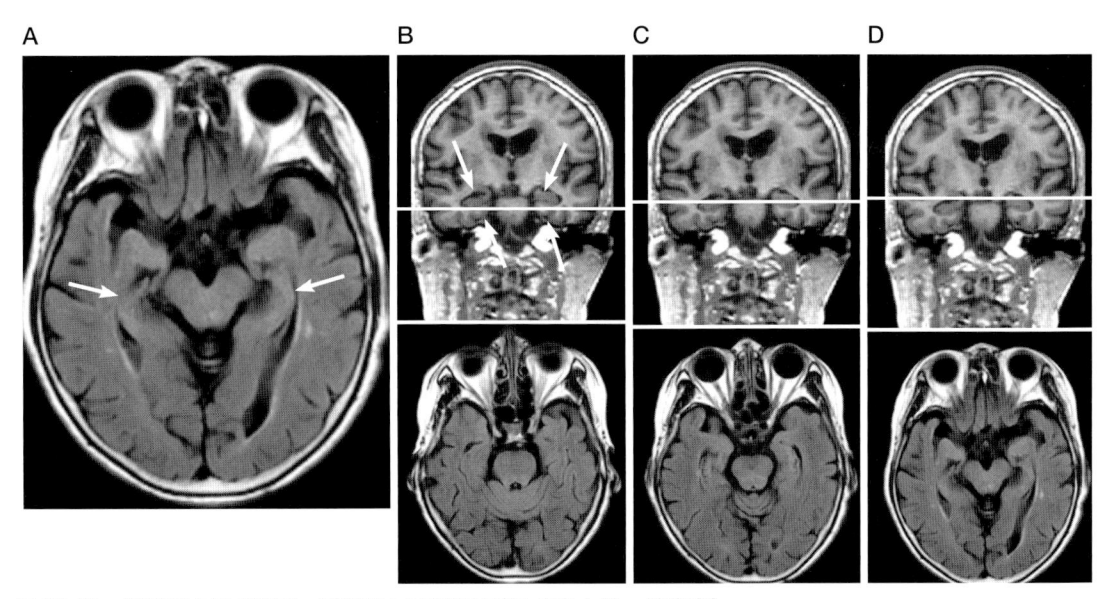

図 10-16　側頭葉内側の観察：横断面と冠状断面（80 歳台女性，健常者）
T1 強調像　A：横断像，B～D：冠状断像（上）と各スライス位置に対応する横断像　左の横断像（A）では海馬萎縮（→）がありそうだが，冠状断像（B）では海馬・海馬傍回（→）は萎縮なしとわかる．横断 3 断面のスライス位置を冠状断で示している．

　Alzheimer 病の進行度と画像所見を対比すると，高度では扁桃体，海馬，海馬傍回の強い萎縮があり，診断は容易である．中等度でも明瞭な萎縮があり診断可能である．軽度では海馬頭部の限局した萎縮があれば診断可能だが，均等な軽度の扁桃体，海馬，海馬傍回の萎縮を示す例では難しい．死後の病理診断と生前の MRI を対比した検討では，Alzheimer 病では萎縮領域は側頭葉の内側外側全体，下部頭頂葉，島に主として認めた．次いで上頭頂小葉，内側頭頂葉，左前頭葉，後頭葉にも萎縮を認めている[8]（図 10-19）．

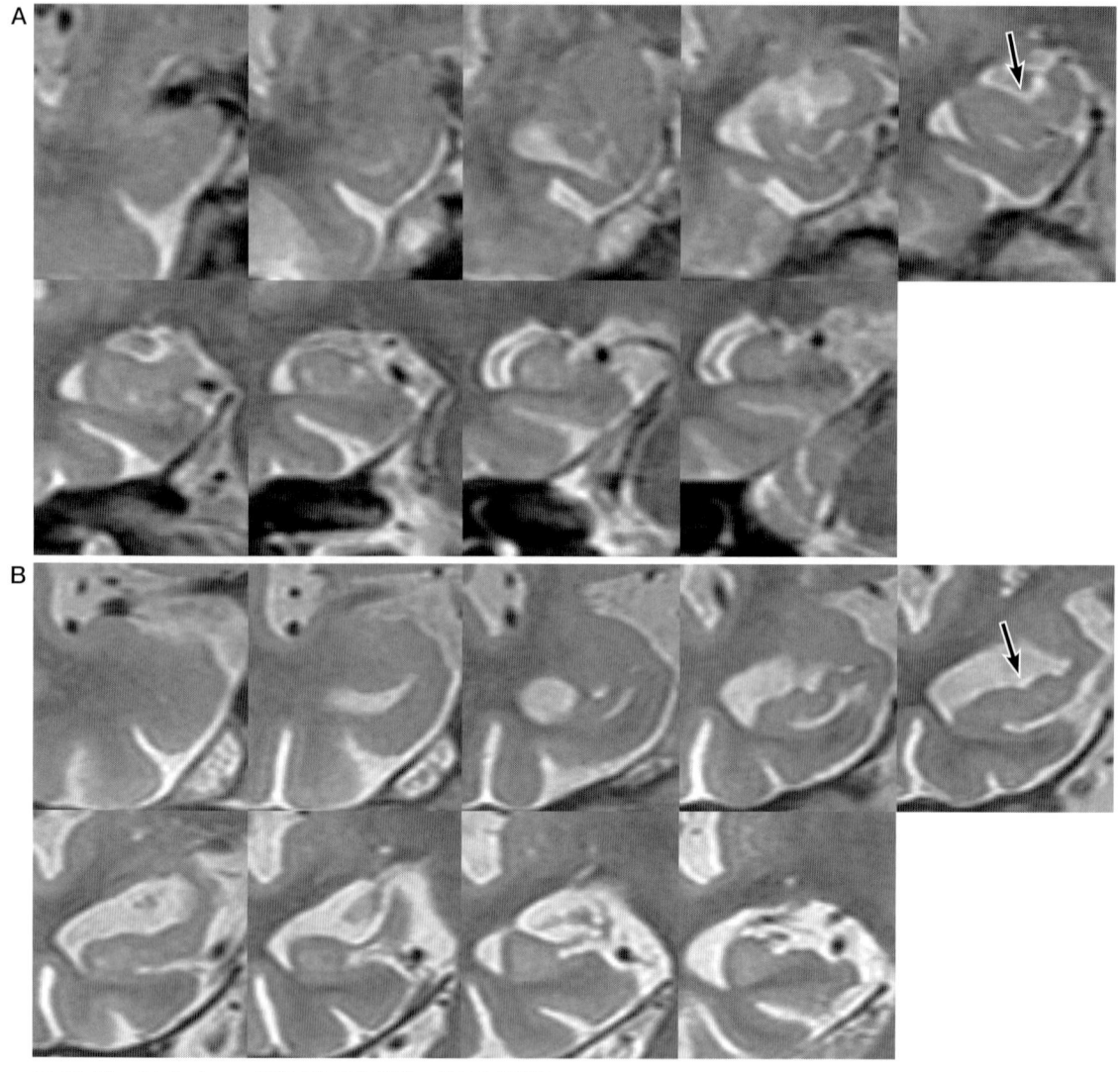

図10-17 Alzheimer 病(AD)で中等度・高度の萎縮
STIR 冠状断像(3T 装置)：右側頭葉内側連続断面　A：80 歳台女性，MMSE23 点，B：60 歳台女性，MMSE4 点　Aでは海馬・海馬傍回全体の中等度萎縮(→)がみられ，Bでは高度萎縮(→)がある．

図10-18　健常者と Alzheimer 病(AD)軽度萎縮 ▶
STIR 冠状断像(3T 装置)：右側頭葉内側連続断面
A：健常者，70 歳台女性，B：AD，80 歳台男性，MMSE27 点，C：AD，70 歳台女性，MMSE 23 点　Bでは海馬頭部の限局萎縮があり(丸囲み)，診断可能だが，Cでは海馬全体の軽度萎縮で診断は難しい．

10.2 変性性認知症 685

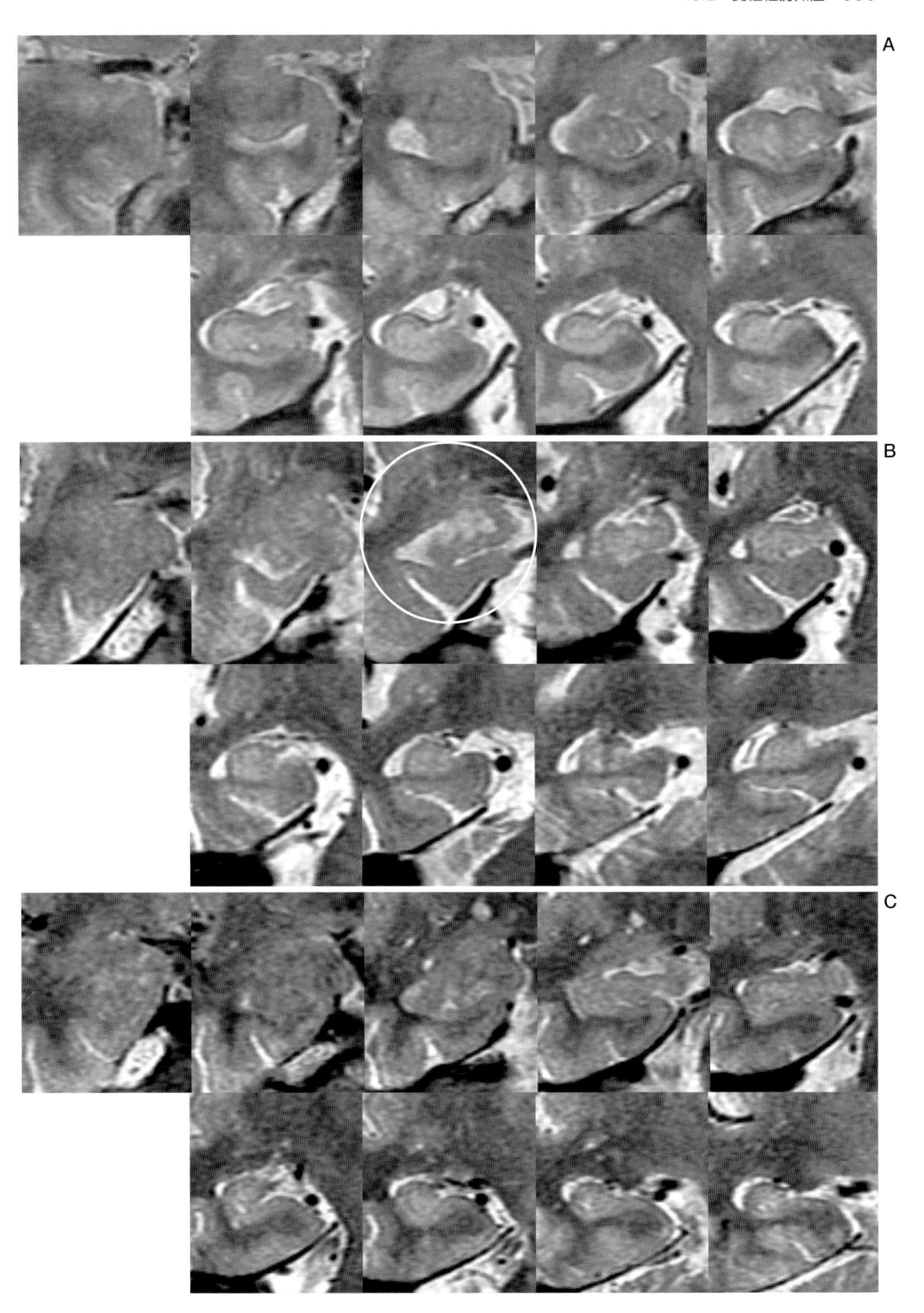

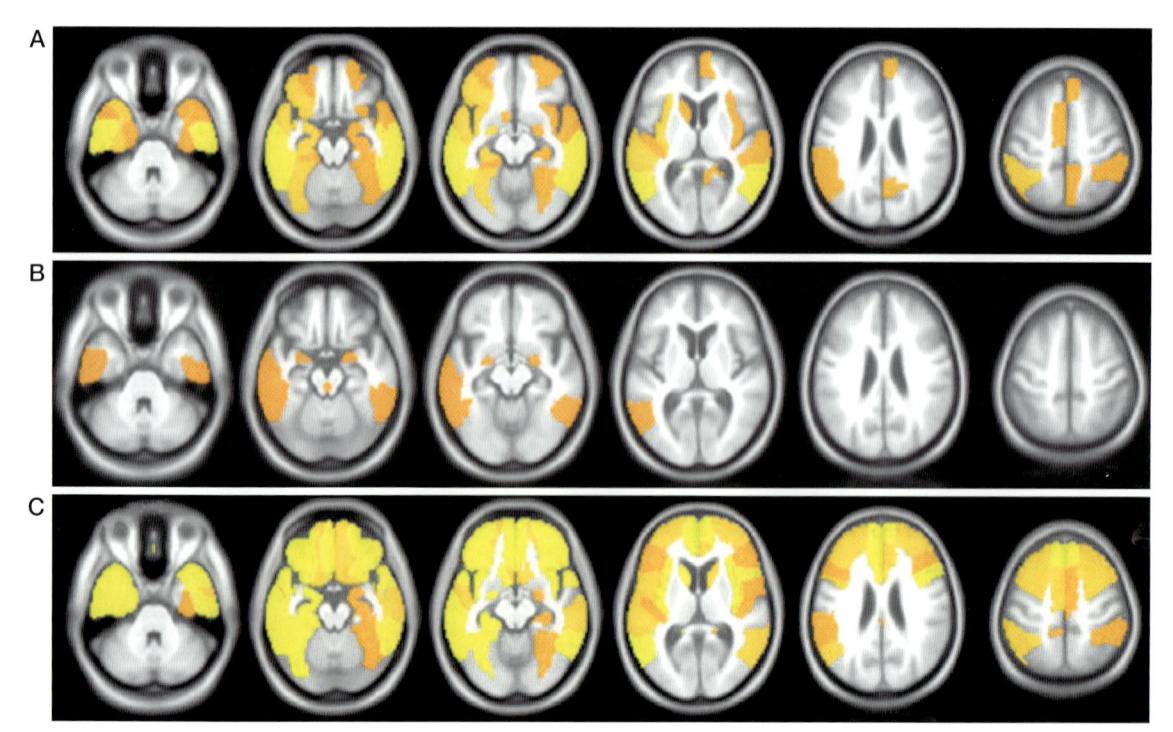

図 10-19 Alzheimer 病(AD)，Lewy 小体型認知症(DLB)，前頭側頭葉変性症(FTLD)の病理と MRI の対比
A：AD，B：DLB，C：FTLD　死後の病理診断と生前の MRI を対比した検討では，Alzheimer 病では萎縮領域は側頭葉の内側外側全体，下部頭頂葉，島に主として認められた．次いで上頭頂小葉，内側頭頂葉，左前頭葉，後頭葉にも萎縮を認めている．画像上，橙から黄になるほど，統計学的により有意な疾患特異的萎縮部位を示す．（文献 8)より許可を得て転載)．

② 生理的萎縮

　加齢による生理的萎縮は Alzheimer 病の MRI 診断に大きな影響を与える．Alzheimer 病が進行すると側頭頭頂後頭外側面の萎縮が生じるが，重症でも海馬ほど明確ではない．加齢性の生理的萎縮の関与が大きいためである．このような生理的な萎縮は高齢になるほど個体差が大きい．Fox らによると，加齢性生理的大脳萎縮は，高齢健常者では年間 0.2〜0.3％ずつ進行している．一方，Alzheimer 病における病的な萎縮は年間 2〜3％ずつ生じているので，そのスピードは 10 倍に相当する[9]（**図 10-20**）．また，生理的に萎縮しやすい部位としては前頭葉，頭頂葉，次いで側頭葉であり，後頭葉は最も少ない（**図 10-21**）．萎縮を促進する因子としては男性，脱水，アルコール過多（**図 10-22**）があり，生理的ではないが他疾患の合併や治療後，神経性食思不振症，腎不全，代謝疾患，ステロイド治療後などがあげられる．

　性差も Alzheimer 病の MRI 診断に影響を与える．Alzheimer 病は女性に多く，女性では生理的萎縮が少ない[10]．認知症疑いの女性例は MRI 上，健常と Alzheimer 病の差が明確な印象がある（**図 10-23**）．しかし，軽度の萎縮が扁桃体，海馬，海馬傍回を含めて多くの大脳領域にもあれば Alzheimer 病でなく，生理的萎縮のみの可能性は十分にある．

　発症年齢は Alzheimer 病の MRI 診断に大きくかかわる．70 代以降の高齢発症の Alzheimer 病は扁桃体，海馬，海馬傍回に萎縮を生じるが（**図 10-24**），若年発症（特に 60 代

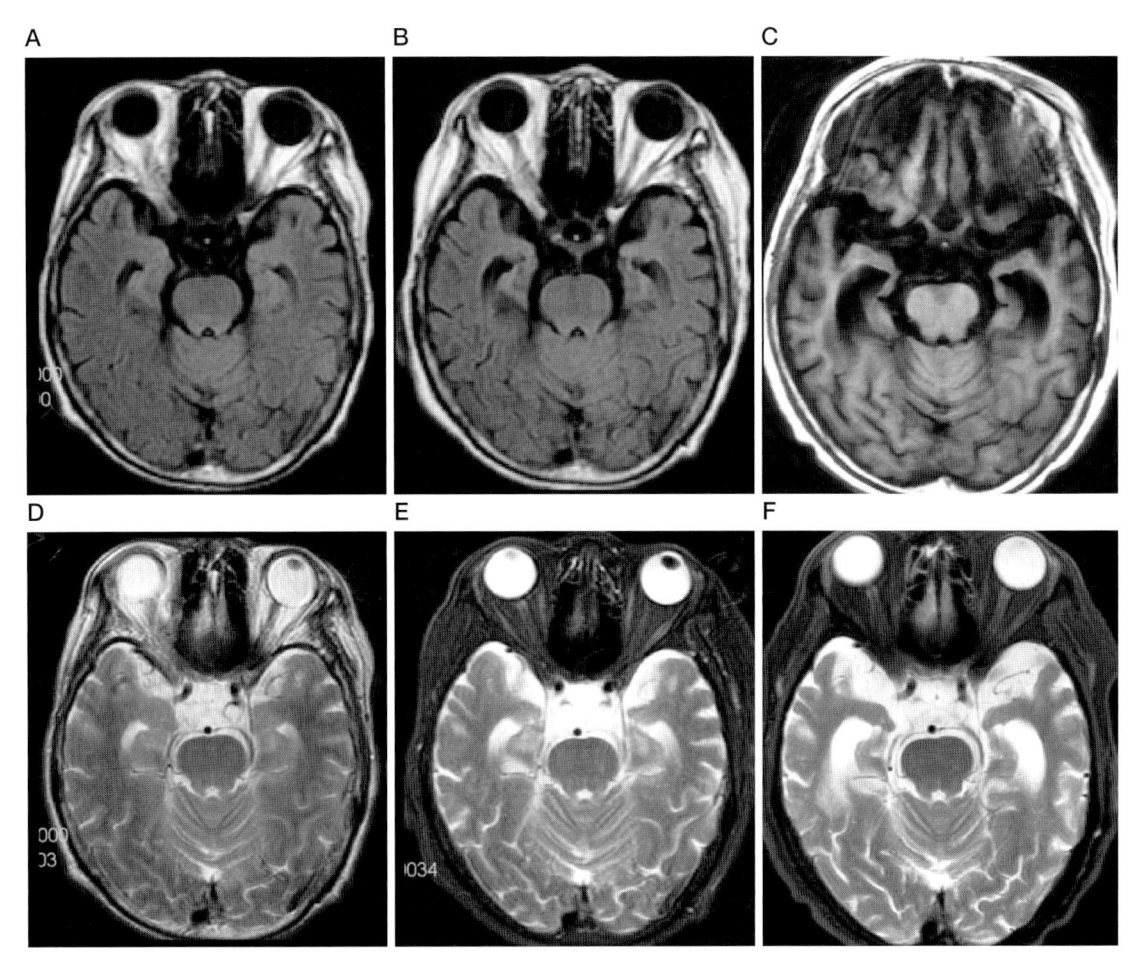

図10-20　Alzheimer病(AD)例の海馬と他領域の萎縮：経年変化
上段：T1強調像，下段：T2強調像　A, D：初診時(2002/6/28)，B, E：4年後(2006/6/22)，C, F：6年後(2009/1/6)　側頭葉内側レベルのMRI横断像で，経年的に側頭葉内側の萎縮が他よりも際立って進行していることがわかる．

以前)のAlzheimer病は扁桃体，海馬，海馬傍回の萎縮が少なく，MRIで診断するのは困難な例がしばしばあり，注意を要する．発症頻度は若年例は高齢に比べ圧倒的に少ないが，若年で認知症の臨床症状がある例は，MRIで健常脳であってもAlzheimer病の可能性があるので，核医学検査(脳血流SPECT，PET)を施行するべきである(図10-25)．

一方，大多数を占める高齢発症Alzheimer病においてMRIでは多くが海馬萎縮を認める．筆者の施設で2013年に65歳以上でAlzheimer病と診断されたのは41例で，そのうちMRIで側頭葉内側萎縮があったのは34例であった．萎縮のない7例のうちSPECTで典型的Alzheimer病は3例であった(図10-26)．一方，SPECT非典型像は31％の13例あり，そのうちMRIで側頭葉内側萎縮は62％の8例にみられた．特に高齢発症Alzheimer病の画像診断ではSPECTは有用ではあるが絶対的ではなく，MRIでの診断が必要である(図10-27)．

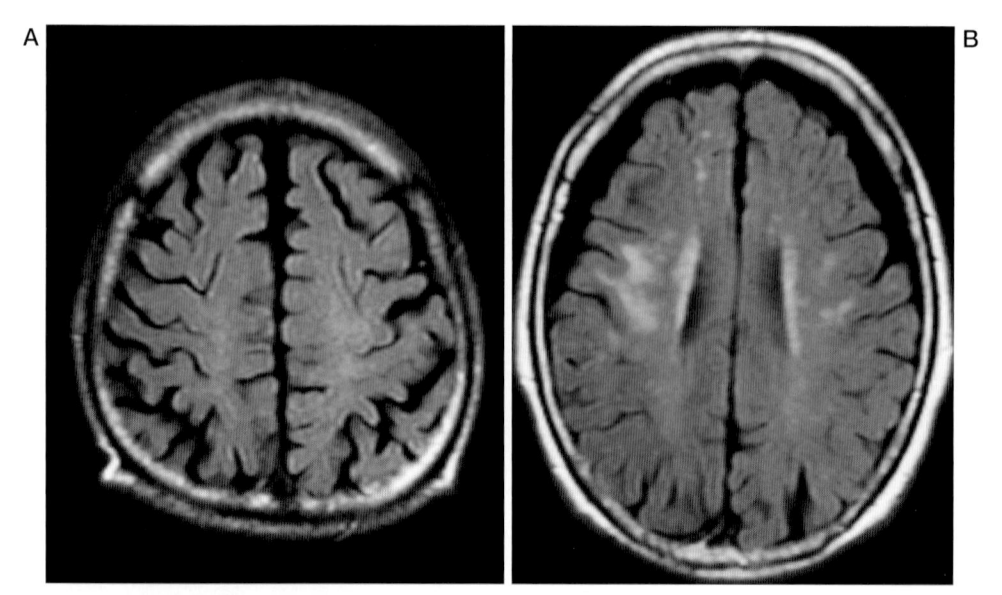

図 10-21　加齢性脳萎縮・前頭葉
FLAIR 像　A：脳溝開大型，B：くも膜下腔開大型　健常例における前頭葉萎縮．高齢者では生理的な萎縮としてよく観察される．

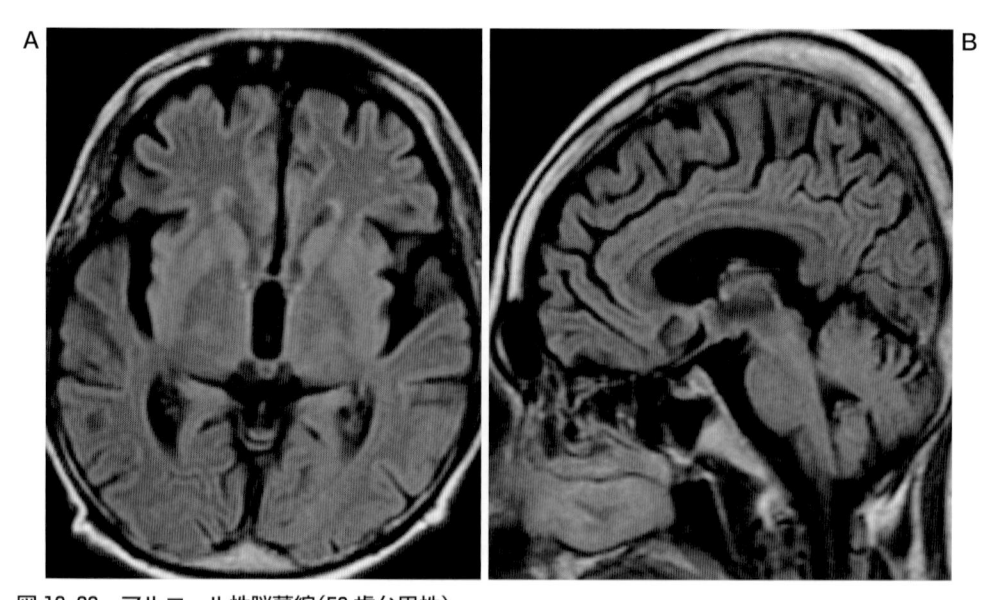

図 10-22　アルコール性脳萎縮(50 歳台男性)
FLAIR 像　A：横断像，B：矢状断像　年齢を考慮すると，目立つびまん性大脳萎縮を認める．

10.2 変性性認知症　**689**

図10-23　側頭葉内側萎縮が明瞭で他の大脳皮質に萎縮がなかった症例：Alzheimer病（70歳台女性，MMSE25点）
STIR冠状断像（3T装置）　海馬領域のみ萎縮があり（→），他領域の大脳皮質には萎縮がない．

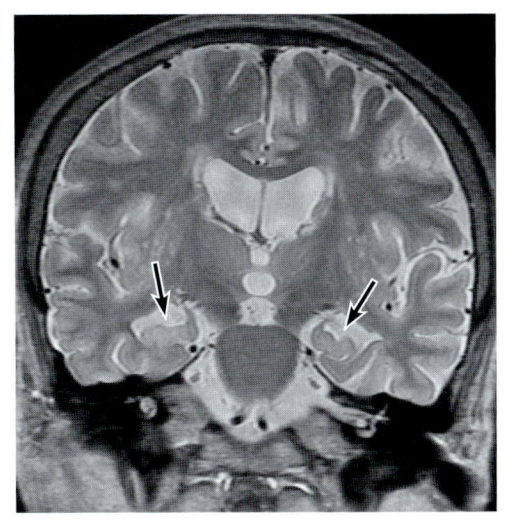

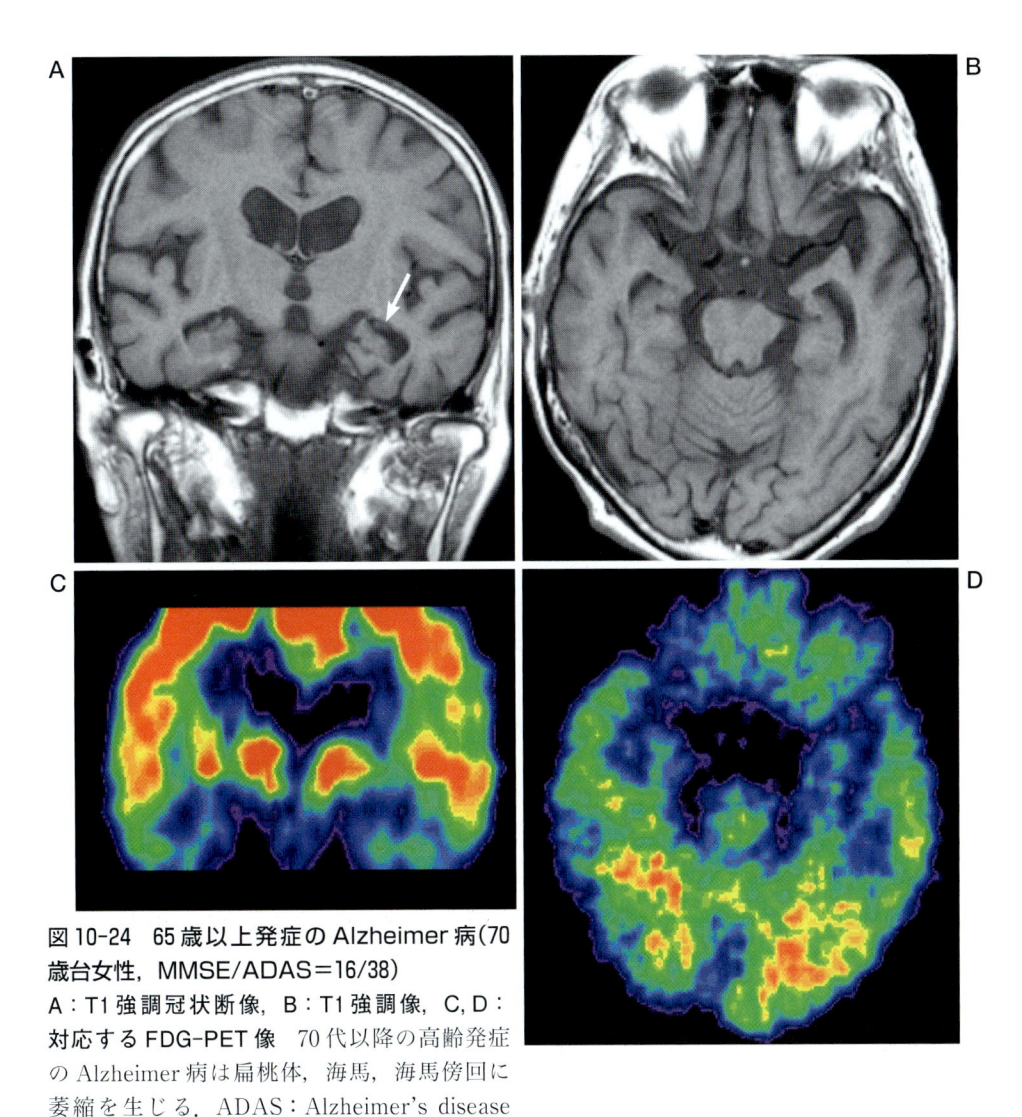

図10-24　65歳以上発症のAlzheimer病（70歳台女性，MMSE/ADAS＝16/38）
A：T1強調冠状断像，B：T1強調像，C, D：対応するFDG-PET像　70代以降の高齢発症のAlzheimer病は扁桃体，海馬，海馬傍回に萎縮を生じる．ADAS：Alzheimer's disease assessment scale.

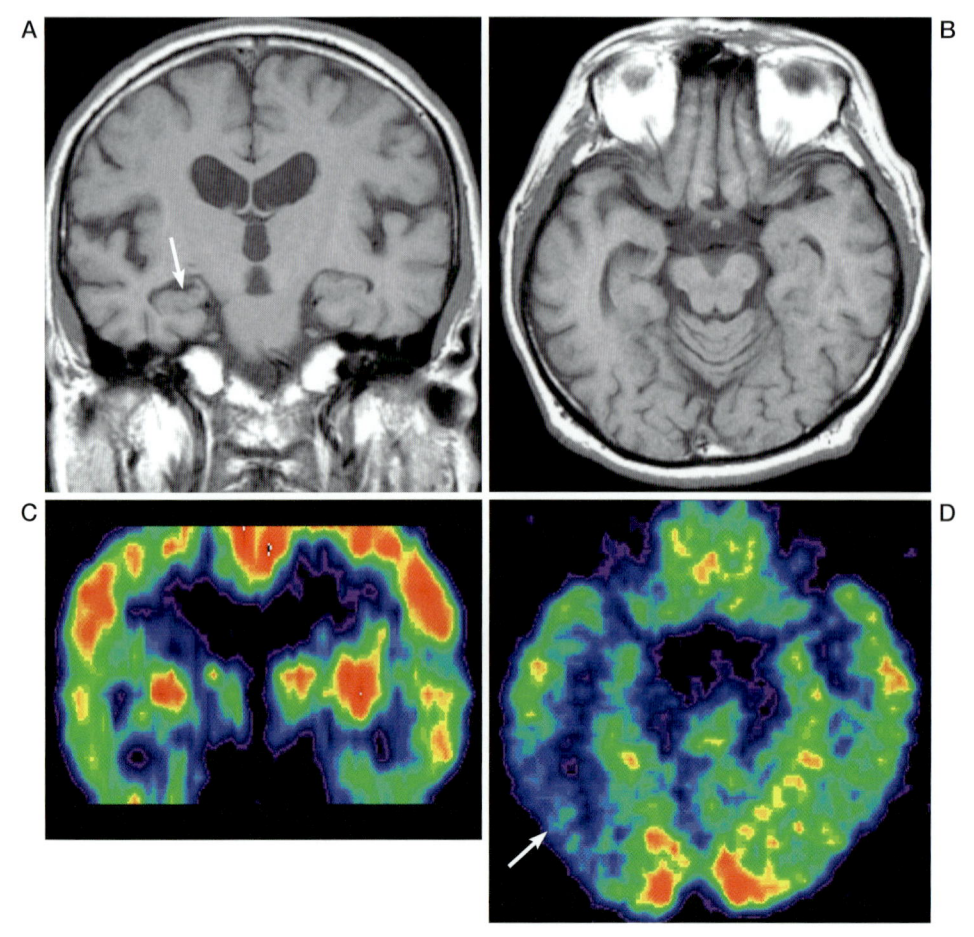

図10-25 65歳以下発症のAlzheimer病(50歳台男性,MMSE/ADAS＝23/14)
A：T1強調冠状断像,B：T1強調像,C,D：対応するFDG-PET像　T1強調像(A,B)では軽度の右海馬萎縮がわかる(→).FDG-PET(C,D)では右側頭葉後方の糖代謝低下が明瞭である(→).

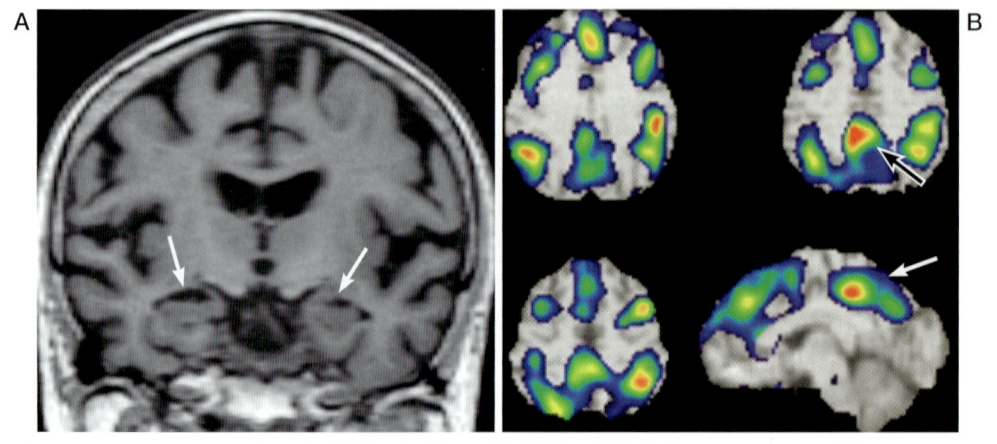

図10-26 Alzheimer病：MRI陰性,SPECT陽性例(80歳台女性,MMSE＝20点)
A：3D T1強調冠状断像,B：^{123}I-IMP-SPECTとその3D SSP統計画像　軽症AD．MRI(A)で海馬萎縮はない(→).SPECT(B)は両側外側頭頂葉,後部帯状回の脳血流低下があり(→),ADに典型的．臨床的ADでMRIで診断困難な例は17％(7/41例)であった．7例中SPECT典型例は3例あった．

図 10-27　Alzheimer 病：MRI 陽性，SPECT 陰性例（80 歳台女性，MMSE＝19 点で中等症の AD）
A：3D T1 強調冠状断像，B：^{123}I-IMP-SPECT とその 3D SSP 統計画像　MRI（A）で海馬萎縮が明瞭（→）だが，SPECT（B）では AD 型の脳血流低下はない．臨床的 AD で SPECT が非 AD 型は 13/41 例，その 13 例中 MRI で側頭葉内側萎縮は 62％（8 例）あった．高齢者の AD 診断に SPECT は絶対的ではない．

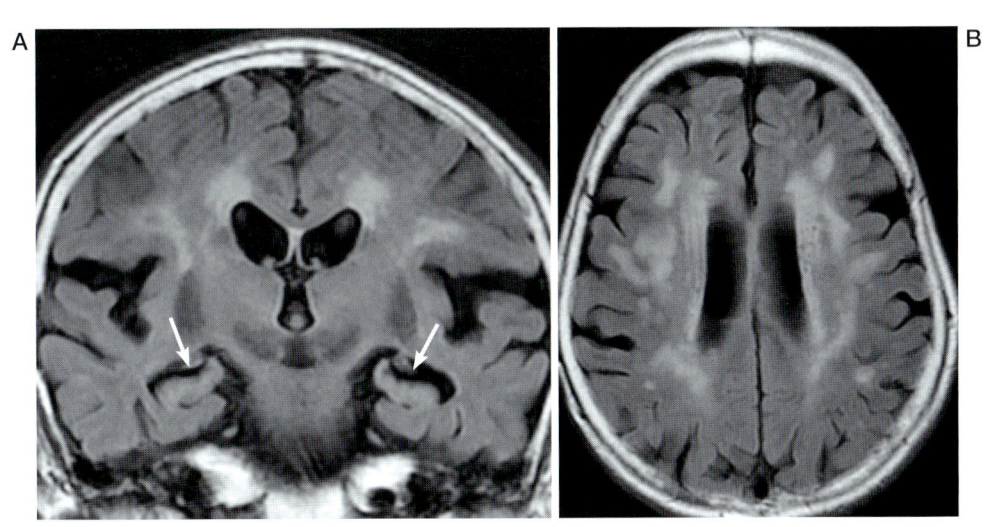

図 10-28　Alzheimer 病における白質病変（80 歳台女性，MMSE18 点）
FLAIR 像　A：冠状断像，B：横断像　海馬萎縮（→）とともに白質の比較的高度な高信号病変がみられた．

③ 大脳白質：T2 強調像高信号

　T2 強調像，FLAIR 像では大脳白質に斑状の高信号が極めて高頻度にみられる．多くは加齢に伴う慢性虚血による脱髄，髄鞘の淡明化とされているが，血管障害病変の二次変化としても，Alzheimer 病の二次的な変化としても生じる[11]（図 10-28）．白質の T2 強調像高信号域は加齢と相関するが，Alzheimer 病との因果関係は結論が出ていない[12]．

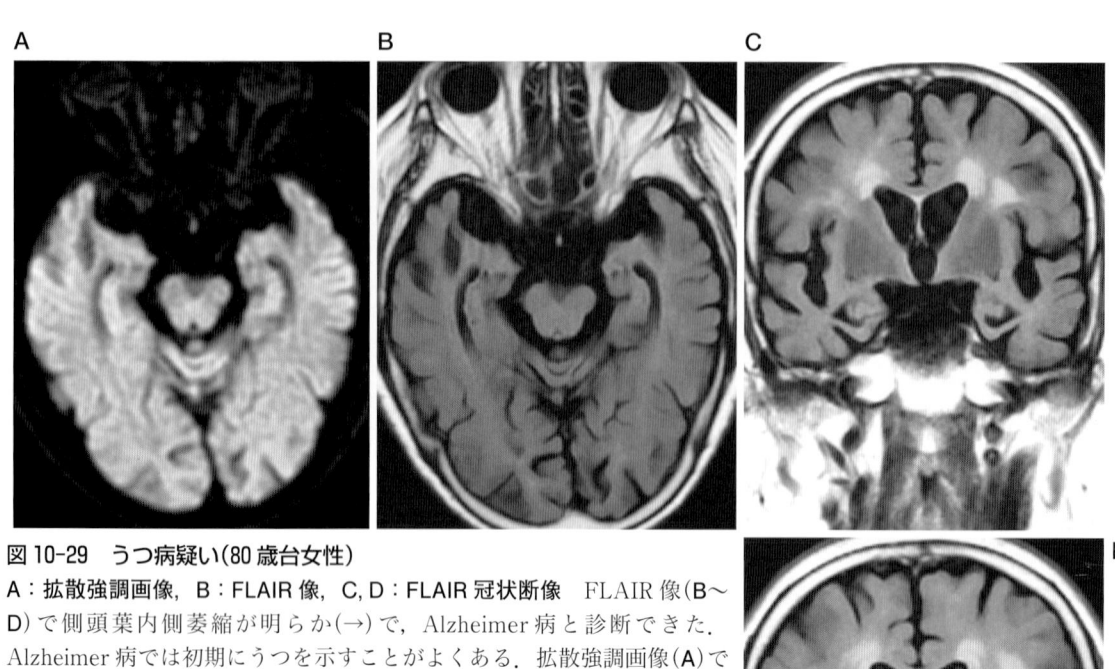

図10-29 うつ病疑い(80歳台女性)
A：拡散強調画像，B：FLAIR像，C, D：FLAIR冠状断像　FLAIR像(B〜D)で側頭葉内側萎縮が明らか(→)で，Alzheimer病と診断できた．Alzheimer病では初期にうつを示すことがよくある．拡散強調画像(A)でも同等に萎縮がわかる．

3）他疾患の合併

1）の「病態と臨床」で記載したようにAlzheimer病ではうつ症候を生じることが多い．また，うつ病で記憶障害を生じることからAlzheimer病と間違われる例もある．側頭葉内側萎縮を確認できればAlzheimer病と考えてよい(**図10-29**)．Alzheimer病も脳血管障害も頻度の高い疾患であるので，両者を伴うことも当然多い．Alzheimer病に急性期梗塞を伴って受診した場合は，臨床的に両者の混在が判然としなくなる．画像診断では，MRI拡散強調画像で両者の混在が明確である．一方，SPECTでは病態の解釈が複雑で困難である(**図10-30**)．

4）鑑別診断

Alzheimer病は認知症の原因疾患として頻度は最多であるが，鑑別すべき疾患としては認知症の原因疾患すべてであり，極めて多数である(**表10-2**参照)．MRIでは脳血管障害性認知症，正常圧水頭症，Creutzfeldt-Jakob病，前頭側頭葉型認知症，進行性核上性麻痺，Huntington病，脳腫瘍，頭部外傷，無酸素・低酸素脳症，急性ウイルス性脳炎(単純ヘルペス，日本脳炎など)，HIV感染症(AIDS)，進行性多巣性白質脳症，亜急性硬化性

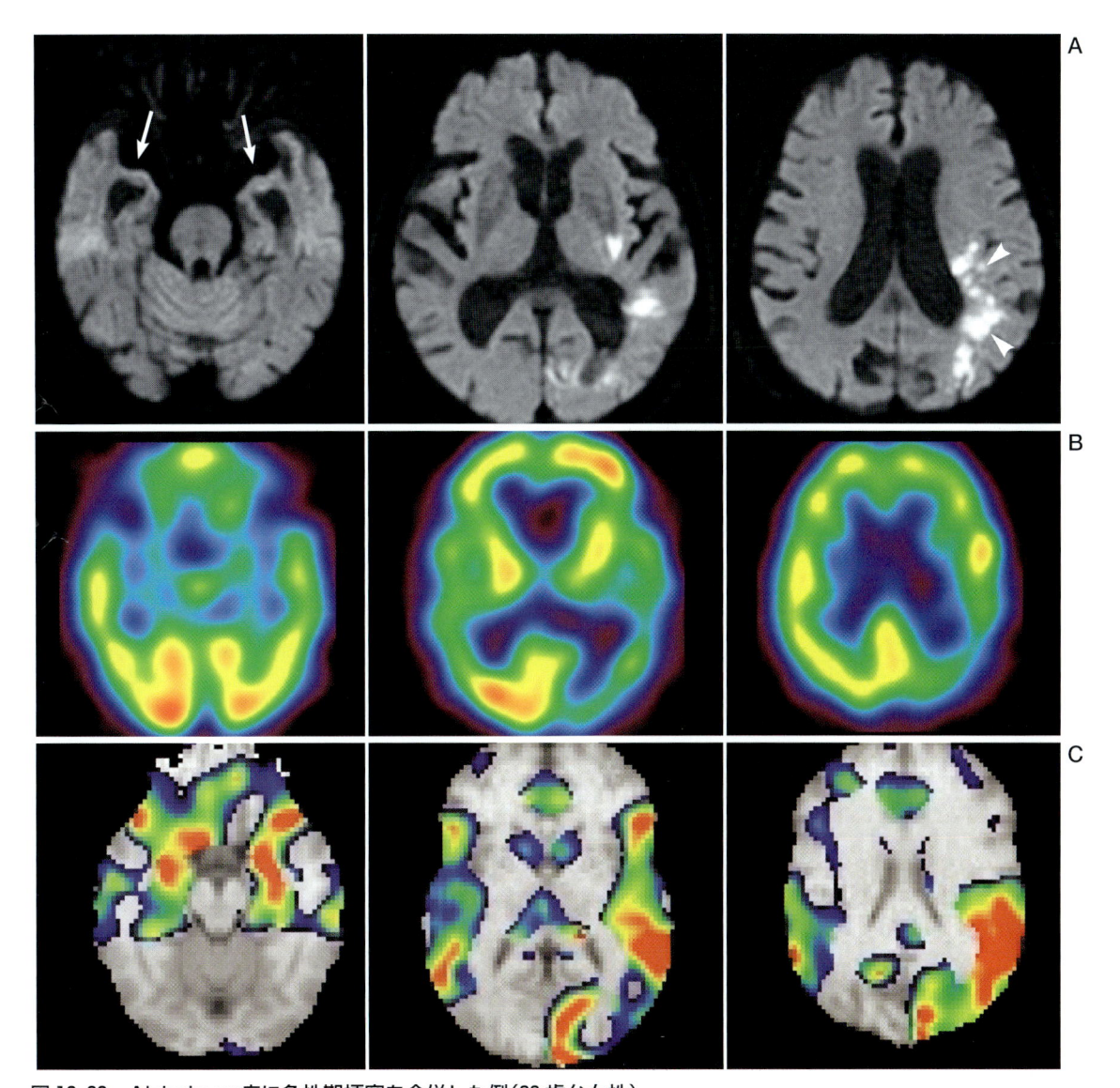

図10-30 Alzheimer 病に急性期梗塞を合併した例（80歳台女性）
A：拡散強調画像，B：^{123}I-IMP-SPECT，C：B の 3D SSP 統計画像　拡散強調画像（A）で海馬萎縮（→）と左側頭頭頂高信号（▶）があり，AD に合併した急性期梗塞とわかる．SPECT 単独では病態不明である．

　全脳炎，神経梅毒，髄膜炎（急性化膿性，慢性），脳膿瘍，脳寄生虫，下垂体機能低下症，Cushing 症候群，慢性アルコール中毒（Wernicke-Korsakoff 症候群，Marchiafava-Bignami 病），一酸化炭素中毒，Wilson 病，多発性硬化症，急性散在性脳脊髄炎，Beçhet 病，副腎白質ジストロフィ，糖原病，ミトコンドリア脳筋症，進行性筋ジストロフィ，Fahr 病など，多くの疾患が除外あるいは推測可能である．一方，MRI で除外困難なのは軽度認知機能障害，Lewy 小体型認知症，皮質基底核変性症である．

　軽度認知機能障害，Lewy 小体型認知症，前頭側頭葉型認知症，皮質基底核変性症，脳血管障害性認知症については本章の別項を，他疾患については他章の記述を参照していただきたい．

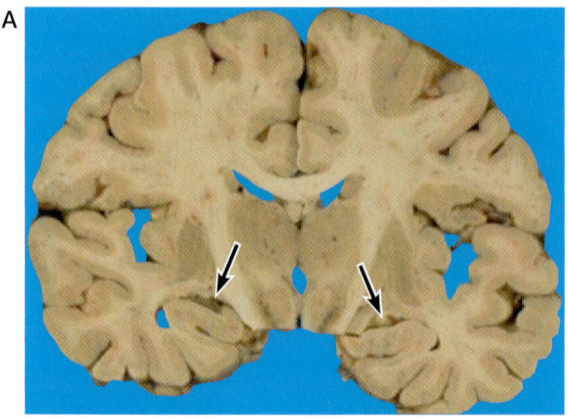

図 10-31　Lewy 小体型認知症の肉眼病理と組織像
A：肉眼標本，B：組織像，C：免疫染色　Lewy 小体型認知症の剖検例．肉眼標本の冠状断(A)で軽度の海馬萎縮があり(→)，組織像(B)で Lewy 小体を認める(▶)．免疫染色(C)でαシヌクレインが陽性であった(▶)．

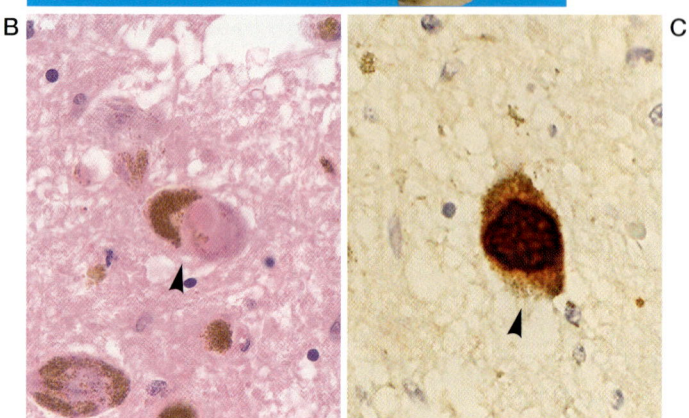

d. Lewy 小体型認知症　dementia with Lewy body：DLB

1）病態と臨床

　変動する認知障害，パーキンソニズム，繰り返す具体的な幻視が中核的特徴の一次性変性性疾患である．レム期睡眠行動異常症や抗精神病薬に対する顕著な感受性があれば疑いが強くなる．Alzheimer 病から分離された疾患概念であり，一次変性性疾患では Alzheimer 病に次いで多い認知症原因疾患である．形態学的特徴として，肉眼病理上は Alzheimer 病よりも軽度の海馬・扁桃体萎縮を生じる．組織学的にはリン酸化αシヌクレイン凝集物を主とする Lewy 小体が，Meynert 基底核，視床下部，黒質・青斑核・迷走神経背側核などの脳幹の核，大脳皮質に出現する(図 10-31)．認知症症状が錐体外路症状に先行して発症した DLB と，Parkinson 病の経過中に認知症症状が起こった PDD (Parkinson disease with dementia) は，臨床的には Lewy 小体病，あるいはαシヌクレイン病として包括的に捉えられている．一方，研究目的では両者を厳密に区別している．Parkinson 症候発症時期に対して，認知症が 1 年以内に発症していれば DLB，1 年以降に発症すれば PDD である．

図10-32 海馬・扁桃体の補正体積の比較
Alzheimer病とLewy小体型認知症には有意差があった．AD：Alzheimer病，DLB：Lewy小体型認知症，NC：健常者．（文献13）より許可を得て転載）

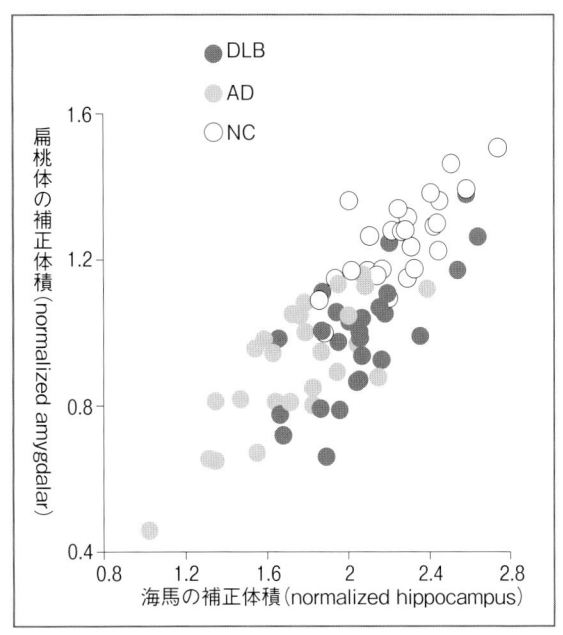

BOX 10-4　Lewy小体型認知症のMRI所見

1) 確定的所見はない．
- 側頭葉内側に軽度の萎縮．
- 神経メラニン画像で黒質・青斑核の高信号消失．
- 後頭葉，基底核病変がないことを確認．

2) 決め手は核医学
- 脳血流SPECT，MIBG交感神経シンチグラフィ，ドパミントランスポーターシンチグラフィ

2) MRI所見

　一般的にルーチンのMRIでは，Lewy小体を伴う認知症とAlzheimer病との区別は困難である（BOX 10-4）が，精度の高い海馬体積測定を行うと，認知機能障害が同程度であればAlzheimer病より海馬の萎縮は軽度であるとされる[13]（図10-32）．認知機能障害が重度で海馬萎縮が軽度であれば，Lewy小体を伴う認知症を疑う．死後の病理診断と生前のMRIを対比した検討では，DLBではAlzheimer病や前頭側頭葉変性症（frontotemporal lober degeneration：FTLD）と異なり，萎縮領域は少なく，扁桃体，中脳背側，両側側頭葉下部，左中側頭回のみに萎縮を認めた[8]（図10-19参照）．

　神経メラニン画像[14]はLewy小体型認知症の診断に寄与する．3T MRI装置で可能になった神経メラニン画像で，黒質緻密部や青斑核の高信号の消失を認める．Parkinson病と同様に，黒質緻密部のドパミン作動性神経細胞や，青斑核のノルアドレナリン作動性神経細胞の細胞体の中に存在する神経メラニンの減少が生じるためである．

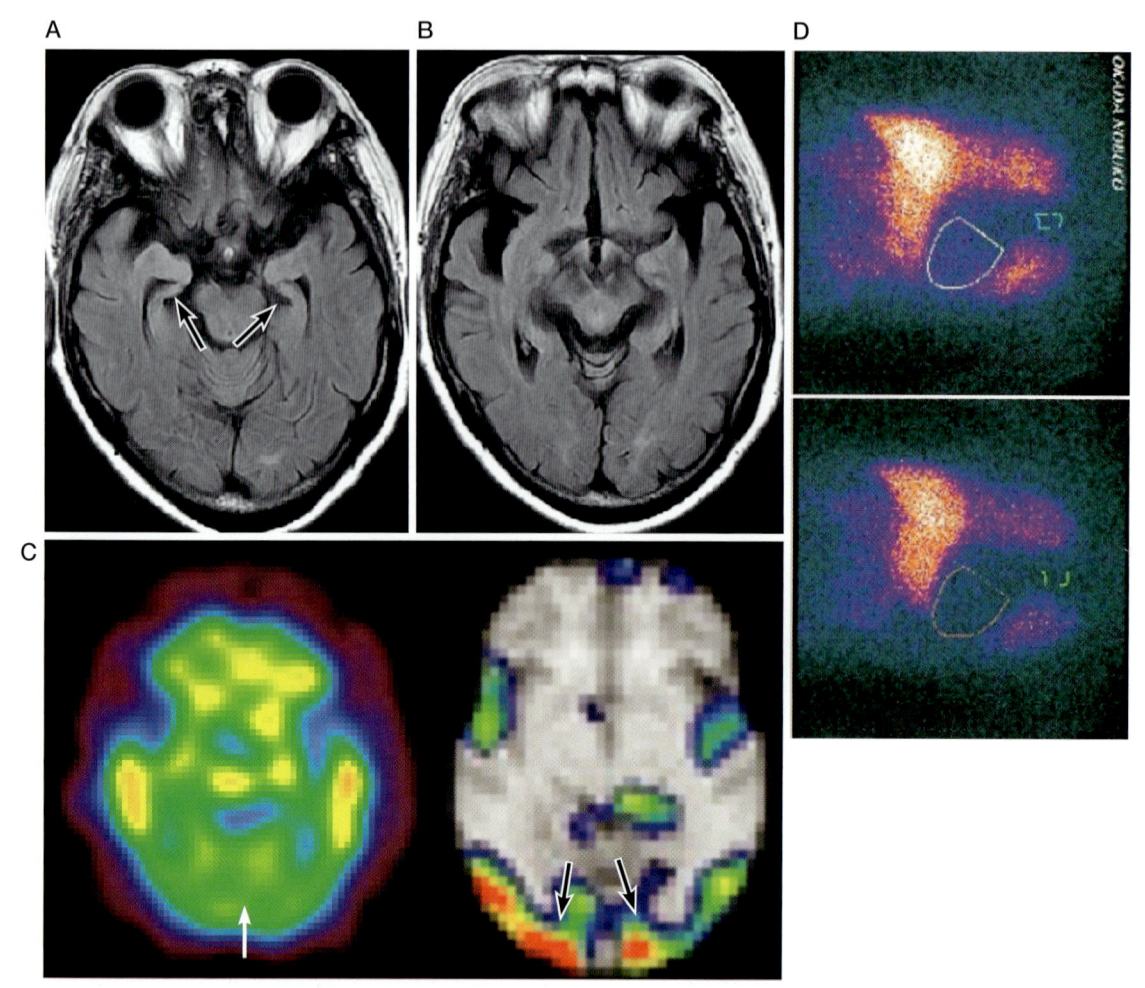

図 10-33　Lewy 小体型認知症(DLB)の MRI と核医学画像(70 歳台女性，MMSE21/30 点，HDS19/30 点)
A, B：FLAIR 像，C：^{123}I-IMP-SPECT，3D SSP，D：^{123}I-MIBG 交感神経シンチグラフィ　Parkinson 症状あり．「窓のサンに赤や黒の蟻が行列をなしている」などの幻視を訴える．MRI (A, B)では軽度の海馬萎縮がある(→)が，これで DLB を肯定も否定もできない．^{123}I-IMP 脳血流 SPECT (C)で後頭葉と頭頂葉後外側の血流低下がある(→)．3D SSP 統計解析(右図)ではより明瞭である．^{123}I-MIBG 交感神経シンチグラフィ(D)で心縦隔比は 1.26 と低下している．(HDS：長谷川式簡易知能スケール)

3) 決め手になる画像診断法

　脳血流 SPECT (^{123}I-IMP，^{99m}Tc-ECD)，FDG-PET における後頭葉の血流・代謝低下，^{123}I-MIBG 心臓交感神経シンチグラフィにおける心縦隔比の低下，^{123}I-FP-CIT (ダットスキャン，2014 年から)で黒質線条体低下が有用である(図 10-33)．しかし，MRI で頭頂葉内外側，後頭葉の脳溝拡大，梗塞，出血，SOL〔脳血流 SPECT (^{123}I-IMP，^{99m}Tc-ECD)時〕，基底核・黒質領域病変(^{123}I-FP-CIT)をチェックし，偽陽性を除外することが必須である(図 10-34)．

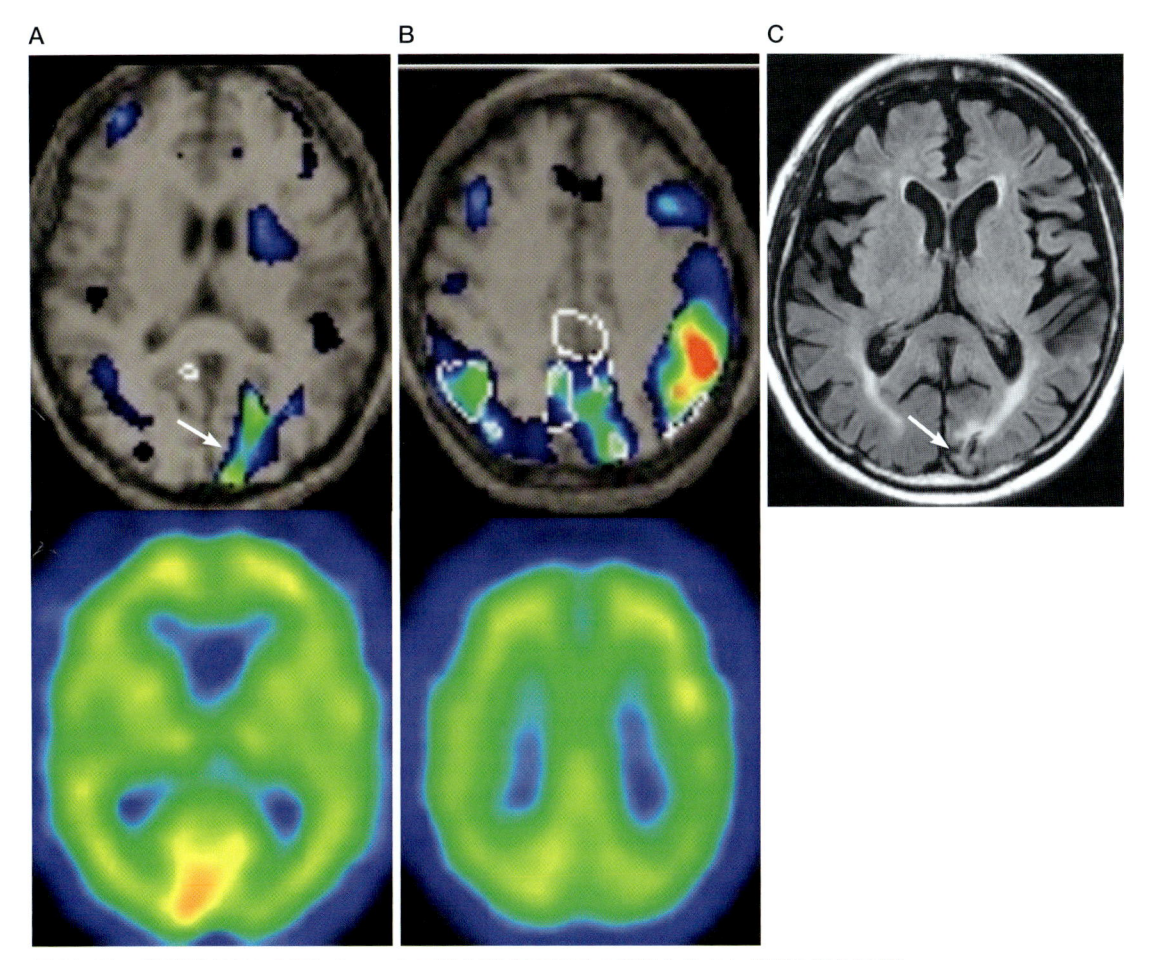

図 10-34　後頭葉病変の MRI チェックで脳血流 SPECT の誤診を免れた例（80 歳台男性）
A, B：^{99m}TcECD-SPECT（上段は 3D SSP 統計解析），C：FLAIR 像　^{99m}TcECD-SPECT（A, B）で左後頭葉血流低下（→）が，MRI・FLAIR 像（C）で梗塞（→）のためと判明し，DLB ではなく Alzheimer 病が疑われた．

e. 前頭側頭葉変性症　frontotemporal lobar degeneration：FTLD

1）病態と臨床

　臨床的には発症初期から性格変化と社会的行動の障害があるものの，記憶，空間能力などの認知機能は比較的よく維持されている．FTLD は臨床的分類により 3 つに分かれる．まず，FTD（frontotemporal dementia 前頭側頭型認知症）は脱抑制型，無欲型，常同型の 3 亜型からなる．次に進行性非流暢性失語（progressive nonfluent aphasia：PNFA）は病初期から非流暢性の表出性言語障害が目立つ．そして意味性認知症（semantic dementia：SD）は病初期から言葉の意味理解や対象物の同定障害がある（**表 10-4**）．病理学的には古典的には Pick 病型，前頭葉変性症型，運動ニューロン疾患型（**図 10-35**）に分類される．中心となる疾患の Pick 病の肉眼病理所見は，前頭葉もしくは側頭葉に限局した強い葉性萎縮（ナイフの刃様と表現される）が特徴である．萎縮が前頭葉優位の前頭葉型と側頭葉優位の側頭葉型がある．組織学的には，Pick 小体，Pick 細胞と大脳白質の強いグリオーシ

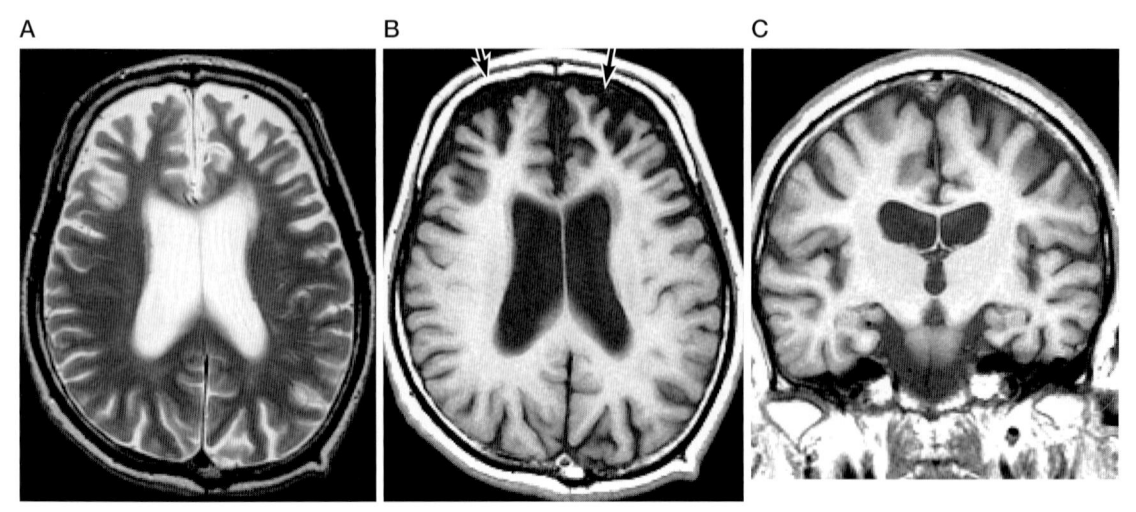

図 10-35　運動ニューロン疾患を伴う認知症(50 歳台男性，MMSE＝16/30 点)
A：T2 強調像，B：T1 強調像，C：T1 強調冠状断像　前頭葉の限局性の萎縮がわかる(B，→)．

表 10-4　前頭側頭葉変性症(FTLD)の分類

臨床亜型	下位の亜型	病　理
FTD(frontotemporal dementia)	1) 脱抑制型 2) 無欲型 3) 常同型	A) frontal lobe degeneration type B) Pick-type C) motor neuron disease type
PNFA(progressive nonfluent aphasia) 進行性非流暢性失語		
SD(semantic dementia) 意味性認知症		

ス(gliosis)を特徴とする．

　FTLD の分類のひとつである PNFA は左側の弁蓋部から上側頭回優位に病変がある．SD では左側頭葉前方がおもに障害される．近年の分子病理による分類では FTLD は 4 つに分かれ，そのうちのタウオパチー(タウ陽性封入体を有する群)として，3 塩基繰り返し型の疾患として Pick 病があげられている．そして，4 塩基繰り返し型には大脳皮質基底核変性症，進行性核上性麻痺，嗜銀顆粒性認知症がある．

2) MRI 所見

　病変部大脳皮質の萎縮は高度で，健常部とコントラストが明瞭である(**図 10-36，BOX 10-5**)．びまん性の全脳萎縮を呈する Alzheimer 病とは対照的である．また，死後の病理診断と生前の MRI を対比した検討では FTLD では萎縮領域は広く，中心前回を除いた両側前頭葉全体，島，前部帯状回，前内側側頭葉，側頭極，中下側頭回，尾状核に萎縮を認めた[8])(**図 10-19** 参照)．MRI プロトン密度強調像で健常者では明瞭にみられる皮質白質の

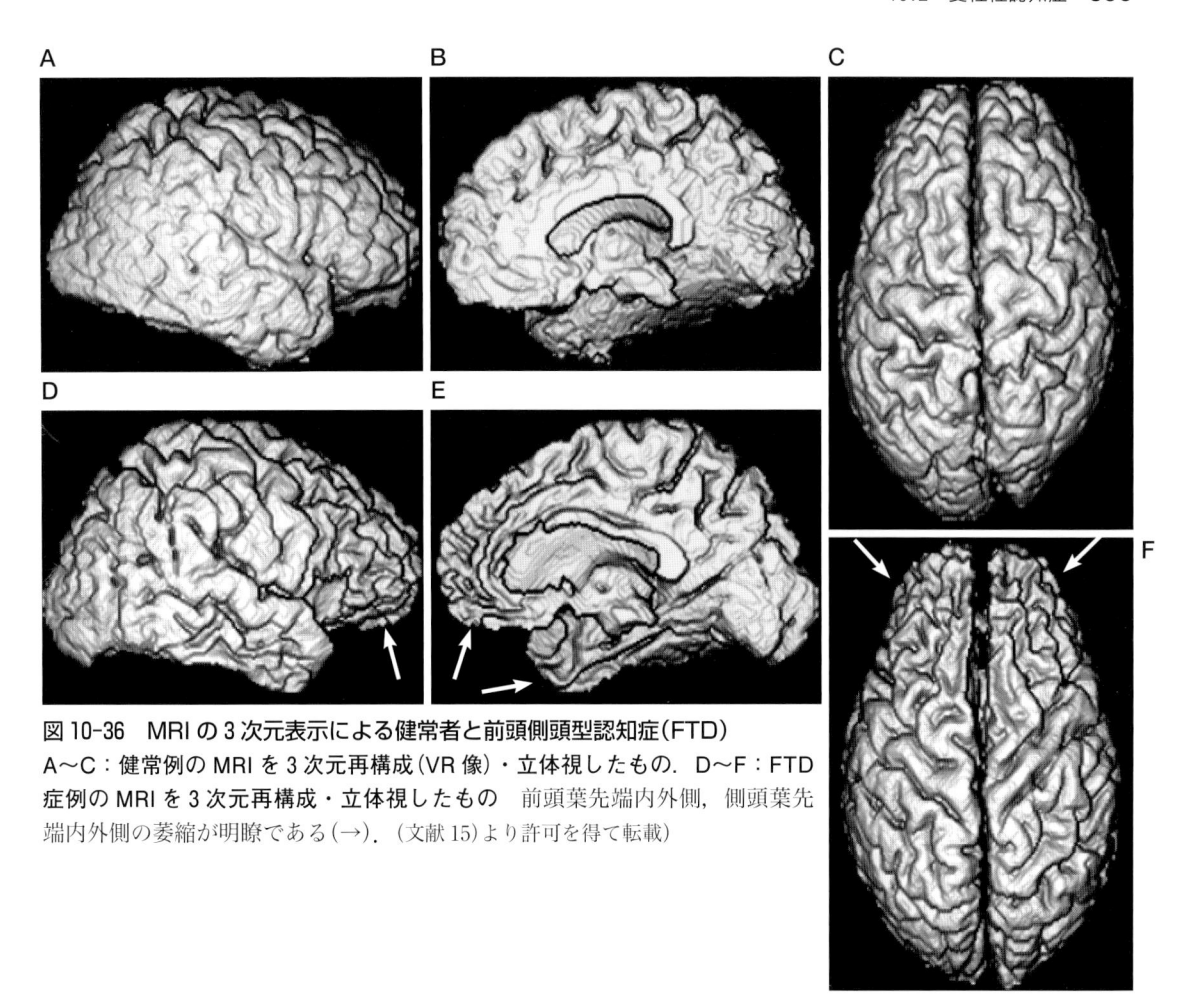

図10-36 MRIの3次元表示による健常者と前頭側頭型認知症（FTD）
A～C：健常例のMRIを3次元再構成（VR像）・立体視したもの．D～F：FTD症例のMRIを3次元再構成・立体視したもの　前頭葉先端内外側，側頭葉先端内外側の萎縮が明瞭である（→）．（文献15）より許可を得て転載）

BOX 10-5　前頭側頭葉変性症のMRI所見

1) 限局性で強い前頭葉・側頭萎縮
   - 進行性非流暢性失語：左側弁蓋部から上側頭回萎縮
   - 意味性認知症：左側頭葉前方萎縮

2) 類縁疾患（分子病理学的）
   - 皮質基底核変性症：左右差のある萎縮
   - 進行性核上性麻痺：中脳蓋のペンギンシルエットサイン
   - 嗜銀顆粒性認知症：一側側頭葉先端萎縮

境界が，前頭側頭型認知症患者では境界の不鮮明化が生じる[15]（図10-37）．組織学所見で認められる，白質の高度のグリオーシスを反映していると推測される．健常者やAlzheimer病患者でも軽度の前頭葉萎縮を呈するが，皮質白質境界は鮮明である．FTLDにおける皮質白質境界の不鮮明化はSTIR法でも観察可能だが，FLAIR法では観察しづらい．臨床亜型のPNFAは左側の弁蓋部から上側頭回優位に萎縮が生じ，意味性認知症（SD）では左側頭葉前方に萎縮が生じる（図10-38）．

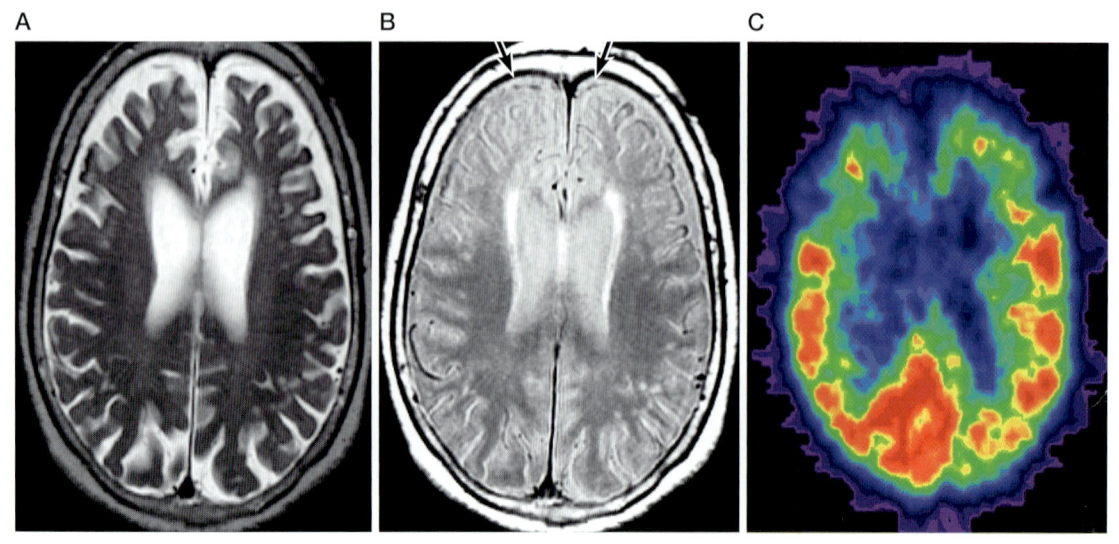

図10-37　前頭側頭型認知症(FTD)(70歳台女性)
A：T2強調像，B：プロトン密度強調像，C：FDG-PET　プロトン密度強調像(B)で前頭葉の皮質白質境界不鮮明化を認める(→)．側脳室前角拡大とともに病的萎縮であることを示している．

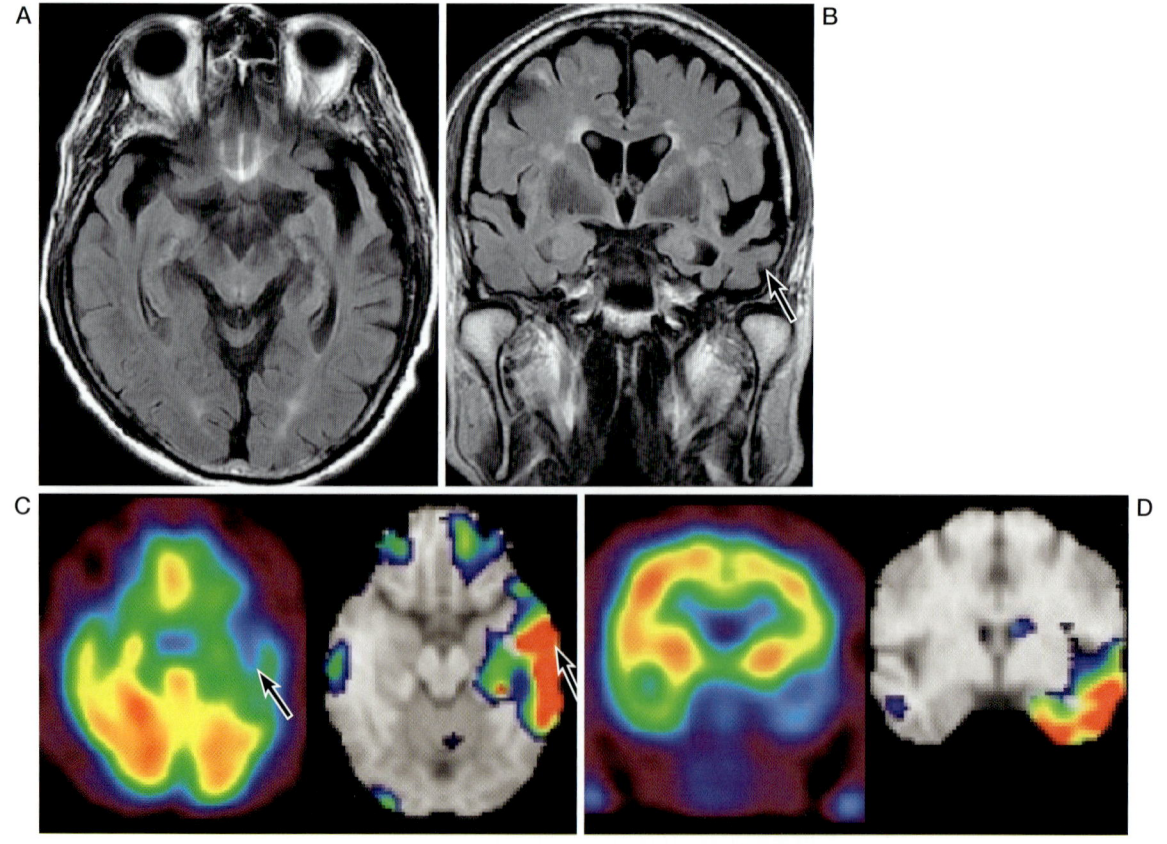

図10-38　前頭側頭葉変性症(FTLD)/semantic dementia(SD)(70歳台男性)
A：FLAIR像，B：FLAIR冠状断像，C：IMP-SPECT，3D SSP，D：Cの冠状断像　MMSE21点．言葉が出にくくなってきた．物の名前が出てこない．左側頭葉外側の萎縮(B，→)に一致した脳血流SPECTの低下がある(C，→)．

3）類縁疾患

先にあげた 4 塩基繰り返し型の疾患である大脳皮質基底核変性症，進行性核上性麻痺，嗜銀顆粒性認知症を FTLD の類縁疾患として以下に解説する．

① 皮質基底核変性症 corticobasal degeneration：CBD

左右差のある運動失行，皮質性感覚障害，他人の手徴候，パーキンソニズム，記憶機能の低下に続き認知症に至る．これらの症候は皮質基底核症候群(cortico-basal syndrome：CBS)とされる臨床的症候と考えられている．病理学的に皮質基底核変性症(CBS-CBD)，Alzheimer病(CBS-AD)，進行性核上性麻痺(CBS-PSP)，前頭側頭葉型変性症(CBS-TDP：TDP43 免疫活動性から)が皮質基底核症候群を呈しうることが確認されている[16]．発症から 5 年で 30％に認知機能の低下が生じる[17]．病理学的に CBD は前頭・頭頂葉の皮質萎縮があり，顕微鏡的に神経細胞減少とグリオーシスが認められる．神経細胞内にはタウが蓄積している．

ⅰ）MRI 所見

限局性の頭頂葉の萎縮や，中心溝あるいは矢状溝周囲の脳回萎縮が認められる[18]．また，プロトン密度強調像で皮質白質の境界が不明瞭なことがあるが，これは白質のグリオーシスによる変化と考えられる．病変部の変性・萎縮の左右差が特徴とされるが，CT・MRI の形態画像上は明らかでない症例も多い．比較的患側大脳萎縮が明瞭であった症例を提示する(図 10-39)．

ⅱ）決め手になる画像診断法

脳血流 SPECT により，大脳皮質・基底核の左右差を描出することが診断に有用である．しかし，偽陽性のチェックのため，MRI で該当領域に梗塞，出血など他の病変がないか確認する必要がある．

② 進行性核上性麻痺 progressive supranuclear palsy：PSP

臨床的に初期から姿勢保持障害，下方注視障害を示す Richardson 症候群が典型的で全体の 5 割，パーキンソニズムを主とするものが 3 割程度ある．進行すると認知症を示す割合が増える．人格変化，行動異常といった FTLD 様症状を示すこともある．病理学的には黒質，中脳上丘，淡蒼球，視床下核，小脳歯状核などの神経細胞が減少し，神経原線維変化が出現する．神経原線維変化は異常リン酸化したタウが蓄積したものである．

ⅰ）MRI 所見

橋底部よりも中脳被蓋の萎縮が顕著なことを示すペンギンシルエットサイン[19]，上小脳脚の萎縮[20]が観察できる．これらの所見は PSP に特徴的であるが，CBD，Machado-Joseph 病，歯状核赤核淡蒼球ルイ体萎縮症(DRPLA)でも生じうる．大脳は前頭葉の軽度の萎縮が生じる(図 10-40)．

③ 嗜銀顆粒性認知症 dementia with grain

高齢発症で，易怒性があり，FTLD 様の症状を示す．認知機能障害は軽度で，緩徐進行性である．臨床診断基準の未確立な新しい疾患概念であるが，頻度は高い可能性がある．病理学的には側頭葉腹側，迂回回から始まる片側性の脳萎縮を示し，嗜銀顆粒の沈着が特徴である．

ⅰ）MRI 所見

一側側頭葉の先端部分(迂回回)の萎縮が特徴とされる．AD の萎縮部位に近いので AD

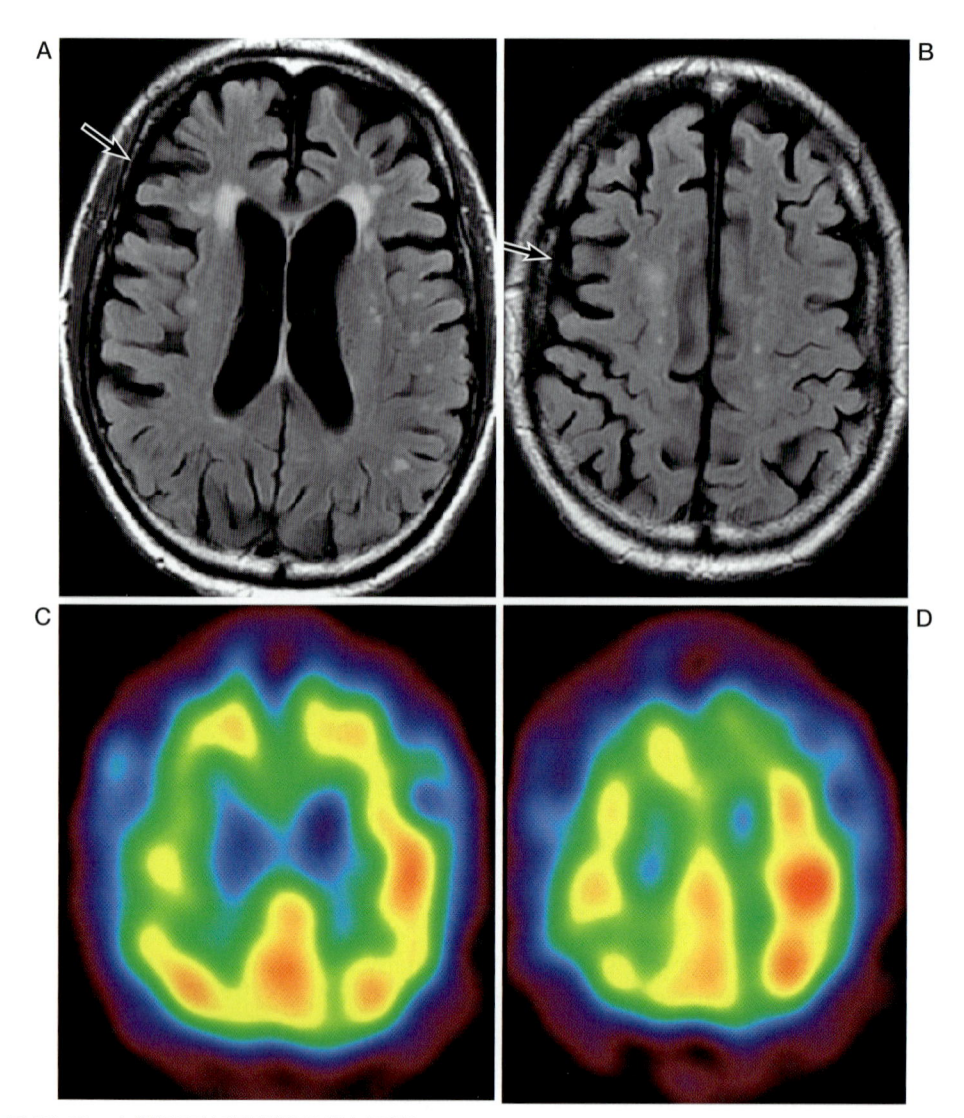

図 10-39 皮質基底核症候群 (70 歳台男性)
A, B：FLAIR 像，C, D：^{123}I-IMP-SPECT 4年前から左手の巧緻運動障害が出現した．MMSE21点である．FLAIR像(A, B)で右前頭頭頂葉の皮質萎縮を示す脳溝拡大が対側よりも目立つ(→)．脳血流SPECT(C, D)では明瞭な右半球の血流低下がある．

との鑑別が必要である[21]（**図 10-41**）．アミロイド PET (PIB) で陰性である症例が該当すると推測される．

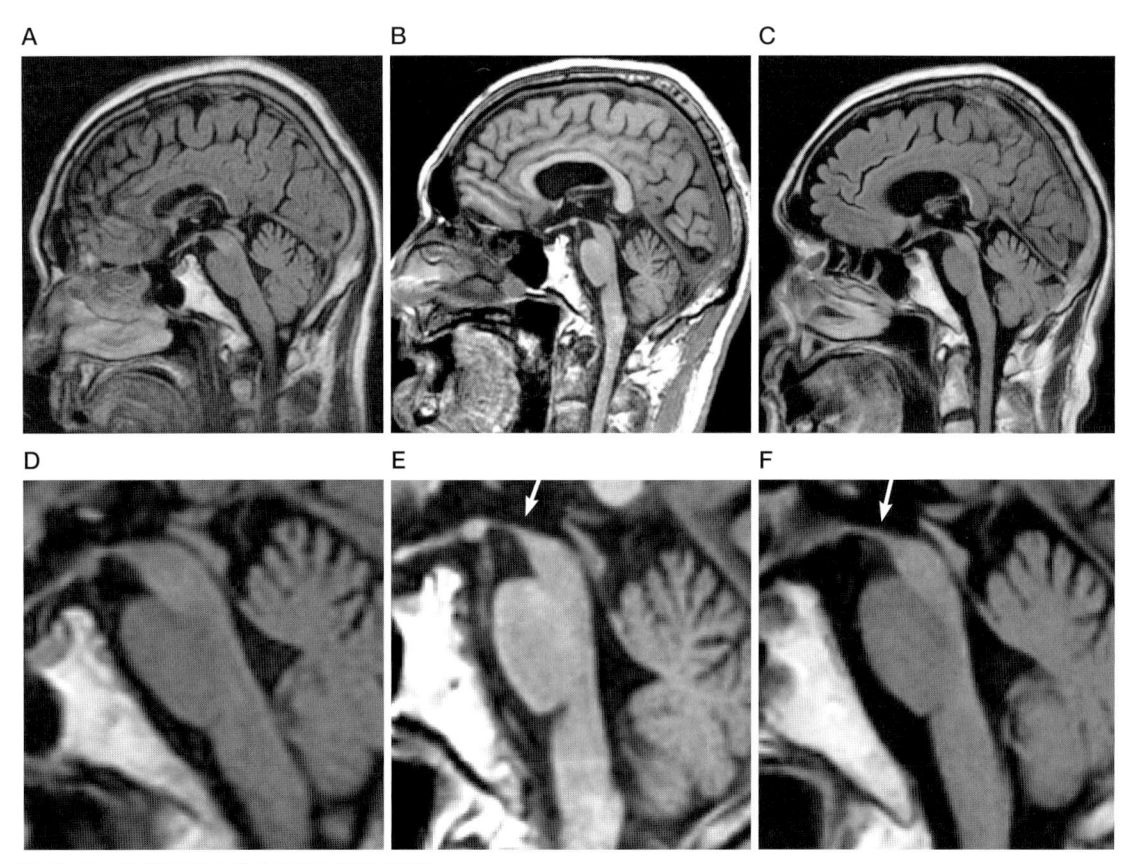

図10-40 進行性核上性麻痺(60歳台男性)
A：T1強調矢状断像，B：Aの5年11か月後，C：Bの2年5か月後，D〜F：A〜Cに対応する拡大像　初診時から6年後(B, E)，8年半後(C, F)に中脳被蓋の萎縮が明瞭化してきた(→)．

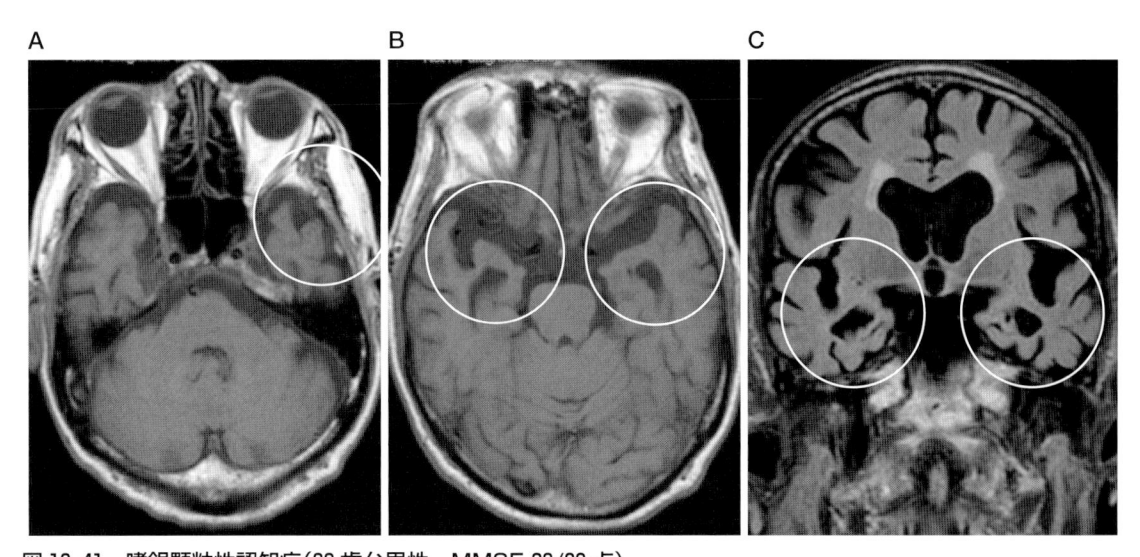

図10-41 嗜銀顆粒性認知症(80歳台男性，MMSE 28/30点)
T1強調像　A, B：横断像，C：冠状断像　病理で嗜銀顆粒性認知症と診断された．腹側優位の扁桃体・海馬・側頭葉萎縮がある(円内)．VSRADは4.8と高値であった．(名古屋市立大学 櫻井圭太先生，東京都健康長寿医療センター 徳丸阿耶先生のご厚意による)

10.3 脳血管障害性認知症と補遺

a. 脳血管障害性認知症　vascular dementia：VaD

1）病態と臨床

　脳血管障害性認知症（VaD）には臨床的に，記憶障害（Alzheimer病より軽度）と遂行機能障害（Alzheimer病より高度）がある．感情鈍麻，うつを生じることが多い．診断に重要な点は，認知症と脳血管性病変があり，その両者に因果関係があることである．臨床診断基準としてよく使われるのはNINDS-AIREN（National Institute of Neurological Disorders and Stroke-Association Internationale pour la Recherche et l'Enseignement en Neurosciences）診断基準（後述）であるが，Alzheimer病（AD）のNINCDS-ADRDA（National Institute of Neurological and Communicative Disorders and Storoke-Alzheimer's Disease and Related Disorders Association）診断基準に比べると信頼性は低い．脳血管性認知症の信頼できる病理学的診断基準もないのが問題点である．予防的観点からVCI（vascular cognitive impairment）や脳卒中発作後の脳血管性認知症，遺伝性のCADASIL（cerebral autosomal dominant arteriopathy with subcortical infarcts and leukoencephalopathy），Binswanger病を含めるVCD（vascular cognitive disorder）が提唱されている．

2）MRI所見

　VaDでよく使われる臨床診断基準である，NINDS-AIREN診断基準から5つのカテゴリーが脳血管性認知症の原因病態であるとされる（表10-5）．
1) **多発梗塞**：主幹動脈の閉塞によって生じる大脳皮質・白質を含む比較的大きい多発性梗塞を示す．
2) **認知症発現に戦略的な部位の単一病変**：高次機能に直接関与する重要部位の小病変．後大脳動脈灌流域，角回周辺，視床，前大脳動脈灌流域（帯状回前部）．
3) **小血管病変**：多発性ラクナ梗塞とBinswanger病が該当する．多発性ラクナ梗塞は穿通枝の閉塞で生じたラクナ梗塞が基底核，白質，視床などに多発した状態．Binswanger病（進行性皮質下血管性脳症）は大脳白質のびまん性脱髄．
4) **低灌流**：心停止，高度の血圧低下や主幹動脈病変による．
5) **脳出血**：脳出血，慢性硬膜下血腫，くも膜下出血．アミロイド血管症による多発皮質下出血，皮質小出血など．

　NINDS-AIREN診断基準では，脳血管性認知症においては特に画像診断が重要であることを強調している．その点で，MRIはこれら梗塞，出血の描出に最も感度の高い形態画像法であり，血管性認知症を評価するのに最適である（図10-42，BOX 10-6）．出血の描出にはMRI T2*強調像が鋭敏であり，CTを明らかに上回っている（図10-43）．次に血管性認知症と診断するには，画像上，認知機能の障害を生じうる明らかな梗塞・出血が必

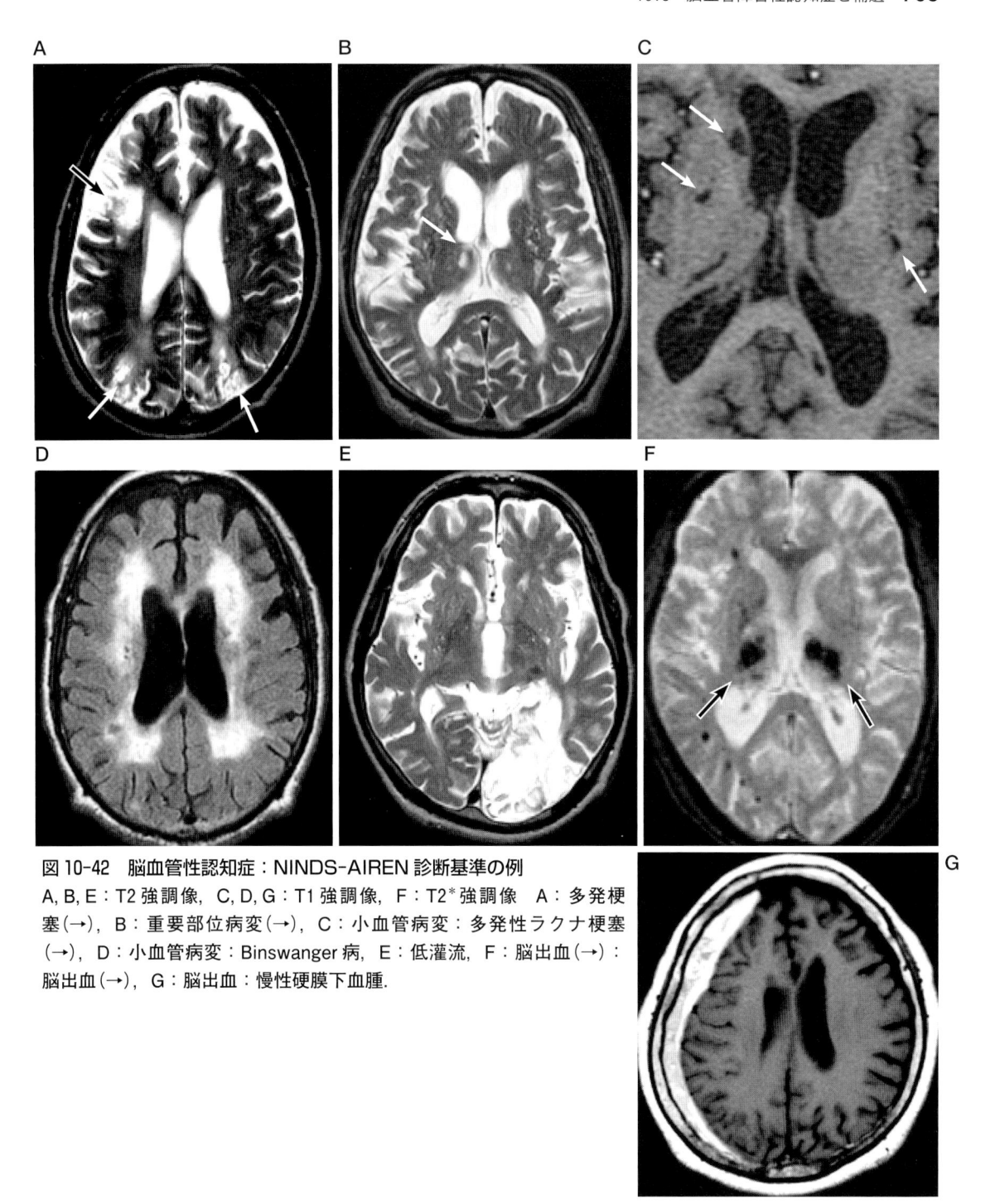

図 10-42　脳血管性認知症：NINDS-AIREN 診断基準の例
A, B, E：T2 強調像，C, D, G：T1 強調像，F：T2* 強調像　A：多発梗塞（→），B：重要部位病変（→），C：小血管病変：多発性ラクナ梗塞（→），D：小血管病変：Binswanger 病，E：低灌流，F：脳出血（→）：脳出血（→），G：脳出血：慢性硬膜下血腫．

要である．その場合，大脳皮質・白質では比較的大きな病変である必要があるが，基底核・視床では小さな病変でも認知症の原因となりうる（**図 10-44**）．なぜなら基底核・視床は**図 10-45** に示すように，前頭葉あるいは辺縁系の回路における中継点であり，小病変による障害でも容易に回路の中断を生じるからである．前頭葉の回路では，外側前頭野回路が実行機能，下前頭野回路が行動抑制，内側前頭野回路が発動性に関与し，いずれも前頭

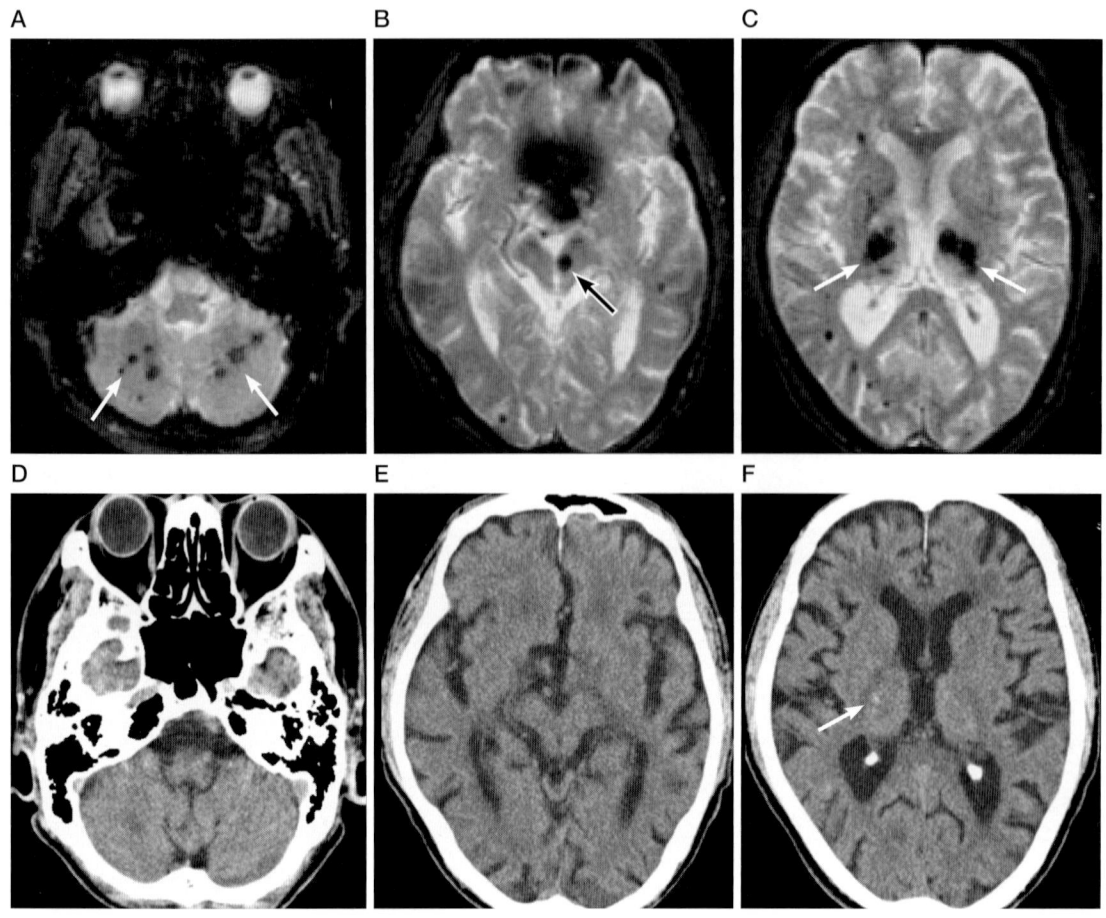

図 10-43 多発小出血による脳血管性認知症例(70 歳台男性)
A〜C：T2*強調像，D〜F：単純 CT　本人の主訴は頭痛．CT (F) で右視床に小出血を認めた(→)．同一日の MRI (C) ではより多くの出血を描出している(→)．CT よりも優れていることが明白である．

表 10-5　脳血管性認知症(VaD)の原因病態：NINDS-AIREN 診断基準

分類	概要
1) 多発梗塞	主幹動脈の閉塞によって生じる大脳皮質・白質を含む比較的大きい多発性梗塞を示す
2) 重要部位病変	高次機能に直接関与する重要部位の小病変．後大脳動脈灌流域，角回周辺，視床，前大脳動脈灌流域(帯状回前部)
3) 小血管病変	多発性ラクナ梗塞：穿通枝の閉塞で生じたラクナ梗塞が基底核，白質，視床などに多発した状態 Binswanger 病(進行性皮質下血管性脳症)：大脳白質のびまん性脱髄
4) 低灌流	心停止，高度の血圧低下や，主幹動脈病変による
5) 脳出血	脳出血，慢性硬膜下血腫，くも膜下出血．アミロイド血管症による多発皮質下出血，皮質小出血など

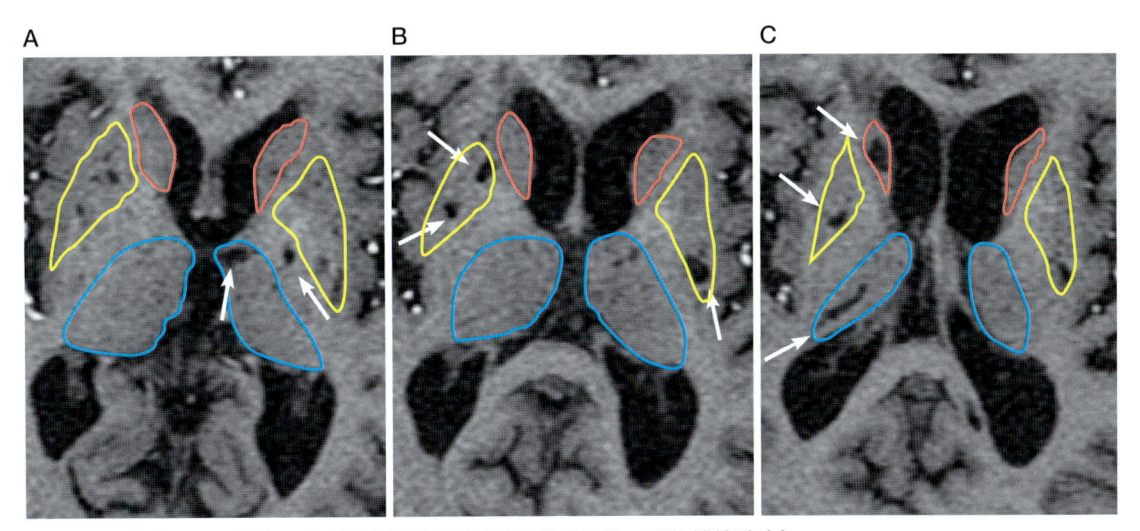

図 10-44 多発ラクナ梗塞による脳血管性認知症（60 歳台男性，認知機能障害）
3D T1 強調像（MRA 元画像） 基底核・視床の多発梗塞を認めた（→）．基底核の小病変は認知機能への影響が大．赤線内：尾状核頭部，黄線内：被殻，青線内：視床．

BOX 10-6　脳血管性認知症の MRI 所見

- 視床，基底核のラクナ梗塞
- 脳の多発小梗塞，多発小出血
- 脳の大きな梗塞，出血
- 非認知症：意識障害
- 急性期梗塞，出血（大小問わず）

前野から線条体，淡蒼球・黒質，視床を経て前頭前野に戻る経路を形成しており，それぞれの回路の損傷で各機能の障害が生じる[22]．また，辺縁系の回路には内側に Papez の回路，外側に Yakovleb の回路があり，それぞれの損傷で記憶障害を生じる．

視床の小病変が認知症疑いの原因であった 1 例を**図 10-46** に示す．同日に MRI と SPECT を施行した症例である．SPECT では定性画像・統計画像とも両側頭頂葉に低下域があり，Alzheimer 病の可能性があったが，MRI では両側頭頂間溝の拡大が明瞭で，これによる偽性血流低下所見であった．拡散強調画像では左視床に急性期梗塞を認め，これが原因であった．脳血流 SPECT の統計画像では見逃す危険性が大であった．

T2 強調像，さらに FLAIR 像で成人の大脳白質にみられる高信号域は Fazekas によりスコア化され[23]（**表 10-6**），広く認識されている．この白質病変は病理学的には慢性虚血が主体であり，血管性認知症において重要である．Fazekas 分類で Grade 3 に相当するような，びまん性で広範な高信号域があるとき Binswanger 病（皮質下白質動脈硬化性脳症，**図 10-47**）の可能性があるが，診断に際しては，相当する臨床的情報が必要である．白質，基底核に高頻度で生じる T2 強調像の点状・斑状の高信号は虚血性変化や脱髄を示唆するが血管性認知症の証拠とはなりえない．

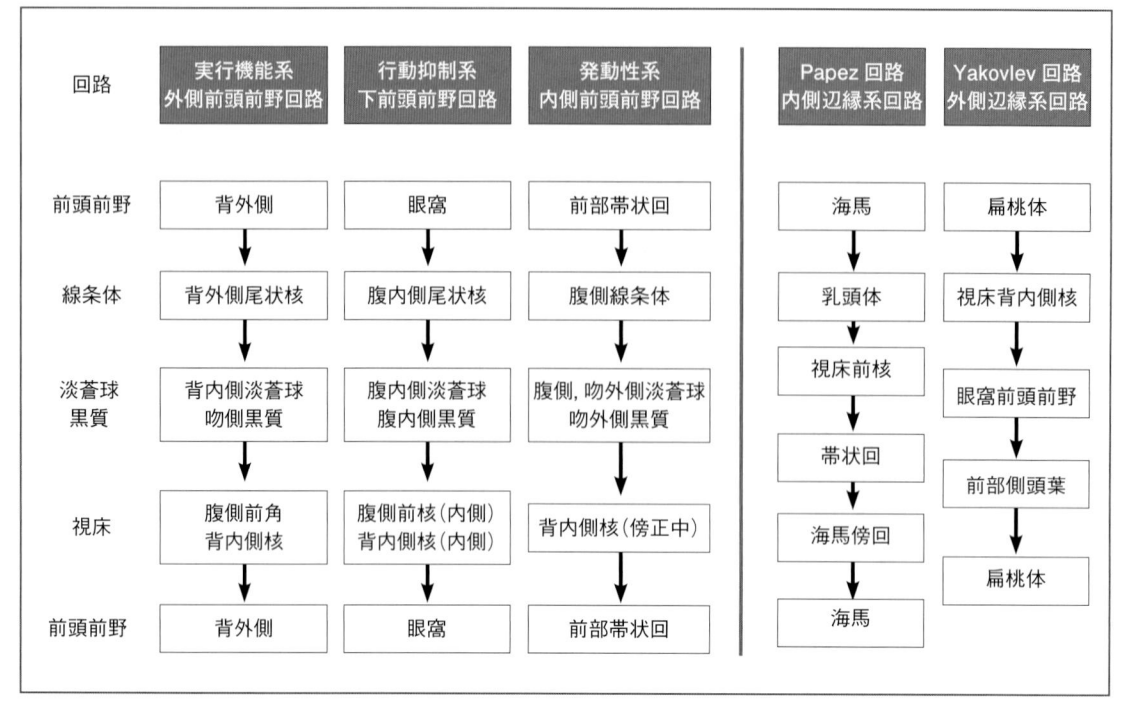

図 10-45 前頭葉と辺縁系の回路

回路	実行機能系 外側前頭前野回路	行動抑制系 下前頭前野回路	発動性系 内側前頭前野回路	Papez 回路 内側辺縁系回路	Yakovlev 回路 外側辺縁系回路
前頭前野	背外側	眼窩	前部帯状回	海馬	扁桃体
線条体	背外側尾状核	腹内側尾状核	腹側線条体	乳頭体	視床背内側核
淡蒼球 黒質	背内側淡蒼球 吻側黒質	腹内側淡蒼球 腹内側黒質	腹側, 吻外側淡蒼球 吻外側黒質	視床前核	眼窩前頭前野
視床	腹側前角 背内側核	腹側前核(内側) 背内側核(内側)	背内側核(傍正中)	帯状回	前部側頭葉
				海馬傍回	扁桃体
前頭前野	背外側	眼窩	前部帯状回	海馬	

基底核・視床は，前頭葉あるいは辺縁系の回路における中継点であり，小病変による障害でも容易に回路の中断を生じる．前頭葉の回路では外側前頭前野回路が実行機能，下前頭野回路が行動抑制，内側前頭野回路が発動性に関与し，いずれも前頭前野から線条体，淡蒼球・黒質，視床を経て前頭前野に戻る経路を形成しており，それぞれの回路の損傷で各機能の障害が生じる．また，辺縁系の回路には内側に Papez の回路，外側に Yakovleb の回路があり，それぞれの損傷で記憶障害を生じる．（文献 22）より改変）

表 10-6 Fazekas 分類

	Grade 0	Grade 1	Grade 2	Grade 3
脳室周囲高信号	なし	帽子様, 薄線状	平滑線	白質内, 不整, 広範囲
白質高信号	なし	点状	軽度癒合	大きな癒合域

（文献 23）より改変）

　脳血管性認知症の特殊な原因として，遺伝性疾患の CADASIL がある．
　FDG-PET による報告で，中心前後回領域と連合野のコントラストは AD で高く，VaD は低かった[24]．脳血流 SPECT で中心前後回が低下していれば VaD を疑うべきである．

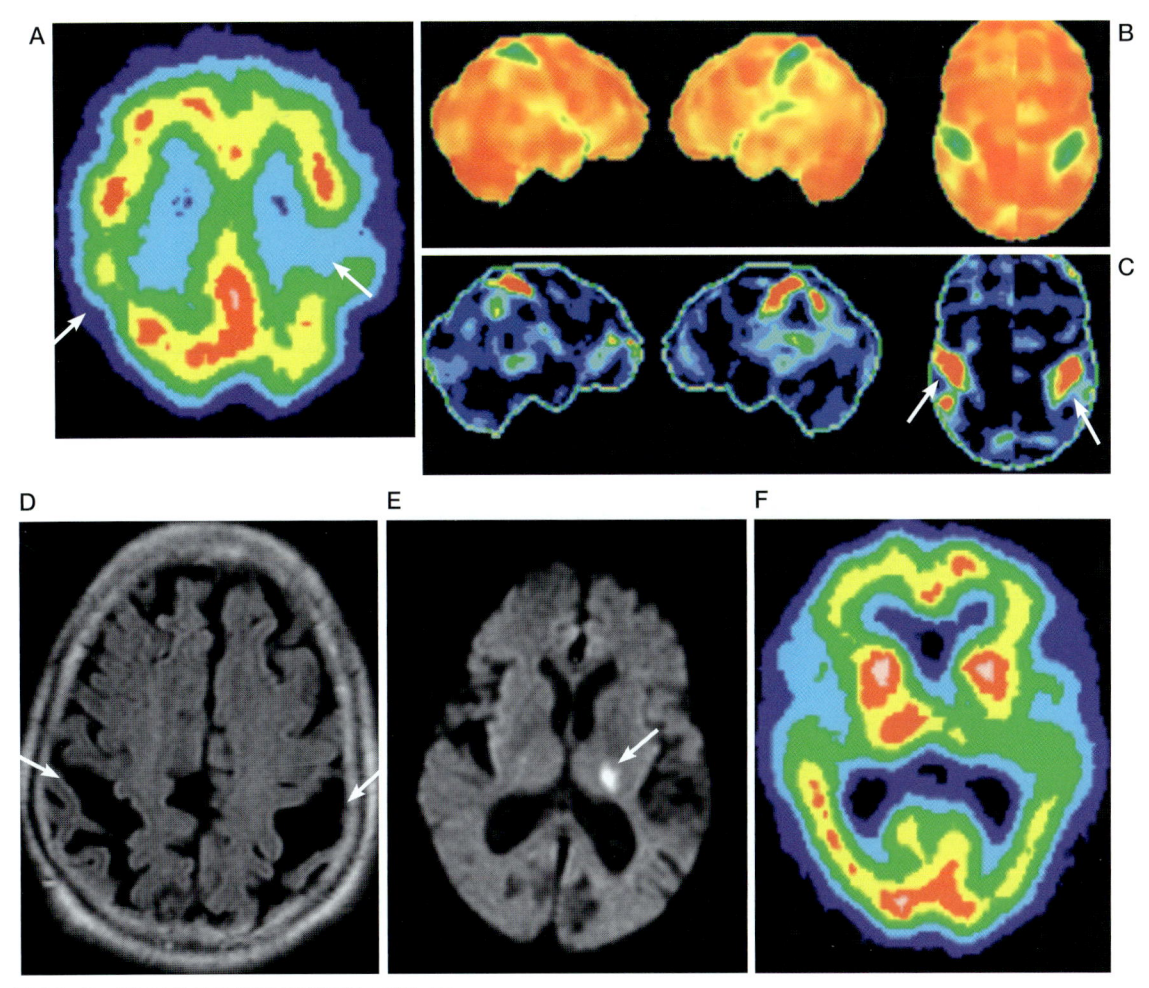

図 10-46 脳血流 SPECT 統計画像の落し穴
A, F：脳血流 SPECT，B, C：脳血流 SPECT 統計画像，D：FLAIR 像，E：拡散強調画像　先に施行された両側頭頂葉の血流低下（→）で Alzheimer 病が疑われた．しかし，MRI で脳溝の拡大（D）と左視床急性期梗塞（E，→）が判明した．

b. 補遺：認知症診断における MRI 体積測定，代謝機能診断について

　画像診断において，MRI 体積測定，代謝機能診断はあくまで補助診断であり，専門家は参考にとどめるべきで，むしろ得られたデータが正しいのか猜疑的に捉えるべきである．

　表 10-7 のごとく，Alzheimer 病の診断において画像診断のさまざまな手法がバイオマーカーとしての役割を果たしている．そのうち MRI に関しては海馬・内側側頭葉の体積測定，視覚判定，萎縮速度が該当し，fMRI，安静時 fMRI，MRI 血流測定，MR スペクトロスコピー，DTI，VBM が今後検証すべき手段として考えられている[25]．その認知症診断の現況について記載した．基本原理は他項を参照していただきたい．

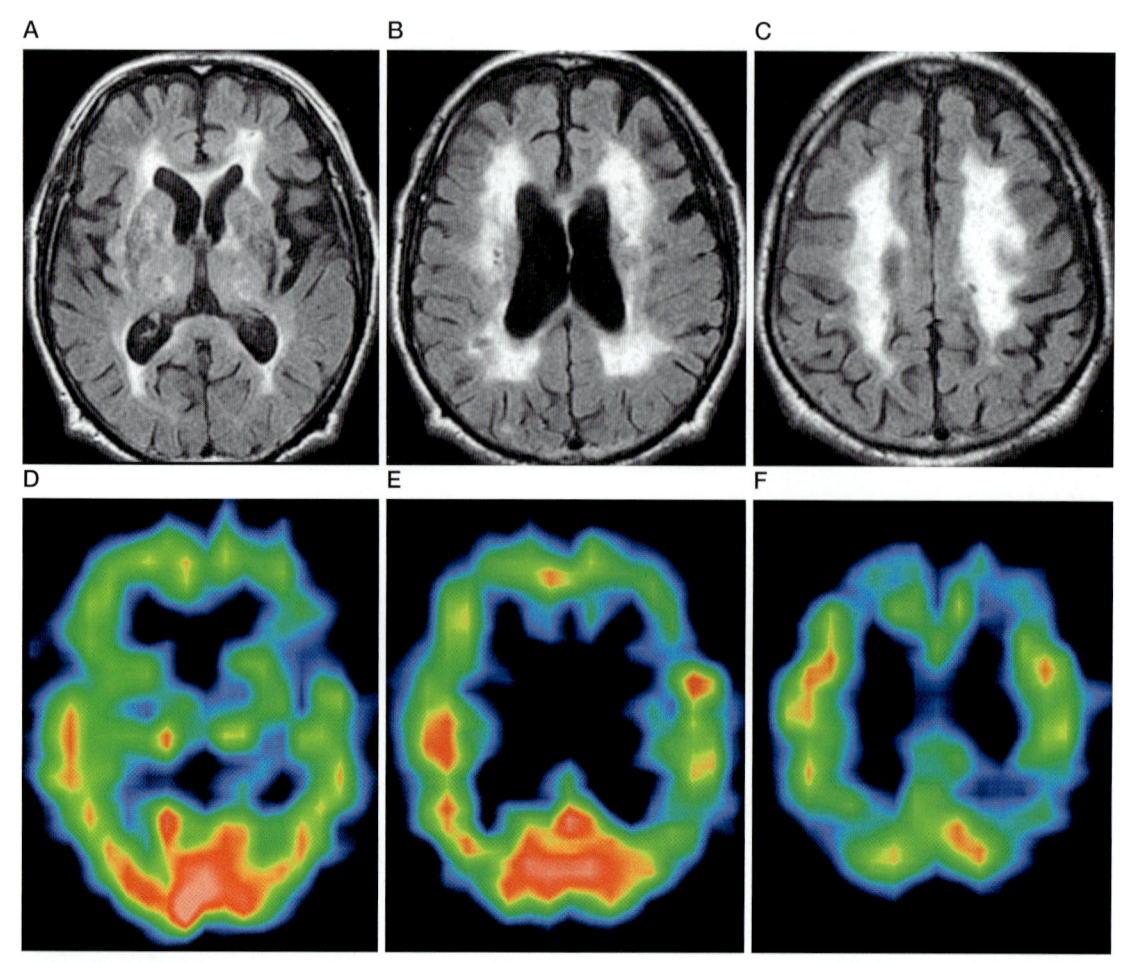

図10-47 脳血管性痴呆：Binswanger 病（70歳台男性）
A～C：FLAIR 像，D～F：脳血流 SPECT　Fazekas 分類で Grade 3 に相当するような，びまん性で広範な高信号域があるとき，Binswanger 病（皮質下白質動脈硬化性脳症）の可能性がある．診断に際しては，相当する臨床的情報が必要である．

1) VSRAD（voxel-based specific regional analysis system for Alzheimer's disease，早期 Alzheimer 型認知症診断支援システム）

松田らは，MRI データを元にして Alzheimer 病初期に生じる海馬傍回の萎縮を再現性よく検出できるシステムを考案した[26]．元来，ヒトの頭部・脳の形状は千差万別であるので，そのままでは多数の脳を詳細に比較することはできない．そこで標準脳とよばれる1つのモデルに個々の脳を変形し，その後に画素ごとに比較する．SPM（statistical parametric mapping）という，もともと PET（positron emission tomography）による脳賦活試験の脳血流解析用ソフトウェアが改良され，形態変化を解析できるようにした（図10-48）．この手法は VBM（voxel based morphometry）とよばれ，非常に多数の脳画像研究に用いられている優れた手法である．このシステムで診断するには，MRI 検査時に高い空間分解能を得るために 3D T1 強調像を thin slice でデータ取得する．その後，多数の健常者群の MRI データと当該患者の MRI データの画素ごとの統計学的比較を行い，Z 値で

表10-7 Alzheimer病(AD)の診断におけるバイオマーカー

診断におけるバイオマーカー	
Aβ沈着のバイオマーカー	脳脊髄液 A42
	PET アミロイド画像
神経機能障害のバイオマーカー	FDG-PET imaging
	SPECT 脳血流 imaging
神経変性のバイオマーカー	CSF tau/リン酸化タウ
	海馬/内側側頭葉体積測定や視覚評価
	脳萎縮率
不確定なバイオマーカー	fMRI 賦活研究
	安静時 fMRI
	MR 灌流画像
	MR スペクトロスコピー
	拡散テンソル画像
	VBM 測定(画素毎)

(文献25)より許可を得て転載)

対象患者の萎縮度を表す方法である[26]．VSRADは解剖学的標準化の精度をさらに高めたDARTEL(diffeomorphic anatomical registration using exponentiated lie algebra)法を用いることで，初期よりも改良されている．補助的ではあるが1例ごとの診断が可能であり，多くの施設で臨床的に使用されている．

2) MRIによる脳血流測定

スピンラベリング法(arterial spin labeling：ASL)は，生体内動脈血にRFパルス信号を与えることで非侵襲的に脳血流を測定できる(図10-49，Chapter 2「2.5 特殊撮像法」，p.41参照)．Alzheimer病における側頭，頭頂，前頭，後部帯状回で血流低下と，認知機能の重症度と相関した頭頂葉後部，後部帯状回の血流低下があった[27]．ADNIの早期Alzheimer病＋FTD群(MMSE 20点以上の32例)を91％の精度で機械的に診断できたとする報告が出ている[28]．また，2014年には臨床使用における標準的なプロトコールが提唱された[29]．それによると，pseudo-continuous(PCASL)法によるラベリングをする，background suppression法を用いる，segmented 3D収集を使用する，vascular crusherは使用しない，差分画像とCBF定量画像の両方を提示することとしている．3T装置での使用が勧められるが，1.5T装置でも可能としている．ASLは，臨床例における普遍的な測定が可能な段階に来ているといえる．

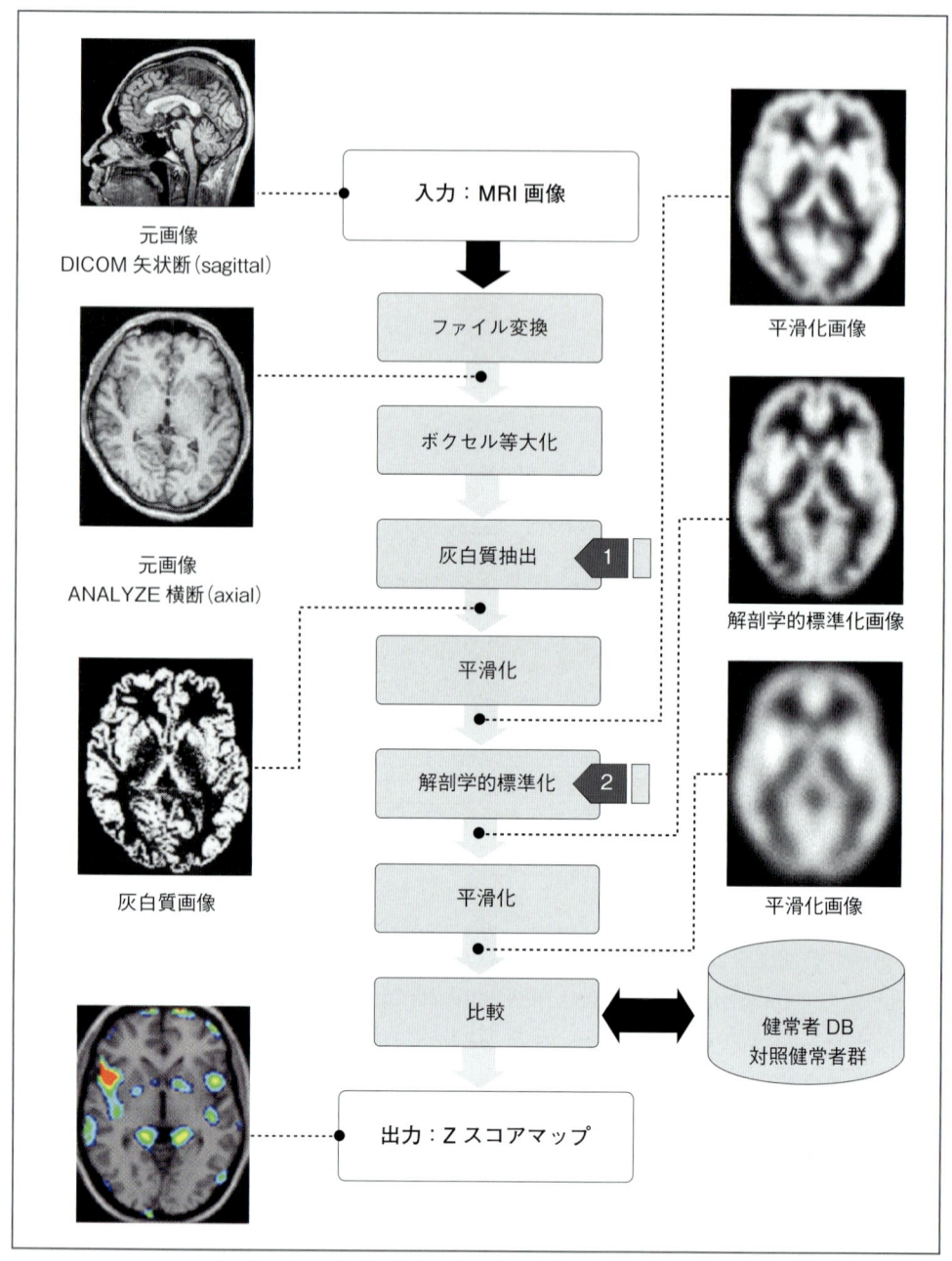

図10-48　VSRADの処理方法
標準脳とよばれる1つのモデルに個々の脳を変形し，その後に画素毎に比較する．SPMという，もともとPETによる脳賦活試験の脳血流解析用ソフトウェアが改良され，形態変化を解析できるようにした（数字1, 2は処理順序を示す）．

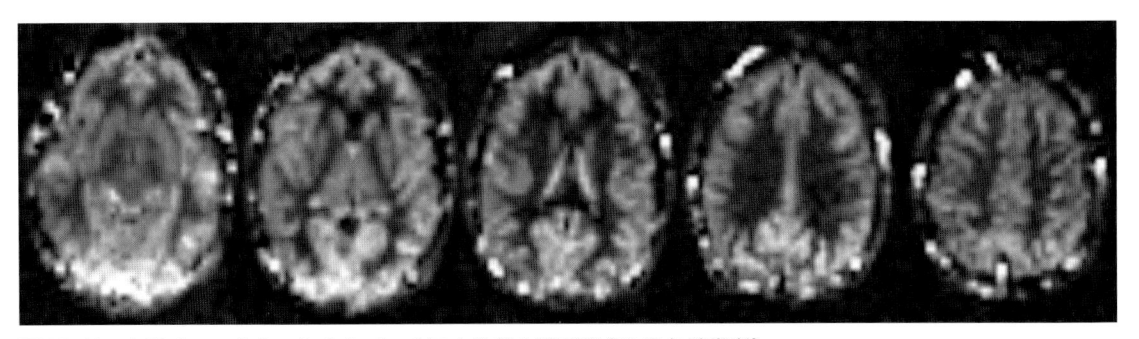

図 10-49　ASL(arterial spin labeling)による脳血流画像(30 歳台健常者)
PCASL 法　3T 装置を使用．スピンラベリング法(ASL)は生体内動脈血に RF パルス信号を与えることで，非侵襲的に脳血流を測定できる．

　造影剤投与法は，Gd-DTPA 投与直後の局所 MRI 信号変化から脳血液量を算出する方法である．MRI による血流測定は認知症の評価には放射線被曝がなく，核医学より安全で低コストな方法である．しかし，造影剤投与が目的外使用であり，臨床で行う適応はない．健常者，MCI，AD の 3 群を局所脳血流により分けられた報告があるが，群間の重なりが多く，個々の例を分離できるほどではない[30]．
　MRI(fMRI)による脳賦活試験は神経科学研究における代表的な手段となっている(2.5「特殊撮像法」，p.47 参照)．当初とは異なる安静時 fMRI による研究が進み，健常者では後部帯状回・楔前部では神経活動が記憶の出力時に亢進し，記憶入力時に低下するが，AD 患者では記憶入力時にむしろ亢進することがわかった[31]．課題型 fMRI よりも安静時 fMRI のほうが，Alzheimer 病ほかの変性疾患に適しており，研究レベルでは知見が集積されてきたが，臨床応用するためには生理学的，薬理学的な解明・確立が前提である．

3) 拡散テンソル画像(diffusion tensor imaging：DTI)

　拡散テンソル画像(DTI)は，大脳白質の線維走行を拡散異方性として表現，画像化できることを利用して，従来の MRI や他の画像法では表現できなかった大脳白質の特性や病的変化を画像化したものである(「2.5 特殊撮像法」，p.44 参照)．一次性変性性認知症の病変主座が大脳皮質や基底核の灰白質であることを考えると，補助的な情報になるが，言語その他の高次機能において種々の脳領域を連携させながら遂行されることを考えると，白質線維連絡は重要な情報源である(**図 10-50**)．DTI の研究報告では，Alzheimer 病と健常者，MCI とが識別ができる[32]．認知症の鑑別には十分有用であることが示されていたが，最近になって健忘型 MCI 群において，FDG-PET で陰性であった群で DTI は異常を検出したとする報告がみられ[33]，**表 10-7** における評価の未定な手段のなかでは，DTI は Alzheimer 病のバイオマーカーとして非常に有望である．そして今後，データ精度の向上が望める領域であり，研究成果が臨床例に応用できる可能性がある．

4) MR スペクトロスコピー

　脳内に存在・合成される種々の化学物質をスペクトルとして表示する(「2.5 特殊撮像法」，p.49 参照)．臨床 MRI 装置でプロトン(^{1}H)を測定して得られるスペクトルは，N-

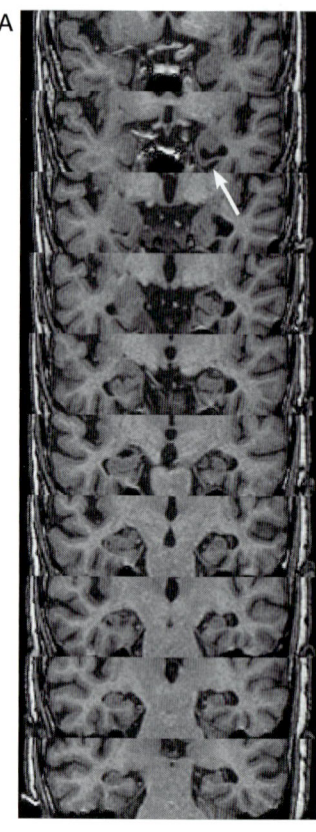

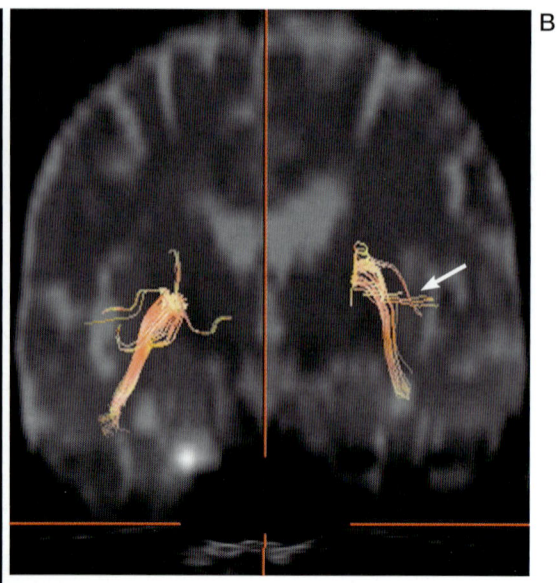

図10-50　diffusion tensor imaging(DTI)(Alzheimer病，80歳台女性)
A：T1強調冠状断像(連続海馬断面)，B：鉤状束のトラクトグラフィ　DTI(B)で左側鉤状束白質線維量の減少を認める(→)．T1強調冠状断像(A)は左海馬傍回の強い萎縮を認めた(→)．

acetylaspartate(NAA：神経細胞の指標)，クレアチン(Cr：脳内基準物質)，コリン(Cho：細胞増殖，脱髄を示す)，ミオイノシトール(MI：グリオーシスほかを表す)である．single voxel(2×2×2 cm)の測定では分解能の高い測定が，multivoxelの測定では広範囲の代謝物質の分布がわかる．3T装置は1.5Tの2倍の磁場強度により，2倍の高精度データを得られる．

　Alzheimer病では後頭，側頭，頭頂，前頭葉にNAA低下とMI増加が生じる(図10-51)．また，スペクトロスコピー上の変化は，前駆期Alzheimer病(prod-AD)や，健忘型軽度認知機能障害(aMCI)など病前期の軽度の認知機能障害でも生じ，aMCIとAD＋prod-ADを識別できる．Alzheimer病の病理変化が最も強い海馬は代謝変化も強いはずであるが，頭蓋底部で磁場均一性の不良な領域なため精度は低くなる．そのため正常神経細胞マーカーと考えられ，もともとピークの大きなNAAの低下は検出できるが，Alzheimer病をはじめとした変性性認知症に特徴的なMIは，ピークが小さいためその増加は検出しにくい．薬物効果を予見し，大脳皮質・皮質下の神経化学変化を測定可能である．MCIにおいて有用であるとする報告もある[34]．しかし，認知症のMRスペクトロスコピーはこれまでに比較的以前から研究され多くの報告があるものの，データ収集プロトコールの違いもあり評価は定まらず，MRIと同等あるいは勝る診断情報は得られるには至っていない．

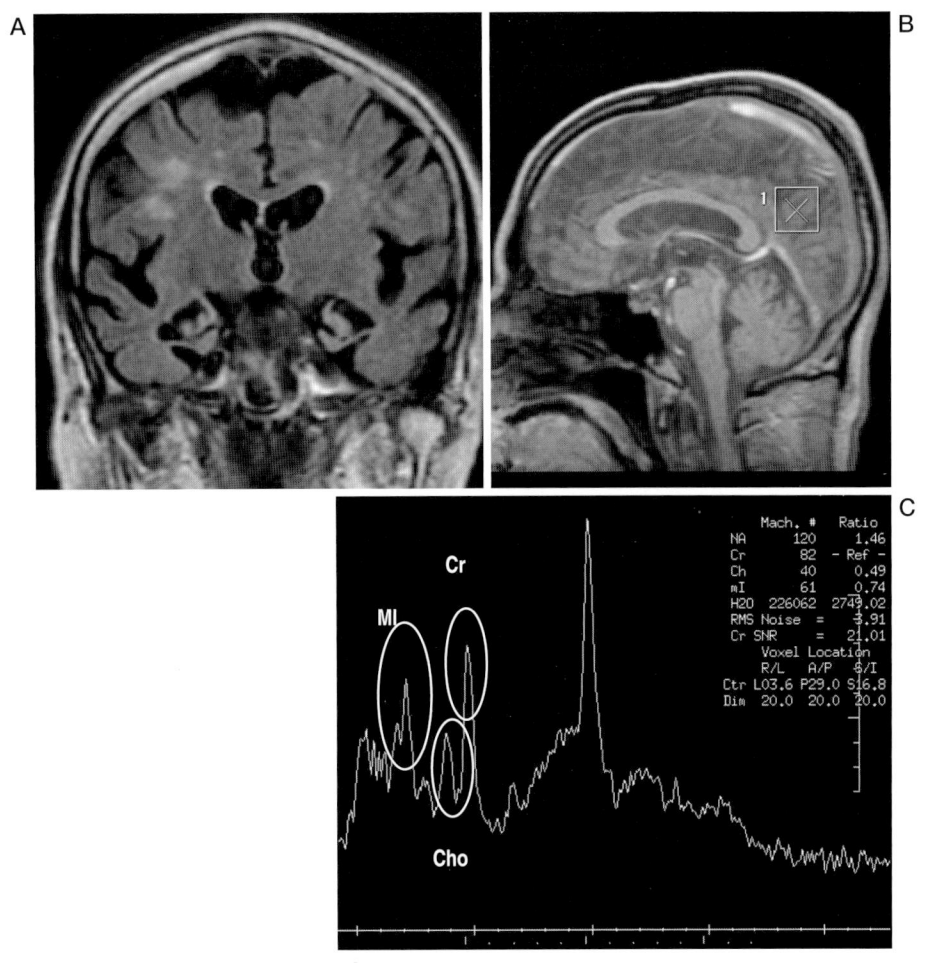

図 10-51　Alzheimer 病(70 歳台男性)の MR スペクトロスコピー
A：FLAIR 冠状断像，B：T1 強調矢状断像，C：MR スペクトロスコピー　Alzheimer 病にて加療中，認知症が進行してきた．MMSE12 点．後部帯状回に VOI を設定して single voxel で測定した．ミオイノシトール(MI)の増加を認める．MI/NAA の Alzheimer 病診断における感度は 83％，特異度は 98％とされている．

(稿を終えるにあたり，多大なる協力をいただいた以下の先生方に厚く御礼申し上げます．島根大学医学部器官病理学教授　丸山理留敬先生，名古屋市立大学医学部放射線科　櫻井啓太先生，東京都健康長寿医療センター放射線科部長　徳丸阿耶先生，東北大学名誉教授　高橋昭喜先生)

10.4 Parkinson 症候群 Parkinson's syndrome

　Parkinson 症候群とは，Parkinson 病および Parkinson 病症状を呈する疾患の総称で，安静時振戦，無動(瞬目減少，仮面様顔貌，運動量の減少，運動の緩慢さ)，筋固縮，姿勢反射障害の主要四徴候のうち2つ以上が認められる場合をいう．Parkinson 症候群はパーキンソニズム(parkinsonism)ともよばれるが，症状そのものを指すこともある．

　Parkinson 症候群は，1) Parkinson 病(孤発性，遺伝性)，2) その他の神経変性疾患(進行性核上性麻痺，多系統萎縮症など)，3) 症候性(二次性)パーキンソニズム(脳血管障害性，薬剤性，中毒性など)に分けられる(**BOX 10-7**)．これらは治療法や予後が異なり鑑別が必要であるが，臨床症候のみでは区別が難しく，画像診断は重要である．

a. Parkinson 病 Parkinson's disease：PD

1) 病態と臨床

　Parkinson 病(PD)は臨床的に振戦，筋固縮，寡動，姿勢反射障害を主徴とし，Alzheimer 病に次いで多い神経変性疾患である．大部分は孤発性で，まれに遺伝性がある．黒質にあるドパミン性神経細胞が変性・脱落し，黒質や黒質から情報伝達を受けている大脳基底核の線条体のドパミンが著しく減少することで発症する．他の神経伝達物質であるアセチルコリンとのバランスがくずれ，運動障害や神経症状などを生じる．本邦には人口10万人当たり100〜150人の患者がいる．発症年齢は50〜60歳台に多く，高齢になるほど増加する．

　神経病理学的には，黒質，青斑核をはじめ広範囲に Lewy (レビー)小体($α$-シヌクレインの凝集沈着)が出現し，シヌクレイノパチーに分類される．シヌクレイノパチーは，$α$-シヌクレインが蓄積する疾患群で，1) 神経細胞に $α$-シヌクレインの凝集が起こり，Lewy 小体を形成する Lewy 小体病(Lewy body disease：LBD)と，2) 乏突起膠細胞に $α$-シヌクレインの凝集が起こり，グリア細胞質封入体(glial cytoplasmic inclusion：GCI)を形成し，多系統萎縮症(multiple system atrophy：MSA)を起こすものがある．

　Lewy 小体病は，臨床的には PD，認知症を伴う PD (Parkinson's disease with dementia：PDD)，Lewy 小体型認知症(dementia with Lewy bodes：DLB)に分けられる．PD は経過とともに PD → PDD → DLB と移行することが多く，病理学的にもこれらを明確に区別することが難しいため，最近は LBD と総称することが提唱されている．

　Braak 仮説(Lewy 小体を指標にした PD 病理進展仮説)では，嗅粘膜と腸管上皮から病原体(neurotropic pathogen)が侵入して，まず嗅神経と副交感神経に運ばれ中枢神経を伝播すると想定している．前者は嗅神経から大脳辺縁系皮質(海馬，扁桃体)，大脳新皮質へと広がり，後者は副交感神経から延髄(迷走神経背側核)を通り，橋被蓋(青斑核を含む)や黒質に上行し，次いで大脳皮質に至るとされる．これらは PD の非運動症候である嗅覚低下，自律神経障害，うつ病，レム期睡眠行動異常症，認知症を説明できる．

　PD の進行状態の評価には簡便な Hoehn & Yahr の重症度分類があるが，より総合的に

BOX 10-7 Parkinson 症候群(パーキンソニズム)の分類

1) Parkinson 病
   - 孤発性 Parkinson 病〔Parkinson 病(PD), Parkinson 病-認知症 (PDD), Lewy 小体型認知症(DLB)の3疾患を合わせて「Lewy 小体病」とよぶ〕
   - 家族性 Parkinson 病(常染色体優性遺伝, 常染色体劣性遺伝)

2) 他の神経変性疾患
   - 進行性核上性麻痺
   - 大脳皮質基底核変性症
   - 多系統萎縮症
   - Parkinson 病認知症複合〔Parkinson 認知症複合(PDC)とも筋萎縮性側索硬化症/Parkinson 認知症複合(ALS/PDC)ともよばれる〕
   - Huntington 病
   - 前頭側頭型認知症パーキンソニズム(FTDP-17)
   - Alzheimer 病

3) 症候性パーキンソニズム(Parkinson 症状の要因が明らかなもの)
   - 脳血管障害性
   - 正常圧水頭症
   - 脳炎後
   - 薬剤性
   - 中毒性(一酸化炭素, マンガン, 水銀など)
   - 脳腫瘍
   - 頭部外傷
   - 傍腫瘍性
   - 代謝性疾患〔Wilson 病, 肝硬変, セルロプラスミン欠乏症, Gaucher(ゴーシェ)病など〕

評価する基準として Parkinson 病統一スケール UPDRS (unified Parkinson's disease rating scale)が用いられる.

2) MRI 所見

画像診断の最も重要な役割は,パーキンソニズムを呈する他の変性疾患,脳血管障害などと鑑別することである.Parkinson 病では T2 強調像などで黒質緻密部の萎縮を示すとの報告があるが,組織学的に黒質の緻密部と網様部の境界は不明瞭であり,MRI での黒質緻密部の正確な同定は難しいと考えられる.なお,黒質の正確な同定には冠状断像が必要である[35](**図 10-52**).横断像では黒質と視床下核との区別が難しい.3T MRI での Turbo spin echo T1 強調像を用いた神経メラニン画像は PD の診断に有用で,黒質,青斑核における神経メラニンの高信号が低下する[36](**図 10-53**).神経メラニン画像は PD の病期進行度の評価にも有用である[37].定量的磁化率マッピング(quantitative susceptibility

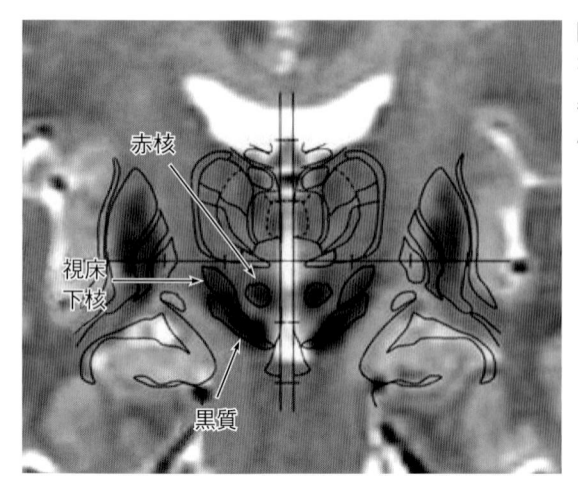

図 10-52 Schaltenbrand and Wahren アトラスを付加した T2 強調冠状断像
黒質は視床下核と近接し，大部分は赤核のレベルより尾側に位置している．（文献 35）より許可を得て転載）．

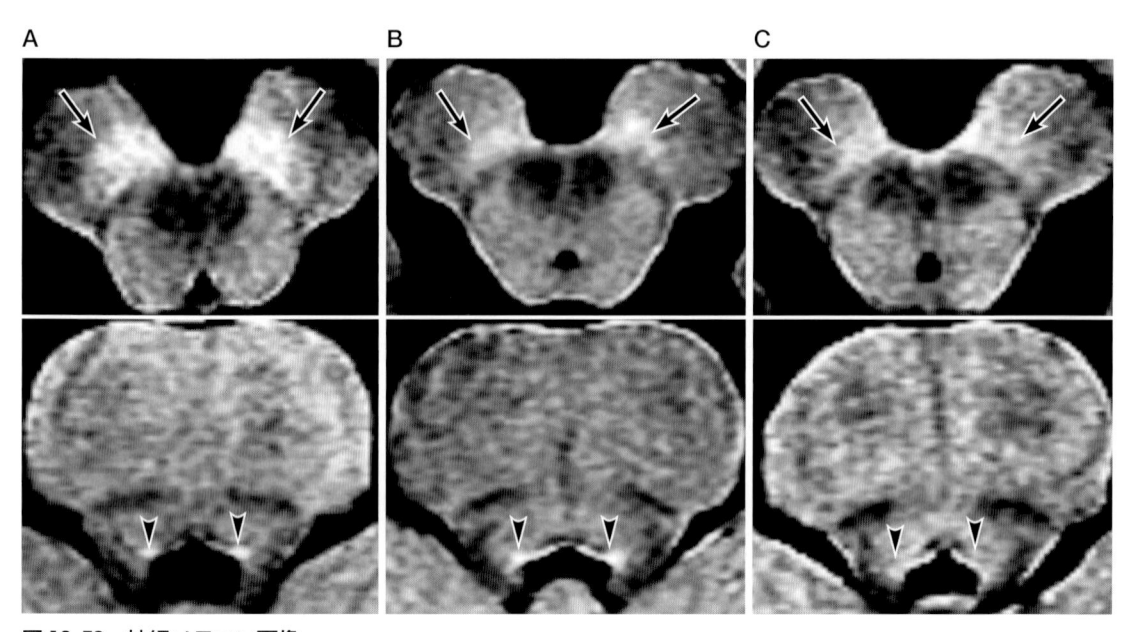

図 10-53 神経メラニン画像
3T Turbo spin echo T1 強調像　A：健常コントロール　黒質(→)，青斑核(►)における神経メラニンの高信号が明瞭である．B：Parkinson病(早期)　青斑核(►)における神経メラニンの高信号は比較的保たれているが，黒質(→)の高信号は低下している．C：Parkinson病(晩期)　黒質(→)，青斑核(►)における神経メラニンの高信号は両方とも著明に低下している．（文献 37)より許可を得て転載．鳥取大学放射線科 三好史倫先生，小川敏英先生のご厚意による）

mapping：QSM)は，PDの黒質における鉄成分の増加を定量化でき，診断的有用性が期待される[38]．PDでは組織学的に黒質にあるドパミン性神経細胞が変性・脱落し，鉄成分の増加がみられるが，鉄成分の増加が神経細胞の変性の原因か結果かは解明されていない．

Parkinson病の診断には，[123]I-MIBG心筋シンチグラフィでの取り込み低下（交感神経機能低下）（図 10-54），[123]I-FP-CITによるドパミントランスポーター（DAT）SPECTでの線条体への取り込み低下（黒質線条体のドパミン神経細胞の変性・脱落）（図 10-55，BOX

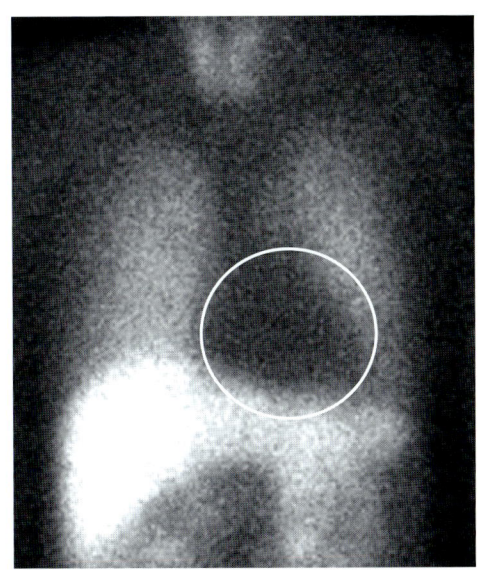

図 10-54　Parkinson 病(60 歳台女性)
123I-MIBG シンチグラフィ　心筋への取り込み低下がみられる(円内).

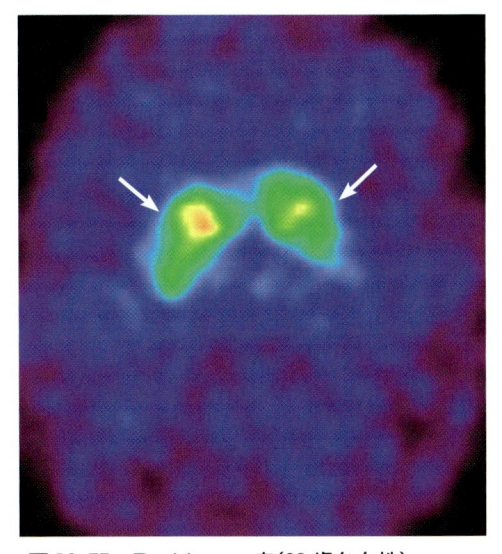

図 10-55　Parkinson 病(60 歳台女性)
123I-FP-CIT によるドパミントランスポーター(DAT) SPECT　両側の線条体への取り込み低下がみられ，特に左側に目立ち左右差がある(→).

BOX 10-8　ドパミントランスポーター(DAT) SPECT で線条体への取り込み低下を示す疾患

- Parkinson 病(PD)
- 多系統萎縮症(MSA)
- 進行性核上性麻痺(PSP)
- 大脳皮質基底核変性症(CBD)
- Lewy 小体型認知症(DLB)

10-8)が有用である[39]．臨床診断で Parkinson 病と診断され，DAT SPECT で異常のない症例が 20％ほどみられると報告されている．これらの患者は scans without evidence of dopaminergic deficit (SWEDD)とよばれ，本態性振戦や薬剤性パーキンソニズムなどを含んでいると考えられている．

3) 鑑別診断

パーキンソニズムを呈する PD 以外の神経変性疾患として，進行性核上性麻痺(progressive supranuclear palsy：PSP)，多系統萎縮症(multiple system atrophy：MSA)，大脳皮質基底核変性症(corticobasal degeneration：CBD)がある．これらと PD との鑑別には，SPECT や MRI の所見が有用である．123I-MIBG 心筋シンチグラフィの取り込み低下(交感神経機能低下)は特に PD，DLB にみられ，他の疾患との鑑別に役立つが，MSA (自律神経障害の目立つタイプ)でも取り込み低下を示すことがあり，注意が必要である．MRI による中脳被蓋，被殻，中心溝近傍脳回の形態評価は上記変性疾患との鑑別に有用

である．ドパミントランスポーター（DAT）SPECTでは，パーキンソニズムを呈するPD, PSP, MSA, CBDで線条体への取り込み低下がみられる．本態性振戦，薬剤性パーキンソニズム，血管性パーキンソニズムでは取り込み低下がなく，鑑別に有用である[39]（BOX 10-8）．

b. 進行性核上性麻痺 progressive supranuclear palsy：PSP

1）病態と臨床

　進行性核上性麻痺（PSP）は，1964年にSteele, Richardson, Olszewskiにより確立された原因不明の神経変性疾患で，パーキンソニズム，易転倒性（背側への転倒），垂直性眼球運動障害（頻度は低い），認知症などの臨床症状を特徴とする．本邦では人口10万人当たり6人程度の患者数で，60歳台の男性に発症しやすい．

　タウ蛋白が細胞内に蓄積するタウオパチーの一種で，淡蒼球，視床下核，小脳歯状核，赤核，黒質，脳幹被蓋の神経細胞が脱落し，異常リン酸化タウ蛋白（大脳皮質基底核変性症や嗜銀顆粒認知症と同様に4リピート優位）が，神経細胞内およびグリア細胞内に蓄積する．神経細胞のglobose type neurofibrillary tangle, グリア細胞のtuft-shaped astrocyteは特徴的な所見である．

　臨床病型としては，典型的な経過を辿り約半数を占めるRichardson症候群のほかに，亜型として脳幹優位型〔PSP-parkinsonism（PSP-P），PSP-pure akinesia with gait freezing（PSP-PAGF）〕，大脳皮質優位型〔PSP-corticobasal syndrome（PSP-CBS），PSP-progressive nonfluent aphasia（PSP-PNFA），PSP-frontotemporal dementia（PSP-FTD）〕などがある[40]．PSP-Pは非対称性で振戦があり，初期にはL-dopaへの反応性を示すため，しばしばPDと鑑別が困難である．PSP-PAGFでは，すくみ現象（歩行もしくは言語）が他の神経症候より長期間先行する．PSP-CBSは，非対称性のジストニアや皮質性感覚障害，"他人の手"を示し，皮質基底核変性症と紛らわしい．PSP-PNFAは，発話失行を呈し，前頭側頭葉変性症（frontotemporal lobar degeneration：FTLD）と類似する．

2）MRI所見

　MRIによる脳幹，特に中脳被蓋の形態評価は重要で，3D MR画像を一度撮像すると多方向からの観察ができ有用である．正中矢状断像で中脳被蓋の萎縮と比較的保たれた橋の形態から，ペンギンシルエットサインやハチドリサインと称される[41]（図10-56 A1）．しかし，この見た目の評価による診断は難しいことも多く，定量評価がより有用である．正中矢状断像で中脳被蓋の面積が70 mm^{2}以下，もしくは中脳被蓋と橋との面積比が0.15以下であればPSPが強く疑える[42]（図10-56 A2）．ただし，Richardson症候群以外の亜型では中脳被蓋の萎縮があまり目立たないこともあり，注意が必要である．PSPの亜型には比較的簡便に脳幹萎縮を含めて総合的に評価できるMR parkinsonism index（MRPI）が有用かもしれない[43]．T1強調の矢状断像と斜冠状断像を用いて（橋/中脳面積）×（中/上小脳脚の長さ）を算出し，15より大きい場合はPSPの可能性が高くなる[42]（図10-56 A〜C）．そのほか中脳水道から第三脳室後部の拡大，上小脳脚の萎縮とT2延長（小脳歯状核の変性による遠心路の二次的変化），大脳皮質（特に内側前頭葉）の萎縮，中脳被蓋の淡いT2

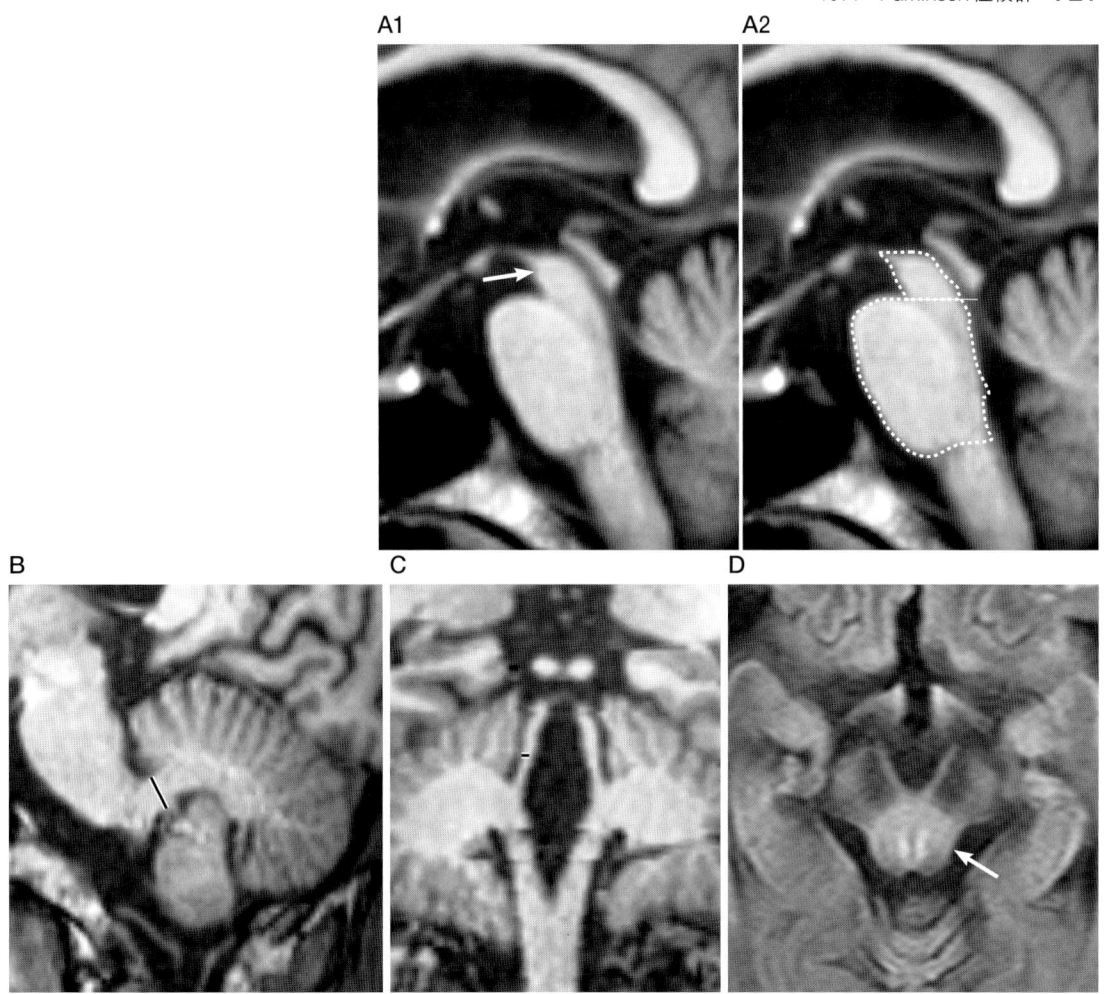

図 10-56 進行性核上性麻痺(60 歳台女性)
A1, 2：3D MPRAGE 正中矢状断像, B：3D MPRAGE 傍矢状断像, C：3D MPRAGE 冠状断像, D：FLAIR 像
　3D MPRAGE 正中矢状断像では中脳被蓋の萎縮がみられ, ペンギンシルエットサイン, もしくはハチドリサインがみられる(**A1**, →). 中脳被蓋, 橋の面積はそれぞれ 62 mm², 526 mm² で, 中脳被蓋と橋との面積比は 0.12 で進行性核上性麻痺を疑わせる所見である(**A2**). 3D MPRAGE 傍矢状断像(**B**)で中小脳脚の長さは 9.4 mm (黒線部), 冠状断像(**C**)で上小脳脚の長さは 3.9 mm であり, MRPI の(橋/中脳面積)×(中/上小脳脚の長さ)は 20.4 で進行性核上性麻痺が考えられる. FLAIR 像(**D**)で中脳被蓋は高信号を呈し(→), 進行性核上性麻痺に矛盾しない所見である.

延長(**図 10-56 D**), 横断像での中脳被蓋の萎縮 "morning glory sign" は診断に寄与することもある.
　脳血流 SPECT では前頭葉背内側部から内側面の血流低下がみられる. FDG-PET では前頭葉と線条体の糖代謝低下が認められる.

3）鑑別診断

PSP以外で中脳被蓋が萎縮する疾患として，大脳皮質基底核変性症，正常圧水頭症，歯状核赤核淡蒼球ルイ体萎縮症，Machado-Joseph病がある．特に大脳皮質基底核変性症は臨床症状，画像所見，病理所見が類似し，鑑別が難しいことも多い．PSPには亜型も多いため，臨床症状，MRPIを含めた画像所見，経過など総合的に評価する必要がある．

c. 多系統萎縮症　multiple system atrophy：MSA

1）病態と臨床

多系統萎縮症（MSA）は，オリーブ，橋，小脳系，線条体・黒質系，自律神経系という多系統にわたり障害（Parkinson症状，小脳症状，自律神経症状の混在）が進行していく原因不明の非遺伝性疾患である．線条体黒質変性症，オリーブ核小脳萎縮症，Shy-Drager症候群の3疾患を包括してまとめられた疾患概念である．現在は，Parkinson症状を主徴とするタイプをMSA-P，小脳症状を主体とするタイプをMSA-Cの2つに分類されている．本邦ではMSAの70％はMSA-Cである．人口10万人当たり7人程度で，50〜60歳台に発症し，やや男性優位にみられる．

病理学的にはシヌクレイノパチーに分類される．線条体のほか，黒質，小脳皮質，橋核，オリーブ核，大脳皮質運動野などの神経細胞の変性，乏突起膠細胞質内のα-シヌクレインからなる封入体（グリア細胞質内封入体 glial cytoplasmic inclusion：GCI）を特徴とするが，神経細胞質内やグリア・神経細胞核内にも封入体がみられる．

2）MRI所見

MSAは病初期にはMSA-C，MSA-Pにそれぞれ特徴的な橋，被殻の画像所見がみられるが，進行するとしばしば両方の所見がみられる．

MSA-Cでは，橋底部（特に下部）の萎縮と橋横走線維の十字状あるいは逆T字状のT2延長（hot cross bun sign：HCBS）がみられる．病初期には縦に（前後に伸びる）線状のT2延長のみのこともある．また，小脳萎縮や中小脳脚の萎縮とT2延長がみられる（図10-57）．中小脳脚のT2延長は橋底部のT2延長より遅く出現する[44]．小脳のT2延長はミエリンの消失とグリオーシス（gliosis）を伴う白質変性による[45]．

MSA-Pでは，被殻の萎縮（外側の直線化）と被殻外側縁のT2延長が特徴である（図10-58）．早期には片側性の場合もある．被殻外側縁のT2延長は，被殻外側縁や外包組織の減少を伴う髄鞘と軸索の消失を反映している[46]．なお，3T MRIのT2強調像では，30〜60歳台の健常者でも被殻外側縁にT2延長がみられることがある[47]．相対的な鉄沈着の不均衡による所見であり，信号変化のみでの診断は危険である．MSAではT2*強調像，磁化率強調画像で被殻外側の背側に鉄沈着によると考えられる低信号を認めるが，加齢性変化でもみられるため特異的ではない．

3）鑑別診断

脊髄小脳変性症（spinocerebellar degeneration：SCD）やパーキンソン病関連疾患が鑑別にあがるが，特徴的な被殻病変があればMSAが考えられる．脊髄小脳変性症（特に

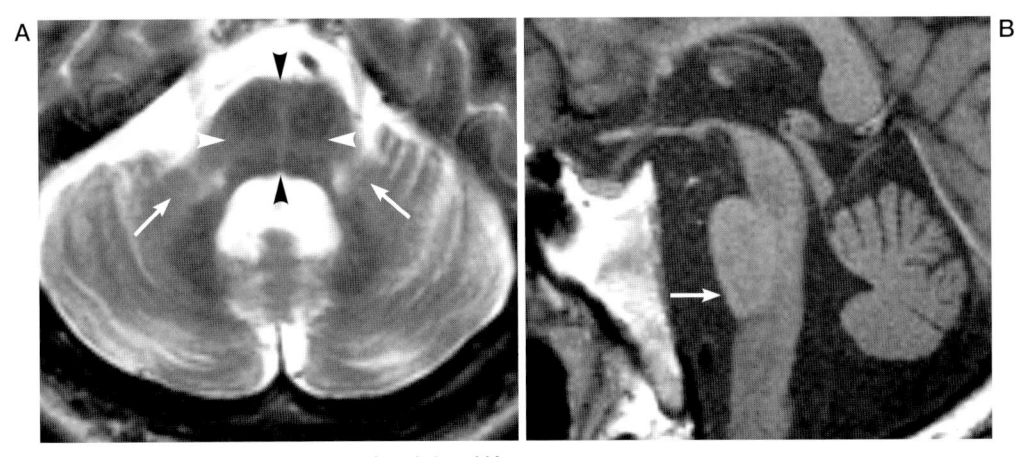

図10-57 多系統萎縮症 MSA-C(60歳台男性)
A：T2強調像，B：T1強調矢状断像　T2強調像(A)で橋に十字状の高信号(hot cross bun sign：HCBS)がみられ(▶)，中小脳脚にも高信号域を伴っている(→)．小脳萎縮もみられる．T1強調矢状断像(B)で橋の膨らみが小さく，特に橋底部下部の萎縮が目立つ(→)．

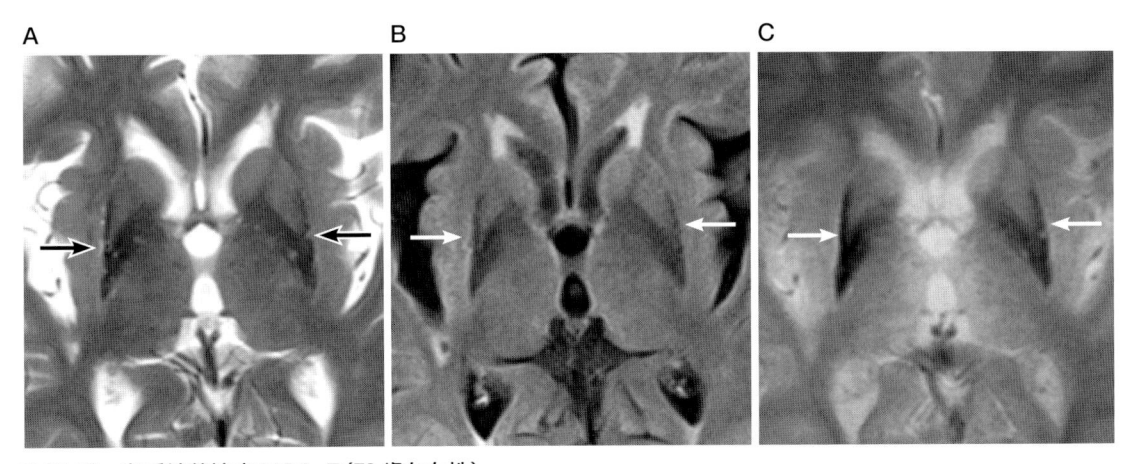

図10-58 多系統萎縮症 MSA-P(70歳台女性)
A：T2強調像，B：FLAIR像，C：T2*強調像　T2強調像(A)，FLAIR像(B)で両側被殻の外側部は丸みが消失し，直線化し萎縮がみられる(→)．特に，右側には被殻外側縁にT2延長を伴っている．T2*強調像(C)で両側被殻の外側縁に線状の低信号域がみられる(→)．

SCA 1-3, 7, 8)では橋底部において縦に線状のT2延長がみられることがあり，家族歴や遺伝子解析などを含めた総合的な評価が必要である．^{123}I-MIBG心筋シンチグラフィの取り込み低下(交感神経機能低下)はPD，DLBにみられ，通常，MSAではみられないため鑑別に有用である．ただし，自律神経障害の目立つタイプのMSAでは取り込み低下がみられることもある．両側被殻に対称性のT2延長をきたす疾患として，Wilson病やHuntington病がある．Wilson病は被殻外側に強い変性をきたしうるが，異常信号は一般に被殻全体にみられる．また，淡蒼球，中脳・橋被蓋部などにもT2延長を示す．Huntington病は線条体に萎縮とT2延長をきたしうるが，通常，異常信号は被殻全体にみられ，前角が拡大する．

BOX 10-9　TDP-43

TDP-43はユビキチン陽性封入体の主要構成蛋白質で，筋萎縮性側索硬化症(ALS)やタウ陰性FTLDの変性部位のニューロンやグリア細胞に認められる．TDP-43はユビキタスに発現している核蛋白質で転写やスプライシングなどに関与していることが知られているが，神経細胞における機能は十分に解明されていない．TDP-43のミスセンス変異が家族性ALSやFTLDの原因となることから，TDP-43は一次的にこれらの疾患の病態にかかわっていると考えられている．

d. 大脳皮質基底核変性症　corticobasal degeneration：CBD

1) 病態と臨床

大脳皮質基底核変性症(CBD)は，大脳皮質と皮質下神経核(黒質，淡蒼球)の変性を示す緩序進行性疾患である．進行性核上性麻痺や嗜銀顆粒認知症とともに4リピートタウオパチーに属しており，神経細胞，グリア細胞に異常リン酸化tauが蓄積するタウオパチーのひとつである．前頭側頭葉変性症(frontotemporal lobar degeneration：FTLD)の一型とする分類もある．本邦では人口10万人当たり2人程度と推計され，発症年齢は40～80歳台(平均60歳台)で，やや女性に多い．

大脳皮質徴候として肢節運動失行，観念運動失行，皮質性感覚障害，把握反応，他人の手徴候，反射性ミオクローヌスなどが現れ，錐体外路徴候として無動・筋強剛やジストニアが出現し，これらの神経症候に顕著な左右差がみられる疾患である．しかし，剖検例の集積により，左右差のない例，認知症が前景に立つ例，進行性核上性麻痺の臨床症候を呈した例など非典型例が数多く報告され，臨床像は極めて多彩であることが明らかになった．そのため，病理診断名としてCBD，臨床診断名としてcorticobasal degeneration syndrome (CBDS)，あるいはcorticobasal syndrome (CBS)を用いる傾向がみられる．CBDの生前での診断率は極めて低く，感度・特異度の高い診断基準はない．

2) MRI所見

一般に大脳皮質(特に中心前・後回)の萎縮が左右差をもって認められる[48,49](図10-59)．通常のCTやMRIでは軽度の病変は同定しにくく，SPECTやPETにて左右差が明らかになることもある[48]．大脳皮質下白質(特に前頭頭頂葉白質)のT2延長のほか，しばしば大脳脚や延髄錐体の片側萎縮，中脳被蓋，脳梁の萎縮を認める[48]．画像統計解析にて大脳白質や大脳脚の容積低下が検出され有用なことがある．

3) 鑑別診断

CBSは，他に原因のない緩序進行性神経変性疾患で，非対称性の皮質障害，錐体外路障害を示す症候群である．CBSはさまざまな病理所見を含み，CBD，PSP，Alzheimer disease (AD)，TDP-43蛋白を伴う前頭側頭葉変性症(FTLD)の病理を示し(**BOX 10-9**)，それぞれCBS-CBD，CBS-PSP，CBS-AD，CBS-FTLD(もしくはCBS-TDP)とよばれ

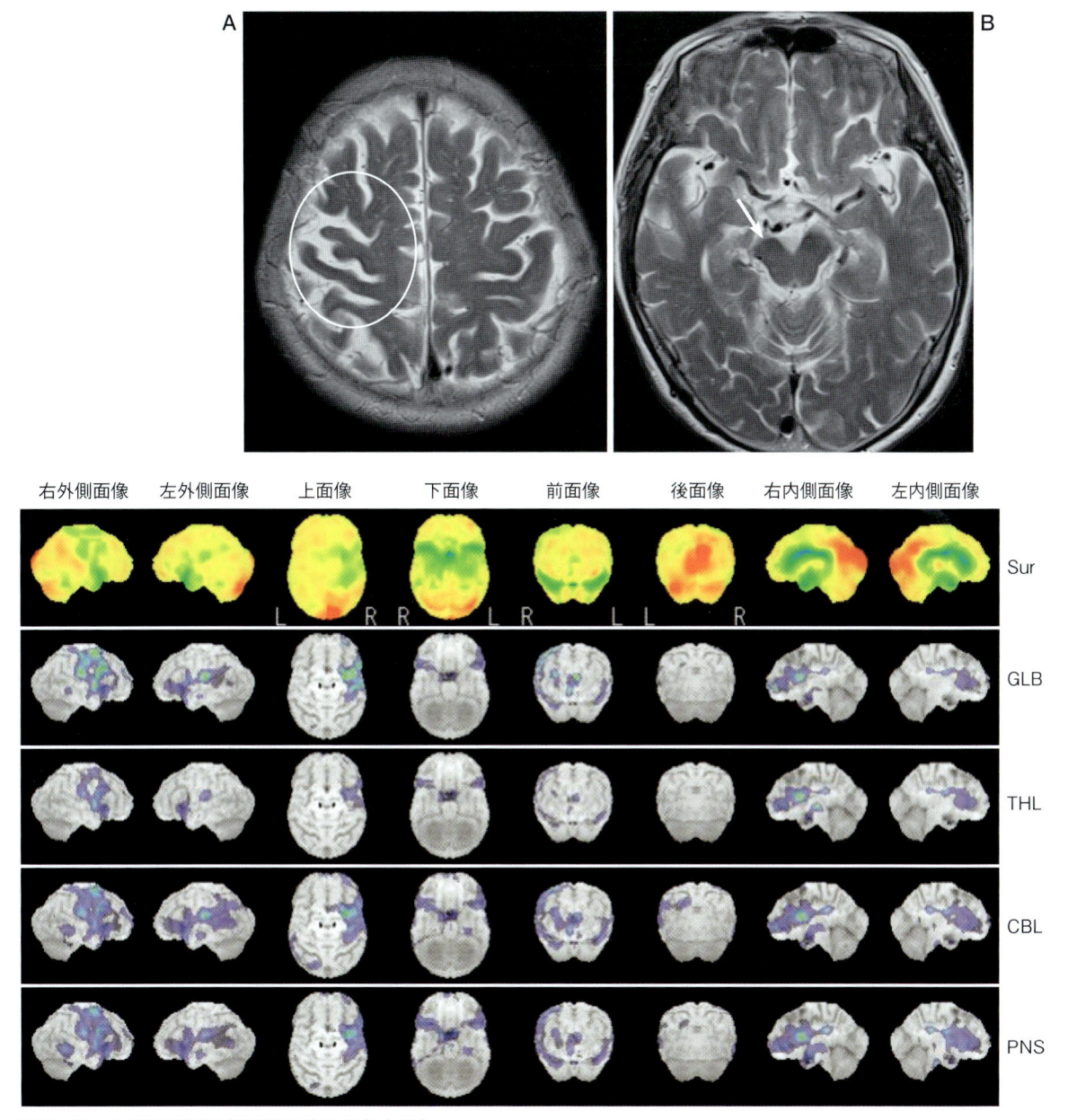

図 10-59　大脳皮質基底核変性症（70 歳台女性）
A：T2 強調像（高位円蓋部レベル），B：T2 強調像（中脳レベル），C：^{123}I-IMP 脳血流シンチグラフィの 3D SSP 処理　T2 強調像では，高位円蓋部レベル（A）で右中心溝近傍の脳回に萎縮がみられる（円内）．中脳レベル（B）で右大脳脚が左と比べ小さく左右差がみられる（→）．^{123}I-IMP 脳血流シンチグラフィ（C）にて右前頭頭頂葉に血流低下がみられ，左右差が明らかである．Sur：脳表投影画像，GLB：大脳基準画像，THL：視床基準画像，CBL：小脳基準画像，PNS：橋基準画像．

る[50]．画像統計解析の検討から，広範囲な萎縮が前頭側頭葉にある場合は CBS-FTLD，側頭頭頂葉にある場合は CBS-AD，また，部分的な萎縮が運動前野や補足運動野にみられる場合は CBD や PSP の病理がみられる[50]．

10.5 脊髄小脳変性症 spinocerebellar degeneration：SCD

　脊髄小脳変性症(SCD)は，小脳性運動失調を主症状とする変性疾患の総称である[51]．全国で約3万人の患者がいると推定され，そのうち約2/3が孤発性，1/3が遺伝性である．孤発性の大多数は多系統萎縮症である[51]（図10-60）．脊髄小脳変性症の画像診断では，最も頻度が高く，かつ特徴的なMRI所見を示すことが多い多系統萎縮症を診断することが重要であり，また頻度は低いものの比較的特徴的な所見を示す他のいくつかの疾患群についても理解しておく必要がある．小脳性運動失調以外に付随する症状や発症年齢，経過などもしばしば診断の鍵になる．

a. 非遺伝性脊髄小脳変性症

1）多系統萎縮症　multiple system atrophy：MSA
① 病態と臨床
　従来，小脳失調を主体とするオリーブ橋小脳萎縮症(olivopontocerebellar atrophy：OPCA)，パーキンソニズムを主体とする線条体黒質変性症(striatonigral degeneration：SND)，自律神経系障害を主体とするShy-Drager症候群(SDS)として知られていた疾患群は，進行すると共通の病態・病理像を示すことから同一の疾患概念，多系統萎縮症(multiple system atrophy：MSA)に統括された．小脳失調を主体とするものはMSA-C，パーキンソニズムを主体とするものはMSA-Pに分類される．欧米でMSA-Pが多いのに対して，本邦ではMSA-Cが多い．30歳台以降に発症する[51]（平均発症年齢は50歳台後半，前項参照）．

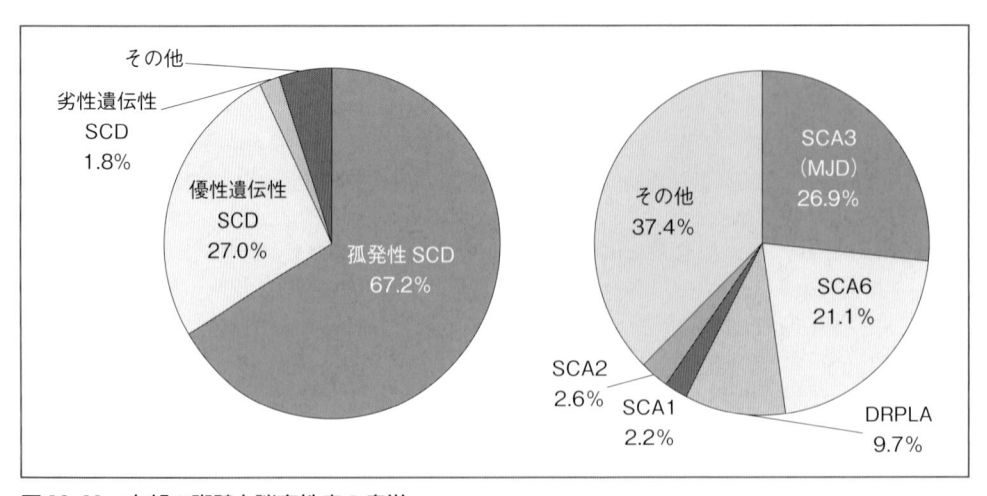

図10-60　本邦の脊髄小脳変性症の疫学
A：脊髄小脳変性症の頻度．B：遺伝性脊髄小脳変性症の頻度　MJD：Machado-Joseph病，DRPLA：dentatorubral-pallidoluysian atrophy．（文献51）より改変）

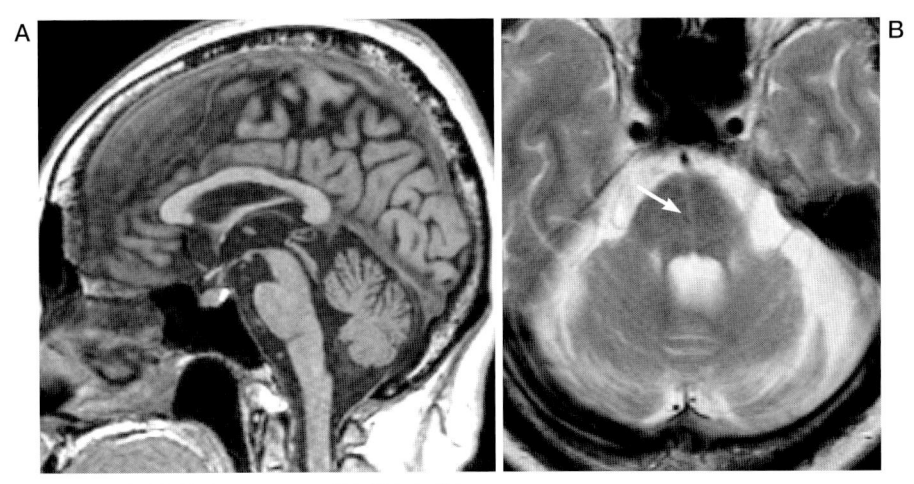

図10-61　多系統萎縮症：MSA-C（60歳台女性）
A：T1強調矢状断像，B：T2強調像　1年前から歩行障害，6か月前から構音障害．T1強調矢状断像（A）では小脳虫部上部と橋底部に軽度の萎縮がみられる．T2強調像（B）では，橋底部正中に淡い線状高信号域がみられる（→）．

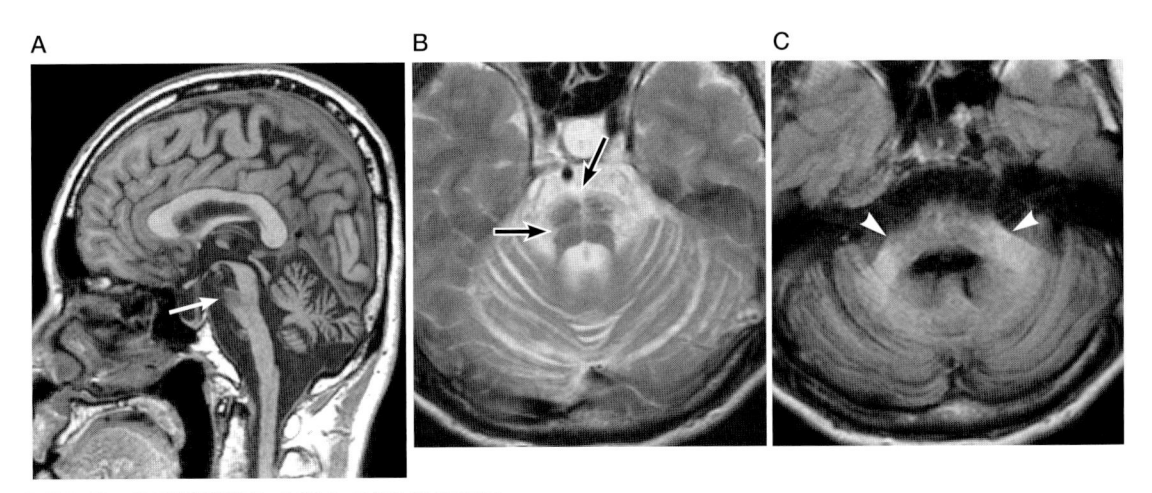

図10-62　多系統萎縮症：MSA-C（60歳台男性）
A：T1強調矢状断像，B：T2強調像，C：FLAIR像（Bの下方のスライス）　T1強調矢状断像（A）で，橋と小脳虫部の高度萎縮を認める．橋底部に横走線維変性による低信号域がみられる（→）．T2強調像（B）では，萎縮した橋の内部に十字状の高信号域（hot croos bun sign）がみられる（→）．FLAIR横断像（C）では萎縮した両側中小脳脚の信号が上昇している（▶）．

② MRI所見
ⅰ）MSA-C

　小脳・橋底部・中小脳脚の萎縮と，橋横走線維の変性が代表的な所見である．横走線維変性はT2強調像で高信号を示す．初期には，T2強調横断像で橋底部正中の線状高信号域としてみられ（図10-61），進行すると十字状の高信号を示す（cross sign/hot cross bun sign）[52,53]（図10-62）．さらに進行すると中小脳脚にも高信号がみられ，小脳白質や下オリーブ核の信号も上昇しうる．小脳白質の信号上昇はFLAIRで観察しやすい[53]（図10-63）．進行期には，MSA-Pと同様に被殻の萎縮や異常信号を示す．

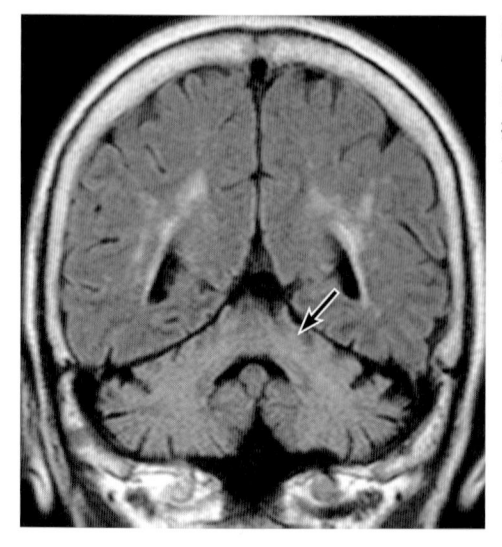

図10-63 多系統萎縮症：MSA-C（70歳台女性）
FLAIR冠状断像 3年前に歩行時ふらつきで発症．FLAIR冠状断像で，小脳の萎縮と小脳白質の軽度の信号上昇がみられる（→）．

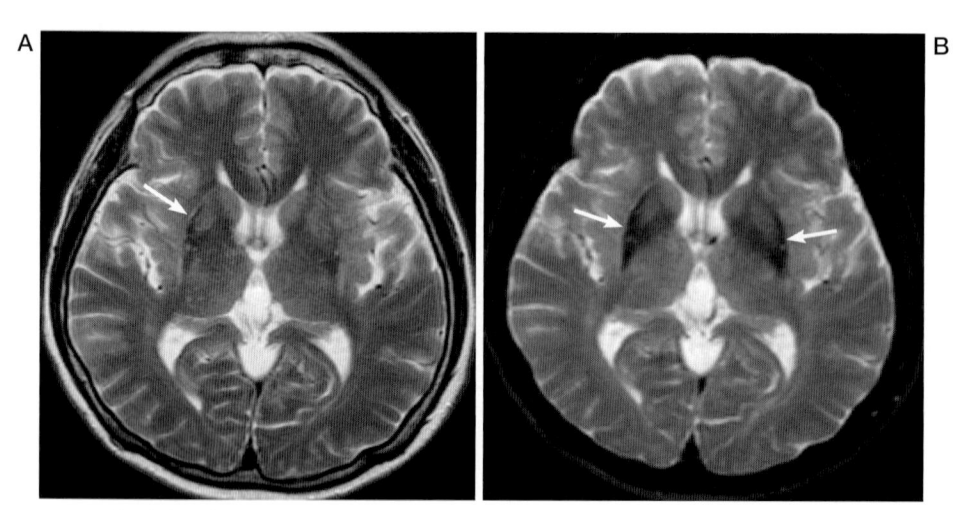

図10-64 多系統萎縮症：MSA-P（60歳台男性）
A：T2強調像，B：SE-EPI T2強調像 T2強調像（A）で右被殻外側部に低信号域があり，その外側に線状の高信号域がみられる（→）．左の被殻にも同様の変化がみられるが軽微である．SE-EPI T2強調像（B）では，両側被殻の鉄沈着を反映した低信号域が明瞭である（→）．

ii) MSA-P

　被殻の萎縮と，被殻外側縁部にT2強調像でみられる高信号域が特徴的である．しばしば，その内側にT2強調像で低信号域を伴い，鉄沈着を示す[52,53]（図10-64）．また，MSA-Cと同様に橋と小脳の萎縮，橋横走線維の変性をきたす（図10-65）．進行したMSAでは中心前回白質にT2強調像で高信号域と，皮質に低信号域がみられることがある[53]．

　T2強調像での低信号は，現在広く用いられている高速spin echo（SE）法では明瞭でない場合もある．SE型echo planar法（SE-EPI）によるT2強調像ではしばしば明瞭に観察される（図10-64 B）．鉄沈着による信号低下は静磁場強度が大きいほど明瞭になるため，

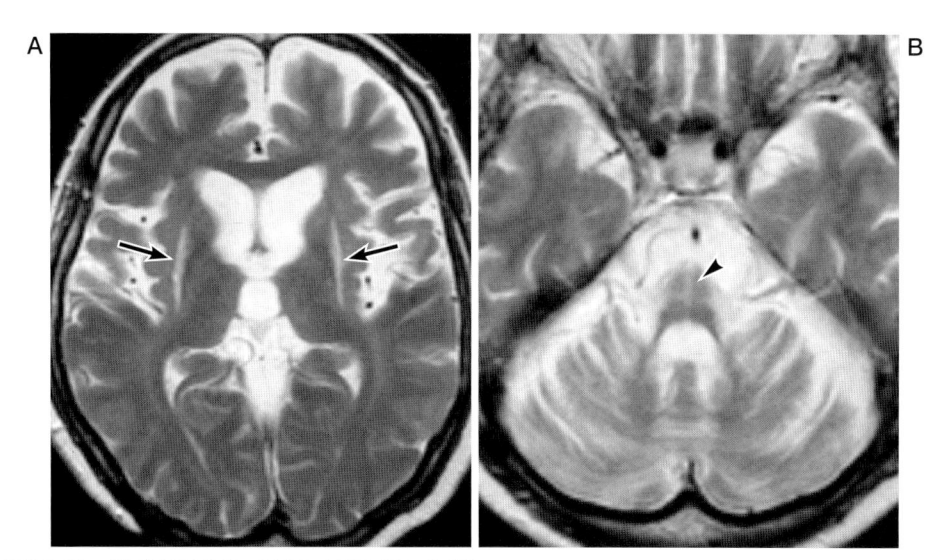

図 10-65　多系統萎縮症：MSA-P(50 歳台女性)
A：T2 強調像(基底核レベル)，B：T2 強調像(橋レベル)　14 年前に手指振戦で発症，4 年後に歩行障害が出現．基底核レベルの T2 強調像(A)では，両側被殻外側部に線状の高信号域がみられる(→)．橋レベル(B)では，橋・小脳の高度萎縮と，橋に十字状の横走線維変性がみられる(▶)．

正常例でも 3T の MRI 機器では 1.5T 機器と比べて鉄沈着の低信号が目立つ．したがって，EPI 法や 3T 機器では異常の判定は慎重に行う必要がある．

spinocerebellar ataxia(SCA)では，特に SCA3 などで橋横走線維変性を示すことがあるが，傍正中部の線状高信号域のみを示すことが多く，十字状高信号を示す例は少ない[54]．また，臨床経過がより長いことが鑑別点となる[53]．

2) 小脳皮質萎縮症　cerebellar cortical atrophy：CCA
① 病態と臨床
孤発性 SCD のうち，おもに中年以降に発症し，純粋に小脳のみが侵される進行性疾患と理解されている．従来の晩発性小脳皮質萎縮症(late cortical cerebellar atrophy：LCCA)に相当する．多様な疾患が混在している可能性があり，診断する際には MSA，遺伝性 SCD や種々の外因性疾患(アルコール，悪性腫瘍，薬剤など)を除外する必要がある．孤発性 SCD の約 35％を占める[51,55]．

② MRI 所見
小脳虫部と半球の，左右対称性の萎縮を示す(図 10-66)．脳幹は保たれ，信号変化は通常は伴わない．外因性小脳萎縮や，SCA6，SCA31 とは画像のみでの鑑別が困難である[55]．

b. 遺伝性脊髄小脳変性症

遺伝性 SCD は，SCD 全体のおよそ 1/3 を占める．その大部分は常染色体優性遺伝性であり，本邦では劣性遺伝性 SCD は少ない[61](図 10-60 参照)．

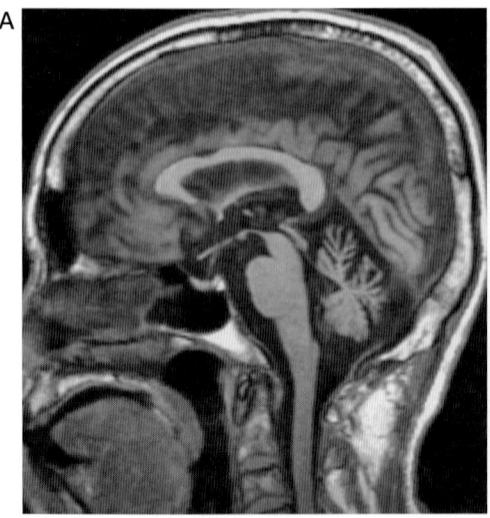

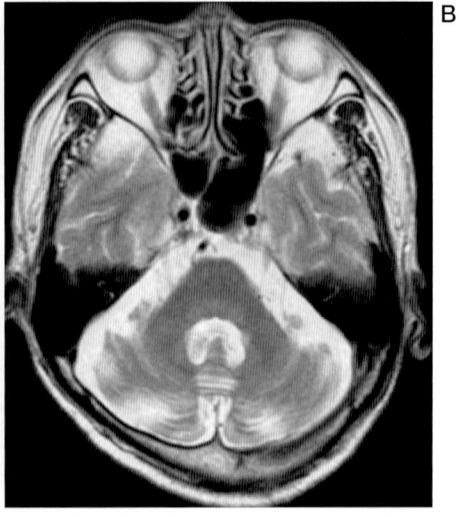

図10-66　小脳皮質萎縮症(CCA)(70歳台男性)
A：T1強調矢状断像，B：T2強調像　8年前発症．失調性構音障害と歩行障害を認める．T1強調矢状断像(A)では，小脳虫部の特に上部に強い萎縮がみられる．脳幹は保たれている．T2強調像(B)では異常信号は認められない．

1）常染色体優性遺伝性小脳失調症　autosomal dominant cerebellar ataxia：ADCA

　常染色体優性遺伝性小脳失調症(ADCA)の多くは原因遺伝子が同定されており，そのほとんどは spinocerebellar ataxia(SCA)に番号を付与して命名されている．ADCAのなかでは Machado-Joseph 病(MJD/SCA3)，SCA6，SCA31，歯状核赤核淡蒼球ルイ体萎縮症(DRPLA)の頻度が高い[51]（図10-60参照）．おもに小脳症状のみを示すもの(純粋小脳型：SCA6，SCA31 など)と，小脳以外の病変・症状が目立つもの(非純粋小脳型：SCA3，SCA1，SCA2，SCA17 など)とに大別される．SCA1, 2, 3, 6, 7, 17 および DRPLA は，原因遺伝子中の3塩基CAGの繰り返し配列増大により惹起され，ポリグルタミン病の範疇に属する．これらの多くで，家系内で世代を経るごとに発症年齢が低下し，症状が重篤化する表現促進現象(anticipation)がみられる[51]．

① Machado-Joseph 病(MJD，SCA3)
ⅰ）病態と臨床
　SCAのなかで最も頻度が高い．若年〜高齢まで幅広く発症するが，中年での発症が最も多い．小脳失調と錐体路徴候(痙性，腱反射亢進，病的反射)，錐体外路徴候(おもにジストニア)，末梢神経障害を示す．また眼瞼後退に伴うびっくり眼は特徴的である[51]．

ⅱ）MRI所見
　小脳，橋，中小脳脚，上小脳脚の萎縮を認める．これらの萎縮は早期には軽度であることが多い[56]．橋腹側より被蓋の萎縮が目立つ例がある．進行例では被殻や中脳の萎縮もみられる[54, 56]．前頭葉や側頭葉の萎縮も報告されている[54, 56]．
　T2強調像では，橋横走線維の変性を示す高信号域がしばしば観察されるが，ほとんどは橋正中部の線状高信号域にとどまることが多く，MSAのように十字状になることは少ない(図10-67)[54]．

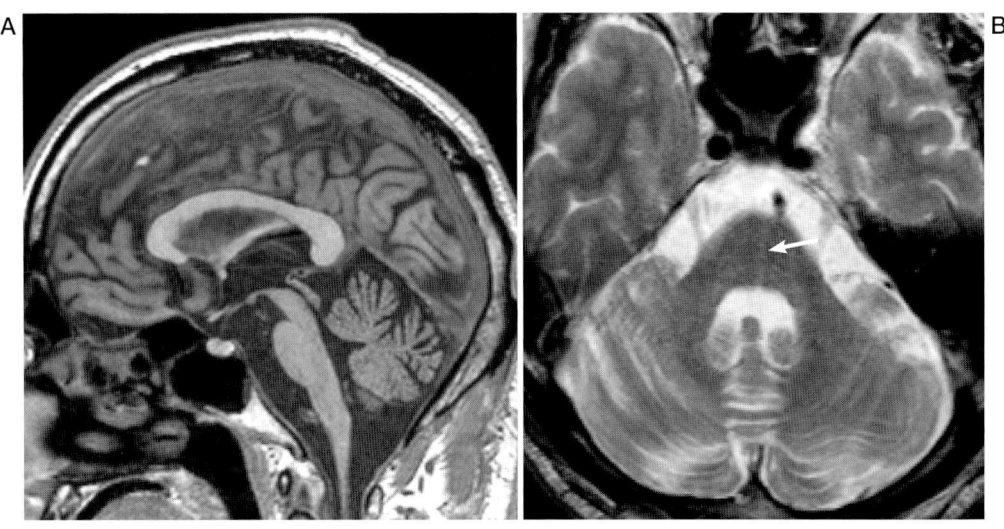

図 10-67　常染色体優性遺伝性小脳失調症(SCA3, Machado-Joseph 病)(50 歳台男性)
A：T1 強調矢状断像，B：T2 強調像　8 年前に歩行障害で発症．T1 強調矢状断像(A)で，小脳虫部，橋の特に被蓋と中脳に萎縮がみられる．T2 強調像(B)で，橋・小脳の萎縮と，橋正中に縦走する線状の横走線維変性がみられる(→)．

② SCA6

ⅰ) 病態と臨床

　ほぼ純粋な小脳失調症で，歩行時ふらつきや構音障害で発症する．頭位変換時めまい感や下方向き眼振は本症を支持する．遺伝性 SCD では MJD/SCA3 に次いで多くみられ，幅広い年齢層で発症するが，特に 40 歳台での発症が多い[51]．

ⅱ) MRI 所見

　小脳虫部(特に上部)と半球の萎縮を示す(図 10-68)．脳幹は概ね保たれるが，橋は軽度に萎縮しうる．通常は信号変化を伴わない[57]．

③ SCA31(旧病名：16Q-ADCA)

ⅰ) 病態と臨床

　本邦で頻度が高く，DRPLA に次いで多くみられる．諸外国では極めてまれである．おもに 50～70 歳台で発症し，高齢発症であるため家族歴の確認はしばしば困難である．ほぼ小脳症状に限定され，歩行時ふらつきや構音障害で発症する．聴力低下を合併することがある[51,58]．

ⅱ) MRI 所見

　小脳虫部(特に上部)を中心とした萎縮を示し，進行すると半球に及ぶ．脳幹は保たれる(図 10-69)．画像上，CCA や SCA6 との鑑別は困難である[51,58]．

④ 歯状核赤核淡蒼球ルイ体萎縮症　dentatorubral-pallidoluysian atrophy：DRPLA

ⅰ) 病態と臨床

　本邦ではじめて報告され，疾患概念が確立した．常染色体優性遺伝性 SCD の約 10%を占める[51]．アジア以外では極めてまれである．CAG リピート数と発症年齢には負の相関があり，表現促進現象を示す[59]．発症年齢は 1 歳～60 歳台まで幅広く，発症年齢によっ

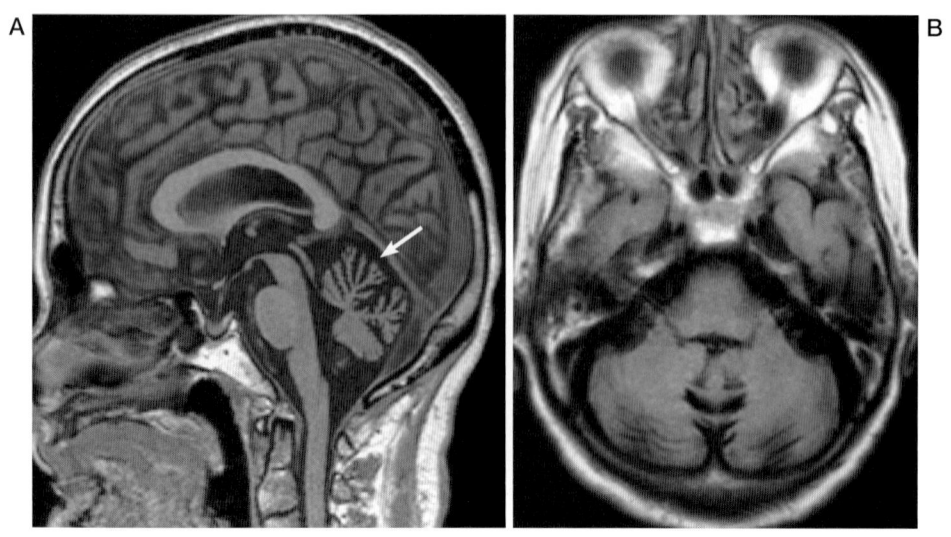

図10-68　常染色体優性遺伝性小脳失調症(SCA6)(60歳台男性)
A：T1強調矢状断像．B：FLAIR像　約20年前に小脳失調で発症．T1強調矢状断像(A)で，小脳虫部の特に上部に萎縮がみられる(→)．脳幹は保たれている．FLAIR像(B)では異常信号は認められない．

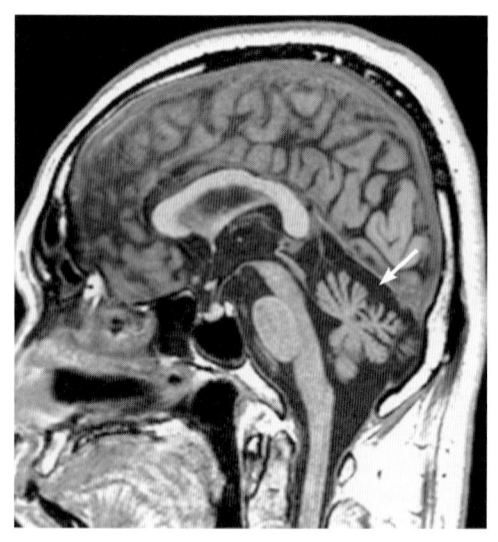

図10-69　常染色体優性遺伝性小脳失調症(SCA31)(50歳台男性)
T1強調矢状断像　7年前に歩行障害と構音障害で発症．T1強調矢状断像で，小脳虫部の特に上部に萎縮がみられる(→)．脳幹はほぼ保たれている．

て臨床像が異なる．20歳以下の若年発症例では進行性ミオクローヌスてんかんと，精神発達遅滞または退行が特徴的である．これに対して成人発症例では小脳失調，舞踏病，認知障害，精神症状を呈することが多い[51,60]．

ii) MRI所見
　小脳，橋，中小脳脚，上小脳脚，および大脳の萎縮を認める．加えて，特に成人発症例ではT2強調像やFLAIR像において小脳白質，中小脳脚，脳幹，大脳白質に左右対称性の高信号域がみられる．橋底部にはT1強調矢状断像でしばしば低信号域がみられる(図10-70)．一方，若年発症例では発症時に画像所見が軽微で小脳萎縮のみがみられることが

10.5 脊髄小脳変性症 733

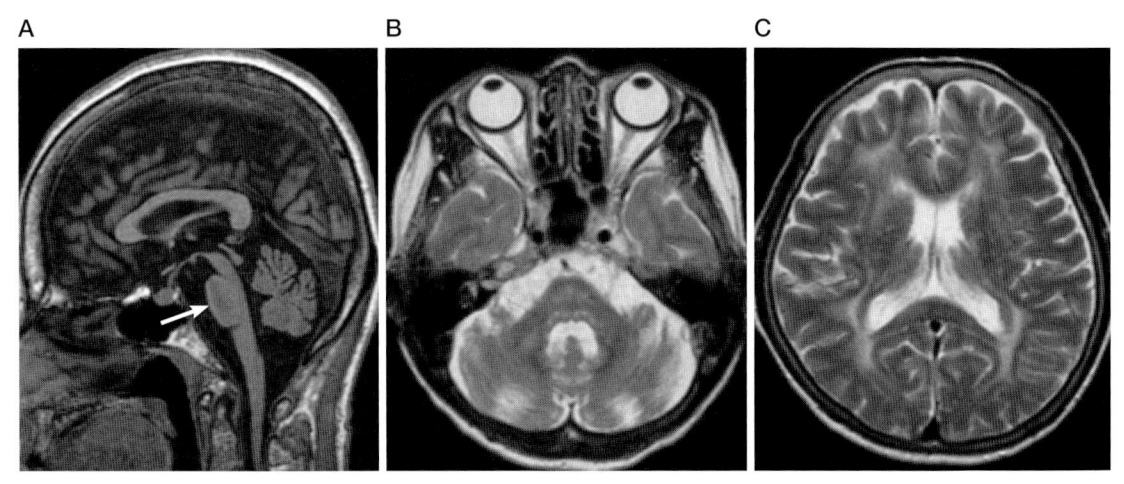

図 10-70 歯状核赤核淡蒼球ルイ体萎縮症(DRPLA)(60歳台女性)
A：T1強調矢状断像，B, C：T2強調像　7年前から小脳失調があり，徐々に増悪している．T1強調矢状断像(A)で，脳幹全体と小脳虫部の比較的軽度の萎縮がみられる．橋底部に淡い低信号域がみられる(→)．T2強調像(B, C)では，橋，中小脳脚，および大脳白質にほぼ左右対称性の高信号域がみられる．

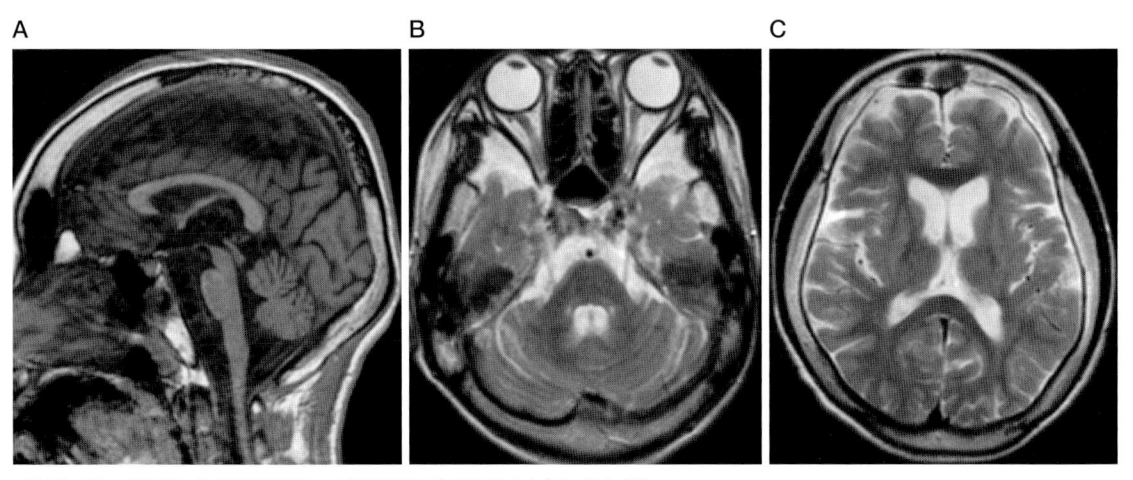

図 10-71 歯状核赤核淡蒼球ルイ体萎縮症(DRPLA)(16歳女性)
A：T1強調矢状断像，B, C：T2強調像　12年前に言語発達遅滞，10年前から上肢のぴくつきがあり，進行性ミオクローヌスてんかんと診断．3年前より寝たきり．T1強調矢状断像(A)では，脳幹全体の萎縮と小脳虫部の軽度の萎縮がみられる．T2強調横像(B, C)では小脳，脳幹，大脳の軽度萎縮がみられる．白質の異常高信号はほとんどみられない．頭蓋冠は肥厚している．

多く，病状の進行とともに萎縮や異常信号が進行する(図 10-71)[60, 61]．

2) 常染色体劣性遺伝性小脳失調症　autosomal recessive cerebellar ataxia：ARCA

本邦では劣性遺伝性 SCD はいずれもまれである．

① 眼球運動失行と低アルブミン血症を伴う早発性脊髄小脳失調症　early-onset ataxia with ocular motor apraxia and hypoalbninemia：EAOH

ⅰ) 病態と臨床

アプラタキシンを原因遺伝子として，眼球運動失行と低アルブミン血症，高コレステ

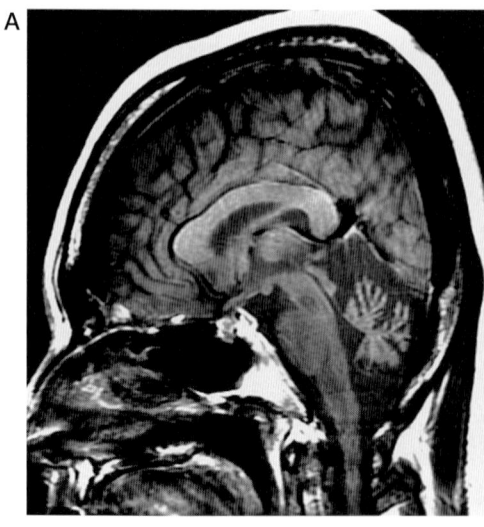

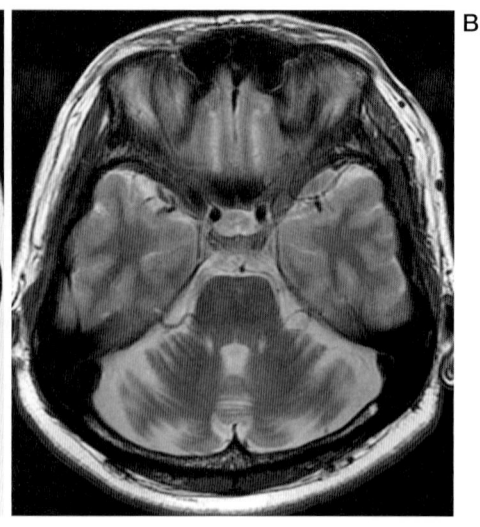

図 10-72　眼球運動失行と低アルブミン血症を伴う早発性脊髄小脳失調症(EAOH)(40歳台女性)
A：T1強調矢状断像，B：T2強調像　幼児期より転倒しやすかった．2年前に低アルブミン血症を指摘．T1強調矢状断像(A)で小脳虫部の著明な萎縮がみられる．脳幹はほぼ保たれている．T2強調像(B)では小脳のびまん性，高度の萎縮がみられる．異常信号はほとんどみられない．(長崎大学放射線科　森川　実先生のご厚意による)

ロール血症を伴う．通常，幼小児期に易転倒性や処女歩行遅延などで発症する．末梢神経障害も伴う[62]．

ii) MRI所見

早期より著明な小脳萎縮を示す．異常信号はみられない．脳幹萎縮も伴いうるが，小脳萎縮が主体である[62] (図10-72)．

② 毛細血管拡張性運動失調症　ataxia telangiectasia

i) 病態と臨床

小脳失調と，眼球および皮膚の毛細血管拡張症を伴う．IgAやIgEなどの欠損を伴い，免疫不全を示す．αフェトプロテインの上昇がみられる．通常，2〜4歳頃に発症する[63]．

ii) MRI所見

小脳萎縮を示し，経過とともに進行する．成人例ではT2*強調像で大脳白質に多発する小低信号域がみられる[63]．

③ Charlevoix-Saguenay(シャルルヴォア・サグネ)型痙性失調症　autosomal recessive spastic ataxia of Charlevoix-Saguenay：ARSACS

i) 病態と臨床

早発性痙性失調，構音障害，眼振，四肢筋萎縮，網膜有髄線維の増生を特徴とする．平均5歳頃に発症する[64]．

ii) MRI所見

小脳，特に虫部上部の萎縮がみられる．脳幹萎縮はみられない．橋にT2強調像とFLAIR像で線状低信号域がみられたとする報告[65]があるが，この低信号域は正常部分で，周囲の横走線維の信号が上昇している可能性もある(図10-73 B)[61]．時に視床外側縁にT2強調像で高信号域がみられる(図10-73 C)[65]．

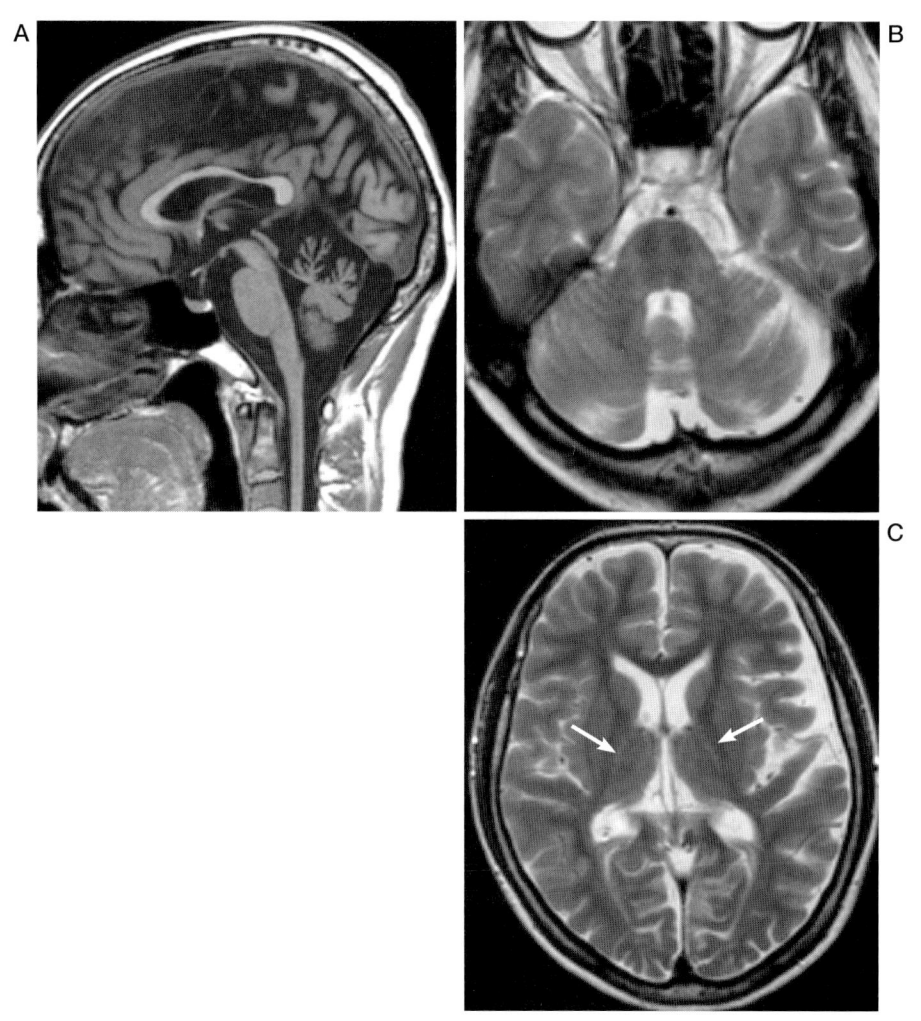

図10-73 Charlevoix-Saguenay（シャルルヴォア・サグネ）型痙性失調症（ARSACS）（40歳台女性）
A：T1強調矢状断像，B：T2強調像（橋レベル），C：T2強調像（視床レベル）　処女歩行の遅れあり，小学生時より階段昇降が困難であった．徐々に増悪している．T1強調矢状断像（A）で小脳虫部の上部に強い萎縮がみられる．T2強調像（B）では，橋に淡い十字状の高信号域と，両外側部にも淡い高信号域がみられる．T2強調像（C）では，両側の視床外側縁部に線状の高信号域が観察される（→）．

④ Marinesco-Sjögren症候群
ⅰ）病態と臨床
　乳幼児期に発症し，小脳性運動失調と先天性白内障，精神発達遅滞，進行性筋症を特徴とする．低身長や性腺機能低下も伴いうる[66]．
ⅱ）MRI所見
　小脳の萎縮または低形成を示す．T2強調像またはFLAIR像で小脳の皮質を中心に広範な高信号域が観察され，特徴的である（**図10-74**）．同様に小脳に高信号を示す疾患として，乳児神経軸索ジストロフィ（infantile neuroaxonal dystrophy）が鑑別にあがる[66]．

⑤ 家族性/遺伝性痙性対麻痺　familial /hereditary spastic paraplegia：FSP/HSP

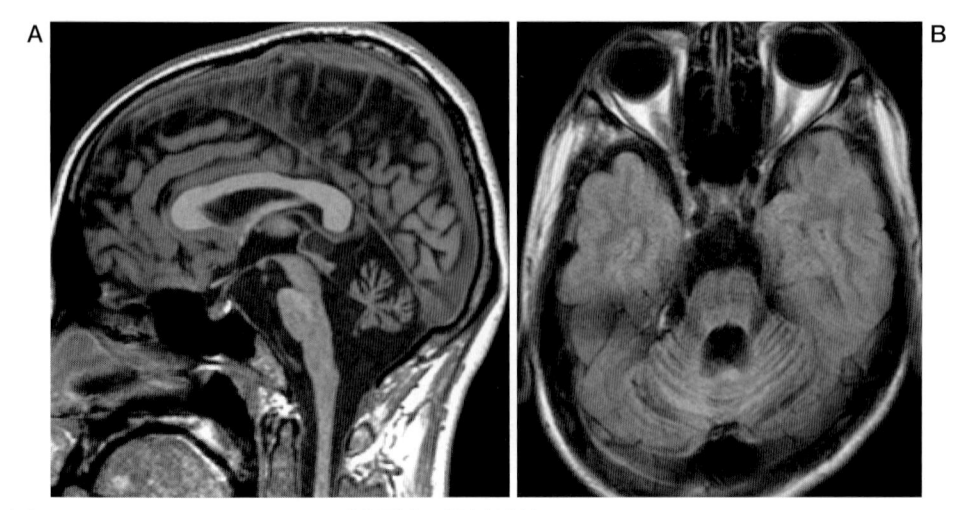

図 10-74　Marinesco-Sjögren症候群(20歳台男性)
A：T1強調矢状断像，B：FLAIR像　乳児期から精神運動発達遅滞と筋緊張低下あり，2歳で両側白内障の手術を受けた．T1強調矢状断像(A)で小脳虫部の高度萎縮がみられる．FLAIR像(B)では小脳の萎縮と，おもに皮質にびまん性の高信号域がみられる．

ⅰ) 病態と臨床

痙性対麻痺を主徴とする遺伝性疾患の総称であり，脊髄小脳変性症に分類されることが多い．純粋型(痙性麻痺のみ)と複合型(精神発達遅滞，痙攣，小脳失調などを伴う)に大別される．それぞれ単一の疾患ではなく，多彩な病態が含まれる．常染色体劣性遺伝を示すHSPのなかでは，脳梁の萎縮を伴うもの(特にSPG11変異)が最も多いといわれている[67]．

ⅱ) MRI所見

脳梁の高度低形成ないし萎縮がみられる．また大脳(特に前頭葉内側)の萎縮や，T2強調像で大脳白質に高信号域が認められる[67]．

c. 脊髄小脳変性症の診断に有用なチェックポイント[51,53,61,68]

脊髄小脳変性症が疑われる状況，すなわち小脳失調を主症状とする慢性疾患には，極めて多種多様な鑑別診断がある．本項では取り上げきれなかった疾患も多い．SCDおよび類似疾患の鑑別診断において特に有用と考えられるチェックポイントを，病歴，臨床症状/検査所見，MRI所見に分けて，BOX 10-10～12にまとめた．

BOX 10-10 脊髄小脳変性症(SCD)と類似疾患の診断に有用なチェックポイント：病歴

1) 発症年齢
   - 小児：DRPLA，ミトコンドリア筋脳症，EAOH/AOA1/AOA2，ARSACS，Marinesco-Sjögren症候群，毛細血管拡張性運動失調症，ライソゾーム病，小脳低形成，脳腱黄色腫症，Cockayne症候群
   - 若年成人：SCA3，DRPLA，ミトコンドリア脳筋症，SCA6，SCA1，SCA17，SCA8
   - 成人：MSA，SCA3，DRPLA，SCA6，SCA31，CCA，アルコール性小脳変性症，脳表ヘモジデリン沈着症，プリオン病(GSS)など

2) 家族歴
   ADCA，ARCA

3) 既往歴／神経系以外の症状
   - 白内障：Marinesco-Sjögren症候群，脳腱黄色腫症
   - 糖尿病：ミトコンドリア脳筋症，毛細血管拡張性運動失調症，抗GAD抗体陽性小脳失調症，Friedreich型運動失調症
   - 網膜色素変性症：ミトコンドリア脳筋症，HSP，SCA7，ライソゾーム病，Cockayne症候群，Refsum病
   - 易感染性：毛細血管拡張性運動失調症
   - 悪性腫瘍：傍腫瘍性小脳変性症，毛細血管拡張性運動失調症
   - 外傷既往：脳表ヘモジデリン沈着症
   - 原発性性腺機能不全：Marinesco-Sjögren症候群
   - 甲状腺機能低下：橋本脳症
   - 皮膚・結膜毛細血管拡張：毛細血管拡張性運動失調症

4) 生活歴
   - アルコール多飲，トルエン中毒，鉛/マンガン中毒(電池，溶接，塗料など)
   - 有機水銀中毒(水俣病)

BOX 10-10～12の略語
ADCA(autosomal dominant cerebellar ataxia 常染色体優性遺伝性小脳失調症)，AOA(ataxia-ocular motor apraxia 眼球運動失行を伴う失調症)，ARCA(autosomal recessive cerebellar ataxia 常染色体劣性遺伝性小脳失調症)，ARSACS(autosomal recessive spastic ataxia of Charlevoix-Saguenay シャルルヴォア・サグネ型痙性失調症)，CCA(cerebellar cortical atrophy 小脳皮質萎縮症)，CPEO(chronic progressive external ophthalmoplegia 慢性進行性外眼筋麻痺)，DRPLA(dentatorubral-pallidoluysian atrophy 歯状核赤核淡蒼球ルイ体萎縮症)，EAOH(early-onset ataxia with ocular motor apraxia and hypoalbumineia 眼球運動失行と低アルブミン血症を伴う早発性脊髄小脳失調症)，GSS(Gerstmann-Sträussler-Scheinker syndrome ゲルストマン・ストロイスラー・シャインカー症候群)，HSP(hereditary spastic paraplegia 遺伝性痙性対麻痺)，MRS(MR spectroscopy MRスペクトロスコピー)，MS(multiple sclerosis 多発性硬化症)，MSA(multiple system atrophy 多系統萎縮症)，SCA(spinocerebellar ataxia 脊髄小脳失調症).

BOX 10-11 脊髄小脳変性症(SCD)と類似疾患の診断に有用なチェックポイント:臨床症状/検査所見

1) 小脳以外の神経症状
   - パーキンソニズム:MSA,SCA3,SCA1,SCA2,SCA17
   - 自律神経障害:MSA,SCA3,SCA2
   - 錐体路徴候:SCA3/SCA1,SCA17,MSA,HSP,ARSACS,脳表ヘモジデリン沈着症,CCA
   - ミオパチー:ミトコンドリア脳筋症,Marinesco-Sjögren症候群
   - 末梢神経障害:SCA3,SCA2,ミトコンドリア脳筋症,EAOH/AOA1/AOA2,CCA
   - 舞踏病/ミオクローヌス:DRPLA,ミトコンドリア脳筋症,SCA2,SCA17,SCA3,EAOH/AOA1/AOA2,毛細血管拡張性運動失調症
   - てんかん:中毒性小脳変性症(フェニトイン),DRPLA,SCA小児発症例,ライソゾーム病など多数
   - 難聴:脳表ヘモジデリン沈着症,ミトコンドリア脳筋症,SCA8
   - 頭痛:ミトコンドリア脳筋症,脳表ヘモジデリン沈着症

2) 小脳以外の神経症状がない
   - CCA,SCA6,SCA31,SCA3(高齢者),SCA8,アルコール性小脳変性症,中毒性小脳変性症,小脳の局所破壊性病変

3) 検査所見
   - 低アルブミン血症・高コレステロール血症:EAOH
   - 乳酸・ピルビン酸高値:ミトコンドリア脳筋症
   - AFP高値:毛細血管拡張性運動失調症,AOA2
   - IgA・IgG低値:毛細血管拡張性運動失調症
   - 抗GAD抗体:抗GAD抗体陽性小脳失調症

BOX 10-12　脊髄小脳変性症(SCD)と類似疾患の診断に有用なチェックポイント：MRI所見

小脳・脳幹の萎縮・腫大

- 脳幹萎縮が高度：MSA，DRPLA，SCA1〜3，PSP，陳旧性破壊性病変，神経Behçet病
- 小脳萎縮の左右差が強い：陳旧性破壊性病変，crossed cerebellar diaschisis，先天性低形成
- 小脳萎縮のみで脳幹萎縮がない：CCA，SCA6，SCA31，SCA3(高齢者)，陳旧性破壊性病変，アルコール性小脳変性症，中毒性小脳変性症，SCA8，EAOH，ARSACS，Marinesco-Sjögren症候群，ミトコンドリア脳筋症，傍腫瘍性小脳変性症，脳表ヘモジデリン沈着症など
- 小脳・脳幹腫大/mass effect：神経膠腫・転移など腫瘍，脆弱X関連振戦/運動失調症候群(中小脳脚)など
- 小脳・脳幹の形態異常がない：プリオン病(GSS)，早期SCA，傍腫瘍性小脳変性症，脳表ヘモジデリン沈着症など

- 小脳びまん性異常信号
  白質：MSA，ミトコンドリア脳筋症，脳腱黄色腫症，Pelizaeus-Merzbacher病など
  皮質：Marinesco-Sjögren症候群，infantile neuroaxonal dystrophy
- 小脳歯状核の異常信号：ミトコンドリア脳筋症，脳腱黄色腫症，Cockayne症候群，SCA20
- 橋の異常信号：十字状(MSA，SCA2)，正中・線状(早期MSA・SCA1〜3，7，8)，正中〜傍正中斑状(DRPLA)，橋辺縁部(ARSACS)，その他(慢性虚血性変化，Waller変性，脱髄，陳旧性破壊性病変，など多数)
- 中小脳脚の異常信号：MSA，SCA1〜3，DRPLA，Waller変性，脆弱X関連振戦/運動失調症候群，神経膠腫症，脳腱黄色腫症，MS，Pelizaeus-Merzbacher病，陳旧性破壊性病変，など多数

- 大脳白質の異常信号：陳旧性破壊性病変，慢性虚血性変化leukoaraiosis，DRPLA，ミトコンドリア脳筋症，HSP，脳腱黄色腫症，Pelizaeus-Merzbacher病など多数
- 大脳基底核の異常信号：陳旧性破壊性病変，MSA，ミトコンドリア脳筋症，DRPLA，Cockayne症候群，脳腱黄色腫症，神経Behçet病，プリオン病(GSS)など
- $T2^*$強調・磁化率強調画像：陳旧性出血，MSA(基底核)，脳表ヘモジデリン沈着症(脳表)，毛細血管拡張性運動失調症(大脳白質)，歯状核石灰化(ミトコンドリア脳筋症，Cockayne症候群，脳腱黄色腫症，SCA20)
- 外眼筋萎縮：ミトコンドリア脳筋症(CPEO)
- 造影剤増強効果：ミトコンドリア脳筋症，神経Behçet病，MS，神経膠腫症，転移性腫瘍，髄液播種など
- MRS：乳酸ピーク(ミトコンドリア脳筋症)

10.6 その他の神経変性症

a. Huntington病　Huntington's disease

1）病態と臨床

　常染色体優性遺伝を示す慢性進行性変性疾患で，舞踏病運動を主体とする不随意運動と精神症状，認知機能障害を主症状とする．日本にはまれ（人口10万あたり0.5人）で，欧米コーカソイド（caucasoid）の約1/10である．主として若年成人に発症するが，さまざまな年齢で発症しうる．約10％は20歳以下で発症する（若年性Huntington病）．ポリグルタミン病のひとつで，CAGリピート数と臨床症状との間に関連がある．若年性では成人発症例よりも繰り返し数が多く，世代を経るごとに増加する（表現促進現象）[69]．

2）MRI所見

　CT，MRIで尾状核の萎縮がみられ，これに伴い側脳室の特に前角が拡大する（図10-75）．両側尾状核頭間の距離（intercaudate distance），左右の前角外側縁の間の距離（frontal horn width）などの計測や，これらの比率が判定に有用とされる[70]．また，被殻の萎縮も伴いうる．特に小児例では，T2強調像/プロトン密度強調像でこれらの病変部の高信号域がみられるとの報告がある[71]．大脳半球，特に前頭葉の萎縮も伴う．

b. 有棘赤血球舞踏病　chorea-acanthocytosis

1）病態と臨床

　神経症候と有棘赤血球症を併せもつ病態を包括して神経有棘赤血球症（neuroacanthocytosis）とよぶ．このうち，おもに大脳基底核の神経変性を生じ，舞踏運動などのmovement disorderが現れる中核群の代表に有棘赤血球舞踏病とMcLeod症候群がある．有棘赤血球舞踏病は成人発症のまれな疾患で，一般に常染色体劣性遺伝形式を呈する．諸外国よりも日本に多いと考えられている．16〜50歳頃に発症し，舞踏運動と有棘赤血球症に加え，精神症状，てんかん，末梢神経障害などを示す[72]．

2）MRI所見

　線条体，特に尾状核の萎縮がみられ，これに伴い側脳室の特に前角が拡大してHuntington病と類似した所見を示す．また，T2強調像やプロトン密度強調像で線条体の信号上昇を認める（図10-76）．小脳萎縮も報告されている[73]．

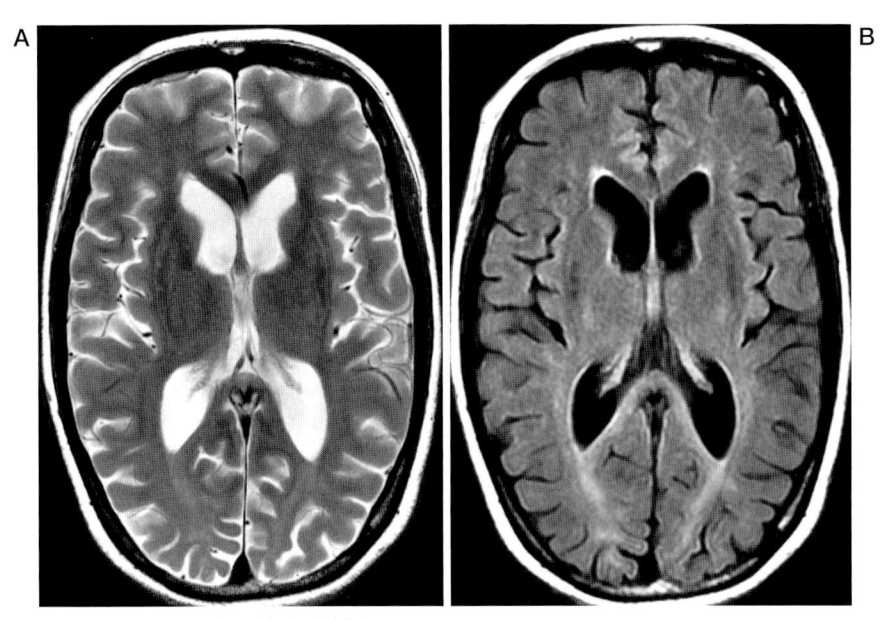

10.6 その他の神経変性症 **741**

図 10-75 Huntington 病(40 歳台女性)
A：T2 強調像，B：FLAIR 像 4 年前から舞踏病様不随意運動が出現．母と兄に同疾患の既往がある．大脳は全体に萎縮している．特に尾状核頭の萎縮に伴う両側側脳室前角の拡大がみられる．（産業医科大学放射線科 掛田伸吾先生のご厚意による）

図 10-76 有棘赤血球舞踏病(20 歳台女性)
T2 強調像 4 年前から不随意運動が出現し，徐々に進行．T2 強調像で，両側線条体の萎縮と，尾状核頭の萎縮に伴う両側側脳室前角の拡大がみられる．両側被殻に軽度の信号上昇がみられる(→)．

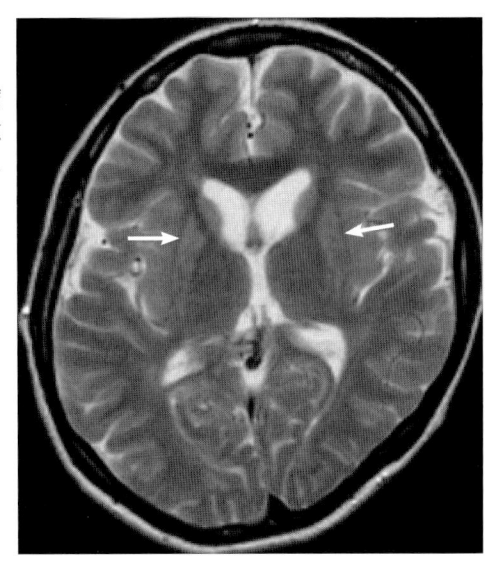

c. 筋萎縮性側索硬化症　amyotrophic lateral sclerosis：ALS

1) 病態と臨床[74]

運動ニューロン疾患の代表的なものであり，上位運動ニューロンと下位運動ニューロンの両者に変性をきたす進行性の疾患である．多くは孤発性で，約5％に家族歴がみられる．孤発性ALSの多くは60〜70歳台で発症する．男性にやや多い．

筋萎縮と筋力低下が主症状であり，進行すると構音障害，嚥下障害，呼吸障害などを生じる．比較的急速に進行し，数年で死亡に至るが，個人差が大きく人工呼吸器使用により生存期間は延長する．

従来は運動ニューロンのみが侵されると考えられてきたが，しばしばfrontotemporal dementia（FTD）に似た認知機能障害を示す例がみられ，ALS with dementia（ALS-D）とよばれていた．一方で，FTDのなかにmotor neuron disease（MND）を伴うものはFTD with MNDに分類されており，ALS-Dと同一の疾患と考えられている．ALSのおよそ30％にFTDを合併する．2006年にALSとFTLDに出現する封入体の構成蛋白が同一（TDP43）であると報告され，現在ではASLとFTDは同一スペクトラムを構成すると考えられている．

2) MRI所見

通常のMRIでは，多くの場合は特異的な所見を示さない．したがって，画像診断の主眼は他疾患の除外にある．

時に皮質脊髄路にT2強調像，FLAIR像で高信号域がみられることが知られているが，内包後脚の皮質脊髄路に相当する部位には，正常例でもT2強調像で淡い高信号が観察される．ALSのT2強調像における皮質脊髄路高信号の頻度は20％前後で，正常コントロールと比較して必ずしも多くない[75]．通常よりも明瞭な高信号や，広範囲に高信号域が観察される場合は，ALSを支持する所見と考えられる（図10-77）．ただし，両側皮質脊髄路にT2強調像で高信号を示す疾患は，代謝疾患（肝脳変性症，Wilson病，成人型Krabbe病，ミトコンドリア脳症など），中毒性疾患（トルエン中毒など），ウイルス性脳炎など多岐にわたるため，臨床症状や経過などを考慮して慎重に診断する必要がある．

また，ALSでは中心前回の運動野皮質にT2強調像で信号低下がみられると報告されており，鉄沈着を反映した所見と考えられているが，その頻度は報告によって幅がある．直下の白質には，しばしば淡い高信号域がみられる（図10-77）．同様の所見は正常高齢者でもしばしば観察されるため注意を要する．

拡散強調画像や拡散テンソル画像（diffusion tensor imaging：DTI）では，拡散の程度を反映したapparent diffusion coefficient（ADC）／平均拡散能（mean diffusivity：MD）の上昇，拡散異方性を反映したfractional anisotropy（FA）値の低下が報告されている[75]．また，頭蓋外の付随所見として，T1強調像の矢状断像などで舌が撮像範囲に含まれている場合には，舌の萎縮や脂肪化が高信号として捉えられ，診断の参考になることがある（図10-78）．

認知症を伴う筋萎縮性側索硬化症（ALS-D）においては，FTDに類似した前頭側頭葉の萎縮が観察され，特に側頭葉前部の変化が強い．T2強調像やFLAIR像では，側頭葉前

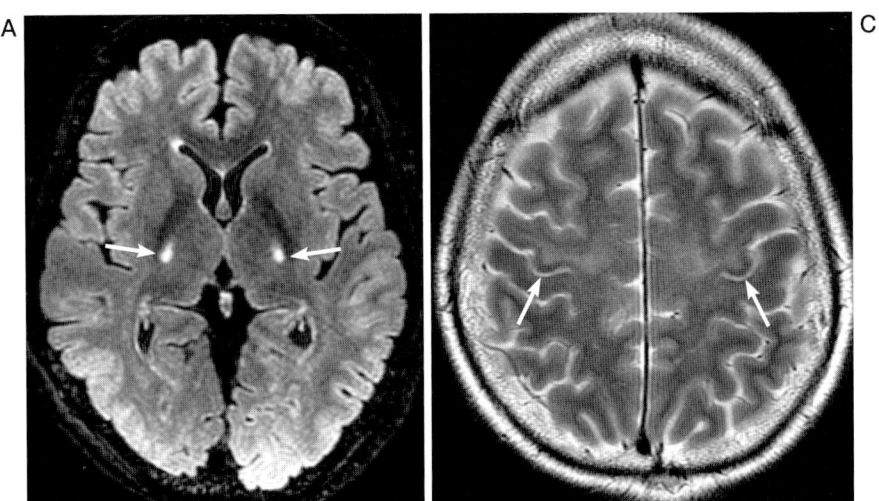

10.6 その他の神経変性症　743

図10-77　筋萎縮性側索硬化症(50歳台女性)
A：FLAIR像，B：FLAIR冠状断像，C：T2強調像　右下肢脱力で発症し，徐々に進行．FLAIR像(A, B)では，皮質脊髄路に一致して左右対称性の明瞭な高信号域がみられる(→)．T2強調像(C)では，両側中心前回皮質の軽度の信号低下(→)と，直下の白質に信号上昇がみられる．(長崎大学放射線科　森川　実先生のご厚意による)

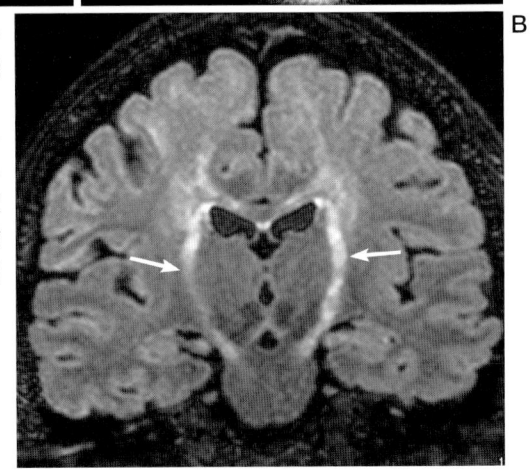

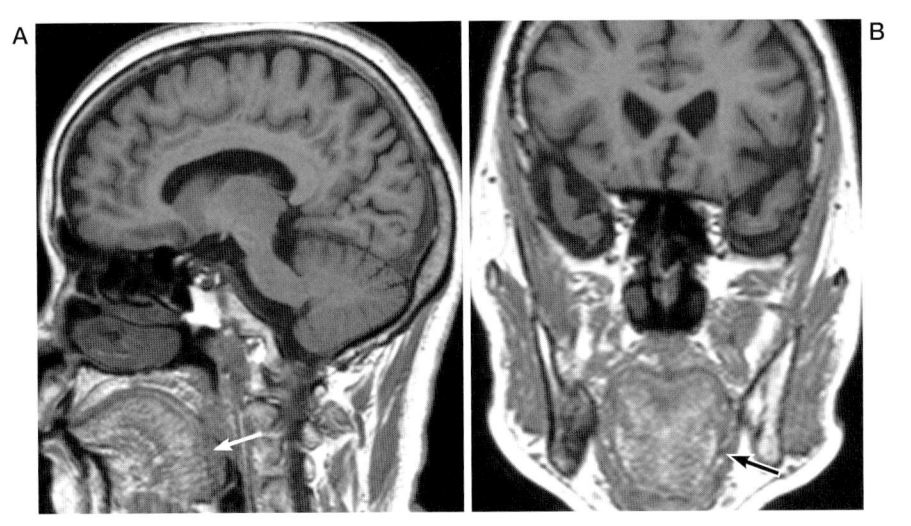

図10-78　筋萎縮性側索硬化症(70歳台男性)
T1強調像　A：矢状断像，B：冠状断像　右上肢脱力で発症し，徐々に進行．半年前からしゃべりにくさを自覚．T1強調像で舌の信号が上昇しており(→)，脂肪化を示す．

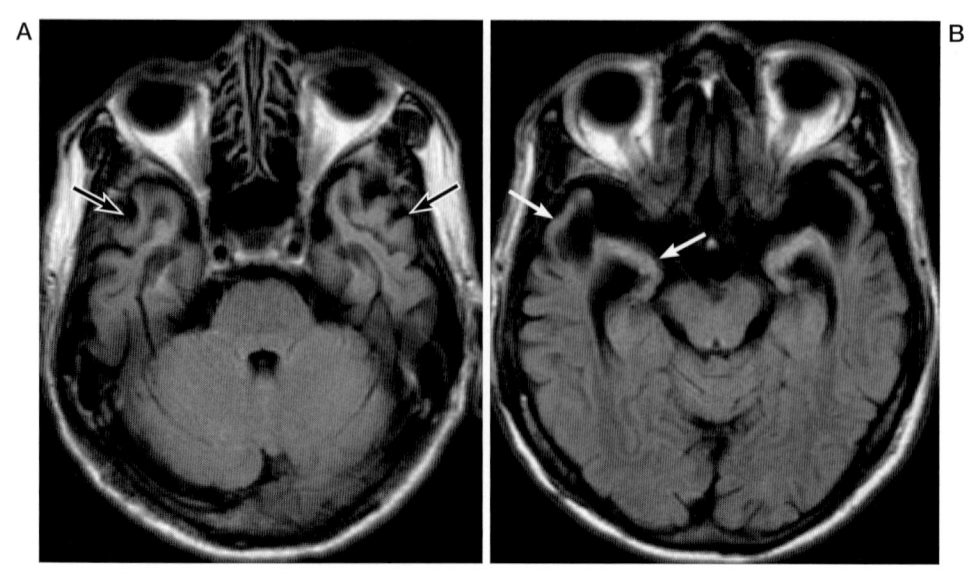

図10-79 認知症を伴う筋萎縮性側索硬化症(ALS-D)(60歳台女性)
A, B：FLAIR像　昨年より構音障害，両上肢筋力低下を自覚．また些細なことで怒るようになった．舌と四肢の筋萎縮，軽度の認知機能障害がある．FLAIR横断像で，両側の側頭葉前部から底部，内側部にかけて，ほぼ左右対称性の高度萎縮がみられ，信号が上昇している(→).

部に高信号域がみられる．FTDで所見の左右非対称性が目立つのに対して，ALS-Dは比較的左右対称性の変化を示すとされる[76)](図10-79)．通常のALSでみられるような皮質脊髄路や中心前回の異常信号を認めることは少ない．

■ 文 献

1) 高橋昭喜・著：脳MRI 1. 正常解剖．第2版，学研メディカル秀潤社，2005．
2) 日本神経学会・監，「認知症疾患診療ガイドライン」作成合同委員会・編：認知症疾患治療ガイドライン2010．医学書院，2010．
3) Albert MS, DeKosky ST, Dickson D, et al : The diagnosis of mild cognitive impairment due to Alzheimer's disease : recommendations from the National Institute on Aging-Alzheimer's Association workgroups on diagnostic guidelines for Alzheimer's disease. Alzheimers Dement 2011 ; 7 : 270-279.
4) Fan Y, Batmanghelich N, Clark CM, et al : Alzheimer's disease neuroimaging initiative : spatial patterns of brain atrophy in MCI patients, identified via high-dimensional pattern classification, predict subsequent cognitive decline. Neuroimage 2008 ; 39 : 1731-1743.
5) Dubois B, Feldman HH, Jacova C, et al : Research criteria for the diagnosis of Alzheimer's disease : revising the NINCDS-ADRDA criteria. Lancet Neurol 2007 ; 6 : 734-746.
6) Braak H, Braak E : Neuropathological stageing of Alzheimer-related changes. Acta Neuropathol 1991 ; 82 : 239-259.
7) Hayashi T, Wada A, Uchida N, Kitagaki H : Enlargement of the hippocampal angle : a new index of Alzheimer disease. Magn Reson Med Sci 2009 ; 8 : 33-38.
8) Vemuri P, Simon G, Kantarci K, et al : Antemortem differential diagnosis of dementia pathology using structural MRI : differential-STAND. Neuroimage 2011 15 ; 55 : 522-531.
9) Fox NC, Freeborough PA, Rossor MN : Visualisation and quantification of rates of atrophy in Alzheimer's disease. Lancet 1996 ; 348 : 94-97.
10) Skup M, Zhu H, Wang Y, et al : Sex differences in grey matter atrophy patterns among AD and aMCI patients : results from ADNI. Alzheimer's Disease Neuroimaging Initiative. Neuroimage 2011 ; 56 : 890-906.
11) Gootjes L, Teipel SJ, Zebuhr Y, et al : Regional distribution of white matter hyperintensities in vascular dementia, Alzheimer's disease and healthy aging. Dement Geriatr Cogn Disord 2004 ; 18 : 180-188.
12) Birdsill AC, Koscik RL, Jonaitis EM, et al : Regional white matter hyperintensities : aging, Alzheimer's disease risk, and cognitive function. Neurobiol Aging 2014 ; 35 : 769-776.
13) Hashimoto M, Kitagaki H, Imamura T, et al : Medial temporal and whole-brain atrophy in dementia with Lewy bodies : a volumetric MRI study. Neurology 1998 ; 51 : 357-362.
14) Sasaki M, Shibata E, Tohyama K, et al : Neuromelanin magnetic resonance imaging of locus ceruleus and substantia nigra in Parkinson's disease. Neuroreport 2006 ; 17 : 1215-1218.
15) Kitagaki H, Mori E, Hirono N, et al : Alteration of white matter MR signal intensity in frontotemporal dementia. AJNR Am J Neuroradiol 1997 ; 18 : 367-378.
16) Whitwell JL, Jack CR Jr, Boeve BF, et al : Imaging correlates of pathology in corticobasal syndrome. Neurology 2010 ; 75 : 1879-1887.
17) Rinne JO, Lee MS, Thompson PD, Marsden CD : Corticobasal degeneration : a clinical study of 36 cases. Brain 1994 ; 117 : 1183-1196.
18) Kitagaki H, Hirono N, Ishii K, Mori E : Corticobasal degeneration : evaluation of cortical atrophy by means of hemispheric surface display generated with MR images. Radiology 2000 ; 216 : 31-38.
19) Oba H, Yagishita A, Terada H, et al : New and reliable MRI diagnosis for progressive supranuclear palsy. Neurology 2005 ; 64 : 2050-2055.
20) Tsuboi Y, Slowinski J, Josephs KA, et al : Atrophy of superior cerebellar peduncle in progressive supranuclear palsy. Neurology 2003 ; 60 : 1766-1769.
21) 徳丸阿耶：嗜銀顆粒性認知症．青木茂樹，相田典子，井田正博，大場 洋・編：よくわかる脳MRI．第3版，学研メディカル秀潤社，2012：600-603．
22) Cummings JL : Frontal-subcortical circuits and human behavior. Arch Neurol 1993 ; 50 : 873-880.
23) Fazekas F, Chawluk JB, Alavi A, et al : MRI signal abnormalities at 1.5T in Alzheimer's dementia and normal aging. AJNR 1987 ; 8 : 421-426.
24) Heiss WD, Zimmermann-Meinzingen S : PET imaging in the differential diagnosis of vascular dementia. J Neurol Sci 2012 ; 322 : 268-273.

25) Petrella JR : Neuroimaging and the search for a cure for Alzheimer disease. Radiology 2013 ; 269 : 671-691.
26) Hirata Y, Matsuda H, Nemoto K, et al : Voxel-based morphometry to discriminate early Alzheimer's disease from controls. Neurosci Lett 2005 ; 382 : 269-274.
27) Alsop DC, Detre JA, Grossman M : Assessment of cerebral blood flow in Alzheimer's disease by spin-labeled magnetic resonance imaging. Ann Neurol 2000 ; 47 : 93-100.
28) Bron EE, Steketee RM, Houston GC, et al : Diagnostic classification of arterial spin labeling and structural MRI in presenile early stage dementia. Hum Brain Mapp 2014 ; 35 : 4916-4931.
29) Alsop DC, Detre JA, Golay X, et al : Recommended implementation of arterial spin-labeled perfusion MRI for clinical applications : a consensus of the ISMRM perfusion study group and the European consortium for ASL in dementia. Magn Reson Med 2014 Apr 8. [Epub ahead of print]
30) Hauser T, Schönknecht P, Thomann PA, et al : Regional cerebral perfusion alterations in patients with mild cognitive impairment and Alzheimer disease using dynamic susceptibility contrast MRI. Acad Radiol 2013 ; 20 : 705-711.
31) Greicius MD, Srivastava G, Reiss AL, Menon V : Default-mode network activity distinguishes Alzheimer's disease from healthy aging : evidence from functional MRI. Proc Natl Acad Sci USA 2004 ; 101 : 4637-4642.
32) Stahl R, Dietrich O, Teipel SJ, et al : White matter damage in Alzheimer disease and mild cognitive impairment : assessment with diffusion-tensor MR imaging and parallel imaging techniques. Radiology 2007 ; 243 : 483-492.
33) Zimny A, Bladowska J, Macioszek A, et al : Evaluation of the posterior cingulate region with FDG-PET and advanced MR techniques in patients with amnestic mild cognitive impairment : comparison of the methods. J Alzheimers Dis 2014 Mar 10.
34) Kantarci K : Proton MRS in mild cognitive impairment. J Magn Reson Imaging 2013 ; 37 : 770-777.
35) Massey LA, Yousry TA : Anatomy of the substantia nigra and subthalamic nucleus on MR imaging. Neuroimaging Clin N Am 2010 ; 20 : 7-27.
36) Ohtsuka C, Sasaki M, Konno K, et al : Changes in substantia nigra and locus coeruleus in patients with early-stage Parkinson's disease using neuromelanin-sensitive MR imaging. Neurosci Lett 2013 ; 541 : 93-98.
37) Miyoshi F, Ogawa T, Kitao SI, et al : Evaluation of Parkinson disease and Alzheimer disease with the use of neuromelanin MR imaging and (123) I-metaiodobenzylguanidine scintigraphy. AJNR 2013 ; 34 : 2113-2118.
38) Lotfipour AK, Wharton S, Schwarz ST, et al : High resolution magnetic susceptibility mapping of the substantia nigra in Parkinson's disease. J Magn Reson Imaging 2012 ; 35 : 48-55.
39) Booth TC, Nathan M, Waldman AD, et al : The role of functional dopamine-transporter SPECT imaging in Parkinsonian syndromes, Part 2. AJNR 2014 ; Jun 12.
40) Williams DR, Lees AJ : Progressive supranuclear palsy : clinicopathological concepts and diagnostic challenges. Lancet Neurol 2009 ; 8 : 270-279.
41) Righini A, Antonini A, De Notaris R, et al : MR imaging of the superior profile of the midbrain : differential diagnosis between progressive supranuclear palsy and Parkinson disease. AJNR 2004 ; 25 : 927-932
42) Oba H, Yagishita A, Terada H, et al : New and reliable MRI diagnosis for progressive supranuclear palsy. Neurology 2005 ; 64 : 2050-2055.
43) Quattrone A, Nicoletti G, Messina D, et al : MR imaging index for differentiation of progressive supranuclear palsy from Parkinson disease and the Parkinson variant of multiple system atrophy. Radiology 2008 ; 246 : 214-221.
44) Ngai S, Tang YM, Du L, et al : Hyperintensity of the middle cerebellar peduncles on fluid-attenuated inversion recovery imaging : variation with age and implications for the diagnosis of multiple system atrophy. AJNR 2006 ; 27 : 2146-2148.
45) Matsusue E, Fujii S, Kanasaki Y, et al : Cerebellar lesions in multiple system atrophy : postmortem MR imaging-pathologic correlations. AJNR 2009 ; 30 : 1725-1730.
46) Matsusue E, Fujii S, Kanasaki Y, et al : Putaminal lesion in multiple system atrophy : postmor-

tem MR-pathological correlations. Neuroradiology 2008 ; 50 : 559-567.
47) Fujii S, Matsusue E, Kinoshita T, et al : Hyperintense putaminal rim at 3T reflects fewer ferritin deposits in the lateral marginal area of the putamen. AJNR 2007 ; 28 : 777-781.
48) Koyama M, Yagishita A, Nakata Y, et al : Imaging of corticobasal degeneration syndrome. Neuroradiology 2007 ; 49 : 905-912.
49) Tokumaru AM, Saito Y, Murayama S, et al : Imaging-pathologic correlation in corticobasal degeneration. AJNR 2009 ; 30 : 1884-1892.
50) Whitwell JL, Jack CR Jr, Boeve BF, et al : Imaging correlates of pathology in corticobasal syndrome. Neurology 2010 ; 75 : 1879-1887.
51) 難病情報センター：脊髄小脳変性症．http://www.nanbyou.or.jp/entry/284.
52) Schrag A, Kingsley D, Phatouros C, et al : Clinical usefulness of magnetic resonance imaging in multiple system atrophy. J Neurol Neurosurg Psychiatry 1998 ; 65 : 65-71.
53) 柳下　章：多系統萎縮症の MRI．神経内科 1999 ; 50 : 16-23.
54) Murata Y, Yamaguchi S, Kawakami H, et al : Characteristic magnetic resonance imaging findings in Machado-Joseph disease. Arch Neurol 1998 ; 55 : 33-37.
55) 吉田邦広：皮質小脳萎縮症（CCA）．最新医学 2012 ; 67 : 1071-1076.
56) Tokumaru AM, Kamakura K, Maki T, et al : Magnetic resonance imaging findings of Machado-Joseph disease : histopathologic correlation. J Comput Assist Tomogr 2003 ; 27 : 241-248.
57) Murata Y, Kawakami H, Yamaguchi S, et al : Characteristic magnetic resonance imaging findings in spinocerebellar ataxia 6. Arch Neurol 1998 ; 55 : 1348-1352.
58) Onodera Y, Aoki M, Mizuno H, et al : Clinical features of chromosome 16q22.1 linked autosomal dominant cerebellar ataxia in Japanese. Neurology 2006 ; 67 : 1300-1302.
59) Wardle M, Morris HR, Robertson NP : Clinical and genetic characteristics of non-Asian dentatorubral-pallidoluysian atrophy : a systematic review. Mov Disord 2009 ; 24 : 1636-1640.
60) Koide R, Onodera O, Ikeuchi T, et al : Atrophy of the cerebellum and brainstem in dentatorubral pallidoluysian atrophy. Influence of CAG repeat size on MRI findings. Neurology 1997 ; 49 : 1605-1612.
61) 柳下　章・編：神経内科疾患の画像診断．秀潤社，2011．
62) 横関明男，伊達英俊，小野寺理：眼球運動失行と低アルブミン血症を伴う早発性脊髄小脳失調症の臨床．神経内科 2002 ; 57 108-112.
63) Ciemins JJ, Horowitz AL : Abnormal white matter signal in ataxia telangiectasia. AJNR 2000 ; 21 : 1483-1485.
64) Martin MH : Autosomal recessive spastic ataxia of Charlevoix-Saguenay : a report of MR imaging in 5 patients. AJNR 2007 28 : 1606-1608.
65) Oguz KK, Haliloglu G, Temucin C, et al : Assessment of whole-brain white matter by DTI in autosomal recessive spastic ataxia of Charlevoix-Saguenay. AJNR 2013 ; 34 : 1952-1957.
66) Harting I, Blaschek A, Wolt NI, et al : T2-hyperintense cerebellar cortex in Marinesco-Sjögren syndrome. Neurology 2004 ; 63 : 2448-2449.
67) Stevanin G, Azzedine H, Denora P, et al : Mutations in SPG11 are frequent in autosomal recessive spastic paraplegia with thin corpus callosum, cognitive decline and lower motor neuron degeneration. Brain 2008 ; 131 : 772-784.
68) 土屋一洋，青木茂樹，大場　洋，下野太郎・編：新版 所見からせまる脳 MRI．秀潤社，2008．
69) 難病情報センター：ハンチントン病．http://www.nanbyou.or.jp/entry/318.
70) Stober T, Wussow W, Schimrigk K : Bicaudate diameter : the most specific and simple CT parameter in the diagnosis of Huntington's disease. Neuroradiology 1984 ; 26 : 25-28.
71) Ho VB, Chuang HS, Rovira MJ, et al : Juvenile Huntington disease : CT and MR features. AJNR 1995 ; 16 : 1405-1412.
72) 市場美緒，中村雅之，佐野　輝：神経有棘赤血球．Brain Nerve 2008 ; 60 : 635-641.
73) Katsube T, Shimono T, Ashikaga R, et al : Demonstration of cerebellar atrophy in neuroacanthocytosis of 2 siblings. AJNR 2009 ; 30 : 386-388.
74) Wijesekera LC, Leigh PN : Amyotrophic lateral sclerosis. Orphanet J Rare Dis 2009 ; 4 : 3.
75) Graham JM, Papadakis N, Evans J, et al : Diffusion tensor imaging for the assessment of upper motor neuron integrity in ALS. Neurology 2004 ; 63 : 2111-2119.
76) Mori H, Yagishita A, Takeda T, et al : Symmetric temporal abnormalities on MR imaging in

amyotrophic lateral sclerosis with dementia. AJNR 2007 ; 28 : 1511-1516.

Chapter 11

脳脊髄液関連疾患

11.1 脳脊髄液の循環動態とMRI

a. 脳脊髄液の産生と吸収

　脳脊髄液(cerebrospinal fluid：CSF)は，頭蓋内および脊柱管内のくも膜下腔に存在し，脳と脊髄を取り囲んでいる．脳や脊髄を水槽のなかに浮かべた状態にして，急激な動きから保護しているのである．CSFの量は成人で約150 mL，1日で約500 mL産生される．絶えず循環しており，計算上，1日に約3〜4回入れ替わる．

　CSFは主として脳室内(側脳室，第三脳室，第四脳室)の脈絡叢(**図11-1**)で，ごく一部は脊髄中心管(上衣細胞)で産生される．おもなCSFの循環経路は，脈絡叢→側脳室→Monro孔(室間孔)→第三脳室→中脳水道→第四脳室→Luschka孔(第四脳室外側孔)やMagendie孔(正中孔)→くも膜下腔である(**図11-2**)．脊髄中心管で生成されるCSFは，上行して第四脳室へ入り，最終的にくも膜下腔へ到達する．

　くも膜下腔のCSFのほとんどは，上矢状静脈洞内に突出したくも膜顆粒で吸収され血液内に入る．脊柱管に入ったCSFの一部は，脊髄神経起始部で静脈叢と神経周膜のなかに入り，末端の組織でリンパ，組織液となり吸収される．しかしながら，これらの吸収経路について生体で証明する手段はなく，最近では大いに疑問視されている．CSFが生体でくも膜顆粒から吸収されているという証拠もないのである．CSFが脳内の毛細血管やリンパ管から吸収されている可能性もある[1]．

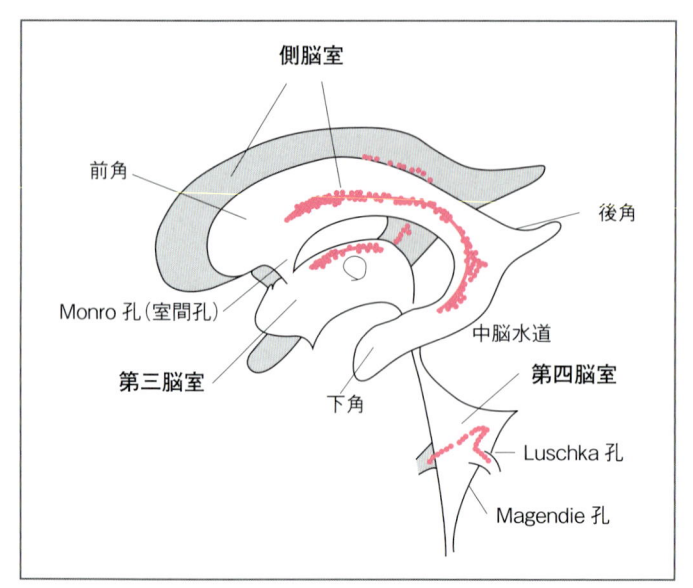

図 11-1 脳室(側脳室, 第三脳室, 第四脳室)の構造
赤アミ部分が脈絡叢. スミアミ部分は反対側を示す.

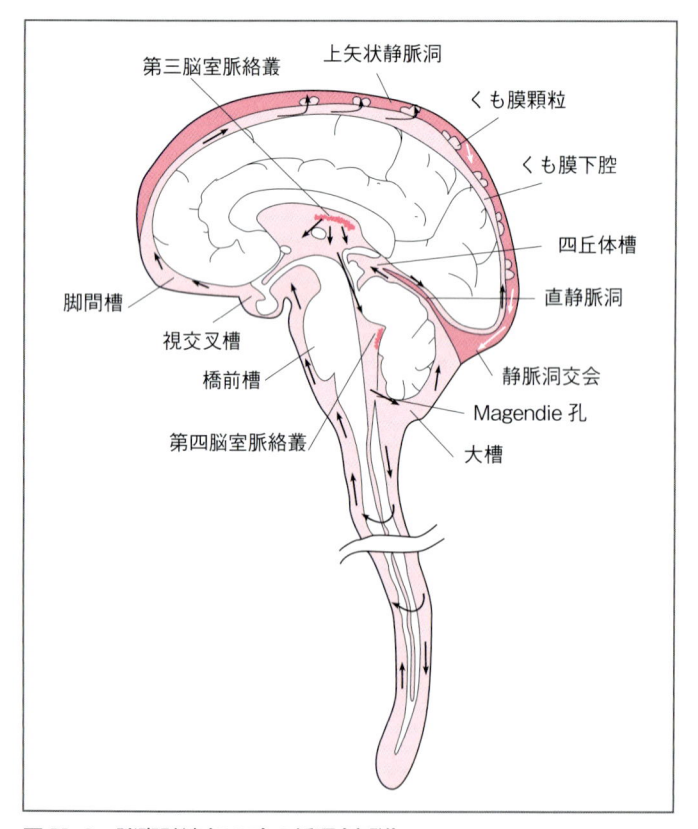

図 11-2 脳脊髄液(CSF)の循環(定説)
脈絡叢で生成された脳脊髄液(CSF)は, 側脳室→第三脳室→第四脳室→くも膜下腔を経て, くも膜顆粒から吸収される.

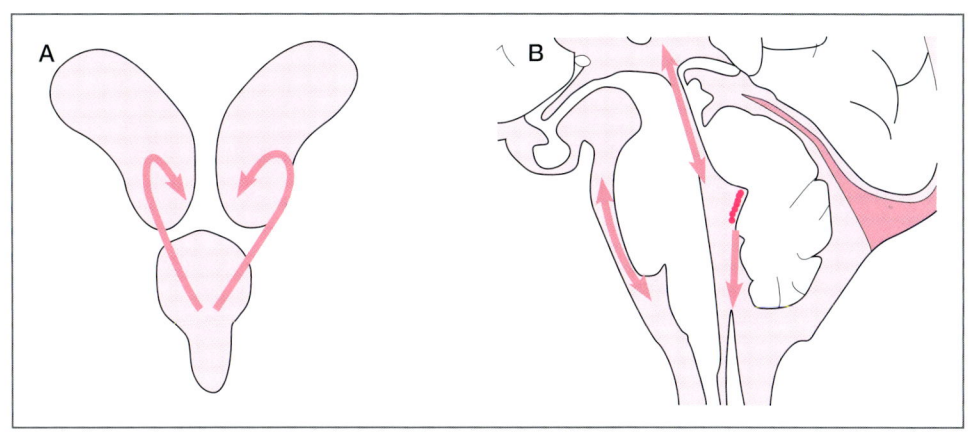

図 11-3　CSF 拍動流
A：Monro 孔における CSF 拍動流　CSF をラベリングして観察すると，第三脳室から Monro 孔を経て側脳室に流れ込む CSF 拍動流を認める．**B：脳底槽における CSF 拍動流**　中脳水道では第三脳室→第四脳室への一方通行ではなく to and fro の行き来がみられ，橋前槽では腹側へ向かう拍動流が認められる．

b. 脳脊髄液循環の観察法

1) 脳槽シンチグラフィと脳槽造影

　CSF の循環動態を観察する方法としては，脳槽シンチグラフィ，脳槽造影法がある．いずれも放射性薬剤や造影剤を腰椎穿刺により脳脊髄液腔内に注入し，観察する手法である．実際には，腰椎レベルで注入された放射性薬剤，造影剤を時間・日の単位で経時的に観察し，脳槽に到達するのを確認する．CSF とは異なる分子量の大きな放射性薬剤，造影剤の動きを見ているのであり，CSF そのものの動きを観察できているわけではない．

2) シネ MRI

　MRI 撮像技術の発展により，CSF の動きを非侵襲的に捉えることができるようになってきた．phase contrast(PC)法を用いたシネ MRI により，非侵襲的に CSF の拍動を捉えられることができる．ただし，あくまでも心拍に伴う CSF の動きであることに留意する必要がある．1 心拍約 1 秒以内の CSF の拍動を見ているのであり，CSF の循環動態を捉えているわけではない．

3) CSF ラベリング

　MRI の time spatial labeling inversion pulse (Time-SLIP)法を用いることにより，CSF の流れを画像化できる．RF パルスをかけて CSF を局所的にラベリングすることにより，造影剤なしで CSF の動きが観察可能となる．観察時間が 1.5 秒～6 秒と短く局所的な観察にとどまるという限界はあるが，生理的な CSF の流れを非侵襲的に観察できる．

　本法による観察にて，側脳室と第三脳室，第三脳室と第四脳室の間には CSF の行き来がみられることがわかってきた[2,3]．正常脳においても，Monro 孔を介して側脳室と第三脳室の間に双方向性の CSF の流れがみられ(**図 11-3 A**)，側脳室内では Monro 孔周辺を

除いてゆっくりとした流れがみられる．中脳水道でみられる to and fro 現象に加えて，第三脳室と第四脳室内には CSF の turbulence flow が観察される．また，脳底槽，橋前槽には脊髄腹側へ流れる拍動流（図 11-3 B）が観察されている．CSF が最終的にくも膜顆粒に吸収されるとすると，CSF の流れが逆方向である．脊柱管内では，仰臥位では脊髄腹側のみで拍動がみられ，背側では CSF の流れは認められない．

c. 脳脊髄液の循環動態と水頭症

CSF の循環動態については，正常圧水頭症を解析することで明らかになった部分がある．そして，水頭症は脳脊髄液循環の考えからその原因が説明されてきた．現時点で，脳脊髄液の循環動態はまだまだ不明な点が多い．MRI 撮像技術の発展により，従来，信じられていた定説が覆される可能性を指摘しておきたい．

1) bulk flow theory

Dandy and Blackfan による動物実験[4]を踏まえて，従来より定説とされてきた．CSF の循環路をベースとして，この経路の中の一部で CSF の総体流（bulk flow）が障害を受けることにより水頭症が起こるとする説である．この概念では閉塞性水頭症の発生を説明することはできても，特発性正常圧水頭症の disproportionately enlarged subarachnoid space hydrocephalus（DESH：次項参照）の発生はうまく説明できない．不均衡に Sylvius 裂が開大したり，高位でくも膜下腔が狭小化することが説明できないからである．

2) hydrodynamic theory

Greitz らは，bulk flow theory に対して hydrodynamic theory を提唱した[5,6]．脳室拡大の原因は，脳内血管の動脈硬化によりもたらされる小動脈圧拍動亢進とする説である．正常脳血管では小動脈から毛細血管に移行するに従って血流による拍動は血管弾性によって定常流となるが，加齢による細動脈硬化があると血管弾性によるダンピングができなくなる．その結果として頭蓋内のコンプライアンスの低下が起き，小動脈拍動の亢進が脳組織や脳室壁に伝搬され，脳室が拡大するという．しかし，この説でも DESH の病態を説明することはできない．現時点で特発性正常圧水頭症の成因は不明である．

3) くも膜顆粒吸収説への疑問

CSF ラベリングによる画像解析では，Sylvius 裂までは拍動流が認められるにもかかわらず，Sylvius 裂から大脳円蓋部に連続するような流れは認められない[2,3]．また，Time-SLIP 法で測定できる 6 秒の間では，大脳円蓋部に CSF の動きは認められないという．一方，正常圧水頭症では正常でみられる第三脳室から側脳室に流入する拍動流が消失している．山田ら[2,3]はこれらの所見を踏まえて，CSF の吸収路がくも膜顆粒ではなく Sylvius 裂より上流にあるとすれば，DESH の病態が説明可能ではないかと述べている．

11.2 水頭症 hydrocephalus

a. 水頭症と脳室拡大

　脳室は種々の原因で拡大する．脳室拡大は脳脊髄液の容量増加による場合と周囲脳実質の容量減少(萎縮)に伴う場合がある．画像診断上 Evans index＞0.3 を脳室拡大と判定する(図 11-4)．

　水頭症とは，脳脊髄液の通過・循環障害，吸収障害，過剰な産生などのいずれか，または複合的な原因により，脳室系が正常より拡大して臨床症状をきたす病態である．脳室拡大のみでは水頭症ではない．おもな症状は増加した脳脊髄液による脳の圧迫による．急性のものは頭痛や嘔吐，視神経の圧迫による視力低下で，慢性的な正常圧水頭症では歩行障害，認知症，尿失禁などである．

水頭症の分類：水頭症は髄液循環の観点より，1) 非交通性水頭症と 2) 交通性水頭症に分けられる．

b. 非交通性水頭症 non-communicating hydrocephalus

　脳脊髄液循環の閉塞により生じ，症状は比較的急性に起こる．閉塞性水頭症(obstructive hydrocephalus)ともよばれる．

　腫瘍(図 11-5)，炎症，外傷，発達異常などを原因として，脳脊髄液系の側脳室，Monro 孔，第三脳室，中脳水道，第四脳室などのいずれかで閉塞をきたす．閉塞部位を MRI で同定するのが重要であるが，炎症などが原因の場合，同定できないことがある．

図 11-4　Evans index の測定
Evans index＝両側側脳室前角最大幅(A) / その断面における頭蓋内腔最大幅(B)．

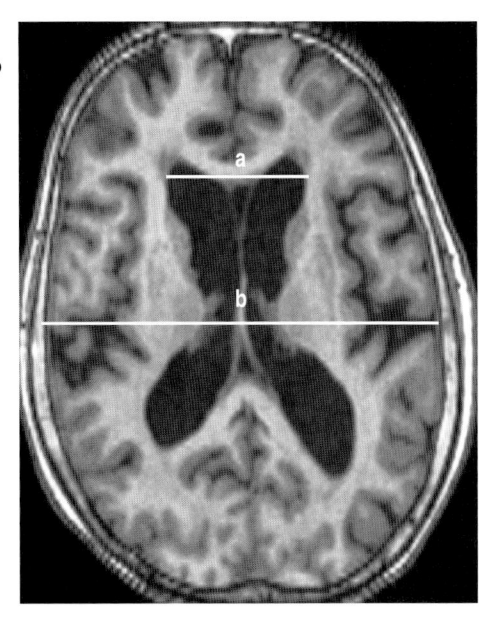

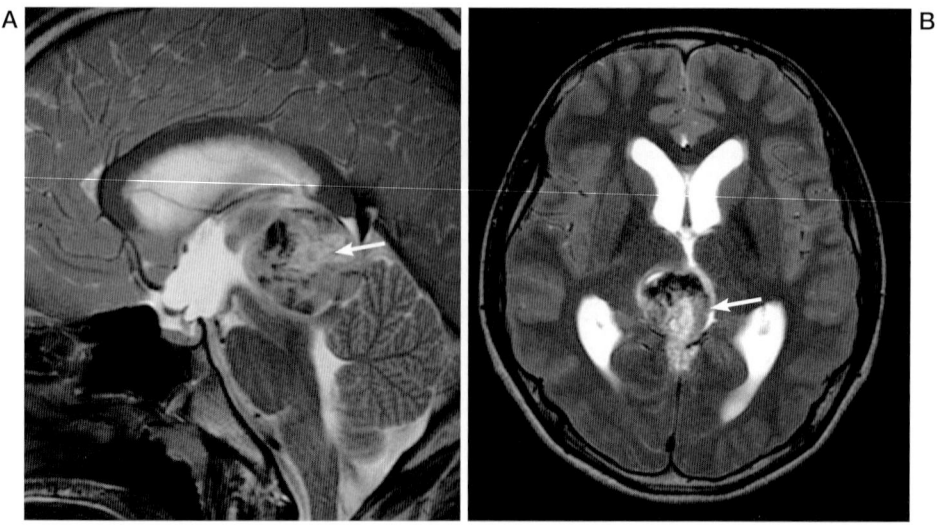

図11-5 脳腫瘍による水頭症(14歳男性)
A：T2強調矢状断像，B：T2強調像　松果体部神経膠腫(→)により非交通性の水頭症を生じている．

c. 交通性水頭症　communicating hydrocephalus

おもに正常圧水頭症を呈する．正常圧水頭症は，1)特発性正常圧水頭症と2)続発性正常圧水頭症に分類される(図11-6)．

1) 特発性正常圧水頭症　idiopathic normal pressure hydrocephalus：iNPH

特発性正常圧水頭症ガイドラインによる診断基準[7]の要点を **BOX 11-1** に示す．

① disproportionately enlarged subarachnoid space hydrocephalus：DESH

脳室拡大，Sylvius裂・脳底部くも膜下腔の拡大，正中部・高位円蓋部の脳溝・くも膜下腔の狭小化[8]をすべて備えたiNPHで，不均衡な脳脊髄液腔の病態を表した呼称である[9]．iNPHの大半を占める．正中部・高位円蓋部の脳溝・くも膜下腔の狭小化，なかでも内側頭頂葉の脳溝狭小化は必須である(図11-8)．外側の高位円蓋部脳溝の狭小化はみられなくてもよい[10]．脳梁角の測定(図11-7)[11]はこの内側頭頂葉脳溝の狭小化を間接的に評価でき，DESHではほとんどの症例が90°以下を示す．Sylvius裂の拡大が他のNPHとの鑑別に役立つ．DESH以外のNPHではSylvius裂が開大することは少ない．DESHでは，しばしば局所的にポケット状の脳溝拡大がみられる(図11-9)．萎縮による脳溝拡大とは異なることを知っておかなくてはいけない．

読影のポイントとして，ガイドラインでは冠状断像での画像所見の確認が推奨されている．とはいえ，頭頂まで全脳がカバーされていれば，DESHの所見は横断(軸位断)像で十分観察できる．正中部(特に頭頂葉で)脳溝の狭小化所見は高位のスライスでわかりやすい．矢状断像では帯状溝の狭小化がみられる(cingulate sulcus sign)．

iNPHのために脳萎縮が起こることはない．しかし，iNPHは高齢者に多く，年齢相応の大脳萎縮がみられる．Alzheimer病(AD)や脳血管障害の併存の可能性も高い．脳萎縮

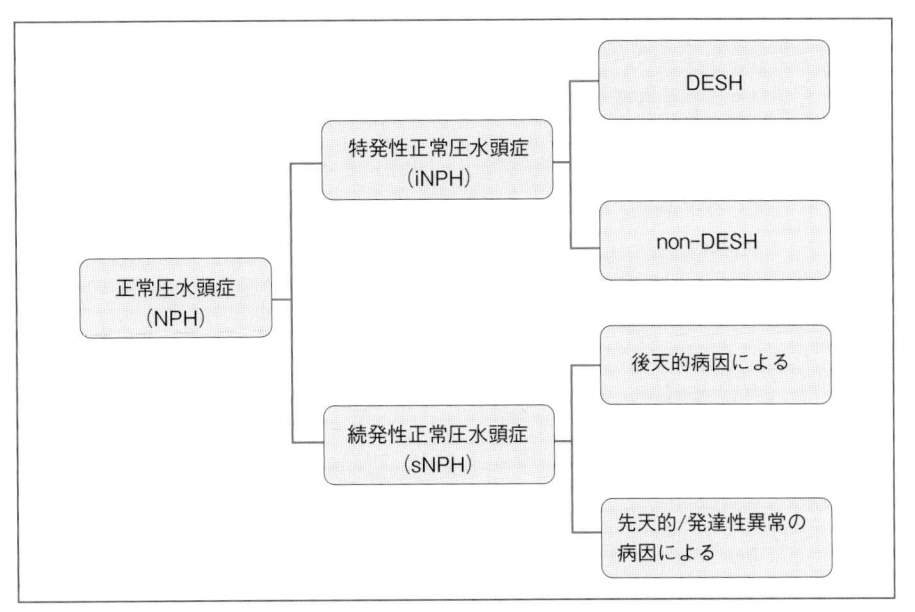

図 11-6　正常圧水頭症の分類
正常圧水頭症は iNPH と sNPH に分けられ，iNPH は DESH と non-DESH 型に分類される．sNPH は後天的病因によるものと先天的/発達性異常の病因によるものからなる．

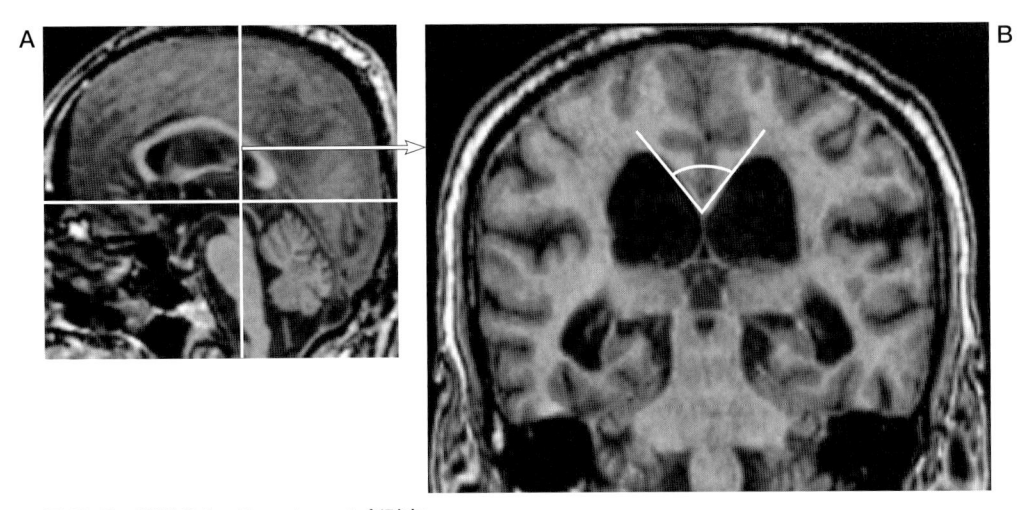

図 11-7　脳梁角(callosal angle)測定
MPRAGE　A：矢状断像，B：冠状断像　冠状断像(B)を作成し，左右脳梁のなす角度を測定する．冠状断像を作成する際は正確に前交連-後交連面に垂直になるように注意する(A)．MPRAGE などの 3D 画像データより冠状断像を再構成するのが望ましい．

BOX 11-1　特発性正常圧水頭症（iNPH）の診断基準

A. possible iNPH

必須項目
1) 60歳台以降に発症．
2) 歩行障害，認知障害，尿失禁のうち1つ以上．
3) 脳室拡大（Evans index ＞ 0.3）（BOX 11-2）
4) 他の神経学的あるいは非神経学的疾患によって上記2）の臨床症状のすべてを説明しえない．
5) 脳室拡大をきたす可能性のある先行疾患（くも膜下出血，髄膜炎，頭部外傷，先天性水頭症，中脳水道狭窄症など）がない．

参考項目
1) 歩行は歩幅が狭く，すり足，不安定．特に方向転換時に不安定さが増す．
2) 症状は緩徐進行性が多いが，一時的な進行停止や増悪など波状経過を認めることがある．
3) 症状のうち歩行障害の頻度が高く，次いで認知障害，尿失禁の順．
4) 認知障害は認知機能テストで客観的な低下が示される．
5) 他の神経変性疾患（Parkinson病，Alzheimer病など）や脳血管障害（ラクナ梗塞など）の併存はありうるが，いずれも軽症にとどまる．
6) Sylvius裂・脳底槽は拡大していることが多い．
7) 脳室周囲低吸収域（periventricular lucency：PVL），脳室周囲高信号域（periventricular hyperintensity：PVH）の有無は問わない．
8) 脳血流検査は他の認知症との鑑別に役立つ．

＊脳脊髄液検査が行われていない症例に対し，possible iNPHの基準を満たし，MRIで高位円蓋部および正中部の脳溝・くも膜下腔の狭小化が認められる場合をpossible iNPH with MRI supportと表現することにする．

B. probable iNPH

必須項目
1) possible iNPHの必須項目を満たす．
2) 脳脊髄液圧が200 mmH$_2$O以下で，脳脊髄液の性状が正常である．
3) 以下のいずれかを認める．
- 歩行障害があり，高位円蓋部および正中部の脳溝・くも膜下腔の狭小化が認められる．
- タップテスト（脳脊髄液排除試験）で症状の改善を認める．
- ドレナージテスト（腰部持続脳脊髄液ドレナージ）で症状の改善を認める．

C. definite iNPH
- シャント手術施行後，客観的に症状の改善を認める．

注：アンダーライン部は画像関連を示す．

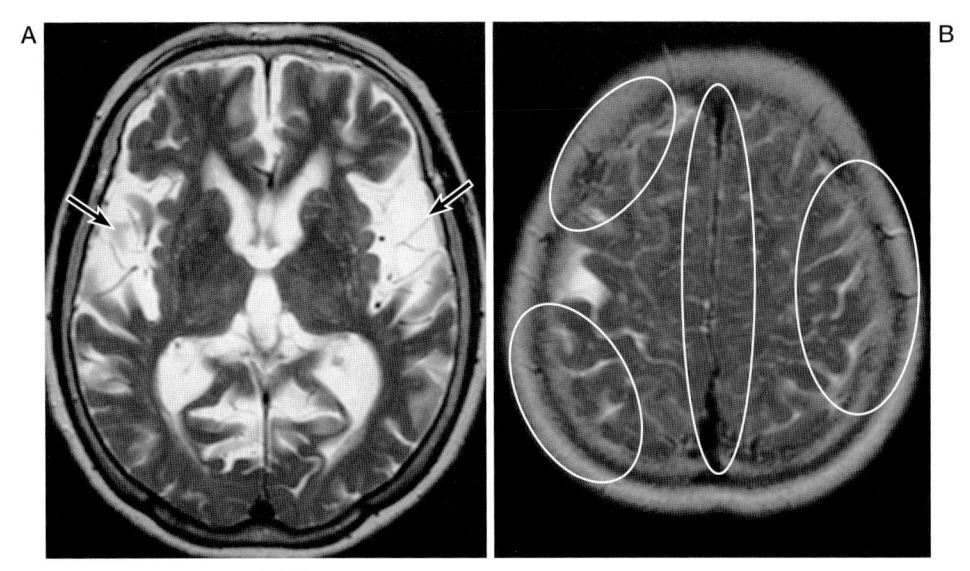

図11-8 DESH(70歳台女性)
T2強調像　A：側脳室レベル，B：高位レベル　2年前よりつま先歩きになり，最近，真っ直ぐに歩けない．MMSE = 27点．脳室拡大に加えて，Sylvius裂開大(→)，高位円蓋部・正中の脳溝狭小化(楕円内)を認める．

図11-9 DESH(図5と同症例)
T1強調冠状断像　ポケット状の脳溝拡大がみられる(→)．

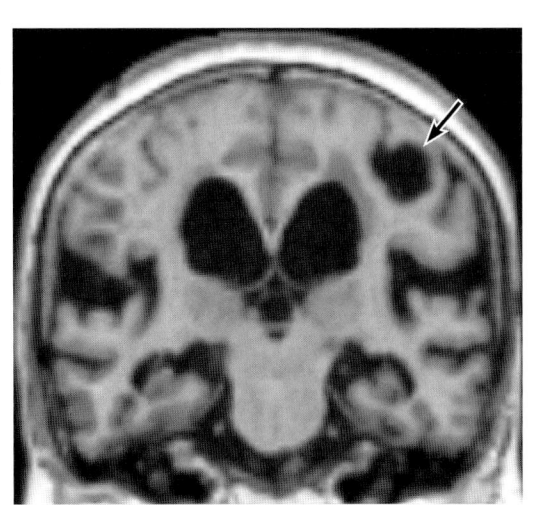

BOX 11-2　Evans indexと脳梁角(callosal angle)

Evans index
　　両側側脳室前角最大幅／その断面における頭蓋内腔最大幅(図11-4)

脳梁角(callosal angle)
　　前交連-後交連面に垂直な後交連上の冠状断面で脳梁のなす角度(図11-7)

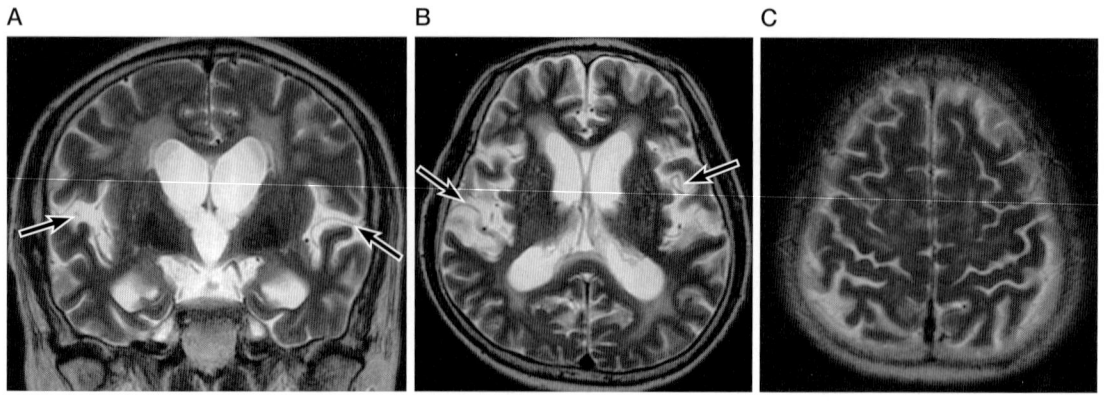

図 11-10　iNPH と Alzheimer 病の合併(70 歳台男性)
A：T2 強調冠状断像，B：T2 強調像(側脳室レベル)，C：T2 強調像(高位レベル)　4 年前より歩行不安定．1 年前よりすり足状態の歩行障害出現．尿失禁，認知機能障害もある．MMSE＝21 点．脳室拡大，Sylvius 裂開大(→)がみられる．高位で有意な脳溝狭小化はみられない．

BOX 11-3　特発性正常圧水頭症の 3 大画像所見

- 脳室拡大(Evans index ＞ 0.3)
- Sylvius 裂の開大
- 内側頭頂葉・高位円蓋部での脳溝(くも膜下腔)狭小化(脳梁角＜90°)

注意：脳室拡大は定義上 Evans index ＞ 0.3 とされるが，DESH のなかには頻度は低いが Sylvius 裂の拡大が強すぎて脳室の拡大が Evans index＞0.3 に達しないものがある．Evans index ≦ 0.3 だけでは iNPH を否定できない．
　3D T1 強調像と画像統計解析ソフトを使用して，脳室，Sylvius 裂や高位くも膜下腔の容積を自動で測定する手法が開発されているが，標準化の問題が残っている．

がみられるからといって，iNPH を否定することはできない(図 11-10)．Alzheimer 病の脳室拡大が下角に強いのに対して，iNPH の脳室拡大は側脳室体部と下角の拡大が同等である．iNPH 患者の海馬萎縮は軽度で，Alzheimer 病に比べて海馬傍溝の開大も少ないからである．iNPH において下角の拡大のほうが強ければ(海馬の萎縮が強ければ)，Alzheimer 病併存の可能性が高い．

　正常圧水頭症を RI 脳槽撮影で診断していた時代があり，拾い上げのための MRI 所見として periventricular hyperintensity (PVH)が重要視されていた．しかしながら，高齢になれば PVH の頻度は著増する．群間比較でみると，正常高齢者群や Alzheimer 病群に比べて iNPH 群における PVH の頻度は高いが，PVH を伴わない iNPH も数多く存在する．PVH の有無は NPH 診断に寄与しない(BOX 11-3)．
　一時期，CSF flow void と NPH 診断やシャント術反応性との関係について研究された

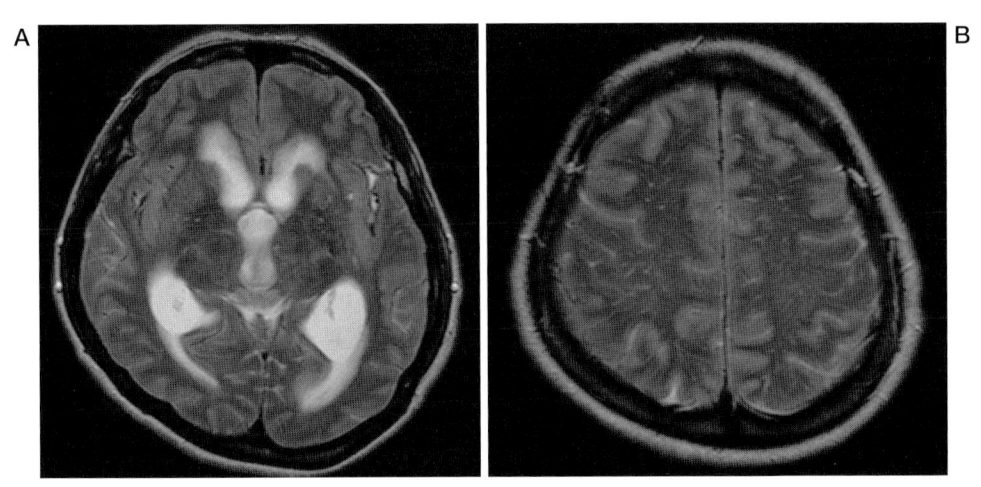

図 11-11 続発性正常圧水頭症(40歳台女性)
T2強調像　A：側脳室レベル，B：高位レベル　左中大脳動脈瘤破裂，くも膜下出血後．脳室拡大，脳溝狭小化がみられる．DESHに特徴的なSylvius裂の開大はみられない．

ことがあった．現時点で，CSF flow void に NPH の診断意義は認められず，CSF flow rate を測定してもシャント術の反応性を予測することはできない．

② non-DESH type iNPH
iNPH のなかには，頻度は少ないが DESH の所見を呈さない例もある．non-DESH type iNPH とよばれる．脳室拡大は伴うが，Sylvius 裂開大または脳溝狭小化のいずれかを伴わない．

③ AVIM (asymptomatic ventriculomegaly with features of iNPH on MRI)
MRI 上典型的な DESH 所見を呈しながら，臨床症状をまったく呈さない例がみられる．iNPH の予備群と考えられており，AVIM と呼称される[12]．画像上は DESH 所見を示すので，MRI で DESH とは鑑別できない．臨床症状の有無で判定される．

2) 続発性正常圧水頭症　secondary normal pressure hydrocephalus：sNPH
① 後天的病因による続発性正常圧水頭症
くも膜下出血や髄膜炎などの後には，程度の差はあるものの水頭症が発生する．既往がはっきりわかっているので診断に迷うことはないが，なかには正常圧水頭症の病態ではじめて原疾患が発見されることもある．iNPH とは異なり，Sylvius 裂の開大はほとんどみられない(図 11-11)．脳室拡大の程度はさまざまで，脳溝の狭小化はみられるがびまん性である．

② 先天性/発達性異常による正常圧水頭症
LOVA (long-standing overt ventriculomegaly in adults)：小児期より存在する長期の脳室拡大の存在により，成人になり症状が顕在化してくる水頭症で，中脳水道狭窄が原因と考えられている．頭囲拡大がみられる場合が多く，歩行障害，認知機能障害，尿失禁，Parkinson 様症候などを伴うことがある[13]．発症年齢は 40〜50 歳台が中心で，iNPH よりかなり若い．側脳室および第三脳室が著明に拡大し，びまん性の脳溝狭小化を伴う．長期

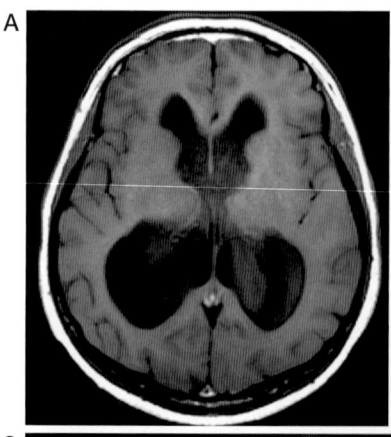

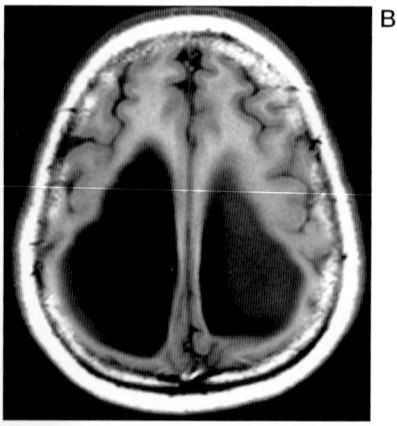

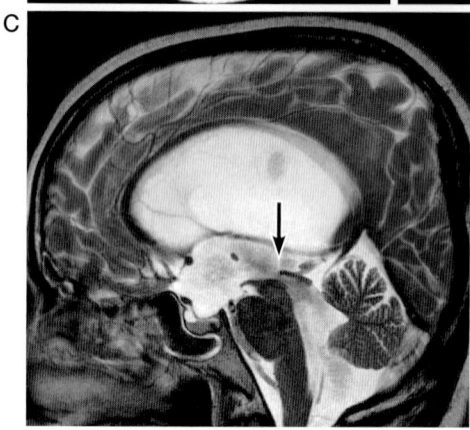

図11-12 LOVA（50歳台女性）
A：T1強調像（側脳室レベル），B：T1強調像（高位レベル），C：T2強調矢状断像　長年来，頭痛，歩行不安定があった．脳室の著明な拡大がみられる．Sylvius裂は狭小化している．本例では中脳水道は頭側（→）で狭小化し，第四脳室側で拡張している．

の脳室拡大によりトルコ鞍の拡大や破壊を伴うことがある．脳室拡大の程度はiNPHより強いが，Sylvius裂の拡大はほとんどみられず，むしろ狭小化する（図11-12）．

Blake's pouch cyst：Magendie孔となるはずのくも膜の形成不全により，大後頭孔での閉塞あるいは通過障害によって脳室拡大が起こる．

3）シャント術後の変化

　水頭症治療のシャント（shunt）術には，1）脳室腹腔短絡術（ventricle-peritoneal shunt：V-P shunt），2）脳室心房短絡術（ventricle-atrial shunt），3）腰部くも膜下腔腹腔短絡術（lumbo-peritoneal shunt：L-P shunt）がある．従来，V-P shuntが多く行われてきたが，できるだけ正常脳を傷つけないようL-P shuntが普及している．可変式差圧バルブの使用により，シャントの機能不全も減少している．可変式差圧バルブの圧設定は，MRI検査で変わってしまうことに注意が必要である．MRI検査後に再調節しなくてはいけない．

　シャント効果により術前拡大していた脳室拡大は軽減し，狭小化していた脳溝は開大する．PVHは消失することもあるが，改善しないことが多い．

　シャント術後の検査では，オーバードレナージにより脳室のスリット化（slit ventricle），低髄液圧症候群，硬膜下血腫などが生じていないかチェックする．感染による脳室脳炎や髄膜炎が疑われる場合は，造影MRIにて脳室壁の増強効果を観察する．

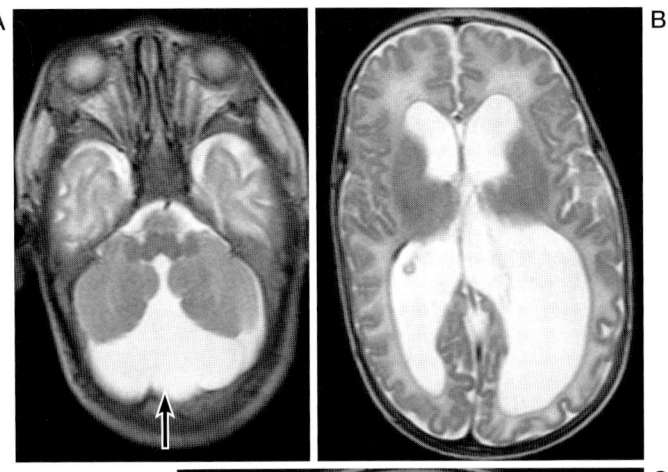

図11-13 Dandy-Walker症候群に伴う水頭症(5か月女児)
A：T2強調像(小脳レベル)，B：T2強調像(側脳室レベル)，C：T2強調矢状断像　脳室拡大，第四脳室に連続する後頭蓋窩の巨大囊胞(→)，小脳虫部の低形成(▶)がみられる．

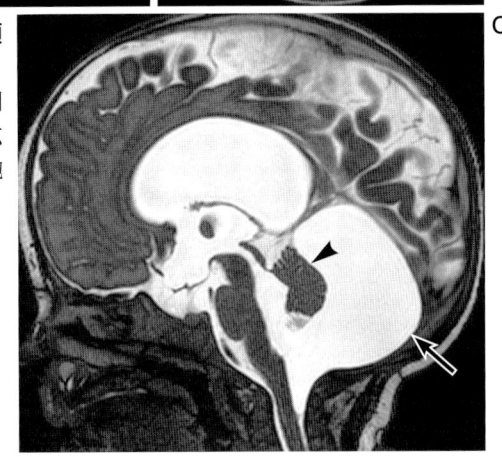

d. 小児水頭症

小児水頭症には，以下のようなものがある．

1) 先天奇形に伴うもの．

Chiari奇形：小脳，延髄，橋の発生異常による奇形で，小脳・脳幹の一部が大後頭孔を超えて脊柱管内に陥入する．Ⅰ型は小脳扁桃のみの下垂で水頭症の合併は低率．Ⅱ型は小脳扁桃に加えて小脳虫部，第四脳室，延髄などが下垂し，脊髄髄膜瘤を伴い，ほとんどが水頭症を合併する．

Dandy-Walker症候群：第四脳室と連続する後頭蓋窩の囊胞，小脳虫部の完全または部分欠損を伴う(図11-13)．水頭症の合併は90％以上と高率である．

二分脊椎：高率に水頭症を合併する，など．

2) Monro孔閉塞，中脳水道閉塞などの髄液循環の閉塞によるもの．
3) トキソプラズマ，風疹などの母胎感染症が原因となるもの．
4) 髄膜炎，脳炎などの感染症による続発性，がある．

11.3 低髄液圧症と脳脊髄液漏出症

a. 疾患概念および病態

1）疾患概念の変遷：低髄液圧症および脳脊髄液減少症

　低髄液圧症は，髄液の漏出により起立時の牽引性頭痛を主症状とする病態である．その歴史は古く，1938年にSchaltenbrandが"aliquorrhea"として特発性の症例を報告している．髄液漏出の原因はさまざまであるが，最も有名かつ長い歴史を有するのが腰椎穿刺後の髄液漏出である．髄液検査時や脊髄麻酔時に穿刺針の工夫などの予防策がとられてはいるものの，現在でもしばしば経験される．その他の原因として，硬膜損傷を伴う脊髄・脊椎外傷や神経根鞘の嚢胞，神経根鞘の欠損などの奇形が知られている（**BOX 11-4**）．なかには，軽い運動や努責(いきみ)などが誘因になる症例，原因の特定が難しい症例も存在する．国際頭痛分類第2版では「低髄液圧による頭痛」は硬膜穿刺後頭痛(post-dural puncture headache)，髄液瘻性頭痛(CSF fistula headache)，特発性低髄液圧性頭痛〔headache attributed to spontaneous(or idiopathic) low CSF pressure〕に分類されている[14]．

　脳自体には痛覚受容体は存在しないが，脳神経，脳血管や頭蓋底の硬膜には痛覚受容体が存在し，脳の動きにより受容体が刺激され痛みを感じる．立位になると，頭蓋の位置が髄液の漏出部位より相対的に高くなって髄液の漏出量が増える．頭蓋内の髄液とともに脳が下方へ移動し，痛覚受容体をより強く刺激することで起立性頭痛が発生する．ただし，髄液漏出の存在やその量が必ずしも頭痛と関連するわけではなく，静脈の拡張やサブスタンスPに対する感受性も頭痛に関与すると考えられている[15]．

　代表的な症状は起立性頭痛であり，そのほかに嘔吐・嘔気，眩暈，耳鳴，難聴，羞明，複視，頸部痛，肩凝り，四肢の冷感など臨床徴候は多彩である．脊椎レベルの硬膜外液体貯留による神経根症や脊髄症をきたすこともある．なかには，起立性の要素が不明瞭な症例や頭痛の乏しい症例も存在するため，臨床診断は必ずしも容易ではない．94％もの症例が，片頭痛，髄膜炎，精神疾患などと誤診されていた，とする報告もある[16]．

　"低髄液圧性"というものの，頭蓋内容積の代償機序が存在するため，髄液圧は必ずしも低下しない．近年は非典型的な臨床徴候，検査所見を呈する症例群が増加しており，髄

BOX 11-4 脳脊髄液漏出症，低髄液圧症の原因疾患

- 特発性
- 外傷(軽微なものを含む)
- 医原性：硬膜穿刺など
- 結合織異常：Marfan症候群，Ehlers-Danlos(エーラース・ダンロス)症候群，常染色体優性多発性嚢胞腎，関節の過進展など
- 先天性の硬膜欠損
- 髄膜憩室

液圧低下ではなく，髄液減少を重視した"脳脊髄液減少症"という概念が提唱されている[17]．

2）疾患概念の多様化：外傷性脳脊髄液減少症に関して

　交通外傷やスポーツ外傷後のいわゆる"むちうち症"でみられる頭痛や自律神経症状が低髄液圧症と類似しており，硬膜外自家血注入療法（ブラッドパッチ療法）が効果的であることから，外傷性脳脊髄液減少症という病態が提唱された．外傷が契機となって低髄液圧症候群が生じるか否かについては，日本脳神経外傷学会が「外傷に伴う低髄液圧症候群作業部会」を立ち上げ，その診断基準を用いた前方視的調査の結果，まれではあるが"外傷を契機とした低髄液圧症候群"が存在すると報告している．しかしながら，髄液圧が正常な症例の扱いや国際頭痛分類第2版，脳脊髄液減少症ガイドライン2007など，内容の異なる診断基準が存在することが問題となり，"脳脊髄液減少症"の疾患概念をめぐる混乱に一層拍車をかける結果となった．

3）疾患概念の明確化：脳脊髄液漏出症

　"脳脊髄液減少症"は多彩な臨床経過，検査結果を説明しうる興味深い概念であるが，脳脊髄液の量を一般臨床の場において計測する方法がない点が問題となる．また，低髄液圧でない症例が存在することなどから，疾患の定義に混乱が生じた．さらに，"脳脊髄液減少症"と交通外傷の因果関係が社会問題化したことから，臨床像の研究と診断基準の明確化が求められることとなった．厚生労働科学研究費補助金による「脳脊髄液減少症の診断・治療法の確立に関する研究」研究班は，2011（平成23）年10月に前方視的臨床研究（prospective clinical study）の結果に基づいた「脳脊髄液漏出症の画像判定基準・画像診断基準」を公表している．"脳脊髄液減少症"は低髄液圧症，脳脊髄液漏出症を内包しうる病態であるものの，現時点では髄液量の評価が困難であることから，本研究では"脳脊髄液漏出症"および密接に関係している"低髄液圧症"を対象としている．2012（平成24）年5月から，脊椎硬膜外腔に自己血を注入するブラッドパッチ療法が公的医療保険との併用を認める先進医療に指定されているが，そのためには基準に基づいた診断が必要となる．参考として，脳脊髄液漏出症の画像診断基準と低髄液圧症の診断基準を呈示する（**表11-1, 2**）．

4）再注目すべき病態：硬膜穿刺後頭痛

　"腰椎穿刺後に穿刺部からの髄液漏れによって低髄液圧による頭痛を訴える"ことは臨床医ならだれでも経験しうることであり，100年以上前から報告されている病態である．脊髄くも膜下麻酔，脊髄造影，髄液検査などによる硬膜穿刺孔からの髄液漏出に起因する．穿刺から24〜48時間後に発症する起立性頭痛が典型的であり，嘔気・嘔吐，脳神経障害，まれに硬膜下血腫を伴う．若年女性，年齢，穿刺針の径・形状，穿刺回数などが危険因子として指摘されている．特に穿刺針の影響が大きく，穿刺針は細いほど，形状に関してはクインケ針よりもペンシルポイント針のほうが，発症率は低いとされている．

　このように普遍的なよく知られた病態であるが，画像診断医にも留意すべき点がある．腰椎穿刺を要する画像検査でも，低髄液圧症発症の危険性があるということである．当然

表 11-1 脳脊髄液漏出症の画像診断基準

- 脳脊髄液漏出の『確定』所見があれば，脳脊髄液漏出症『確定』とする
- 脳脊髄液漏出の『確実』所見があれば，脳脊髄液漏出症『確実』とする
- RI 脊髄脳槽シンチグラフィと脊髄 MRI/MR ミエログラフィにおいて，同じ部位に『強疑』所見と『強疑』所見，あるいは『強疑』所見と『疑』所見の組み合わせが得られた場合，脳脊髄液漏出症『確実』とする
- RI 脊髄脳槽シンチグラフィと脊髄 MRI/MR ミエログラフィにおいて，同じ部位に『疑』所見と『疑』所見，あるいは一方の検査のみ『強疑』，『疑』所見が得られた場合，脳脊髄液漏出症『疑』とする

『確定』所見
　CT ミエログラフィ：くも膜下腔と連続する硬膜外造影剤漏出所見

『確実』所見
　CT ミエログラフィ：穿刺部位と連続しない硬膜外造影剤漏出所見
　脊髄 MRI/MR ミエログラフィ：くも膜下腔と連続し，造影されない硬膜外水信号病変
　RI 脊髄脳槽シンチグラフィ：片側限局性 RI 異常集積＋脳脊髄液循環不全

『強疑』所見
　脊髄 MRI/MR ミエログラフィ：① 造影されない硬膜外水信号病変，② くも膜下腔と連続する硬膜外水信号病変
　RI 脊髄脳槽シンチグラフィ：① 片側限局性 RI 異常集積，② 非対称性 RI 異常集積もしくは頸部から胸部における対称性の集積＋脳脊髄液循環不全

『疑』所見
　脊髄 MRI/MR ミエログラフィ：硬膜外水信号病変
　脳槽シンチグラフィ：① 非対称性 RI 異常集積，② 頸部から胸部における対称性の集積

表 11-2 低髄液圧症の診断基準

- 起立性頭痛を前提に，びまん性の硬膜造影所見と 60 mmH$_2$O 以下の髄液圧（仰臥位・側臥位）があれば，低髄液圧症『確定』とする
- 起立性頭痛を前提に，びまん性の硬膜造影所見と 60 mmH$_2$O 以下の髄液圧（仰臥位・側臥位）のいずれか 1 つあれば，低髄液圧症『確実』とする
- 複数の『参考』所見があった場合には，低髄液圧症『疑』とする

＊頭部 MRI におけるびまん性硬膜造影所見のみを『強疑』所見とする
＊発症直後にはびまん性硬膜造影所見（硬膜肥厚）が認められない場合があるため，数週間の期間を置いて複数回検査することが推奨される
＊硬膜外静脈叢の拡張，小脳扁桃の下垂，脳幹の扁平化，下垂体前葉の腫大（上に凸）などについては，正常所見との境界を明確に規定することができないため低髄液圧症の『参考』所見とする

のことながら症状は増悪し，穿刺部からの髄液漏出により MR ミエログラフィや RI 脊髄脳槽シンチグラフィが偽陽性所見を呈しうる[18]．腰椎穿刺後に撮像された腰椎 MRI では，無症候の症例にさえ髄液漏出所見を見ることがある（図 11-14）．腰椎穿刺後の髄液漏出所見には，必ずしも臨床的な意義はないことを知っておくべきである[15]．

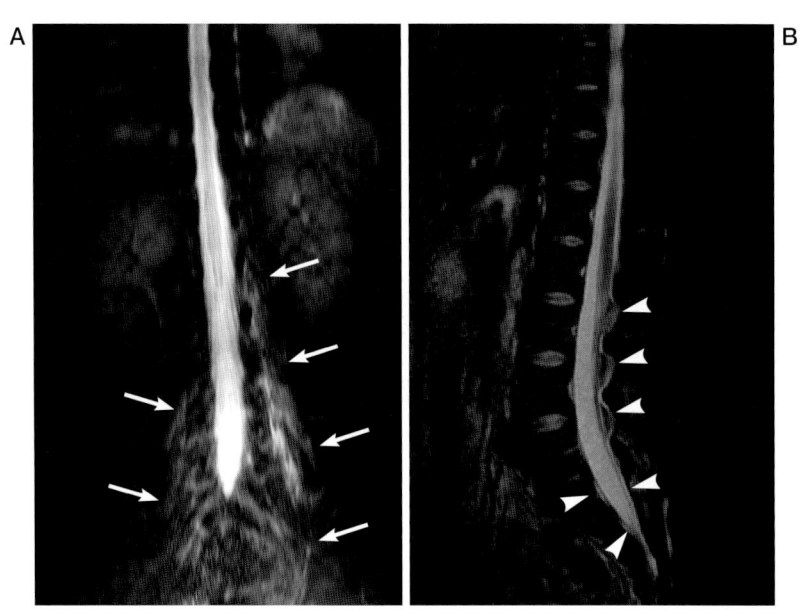

図11-14 無症候性の硬膜穿刺後髄液漏出(30歳台女性)
A：2D MRミエログラフィ，B：脂肪抑制T2強調矢状断像　MRミエログラフィ(A)では，腰仙椎レベルの硬膜外腔や傍脊椎領域に左側優位の高信号域(→)があり，髄液漏出を示唆する．脂肪抑制T2強調矢状断像(B)では，腰仙椎レベルの硬膜外腔に液体貯留を示唆する高信号域(B)が認められる(▶)．

5) 新たな疾患概念：duropathy

　髄液漏出の原因として，硬膜欠損をはじめとした硬膜の異常が原因であることは論をまたない．同様に硬膜欠損が原因となりうる病態として，脳表ヘモジデリン沈着症や脊髄ヘルニアが知られている．興味深いことに，脳表ヘモジデリン沈着症や脊髄ヘルニアでも筋萎縮，髄液圧低下などの臨床徴候や硬膜外液体貯留(ventral longitudinal intraspinal fluid collection)をはじめとした画像所見の類似点や合併例があり，硬膜欠損の存在を軸とした病態である"duropathy"がMayo clinicのKumarにより提唱されている(図11-15)[19]．

b. 髄液漏出の画像所見

　(特発性)低髄液圧症の診断におけるMRIやCTをはじめとする画像検査の有用性は明らかで，国際頭痛分類第2版の診断基準にも組み込まれている[14]．しかし，現在の画像診断技術では，髄液量を直接測定することはできない．実際の臨床現場では，直接所見である髄液漏出そのものを検出するか，髄液圧変化によってもたらされる間接所見を捉えて診断することになる(BOX 11-5)．髄液漏出の間接所見の診断においては，モンロー・ケリーの法則(Monro-Kellie doctrine)の理解が肝要である．すなわち「頭蓋骨に囲まれた頭蓋内腔の容積は一定であるために脳と脊髄と髄液量の総和は一定で，何らかの減少分は他の要素の増加で補われる」という法則である．髄液量の減少は血管床の拡張で代償され，間接な変化として硬膜下水腫・血腫，下垂体の腫大，頭蓋内静脈の拡張や硬膜の肥厚，造影効果などが出現する．

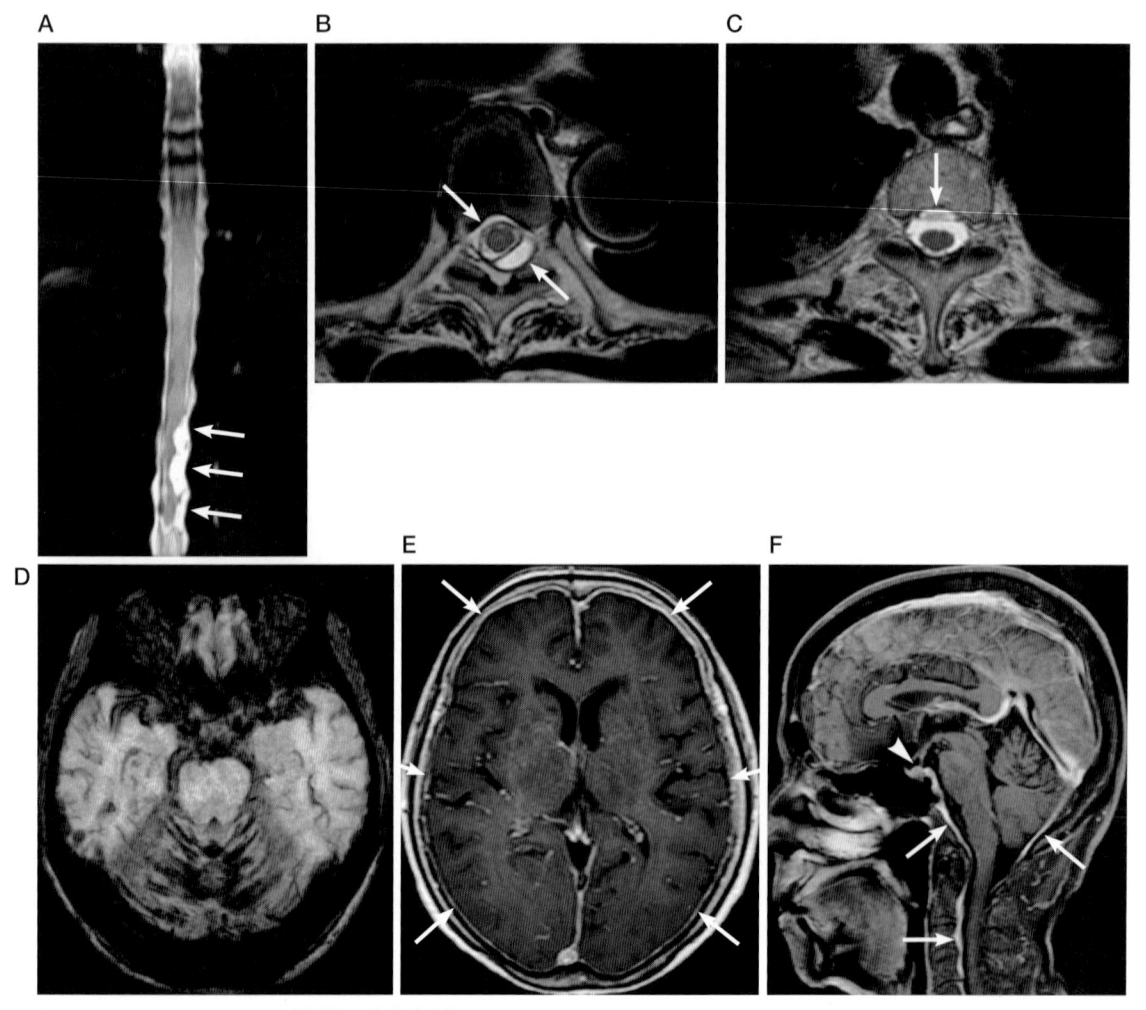

図11-15 duropathy の症例(80歳台女性)
A：3D MR ミエログラフィ(MIP像)，B, C：T2強調像，D：磁化率強調画像(PRESTO)，E：造影T1強調像，F：脂肪抑制造影T1強調矢状断像　MRミエログラフィ(A)およびT2強調像(B, C)では胸椎レベルの硬膜外腔に左側優位に分布する囊胞状構造が認められる(→)．磁化率強調画像(D)では小脳上部にヘモジデリン沈着を示唆するびまん性低信号域が認められる．造影T1強調像(E)では両側大脳周囲にびまん性硬膜肥厚を示唆するdura-arachnoid patternの造影効果が認められる(→)．脂肪抑制造影T1強調矢状断像(F)では天幕(テント)下の硬膜肥厚(→)や脊椎レベルの静脈叢拡張(→)，下垂体腫大(▶)が明瞭である．

1) MRI：頭部に加え，脊椎レベルの評価が必須

頭部MRIの所見は，髄液減少を代償する反応としての頭蓋内うっ血所見，および髄液減少による脳実質の下垂所見と大きく2つに区分される．髄液が減少するとMonro-Kellieの法則に則り，頭蓋内容積の減少を血管床の拡張で代償する．その最たるものが硬膜うっ血によるびまん性の硬膜肥厚であり，造影剤投与後のT1強調像で評価する．軽微な硬膜病変の評価には脂肪抑制の併用が有用である(図11-16, BOX 11-6)．グラジェントエコー法は高分解能の3D T1強調像を得ることが可能であるが，正常硬膜の造影効果や正常皮質静脈の血液プール造影効果が強調されるため，判断に苦慮する可能性がある．びまん性の硬膜増強効果は，低髄液圧症の診断において最も有用な所見である(図11-15,

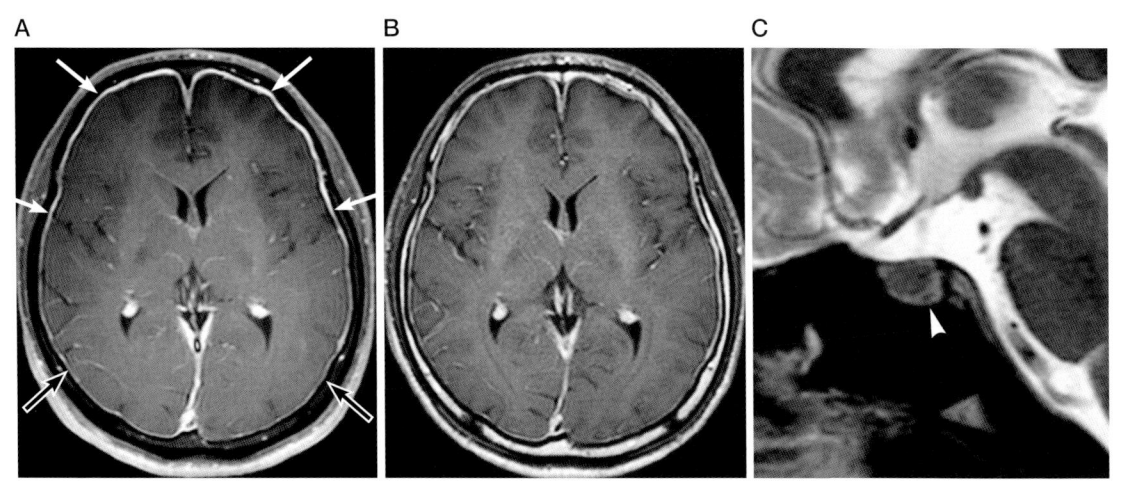

図 11-16 特発性低髄液圧症（30 歳台男性）
A：脂肪抑制造影 T1 強調像　B：造影 T1 強調像　C：脂肪抑制 T2 強調矢状断像　脂肪抑制造影 T1 強調像（A）では両側大脳周囲の硬膜肥厚を示唆する dura-arachnoid pattern のびまん性造影効果が明瞭である（→）．一方，造影 T1 強調像（B）では硬膜肥厚の描出が脂肪抑制像と比較して，不明瞭である．脂肪抑制 T2 強調矢状断像（C）では，inferior intercavernous sinus の拡張を示唆する異常信号が認められる（▶）．

BOX 11-5　脳脊髄液漏出症，低髄液圧症の画像所見

1) 脊椎 MRI
   - 硬膜外腔や傍脊椎領域の液体貯留
   - 硬膜外静脈叢拡張

2) 脊椎 MR ミエログラフィ
   - 硬膜外腔や傍脊椎領域の液体貯留

3) 頭部 MRI
   - びまん性の硬膜造影効果
   - 硬膜下血腫・水腫（両側性が一般だが，片側性もありうる）
   - 頭蓋内静脈系の拡張
   - 下垂体の腫大
   - 脳実質の下垂を示唆する小脳扁桃の下垂
   - 鞍上槽，脚間槽など脳槽の狭小化，脳幹腹側の扁平化

4) RI 脊髄脳槽シンチグラフィ
   - 直接所見である傍脊椎領域の RI 集積
   - 間接所見である脳脊髄液の循環遅延，膀胱の早期描出，脳脊髄液腔からの RI 早期消失

5) CT ミエログラフィ
   - 硬膜外腔や傍脊椎領域の造影剤貯留

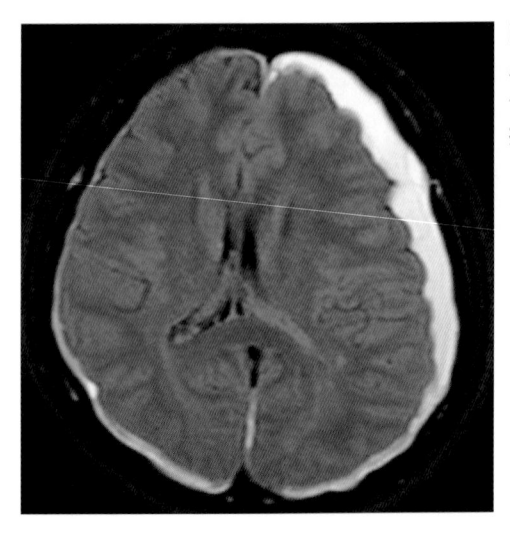

図11-17　特発性低髄液圧症(30歳台女性)
脂肪抑制併用FLAIR像　両側大脳周囲に左側優位に硬膜下血腫と硬膜肥厚を示唆する高信号病変が認められる．

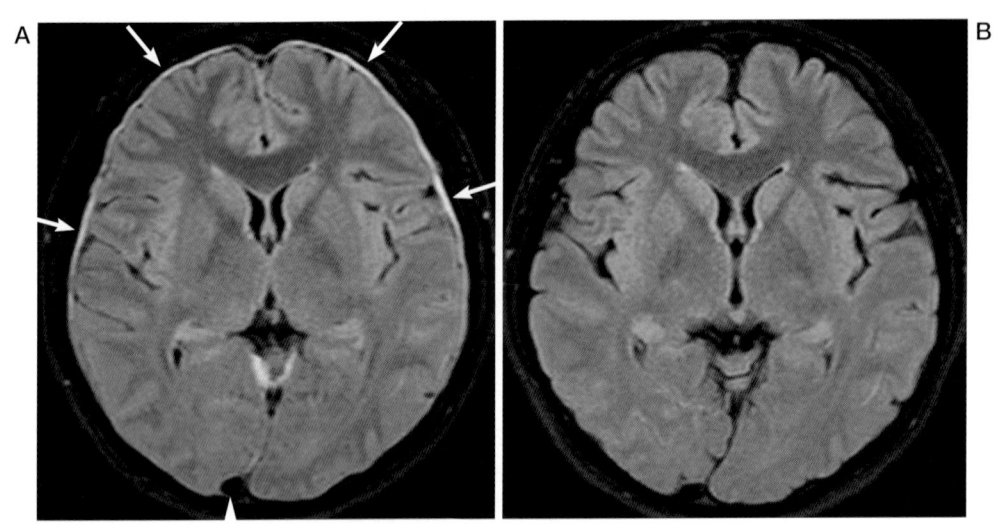

図11-18　特発性低髄液圧症(30歳台女性)
A, B：脂肪抑制併用FLAIR像　2か月の経過にて硬膜肥厚を示唆する両側大脳周囲のdura-arachnoid patternの高信号域(→)と上矢状静脈洞の拡張(▶)が改善している．

16)．
　上矢状静脈洞周囲や小脳天幕(テント)縁周囲などの頭蓋内硬膜には，正常でも軽度の造影効果を認める．正常硬膜の造影効果は硬膜の肥厚を伴わず，線状で滑らかで薄く，不連続であることが多い．頭蓋内の硬膜下血腫の評価にはFLAIR像が有効で，低髄液圧症の70%に硬膜下水腫が，10%に硬膜下血腫が認められる[20]．硬膜下血腫や水腫は両側性のことが多く(図11-17)，慢性硬膜下血腫のような被膜様構造はみられない．そのほか，下垂体の腫大，静脈洞の拡張も代償性変化として知られている(図11-15, 18, 19)．加えて，下垂体下方に存在するinferior intercavernous sinusの拡張(図11-16)，上眼静脈径の減少も報告されている[21, 22]．脳実質の下垂所見として，小脳扁桃の下垂や鞍上槽，脚間槽など脳槽の狭小化があり，進行すると脳幹腹側の扁平化や側脳室の狭小化などを呈するようになる．脳の下方への偏位は重要な所見であり矢状断像でわかりやすいが，硬膜造影効果や

BOX 11-6 脳脊髄液漏出症，低髄液圧症の診断に有用な MRI 撮像法

1) 頭部 MRI
- FLAIR 像
- 脂肪抑制造影 T1 強調像
- 矢状断を含めた 3 方向での撮像

2) 脊椎 MRI
- 脂肪抑制 T2 強調像
- 脂肪抑制造影 T1 強調像
- MR ミエログラフィ

硬膜下血腫ほど顕著な所見ではなく，補助的なものである．低髄液圧症には脳表へモジデリン沈着を合併することがあるため，症例によっては T2*強調像や磁化率強調画像が必要となる(図 11-15)．

頭部 MRI 所見の間接所見は，代償の程度や時期(特に発症早期)によって軽度もしくは不明瞭となりうる(図 11-19)[23]．低髄液圧症の画像診断では，頭部 MRI よりも脊椎 MRI の感度が高く，脊椎 MRI の撮像は必須といえる[24]．脊椎 MRI では，漏出を反映する硬膜外腔の液体貯留や代償性変化である硬膜外静脈叢の拡張が認められるため，その正確な評価には脂肪抑制を併用した T2 強調像や造影 T1 強調像が有用である(BOX 11-6)．特に T2 強調横断(軸位断)像は，硬膜囊およびそれを取り巻く硬膜外腔の高信号域(floating dural sac sign)が感度 92.9％，特異度 92.9％と髄液漏出の診断に有用であり，欠かすことができない(図 11-19)[25]．MR ミエログラフィは水成分を優先的に検出する必要があるため，椎体周囲の静脈成分も鋭敏に描出するグラジエントエコー(GRE)法よりもスピンエコー(SE)法が推奨される．

T2 強調像では硬膜の同定が可能であり，その周囲の硬膜外腔や傍脊椎領域に髄液の存在を示す高信号域があれば，髄夜漏出が示唆される(図 11-19, 20)[18,24]．硬膜外静脈叢の拡張も T2 強調像にて明瞭な高信号域として，同様の所見を示す．両者の鑑別には脂肪抑制造影 T1 強調像が有用である(図 11-19)．

MR ミエログラフィにて神経根鞘に連続する領域や傍脊柱部など硬膜外の液体貯留を認めれば，髄液漏出を疑うこととなる[18]．また，CT ミエログラフィと異なり，骨のアーチファクトを受けないため，椎体に近接する微量の髄液漏出が検出可能である．

duropathy に関連した症例では，髄膜瘤，偽髄膜瘤，憩室，硬膜外囊胞などとよばれる囊胞状構造や脊柱管内の前部硬膜外腔に液体貯留(ventral longitudinal intraspinal fluid collection)を伴うことが知られている(図 11-15)．この囊胞状構造は頭蓋内で認められることは少なく，脊椎レベル検索の重要性を示唆している．

MRI や MR ミエログラフィでは，髄液動態を評価することができない．頸椎 C1-C2，C2-C3 レベルの脊椎背側などにみられる限局性硬膜外液体貯留が，必ずしも髄液漏出部位を示唆するわけではない点に注意する必要がある(図 11-21)[26]．MRI は，RI 脳槽シンチグラフィや CT ミエログラフィと異なり非侵襲的ではあるが，髄液漏出部位の同定が困難であることが弱点である．

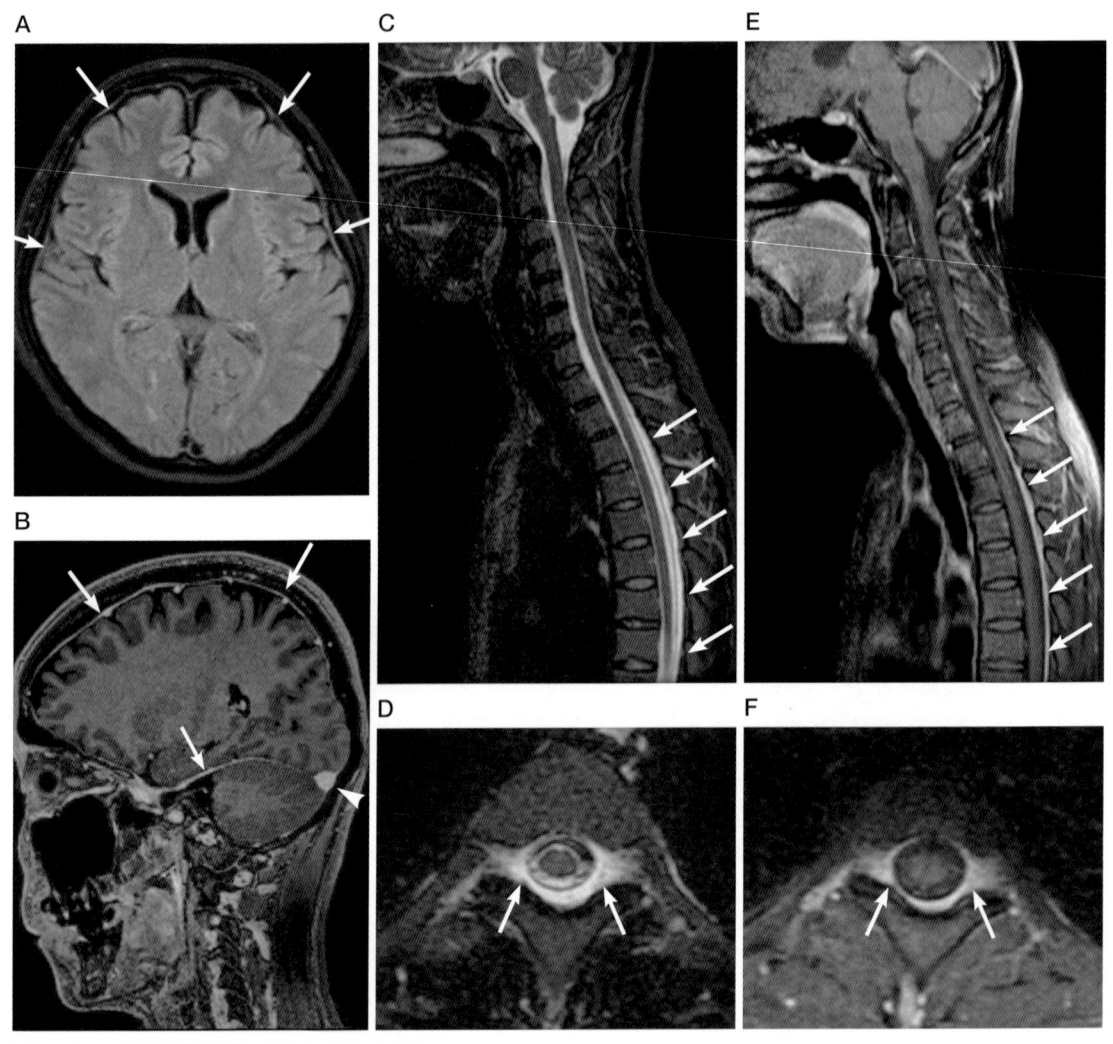

図11-19 特発性低髄液圧症(30歳台女性)
A：脂肪抑制併用FLAIR像，B：脂肪抑制造影T1強調矢状断像，C：脂肪抑制T2強調矢状断像，D：脂肪抑制T2強調横断像，E：脂肪抑制造影T1強調矢状断像，F：脂肪抑制造影T1強調横断像　頭蓋内(A, B)では横静脈洞の拡張(▶)は明瞭だが，硬膜肥厚(→)は軽度である．一方，脂肪抑制T2強調像(C, D)では，脊椎レベルの硬膜外腔の拡張(→)がより明瞭に描出されている．特にT2強調横断像(D)は硬膜嚢を取り巻く硬膜外腔拡張の評価に適している(floating dural sac sign，→)．脂肪抑制造影T1強調像(E, F)では硬膜外腔(→)は均一に造影されており，液体貯留ではなく，静脈拡張であることが明瞭となる．

2）RI：医原性髄液漏出に注意すべき

　RI脊髄脳槽シンチグラフィは直接所見および間接所見の組み合わせにより，脳脊髄液漏出症，低髄液圧症の診断に寄与することがある．脊髄くも膜下腔に注入された放射性医薬品は髄液と同様に橋槽，脳底槽に上行し，天幕上のくも膜下腔を通って傍矢状部に達する．その後，くも膜下腔と上矢状静脈洞の圧差に比例してくも膜絨毛から吸収され，上矢状静脈洞に流入する．一部は脊髄神経根部のくも膜絨毛からも吸収されている．本邦では^{111}In-DTPA(物理的半減期2.8日)を放射性医薬品として用いており，一般的には腰椎

図 11-20 特発性低髄液圧症(50歳台男性)
A：3D MR ミエログラフィ(MIP 像)，B, C：T2 強調像
MR ミエログラフィ(A)では胸椎レベルの硬膜外に左側優位の高信号域があり，髄液漏出を示唆する(→)．T2 強調像(B, C)では硬膜外の髄液漏出所見(→)に加え，硬膜外静脈叢の拡張(▶)が認められる．

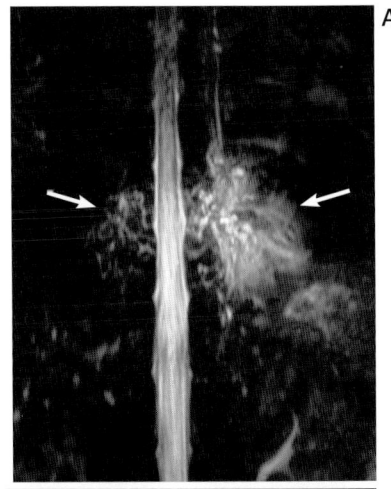

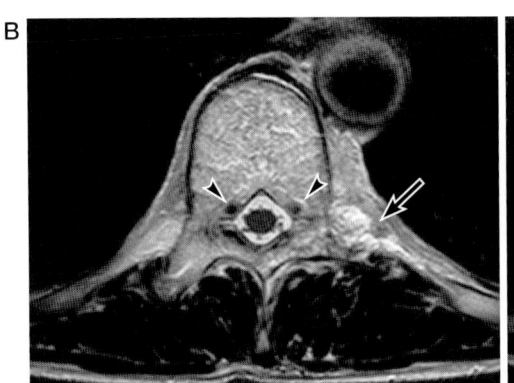

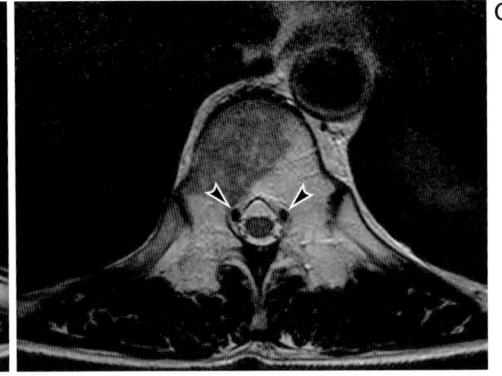

L3/4，L4/5 間もしくは L5/仙椎 S1 間からの腰椎穿刺後に投与される．MRI と異なり，投与後 1，2～6，24 時間後と複数回の撮像を行うため，間欠的な髄液漏出にも対応可能である．正面および背面像での診断が一般的だが，髄液鼻漏や硬膜外腔への漏出を確認するときに SPECT 撮像が追加される．

近年は SPECT/CT の普及により，鼻腔や硬膜外腔への漏出をより明瞭に評価できるようになった[27]．正常者では，腰椎レベルのくも膜下腔に注入した場合，2 時間後には脳底槽，4～6 時間後には両側 Sylvius 裂，24 時間後には天幕上くも膜下腔，傍矢状部が描出される(図 11-22)．

脳脊髄液漏出症，低髄液圧症における異常所見は直接所見および間接所見に区分される．直接所見は髄液漏出を示唆する傍脊椎領域の異常集積であり，頸胸椎や胸椎レベルに認められることが多い(図 11-21)[28]．ただし，正常者でも神経根鞘や神経根囊胞や憩室への貯留が硬膜外病変と紛らわしいことがあり，注意を要する．また，特発性低髄液圧症候群の検討では症例群の 1/3～1/2 では髄液漏出を検出できなかったと報告されており，間欠的な漏出や検出感度以下の微量の漏出が存在すると考えられる[29]．

間接所見として，脳脊髄液の循環遅延，膀胱の早期描出(放射性医薬品投与後 2.5 時間以内)，脳脊髄液腔からの放射性医薬品の早期消失(放射性医薬品投与後 6 時間以内)が報告されている(図 11-21)[18,28]．脳脊髄液の循環遅延とは，正常では投与後 24 時間ま

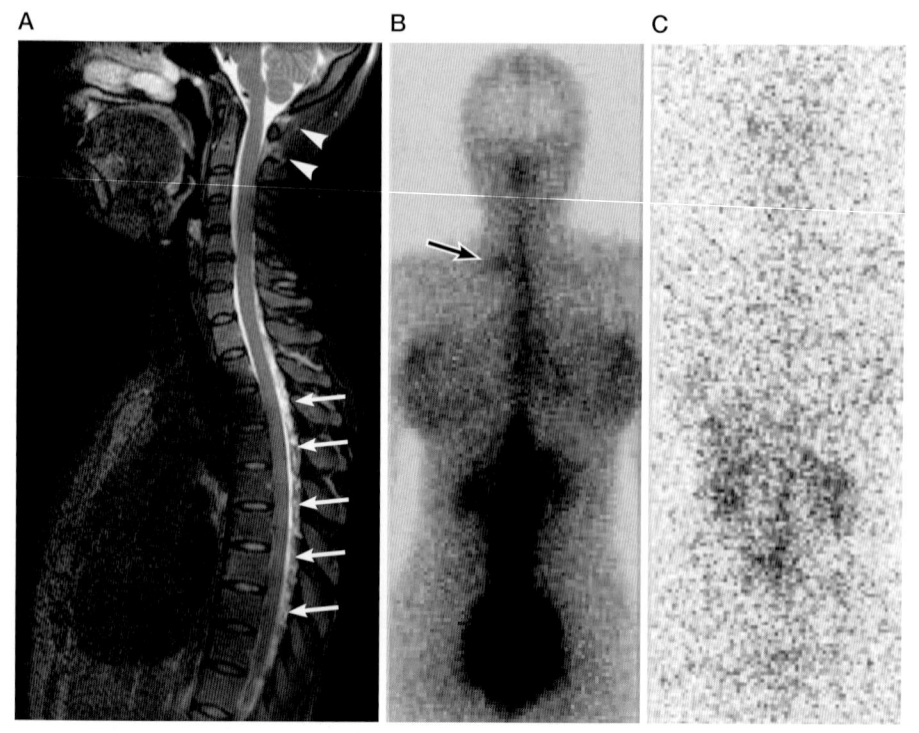

図 11-21　特発性低髄液圧症(40 歳台女性)
A：脂肪抑制 T2 強調矢状断像　B：脳槽シンチグラフィ投与後 2.5 時間正面像　C：RI 脊髄脳槽シンチグラフィ投与後 24 時間正面像　脂肪抑制 T2 強調矢状断像(A)では C1，C2 レベルの硬膜嚢背側に限局性の液体貯留(▶)，胸椎レベルの硬膜外腔に静脈叢拡張(→)が認められる．一方，RI 脊髄脳槽シンチグラフィ 2.5 時間像(B)では，頸胸椎移行部右側に髄液漏出を示唆する限局性集積(→)が認められる．24 時間後像(C)では脳脊髄液の循環遅延を示唆する円蓋部の描出不良や脳脊髄液腔からの放射性医薬品の早期消失が認められる．

でには円蓋部に到達しているべき放射線医薬品が描出されない状態である．腰椎穿刺で投与された放射線医薬品の頭蓋内脳槽への到達遅延を示唆しており，低髄液圧症にて高頻度に認められる所見である．膀胱の早期描出は従来から知られているが，硬膜穿刺後の髄液漏出は正常者でも高頻度に認められるため，単独での評価は避けるべき所見である(図 11-23)．

　RI 脊髄脳槽シンチグラフィの診断において，最も問題となるのは硬膜穿刺に伴う医原性の髄液漏出であり，安全性の高い 25G のペンシルポイント針でも漏出をきたしうることに留意すべきである[18]．実際，穿刺後漏出の直接所見は腰仙椎レベルに限局する髄液漏出として報告されている所見と類似しており，これらの鑑別は必ずしも容易ではない[30]．最も簡便な鑑別法は硬膜穿刺の直前や前日に MRI，MR ミエログラフィを撮像し，事前に髄液漏出の有無を確認することである(図 11-23)[18]．RI 脊髄脳槽シンチグラフィのみで鑑別する場合は，硬膜穿刺後漏出は直接所見が腰仙椎レベルに限局しやすく，穿刺から 2.5〜6 時間以降と出現時間が遅いことが鑑別点となるかもしれない[28]．一方，膀胱の早期描出は両者の鑑別には役に立たず，評価すべきではない．

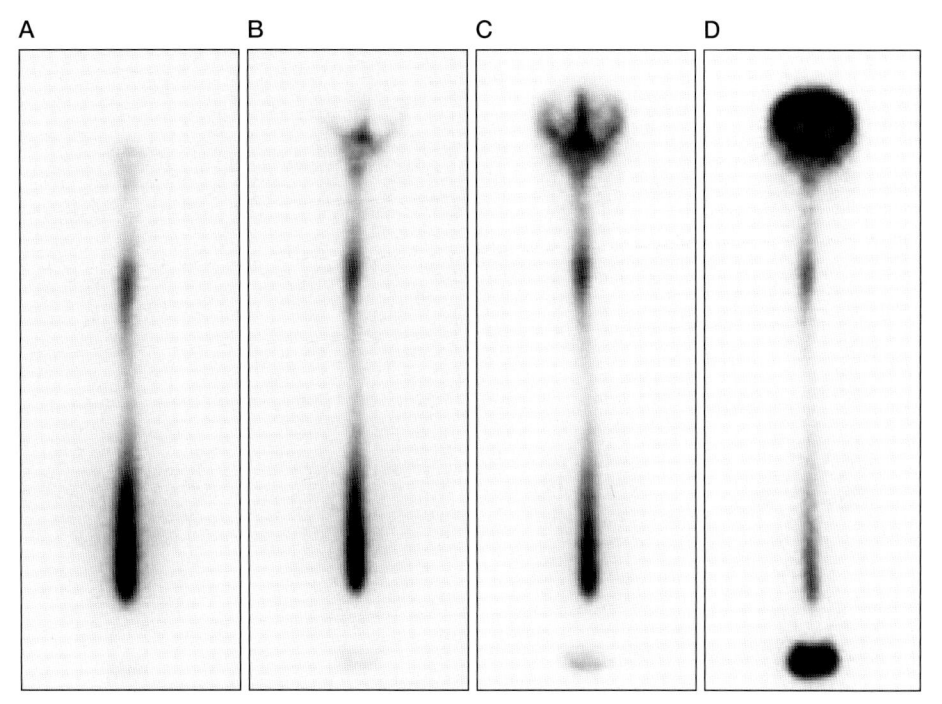

図11-22 正常者のRI脊髄脳槽シンチグラフィ(40歳台男性)
RI脊髄脳槽シンチグラフィ正面像　A：投与後1時間，B：投与後2.5時間正面像，C：投与後6時間，D：投与後24時間　脳底槽，Sylvius裂，天幕上くも膜下腔，傍矢状部と経時的に描出されている．

3) CT：侵襲的だが髄液漏出の評価に最も有用

　CTは，脳脊髄液漏出症や低髄液圧症の診断において，病初期にくも膜下出血など他疾患との鑑別に施行されることがある．本症に頭部CTを施行する意義は乏しいが，硬膜下血腫・水腫や脳実質の下垂所見が捉えられることがあり，診断のきっかけになる．また，進行するとくも膜下腔の不明瞭化が起こり，くも膜下出血と類似の所見を呈する(pseudo-subarachnoid hemorrhage：pseudo-SAH)(図11-24)．

　ヨード造影剤をくも膜下腔に注入してCTを撮影する(CTミエログラフィ)と，脊髄くも膜下腔からの髄液漏出を観察することができる．硬膜外腔に造影剤貯留があり，穿刺部漏出がないことを確認できれば，髄液漏出を確実に診断できる．CTミエログラフィでの髄液漏出陽性例は術中でも同様に異常所見があり，検出率は100％であったと報告されている[31]．RI脊髄脳槽シンチグラフィで硬膜外病変と紛らわしい所見を呈する場合，CTミエログラフィは神経根鞘や神経根嚢胞，憩室を明瞭に描出する．CTミエログラフィとRI脊髄脳槽シンチグラフィを同時に施行して検討した報告では，RI脊髄脳槽シンチグラフィで描出された硬膜外病変は神経根鞘への集積であり，"むちうち症"の症例群においては外傷性の髄液漏出は存在しなかったという[32]．CTミエログラフィは空間分解能が高く，漏出した造影剤の分布を周囲構造との関連を把握しつつ評価することが可能である．現時点では，髄液漏出を判定する最も信頼度の高い検査法と考えられる．検査にあたっては，腰椎穿刺の侵襲性と被曝を考慮する必要がある．また，造影剤注入後のどの時点で撮

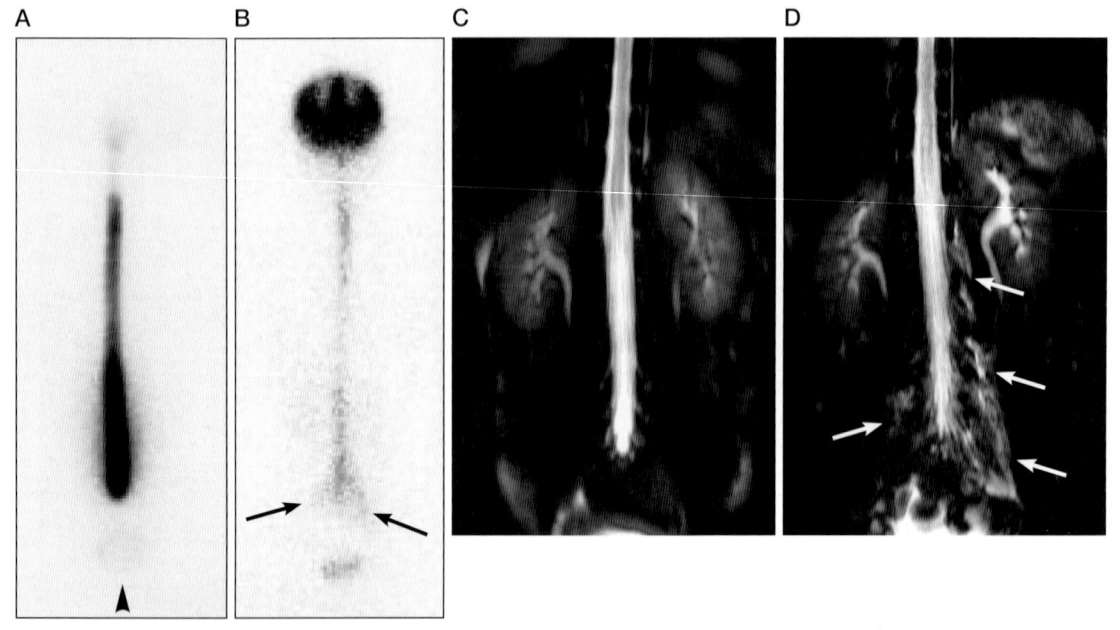

図11-23 硬膜穿刺後漏出(30歳台女性)
A,B：RI脊髄脳槽シンチグラフィ正面像　A：投与後1時間，B：投与後24時間，C：RI脊髄脳槽シンチグラフィ投与前の2D MRミエログラフィ，D：RI脊髄脳槽シンチグラフィ投与後の2D MRミエログラフィ　RI脊髄脳槽シンチグラフィ1時間像(A)にて膀胱の描出が認められる(▶)．RI脊髄脳槽シンチグラフィ24時間像(B)では腰仙椎レベルの傍脊椎領域に髄液漏出を示唆する限局性集積(→)が左側優位に認められる．RI脊髄脳槽シンチグラフィ投与前のMRミエログラフィ(C)では髄液漏出を示唆する所見は認められないが，投与後のMRミエログラフィ(D)では髄液漏出を示唆する高信号域(→)が左側優位に出現しており，RI脊髄脳槽シンチグラフィの所見と一致している．

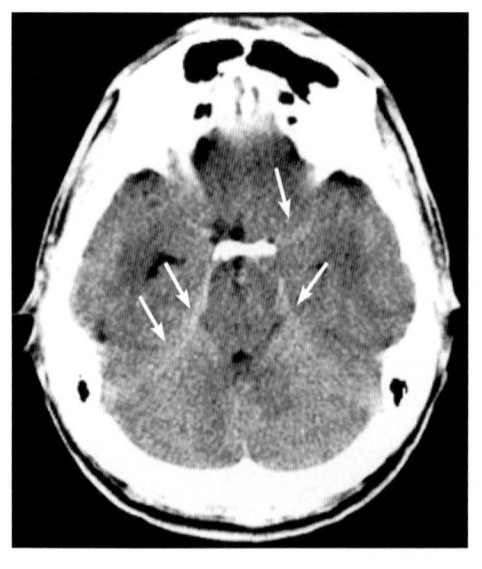

図11-24 特発性低髄液圧症(30歳台男性)
単純CT　脳槽のびまん性狭小化やSylvius谷，脚槽の軽度高吸収化(→)があり，pseudo-SAHの状態である．

影すれば確実に髄液漏出が捉えられるかは，症例によって至適な撮影タイミングの差異が大きく，問題となる[33]．

c. 鑑別診断とそのポイント

頭部MRIにおいて，限局性またはびまん性の硬膜造影効果や肥厚を呈する疾患が鑑別となる．悪性腫瘍の硬膜浸潤や特発性および膠原病，肉芽腫性疾患による肥厚性硬膜炎が代表的な疾患である．これらは低髄液圧症のような天幕上下から脊柱管内に連続するような両側対称性の均一な造影効果や肥厚を呈することはない．また，低髄液圧症の硬膜肥厚は拡張した血管床を反映して，T2強調像にて明瞭な高信号を呈することが一般的である．腫瘍や肉芽腫による硬膜肥厚はT2強調像での信号上昇が軽度であったり，信号低下を呈することが多い．

脊椎MRI，MRミエログラフィやRI脊髄脳槽シンチグラフィでの硬膜外液体貯留は，硬膜外穿刺に伴う髄液漏出との鑑別が必要である．腰椎優位の分布か否かなど液体貯留の分布に加え，画像検査と腰椎穿刺の時間関係の把握が重要である．

頭部CTで認められる脳溝，くも膜下腔のびまん性不明瞭化（pseudo-SAH）を呈する疾患として，脳死などによるびまん性脳浮腫や巨大腫瘍，静脈洞血栓による頭蓋内圧亢進などが鑑別にあがる．

■ 文　献

1) Koh L, Zakharov A, Johnston M : Integration of the subarachnoid space and lymphatics : is it time to embrace a new concept of cerebrospinal fluid absorption? Cerebrospinal Fluid Res 2005 ; 20 : 6.
2) 山田晋也，後藤忠輝：髄液動態画像MRI（Time-SLIP法による観察）．臨床神経 2010 ; 50 : 966-970.
3) 山田晋也：3T MRI脳脊髄液動態イメージング．インナービジョン 2012 ; 27 : 78-81.
4) Dandy WE, Blackfan KD : Internal hydrocephalus : an experimental, clinical and pathological study. Am J Dis Child 1914 ; 8 : 406-481.
5) Greitz D : Radiological assessment of hydrocephalus : new theories and implications for therapy. Neurosurg Rev 2004 ; 27 : 145-165.
6) Greitz D : The hydrodynamic hypothesis versus the bulk flow hypothesis. Neurosurg Rev 2004 ; 27 : 299-300.
7) 日本正常圧水頭症学会　特発性正常圧水頭症診療ガイドライン作成委員会：特発性正常圧水頭症診療ガイドライン．第2版，メディカルレビュー社，2011．
8) Kitagaki H, Mori E, Ishii K, et al : CSF spaces in idiopathic normal pressure hydrocephalus : morphology and volumetry. AJNR Am J Neuroradiol 1998 ; 19 : 1277-1284.
9) Hashimoto M, Ishikawa M, Mori E, et al : Study of INPH on neurological improvement (SINPHONI). Diagnosis of idiopathic normal pressure hydrocephalus is supported by MRI-based scheme : a prospective cohort study. Cerebrospinal Fluid Res 2010 ; 7 : 18.
10) Ishii K, Kawaguchi T, Shimada K, et al : Voxel-based analysis of gray matter and CSF space in idiopathic normal pressure hydrocephalus. Dement Geriatr Cogn Disord 2008 ; 25 : 329-335.
11) Ishii K, Kanda T, Harada A, et al : Clinical impact of the callosal angle in the diagnosis of idiopathic normal pressure hydrocephalus. Eur Radiol 2008 ; 18 : 2678-2683.
12) Iseki C, Kawanami T, Nagasawa H, et al : Asymptomatic ventriculomegaly with features of idiopathic normal pressure hydrocephalus on MRI (AVIM) in the elderly : a prospective study in

a Japanese population. J Neurol Sci 2009 ; 277 : 5457.
13) Oi S, Shimoda M, Shibata M, et al : Pathophysiology of long-standing overt ventriculomegaly in adults. J Neurosurg 2000 ; 92 : 933-940.
14) Headache Classification Subcommittee of the International Headache Society : the international classification of headache disorders. 2nd, Cephalalgia 2004 ; 24 Suppl 1 : 9-160.
15) Sakurai K, Matsukawa N, Okita K, et al : Lumbar puncture-related cerebrospinal fluid leakage on magnetic resonance myelography : is it a clinically significant finding? BMC Anesthesiol 2013 ; 13 : 35.
16) Schievink WI : Misdiagnosis of spontaneous intracranial hypotension. Arch Neurol 2003 ; 60 : 1713-1718.
17) Mokri B : Spontaneous cerebrospinal fluid leaks : from intracranial hypotension to cerebrospinal fluid hypovolemia—evolution of a concept. Mayo Clin Proc 1999 ; 74 : 1113-1123.
18) Sakurai K, Nishio M, Sasaki S, et al : Postpuncture CSF leakage : a potential pitfall of radionuclide cisternography. Neurology 2010 ; 75 : 1730-1734.
19) Kumar N : Beyond superficial siderosis : introducing "duropathies". Neurology 2012 ; 78 : 1992-1999.
20) Schievink WI, Maya MM, Moser FG, et al : Spectrum of subdural fluid collections in spontaneous intracranial hypotension. J Neurosurg 2005 ; 103 : 608-613.
21) Farb RI, Forghani R, Lee SK, et al : The venous distension sign : a diagnostic sign of intracranial hypotension at MR imaging of the brain. AJNR 2007 ; 28 : 1489-1493.
22) Bonneville JF, Cattin F, Bonneville F : Enlargement of the inferior intercavernous sinus: a new sign for the diagnosis of craniospinal hypotension. AJNR 2011 ; 32 : E194.
23) Fuh JL, Wang SJ, Lai TH, et al : The timing of MRI determines the presence or absence of diffuse pachymeningeal enhancement in patients with spontaneous intracranial hypotension. Cephalalgia 2008 ; 28 : 318-322.
24) Watanabe A, Horikoshi T, Uchida M, et al : Diagnostic value of spinal MR imaging in spontaneous intracranial hypotension syndrome. AJNR 2009 ; 30 : 147-151.
25) Hosoya T, Hatazawa J, Sato S, et al : Floating dural sac sign is a sensitive magnetic resonance imaging finding of spinal cerebrospinal fluid leakage. Neurol Med Chir 2013 ; 53 : 207-212.
26) Yousry I, Förderreuther S, Moriggl B, et al : Cervical MR imaging in postural headache : MR signs and pathophysiological implications. AJNR 2001 ; 22 : 1239-1250.
27) Semirgin SU, Basoglu T, Cokluk C, et al : Radionuclide imaging with SPECT/CT in suspected cerebrospinal fluid leakage. Clin Nucl Med 2012 ; 37 : 289-292.
28) Sakurai K, Nishio M, Yamada K, et al : Comparison of the radioisotope cisternography findings of spontaneous intracranial hypotension and iatrogenic cerebrospinal fluid leakage focusing on chronological changes. Cephalalgia 2012 ; 32 : 1131-1319.
29) Schievink WI, Meyer FB, Atkinson JL, et al : Spontaneous spinal cerebrospinal fluid leaks and intracranial hypotension. J Neurosurg 1996 ; 84 : 598-605.
30) Moriyama E, Ogawa T, Nishida A, et al : Quantitative analysis of radioisotope cisternography in the diagnosis of intracranial hypotension. J Neurosurg 2004 ; 101: 421-426.
31) Schievink WI, Maya MM, Louy C : Cranial MRI predicts outcome of spontaneous intracranial hypotension. Neurology 2005 ; 64 : 1282-1284.
32) Hashizume K, Watanabe K, Kawaguchi M, et al : Comparison between computed tomography-myelography and radioisotope-cisternography findings in whiplash-associated disorders suspected to be caused by traumatic cerebrospinal fluid leak. Spine 2012 ; 37 : E721-726.
33) Luetmer PH, Schwartz KM, Eckel LJ, et al : When should I do dynamic CT myelography? : predicting fast spinal CSF leaks in patients with spontaneous intracranial hypotension. AJNR 2012 ; 33 : 690-694.

Chapter 12

新生児・小児疾患

12.1 脳の正常発育

a. 胎児脳のMRI

1) 脳胞の発達

　胎生第3週〜8週を器官形成期といい，この時期に3胚葉，つまり外胚葉，中胚葉，内胚葉という体の基本構造ができ(原腸形成)，3胚葉のそれぞれが特有な組織と器官系を形成していく．神経系では，胎生第3週〜4週に外胚葉から神経管が形成され，さらに第5週以降には脳胞形成や神経細胞移動により脳が形成されていく[1] (図12-1)．

　神経管が閉鎖する胎生第3週末頃には，神経管の前部(将来の脳になる部分)が急速に発達することにより屈曲(脳屈)が生じ，前脳胞，中脳胞，菱脳胞の3つの脳胞が形成される(一次脳胞期)．胎生第5週頃には前脳胞から終脳胞と間脳胞が，菱脳胞から後脳胞と髄脳胞が生じ，5つの脳胞が形成される(二次脳胞期)．終脳胞は終脳(大脳半球)になり，間脳胞は間脳(視床と視床下部)になる．中脳胞はあまり変化せず中脳になる．後脳胞は腹側が橋，背側が小脳になり，髄脳胞は延髄になる．

2) 胎児脳の形態変化

　終脳の形態変化をみていく．胎生第5週頃の終脳は，まだ半球の形をとらず，全球とよばれるドーム状の形態を呈している．その後，傍正中部に左右2本の半球溝が出現し半球分割が始まる．胎生第15週頃に，平滑な大脳半球外側部の表面に原始外側溝(Sylvius裂になる)とよばれる陥凹が出現する．第22週頃には島周囲の脳実質の発達により，前頭頭頂弁蓋，側頭弁蓋が形成され，Sylvius裂が明瞭に同定できるようになる(図12-2)．第27週までに鳥距溝，帯状溝，頭頂後頭溝，中心溝，中心前溝，中心後溝などの脳溝が形

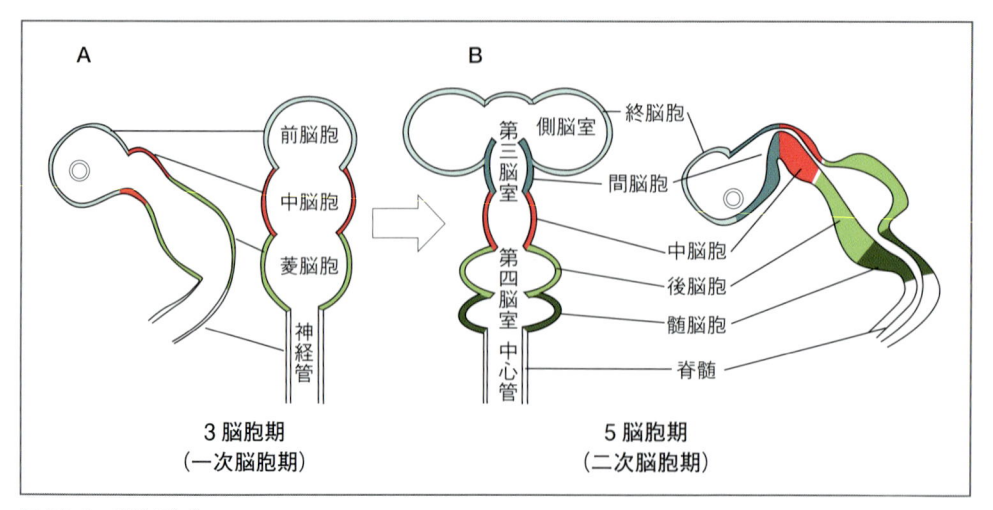

図12-1 脳胞形成

一次脳胞期には，脳屈により3つの脳胞が形成される(A)．さらに5つの脳胞となり，終脳胞からは大脳半球が形成される．また脳胞の中の腔が脳室系となる．（文献1)より許可を得て転載）

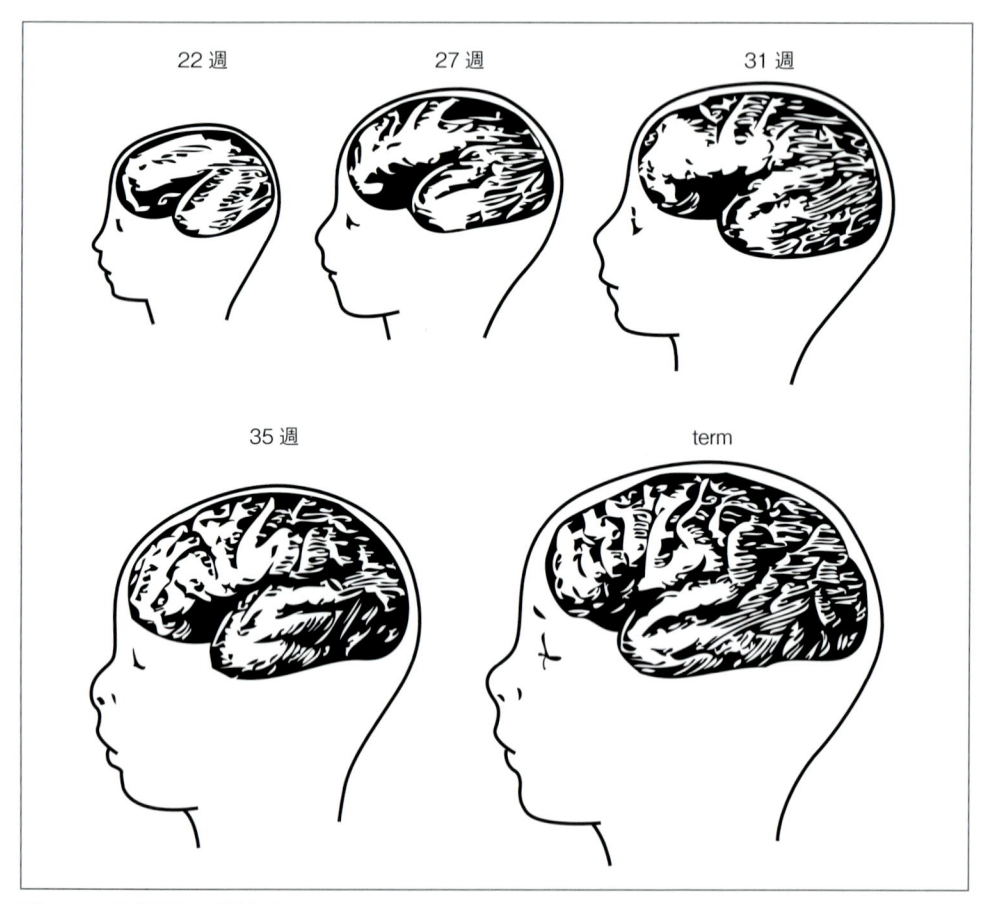

図12-2 胎児脳の形態変化

第22週頃にはSylvius裂が明瞭にみられるようになり，第27週には中心溝，中心前溝などの1次脳溝が形成される．その後，2次脳溝，3次脳溝が出現し，第40週頃に脳溝パターンは完成する．（文献3)より改変）

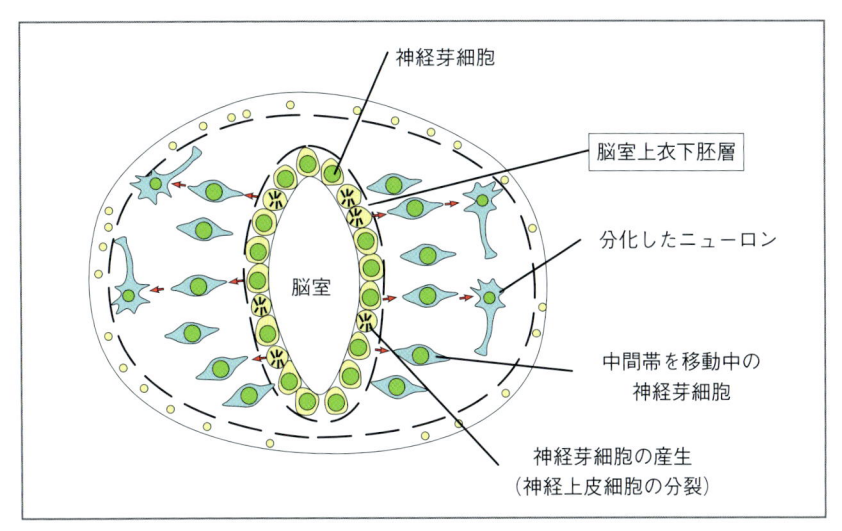

図 12-3　神経細胞移動
脳室上衣下胚層で分裂した神経芽細胞は，脳表へ向かって移動する．脳表に到達するとニューロンに分化し，大脳皮質を形成していく．（文献1）より改変）

成される．これらの主要な脳溝は個体差が少なく，1次脳溝とよばれる．第28週以降には上前頭溝，下前頭溝，下側頭溝などの2次脳溝，さらに3次脳溝の出現により第40週頃には脳溝のパターンはほぼ完成する．

3）大脳の発達と神経細胞移動

　大脳の内部の変化をみていく．胎生7週頃に側脳室外側壁に沿って脳室上衣下胚層（subependymal germinal matrix）が出現する．ここでは胎生第16週頃より盛んに細胞分裂が行われ，神経芽細胞（幼若なニューロン）が産生される．神経芽細胞は脳室上衣下胚層から脳表へ向かって移動し，大脳皮質を形成していく（図12-3）．脳室上衣下胚層は第28週頃に縮小し，第32週以降には消失する．

　脳室上衣下胚層は尾状核頭部近傍で最も厚くみられるので，第28週未満の早産児では，CTにて尾状核頭部近傍に脳室上衣下胚層が高吸収域として認められる．MRIではT1強調像で高信号域，T2強調像で低信号域としてみられる．早産児でみられる上衣下出血との鑑別にはT2*強調像が有用である．

4）大脳皮質の形成

　脳表に到達した神経芽細胞はニューロンに分化し，6層の大脳皮質構造が形成されていく．初めに移動した神経芽細胞（ニューロンに分化）によりプレプレート（原始網状層）がまず形成される（図12-4）．その後，移動を開始した神経芽細胞がプレプレートに侵入し，ここに皮質板とよばれる密なニューロンの集団を形成する．皮質板は将来の皮質第2層から第6層の上部を構成する．引き離されたプレプレートは将来の皮質第1層と第6層下部となる．遅れて皮質板に加わるニューロンほど皮質板の表層の位置を占める（インサイド・アウトパターン）．このようにして大脳皮質の6層構造が形成されていく．

VZ：ventricular zone〔脳室帯（脳室上衣下胚層）〕	PP：preplate（プレプレート）
IZ：intermediate zone（中間帯）	SP：subplate（サブプレート）
MZ：marginal zone（辺縁帯）	CP：cortical plate（皮質板）
pia：pia mater（軟膜）	

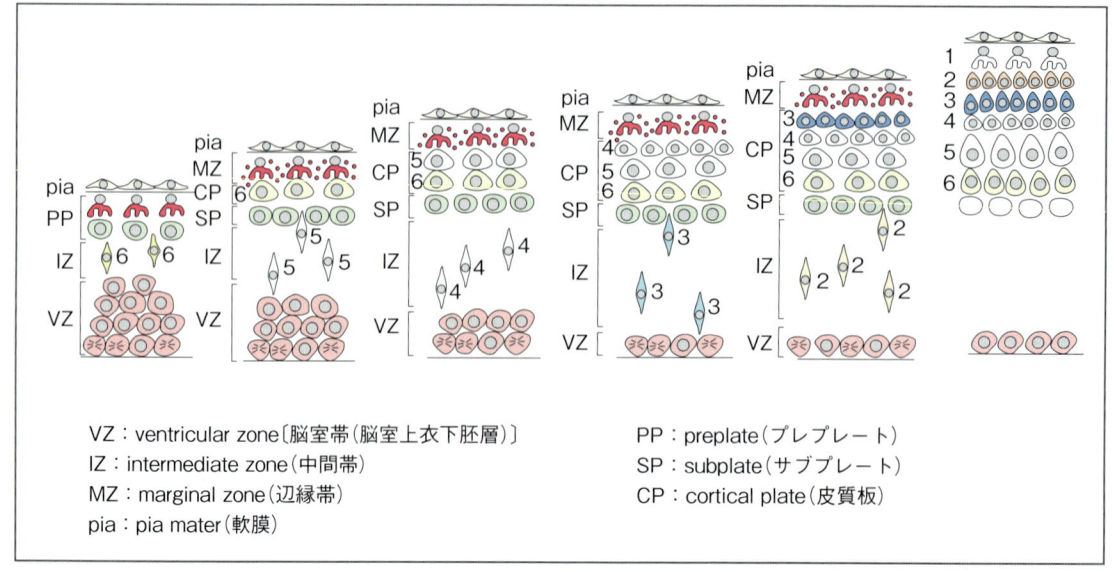

図 12-4　大脳皮質の形成
初めに移動した神経芽細胞によりプレプレート（PP）が形成され，その後に移動を開始した神経芽細胞がプレプレートに侵入し皮質板（CP）を形成する．皮質板のニューロンは，深層ほど早く発生したニューロンにより占められる（インサイド・アウトパターン）．（文献1）より改変）

5）胎児脳の MRI

　胎児に対する画像診断の基本は超音波検査であるが，胎児の位置や母体の影響などにより十分な胎児情報を得られないことも多い．胎児 MRI は安全性が完全には確立されていないが，撮像時期や適応を限れば非常に有用な情報を得ることができる．胎児における脳溝形成などの経時的な形態変化は，MRI にて明確に把握することができる．また胎児脳では，T2 強調像において神経芽細胞の移動の過程が層構造として同定できる．つまり胎生 16 週頃より，内側の脳室上衣下胚層，外側の皮質層，移動中の神経芽細胞からなる層の 3 層構造を呈し，34 週頃には成人と同様の皮質と白質の 2 層構造となる（**図 12-5，6**）．

6）colpocephaly

　左右対称性に側脳室後角が拡大した状態である．胎生 15 週頃は，脳実質は薄く大きな腔を形成しており，これが側脳室となる．その後の脳の発育により側脳室は縮小していく．胎生 23 週頃には側脳室前角は縮小しているが，後角は拡大したままの形態を呈しており "fetal type" や "colpocephaly" とよばれる（**図 12-6**）．後角も 28 週以降には縮小して成人と同様の形態となる．したがって，早産児では正常で colpocephaly を認めることがあり，その後，縮小がみられない場合には脳梁欠損・形成不全などとの関連を考慮する必要がある．

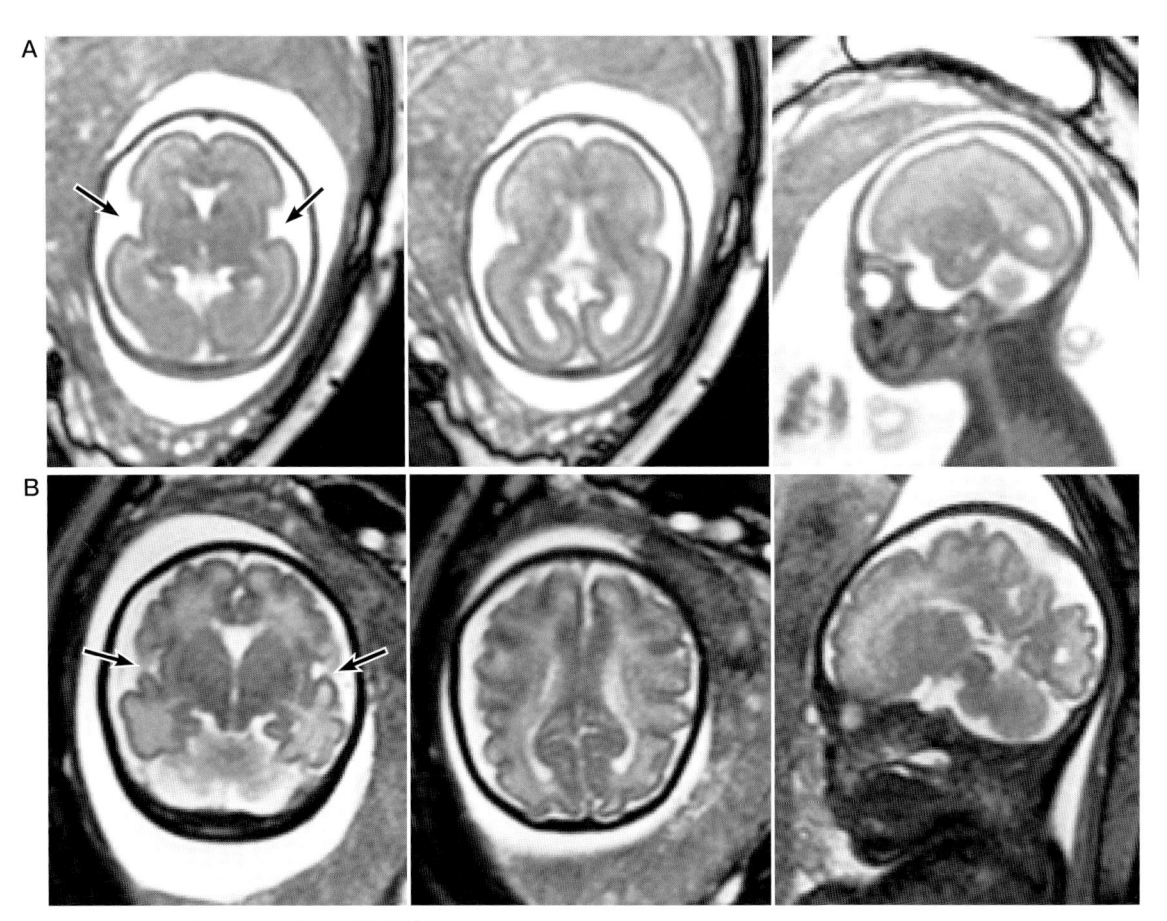

図12-5 MRIによる胎児脳の形態変化

T2強調像　A：胎生25週，B：胎生32週（同一児）　胎生25週（A）では，浅いSylvius裂を認める（→）．脳表は平滑で，中心溝などの1次脳溝ははっきりしない．胎生32週（B）では，島を覆うように前頭葉や側頭葉が発達し，Sylvius裂が明瞭となる（→）．脳表には中心溝をはじめとする1次脳溝や2次脳溝が形成され，成人脳に近い脳溝パターンとなっている．

図12-6 MRIで見た神経細胞移動（図12-5と同一児）

T2強調像　胎児脳の表層と脳室周囲に低信号帯がみられ，その間に高信号域が認められ，3層構造を呈している（→）．脳室周囲の低信号帯は脳室上衣下胚層を，表層の低信号帯は移動を完了した神経細胞を，その間の高信号域は移動中の神経芽細胞を反映していると考えられる．また，側脳室の後角が拡大している（colpocephaly，▶）．

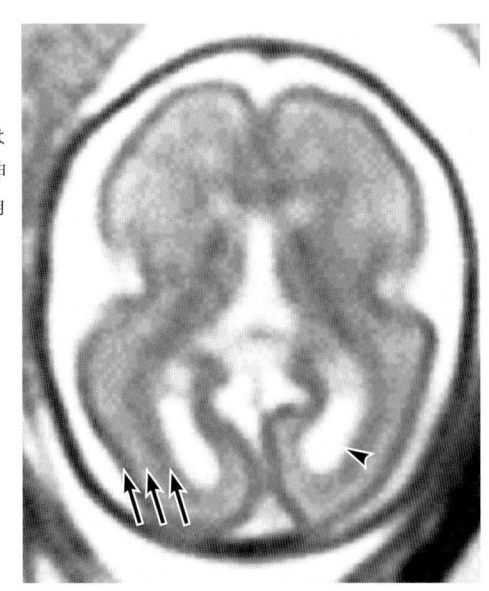

b. 小児脳の発育

1）髄鞘形成

髄鞘形成は胎生14週頃から脊髄に生じ，22週頃には脳幹，小脳，33週頃には中心溝近傍の大脳白質へと進行していく．大脳の髄鞘形成の多くは生後に始まるので，満期産新生児の白質は髄鞘が欠如し，水分含有量が高い組織となっている．大脳の髄鞘化は尾側(脊髄，脳幹)から頭側(大脳)へ，背側(後頭葉)から腹側(前頭葉，側頭葉)へ，中心(深部白質)から末梢(皮質下白質)へ進行していく．

2）髄鞘化によるMRI信号の変化

髄鞘化の進行に伴い，白質の水分含量が減少し，髄鞘を構成する蛋白質，コレステロール，糖脂質などの占める割合が多くなり，これがMRIにおいてT1およびT2値の短縮をきたすため(T1強調像で高信号化/T2強調像で低信号化)，髄鞘化(myelination)の評価がMRIで可能となる．まずT1強調像での高信号化が始まり，その数か月後にT2強調像での低信号化が生じる．T2強調像での低信号化は，組織学的な髄鞘化の程度と一致すると考えられている．その後はMRIの信号変化はほとんどみられないが，組織学的には髄鞘化は40歳頃まで緩徐に続くといわれている．

T1強調像での信号変化は概ね8か月頃までみられるので，髄鞘化の評価(髄鞘化の遅延の有無など)は，8か月頃まではT1強調像で(**図12-7**)，8か月以降はT2強調像における白質の低信号化を目安として評価する(**図12-8**)．生後2歳頃には成人型のMRI信号となる．

部位ごとの髄鞘化の過程は**表12-1**に示すとおりであるが，いくつかのポイントを押さえておく(**BOX 12-1**)．

3）下垂体の変化

新生児期の下垂体は上方凸の形態をとり，その後，徐々に小さくなり2か月頃に平坦化する(**図12-9**)．思春期には再び増大し，上方凸の形態をとり，高さ10 mmに達することもある．新生児期には前葉，後葉ともにT1強調像で高信号を呈す．新生児における下垂体前葉の高信号については，前葉における組織学的な変化，つまり小胞体の増加やホルモンなどのタンパク合成の亢進などが関与していると考えられている．前葉の高信号は生後2か月頃まで認められる．

4）脳梁

脳梁は新生児期には全体的に薄く，脳梁膝部や脳梁膨大部の膨らみは認められない．大脳皮質の成長に伴って増大していき，10か月頃には成人と同じ形態を呈すようになる．

5）正中過剰腔

透明中隔腔は生後3か月までに，Verga腔は胎生40週前後に閉鎖する．したがって，早産児ではこれらの腔が正常で認められる．

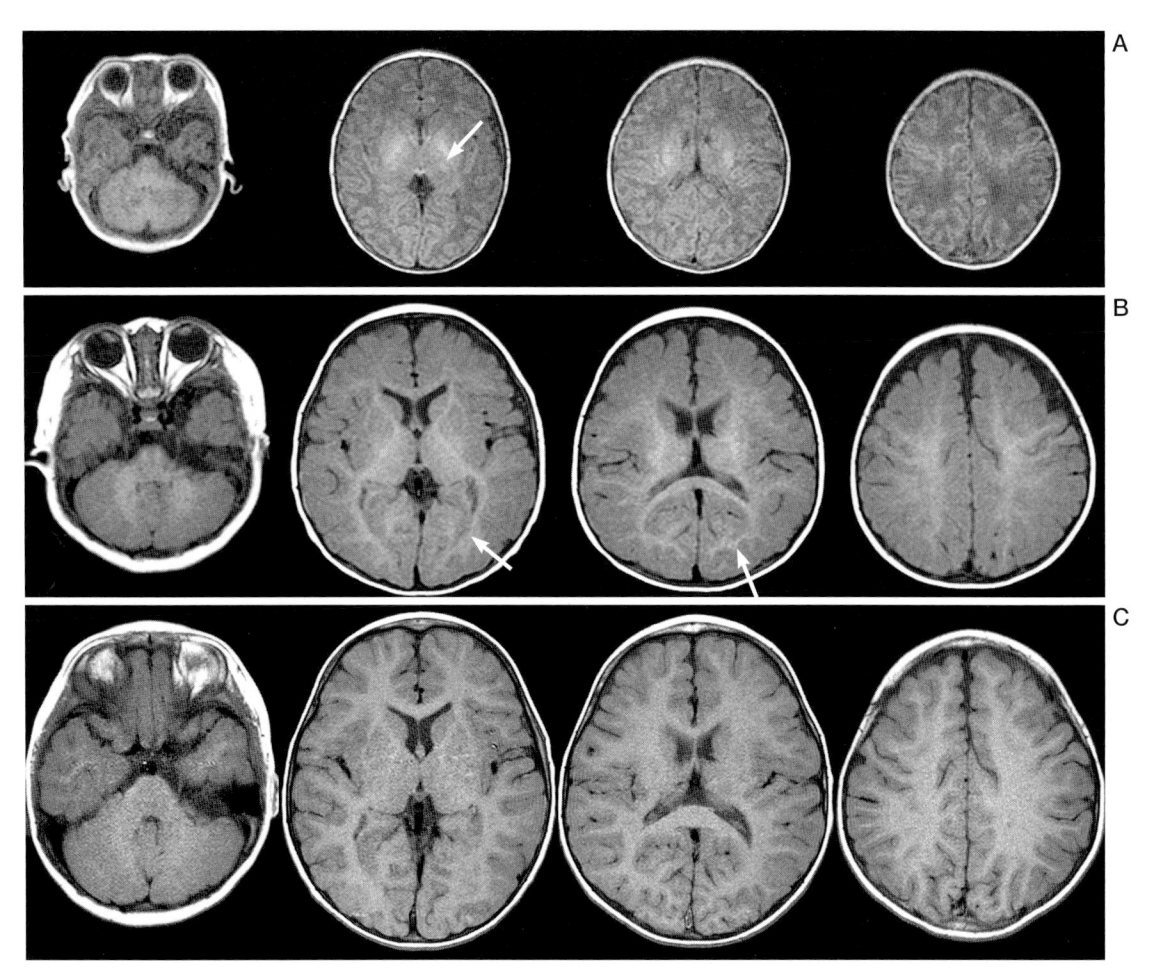

図 12-7 T1 強調像での髄鞘化による信号変化
A：生下時（満期産），B：生後 6 か月，C：生後 1 歳 6 か月　T1 強調像では，髄鞘化は信号強度の上昇として認められる．生下時(A)には中小脳脚，内包後脚が高信号域としてみられる(→)．生後 6 か月(B)では，後頭葉の深部白質および皮質下白質に髄鞘化がみられる(→)．その後，前頭葉，側頭葉へ髄鞘化が進展し，前頭葉の皮質下白質に達するのは生後 11 か月頃である．

6）頭蓋骨と脳との発育ギャップ

乳児期にはくも膜下腔が拡大様にみられることがあり，脳の発達障害や脳萎縮などと見間違えることがある．これは頭蓋骨の発達と脳の発達との不均衡よるとされ，benign enlargement of the subarachnoid spaces in infants として知られ，病的意義はない．1 歳以降には頭蓋内容積に占める脳実質容積が増大し，脳表のくも膜下腔は狭くなる（図 12-10）．

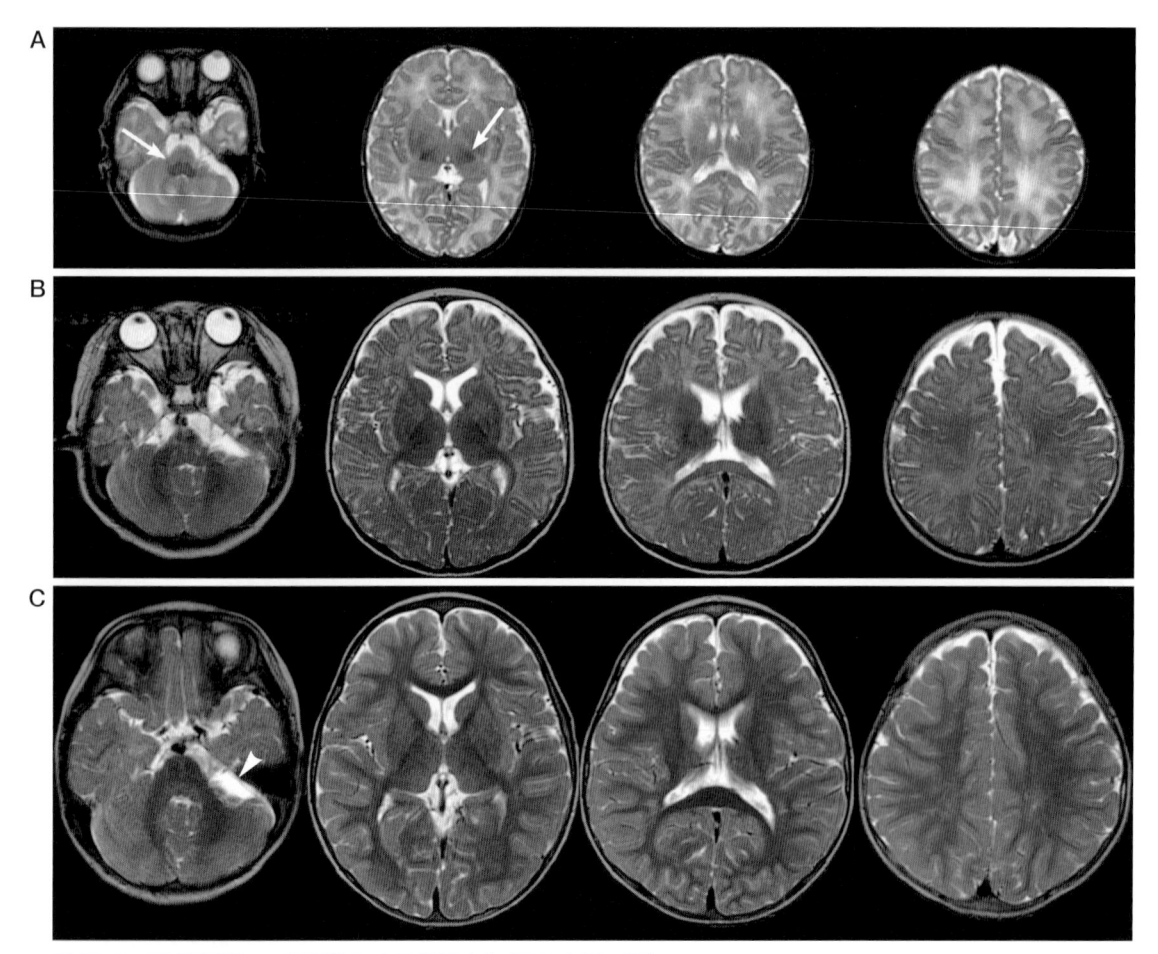

図12-8 T2強調像での髄鞘化による信号変化（図5と同一児）
A：生下時（満期産），B：生後6か月，C：生後1歳6か月　T2強調像では，髄鞘化は信号強度の低下として認められる．生下時（A）には中小脳脚，内包後脚が低信号域としてみられる（→）．T1強調像での信号変化は8か月頃までみられるので（B），8か月以降はT2強調像での低信号化を髄鞘化の目安にする（C）．左小脳橋角部にくも膜囊胞あり（C，▶）．

7）terminal zone

T2強調像において，側脳室三角部の上方の白質に軽度の高信号域がみられることがある．この領域は最も髄鞘化が遅れる部分でterminal zoneとよばれ，病的意義は乏しい所見である（**図12-11**）．しばしば若年成人でも認められる．脳室周囲白質軟化症（periventricular leukomalacia：PVL）などの病的所見との区別には，脳室壁との間に髄鞘化した白質の低信号を認めるのが助けとなる．

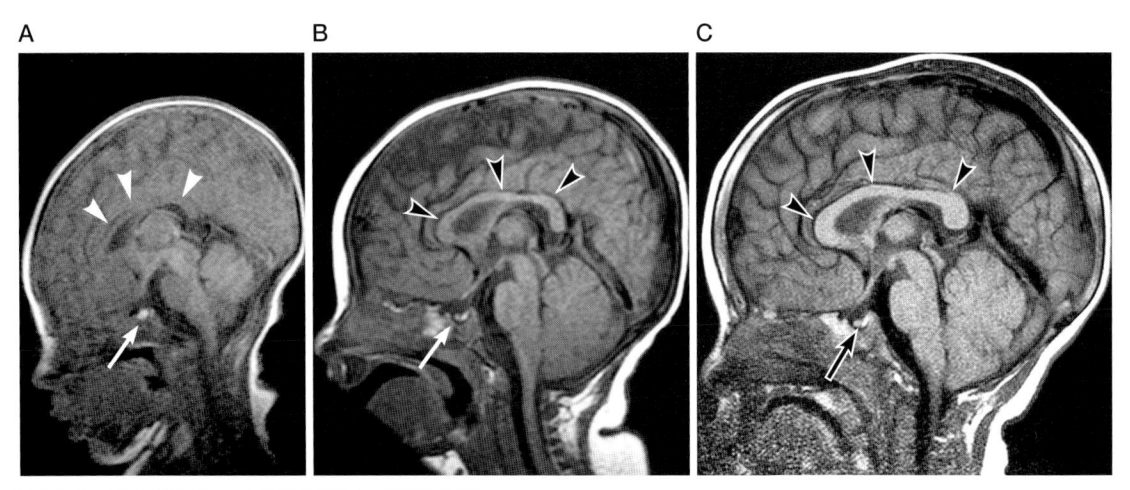

図 12-9 乳児期における下垂体および脳梁の変化
T1強調像矢状断像 A：0か月，B：6か月，C：18か月 生下時の下垂体は全体が高信号を呈し，上方凸の形態をとる．その後，前葉の信号は低下し，形態も平坦化する(→)．また，生下時の脳梁は薄く不明瞭であるが，6か月頃には膝部や膨大部の膨らみがみえ始める(▶)．

表 12-1 正常髄鞘化の過程

解剖学的部位		T1強調像	T2強調像
上小脳脚		胎生28週	胎生27週
内側縦束		胎生25週	胎生29週
内側毛帯		胎生27週	胎生30週
外側毛帯		胎生26週	胎生27週
中小脳脚		生下時	0〜2か月
小脳白質		0〜4か月	3〜5か月
内包後脚	前部	1か月	4〜7か月
	後部	胎生36週	胎生40週
内包前脚		2〜3か月	7〜11か月
脳梁膝部		4〜6か月	5〜8か月
脳梁膨大部		3〜4か月	4〜6か月
後頭葉白質	中心部	3〜5か月	9〜14か月
	辺縁部	4〜7か月	11〜15か月
前頭葉白質	中心部	3〜6か月	11〜16か月
	辺縁部	7〜11か月	14〜18か月
半卵円中心		2〜4か月	7〜11か月

(文献3)を改変して転載)

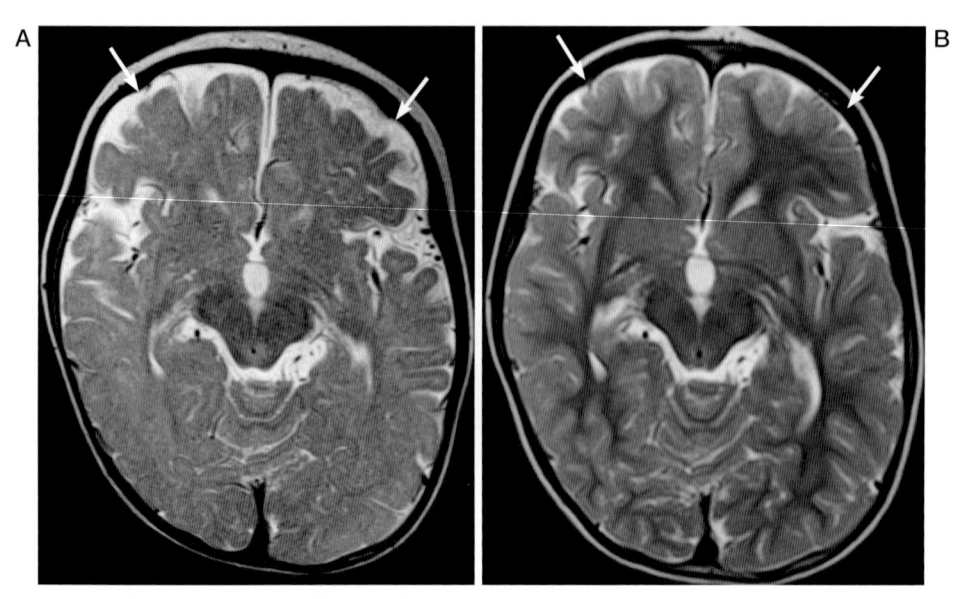

図 12-10 乳児期におけるくも膜下腔の拡大
T2 強調像　A：生後 8 か月，B：生後 24 か月　生後 8 か月でみられていた両側前頭部や Sylvius 裂のくも膜下腔の拡大(→)は，経時的に縮小している．

> **BOX 12-1　髄鞘化の要点**
>
> 1) 生下時には，橋背側，中小脳脚，内包後脚，視床腹外側に髄鞘化がみられる．
> 2) 運動路と視覚路は髄鞘化が早く，3 か月ほどで概ね信号変化が完了する．運動路と視覚路を除く白質は 3 か月頃から始まり，後頭葉から前頭葉，側頭葉へ向かって進行する．
> 3) 運動路は橋，大脳脚，内包後脚，放線冠，半卵円中心，運動野の皮質下白質の順に髄鞘化が進む．
> 4) 視覚路は視神経，視索，視放線，視覚野の皮質下白質の順に髄鞘化が進む．
> 5) 脳梁は，膨大部から膝部に向かって進み，8 か月ほどで信号変化が完了する．
> 6) 皮質下白質の髄鞘化は，中心部に比べ数か月遅れる．
> 7) T1 強調像における信号変化は 8 か月までに概ね完了する．
> 8) T2 強調像における皮質下白質の低信号化が最後に認められる．9 か月頃より後頭葉から前頭葉に向かって進み，最後に側頭葉に至る．
> 9) 2 歳時には成人とほぼ同じ MRI パターンとなる．

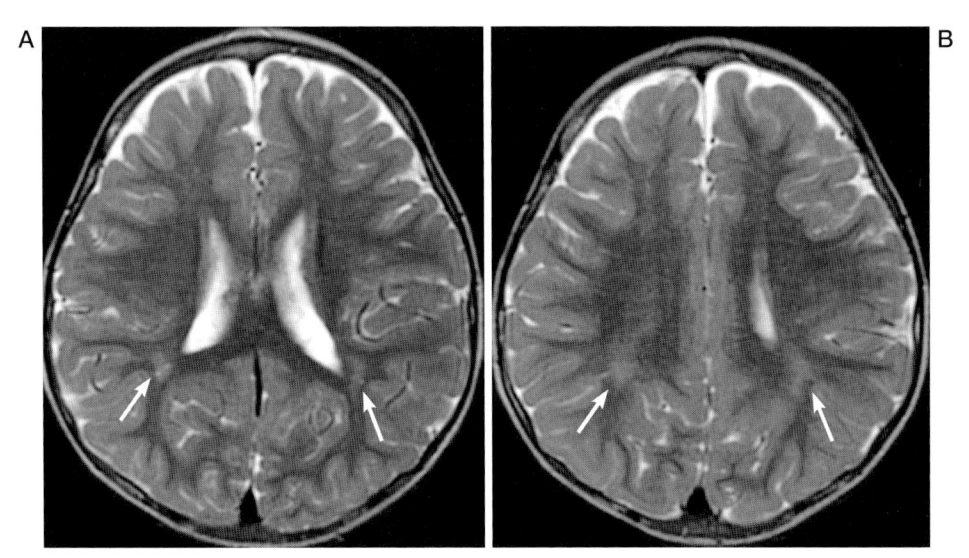

図 12-11　terminal zone
T2強調像　側脳室三角部の近傍の白質に淡い高信号域が認められる(→)．高信号域と脳室との間には低信号化した正常の白質が認められる．

12.2　脳奇形

a. 神経管閉鎖障害

1) 脳　瘤　cephalocele

　従来は胎生期における神経管の閉鎖過程の障害に基づく癒合不全(dysraphism)に由来する先天奇形と考えられてきたが，今日では閉鎖不全に基づく奇形は無脳症/外脳症(anencephaly/excencephaly)のみであり，脳瘤は，神経管閉鎖後に間葉系組織の形成不全により頭蓋内容物が頭蓋外に脱出するとする考え方が主流になっている．脳瘤の発生部位は頭蓋冠後部(後頭部，頭頂部)が最も多く，全体の75％を占める．後頭下部や前頭部は少ない．後頭下部(外後頭隆起より下)の頭蓋披裂および上位頸椎の二分脊椎を介する脳瘤(cervico-occipital cephalocele)は，Chiari III型奇形として報告される場合もある(**図 12-12**)[4]．

　まれな発生部位として前頭蓋底部がある．脳瘤は通常，外観から診断可能であるが，前頭蓋底部に発生するものや，腫瘤が頭皮下に存在する閉鎖型脳瘤(**図 12-13**)は外観からの診断が困難であり，画像診断の果たす役割は大きい[5]．閉鎖型脳瘤は脳瘤部頭皮の外観から，nodular type と alopecic type に分類される．nodular type は後頭部に多く，予後は良好であるが，alopecic type は頭頂部に多く，頭蓋内に重篤な奇形を合併し予後は不良である．

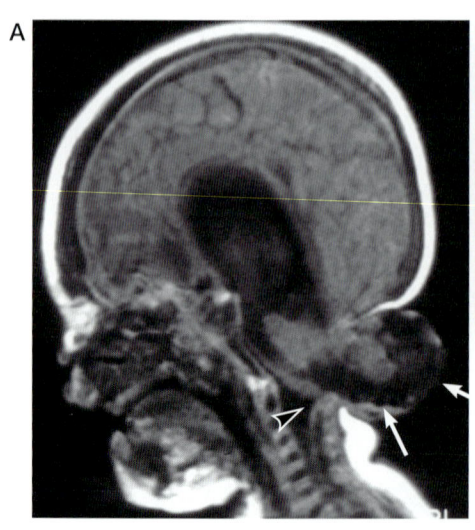

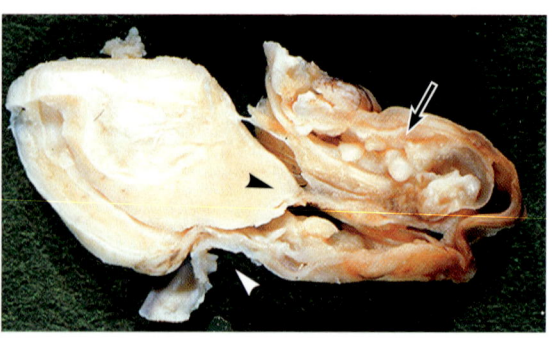

788　Chapter 12　新生児・小児疾患

図 12-12　後頭下部脳瘤：Chiari III 型奇形(1 か月男児)
A：T1 強調矢状断像，B：剖検脳矢状断割面　T1 強調矢状断像(A)にて後頭下部から上位頸椎にかけて脳瘤を認める．脳瘤内には脳実質と脳室系に連続する髄液腔(→)を認める．延髄は脳瘤側に引き込まれ屈曲している(黒矢頭)．剖検脳(B)では脳幹背側下部には嘴状の膨出が認められる(黒矢頭)．脳瘤内に脱出した脳(→)は後頭葉であり，小脳構造は欠損していた．延髄(白矢頭)は屈曲し，脳瘤内に引き込まれている．(宇都宮英綱：Chiari III 型奇形．荒木　力・他編：すぐわかる小児の画像診断．学研メディカル秀潤社，2011：94-95 より許可を得て転載)

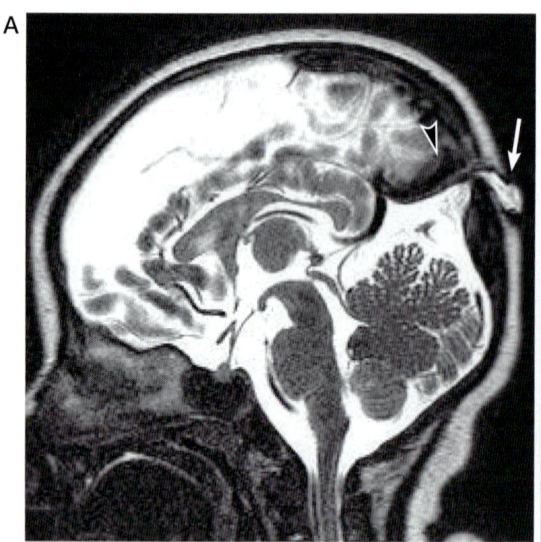

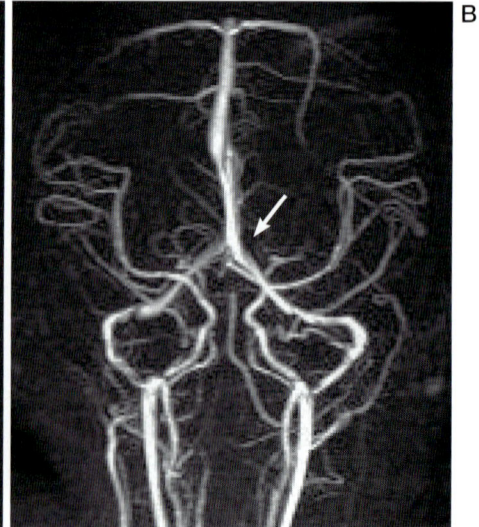

図 12-13　閉鎖型脳瘤：nodular type(1 か月女児)
A：T2 強調正中矢状断像，B：3D PC MRA(正面像)　T2 強調矢状断像(A)にて後頭部(小泉門部)に内部が髄液信号で満たされた小さな腫瘤を認める．その内部は頭蓋内に連続する索状構造が認められる(→)．小脳上面のくも膜下腔は開大し，直静脈洞(▶)は高位を走行している．3D PC MRA(B)では上矢状洞は下部で右脚と左脚に別れ，静脈洞交会(→)は高位に位置している．

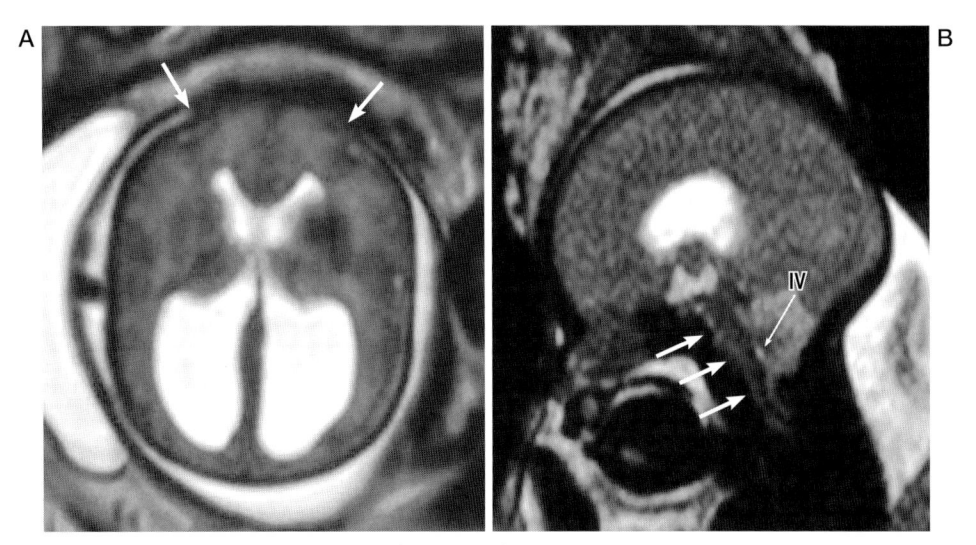

図12-14 Chiari II型奇形の胎児MRI（妊娠33週）
A：T2強調像，B：T2強調正中矢状断像　T2強調像（A）では側脳室後角は対称性に著明に拡張している．くも膜下腔は全体的に狭小化し，ほとんど描出されていない．前頭部頭蓋に対称性の陥凹を認め（→），頭蓋はレモン様を呈する．T2強調矢状断像（B）では，後頭蓋窩は小さく，くも膜下腔はほとんど描出されていない．脳幹は伸長し前方に圧排されている（→）．第四脳室（IV）は狭小化し，下方に位置している．（宇都宮英綱：Chiari II 型奇形．土屋一洋・他編：決定版頭部画像診断パーフェクト．羊土社：2011：498 より許可を得て転載）

2）Chiari II型奇形　Chiari II malformation

　1989年，McLone[6]により，Chiari II型奇形の発生は胎児期における脊髄髄膜瘤からの髄液の羊水中への漏出に起因するとした統一仮説（unified hypothesis）が発表された（**BOX 12-2**）．その後，米国を中心に胎児期の脊髄髄膜瘤の閉鎖術が行われるようになり，手術を受けた胎児には出生後の水頭症やChiari II型奇形の発生頻度が減少することから，今日では，Chiari II型奇形は神経管閉鎖不全により二次的に形成される脳奇形（形態異常）とする考え方が支持されている（**図12-14**）．

　Chiari II型奇形は，MRI矢状断で，小脳虫部下部の下垂と変形（vermial peg），橋，延髄および第四脳室の下垂と大後頭孔からの逸脱を特徴とする（**図12-15**）．そのほかにも延髄の屈曲（medullary kink），中脳の嘴状変形（tectal beak），視床間橋の肥厚など多彩な形態異常を呈する．直静脈洞は直立化し，静脈洞交会の低位が認められる．また，新生児期から水頭症が認められ，側脳室の三角部から後角の拡張が目立つ．水頭症は脊髄髄膜瘤の閉鎖術後に顕著化することが多い．シャント（shunt）術後には大脳半球間裂の開大を認め，左右の大脳内側面脳回の交錯（interdigitation）を認めることが多い．脳梁は伸展し，膨大部の菲薄化あるいは欠損を認めることがある．この所見は水頭症により伸展された脳梁が大脳鎌に衝突することで二次的に生じると考えられている（**BOX 12-3**）．

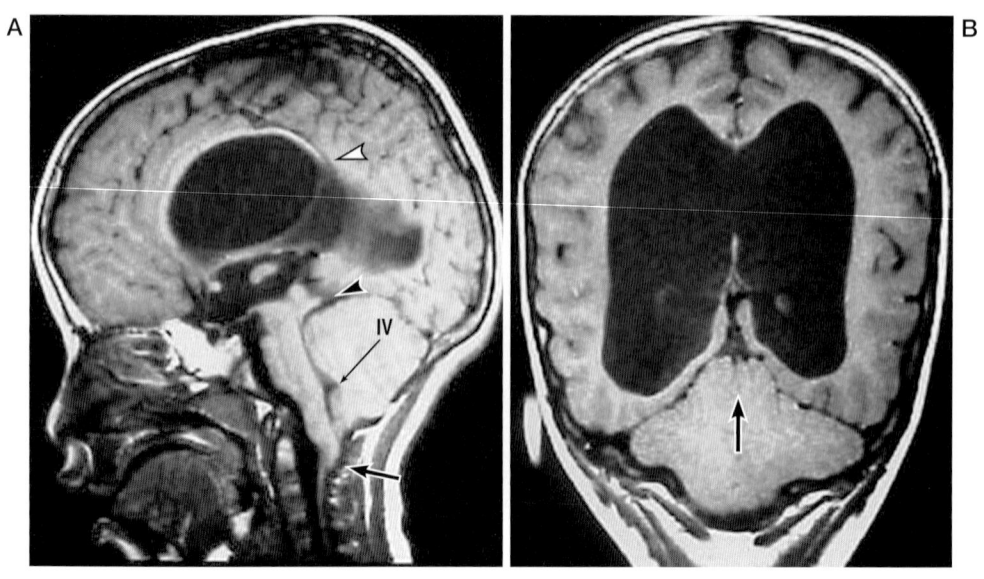

図 12-15　Chiari II 型奇形(5 歳女児)
T1 強調　A：正中矢状断像，B：冠状断像　T1 強調正中矢状断像(A)にて，小脳虫部下部の下垂と釘状の変形(vermial peg)がみられる(→)．また，中脳蓋の嘴状変形(tectal beak)が明瞭である(黒矢頭)．第四脳室は狭小化し，全体的に下方偏位している(IV)．脳梁は伸展し菲薄化している．膨大部の構造は不明瞭である(白矢頭)．T1 強調冠状断像(B)では水頭症が明瞭で，小脳上部の天幕(テント)上への膨隆(towering cerebellum)がみられる(→)．

BOX 12-2　McLone の統一仮説

- 神経管閉鎖不全(神経管欠損 neural tube defect)により，閉鎖せずに開放された中心管から髄液が羊水中(羊膜腔)に漏出．
- 髄液の漏出の結果，第四脳室が膨らまず後頭蓋窩が縮小した状態でとどまる．また，くも膜下腔内髄液の減少でくも膜下腔の狭小化をきたすため，天幕(テント)上の頭蓋も膨らまず，前頭部の頭蓋には対称性の陥凹が生じ，横断(軸位断)像でレモン型を呈するようになる(図 12-14)．
- 縮小した頭蓋のままで大脳が成長すると，後頭蓋窩構造(脳幹・小脳)は下方へ偏位し，Chiari II 型奇形の形態異常が強調されるようになる(図 12-14)．
- 脳幹の変形(tectal beak)が生じ，中脳水道狭窄をきたし，内水頭症が顕著化する．
- 水頭症(側脳室の拡張)は後頭蓋窩構造の下方偏位を助長し，Chiari II 型奇形の形態異常が完成する．

> **BOX 12-3** Chiari Ⅱ型奇形の脳形態異常

1) 基本形態異常
   - 小脳虫部下部の下垂，変形（vermial peg）
   - 延髄の屈曲（medullary kink）
   - 小脳上部の天幕上への逸脱（towering cerebellum）
   - 中脳蓋の嘴状変形（tectal beak）
   - 視床間橋の肥厚（thickened massa intermedia）

2) 付随する形態異常
   - 水頭症
   - 脳梁形成不全：シャント術後に顕在化する．脳梁膨大部の菲薄化ないし欠損．
   - 狭脳回（stenogyria）：多数の縮小した脳回；多小脳回と異なり，皮質の厚さや層構造は正常[7,8]
   - 大脳内側面脳回の交錯（interdigitation）
   - 異所性灰白質

b. 前脳分割不全 disorder of prosencephalic cleavage／全前脳胞症スペクトラム holoprosencephaly spectrum

1) 全前脳胞症

　全前脳胞症の成因に関連する遺伝子はこれまで13種類が同定され，そのなかで SHH，ZIC2，SLX3，TGIF の4種類がおもな原因遺伝子とされている．最初に同定された Sonic hedgehog（SHH）遺伝子は，前脳の腹側誘導に密接に関連することが明らかにされている[9]．すなわち，何らかの原因で SHH の発現が低下すると前脳の分割は障害され，脳は一次脳胞の時期の前脳形態を留めたまま成長する．同時に顔面の形成に与る前脊索中胚葉の活性化も障害されるため，正中唇裂や両眼窩間距離の縮小（hypotelorism）など，特徴的な顔面形成障害が認められる．重症例（未分化型）では単眼症（cyclopia）や長鼻（proboscis）を認めることもある[10,11]．

　一方，誘導障害の程度により脳の分化にも程度の差が生じる（**表 12-2**）．最も未分化型の alobar 型（**図 12-16**）では，終脳と間脳は直列的配列を認め，線条体と視床の分離は不明瞭で合一化した形態を示す．前頭部大脳皮質も正中を超えた左右連続性を認め，半球間裂は存在しない．このような大脳（終脳）は全球脳（holospheric brain）とよばれ，全前脳胞症に共通する特徴である．中間型の semilobar 型や分化型の lobar 型では，大脳正中部に半球間裂様の深い脳溝（偽半球間裂）が形成されることがあるが，あくまで全球脳に発生した深い脳溝であり，不完全な半球間裂を示すものではない．全球脳の背側部には dorsal sac とよばれる終脳と間脳を結ぶ膜（翻転が障害された間脳蓋板）が認められ，時に囊胞状に膨らんで背側囊胞（dorsal cyst）とよばれる（**図 12-17**）[12,13]．

　背側囊胞は alobar や semilobar など未分化型の全前脳胞症で認めることが多い．一方，lobar 型のような分化型全前脳胞症の終脳尾側端には偽脳梁（pseudo-callosum）とよばれ

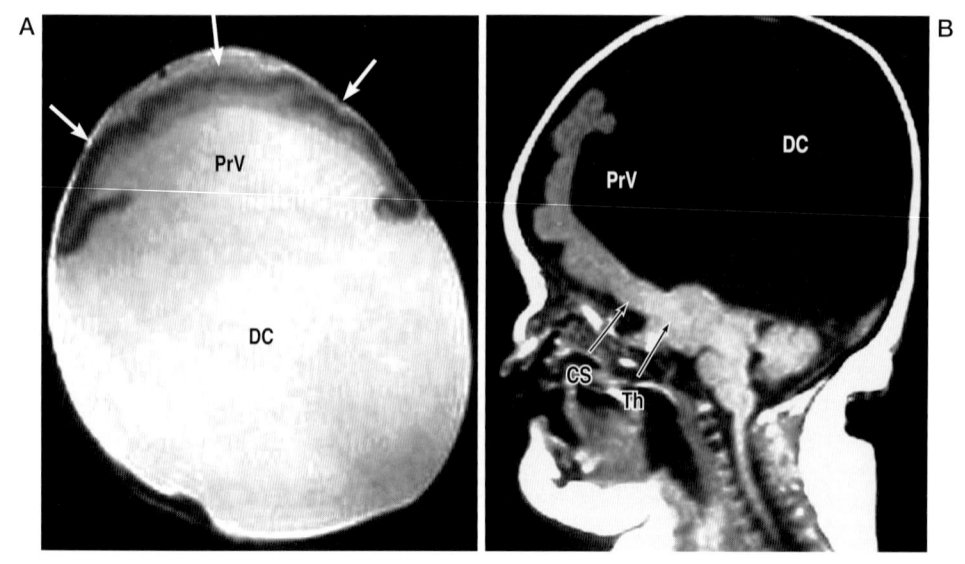

図 12-16 alobar 型全前脳胞症(5 生日男児)
A：T2 強調像，B：T1 強調正中矢状断像　T2 強調像(A)で灰白質の正中を越えた左右連続性が明瞭に描出され(→)，全球(holosphere)の所見を示している．また，前脳室(PrV)から背側に連続して dorsal cyst(DC)を示す髄液腔が認められる．T1 強調矢状断像(B)で線条体(CS)と視床(Th)は直列的に配列している．脳幹，小脳の形態に明らかな異常は認めない．(宇都宮英綱：全前脳胞症とその類縁奇形．大場　洋・編：小児神経の画像診断—脳脊髄から頭頸部・骨軟部まで．学研メディカル秀潤社，2010：218 より許可を得て転載)

る発達した白質線維束が認められる(図 12-18)．この神経線維束は，全球脳における新皮質からの連合線維が海馬交連などとともに終脳の背尾側を通過し発達したものと考えられている[14]．

血管系の異常として，動脈では奇前大脳動脈(azygos ACA)を認めることが多い．背側嚢胞を伴う型には深部静脈(Galen 大静脈，直静脈洞)の形成不全を認める．深部静脈形成異常は背側嚢胞の存在により，大脳鎌や小脳天幕(テント)の癒合不全が生じた結果，二次的に形成障害をきたしたものと考えられている．

2) syntelencephaly(middle interhemispheric variant of holoprosencephaly)

1993 年に Simon ら[15]は，前頭部から頭頂部の大脳半球間裂深部にのみ皮質の非分離(癒合)を認め，前脳基底部にはほとんど異常を認めない奇形 3 例について，全前脳胞症の極めて分化の進んだ一亜型として報告した．この奇形は，1979 年に Probst が，その著書である『前脳症(prosencephaly)』のなかで分類した pseudohemispheric category に相応するものである[12]．形態的特徴は，一見，正常と思われるほど半球間裂の形成がみられるが，その深部では左右連続する帯状回あるいは肥厚した背側海馬(灰白層)が認められる．視床の形態は正常で，dorsal cyst も通常，認められないが，終脳の背尾側と松果体(視床上部)を結ぶ膜(dorsal sac)は存在する．すなわち間脳蓋板の翻転は完成しておらず，終脳と間脳は直列的配列を示す点で，全前脳胞症の特徴を有している．側脳室と第三脳室は分離されず，単脳室の形態をとる．

表 12-2　全前脳胞症の DeMyer 分類と MRI 所見

型	大脳皮質の左右連続性 (holospheric brain)	偽半球間裂	背側嚢胞 (dorsal cyst)	偽脳梁	Galen 大静脈形成不全
alobar	++	-〜±	++	-	++
semilobar	++	±〜+	+〜++	-〜±	-〜++
lobar	+〜++	++	±〜-	+〜++	±〜-

++：明瞭に認められる，+：認められる，±：認められるが目立たない，-：認められない．（宇都宮英綱：全前脳胞症．大場　洋・編：小児神経の画像診断─脳脊髄から頭頸部・骨軟部まで．学研メディカル秀潤社，2010：219 より改変）

図 12-17　alobar 型全前脳胞症の剖検脳（正中矢状断）

dorsal sac（翻転不全を示す間脳蓋板）が終脳の背側縁と松果体（E）を結ぶ（→）．dorsal sac で覆われ，前脳室（PrV）と連続する嚢胞腔は dorsal cyst（DC）とよばれる．CS：線条体，Th：視床，M：中脳，P：橋，V：小脳虫部（宇都宮英綱：全前脳胞症とその類縁奇形．大場　洋・編：小児神経の画像診断─脳脊髄から頭頸部・骨軟部まで．学研メディカル秀潤社，2010：219 より許可を得て転載）

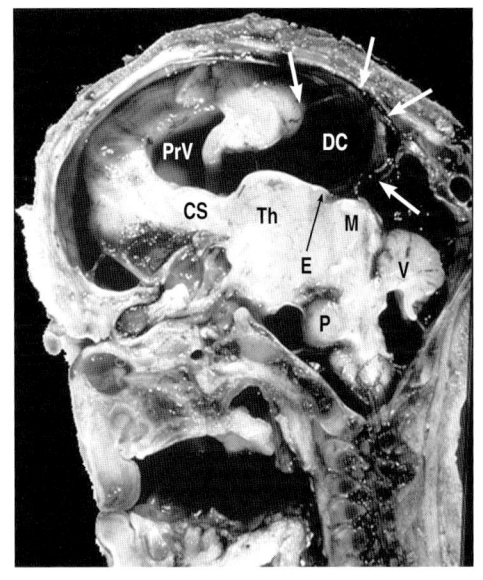

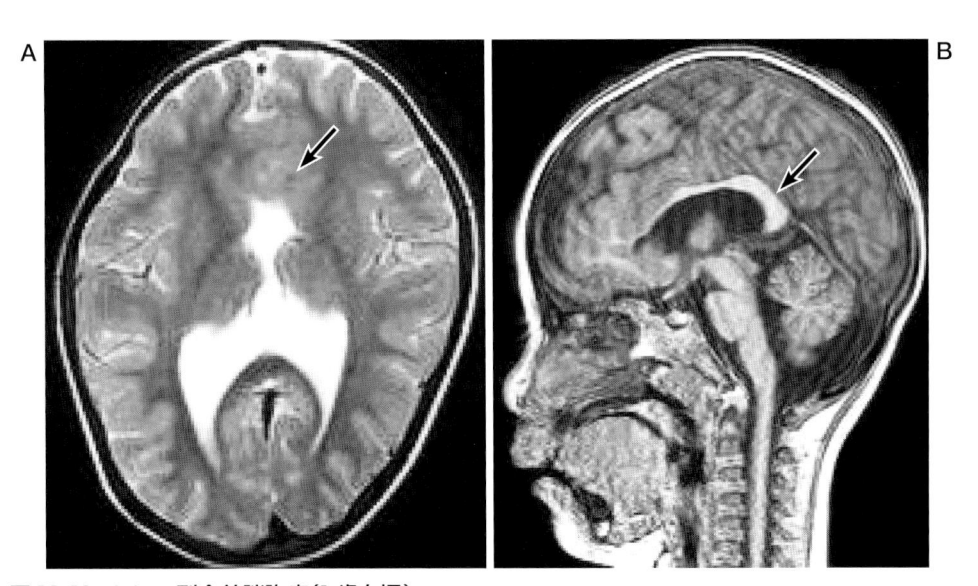

図 12-18　lobar 型全前脳胞症（1 歳女児）
A：T2 強調像，B：T1 強調正中矢状断像　T2 強調像（A）では大脳半球間裂はよく形成されているが，深部では前頭葉灰白質の左右連続性が認められ，holosphere の所見を示す（→）．T1 強調矢状断像（B）では，大脳の背側正中部に偽脳梁を示す白質束を認める（→）．dorsal cyst は認めない．

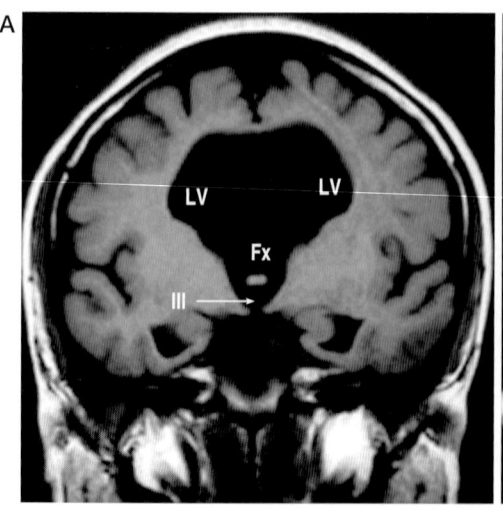

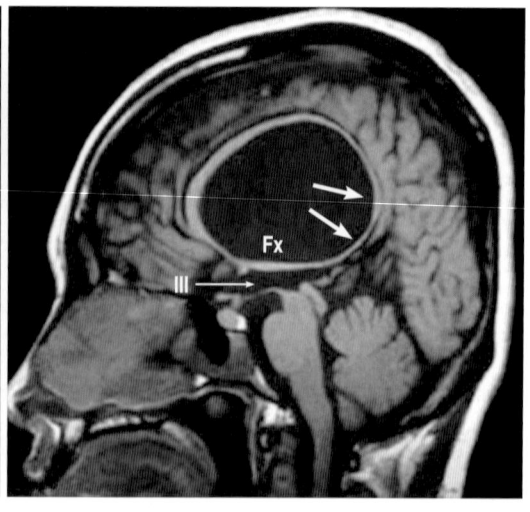

図12-19 透明中隔欠損症(20歳台女性)
A：T1強調冠状断像, B：T1強調正中矢状断像　T1強調冠状断像(A)で透明中隔の欠損を認め, 両側の側脳室は合一化している. 脳弓(Fx)の癒合が明瞭で, 側脳室(LV)と第三脳室(III)を境界している. T1強調正中矢状断像(B)では, 癒合した脳弓(Fx)が尾側で脳梁と一体化している(→). III：第三脳室. (宇都宮英綱：全前脳胞症とその類縁奇形. 大場　洋・編：小児神経の画像診断—脳脊髄から頭頸部・骨軟部まで. 学研メディカル秀潤社, 2010：221 より許可を得て転載)

3) 透明中隔欠損症　agenesis of septum pellucidum

　全前脳胞症スペクトラムのなかで最も分化の進んだ形態と考えられているが, その形態発生は詳細には解明されていない. 著者は, 本奇形は正中終脳(Hisの結合板)が広範に残存したまま前脳が成長したものであり, 間脳蓋板の翻転が不完全で終脳と間脳が直列的配列を示す点で, 全前脳胞症と共通する形態的特徴を有すると考えている. syntelencephalyとは帯状回に相当する脳も完全に左右分離している点で異なる. 脳弓の背側部は通常, 癒合(非分離)し下方に偏位している. また, 癒合した脳弓の尾側部はしばしば脳梁膨大と一体化している. 左右の側脳室は合一化し, やや拡張する. 側脳室と第三脳室は癒合した脳弓で分離される(図12-19).

　透明中隔欠損症は前述のような前脳の形態異常のほかに, 視神経低形成や視床下部－下垂体機能不全など間脳異常を伴うことがある. このような例は中隔視神経異形成症(septo-optic dysplasia)とよばれ, 症候群(de Morsier's syndrome)として取り扱われる[16]. 高頻度に裂脳症／多小脳回などの神経細胞移動障害を合併することが知られている.

c. 交連線維形成不全　dysgenesis of the commissural fibers

1) 交連線維の発生と解剖

　交連線維は左右の大脳皮質を結ぶ神経線維の総称であり, 前交連, 海馬交連, および脳梁に分けられる. いずれも終脳不対の最吻側正中部に当る正中終脳, すなわちHisの結合板(lamina reuniens of His)を神経線維が通過することで形成される. 前交連(anterior commissure)は一部で側頭葉と後頭葉新皮質からの線維を含むが, 大半は系統発生学的に

図12-20 脳梁原基のシェーマ

正中終脳に glial wedge (GW), midline zipper glia (MZG), indusium griseum glia (IGG) とよばれる特殊なグリア組織が増生し, 脳梁線維を誘導する. LRH：His の結合板, CSP：透明中隔腔, 神経線維（赤）：帯状回から投射する脳梁線維, 神経線維（紫）：大脳新皮質から投射する脳梁線維. LV：側脳室.（文献18）より改変）

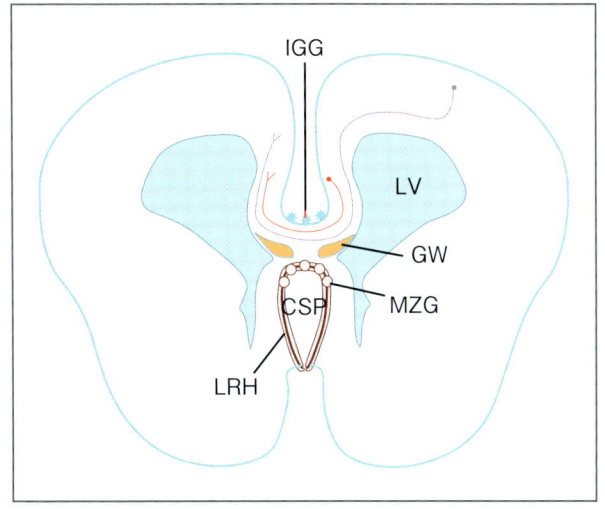

古い旧脳 (paleocortex) からの神経線維で構成される. 海馬交連 (hippocampae commissure) は左右に分離した部分の海馬（原始皮質：artiocortex）を結ぶ線維であり, 脳弓交連 (fornicial commissure) ともよばれる. 一方, 脳梁 (corpus callosum) は系統発生学的に新しい大脳新皮質からの神経線維が, 前方の前交連と後方の海馬交連の間にある His の結合板を通過することで形成される[17].

脳梁線維通過の前段階として, His の結合板に正中終脳正中溝 (sulcus medianus telencephali medii：SMTM) とよばれる一過性の溝 (groove) が出現する. SMTM で隔てられた His の結合板の両背側端には glial wedge とよばれるグリア細胞が増生し, 堤 (bank) を形成する. その背側には海馬灰白層 (indusium griseum) が形成される. glial wedge の腹側正中部には, glial sling あるいは midline zipper glia とよばれるグリア細胞が増生し, His の結合板の背側部を架橋する. これらの構造が脳梁線維の通過の苗床（脳梁原基）となる（図12-20）[18].

胎齢8週頃, His の結合板の最吻側部を前交連の最初の線維が通過する. その後, 胎齢9〜10週にかけて SMTM が形成される. SMTM で隔てられた両側の His の結合板（将来の透明中隔）は, 中隔野と将来の海馬を繋ぐ脳弓の線維を含んでおり, 胎齢11週に両側の脳弓線維は後方部で正中を越えて連結し, 脳弓交連（海馬交連）となる. 最初の脳梁線維は帯状回（中間皮質）から投射され, これから分泌される neuropilin 1 とよばれる誘導受容体が, 新皮質からの脳梁線維の投射（通過）を誘導すると考えられている.

脳梁線維は胎齢11週頃に将来の膝部に相当する部位から通過が始まり, 前方の吻部および後方の体部から膨大部へと線維の通過が進む. 胎齢20週頃, 脳梁吻部の線維が通過して脳梁の基本形態が完成するが, その後も脳梁は大脳新皮質の成長に伴い形が変化する. 新生児期は脳梁膝部のほうが膨大部より厚いが, 出生後5か月頃で両者はほぼ同じ大きさになり, その後は膨大部が急速に増大し, 前方の体部との境界に脳梁峡とよばれるくびれが生じる（図12-21）. 脳梁峡は中心前回および中心後回からの脳梁線維が通過する部位である（図12-22 A）[19]. したがって, 脳梁峡より前方の脳梁は前頭葉の脳梁線維が通過し, 後方の膨大部は頭頂葉, 後頭葉, 側頭葉の脳梁線維が通過する（図12-22 B）.

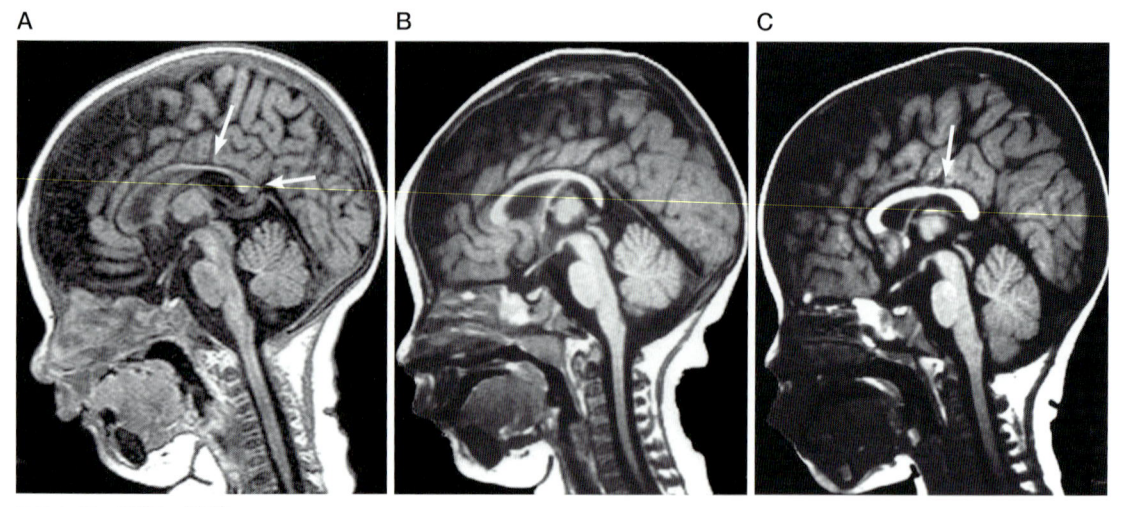

図 12-21 脳梁の発達
T1 強調正中矢状断像　A：3か月，B：5か月，C：1歳3か月　生後3か月(A)では脳梁は全体的に薄い．髄鞘形成を示す高信号は脳梁峡の部位(→)と膨大部の一部に認められる．生後5か月(B)では，膨大部よりも膝部のほうが大きい．髄鞘形成を示す高信号は脳梁の後半部で顕著である．生後1歳3か月(C)では膨大部の急速な発達により，幹部との間の峡(→)が明瞭化している．髄鞘形成は完成している．

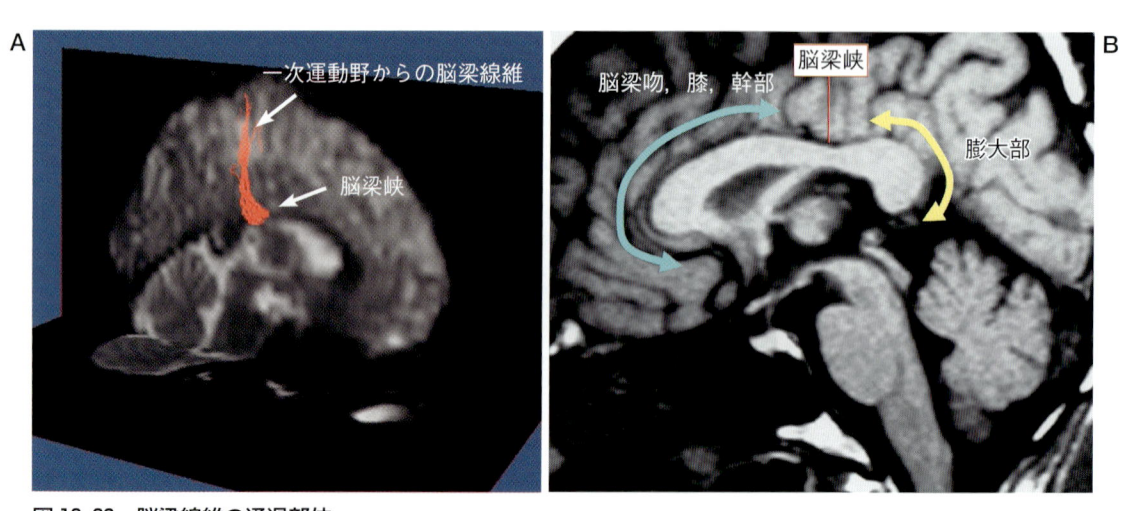

図 12-22 脳梁線維の通過部位
A：拡散テンソルトラクトグラフィ(volume-one と dTV1.5 の組合せで作成)，B：T1 強調正中矢状断　拡散テンソルトラクトグラフィ(A)で一次運動野からの脳梁線維(赤)は脳梁峡の部位を通過していることがわかる．したがって，脳梁吻，膝，体部は前頭葉の脳梁線維が通過し，膨大部は頭頂葉，後頭葉，側頭葉からの脳梁線維が通過する(B)．

　成人脳梁の神経線維密度は無髄神経，有髄神経を合わせると吻から膝部が最も高く，次いで膨大部が高く，体部で最も低い[20]．一方，有髄線維のみの線維密度は膨大部で最も高いとされる．髄鞘形成は脳梁峡の部分が最も早く，生後3か月頃にはT1強調像で高信号を示す．その後，膨大部が高信号化し，6か月頃までには膝部が高信号化する(図 12-21)．

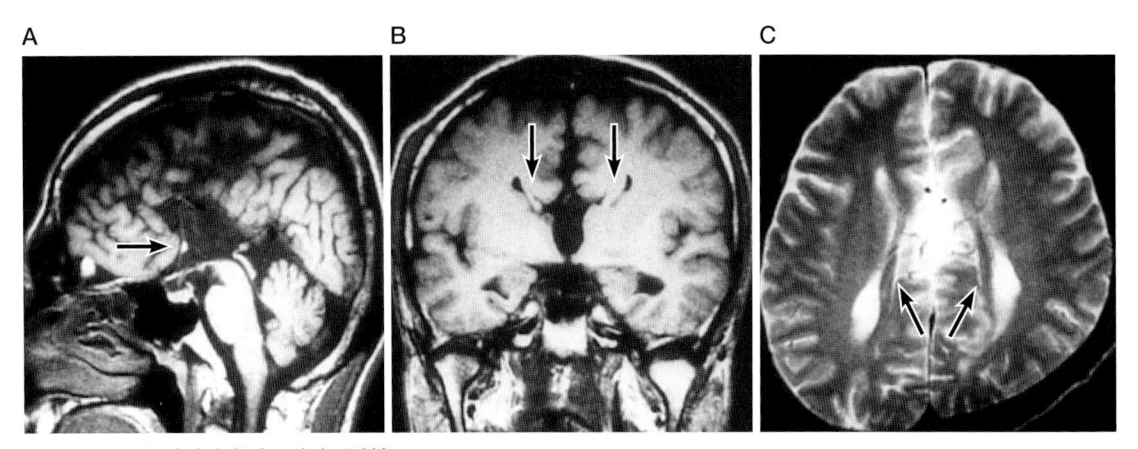

図 12-23　脳梁完全欠損（40 歳台男性）
A：T1 強調正中矢状断像，B：T1 強調冠状断像，C：T2 強調像　T1 強調矢状断像（A）で脳梁構造は完全に欠如している．大脳半球内側面の脳回は放射状に配列している．前交連（→）は形成されているが，海馬交連は形成されていない．冠状断像（B）では，両側側脳室体部内側面に白質束（Probst bundle）が観察される（→）．T2 強調像（C）では，両側側脳室体部内側面に平行に走る Probst bundle が明瞭である（→）．（宇都宮英綱：脳梁欠損症．土屋一洋・他編：圧倒的画像数で診る！　頭部疾患画像アトラス—典型例から応用例まで．羊土社，2014：385 より許可を得て転載）

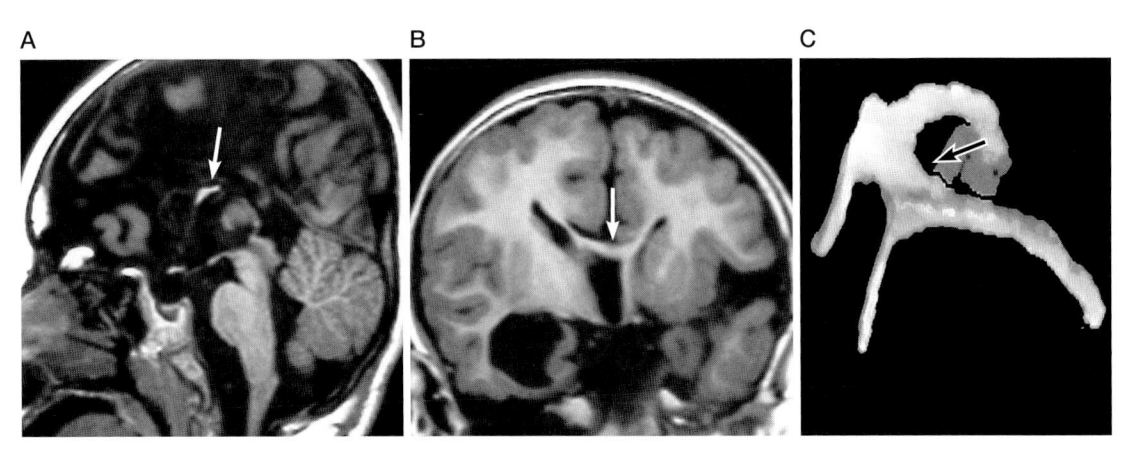

図 12-24　海馬交連が形成された脳梁完全欠損（2 歳男児）
A：T1 強調正中矢状断像，B：T1 強調冠状断像，C：脳弓の 3 次元再構成像　T1 強調矢状断像（A），冠状断像（B）で第三脳室の背側に白質構造を認め（→），海馬交連（脳弓交連）を示す．脳梁構造は完全に欠如している．また，前交連も欠損している．3 次元再構成像（C）で左右の脳弓脚を繋ぐ海馬交連（→）が明瞭である．

2）脳梁形成不全
① 形態発生

　将来，脳梁になる神経線維（軸索）の発達に異常がなく，線維が通過する脳梁原基の形成が障害された場合に脳梁欠損が発生する．原基がまったく形成されなかった場合は完全欠損（agenesis）となり（**図 12-23, 24**），原基の一部が形成されている場合には部分欠損（hypogenesis）となる（**図 12-25, 26**）．一方，原基の形成は正常で，通過する神経線維の発達に障害があれば脳梁低形成となる（**図 12-27，表 12-3**）[21]．

　脳梁欠損では前交連や海馬交連の形成不全（**図 12-23**）を高頻度に伴うが，まれに前交連

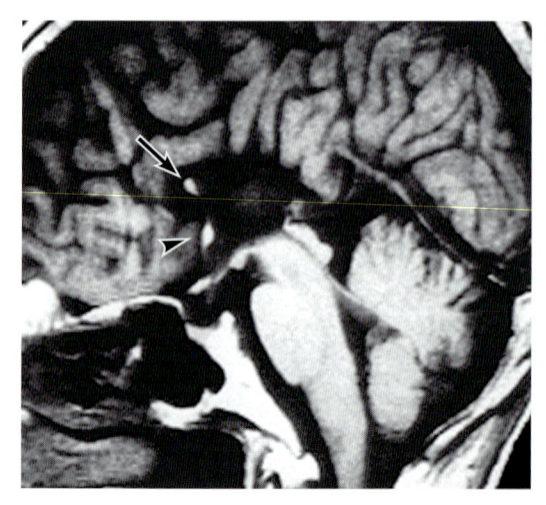

図12-25 前交連の肥厚(過形成)を示す脳梁部分欠損(66歳女性)
T1強調正中矢状断像 脳梁膝部は痕跡的に形成されている(→). 前交連(▶)は肥厚している. 海馬交連は欠損している.

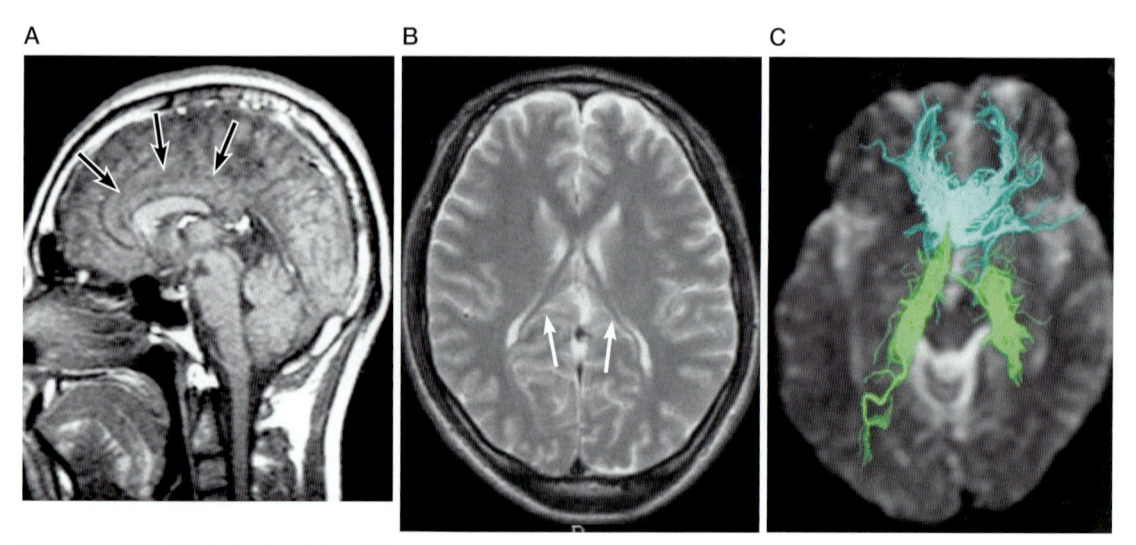

図12-26 脳梁部分欠損(20歳台男性)
A：T1強調正中矢状断像，B：T2強調像，C：拡散テンソルトラクトグラフィ(volume one とdTVの組合せで作成) T1強調矢状断像(A)で脳梁の前半部分は認められるが，膨大部は欠損している. 形成された脳梁の背側部には帯状回を認める(→). T2強調像(B)で脳梁膝部の形成が明瞭である. 膝部より後方に左右側脳室の内側壁に沿った白質構造を認める(→). 拡散テンソルトラクトグラフィ(C)で脳梁膝部の線維(青色)の交叉は明瞭である. 側脳室内側壁の白質構造は交叉せず，Probst束であることがわかる(緑色). (宇都宮英綱：脳梁形成不全. 土屋一洋・他編：決定版頭部画像診断パーフェクト．羊土社：2011：516より許可を得て転載)

の肥厚(hyperplasia)を認めることがあり，異所性の交連線維が前交連を通過したためと説明されている(図12-25). 海馬交連が形成された脳梁完全欠損では，形成された海馬交連を脳梁と見誤ることがあるので注意が必要である(図12-24).

脳梁欠損では，脳梁原基を通過できなかった神経線維は，同側大脳半球の内側面(側脳室の内側壁)を頭側から尾側に走行し，Probst束(Probst's bundle)とよばれる特異的白質線維束を形成する[12,22](図12-23, 26). 脳梁部分欠損の場合はいったん対側に交叉した神経線維がそのまま対側大脳半球を頭尾方向に走行し，sigmoid bundleとよばれる特異な

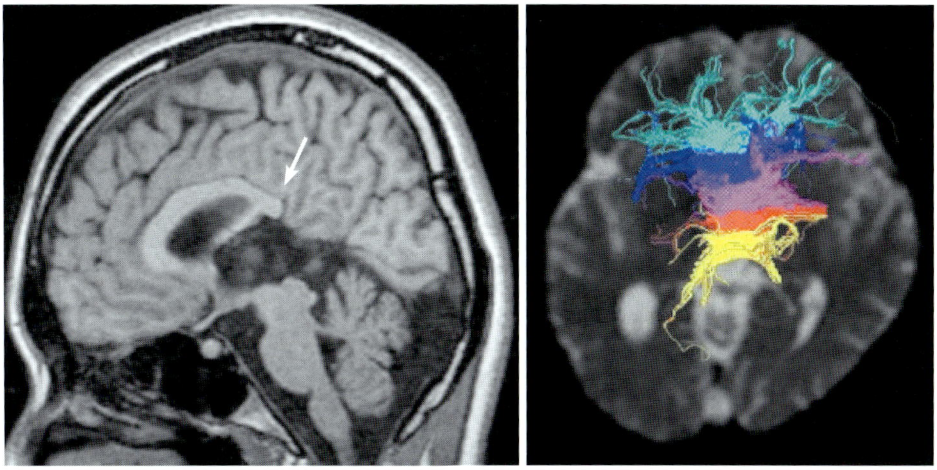

図 12-27　脳梁低形成（20 歳台女性）
A：T1 強調正中矢状断像，B：拡散テンソルトラクトグラフィ（volume one と dTV の組合せで作成）　T1 強調正中矢状断像（A）で，脳梁膨大部の著明な容積減少を認める（→）．拡散テンソルトラクトグラフィ（B）では後頭葉からの脳梁線維（黄）が膨大部で交叉しており，低形成を示す脳梁膨大部であることが明瞭である．Probst 束の形成は認めない．（宇都宮英綱：脳梁形成異常．青木茂樹・編：よくわかる脳 MRI 第 3 版．学研メディカル秀潤社，2012：326-327 より許可を得て転載）

表 12-3　脳梁形成不全の起源と形態分類

起源	障害時期（胎齢）	解剖学的特徴	形態異常
脳梁原基の形成障害 ・完全形成障害 ・部分形成障害	8〜15 週	完全な脳梁構造の欠損 部分的脳梁構造の欠損	脳梁完全欠損（agenesis of CC） 脳梁部分欠損（hypogenesis of CC）
脳梁原基を通過する神経線維の形成障害	11〜20 週	脳梁全体もしくは部分的菲薄化	脳梁低形成（hypoplasia of CC）
脳梁内交連線維の障害	20 週〜出生後	障害半球に相応する脳梁菲薄化	脳梁萎縮（atrophy of CC）

CC：corpus callosum

Probst 束を形成することもある[23,24]．一方，脳梁低形成では Probst 束が形成されることはない．

② 脳溝，脳室の形態異常（BOX 12-4）

脳梁完全欠損では帯状回が形成されず，大脳半球内側面の脳回・脳溝は放射状の配列を示す．一方，脳梁低形成では帯状回は正常に形成され，脳回・脳溝の放射状配列は認めない．

脳梁完全欠損では側脳室の前角および体部の相互解離がみられる（図 12-23）．前角は狭

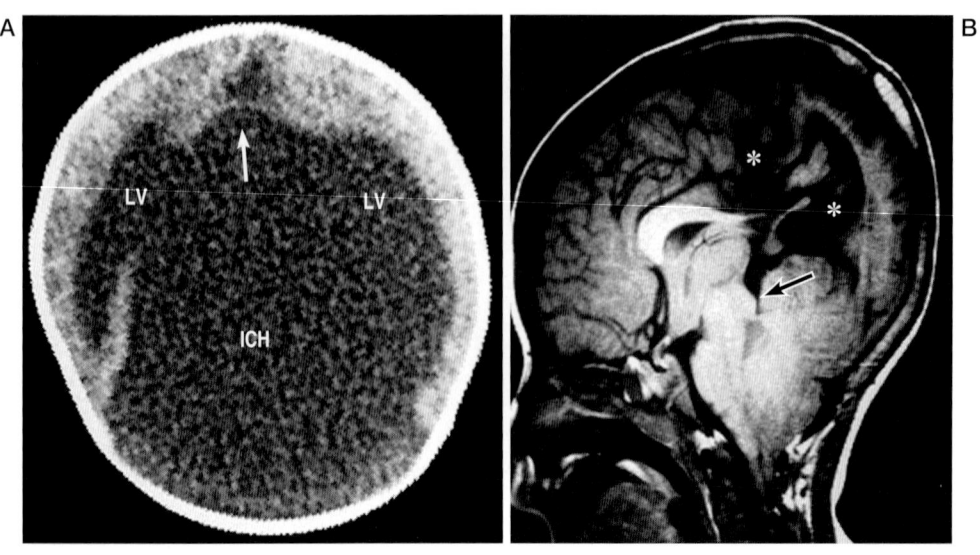

図12-28 交通性半球間裂嚢胞（男児）
A：単純CT（0生日，シャント術前），B：T1強調像正中矢状断像（シャント術後4年）　シャント術前のCT（A）で頭蓋内正中背側部を占める大きな嚢胞を認め，半球間裂嚢胞（ICH）を示す．嚢胞前壁（→）は前方に膨出している．側脳室（LV）は両側ともに嚢胞により外方に圧排され，左側では嚢胞と一体化している．シャント術後4年を経過した追跡T1強調矢状像（B）では，脳梁後方部の菲薄化を認め，膨大部は欠損している．後部大脳半球間裂は開大しており，交通性半球間裂嚢胞（第三脳室あるいは側脳室の憩室状拡張）が存在していたことを示している（*）．中脳蓋の肥厚（→）と中脳水道狭窄を認める．

BOX 12-4　脳梁欠損症の脳室，脳溝の形態異常

- 両側側脳室間距離の開離：部分欠損では前角は離れない．
- 両側前角の狭小化：部分欠損では前角形状は正常．
- 大脳半球内側面脳回・脳溝の放射状配列．
- 両側後角の対称性拡張（colpocephaly）
- 冠状断で両側下角の下内側方向に向けた拡張
- 水頭症を伴った場合は，第三脳室天蓋や側脳室内側部の憩室状拡張；交通性半球間裂嚢胞（communicating interhemispheric cyst）

小化し牛角のようにみえ，"bull horn appearance" とよばれる．ただし，部分欠損では前角の形態は比較的保たれる．後角は対称性に拡張しcolpocephalyとよばれる．側脳室の下角は下内側方向に向かって拡張する．これらの特徴は脳梁が形成される前の未熟な脳形態が遺残したものと考えられている．

③ 半球間裂嚢胞　interhemispheric cyst

半球間裂嚢胞は，脳室系と交通する交通性半球間裂嚢胞（図12-28）と，脳室系とは交通のない非交通性半球間裂嚢胞（図12-29）に分けられる[25, 26]．交通性半球間裂嚢胞は第三脳室や側脳室の一部が憩室状に半球間裂に膨出したもので，嚢胞壁は神経軸の膜で構成され

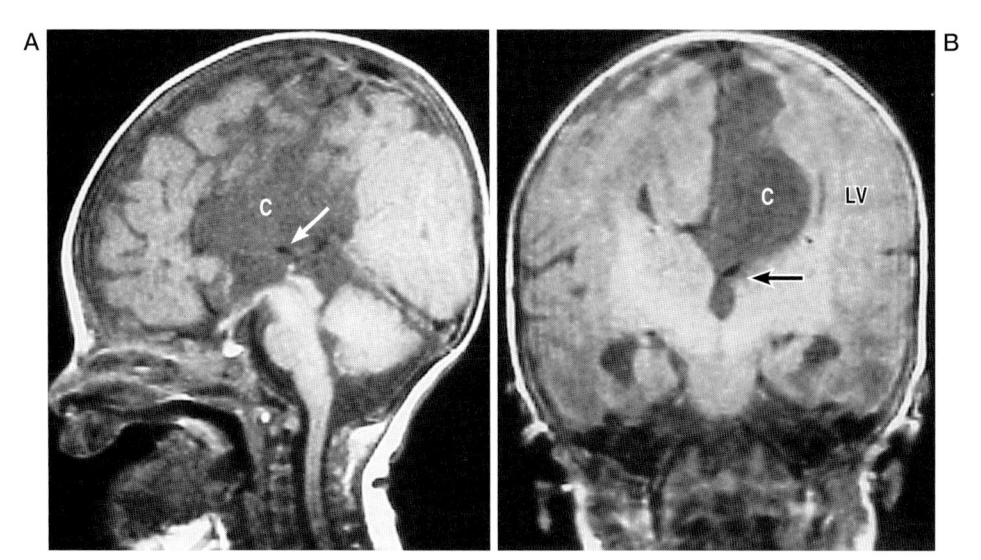

図 12-29 非交通性半球間裂嚢胞(28 生日男児)
A：T1 強調正中矢状断像，B：T1 強調冠状断像　T1 強調矢状断像(A)では脳梁は完全欠損を示す．半球間裂には嚢胞(C)を認める．内大脳静脈を示す flow void(→)は嚢胞により下方に偏位している．T1 強調冠状断像(B)では嚢胞(C)は左側半球間裂に認められ，左側側脳室体部は外方に圧排されている(LV)．また，内大脳静脈の下方偏位が明瞭である(→)．

ている．したがって，内容液は髄液そのものである．一方，非交通性半球間裂嚢胞はくも膜嚢胞や上衣嚢胞などの孤立性嚢胞であり，髄液より蛋白濃度の高い内容液を含むことがある．上衣嚢胞では多房性の頻度が高く，近傍脳実質に神経芽細胞移動障害を併発することが多い．

d. 神経芽細胞移動障害　neuronal migration disorders

1) 概　念

　大脳皮質は，胎生期に脳室周辺に存在する胚芽細胞層から神経芽細胞が表層に向けて移動することで形成される．移動時期は胎生 8 週頃から始まり 16 週頃までに大半が遊走し，25 週ぐらいで完了する．このような神経芽細胞の移動が何らかの原因で障害された結果生じる奇形群を神経芽細胞移動障害と総称し，病理形態の差により，1) 古典型滑脳症(classical lissencephaly)，2) 丸石様異形成(cobblestone complex)，3) 外性器異常を伴うX 連鎖性滑脳症(X-linked lissencephaly with abnormal genitalia)，4) 多小脳回(polymicrogyria)／裂脳症(schizencephaly)，5) 異所性灰白質(neuronal heterotopia)などに分類される．滑脳症(lissencephaly)とは従来，神経芽細胞移動障害全般を指す用語として用いられていたが，現在では無脳回(agyria)と厚脳回(pachygyria)を疾患名として表す場合に用いる．また，多小脳回と裂脳症はいずれも神経芽細胞が皮質に到達したのちの最終配列(構造化)の異常で生じると考えられており，今日では両者は同一の疾患カテゴリーとして捉えられている．

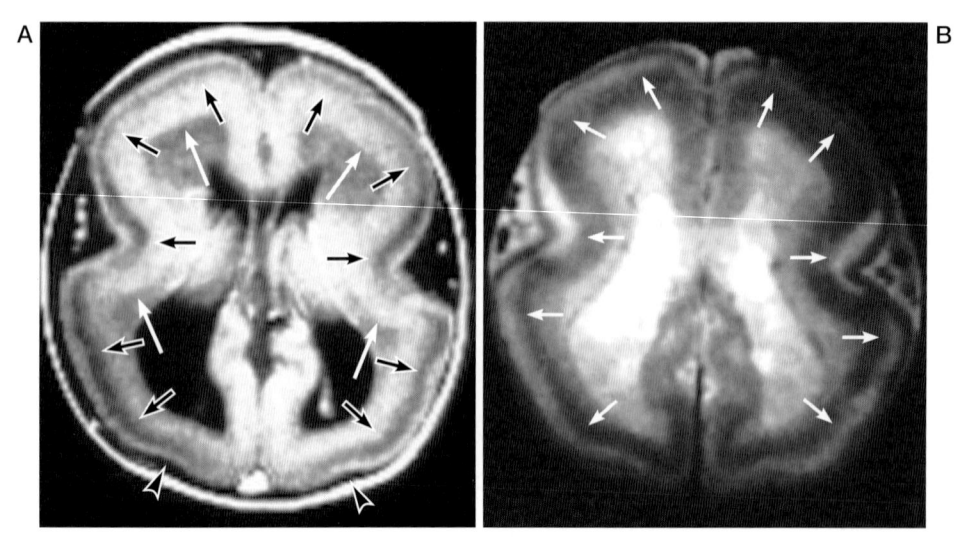

図12-30 古典型滑脳症（無脳回：Grade 1，前頭優位：a>p）(6生日女児)
A：T1強調像，B：T2強調像　T1強調像(A)で脳表は平滑で，皮質の著明な肥厚を認める．後頭葉には浅い脳溝が形成されている(▶)．皮質髄質境界(大矢印)は平滑である．皮質表層部に低信号の帯状構造を認め，cell sparse layerを示す(小矢印)．T2強調像(B)ではcell sparse layerは高信号を示す(小矢印)．

2）古典型滑脳症　classical lissencephaly

　滑脳症Ⅰ型とよばれていた無脳回／厚脳回症を指す．以前，滑脳症Ⅱ型に分類されていた丸石様異形成が独立した疾患カテゴリーとして滑脳症から区別されたため，滑脳症Ⅰ型は古典型滑脳症と称されるようになった．無脳回・厚脳回は単に脳回の形態学的特徴を表す用語で，無脳回(図12-30)は脳葉単位で脳溝がほとんど認められない状態を示し，厚脳回(図12-31)は乏しいが少なからず脳溝が形成されているものを示す．最近では脳回・脳溝の形成の程度を，形成が最も悪いGrade 1から最もよいGrade 6の6段階に分け，主観的な判断になるがGrade 1～2を無脳回，Grade 3～4くらいまでを厚脳回，Grade 5～6を皮質下帯状異所性灰白質(図12-32)にみられるようなほぼ正常な脳回形成として分類している[27,28]．脳回形成のGradeに加えて，形成障害が前頭優位(a>p)にあるか，後頭優位(p>a)にあるかの病変分布(Gradient)を考慮した形態評価は，滑脳症の原因遺伝子の推定に有用とされている(表12-4)．

　古典型滑脳症は脳回の幅が広いだけではなく，皮質層が正常より厚い(4 mm以上)特徴がある．特に，無脳回(Grade 1滑脳症)では皮質の厚さが10 mmを超えることがある(図12-30)．一方，脳回の幅が広くて皮質の厚さが正常(2～3 mm)である場合は単純脳回(simplified gyral pattern)として区別される[27]．単純脳回は神経細胞の移動障害に起因するものではなく，神経細胞やglia細胞の増殖とアポトーシスに関連する脳回形成異常とされている．

　古典型滑脳症の皮質は病理学的に脳表から，1）分子層，2）表在細胞層，3）細胞希薄層，4）深部細胞層の4層構造をなす．このなかで，第3層の細胞希薄層(cell sparse layer)は全年齢を通してT1強調像で低信号，T2強調像で高信号域として同定することができ，古典的滑脳症の診断の決め手になる(図12-30, 31)[28]．

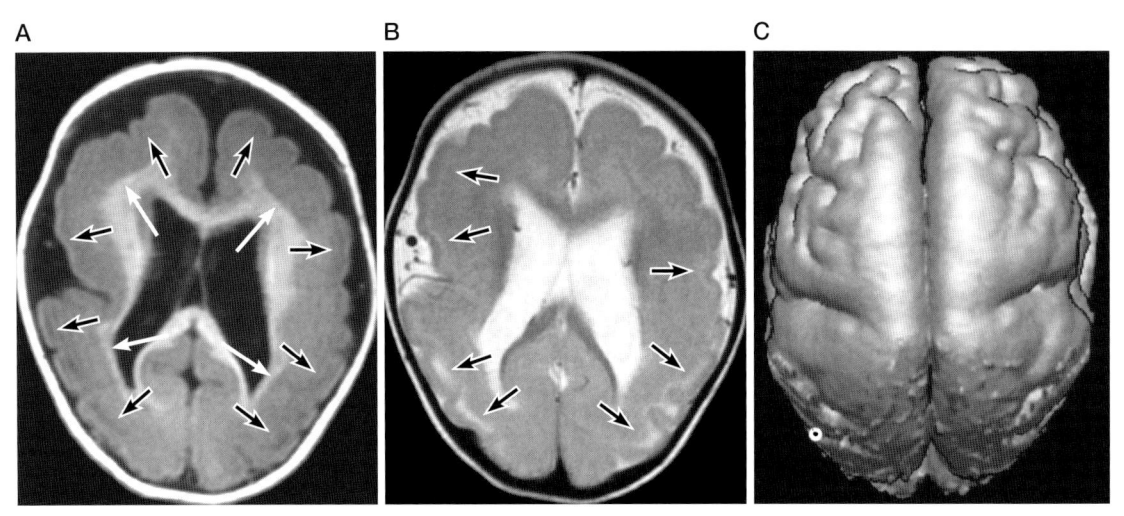

図12-31 古典型滑脳症（厚脳回症：Grade 3，後頭優位：p>a）（9か月女児）
A：T1強調像，B：T2強調像，C：3次元 volume rendering（VR，背側から観察） T1強調像（A）では皮質と白質の境界は平滑で，髄枝の皮質への入り込みがほとんどない（大矢印）．皮質は肥厚しており，表層には cell sparse layer を示す帯状低信号を認める（小矢印）．T2強調像（B）では cell sparse layer が高信号に描出されている（小矢印）．3次元 VR像（C）で脳回形成は前頭でよく，厚脳回は後方優位であることがわかる．

表12-4 無脳回／厚脳回のおもな原因遺伝子

遺伝子	遺伝子座位	遺伝性	疾患	grade/gradient：その他の特徴
LIS1（*PAFAH1B1*）	17p13.3	常優	古典型滑脳症	Grade 2/ 後頭優位（p>a）
LIS1＋*14-3-3ε*（*YWHAE*）	17p13.3	常優	古典型滑脳症（Miller-Dieker症候群）	Grade 1/ 後頭優位（p>a）
DCX	Xq23	X連鎖	男：古典型滑脳症（モザイク変異で皮質下帯状異所性灰白質）	Grade 1〜4/ 前頭優位（a>p）
			女：皮質下帯状異所性灰白質	Grade 6
ARX	Xp22.13	X連鎖	男：XLAG	Grade 2〜4/ 後頭優位（p>a）：脳梁欠損，基底核低形成／囊胞形成
			女：脳梁欠損	
TUBA1A	12q13.12	常優	古典型滑脳症	Grade 1〜6/ 優位性なし：小頭，脳梁低形成，橋小脳低形成

XLAG：X-linked lissencephaly with abnormal genitalia.（加藤光広：大脳皮質形成異常．大場 洋・編：小児神経の画像診断─脊髄から頭頸部・骨軟部まで．学研メディカル秀潤社，2010：236より改変）

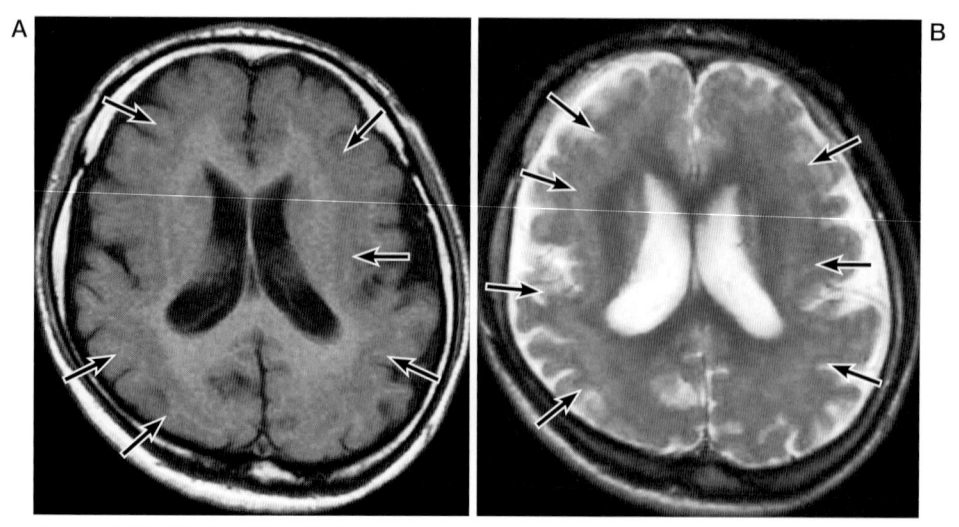

図 12-32 皮質下帯状異所性灰白質(30 歳代男性)
遺伝子検索は行われていないが,男性であるため*DCX*遺伝子異常の体細胞モザイクである可能性あり.A:T1 強調像,B:T2 強調像　T1 強調像(A),T2 強調像(B)ともに両側の前頭葉,頭頂葉の皮質下白質領域に帯状に連続する皮質と等信号の領域を認める(→).

3) 丸石様異形成　cobblestone complex

　従来は滑脳症 II 型として分類されていたが,今日では独立した脳回形成異常として別に取り扱われている.ごく一部の報告例を除いて,先天性筋ジストロフィに併発する.疾患としては,Walker-Warburg syndrome (WWS)(図 12-33),muscle-eye-brain disease (MEBD),福山型先天性筋ジストロフィ(Fukuyama type congenital muscular dystrophy:FCMD)があるが,臨床および脳所見の重症度は WWS が最も重度で,続いて MEBD,FCMD の順である.WWS では *POMT1* 遺伝子(遺伝子座位;9q34.1),*POMT2* 遺伝子(遺伝子座位;14q24.3),*FKRP* 遺伝子(遺伝子座位;19q13.3)などの遺伝子異常例が報告されている.また,MEBD では *POMGNT1*(遺伝子座位;1p34〜p33),*FKRP* 遺伝子(遺伝子座位;19q13.3)の異常で発症するが,遺伝子変異頻度は 20% と低い[27].一方,FCMD では *fukutin*(FCMD)遺伝子(遺伝子座位:9q31)異常で発症し,常染色体劣性遺伝形式を示す[29].

　本症は,神経芽細胞の移動が本来超えることのない脳表基底膜を超えて移動した状態で,病理学的にはグリアの境界膜の断裂から脳表に出た過剰な細胞移動が認められ,多小脳回様の脳表形態を示すのが特徴である[30].また,皮質は層構造を示さず,神経細胞の極性は乱れ,不整な有髄線維が混在する.白質では軸索,髄鞘の減少がみられる.また,脳表の小囊胞や水頭症を伴うことが多く,その原因として皮質表層にある間葉系細胞の増加によるくも膜下腔の閉鎖が想定されている[31].MRI 上は多小脳回に類似して皮質は厚く,皮質・髄質の境界面はデコボコあるいは鋸歯状を示す.厚い皮質の深層部(脳室側)に一層の帯状の白質信号域が認められる.白質は T2 強調像でびまん性の高信号を示すが,年齢の上昇とともに高信号は軽減する.WWS では小脳,脳幹の著明な低形成が認められ,矢状断で脳幹は屈曲する[32].

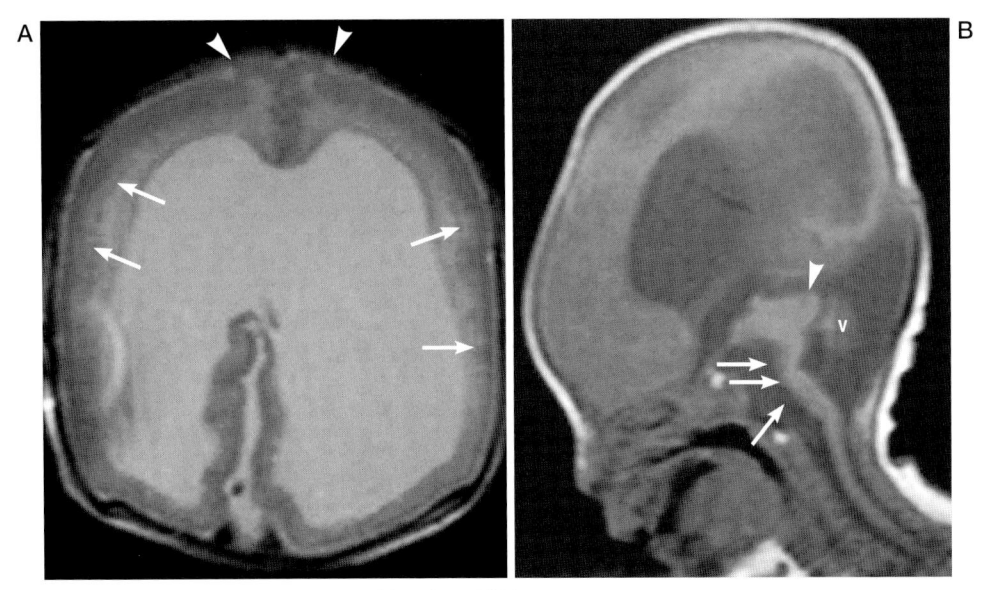

図12-33 Walker Warburg症候群(22生日男児)
A：T2強調像，B：T1強調正中矢状断像　T2強調像(A)で脳回は形成されず無脳回であるが，前頭部の脳表には顆粒状の凹凸が認められる(▶)．皮質は厚く，皮質深層部の帯状の高信号を認める(→)．また，高度の水頭症が認められる．T1強調矢状断像(B)では，中脳蓋の肥厚を認める(▶)．橋の低形成を示し，屈曲化している(→)．小脳虫部の低形成も認められる(V)．(高槻病院小児脳神経外科 山崎麻美先生のご厚意による)

4) 外性器異常を伴うX連鎖性滑脳症　X-linked lissencephaly with abnormal genitalia：XLAG

　*ARX*遺伝子(遺伝子座位：Xp22.13)の異常で男児に発症する．小陰茎，停留睾丸，尿道下裂などの外性器異常を伴い，女性と間違えられることがある[27]．

　*ARX*遺伝子は，脳ではγアミノ酪酸(GABA)を産生する介在ニューロン(抑制性ニューロン)の発生と移動に関与しているため，XLAGの大脳皮質は錐体細胞(興奮性ニューロン)のみで構成される[33,34]．また，介在ニューロンは内側基底核原基(medial ganglionic eminence)で産生されるので，基底核の低形成や嚢胞形成を認める特徴がある．滑脳症は後頭優位(後頭は通常無脳回)で脳梁欠損を併発する(図12-34)．臨床像は重篤で出生後早期に難治性痙攣，慢性難治性下痢をきたし，約半数は生後1年以内に死亡する．なお，*ARX*遺伝子変異は多様な表現型を示し，男児の場合は後頭優位の水無脳症様の大脳外套菲薄化をきたすこともある．*ARX*変異の女性保因者では約半数で脳梁欠損が認められる[35]．

5) 多小脳回　polymicrogyria／裂脳症　schizencephaly

　神経芽細胞の移動は皮質まで到達しているが，最終的な配列に異常が生じ，正常な皮質の6層構造が形成されない状態である．肉眼的に小さい脳回を多数認めるが，実際には顆粒状脳回であるため脳表は一見，平滑にみえる．病理学的には皮質第Ⅰ層の細かい陥入が多小脳回の特徴であり，第Ⅱ層以下が層構造を示すtypeと，層構造を認めないtypeが

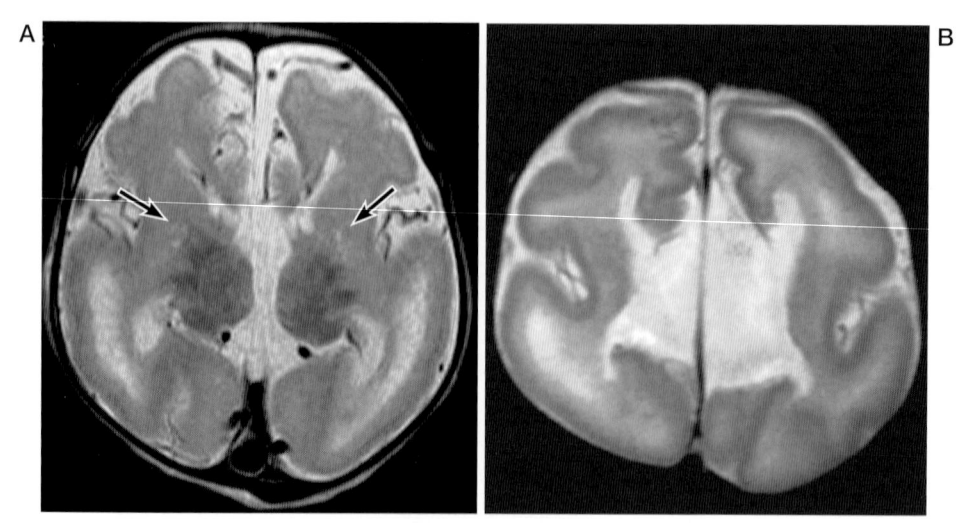

図12-34 外性器異常を伴うX連鎖性滑脳症(12生日男児)
A, B：T2強調像　後頭優位の滑脳症が明瞭である．両側基底核の低形成を認め，淡蒼球の部位に小囊胞を認める(A，→)．脳梁完全欠損を認める(B)．(帝京大学放射線科　大場　洋先生のご厚意による)

ある．
　MRIでは皮質は厚く(4 mm以上)，脳溝は浅い．皮質と髄質の境界面は凸凹で，白質髄枝の入り込みが乏しい(bumpy border)．時に脳表静脈の拡張を認めることがある．一方，新生児期，乳児期の多小脳回は皮質の厚さはほぼ正常で脳表は細かな凹凸を認めるが，髄鞘化が進行するとともに皮質は肥厚し，脳表は平滑化してくる(図12-35)[36]．
　発生部位は中心溝からSylvius裂近傍に好発する．片側性のものと両側性に発症するものがあるが，Sylvius裂近傍に発生するものの約半数は両側性に発生し，両側傍Sylvius裂多小脳回(bilateral perisylvian polymicrogyria)とよばれる．両側性に前頭頭頂部に発生するbilateral fronto-parietal polymicrogyriaは*GPR 56*遺伝子異常との関連が注目されている[37]．前述の滑脳症の多くが遺伝性であるのに対して，多小脳回は先天感染(サイトメガロウイルス，I型単純ヘルペスウイルスなど)や先天代謝異常(Zellweger症候群など)などに伴う例が多く，その発生には環境因子が大きく関連していると考えられている．
　大脳外套の裂隙(mantle cleft)を特徴とする裂脳症は，裂隙を縁取る大脳皮質が多小脳回であることから，最近では多小脳回の亜型とされている．形態的に裂隙を形成する脳組織が両側密着するI型(closed lip型)(図12-36)と，両者が解離しているII型(open lip型)に分けられる．なお，裂脳症には透明中隔欠損を高頻度に合併し，これに視神経低形成を伴うものは，中隔視神経異形成プラス(septo-optic dysplasia plus：SOD[+])とよばれる[16]．SOD[+]には多小脳回を単独で認めることもある

6) 異所性灰白質　neuronal heterotopia

　異所性灰白質は，胎生期における神経細胞の放射状移動の障害により，本来あるべき場所に灰白質が形成されず，異所性に灰白質塊が形成された状態である．灰白質塊の局在から上衣下異所性灰白質(図12-37)と皮質下異所性灰白質に大別される．特殊な異所性灰白

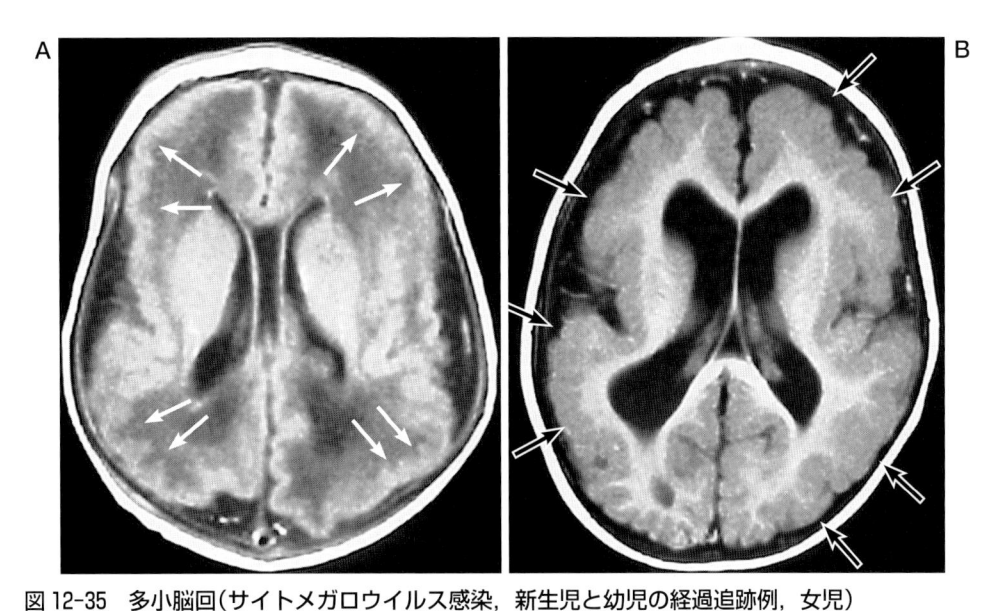

図 12-35 多小脳回（サイトメガロウイルス感染, 新生児と幼児の経過追跡例, 女児）
A：T1 強調像（生後 3 週）, B：T1 強調像（生後 1 歳 3 か月）　生後 3 週の T1 強調像（A）で脳表には細かな顆粒状の凹凸を認める. 皮髄境界は凸凹しているが髄枝の入り込みは比較的よい（→）. 皮質は島皮質の一部を除いてほぼ正常の厚さである. 生後 1 歳 3 か月の追跡 T1 強調像（B）では, 後頭葉の一部を除いて脳表は平滑化し, 皮質の肥厚が明瞭である（→）. 皮髄境界の凸凹が明瞭化し, 髄枝の入り込みが不明瞭である.

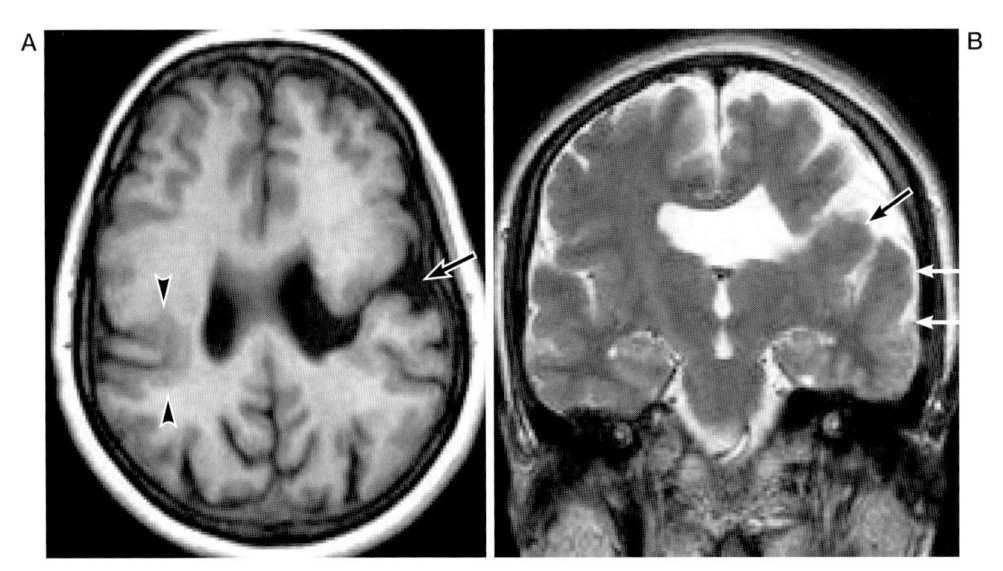

図 12-36　I 型裂脳症（50 歳台女性）
A：T1 強調像, B：T2 強調冠状断像　T1 強調像（A）で左側大脳半球に裂孔を認める（→）. 裂孔は灰白質により縁取られており, 脳表は平滑である. また, 灰白質と白質の境界は凹凸不整で鋸状を示しており, 多小脳回の合併を示す. 右側にもほぼ対称的部位に多小脳回が認められる（►）. T2 強調冠状断像（B）では透明中隔は欠損している. 左側側頭葉の脳表は一見平滑で髄枝の異常を認め, 多小脳回を示す（→）.

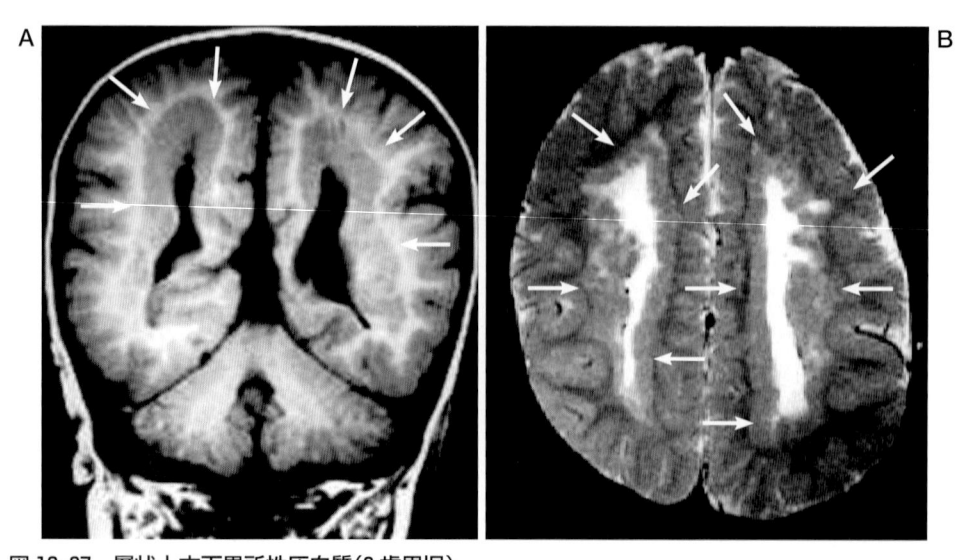

図 12-37　層状上衣下異所性灰白質(3歳男児)
A：T1強調冠状断像，B：T2強調像　両側の側脳室壁を縁取るように，層状(板状)の灰白質塊を認める(→)

質として，脳室壁から脳表まで連続する外套横断型異所性灰白質(transmantle heterotopia)や，脳表軟髄膜を超えて移動した marginal glioneuronal heterotopia がある．軟髄膜の異所性灰白質は通常，組織学的にのみ同定可能である．皮質下帯状異所性灰白質(subcortical band heterotopia，図 12-32 参照)も異所性灰白質の特殊型として分類されていたが，今日では遺伝学的背景から古典型滑脳症の範疇に含められる[38]．両側性の上衣下異所性灰白質にはX染色体優性遺伝形式をとるものがあり，*FLN1* 遺伝子(遺伝子座位：Xq28)の異常が知られている[39]．臨床的には軽症例が多く，痙攣の発症も遅いとされる．

e. 脳破壊性病変

1) 孔脳症　porencephaly

　障害の発生した時期により大きく2つに分類される．すなわち神経芽細胞の移動が終了する以前(およそ妊娠26週以前)に発生した障害により起こった脳欠損は，形成不全性孔脳症(dysplastic porencephaly)とよばれ，これより以降に発生したものは破壊性孔脳症(encephaloclastic porencephaly)とよばれる．形成不全性孔脳症は裂脳症と同義であり，多小脳回を合併する[40]．一方，脳破壊性孔脳症は妊娠後期から周産期にかけて生じた障害で発生した脳欠損であり，血管障害，外傷，炎症などによりほぼ完成された脳組織が破壊されて生じた空洞である[41]．空洞は脳室から脳表まで貫通性に欠損するものもあれば，脳室との交通がないものもある．また，空洞壁は平滑なことが多いが時には粗大な凹凸不整(shaggy)を呈することがある(図 12-38)．皮質には覆われないため，多小脳回を伴う裂脳症とは異なる(BOX 12-5)．妊娠30週以降に発生した障害では，グリアの反応が強く隔壁を形成して多房化し，多嚢胞性脳軟化症(multicystic encephalomalacia)となる．

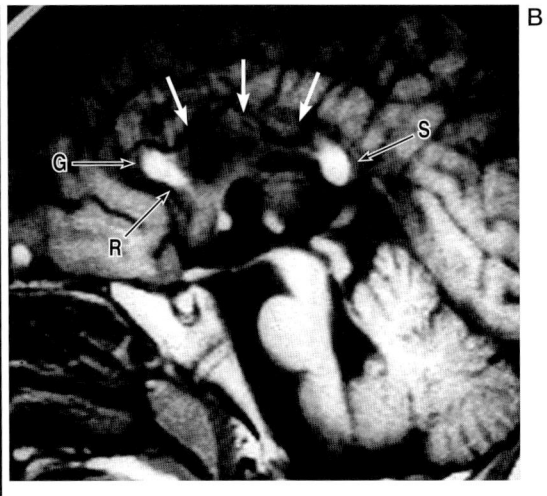

図12-38 脳破壊性孔脳症(4歳女児)
A：T2強調像，B：T1強調正中矢状断像　T2強調像(A)で，右側の前頭葉に側脳室(L)と連続する脳欠損(空洞：PC)を認める．空洞壁は皮質で覆われず，粗大な凹凸不整を示す(→)．T1強調正中矢状断像(B)では脳梁の体部に著明な菲薄化が認められ，脳梁萎縮を示す(→)．脳梁吻部(R)，膝部(G)および膨大部(S)は正常に形成されており，脳梁の基本形態が完成した胎齢20週以降に脳破壊性変化が生じたことを示す．

BOX 12-5　破壊性孔脳症と裂脳症(形成不全性孔脳症)の鑑別点

1) 破壊性孔脳症
    - 片側性のことが多い．
    - 空洞壁は灰白質(皮質)で覆われない：多小脳回を伴うことはない．
    - 空洞壁は時に粗大な凹凸不整を有する．

2) 裂脳症(形成不全性孔脳症)
    - 両側性のことが多い．
    - 裂隙周囲に多小脳回を伴う．
    - 脳の他の部位(対側半球など)に多小脳回を伴うことが多い．

2) 水無脳症　hydranencephaly

　破壊性孔脳症の極型と考えられている．第2三半期における両側内頸動脈の灌流障害により大脳の大半が破壊されることで生じるとされるが，成因には不明な点が多い．大脳組織は皮質第Ⅰ層(molecular layer)と脳表面の軟膜のみからなり，大半は欠損している．半球間裂や大脳鎌，小脳天幕(テント)は形成されている(図12-39)．また，脳幹や小脳の形成も正常である．中脳水道狭窄やMonro孔の閉塞を伴い水頭症をきたすが，出生直後の頭囲は正常かもしくは小頭を呈することもある[42]．

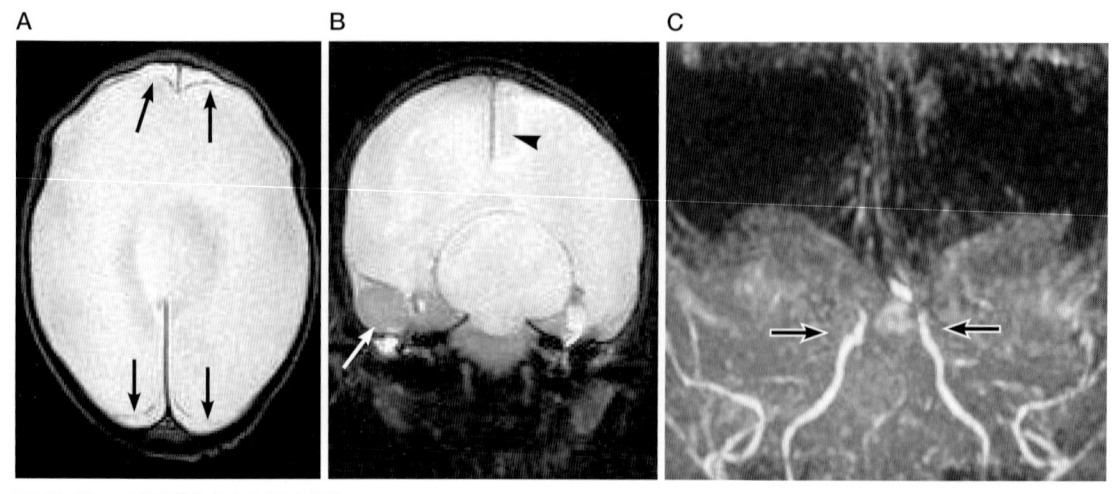

図12-39 水無脳症（14生日女児）
A：T2強調像，B：T2強調冠状断像，C：TOF MRA（正面像） T2強調像（A）で著明に菲薄化した脳組織の一部（→）が痕跡的に認められる以外に頭蓋腔は髄液で満たされている．T2強調冠状断像（B）では，右側側頭葉は部分的に形成されている（→）．大脳鎌も形成されている（▶）．また，正中に成因不明の嚢胞性病変がみられる．TOF MRA（C）では両側の内頸動脈（→）は海綿静脈洞部まで同定されるが，それより末梢の頭蓋内血管はまったく描出されていない．外頸動脈の描出は良好である．

f. 小脳・後頭蓋窩奇形

1) Chiari 奇形

　従来，統一した後頭蓋窩の奇形カテゴリーとして4型に分類されていたが，最近ではII型とIII型は，神経管閉鎖不全に起因する形態異常であることが明らかとなった（12.2 a「神経管閉鎖障害」の項参照）．また，IV型は小脳形成不全として別途に取り扱われ，Chiari奇形として報告されることはなくなった．

　Chiari I型奇形は小脳扁桃の脊柱管への病的下垂を特徴とするもので，大後頭孔から成人では5 mm，小児では6 mm以上の下垂をもって診断される（図12-40 A）[43]．約50％の例に水髄症（脊髄中心管の拡張：hydromyelia, BOX 12-6）を合併する（図12-40 B）．水髄症内には時に多数の隔壁が形成され，貨幣を連ねたような形態を示す場合があり，"stack of coin appearance"とよばれる．水髄症の発生機序として頸椎移行部の髄液循環障害が想定されており，外科的に大後頭孔拡大術（foramen magnum decompression：FMD）を行うと，水髄症が縮小，消失することがある（図12-40 C）．なお，本症は基本的にはほかに中枢神経合併奇形を伴わない．

2) 後頭蓋窩嚢胞性奇形

　後頭蓋窩嚢胞は，菱脳蓋板上膜性部（area membranacea superior：AMS）あるいは下膜性部（area membranacea inferior：AMI）が拡張したものと，くも膜由来の嚢胞腔に大別される．前者は原始第四脳室が拡張した状態で，嚢胞壁が脳室壁（脳組織）自体からなる嚢胞（neuraxial cyst）であり，後者はくも膜下腔が限局性に開大した脳実質外の嚢胞（extra-axial cyst）と考えれば理解しやすい．菱脳蓋板由来嚢胞にはDandy-Walker cyst,

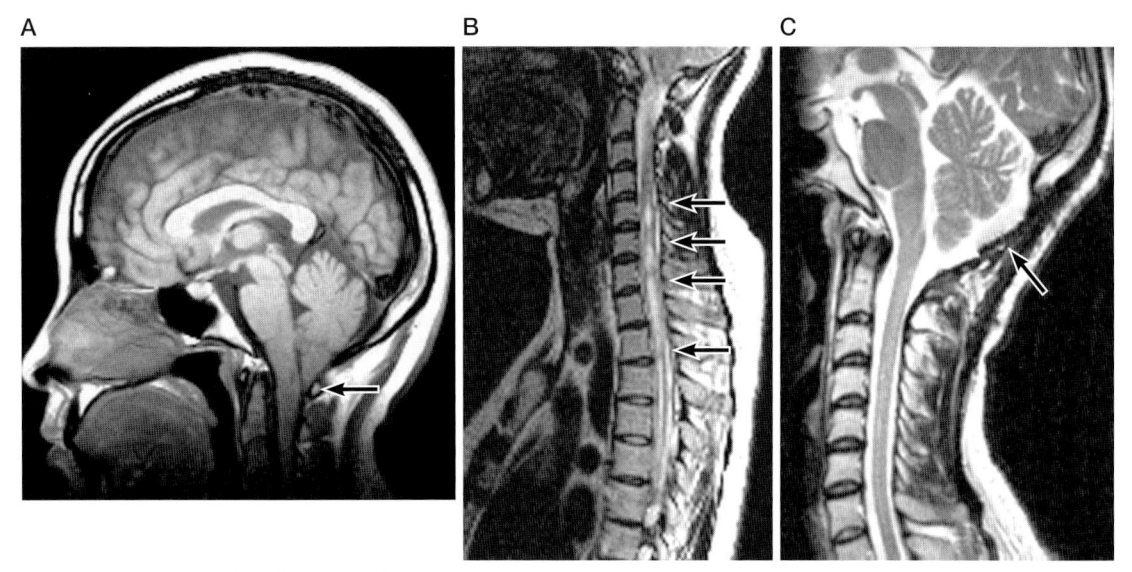

図12-40 Chiari I型奇形（20歳台女性）
A：T1強調正中矢状断像，B：T2強調正中矢状断像，C：T2強調正中矢状断像（術後）　T1強調矢状断像（A）で小脳扁桃の下垂がみられ，下端は第1頸椎のレベルにある（→）．T2強調正中矢状断像（B）では脊髄内に髄液と等信号の病変を認め，水髄症を示す．内部には隔壁様構造が認められる（→）．術後のT2強調矢状断像（C）では，大後頭孔拡大術により小脳後面のくも膜下腔が開大している（→）．水髄症は縮小し，ほぼ消失している．

> **BOX 12-6　脊髄水髄症（hydromyelia）と空洞症（sylingomyelia）**
>
> - 病理学的に水髄症（hydromyelia）は脊髄中心管が拡張した状態であり，空洞症（syringomyelia）は中心管とは無関係に形成された脊髄内髄液腔と定義される．
> - Chiari I型奇形に発生するものは大半が水髄症であるが，臨床的に両者を区別することは難しいので，syringohydromyeliaという用語が使用されることもある．

Blake's pouch cystがあり，組織学的には上衣組織を含む膜で構成される．一方，くも膜由来嚢胞にはくも膜嚢胞（arachnoid cyst/pouch）や巨大大槽（mega cisterna magna）がある（表12-5）．

① Dandy-Walker奇形

小脳虫部の形成不全（低形成ないし欠損）があり，本来は発生過程のなかで消失するはずの菱脳蓋板上膜性部（area membranacea superior：AMS）が遺残し，将来，第四脳室となる菱脳室（原始第四脳室）とくも膜下腔との間に生じる髄液圧較差により，最も抵抗の弱いAMSが拡張した奇形と考えられている．小脳虫部は特に尾側の形成が障害されるので下髄帆（inferior medullary velum）は欠損し，室頂（fastigium）は形成されない．上髄帆（superior medullary velum）は形成され，上方に回旋し挙上する（図12-41 A）．嚢胞状に拡張したAMSは，Dandy-Walker嚢胞（Dandy-Walker cyst：DWC）とよばれる．DWCが胎生期から存在すると小脳天幕の沈下が障害され，癒合が高位で起こるため，結果として

表12-5 後頭蓋窩正中囊胞の形態発生と分類

	菱脳蓋板(神経上皮)由来の囊胞		くも膜由来の囊胞	
囊胞	Dandy-Walker cyst	Blake's pouch cyst	くも膜囊胞	巨大大槽
起源	菱脳蓋(AMS)	菱脳蓋(AMI)	くも膜	くも膜
小脳虫部	欠損・低形成(室頂・下髄帆の欠損)	正常に形成	正常に形成	正常に形成
後頭蓋窩	大きい	時にやや大きい	時に大きい	正常
小脳天幕	高位	正常	時に高位	正常
シェーマ (矢状断)	(小脳・橋・囊胞の図)	(脈絡叢の図)	(脈絡叢の図、◀は内後頭結節)	(内後頭結節、脈絡叢の図)
内水頭症	高頻度に伴う	高頻度に伴う	伴う	伴わない
その他	Dandy-Walker variant(下図):囊胞腔が小さく、小脳天幕の高位が目立たないDandy-Walker cyst	小脳虫部下部が上方に圧排され回旋することがあり、Dandy-Walker variantと混同しないように注意が必要	くも膜ポーチ(下図:圧排所見の乏しいくも膜囊胞)	解剖学的範囲を超えて進展する大槽:囊胞腔は内後頭結節(▶)を越えない(上図)

(宇都宮英綱:Blake's pouch cyst. 青木茂樹・他編:よくわかる脳MRI,第3版. 学研メディカル秀潤社,2012:342-343 より許可を得て転載)

横静脈洞や静脈洞交会が高位に形成される(**図12-41 B**)．なお，DWC(AMSの遺残と拡張)であっても，定型例より小さな囊胞であれば，静脈洞交会の高位が目立たない場合もある．このような例はDandy-Walker variantとして報告されているが，しばしば後述するBlake's pouch cystと混同して報告されるので注意が必要である(**表12-5**)．

② Blake's pouch cyst

菱脳蓋板下膜性部(AMI)由来の囊胞腔で，胎生期に一過性に生じるBlake pouchが遺残し，拡張したものである．DWCと異なり，小脳虫部はほぼ正常に形成され，囊胞は小脳虫部の下面から後面にかけて存在する．上方に圧排された小脳虫部が低形成を示したようにみえることがあるが，下髄帆や室頂が欠損することはない(**図12-42**)．第四脳室脈絡叢は背側，後方に伸展し，囊胞内に引き込まれることがある[44]．また，Magendie孔の開口不全のため時に全脳室系の拡張を見ることがある．囊胞は通常，小脳上面まで進展することはなく，後頭蓋窩の拡張や静脈洞交会の高位も認められない．

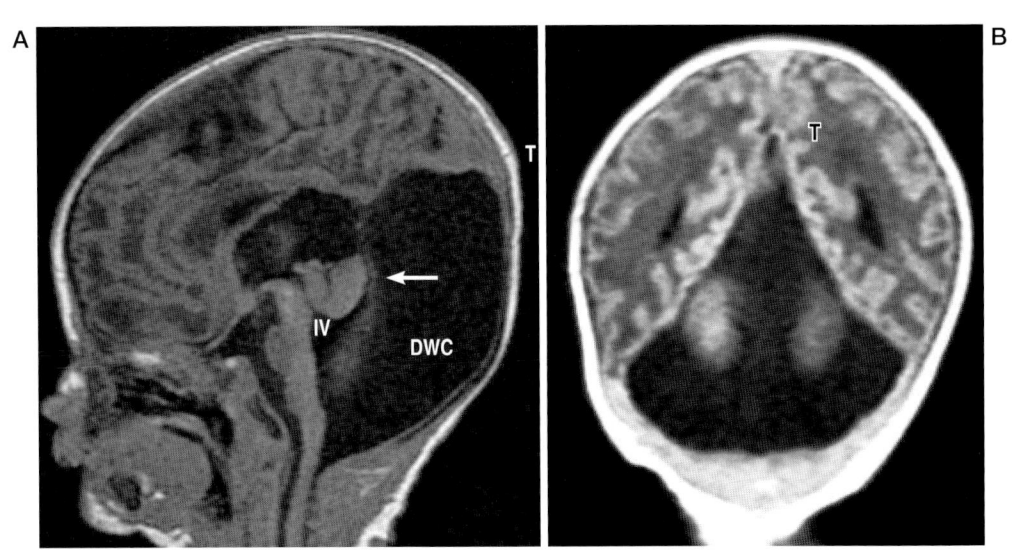

図 12-41 Dandy-Walker 奇形（2 生日男児）
A：T1 強調正中矢状断像，B：T1 強調冠状断像　T1 強調矢状断像（A）で小脳虫部上部（→）は形成されているが，下部の欠損もしくは低形成を認める．第四脳室の室頂は形成されていない．第四脳室（Ⅳ）から連続する嚢胞腔を認め，Dandy-Walker 嚢胞（DWC）を示す．冠状断像（B）で小脳天幕の挙上および静脈洞交会（T）の高位がみられる．

図 12-42　Blake's pouch cyst（20 生日女児）
T1 強調正中矢状断像　Magendie 孔（▶）の拡張が明瞭で，小脳虫部下部に第四脳室から連続する嚢胞腔（BPC）を認める．小脳虫部は上方に偏位しているが，第四脳室の室頂（→）は形成されている．（宇都宮英綱：脳梁欠損症．土屋一洋・他編：圧倒的画像数で診る！頭部疾患画像アトラス―典型例から応用例まで．羊土社，2014：376 より許可を得て転載）

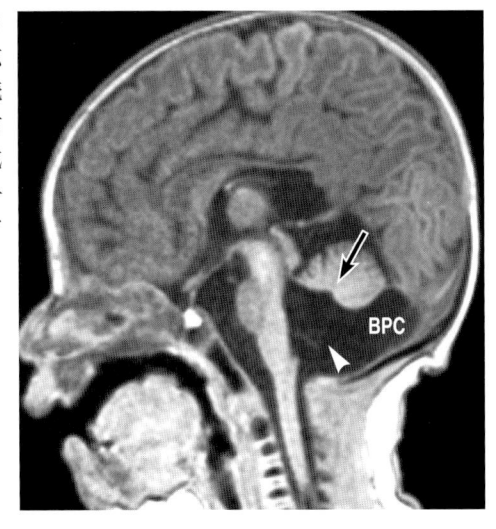

③ くも膜嚢胞／ポーチ　arachnoid cyst/pouch

　菱脳蓋板の背側に発生したくも膜由来の嚢胞腔である．したがって，菱脳蓋板に発生異常はなく第四脳室は正常に形成される．また，第四脳室の脈絡叢は嚢胞により腹側（前方）へ圧排される．小脳も腹側に圧排され，時に第四脳室の圧排，閉塞化により内水頭症を併発することもある．嚢胞が大きく，胎齢早期より存在した場合には小脳天幕の沈下が障害され，静脈洞交会や横静脈洞は高位にとどまる（**図 12-43**）．一方，小脳への圧効果がほとんどない非圧排性のクモ膜嚢胞が小脳上面にまで達したものは，くも膜ポーチ（arachnoid pouch）とよんで区別することがある．くも膜ポーチは小脳への圧効果はほとんどないが，

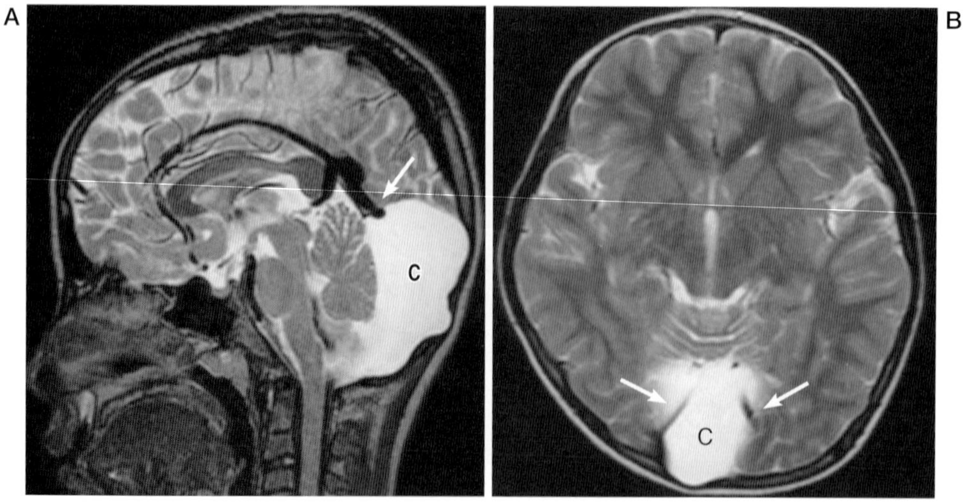

図 12-43　後頭蓋窩くも膜嚢胞(10 歳男児)
A：T2 強調正中矢状断像，B：T2 強調像　正常に形成された小脳虫部は嚢胞(C)によって前方に圧排されている．嚢胞は上方に進展し，静脈洞交会や横静脈洞の形成異常を認める(→)．(宇都宮英綱：脳梁欠損症．土屋一洋・他編：圧倒的画像数で診る！頭部疾患画像アトラス―典型例から応用例まで．羊土社，2014：377 より許可を得て転載)

嚢胞が接する後頭骨内板の菲薄化(remodeling)や静脈洞交会の形成異常を伴うことがある．

④ **巨大大槽**　mega cisterna magna

大槽が通常より大きい正常変異を表す用語である．すなわち，大槽の上界はおよそ大後頭孔の後縁と内後頭結節との中点に位置しているが，巨大大槽はこれを越えて，内後頭結節の高さまでくも膜下腔が広がったものをいう(図 12-44)．上記のくも膜ポーチを巨大大槽と混同して報告している文献も多いが，小脳上面の脳槽は解剖学的には大槽に含まれないので，用語の使用には注意が必要である(BOX 12-7)．

3) **脳幹形成異常を伴う小脳虫部欠損症**　molar tooth anomalies

小脳虫部欠損もしくは著明な低形成，および太く前後に長い上小脳脚，低形成を示す橋・中脳，および深い脚間窩で特徴づけられる．これらが横断(軸位断)像で大臼歯のようにみえることから molar tooth anomaly とよばれる．molar tooth anomaly では，定型的な DWC は認めないが，静脈洞交会は軽度高位を示すこともある．成因は不明であるが，菱脳発生のオーガナイザーである中脳-後脳境界(菱脳峡)の形成異常に起因する小脳・脳幹の誘導障害(分節化異常)が想定されている．Joubert 症候群(図 12-45)，有馬症候群，Dekaban 症候群，COACH 症候群などがこの奇形に含まれ，Joubert 症候群関連疾患(Joubert syndrome related disorders)と総称される．

4) **rhombencephalosynapsis**

小脳半球の癒合(非分離)と小脳虫部の欠損もしくは低形成を示す極めてまれな奇形である．小脳虫部の形成不全は虫部頭側に顕著で，尾側(小節)は形成される点で前述の Dan-

図12-44 巨大大槽(5か月男児)
T1強調正中矢状断像 小脳虫部下面の髄液腔の拡張を認める．髄液腔は大槽の解剖学的境界をやや越えているが，小脳上面の髄液腔には拡張を認めない．→：内後頭結節(▶)と大後頭孔後縁の中点

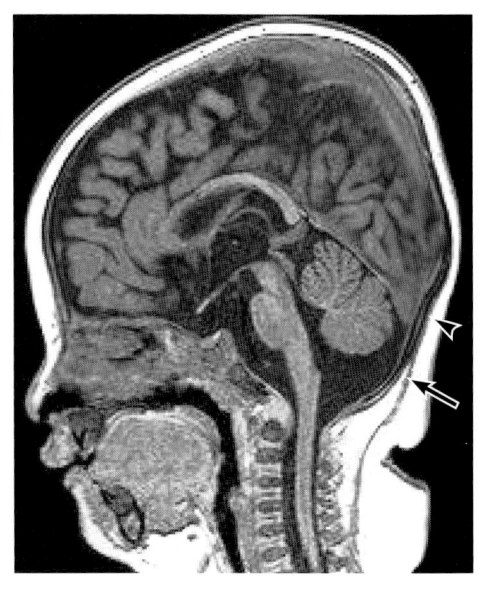

BOX 12-7 大槽の解剖学的定義

- 上面は小脳虫部下部，前面は延髄，後面は後頭上骨の正中部で囲まれるくも膜下腔を指す．
- 大槽の上界は小脳谷の上端で，およそ大後頭孔の後縁から内後頭結節の間の中点に位置する．
- 大槽のサイズは深さが5mm，幅は約2cm程度とされるが，個体差が大きい．
- 小脳上面の脳槽まで大槽に含めることはない．

表12-6 rhombencephalosynapsis と Dandy-Walker 奇形の小脳形態の相違

小脳構造	rhombencephalosynapsis	Dandy-Walker 奇形
小脳半球	非分離(癒合)	分離
小脳虫部	頭側(上部)虫部の欠損 尾側(下部)虫部の形成不全 (虫部小節は形成される)	尾側(下部)虫部の欠損 頭側(上部)虫部の形成不全 (虫部小節は欠損する)

dy-Walker 奇形とは大きく異なる．また，両側小脳半球が合一化している点でも異なっている(**表12-6**)．小脳半球の原基と虫部の原基が一体化した直後の未熟な状態を留めたまま小脳が成長したものと考えられるが，その本態は不明である[45]．MRI では冠状断で，小脳谷が欠損し，横断像で小脳下面の小葉が左右連続性をもって横走する所見が認められる(**図12-46**)．歯状核の癒合や付着が同定されることもある．合併奇形として中脳蓋の癒合，透明中隔欠損，脳弓の癒合を認める．また，水頭症を高頻度に認め，合併する中脳水道狭窄によると考えられている．

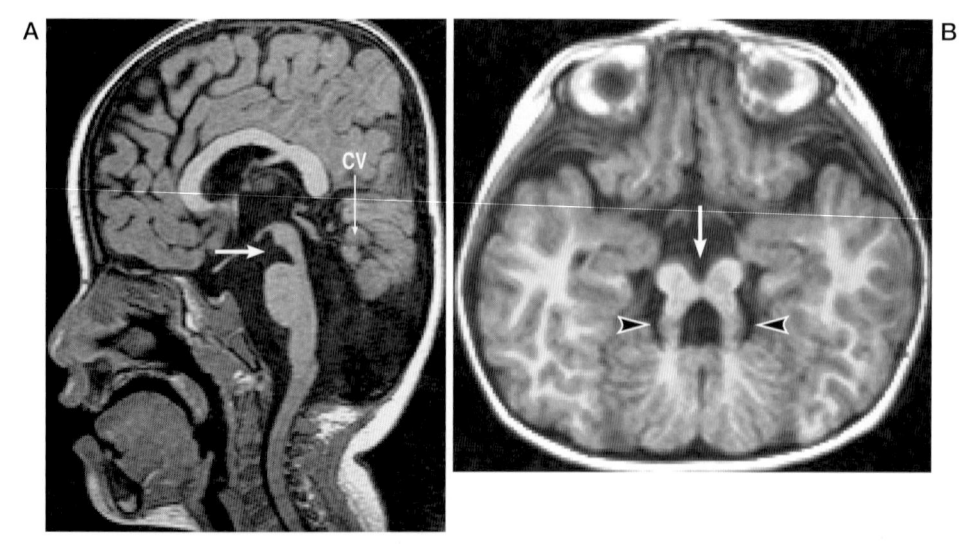

図12-45 molar tooth anomaly/Joubert症候群(4歳女児)
A：T1強調正中矢状断像，B：T1強調像　T1強調矢状断像(A)で小脳虫部(CV)の低形成が顕著である．中脳下部腹側の低形成のため，脚間窩は陥凹している(→)．T1強調像(B)で，脚間窩の陥凹(→)と太く長い上小脳脚(▶)のため中脳は大臼歯のようにみえる．(宇都宮英綱：Joubert症候群．土屋一洋・編：決定版頭部画像診断パーフェクト．羊土社：2011：508より許可を得て転載)

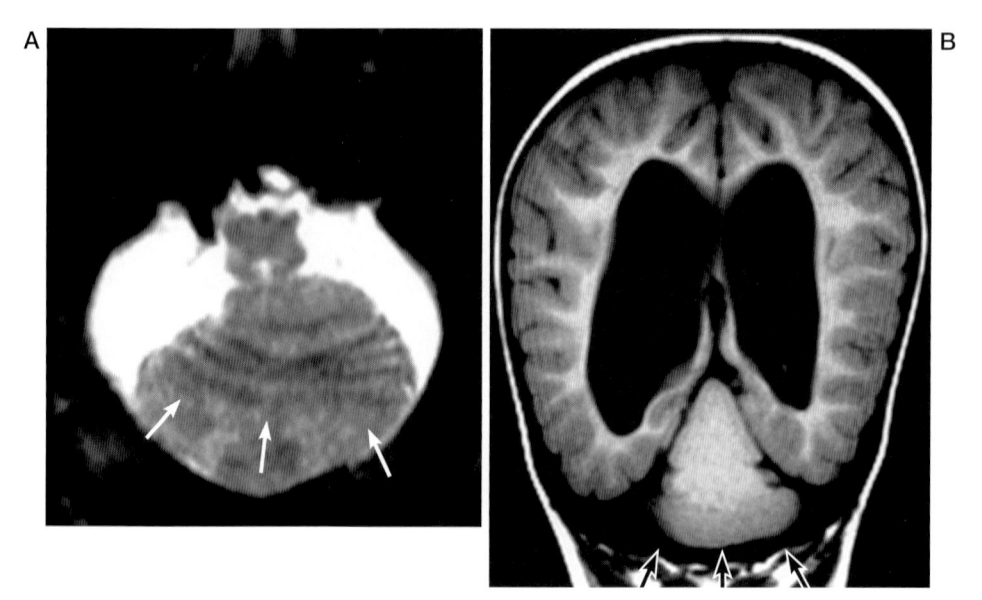

図12-46 rhombencephalosynapsis(4歳男児)
A：T2強調像，B：T1強調冠状断像　T2強調像(A)で小脳葉の左右連続性が認められ(→)，小脳半球の非分離を示す．T1強調冠状断像(B)では小脳谷の欠損を認め，小脳は底面が平坦な釣鐘状の形態を呈する(bell-shaped cerebellum，→)．

12.3 胎児・新生児の感染症

　胎児・新生児にみられる先天感染症は，母体内，分娩時の感染であり，生後1か月頃までに発症する．TORCH症候群(toxoplasma, others, rubella, cytomegalovirus, herpes simplex virus)と称されるものが多い．経胎盤と経産道のおもに2つの感染経路がある．先天感染症は脳実質障害が強く，可能なかぎり早期の治療開始が必要である．画像検査は，診断および病変の広がりを知るうえで大切である．

a. サイトメガロウイルス感染症　cytomegalovirus(CMV) infection

1) 病態と臨床

　先天性サイトメガロウイルス(CMV)感染症は，TORCH症候群のひとつで最も頻度が高い．おもな感染経路は，胎盤を介する母体からの垂直感染であるが，経産道感染，母乳感染なども認められる[46～48]．

　サイトメガロウイルスは，βヘルペスウイルス亜科に属するDNAウイルスで，germinal matrixの細胞に親和性がある．その結果，大脳，小脳皮質の異常や脳室周囲の石灰化，上衣下嚢胞をきたす[47]．

　およそ90％は無症状である．新生児期に認める症状としては，肝脾腫，黄疸，小頭症，脈絡網膜炎，発疹などがある．神経学的異常としては，感音性難聴，脈絡網膜炎による視力低下などである．新生児期に無症状であっても，難聴や発達障害で発見されることもある．血液検査所見では，血小板減少，直接型ビリルビン血症，トランスアミナーゼの上昇を認める[46,47]．

2) MRI所見

　胎児感染の時期によって，脳実質障害の程度が異なる[46]．胎生8～20週に，神経，グリアの形成が起こるため，妊娠18週以前の感染では重度な奇形を伴う．画像所見としては，滑脳症，小脳低形成，脳室拡大，髄鞘化遅延，脳室周囲の石灰化である．CMV感染症の場合の滑脳症では，皮質が薄いことが多い(図12-47, 48)．18～24週での感染は，多脳回症などの皮質形成異常，小脳低形成，脳室拡大，時に裂脳症を認める(図12-49)．26週以降の感染では，皮質の形成異常を認めることはなく，髄鞘化遅延，白質病変，脳室周囲の石灰化を認め，頭蓋内出血がみられることもある[46～49](図12-50)．石灰化は側脳室周囲に多いが，基底核などさまざまな部位に認める[48]．

　MRIでは石灰化を反映し，T1強調像で高信号，T2*強調像で低信号を示す．T2強調像は脳皮質の描出に優れている[46]．斑状の白質病変はT2強調像，FLAIR像で認める[46]．ただし，髄鞘化が完成する前はその評価が難しい(BOX 12-8)．

3) 診断プロセス(確定診断法)

　確定診断は，生後3週以内に尿や唾液からウイルスを分離することである．それ以降の

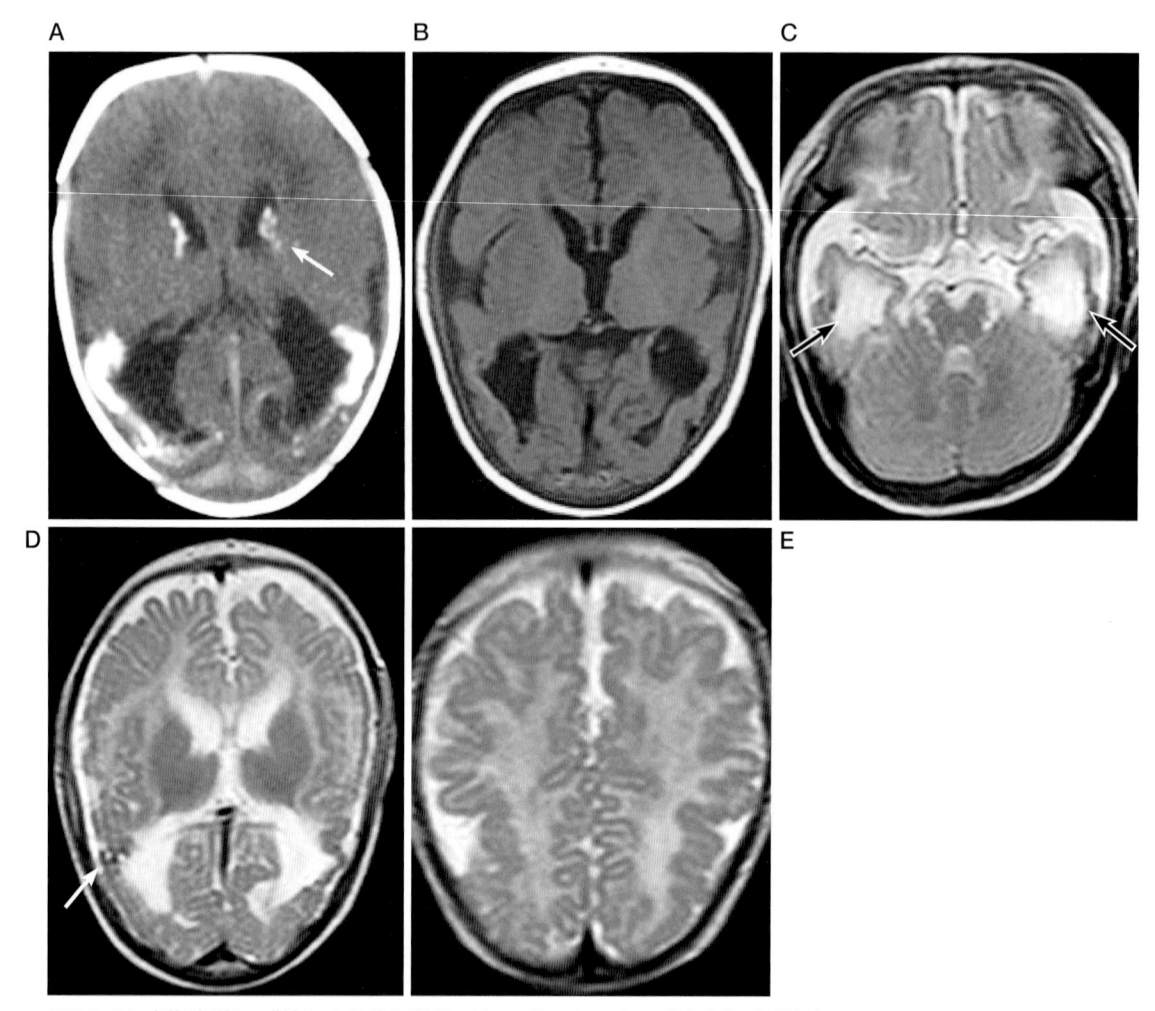

図 12-47 妊娠初期の感染による先天性サイトメガロウイルス感染症(0歳男児)
新生児期 MRI　A：単純 CT，B：T1 強調像，C：T2 強調像（中脳レベル），D：T2 強調像（基底核レベル），E：T2 強調像（頭頂葉レベル）　頭部単純 CT（A）で脳室周囲に沿った石灰化と左基底核（→）に石灰化を認める．脳室拡大を伴っている．T1 強調像（B）では軽度の脳室拡大を認める．脳室周囲の石灰化を反映して脳室壁に沿った点状の高信号を認める．中脳レベルの T2 強調像（C）では両側側脳室下角の拡張を認める（→）．基底核レベルの（D）では脳室の軽度拡大を認める．脳回の形成は浅く，頭頂葉に多脳回症を認める．石灰化の部分は，低信号を示している（→）．頭頂葉レベル（E）では両側頭頂葉の脳回は浅く，多小脳回を認める．

場合は，PCR 法やウイルス特異的 IgM 抗体を測定する．CMV を疑うような白質病変などの異常を認めた場合には，PCR 法を行うように臨床医に伝えることが大切である．

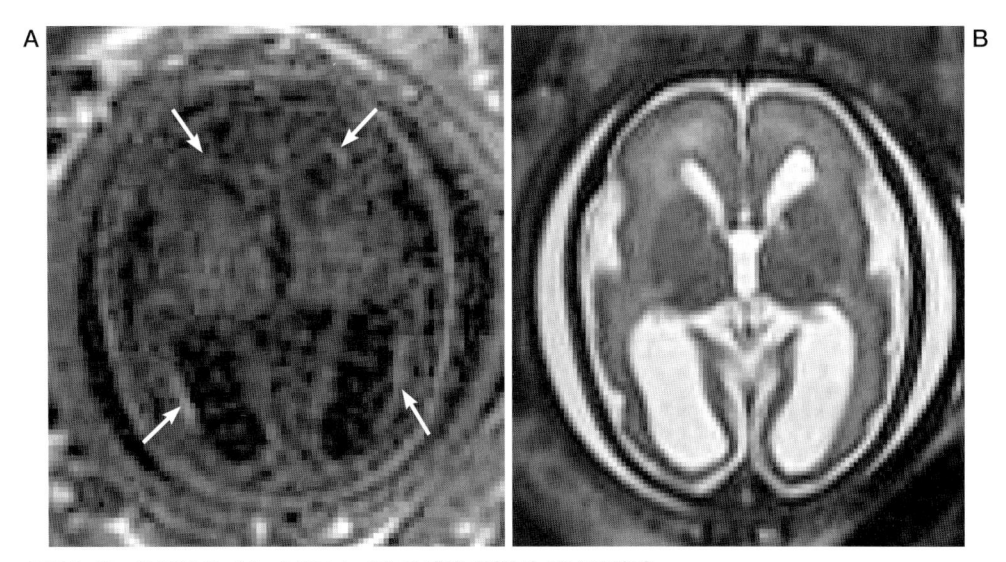

12.3 胎児・新生児の感染症 819

図12-48 先天性サイトメガロウイルス感染症(胎生33週男児)
胎児MRI　A：T1強調像，B：T2強調像　T1強調像(A)では脳室の軽度拡大と脳室壁に沿った淡い高信号を認める(→)．T2強調像(B)では脳室の軽度拡大を認める．脳回の形成は浅く，皮質形成異常を疑う．出生後，先天性サイトメガロウイルス感染症と確定診断された．

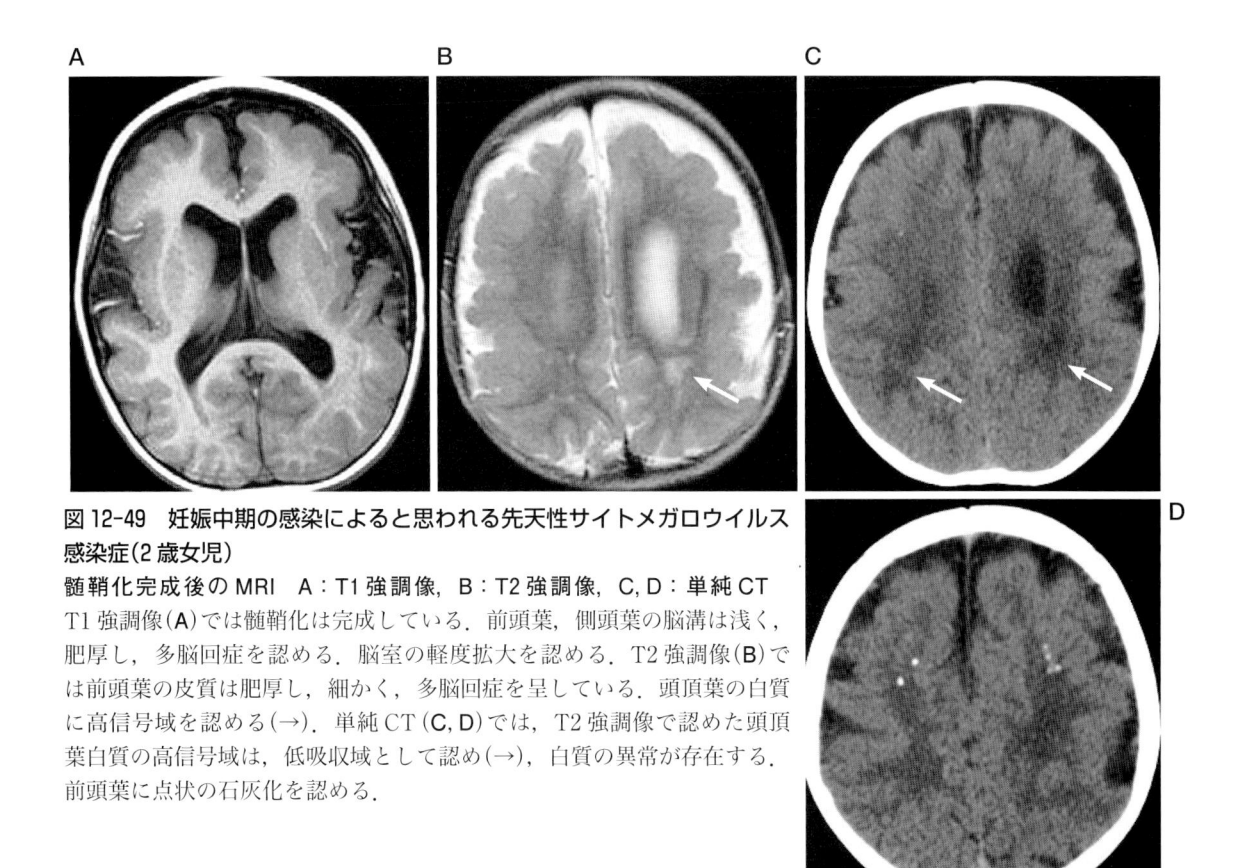

図12-49　妊娠中期の感染によると思われる先天性サイトメガロウイルス感染症(2歳女児)
髄鞘化完成後のMRI　A：T1強調像，B：T2強調像，C, D：単純CT
T1強調像(A)では髄鞘化は完成している．前頭葉，側頭葉の脳溝は浅く，肥厚し，多脳回症を認める．脳室の軽度拡大を認める．T2強調像(B)では前頭葉の皮質は肥厚し，細かく，多脳回症を呈している．頭頂葉の白質に高信号域を認める(→)．単純CT(C, D)では，T2強調像で認めた頭頂葉白質の高信号域は，低吸収域として認め(→)，白質の異常が存在する．前頭葉に点状の石灰化を認める．

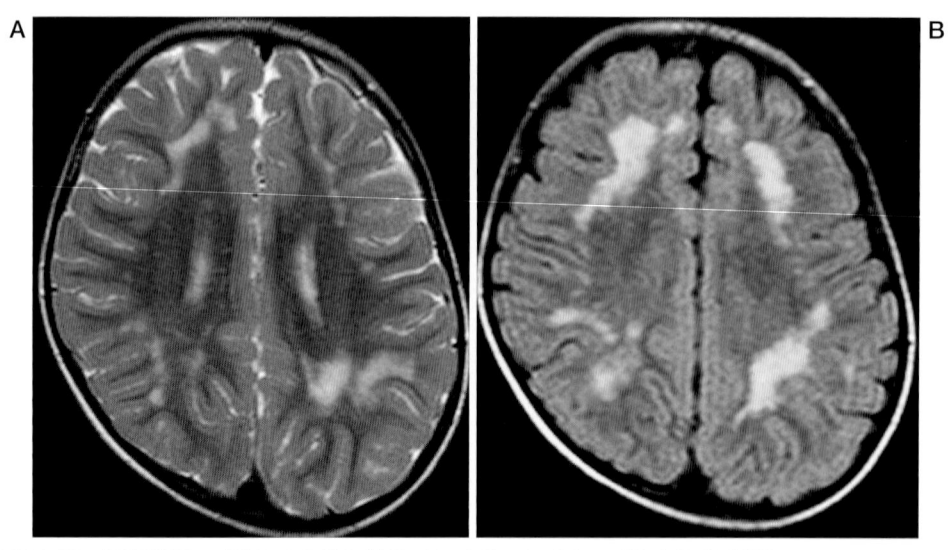

図12-50 妊娠後期の感染による先天性サイトメガロウイルス感染症(2歳女児)
A：T2強調像，B：FLAIR像　T2強調像(A)では大脳の前頭葉，頭頂葉の皮質下白質に多発する高信号域を認める．皮質の形成異常は認めない．FLAIR像(B)では，多発する大脳白質の高信号を認める．

BOX 12-8　CMV感染症におけるMRI所見の特徴

van der Knaapらの報告によると，CMV感染症では，皮質の形成異常の有無に関わらず，頭頂葉深部に多巣性の白質病変や側頭葉前部の異常(白質病変，嚢胞，側脳室下角の拡大)を認めることが多い[49]．また，脳室周囲の嚢胞と白質病変の所見は，CMV感染症に比較的特徴的である[48]．

b. ヘルペス脳炎　herpes simplex encephalitis

1) 病態と臨床

新生児にみられるヘルペス感染症，いわゆる新生児単純ヘルペスウイルス感染症(HSV感染症)の頻度は，3000～20,000人出生に1人と推定されている．妊娠中のスクリーニングが行われるようになり，かなり頻度はまれとなっている．単純ヘルペス1型，2型ともに原因となるが，単純ヘルペス2型(HSV-2)がほとんどである(BOX 12-9)．産道感染が多いが，15％ほどは経胎盤感染，家族や医療従事者からの接触感染の可能性がある．母体は無症状のことが多い[50,51]．

新生児HSV感染症は，表在型(皮膚，目，口)，中枢神経型，全身型の3つに分類される．これらは重複することもある．新生児HSV感染症のうち，中枢神経を侵す頻度は，およそ30％である[50,51]．

ヘルペスウイルス感染では，脳実質の破壊が著しく，壊死やマクロファージ，単核炎症

> **BOX 12-9** TORCH症候群以外の先天性感染症
>
> 最近では，TORCH症候群以外が原因となる先天感染症が増えている．HIV (human immunodeficiency virus), parvovirus, arenavirus, varicella, group B streptococcus infection, *E coli*, *Candida albicans*, prolonged rupture of membranes (PROM) などである．そのため，胎児の脳実質障害のリスクも高い．感染に伴うサイトカインの放出が，脳室内出血や脳室周囲白質軟化症 (periventricular leukomalacia：PVL) の原因となる[53]．

> **BOX 12-10** 新生児ヘルペス脳炎の画像所見の特徴
>
> ほかのTORCH症候群に比して，出生後より画像所見がダイナミックに変化する．乳児期以降に発症するヘルペス脳炎では，側頭葉および大脳辺縁系が異常を伴うことが多いのに対して，新生児の場合ではそのような分布を呈さない．

細胞の浸潤，そして石灰化などがみられる．先天性サイトメガロウイルス，トキソプラズマ感染症と異なり，軟膜や上衣，脈絡叢などへの浸潤はみられない[50]．

新生児HSV感染症の臨床症状は，皮膚病変（水疱形成），網膜脈絡炎，水頭症，小頭症である．中枢神経症状としては，発熱，髄膜炎，脳炎に伴う痙攣，意識障害などがみられる．そのほか，チアノーゼ，黄疸，発熱，呼吸不全などを認める．これらの症状が生後2〜4週間以内に発現する[50,51]．

2）MRI所見

短期間で画像所見がダイナミックに変化する（**BOX 12-10**）．感染後1〜2日後のCTでは，皮質から白質に及ぶ低吸収域を示す．同病変は，MRIのT1強調像で低信号，T2強調像で高信号となる．拡散強調画像では，拡散低下のため高信号となる[50]．出血の合併もみられる．造影MRIでは，髄膜の造影増強効果を認める．1週間後には皮質壊死（laminar necrosis）がみられ，CTでは皮質が高吸収を示す．MRIでは，T1強調像で高信号，T2強調像で低信号となる．2週間以降では，びまん性の大脳萎縮，多囊胞性脳軟化症（multicystic enceplalomalacia），石灰化を示す[50,52]（**図12-51**）．

3）診断プロセス（確定診断法）

血中または脳脊髄液からのヘルペスウイルスのDNAを検出することで確定診断する．ただし，新生児HSVでは25％で陰性となり，発症直後の場合は偽陰性になることがあるため再検する必要がある[54]．より正確な確定診断を得るためには，髄液を用いてreal-time PCR法を行う．

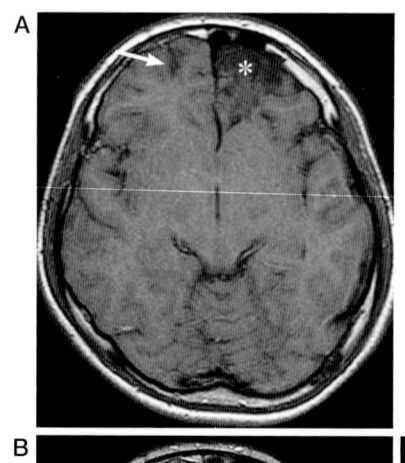

図12-51　新生児単純ヘルペス感染症(13歳男児)
A：T1強調像，B：T2強調像，C, D：FLAIR像　T1強調像(A)では，左前頭葉に皮質の不連続性を伴う低信号域を認める(*)．右前頭葉にも，スリット状に低信号域を認める(→)．T2強調像(B)では，T1強調像で認める病変は高信号を示し，多嚢胞性脳軟化症となっている．FLAIR像(C, D)では，両側前頭葉の皮質表面から深部白質にかけて高信号，左前頭葉の破壊性変化を認める．また，右前頭葉の深部白質に点状の高信号域を認める(→)．

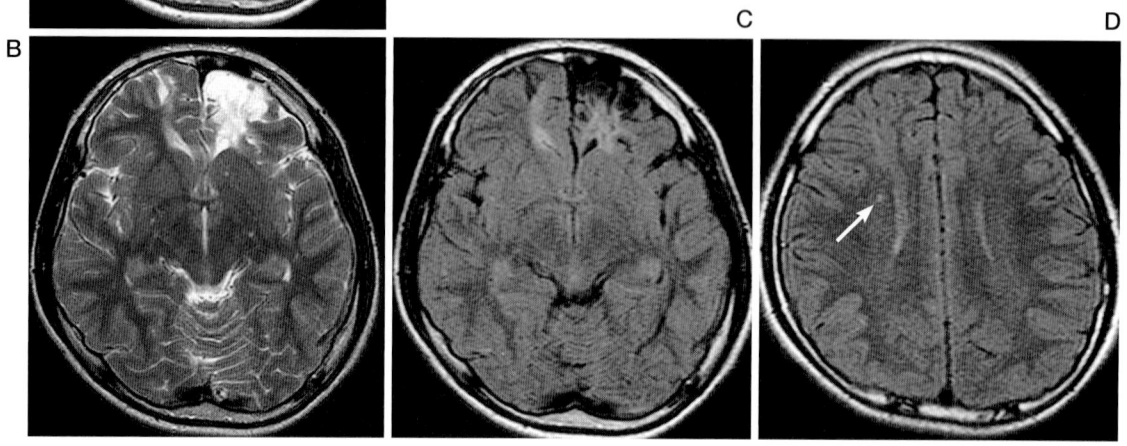

c. 先天性風疹症候群　congenital rubella syndrome

1) 病態と臨床

　風疹ウイルスによる先天感染症で，TORCH症候群のひとつである．妊婦が初期感染を起こすことによって多彩な先天異常を呈する．先天性風疹症候群の発生頻度は10万人あたり米国で0.9〜1.6，英国で6.4〜14.4，日本で1.8〜7.7である．日本では，1976年からのワクチン接種の開始に伴い，先天性風疹症候群の報告は極めて少なくなっていた．1993年に風疹ウイルスに関連した髄膜炎の報告があったため，ワクチン接種は同年にいったん停止された．2012年より風疹の大流行があり，それに伴い先天性風疹症候群の報告も増えている．先天性風疹症候群は，7日以内に最寄りの保健所に届ける義務がある[55]．

　妊娠12週以前の感染では，古典的3徴といわれる"白内障，先天性心疾患(おもに，動脈管遺残，肺動脈狭窄)，難聴"を認めるほか，髄外造血を反映した"blue-berry muffin"といわれる発疹がみられる[56]．小眼球症，白内障，緑内障，網膜炎は高頻度にみられる．サイトメガロウイルス感染症でよくみる血小板減少，肝脾腫の頻度は少ない．

　妊娠28週以降の感染では，先天奇形を伴うことはなく予後良好である．しかし，感染が出生後も持続している場合には，出血傾向，肝脾腫，骨髄炎などを認めることがある．脳炎の所見については，新生児以降の進行はみられない[56]．

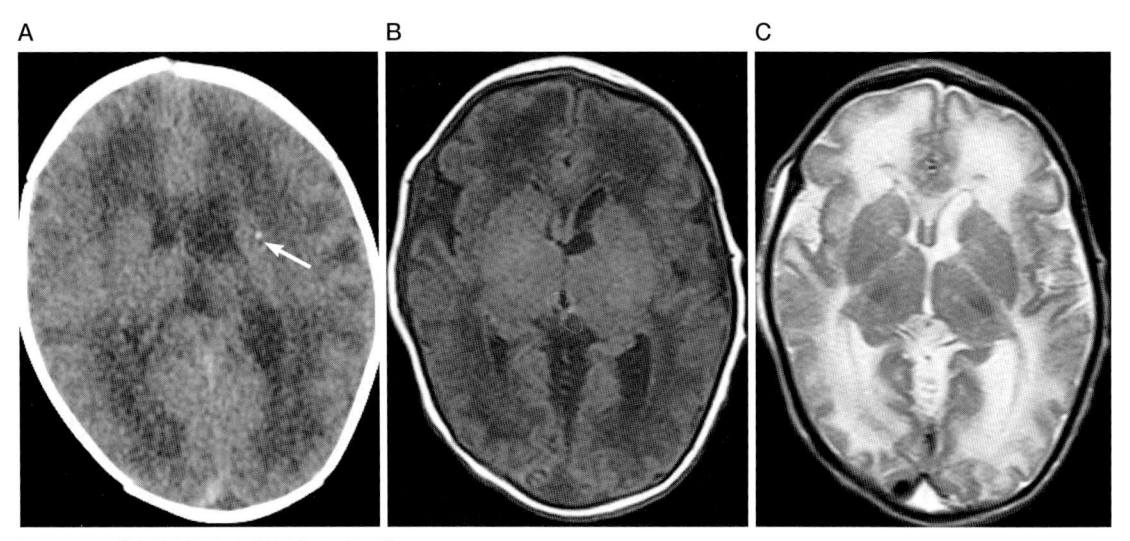

12.3 胎児・新生児の感染症　823

A　　　　　　　　　B　　　　　　　　　C

図 12-52　先天性風疹症候群（0 歳男児）
A：単純 CT，B：T1 強調像，C：T2 強調像　単純 CT（A）では左基底核に点状の石灰化を認める（→）．大脳白質は全体的に低吸収を示している．T1 強調像（B）では，大脳白質は全体的に低信号である．左側脳室の軽度拡大を認める．T2 強調像（C）では大脳白質は高信号である．

> **BOX 12-11**　**先天性風疹症候群における骨病変**
>
> 先天性風疹症候群では，脳実質所見のほかに，骨病変を約 50％の頻度で合併する．骨所見は，大腿骨や下腿骨などの骨幹端部の不整（fraying）と透亮像で，これらの所見を"celery-stalk（セロリの茎）"と称する．このような骨病変は，生後 2～3 週間に認められる．先天性風疹症候群を疑う場合には，単純 X 線写真が診断の一助となる[58]．

2）MRI 所見

感染した時期により画像所見は異なる．胎児期早期の感染であった場合には，脳室拡大，脳室周囲，基底核・脳幹部の石灰化，囊胞，多発する斑状の白質病変，髄鞘化遅延を認める．T2 強調像で白質に多発する高信号域を認めるが，風疹による血管炎からの液状壊死と考えられている[56,57]（**図 12-52**）．重症例においては，小頭症，脳幹部の破壊性変化を認める[56]．側頭骨 CT で内耳奇形を認めることもある．妊娠後期の感染では，非特異的なびまん性の脳浮腫，グリオーシス（gliosis）がみられることがある[56]（**BOX 12-11**）．

3）診断プロセス（確定診断法）

確定診断は，PCR 法による病原体遺伝子の検出，IgM 抗体の検出である．生後 6 か月まで高頻度にウイルスを検出できる．検出率の高い順は，白内障手術により摘出された水晶体，脳脊髄液，咽頭拭い液，末梢血，尿などである[55,56]．

表 12-7 先天性感染症の画像所見の鑑別点

	サイトメガロウイルス感染症	トキソプラズマ症	新生児単純ヘルペス感染症	先天性風疹症候群
石灰化	○○○	○○○	○	○○
石灰化を呈する部位	脳室周囲, 基底核	脳室周囲, 基底核, 大脳皮質など全体		基底核, 脳幹部
皮質形成異常	○○○	―	―	―
脳室拡大	○○(小頭症)	○○○(大頭症)	○(大脳萎縮)	○○
白質の異常信号	○○	○	○○	○○○
髄鞘化遅延	○	○	○	○
脳室周囲の囊胞	○○	○	―	―

トキソプラズマ症の画像所見は, サイトメガロウイルス感染症に類似しているが, サイトメガロウイルス感染症に比して, 脳室拡大の傾向が強く, 小頭症は少ない. また, 脳実質にみられる石灰化などは, サイトメガロウイルス感染症では脳室周囲に認めることが多いのに対し, 脳全体に多数みられる傾向にある[61].

d. 先天性トキソプラズマ症

1) 病態と臨床

　TORCH 症候群のひとつで, *Toxoplasma gondii* という原虫による先天感染症である. サイトメガロウイルス感染症に次いで頻度が高い. 原虫は鳥, 哺乳動物に感染しており, 加熱処理の不十分な肉類を妊婦が摂取することにより感染し, 経胎盤的に胎児に垂直感染する[59]. 病理学的には髄膜や上衣に広範囲に広がる炎症細胞の浸潤や脳実質への肉芽の形成がみられる[59].

　臨床症状は生直後から 1 週間以内に出現する. 脈絡網膜炎, 水頭症, 痙攣, 肝脾腫, 黄疸, 脈絡網膜炎, 発疹などの症状を示し, 血液検査所見では, 血小板減少, ビリルビン, トランスアミナーゼの上昇などが認められる[59]. サイトメガロウイルス感染症に比して水頭症の程度が強く, 大頭症を呈する頻度が高い[59]. 症状出現後の治療による反応は乏しく, 神経学的予後は不良で, 死亡率も 11〜14% である[59].

2) MRI 所見

　感染時期により所見や程度が異なる. 先天性トキソプラズマ症の画像所見は, サイトメガロウイルス感染症に類似しているが, 皮質の形成異常はトキソプラズマ症ではまれである (**表 12-7**). 胎生 20 週までの感染は重篤で, 基底核, 脳室周囲, 大脳皮質の著明な石灰化が特徴的であり, 小頭症, 脳室拡大を認める. 妊娠 20〜30 週での感染では, 脳室拡大 (大頭症), 孔脳症と脳室周囲, 基底核の石灰化, 妊娠 30 週以降では, 脳実質の石灰化のみで脳室の拡大はまれである. 脳内の石灰化は, 治療に伴い減少する[59,60] (**図 12-53**).

図 12-53 先天性トキソプラズマ感染症（0歳女児）

A：単純CT, B：T1強調像, C：T2強調像（基底核レベル）, D：T2強調像（橋レベル）　単純CT(A)では脳皮質，側脳室壁に点状の石灰化が複数認められる．側脳室後角優位に脳室拡大を認める．T1強調像(B)では脳室拡大を認める．脳室壁に沿って，点状または線状の石灰化を反映した高信号を認める．基底核レベルのT2強調像(C)では，石灰化は低信号を示している．左側脳室周囲に囊胞を認める(→)．サイトメガロウイルス感染症に比して皮質の形成異常は指摘できない．橋レベル(D)のT2強調像では，右眼球は左側よりも小さく，小眼球症を認める．側脳室は下角も拡大している(→)．

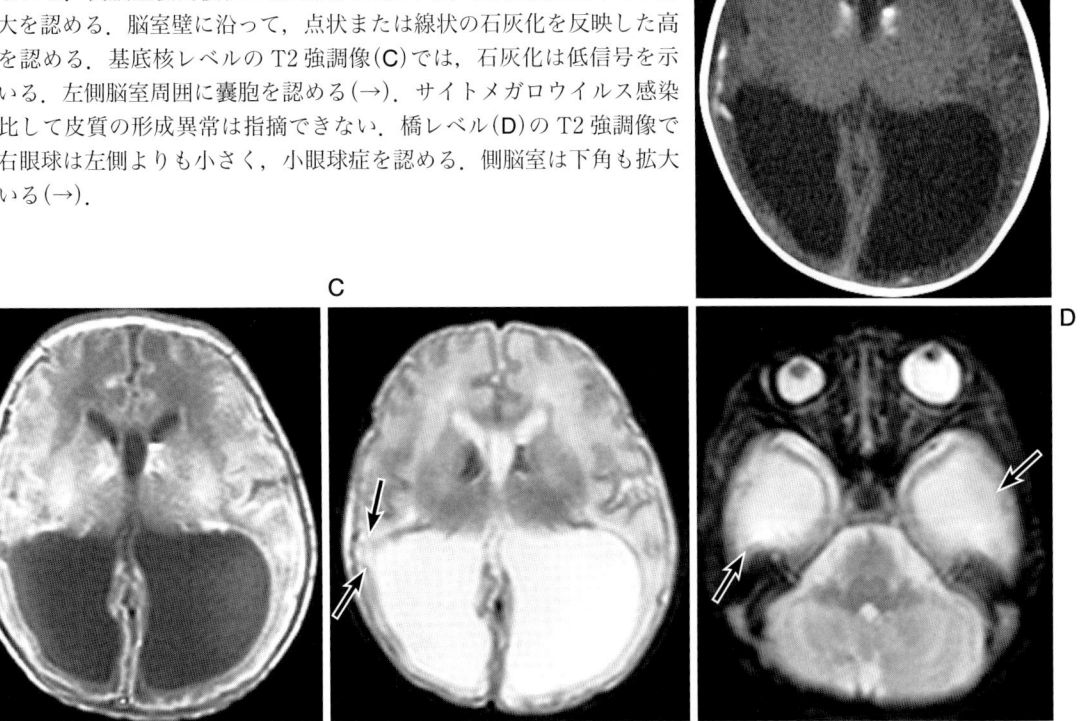

水頭症の原因は，上衣の炎症の結果，中脳水道に狭窄が起こるためと考えられている[59,61]．

3) 診断プロセス（確定診断法）

血清からトキソプラズマ特異的IgMやIgAを検出する[60]．

12.4 周産期異常

a. 低酸素性虚血性脳症

　新生児における低酸素性虚血性脳症は，まず超音波検査で診断する．近年はMRIの重要性が注目されるようになってきたが，MRIを行うにはMRI室へ移動しなくてはいけない．重症なほど移動が困難になり，低酸素性虚血性脳症の新生児全例にMRI検査ができるわけではない．

　新生児における低酸素性虚血性脳症に対するMRIでの画像診断の特徴は，画像所見が多様性に富み，種々の因子によって変動することである．受傷時の脳の成熟度，低酸素・虚血性損傷の重症度と持続時間，画像診断の時期とタイミングなどであり，これらによって画像所見がまったく変わってしまう．受傷から24時間以内の画像所見はしばしば軽微で，診断が難しい．実際の臨床では，新生児の低酸素性虚血性脳症の画像所見のいろいろなパターンについて精通しておくことが重要になる．

1）正期産児の低酸素性虚血性脳症　hypoxic ischemic encephalopathy：HIE
① 重症仮死　profound asphyxia

　脳の中心性損傷であり，深部灰白質（被殻，視床，海馬，脳幹部被蓋部，外側膝状体）に加え，Roland皮質も同時に侵されることがある．深部灰白質やRoland皮質は，新生児期において最も代謝が活発で，N-methyl-D-aspartate（NMDA）受容体の密度が最も高い部位である．したがって，低酸素・虚血性変化に最も敏感な部位でもある．

　画像診断においては，超音波で脳全体のエコー輝度の上昇とCSF spaceの消失があり，脳全体の浮腫性変化が示唆される．また，1週間以内に基底核，視床，脳幹部のエコー輝度の上昇がみられ，7日を超えるとさらに明瞭になってくる．一般に視床のエコー輝度の上昇は神経学的予後との相関が指摘されている．日齢数日以内のドップラーエコーとの併用は，脳損傷の感度・特異度を高めるといわれている．乳幼児期における経過観察の超音波では，脳萎縮を反映して脳室拡大とCSF spaceの拡大所見を認める．

　MRIは，低酸素性虚血性脳症における損傷部位の検出に優れている（BOX 12-12）．拡散強調画像は，通常のT1強調像やT2強調像が異常を検出できない出生24時間以内において，損傷部位を明瞭に描出する．視床腹側外側核，基底核（特に被殻），Roland皮質，それに皮質脊髄路に高信号が出現する．ただし，拡散強調画像における異常信号は損傷部位の全体を描出しているわけではなく，出生24時間以内の拡散強調画像では損傷が過小評価されやすい．拡散強調画像での異常は生後3～5日で最も明瞭となり，1週間～10日くらいまでに正常化してくる．この拡散強調画像での正常化は，脳損傷自体の可逆性や損傷自体の正常化を意味するものではなく，ADCでの異常は2週間ほど続く[62]．pseudo-normalizationといわれる所見である．出生早期において拡散強調画像が正常な場合には，日齢2～4日でのMRIの再検やMRSでの評価が推奨される．

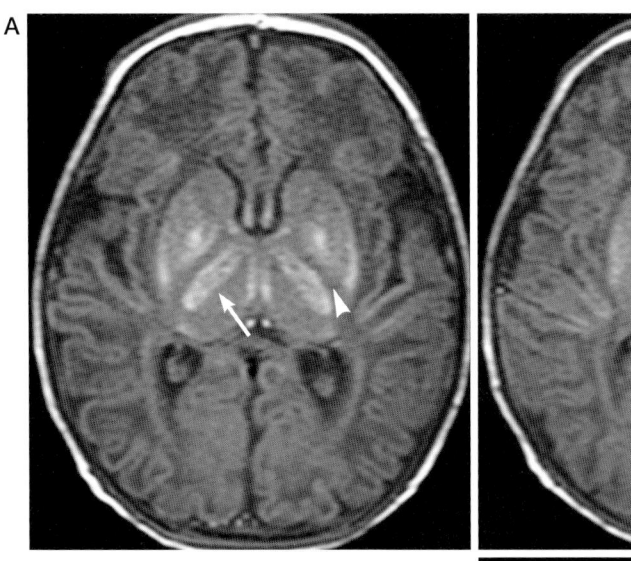

図12-54 basal ganglia injury + peri-rolandic injury, moderate type of term baby（日齢10日）

38週2680g，Apgar（アプガー）1/1の重症仮死にて出生．A, B：T1強調像　両側視床，基底核が高信号になっており（→），逆に内包後脚が相対的に低信号になっている（▶，absent posterior limb sign）．C：T1強調像　Roland皮質の虚血性損傷を示してある．中心溝の皮質（→）と放線冠（▶）の信号を比較．中心溝の皮質が放線冠の信号より高い．この場合は予後不良のサインとして考える必要がある．

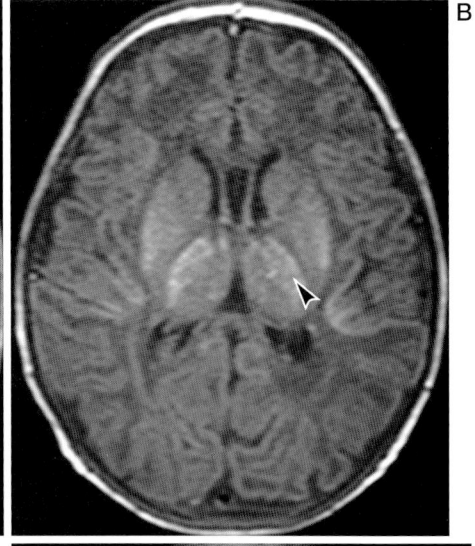

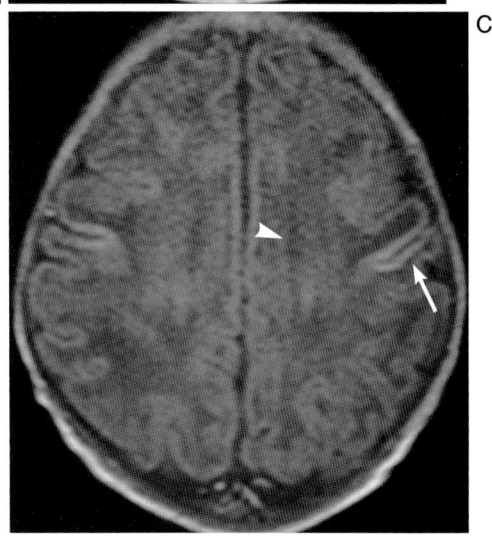

　通常のT1強調像やT2強調像では，生後2〜3日以内では異常が検出されないことが多い．それ以降は，基底核・視床がT1強調像とT2強調像で高信号として描出されるようになる．新生児では水分の含有量が多いためにT2強調像での高信号変化はわかりにくく，T1強調像における高信号のほうが認識しやすい（**図12-54**）．T1強調像の異常を判定するに際し，正常髄鞘化による高信号と虚血による高信号を鑑別することが重要である．鑑別が難しい場合には，拡散強調画像やT1強調冠状断像を撮像して対比する．基底核や視床のほかにも，海馬や脳幹被蓋部，Roland皮質に信号変化が現れる．その後2週目までに，T2短縮（T2強調像での低信号化）が視床・基底核にみられるようになる．T1短縮は数か月続くことがあるが，初期1週間のT1短縮の機序については定説がない．出血，石灰化，髄鞘崩壊からの放出されたlipid，フリーラディカルによるparamagnetic効果，mineralizationなど諸説あるが，同時に施行したT2*強調像から出血は否定できる．拡散強調画像でのpseudonormalizationが生じてくる生後1週間目くらいになると，T1強調

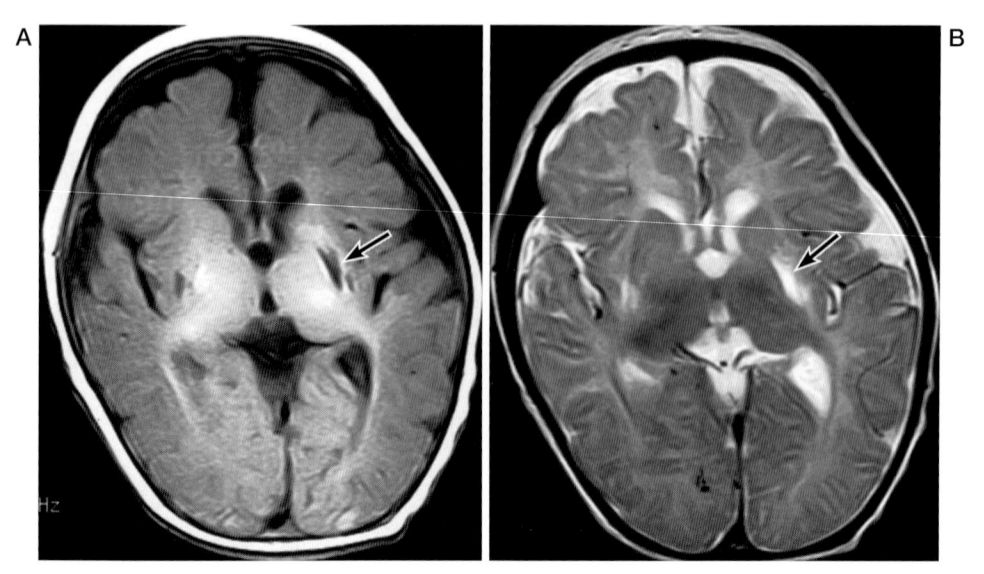

図 12-55 basal ganglia injury + peri-rolandic injury, moderate type of term baby（生後 3 か月）
基底核損傷の乳児期の典型画像．38 週 3020g，帝王切開にて出生．胎盤剥離，新生児仮死，無酸素脳症．A：T1 強調像，B：T2 強調像　T1 強調像（A）では，両側被殻は低信号として病変残存（→）．T2 強調像（B）では高信号として，被殻病変が描出されている（→）．前頭葉，側頭葉にはやや萎縮がみられる．

BOX 12-12　正期産児の重症低酸素性虚血性脳症の MRI 所見

1) 新生児期
   信号異常は基底核，脳幹，小脳．程度が強いと中心溝周囲の皮質，海馬まで及ぶ．
   - T1 強調像で高信号，T2 強調像で高信号．2 週目以降は T2 強調像にて低信号化．
   - 拡散強調画像で数日〜10 日までは高信号．その後は正常化（pseudonormalization）．

2) 乳幼児期
   - T1 強調像で等〜低信号，T2 強調像で高信号．

像や T2 強調像が診断的に有効になってくる．

　乳幼児期における経過観察の MRI では，損傷部位が萎縮して，視床外側腹側核，被殻後部，皮質脊髄路などが T2 高信号病変として描出される．T1 強調像では，損傷の強い部分が等〜低信号となる（図 12-55）．早期産児における基底核損傷と異なる点としては，高率に視床，被殻に信号異常が観察されることである．

i) basal ganglia injury（Roland type）
　Roland 型脳性麻痺とは，MRI 画像に基づいて診断される疾患群である．Roland 皮質と

> **BOX 12-13** basal ganglia injury(Roland type)の3タイプ
>
> - mild type   : basal ganglia injury
> - moderate type : basal ganglia + peri-rolandic injury
> - severe type   : basal ganglia + peri-rolandic + hippocampal injury

　皮質下白質に病変の主座があり，かつ大脳基底核や視床にも病変が合併する．重篤な無酸素脳症を原因とする脳性麻痺で，後遺症としてアテトーゼ型あるいは混合型脳性麻痺をきたす．Krageloh-Mann らは両側対称性基底核・視床病変を有するタイプを画像に基づいて，3タイプに分類(BOX 12-13)して，予後との相関を明らかにしている[63]．

　mild type とは，基底核病変(視床含む，以下同じ)のみを有するものであり，正期産児の基底核損傷のタイプである．moderate type は基底核病変と Roland 皮質と皮質下白質の病変を有するもの，severe type は基底核病変と Roland 皮質と皮質下白質の病変に加えて両側海馬にも病変を有するタイプである．

　mild type では，基底核損傷を原因とするアテトーゼ型の脳性麻痺になる確率が高い．

　moderate type では，全体的に脳実質は保たれ，萎縮性変化が少ないという特徴がある．中心溝周囲の脳回は信号変化が主体であり，髄鞘化白質の体積や脳梁の大きさは保たれる．急性期における中心溝周囲の白質は，T1強調像で低信号，T2強調像で高信号を示す．信号変化はFLAIR像で観察しやすく，T1強調像やT2強調像ではわかりにくい場合が多い(図12-56)．基底核領域には，T1強調像，T2強調像いずれにおいても低信号と高信号の変化が並んで認められる．乳幼児期になると，こうした変化はT2高信号病変として残るがT1強調像では目立たなくなる(図12-56 B)．

　severe type では，急性期のMRIのT1強調像で基底核領域に著明な高信号変化が認められるとともに，大脳皮質に広範な高信号性変化が認められる(図12-57)．急性期における大脳皮質にみられるT1高信号性変化は，虚血や低血糖などで生じる層状皮質壊死を反映した所見と考えられる．乳幼児期になると，全体的に脳萎縮が著明となる．髄鞘化白質の体積が減少し，脳梁が菲薄化する．中心溝周囲の脳回には，広範に信号変化がみられ萎縮も強い．下角に目立つ脳室拡大，脳幹や小脳の萎縮を伴う(図12-58)．

　重症仮死の現症や既往があり，基底核損傷の可能性がある場合には，Roland 皮質を評価するためにFLAIR像を頭頂部まで撮像することが重要である(図12-56 A 参照)．また，海馬の損傷の評価を行うために，T2強調像あるいはFLAIR像での冠状断像を加える必要がある．

ⅱ) 予後判定の指標としてのMRI所見

　低酸素性虚血性脳症のMRI所見として，1-2-3-4 sign がある[64]．正期産児の低酸素性虚血性脳症において，運動予後不良を示唆するMRI所見として知っていると役に立つ．1-2-3-4 sign は，名前のごとく4つの所見から成り立っている．1) T1強調像にて基底核(特に被殻)が高信号，2) T1強調像にて視床が高信号，3) T1強調像にて内包後脚の正常の高信号が消失(absent posterior limb sign)，4) 基底核における拡散の低下(発症から24時間〜10日以内)，である．1つでも該当する所見があれば，運動予後不良を示唆する(図

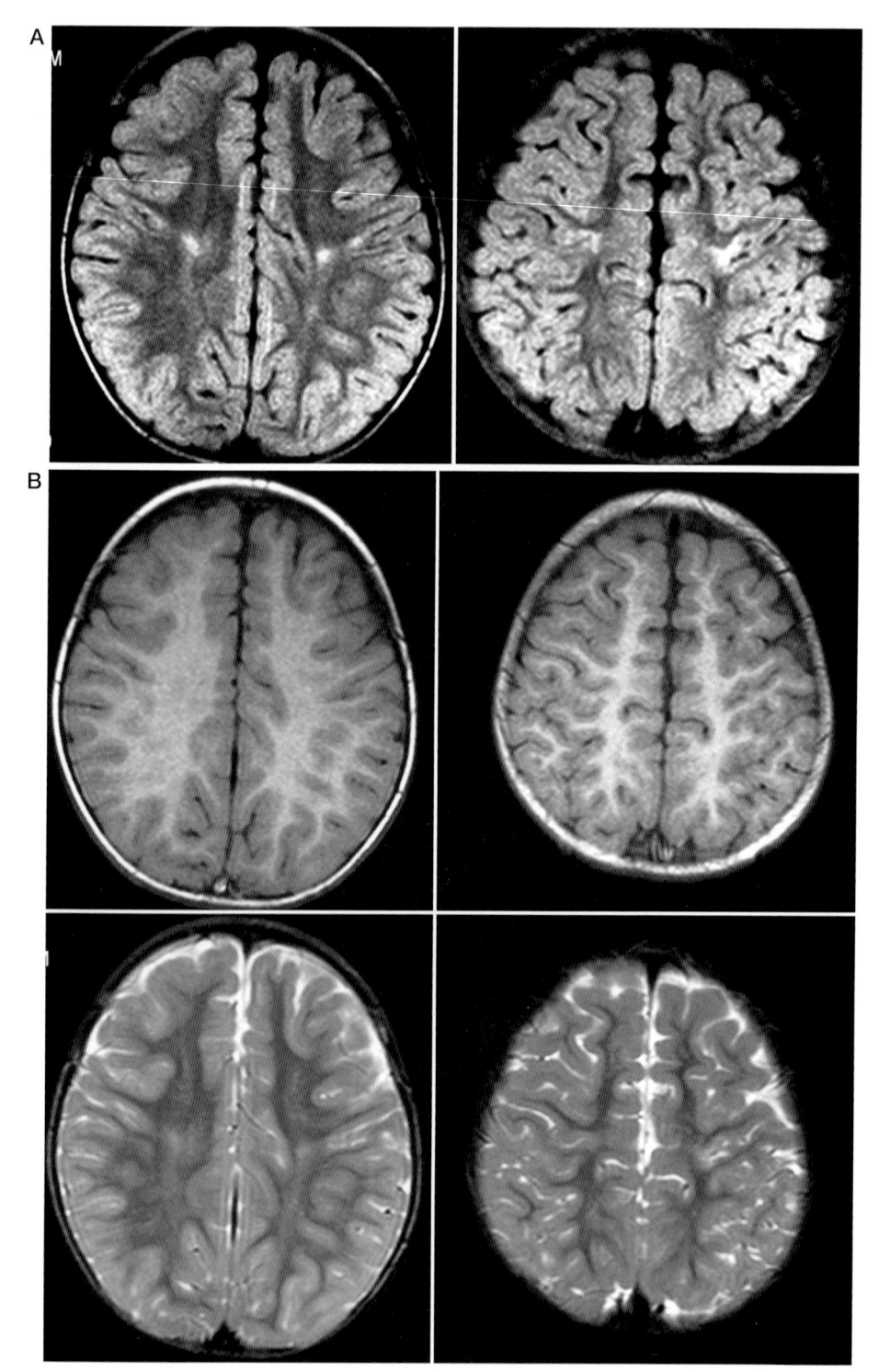

図12-56 basal ganglia injury + peri-rolandic injury, moderate type(2歳)
在胎38週, 2485gにて出生. SFD (small for date)児. **A：FLAIR像** T1・T2強調像ではperi-rolandic injuryの検出は困難. 大脳皮質および皮質下白質の信号変化にはFLAIR像が有効である. **B：T1強調像(上段), T2強調像(下段)** 病変の存在を見落としやすい.

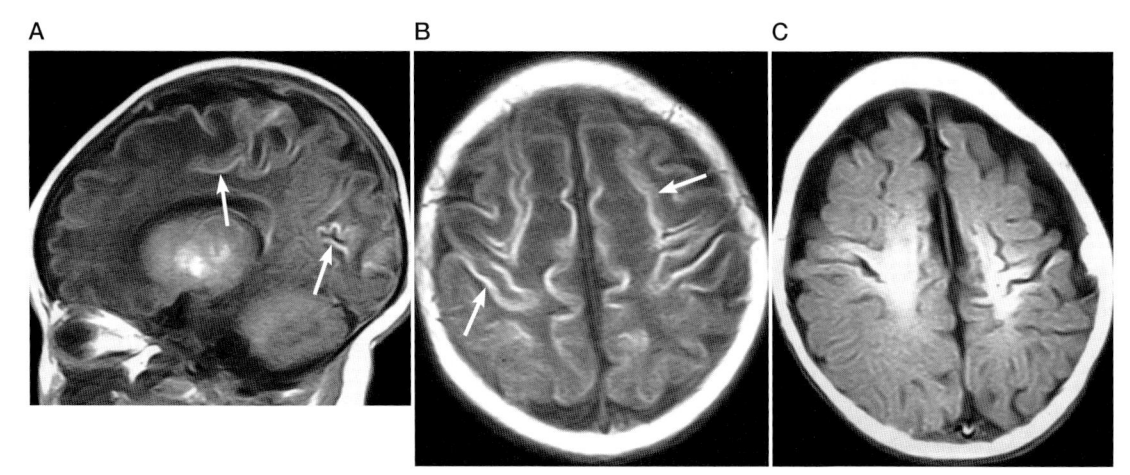

図 12-57　basal ganglia injury + peri-rolandic injury, severe type
38週3020gにて帝王切開にて出生．胎盤剥離，新生児仮死，無酸素脳症．**T1強調像　A：矢状断像（日齢16日），B：横断像（日齢16日），C：横断像（生後3か月時）**　日齢16日（A, B）では，基底核・視床とともに大脳皮質における高信号性変化が著明である（→）．この大脳皮質のT1高信号は大脳皮質虚血性損傷を示唆する．生後3か月時（C）では，皮質の萎縮性変化と白質大脳皮質の高信号の残存が著明である．（A, Bは，早川克己：低酸素性虚血性脳症．小児科診療 2009；72：550，より許可を得て転載）

12-54参照）．

　予後判定の指標として，基底核領域以外のMRI所見も報告されている[65]．胎生35週以上の新生児57症例を対象にした報告によれば，MRIの所見のほうが，臨床的な判定基準よりStage 2の新生児虚血性脳症の予後を正確に判定できたという[66]．具体的には，T1強調像において，1) 内包後脚と被殻外側後部の信号，2) 中心溝の皮質と放線冠の信号を比較すればよい．通常の信号比が逆転し，内包後脚の信号が被殻外側後部より低い場合（absent posterior limb sign）や，中心溝の皮質が放線冠の信号より高い場合には，発達・運動予後不良を示唆する（図 12-54 参照）．患児の予後を予測するには，基底核領域の所見に加えて大脳皮質の異常にも注目する必要がある．

② 軽度から中等度仮死　partial asphyxia

　脳への血流が減少すると，autoregulationにより血流が保持される．正期産児における軽度～中等度仮死の低酸素性虚血性脳症では，代謝が活発な脳幹部・小脳・深部灰白質は保たれて，その代償として大脳境界領域（いわゆるwatershed zone）の虚血性変化がみられる．すなわち，前大脳動脈と中大脳動脈の境界領域，および中大脳動脈と後大脳動脈の境界領域に虚血性変化が出現する．画像上は，傍正中を前後に縦走する領域で，parasagittal cerebral injuryといわれる．parasagittal cerebral injuryは軽度から中等度仮死によって生じるといわれているので，重症仮死によるbasal ganglia injury（Roland type）に比べて予後がよい印象を受ける．しかし，自験例では決して予後良好とはいえず，運動麻痺のみならず精神発達遅滞やてんかん，発達障害など重篤な障害を残す．

　通常，発症24時間以内のMRIでは，所見が捉えられない．2～7日目以降になると，大脳分水嶺領域に皮質の腫脹と皮髄境界の不鮮明化が出現し，T2強調像における大脳白質と皮質の高信号性変化が明らかになってくる．拡散強調画像では急性期24時間以内で

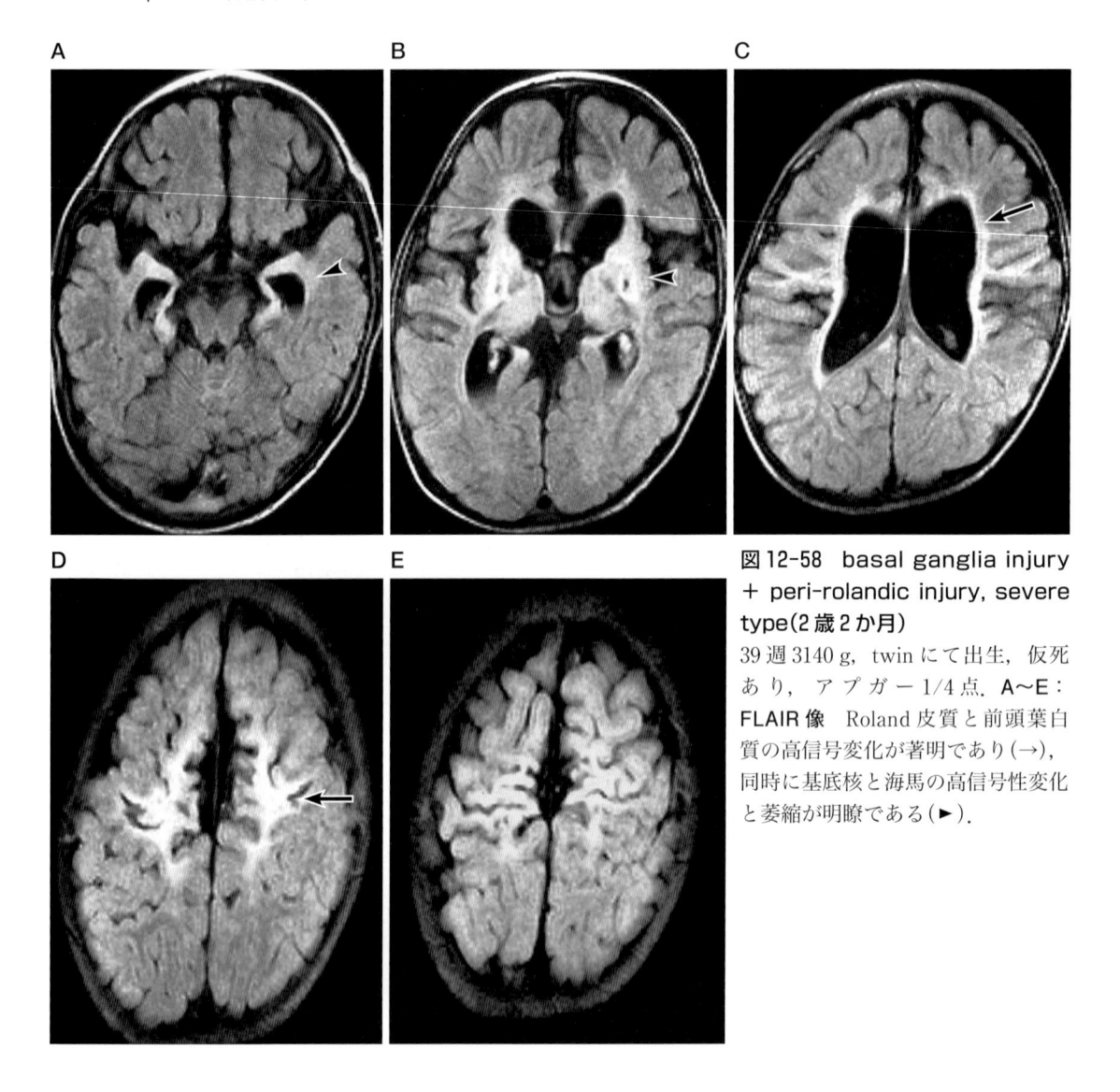

図 12-58 basal ganglia injury + peri-rolandic injury, severe type（2歳2か月）

39週 3140 g, twin にて出生，仮死あり，アプガー 1/4 点．A～E：FLAIR 像　Roland 皮質と前頭葉白質の高信号変化が著明であり（→），同時に基底核と海馬の高信号性変化と萎縮が明瞭である（▶）．

も高信号性病変が指摘できると報告されている．乳幼児期には，病変部の白質が萎縮し，皮質が菲薄化する．マッシュルーム様の外見を呈するようになり，いわゆる瘢痕回（ule-gyria）といわれる（図 12-59）．

i）multicystic encephalomalacia（多嚢胞性脳軟化症）

正期産児における中等度仮死の低酸素性虚血性脳症が大脳全体へ及んだ場合や，重度の低酸素性虚血性脳症の場合にも，大脳皮質全体に脳軟化を生じることがある（BOX 12-14）．multicystic encephalomalacia（多嚢胞性脳軟化症）とよばれる．もちろんこの疾患は，中等度仮死の低酸素・虚血性脳症による場合だけではなく，胎児期後期（prenatal period），分娩経過中（perinatal period），新生児期早期（postnatal period）のいずれの時期においても起こりうる．原因としては，感染や出血，外傷，低血糖脳症や新生児脳梗塞などさまざまである．

こういう破壊的病変に対する反応は，脳の成熟度により異なってくる．reactive astro-

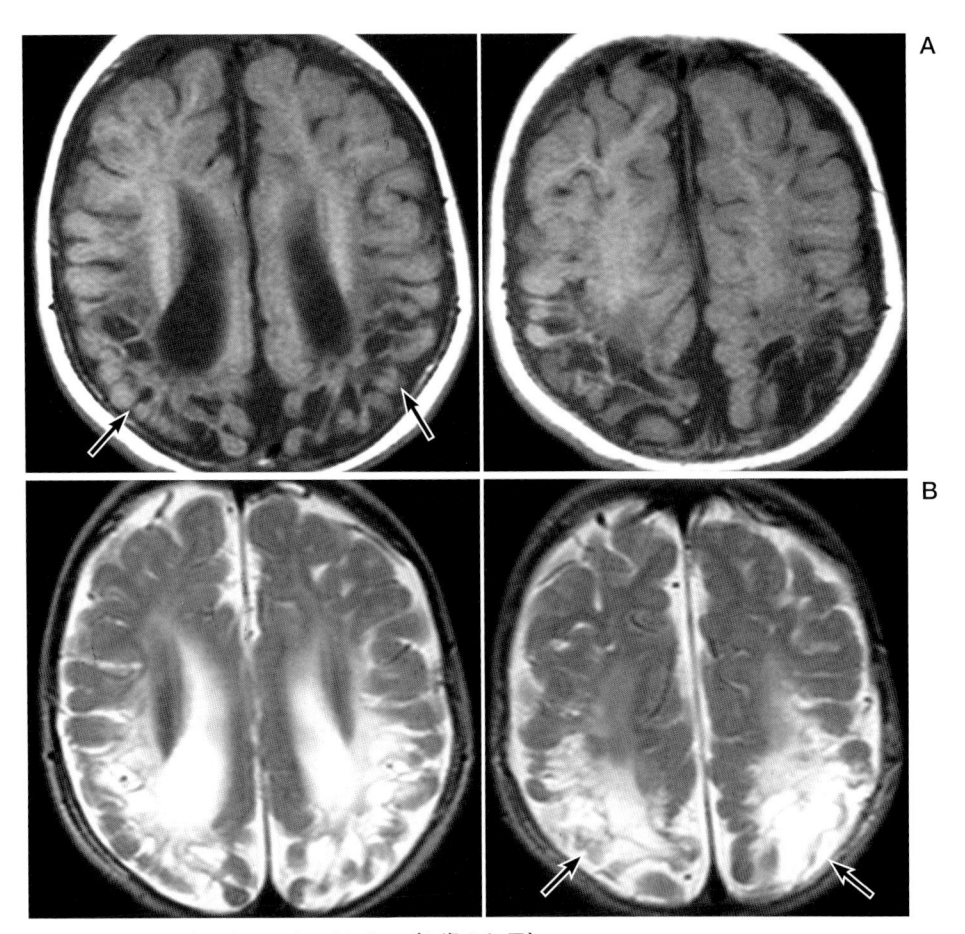

図 12-59　parasagittal cerebral injury(1 歳 8 か月)
34 週 1988 g，新生児仮死にて出生．脳性麻痺，てんかん，精神遅滞にてリハビリ中．A：T1 強調像，B：T2 強調像　両側分水嶺領域の梗塞像(→)とそれによる萎縮，瘢痕回(ulegyria)が描出されている．

BOX 12-14　正期産児の低酸素性虚血性脳症

- 重症低酸素性虚血性脳症…基底核損傷(程度により＋大脳皮質＋海馬)
- 中等度〜軽度低酸素性虚血性脳症…parasagittal cerebral injury〔程度が強い，持続時間が長いと multicystic encephalomalacia (多囊胞性脳軟化症)〕

gliosis の起こらない未熟脳の場合には，星状膠細胞の反応が十分に起こらず破壊された脳組織が完全に吸収されて液化する．壁が滑らかな空洞を形成し，水無脳症(hydranencephaly)や孔脳症(porencephaly)が生じる．一方，成熟脳においては星状膠細胞の増殖が起こり，不整な隔壁を含む囊胞状の構造を呈する[67]．

MRI では，両側対称性に大脳全体に異常所見が生じる場合と，脳梗塞を原因として一側限局性に生じる場合がある．通常，両側大脳白質に，T1 低信号性変化，T2 高信号性

BOX 12-15 早期産児の低酸素性虚血性脳症

- 重症低酸素性虚血性脳症............基底核損傷
- 中等度〜軽度低酸素性虚血性脳症....上衣下出血（胚細胞層の出血〜脳室内出血）
  　　　　　　　　　　　　　　　　　出血後脳室拡大
  　　　　　　　　　　　　　　　　　white matter injury
  　　　　　　　　　　　　　　　　　　cavitary white matter injury
  　　　　　　　　　　　　　　　　　　non-cavitary white matter injury
  　　　　　　　　　　　　　　　　　　diffuse white matter injury

変化が起こり，囊胞性病変に変化する．重度の低酸素性虚血性脳症の場合には，大脳全体に異常がみられ予後も不良である．いわゆる，total brain injury の後遺症とみられる場合もある．

2) 早期産児における低酸素性虚血性脳症

　低酸素・虚血性脳症は正期産児に比べて早期産児ではより頻度が高く，神経学的後遺症も高率に発生する（BOX 12-15）．32週以前の早期出生では少なくても5％，28週以前になると最大19％の頻度で脳性麻痺になる[68]．2011年における日本の乳児死亡率は，出生1000対2.3である．スエーデンの2.1に続いて世界2位の低率で，アメリカの6.4，ドイツの3.5をはるかに下回っている．周産期死亡率（3.4／1000出生）に関しては世界一低率である．国民皆保険制度などの保険制度の充実と医療関係者の努力に負うところが大きい．その一方，超低出生体重児（＜1000 g）のハンデイキャップ率は25％，実に4人に1人という数字もあり，原因として多いのが早期産児における低酸素性虚血性脳症である．早期産児，特に32週以前の出生児では，周産期に明らかな低酸素性虚血性脳症を臨床的に認めなくても，発達の遅れから乳児期に脳性麻痺危険児と診断されることも多い．低酸素性虚血性脳症の危険因子は正期産児と同様であるが，早期産児はより脳損傷を受けやすい．呼吸窮迫症候群，気胸，動脈管開存，新生児敗血症など，脳の低灌流を招来する環境が早期産児には多いことや，未熟脳における autoregulation が未発達であることが，原因としてあげられる．早期産児における低酸素・虚血性脳症は非特異的症状を呈するため，多くの場合，画像診断なくしては診断が難しい．低酸素性虚血性脳症の診断に画像診断は必要不可欠である．

　早期産児における低酸素性虚血性脳症は，正期産児とは異なった画像所見を呈する．重度の低酸素・虚血性発作（profound asphyxia）では，主として，深部灰白質と脳幹部の損傷が生じる．軽度から中等度の発作（mild to moderate asphyxia）では，上衣下‐脳室内出血（subependymal hemorrhage-germinal matrix hemorrhage-intraventricular hemorrhage）および，脳室周囲深部白質損傷（periventricular white matter injury）がある．

① 低酸素性虚血性脳症：重症度　profound asphyxia：basal ganglia injury

　早期産児における重症低酸素性虚血性脳症は，正期産児の重症低酸素性虚血性脳症と異なり，視床，小脳虫部前側，脳幹部背側に損傷が起こりやすい（BOX 12-16）．脳幹部，

> **BOX 12-16** 早期産児の重症低酸素性虚血性脳症：大脳基底核損傷
>
> 1) 新生児期：信号異常は基底核，小脳，脳幹部
>   - T1強調像：高信号，T2強調像：高信号（信号異常が見つけにくい）
>   - 拡散強調画像：直後から10日までは高信号
> 2) 乳幼児期
>   - T1強調像：等信号（〜低信号），T2強調像：高信号

基底核，視床，小脳などの損傷は同様である．ただし，基底核損傷の程度は視床損傷の程度に比べて軽度であり，特に32週以前の出生児ではその傾向が強い[69]．基底核損傷が起こると空洞形成する傾向があり，瘢痕化せずに基底核が萎縮する．早期産児において，基底核が損傷を受けにくい理由として，視床に比べて髄鞘化が遅れていることがあげられる．病理学的検討では，視床，淡蒼球が24〜25週において髄鞘化されるのに対して，被殻・尾状核は34〜35週まで髄鞘化されない[70]．なお，早期産児ではRoland皮質の損傷も起こりにくい．

画像診断の最初のステップは超音波検査である．最初の2日間は正常にみえることもあるが，発症48〜72時間経過すると視床が高エコーを示す．次のステップはMRI検査である．超音波検査同様，発症24時間以内には異常が軽微で検出できないことが多い．発症2日以降になると視床・基底核にT2延長領域が出現する．発症3日目までに同部位にT1高信号領域も観察されるようになる．拡散強調画像では発症3〜5日で異常信号が明らかになるが，それ以降は正常化して再び異常が検出できなくなる（pseudonormalization）．

MRIの異常信号は，時期により異なるという特徴がある．新生児期は，T1強調像で高信号，T2強調像で時に低信号を示す．新生児期における信号異常は，時として髄鞘の高信号と紛らわしいことがある．髄鞘化か異常高信号かの判別には，T1強調冠状断像が有効である（図12-60）．正確に診断するには，日常的にT1強調冠状断像を撮像ルーチンに含めて正常児の髄鞘化を見慣れておくことが肝要である．乳幼児期になると，T1強調像はほぼ正常化し，T2強調像で高信号を呈するようになる．ただし，T2強調像における高信号性変化は不明瞭なことが多く同定困難なこともある（図12-61）．

② 低酸素性虚血性脳症：軽度から中等度仮死 mild to moderate asphyxia

ⅰ) 脳室内出血（intraventricular hemorrhage：IVH）

早期産児におけるIVHは出生24時間以内に起こり，2000g以下の早期産児では約25％にみられる．発生頻度はかなり高いが，在胎週数と体重に反比例して低下する．したがって，在胎週数が短く，かつ体重の少ない早期産児ほどリスクが高い．

ⅱ) 上衣下出血（subependymal hemorrhage，germinal matrix hemorrhage）

早期産児の脳室内出血は大多数が胚細胞層（germinal matrix）の出血を合併している．胚細胞層は側脳室の側壁に存在して，脳皮質を形成するニューロンやグリア細胞を供給している．胎生第一期の後半部から第二期を通じて活発であり，神経細胞遊走が終了する胎生34週なるとほぼ退縮する．したがって34週以降，germinal matrixの出血は激減する．胚細胞層が出血しやすいのは，血管構築に特徴があるためといわれている[71]．胚細

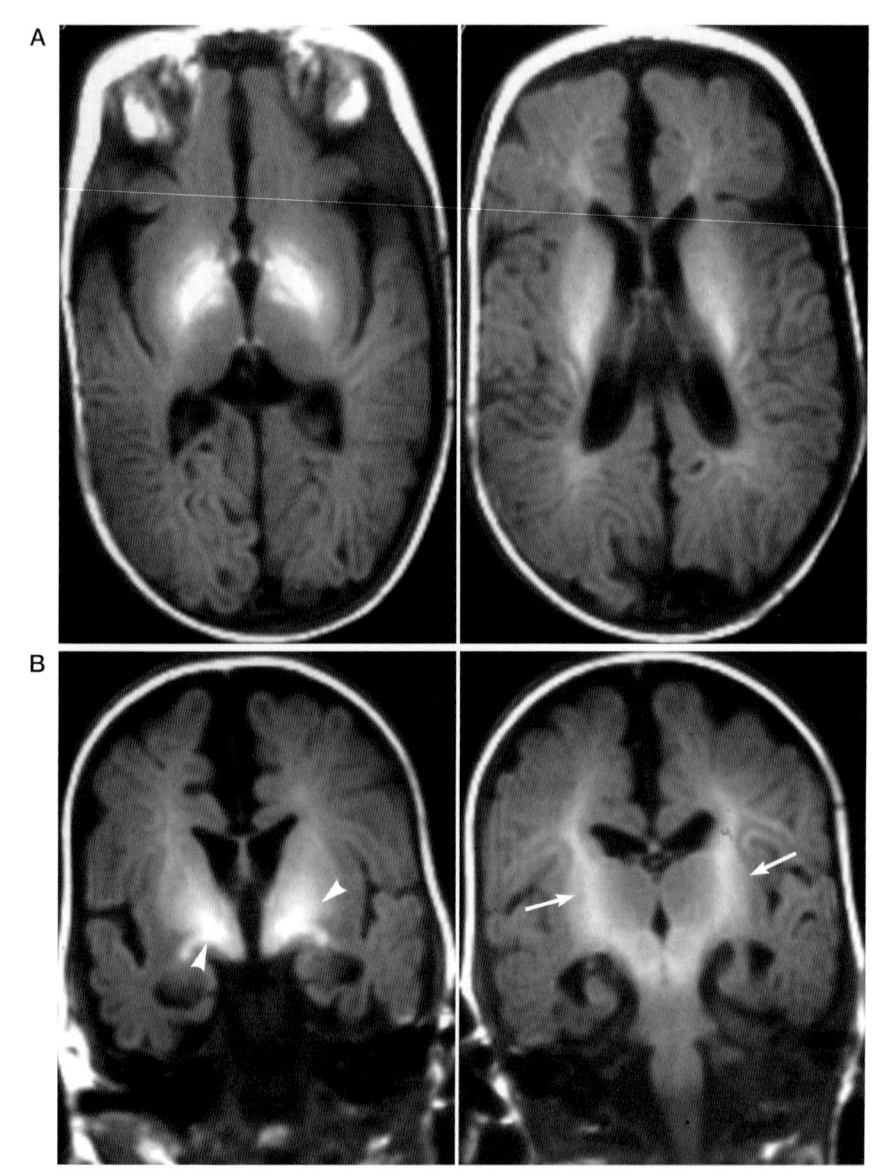

図12-60 preterm basal ganglia injury(生後3か月,修正生後1か月)
在胎33週2246gにて出生.新生児仮死,痙攣.T1強調像 A:横断像,B:冠状断像 横断像(A)での高信号が異常所見である.冠状断像(B)の高信号が正常髄鞘化による変化(→)か,あるいは異常高信号(▶)かの鑑別に有効である.(早川克己:低酸素性虚血性脳症.小児科診療 2009;72:553,から許可を得て転載)

層の毛細血管は他の部位の毛細血管と比べて太いにもかかわらず,血管上皮細胞は一層しかない.筋層が欠如しており,コラーゲン支持組織も欠いている.また,胚細胞層においては毛細血管の増生が顕著で,毛細血管壁の上皮細胞のミトコンドリアの数が多い.通常の毛細血管に比べて3〜5倍量存在するミトコンドリアのため酸素需要が非常に高く,酸素濃度の変化による影響を受けやすい.こうした理由によって,早期産児における低酸素性虚血性脳症が上衣下出血として発症する.

　germinal matrix hemorrhage の程度は4段階に分類されてきた(表12-8).Grade I〜

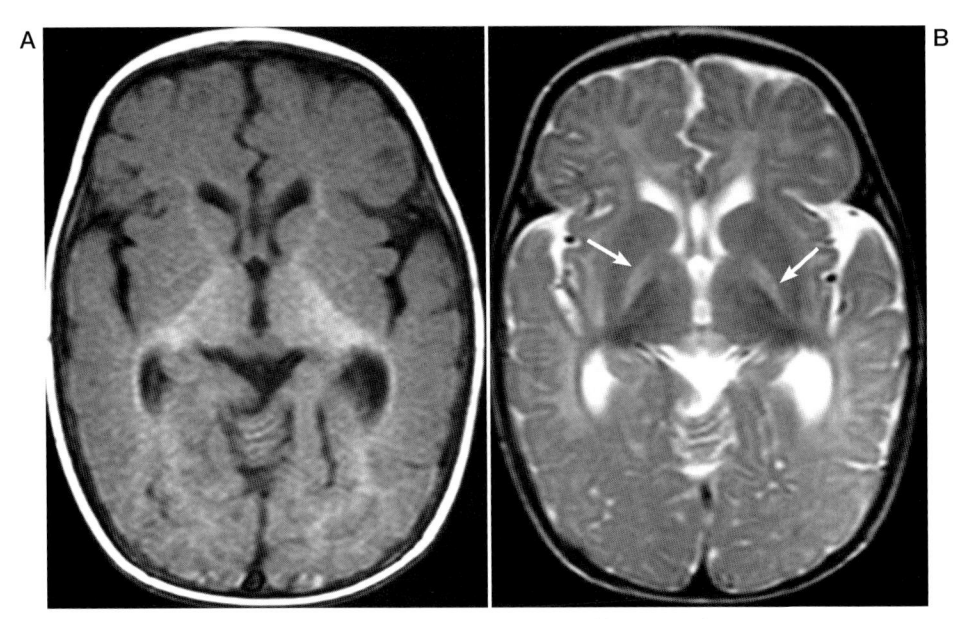

図 12-61　preterm basal ganglia injury（生後 10 か月，修正 6 か月）
在胎 25 週 918g にて出生．A：T1 強調像，B：T2 強調像　T1 強調像（A）では信号変化はわかりにくいが，T2 強調像（B）では両側淡蒼球の高信号変化が明瞭である（→）．（早川克己：低酸素性虚血性脳症．小児科診療 2009；72：554，から許可を得て転載）

表12-8　上衣下出血の分類

Grade Ⅰ：上衣下出血にて脳室穿破を伴わない
Grade Ⅱ：脳室穿破を伴う上衣下出血で脳室拡大のないもの
Grade Ⅲ：脳室穿破を伴う上衣下出血で脳室拡大を伴うもの
Grade Ⅳ：上衣下出血により深部白質に静脈梗塞が生じたもので，periventricular（hemorrhagic）venous infarction といわれる．

Ⅲ は上衣下出血であり，その部位と広がり，脳室拡大の有無によって分類されている．Grade Ⅳ は真の上衣下出血ではなく，germinal matrix hemorrhage による血腫によって深部白質に静脈梗塞が生じたもので，periventricular（hemorrhagic）venous infarction といわれる．静脈梗塞巣は，porencephalic cyst を形成することが多い（図 12-62）．脳の未熟性ゆえに reactive astrogliosis が起こらず，破壊された脳組織が完全に吸収されて液化して，壁が滑らかな空洞を形成することによる．出血の程度が高度であるほど，周産期死亡率や神経学的後遺症の程度も高くなる．脳室内出血の評価は超音波で十分であるが，随伴する深部白質損傷や深部灰白質損傷を評価するうえで MRI が必要となる．修正満期前後における MRI を用いて脳室内出血の予後を検討すると，やはり脳実質の変化が重要であり，小さい病変でも，痙性片麻痺がみられることがある．また出血の検出には，従来の T2*強調像に比べて磁化率強調画像（susceptibility-weighted image：SWI）が鋭敏であり，新生児の MRI での撮像が薦められる．ただし，ヘモジデリン沈着のみでは，予後不良の因子にはならない[72]．

ⅲ）出血後脳室拡大（post-hemorrhagic ventricular dilatation）

上衣下出血と並んで問題になるのが，出血後脳室拡大である（図 12-63）．機序として，

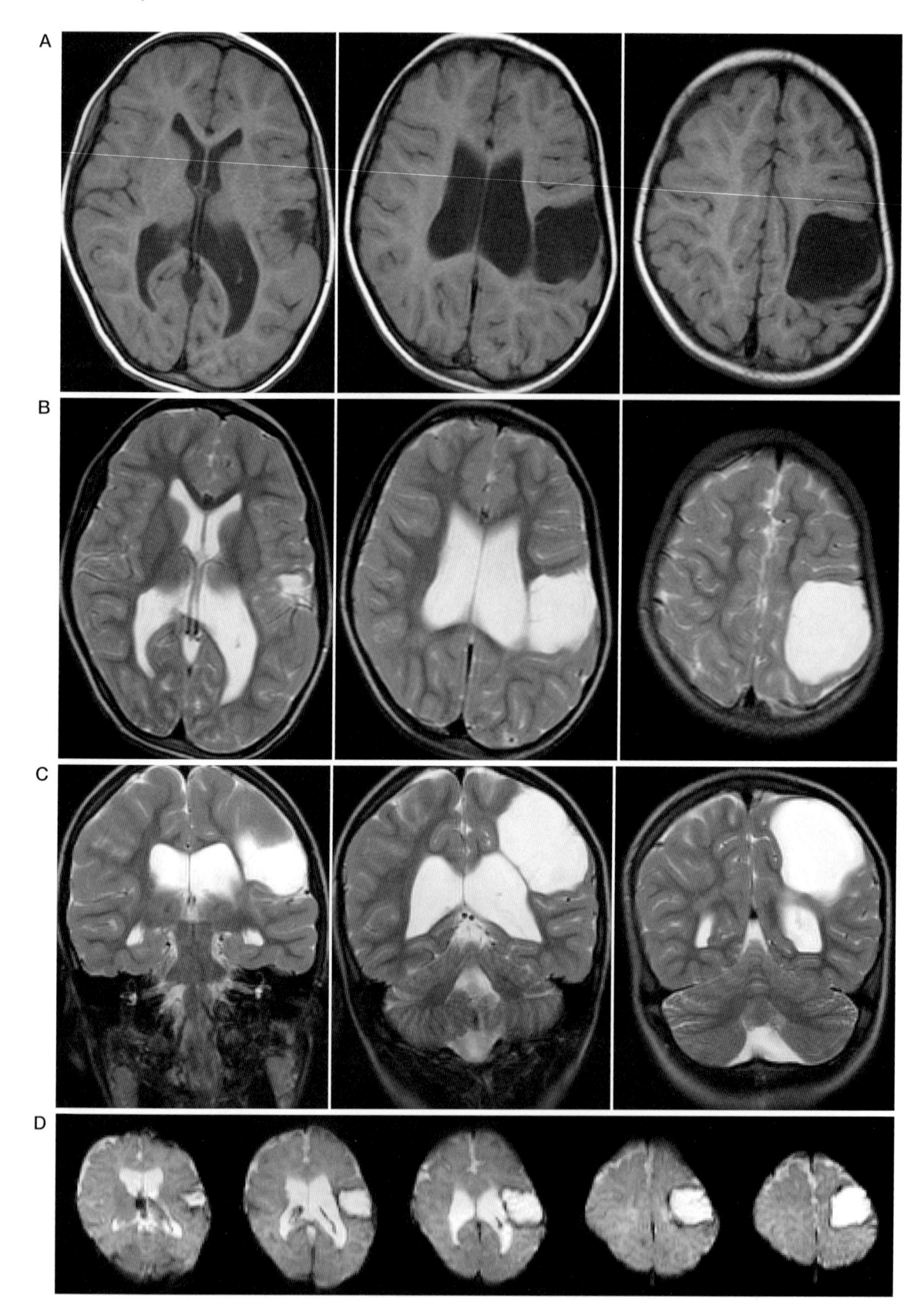

838 Chapter 12 新生児・小児疾患

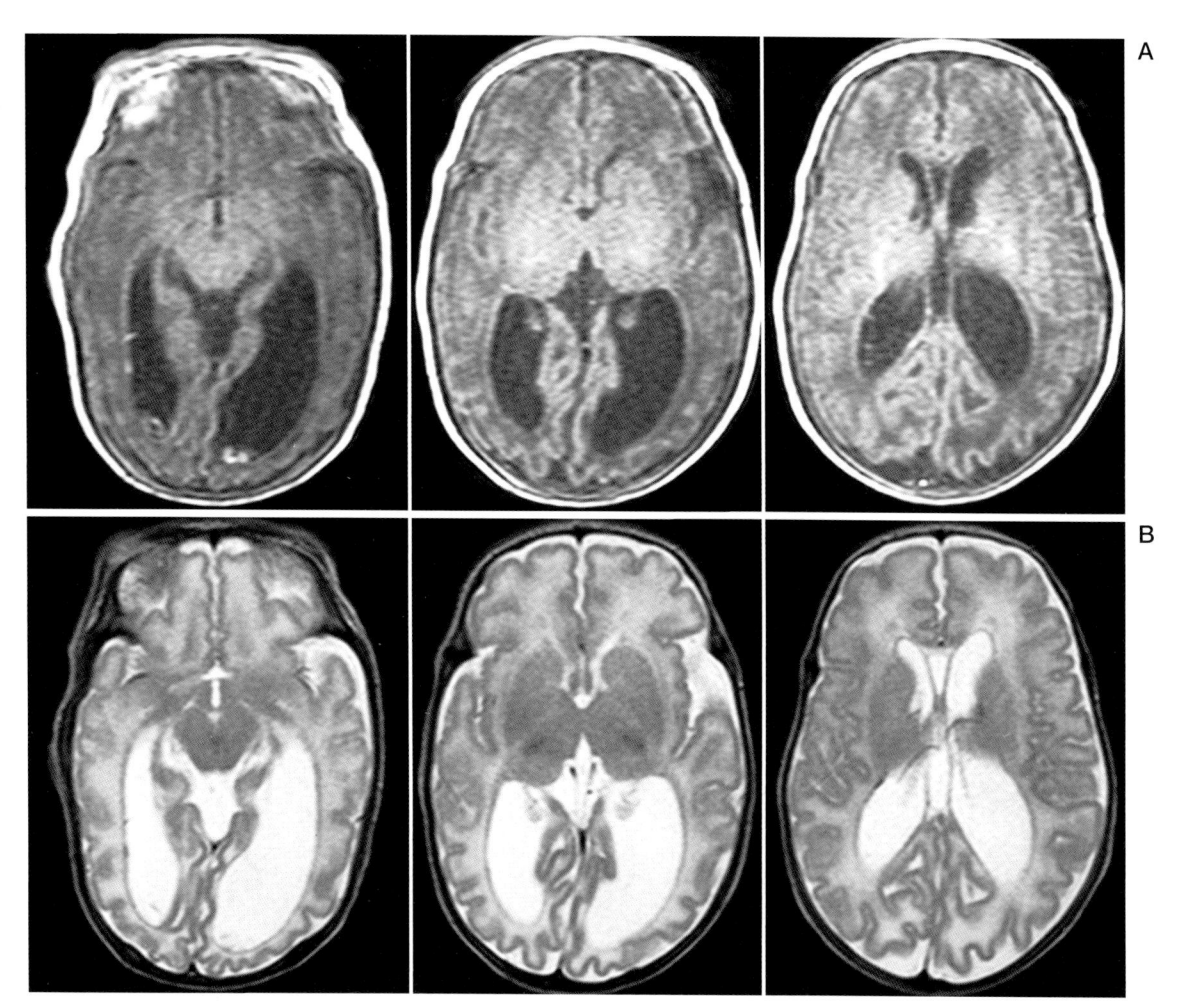

図 12-63 germinal matrix hemorrhage with post-hemorrhagic ventricular dilatation(1歳)
30週,1428g,新生児仮死にて出生.脳室内出血.A:T1強調像,B:T2強調像 脳室内出血が明瞭であるが,著明な脳室拡大を伴っている.脳室拡大の合併があり,このように post-hemorrhagic ventricular dilatation をきたす症例は,脳室拡大のない症例に比べて予後が不良である.大頭症になるかどうかの経過観察がシャント手術の適応を決めるうえで重要である.

脳室内出血により脳脊髄液の流れが障害されて生じる水頭症,合併する白質損傷により白質容積が減少して生じる脳室拡大がある.実際には,両者がさまざまな程度に複合している.臨床的には,頭囲拡大の推移を見ることで,ある程度,鑑別可能である.出血後脳室拡大を有する症例の検討では,脳の縮小が発達予後,特に運動予後と相関したという[73].

◀**図 12-62 periventricular hemorrhagic venous infarction : germinal matrix hemorrhage (Grade IV)(1歳)**
在胎32週,生下時体重1204gで上衣下出血を合併.A:T1強調像,B:T2強調像,C:T2強調冠状断像,D:T2*強調像 側脳室三角部から後角の拡大が著明であり,左側頭葉から頭頂葉に囊胞が存在する(A,B).囊胞は側脳室と交通はなく,T2*強調像(D)にて囊胞の周囲にヘモジデリンの沈着がよくわかる.未熟児の場合には梗塞巣にグリオーシスが生じずに,破壊された脳組織は吸収されて液化して,壁が滑らかな空洞を形成(porencephaly)する.

3) white matter injury in very preterm infants

かつては，periventricular leukomalacia（PVL）や encephalopathy of prematurity（未熟児脳症）とよばれていた疾患で，Barkovich は "white matter injury of prematurity" を使用している[74]．深部白質を侵す疾患という名称であるが，しばしば，視床や大脳基底核，大脳皮質，脳幹部，小脳の神経細胞や軸索にも障害がみられる．原因は多彩であり，虚血性脳症のみならず，感染症，代謝性疾患，水頭症，先天性心疾患などがあげられている．

早期産児の新生児期（40週前後を含む）の MRI 検査においては，通常のルーチン撮像に T1 強調冠状断像と磁化率強調画像を加えるべきである．在胎週数で 43 週までは髄鞘化が放線冠レベルまでは至らないので，放線冠レベルに T1 高信号域があれば異常と考えてよい．Volpe によると，white matter injury は，focal/multifocal cavitary white matter injury, focal/multifocal noncavitary white matter injury, diffuse white matter injury の 3 つのタイプに分類される[75]．

① cavitary white matter injury

cavitary white matter injury は未熟児における運動発達障害の一番よく知られた原因であり，もともと cystic PVL といわれていた概念である．最も重症の臨床症状を示すタイプであるが，新生児医療の発達もあり，近年，減少傾向にある．発生機序としては，脳循環の自己調節機能が未熟なことに起因して，体循環圧の低下が直接的に脳血流の低下につながる（pressure passive flow）結果と考えられている．脳血流の低下は酸素供給量の減少を惹起し，嫌気性解糖→乳酸アシドーシス→オリゴデンドロサイト前駆細胞の細胞死となる[74]．

新生児期の MRI では，拡散強調画像で深部白質が高信号を示し，T1 強調像や T2 強調像で脳室周囲に嚢胞性変化がみられる（図 12-64）．

乳幼児期の MRI では，角張った不整形の側脳室拡大，髄鞘化白質の量的減少，脳梁体部の菲薄化，T2 強調像における深部白質の限局性高信号変化がみられる．これは脳室周囲のグリオーシスを見ているものであり，end-stage PVL の画像といわれる（図 12-65）．

② noncavitary white matter injury

noncavitary white matter injury は中等度の臨床症状を示し，近年その頻度が増加している．これに相当する画像所見として Rutherford らは，diffuse excessive high signal intensity（DEHSI）と punctate white matter lesion（PWML）という 2 つの MRI 所見を強調している[76]．

ⅰ）diffuse excessive high signal intensity：DEHSI

未熟児の正期産時期に撮像された MRI において，大脳白質に著明な高信号性変化がみられる所見をいう（図 12-66）．当初　この所見は white matter injury of prematurity のスペクトラムと考えられ，milder forms of PVL とされていた[76]．しかしその後，DEHSI と神経発達予後には相関がないという報告が続いている[77,78]．現時点において DEHSI は，白質損傷というより未熟性に関連した脳の発達過程の現象と捉えられている．

ⅱ）punctate white matter lesion：PWML

未熟児を中心にみられる MRI 所見で，脳室周囲の深部白質に T1 強調像で高信号，T2 強調像で低信号を示す点状の病変である．T2 強調像よりも T1 強調像における高信号が把握しやすい（図 12-67）．点状病変は深部白質の脳室壁に沿って放線冠から視放線に沿っ

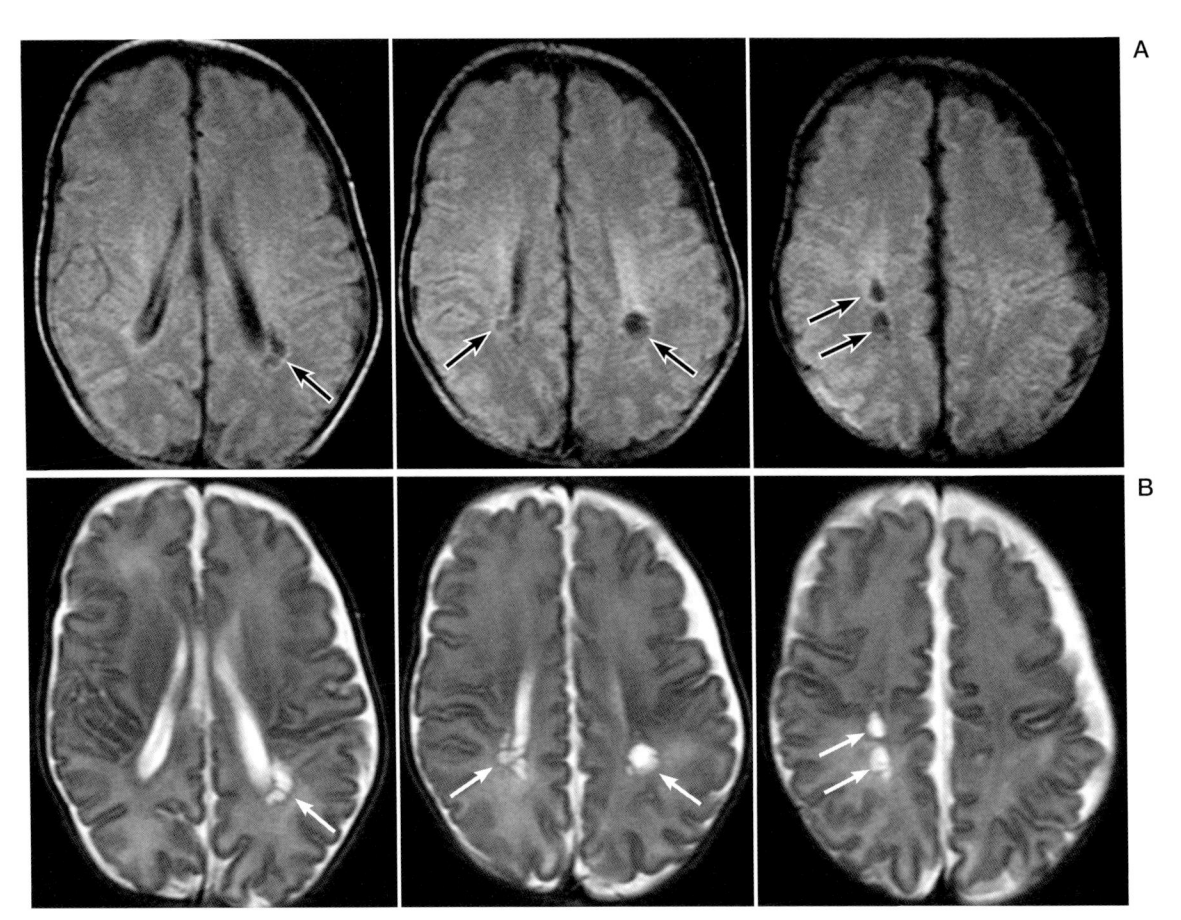

図 12-64　cavitary white matter injury（日齢 24 日）

30 週 1452 g，双胎第 2 子として緊急帝王切開にて出生．アプガー 7/9 点．RDS（呼吸窮迫症候群）あり．**A**：T1 強調像，**B**：T2 強調像　脳室周囲白質に両側性に囊胞性病変を認める（→）．典型的な cavitary white matter injury の早期像を示す．（文献 86）から許可を得て転載）

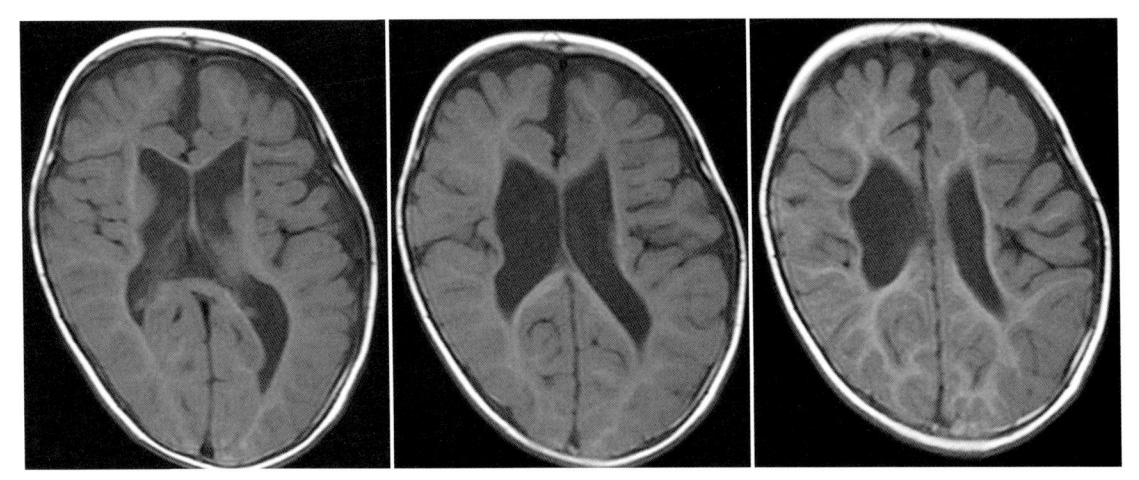

図 12-65　cavitary white matter injury（1 歳）

在胎 32 週にてアプガー 4/8 点，1776 g にて出生．cavitary white matter injury（cystic PVL）と診断された．**T1 強調像**　"end-stage PVL" といわれる画像であり，角張った不整形の側脳室拡大（いわゆる水頭症にみられる丸みを帯びた前角の拡張ではない），髄鞘化白質の量的減少，脳梁体部の菲薄化（非呈示），深部白質の T2 の限局的高信号変化（periventricular gliosis）（非呈示）などの典型的な所見を示す．

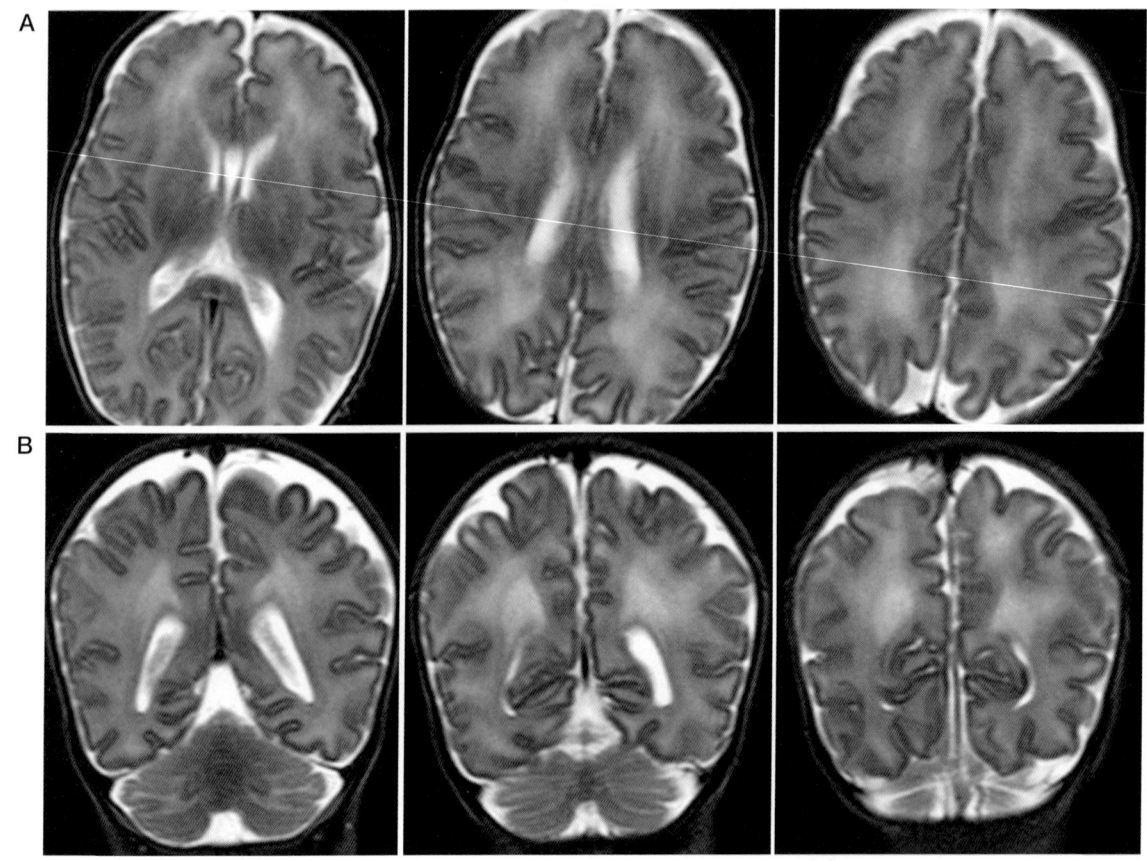

図12-66　DEHSI(diffuse excessive high signal intensity)(生後修正36週)
29週1428gにて出生．アプガー7/8点．RDS(呼吸窮迫症候群)発症．**T2強調像　A：横断像，B：冠状断像**
脳室周囲白質に著明な高信号域を認める．diffuse excessive high signal intensityの頭文字をとってDEHSIといわれる．T1強調像では相対的に低信号を呈する(非呈示)．(文献85)から許可を得て転載)

て存在する．Niwaらは，PWMLには出血が原因とする出血性PWMLと非出血性PWML，また両者が混在するmixed type PWMLの3つがあること，組織学的にはearly gliosis and necrosisであること，出血性PWMLは上衣下出血に合併しやすいことを明らかにした[79]．

　PWMLと神経学的予後との関係については，相関しないという報告[80]から神経学的予後不良と相関するという報告[81,82]までさまざまである．Nanbaらは，正期産時期に撮像されたMRIでT1強調像における高信号病変の意義を明らかにしている．すなわち，放線冠レベルのT1高信号は異常であり，その性質と部位が予後に影響する．修正43週までは放線冠レベルには髄鞘化が到達しないのであるから，放線冠レベルのT1高信号が異常であることは明白である．囊胞性病変の性質に関しては，点状〜帯状，そして囊胞形成となるに従い予後が不良になる．T1異常高信号の部位が錐体路を通過すると予後不良であり，T1強調冠状断像を用いると判定しやすい．したがって，神経学的予後を予測するには，正期産時にMRIを行い，T1強調像とT2強調像で囊胞性病変の性質を見極めるとともに，T1強調冠状断像を撮像して囊胞性病変の位置を明確にする必要がある．PWMLが

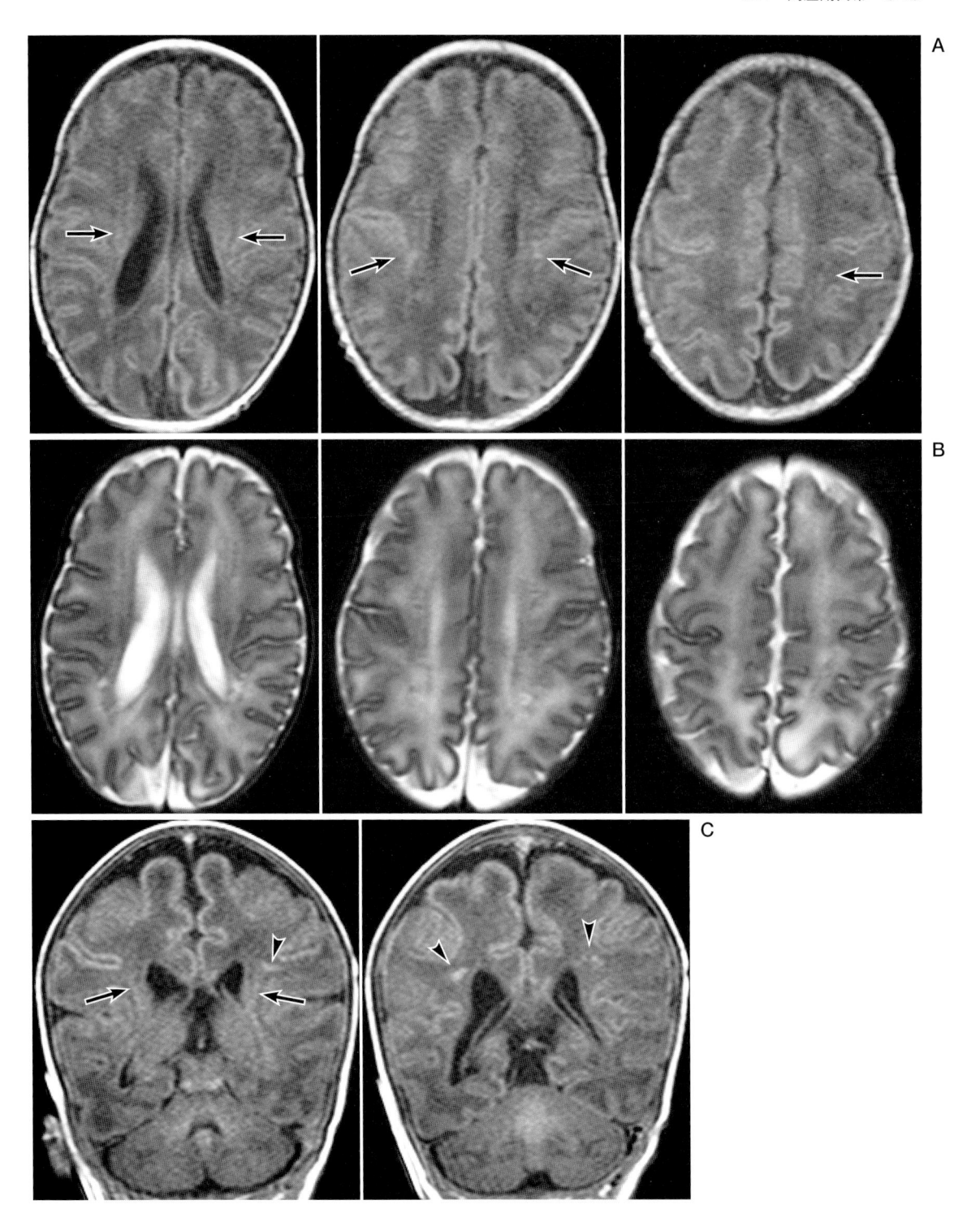

図12-67 punctate white matter lesion(PWML)(生後修正37週)
32週1638gにて出生．アプガー5/10点．A：T1強調像，B：T2強調像，C：T1強調冠状断像　PWMLとは，脳室周囲の深部白質においてT1強調像(A)において高信号(→)，T2強調像(B)において低信号を示す点状の病変であるが，T2強調像よりも，T1強調像における点状〜帯状の高信号が認識しやすい．正常髄鞘化による高信号との鑑別にはT1強調冠状断像(C)が極めて有効である．T1強調冠状断像(C)において正常髄鞘化を示している(→)．この錐体路の高信号から離れている高信号はPWMLである(▶)．T1強調冠状断像は必須の撮像シーケンスである．(文献85)から許可を得て転載)

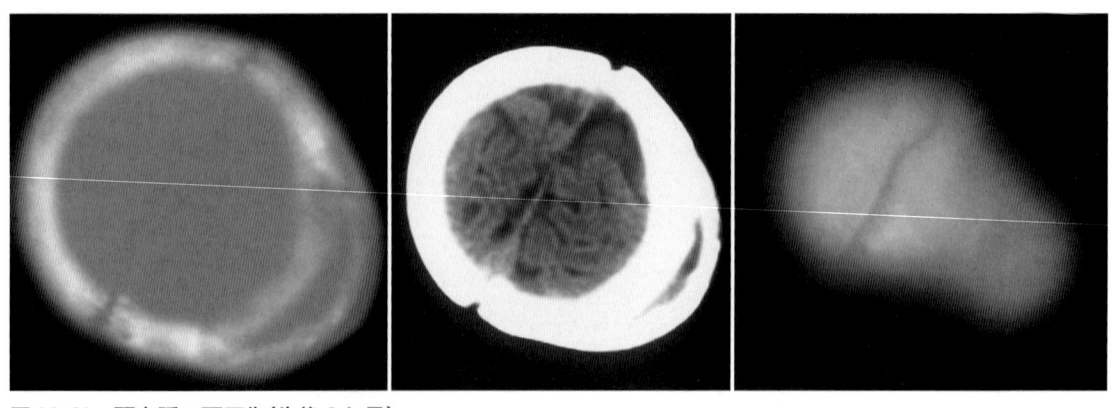

図 12-68　頭血腫の石灰化（生後 2 か月）
頭部 CT　外傷とは別の理由で撮影された左頭頂部に骨が二重に存在するようにみえる．（早川克己：頭部外傷，虐待．画像診断 2012；32：1236-1251，から許可を得て転載）

広く多数分布すると，その後 end-stage PVL の像へ変化するのは必然と考えられる[83]．

③ diffuse white matter injury

　diffuse white matter injury は最も臨床症状が軽微であり，通常の MRI では異常を認識できない．advanced MRI，DTI，connectivity study などを行うと，認識できる可能性がある．このタイプは，幼児期から学童期における認知行動障害，いわゆる発達障害（cognitive, behavioral and learning impairment）と関連が強く，脳性麻痺などとの相関は低いと考えられている．

b. 分娩外傷

　新生児の頭部外傷は分娩に伴うものである．頭蓋外疾患で知っておくべきものとしては，産瘤，帽状腱膜下血腫，頭血腫の 3 つがある．
　産瘤(caput succedaneum)：児頭先進部に生じる頭皮の浮腫状腫瘤や皮内出血である．数日で吸収され，画像診断の対象になることは少ない．
　帽状腱膜下血腫(subaponeurotic hematoma)：帽状腱膜と骨膜の間に生じる血腫で，吸引分娩や鉗子分娩で多い．骨縫合を越えて広がる．通常は 2～3 週で吸収される．
　頭血腫(cephalhematoma)：頭蓋外骨膜と頭蓋骨外板の間に生じる血腫で頭蓋縫合を越えることはない．しばしば石灰化する．骨折に合併することがあるがその頻度はまれである．石灰化が生じた場合には，頭蓋骨があたかも二重にみえることがある（**図 12-68**）．これらの外傷が画像診断の対象になることは少ないが，別の理由で撮影された場合には鑑別が必要になる．頭蓋骨疾患として，頭蓋骨骨折，縫合離開が鑑別にあがる．
　頭蓋内疾患としては，頭蓋骨骨折に合併する急性硬膜外血腫，硬膜下血腫，くも膜下出血などがある．分娩外傷に伴うものでは硬膜下血腫の頻度が最も高く，次にはくも膜下出血がある．急性硬膜外血腫はかなりまれである．通常は CT で容易に診断される．厚さ 3 mm 以下の硬膜下血腫は 4 週以内に吸収される．有症状の硬膜下血腫でも，6～8 割で予後は良好である[84]．

12.5 小児脳血管奇形

脳血管奇形はまれな疾患であるが，成長発達過程にある小児症例では一生に大きな影響を起こしうる．疾患によって診断時の年齢頻度に特徴がある．胎児期に診断される頻度が高い疾患としては，Galen大静脈瘤，硬膜静脈洞奇形などが，新生児期・乳児期にはさらに軟膜動静脈瘻などもみられ，さらに年齢が高くなっていくと(狭義の)軟膜動静脈奇形や小児型の硬膜動静脈シャント(短絡)などが増える[88](図12-69)．

本項では，新生児期や乳児期から幼児期早期に発症することが多い病態のなかから，Galen大静脈瘤，軟膜動静脈瘻，乳児型硬膜動静脈瘻の3疾患をとりあげる．

a. Galen 大静脈瘤　vein of Galen malformations

1) 病態と臨床

頭蓋深部に存在する動静脈短絡により，深部Galen静脈またはその前駆血管が瘤状に拡張する疾患である．Galen大静脈瘤は，1) vein of Galen aneurysmal malformation (VGAM)，2) vein of Galen aneurysmal dilatation (VGAD)と，3)単にGalen大静脈が拡張した病態(vein of Galen varix)に分類される．

VGAMは，全頭蓋内血管奇形の約1%程度，小児期の全血管奇形の約30%を占める疾患で，男児に多い．非心原性の高心拍性心不全の原因となり，実際の臨床で最も多い原因である．脈絡叢内に存在する動静脈瘻が原因であり，動静脈瘻の短絡部が瘤そのものにある壁在型(mural type)と，くも膜下腔に存在する動脈吻合を介して瘤につながる脈絡型(choroidal type)に分類される．VGAMでは，瘤状に拡張している脈管はGalen大静脈そのものではなく，胎生期の脈管原基で通常，胎生12週までに退縮するGalen大静脈の前駆体である前脳正中静脈(median prosencephalic vein of Markovski)とされる．病因は不明であるが，capillary malformation-arteriovenous malformation (CM-AVM)の原因遺伝子である*RASA1*[89]，遺伝性出血性毛細血管拡張症の原因遺伝子であるendoglin[90]や，*ACVRL1*の異常[91]を伴った遺伝性疾患の症例が報告されている．

VGADは，近傍の動静脈奇形や硬膜動静脈瘻などの病的動静脈短絡により二次的に(真の)Galen大静脈が拡張した状態である．拡張した静脈瘤はVGADのみならずVGAMでも，内大脳静脈，Rosenthal脳底静脈などの正常の深部静脈系と連続性を有することがある．この発生解剖学的特徴は，治療方針とそれに伴う合併症を回避するうえで重要である[92]．

胎児期〜新生児期に発症するVGAM早期発症例では，脈絡型が多く全身症状が顕著である．心不全を主症状に呼吸不全，肺高血圧，腎不全・肝不全などの多臓器不全をきたす．乳児期には静脈性循環障害が目立つようになり，水頭症や頭囲拡大，発達遅延などの症状を呈することが多くなり，幼児期以降では，さらに痙攣や進行性の局所神経症状などを生じうる[93]．

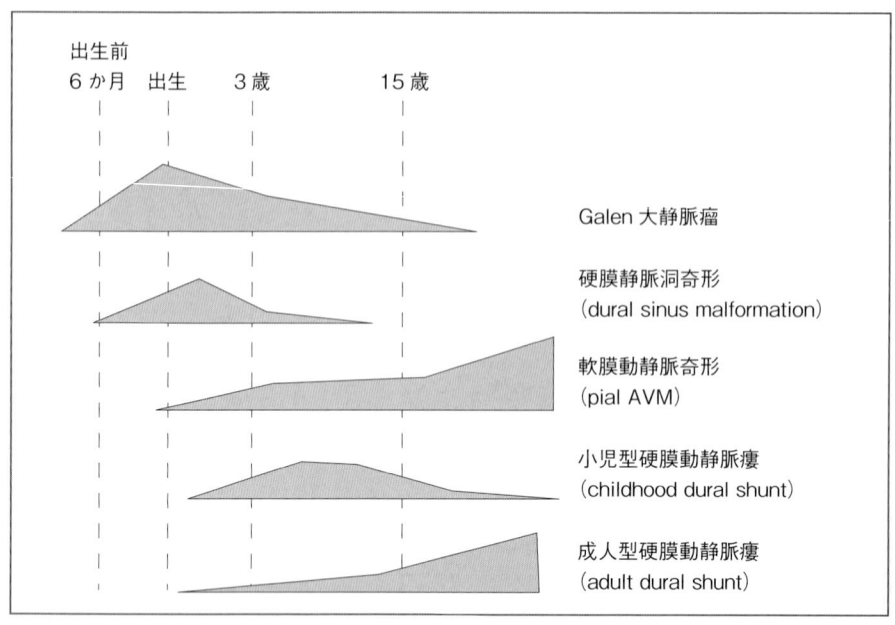

図12-69 小児脳血管奇形の好発年齢
疾患によって診断時の年齢頻度に特徴がある．胎児期に診断される頻度が高い疾患としては，Galen大静脈瘤，硬膜静脈洞奇形などが，年齢が高くなっていくと軟膜動静脈奇形や小児型硬膜動静脈瘻などが増える．（文献90）より許可を得て転載）

2）MRI所見

　胎児超音波による出生前診断が進歩し，胎児期にGalen大静脈瘤と診断される症例が多い．胎児MRIも血管構造や脳実質の状態の評価に役立つ．重症例では胎児MRIで強い実質の障害が認められ，積極的な治療が断念される症例がある．

　出生後は，CTやMRA，MRIが，脳障害の評価や流入動脈の血管内治療前の評価などに有用である．特に，新生児期の脳血管内治療前には，MRAによる詳細な評価が必須である．新生児に投与できる造影剤は，ごく少量に限られるからである．

　VGAMの脈絡型では，前脈絡動脈，後脈絡動脈，脳梁周囲動脈，視床穿通動脈などからなる多数の動脈と前脳正中静脈腹側部との間の動静脈短絡が特徴的で，大量の短絡血流が存在する．直静脈洞の欠損や遺残大脳鎌静脈洞などの静脈洞奇形が合併することがある（図12-70）．

　壁在型では，脈絡型に比べて前脳正中静脈との間の短絡血管の本数は少なく，通常，1～4本である（図12-71）．流入動脈としては，四丘体動脈や後脈絡動脈などが主である．

　VGADでは，中脳被蓋，脈絡叢，視床などの動静脈奇形に伴い二次的にGalen大静脈の拡張が起こる（図12-72）．中脳被蓋の動静脈奇形はしばしばVGAMに類似するが，血管造影で，間脳穿通枝動脈が，椎骨動脈造影側面像で迂回槽域より下方に描出される．この血管はMRIのT2強調像でも認められ，両疾患の鑑別点として重要である．

　vein of Galen varixは動静脈短絡を伴わないGalen大静脈の拡張で，Galen大静脈瘤に類似した画像所見を呈する．心不全症状を呈する新生児に一過性（数日間）にみられる病型では，Galen大静脈の拡張が心不全の改善に伴って改善する．大脳半球の静脈還流が深部

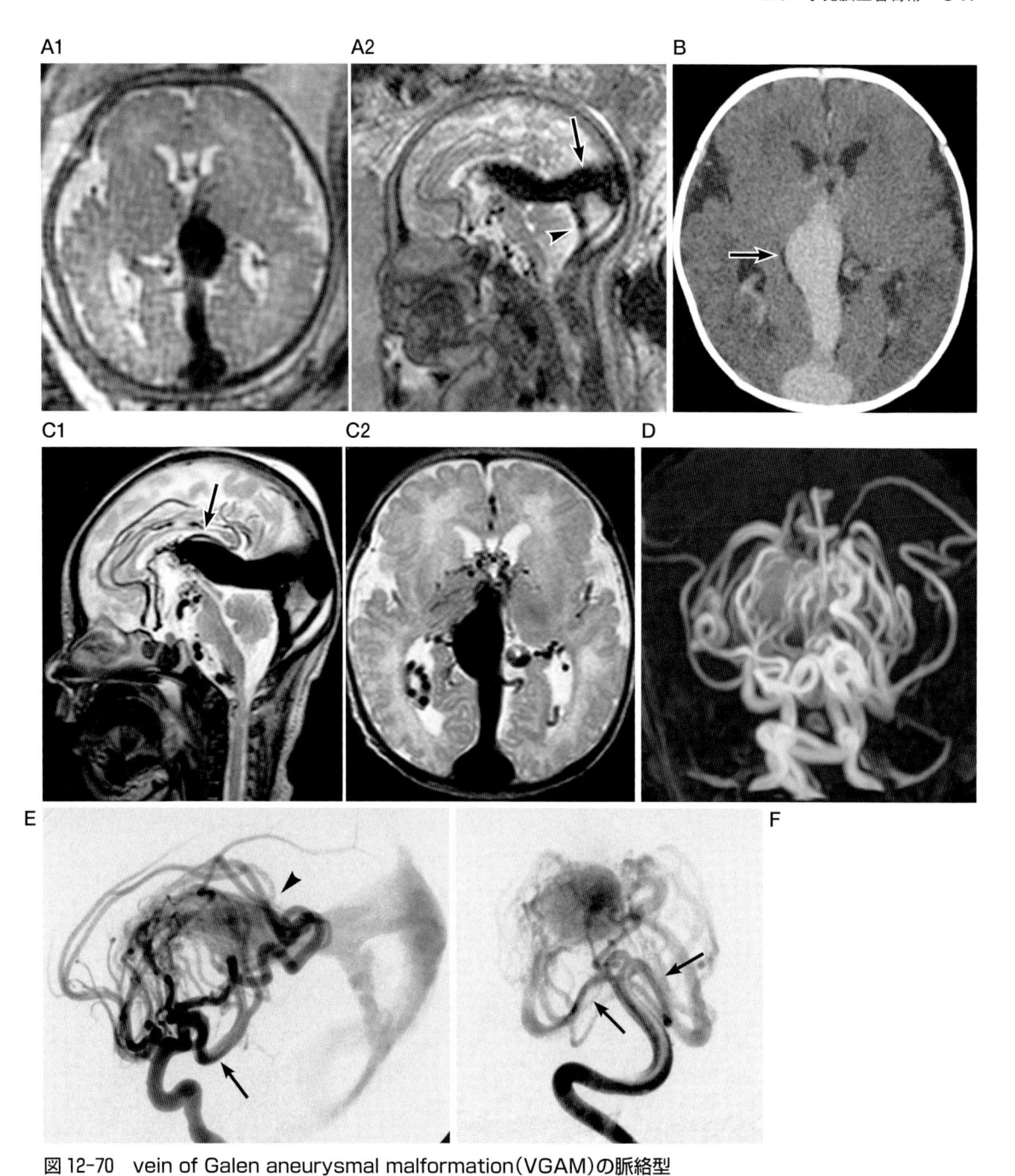

図12-70 vein of Galen aneurysmal malformation(VGAM)の脈絡型
A：胎児MRI SSFSE T2強調横断像，矢状断像(在胎36週)，B：単純CT(日齢1)，C：T2強調矢状断像，横断像(日齢1)，D：MRA正面像(日齢1)，E：右内頸動脈造影側面像(日齢10)，F：左椎骨動脈造影(Towne像)
在胎36週のT2強調像(A)では，頭蓋深部には，静脈瘤と連続する拡張した遺残大脳鎌静脈洞を認める(→)．
▶：遺残副大脳鎌静脈洞．日齢1の単純CT(B)では，静脈瘤は高吸収を呈している(→)．T2強調像(C)は，脈絡動脈に加えて脳梁周囲動脈(→)などが流入血管となっている．T2強調矢状断像(C1)は，流入血管の瘤への連続部位などの評価に有用である．MRA(D)では，脈絡動脈などによる多数の流入動脈が瘤に向かう様子が立体的に把握可能である．日齢10の右内頸動脈造影側面像(E)では，後交通動脈を介して太い内側後脈絡動脈(→)のほか，脳梁周囲動脈(▶)からも短絡血管が認められる．日齢9の左椎骨動脈造影Towne像(F)では，後脈絡動脈(→)から瘤に向かって多数の流入動脈が認められる．

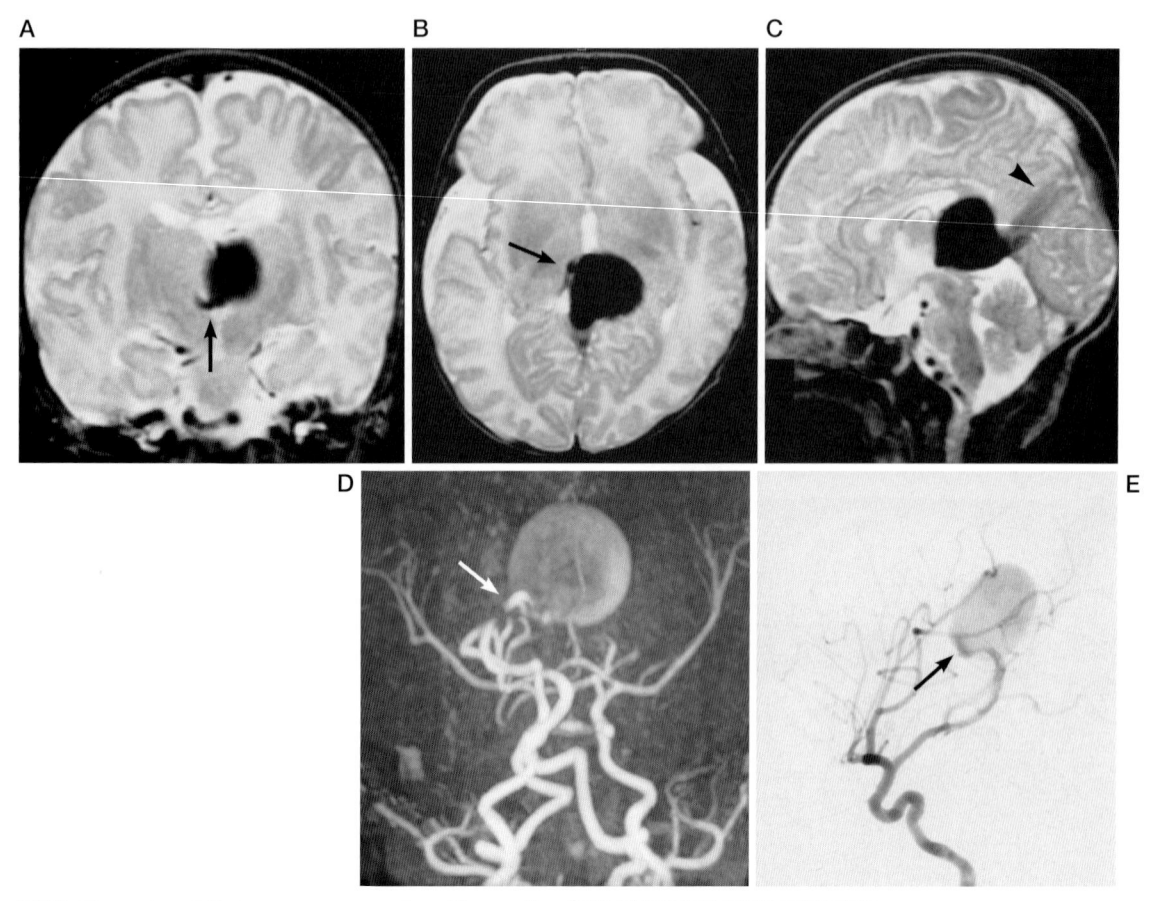

図 12-71 vein of Galen aneurysmal malformation(VGAM)の壁在型(5 か月男児)
A〜C：T2 強調像，D：MRA（正面像），E：右内頸動脈造影側面像　右後脈絡動脈から瘤に向かう短絡(→)を認める．VGAM 脈絡型と比較して，流入動脈の数は少ない．後脈絡動脈から瘤に向かう流入動脈を NBCA(n-butyl-2-cyanoacrylate)を用いて塞栓後，血管造影上短絡は認められなくなった．▶：遺残大脳鎌静脈洞

静脈系に集中するため(developmental venous malformation)に起こるとされる病型は，それ自体が特異的な症状をきたすことはなく偶然発見されることが多い．

　Galen 大静脈瘤は，多くの場合，症状，経過と画像所見から比較的容易に診断され，侵襲の高い血管造影が診断目的のみに行われることはほとんどない．Galen 大静脈瘤の治療としては，脳血管内治療が第一選択である．治療時期については，neonatal evaluation score や超音波検査による上大静脈血流量を検討して決定する．周術期以降に関連する合併症としては，静脈圧亢進に伴う水頭症や脳障害(**図 12-73**)などがある．治療開始後も定期的な MRI および MRA による経過観察が勧められ，適切な追加治療時期を逃さないようにする必要がある．Galen 大静脈瘤では，治療後に硬膜動静脈瘻が出現することがあり，留意する必要がある．

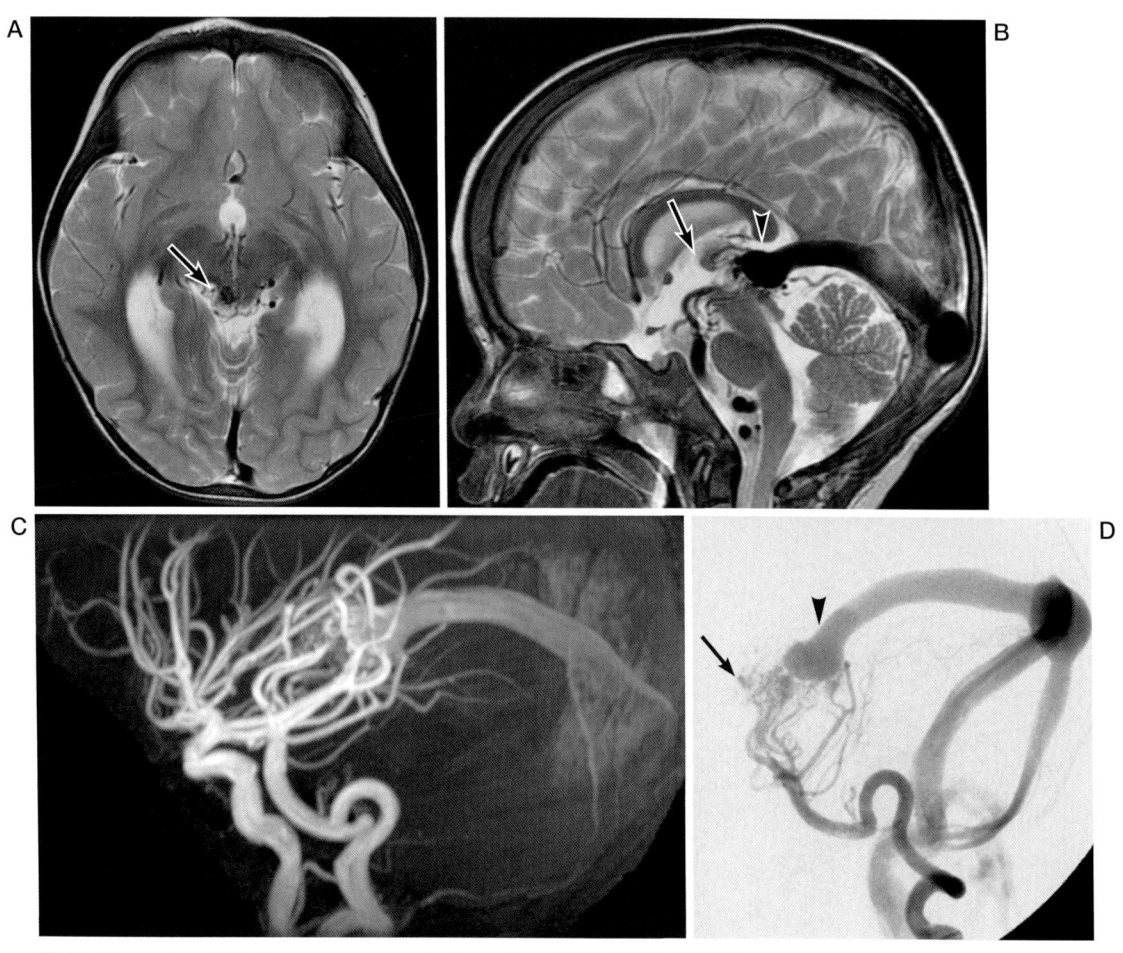

図 12-72　vein of Galen aneurysmal dilatation(VGAD)(2歳男児)
A：T2強調像，B：T2強調矢状断像，C：MRA(側面像)，D：内頸動脈造影側面像　右上丘付近には，血管集簇を思わせる血管無信号を伴った脈管構造を認め(→)，Galen大静脈は拡張している(▶)．

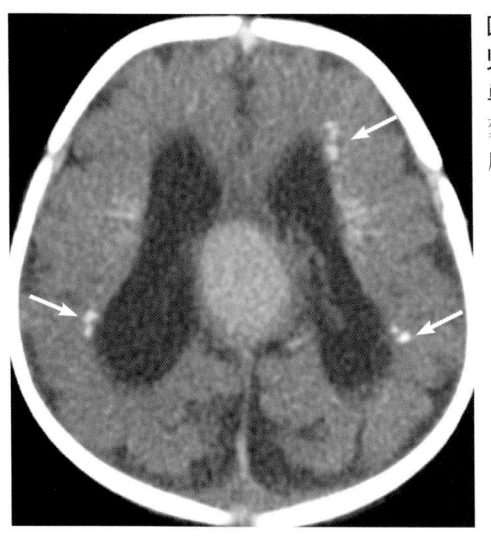

図 12-73　VGAM合併症(虚血に伴う脳障害)(日齢1男児)
単純CT　脳室周囲白質に静脈圧の亢進などによる虚血性変化と考えられる石灰化が認められ(→)，両側側脳室も軽度拡大している(hydrodynamic disease)．

図12-74 小児軟膜動静脈瘻(3か月男児)
A：T2強調像，B：右椎骨動脈造影(Towne位)，C：同側面像　右頭頂葉脳表に接して静脈瘤を認める．流入動脈は，頭頂後頭動脈(→)など複数存在しており，流出静脈も少なくとも2本の皮質静脈を介して上矢状洞へと還流していた．

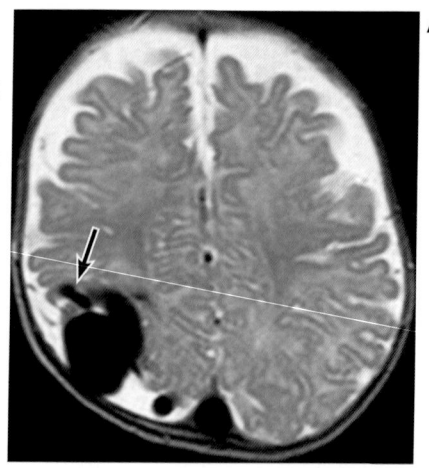

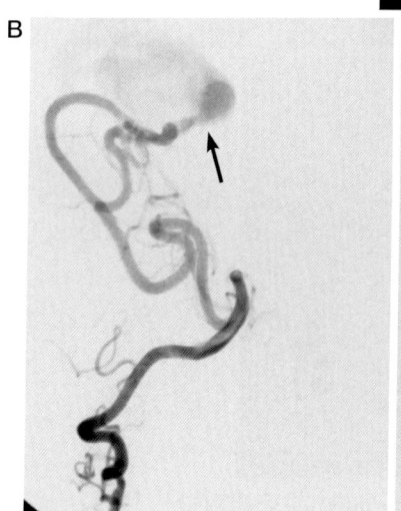

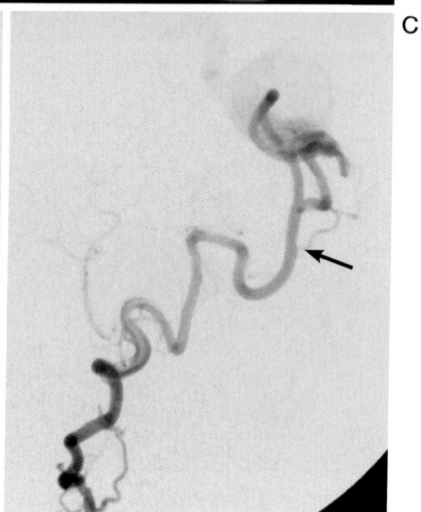

b. 軟膜動静脈瘻　pial arteriovenous fistula

　軟膜動静脈瘻は，軟膜下に存在する動静脈短絡で，血管集簇を介さず動脈と静脈が瘻により直接連続する．広義の軟膜動静脈奇形のひとつであるが，血管集簇を伴う狭義の軟膜動静脈奇形とは，血管集簇を介さず動脈が静脈に短絡している点で異なる．まれな病態であるが，Galen大静脈瘤を除く小児期軟膜動静脈奇形の17.2%と報告されており[94]，成人に比べると頻度は高い．

　男児により多く，天幕(テント)上では約半数は新生児期に発症し，天幕下では乳児期以降に発症することが多い[95]．症状は心不全，巨頭症，痙攣，脳局所神経脱落症状などである．

　典型的には，流入動脈・流出静脈ともに1本で，短絡直後に静脈瘤を伴う．複数の流入動脈を認める場合でも，短絡部は1箇所で，流出静脈は1本であることが多い．病変が脳表にあるため，深部に導出路を認めることはほとんどない．また，他の小児血管奇形に認められる遺残静脈洞を認めることは少ない．まれではあるが，自然閉塞例が報告されている．90%前後[95,96]の症例で静脈拡張を伴う(図12-74)．

遺伝性出血性毛細血管拡張症(hereditary hemorrhagic teleangiectasia：HHT)や，毛細血管奇形‐動静脈奇形(capillary malformation-arteriovenous malformation：CM-AVM)といった遺伝性疾患との関連が知られており，HHTでは頭蓋内の多発性軟膜動静脈瘻や静脈瘤の頻度が高い．新生児期や乳児期には臨床症状や皮膚所見がまだ明らかでないことが多く，診断には遺伝子検索が有用である[91]．

治療は侵襲性を考慮し脳血管内治療が第一に選択される．表在性病変が多く，外科的開頭術が選択される症例もある．

c. 硬膜動静脈瘻　dural arteriovenous fistula

小児期の硬膜動静脈瘻は，Galen大静脈瘤と比較してはるかに少ない．3型に分類されている[96]．

1) 硬膜静脈洞奇形　dural sinus malformation

硬膜静脈洞奇形は，dural sinus malformation with giant pouchとdural sinus malformation of the jugular bulbなどに分類される．前者が多く，新生児期や，最近では胎児期に診断される症例が多い．心不全(比較的軽度のことが多い)，凝固異常，頭囲拡大，水頭症，精神発達遅延，痙攣などの症状を呈する．その頻度は頭蓋内動静脈奇形の1.9%とされる．静脈洞交会や横静脈洞，S状静脈洞に好発し，硬膜静脈洞は形成異常に伴い著明に拡張する[88]．動静脈瘻を伴うものと伴わないものがあり，速い動静脈短絡が壁内に存在する．後者は，S状静脈洞から頸静脈球移行部付近に起こるまれな奇形である．症状に乏しく偶然発見されることが多い．後頭動脈の乳突枝からの通常single holeの動静脈瘻は，二次的なものと考えられている．

2) 乳児型硬膜動静脈瘻　infantile dural arteriovenous fistula

新生児・乳児期や幼児期に好発する．比較的速い流速の短絡で流入血管は，1本のことも複数本存在することもある．静脈洞奇形は認められないが，硬膜静脈洞は拡張し，時に静脈洞の閉塞を伴う．心不全や大頭症，精神発達遅滞などを呈することがある(**図12-75**)．

3) 成人型硬膜動静脈瘻　adult type dural arteriovenouns fistula

後天的な硬膜動静脈瘻で，静脈洞血栓や外傷などに続発し，海綿静脈洞やS状静脈洞に好発する．

静脈洞奇形を除き，硬膜動静脈瘻自体をMRIで診断することは難しい．静脈洞や関連する静脈の拡張，静脈狭窄や閉塞による静脈性梗塞といった間接所見で診断する．進行すると，水頭症や白質の虚血性変化，脳実質の容積減少・石灰化などをきたす．小脳扁桃が大孔から下垂することもある．小児の場合，出血することはまれである．MRAは血管構造の把握に有用であるが，小病変や血流が遅い短絡では所見が明らかでないことがある．

脳血管内治療が第一選択の治療法である．

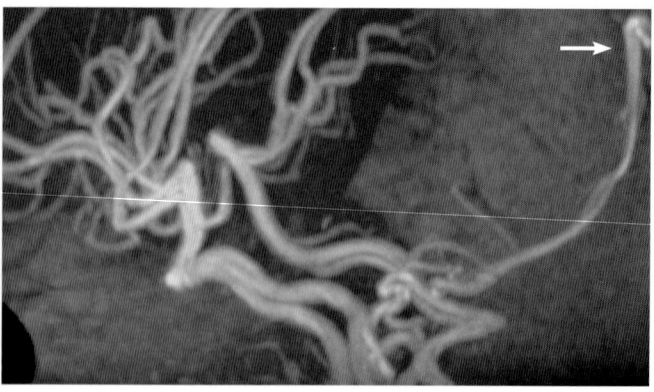

図 12-76　乳児硬膜動静脈瘻
A：MRA（軸位像），B：右椎骨動脈造影側面像　MRA（A）および右椎骨動脈造影（B）では，後頭動脈から静脈洞交会に向かう硬膜動静脈瘻が認められる（→）．

12.6 小児虐待

　厚生労働省の第9次報告によると，2012（平成24）年度の児童相談所の児童相談対応件数は66,701件で，児童虐待防止法施行前の1999（平成11）年度に比べ5.7倍に増加している．市町村への相談件数も73,200件と増加している．医療機関は子どもの虐待を発見する場となることがあり，医療機関で発見された子どもの虐待は重症であることが多い．子どもの虐待は，予後不良で致死率の高い疾患であることを認識しておかなければならない．虐待を発見した医療機関は速やかに通告する義務を担っている．医療機関に従事している私たちは，虐待を見逃さずに，適切に対処することが必要である．

a. 虐待の定義と歴史

　子供の虐待は，子供に対する積極的な行為である虐待（abuse）と，子供の必要を満たさないネグレクト（neglect）に分類される．この2つを総合した概念としてmaltreatmentという用語も用いられる．abuseには，身体的な障害である打撲，骨折，熱傷や心理的な障害である侮辱，罵倒，身体心理的障害である性的虐待などがある．またneglectには，衣食住，医療，教育などを与えないことである．最近の動向としては，身体的虐待は減少傾向にある一方で，ネグレクトと心理的虐待が増加している（BOX 12-17）．画像診断が威

> **BOX 12-17** 児童相談所の児童虐待対応件数〔2012(平成24)年度〕
>
> - 身体的虐待　23,579(35.3%)
> - 心理的虐待　22,423(33.6%)
> - ネグレクト　19,250(28.9%)
> - 性的虐待　　 1,449 (2.2%)
> ＊児童虐待防止法施行前の1999(平成11)年に比べ，5.7倍に増加している．

力を発揮できるのは，身体的虐待の診断である．

　Caffeyは1946年に，はっきりした外傷歴がないにも関わらず，慢性硬膜下血腫と多発性の長管骨骨折を伴った6症例を報告した．そのなかで，代謝性疾患などほかに考えられるさまざまな原因を否定したうえで，メカニズムは不明としながらも，小児の慢性硬膜下血腫症例では，長管骨の単純X線写真の注意深い観察が必要としている[97]．

　その後いくつかの報告を経た後，1962年に小児科医Kempeがまとめた論文により，"被殴打児症候群(battered child syndrome)"が広く認められるようになった[98]．エビデンスが十分に蓄積された1972年，Caffeyは自らが1946年に報告した症例を，"whiplash-shaking and jerking of abused infants"として，長管骨骨端の骨折/硬膜下血腫/網膜出血という特徴とその発生機序をまとめて報告した[99,100]．最初の報告から25年が経過していた．これが，いわゆる揺さぶられっ子症候群(shaken baby syndrome：SBS)のもとになっている[99]．なお，身体的虐待による外傷の総称として，近年は，nonaccidental trauma，abusive traumaが用いられる[101]．

b. 身体的虐待の特徴と画像所見

　いわゆる揺さぶられっ子症候群(shaken baby syndrome：SBS)の三大特徴は，硬膜下血腫を代表とする頭蓋内損傷，多発骨折，網膜出血である．

1) 虐待による頭部外傷　nonaccidental head trauma, inflicted head trauma, abusive head trauma

　身体的虐待のなかで最も生命に危険を及ぼし，重症化するのが，頭部外傷である．死因の50％近くを占める．虐待による頭部外傷の死亡率は15〜38％で，生存者の30〜50％に障害が残り，正常に回復するのは30％程度である．また，1歳以下の乳幼児の重篤な頭部外傷の95％が虐待により，2歳未満の乳幼児の頭部外傷死亡の80％が虐待の結果とされる[102]．

　受傷機転としては，叩く(37％)，落とす(14％)，投げる(31％)などの直達外力と，揺さぶり(10％)，不明(10％)がある．単独のものと，複合したものがある[102]．このうち，いわゆる揺さぶられっ子症候群は，腕や体幹を持って頭を乱暴に揺する，あるいは叩きつけで発生する．2歳以下に多いが，5歳頃までみられる．虐待による頭部外傷の75％は硬膜

図12-76 親に叩き付けられたと考えられる症例（9か月女児）
単純CT 右円蓋部から大脳鎌にかけての硬膜下に液貯留がみられる．内部は高吸収な部分（→）と低吸収な部分（矢頭）に分かれており，新旧の出血の存在がうかがわれる．右大脳半球は腫脹している．

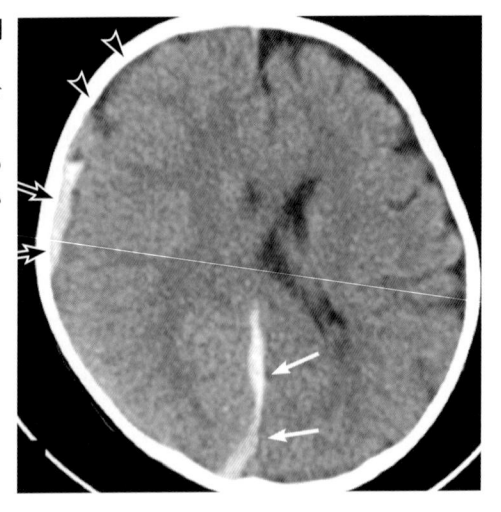

下血腫である．Caffey が whiplash-shaking とよんだように，頭頸部が強く動揺することで発生する．硬膜下血腫のほかには，くも膜下出血，びまん性脳浮腫，白質裂傷（white matter tearing），脳梗塞などがみられる．びまん性軸索損傷や硬膜外血腫は比較的少ない．直達外力が加わると，頭蓋骨骨折がみられる（図12-76～78）．

乳幼児は，成人に比べ頭部が体幹に比べ重く，それに対して首の固定が弱いことから，揺さぶりによる頭部の動きが強く，大きくなる．硬膜下血腫，くも膜下出血はそれにより，架橋静脈などの血管が破綻することが原因と考えられる．白質裂傷には，乳幼児の脳の水分含有が多いこと，髄鞘化が十分でなく柔らかいことも関与している．びまん性脳浮腫，脳梗塞の発生機序は明らかになっていない．びまん性脳浮腫については延髄頸髄移行部の損傷→無呼吸→低酸素性脳症の可能性が考えられているが，異論もある[102]．

新生児や乳幼児に，硬膜下血腫，くも膜下出血，びまん性脳浮腫，白質裂傷，脳梗塞を認めた場合には，虐待を考慮する．硬膜下血腫が最も多い．大脳半球裂にみられることを特徴とするが，円蓋部や小脳天幕（テント）周辺にもみられる．新旧の出血が存在することを特徴とする．びまん性脳浮腫では，CTにて大脳全体が低吸収域となり，小脳が相対的に高吸収となる，"cerebral reversal sign"（big black brain，white cerebellar sign）がみられる．画像所見の観察にはMDCTのMPR画像が有用である（図12-76, 77）．頭蓋骨骨折は，たたきつけや踏みつけなどが加わると発生する．通常の線状骨折，陥没骨折に加えて，指で押さえたような平行な2本の骨折や，星形骨折，多発骨折がみられる（図12-78）．これらはしばしば，単純X線写真で判定が難しく，CTの骨条件が有用である[102]．

頭部外傷を伴う児はしばしば状態が悪く，画像診断の第一選択はCTとなる．骨折の診断にもCTは有用である．ただし，虐待の特徴である，新旧の出血，白質裂傷，梗塞の診断にはMRIが適している．

2）多発骨折

虐待と関連性が強い骨折は，多発骨折，肋骨骨折，骨幹端骨折などである．しかし，虐待による骨折で頻度が高いのは，偶発的な事故と同様に長管骨骨折である[102]．乳幼児の

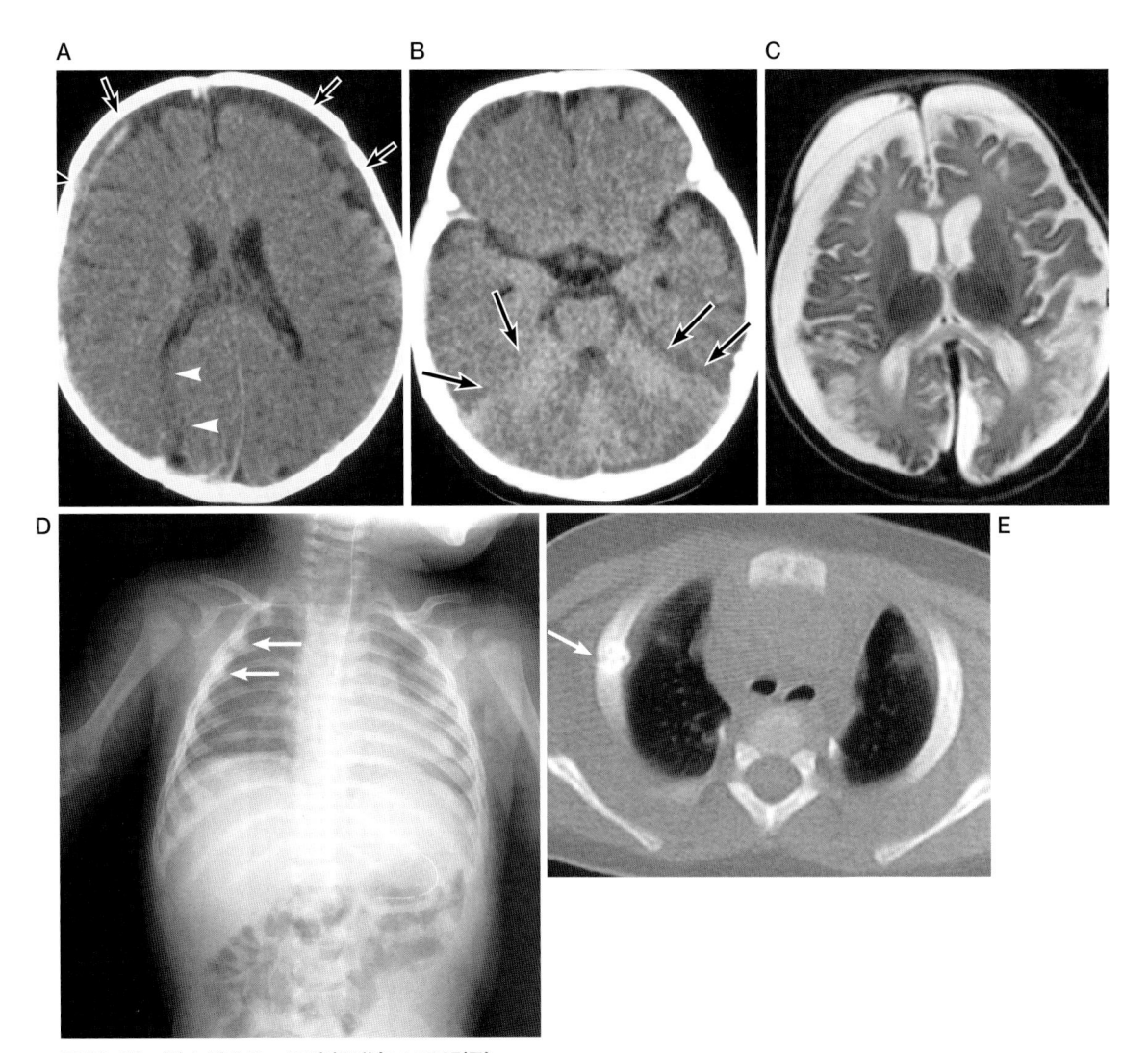

図12-77 揺さぶられっ子症候群(5か月男児)

ベビーベッドから落ちてぐったりしていたと, 母親が救急外来につれてきた. 2か月時にも痙攣があり, 近医を受診したとのこと. A, B：単純CT, C：T2強調像, D：胸腹部単純X線写真, E：胸部CT(骨条件)　単純CT(A, B)にて, 両側の硬膜下腔の拡大があり, 低吸収域と高吸収域が混在している(小矢印). 右後頭葉に線状の低吸収域がみられ, 白質裂傷と考えられる(▶). 大脳半球はびまん性に低吸収を示し, 皮質白質のコントラストに乏しい. 結果として, 大脳が小脳より低吸収を示している(大矢印). cerebral reversal sign (big black brain, white cerebellar sign)である. 2か月後のT2強調像(C)にて, 大脳はびまん性に萎縮している. 胸腹部単純X線写真(D)ではわかりにくい(→)が, 骨条件CT(E)では肋骨に多発骨折を認める(→). 偽関節化しており, 陳旧性と考えられる.

肋骨骨折の70%, 長管骨骨折の50%, 頭蓋骨骨折の30%が虐待によると推計されている.

虐待が疑われた場合, 単純X線写真による全身骨撮影(skeletal survey imaging)を行う(BOX 12-18). 米国小児科学会の提言では, 2歳未満には虐待の疑いのある児全例に全身骨撮影が必須であり, 2〜5歳では身体的虐待の疑いが強いものに限って行うことが推奨されている. 5歳以上では, 訴えや理学的所見のない骨折は少なく, スクリーニングと

図12-78 壁への叩きつけによる多発頭蓋骨骨折(新生児)
単純X線写真 後頭骨に多発骨折を認める(→). (http://www.mlive.com/news/flint/index.ssf/2014/05/child_abuse_ban_the_box_and_mo.html より転載)

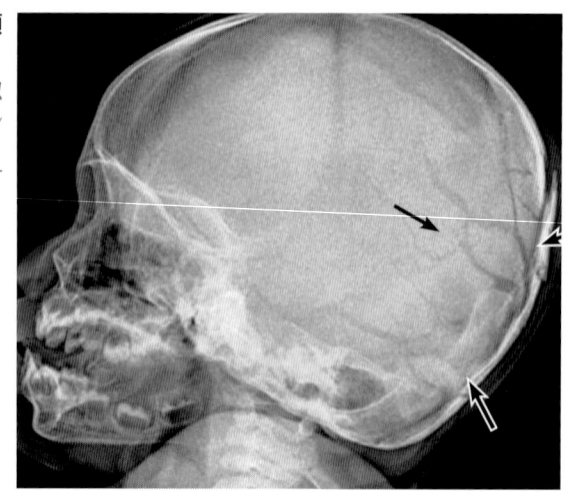

BOX 12-18　全身骨撮影の部位と方向

・頭蓋骨の正面，側面	・骨盤正面(乳児は胸腹部も可)
・脊椎側面(頸椎は頭蓋側面で描出よければ合わせても可)	・両上肢正面
	・両手正面
・胸部骨条件	・両下肢正面
・肋骨両斜位	・両足正面

(文献101より改変)

しての全身骨撮影は推奨されていない[101,102].

　幼児の肋骨骨折の多くは虐待によるものである．化骨や骨膜反応が出現した陳旧性の肋骨骨折の診断は容易であるが，転位が少ない急性期骨折の診断はしばしば困難である．肺条件の単純X線写真のみでは不十分で，50〜80 kVの低い電圧での骨条件の撮影が必要である．また，正面のみでは外側部分の骨折が見逃されやすく，斜位撮影が有用である．MDCTによる肋骨に平行な再構成断面は，肋骨骨折が非常にわかりやすい[102] (図12-77 E).

　虐待による骨幹端骨折の特徴は，軟骨直下の一次海綿骨を横断する骨折である．成長過程の乳幼児の長管骨では同部が最も脆弱な部位であり，暴力的な牽引，伸展で剪断応力が作用して骨折する．特に膝周囲，脛骨遠位，上腕骨近位にみられる．単純X線写真では，骨幹端の辺縁，角の部分が骨折するcorner fracture, 骨折が大きいと剝離骨折がバケツ状にみえるbucket handle fractureとしてみられる．実際には骨折面は骨幹端を横断している．骨幹端の辺縁の輪郭の破断，骨幹端直下の異常な透亮像に注意する．慢性期には，骨化障害による透亮線の拡大，骨膜反応，化骨がみられ，発見が容易となる[102] (図12-79).

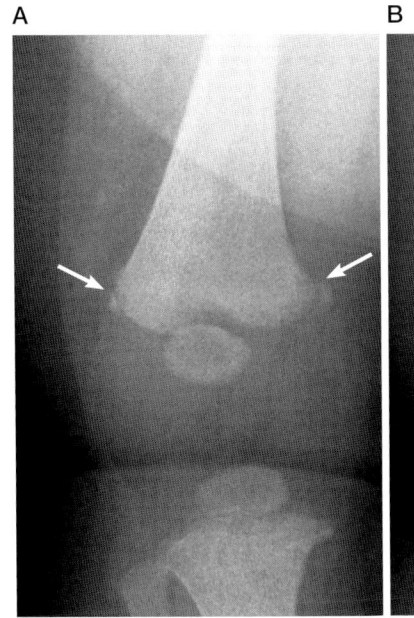

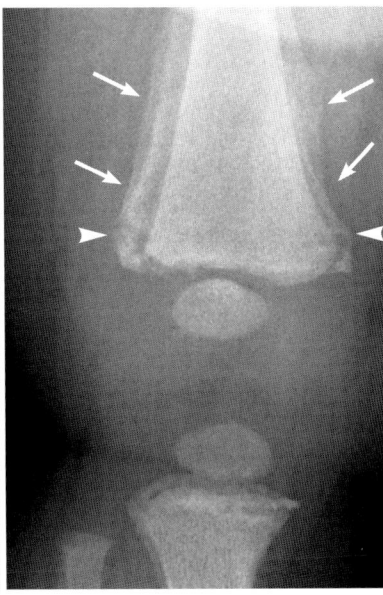

図12-79 骨幹端損傷
A：骨単純X線写真，B：Aの3か月後　急性期単純写真(A)にて，大腿骨遠位骨幹端，脛骨近位骨幹端の骨皮質に不連続を見る(→)．corner fractureである．3週間後の単純写真(B)にて，治癒機転により骨折線の拡大(→)，周囲の骨膜反応(▶)がみられ，指摘が容易となる．
(小熊栄二：骨折．小児内科 2010；42：1803-1810，より許可を得て転載)．

3) 網膜出血

網膜出血は揺さぶられっ子症候群の重要な所見のひとつである．85％にみられるという報告もあり，本症候群の三徴候のなかで最も頻度が高く，重症であるほど網膜出血の合併が多い．発生機序としては，眼球後方の網膜静脈圧の急激な上昇による破綻出血，揺さぶりにより機械的に硝子体が網膜を牽引して起こる出血性網膜分離，などの説がある．眼底所見の特徴としては，出血部位の多さと多層性にある．網膜出血は受傷後1～2週間で自然吸収されるため，虐待が疑われる場合，眼底検査は受傷36時間以内，遅くても3日以内に行うことが勧められる[102]．

4) その他

虐待による腹部臓器損傷の頻度は少ないが，虐待による死亡の原因としては頭部外傷に次いで多い．おもな病態は出血と腹膜炎である．腹部外傷のある児の状態はしばしば不良で，単純X線写真と超音波検査のみで外科的止血術に踏み切らねばならないことも多い．CTを行える場合は，造影CTが必須である．ただし，造影CTは実質臓器の損傷には適するが，消化管損傷については正診率が低下する．free airや消化管近傍の液貯留，腸管壁肥厚に注意する[102]．

c. 虐待の兆候

子供の虐待は一過性に終わることは少なく，再発を繰り返す傾向があり，早期の発見が望まれる．画像所見以外の虐待を疑う兆候について補足する[103,104]．

BOX 12-19　虐待を疑われたときに鑑別が必要な疾患

1) 先天性あるいは後天性の出血性疾患
   - 凝固系と血小板数は必ず確認する．
   - 血友病は先天性疾患であるが，ハイハイや歩行を開始し，軽い打撲が増えるまで無症状である場合が多いことに注意する．
   - Henoch-Schöenlein (ヘノッホ・シェーンライン) 紫斑病では第 XIII 因子の低下は必ずみられるわけではない．紫斑，腹痛，関節痛の症状は三者が揃うとは限らず，暴力によるものと鑑別しがたい場合がある．紫斑の特徴としては，おもに下半身に限局し，表在性の点状出血斑であることがあげられる．
   - 出血性疾患では新旧の紫斑が混在することは普通であり，この点は鑑別の参考にならない．
   - なお，皮下出血と混同しやすいものとして異所性蒙古斑がある．全身の皮膚に起こりうる，出血と異なり，均一な青灰色の色調で不定形である．

2) 易骨折性
   - 紫外線対策や自己流の食事制限から，近年，くる病が増えていることに注意するべきである．
   - また，長期のステロイド投与に関して問診も必要である．

1) 虐待者の特徴

　虐待を行うのは実の父母が多く，なかでも実母が多い．虐待の可能性を考慮すべき態度としては，軽微な症状でしばしば外来受診する，症状が出てからの受診が遅れがちになる，子供を怒鳴りつけ，それが当たり前のようにしている，医療スタッフに対し攻撃的で信頼関係を築きづらい，状況の説明に一貫性がない，言い逃れをする，医師と看護師，同室のほかの保護者に対して言うことが違う，医師の言うことに関心を示さない，あるいは直ちに治療せよと要求する，逆に治療を拒否する，などである．受傷機転について説明がない，実際の外傷と矛盾する，あるいは不自然な場合なども虐待を疑うべきである．

2) 虐待児の特徴

　外傷，熱傷，骨折，あるいはそれらの痕跡，まだあまり動けない乳児の骨折，説明された状況と矛盾する外傷，受傷から受診までの時間が長い場合には注意が必要である．多数のう歯，不潔な衣類や皮膚(激しいおむつかぶれを含む)，低身長，羸痩(るいそう)なども，虐待のサインである．虐待を受けている子供には，過剰で無差別な対人接近，乱暴な言動，非行などの特徴的行動が見受けられる．なお，虐待を疑った例で何らかの疾患が見逃されていることもある(BOX 12-19)．

　タバコによる熱傷は円形の全層性熱傷であり，特徴的である．体の目立たない部位に複数みられることが多く，容易に推定可能である．虐待による熱傷の場合は回避行動を制限されるため，高温物体との接触を長時間余儀なくされる．深く重い熱傷を生じ，鮮明な跡

をつくるため高温物体を推定しやすい．強制的に熱湯に四肢などをつけられて起きる熱傷の場合は，健常部との境界が明瞭で glove and stocking の形態となる．事故で熱湯に入ってしまった場合には熱傷は均一ではなく，回避に伴う飛沫熱傷(splash burns)がみられることが多い．

一般に体幹の複数の打撲は虐待の可能が高く，単発で四肢の場合は可能性が低い．また受傷の原因となった物体の形がわかりやすい挫創は虐待の可能性が高い．体重増加不良あるいは減少，成長発達の遅れ，不衛生な皮膚，衣類，活気のなさ，病院への受診の遅れ，検診未受診，予防接種未接種，疾患治療の放置，家庭外での食事の問題(盗み食いや飢えた様子)がみられた場合は，ネグレクトを考慮する．ネグレクトを起こす養育者の傾向としては経済的問題，家庭崩壊，養育者の知的・精神的問題，宗教的カルトなどが多い．

虐待の特殊形として，代理ミュンヒハウゼン症候群(Münchausen syndrome by proxy：MSbP)がある．子供に病気をつくり，その面倒をみることにより自らの心の安定を図るもので，母親が加害者であることが多い．医師に治療や検査が必要であると誤解させることを目的として家族が症状を捏造する．

d. 小児虐待への対処法

2012(平成 24)年施行の親権停止制度と児童福祉法により，子どもの生命・身体の安全確保のため，緊急の場合は親権者などの意に反しても児童相談所長などによる観護措置をとることができるようになった(**BOX 12-20**)．緊急を要する医療的処置(手術，輸血など)も，保護者の了解なく行うことができる．

医療者には虐待が疑われる子どもを発見した場合，児童相談所へ通告する義務がある(児童虐待防止法際 6 条・児童福祉法第 25 条)．通告とは，医療機関がある管内の児童相談所あるいは，市町村の児童相談窓口へ連絡することである．地域の保健所や保健センターへ連絡し，その後の対応を依頼してもよい．通告は，「虐待かもしれない」と思われた時点で速やかに行う．その際，個人で通告するのではなく，組織として通告することが望ましい．虐待の通告や連絡に関して，保護者へ告知をしたり，同意を得る必要は原則としてない．まずは，児童相談所への通告を優先し，関係者の意見を聞いたうえで保護者への告知を行う．虐待の事実確認は児童相談所の役割であるため，医療機関は虐待の事実を確認する必要はない．責任と権限は児童相談所にあり，医療機関は児童相談所の助言のもと，医療機関の役割分担を決め，その責務を果たす．

死亡やそれに準ずる重体例，重篤な外傷や重度の栄養失調状態，犯罪性が高いと思われる場合は，警察へ通報する．医療機関から直接通報してもよいし，児童相談所からの通報でもよい．子どもの最大の利益という観点からは，医療機関と児童相談所，警察など関係機関とで意思統一を図ることが大切である．医療人は，子どもの心身の安全を守るための行動を起こすこと，個人で対応せず組織で対応することを肝に銘じて，子ども虐待に取り組むべきである．

BOX 12-20　虐待対応に関連した法律の一部

1) 通告義務に関して
   - 児童福祉法 25 条：すべての国民に，被虐待児を発見した際の通告義務を規定．
   - 児童虐待防止等に関連する法律 5 条：医師などへの早期発見の努力義務を規定．
   - 児童虐待防止等に関連する法律 6 条：被虐待児の疑い例であっても通告義務がある．

2) 守秘義務との関連，通告者保護について
   - 児童虐待防止等に関連する法律 6 条：虐待通告に関しては守秘義務違反に当たらない．
   - 児童虐待防止等に関連する法律 7 条：通告者を秘匿する義務があることを規定．

3) 個人情報保護に関して
   - 個人情報保護法 23 条 1 項 1 号：法令に基づく場合(虐待通告)，第三者に個人データを提供可能．
   - 個人情報保護法 23 条 1 項 3 号：児童の健全育成のために特に必要がある場合であって同意が困難な場合，個人データを第三者に提供可能．

4) 一次保護と一次保護委託について
   - 児童福祉法 33 条：児童相談所は親が反対しても，被虐待児を一次保護できる．
   - 医療行為が必要な場合，病院に一次保護委託することができる(勝手に退院させることはできない)．

5) 親子分離：長期分離について
   - 児童福祉法 27 条：親の同意のもと施設入所や里親委託による親子分離が可能．
   - 児童福祉法 28 条：親が同意しない場合，家庭裁判所に申し立てし，承認されれば，2 年間の施設入所による母子分離が可能(2 年後に延長を申し立てることも可能)．

6) 医療ネグレクト
   - 親権者が反対していても緊急避難的医療行為は可能．
   - 親権者が行方不明であったり服役中の場合，施設長が親権を代行．
   - 親権停止の申し立て，親族もしくは検事(民法 834 条)，児童相談所長(児童福祉法 33 条 6)．

■ 文 献

1) 寺島俊雄：カラー図解 神経解剖学講義ノート．金芳堂，2011.
2) 小西淳也：小児先天性疾患に強くなる：頭部．画像診断 2011；31：512-525.
3) Barkovich AJ, Raybaud C : Pediatric Neuroimaging, 4th ed. Lippincott Williams & Wilkins, 2005.
4) Castillo M, Quencer RM, Dominguez R : Chiari III malformation: imaging features. AJNR Am J Neuroradiol 1992；13：107-113.
5) Yokota A, Kajiwara H, Kohchi M, et al : Parietal cephalocele : clinical importance of its atretic form and associated malformations. J Neurosurg 1988；69：545-551.
6) McLone DG, Knepper PA : The cause of Chiari II malformation : a unified theory. Pediatr Neurosci 1989；15：1-12.
7) McLendon RE, Crain BJ, Oakes WJ, Burger PC : Cerebral polygyria in the Chiari type II (Arnold-Chiari) malformation. Clin Neuropathol 1985；4：200-205.
8) Miller E, Widjaja E, Blaser S, et al : The old and the new : supratentorial MR findings in Chiari II malformation. Childs Nerv Syst 2008；24：563-575.
9) Roessler E, Belloni E, Gaudenz K, et al : Mutations in the human Sonic Hedgehog gene cause holoprosencephaly. Nat Genet 1996；14：357-360.
10) DeMyer W, Zeman W : Alobar holoprosencephaly (arhinencephaly) with median cleft lip and palate : clinical, electroencephalographic and nosologic considerations. Confin Neurol 1963；23：1-36.
11) DeMyer W : Classification of cerebral malformations. Birth Defects Orig Artic Ser 1971；7：78-93.
12) Probst FP : The prosencephaly. Berline : Spilinger-Verlag, 1979.
13) Utsunomiya H, Yamashita S, Takano K, et al : Midline cystic malformations of the brain : imaging diagnosis and classification based on embryologic analysis. Radiat Med 2006；24：471-481.
14) 宇都宮英綱：全前脳胞症における全球脳の形態発生とMRI所見．脳神経外科ジャーナル 2004；13：454-464.
15) Simon EM, Hevner RF, Pinter JD, et al : The middle interhemispheric variant of holoprosencephaly. AJNR 2002；23：151-156.
16) Miller SP, Shevell MI, Patenaude Y, et al : Septo-optic dysplasia plus : a spectrum of malformations of cortical development. Neurology 2000；54：1701-1703.
17) Rakic P, Yakovlev PI, et al : Development of the corpus callosum and cavum septi in man. J Comp Neurol 1968；132：45-72.
18) Paul LK, Brown WS, Adolphs R, et al : Agenesis of the corpus callosum : genetic, developmental and functional aspects of connectivity. Nat Rev Neurosci 2007；8：287-299.
19) Hofer S, Frahm J : Topography of the human corpus callosum revisited : comprehensive fiber tractography using diffusion tensor magnetic resonance imaging. Neuroimage 2006；32：989-994.
20) Tomasch J : Size, distribution, and number of fibres in the human corpus callosum. Anat Rec 1954；119：119-135.
21) Utsunomiya H : Dysgenesis of the corpus callosum and associated telencephalic anomalies : MRI. Neuroradiology 1997；39：302-310.
22) Utsunomiya H, Yamashita S, Takano K, Okazaki M : Arrangement of fiber tracts forming Probst bundle in complete callosal agenesis : report of two cases with an evaluation by diffusion tensor tractography. Acta Radiol 2006；47：1063-1066.
23) Kasprian G, Brugger PC, Schopf V, et al : Assessing prenatal white matter connectivity in commissural agenesis. Brain 2013；136：168-179.
24) Tovar-Moll F, Moll J, de Oliveira-Souza R, et al : Neuroplasticity in human callosal dysgenesis : a diffusion tensor imaging study. Cereb Cortex 2007；17：531-541.
25) Probst FP : Congenital defects of the corpus callosum : morphology and encephalographic appearances. Acta Radiol suppl 1973；331：1-152.
26) Barkovich AJ, Simon EM, Walsh CA : Callosal agenesis with cyst : a better understanding and new classification. Neurology 2001；56：220-227.
27) 加藤光広：大脳皮質形成異常．大場　洋編：小児神経の画像診断―脊髄から頭頸部・骨軟部ま

で—，学研メディカル秀潤社，2010；232-249．
28) Barkovich AJ, Kuzniecky RI, Jackson GD, et al：A developmental and genetic classification for malformations of cortical development. Neurology 2005；65：1873-1887.
29) Matsumoto H, Hayashi YK, Kim DS, et al：Congenital muscular dystrophy with glycosylation defects of alpha-dystroglycan in Japan. Neuromuscul Disord 2005；15：342-348.
30) Takada K, Nakamura H, Takashima S：Cortical dysplasia in Fukuyama congenital muscular dystrophy (FCMD)：a Golgi and angioarchitectonic analysis. Acta Neuropathol 1988；76：170-178.
31) Aida N, Tamagawa K, Takada K, et al：Brain MR in Fukuyama congenital muscular dystrophy. AJNR 1996；17：605-613
32) Barkovich AJ, Millen KJ, Dobyns WB：A developmental classification of malformations of the brainstem. Ann Neurol 2007；62：625-639.
33) Bonneau D, Toutain A, Laquerriere A, et al：X-linked lissencephaly with absent corpus callosum and ambiguous genitalia (XLAG)：clinical, magnetic resonance imaging, and neuropathological findings. Ann Neurol 2002；51：340-349.
34) Kato M, Dobyns WB：X-linked lissencephaly with abnormal genitalia as a tangential migration disorder causing intractable epilepsy：proposal for a new term, "interneuronopathy". J Child Neurol 2005；20：392-397.
35) Kato M, Das S, Petras K, et al：Mutations of ARX are associated with striking pleiotropy and consistent genotype-phenotype correlation. Hum Mutat 2004；23：147-159.
36) Takanashi J, Barkovich AJ：The changing MR imaging appearance of polymicrogyria：a consequence of myelination. AJNR 2003；24：788-793.
37) Luo R, Yang HM, Jin Z, et al：A novel GPR56 mutation causes bilateral frontoparietal polymicrogyria. Pediatr Neurol 2011；45：49-53
38) Matsumoto N, Leventer RJ, Kuc JA, et al：Mutation analysis of the DCX gene and genotype/phenotype correlation in subcortical band heterotopia. Eur J Hum Genet 2001；9：5-12.
39) Parrini E, Ramazzotti A, Dobyns WB, et al：Periventricular heterotopia：phenotypic heterogeneity and correlation with Filamin A mutations. Brain 2006；129：1892-1906.
40) 安藤直樹：裂脳症．小児内科 2007；39（増刊号）：213-215．
41) 中澤友幸：孔脳症．小児内科 2007；39（増刊号）：218-220．
42) Kavaslar GN, Onengut S, Derman O, et al：The novel genetic disorder microhydranencephaly maps to chromosome 16p13.3-12.1. Am J Hum Genet 2000；66：1705-1709.
43) Mikulis DJ, Diaz O, Egglin TK, Sanchez R：Variance of the position of the cerebellar tonsils with age：preliminary report. Radiology 1992；183：725-728.
44) Nelson MD Jr, Maher K, Gilles FH：A different approach to cysts of the posterior fossa. Pediatr Radiol 2004；34：720-732.
45) Utsunomiya H, Takano K, Ogasawara T, et al：Rhombencephalosynapsis：cerebellar embryogenesis. AJNR 1998；19：547-549.
46) Gary L, Hedlund DO：Congenital CMV. Osborn AG：Diagnostic imaging brain, Amirsys, Salt Lake, 2004；I-8-4.
47) Barkovich AJ：Chapter 11. Congenital infections：cytomegalovirus. Barkovich AJ, Raybaud C (ed)：Pediatric neuroimaging. 5th ed (kindle 版), Lippincott Wiliams & Wilkins, Philadelphia, 2012.
48) Fink KR, Thapa MM, Ishak GE, et al：Neuroimaging of pediatric central nervous system cytomegalovirus infection. RadioGraphics 2010；30：1779-1796.
49) van der Knaap MS, Barkhof GVF, Hart AAM, et al：Pattern of white matter abnormalities at MR imaging：Use of polymerase chain reaction testing of guthrie cards to link pattern with congenital cytomegalovirus infection. Radiology 2004；230：529-536.
50) Barkovich AJ：Chapter 11. Congenital infections：congenital/neonatal herpes simplex encephalitis. Barkovich AJ, Raybaud C (ed)：Pediatric neuroimaging. 5th ed (kindle 版), Lippincott Wiliams & Wilkins, Philadelphia, 2012.
51) Baskin HJ, Hedlund G：Neuroimaging of herpesvirus infections in children. Pediatr Radiol 2007；37：949-963.
52) 岡部哲彦，相田典子：新生児ヘルペス感染症．青木茂樹，相田典子，井田正博，大場　洋・編：

よくわかる脳の MRI. 第 3 版, 学研メディカル秀潤社, 2012 ; 462.
53) Barkovich AJ, Girard N : Fetal brain infections. Childs Nerv Syst 2003 ; 19 : 501-507.
54) 木村　宏：単純ヘルペス脳炎診療ガイドライン．小児感染免疫 2009 ; 21 : 19-23.
55) Taya K, Satoh H, Arai S, et al : Nationwide rubella epidemic Japan, 2013 : Centers for Disease Control Prevention. CDC 2013 ; 62 : 457-462.
56) Barkovich AJ : Chapter 11. Congenital infections rubella. Barkovich AJ, Raybaud C (ed) : Pediatric neuroimaging. 5th ed (kindle 版), Lippincott Wiliams & Wilkins, Philadelphia, 2012.
57) Lane B, Sullivan EV, Lim KO, et al : White matter MR hyperintensities in adult patients with congenital rubella. AJNR 1996 ; 17 : 99-103.
58) Donnely LF : TORCH infections. Donnely LF (ed) : Pediatric imaging : the fundamentals. Saunders, Philadelphia, 2009 ; 168-171.
59) Barkovich AJ : Chapter 11. Congenital infections toxoplasmosis. Barkovich AJ, Raybaud C : Pediatric neuroimaging. 5th ed (kindle 版), Lippincott Wiliams & Wilkins, Philadelphia, 2012.
60) 岡部哲彦, 相田典子：先天性トキソプラズマ感染症．青木茂樹, 相田典子ら編著：よくわかる脳の MRI. 秀潤社, 2012 ; 464-465.
61) Malinger G, Werner H, Leonel RJC, et al : Prenatal brain imaging in congenital toxoplasmosis. Prenatal Diagn 2011 ; 31 : 881-886.
62) Forbes KP, Pipe JG, Bird R : Neonatal hypoxic-ischemic encephalopathy : detection with diffusion-weighted MR imaging. AJNR 2000 ; 21 : 1490-1496.
63) Krageloh-Mann I, Helber A, Mader I, et al : Bilateral lesions of thalamus and basal ganglia : origin and outcome. Dev Med Child Neurol 2002 ; 44 : 477-484.
64) Heinz ER, Provenzale JM : Imaging findings in neonatal hypoxia : A practical review. AJR Am J Roentgenol 2009 ; 192 : 41-47.
65) Liauw L, Palm-Meinders IH, van der Grond J, et al : Differentiating normal myelination from hypoxic-ischemic encephalopathy on T1-weighted MR images : a new approach. AJNR 2007 ; 28 : 660-665.
66) Liauw L, van der Grond J, van den AA, et al : Is there a way to predict outocme in (near) term neonate with hypoxic-ischemic encephalopathy based on MR imaging? AJNR 27 : 1789-1794.
67) Schwartz ES, Barkovich AJ : Brain and spin injuries in infancy and children. In Barkovich AJ, Raybaud C (ed) : Pediatric Neuroimaging. 5th ed, Philadelphia : Wolters Kluwer Health, Lippincott Williams & Wilkins, 2012 : 240-243.
68) O'Shea TM : Cerebral palsy in very preterm infants : new epidemiological insight. Ment Retard Dev Disabil Res Rev 2002 ; 8 : 134-145.
69) Barkovich AJ, Sergeant SK : Profound asphyxia in the premature infant : imaging findings. AJNR 1995 ; 16 : 1837-1846.
70) Hasegawa M, Houdou S, Mito T, et al : Development of myelination in the human fetal and infant cerebrum : a myelin basic protein immunohistochemical study. Brain Dev 1992 ; 14 : 1-6.
71) Volpe JJ : Intraventricular hemorrhage in the premature infant : current concept-I. Ann Neurol 1989 ; 25 : 3-11.
72) Aida N, Nishimura G, Matsui K, Takeuchi M, Itani Y : MR imaging of perinatal brain damage : comparison of clinical outcome with initial and follow-up MR imaging. AJNR 1998 ; 19 : 1909-1921.
73) Jary S, Carlo AD, Ramenghi LA, Whitelaw A : Impaired brain growth and neurodevelopment in preterm infants with posthaemorrhagic ventricular dilatation. Acta Paediatr 2012 ; 101 : 743-748.
74) Schwartz ES, Barkovich AJ : Brain and spin injuries in infancy and children. In Barkovich AJ, Raybaud C (ed) : Pediatric neuroimaging. 5th ed, Philadelphia : Wolters Kluwer Health, Lippincott Williams & Wilkins, 2012 : 264-301.
75) Volpe JJ, Kinney HC, Jensen FE, Ronsenberg PA : The developing oligodendrocyte : key cellular target in brain injury in the premature infant. Int J Dev Neursci 2011 ; 29 : 423-440.
76) Rutherford MA, Supramaniam V, Ederies A, et al : Magnetic resonance imaging of white matter disease of prematurity. Neuroradiology 2010 ; 52 : 505-521.
77) de Bruine FT, van den Berg-Huysmans AA, Leijser LM, et al : Clinical implications of MR im-

aging findings in the white matter in very preterm infants : a 2-year follow-up study. Radiology 2011 ; 261 : 899-906.
78) Jeon TY, Kim JH, Yoo S-Y, et al : Neurodevelopmetal outcomes in preterm infants : Comparison of infants with and without diffuse excessive high signal intensity on MR images at near-term-equivalent age. Radiology 2012 ; 263 : 518-526.
79) Niwa T, de Vries L, Benders MJNL et al : Punctate white matter lesions in infants : new insights using susceptibility-weighted imaging. Neuroradiology 2011 ; 53 : 669-679.
80) Cornette LG, Tanner SF, Ramenghi LA, et al : Magnetic resonance imaging of the infant brain : anatomical characteristics and clinical significance of punctate lesions. Arch Dis Fetal Neonatal Ed 2002 ; 86 : F171-F177.
81) Ramenghi LA, Fumagalli M, Righini A, et al : Magnetic resonance imaging assessment of brain maturation in preterm neonates with punctate white matter lesions. Neuroradiology 2007 ; 49 : 161-167.
82) Bassi L, Chew A, Merchant N, et al : Diffusion tensor imaging in preterm infants with punctate white matter lesions. Pediatr Res 2011 ; 69 : 561-566.
83) Nanba Y, Matsui K, Aida N, et al : Magnetic resonance imaging regional T1 abnormalities at term accurately predict motor outcome in preterm infants. Pediatrics 2007 ; 120 : e10-e19.
84) Grant PE : Birth Trauma. Section 2, Trauma. In Osborn AG, Salzma KL, Barkovich AJ, et al (ed) : Diagnostic imaging brain. 2nd ed, Salt Lake : Amirsys, 2010 : I-2-44-I-2-47

〔12.4 周産期異常；全般的に参考とした文献：85)～87)〕
85) 早川克己：発達と小児神経疾患—原点に立ち返って．頭部画像検査(MRIを中心に)，小児神経学の進歩，第43集，診断と治療社，2014：52-74.
86) Huang BY, Castillo M : Hypoxic-ischemic brain injury : imaging findings from birth to adulthood. RadioGraphics 2008 ; 28 : 417-439.
87) Ghei SK, Zan E, Nathan JE, et al : MR imaging of hypoxic-ischemic injury in term neonates : pearls and pitfalls. RadioGraphics 2014 ; 34 : 1047-1061.
88) Lasjaunias P, terBrugge K, Berenstein A : Surgical neuroangiography. Berlin : Springer-Verlag, 2002 ; 227-270.
89) Revencu N, Boon LM, Mulliken JB, et al : Parkes Weber syndrome, vein of Galen aneurysmal malformation, and other fast-flow vascular anomalies are caused by RASA1 mutations. Hum Mutat 2008 ; 29 : 959-965.
90) Tsutsumi Y, Kosaki R, Itoh Y, et al : Vein of Galen aneurysmal malformation associated with an endoglin gene mutation. Pediatrics. 2011 ; 128 : e1307-1310.
91) Chida A, Shintani M, Wakamatsu H, et al : ACVRL1 gene variant in a patient with vein of Galen aneurysmal malformation. J Pediatr Genet 2013 ; 2 : 181-189.
92) Iizuka Y, Kakihara T, Suzuki M, et al : Endovascular remodeling technique for vein of Galen aneurysmal malformations—angiographic confirmation of a connection between the median-prosencephalic vein and the deep venous system. J Neurosurg Pediatr 2008 ; 1 : 75-78.
93) Iizuka Y, Suzuki M, Komura S, et al : Hydrovenous disorder in vein of Galen aneurysmal dilatation : special focus on tonsilar prolapse. Neuroradiology 2008 ; 21 : 57-64.
94) Weon YC, Yoshida Y, Sachet M, et al : Supratentorial cerebral arteriovenous fistulas (AVFs) in children : review of 41 cases with 63 non choroidal single-hole AVFs. Acta Neurochir (Wien) 2005 ; 147 : 17-31.
95) Yoshida Y, Weon YC, Sachet M, et al : Posterior cranial fossa single-hole arteriovenous fistulae in children : 14 consecutive cases. Neuroradiology 2004 ; 46 : 474-481.
96) Lasjaunias P, Magufis G, Goulao A, et al : Anatomoclinical aspects of dural arteriovenous shunts in children: review of 29 cases. Intervent Neuroradiol 1996 ; 2 : 179-191.
97) Caffey J : Multiple fractures in the long bones of infants suffering from chronic subdural hematoma. Radiology. 1946 ; 194 : 163-173. (http://www.ncbi.nlm.nih.gov/pmc/articles/PMC3032844/ より入手可能)
98) Kempe CH, Silverman FN, Steel BF, et al : The battered child syndrome. JAMA 1962 ; 181 : 17-24.(web上でpdf入手可能)
99) Caffey J : On the theory and practice of shaking infants. Its potential residual effects of permanent brain damage and mental retardation. Am J Dis Child 1972 ; 124 : 161-169.

100) Caffey J : The whiplash shaken infant syndrome : manual shaking by the extremities with whiplash-induced intracranial and intraocular bleedings, linked with residual permanent brain damage and mental retardation. Pediatrics 1974 ; 54 : 396-403.
101) Amerian Academy of Pediatrics, Section on Radiology : Diagnostic imaging of child abuse. Pediatrics 2000 ; 105 : 1345-1348.
102) 山崎麻美, 埜中正博：見逃すな, 子ども虐待. 小児内科 2010 ; 42 : 1786-1810.
103) 子ども虐待診療手引き, 日本小児科学会子ども虐待プロジェクト, 2006.
104) 奥山眞紀子／主任研究者, 山田不二子／分担研究者, 溝口史剛／研究協力者：子ども虐待対応, 医師のための子ども虐待, 日本小児科学会子ども虐待問題プロジェクト対応・医学診断ガイド Pocket Manual, 厚生労働科学研究費補助金, 子ども家庭総合研究事業「子どもの心の診療に関する診療体制確保, 専門的人材育成に関する研究」分担研究,「虐待対応連携における医療機関の役割（予防, 医学的アセスメントなど）に関する研究」.

Chapter 13

てんかん

13.1 てんかんの臨床と画像検査

a. てんかんの定義と分類

　WHOによれば，てんかんは「種々の病因によってもたらされる慢性の疾患であって，大脳ニューロンの過剰な放電から由来する反復性の発作(てんかん発作)を主徴とし，それに変異に富んだ臨床と検査所見の表出が伴う」と定義される[2]．大部分はこの定義に当てはまるが，一部には視床下部過誤腫による笑い発作など，厳密には大脳皮質に起因しないてんかんも存在する．また「反復性の発作」が定義ではあるが，ケースによっては初回の発作後から治療を開始することもあるため，必ずしも診断に2回以上の発作を要するわけではない．これらの例外に対応するため国際てんかん学会(International League Against Epilepsy：ILAE)から新たな定義も提唱されているが，実際の臨床では概ね前述の定義で十分である．

　このように定義されるてんかんであるが，実際は発症年齢や予後，原因などが非常に多岐にわたる疾患であり，臨床に当たっては分類の理解が必須となる．ILAEによる最新の分類が2010年に発表されたが，非常に煩雑で異論も散見される．一般臨床に広く受け入れられているてんかんの分類に4分法分類がある(**表13-1**)．この分類は，局在関連性/全般性の二分と，症候性/特発性の二分からなっている．局在関連性/全般性は，発作を起こす異常放電が，脳の一部分から生じるか全般性に生じるかという分け方である．症候性/特発性については，元来は「症候性＝原因がはっきりしているもの」，「特発性＝原因不明のもの」という意味だったが，今日では画像検査で異常がなくとも神経病理で皮質形成異常などが判明したり，特発性とされてきたものにイオンチャネルなどの遺伝子異常が解明されたりして，やや本来の意味から外れて慣用的な分類となっている．しかし，これらの

表 13-1　てんかんの 4 分法分類

	特発性	症候性
局在関連性 （焦点性）	benign childhood epilepsy with centro-temporal spikes（BECT），Panayiotopoulos 症候群など	側頭葉てんかん，前頭葉てんかん，など
全般性	小児欠神てんかん，若年ミオクロニーてんかん，など	West 症候群，Lennox-Gastaut 症候群，進行性ミオクローヌスてんかん，など

BOX 13-1　てんかん発作の分類

1) 全般発作
　・定型欠神発作
　・非定型欠神発作
　・ミオクロニー発作
　・強直間代発作
　・強直発作
　・間代発作
　・脱力発作

2) 部分発作
　・単純部分発作
　・複雑部分発作
　・二次性全般化発作

分類は依然として治療法や予後判定に有用であり，現在でもてんかん臨床において重要な要素である．

さらに，症候的にてんかん発作が分類されている（BOX 13-1）．初学者は混同しがちだが，これは疾病の分類ではなく症状の分類であり，たとえば病名に「複雑部分発作」などと記載するのは厳密には誤りである．原則的には全般てんかんには全般発作が，局在関連てんかんには部分発作が生じる．

b. てんかんの臨床

1) 診　断

てんかんの診断の根幹は，脳波や画像ではなく発作の存在である．おのおのの発作の特徴については臨床系の成書に譲るが，診断のプロセスとして病歴聴取が最も重要である．てんかん症候群に特徴的な発作症状を聞き出すことにより，局在関連てんかんでは病変部位の推定にも役に立つ．症状に合わせて脳波で棘波・鋭波などが確認されれば，大脳皮質起源であることが示唆され，てんかんである可能性が高くなる．画像の役割も大きく，海馬硬化などではてんかんに特異性の高い画像所見が得られる．臨床的には脳腫瘍を否定しておくことが重要であり，一度は形態学的画像検査を施行すべきである．さらには，失神，一過性脳虚血発作，非てんかん性の不随意運動，心因性発作などの除外も必須であり，鑑別のため長時間ビデオ脳波モニタリングを要することがある．

2）治 療

てんかんと診断された場合，通常はまず各てんかん症候群や発作に合わせた抗てんかん薬の投与が行われる．薬物治療の発作寛解率は約70％とされ，比較的薬物効果の高い疾患である．約30％の例では薬剤抵抗性となり，難治性てんかんとよばれる．難治性てんかんの定義は必ずしも統一されていないが，概ね「2,3剤の適切な抗てんかん薬を十分量用いて2年以上治療しても発作寛解に至らない」とされる[2]．難治性てんかんは外科治療検討の対象となり，てんかん原性領域の切除を試みる根治術，あるいは発作の頻度や程度の減弱を目指す脳梁離断術や迷走神経刺激療法などが考慮される．この際，発作時脳波や脳磁図などの電気生理学的検査とともに，より厳密なてんかん焦点の評価と術式や切除範囲などの決定のため，MRIや核医学などの脳画像検査が大きな力を発揮する．病因にもよるが，成人の難治性てんかんの代表ともいえる海馬硬化例では外科治療による発作消失は70〜80％にも上り[1]，外科治療は予後を大きく変えうる有力な選択肢となる．

c. てんかん臨床における画像検査の役割

今日のてんかん臨床における画像検査の役割は，1）初期のスクリーニング（悪性腫瘍や急性期の血管障害，脳炎などの鑑別・除外），2）難治性てんかんにおける外科治療のための焦点検索，3）術後脳機能障害の予測・予防に大別される．画像検査法ごとにそれぞれの役割を述べる．

1）MRI

てんかん診療において，MRIは脳波とともにルーチン検査として推奨されている．CTは簡易性・迅速性や石灰化の描出を除き有用性は高くなく，可能な限りMRIを用いるべきである．標準的な撮像シーケンスとして，T1強調矢状断像，T2強調横断（水平断）像，FLAIR冠状断像，STIR冠状断像があげられる[3]．側頭葉てんかんを疑っている場合は，海馬長軸に平行な断面とそれと直交する断面で撮像し，側頭葉先端部まで含める必要がある．てんかん患者を精査する場合は，3DのT1強調像を撮像して1mm以下の薄いスライスで大脳皮質の形態を隅々まで細かくチェックすることが大切である．3DのT2強調像やFLAIR像なども有用である．海綿状血管腫を疑う場合にはT2*強調像や磁化率強調画像（SWI）を，腫瘍が疑われれば造影など適宜必要なシーケンスを追加する．

MRIが最も効果を発揮するのは，外科治療を視野に入れた焦点検索である．MRI所見からてんかん原性病変の鑑別を行い，焦点局在を推定することとなる．てんかんに関連する病変は多種多様であり，脳皮質形成異常，脳腫瘍，神経皮膚症候群，血管奇形，外傷性変化，海馬硬化症，感染性疾患，脳血管障害，神経変性疾患に大別される[1]．MRI病変で最も多いのは海馬硬化症（図13-1）で，次は限局性皮質異形成（focal cortical dysplasia：FCD，図13-2）である．

通常のMRIだけでなく，さまざまなMRI画像がてんかん臨床に応用されている．

① 拡散テンソル画像（diffusion tensor imaging：DTI）とトラクトグラフィ

難治性てんかんの外科治療で発作消失とともに重要なことは，切除などによる機能の損傷を防ぐことである．DTIから派生したトラクトグラフィ（tractography）は，生体脳に

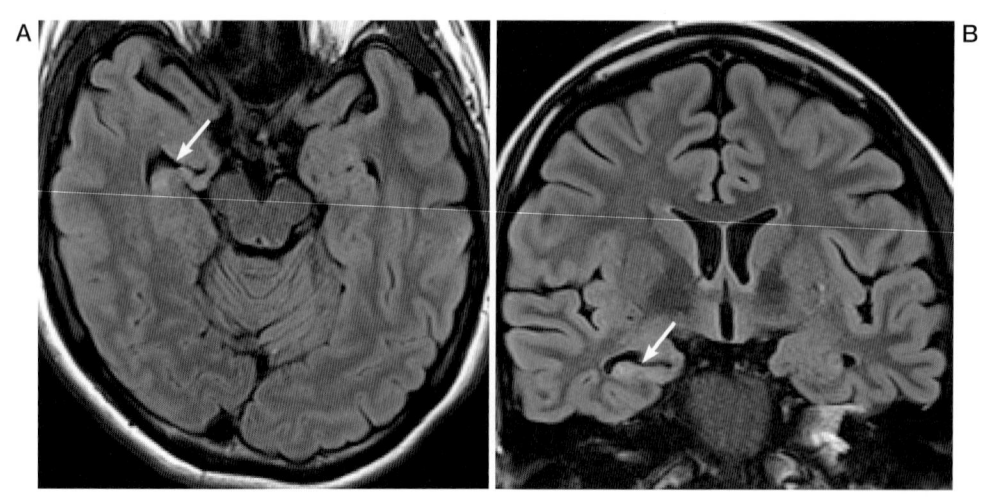

図 13-1 右側頭葉てんかん，海馬硬化症(18歳女性)
FLAIR像　A：横断像，B：冠状断像　熱性痙攣の既往があり，6歳頃から既視感(déjà vu)の後に意識消失，動作停止する数分間の発作．抗てんかん薬を調整されたが，月に1回ほどの複雑部分発作が持続した．FLAIR像にて右海馬が萎縮し高信号を呈し，層構造も不鮮明となっている(→)．海馬を含む右側頭葉部分切除にて発作は消失，病理で海馬硬化症と確定診断された．

おける白質の線維連絡を追跡可能で，機能損傷が予想される場合などに役立つ．術前検査として重要であり，錐体路，弓状束，視放線が検査対象となる．てんかん発作が白質構造に及ぼす変化やそれに起因する高次脳機能障害，術後の脱落症状の原因検索，脳梁離断術や半球離断術の達成度などの評価にも用いられる．

② **functional MRI**

functional MRI(fMRI)は，運動，感覚，言語，記憶，視野などの機能局在を明確にマッピングできる．腫瘍や血管奇形による脳回への影響，皮質形成異常に内在する機能の有無などを調べることができ，焦点切除範囲の決定や術後の脳機能障害の予測・予防に役立つ．

2) PET

機能画像のおもな役割は，外科治療を視野に入れた焦点検索である．形態学的所見に付加的な情報を与えるだけでなく，MRIで異常所見を欠く場合や脳波などとの所見の不一致がみられる場合にも有力な情報を提供する．現在臨床で使われているのは，おもにグルコース代謝を指標とするFDG-PETである．発作間欠期には，原則的にてんかん原性焦点の糖代謝が低下する(**図13-3**)．ただし，実際は焦点領域より広い範囲で低代謝がみられることがあり，注意が必要である．発作や脳波異常が頻発している患者では，代謝亢進が起こることもある．

3) SPECT

PETと同様に焦点検索の際に用いられる．一般に，てんかん原性焦点部位では，発作間欠期では血流低下が，発作時には血流上昇が生じる．発作間欠期の異常の検出率では

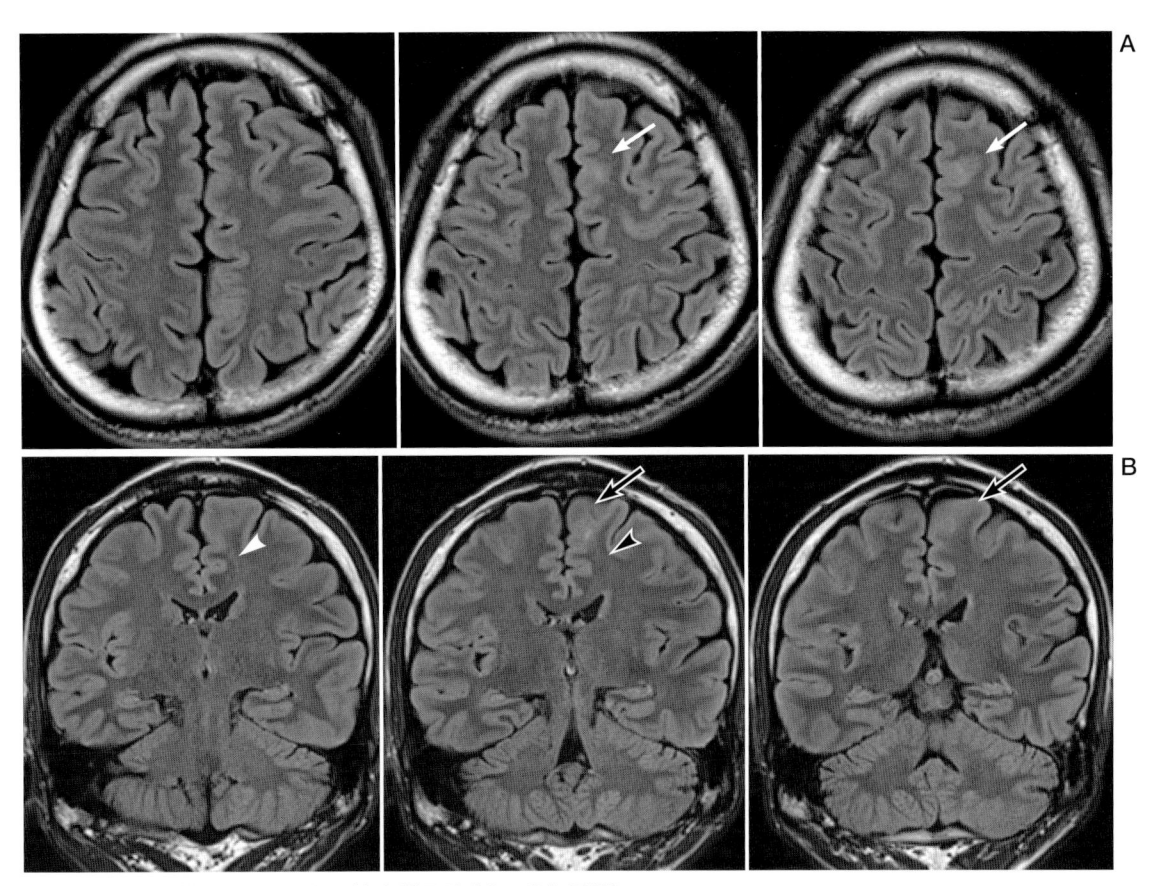

図 13-2　左前頭葉てんかん，限局性皮質異形成(30歳台男性)
FLAIR 像　A：横断像，B：冠状断像　9歳頃から睡眠中を中心に体幹を激しく捻るような発作が毎晩，複数回生じ，抗てんかん薬でも抑制されなかった．FLAIR 像にて左上前頭回に皮質の肥厚とわずかな高信号，皮髄境界の不鮮明化を呈する(→)．さらにその皮質下白質に脳室へと向かう線状の FLAIR 高信号を認め(▶)，trans-mantle sign とよばれる．病変の切除にて発作は消失し，病理所見は限局性皮質異形成であった．

　FDG-PET に劣るものの，脳血流 SPECT は単発の発作における脳血流変化を捉えることができる．発作時から発作間欠期の脳血流を差し引くことにより，血流増加域はより精密に評価可能である．統計学的に血流増加が有意な部位を MRI 上に描出する SISCOM 解析 (subtraction ictal SPECT coregistered to MRI) が開発され，コンピュータの自動解析により血流増加域の評価が容易となった．我々の研究では，限局性皮質異形成(FCD)の焦点同定に MRI よりも有用との結論が出ている[4]．ただし，発作時 SPECT を撮像するにあたり，発作が頻発している患者でなければ事実上施行が難しいという点や，時間分解能には乏しく，核種の注入時期が結果に大きく影響するという点に注意が必要である．

　施設によっては iomazenil (IMZ) SPECT も行われている．これは $GABA_A$ 受容体の濃度分布を測定し，抑制系を評価する指標として用いられる．てんかん焦点における抑制系の障害，すなわち神経細胞密度の低下を反映して集積低下域を検出する．発作の有無による変動の影響を受けにくいという利点がある．このほかにもさまざまなトレーサーを用いた新たな機能画像の応用が今後期待される．

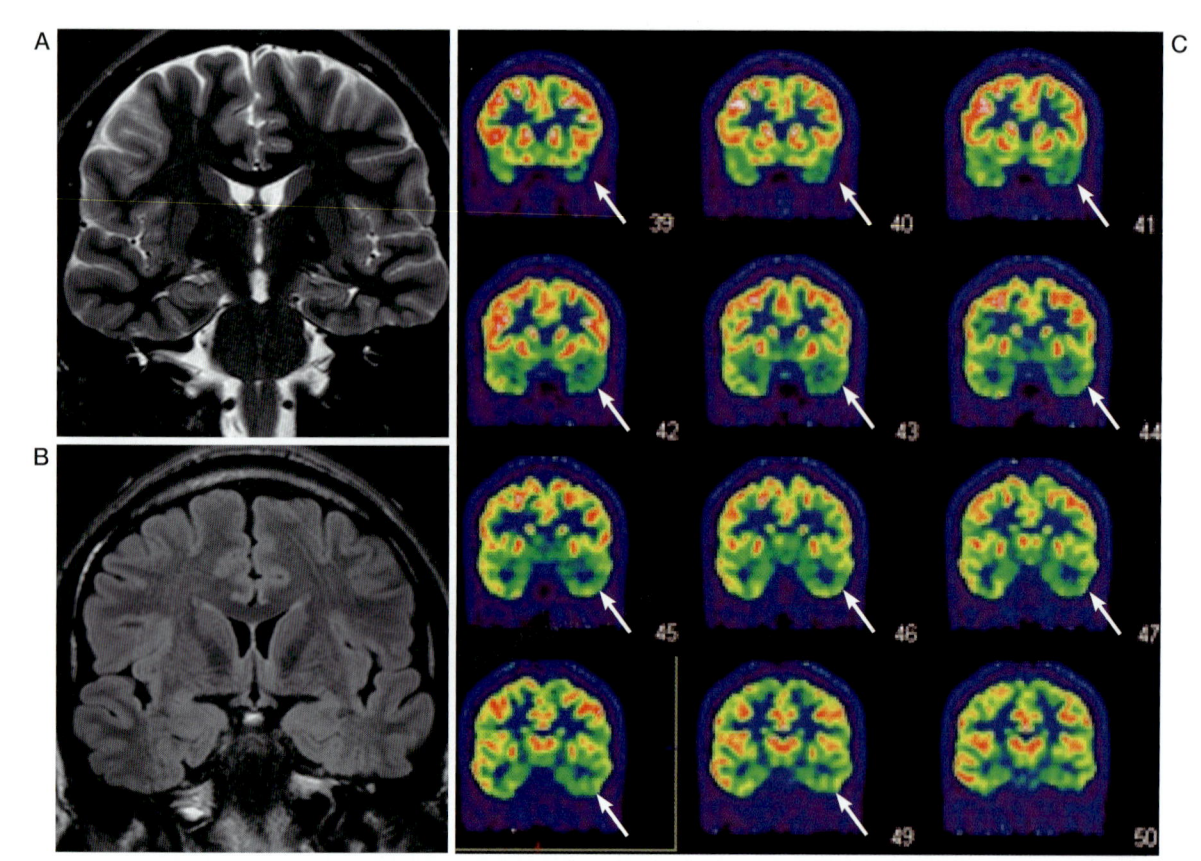

図13-3 左側頭葉てんかん，限局性皮質異形成（20歳台男性）
A：STIR冠状断像，B：FLAIR冠状断像，C：発作間欠期FDG-PET冠状断像　14歳から上腹部違和感の前兆に引き続く意識減損・手の自動症を伴う複雑部分発作が薬剤抵抗性に経過．MRIでは海馬の層構造は保たれ（A），脳回の異常も明らかとはいえない（B）が，FDG-PET（C）にて左側頭葉に明瞭な集積低下を認めた（→）．左側頭葉部分切除にて前兆は消失しなかったが，意識を失う発作（複雑部分発作）は消失した．病理所見は限局性皮質異形成であった．

13.2 側頭葉てんかん temporal lobe epilepsy

　側頭葉てんかんは，側頭葉をてんかん原性領域とする症候性てんかん(symptomatic epilepsy)である．内側側頭葉てんかん(mesial temporal lobe epilepsy：MTLE)が大部分を占め，画像診断医にとってもなじみ深い．多くの場合，責任病変が画像で描出可能であり，画像が治療方針の決め手になるからである．海馬硬化症(hippocampal sclerosis：HS)による側頭葉てんかんは，頻度が比較的高く，てんかん外科のなかでも早い時期から治療法が確立している．病理や臨床の背景とともに，その画像所見に精通しておくことが望ましい．

a. 側頭葉てんかんの病理

　海馬硬化症でみられる病理学的変化は，神経細胞の変性・脱落およびグリアの増殖であり，神経回路網の再構築を特徴とする．病変の中心となる海馬は，歯状回がAmmon(アンモン)角に巻き込まれたような形態である．Ammon角は側脳室側から歯状回に向かって，白板，上行層，錐体細胞層，透明層，放線状層，網状層の6層からなる．錐体細胞層はCA1～CA4の4つの部位からなる．それぞれの境界は明瞭なものではないが，海馬支脚から連続するCA1は側脳室側にかけての広い扇形の領域を占め，CA2はその上部で細胞密度の高い領域，CA3は歯状回門付近の領域，CA4は歯状回に囲まれた領域である(図13-4)．

　海馬硬化症では，Ammon角での神経細胞の脱落およびグリオーシス(gliosis)，それに伴う錐体細胞層の萎縮がみられるが，CA1領域が早期から障害され，続いてCA4，CA3領域に変化がみられるようになる．一方，CA2は比較的保たれる傾向にある．比較的高度な海馬硬化症では，顆粒細胞が脱落するとともに，顆粒細胞層が分子層側へ広がり，dispersion(解離現象)とよばれる(図13-5)．病変は海馬から扁桃体，鉤，海馬傍回に及ぶことがある．これらの変化は高齢者の場合(BOX 13-2)とは異なり，内側側頭葉の神経細胞の脆弱性に加えて，長時間の熱性痙攣，外傷，感染症，周産期障害による"excitotoxic effects(興奮毒性)"が原因と考えられている．

b. 臨床所見

　内側側頭葉てんかんでは複雑部分発作が特徴的であり，比較的画一的な症状を呈する．発作は，幻覚や腹部異常感覚，既視感，離人感，異常嗅覚などの前兆あるいは信号症状(単純部分発作)から始まることが多い．続いてこの疾患の特徴である複雑部分発作が始まる．複雑部分発作では意識消失があり，動作停止や一点凝視，あるいは瞳孔散大から口部の咀嚼運動や側頭葉病変と同側の身振り自動症がみられる．さらにてんかん波が基底核に伝播することで，発作起始側と対側の上肢にディストニー様の肢位をとるに至る．発作からの回復は緩徐で，発作後に比較的長いもうろう状態がみられるほか，発作後の発語困難

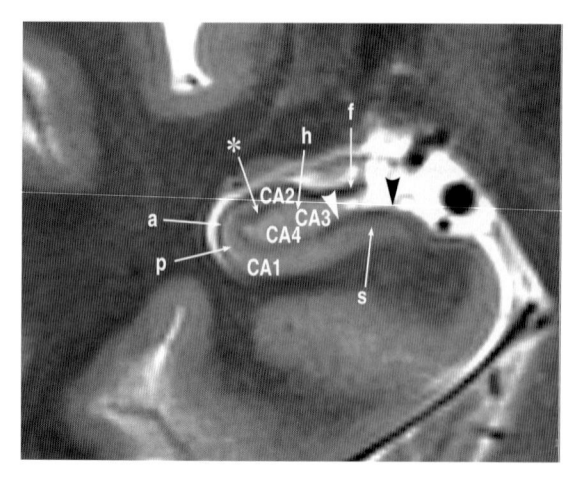

図13-4　3T装置での正常海馬
T2強調像　海馬采(fimbria：f)から続く海馬表面の白質である海馬白板(alveus：a)が描出されている．その内側の高信号が，Ammon角の錐体細胞層(pyramidal cell layer：p)と考えられる．次の低信号(＊)は放線状層(stratum radiatum)と網状層(stratum lacunosum)からなるものと思われる．歯状回門(dentate hilus：h)の周囲には，歯状回の顆粒細胞層らしい信号がわずかにみえる．海馬台(subiculum：s)およびその表面の白質である浅髄板(superficial medullary lamina，▶)も確認できる．CA1～CA4：本文参照．

BOX 13-2　高齢者の側頭葉てんかん・海馬硬化症

　高齢発症のてんかんの原因としては，出血，梗塞などの脳血管障害が最も多く，そのほか外傷や腫瘍があげられる．焦点部位としては60％以上が側頭葉である．発作型は単純もしくは複雑部分発作が多い．一過性てんかん性健忘症は高齢者でみられる側頭葉てんかんの一型と考えられており，一時的な記憶障害を発作症状とする．口部自動症などを伴うことがあるが，意識障害は伴わないことも多い．

　一方，高齢者では神経変性疾患としての海馬硬化症が知られている．症状は痙攣ではなく，認知症状が主である．Alzheimer病では海馬傍回，嗅内野皮質の変化を主とするのに対して，高齢者の海馬硬化症では，海馬体でのニューロンの消失とグリオーシスが病理学的特徴となる．高齢者の海馬硬化症の発症年齢はAlzheimer病と比較してもさらに高齢であり，85歳以上で増加する．若年者での海馬硬化症とは異なって，TDP-43(TAR DNA-binding protein 43)の異所性蓄積が約90％の症例で認められる[5]．

を認めることがある．二次性全般発作に移行するのは25～50％である．画像診断の依頼書で，臨床症状にこれらのキーワードを見つけたら海馬を丁寧に観察する必要がある．てんかんの家族歴や熱性痙攣の既往，10歳までの初発が多くみられることも診断の手がかりとなる．

　脳波では発作間欠期に側頭前部に棘波がみられる．発作時の脳波は側頭部に限局した律動性放電から開始し，時間の経過とともに周波数や振幅が変化し，領域が広がることが多い．手術を前提とした場合，発作時脳波は必須であり，頭皮上あるいは頭蓋内電極による脳波とビデオを同時記録して，発作開始時に棘波の起こる部位を観察することで，焦点診断を行うことができる．頭蓋内脳波は侵襲的な手法であるが，確定診断に有用な方法である．特に，複数の検査での結果に相反するものがある場合には，施行を考慮する．

13.2 側頭葉てんかん　875

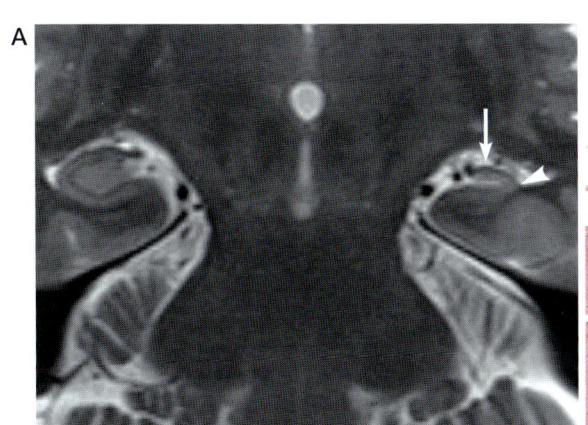

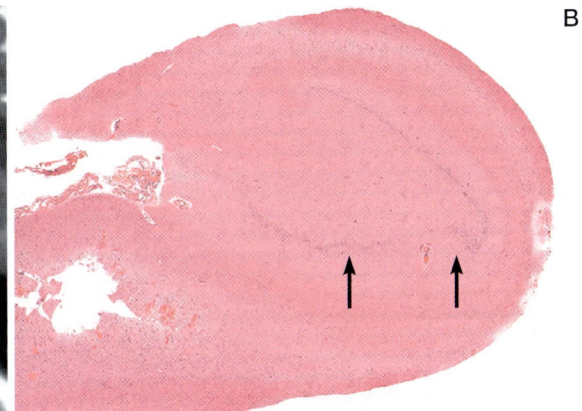

図13-5　海馬硬化症(13歳男児)
A：T2強調冠状断像，3T装置，B，C：海馬扁桃体摘出標本の組織像　複雑部分発作を月に数回認める．3T装置で撮像したT2強調冠状断像(A)では，対側と比較して左海馬の明らかな萎縮を認め(→)，Ammon角に異常信号がみられる(▶)．選択的海馬扁桃体摘出術が行われた．組織像では，海馬は萎縮し，顆粒細胞層が波打ったような形態となっている(B，→)．顆粒細胞層が分子層側へ広がっており，dispersion(解離現象)を示している(C，円内)．

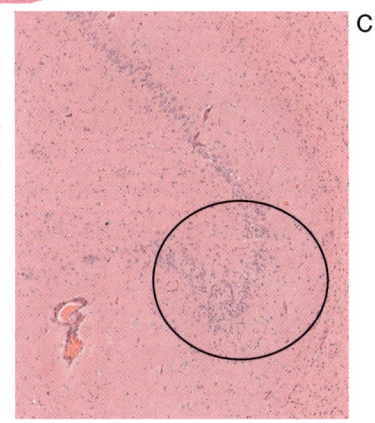

c. 画像診断

　1990年代まで，海馬硬化症よる側頭葉てんかんの治療方針決定には，MRIでの海馬の所見が重視されていた．しかし，近年の頭蓋内脳波などの電気生理学的手法の発達に伴い，MRIの地位は以前のように際立ったものではなくなっている．昨今では，仮にMRIで異常所見がなくても，頭蓋内脳波などで推定される焦点側が非優位側であった場合などでは，積極的に外科手術が行われる．MRIに関わる者としては寂しい状況である．

1) 撮像法

　海馬は巻き寿司のような構造といえるので，海馬の内部構造の観察には海馬の長軸に垂直な冠状断面での撮像を行うことが重要である．まず矢状断像を撮像して，海馬部分と垂直になるように撮像面を決定する．また，左右の傾きは内耳道や中小脳脚が左右対称に描出されていることでチェックするとよい．ただし，海馬は全体がゆるいカーブを描いているので，矢状断で海馬に垂直となる断面を設定しても，真に垂直な裁断面となるのは，外側膝状体付近を通る断面のみとなることに注意する必要がある．

　基本となる撮像シーケンスは高速スピンエコー(FSE)法T2強調像である．海馬の構造上，スライスはある程度厚くてもよいので，スライス厚で良好なSNR(S/N，信号雑音化)を稼いだうえで，面内の分解能をできるだけ高くするようにする．エコー時間が伸び

すぎない範囲でバンド幅もできるだけ低くする．FLAIR (fluid attenuated inversion recovery)法が海馬硬化症の検出に有用との報告がある[6]が，FLAIR像では正常海馬でも高信号を呈することがある[7]．脈絡叢や脳脊髄液が紛らわしい信号を呈することもあり，読影にあたっては注意が必要である．容積測定を行う場合には3Dのグラジエントエコー(GRE)法(SPGR，MPRAGEなど)を使うのが一般的である．皮髄境界の明瞭な描出のためには短いエコー時間のSTIR像が有用である．頭頸部の撮像に用いるような長いエコー時間のSTIR像では，SNRの点で不利である．ただし，3T装置ではFSE法のT2強調像でも皮髄境界のコントラストが十分明瞭に描出され，STIR像との差は少ない．1.5T装置でも海馬の構造は描出可能であり，早期の海馬硬化症の診断も可能であるが，3T装置ではさらに高い解像度，良好なSNRの画像を撮像することができ，より詳細な読影が可能である．

2) MRI所見

　海馬硬化症の画像上のおもな所見は，一側の海馬の萎縮と，T2強調像における海馬の高信号化である．これら2つの所見で画像上の診断は確定できる(図13-5)．海馬硬化症の異常信号は海馬の体部に現れることが最も多いが，44%では海馬内で不均一な分布を示すと報告されており[8]，海馬全体をチェックする必要がある．海馬萎縮の評価は，海馬の容積の定量法が有用とされる[9]が，一方では目視による方法でも高い感度(93%)と特異度(94%)が得られる[10]．したがって，定量的容積測定は臨床の場で推奨できるほどの際立った有用性はないと考える．ただし，海馬の大きさの軽度な左右差は正常でもみられることがあるので，海馬の内部構造などの副所見と合わせて診断することが必要である．海馬のADCの亢進や，T2 shine-throughによる拡散強調画像での高信号もみられることがあるが，報告によってさまざまである[11,12]．なお，7歳以下の小児例では，画像で明確な異常を示す頻度は少ない．

　上記のおもな2つの所見に加えて，いくつかの副次所見が知られている．おもな所見よりも軽微な変化，続発する萎縮性変化，その他に分けられる．軽微な変化としては，海馬の内部構造の不明瞭化(図13-6)，浅髄板の消失，海馬頭部のdigitation(海馬歯)の消失，海馬傍回と海馬台の白質の不明瞭化，海馬傍回あるいは扁桃体のT2強調像での高信号化があげられる．浅髄板は海馬台と歯状回の間の白質であり，十分な解像度で撮像することで観察可能である．続発する萎縮性変化として，側脳室下角の開大，海馬との線維連絡のある組織の萎縮，同側の視床，脳弓，乳頭体，側頭葉の萎縮があげられる(図13-7)．そのほかの変化としては前部側頭葉の異常信号が知られている．海馬硬化症をきたした側の側頭葉の前方部分にはT2強調像で白質の異常信号が出現し，皮髄境界が不明瞭となることがある．これは側頭葉てんかんの左右局在の決定に有用な所見とされており，側頭葉てんかん症例30例のうち10例で認められたという[13]．この所見に対応する病理学的な変化は報告によってさまざまである．グリオーシスや非特異的な組織水分含量の増加[14]，微小形成不全(microdysgenesis：皮質構築に乱れが認められるものの，個々の細胞形態異常を認めない状態)が指摘されている[14]．手術でこの領域を残しても側頭葉てんかん症状はコントロールされることから，この前部側頭葉の変化自体はてんかん原性をもたないと考えられている[15]．この側頭葉前部の異常信号は一般にT2強調像やFLAIR像で観察される

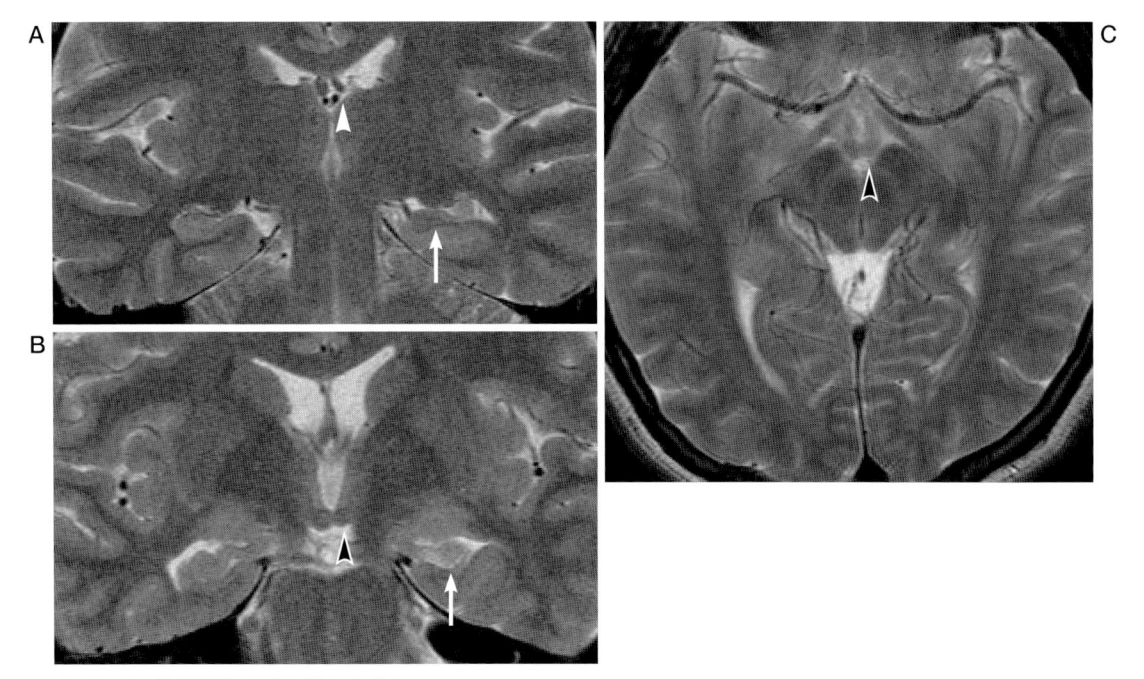

図 13-6　海馬硬化症(20 歳台女性)

T2 強調像，1.5T 装置　A, B：冠状断像，C：横断像　主訴は意識消失を伴う脱力，むかつき，口唇のミオクローヌス．2 歳時，麻疹後に痙攣初発．10 歳頃から déjà vu 様の発作が出現し頻度が高まる．1.5T 装置で撮像した T2 強調冠状断像(A, B)で左海馬の萎縮と高信号を認める(→)．また，左脳弓の萎縮もみられる(▶)．横断像(C)では，左乳頭体の萎縮と上方への移動を認める(▶)．

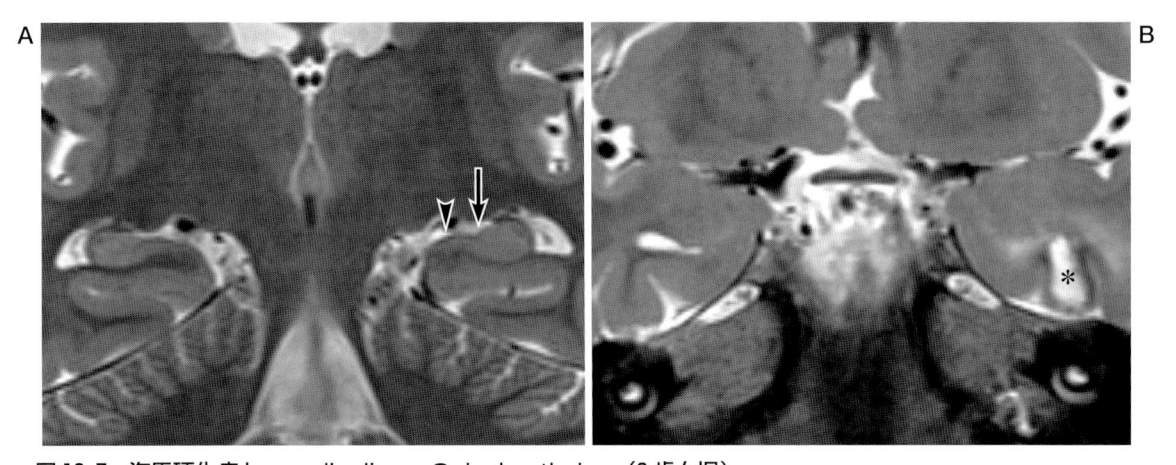

図 13-7　海馬硬化症と ganglioglioma の dual pathology(8 歳女児)

A, B：T2 強調冠状断像，3T 装置　複雑部分発作．右顔面を引きつらせて意識がなくなり，左上下肢の身振り自動症と右手を強直させるジストニア肢位を示す．口部自動症もあり．3T 装置で撮像した T2 強調冠状断像(A)で，左海馬は対側と比較して明らかな萎縮はみられないが，内部構造の不明瞭化を示す(→)．浅髄板も不明瞭化している(▶)．B では，左紡錘状回前部に腫瘤像(*)がみられ，大部分が明瞭な高信号を示し，嚢胞状の形態を示す．造影後の MRI では異常増強はみられなかった(非呈示)．左側頭葉切除(海馬・海馬傍回・扁桃体)と腫瘍摘出が行われた．術後の発作のコントロールは良好．腫瘍は ganglioglioma であった．

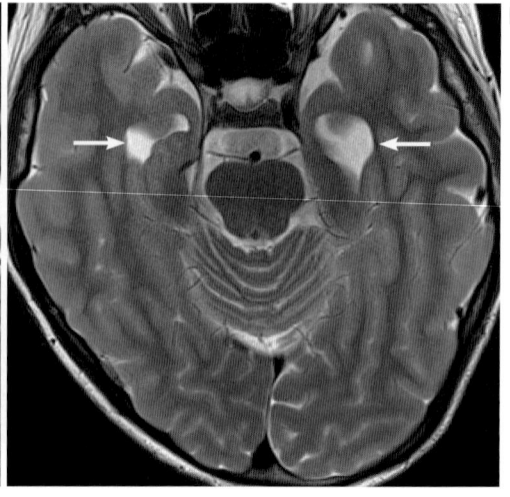

図 13-8 海馬回旋異常(12 歳男児)
T2 強調像　A：冠状断像，B：横断像　軽度精神遅滞．てんかん発作はない．T2 強調冠状断像(A)では，両側の海馬は横に短く縦に長い形状となり(→)，海馬傍回の白質が変形している(▶)．脳梁欠損はない．横断像(B)でも両側側脳室下角の形態異常がみられる(→)．

が，double inversion recovery 法により高い感度で描出される[16]．

3) 画像診断上のピットフォール

　海馬硬化症に関連して，さまざまな画像診断上のピットフォールがある．まず，海馬には生理的非対称がある．軽度の容積の違いは正常でもみられるので，内部構造の変化に留意した読影が必要である．また，高齢者の海馬に数珠玉状に配列した高信号が T2 強調像でみられることがある．これは，海馬の形成過程で引き込まれた海馬溝の遺残腔(遺残海馬溝)であり，Ammon 角と歯状回の間に脳脊髄液と同等の信号としてみられ，病的な意義はない．海馬硬化症と間違えてはならない．FLAIR 像では側脳室の脈絡叢や CSF の抑制不十分による紛らわしい信号がみられることがあり，注意が必要である．

　海馬の回旋異常も読影上の問題となる(図 13-8)．胎生 15～16 週では側頭葉新皮質の発達に伴い，海馬を形成する歯状回，Ammon 角，海馬台は側脳室下角内に陥入し，胎生 18 週までに海馬と海馬台の間に歯状回が陥入する．しかし，脳梁欠損症などではこの海馬の回転が正常に行われず，海馬が垂直に近い形態となることがある．また，脳梁欠損症を伴わない海馬の回旋異常もある．この海馬の回旋異常を海馬硬化症と間違えないようにする必要がある．海馬の回旋異常は側頭葉てんかんとの関連は少ないが，Roland てんかん症例の 44％，潜因性全般てんかん症例の 57％で海馬回旋異常がみられたとする報告がある[17]．すなわち，海馬の回旋異常は海馬自体ではなく，大脳の他部位の形成異常を反映した変化であることが多く，病的所見としての認識が必要である．

d. 側頭葉てんかんと機能画像

　側頭葉てんかんの診断および外科手術の適応，および方針決定に寄与する機能画像とし

て，てんかん焦点の脳血流や代謝を見るSPECT，PET，perfusion MR，MRスペクトロスコピー（MRS），既存構造やその機能を評価するための拡散テンソルトラクトグラフィ，fMRIなどがある．

1）MRS

患側海馬でN-アセチルアスパラギン酸(NAA)の低下が観測される．通常はNAAの低下をCr（クレアチン）との比(NAA/Cr)で比較することが多いが，側頭葉てんかんの診断では，NAA／[Cr＋Cho（コリン）]で検討するほうが再現性良好という[18]．MRSの解析にはCrとの比をとることが多いが，自動解析ソフトによる定量化も行われている．最もポピュラーなLC-modelでは，MRSの生データの読み込みから，スペクトルの自動補正，カーブフィットを行い，代謝物の標準濃度溶液を測定したデータを基準として解析することで，各代謝物の定量を行うことができる．

2）SPECT，PET

てんかん発作中は神経細胞が過剰に興奮するために発作部位の血流や糖代謝が亢進する．^{123}I-IMP，^{99m}Tc-HMPAO，^{99m}Tc-ECDといった蓄積型(捕獲型)トレーサーは速やかに脳組織に移行し，投与後数分間の血流分布を固定した状態で撮像できることから，発作中の局所脳血流を測定することが可能である．発作間欠期には神経組織の機能低下あるいは細胞脱落を反映して血流や糖代謝が低下する．SPECTでは脳血流の低下，FDG-PETでは糖代謝の低下として観察できる．

中枢性ベンゾジアゼピン受容体拮抗薬である^{11}C-fulumazenilでは内側側頭葉てんかんの94％で受容体結合能の低下が検出できると報告されている．これは神経細胞の脱落と神経細胞ごとの受容体数の減少を反映しているとされ，FDG-PETでの糖代謝低下領域よりも狭く，焦点をより正確に反映していると考えられている．

3）和田テスト/ fMRI

てんかんの外科治療に際して，言語や記憶の機能局在を把握しておく必要がある．内頸動脈や後大脳動脈に挿入したカテーテルから麻酔剤を注入して言語や記憶の機能局在を調べるのが和田テストで，世界中で広く行われていた．和田テストで患側が言語優位半球であった場合，言語野を障害しない術式を選択する必要がある．和田テストは侵襲が大きい点や，使用するアモバルビタール製剤の製造中止に伴い，昨今では，非侵襲的なfMRIによる代用が試みられている．

近年，安静時のBOLD信号のゆらぎには機能的接続性(functional connectivity)の情報が含まれていることが示され，安静時fMRIとして研究されている[19]．正常脳では安静時に特徴的な脳活動パターン(default mode network：DMN)が存在するのに対し，てんかん症例においてはDMNに異常が出現する．内側側頭葉てんかんにおいては，両側の海馬と扁桃体，中心後回と側頭極の機能的接続性の増強が報告されている[20]．

4）MR灌流画像

発作時，発作間欠期に脳血流シンチグラフィで得られる情報を，MRIで非侵襲的に得

ようとする試みがなされている．動脈血ラベリング(arterial spin labeling：ASL)法は，反転パルスなどでラベルされた動脈血のプロトンの脳への流入を解析することで脳血流量を評価する手法である(「Chapter 2，2.5 特殊撮像法」，p.41参照)．造影剤などのトレーサーを用いず繰り返し行うことができる点で，撮像現場の体制さえ整えれば，てんかん発作を捉えるうえで有用である．発作時の血流上昇が明瞭に捉えられたとの報告があり[21]，側頭葉てんかんに限らず，今後，てんかん焦点の推定に重要な手法となっていくものと考えられる．

5) MR 拡散画像

拡散強調画像，拡散テンソル画像も側頭葉てんかんの臨床に応用され，側頭葉てんかん例で海馬に一致した拡散異方性低下および拡散能の上昇が報告されている[22]．fMRIで行われている機能的接続性の解析は拡散テンソル画像によるトラクト解析でも行われており，海馬硬化症の症例では側頭葉に関連した機能的接続性の変化が示されている[23]．

e. 画像上の鑑別診断

側頭葉てんかんの診断で常に問題となるのが，dual pathologyである(図13-7)．海馬硬化症に加えて他部位の病変が合併する病態で，側頭葉てんかん症例の15%でみられる．神経遊走障害，血管奇形，星細胞腫，グリオーシス，海綿状血管腫，髄膜腫などが知られている．このような場合，海馬硬化症がこれらの病変によるてんかん波の興奮毒性により生じた可能性がある．内側側頭葉硬化症を疑った際には必ず他の病変の有無をチェックするようにしたい．また，逆に複雑部分発作を示す症例で上記のような病変を見た際には，海馬の変化をチェックすべきである．

限局性皮質形成異常(focal cortical dysplasia：FCD)に，海馬硬化症が合併することがある．FCD type IIIaとして分類されており，dual pathologyとの異同が問題となる．FCDのうち type IIIは，皮質の形成異常(I型，II型のタイプは問わない)に他の器質的病変が合併したものである．type IIIaは，側頭葉の皮質の層構造の異常(第2，4層の欠損)あるいは細胞構造の異常に加えて，海馬硬化症を伴うものを指す[24]．このような場合，「FCD type I ＋海馬硬化症」というような dual pathologyとしては扱わない．FCD type IIIaの原因は明らかになっていないが，海馬硬化症と共通の病因によるものと考えられている．なお，海馬，扁桃体，嗅内野皮質に及ぶ神経細胞損失がみられる場合には内側側頭葉硬化症として扱い，FCD type IIIaとはしない[24]．

脈絡裂のくも膜嚢胞は限局性の側脳室下角の開大のような像をきたすことがある．冠状断像で，病変と側脳室下角の関係を見ることで容易に鑑別できる．ただし，脈絡裂くも膜嚢胞でのてんかん症例も報告されており[25]，このような所見を見たときには臨床症状のチェックが必要である．側頭葉内側部には dysembryoplastic neuroepithelial tumor (DNT)やびまん性星細胞腫などの良性神経膠腫が好発する．鑑別点は海馬が萎縮するのではなく，腫大して容積効果をきたす点といえる．痙攣重積で海馬付近に拡散強調画像やT2強調像での高信号がみられることがある．この場合も海馬は腫脹する．

f. 治　療

　内側側頭葉てんかんは，側頭葉切除術や選択的海馬扁桃体切除術で60〜80％の症例に発作消失が期待でき，外科治療が最も奏効するてんかん症候群のひとつである．特に典型的な発作型で，脳波などの電気生理学的所見や画像所見の側方性が一致する場合の手術成績は良好である．術式には標準的側頭葉切除術，選択的扁桃体海馬切除術，前内側側頭葉切除術がある．かつては標準的側頭葉切除術が多く行われたが，今日では，選択的扁桃体海馬切除術が主流となっている．

　選択的海馬扁桃体切除術は，外側側頭葉を切除せずに海馬とその周辺の構造のみを切除する術式で，高度な手術手技が求められる．視放線が温存でき，優位半球での言語障害の危険性が少ない．しかしながら，焦点側が優位半球で同側の海馬硬化所見が軽度かない場合には，標準的側頭葉切除術や選択的海馬扁桃体切除術や前内側側頭葉切除術を行うことで術後に記銘力障害をきたす可能性がある．それを回避するために，軟膜下皮質多切術を海馬に応用した海馬多切術が行われることがある．

　前部側頭葉切除術が行われる際には視放線の一部が障害される[25]．側頭葉前部での視放線(Meyer's loop)の走行は個人差が大きく，切除範囲の大きさのみでは，術後に発生する視野障害の予測は困難である．個々の症例で術前に視放線のトラクトグラフィを作成して，視放線の走行を確認することで，術後の視野障害の程度を予測することができる[26]．

13.3　症候性てんかん symptomatic epilepsy

a. 症候性てんかん：構造的/代謝性の疾患または病態が存在するてんかん

　症候性てんかんとは，脳に何らかの器質的異常，疾患が存在し，二次性に生じるてんかんをいう．国際抗てんかん連盟(International League Against Epilepsy : ILAE)の2010年用語改訂では，病因分類として，素因性，構造的/代謝性，原因不明の3要因が示されているが，そのうちの構造的/代謝性に起因するてんかんに相当する[27]．本項では用語改訂を踏まえながら，症候性てんかん(構造的/代謝性てんかん)と併記して記述する．用語改訂の後にも，「症候性てんかん(疑いを含む)」という臨床診断名で画像診断に供されることは，頻繁に遭遇する．

　画像診断の意義は，てんかん原となる器質的疾患の有無を視覚的に描出し，記載することにある．原因疾患は，腫瘍，脳血管障害，外傷，感染，血管腫，血管奇形，大脳皮質形成異常，神経皮膚症候群，周産期脳障害など多岐にわたる(BOX 13-3)．原因疾患の多くは，疾患単位で本書の別項に詳細記述がある．

> **BOX 13-3** 症候性(構造的/代謝性)てんかんの原因疾患

> - 大脳皮質形成異常：片側巨脳症，異所性灰白質，多小脳回，限局性皮質異形成(図13-9参照)，微小形成不全，Parry-Romberg症候群など
> - 神経皮膚症候群(母斑症)：結節性硬化症，Sturge-Weber症候群など
> - 腫瘍：BOX 13-4参照
> - 感染症：図13-11参照
> - 頭部外傷：図13-10, 16参照
> - 血管腫，血管奇形：BOX 13-5参照
> - 周産期異常
> - 脳血管障害
> - その他

(文献27)参照，追補)

　日本てんかん学会診断ガイドラインでは，てんかん発作を起こした患者は原則として，神経画像検査を受けるべきとの記載があり，てんかんの診断，および治療的戦略において，画像診断は重要な位置を占める[28]．臨床脳波学的にてんかん発作を示す全例が画像診断の適応となる．そのなかでも，診断，治療戦略に画像診断が直結するのが，症候性てんかん(構造的/代謝性てんかん)である．てんかん外科手術によって，発作改善が認められる難治性てんかんのてんかん原を判定するうえでも重要な役割を果たす．

b. MRIによる症候性てんかん(構造的/代謝性てんかん)の診断

1) MRIの適応

　てんかんにおける画像診断の第一選択はMRIである．症候性てんかんにおいてもやはりMRIは第一選択となる．ただし，石灰化病変の評価はCTが優れる．石灰化を伴う腫瘍，血管奇形，結節性硬化症などにはCTを追加する．

　症候性てんかん疑いという救急現場からの依頼も多く，このような場合は頭部CTがまず選択される．ただし，救急現場からの依頼では，初回の痙攣発作を含む急性症候性発作が多い．全身てんかん発作が1回あったからといって，ただちに「てんかん」とは診断しない．反復して2回以上のてんかん発作が生じてはじめて，「てんかん」とされる．このことを画像診断医は理解しながら，かつ，急性症候性発作をきたす病変の有無を明確に示す必要がある．

　救急からの緊急検査依頼で，CTで病変が指摘できない場合には，速やかにMRIを選択する．急性の全身疾患を背景にもつ脳炎，脳症，中毒，痙攣後脳症などの鑑別は，生命予後，てんかんへの移行を回避するうえで重要である．特に痙攣後脳症の正確な診断が緊急検査において重要である．

BOX 13-4　てんかん原として多い脳腫瘍

1) てんかんが初発症状で発見される脳腫瘍がある．下記に示した腫瘍のみならず，すべての脳腫瘍が症候性てんかんの病因となりうる．
2) 難治性てんかんの原因となる脳腫瘍
   - 局在は側頭葉に多い．
   - 大脳の実質の腫瘍，限局性，低悪性度の腫瘍
   - 小児，若年成人に高率に発症する腫瘍が多い．
   - 神経節膠腫(ganglioglioma)
   - 毛様細胞性星細胞腫(pilocytic astrocytoma)
   - 胚芽異形成性神経上皮腫瘍(dysembryoplastic neuroepithelial tumor：DNT)
   - 多形黄色細胞腫(pleomorphic xanthoastrocytoma：PXA)
   - angiocentric glioma
   - 乏突起膠腫(oligodendroglioma)：中年成人発症で，小児発生は少ない．

BOX 13-5　血管病変

- 海綿状血管腫
- 動静脈奇形
- developmental venous anomaly
- 髄膜血管腫症(meningoangiomatosis)

2) 病因検索

　年齢によって病因が異なることを把握すべきである．2010年改訂の"ILAEてんかん・てんかん症候群の症候性(構造性/代謝性)てんかん"の項目でも，小児，若年者に多い大脳皮質形成異常，周産期障害，てんかん合併率が高い腫瘍などが，診断すべき疾患として明記されている．一方，急速な高齢化，画像診断の普及によって，高齢者での症候性てんかんの増加が明らかとなっている．

　症候性てんかんの原因疾患は多岐にわたる(BOX 13-3～5)．このため適切なシーケンスは，それぞれの疾患に即した形で選択することになる．通常のルーチン検査で脳全体を俯瞰することが第1段階である．救急での対応が必要であることを勘案し，拡散強調画像は必須である．海馬硬化症は，常に鑑別あるいは合併(dual pathology)を考慮すべき疾患であり，海馬の長軸に垂直(おおむね第四脳室底と平行)な冠状断を付加して検索することが望ましい．3T装置が普及し，限局性皮質形成異常(focal cortical dysplasia：FCD)，皮質微小梗塞の描出にdouble inversion recovery(DIR法)の有用性が報告されている[15,29]．ヘモジデリン沈着は，てんかん原性を惹起しやすいことが知られており，T2*強調像や磁化率強調画像(susceptiblity-weighted image：SWI)の詳細な検討も進められている．

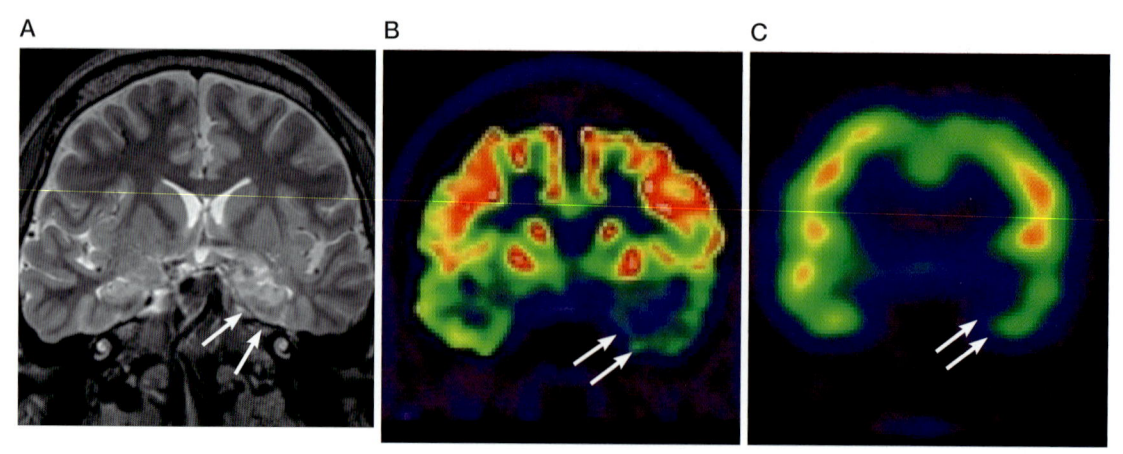

図13-9 FCD type IIIb ganglioglioma，手術症例（40歳台男性）
A：T2強調冠状断像，B：FDG-PET，C：SPECT（イオマゼニール） 左転倒．T2強調冠状断像（A）で海馬に皮質腫大を伴う高信号が認められる（→）．FDG-PET（B）では，左内側側頭葉の糖代謝低下を認める（→）．SPECT（イオマゼニール，C）で，左内側側頭葉の取り込み低下がある（→）．（国立精神神経研究センター放射線科 佐藤典子先生のご厚意による）

3）てんかん原の推定

　てんかん原を正確に推定することは，てんかんのコントロール，外科的治療選択に必須である．CTやMRIでは解剖学的情報，病態まで推定しうるが，てんかん焦点を正確に同定することは難しい．PET，脳血流SPECT，脳磁図，fMRI（functional MRI），MRトラクトグラフィなどの脳機能画像検査の組み合わせが検討されている．局所ぶどう糖代謝を評価する 2-deoxy2-[^{18}F] fluoro-deoxy glucose (FDG)-PETでの局所糖代謝率は，脳血流SPECTでの局所脳血流量とよく相関し，発作間欠期にてんかん焦点ではブドウ糖代謝，脳血流低下がある（図13-9，10）．一方，発作時，脳血流増加があることが知られており（図13-11），発作時SPECTから発作間欠期SPECTの差を統計解析し，その画像をMRI像に表示する subtraction ictal SPECT co-registered to MRI 法（SISCOM）なども開発されている．中枢性ベンゾジアゼピン受容体に高い親和性を示す ^{123}I イオマゼニール（^{123}I-IMZ）SPECTは，てんかんでのGABA作動性抑制性神経伝達物質の伝達障害を反映して，てんかん焦点での集積低下が認められる．FDG-PETや脳血流SPECTより，集積低下部位が限局し，てんかん焦点の絞り込みに役立つ．fMRIや脳磁図は皮質機能マッピングに有用である．皮質下線維連絡の視覚化，中心溝の同定など，トラクトグラフィは白質線維束を視覚化できる唯一の非侵襲的方法ともいえ，皮質機能マッピング，脳波などと融合した評価の検討が進められている（図13-12）．

4）画像診断上の留意点

　症候性てんかんでは，病因が複数の場合もありうる．海馬硬化症に，他の病因が存在することを海馬硬化症における dual pathology とよぶが，常に複数の病態，特に海馬硬化症合併について留意が必要である（図13-13）．
　痙攣重積で海馬の腫大，拡散強調画像での高信号を伴う場合があるが，この段階では海

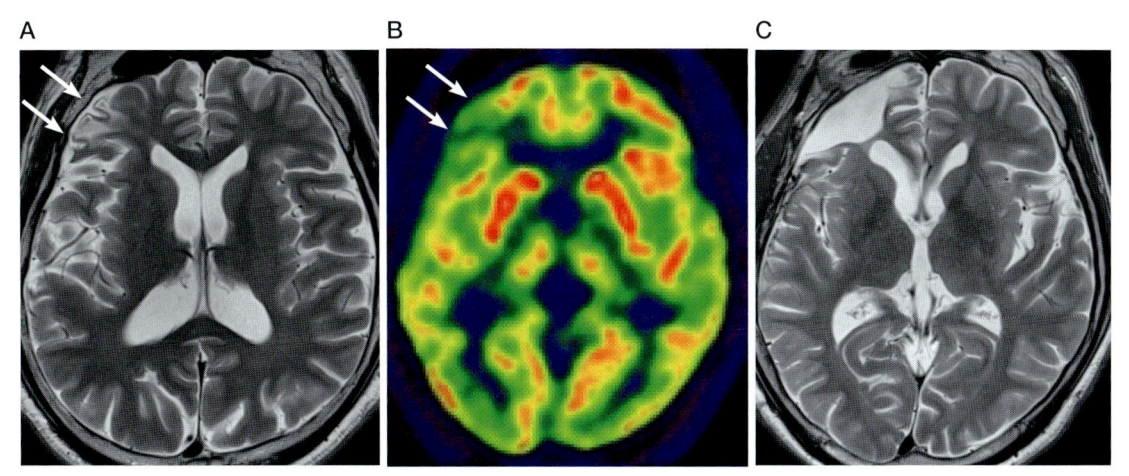

図 13-10　脳挫傷による前頭葉てんかん（30歳台男性）
A：T2強調像（術前），B：FDG-PET（術前），C：T2強調像（術後）　術前のT2強調像（A）で，右前頭葉皮質，皮質下に局所萎縮を伴う高信号を認める（→）．術前FDG-PET（B）では，右前頭葉に局所糖代謝低下を認め（→），てんかん原と推定された．術後T2強調像（C）では，てんかん原と推定された右前頭葉脳挫傷部位の摘除がなされた．（国立精神神経研究センター放射線科 佐藤典子先生のご厚意による）

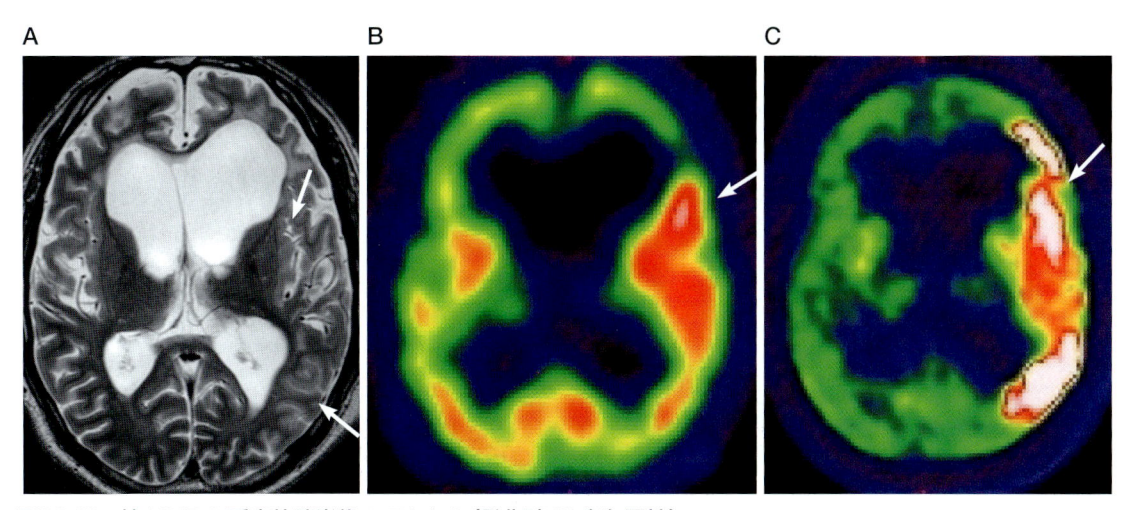

図 13-11　抗NMDA受容体脳炎後のてんかん（発作時20歳台男性）
A：T2強調像，B：SPECT（ECD），C：FDG-PET　T2強調像（A）では，脳室，脳溝拡大が高度に認められ，脳炎後の萎縮が高度だが，左側頭頭頂葉皮質，島回に腫脹と高信号が捉えられる（→）．SPECT（^{99m}Tc-ethyl cysteinate dimmer：ECD，B），FDG-PET（C）では，発作時，血流上昇，糖代謝率上昇が認められる（→）．（国立精神神経研究センター放射線科 佐藤典子先生のご厚意による）

馬硬化症とはいえない．しかし，痙攣後のフォロー中に，腫大していた海馬が萎縮する症例に遭遇することも多く，症候性てんかんをフォローする際に留意すべき事項である．

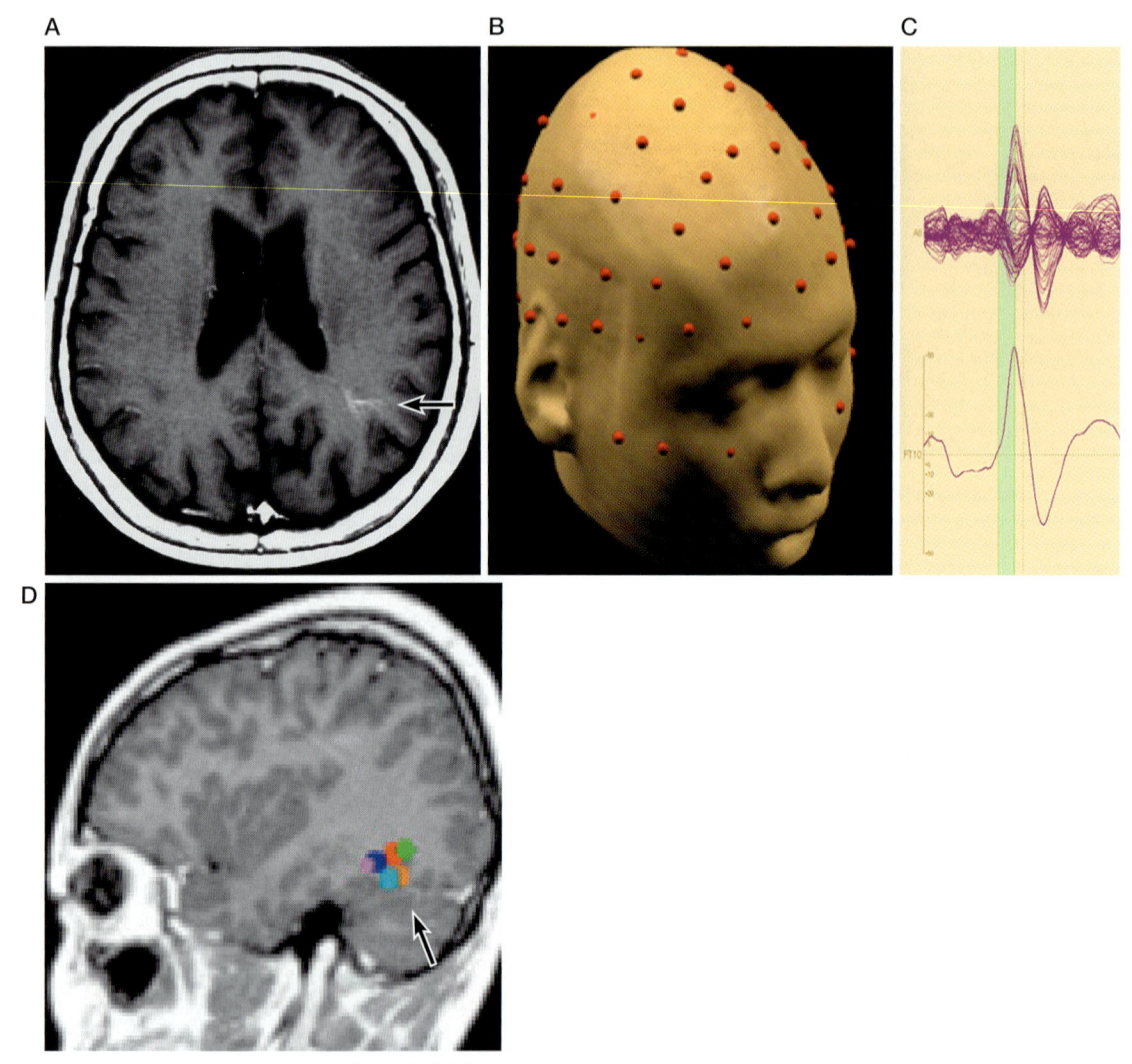

図 13-12　側頭葉てんかん疑い(30 歳台女性)
A：造影 T1 強調像，B：睡眠脳波の 78 チャンネルデジタル脳波計よる記録，C：棘波波形の重ね合わせ，D：解析により推定されたてんかん焦点　造影 T1 強調像(A)で，左側頭後頭葉に線状増強効果が認められ(→)，developmental venous anomaly が認められる．睡眠脳波を 78 チャンネルデジタル脳波計を用いて記録した(B)．棘波波形の重ね合わせを行い，緑色の帯の部を双極子解析区間とした(C)．解析により推定されたてんかん焦点を矢印で示す(D)．T1 強調矢状断像で示された developmental venous anomaly の位置(D)に，てんかん焦点が近接して捉えられる．

c. 急性症候性発作

　急性症候性発作は，急性全身性疾患，急性代謝性疾患，急性中毒性疾患，中枢神経感染症，脳卒中，頭部外傷，急性アルコール中毒，急性薬剤中毒，アルコールや薬剤離脱，術後，脱髄，血管炎症候群などと時間的に密接に関連して起こる痙攣発作である[15]．2 回以上の発作が繰り返されることがてんかん診断の定義に盛り込まれているため，痙攣発作が 1 回あったからといって，「てんかん」という病名は付けられない．しかし，実際の救急，

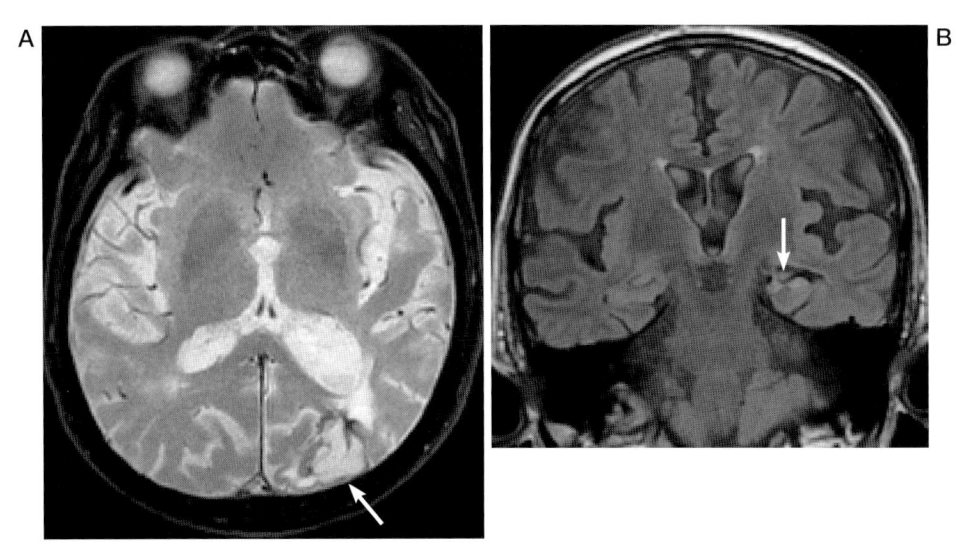

図 13-13　左後頭葉皮質下出血，海馬硬化症(80 歳台男性，剖検例)
A：T2*強調像，B：FLAIR 冠状断像　T2*強調像(A)で，左後頭葉皮質下周辺に低信号を伴う高信号が認められ(→)，皮質下出血後の所見である．近接する脳室拡大を伴い，局所萎縮が生じている．FLAIR 冠状断像(B)では，左海馬は萎縮，高信号を呈し(→)，海馬硬化症の所見である．臨床的には，皮質下出血後に生じた症候性(構造性/代謝性)てんかんが確認され，画像，剖検で，左後頭葉皮質下出血と，海馬硬化症の 2 つの病態が確認された．

　画像診断の現場では，急性症候性発作の場合にも，「症候性てんかん疑い」として，CT，MRI の緊急検査依頼が出されることが多い．また急性の全身疾患が背景にある場合には死亡率も高くなる[31,32]．画像診断医は，痙攣発作を起こした背景病因を画像に見出し，依頼医に対してすみやかにフィードバックする必要がある．報告によって頻度は異なるが，急性症候性発作がてんかんに移行する場合も存在する．

　救急現場では，病歴，一般身体診察，神経学的診察，血液検査と同時に，CT，MRI の緊急検査が行われることが多い．バイタルサイン，病歴(インスリンをはじめとする薬剤服用歴，特に近年では危険ドラッグを含めた違法薬物服用歴に留意が必要，既往歴，頭部外傷機転の有無)，血圧，緊急血液検査(血糖値，電解質異常，炎症所見の有無など)の情報を，時々刻々に得ながら，画像診断をすることが重要となる．脳血管障害，腫瘍，頭部外傷(**図 13-14**)の診断はもとより，電解質異常，低血糖，非ケトン性高血糖(**図 13-15**)，高血圧(**図 13-16**)，子癇，アミロイドアンギオパチー関連炎症などの代謝性病態の所見を，適時かつ正確に診断することが求められる．適切な診断は，適切な治療選択に直結する．これらの病態は，適切に対処することで病態の改善が見込めるため，特に留意が必要である．

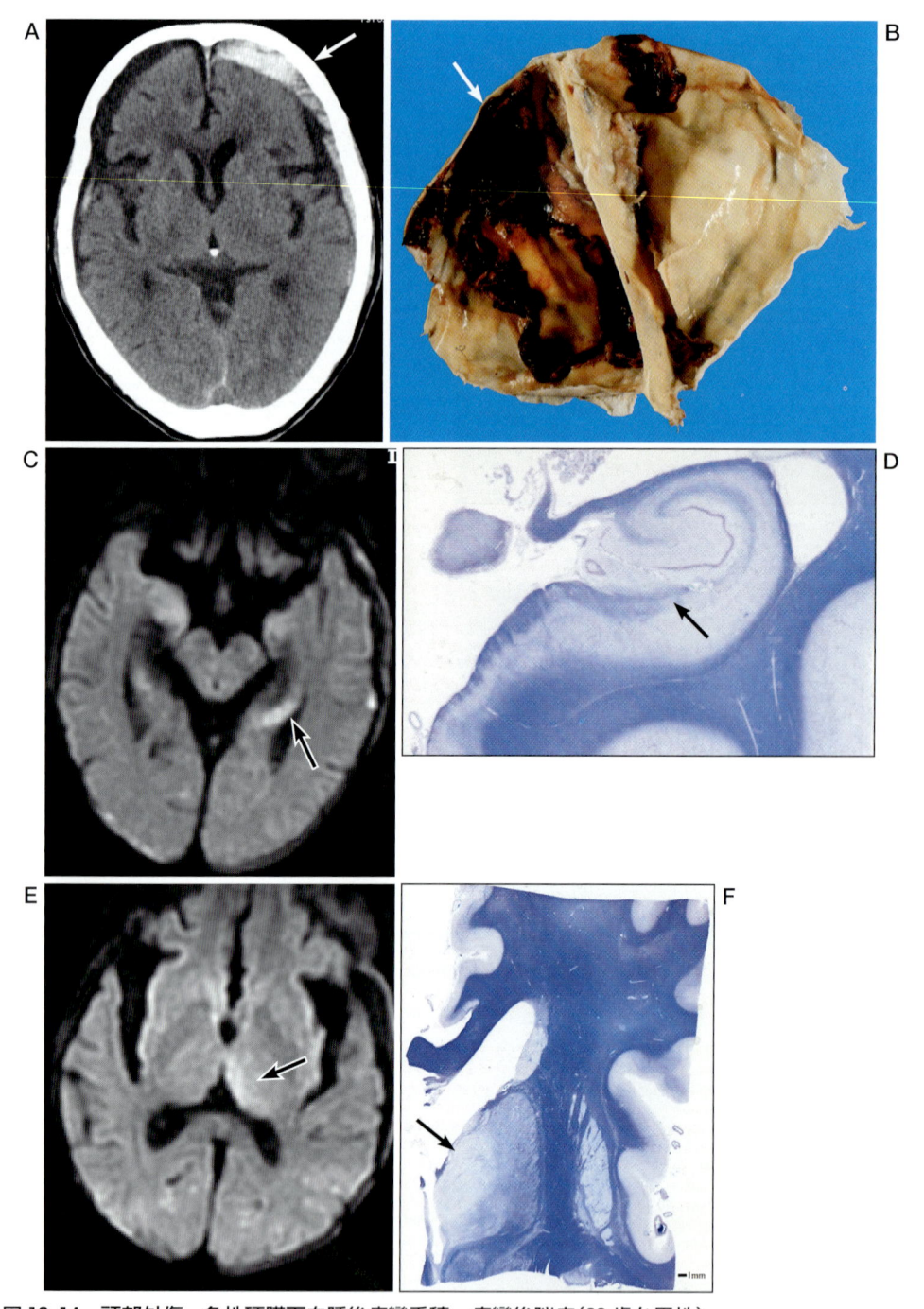

図 13-14　頭部外傷，急性硬膜下血腫後痙攣重積，痙攣後脳症(90 歳台男性)
A：単純 CT，B：剖検時硬膜，C：拡散強調画像，D：左海馬組織像(KB 染色)，E：拡散強調画像，F：左視床組織像(KB 染色)　転倒後，痙攣発作で救急搬送された．頭部 CT(A)で，左急性硬膜下血腫が認められる(→)．剖検(B)で両側硬膜下血腫が認められる(→)．拡散強調画像(C)では，左海馬に高信号を認める(→)．左海馬 KB 染色(D)では，海馬固有域に染色低下，CA1 で高度な神経細胞の脱落を認める(→)．拡散強調画像(E)では，左視床に高信号を認める(→)．左視床 KB 染色(F)では，左視床内側の染色性低下を認める(→)．同部では，神経細胞が減少して，基質の粗鬆化，活性化(microglia)とマクロファージ増生，線維性 astroglia 増生が認められる．左海馬と左視床にみられた MRI 所見は痙攣後脳症を疑わせ，病理所見は痙攣後脳症に合致した．
KB 染色：Klüver-Barrera 染色．

図13-15 「症候性てんかん」疑い(70歳台女性)

T1強調像 「症候性てんかん」疑いで救急搬送され，緊急MRIを施行した．T1強調像で，右被殻に淡い高信号が捉えられ(→)，非ケトン性高血糖が強く疑われる．同時に検索された血糖値は322 mg/dLで，血糖コントロール不良の糖尿病既往が判明した．神経学的には，左hemichorea，hemiballismが認められた．

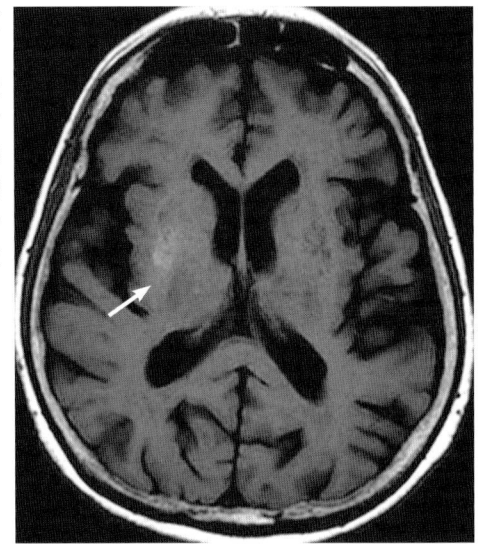

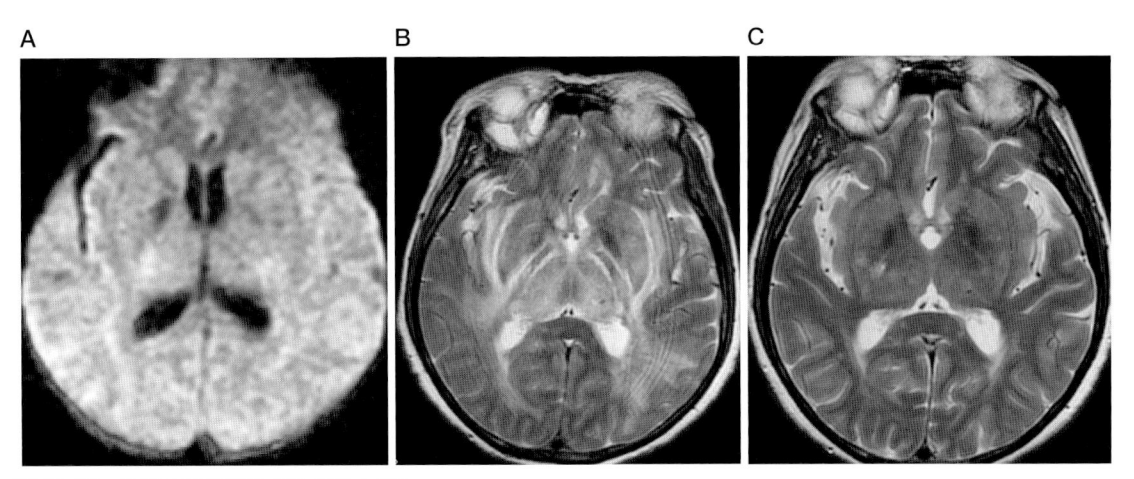

図13-16 急性症候性発作(60歳台女性)

A：拡散強調画像，B：T2強調像，C：T2強調像(2週後) 全身痙攣で発症した．T2強調像(B)で，内包，外包，視床，基底核，白質に広範囲に高信号を認める．拡散強調画像(A)では不明瞭である．救急受診時の血圧は220/110 mmHgで，高血圧脳症が疑われた．高血圧治療後2週間で，高信号はほぼ消失した(C)．高血圧を背景とするposterior reversible encephalopathy syndrome(PRES)による痙攣発作と考えられる．

d. 痙攣後脳症

　痙攣発作に伴い脳内では局所的な血管拡張が生じ，脳血流が増大する．しかし，血流増多の程度以上に酸素および糖の需要が高まり，この一連の経過に伴う相対的な酸素および糖の不足によって脳に損傷が生じる[33]．これが，痙攣後脳症の発生機序である．成人で1時間以上，乳幼児で30分以上痙攣が遷延する痙攣重積状態に起因することが多く，その発現の有無は，生命，機能予後に大きく影響する．痙攣の原因となるその他の病態，すなわち辺縁系脳炎，低血糖脳症，低酸素虚血性脳症，Creutzfeldt-Jakob病などと，痙攣後脳症の鑑別がしばしば困難である．

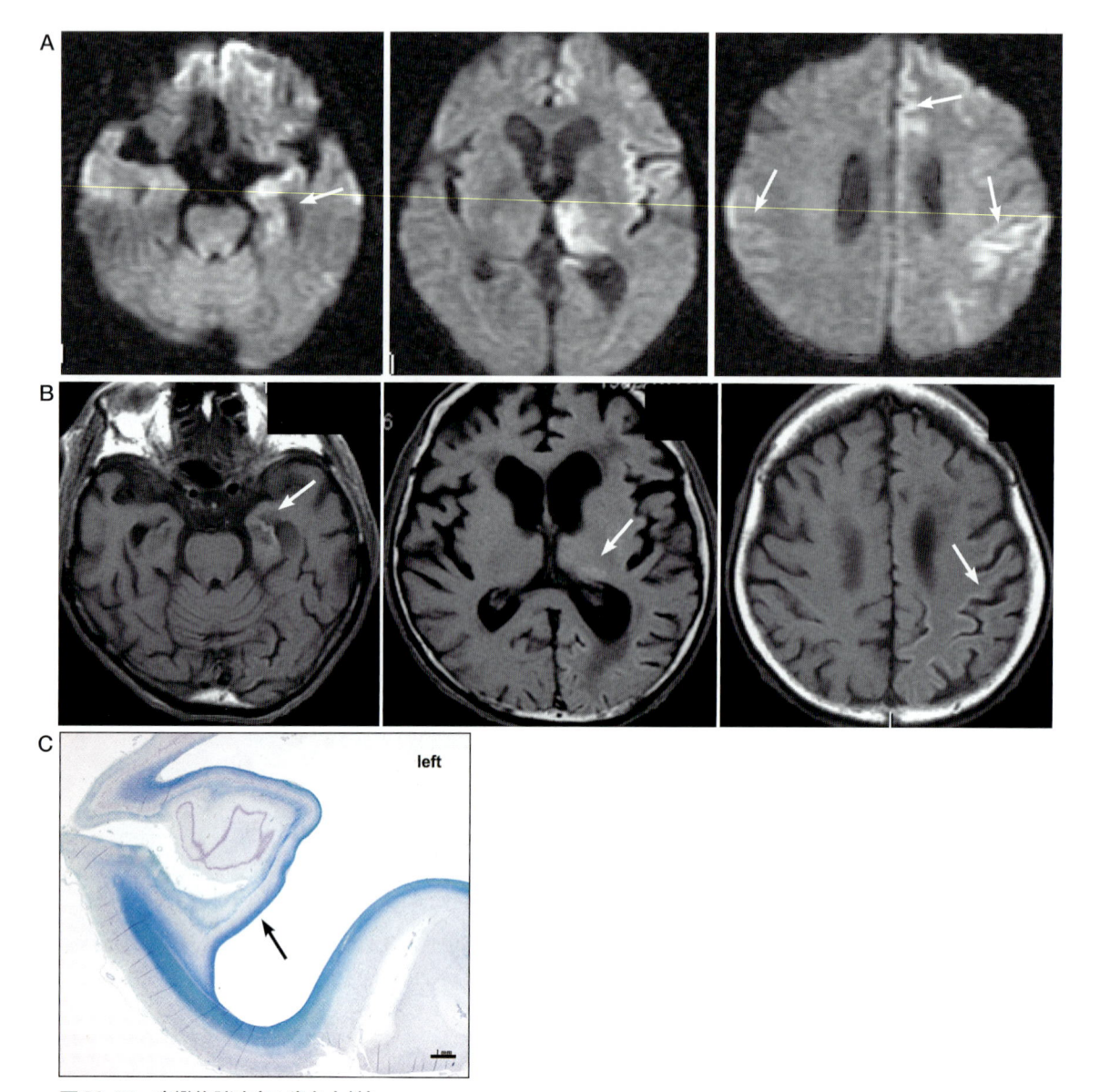

図13-17 痙攣後脳症（70歳台女性）
A：拡散強調画像（第2病日），B：T1強調像（2か月後），C：左海馬組織像（KB染色） 痙攣重積が数時間以上持続し，意識レベルⅢ-200の状態が遷延した．発症2日目の拡散強調画像（A）では，左優位に海馬，視床，前頭葉，側頭葉，頭頂葉皮質の高信号が認められる（→）．発症2か月後のT1強調像（B）では，同領域は線状の高信号を示し，皮質壊死と全脳萎縮が認められた．左海馬KB染色（C）では海馬領域の萎縮，神経細胞脱落とグリオーシスが認められた（→）．

　画像所見としては海馬，小脳，扁桃，視床，皮質が腫脹し，T2強調像，FLAIR像で高信号を示す（図13-14, 17）．急性期における拡散強調画像の所見は，ADC低下とともに症例によりさまざまである．血管支配域に一致しないことが，急性期脳血管障害との大切な鑑別点になる．急性期には脳血流SPECTで血流増加を捉えうる．一過性の場合もあることが知られているが，皮質壊死が生じるとT1強調像で高信号となる．小児の痙攣重積型

脳症は，経過や病態が成年例と大きく異なる．臨床，画像ともに二相性を示す場合がある．

痙攣後脳症はいったん生じると，生命予後，機能的予後に与える影響が大きい．的確な画像診断が極めて重要であり，何よりもできるだけ早期に痙攣重積状態を解除することが求められる．

f. 年齢による病因の相違

てんかんは，症候性(構造性/代謝性)てんかんにおいても，やはり小児，若年者での発症が多い．しかし，本邦をはじめとする高齢化社会では，高齢者の初発てんかんの増加が話題となっている[34]．65歳以上での有病率は各年代でほぼ同等だが，発症率は加齢に従い増加する[34]．加齢に伴って生じる中枢神経疾患が新たな病因となり，症候性(構造性/代謝性)てんかんを惹起する．病因が異なれば，それに基づく治療戦略も異なる．年齢によって病因が異なる場合があることを認識して画像診断に臨む必要がある．

1) 乳幼児期，小児期

周産期脳障害，先天性感染症，大脳皮質形成異常，神経皮膚症候群を正確に診断する．小児期に好発する脳腫瘍の認識は必須である．神経節膠腫は10代に最も多い腫瘍で，80％が30歳未満である．その局在は側頭葉脳表に発生することが多く，てんかん原として重要な腫瘍である[35]．

乳幼児，小児期の虐待も，急性症候性発作，症候性てんかんとして初回検査が施行される場合がある．

2) 思春期以降

危険ドラッグ，覚せい剤などの服用・吸引の確認が必要になる．若年女性の痙攣，意識障害では，妊娠高血圧症候群に合併する子癇(図13-18)を考慮すべきである．PRES様病態が示唆されるが，症例によっては可逆性病態にとどまらず，梗塞，出血，血管攣縮をきたす場合があり，早期の診断と適切な治療，管理が必要となる．

脱髄，自己免疫にかかわる脳症など全身疾患に伴う病変も，若年から高齢者までの発症が知られる．

全年齢を通じて，外傷と感染症は症候性(構造性/代謝性)てんかんの原因として高頻度である．

3) 高齢者

高齢化は世界の潮流であり，日本てんかん学会ガイドライン作成委員会でも高齢者のてんかんに対する診断・治療ガイドラインが作成されている．70歳以上で，てんかんの発症率が急激に増加することを念頭に置く必要がある．病因は，明らかに若年者と異なっている．脳血管障害(30〜40％)(図13-13参照)，頭部外傷(図13-14参照)，Alzheimer病などの神経変性疾患，脳腫瘍などが多く，約1/3は病因不明である．アミロイドアンギオパチーは，皮質下出血，くも膜下出血，関連する炎症性病態，微小出血など多彩な画像所見

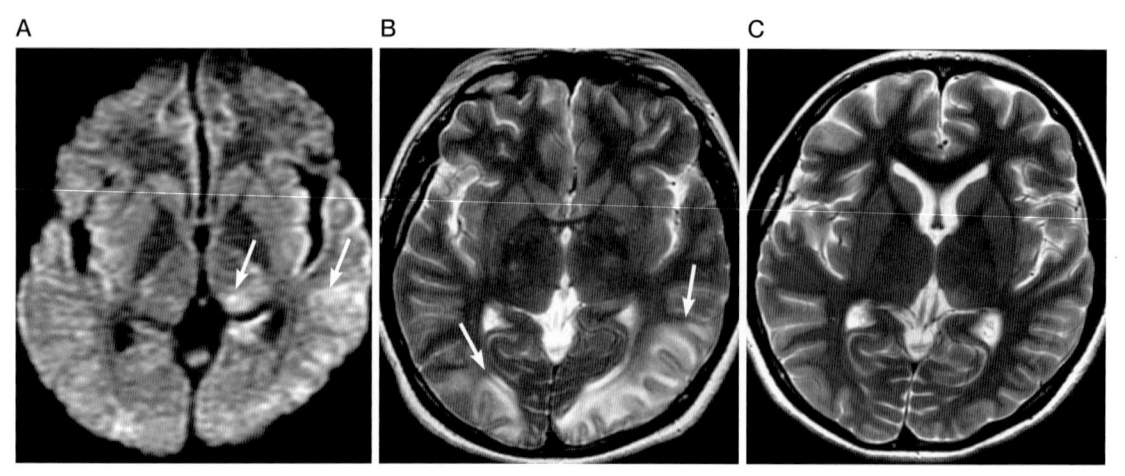

図 13-18　若年女性の急性症候性発作(20 歳台女性)
A：拡散強調画像(分娩時)，B：T2 強調画像(分娩時)，C：T2 強調画像(分娩後 2 週間)　痙攣で発症した分娩時子癇症例である．拡散強調画像(A)で，左側頭葉，視床に淡い高信号を認める(→)．T2 強調像(B)では同領域および，拡散強調画像では不明瞭であった，両側後頭葉領域にも高信号が捉えられる(→)．分娩後 2 週間の T2 強調像(C)では，ほぼ信号異常は消失している．(青木茂樹・他編：よくわかる脳MRI 第 3 版，学研メディカル秀潤社，2012：504 より許可を得て転載)

を示すが，高齢者の急性症候性発作，症候性(構造性/代謝性)てんかんの原因ともなる．意識障害，失語，麻痺，認知症が前面に出ることもあり，「てんかん」という診断が遅れる場合がある．若年群に比べ初回発作後の再発率も高い．また，発作重積に伴う急性心筋梗塞，急性冠不全合併の報告もあり，若年者と異なる臨床的留意が必要となる．てんかんが背景にある認知症では，抗てんかん薬など適切な治療で認知障害の改善がありうる．

■ 文 献

1) 日本てんかん学会・編:てんかん専門医ガイドブック—てんかんにかかわる医師のための基本知識 2014. 診断と治療社, 2014.
2) 「てんかん治療ガイドライン」作成委員会・編:てんかん治療ガイドライン 2010. 医学書院, 2010.
3) 柳下 章, 新井信隆・編:難治性てんかんの画像と病理. 学研メディカル秀潤社, 2007.
4) Kimura Y, Sato N, Ito K, et al : SISCOM technique with a variable Z score improves detectability of focal cortical dysplasia : a comparative study with MRI. Ann Nucl Med 2012 Mar 17. [Epub ahead of print]
5) Nelson PT, Schmitt FA, Lin Y, et al : Hippocampal sclerosis in advanced age : clinical and pathological features. Brain 2011 ; 134 : 1506-1518.
6) Jack CR Jr, Rydberg CH, Krecke KN, et al : Mesial temporal sclerosis : diagnosis with fluid-attenuated inversion-recovery versus spin-echo MR imaging. Radiology 1996 ; 199 : 367-373.
7) Hirai T, Korogi Y, Yoshizumi K, et al : Limbic lobe of the human brain : evaluation with turbo fluid-attenuated inversion-recovery MR imaging. Radiology 2000 ; 215 : 470-475.
8) Bronen RA, Fulbright RK, Kim JH, et al : Regional distribution of MR findings in hippocampal sclerosis. AJNR Am J Neuroradiol 1995 ; 16 : 1193-1200.
9) Jack CR Jr, Sharbrough FW, Twomey CK, et al : Temporal lobe seizures : lateralization with MR volume measurements of the hippocampal formation. Radiology 1990 ; 175 : 423-429.
10) Jackson GD : New techniques in magnetic resonance and epilepsy. Epilepsia 1994 ; 35 : S2-13.
11) Londono A, Castillo M, Lee YZ, Smith JK : Apparent diffusion coefficient measurements in the hippocampi in patients with temporal lobe seizures. AJNR 2003 ; 24 : 1582-1586.
12) Yoo SY, Chang KH, Song IC, et al : Apparent diffusion coefficient value of the hippocampus in patients with hippocampal sclerosis and in healthy volunteers. AJNR 2002 ; 23 : 809-812.
13) Coste S, Ryvlin P, Hermier M, et al : Temporopolar changes in temporal lobe epilepsy : a quantitative MRI-based study. Neurology 2002 ; 59 : 855-861.
14) Adachi Y, Yagishita A, Arai N : White matter abnormalities in the anterior temporal lobe suggest the side of the seizure foci in temporal lobe epilepsy. Neuroradiology 2006 ; 48 : 460-464.
15) Schijns OE, Bien CG, Majores M, et al : Presence of temporal gray-white matter abnormalities does not influence epilepsy surgery outcome in temporal lobe epilepsy with hippocampal sclerosis. Neurosurgery 2011 ; 68 : 98-106 ; discussion 7.
16) Morimoto E, Kanagaki M, Okada T, et al : Anterior temporal lobe white matter abnormal signal (ATLAS) as an indicator of seizure focus laterality in temporal lobe epilepsy : comparison of double inversion recovery, FLAIR and T2W MR imaging. Eur Radiol 2013 ; 23 : 3-11.
17) Bajic D, Kumlien E, Mattsson P, et al : Incomplete hippocampal inversion : is there a relation to epilepsy? Eur Radiol 2009 ; 19 : 2544-2550.
18) Hsu YY, Chen MC, Lim KE, Chang C : Reproducibility of hippocampal single-voxel proton MR spectroscopy and chemical shift imaging. AJR Am J Roentgenol 2001 ; 176 : 529-536.
19) Biswal B, Yetkin FZ, Haughton VM, Hyde JS : Functional connectivity in the motor cortex of resting human brain using echo-planar MRI. Magn Reson Med 1995 ; 34 : 537-541.
20) Maneshi M, Vahdat S, Fahoum F, et al : Specific resting-state brain networks in mesial temporal lobe epilepsy. Front Neurol 2014 ; 5 : 127.
21) Pollock JM, Deibler AR, West TG, et al : Arterial spin-labeled magnetic resonance imaging in hyperperfused seizure focus : a case report. J Comput Assist Tomogr 2008 ; 32 : 291-292.
22) Assaf BA, Mohamed FB, Abou-Khaled KJ, et al : Diffusion tensor imaging of the hippocampal formation in temporal lobe epilepsy. AJNR 2003 ; 24 : 1857-1862.
23) DeSalvo MN, Douw L, Tanaka N, et al : Altered structural connectome in temporal lobe epilepsy. Radiology 2014 ; 270 : 842-848.
24) Blumcke I, Thom M, Aronica E, et al : The clinicopathologic spectrum of focal cortical dysplasias : a consensus classification proposed by an ad hoc Task Force of the ILAE Diagnostic Methods Commission. Epilepsia 2011 ; 52 : 158-174.
25) Taoka T, Sakamoto M, Iwasaki S, et al : Diffusion tensor imaging in cases with visual field defect after anterior temporal lobectomy. AJNR 2005 ; 26 : 797-803.
26) Taoka T, Sakamoto M, Nakagawa H, et al : Diffusion tensor tractography of the Meyer loop in

cases of temporal lobe resection for temporal lobe epilepsy : correlation between postsurgical visual field defect and anterior limit of Meyer loop on tractography. AJNR 2008 ; 29 : 1329-1334.
27) Berg AT, Berkovic SF, Brodie MJ, et al : Revised terminology and concepts for seizures and epilepsies : report of the ILAE Commission on Classification and Ternimonology 2005-2009. Epilepsia 2010 ; 51 : 676-685.
28) 「てんかん治療ガイドライン」作成委員会・編：てんかん診断のための検査．てんかん治療ガイドライン，医学書院，2010：20-21.
29) Ii Y, Maeda M, Kida H, et al : In vivo detection of cortical microinfarcts on ultrahigh-field MRI. J Neuroimaging 2013 ; 23 : 28-32.
30) 德丸阿耶，吉野相英，小林　治・ら：てんかん発作焦点と静脈奇形―等価電流双極子解析による検討．臨床脳波 2004 ; 46 : 373-379.
31) Beghi E, Carpio A, Forsgren L, et al : Recommendation for a definition of acute symptomatic seizure. Epilepsia 2010 ; 51 : 671-675.
32) Beleza P : Acute symptomatic seizures : a clinically oriented review. Neurologist 2012 ; 18 : 109-119.
33) 柳下　章，新井信隆・編著：難治性てんかんの画像と病理．秀潤社，2007：203.
34) Faught E, Richman J, Martin R, et al : Incidence and prevalence of epilepsy among older US Medicare beneficiaries. Neurology 2012 ; 78 : 448-453.
35) Koeller KK, Henry JM : From the archives of AFIP : superficial gliomas : radilogic-pathologic correlation. Armed Forces Institute of Pathology, RadioGraphics 2001 ; 21 : 1533-1556.

Chapter 14

神経皮膚症候群

　神経皮膚症候群(neurocutaneous syndrome)は，脳奇形や腫瘍，皮膚や眼病変を特徴とする中枢神経異常の疾患群である(**BOX 14-1**)．大きく2つに分けると，1) 神経線維腫症1型・2型，結節性硬化症，von Hippel-Lindau病，ataxia telangiectasiaなど，おもに癌抑制遺伝子の変異による遺伝性腫瘍症候群と，2) Sturge-Weber症候群などの血管系の発生異常や神経皮膚黒色症などのメラノサイト系の発生異常に代表される非遺伝性疾患群に分類される．歴史的な経緯から，神経系や皮膚以外に，骨・血管系(中胚葉由来)や内臓(内胚葉由来)の異常を伴うさまざまな疾患が含まれており，中枢神経異常と皮膚・眼に病変を有するまったく異なる疾患を束ねたものと考えておくとよい．

14.1 神経線維腫症

　神経線維腫症(neurofibromatosis：NF)は，腫瘍と非腫瘍性の多臓器病変を特徴とする代表的な遺伝性腫瘍症候群である．臨床的・遺伝的に独立した神経線維腫症1型と2型のみが確立されており，NFの99%以上を占める．その他の神経線維腫症の分類は確立されていない．**BOX 14-2**にNational Institutes of Health (NIH) Consensus Development ConferenceのNF1診断基準の要点を示す[3]．1型と2型の違いについては**表14-1**にまとめた．神経線維腫症2型には神経線維腫はほとんど生じず，神経鞘腫，髄膜腫，上衣腫が多発する疾患であることを強調しておく．

a. 神経線維腫症1型　neurofibromatosis 1：NF1

1) 病態と臨床

　神経線維腫症1型(NF1)は"von Recklinghausen病"ともよばれ，最も頻度が高く，発生頻度は約3000出生に1人，性差はなく，罹患率に人種による差はない．常染色体優性

BOX 14-1 神経皮膚症候群(neurocutaneous syndrome)

神経皮膚症候群は母斑症(phakomatosis)ともよばれる.

phakomatosisは，1920年にオランダの眼科医van der Hoeveが，結節性硬化症(TSC)，神経線維腫症(NF)，およびvon Hippel-Lindau病(VHL)にみられたびまん性のレンズ状の網膜病変を"phakomas"(phakomaギリシャ語＝lens, spot)として，"phakomatosis"とよんだことに由来する[1,2]．当初は中枢神経病変を含んだ概念ではなく，また"phakomas"自体にも生まれつきの皮膚病変の意味はなく，誤って引用されたとされる．最近の教科書にphakoma＝母斑としたものは見当たらなかった．

1931年にYakovlevとGuthrieが，NF，TSおよびSturge-Weber症候群(SWS)をあげて，神経系，皮膚，網膜，眼球のいくつか，あるいはそれ以上の外胚葉由来の臓器の先天異常で，時に内臓にも病変を生じる疾患群を神経皮膚症候群と提唱した[2]が，今日までの歴史的経緯で，遺伝性，非遺伝性のさまざまな疾患が含まれていることに留意しなければならない．

表14-1 NF1とNF2の違い

	NF1	NF2
本邦での頻度	約3000人に1人	約3.5～4万人に1人
遺伝形式	常染色体優性遺伝	常染色体優性遺伝
原因遺伝子	第17番染色体長腕17q11.2にある neurofibromin 遺伝子	第22番染色体長腕22q12にある merlin 遺伝子
頭蓋内病変	白質病変 視神経膠腫 星細胞腫 神経線維腫	両側前庭神経鞘腫 その他，嗅神経，視神経を除く脳神経の神経鞘腫 髄膜腫
脊椎・脊髄病変	神経線維腫 星細胞腫	神経鞘腫 髄膜腫 上衣腫
末梢神経鞘腫瘍	神経線維腫 2%に悪性転化あり	神経鞘腫 悪性転化はまれ
皮膚病変	多い	少ない
骨病変	多い	少ない
その他	虹彩Lisch結節(虹彩過誤腫) 血管病変 精神発達遅滞，てんかん	若年性白内障

BOX 14-2 神経線維腫症1型(NF1)の診断基準

以下の2項目以上を満たすとき，NF1と診断される．
1) 6個以上カフェオレ斑(思春期前では最大径が5mm以上，思春期後で最大径が15mm以上)．
2) 2個以上の神経線維腫，あるいは1個以上のびまん性(蔓状)神経線維腫
3) 腋窩あるいは鼠径部の雀卵斑様色素斑
4) 視神経膠腫
5) 2個以上の虹彩小結節(Lisch結節)
6) 1つ以上の骨病変(蝶形骨異形成や長管骨皮質菲薄化など)
7) 1親等家族にNF1.

遺伝形式だが，半数は突然変異により生じた孤発例である[4,5]．

原因遺伝子は第17番染色体長腕(17q11.2)に存在するNF1遺伝子で，生成産物であるニューロフィブロミン(neurofibromin)はRas蛋白の機能を制御し，癌抑制作用を有すると考えられている．NF1ではこの部位に変異が生じて細胞増殖が進むとされる．NF1では遺伝子に異常をもつ者はすべて発症する(浸透率100%)が，症例により臨床症状の差が著しい[4,5]．

NF1にみられるおもな症状の時期と頻度は**表14-2**に示す．

1) **カフェオレ斑**：出生児の95%にみられ，成長とともに増大する．小児では径1.5cmのカフェオレ斑が6個以上あれば本症が疑われる．
2) **神経線維腫**：dermal type, nodular plexiform type, diffuse plexiform typeの3つに大別される．dermal typeは全身皮膚に学童期から思春期にかけて出現し，以降，進行性に増大，増加する．nodular plexiform typeは末梢神経内に発生し，紡錘状から数珠状のやや硬い腫瘤を呈する．diffuse plexiform typeはびまん性の大きな腫瘍塊を形成し，運動制限や腫瘍内出血を生じ，悪性化もある(約2%)．
3) **その他**：骨病変，眼病変，皮膚病変，脳神経・脊髄神経の神経線維腫，髄膜腫，神経膠腫がみられるが，出現や重症度は個人差が大きい．

2) MRI所見

NF1において，特徴的なT2強調像における高信号病変，視神経など視路に発生する神経膠腫，神経線維腫(特に蔓状神経線維腫)，脳血管の異常，眼窩・頭蓋骨病変が重要である．

① 特徴的なT2強調像における高信号病変

小児のNF1では，T2強調像やFLAIR像において，脳実質内に小さな高信号域が高頻度にみられる．髄鞘化が急速に進む2歳以前ではほとんど認めないが，2〜7歳で最も認められ(75%)，これ以降は徐々に減少し，15歳以降で急激に減少する[6](**図14-1**)．病理では髄鞘の空胞化，海綿状変化であり[7]，過誤腫とは異なる．腫瘍性病変ではないことに留意しなければならない．

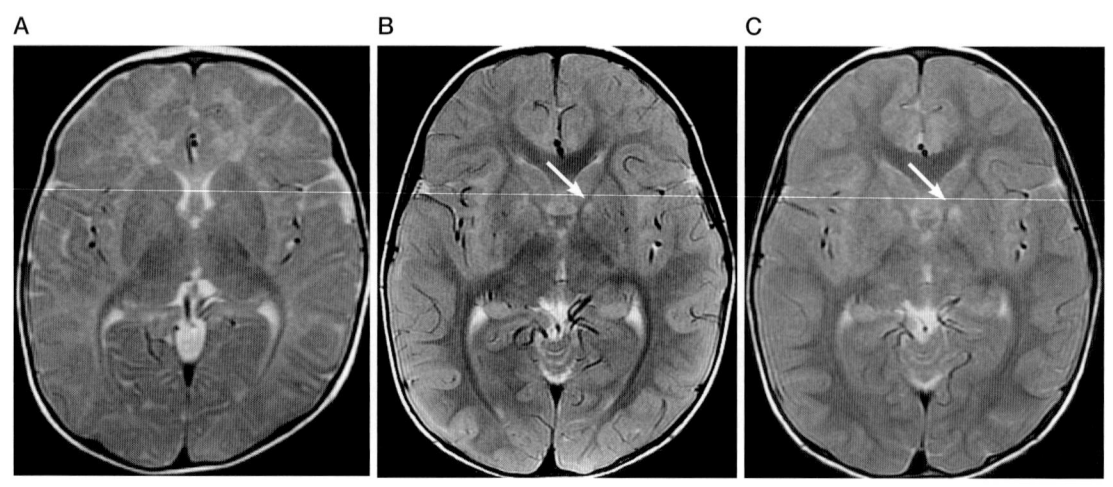

図14-1 神経線維腫症1型にみられる T2強調像における高信号病変
A：T2強調像（生後5か月），B：T2強調像（21か月），C：T2強調像（31か月） 多数のカフェオレ斑で紹介され，MRIによる経過観察中にT2強調像で高信号病変の出現を認めた．生後5か月のT2強調像（A）では異常を指摘できないが，21か月のT2強調像（B）では淡蒼球に高信号の病変を認め，31か月のT2強調像（C）でも変化はない（→）．

表14-2 NF1のおもな症状のみられる時期とその頻度

症状のみられる時期	症　状	頻　度（％）
出生時〜乳児期	カフェオレ斑 顔面・頭蓋骨の骨欠損 四肢骨の変形・骨折	95 5 3
幼児期〜	視神経膠腫	＜1
学童期〜	雀卵斑様色素斑（freckling） 皮膚の神経線維腫 神経の神経線維腫 びまん性神経線維腫 虹彩 Lisch 結節 学習困難 側弯 脊髄腫瘍 脳腫瘍	95 95 20 10 70 20 10 5 1
成人期	悪性末梢神経鞘腫	2

病変部位は基底核（特に淡蒼球），小脳白質や歯状核，視床，脳幹であり，脳梁，放線冠にも見ることがある．半卵円中心や皮質下白質にはみられない[4]．通常，mass effect は認めないが，淡蒼球や脳幹，視床下部の病変で，mass effect や水頭症を生じることがある．

ほとんどの病変はT1強調像では等信号からわずかに低信号だが，淡蒼球の病変はしばしば高信号としてみられる．拡散強調画像ではADC値は上昇しており，造影剤による増

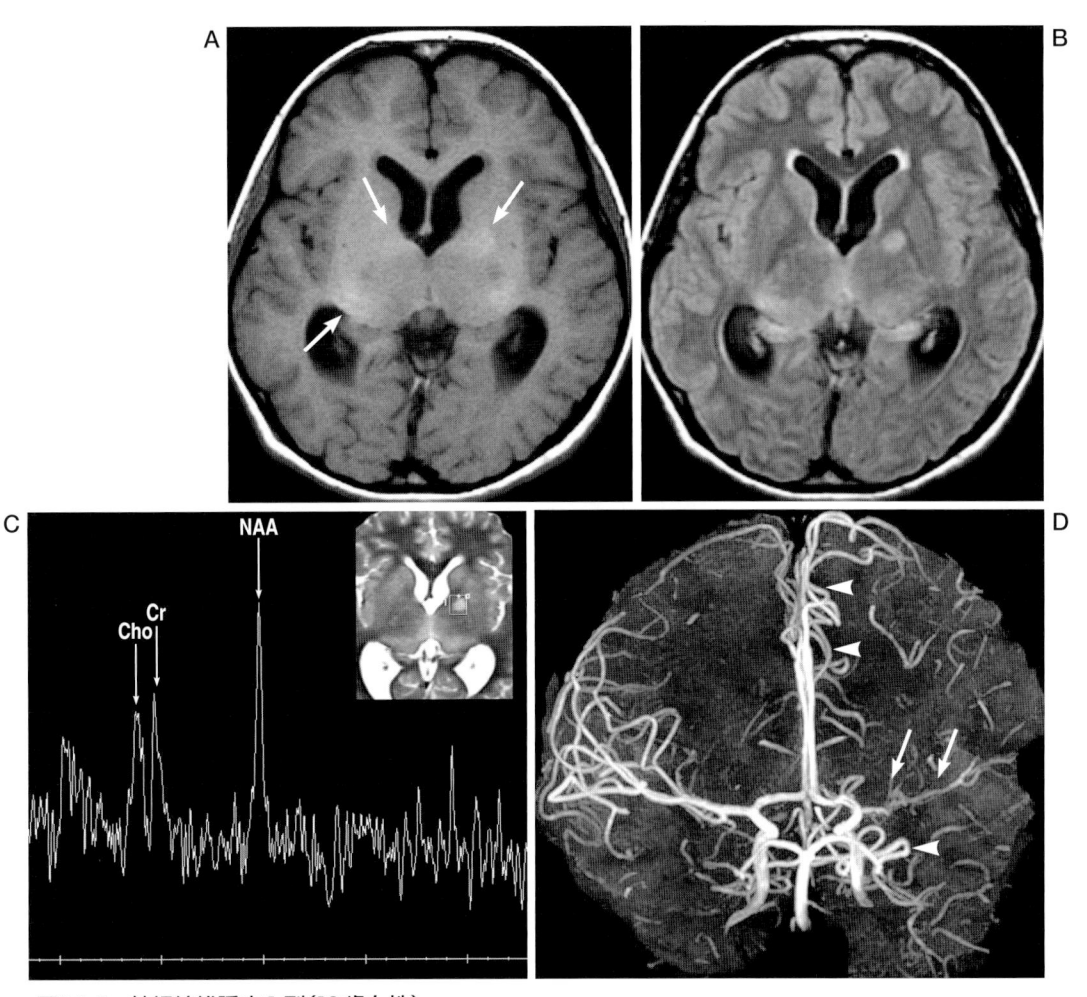

図14-2 神経線維腫症1型(13歳女性)
A：T1強調像，B：FLAIR像，C：MRS(TE=136)，D：MRA(正面像) T1強調像(A)で淡蒼球や視床に高信号域を認める(→)．FLAIR像(B)で病変は高信号を呈する．左淡蒼球の病変を関心領域としたMRS(C)でNAAの低下はほとんどなく，Cho(コリン)の上昇もごくわずかである．MRA(D)では左中大脳動脈が起始部より狭小化(→)し，左前大脳動脈，後大脳動脈が拡張(▶)している．

強効果を示さない．T1強調像で高信号を伴う病変はT2強調像での高信号が消失した後もT1強調像での高信号が残るとの報告もある．MRスペクトロスコピー(MR spectroscopy：MRS)ではN-アセチルアスパラギン酸(NAA)/クレアチン(Cr)はほぼ正常か軽度低下，コリン(Cho)/Crの軽度上昇にとどまるため，経過観察に有用とされる[8](**図14-2**)．

② 神経膠腫　optic pathway gliomas & other gliomas

NF1で最も多い神経膠腫は毛様細胞性星細胞腫である(**図14-3, 4**)．視路の神経膠腫(optic pathway glioma)が最も多く，ほとんどは7歳以前に発症し，一側もしくは両側に，視神経から視放線のいずれでも発生する．両側性病変はNF1に特徴的とされる．視路外へ進展し，上方へは視床下部から脳弓，透明中隔，外側では側頭葉，下方へは大脳脚から脳幹まで及ぶこともある[4]．欧米ではNF1の15%と高頻度だが，日本では1%以下

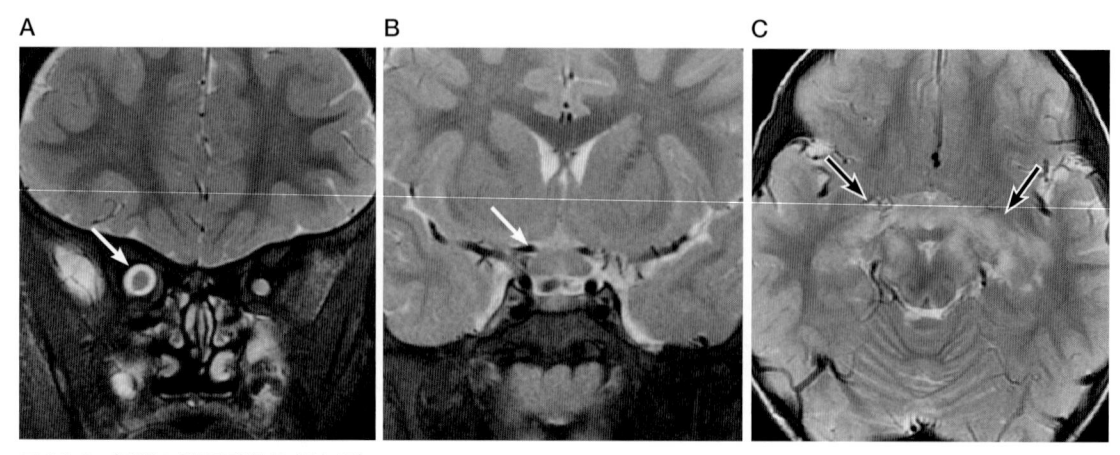

図 14-3　視路の神経膠腫(3 歳女児)
T2 強調像　A,B：冠状断像，C：横断像　MRI で経過観察中に視神経視交叉の腫大を認めた．T2 強調像(A, B)では右視神経，視交叉の腫大がある(→)．横断像(C)では視索からさらに外側や大脳脚に広がる高信号域を認める(→)．

である．NF1 合併例では非合併例と比べて病変の進行は緩徐であり，時に自然消退することもあることから，経過観察あるいは侵襲が少ない治療が選択される．

視神経発生ではびまん性に腫大した紡錘状の腫瘤としてみられ，MRI では視神経と同様の信号を呈する．視交叉や視索，外側膝状体から視放線にかけての病変では T1 強調像で低信号，T2 強調像では中等度高信号を呈することが多い(図 14-3)．通常，石灰化，囊胞形成，出血はみられない．造影効果はさまざまである．NF1 では単独で視神経鞘の拡大を伴うこともあるため，腫瘍の確認のためにも眼窩内病変では，3 mm 以下のスライス厚による冠状断，横断(軸位断)で，脂肪抑制が併用される．毛様細胞性星細胞腫の MR スペクトロスコピー(MRS)は，しばしば悪性神経膠腫と同様のスペクトラム〔Cho/Cr の上昇，乳酸(lactate)，脂質(lipid)上昇など〕を呈するため，良悪性の鑑別における有用性は低い[8]．

NF1 では一般と比べてびまん性星細胞腫，神経膠芽腫の発生率も高く，中枢神経のいずれでも生じる．部位としては鞍上部に多く，次に脳幹であるが，延髄，中脳，橋の順に多い．

NF2 と比較すると，NF1 では髄膜腫，神経鞘腫の発生は極めて少ない．小児の NF1 で視神経鞘に髄膜腫が発生した場合は成人よりも進行が速いとされる．NF1 における脳神経の神経鞘腫は放射線誘発による可能性を考慮する．

③ びまん性(蔓状)神経線維腫　diffuse plexiform neurofibroma

頭皮の dermal type の神経線維腫は，単発あるいは多発する結節として，通常の画像でよくみられ，T1 強調像で低信号，T2 強調像で高信号，造影で不均一に強く増強される．

蔓状神経線維腫はより深部に発生し，眼窩尖部や上眼窩裂，三叉神経第 1 枝に多くみられる．これは神経線維腫が集簇し，くねくねとした境界不明瞭な病変(bag of worms appearance)であり，NF1 に特異的とされる[4,8]．眼窩内に発生した場合，外眼筋や眼瞼，下方では翼口蓋窩，後方では海綿静脈洞に進展する(図 14-5)．悪性化がありうるが，本邦

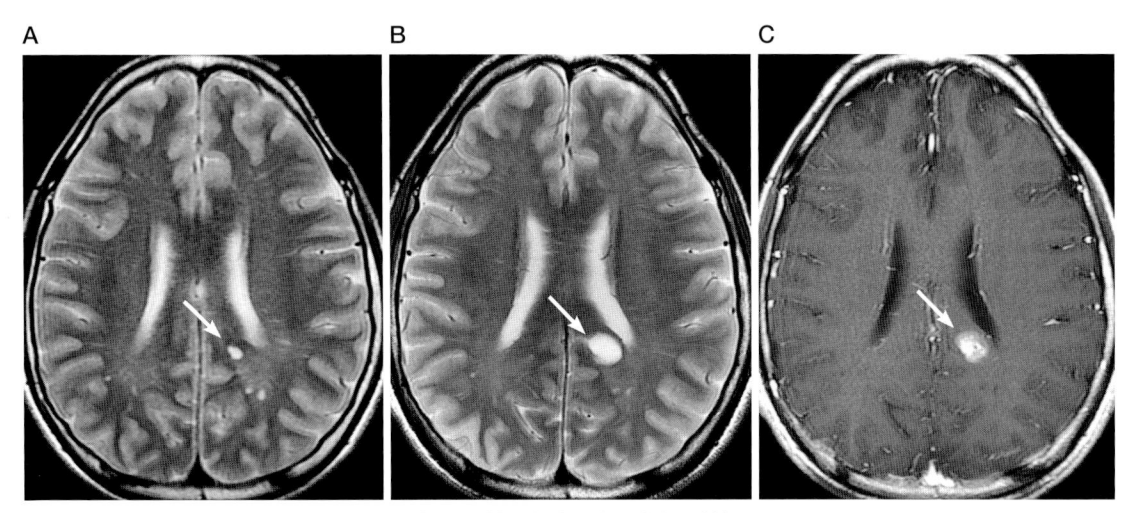

図 14-4 神経線維腫症 1 型にみられた毛様細胞性星細胞腫(20 歳台男性)
A：T2 強調像，B：T2 強調像(3 年後)，C：造影 T1 強調像　MRI で経過観察中に脳梁病変の増大を認め，生検術が施行された．T2 強調像(A)では脳梁体部後外側に点状の高信号を認める(→)．3 年後の T2 強調像(B)で病変は増大し(→)，造影 T1 強調像(C)では不均一で強い増強効果を認める(→)．

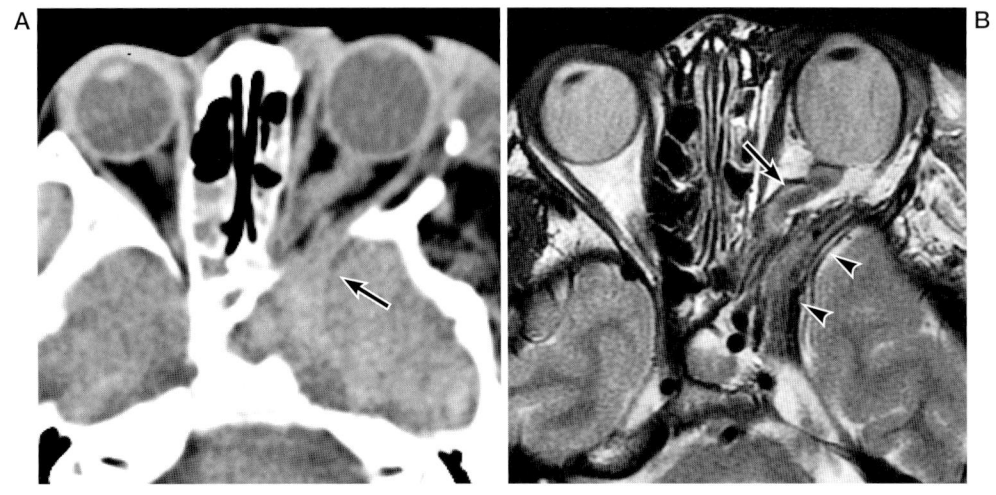

図 14-5 蝶形骨異形成，神経線維腫(10 歳男児)
A：単純 CT，B：T2 強調像　単純 CT(A)では左中頭蓋および上眼窩裂の拡大(→)，篩骨洞の形成異常を認める．T2 強調像(B)では上眼窩裂に神経線維腫と思われる軟部組織腫瘤あり(▶)，左視神経鞘は拡大している(→)．

での頻度は低い．MRI では不均一で，T1 強調像では脳実質より低信号，T2 強調像では高信号を呈する．造影効果も不均一で，内部のコラーゲンの多い部分がより強く増強される．

④ 蝶形骨欠損・異形成など顔面，頭蓋骨の異常

NF1 に生じる頭蓋骨異常では，診断基準でもある蝶形骨の異常(sphenoid wing dysplasia：蝶形骨翼低形成，眼窩，上・下眼窩裂や中頭蓋窩の拡大)がみられる[9](図 14-5)．欠損部に側頭葉が陥入して，眼球突出をきたすこともある．多くは先天的な骨異常ではな

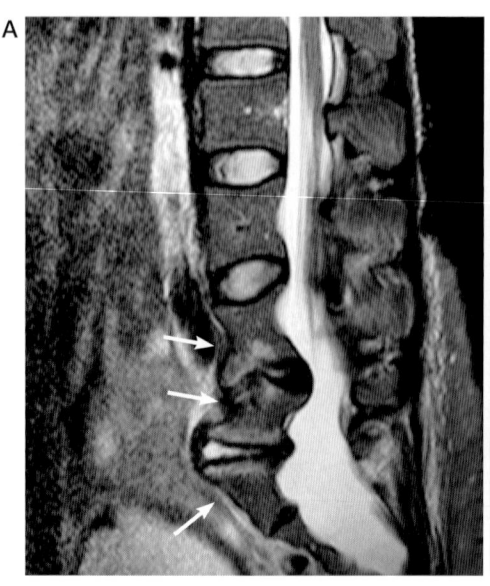

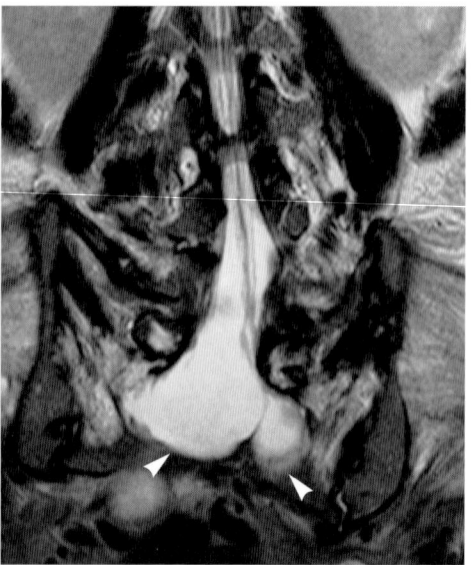

図14-6 硬膜嚢拡張と腰椎仙椎異形成(30歳台男性)
A：T2強調矢状断像，B：T2強調冠状断像　矢状断像(A)ではL4, L5椎体，仙骨の形成異常があり(→)，L5以下での硬膜嚢拡大を認める(B，▶)．

く，蔓状神経線維腫を合併した二次性病変で，原因として骨発達時における近傍の腫瘍と骨の相互作用と考えられている．左側の人字縫合近傍に生じる頭蓋骨欠損も同様の機序が疑われている．牛眼や，硬膜の異常として視神経鞘，内耳道やMeckel洞の拡大もみられる．

⑤ 白質の異常

NF1の小児の50％以上が巨頭症を呈し，白質の体積増加とともに脳梁も肥厚し，これらは知的能力の低下と関連するとされる[4,8]．原因として脳梁における髄鞘の増加，半球間連絡線維の冗長化が考えられている．

⑥ 血管異常

NF1の約5％に内膜増殖による主幹脳動脈の狭窄・閉塞が生じ，もやもや病様の所見がみられる[4,8](図14-2参照)．頭蓋内では紡錘状拡張や脳動脈瘤，動静脈瘻も生じるが，その頻度は低い．

⑦ 脊椎・脊髄病変

側弯，硬膜拡張，髄内の星細胞腫，神経線維腫などがみられる．側弯は約10％の頻度で認められ，骨病変の少ないNF2と対照的である．硬膜拡張は周囲に傍椎体筋が少なく，胸腔内陰圧もあり，胸椎に好発する(図14-6)．髄内には高分化型星細胞腫が生じるが，一般との頻度差はない．

NF1にはすべての脊椎のレベルに神経線維腫がみられるが，10歳以下ではまれである．90％は硬膜外に発生し，NF2の神経鞘腫の大部分が硬膜内発生するのとは対照的である．典型的な神経線維腫では，T1強調像で筋肉よりわずかに高信号で，T2強調像では辺縁が高信号，中心が低い傾向にあり(target sign)，中心部のコラーゲンを反映するとされる(図14-7)．造影すると，中心が優位に増強される"reversed target sign"を呈する[4,8]．

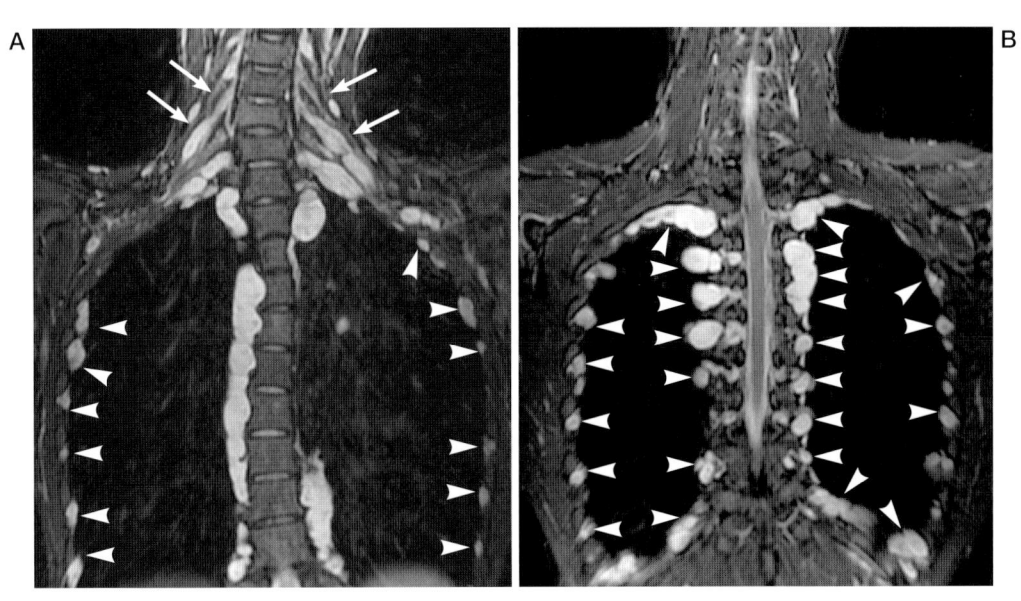

図14-7 肋間神経，腕神経叢の神経線維腫（20歳台男性）
A, B：STIR冠状断像　腕神経叢（→），肋間神経（▶）や傍椎体領域に多数の高信号病変を認め，病変の辺縁部と比べて中心部は信号が低下している．硬膜内の病変はみられない．なお，膝窩部に悪性末梢神経鞘腫を認めた（非呈示）．

NF1では末梢の神経線維腫からmalignant peripheral nerve sheath tumor（MPNST）が発生する．NF1では通常のMPNST患者より若年で発症する傾向がある．FDG-PETでは極めて高い集積を呈し，良悪性の鑑別に有用とされる．

3）診断プロセス

NF1は学童期前ではカフェオレ斑以外の徴候が出にくいが，T2強調像での高信号病変が認められれば，診断は確定的である．この高信号病変はさまざまなよばれ方をする（white matter lesions, high-signal-intensity foci, unidentified bright object, など）が，良性の経過をたどることから，腫瘍と断定しないことが大切である．

小児期の視神経膠腫，骨髄性白血病，思春期の脊髄腫瘍や脳腫瘍の合併，成人後の神経線維腫の悪性化などを念頭においた検査プランが必要である．骨病変にはCTが有用だが，NF1をはじめとするいくつかの神経皮膚症候群は，遺伝子レベルでの放射線感受性が高く，被曝低減のため，多くの場合，MRIが推奨される．

なお，腫瘍を疑う所見として，T2強調像で不均一な信号，T1強調像で信号低下，mass effect，造影剤増強効果，経過観察中の増大がある．小児期のNF1で中枢神経系の症状を認める場合は，腫瘍や水頭症以外に，血管異常の可能性もあり，MRAを適宜撮像に加えることが望ましい．

BOX 14-3 神経線維腫症2型(NF2)の診断基準

以下のいずれかの条件を満たすとき，NF2と診断される．
1) 両側性の前庭神経腫瘍
2) 1親等の家族にNF2が存在し，以下のいずれかの症状を伴う．
   ① 30歳未満での片側性前庭神経腫瘍
   ② または以下のうち2つ；髄膜腫，神経鞘腫，神経膠腫，神経線維腫，若年での水晶体後房混濁．
3) 30歳未満での片側性前庭神経鞘腫と以下のうちの2つが認められる；髄膜腫，神経鞘腫，神経膠腫，若年性白内障，若年での水晶体後房混濁．
4) 多発性髄膜腫と片側性前庭神経鞘腫
5) 多発性髄膜腫と以下のうち2つ；神経鞘腫，神経膠腫，神経線維腫，白内障．

b. 神経線維腫症2型 neurofibromatosis 2：NF2

1) 病態と臨床

神経線維腫症2型(NF2)は，MISME (multiple inherited schwannomas meningiomas ependymomas)ともよばれように，神経鞘腫，髄膜腫，上衣腫，および種々の眼病変を特徴とする神経皮膚症候群で，NF1とはまったく異なる疾患である．本邦のNF2発生頻度は約3.5～4万人出生に1人，性差はなく，罹患率に人種による差はない．常染色体優性遺伝形式だか，半数は突然変異による孤発例である．原因遺伝子は第22番染色体長腕(22q12)に存在するNF2遺伝子で，生成される蛋白質マーリン(merlinまたはschwannomin)は腫瘍抑制作用を有すると考えられている[10]．NF2の診断基準をBOX 14-3に示す．

臨床的には両側聴神経鞘腫はほぼ必発である．NF2以外の聴神経鞘腫と比べると，若年で発生する．内耳道に発生する神経鞘腫の多くは前庭神経鞘腫で内耳道内のScarpa神経節から発生する[4]．他の神経鞘腫は第V脳神経に多い．脊髄神経鞘腫も15歳以上ではほぼ必発であり，その90%以上は後根神経節に発生する．

髄膜腫はNF2の約半数に合併し，頭蓋内や脊柱管内にみられる．多発する髄膜腫は両側聴神経腫瘍と並ぶNF2のもう一つの特徴であり，小児の髄膜腫の1/4はNF2に発生する．

脊髄上衣腫はNF2の約30～50%に合併し，ほとんどは頸髄に発生し，約60%は多発するが，組織学的には極めて低悪性度とされる[11]．髄内には星細胞腫や髄内神経鞘腫も生じる．

NF1とは異なり，NF2は小児期には無症状で経過し，15歳以下で診断されるのは20%未満である．小児期の症状も髄膜腫による痙攣，顔面神経麻痺，あるいは聴神経以外の局所神経症状であり，難聴は少ない．皮膚の神経鞘腫や水晶体後房混濁は最も早くに認められる徴候で診断の手がかりとなるが，NF1で特徴的なカフェオレ斑は，NF2では25%に認められる程度で，4個以上見ることは5%以下である．成人では聴神経の機能障害を反

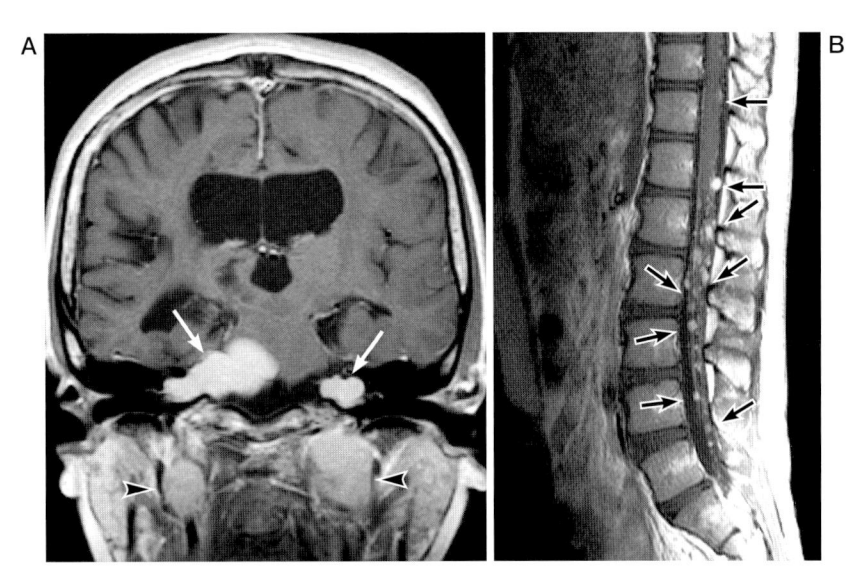

図 14-8　神経線維腫症 2 型(17 歳男性)
A：造影 T1 強調冠状断像，B：造影 T1 強調矢状断像　造影 T1 強調冠状断像(A)では，両側聴神経腫瘍を認める(→)．頸部にも神経鞘腫を認める(▶)．造影 T1 強調矢状断像(B)では，馬尾や脊髄表面に造影される結節が多発している(→)．

映して，進行する感音難聴，耳鳴，平衡障害を呈する．また，脊髄神経鞘腫による手足のしびれや知覚低下，脱力などが出現する．脊髄上衣腫の 75％は無症状である．

2) MRI 所見

　NF2 に発生する神経鞘腫，髄膜腫と，孤発的に発生する腫瘍との間に画像上の違いはない．神経鞘腫は髄内外，脊柱管内外のどこにでも発生し，通常，多発性である(図 14-8, 9)．T1 強調像では低信号，T2 強調像では高信号を呈する．

　髄膜腫は胸椎レベルに多く，T1 強調像で脊髄と等信号，T2 強調像で軽度低〜高信号を呈し，均一に造影され，"dural tail sign"もみられる．NF2 で視神経に病変が生じることはないが，視神経鞘のくも膜に髄膜腫が発生した場合は視神経膠腫との鑑別が問題となる．

　NF2 に発生する上衣腫も通常の上衣腫と同様で，髄内正中部に T1 強調像で等〜わずかに高信号，T2 強調像で高信号の境界明瞭な病変で，強い造影増強効果を示す(図 14-9)．脊髄空洞症や囊胞をしばしば伴い，腫瘍の上端，または下端に hemosiderin cap による低信号を見ることもある[10]．多発例では string-of-pearls 様の造影増強効果を認める．

3) 診断プロセス

　NF2 の早期発見は，適切なカウンセリングや臨床的なマネージメントの点から重要である．30 歳未満で発症した聴神経腫瘍や髄膜腫を見た場合，NF2 を疑い検査を進める．MRI による脳，および全脊椎を高分解能 T2 強調像/MR 脳槽撮像と造影 T1 強調像を撮像することで，NF2 の約半数に無症候性の小さな神経鞘腫や脊髄内上衣腫が認められる．

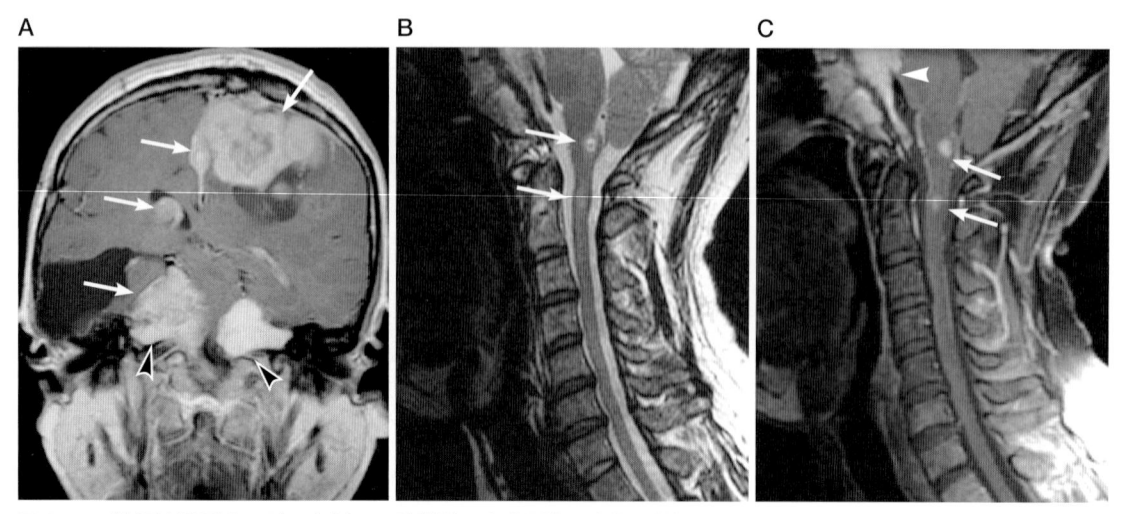

図14-9 神経線維腫症2型に合併した髄膜腫，上衣腫(30歳台男性)
A：造影T1強調冠状断像，B：T2強調矢状断像，C：造影T1強調矢状断像　造影T1強調冠状断像(A)では，両側聴神経腫瘍(▶)，多発する髄膜腫(→)を認める．T2強調像(B)では延髄および上部頸髄内に多発する高信号域があり(→)，造影T1強調矢状断像(C)で増強効果を認める．斜台には髄膜腫を認める(▶)．

　神経鞘腫は両側同時に発生するとは限らず，対側の病変が非常に小さく，年月を経てから発見されることもある．NF2と診断されれば，生涯にわたる定期的なMRIによる検査が必要である．造影剤の使用が望ましいが，高分解能T2強調像や拡散強調画像を組み合わせることで，造影剤の使用回数を減らすことは可能である．

c. schwannomatosis

　schwannomatosisはNF1，NF2の次に多いとされる神経線維腫症で，多発する神経鞘腫がみられるが，NF2に特徴的な両側聴神経腫瘍を認めない．原因遺伝子*SMARCB1*は第22番長腕(22q11.23)にある腫瘍抑制遺伝子で，*NF2*遺伝子とそう遠くない位置にある．NF2よりもまれとされ，遺伝形式ははっきりしていない．約75％に脊髄神経鞘腫が発生し，15％は皮下に，10％に聴神経鞘腫以外の頭蓋内神経鞘腫がみられる．5％に髄膜腫を生じるが，その多くは円蓋部と大脳鎌に生じる．馬尾神経に多発して生じた場合は，NF2と同様にdrop metastasisに似る[4,8]．

14.2 結節性硬化症 tuberous sclerosis complex：TSC

1）病態と臨床

　結節性硬化症（TSC）は神経線維腫症1型に次いで多い神経皮膚症候群で，脳，皮膚をはじめ多臓器に過誤腫性病変を形成し，多彩な症状を呈する．発生頻度は約6000人に1人で，人種差，性差はない[12]．常染色体優性遺伝を示すが，約60％は孤発例である．腫瘍抑制遺伝子の一種である *TSC1*（9q34に局在し，hamartinをコード）と *TSC2*（16p13.3に局在，tuberinをコード）が原因遺伝子として同定されている．2012年のTSC clinical consensus conferenceで改定された診断基準（**BOX 14-4**）では，遺伝子診断が新たに取り入れられているが，TSCの約20％は遺伝子異常が特定されないため，皮膚症状や画像から診断される[13]．

　痙攣発作，精神発達遅滞，顔面血管線維腫が古典的な3主徴とされたが，すべてが揃うのは30％程度である．神経学的症状としては痙攣発作が約75％，精神発達遅滞が約半数に認められ，自閉症（25～50％）もよくみられる[14]．

　結節性硬化症の脳病変は特徴的で，出生前から存在する．胚芽細胞層（germinal matrix）における幹細胞の異常により，神経細胞やグリアの分化，移動が適切に行われず，脳室上衣下，大脳皮質および両者間の経路に異常な細胞が生じたと考えられている[15]．

　皮膚症状は顔面血管線維腫が有名であるが，出現は幼児期である．皮膚の低色素斑は出生直後からみられることが多い．中枢神経系，皮膚以外に，眼（網膜過誤腫），腎（血管筋脂肪腫），肺（リンパ脈管筋腫症），心（横紋筋腫），骨，肝，消化管，血管など全身に種々の病変が生じる[16]．*TSC1* と *TSC2* は共同で作用するため，遺伝子変異の違いを臨床的に区別はできないが，*TSC1* と比較して *TSC2* 遺伝子変異では精神発達遅滞や難治性てんかん発作が多く，後述の上衣下結節や皮質結節数も多く，より重症とされる[14]．

2）MRI 所見

　脳病変は，1）皮質結節（cortical tuber），2）上衣下結節（subependymal nodule），3）上衣下巨細胞性星細胞腫（subependymal giant cell astrocytoma），4）白質病変（white matter lesion）の4つに大きく分けられる．

① 皮質結節　cortical tuber

　MRIでは90％以上で検出され，組織学的には異常な形態の神経細胞，グリア細胞，グリオーシス（gliosis），石灰化からなる過誤腫である．皮質結節が多いほど，早期にてんかん発作を起こしやすく，精神遅滞もきたしやすいとされる．大脳皮質から皮質下のT2強調像で軽度高信号，T1強調像で等～低信号を示す限局性病変や脳回の腫脹としてみられる（図14-10）．皮質結節の検出にはFLAIR像が優れており，高信号を呈する[4,12]（図14-11）．髄鞘化が未発達な新生児～乳児期は，皮質結節は白質と比べT2強調像で低信号，T1強調像で高信号を示し，皮質結節の信号を捉えにくい場合もあるため注意を要する．造影剤による増強効果は通常認めない．MR灌流画像では皮質結節は灰白質よりも灌流低下を示す．MRSではコリン（Cho）は正常～軽度上昇，NAAは軽度減少する．short TE

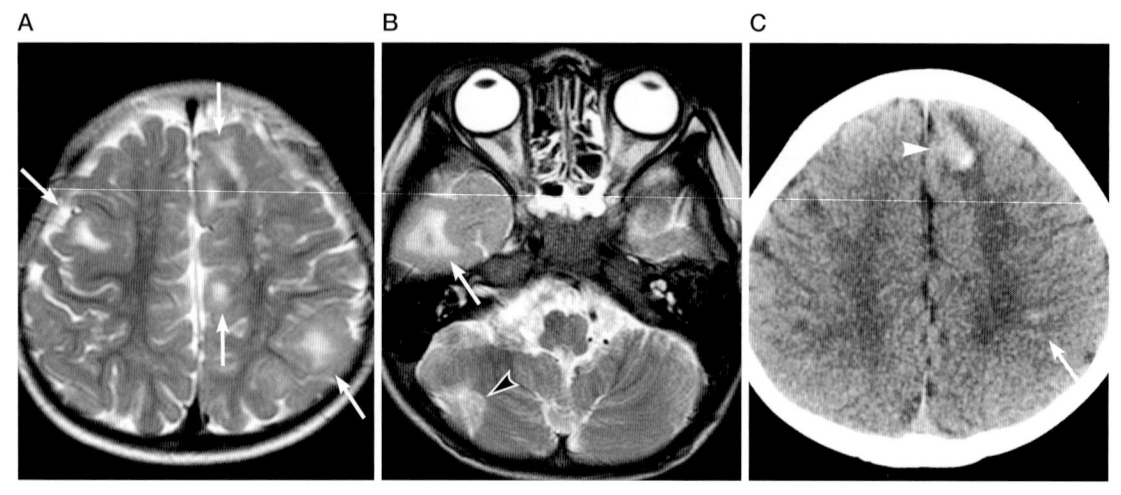

図 14-10　結節性硬化症（3 歳女児）
A：T2 強調像，B：T2 強調像，C：単純 CT　T2 強調像（A, B）では大脳皮質から皮質下白質に高信号域（皮質結節）が多発している（→）．右小脳半球に楔状の高信号域を認める（黒矢頭）．単純 CT（C）で皮質結節（白矢頭）や radially oriented white matter band（→）に石灰化を認める．

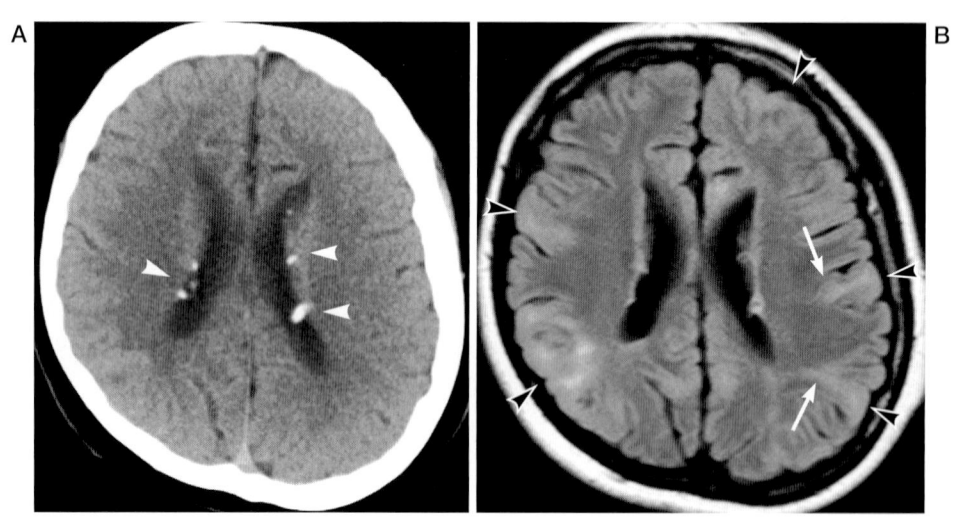

図 14-11　結節性硬化症（20 歳台女性）
A：単純 CT，B：FLAIR 像　側脳室壁に上衣下結節が多発しており，単純 CT（A）で石灰化が明瞭である（▶）．FLAIR 像（B）では皮質結節が多発し（▶），結節直下に radially oriented white matter band を伴う（→）．

（20～30 ms）ではミオイノシトールが上昇すると報告されている．石灰化は幼児期には少なく，年齢とともに頻度が高くなり，10 歳までに 50％の患者に認められる[12]（図 14-11）．時に囊胞様変化を伴うが，年長児より若年で多くみられ，囊胞様変化は T2 強調像で強い高信号，FLAIR 像で低信号域を呈する（図 14-12）[17]．

　9～44％の頻度で小脳にも結節がみられ（cerebellar tuber），楔状の形態を示すことが多い（図 14-10）．小脳結節の約 50％は経過中，造影増強効果が出現し，上衣下巨細胞腫に

BOX 14-4　結節性硬化症(TSC)の診断基準

A. 遺伝子検査での診断基準
TSC1, TSC2遺伝子のいずれかに変異があれば，結節性硬化症と確定診断できる．ただし，明らかに機能喪失をきたす変異といえない場合はこの限りではない．また，遺伝子変異が見つからない場合でも結節性硬化症の否定はできない．

B. 臨床診断基準
大症状
1) 低色素斑（3個以上，直径5mm以上）
2) 顔面血管線維腫（3個以上）または前額部線維隆起斑
3) 爪囲線維腫（2個以上）
4) shagreen patch（粒起革様皮）
5) 多発性網膜過誤腫
6) 皮質異形成（皮質結節・白質放射状遊走線を含める，3か所以上）
7) 上衣下結節（2個以上）
8) 上衣下巨細胞性星細胞腫
9) 心横紋筋腫
10) 肺リンパ脈管筋腫症＊
11) 腎血管筋脂肪腫（2個以上）＊

小症状
1) 散在性(confetti)皮膚病変
2) 歯エナメル陥凹（3個以上）
3) 口腔内線維腫（2個以上）
4) 網膜無色素斑
5) 多発性腎嚢胞
6) 腎以外の過誤腫

＊リンパ脈管筋腫症と腎血管筋脂肪腫の2つの大症状がある場合，確定診断には他の症状を認める必要がある．

確定診断：大症状2つ，または大症状1つと小症状2つ以上．

変化するという報告がある[18]．脳幹・脊髄病変は極めてまれである．

② 上衣下結節　subependymal nodule

側脳室上衣下の脳実質から発生する過誤腫で，90％以上に認められる．側脳室壁から脳室内に突出する結節としてみられ，"candle dripping appearance" とも表現される（図14-11,12）．結節の増大傾向はないか，あってもわずかである．組織学的に皮質結節とは異なり，画像的所見も異なる．MRIでは石灰化の程度に応じてさまざまな信号強度を示し，白質と比べT1強調像で等～軽度高信号，T2強調像で低～等信号を呈する．新生児期には石灰化はまれであり，年齢とともに出現，増加する．石灰化はCTで容易に同定されるが，MRIではT2＊強調像や磁化率強調画像が有用である．造影増強効果はないもの

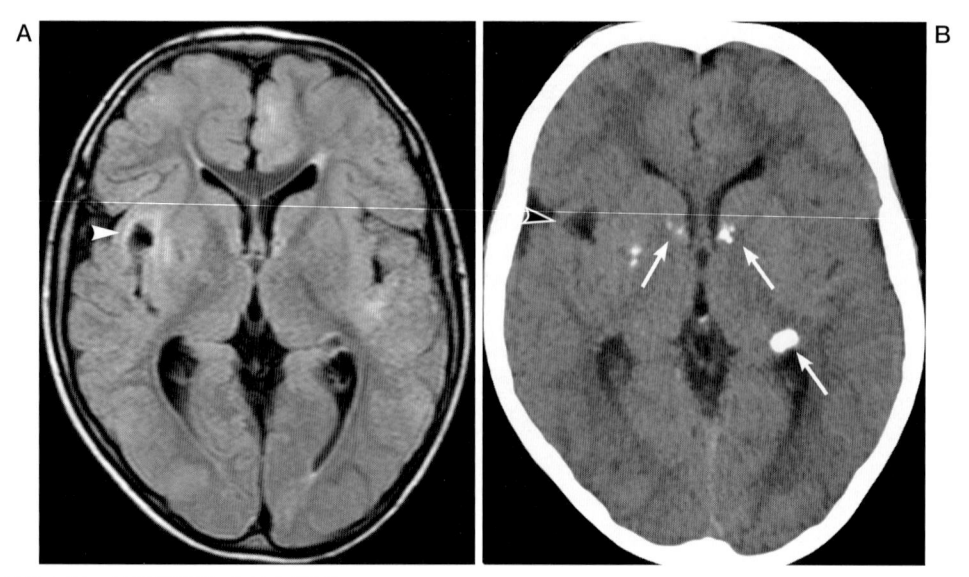

図14-12 結節性硬化症(5歳男児)
A：FLAIR像，B：単純CT　FLAIR像(A)では右島に皮質結節がみられ，囊胞状の低信号を呈する(▶)．単純CT(B)では低吸収域である(▶)．また石灰化した多数の上衣下結節が明瞭である(→)．

から強いものまでさまざまである．増強されても腫瘍化とはいえないが，Monro孔近傍に造影効果，増大傾向のある結節を認めた場合は，次項の上衣下巨細胞性星細胞腫を考慮する[4, 12]．

③ 上衣下巨細胞性星細胞腫　subependymal giant cell astrocytoma：SEGA

　上衣下巨細胞性星細胞腫(SEGA)は，上衣下結節が腫瘍性変化したものと考えられており，星細胞に類似した大型細胞からなり，核分裂像は乏しい．上衣下巨細胞性星細胞腫と上衣下結節は組織学的に区別しにくいことが多い．Monro孔近傍の側脳室壁から脳室内に突出する境界明瞭な脳室内腫瘍として描出される(図14-13)．脳室内に限局しており，脳実質に浸潤することはほとんどない．緩徐に増大する良性腫瘍で，WHO grade Iに相当する[19]．多くは結節性硬化症(TSC)の一部分症として20歳台までに認められ，TSCの5〜15％に生じるとされる．

　T1強調像でやや低〜等信号，T2強調像では不均一な高信号，強い造影効果を示す．石灰化は高頻度にみられ，囊胞，出血を伴うこともある．上衣下結節とは造影効果の有無では鑑別できず，12 mm径以上の上衣下結節は上衣下巨細胞性星細胞腫と考えるべきとの報告もあるが，サイズのみでも明確には鑑別できない．少なくともMonro孔近傍に発生し，増大傾向で造影効果のある上衣下結節は，上衣下巨細胞性星細胞腫を疑うべきである．増大が急速な場合や，Monro孔を閉塞して水頭症をきたした場合はシャント手術や腫瘍切除術の適応となるが，予後は良好である．鑑別には中枢性神経細胞腫(central neurocytoma)，上衣下腫(subependymoma)などの脳室内腫瘍があがるが，TSCの既往や他の上衣下結節が認められれば鑑別は容易である．TSC以外で上衣下巨細胞性星細胞腫が生じるかは議論が分かれる．

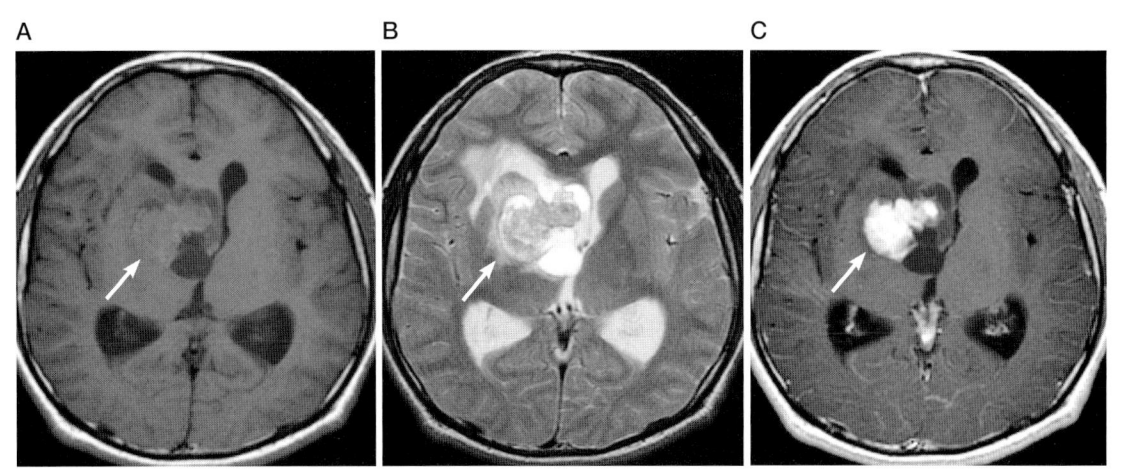

図 14-13 上衣下巨細胞性星細胞腫（16 歳男性）
A：T1 強調像，B：T2 強調像，C：造影 T1 強調像　T1 強調像(A)，T2 強調像(B)では，右 Monro 孔付近に腫瘍を認め，囊胞成分を伴う．脳内に進展し，尾状核部に浮腫を認める(→)．側脳室は両側とも拡張している．造影 T1 強調像(C)では充実部に強い増強効果を認める(→)．

④ 白質病変　white matter abnormalities

　TSC の 80％以上に T2 強調像で白質に線状・索状の高信号域を認める(図 14-11 参照)．皮質結節の直下に連続してみられることが多く，側脳室壁と垂直方向に走行し，radially oriented white matter band とよばれる．神経細胞遊走の経路に沿った異常細胞の集積と考えられている．新生児～乳児期は白質の髄鞘化が未発達なため，皮質結節の場合と同様に病変は T1 強調像で高信号，T2 強調像で低信号を示す．

　その他の白質病変として，側脳室周囲白質に嚢胞様病変を認めることがある[20]が，その成因は不明である．

⑤ その他

　まれに片側巨脳症，transmantle dysplasia などを伴うことが報告されている．

3）診断プロセス

　臨床症状の発現時期や重症度は個体差が大きいため，診断とともに経過観察が必要である．また治療薬として mTOR 阻害薬が開発されていることから，早期診断は重要である．MRI は胎児期より特徴的な皮質結節が描出でき，出生前診断も可能であることから必須の検査といえる．乳児から小児期にはてんかん重積発作や脳腫瘍がおもな死亡原因となるため，被曝を避けるべく，6 か月～1 年程度の間隔での MRI が推奨される．

14.3 von Hippel-Lindau 病

1）病態と臨床

　von Hippel-Lindau 病（VHL）は脳，脊髄，網膜の血管芽腫（hemangioblastoma），内リンパ管嚢腫，腎細胞癌，腎嚢胞，褐色細胞腫，膵嚢胞，膵神経内分泌腫瘍，精巣上体嚢胞腺腫などを生じる常染色体優性の遺伝性腫瘍症候群である．どの腫瘍も多発し再発して一生期間発症する．*VHL* 遺伝子は第3番染色体短腕（3p25-26）に存在する腫瘍抑制遺伝子で，患者のほぼ100％に変異が検出される．発生頻度は36,000人に1人とされ，性差はない．約20％は突然変異の孤発例である．浸透率は高く，遺伝子変異を有する90％以上が65歳までに VHL に関連した症状を発症する[21]．診断基準を **BOX 14-5** に示す．褐色細胞腫合併のリスクから4つの型に細分類される（**BOX 14-6**）．

　網膜の血管芽腫は平均25歳で発見され，しばしば初発症状となり，失明の原因となる．頭蓋内病変は，20～30歳台で診断される例が多く，思春期前の発症はほとんどない．症状は発生部位に依存するが，QOL に大きく関わる．腎癌は約40％の患者に生じ，しばしば多発性，両側性に発生し，主要な死因となる．褐色細胞腫は高血圧発作などの症状を示す．

2）MRI 所見

① 中枢神経系の血管芽腫　hemangioblastoma

　中枢神経系の血管芽腫は VHL の約8割に認められ，好発部位は小脳（70％），脊髄（40％），脳幹（10％）で，大脳半球はまれである．

i）小脳血管芽腫

　VHL の半数以上に認められ，小脳血管芽腫をもつ患者のうち約1/4は VHL である．孤発性の血管芽腫と同様，嚢胞と強く増強される壁在結節が典型的であり（**図 14-14**），結節内や周囲には拡張した流入動脈や流出静脈を表す signal void がみられる．充実性の病変部は T1 強調像で等信号，T2 強調像で高信号，拡散強調画像では低信号を呈し，しばしば腫瘍内出血を伴う[22,23]．周囲の浮腫や嚢胞は，無症候性よりも症候性で多くみられる[4,8,24]．VHL ではしばしば多発性であり，嚢胞を伴わない充実性病変の頻度が高いとされるが，無治療で経過を見ると，充実部の増大は遅く，病変周囲の浮腫やこれに伴う嚢胞形成が無治療の経過中に生じてくる．MRS では，Cho/Cr は上昇するが，高い脂質（lipid）ピークに対して，NAA，乳酸（lactate）のピークを認めない点が特徴的とする報告がある[25]．

　鑑別には，壁在結節がある場合は毛様細胞性星細胞腫があげられる．灌流画像では血管芽腫の cerebral blood volume は毛様細胞性星細胞腫と比較して高値であり，周囲の浮腫も強い傾向がある[26]．充実性病変の場合は腎癌の転移，壁在結節を描出できない場合はくも膜嚢胞や類表皮嚢胞との鑑別が必要となる．

ii）脊髄血管芽腫

　VHL の約30％に認められ，好発部位は髄内，特に脊髄背側が多い．胸椎・頸椎レベル

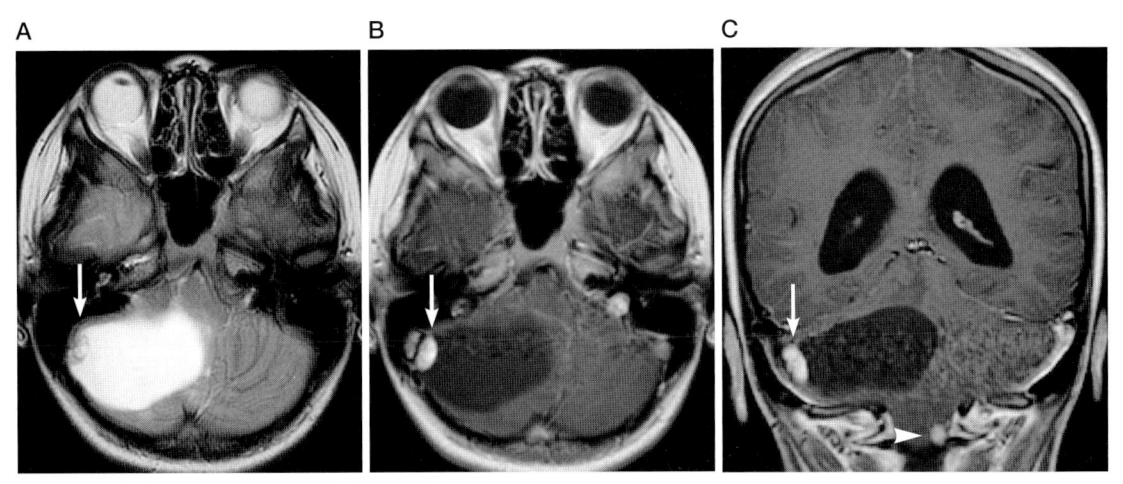

図14-14 小脳・頸髄血管芽腫（17歳女性）
A：T2強調像，B：造影T1強調像，C：造影T1強調冠状断像　右小脳半球に囊胞性病変がみられる．右側壁の壁在結節はT2強調像(A)で高信号，造影T1強調像(B, C)では強く増強される(→)．造影T1冠状断像(C)では頸髄左側にも増強される病変がみられる(▶)．

BOX 14-5　VHLの診断基準

1) 中枢神経の血管芽腫を2つ以上認める．
2) 1つの中枢神経の血管芽腫と以下の1つを合併．
   - 多発性腎および膵囊胞
   - 網膜血管芽腫
   - 腎細胞癌
   - 褐色細胞腫
   - 膵腫瘍（神経内分泌腫瘍か膵漿液性囊胞腺腫）
   - 精巣上体乳頭状囊胞腺腫
1) VHLの家族歴と上記のいずれか1つ．
2) VHL遺伝子の変異

BOX 14-6　VHLの細分類

- VHL type 1　褐色細胞腫のリスクが低い．
- VHL type 2　褐色細胞腫のリスクが高い．
    - type 2A　腎細胞癌のリスクが低い．
    - type 2B　腎細胞癌のリスクが高い．
    - type 2C　褐色細胞腫のみを認めるもの．

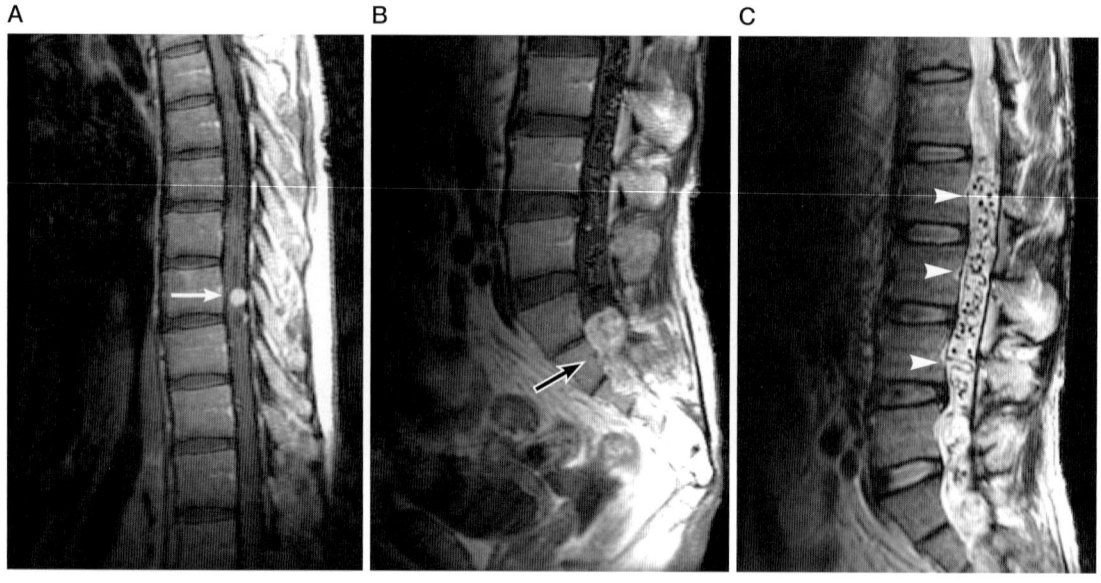

図 14-15　脊髄血管芽腫（50 歳台男性）
A, B：造影 T1 強調矢状断像，C：T2 強調矢状断像　造影 T1 強調像（A, B）では胸髄内，仙骨硬膜内に強く造影される腫瘤を認める（→）．T2 強調像（C）では硬膜内に拡張した腫瘍血管が多数の signal void としてみられる（▶）．

が主体で，腰仙部はまれである．単発もしくは多発し，通常 10 mm 以下のサイズで，境界明瞭で，症状を伴う場合は脊髄空洞症を合併している（図 14-15）．表面には腫瘍血管が拡張，蛇行して描出されるが，直径 25 mm 以上の腫瘍であれば必発する[27]．腫瘍内出血やくも膜下出血を呈することもある．

iii）その他の血管芽腫

天幕（テント）上に発生する血管芽腫はまれであるが，下垂体柄や視床下部，視神経，脳室，海馬，Sylvius 裂，脳梁，髄膜などの報告があり，特に下垂体柄が多い[28,29]．

② 網膜血管芽腫　retinal hemangioblastoma ("angioma")

網膜の病変は，しばしば血管腫（angioma）と記載されているが，その本体は小脳の病変と同じ血管芽腫である．約半数に認められ，その半数は両側性，2/3 は多発性である．しばしば網膜剥離，硝子体出血を伴う．CT，MRI では病変が小さいためわからないことが多い．大きな病変は T1 強調像で硝子体より高信号を呈し，造影で強い増強効果を示す眼球内結節性病変としてみられる[22]．

③ 内リンパ管嚢腫　endolymphatic sac tumors

内リンパ管嚢由来の乳頭状嚢胞腺腫で von Hippel-Lindau 病の約 7～15％にみられる．症状は耳鳴，難聴，回転性めまい，顔面神経障害，時に耳出血を呈し，片側発生が多い．両側性は 7％にみられる．

CT では前庭水管を中心とした錐体骨後縁の限局的な骨破壊を認める．緩徐に発育するため，腫瘍の中心に骨破壊と骨新生による線状，網状や鋸歯状の石灰化や辺縁に硬化性変化がみられる（図 14-16）．MRI では出血や蛋白，炎症細胞やコレステロールなどを反映し，T1 強調像では高信号域を混じた不均一な信号で，T2 強調像では高信号が主体とな

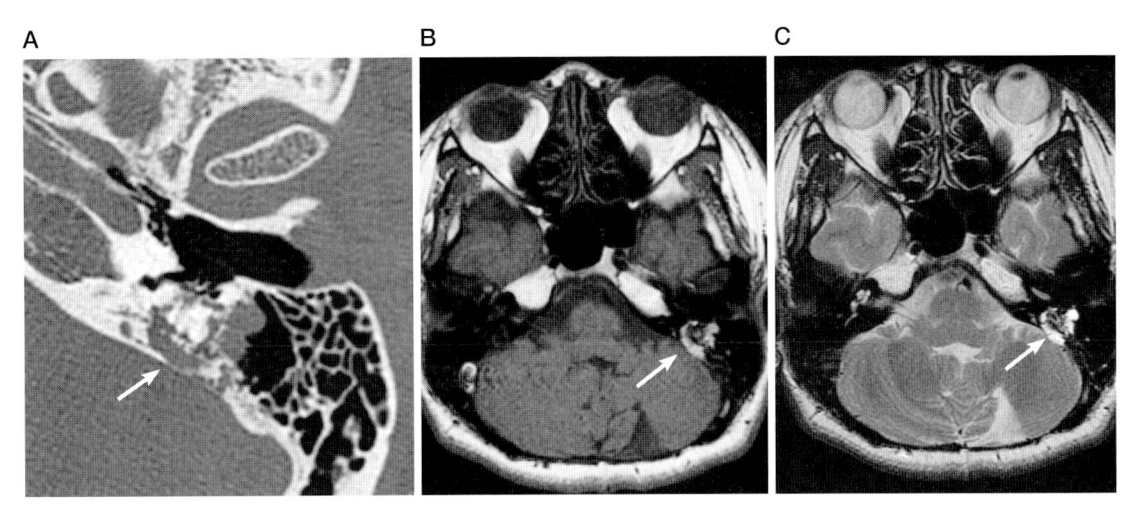

図 14-16　内リンパ管囊腫(30 歳台女性)
A：単純 CT，B：T1 強調像，C：T2 強調像　単純 CT(A)では左前庭水管は拡張し，周囲に破壊・進展する腫瘤を認め，変形した骨遺残による石灰化がみられる(→)．T1 強調像(B)，T2 強調像(C)では左側頭骨の腫瘤は高信号を呈し(→)，中心に石灰化に一致した低信号を認める．

る．非常に血管豊富で，強い造影増強効果を認める[4, 8, 22]．

④ その他の中枢神経病変

上衣腫，神経芽腫，星細胞腫，髄膜腫がみられたという報告があるが，いずれもまれである．

3) 診断プロセス

臨床的に疑われた場合は，造影 MRI による脳脊髄の検査が必要である．診断後は遺伝子検査とともに，定期的な眼底検査，聴力検査，腹部の評価を行い，思春期からは 2 年毎の脳・脊髄の造影 MRI を併用する．また腎細胞癌は血管芽腫とともに本症の患者の予後を規定するため，注意深い経過観察が必要である．VHL Alliance からはスクリーニングのガイドラインが示されている[30]が，腹部に関しては被曝を避けるため，超音波検査および MRI による定期的な検査が推奨される．

14.4 Sturge-Weber 症候群

1）病態と臨床

　Sturge-Weber 症候群は顔面，脈絡膜，脳軟膜の血管腫を特徴とする非遺伝性の神経皮膚症候群で，encephalotrigeminal angiomatosis（あるいは meningofacial angiomatosis）ともよばれる．病変部に限局した *GNAQ* という体細胞遺伝子の異常が報告されている[31]．発生頻度は5万人に1人とされ，性差はない．古典的三徴は，痙攣，精神発達遅滞，および生下時より前頭部，眼瞼，頬部など三叉神経領域（おもに第1, 2枝領域）にみられる紅斑 "port-wine stain" である．

　port-wine stain は Sturge-Weber 症候群の95％に生じ，多くは片側で，経時的に変化しない．なお，port-wine stain の8～33％に Sturge-Weber 症候群を認めるとされる．Sturge-Weber 症候群の75％で1歳までに痙攣がみられ，次第にてんかん発作，不全片麻痺，精神遅滞を呈する[32]．眼症状は脈絡膜血管腫による眼圧亢進（緑内障）や角膜径の拡大（牛眼）を示す．顔面病変あるいは頭蓋内病変を伴わない場合は不全形と考えられている[4,8]．

2）MRI 所見

　Sturge-Weber 症候群の診断には，軟膜血管腫を描出することが決定的である．造影 MRI が最も有用で，その広がりが重症度に関連する．軟膜血管腫はおもに後頭部から頭頂部に分布するが，20％は両側性に，11％は天幕（テント）下に病変がみられる．造影 MRI では脳回表面に沿って脳溝内まで増強効果を認め，しばしばくも膜下腔も増強される（図 14-17）．造影 T1 強調像よりも造影 FLAIR 像が病変の描出に優れる．出生直後には目立たず，数か月から1年ほどで明瞭となる．高度の萎縮，石灰化をきたした場合は増強効果がみられなくなる．

　軟膜血管腫では皮質静脈の還流障害により，代償性に深部静脈系への側副路が発達する[32]．造影 MRI では拡張した髄質静脈がみられるが，磁化率強調画像でより明瞭に描出される[33,34]．患側脈絡叢は軟膜血管腫の大きさに応じて腫大し，造影 MRI で良好に増強されるが，深部静脈還流の増加に伴う脈絡叢過形成と考えられている．灌流画像では軟膜血管腫下の脳実質は低灌流となり，局所脳血流量（rCBF）の低下，平均通過時間（MTT）の延長を認める[8]．

　静脈還流障害による慢性虚血により，病変部の皮質は萎縮し，白質は虚血やグリオーシスを反映して T2 強調像で高信号を呈する．頭部 CT で軟膜血管腫下の皮質に石灰化を生じるが，2歳未満で見ることは少なく，20代後半まで徐々に萎縮・石灰化が進む．単純 X 線写真での "tram-track sign" とよばれる脳回に沿った平行線の石灰化は有名である．MRI T2 強調像では低信号，T2* 強調像や磁化率強調画像ではさらに明瞭となる．患側の萎縮に伴い，頭蓋骨肥厚や副鼻腔・乳突蜂巣の拡大を生じることもある．

　髄鞘化前の小児では，T2 強調像で軟膜血管腫下の白質に低信号が認められることが多く，拡散は低下，FA（fractional anisotropy）は上昇する．その機序は不明だが，静脈うっ

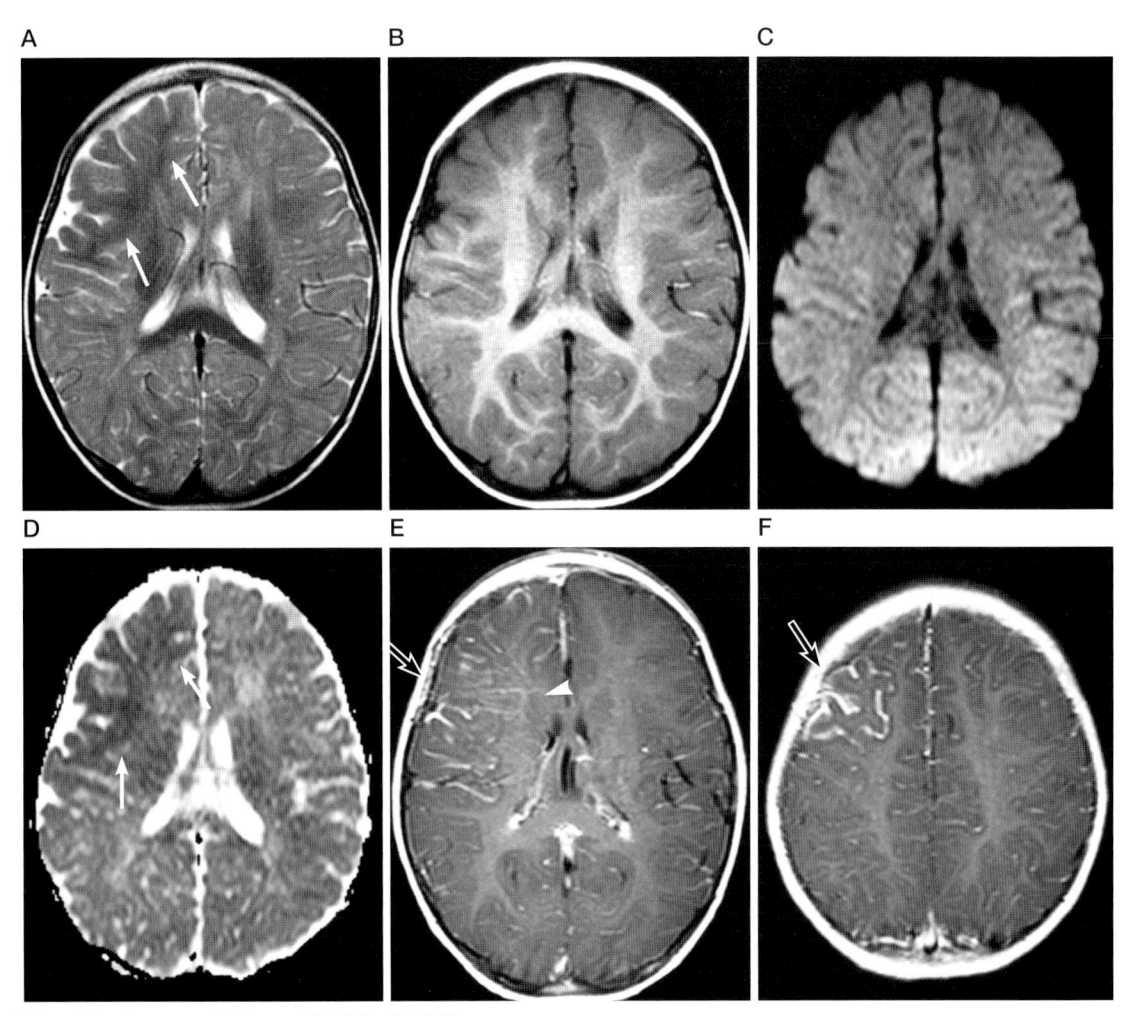

図 14-17　Sturge-Weber 症候群（1 歳女児）
A：T2 強調像，B：T1 強調像，C：拡散強調画像，D：ADC map，E, F：造影 T1 強調像（1 年後）　部分発作を繰り返すため MRI が施行された．T2 強調像（A）では右前頭葉の硬膜下腔が拡大し，皮質の軽度萎縮があり，皮質下白質は対側より低信号を呈する（→）．T1 強調像（B），拡散強調像（C）では信号異常ははっきりしない．ADC map（D）では ADC 値は低下している（→）．1 年後の造影 T1 強調像（E, F）では，右前頭葉の脳回，脳溝に沿って増強効果を認め（→），拡張した髄質静脈は線状に描出される（▶）．

滞による細静脈内の deoxyhemoglobin 増加，あるいは異常な髄鞘化（hypermyelination, accelerated myelination）と考えられている[35, 36]．痙攣の精査で乳幼児に当初から造影検査を行うことは少なく，T2 強調像における皮質下白質の低信号は，Sturge-Weber 症候群を疑うきっかけとして重要である．

3）診断プロセス

典型的な顔面皮膚病変と痙攣から Sturge-Weber 症候群が疑われ，MRI が施行される．造影 MRI は必須だが，新生児では MRI で病変が認められないこともあり，疑診例では経過観察の MRI を必要とする．髄鞘化前の小児では T2 強調像における病変部皮質下白質

の低信号が診断の手がかりとなる．

　脳表に沿った石灰化を認める場合は結節性硬化症の皮質結節，層状壊死を伴う梗塞，髄膜炎，髄膜血管腫症などが鑑別にあがる．髄膜血管腫症では皮膚病変，網膜病変，大脳萎縮がみられない点が鑑別になる．顔面に母斑を伴う患者で脳表に沿った造影増強効果を認める場合，Wyburn-Mason症候群(Sturge-Weber症候群の顔面・脈絡膜血管腫に同側の頭蓋内動静脈奇形合併)や，Klippel-Trenaunay-Weber症候群(四肢の血管腫や静脈瘤，動静脈瘻に伴う片側肥大を主徴とするKlippel-Trenaunay症候群にSturge-Weber症候群合併)などを考慮する．

14.5　神経皮膚黒色症　neurocutaneous melanosis

1）病態と臨床

　神経皮膚黒色症は，胎生期メラノブラストの異常増殖により，皮膚と中枢神経，おもに脳軟膜にメラノサイトの増殖をきたすまれな神経皮膚症候群である．遺伝性はなく，性差はみられない．出生直後より背部から殿部，頭部，頸部，脊椎部に色素性母斑が存在する．

　診断は色素性母斑が3つ以上多発するか，大型の病変(成人で20 cm以上，乳幼児では頭頸部9 cm以上，体部6 cm以上)を有し，さらに中枢神経系色素性病変の存在でなされる．大型の色素性母斑の10～30％にMRIで神経皮膚黒色症を認める[37,38]．

　中枢神経系の病変は軟膜，脳実質のメラニン細胞増生で，軟膜，側頭葉前部，扁桃体，視床，小脳などに好発し，脊髄にもみられるが，ほとんどはMRIで診断される．MRIで陽性所見を呈する7％が，頭痛，痙攣，水頭症などの症候性神経皮膚黒色症となるが，多くは1歳までに発症し，予後不良である．

2）MRI所見

　MRIでは，メラニンのT1およびT2短縮効果を反映して，T1強調像で軽度高信号，T2強調像で軽度低信号を示す小病変として認められる(図14-18)．原因は不明だが，髄鞘化が完成するとメラニンの異常信号が検出できなくなるため，MRIは乳児期早期，できれば4か月までにMRIを実施するほうがよい[38]．メラニンの沈着(メラノーシス)が目立つ場合は水頭症を伴う．小脳，特に虫部と橋にメラノーシスが合併すると低形成となるが，幼児期にはメラノーシスの描出は不明瞭となる．小脳低形成を伴う神経皮膚黒色症の～10％に第四脳室拡大を認め，Dandy-Walker奇形と診断される．くも膜囊胞や脂肪腫の合併もみられる．

　皮膚，中枢神経病変はともに悪性化の危険が高いが，特に脳軟膜病変での悪性化が多い．造影MRIでは脳軟膜メラノーシスに増強効果はないが，悪性転化，くも膜下腔への進展により増強効果が出現する[8]．

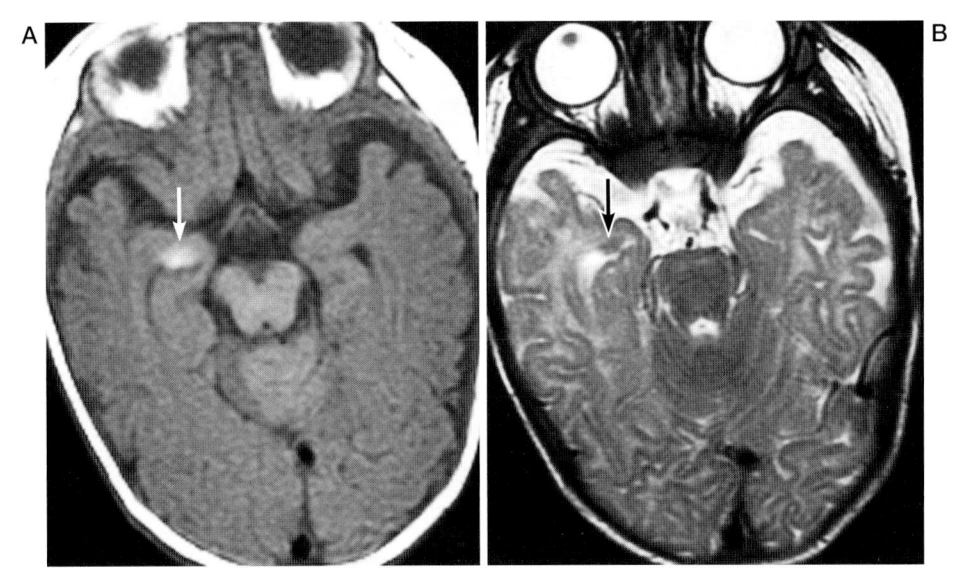

図14-18 神経皮膚黒色症(2歳男児)
A：T1強調像，B：T2強調像　右側脳室下角の前縁に接して，T1強調像(A)で高信号，T2強調像(B)で低信号を示す小病変(メラニン沈着)が認められる(→)．（寺田一志，百島祐貴：神経皮膚症候群．細矢貴亮・他編：脳脊髄のMRI 第2版．メディカル・サイエンス・インターナショナル，2009：529-544，より許可を得て転載）

14.6 その他の神経皮膚症候群

表14-3に神経皮膚症候群に分類されるその他の疾患のおもな特徴をまとめた．

a. 血管拡張性運動失調症　ataxia-telangiectasia, Louis-Bar 症候群

　小脳失調，毛細血管拡張，免疫不全，悪性腫瘍の好発，早老症，高い放射線感受性を特徴とする．4万人に1人とされ，常染色体劣性遺伝を示す．小脳失調は小児期早期より起こり，MRIでは小脳皮質優位の萎縮を認める．成人の60％にはT2*強調像や磁化率強調画像で脳内に多数の点状低信号域を認め，毛細血管拡張からの微小出血と考えられている[39]．悪性腫瘍の合併頻度が10〜15％と高く，若年者では悪性リンパ腫や白血病，成人では上皮性悪性腫瘍が多い．

b. 色素失調症　incontinentia pigmenti, Bloch-Sulzberger 症候群

　生下時から4〜5歳時頃までの間に皮膚に特有な色素沈着を伴う経過を経て，最終的には自然消褪する．骨・眼・歯・爪・毛髪・中枢神経系などに先天異常を合併する．X連

表14-3 その他の神経皮膚症候群

疾患名	遺伝形式	皮膚病変	神経病変	その他の病変
色素失調症(incontinentia pigmenti) Bloch-Sulzberger症候群	伴性優性 NEMO (Xq28), 男性では致死的	出生直後より小水疱を伴う全身の紅斑→丘疹→線状, 網状色素沈着→徐々に消退	大脳白質の多発斑状病変(CTで低吸収, T2強調像で高信号), 脳梁低形成	網膜症, 小眼球症
基底細胞母斑症候群 Gorlin-Goltz症候群	常染色体優性 PTCH(9q22.3)	多発基底細胞癌, 表皮嚢胞, 掌蹠小陥凹	硬膜の石灰化, 脊椎異常(後弯, 脊椎披裂, 椎体癒合など), 髄芽腫の合併(20%)	上・下顎骨の歯原性角化嚢胞
伊藤白斑(hypomelanosis of Ito)	散発性, 一部常染色体優性, 性差なし	全身あるいは半身の白斑(線状, 斑状)	片側巨脳症, 異所性灰白質, 多小脳回, 白質信号異常	半身肥大, 脊椎後側弯, 内/外反足, 生殖器・心奇形
diffuse neonatal hemangiomatosis	散発性	皮膚とともに肝, 肺, 消化管, 脳, 髄膜などに多発血管腫	脳・脊髄血管腫, 脳出血	肝・肺・小腸などの血管腫(→心不全, 内臓出血)
Chediac-Higashi症候群	常染色体劣性 CHS1	部分的白子症	髄鞘化遅延, 大脳萎縮, 小脳や脳幹にT2強調像高信号域	易感染性
Parry-Romberg症候群	散発性	片側皮膚, 皮下組織の進行性萎縮	同側大脳皮質の石灰化, 白質のT2延長巣, 深部灰白質と脳梁に囊胞形成	
Cowden病	常染色体優性 PTEN(10q23.3)	顔面皮膚の外毛根鞘腫, 多彩な皮膚腫瘍	Lhermitte-Duclos病, 巨頭症	乳癌, 甲状腺癌, 子宮内膜癌
encephalocraniocutaneus lipomatosis	散発性	片側性脂肪腫	小脳橋角部の脂肪腫, くも膜囊胞, 萎縮	眼脂肪類皮腫
表皮母斑症候群(epidermal nevus syndrome)	散発性	表皮母斑	神経細胞遊走異常, 脳梁低形成, 小脳虫部低形成, vascular dysplasia	多彩な眼症状(コロボーマ, 視神経形成異常など)
血管拡張性運動失調症(ataxia-telangiectasia) Louis-Bar症候群	常染色体劣性 ATM(11q23.1)	毛細血管拡張(眼球結膜, 顔面, 四肢)	小脳萎縮, T2*強調像での多数の点状低信号	免疫不全, 悪性腫瘍, 早老症
髄膜血管腫症(meningoangiomatosis)	散発性, NF2の不全型?		大脳皮質, 時に髄膜に過誤腫性病変(髄膜皮細胞, 小血管, 線維芽細胞, 石灰化)	
Wyburn-Mason症候群	散発性	毛細血管拡張症	片側視路に沿う動静脈奇形(網膜〜視神経〜外側膝状体〜後頭葉)	網膜動脈瘤
先天性出血性毛細血管拡張症 Rendu-Osler-Weber症候群	常染色体優性	毛細血管拡張症	脳・脊髄動静脈奇形→くも膜下出血, 脳膿瘍	消化管粘膜, 気道粘膜, 肺, 肝などの多発血管奇形(毛細血管拡張, 動静脈奇形, 動脈瘤)
PHACE(S)症候群	散発性	血管腫	後頭蓋窩の先天奇形・脳血管形成異常	心・血管奇形, 眼奇形
青色ゴムまり様母斑 (blue rubber bleb nevus syndrome)	散発性, 一部常染色体優性(9p)	海綿状血管腫	多発静脈奇形, sinus pericranii	消化管粘膜の海綿状血管腫(→貧血, 腸重積)

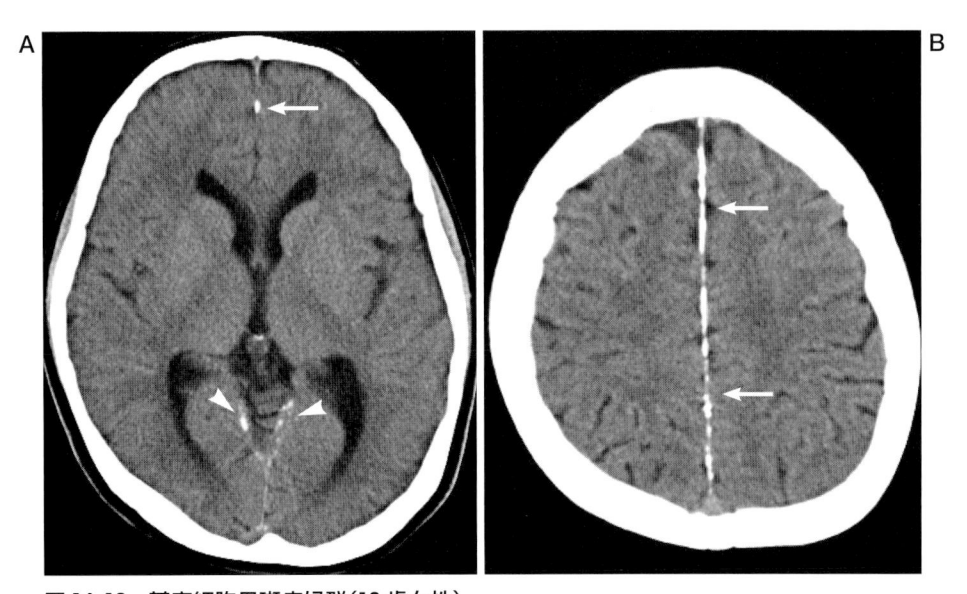

図14-19 基底細胞母斑症候群（19歳女性）
A, B：単純CT　小脳天幕（▶），大脳鎌（→）に石灰化がみられる．

鎖優性遺伝形式であり，遺伝子異常をもつ男児の大部分は胎内死亡し，97％は女児である．1/3～1/2にさまざまな中枢神経の異常（小頭症，水頭症，視神経萎縮，おもに新生児期には脳室周囲や皮質・皮質下に梗塞や脳症様のT2延長域や出血・壊死など）を合併する[40]．

c. 基底細胞母斑症候群　basal cell nevus syndrome, Gorlin-Goltz 症候群

　幼少時より多発する基底細胞母斑（後に悪性化），上・下顎骨歯原性角化囊胞を認め，硬膜の石灰化，手掌・足底の小陥凹，肋骨，脊椎などの骨格奇形を特徴とする疾患である．常染色体優性遺伝で，約半数は家族性に発症し，性差はない．癌抑制遺伝子である9q22.3に位置する *PTCH* 遺伝子が原因として特定されている．画像所見は硬膜の石灰化が特徴的で（図14-19），水頭症，脳梁欠損もみられる．4～20％で髄芽腫を発症し，髄芽腫患者の1～2％を占める．髄芽腫は好発年齢よりも若年（2歳以下）で発症するとされ，硬膜石灰化の有無を評価する必要がある[41]．

d. 伊藤白斑　hypomelanosis of Ito

　以前は incontinentia pigmenti achromiens ともよばれた．常染色体優性遺伝を示すものがあるが，孤発例が多い．性差はない．単一の疾患ではなく，さまざまな遺伝子異常による症候群と考えられている．皮膚の渦巻き状，縞状，斑状の脱色素斑を特徴とし，小頭症，片側肥大症，円背，側弯，その他の骨格異常や，心臓，生殖器系などの異常を伴う．神経学的には痙攣や精神発達遅滞がみられる．約50％に中枢神経の病変を認め，片側巨脳症，異所性灰白質，多小脳回，白質の信号異常，血管周囲腔拡大，萎縮/半側萎縮など

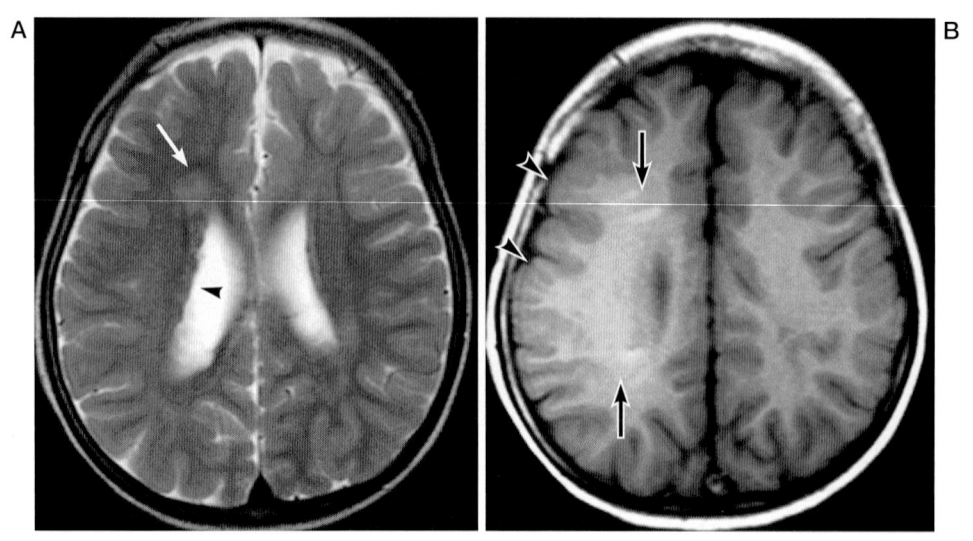

図14-20　伊藤白斑(3歳女児)
A：T2強調像，B：T1強調像　生下時から白斑があり，1歳時からてんかんを発症した．T2強調像(A)では右前頭葉深部白質に斑状の高信号域を認め(→)，右側脳室壁には異所性灰白質を認める(▶)．T1強調像(B)では右大脳深部白質に斑状の高信号域が散在し(→)，前頭葉の脳回には多小脳回を認める(▶)．

が報告されているが[42]（**図14-20**），疾患に特異的な画像所見はなく，画像上は正常のことも多い．診断は皮膚所見でなされる．

e. PHACE(S)症候群　PHACES association

　乳幼児の血管腫に，脳，血管，眼などの全身異常を伴う症候群であり，次の5つないし6つの徴候の頭文字どおりに，Posterior fossa brain malformation（後頭蓋窩異常），Hemangiomas of the face and neck，Arterial anomalies（顔面・頭蓋部の乳児血管腫），Cardiac defects/Coarctation of the aorta（心奇形・大動脈縮窄症），Eye/Endocrine anomalies（眼，内分泌異常），Sternal defect（胸骨欠損）がみられる[43]．男女比は1：9と女児に極めて多い．まれな疾患ではなく，頭頸部・顔面領域に大きな乳児血管腫(特に5 cm以上)を呈する例の20%にPHACES症候群の可能性があり[44]，頭部MRI/MRAをはじめとした全身検索をすべきである．頭部血管では頸動脈・椎骨動脈の異形成，狭窄，閉塞，欠損や瘤形成がみられる（**図14-21**）．

f. Parry-Romberg症候群　progressive facial atrophy

　顔面片側が徐々に萎縮する疾患で，皮下脂肪組織，結合組織から萎縮が始まり，多くは2～10年で進行が停止する．さらに進行する例では舌，筋肉，骨，大脳に萎縮が及ぶ．女性，左側に多いとされるが，5%で両側に生じる．65%にてんかんや頭痛，三叉神経痛を伴う．CTでは顔面萎縮と同側の大脳萎縮，大脳皮質の石灰化を認め，MRIではT2強調

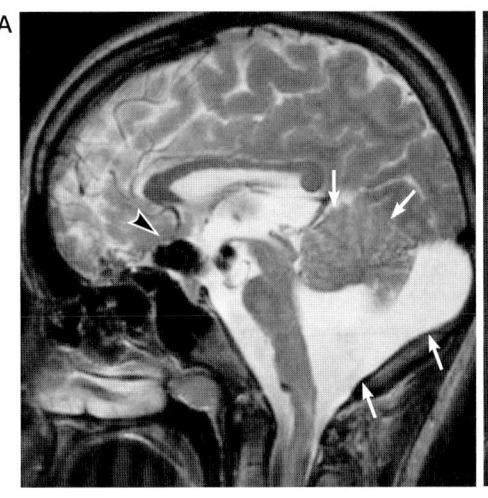

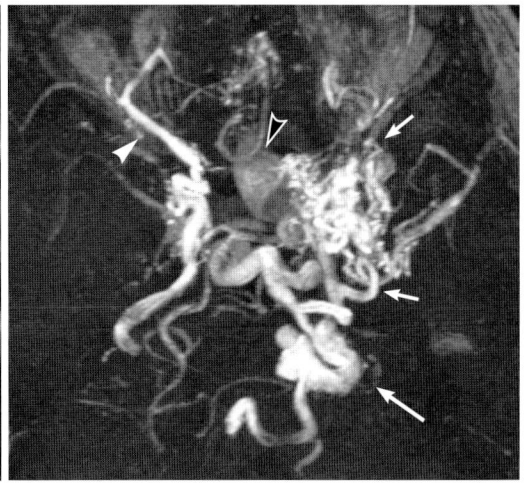

図14-21 PHACES症候群(11歳女児)
A：T2強調矢状断像，B：MRA（軸位像） 生下時より左顔面に大きな血管腫がみられた．T2強調像(A)ではDandy-Walker奇形（小脳虫部形成不全，第四脳室と交通する後頭蓋窩嚢胞，静脈洞交会高位）を認め（小矢印），鞍上部には大きなsignal voidを認める（黒矢頭）．MRA(B)では左内頸動脈の形成異常による多数の血管がみられ（小矢印），鞍上部には動脈瘤を伴う（黒矢頭）．右内頸動脈から前頭蓋底に連続する異常血管があり（白矢頭），椎骨脳底動脈には蛇行，動脈瘤を認める（大矢印）．（熊本大学放射線科 平井俊範先生のご厚意による）

図14-22 Parry-Romberg症候群(11歳女児)
T2強調像 右大脳半球にびまん性の萎縮を認める．

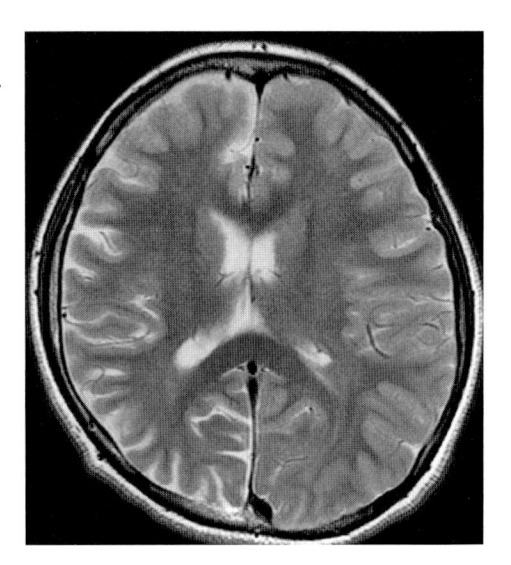

像で大脳白質の高信号を認める（**図14-22**）．画像上の所見は，限局性強皮症のひとつである剣創状強皮症（scleroderma en coup de sabre）と極めて類似しており，Parry-Romberg症候群も限局性強皮症のvariantと考えられている[45]．

■ 文 献

1) Smirniotopoulos JG, Murphy FM : The phakomatoses. AJNR Am J Neuroradiol 1992 ; 13 : 725-746.
2) Flores-Sarmat L, Sarmat HB : Embryology of neurocutaneous syndromes. In Ruggieri M, Castroviejo IP, Di Rocco C (eds) : Neurocutaneous disorders : phakomatoses & hamartoneoplastic syndromes. Wien : Springer, 2008 : 1-18.
3) Stumpf DA, Alksne JF, Anneggers JF, et al : Neurofibromatosis. Conference statement. National Institutes of Health Consensus Development Conference. Arch Neurol 1988 ; 45 : 575-578.
4) Nandigam K, Mechtler LL, Smirniotopoulos JG : Neuroimaging of neurocutaneous diseases. Neurol Clin 2014 ; 32 : 159-192.
5) 大野耕策：神経線維腫症1型(von Recklinghausen病)．日本臨床 2010 ; 68 : 131-135.
6) Sabol Z, Resić B, Gjergja Juraski R, et al : Clinical sensitivity and specificity of multiple T2-hyperintensities on brain magnetic resonance imaging in diagnosis of neurofibromatosis type 1 in children : diagnostic accuracy study. Croat Med J 2011 ; 52 : 488-496.
7) DiPaolo DP, Zimmerman RA, Rorke LB, et al : Neurofibromatosis type 1 : pathologic substrate of high-signal-intensity foci in the brain. Radiology 1995 ; 195 : 721-724.
8) Vezina G, Barkovich AJ : The phakomatoses. In Barkovich AJ (ed) ; Pediatric neuroimaging, 5th ed. Philadelphia : Lippincott Williams & Wilkins, 2012 : 569-636.
9) Arrington DK, Danehy AR, Peleggi A, et al : Calvarial defects and skeletal dysplasia in patients with neurofibromatosis Type 1. J Neurosurg Pediatrics 2013 ; 11 : 410-416.
10) Ferner RE : Neurofibromatosis 1 and neurofibromatosis 2 : a twenty first century perspective. Lancet Neurol 2007 ; 6 : 340-351.
11) Plotkin SR, O'Donnell CC, Curry WT, et al : Spinal ependymomas in neurofibromatosis Type 2 : a retrospective analysis of 55 patients. J Neurosurg Spine 2011 ; 14 : 543-547.
12) Vezina G, Barkovich AJ : Tuberous sclerosis complex. In Barkovich AJ (ed) : Pediatric neuroimaging, 5th ed, Philadelphia: Lippincott Williams & Wilkins, 2012 : 593-605.
13) The International Tuberous Sclerosis Complex Consensus Group : Tuberous sclerosis complex diagnostic criteria update : recommendations of The 2012 International Tuberous Sclerosis Complex Consensus Conference. Pediatr Neurol 2013 ; 49 : 243-254.
14) Wiznitzer M : Autism and tuberous sclerosis. J Child Neurol 2004 ; 19 : 675-679.
15) Yamanouchi H, Jay V, Rutka JT, et al : Evidence of abnormal differentiation in giant cells of tuberous sclerosis. Pediatr Neurol 1997 ; 17 : 49-53.
16) Crino PB, Nathanson KL, Henske EP : The tuberous sclerosis complex. N Engl J Med 2006 ; 355 : 1345-1356.
17) Jurkiewicz E, Jozwiak S, Bekiesinska-Figatowska M, et al : Cyst-like cortical tubers in patients with tuberous sclerosis complex : MR imaging with the FLAIR sequence. Pediatr Radiol 2006 ; 36 : 498-501.
18) Vaughn J, Hagiwara M, Katz J, et al : MRI characterization and longitudinal study of focal cerebellar lesions in a young tuberous sclerosis cohort. AJNR Am J Neuroradiol 2013 ; 34 : 655-659.
19) Louis DN, Ohgaki H, Wiestler OD, et al : Tuberous sclerosis complex and subependymal giant cell astrocytoma : WHO classification of tumours of the central nervous system, 4th ed. Lyon : International Agency for Research on Cancer, 2007 : 218-221.
20) Van Tassel P, Cure JK, Holden KR : Cyst like white matter lesions in tuberous sclerosis. AJNR 1997 ; 18 : 1367-1373.
21) Lonser RR, Glenn GM, Walther M, et al : von Hippel-Lindau disease. Lancet 2003 ; 361 : 2059-2067.
22) Leung RS, Biswas SV, Duncan M, et al : Imaging features of von Hippel-Lindau disease. RadioGraphics 2008 ; 28 : 65-79.
23) Quadery FA, Okamoto K : Diffusion-weighted MRI of haemangioblastomas and other cerebellar tumours. Neuroradiology 2003 ; 45 : 212-219.
24) Jagannathan J, Lonser RR, Smith R, et al : Surgical management of cerebellar hemangioblasotmas in patients with von Hippel-Lindau disease. J Neurosurg 2008 ; 108 : 210-222.
25) Isobe T, Yamamoto T, Akutsu H, et al : Proton magnetic resonance spectroscopy findings of

hemangioblastoma. Jpn J Radiol 2010 ; 28 : 318-321.
26) Kumar VA, Knopp EA, Zagzag D, et al : Magnetic resonance dynamic susceptibility weighted contrast-enhanced perfusion imaging in the diagnosis of posterior fossa hemangioblastomas and pilocytic astrocytomas : initial results. J Comput Assist Tomogr 2010 ; 34 : 825-829.
27) Chu BC, Terae S, Hida K, et al : MR findings in spinal hemangioblastoma : correlation with symptoms and with angiographic and surgical findings. AJNR 2001 ; 22 : 206-217.
28) Mills SA, Oh MC, Rutkowski MJ, et al : Supratentorial hemangioblastoma : clinical features, prognosis, and predictive value of location for von Hippel-Lindau disease. Neurooncology 2012 ; 14 : 1097-1104.
29) Lonser RR, Butman JA, Kiringoda R, et al : Pituitary stalk hemangioblastomas in von Hippel-Lindau disease : clinical article. J Neurosurg 2009 ; 110 : 350-353.
30) VHL family Alliance Homepage (http://www.vhl.org/).
31) Shirley MD, Tang H, Gallione CJ, et al : Sturge-Weber syndrome and port-wine stains caused by somatic mutation in GNAQ. N Engl J Med 2013 ; 368 : 1971-1979.
32) Sudarsanam A, Ardern-Holmes SL : Sturge-Weber syndrome : from the past to the present. Eur J Paediatr Neurol 2014 ; 18 : 257-266.
33) Bentson JR, Wilson GH, Newton TH : Cerebral venous drainage pattern of the Sturge-Weber syndrome. Radiology 1971 ; 101 : 111-118.
34) Tong KA, Ashwal S, Obenaus A, et al : Susceptibility-weighted MR imaging : a review of clinical applications in children. AJNR 2008 ; 29 : 9-17.
35) Cagneaux M, Paoli V, Blanchard G, et al : Pre-and postnatal imaging of early cerebral damage in Sturge-Weber syndrome. Pediatric Radiology 2013 ; 43 : 1536-1539.
36) Moritani T, Kim J, Sato Y, et al : Abnormal hypermyelination in a neonate with Sturge-Weber syndrome demonstrated on diffusion-tensor imaging. J Magn Reson Imaging 2008 ; 27 : 617-620.
37) Bekiesinska-Figatowska M, Szczygielski O, Boczar M, et al : Neurocutaneous melanosis in children with giant congenital melanocytic nevi. J Clin Imaging 2014 ; 38 : 79-84.
38) Lovett A, Maari C, Decarie J-C, et al : Large congenital melanocytic nevi and neurocutaneous melanocytosis : one pediatric center's experience. J Am Acad Dermatol 2009 ; 61 : 766-774.
39) Lin DDM, Barker PB, Lederman HM, et al : Cerebral abnormalities in adults with ataxia-telangiectasia. AJNR 2014 ; 35 : 119-123.
40) Meuwissen MEC, Mancini GMS : Neurological findings in incontinentia pigmenti : a review. Eur J Med Genet 2012 ; 55 : 323-331.
41) Stavrou T, Dubovsky EC, Reaman GH, et al : Intracranial calcifications in childhood medulloblastoma : relation to nevoid basal cell carcinoma syndrome. AJNR 2000 ; 21 : 790-794.
42) Steiner J, Adamsbaum C, Desguerres I, et al : Hypomelanosis of Ito and brain abnormalities : MRI findings and literature review. Pediatr Radiol 26 : 763-768, 1996.
43) 野崎太希, 槇殿文香理, 新見康成, 他：血管腫・血管奇形に関連する症候群. 画像診断 2012 : 32 : 1034-1045.
44) Metry DW, Haggstrom AN, Drolet BA, et al : A prospective study of PHACE syndrome in infantile hemangiomas : Demographic features, clinical findings, and complications. Am J Med Genet A 2006 ; 140A : 975-986.
45) Chiu YE, Vora S, Kwon E-KM, et al : A significant proportion of children with morphea en coup de sabre and Parry-Romberg syndrome have neuroimaging findings. Pediatr Dermatol 2012 ; 29 : 738-748.

和文索引

- 複数頁に載っている用語は，主要説明箇所の頁数をできるだけボールド体で示した．
- 症例写真の載っている頁数は，イタリック体で示した．
  （欧文索引も同様）

あ

亜急性硬化性全脳炎　**408**, *409*
アクアポリン4　446
悪性黒色腫　99, **133**
悪性腫瘍合併梗塞　*334*
悪性末梢神経鞘腫瘍　**151**, *153*
悪性リンパ腫　95, 224, *225*, **431**
　──，血管内　97, *98*
　──，中枢神経系原発　**95**, *96*, *97*, 430
アセチルコリン　494
アーチファクト
　──，エヌハーフゴースト　25
　──，化学シフト　25
　──，金属　304
　──，磁化率　24
アテローム血栓性梗塞　**308**, *310*, 325
アミノ酸代謝異常　520
アミロイドアンギオパチー　**281**, *283*, 372, *373*
　──関連血管炎あるいは炎症　281
アルコール性脳萎縮　*688*
アルコール中毒　496
　──，慢性　*467*
アルコール長期多量飲用　468
安定プラーク　323

い

異型性髄膜腫　127
移行性髄膜腫　127
異常石灰化　572
異所性灰白質　122, 801, *804*, 806, *808*
　──，外套横断型　808
　──，皮質下帯状　808
異所性後葉　205
異染性白質ジストロフィ　**537**, *538*

位相画像　44
位相コントラスト法　36
イソ吉草酸血症　527
一次性損傷　629
一過性脳虚血発作　264
一過性脳梁膨大部病変　**461**, *462*, 464
　──，感染症に伴う　462
一酸化炭素中毒　417, **491**, *492*, *493*
遺伝性痙性対麻痺　735
遺伝性脊髄小脳変性症　729
伊藤白斑　*921*, *922*
異方率　46

え

栄養障害　468
エキノコッカス症　438
エコー時間　17
エコープラナー法　24
壊死性播種性脳症　*502*
エチレングリコール中毒　*494*
遠隔小脳出血　287
エンテロウイルス71脳炎　**407**, *409*

お

横静脈洞　245
横紋筋肉腫　133
横稜　143
オキシヘモグロビン　273
オルニチントランスカルバミラーゼ欠損症　472

か

外眼筋麻痺　600
外頸動脈　243
外傷性頸動脈損傷　657
外傷性硬膜下水腫　**662**, *663*, *664*
外傷性髄液漏　638

外傷性動静脈瘻　637, **659**, *660*
外傷性脳内血腫　**644**, *646*
外側溝　64
外側線条体動脈　244
外側発育型延髄神経膠腫　112
外側毛帯　101
外転神経　604
外転神経麻痺　604
下位脳神経束　617
海馬　73, 667
海馬萎縮度　*683*
海馬回旋異常　*878*
海馬硬化症　869, *870*, **873**, *877*, *887*
海馬交連　177, 797
海馬采　874
海馬指　670
海馬台　669, 874
海馬白板　874
海馬傍回　669, 670
開放性損傷　630
外膜　296
蓋膜　143
海綿状血管奇形(腫)　*278*, **342**, *343*
海綿状変性型白質ジストロフィ　579
海綿静脈洞　141, 203, 245, 625
　──部動脈瘤　*231*
解離現象　873
下オリーブ核変性　**365**, *367*
下オリーブ核仮性肥大　366
化学シフトアーチファクト　25
下顎神経　602
顎管　143
可逆性脳梁膨大部病変　461
可逆性白質脳症　452
下丘　101
蝸牛神経　606
拡散強調画像　29, 265, 636
拡散尖度画像　449
拡散テンソル画像　44, 449, 713
拡散テンソルトラクトグラフィ

47

下矢状静脈洞　245
下垂体　203
　──，神経　203
　──，腺性　203
　──後葉　204
　──前葉　204
下垂体過形成　204
下垂体巨大腺腫　*213*
下垂体偶発腫　208
下垂体細胞腫　225
下垂体腺腫　13, **209**, *215*, 600
　──，異所性　214
　──，微小　56, *215*
下垂体卒中　**214**, 216
下垂体膿瘍　**227**, *228*, *396*, *398*
下垂体胚腫　*220*
下垂体柄　203
下垂体ホルモン異常　12
下髄帆　176, 811
化生性髄膜腫　127
画像のボケ　20
家族性痙性対麻痺　735
滑車神経　601
滑車神経麻痺　602
滑脳症　801
　──，古典型　801, *802*, *803*
　──，外性器異常を伴う
　　801, *805*, *806*
ガドリニウム (Gd) 造影剤　33
化膿性脳室炎　**394**, *397*
カフェオレ斑　897, *904*
鎌状稜　143
ガラクトキナーゼ欠損　531
ガラクトシアリドーシス　545
ガラクトース血症　531
ガラクトース1リン酸ウリジル
　トランスフェラーゼ欠損症
　531, *532*
加齢性脳萎縮　*688*
加齢性白質病変　**368**, *369*, *372*
眼窩外耳孔線　1
眼窩上外耳孔線　1
眼球運動障害　14
眼球運動失行と低アルブミン血
　症を伴う早発性脊髄小脳失調
　症　733
ガングリオシドーシス　539
　──，GM1　**540**, *541*
　──，GM1/2　537
　──，GM2　**541**, *542*

眼瞼下垂　600
肝硬変　472
眼神経　602
感染後脳炎　433
癌性髄膜腫症　133
肝性脳症　**471**, *472*, *473*
感染性（脳）動脈瘤　**285**, *286*, *287*, *300*
眼動脈　243
眼脳腎症候群　524
顔面血管線維腫　907
顔面神経　605
顔面神経管　150, 605
顔面神経鞘腫　**150**, *151*
肝レンズ核変性症　566

き

奇異性塞栓症　307
記憶　670
奇形腫　197
　──，成熟　197
　──，未熟　197
ギ酸　496
偽性偽性副甲状腺機能低下症
　474
偽性副甲状腺機能低下症　474, *475*
基底核　73
基底核損傷　828
基底核部胚腫　*196*
基底細胞母斑症候群　921
機能性腺腫　214
偽脳梁　791
脚間窩　101
脚間槽　302
逆行性変性　356
嗅覚障害　598
嗅球　597
嗅索　597
嗅糸　597
球状核　101
嗅神経　597
嗅神経芽腫　**171**, *172*
急性外眼筋麻痺　**618**, *619*
急性高アンモニア脳症　**472**, *473*
急性硬膜外血腫　*642*
急性硬膜下血腫　**640**, *643*
急性散在性脳脊髄炎　**433**, *434*, *454*, *455*
急性出血性白質脳炎　**433**, *456*

急性症候性発作　**886**, *889*, *892*
嗅内野　669
橋外髄鞘崩壊症　**465**, *466*
境界領域梗塞　**310**, *326*, *327*
橋前槽　625
橋中心髄鞘崩壊症　**465**, *466*
強度画像　44
橋背側部　101
橋被蓋　101
橋腹側部　101
棘孔　142
巨大大槽　**161**, *814*, *815*
巨大動脈瘤　**292**, *294*, *295*, *298*
起立性頭痛　762
筋萎縮性側索硬化症　**742**, *743*
　──，認知症を伴う　*744*
金属代謝異常　566

く

くも膜　125
くも膜下出血　**264**, *289*, *290*, *292*, *299*, *300*, *302*, *303*, *305*
　──，外傷性　**634**, *642*, *644*, *645*, *646*
くも膜顆粒　**351**, *352*
くも膜嚢胞　**135**, *136*, *158*, *161*, *813*, *814*
くも膜ポーチ　813
グラジエントエコー法　20
繰り返し時間　17
クリッピング　298
クリプトコッカス症　**430**, *432*
グルタール酸血症　527
グルタール酸尿症　**529**, *530*
グロムス腫瘍　**154**, *608*

け

鶏冠　140
経口避妊薬　299
形質細胞腫　169
頸静脈窩　245
頸静脈孔　143, 608, 626
頸静脈孔神経鞘腫　**151**, *152*
頸静脈小体腫瘍　154
経静脈性血栓溶解療法　265
頸動脈海綿静脈洞瘻　14
頸動脈プラーク　321
軽度・中等度仮死　831
軽度認知障害　**678**, *679*

痙攣後脳症　419, *888*, *889*, *890*
痙攣重積　*419*
劇症肝炎　472
血液神経関門　14
血液脳関門　14, 34
結核腫　399
血管外皮腫　**131**, *132*
血管拡張性運動失調症　919
血管芽腫　110, **120**, *121*
血管周囲腔　95, 546
血管腫性髄膜種　127
血管症　483
血管障害性認知症　**704**, *705*
血管性痴呆　*710*
血管中心性膠腫　89
血腫　272
　　──の大きさ　271
　　──の経時的変化　273
血清ガングリオシド GQ1b 抗体　618
結節性硬化症　**907**, *908*, *910*
結節性多発動脈炎　486
血栓性梗塞　321
血栓溶解療法　317
腱黄色腫症　**535**, *536*
限局性中脳蓋神経膠腫　113
限局性皮質異形成　92, 869, *871*, *872*
限局性皮質形成異常　880
原始神経外胚葉性腫瘍　92
原始髄膜　185
剣創状強皮症　923

こ

コイリング　298
抗 NAE 抗体　476
高アンモニア脳症　417
岬角　154
後角分離　174
膠芽腫　110, 399
　　──, 巨細胞性　78
　　──, 原発性　78, *80*
　　──, 多形　**77**, *79*, *80*
　　──, 二次性　78
後下小脳動脈　244
高血圧性脳出血　267
　　──の好発部位　270
高血圧性脳症　457, *459*, *460*
高血圧性皮質下出血　271
抗甲状腺抗体　476

後交通動脈　243
高次脳機能障害　633
甲状腺機能低下症　**474**, *476*
甲状腺ホルモン　474
高速スピンエコー法　18
後大脳動脈　244
交通性水頭症　754
抗電位依存性 K チャネル抗体　421
後頭蓋窩　142
後頭静脈洞　245
膠肉腫　78, *81*
厚脳回症　*803*
孔脳症　**808**, *809*, 833
　　──, 形成不全性　808
　　──, 破壊性　808
高フェニルアラニン血症　521
高分解能 hydrography　610, **620**
高分解能 T1 強調像　620
興奮性アミノ酸　463, 469
興奮毒性機序　470
高ホモシステイン血症　**523**, *524*
硬膜　125
硬膜外血腫　**640**, *641*, *642*
硬膜外静脈叢　769
硬膜下血腫　291, **640**, *643*, 853
硬膜下水腫　384, 389
硬膜下蓄膿　*384*, 389
硬膜静脈洞奇形　851
硬膜穿刺後頭痛　763
硬膜動静脈瘻　**277**, 349, 352, 355, 420, *638*, 851
　　──, 成人型　851
　　──, 乳児型　**851**, *852*
硬膜肥厚　767
高リン血症　474
抗リン脂質抗体症候群　485
交連線維　68, 101
交連線維形成不全　794
コカイン　*497*
小型動脈瘤　*296*, 298
黒質変性　*363*, *364*
鼓索神経　605
鼓室岬　154
骨幹端骨折　856
骨幹端損傷　*857*
骨髄腫　**169**, *170*
孤立性線維性腫瘍　131
コレステロール肉芽腫　**164**, *166*
コロイド嚢胞　188, **189**, *190*
　　──, 第三脳室　**189**, *190*

混合型脳性麻痺　829

さ

再灌流障害　316
最小値投影法　44
最大値投影法　37, 293
サイトカイン　463
サイトメガロウイルス感染症　817, *818*, *819*, *820*
細胞希薄層　802
砂粒腫性髄膜腫　127
サリン　494
サルコイドーシス　228
三叉神経　602
三叉神経圧痕　149
三叉神経鞘腫　**149**, *150*, *222*, *223*, 604
三叉神経痛　16, **603**, *611*, *612*, *614*
三叉神経毛帯　101
サンドイッチ圧迫(血管による)　615
産瘤　844

し

シアン化合物中毒　492
磁化移動　20
磁化率アーチファクト　24
磁化率強調画像　44, **636**, 837
子癇　286, 457, *461*
色素失調症　919
四丘体　101
四丘体槽　177
シクロスポリン脳症　**504**, *505*
篩孔　140
視交叉　598
視交叉陥凹　174
自己免疫性(視床下部)下垂体炎　226
自己免疫性辺縁系脳炎　420
視索　598
視床　73
歯状回　874
歯状核赤核淡蒼球ルイ体萎縮症　**731**, *733*
視床下部過誤腫　**221**, *222*
視床出血　*270*, *272*, *274*, *275*
視神経　598
視神経管　140

視神経膠腫　*221*
視神経脊髄炎　**452**, *453*
視神経・視床下部神経膠腫　219
シスタチオニン β 合成酵素　523
室間孔　749
膝神経節　150, 605
膝神経節窩　150
室頂　174
室頂核　101
シトリン欠損症　526
脂肪腫　184
　　──，脳梁周囲　*186*
視放線　57, 59
斜台　140
周期性同期性放電　408
重金属中毒　495
住血吸虫症　439
重症仮死　826
終板　174, 291
絨毛癌　**198**, *199*
自由誘導減衰　17, 20
出血後脳室拡大　837
出血性(脳)梗塞　286, 319, *321*
腫瘍性動脈瘤　300
腫瘍内出血　279
順行性変性　356
上衣下巨細胞性星細胞腫　**83**, 84, **910**, *911*
上衣下結節　909
上衣下腫　**87**, **88**, *179*, *180*
上衣芽腫　117
上衣下出血　835
上衣下神経膠組織　112
上衣下-脳室内出血　834
上衣腫　**86**, **87**, *179*, *181*
上衣嚢胞　**190**, *192*
上外側陥凹　174
上顎神経　602
松果体　101
　　──部腫瘍　193
松果体芽腫　199
松果体細胞　194
松果体細胞腫　**198**, *200*
松果体実質細胞腫瘍　198
　　──，中間分化型　**199**, *201*
松果体上陥凹　174
松果体乳頭状腫瘍　200
松果体嚢胞　**201**, *202*
松果体胚腫　**195**, *196*, *197*
上眼窩裂　141, 625
上丘　101

娘結節　394
上矢状静脈洞　245
上矢状洞血栓症　*281*, *282*
上斜筋　601
上小脳脚萎縮　365
上小脳動脈　244
上髄帆　811
常染色体優性遺伝性小脳失調症　**730**, *731*, *732*
常染色体優性多発性嚢胞腎　296
常染色体劣性遺伝性小脳失調症　733
小児虐待　852
　身体的虐待　852
　心理的虐待　852
小脳萎縮　365
小脳回　101
小脳活樹　101
小脳脚　101
小脳橋角槽　174
小脳橋角部　625
小脳血管芽腫　**912**, *913*
小脳溝　101
小脳膠芽腫　*114*
小脳谷　101, 157
小脳歯状核　101, 447, 505
小脳星細胞系腫瘍　108
小脳赤核路　101
小脳虫部欠損症　814
小脳皮質萎縮症　**729**, *730*
小脳扁桃ヘルニア　**654**, *656*
小脳裂　101
静脈奇形　**342**, *343*
静脈性血管腫　**278**, *279*
静脈洞血栓症　**349**, *350*
静脈洞交会　245
静脈洞閉塞　354
視力・視野障害　13
神経 Behçet 病　**479**, *480*, *481*, *482*
神経 Sweet 病　481
神経芽細胞移動障害　801
神経下垂体顆粒細胞腫　224
神経管　777
神経血管圧迫症候群　610
神経原線維変化　667
神経好中球病　482
神経細胞移動　779
神経サルコイドーシス　**229**, *478*, *479*
神経周囲進展　**622**, *623*

神経鞘腫　148
神経節膠腫　**90**, *91*
神経節細胞腫　90
　　──，異形成　90
神経セロイドリポフスチン症　545
神経線維腫　153
　　──，蔓状　153
神経線維腫症　895
　　──1 型　82, 108, 110, 153, *154*, 220, **895**, *898*, *899*, *901*
　　──2 型　148, 222, **904**, *905*, *906*
神経腸嚢胞　**163**, *165*
神経梅毒　**486**, *487*
神経皮膚黒色症　**918**, *919*
神経皮膚症候群　895
神経メラニン画像　695, 717, *718*
心原性塞栓症　**306**, *308*
信号強度の異常　4
信号雑音比　293
進行性核上性麻痺　**701**, *703*, 719, *720*, *721*
進行性多巣性白質脳症　**426**, *427*, *428*, 446, *402*, 503
進行性非流暢性失語　697
新生児低血糖脳症　469
新生児マススクリーニング　520
浸透圧性脱髄症候群　465
浸透圧調整物質　465
深部灰白質　826
深部灰白質障害　517

す

髄液播種　390
髄外性の腫瘍　57
髄芽腫　92, **114**, *115*
髄鞘形成　782
髄鞘形成不全　110, 522
髄鞘内浮腫　462, 520
髄上皮腫　116
水髄症　810
水痘ウイルス血管症　*403*
水痘合併症　402
水頭症　271, 290, 390, **753**, *761*
　　──，血腫による　271
　　──，交通性　754
　　──，小児　761
　　──，特発性正常圧　**754**, *758*
　　──，閉塞性　112

――，脳腫瘍による *754*
――，非交通性 *753*
水痘・帯状疱疹ウイルス 402
髄内性腫瘍 57
髄膜 125
髄膜炎 *384*, **385**
　――，癌性 *138*, 390
　――，急性化膿性 *387*
　――，結核性 *389*, 390
　――，無菌性 385, 404
髄膜癌腫症 620, *621*, *622*
髄膜血管腫症 125
髄膜腫 125, *128*, *129*, *130*, **155**, *156*, *184*, *185*, *223*, *625*
　――，リンパ球形質細胞に富む 127
髄膜転移 137
髄膜播種 137
髄膜皮細胞 125
髄膜皮性髄膜腫 127
水無脳症 **809**, *810*, *833*
スギヒラタケ脳症 **494**, *495*
頭痛 10
ステロイド 505
スピンエコー法 17
スフィンゴリピドーシス 537
スルーレート 24

せ

正円孔 141
星芽腫 88
星細胞系腫瘍 73
星細胞腫 58
正常圧水頭症 754
　――，続発性 *759*
　――，特発性 754, *758*
正常過剰腔 176
正常髄鞘化 827
正中過剰腔 782
正中終脳正中溝 795
正中孔 749
成長ホルモン分泌不全性低身長症 205
生理的萎縮 686
瀬川病 522
赤核萎縮 365
脊索腫 166, *167*
脊索腫様膠腫 182
脊索腫様髄膜腫 127, **130**, *131*
赤色ぼろ線維・ミオクローヌス

てんかん症候群 561, *562*
脊髄炎 405, *407*
脊髄血管芽腫 **912**, *914*
脊髄小脳変性症 **722**, **726**
舌咽神経 607
舌咽神経痛 **615**, *617*
舌下神経 609
舌下神経管 143, 609
舌下神経麻痺 609
セルロプラスミン欠損症 569
線維形成性乳児神経節膠腫 91
線維形成性乳児星細胞腫 91
線維性骨異形成 **168**, *169*
線維性髄膜種 127
前下小脳動脈 244
全球脳 791
前交通動脈 244
前交連 797
栓状核 101
線条体脳炎 489
全身骨撮影 855
全身性エリテマトーデス 483
　――による急性期梗塞 *485*
　――による無菌性髄膜炎 *483*
　――の多発陳旧性梗塞 *484*
　――の脳萎縮 *484*
浅髄板 669, 874, 876
腺性下垂体の紡錘形細胞オンコサイトーマ 225
前脊髄動脈 244
全前脳胞症 **791**, *792*, *793*
　――スペクトラム *791*
前大脳動脈 244
選択的海馬扁桃体切除術 881
剪断損傷 630
前庭神経 606
前庭神経腫瘍 607
前庭神経鞘腫 **149**, *150*
前庭神経節 149
先天性グルコシル化異常症 *534*
先天性代謝疾患 515
先天性尿素回路欠損 472
先天性ピルビン酸異常症 *532*
先天性風疹症候群 **822**, *823*
前頭蓋窩 140
前頭蓋底 623
前頭側頭葉萎縮 *699*, *700*
前頭側頭葉変性症 **686**, **697**
前頭野回路 705
前頭葉てんかん *871*, *885*
前脳分割不全 791

前部側頭葉切除術 881
前脈絡動脈 243, 296
前葉機能亢進症 207
前葉機能低下症 206
腺様嚢胞癌 173

そ

造影 MRA 38
造影 MRI 33
造影灌流画像 317
造影剤 293
早期 Alzheimer 型認知症診断支援システム 710
総頚動脈 243
早発性脊髄小脳失調症 *734*
塞栓性梗塞 **306**, *315*, 321, *322*, *324*
側頭葉てんかん **870**, *872*, *873*, *886*
側脳室 174
側脳室下角 290

た

退形成性髄膜腫 127, *131*
退形成性星細胞腫 **77**, *78*, 110
退形成性乏突起膠星細胞腫 *86*
大(後頭)孔 143
第三脳室 174
第三脳室脊索腫様膠腫 **88**, *89*
第三脳室脈絡組織 184
胎児性癌 198
胎児性腫瘍 113
代謝性疾患 515
帯状回 64
　――，後部 *672*
帯状溝 64
帯状疱疹合併症 403
大錐体神経 150
大槽 157, 174
対側損傷 630
大頭症 824
ダイナミック MRI 208
大脳鎌下ヘルニア **652**, *653*
大脳皮質基底核変性症 *725*
大脳脚 101
大脳境界領域 831
大脳膠腫症 **81**, *82*
大脳白質 68
大脳皮質基底核変性症 **719**, *724*

第四脳室　174
第四脳室外側孔　749
第四脳室後上陥凹　174
タウオパチー　698, 720, 724
タクロリムス脳症　504
多形黄色星細胞腫　83, 84
多形膠芽腫　77, 79, 80
多系統萎縮症　719, 722, 723, 726, 727, 728, 729
多小脳回　805, 807
脱神経萎縮　608
脱髄性疾患　443
脱髄病変　96
ダットスキャン　696
多嚢胞性脳軟化症　808, 832
多発骨折　854
多発性硬化症　444, 448, 456
多発性骨髄腫　139
ダブルルーメン　299
単純脳回　802
単純ヘルペス脳炎　383, 401

ち

チトクロームオキシダーゼ　496
血豆状動脈瘤　300
中隔視神経異形成症　794
中間神経　605
中間帆腔　177, 178
中心溝　64
中枢神経系原始神経外胚葉性腫瘍　117
中枢性神経細胞腫　89, 90, 181, 184
中大脳動脈　244
中頭蓋窩　140
中脳蓋　101
中脳蓋神経膠腫　112
中脳被蓋　101
中膜　296
長管骨骨折　853
長期経静脈栄養　472
蝶形骨縁ヘルニア　655
蝶形骨の異常　901
蝶形骨翼低形成　901
蝶形導出静脈孔　142
蝶形頭頂静脈洞　245
聴神経腫瘍　57
超微小超常磁性酸化鉄　443
直撃損傷　630
直静脈洞　245

つ

椎骨動脈　244
椎骨動脈解離　332, 336
椎骨脳底動脈解離　11
錐体路　539
告げ口病変　463
蔓状神経線維腫　897
鶴田の診断基準　656

て

低栄養状態　465
低血糖脳症　417, 418, 469, 470
低酸素性虚血性脳症　417, 469, 826, 834
低髄液圧症　11, 762, 763
　──, 特発性　12, 767, 768, 770, 771, 772, 774
低髄液圧症候群　659
低髄鞘化　516, 586
低ナトリウム血症　462
デオキシヘモグロビン　273, 274
テトラヒドロビオプテリン　521
転移性小脳腫瘍　123, 124
転移性脳腫瘍　98, 224, 399, 400
　──(悪性黒色腫)　100
　──(神経芽細胞腫)　100
　──(腎細胞癌)　100
　──(肺癌)　99, 100
　──, 頭蓋底部　170
てんかん　867
　──, 構造的／代謝性　881
　──, 症候性　881
　──, 前頭葉　871, 885
　──, 側頭葉　870, 873, 872, 886
　──, 難治性　869
天幕(テント)切痕ヘルニア　654, 655

と

頭蓋咽頭腫　216
　──, エナメル上皮型　218
　──, 乳頭型　219
頭蓋骨骨折　640, 641, 854, 856
頭蓋骨転移　139
頭蓋内圧亢進　599
動眼神経　600
頭血腫　844

糖原病　532
瞳孔回避　600
投射(性)線維　68, 101
導出静脈　276
糖炭水化物代謝異常症　531
頭頂後頭溝　64
糖尿病性舞踏病　470
糖尿病性ヘミバリスムス　470, 471
頭部外傷　629
　──, 軽症　633
動脈解離　298
動脈血ラベリング　880
動脈原性塞栓性梗塞　326, 327
動脈原性塞栓症　306, 308
透明中隔　174
透明中隔腔　176, 177
透明中隔欠損症　794
トキソプラズマ症　427, 429, 437, 438, 824, 825
トキソプラズマ膿瘍　397
特発性両側性大脳基底核・小脳歯状核石灰化症　576
閉じ込め症候群　465
ドーパ反応性ジストニア　522
トルエン中毒　492, 493
トルコ鞍　140
トルコ鞍空洞症　205, 206
トルコ鞍空洞症候群　205

な

内頸静脈　245
内頸動脈　243
　──プラーク　306
内頸動脈海綿静脈洞瘻　15, 204, 230, 231
内耳孔　143
内耳神経　606
内側線条体動脈　244
内側毛帯　101
内大脳静脈　245
ナイダス　276, 339
内胚葉洞腫瘍　198
内包後脚　57
内膜　296
内リンパ管嚢腫　914, 915
内リンパ嚢腫瘍　173
那須-Hakola病　584, 585
鉛中毒　495
軟骨腫　166

軟骨肉腫　133, *134*, 166, *168*
　――，間葉系　*134*
軟髄膜　61
軟髄膜炎　385
難聴　15
軟膜　125
軟膜血管腫　916
軟膜髄膜吻合　318
軟膜動静脈瘻　*850*

に

二次性損傷　629
西ナイルウイルス　407
二頭酵素欠損症　558
二分脊椎　761
日本脳炎　406, *408*
日本脳炎ウイルス　406
乳児型 Refsum 病　554
乳児型副腎白質ジストロフィ　553
乳児遊離シアル酸蓄積症　544
乳頭状髄膜腫　127
乳頭浮腫　599
ニューロフィブロミン　897
尿酸代謝異常　577
尿素サイクル異常　526
尿崩症　204, *205*, 207
認知症　674
　――，意味性　697
　――，嗜銀顆粒性　**701**, 703
　――の原因　674
　――のスクリーニング　674

ね

ネグレクト　852
粘液腫　172
粘液水腫性脳症　476

の

脳アミロイドアンギオパチー　281, *283*
脳萎縮　505
脳炎　381
脳幹膠芽腫　*114*
脳幹神経膠腫　110
　――，成人　112, *113*
脳幹損傷　*636*
脳幹脳炎　489

脳弓　670
脳弓体　174
脳クリプトコッカス症　430, *432*
脳血管奇形　339
脳血管障害　264
　――，虚血性　265
　――，出血性　266
脳血管障害性認知症　**704**, 705, 710
　――，多発小出血による　*706*
　――，多発ラクナ梗塞による　707
脳梗塞　264, 306, *319*
　――，無症候性　372
脳挫傷　*641*, 644, *646*
脳室炎　390, *399*
脳室外神経細胞腫　181
脳室間腔　177
脳実質炎　393
脳実質外腫瘍　56
脳実質内腫瘍　56
脳室周囲深部白質損傷　834
脳室上衣下胚層　779
脳室内出血　271, 835
脳室腹腔短絡術　760
脳脂肪塞栓症　656, *657*
脳出血　264
脳小血管病　368
嚢状動脈瘤　289, 292, *296*
脳静脈・静脈洞血栓症　280
脳脊髄液　749
　――の循環　750
脳脊髄液減少症　204, 600, *661*, 762, *762*, 763
　――の画像判定基準・画像診断基準　763
脳脊髄液漏出症　659, **763**
脳槽シンチグラフィ　751
脳槽造影　751
脳卒中　264
　――，虚血性　264
　――，出血性　264
嚢虫症　435, *436*, 437
脳底静脈　245
脳底動脈　244
脳鉄沈着を伴う神経変性症　568
脳動静脈奇形　*276*, 339, *340*
脳動脈解離　10, *327*, 335, *339*
脳動脈破裂　*637*
脳動脈瘤　230, *284*
　――，微少　267, 297

脳膿瘍　*382*, 392, 394, *395*, *399*
　――，結核性　396
　――，真菌性　396
脳ヘルニア　651
脳胞　777
脳葉型(皮質/皮質下)出血　281, *283*
脳瘤　787
　――，閉鎖型　787, *788*
脳梁　174, 782
　――の発達　*796*
脳梁角　754
　――測定　755
脳梁完全欠損　*797*
脳梁峡　795
脳梁形成不全　*797*
脳梁低形成　*799*
脳梁部分欠損　*798*
脳梁膨大部　461

は

胚芽異形成性神経上皮腫瘍　92, *93*
胚細胞腫瘍　194
胚腫　7, *195*, *196*, *197*, *217*, *220*
背側嚢胞　791
肺動静脈瘻　307
パーキンソニズム　716
白質障害　516
橋本脳症　421, **476**, *477*
橋本病　476
播種性壊死性脳症　501
ハチドリサイン　720
発痛帯　612
パラレルイメージング　24, 633
バリスムス　470
破裂孔　142
半球間裂囊胞　800
　――，交通性　*800*
　――，非交通性　800, *801*
反衝損傷　630
反転回復法　21
反転時間　21
パントテン酸キナーゼ関連神経変性症　568, *569*

ひ

被殴打児症候群　853
ビオプテリン代謝異常症　521

非外傷性脳出血　266
被角血管腫　542, 545
被殻出血　268
非機能性腺腫　209
非高血圧性脳出血　275
肥厚性硬膜炎　391
皮質壊死　821
皮質下出血　270, 282
皮質基底核変性症　701, 702
皮質結節　907
皮質静脈血栓症　281, 349
皮質静脈への逆流所見　354
皮質層状壊死　322
微小血管減圧術　610
微小脳出血　288, 372, 373
微小囊胞性髄膜種　127, 130
ビタミンB1　467
非定型奇形腫様ラブドイド腫瘍　118, 119
ヒトヘルペスウイルス6型　402
ヒト免疫不全ウイルス　502
ヒドロキシメチルグルタール酸血症　527
ヒポキサンチングアニンホスホリボシルトランスフェラーゼ　577
びまん性橋神経膠腫　110, 111
びまん性軸索損傷　635, 647, 648, 649
びまん性(蔓状)神経線維腫　900
びまん性星細胞腫　76, 77, 110
びまん性脳腫脹　650, 651
日和見感染　424
ピルビン酸カルボキシラーゼ欠損症　532
ピルビン酸脱水素酵素複合体欠損症　532

ふ

不安定プラーク　323
フィンゴリモド　452
フェニルアラニン水酸化酵素　521
フェニルケトン尿症　521, 523
フェリチン　268, 273
副甲状腺機能低下症　474, 475
副甲状腺ホルモン　474
副後頭室　174
複雑部分発作　873
副神経　607

副腎白質ジストロフィ　539, 555, 557, 558
福原病　561
福山型先天性筋ジストロフィ　534, 804
舞踏運動　470
舞踏病　489
フラビウイルス科　406
プリオン病　410
──, 孤発性　410, 415
フリップ角　20
プリンサルベージ酵素欠損症　577
プロトン密度強調像　18, 443
プロピオン酸血症　528
プロラクチノーマ　214
分枝粥腫型梗塞　310, 326, 329, 330
分泌性髄膜種　127

へ

閉鎖性頸動脈損傷(頭蓋外)　657
閉鎖性損傷　630
閉鎖性椎骨動脈損傷　658
閉鎖性内頸動脈損傷(頭蓋内)　658
閉塞性水頭症　112
壁在血栓　298
ヘモクロマトーシス　231, 232
ヘモジデリン　268, 273
ペルオキシソーム形成異常症　553
ペルオキシソーム病　515, 553
ヘルペス脳炎　419, 820, 822
ヘロイン　497
辺縁系　667
辺縁系脳炎　484, 489
ペンギンシルエットサイン　720
片側顔面痙攣　16, 603, 605, 614, 616
扁桃体　670

ほ

傍鞍部髄膜腫　221, 223
放射線壊死　62, 506, 507
傍腫瘍性小脳変性症　489, 490
傍腫瘍性神経症候群　488
帽状腱膜下血腫　844
傍神経節腫　154, 155

紡錘状動脈瘤　292
乏突起膠細胞腫　84, 85
乏突起膠星細胞腫　85
傍脳梁動脈　244
泡沫状マクロファージ　503
ホスホエノールピルビン酸カルボキシキナーゼ欠損症　532
母斑症　896
ホモシスチン　499
ホモシスチン尿症　523, 524
ホルムアルデヒド　496

ま

膜性脂質ジストロフィ　584
麻疹ウイルス　408
麻疹ウイルス感染症　408
丸石様異形成　801, 804
マルチプルカルボキシラーゼ欠損症　527
マンガン中毒　495
慢性硬膜下血腫　662, 663, 664, 853
慢性進行性外眼筋麻痺　562
慢性進行性外眼筋麻痺症候群　563

み

見かけの拡散係数　30
未熟児脳症　840
ミトコンドリア病　515, 560
脈絡糸球　176
脈絡叢　176
脈絡叢癌　186, 188
脈絡叢転移　188, 189
脈絡叢乳頭腫　186, 187
──, 異型　186
脈絡叢囊胞　190, 191
脈絡網膜炎　824
脈絡裂囊胞　191, 192

む

ムコ多糖症　546, 547, 548, 549, 552
ムコリピドーシス　544
無症候性脳梗塞　372
無セルロプラスミン血症　569, 570

め

明細胞髄膜腫　127
迷走神経　607
メタノール中毒　417, *496*
メチルクロトニルグリシン尿症　527
メチル水銀　495
メチルマロン酸血症　528, *529*
メトトレキサート脳症　499, *501*
メトヘモグロビン　273
メトロニダゾール脳症　505, *506*
メープルシロップ尿症　520, *521*
めまい　15
メラトニン　194
メラノーマ　99
免疫再構築症候群　503
免疫抑制薬　457

も

盲孔　140
毛細血管拡張症　344
毛細血管拡張性運動失調症　734
網膜血管芽腫　914
網膜出血　857
網膜脈絡炎　821
毛様細胞性星細胞腫　81, *83*, *108*, *109*
　──，若年性　108
毛様粘液性星細胞腫　220
モノクローナル抗体　502
もやもや血管　345
もやもや病　280, 330, 345, *346*, 373, 902

や・ゆ

薬物中毒　497

有機酸代謝異常症　527
有機水銀中毒　495
有機物中毒　491
有棘赤血球舞踏病　740, *741*
有機リン中毒　*494*
揺さぶられっ子症候群　853, *855*

よ

腰椎穿刺　289
腰部くも膜下腔腹腔短絡術　760
翼突管　142

ら

ライソゾーム病　515, 537
ラクナ梗塞　310, 326, *329*, *369*
ラブドイド細胞　118
ラブドイド髄膜種　127
卵円孔　142
卵円孔開存　307
卵黄嚢腫瘍　198
ランダム皮膚生検　97

り

流入動脈　276
菱脳蓋板下膜性部　810
菱脳蓋板上膜性部　810, 811
隣接遺伝子症候群　559
リンパ球性下垂体前葉炎　226
リンパ球性汎下垂体炎　*227*
リンパ球性漏斗下垂体後葉炎　226
リンパ腫様肉芽腫症　97, *99*
リンパ増殖性疾患　508

る

類上皮性血管内皮腫　132, *133*
類皮囊胞　*137*, 162, *164*
類表皮囊胞　*6*, 135, *136*, 160, 162, *626*
　──，骨　58
類もやもや病　348, *485*

れ

裂脳症　801, 805, *807*
連合線維　68, 101

ろ

ロイコボリン　499
老人斑　680
漏斗部陥凹　174
肋骨骨折　855

わ

ワークステーション　293
和田テスト　879

欧文索引

1-2-3-4 sign　829
16Q-ADCA　731
18q- 症候群　*588*
1p/19q 遺伝子　*84*
3D prospective motion correction　639
3D-PROMO(3D prospective motion correction)　639
3 次元高分解能 hydrography　638

α -fluoro- *β* -alanine　498
β ケトチオラーゼ欠損症　527
β プロペラ蛋白関連神経変性症　*571*

A

abducens nerve　604
AC-PC 線(anterior commissure-posterior commissure line)　2
accessory nerve　607
accessory occipital ventricle　174
aceruloplasminemia　569
acute disseminated encephalomyelitis　433, **454**
acute hemorrhagic leukoencephalitis　433, **456**
acute hyperammonemic encephalopathy　472
acute ophthalmoplegia　618, **619**
acute subdural hematoma　640
AD(Alzheimer's disease)　679
ADC(AIDS dementia complex)　424
ADC(apparent diffusion coefficient)　30
ADCA(autosomal dominant cerebellar ataxia)　730
ADEM(acute disseminated encephalomyelitis)　433, **454**
adenohypophysis　203
adenoid cystic carcinoma　173

ADNI(Alzheimer disease neuroimaging initiative)　678
adrenoleukodystrophy　553
adventitia　296
agenesis of septum pellucidum　794
AHL(acute hemorrhagic leukoencephalitis)　433
AHLE(acute hemorrhagic leukoencephalitis)　456
Aicardi-Goutieres 症候群　572, *574*
AIDS dementia complex　424
AIDS 脳症　424
AIDS 関連脳症　422
Albright 骨異栄養症　474
Alexander 病　**579**, *581*, *582*
ALS(amyotrophic lateral sclerosis)　742
alveus　874
Alzheimer disease neuroimaging initiative　678
Alzheimer 病　*371*, 667, **679**, *683*, *684*, *686*, *687*, *689*, *690*, *691*, *714*
――急性期梗塞合併例　*693*
――における白質病変　*691*
――の MR スペクトロスコピー　*715*
AMACR 欠損症　559
AMI(area membranacea inferior)　810
Ammon 角　669
AMS(area membranacea superior)　810, 811
amyotrophic lateral sclerosis　742
anaplastic ganglioglioma　91
anaplastic oligodendroglioma　85
aneurysm　230
angiocentric glioma　89
angiokeratoma　542, 545
antegrade degeneration　356
anterior aneurysm　300

anterior cerebral artery　244
anterior choroidal artery　243
anterior commissure-posterior commissure line　2
anterior communicating artery　244
anterior cranial fossa　140
anterior inferior cerebellar artery　244
anterior spinal artery　244
antiphospholipid syndrome　485
AOX 欠損症　558
apparent diffusion coefficient　30
APS(antiphospholipid syndrome)　485
――, catastrophic　485
AQP4(アクアポリン 4)　446
arachnoid cyst　**135**, 158, 813
arachnoid mater　125
arachnoid pouch　813
ARCA(autosomal recessive cerebellar ataxia)　733
area membranacea inferior　810
area membranacea superior　810, 811
Arnold 神経　143, 154
ARSACS(autosomal recessive spastic ataxia of Charlevoix-Saguenay)　734
arterial dissection　**298**, **335**
arterial spin labeling　**41**, 342, 880
arteriovenous malformation　339
artery-to-artery embolism　306
artifact
――, N/2 ghost　25
ASL(arterial spin labeling)　**41**, 342, 880
――, continuous　42
――, pseudo-continuous　42
――, pulsed　42
astroblastoma　88
――, anaplastic　77

―，diffuse 76
―，pilomyxoid 82
asymptomatic ventriculomegaly with features of iNPH on MRI 759
AT/RT（atypical teratoid/rhabdoid tumor） 93, *94*, **118**
ataxia telangiectasia **734**, 919
atherothrombotic infarction 308
atypical teratoid/rhabdoid tumor 93, **118**
autoimmune（infundibulo）hypophysitis 226
autosomal dominant cerebellar ataxia 730
autosomal recessive cerebellar ataxia 733
autosomal recessive spastic ataxia of Charlevoix-Saguenay 734
AVIM（asymptomatic ventriculomegaly with features of iNPH on MRI） 759
AVM（arteriovenous malformation） 339
axonal transport 365

B

bag of worms appearance 900
Baló 病 *450*
basal cell nevus syndrome 921
basal ganglia injury **827**, ***828***, *830*, *831*, *832*, 834, *836*, *837*
basal vein of Rosenthal 245
basi-parallel anatomical scanning 10, 299, 338
basilar artery 244
basiparallel cut 2
battered child syndrome 853
BBB（blood brain barrier） 14
Behçet 病 479
beta-propeller protein-associated neurodegeneration 571
BG（brainstem gliomas） 110
Bickerstaff 型脳幹脳炎 618
big black brain 854
Bill's bar 143
Binswanger 病 **370**, *371*, 704, *710*

Blake's pouch cyst *160*, 811, **812**, *813*
Bloch-Sulzberger 症候群 919
blood blister-like aneurysm 300
blood brain barrier 14
blood nerve barrier 14
blood oxygen level dependent 48
blooming effect 181
blue-berry muffin 822
blurring 20
BNB（blood nerve barrier） 14
BOLD（blood oxygen level dependent） 48
Borden 分類 277
Boston 診断基準 281
BPAN（beta-propeller protein-associated neurodegeneration） 571
BPAS（basi-parallel anatomical scanning） 10, 299, 338
brain abscess **392**, 394
―，tuberculous 396
―，mycotic 396
brain contusion 644
brainstem gliomas 110
―，adult 112
branch-atheromatous disease 310
bubbly appearance 182
bulk flow theory 752

C

CADASIL（cerebral autosomal dominant arteriopathy with subcortical infarcts and leukoencephalopathy） **373**, *374*
CADDS（contiguous ABCD1 DXS1357E deletion syndrome） 559
callosal agngle 755
Canavan 病 527, **579**, *580*
candle dripping appearance 909
capillary telangiectasia 344
caput medusa 343
caput succedaneum 844
CARASIL（cerebral autosomal recessive arteriopathy with subcortical infarcts and leukoencephalopathy） 374
carbohydrate deficient glycoprotein syndrome 534
cardioembolic infarction 306
carotid cavernous fistula 14, **230**
CASL（continuous ASL） 42
cavernous malformation 342
cavernous sinus 141, 203, 245
cavum septi pellucidi 176
cavum veli interpositi 177
cavum Vergae 177
CBD（corticobasal degeneration） 701, 719, **724**
CBDS（corticobasal degeneration syndrome） 724
CBS（corticobasal syndrome） 724
CCA（cerebellar cortical atrophy） 729
CCD（crossed cerebellar diaschisis） 365
CCF（carotid cavernous fistula） 14, **230**
CDG（congenital disorders of glycosylation） 534
cell sparse layer 802
central nervous system primitive neuroectodermal tumors 117
central neurocytoma **89**, 181
―，atypical 182
central pontine myelinolysis 465
cephalhematoma 844
cephalocele 787
cerebellar astrocytic tumors 108
cerebellar cortical atrophy 729
cerebellar tuber 908
cerebellar vallecula 157
cerebellopontine cistern 174
cerebral amyloid angiopathy 281
cerebral amyloid angiopathy related-inflammation 281, *285*
cerebral aneurysm 284
cerebral arteriovenous malformation 276

cerebral artery dissection 10
cerebral autosomal dominant arteriopathy with subcortical infarcts and leukoencephalopathy 373
cerebral autosomal recessive arteriopathy with subcortical infarcts and leukoencephalopathy 374
cerebral cavernous malformation 278
cerebral fat embolization 656
cerebral herniation 651
cerebral reversal sign 854
cerebral small vessel disease 368
cerebritis 393
cerebroretinal microangiopathy with calcifications and cysts 574
cerebrospinal fluid 749
cerebrospinal fluid hypovolemia 659
cerebrotendinous xanthomatosis 535
cerebrovascular disease 264
Charcot-Bouchard aneurysm 267
Charlevoix-Saguenay 型痙性失調症 *734, 735*
cherry red spot 540
Chiari 奇形 761, **810**
―― Ⅰ 型 *122, 811*
―― Ⅱ 型 *789, 790*
―― Ⅲ 型 *787, 788*
cholesterol granuloma 164
chondroma 166
chondrosarcoma **133**, 166
――, mesenchymal 134
chordoid glioma 182
―― of the third ventricle 88
chordoma 166
chorea-acanthocytosis 740
choriocarcinoma 198
choroid plexus 176
choroid plexus carcinoma 186
choroid plexus cyst 190
choroid plexus papilloma 186
――, atypical 186
choroidal fissure cyst 191

chronic progressive external ophthalmoplegia 562
chronic subdural hematoma 662
cingulate sulcus sign 754
circle of Willis 244
CIS(clinically isolated syndrome) 444
CISS(constructive interference in steady state) 597, 620
cisterna magna 157, 174
citrin deficiency 526
CJD(Creutzfeldt-Jakob disease) 410
clinically isolated syndrome 444
clinically mild encephalitis/encephalopathy with a reversible splenial lesion 462
clivus 140
closed meningo(encephalo)cele 549
CMV(cytomegalovirus) 817
CNS cryptococcosis 430
CNS PNET(central nervous system primitive neuroectodermal tumors) 117
cobblestone complex 801, 804
cochlear nerve 606
Cockayne 症候群 *572, 573*
Collet-Sicard 症候群 626, 627
colloid cyst 188
―― of the third ventricle 189
colpocephaly 780
comb appearance 57, *59*
common carotid artery 243
condylar canal 143
congenital disorders of glycosylation 534
congenital lactic acidosis 532
congenital metabolic disease of pyruvic acid 532
congenital rubella syndrome 822
constructive interference in steady state 597
contiguous ABCD1 DXS1357E deletion syndrome 559
contrecoup injury 630
cord sign 349

cortical tuber 907
cortical venous thrombosis 349
corticobasal degeneration 701, 719, **724**
corticobasal degeneration syndrome 724
corticobasal syndrome 724
coup injury 630
Cowden 病 122
CPEO(chronic progressive external ophthalmoplegia) 562
CPM(central pontine myelinolysis) 465
craniopharyngioma 216
Creutzfeldt-Jakob 病 *9, 383*, **410**
crista galli 140
CRMCC(cerebroretinal microangiopathy with calcifications and cysts) 574
cross sign 727
crossed cerebellar diaschisis **365**, *366*
CS(Cockayne syndrome) 572
CSF(cerebrospinal fluid) 749
CTX(cerebrotendinous xanthomatosis) 535
CT の基準線 1, 2
cut green pepper appearance 507
cysticercosis 435
cytomegalovirus infection 817

D

D-bifunctional protein 558
DAI(diffuse axonal injury) 647
Dandy-Walker 奇形 *157, 158, 811, 813*
Dandy-Walker 症候群 *761*
dAVF(dural arteriovenous fistula) 352
Dawson's finger 447
DBP 欠損症 558
DEHSI(diffuse excessive high signal intensity) **840**, *842*
dementia with grain 701
dementia with Lewy body 694
dentatorubral-pallidoluysian atrophy 731
Dent 病 525

dermoid cyst **137, 162**
DESH（disproportionately enlarged subarachnoid space hydrocephalus） **754**, *757*
desmoplastic infantile astrocytoma 91
desmoplastic infantile ganglioglioma 91
developmental venous anomaly **278**, 342
diabetes insipidus 207
diabetic chorea 470
diaschisis 356
difficulty in hearing 15
diffuse axonal injury 647
diffuse brain swelling 650
diffuse cerebral hypomyelination with cerebellar atrophy and hypoplasia of the corpus callosum 589
diffuse excessive high signal intensity 840, *842*
diffuse intrinsic pontine glioma 110
diffuse plexiform neurofibroma 900
diffusion tensor imaging 449, 713
diffusion tensor tractography 47
diffusion-perfusion mismatch 312, 316, **317**
diffusion-weighted imaging 29
diffusional kurtosis imaging 449
digital subtraction angiography 637
dihydropyrimidine dehydrogenase 498
dirty CSF sign 289
disorder of prosencephalic cleavage 791
dispersion 873
disproportionately enlarged subarachnoid space hydrocephalus 754
disseminated necrotizing encephalopathy 501
dizziness 15
DKI（diffusional kurtosis imaging） 449

DLB（dementia with Lewy body） 694
DNT（dysembryoplastic neuroepithelial tumors） 92
dome-neck aspect 比 298
dopa-responsive dystonia 522
Dorello 管 143, 155, 604
dorsal aneurysm 300
dorsal cyst 791
dorsal sac 791
double IR 22
double lumen 337
DRD（dopa-responsive dystonia） 522
DRPLA（dentatorubral-pallidoluysian atrophy） 731
DSC（dynamic susceptibility contrast） 40
DTI（diffusion tensor imaging） 449, 713
DTT（diffusion tensor tractography） 47
dual pathology 880, 884
dura mater 125
dural arteriovenous fistula **277**, 349, 352, 851
dural arteriovenous shunt 851
dural enhancement 61
dural sinus malformation 851
dural tail sign 128, 173, 905
duropathy 763, *766*
DWI（diffusion-weighted imaging） 29
dynamic susceptibility contrast 40
dysembryoplastic neuroepithelial tumors 92
dysgenesis of the commissural fibers 794
dysmyelination 110
dysplastic porencephaly 808

E

EAOH（early-onset ataxia with ocular motor apraxia and hypoalbninemia） 733
early Waller degeneration 357
early-onset ataxia with ocular motor apraxia and hypoalbninemia 733

EB ウイルス 508
echinococcosis 438
echo planar imaging 24
echo train length 18
eclampsia 286
Ehlers-Danlos 症候群 299
embolic infarction 306
embryonal carcinoma 198
embryonal tumors 113
empty delta sign 280, 349
empty sella 205
empty sella syndrome 205
encephalitis 381
encephaloclastic porencephaly 808
encephalopathy of prematurity 840
encephalotrigeminal angiomatosis 916
endodermal sinus tumor 198
endolymphatic sac tumor 173, 914
enterovirus 71 407
ependymal cyst 190
ependymal tumors 179
ependymoblastoma 117
ependymoblastomatous rosette 117
ependymoma 179
―, plastic 180
EPI（echo planar imaging） 24
―, multi shot 24
―, single shot 24
epidermoid cyst **135, 160**
epidural hematoma 640
epilepsy 867
―, symptomatic 881
epithelioid hemangioendothelioma 132
EPM（extra pontine myelinolysis） 465
Epstein-Barr virus 508
Erdoheim-Chester 病 135
esthesioneuroblastoma 171
ETL（echo train length） 18
Evans index 753
excitotoxic process 471
exophytic medullary glioma 112
external carotid artery 243
extra pontine myelinolysis 465

F

FA（fractional anisotropy） 46
Fabry 病 541, 542, *543*
facial nerve 605
Fahr 病 *576*
falciform crest 143
familial spastic paraplegia 735
Fanconi 症候群 524
Farber 病 542
fast imaging employing steady-state acquisition 597
fast imaging with steady state free precession 597
fast spin echo 18
fast spoiled gradient recalled acquisition in the steady state 597
fastigium 174
Fazekas 分類 **368**, 707
FCD（focal cortical dysplasia） 92, 869, **880**
FCMD（Fukuyama type congenital muscular dystrophy） 804
fibromuscular dysplasia 299
fibrous dysplasia 168
FID（free induction decay） 17, 20
FIESTA（fast imaging employing steady-state acquisition） 597, 620
fimbria 874
Fisher 症候群 **618**, *619*
FLAIR（fluid-attenuated inversion recovery） 27
flip angle 20
floating dural sac sign 11, 769
flow compensation 44
flow related enhancement 36
flow viod 291, 312, 340
fluid-attenuated inversion recovery 27
fluoroacetic acid 498
5-fluorouracil-induced leukoencephalopathy 498
FMD（fibromuscular dysplasia） 299

fMRI（functional MRI） 47
focal cortical dysplasia 92, 869, 880
foramen cecum 140
foramen lacerum 142
foramen magnum 143
foramen ovale 142
foramen rotundum 141
foramen spinosum 142
foramen Vesalius 142
foramina of cribriform plate 140
Foster-Kennedy 症候群 623
fourth ventricle 174
fractional anisotropy 46
free induction decay 17, 20
frontotemporal lobar degeneration 697
FSE（fast spin echo） 18
FSP（familial spastic paraplegia） 735
FSPGR（fast spoiled gradient recalled acquisition in the steady state） 597
FTLD（frontotemporal lobar degeneration） 697
5-FU 脳症 498, *499*
Fukuyama type congenital muscular dystrophy 804
functional MRI 47
functioning adenoma 214

G

galactosemia 531
galactosialidosis 545
Galen 大静脈 194, 245
Galen 大静脈瘤 845
gangliocytoma 90
——, dysplastic 90
ganglioglioma 90, *877*, *884*
gangliosidosis 539
Gaucher 病 543
GCTs（germ cell tumors） 194
genitalia：XLAG 805
germ cell tumors 194
germinal matrix hemorrhage 834, 835, *839*
germinoma 195, 217
giant aneurysm 298
giant cell glioblastoma 78

glioblastoma 110
glioblastoma multiforme 77
gliomatosis cerebri 81
gliosarcoma 78
globoid-cell leukodystrophy 539
glomus choroideum 176
glomus jugulare tumor 154
glossopharyngeal nerve 607
glutaric aciduria **529**, 530
glycogen storage disease 532
Gorlin-Goltz 症候群 921
gradient recalled echo 20
granular cell tumor of the neurohypophysis 224
grapelike nodularity 114
GRE（gradient recalled echo） 20
great vein of Galen 194, 245
greater（superficial） petrosal nerve 150
Grinker's myelinopathy 491
Guillain-Mollaret triangle 365
Guillan-Barré 症候群 618
Gurd の診断基準 656
gyriform enhancement 320

H

H-ABC（hypomyelinating leukodystrophy with atrophy of the basal ganglia and cerebellum） 589
HAART（highly active anti-retroviral therapy） 503
Hallervorden-Spatz 病 568
HAND（HIV-associated neurocognitive dysfunction） 422, **423**
Hashimoto's encephalopathy 476
HB（hemangioblastoma） 110, **120**
HCAHC（hypomyelination with cerebellar atrophy and hypoplasia of the corpus callosum） 589
HDLS（hereditary diffuse leukoencephalopathy with axonal spheroids） 585
headache 10

hemangioblastoma　110, **120**
hemangiopericytoma　131
hemochromatosis　231
hemorrhagic infarction　286, **319**
hepatic encephalopathy　471
hereditary diffuse leukoencephalopathy with axonal spheroids　**585**, *586*
hereditary spastic paraplegia　735
herpes simplex encephalitis　820
heterotopic gray matter　122
Heubner の反回動脈　244
HHV-6 脳炎　*402*
HIE（hypoxic ischemic encephalopathy）　834
high pass filter　44
high-velocity signal loss　36
highly active anti-retroviral therapy　503
hippocampal commissure　177
His の結合板　794
HIV encephalitis　424
HIV leukoencephalopathy　424
HIV-associated neurocognitive dysfunction　422, **423**
HIVE（HIV encephalitis）　424
HIV 関連（神経）認知障害　422, **423**, *425*
HIV（human immunodeficiency virus）　502
HLD1-8（hypomyelinating leukodystrophy 1-8）　589
HMG 血症　527
hockey stick sign　415
holoprosencephaly spectrum　791
holospheric brain　791
homocystinuria　523
hot cross bun sign　722, 727
HPRT（hypoxanthine-guanine phosphoribosyltransferase）　577
hSNF5/INI-1 遺伝子　94
HSP（hereditary spastic paraplegia）　735
HSV-1（human herpesvirus-1）　401
human herpesvirus　401, 402

human immunodeficiency virus　502
Hunter 症候群　*548*, *549*, **550**
Huntington 病　**740**, *741*
Hurler 症候群　*547*, **550**
Hurst 脳炎　433, **456**
hydranencephaly　**809**, 833
hydrocephalus　271, 290, 390, **753**
hydrodynamic theory　752
L-2-hydroxyglutaric aciduria　531
hyperglycemia-induced hemiballism　470
hypermyelination　917
hyperpituitarism　207
hypertrophic pachymeningitis　391
hypoglossal canal　143
hypoglossal nerve　609
hypoglycemic coma　469
hypomelanosis of Ito　921
hypomyelinating leukodystrophy　**589**, *590*
hypomyelinating leukodystrophy with atrophy of the basal ganglia and cerebellum　589
hypomyelinating leukoencephalopathy with POLIII　589
hypomyelination　586
hypopituitarism　206
hypothalamic hamartoma　221
hypoxanthine-guanine phosphoribosyltransferase　577
hypoxic ischemic encephalopathy　834

I

¹²³I-FP-CIT　696
¹²³I-MIBG 心筋シンチグラフィ　718
I-cell 病　**544**, 545
IgG4 関連下垂体炎　**226**, *227*
imaging biomarker　443
immune reconstitution inflammatory syndrome　425, 503
IMZ SPECT　871
in-flow 効果　36
incontinentia pigmenti　919
indusium griseum　795

infantile free sialic acid storage disease　544
infantile Refsum disease　554
inferior medullary velum　176, 811
inferior sagittal sinus　245
infundibular recess　174
infundibulum　203
iNPH（idiopathic normal pressure hydrocephalus）　754
――，non-DESH type　759
interhemispheric cyst　800
internal acoustic meatus　143
internal carotid artery　243
internal cerebral vein　245
internal jugular vein　245
intima　296
intimal flap　337
intraarterial signal　312, 316
intracranial hypotension　11
intramyelinic edema　462
intraventricular hemorrhage　834, 835
inversion recovery　21
inversion recovery spoiled gradient recalled acquisition in steady state　22
inversion time　21
iomazenil SPECT　871
IR（inversion recovery）　21
IRD（infantile Refsum disease）　554
IRIS（immune reconstitution inflammatory syndrome）　425, 503
IRSPGR（inversion recovery spoiled gradient recalled acquisition in steady state）　22
ischemic penumbra　312, **316**
ISSD（infantile free sialic acid storage disease）　544
IVH（intraventricular hemorrhage）　835
IVL（intravascular lymphomatosis）　97
ivy sign　347, 348

J

Jacobson 神経　154
Japanese encephalitis virus　406

JPA(juvenile pilocytic astrocytoma) 108
jugular foramen 143
jugular fossa 245

K

k 空間 24
Kearns-Sayre 症候群 **562**, *563*
Kernohan's notch **654**, *655*
Klippel-Trenaunay-Weber 症候群 918
Krabbe 病 537, **539**
KSS(Kearns-Sayre syndrome) 562

L

L-P shunt(lumbo-peritoneal shunt) 760
L2 ヒドロキシグルタール酸尿症 531
Labrune 症候群 574
lacunar hemorrhage 288
lacunar infarction 310
lamina reuniens of His 794
lamina terminalis 174, 291
laminar lesion 122
laminar necrosis 821
Langerhans 細胞組織球症 **228**, *229*
late cortical cerebellar atrophy 729
lateral striate arteries 244
lateral ventricle 174
LCC(leukoencephalopathy, brain calcifications, and cysts) 574
LDD(Lhermitte-Duclos disease) 122
Leber's hereditary optic neuropathy 565
Leber 病 565
Leigh 症候群 *564*
Leigh 脳症 532
leptomeningeal anastomosis 318
leptomeningitis 385
leptomeninx 61
Lesch-Nyhan 症候群 *577*
leukoaraiosis **368**, 371, 372
leukoencephalopathy with calcifications and cysts 575
leukoencephalopathy with vanishing white matter **582**, *583*
leukoencephalopathy, brain calcifications, and cysts 574
Lewy 小体 716
Lewy 小体型認知症 *686*, **694**, *696*
Lewy 小体病 716
Lhermitte-Duclos 病 90, **122**, *123*
Libman-Sacks 心内膜炎 484
Liliequist's membrane 203, 302
lipoma 184
Lissauer 型進行麻痺 486
lissencephaly 801
———, classical 801, 802
locked-in syndrome 466
long-standing overt ventriculomegaly in adults 759
Louis-Bar 症候群 919
LOVA(long-standing overt ventriculomegaly in adults) **759**, *760*
Lowe-Terry-MacLachlan syndrome 524
Lowe 症候群 **524**, *525*
LPDs(lymphoproliferative disorders) 508
lumbo-peritoneal shunt 760
Luschka 孔 749
lymphocytic adenohypophysitis 226
lymphocytic infundibulo-neurohypophysitis 226
lymphomatoid glanuromatosis 97
lymphomatosis cerebri 96
lymphoproliferative disorders 508
lysosomal storage disorder 537

M

Machado-Joseph 病 **730**, *731*
Magendie 孔 749
magnetization prepared rapid acquired gradient echo 22, 597
magnetization transfer 20
magnetization transfer contrast 36
magnetization transfer imaging 500
magnitude image 44
MAGT1-CDG 534
malignant lymphoma 224
malignant lymphoma in central nervous system 95
malignant melanoma 133
malignant peripheral nerve sheath tumor **151**, 903
maltreatment 852
maple syrup urine disease 520
Marchiafava Bignami 病 **468**, *469*
Marfan 症候群 299
Marinesco-Sjögren 症候群 **735**, *736*
Maroteaux-Lamy 症候群 550
mass effect 271
maximum intensity projection 37, 293
MB(medulloblastoma) 114
McDonald Criteria 446
MCI(mild cognitive impairment) 678
measles virus 408
meatal loop 605
MEBD(muscle-eye-brain disease) 804
Meckel 腔 141, 602
media 296
medial striate arteries 244
medullary venous malformation 342
medulloblastoma 92, **114**
medulloepithelioma 116
megacisterna magna 814
megalencephalic leukoencephalopathy with subcortical cysts **583**, *584*
MELAS(mitochondrial myopathy, encephalopathy, lactic acidosis and stroke-like episodes) 418, **560**, *561*
melatonin 194
membrana tectoria 143
membranous lipodystrophy 584
meningeal carcinomatosis 137,

621
meningeal metastasis　137
meninges　125
meningioma　**125, 155, 184**
　　——, anaplastic　127, 131
　　——, angiomatous　127
　　——, atypical　127
　　——, chordoid　127, 130
　　——, clear cell　127
　　——, fibrous　127
　　——, lymphoplasmacyte-rich　127
　　——, meningothelial　127
　　——, metaplastic　127
　　——, microcystic　127, 130
　　——, papillary　127
　　——, parasellar　221
　　——, psammomatous　127
　　——, rhabdoid　127
　　——, secretory　127
　　——, transitional　127
meningitis　385
　　——, aseptic　404
meningitis carcinomatosa　621
meningoangiomatosis　125
meningofacial angiomatosis　916
meningothelial cell　125
meninx primitiva　185
Menkes病　**566**, *567*
MERRF(myoclonus epilepsy associated with ragged red fibers)　561
MERS(mild encephalitis/encephalopathy with a reversible splenial lesion)　462
metachromatic leukodystrophy　537
metastasis　224
metastasis to the choroid plexus　188
metastatic brain tumor　98
metastatic cerebellar tumors　123
metastatic skull base tumors　170
methotrexate　499
methotrexate-induced leukoencephalopathy　499
2-methylacyl-CoA racemase　559

methylmalonic acidemia　528
microadenoma　*13*
microbleeds　288
microhemorrhage　288
microvascular decompression　610
midbrain tectal glioma　112
middle cerebral artery　244
middle cranial fossa　140
middle interhemispheric variant of holoprosencephaly　792
mild cognitive impairment　678
mild traumatic brain injury　633
mineralizing angiopathy　501
minimum intensity projection　44
MinIP(minimum intensity projection)　44
MIP(maximum intensity projection)　37, 293
MISME(multiple inherited schwannomas meningiomas ependymomas)　904
mitochondrial myopathy, encephalopathy, lactic acidosis and stroke-like episodes　418, **560**
MJD(Machado-Joseph disease)　730
MLC(megalencephalic leukoencephalopathy with subcortical cysts)　583
MLD(metachromatic leukodystrophy)　537
molar tooth anomalies　814
molar tooth anomaly/Joubert症候群　*816*
Monro-Kellieの法則　766
Monro孔　749
Morquio症候群　540, 550, *552*
motion probing gradient　29
moyamoya disease　280, **345**
MPG(motion probing gradient)　29
MPNST(malignant peripheral nerve sheath tumor)　**151**, *153*, 903
MPRAGE(magnetization prepared rapid acquired gradient echo)　22, 597

MPS(mucopolysaccharidosis)　546
MRスペクトロスコピー　**49**, 713
MRトラクトグラフィ　62
MR灌流画像　40
MR脳槽撮像　160
MR angiography　36
MR DSA　637
MR plaque imaging　324
MR spectroscopy　49
MR venography　349
MRA(MR angiography)　**36**, 292
　TOF MRA　36
MRIの基準線　2, 3
MRS(MR spectroscopy)　49
　　——, multi-voxel　51
　　——, single-voxel　51
MRV(MR venography)　349
MS(multiple sclerosis)　**444**, 456
　　——, tumefactive　*449*, 450
MSA(multiple system atrophy)　719, 722, **726**
　MSA-C　722, **727**, *728*
　MSA-P　722, *729*, **728**
MSUD(maple syrup urine disease)　520
MT(magnetization transfer)　20
MTBI(mild traumatic brain injury)　633
MTC(magnetization transfer contrast)　36
MTX(methotrexate)　499
MTX脳症　499
mucocele　172
mucopolysaccharidosis　546
multicystic encephalomalacia　808, **832**
multiple inherited schwannomas meningiomas ependymomas　904
multiple myeloma　139
multiple sclerosis　**444**, 456
multiple system atrophy　719, **722**, 726
muscle-eye-brain disease　804
MVD(microvascular decompression)　610

mycotic aneurysm **285**, 300
myelitis 405
myeloma 169
myoclonus epilepsy associated with ragged red fibers 561

N

NALD(neonatal adrenoleukodystrophy) 553
nasion-pontomedullary junction line 2
nasion-pontomesencephalic junction line 2
NBIA(neurodegeneration with brain iron accumulation) 568
NCL(neuronal ceroid lipofuscinosis) 545
neck remnant 304
necrotizing sarcoid granulomatosis 478
neglect 852
neonatal adrenoleukodystrophy 553
neonatal evaluation score 848
neoplastic aneurysms 300
neurenteric cyst 163
neurilemmoma 148
neuro-Behçet disease 479
neuro-Sweet disease 481
neurocutaneous melanosis 918
neurocutaneous syndrome 895
neurodegeneration with brain iron accumulation 568
neuroectodermal cyst *95*
neurofibroma 153
neurofibromatosis 895
── type 1 82, 108, 110, 220, **895**
── type 2 148, **904**
neurofibromin 897
neurohypophysis 203
neuroma 148
neuromyelitis optica **452**, 487
neuromyelitis optica spectrum disorder 487
neuronal ceroid lipofuscinosis 545
neuronal heterotopia 801, **806**
neuronal migration disorders 801

neurosarcoidosis 478
neurosyphilis 486
neurovascular compression syndrome 16
NF(neurofibromatosis) 895
  NF1 82, 108, 220, **895**
  NF2 148, 222, **904**
nidus 276, 339, 340
Niemann-Pick 病 543
NINCDS-ADRDA 680, 704
NINDS-AIREN 704
NINDS 分類第 3 版(NINDS III) 264
NMO(neuromyelitis optica) **452**, 487
NMOSD(neuromyelitis optica spectrum disorder) 487, *488*
non-communicating hydrocephalus 753
non-functioning adenoma 209
normal pressure hydrocephalus 754

O

Obersteiner-Redlich zone 149
occipital sinus 245
OCRL1 遺伝子変異 524
ocular motility disorders 14
oculocerebrorenal syndrome 524
oculomotor nerve 600
olfactory foramina 140
olfactory nerve 597
olfactory neuroblastoma 171
oligoastrocytoma 85
oligodendroglioma 84
OML(orbitomeatal line) 1
open ring sign 62, 449
ophthalmic artery 243
opposed phase 36
optic canal 140
optic nerve 598
optic pathway gliomas 899
optic radiation 57
optic recess 174
optico-hypothalamic glioma 219
orbitomeatal line 1
ornithine cycle 526
ornithine transcarbamylase

deficiency 526
osmolyte 465
osmotic demyelination syndrome 465
OTC 欠損症 **526**, *527*
out-of-phase 36
ovoid lesion 447

P

PACE(prospective acquisition correction) 639
PAN(polyarteritis nodosa) 486
pantothenate kinase-associated neurodegeneration 568
Papez 回路 672, 707
papillary tumor of pineal region 200
paradoxical embolism 307
paraganglioma 154
parallel imaging 24, 633
paraneoplastic syndrome 488
parasagittal cerebral injury 831, *833*
parathyroid hormone 474
Parinaud 症候群 112
parkinsonism 716
Parkinson 病 **716**, *719*
Parkinson 症候群 716
Parry-Romberg 症候群 **922**, *923*
partial asphyxia 831
PASL(pulsed ASL) 42
PC(phase contrast) 36, 292
PC 欠損症 532
PCR 法 430, 823
PD(Parkinson's disease) 716
PDHC 欠損症 532
pearl and strings sign 335
Pelizaeus-Merzbacher 病 544, **586**, *587*
PEPCK 欠損症 532
pericallosal artery 244
perineural spread 622
periodic synchronous discharge 408
periodically rotated overlapping parallel lines with enhanced reconstruction 639
perivascular space 546
periventricular leukomalacia

840
periventricular white matter injury　834
peroxisomal acyl-CoA oxidase 1　558
peroxisomal thiolase 2　559
peroxisome biogenesis disorders　553
persistent Blake's pouch cyst　158
PHACE(S)症候群　**922**, *923*
phakomatosis　896
phase contrast　36, 292, 751
phase image　44
phenylketon uria　521
PHP(pseudohypoparathyroidism)　474
pia mater　125
pial arteriovenous fistula　850
pial enhancement　61
Pick 病　697
pilocytic astrocytoma　81
──, juvenile　108
pilomyxoid astrocytoma　220
pineal cyst　201
pineal parenchymal tumors　198
── of intermediate differentiation　199
pineal region tumors　193
pineoblastoma　199
pineocyte　194
pineocytoma　198
pituicytoma　225
pituitary abscess　**227**, **396**
pituitary adenoma　209
──, ectopic　214
pituitary apoplexy　214
pituitary hormone abnormality　12
pituitary hyperplasia　204
pituitary incidentaloma　208
PKAN(pantothenate kinase-associated neurodegeneration)　568
PKU(phenylketon uria)　521
plasmacytoma　169
pleomorphic xanthoastrocytoma　83
PMD(Pelizaeus-Merzbacher disease)　586

PML(progressive multifocal leukoencephalopathy)　**426**, 446, **502**
PMM2-CDG　534
PNET(primitive neuroectodermal tumor)　**92**, 117
PNET-MB　92
PNFA(progressive nonfluent aphasia)　697
polyarteritis nodosa　486
polycystic lipomembranous osteodysplasia with sclerosing leukoencephalopathy　584
polymicrogyria　805
porencephaly　**808**, 833
port-wine stain　916
post-hemorrhagic ventricular dilatation　839
post-transplant LPD　508
posterior cerebral artery　244
posterior communicating artery　243
posterior cranial fossa　142
posterior inferior cerebellar artery　244
posterior limb of internal capsule　57
posterior reversible encephalopathy syndrome　303, 452, **456**, 484
posterior superior recess of fourth ventricle　174
postinfectious encephalitis　433
postpartum cerebral angiopathy　286
PPHP(pseudopseudoparathyroidism)　474
PPTID(pineal parenchymal tumor of intermediate differentiation)　199
precentral sparing　416
PRES(posterior reversible encephalopathy syndrome)　303, 452, **456**, 484
primary CNS lymphoma　430
primitive neuroectodermal tumor　92
Probst's bundle　798
profound asphyxia　**826**, 834
progressive facial atrophy　922
progressive hepatolenticular

degeneration　566
progressive multifocal leukoencephalopathy　**426**, 446, **502**
progressive nonfluent aphasia　697
progressive supranuclear palsy　701, 719, **720**
PROPELLER(periodically rotated overlapping parallel lines with enhanced reconstruction)　639
propionic acidemia　528
prospective acquisition correction　639
PSD(periodic synchronous discharge)　408
pseudo-callosum　791
pseudohypoparathyroidism　474
pseudoprogression　508
pseudopseudoparathyroidism　474
pearl and strings sign　335
PSP(progressive supranuclear palsy)　701, 719, **720**
PTEN 遺伝子　122
pterygoid canal　142
PTH(parathyroid hormone)　474
PTLD(post-transplant LPD)　508
pulvinar sign　415, 467
punched out lesion　139
punctate white matter lesion　840
PVL(periventricular leukomalacia)　840
PVS(perivascular space)　546

Q・R

quadrigeminal cistern　177

radially oriented white matter band　911
Ramsay Hunt 症候群　**403**, *404*
Rathke 嚢胞　189, **216**, *217*
RBL(Reid's base line)　1
RCDP(rhizomelic chondrodysplasia punctate) type 1　554
recombinant tissue type plas-

minogen activator　265
recurrent artery of Heubner　244
Refsum 病　559
Reid 基準線　1
remote cerebellar hemorrhage　287
repetition time　17
residual neck　304
retinal hemangioblastoma　914
retrograde degeneration　356, 365
reversed target sign　902
reversible cerebral vasoconstriction syndrome　303
reversible posterior leukoencephalopathy syndrome　456
reversible splenial lesion　461
rhabdoid cells　118
rhabdomyosarcoma　133
rhizomelic chondrodysplasia punctate type 1　554
rhombencephalosynapsis　**814**, *816*
RI（脊髄）脳槽シンチグラフィ　659, 770
Roland 皮質　826
root entry zone　610
root exit zone　610
Rosai-Dorfman 病　**135**, *136*
rosette forming neuroglional tumor　92
RPLS（reversible posterior leukoencephalopathy syndrome）　456
rt-PA（recombinant tissue type plasminogen activator）　265

S

S 状静脈洞　245
saccular aneurysm　289, **296**
SAH　289
　――, convexity　303
　――, perimesencephalic nonaneurysmal type of　302
　――, pseudo　303, 773
Salla 病　544
salt and pepper appearance　154
Sandhoff 病　541

Sanfilippo 症候群　**550**, *552*
SAR（specific absorption rate）　42
sarcoidosis　228
SBS（shaken baby syndrome）　853
SCA（spinocerebellar ataxia）　730
　SCA3　730
　SCA6　731, *732*
　SCA31　731, *732*
SCD（spinocerebellar degeneration）　722, **726**
Scheie 症候群　550
schistosomiasis　439
schizencephaly　801, **805**
schwannoma　148
schwannomatosis　148, **906**
Schwann 細胞腫症　148
scleroderma en coup de sabre　923
SCPx（sterol carrier protein X）　559
SCPx 欠損症　559
SD（semantic dementia）　697
SE（spin echo）　17
SEGA（subependymal giant cell astrocytoma）　910
sella turcica　140
semantic dementia　697
SENDA（static encephalopathy of childhood with neurodegeneration in adulthood）　571
septo-optic dysplasia　794
septum pellucidum　174
shaken baby syndrome　853
short tau inversion recovery　22, 676
sigmoid sinus　245
sign
　――, 1-2-3-4　829
　――, cerebral reversal　854
　――, cingulate sulcus　754
　――, cord　349
　――, cross　727
　――, dirty CSF　289
　――, dural tail　128, 173, 905
　――, empty delta　280, 349
　――, floating dural sac　11, 769
　――, hockey stick　415

　――, hot cross bun　722, 727
　――, ivy　347, 348
　――, open ring　62, 449
　――, pearl and strings　335
　――, pulvinar　415, 467
　――, reversed target　902
　――, target　397, 902
　――, tram-track　916
　――, umbrella　343
　――, white cerebellar　854
　――, white matter buckling　8
simplified gyral pattern　802
sinus thrombosis　349
SISCOM 解析　871
Sjögren 症候群　421, 481, **486**, *487*, *488*, *489*
Sjögren-Larsson 症候群　*578*
skeletal survey imaging　855
skull metastasis　139
SLE（systemic lupus erythematosus）　483
　――による急性期梗塞　*485*
　――による無菌性髄膜炎　*483*
　――の多発陳旧性梗塞　*484*
　――の脳萎縮　*484*
slow virus infection　382
Sly 病　550
Smith-Lemli-Opitz 症候群　535
SML（supraorbitomeatal line）　1
SMTM（sulcus medianus telencephali medii）　795
SNR　293
soap bubble appearance　507
solitary fibrous tumor　131
specific absorption rate　42
Spetzler-Martin 分類　276, 340
sphenoid ridge herniation　655
sphenoid wing dysplasia　901
sphenoidal emissary foramen　142
sphenoparietal sinus　245
sphingolipidosis　537
spin echo　17
spindle cell oncocytoma of the adenohypophysis　225
spinocerebellar ataxia　730
spinocerebellar degeneration　722, 726
SPM（statistical parametric map-

ping) 710
spongiform leukodystrophy 579
spreading wavefront enhancement pattern 507
SREAT(steroid-responsive encephalopathy associated with autoimmune thyroiditis) 476
SLS(Sjögren-Larsson syndrome) 578
stable plaque 323
starfield pattern 656
static encephalopathy of childhood with neurodegeneration in adulthood 571
statistical parametric mapping 710
steroid-responsive encephalopathy associated with autoimmune thyroiditis 476
STIR(short tau inversion recovery) 22, 676
straight sinus 245
stroke 264
Sturge-Weber症候群 **916**, *917*
subacute necrotizing encephalomyelopathy 564
subaponeurotic hematoma 844
subarachnoid hemorrhage
　──, pseudo 773
　──, traumatic 644
subcallosal line 2
subcortical band heterotopia 808
subdural effusion 384
subdural empyema 389
subdural hematoma 640
subdural hygroma 389
subependymal germinal matrix 779
subependymal giant cell astrocytoma **83**, 910
subependymal glial tissue 112
subependymal hemorrhage 834, **835**
subependymal nodule 909
subependymoma **87**, **179**
subfalcian herniation 652
subiculum 874
sulcal hyperintensity 289
sulcus medianus telencephali

medii 795
sunburst appearance 128
superficial medullary lamina 874
superior cerebellar artery 244
superior medullary velum 811
superior orbital fissure 141
superior sagittal sinus 245
superior wall aneurysm 300
superolateral recess 174
supraorbitomeatal line 1
suprapineal recess 174
supratentrial ependymoma 86
susceptibility weighted image 44, 636, 837
SWI(susceptibility weighted image) 44, 636, 837
Swiss cheese appearance 507
syntelencephaly 792
systemic lupus erythematosus 483

T

T1強調像 26
T1緩和 17
T1緩和能 35
T1 black hole 447
T2強調像 27
T2緩和 17
T2 black-out 274
T2 shine-through 32
T2*強調像 21, **32**, 372, 635, 837
T2*緩和 32
target sign 397, 902
Tay-Sachs病 541
TE 17
　──, 実効 18
tela choroidea 184
telangiectasia 344
temozolomide 508
temporal lobe epilepsy 873
teratoma 197
　──, immature 197
　──, mature 197
terminal zone 784
third ventricle 174
thyroid hormone 474
TI(inversion time) 21
TIA(transient ischemic attack) 264

tiger stripes 537
tiger-striped lesion 122
time-of-flight 36, 292
Time-SLIP 751
TMZ(temozolomide) 508
TOF(time-of-flight) 36, 292
Tolosa-Hunt症候群 14, **229**, *230*
tonsillar herniation 654
TORCH症候群 824
total brain injury 834
Toxoplasma gondii 824
toxoplasmic brain abscess 397
toxoplasmosis **427**, 437
TR(repetition time) 17
tram-track sign 916
transient ischemic attack 264
transient splenial lesion 461
transmantle heterotopia 808
transneuronal degeneration 363
transsynaptic degeneration 356, 365
transtentorial herniation 654
transverse crest 143
transverse sinus 245
traumatic intracerebral hematoma 644
traumatic skull bone fracture 640
traumatic subdural hygroma 662
trichopoliodystrophy 566
trigeminal nerve 602
trigeminal neurinoma 222
trochlear nerve 601
TSC(tuberous sclerosis complex) **907**
tuberculoma 399
tuberous sclerosis complex **907**
tumefactive demyelinating lesion 96
TureFISP(fast imaging with steady state free precession) 597

U

U-fiber 516
UBO(unidentified bright object) 368

UDP ガラクトース 4 エピメラーゼ欠損　531
ultrasmall superparamagnetic particles of iron oxide　443
umbrella sign　343
unidentified bright object　368, 903
unstable plaque　323
urea cycle　526
USPIO(ultrasmall superparamagnetic particles of iron oxide)　443

V

V-P shunt(ventricle-peritoneal shunt)　760
VaD(vascular dementia)　704
vagus nerve　607
varicella zoster virus　402
vascular dementia　704
vascular malformation　339
vasculopathy　483
vasogenic edema　57
VBM(voxel based morphometry)　678, 710
vein of Galen aneurysmal dilatation　845, *849*
vein of Galen aneurysmal malformation　845, *847, 848*
vein of Galen malformation　845
vein of Galen varix　845
venous angioma　278
venous confluence　245
venous malformation　342
venous/sinus thrombosis　280
ventral longitudinal intraspinal fluid collection　769
ventricle-peritoneal shunt　760
ventriculitis　390
　──, pyogenic　397
Verga 腔　177

Vernet 症候群　626
vertebral artery　244
Vesalius 孔　142
vestibular nerve　606
vestibulocochlear nerve　606
VGAD(vein of Galen aneurysmal dilatation)　845, *849*
VGAM(vein of Galen aneurysmal malformation)　845, *847, 848*
VGKC 抗体　421
VHL(von Hippel-Lindau disease)　120, **912**
vidian canal　142
Virchow-Robin 腔　95
visual disturvance　13
volume rendering　37
von Hippel-Lindau 病　120, 173, **912**
von Recklinghausen 病　895
voxel based morphometry　678, 710
voxel-based specific regional analysis system for Alzheimer's disease　365, 710
VSRAD(voxel-based specific regional analysis system for Alzheimer's disease)　365, 710
VWM(vanishing white matter) disease　582
VZV(varicella zoster virus)　402

W

Walker Warburg 症候群　**804**, *805*
Wallenberg 症候群　608
Waller 変性　357
watershed infarction　310
watershed zone　831

Wernicke 脳症　421, *422, 467, 468*
West Nile virus　407
whiplash-shaking　854
white cerebellar sign　854
white epidermoid　135
white matter abnormalities　911
white matter buckling sign　8
white matter injury　840, *841*
　──, cavitary　840
　──, diffuse　844
　──, noncavitary　840
　── of prematurity　840
white matter pathway edema　57
Willis 動脈輪　244, 292, 345
Wilson 病　418, **566**, *567*
WWS(Walker-Warburg syndrome)　804
Wyburn-Mason 症候群　918

X

X linked adrenoleukodystrophy　555
X-linked lissencephaly with abnormal genitalia　801, **805**
xanthochromia　289
XLAG(X-linked lissencephaly with abnormal genitalia)　805

Y

Yakovlev 回路　672, 707
yolk sac tumor　198

Z

Zellweger 症候群　**553**, *554*
zoster sine herpete　403
ZS(Zellweger syndrome)　553
ZSH(zoster sine herpete)　403

| 脳のMRI | 定価：本体 15,000 円＋税 |

2015 年 4 月 15 日発行　第 1 版第 1 刷 ©

編集者　細矢貴亮・興梠征典・三木幸雄・山田　惠

発行者　株式会社 メディカル・サイエンス・インターナショナル
　　　　代表取締役　若松　博
　　　　東京都文京区本郷 1-28-36
　　　　郵便番号 113-0033　電話 (03)5804-6050

印刷：横山印刷/表紙装丁：トライアンス

ISBN 978-4-89592-812-0　C3047

本書の複製権・翻訳権・上映権・譲渡権・公衆送信権(送信可能化権を含む)は(株)メディカル・サイエンス・インターナショナルが保有します．
本書を無断で複製する行為(複写，スキャン，デジタルデータ化など)は，「私的使用のための複製」など著作権法上の限られた例外を除き禁じられています．大学，病院，診療所，企業などにおいて，業務上使用する目的(診療，研究活動を含む)で上記の行為を行うことは，その使用範囲が内部的であっても，私的使用には該当せず，違法です．また私的使用に該当する場合であっても，代行業者等の第三者に依頼して上記の行為を行うことは違法となります．

JCOPY 〈(社)出版者著作権管理機構 委託出版物〉
本書の無断複写は著作権法上での例外を除き禁じられています．
複写される場合は，そのつど事前に，(社)出版者著作権管理機構
(電話 03-3513-6969，FAX 03-3513-6979，info@jcopy.or.jp)の
許諾を得てください．